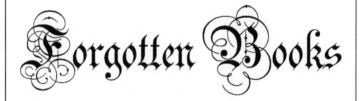

ISBN 978-0-483-38497-2
PIBN 11293531

For support please visit www.forgottenbooks.com

1 MONTH OF
FREE
READING

at

www.ForgottenBooks.com

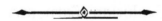

By purchasing this book you are eligible for one month membership to ForgottenBooks.com, giving you unlimited access to our entire collection of over 1,000,000 titles via our web site and mobile apps.

To claim your free month visit: www.forgottenbooks.com/free1293531

English
Français
Deutsche
Italiano
Español
Português

www.forgottenbooks.com

Mythology Photography **Fiction**
Fishing Christianity **Art** Cooking
Essays Buddhism Freemasonry
Medicine **Biology** Music **Ancient
Egypt** Evolution Carpentry Physics
Dance Geology **Mathematics** Fitness
Shakespeare **Folklore** Yoga Marketing
Confidence Immortality Biographies
Poetry **Psychology** Witchcraft
Electronics Chemistry History **Law**
Accounting **Philosophy** Anthropology
Alchemy Drama Quantum Mechanics
Atheism Sexual Health **Ancient History**
Entrepreneurship Languages Sport
Paleontology Needlework Islam
Metaphysics Investment Archaeology
Parenting Statistics Criminology
Motivational

Centralblatt

für die

medicinischen Wissenschaften.

Unter Mitwirkung von

Prof. Dr. H. Senator und Prof. Dr. E. Salkowski,

redigirt von

Prof. Dr. M. Bernhardt

in Berlin.

Zweiunddreissigster Jahrgang. 1894.

BERLIN.

Verlag von August Hirschwald.

NW. Unter den Linden 68.

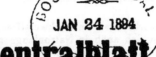

Wöchentlich erscheinen
1—2 Bogen; am Schlusse
des Jahrgangs Titel, Na-
men- und Sachregister.

Centralblatt

des Jahrgangs
20 Mark; zu beziehen
durch alle Buchhandlun-
gen und Postanstalten.

für die

medicinischen Wissenschaften.

Unter Mitwirkung von

Prof. Dr. H. Senator und Prof. Dr. E. Salkowski,

redigirt von

Prof. Dr. M. Bernhardt

in Berlin.

1894.   6. Januar.   No. 1.

Inhalt: WILDENOW, Zur Kenntniss der Verdauung des Caseins. — PEKELHA-
RING, KÜHNE, Ueber Pepton und Albumose. — KOSSTLIN, Einfluss von Salzbädern
auf die Stickstoffausscheidung. — BARTH, Histologischer Befund bei Knochenimplan-
tation. — WOLFF, Das Gesetz der Transformation der Knochen. — URBANTSCHICH,
Ueber acustische Uebungen bei Taubstummen. — WINKLER, Mikrotomschnitte aus
Bacterienkulturen — DESIO, Einfluss des Atropins auf Bradycardie und Arhythmie
des Herzens. — STARR, MURRAY, BRAMWELL, PUTNAM, Ueber Myxödem und
Acromegalie. — VAN SPANJE, Fall von Syringomyelie. — BRAMWELL, Behandlung
der Psoriasis mit Schilddrüsenextract. — REPLER, Ueber die innere Untersuchung
bei der Geburt.
QUIROKE, Ueber Tag- und Nachtharn. · STADELMANN, Zur Chemie der
Nebennieren. — BAAKE, Resection des Kiefergelenks wegen Anchylose. — KOUWER,
Fall von Lipoma retroperitoneale. — v. HIPPEL, Ueber Keratitis parenchymatosa. —
WISCKER, Asynergia vocalis bei einem Stotternden. — SIMPSON, Salol als Anti-
septicum des Darms. — LEYDEN, Ueber Endocarditis gonorrhoica. — KOBERT,
Ueber Cangoura. — JOFFROY, Ueber die allgemeine Paralyse — KOLISCH, Ueber
die posthemiplegische Bewegungserscheinungen. — GOLD, Fälle von extragenitaler
Syphilisinfection. — SMITH, Fall von Blutung durch den Urachus. — FEILCHEN-
FELD, Ovarialtumor bei Gravidität. — WINDSCHEID, Fall von Cannabinvergiftung.

Clara Willdenow, Zur Kenntniss der peptischen Verdauung des Caseins. Dissert. Bern 1893, 50 Ss.

Das möglichst gereinigte noch feuchte Casein wurde in Wasser
unter Zusatz von möglichst wenig Natronlauge gelöst, diese Lösung
mit einer wässerigen Lösung von WITTE'schem Pepsin versetzt und
mit Essigsäure gefällt. Der entstehende Niederschlag von Casein
reisst das Pepsin mit; derselbe wurde in Wasser suspendirt, durch
Zusatz verdünnter Salzsäure in Lösung gebracht und die klare Lösung, in welcher kein ungelöstes Casein zu bemerken war, verschieden lang (24—112 Stunden) bei 40° digerirt. In jedem Fall schied
sich eine feinflockiger Niederschlag, MKISNER's „Dyspepton" aus,
welchen LUBAVIN bereits phosphorhaltig fand. LUBAVIN hatte angegeben, dass dieser unlösliche Rückstand durch Behandlung mit
Sodalösung in zwei Körper getrennt werden könne, einen darin

XXXII. Jahrgang.

löslichen, phosphorhaltigen und schwefelfreien und einen darin unlöslichen, welcher sich auch in Natronlauge nur schwer und unvollkommen löse und unbedeutende Spuren von Phosphor, Schwefel und
eine Beimischung von Fett enthalte. Auf die Prüfung dieser Angaben, sowie auf die Frage, ob das Caseindyspepton ein Nuclein
oder Nucleinsäure darstellt, beziehen sich hauptsächlich die Untersuchungen der Verfasserin.

Entgegen der Angabe von LUBAVIN löste sich der bei der Verdauung des Caseins bleibende Rückstand mit Leichtigkeit und klar
in Sodalösung, eine Trennung in zwei Körper konnte durch diese
also nicht bewirkt werden. Die Lösung gab mit Essigsäure angesäuert einen reichlichen Niederschlag, das essigsaure Filtrat fällte
mit Essigsäure versetzte Lösungen von Hühnereiweifs, es zeigte also
die Eigenschaften, welche der ALTMANN'schen Nucleinsäure zukommen. Salzsäure fällte die obige alkalische Lösung völlig aus. Zur
weiteren Feststellung der Nucleinsäure wurde das sog Caseindyspepton in Wasser unter Zusatz von Ammoniak gelöst, mit Essigsäure gefällt, das Filtrat von diesem Niederschlag mit dem gleichen
Volumen Alcohol versetzt, wiederum abfiltrirt und das Filtrat mit
Salzsäure versetzt: der entstandene weifse Niederschlag erwies sich
phosphorhaltig, wenig aschehaltig, fällte in essigsaurer Lösung Eiweifs. In dem durch Lösen in Sodalösung und Ausfällen mit Salzsäure gereinigten Dyspepton fand W. 3.85 pCt. Phosphor und nur
0.13 pCt. Kalk, der Phosphor ist somit organisch gebunden und
die (übrigens wohl von keiner Seite geteilte Ref.) Ansicht von
CHITTENDEN, dass der Phosphor in diesem Niederschlag nur als phosphorsaurer Kalk vorhanden sei, irrig.

Bei vergleichenden Verdauungsversuchen mit Casein und aus
Eieralbumin dargestelltem Albuminat beobachtete Verf. die sehr
auffällige Erscheinung, dass bei fortgesetzter Verdauung von bereits
klar verdauter Albuminatlösungen sich flockige Niederschläge bildeten (die Angabe über die grofse Resistenz des „Caseindyspeptons"
gegen fortgesetzte Wirkung der Pepsinsalzsäure stimmt mit den
Beobachtungen des Ref. nicht überein [vgl. Cbl. 1893 No. 23 und
28], Ref. konnte immer nur sehr wenig von diesen Niederschlag
erhalten, weil die Hauptmenge gleich weiter verdaut wurde.

E. Salkowski.

---

1) C. A. **Pekelharing**, Ueber das Pepton KÜHNE's. Centralbl. für
Physiol. 1893. No. 2.
2) W. **Kühne**, Erfahrungen über Albumosen und Peptone. Zeitschr.
f. Biol. XXIX. S. 308.

1) Nach den Angaben von KÜHNE kann aus einer Lösung,
welche gleichzeitig Albumose und Pepton enthält, die Albumose
durch Ammoniumsulfat unter gewissen Cautelen so vollständig ausgefällt werden, dass das Filtrat vollkommen albumosefrei ist. P.
wendet dagegen ein, dass eine solche Lösung bei Zusatz von Meta-

phosphorsäure und noch mehr von Trichloressigsäure Fällungen giebt, welche im Wasser löslich und durch Ammoniumsulfat auf's Neue fällbar sind, ausserdem starke Biuretreaction und Xanthoproteinreaction geben. Das Resultat war das nämliche, als zur Vermeidung der Bildung von Deuteroalbumose, Heteroalbumose zur Darstellung von Pepton verwendet wurde.

2) K. erhielt bei Nachprüfung der obigen Angaben in Peptonlösung, wenn dieselbe wirklich frei von Albumose war — die Art der Prüfung wird eingehend beschrieben — durch Metaphosphorsäure mitunter kaum eine Trübung, meistens eine geringe Trübung, die sich allmälig absetzt. Der Niederschlag gab keine Biuretreaction, war also nicht Albumose. Trichloressigsäure — 10 proc. Lösung in gesättigter Ammonsulfatlösung — gab in Peptonlösung stets milchige Trübung, die sich allmälig zu einem Niederschlag oder einem hellgelben Firnifs verdichtet. Dieser Niederschlag gab alle positiven und negativen Reactionen des Peptons, ist also wahrscheinlich nichts Anderes als dieses.

Weiterhin macht Vf. darauf aufmerksam und belegt es durch Versuchsreihen mit graduell gesteigertem Zusatz von Kupfersulfat, dass Peptonlösungen weit mehr Kupfersulfat vertragen, ohne dass die Purpurfärbung in Blau übergeht, wie Albumoselösungen, vorausgesetzt, dass alle übrigen Bedingungen, also namentlich Concentration der Albumose bezw. Peptonlösung und Grösse des Alkalizusatzes die gleichen sind. —

Wie das Amphipepton der Pepsinverdauung wird auch das albumosenfreies Antipepton, dessen Analyse abzüglich 5,45 pCt. Asche, 48,45 pCt. C, 6,0 pCt. H, 16,4 pCt. N u. 0,81 pCt. S ergab der Trypsinverdauung in Ammoniumsulfat-gesättigter Lösung durch Trichloressigsäure partiell ausgefüllt. Salzgesättigte Metaphosphorsäure gab in der völlig klaren Antipeptonlösung keine Opalescenz, 10 proc. Trichloressigsäure schien sich zunächst ebenso zu verhalten, erst nach Zusatz des gleichen Volums entstand zuerst milchige Trübung, dann beim Stehenlassen firnissartiger Bodensatz, welcher sich in seinen Reactionen ebenso verhielt, wie die gleiche aus dem Pepsinpepton (Amphipepton) erhaltene Substanz. Endlich wurde auch noch das durch Autodigestion aus dem Pankreas erhaltene „Drüsenpepton" untersucht. Abzüglich 7,85 pCt. Asche enthielt dasselbe 44,35 pCt. C, 7,00 H, 15,63 N, 0,64 S. Dieses Drüsenpepton unterscheidet sich von den übrigen Peptonen durch seinen angenehm süssen Geschmack, ferner durch einige Reactionen. Auch das Verhalten zu Metaphosphorsäure und Trichloressigsäure war ein wenig abweichend (vgl. hierüber das Original).

E. Salkowski.

R. Koestlin, Ueber den Einfluss von Salzbädern auf die Stickstoffausscheidung des Menschen. Fortschritte d. Med. 1893. No. 18.

Verf. brachte sich zunächst mit einer gemischten Nahrung

(Brod, Fleisch, Wurst, Milch, Butter, Zucker, Bier, Kaffee), welche
der Berechnung nach rund 110 g Eiweiss (mit 17.6 g N) enthält,
in's N-Gleichgewicht, nahm dann an je einem Tage ein 1stündiges
Soolbad von Stassfurter Salz (4 proc.), an einem anderen Tage
wiederum ein 1stündiges Süsswasserbad und bestimmte dabei die
tägliche N-Ausscheidung durch den Harn.   Während nun die
4proc. Soolbäder den Harn-N um 7—10 Proc. in einem Versuche
sogar um 16 Proc. herunterdrückten, erwiesen sich warme Süss-
wasserbäder ohne Einfluss auf den N-Umsatz.   Das Gleiche ergab
sich in 2 Controlreihen an anderen Individuen; die nämliche Wirkung trat auch schon bei ½stündigen Soolbädern ein.   Stärkere
(20 proc.) Soolbäder setzten den N-Umsatz nicht stärker herab als
4 proc.   Seltsamer Weise erwiesen sich in weiteren Versuchen sowohl 4- als 20 proc. Kochsalzbäder ohne Einfluss auf den N-Stoffwechsel, sodass man wohl den neben dem Kochsalz in der Soole
enthaltenen Mineralsalzen, vermuthlich dem Chlorkalium, wofür
auch eine Beobachtung zu sprechen scheint, diese den Eiweiss-
umsatz beschränkende Wirkung zuzuschreiben hat.   Auch warme
Senfbäder (150—250 g Senfmehl auf 250 l Wasser) waren ohne
Einfluss auf den N-Umsatz.   J. Munk.

A. Barth, Ueber histologische Befunde mit Knochenimplantationen.
Archiv f. klin. Chir. 1893. Bd. XLVI. Heft II. S. 409. v. v. 570.

   Verf. kommt auf Grund seiner experimentellen Versuche zu
anderen Resultaten als A. SCHMITT (Ueber Osteoplastik etc.   Arch.
f. klin. Chir.   Bd. 45); regelmässig fand er das völlig gelöste und
nachher wieder eingefügte Knochenstück nekrotisch; die Einheilung
erfolgte entweder durch bindegewebige Einkapselung oder häufiger
durch knöcherne Vereinigung mit dem lebenden Knochen.   Bei
Schädeltransplantationsversuchen am 5. Tage haftete das replantirte
Knochenstück an der Dura, mit dieser durch Fibrinmassen verklebt.
Auch in den grösseren und kleineren Knochenlücken fand Verf.
Fibrin; die Knochenkörperchen waren schollig oder fehlten vollständig.   Von der·Dura und dem Pericranium dringt Granulationsgewebe in alle vorhandenen Lücken des Knochens ein, substituirt
die Fibrinmassen und führt zur Bildung von jungem gefässreichen
Bindegewebe.   Deshalb blutet ein solches Knochenstück, wenn es
mit dem Meifsel verletzt wird.   Ungefähr am 7. Tage beginnt eine
Knochenneubildung von dem Periost aus, „indem sich die neu ge-.
bildeten Knochenschichten lamellenartig an den alten Knochen
direkt anlegen", fast gleichzeitig auch in den Markräumen des todten
Knochenstückes.   Dabei bleibt die Grenze zwischen dem kernhaltigen
neuen Knochen und dem todten zellenlosen überall scharf und deutlich.   Schliefslich kommt es zu einem Ersatz des todten Knochengewebes durch lebendes, neugebildetes, jedoch ohne sichtbare Zeichen
der Resorption des todten Knochens.   Mikroskopisch sichtbare Re-

sorption ·durch Bildung von Riesenzellen und Granulationsgewebe
fand Verf. nur selten, gewöhnlich nur da, wo todte Knochenecken
vorspringen.

Ganz dieselben Verhältnisse beobachtete B., wenn er statt des
frisch herausgemeisselten Knochens macerirte Knochenstücke nahm,
welche sich gut in den hergestellten Defect einfügen liefsen.

Langerhans.

___

J. Wolff, Das Gesetz der Transformation der Knochen. Berlin 1892,
S. 152 mit 12 Lichtdrucktafeln.

Im vorliegenden Werke giebt Verf. eine Zusammenfassung
seiner in ihren Grundlagen und Zielen bekannten und anerkannten
Arbeiten über den Einfluss mechanischer Bedingungen auf die Bildung und Gestaltung der Knochen.

In ausführlicher Weise wird das reichhaltige Material, das der
Begründung seiner Anschauungen von der „functionellen" Knochengestalt d. h. der je nach der Function der Knochen und den dabei
zur Geltung kommenden statischen Gesetzen vor sich ·gehenden
Knochenbildung, sowie seiner Lehre von der „Transformationskraft"
d. h. der Aenderung der Knochengestalt bei geänderten statischen
Bedingungen, zu Grunde liegt, vorgeführt und erörtert.

Der Verf. beleuchtet sein Material von der theoretischen sowohl wie von der practischen Seite, und zwar gliedern sich die
Betrachtungen theoretischer Art wieder in solche mathematischer
und solche anatomischer Natur. Aber über den engen Rahmen
der Knochenlehre hinaus werden Streifzüge unternommen nicht nur
auf andere Gebiete der Medicin, auf denen die genannten eine
mehr oder minder einschneidende Wirkung äufsern, sondern in mehr
philosophischen Betrachtungen wird ihre Giltigkeit für die Naturwissenschaft im allgemeinen am Schlusse des Werkes besprochen.

Das Werk besteht aus 6 Abschnitten, die wieder in eine Anzahl von Capitel zerfallen.

Der erste Abschnitt bringt die Begriffsdefinition des im Titel
genannten Gesetzes als desjenigen, „nach welchem im Gefolge primärer Abänderungen der Form und Inanspruchnahme oder auch
blos der Inanspruchnahme der Knochen bestimmte nach mathematischen Regeln eintretende Umwandlungen der inneren Architektur
und ebenso bestimmte, denselben mathematischen Regeln folgende
secundäre Umwandsungen der äufseren Form der betreffenden
Knochen sich vollziehen".

Es folgt (Abschn. II) nach kurzen historischen Vorbemerkungen
die Darlegung der normalen inneren Architektur der Knochen
unter specieller Berücksichtigung des coxalen Femurendes und eine
eingehende Besprechung der Bedeutung dieser Architektur. — W.
hat bekanntlich, im Anschluss an Untersuchungen des Mathema-
tikers CULMANN, gezeigt, dass die Anordnung der Spongiosabälkchen
keine willkürliche ist, sondern — abhängig ·von den Druck- und

Zugwirkungen, denen der Knochen ausgesetzt ist — den mathematischen Gesetzen folgt, die die graphische Statik bei der Construction des Knochens als notwendig hinstellt, wenn die höchste Vollkommenheit der Construction erreicht werden soll.

Sobald Aenderungen in der Richtung der Druck- und Zugwirkung eintreten, ändert sich auch in Anpassung an die neuen Verhältnisse die Anordnung der Spongiosabälkchen. Aber dabei bleibt es nicht, sondern es tritt allmälig in grofsem Maafsstabe eine Umwandlung derart ein, dass auch die äufsere Form des Knochens eine andere wird. Die Aenderung in der Druck- und Zugrichtung kann nun bedingt sein entweder durch primäre pathologische Formstörung der Knochen (Fracturen) oder ohne solche durch primäre pathologische Störungen der Inanspruchnahme, (habituelle Scoliose, genu valgum). — Mit diesen Fragen, wie auch mit den der experimentell gesetzten Störung der Form oder Inanspruchnahme beschäftigt sich Abschnitt III zugleich unter dem an der Hand von Präparaten geführten speciellen Nachweis der dabei statthabenden Verhältnisse.

Er bringt auch theoretische Betrachtungen über die Erklärung der betreffenden Vorgänge. W. bezieht sich dabei auf das von W. Roux aufgestellte und gestützte Gesetz des „trophischen Reizes", d. h. des trophisch (zur Neubildung oder zum Schwunde von Körpermaterial) wirkenden Reizes, der durch die Function des Organs gegeben ist.

In ausführlicherer Weise wird die Bildung der Structur- und Formverhältnisse der Knochen im vierten Abschnitt besprochen. Die früheren Theorien, besonders eingehend die sog. „Drucktheorie" werden auf Grund mathematischer, anatomischer, klinischer Betrachtungen kritisirt und von W. verworfen und an ihrer Stelle rekurrirt W. eben auf die „functionelle" Knochengestaltung mit der zugleich die höchste Zweckmäfsigkeit der Form und Structur sich ausbildet.

Nachdem im folgenden Abschnitt auf die Transformationskraft, die ja nur einen speciellen Fall des eben genannten allgemeinen Gesetzes darstellt und eine notwendige Folge desselben ist, eingegangen und im Besonderen auf ihre therapeutische Verwertbarkeit hingewiesen ist, kommt Verfasser im letzten Teile zu den „Schlussfolgerungen".

Zunächst bringt er die auf die Lehre vom normalen Knochenwachstum sich beziehenden. Der Autor verficht gegenüber der fast allgemein angenommen FLOURENS-SCHWALBK'schen Lehre vom rein appositionellen das Vorhandensein auch eines interstitiellen Knochen-Wachstums. — Es folgen umfassende Betrachtungen über die Consequenzen, die für die Lehre von der Heilung der Knochenbrüche zu ziehen sind. Ganz besonders urgirt Verf., dass hierbei zwei ganz differente und an sich nicht miteinander zusammenbängende Processe nebeneinander herlaufen, nämlich die Bildung des Callus als eines Entzündungs- und Verkittungsprocesses nur an der Bruchstelle und zweitens die Bildung des sog. „Transformations-

productes". Letzteres, bedingt durch den trophischen Reiz der
Function, besteht in einer Neuanordnung der Knochenelemente entsprechend der durch den Bruch geänderten statischen Inanspruchnahme des Knochens; es ist ein von vornherein fertiges, dem normalen histologisch gleiches Knochengewebe, das im Gegensatz zum
Callus persistirt.

Ιn gleicher Weise machen sich bei der Rachitis zwei Processe
geltend: der Erweichungsprozess, der zu den Verbiegungen und
damit Aenderungen der statischen Inanspruchnahme führt und der
secundäre Transformationsprozess, der die der letzteren zukommen-
den Umformungen besorgt.

Gegenüber den beiden obengenannten Affectionen, bei denen
es sich um primäre Formstörungen der Knochen handelt, stehen
die „Deformitäten im engeren Sinne" d. h. Deformitäten, die ohne
primäre Formstörungen allein durch fehlerhafte Belastung zustande
kommen. Diesen und zwar speciell dem Klumpfufs, dem genu
valgum, der Scoliose widmet W. eine besonders eingehende Besprechung, die sich auf Pathogenese und Behandlung auf Grund
der in den früheren Abschnitten dargelegten neuen theoretischen
Anschauungen bezieht.

Es folgen dann kürzere Betrachtungen über die Anpassung der
Form an die Function bei anderen Körpergeweben (Muskeln,
Bindegewebe etc.), bei denen W. auf Untersuchungen Roux's
Bezug nimmt, ferner über das im Nichtbestehen des Gesetzes im Pflanzenreiche; des weiteren Schlussfolgerungen für die
Lehre vom Stoffwechsel, von der Entzündung und Regeneration,
für die Theorie der Mechanik. Mit knappen Hinweisen, wie in verschiedenen Richtungen (teologische Naturanschauung, Descendenz-
lehre) unsere Naturauffassung dadurch beeinflusst wird, schließt
das Werk.

Eine Fülle von Stoff ist in demselben verarbeitet, und wenn
auch vielleicht manches durch fortgesetzte Untersuchungen einer
weiteren Klärung bedarf, wie es bei der Complicirtheit der vorliegenden Fragen und Schwierigkeit der Untersuchung natürlich
ist, so ist die Grundauffassung jedenfalls als zu Recht bestehend
und erwiesen zu erachten.

Letzteres wie auch die Darstellung der einschlägigen Verhältnisse in 95 auf den angehängten 12 Tafeln untergebrachten Licht-
druckbildern verleihen dem Werke einen über das Gewöhnliche
weit hinausgehenden Wert.   A. Loewy.

Urbantschitsch, Ueber die Möglichkeit, durch acustische Uebungen
auffällige Hörerfolge auch an solchen Taubstummen zu erreichen,
die bisher für hoffnungslos taub gehalten wurden. Wiener klin.
Wochenschr. 1893, No. 29.

Unter den von U. mit methodisch vorgenommenen Hörübungen

behandelten Taubstummen befinden sich, nach Verf.'s Angabe, Kinder, die er vor mehreren Jahren als nicht hörfähig und nur für Taubstummen-Unterricht geeignet gehalten hatte und die nunmehr nicht nur das vorher mangelnde Gehör für Vocale gewannen, sondern im Verlaufe eines Jahres sogar in den Stand gesetzt wurden, ganze Sätze zu hören und nachzusagen, selbstverständlich ohne den Sprechenden anzusehen. Die Thatsache, dass es möglich ist, an einem anscheinend ganz tauben Individuum in kurzer Zeit nicht nur Spuren des Gehörs zu beobachten, sondern auch ein unterschiedliches Hören herbeizuführen, ist, nach Verf., nur in dem Sinne zu deuten, dass die betr. Person thatsächlich nicht taub war, sondern ihr nur die Fähigkeit mangelten, die erhaltenen acustischen Eindrücke richtig zu erfassen. Ein methodisch vorgenommener acustischer Unterricht kann nun, nach Verf., bei Taubheit in zweifacher Hinsicht von Werth sein, indem der Taubstumme dabei 1) eine Sonderung und richtige Deutung der acustischen Eindrücke erlernen und 2) eine Anregung seiner acustischen Thätigkeit erfahren kann, wodurch eine allmälig zunehmende Steigerung der acustischen Perceptionsfähigkeit möglich ist. Die erzielten acustischen Resultate können sich vorübergehend wieder abschwächen, bleiben aber, bei gehöriger Ausdauer und Geduld, soweit Verf.'s Erfahrungen reichen, schliefslich constant. Die Hörübungen sollen anfangs $\frac{1}{2}$- später mindestens 1-stündige Dauer haben und, wenn möglich, ohne Hörrohr vorgenommen werden.   Schwabach.

Winkler, Die Anfertigung von Mikrotomschnittten aus lebenden Bacterienkulturen ohne Härtung. Fortschr. d. Med. 1893, No. 22.

Bis jetzt sind verschiedene Methoden der Schneidung und Färbung von Bacterienkulturen angegeben worden, so von NKISSKR, GÜNTHER u. A.; in die allgemeine Praxis haben sie ihrer Umständlichkeit wegen keinen Eingang gefunden. W. giebt nun eine anscheinend sehr einfache Methode an. Er giefst aus weichem Paraffin sog. Zugparaffin einen in die Mikrotomklammer passenden Block — zuerst verwendete er hartes Paraffin oder Kartoffel; beide lassen sich schlecht ausbohren bezw. schneiden, bohrt dann mit einem weiten Korkbohrer aus der Mitte einen Cylinder aus, und füllt den auf einer Seite mit Paraffin verschlossenen Kanal mit Gelatine oder Agar. In diesem legt er eine Stichkultur an. Paraffin sowohl wie Nährboden müssen natürlich vor dem Giefsen sterilisirt worden sein. Ebenso kann natürlich auch das bereits inficirte Agar bezw. die inficirte Gelatine in den Hohlcylinder gegossen werden.

Nachdem die Kolonie gewachsen ist, kann ohne jede vorherige Härtung unter Alcohol geschnitten werden; es kann dann die Kultur weiter wachsen und wieder nach einiger Zeit in das Mikrotom kommen.

Bezüglich der Färbung hat W. die besten Resultate mit Karbolfuchsin erhalten. Er bringt die Schnitte aus dem Alcohol auf einen Objectträger, träufelt auf ihn noch einen Tropfen Alcohol und lässt das Ganze trocknen. Nach Verdunstung des Alcohols ist auch der Schnitt angetrocknet Nun bringt er einige Tropfen stark mit Wasser verdünnter Karbolfuchsinlösung auf das Object und legt ein Deckglas auf und untersucht. Die Bacterien erscheinen intensiv rot, Gelatine und Agar nur schwach gefärbt. Nach der Untersuchung spült er in Alcohol ab, und hebt das ganz entfärbte Präparat auf, das bei neuem Gebrauch wieder gefärbt werden muß. Will man ein gefärbtes Dauerpräparat haben, so muss mit unverdünntem Karbolfuchsin gefärbt und mit Alcohol kurz entfärbt werden.

W. zieht bei seiner Methode das Agar der Gelatine vor.

Scheurlen.

---

1) K. Dehio, Ueber die Bradycardie der Reconvalescenten. Deutsch. Arch. f. klin. Med. Bd. 52. Heft 1. 2.
2) Derselbe, Ueber den Einfluß des Atropin's auf die arhythmische Herzthätigkeit. Ebenda.

1) Zur Entscheidung der Frage, ob eine Bradycardie cardialen oder extracardialen Ursprung ist, hat Verf. eine subcutane Injection des Atropins empfohlen, also eines Alkaloïds, welches die Endigungen der Vagusfasern im Herzen lähmt: wenn die Atropininjektionen eine Beschleunigung der Schlagfolge des Herzens bewirkt, so handelte es sich um eine extracardiale, im entgegengesetzten Falle um eine cardiale Bradycardie. Verf. prüft nun die Bradycardie der Reconvalescenten nach dieser Richtung hin, und zwar an 7 einschlägigen Fällen. Diese Affection, die sich allmälig aus dem mit der Entfieberung einhergehenden normalen Abfall der Pulsfrequenz entwickelt, geht parallel mit dem Abfall und Wiederansteigen der Körperwärme. Während die leichteren Formen der Br. klinisch bedeutungslos sind, bieten die schweren Fäl'e das Symptomenbild einer akuten, wenngleich nicht sehr hochgradigen Herzschwäche, verbunden mit Irregularität der Herzthätigkeit. Mit Ausnahme eines einzigen (leichten) Falles zeigte sich nun das Herz in allen Fällen dem Atropin gegenüber refractaer; wir haben es bei der in Rede stehenden Affection also nicht mit einer Reizung des Vagus, sondern mit einer cardialen Ursache zu thun; die Bradycardie der Reconvalescenten ist ein Ausdruck der Herzschwäche, und zwar, da in solchen Fällen das Herz eine übergrosse Empfänglichkeit für herzbeschleunigende Reize hat, der reizbaren Schwäche des Herzens. —

2) In einem leichten Falle von Arhythmie des Herzens konnte Verf. durch Lähmung der Vagi mittelst Atropin die arhythmische Herzthätigkeit zur Norm bringen. In schwereren Fällen dagegen, die schon zu der als Delirium cordis bezeichneten völligen Regellosigkeit ausgeartet waren, blieb das Atropin auf die Frequenz

und den Rhythmus des Herzschlages völlig ohne Wirkung, ja steigerte sogar bisweilen die Irregularität. Die Arhythmie zeigt also ein ähnliches Verhalten wie die eben besprochene Bradycardie: leichte Fälle werden durch Atropin unter Umständen beeinflusst, schwere Fälle beider Affektionen widerstehen dem Mittel. Bei beiden Störungen hat also der Vagus seinen regulirenden Einfluſs auf die Schlagfolge des Herzens teilweise oder ganz verloren.

Perl.

---

1) **A. Staw**, A contribution to the Subject of Myxoedema. Med. Reo. 1893, 10. June.

2) **S. R. Murray**, The treatment of Myxoedema and cretinism. The Lancet 1893, 13. Mai.

3) **B. Bramwell**, The clinical Features of Myxoedema. Edinburgh Med. Journ. 1893, Mai.

4) **J. P. Putnam**, Cases of Myxoedema and Acromegalia treated with benefit by Sheep's Thyroids. Amer. Journ. of the Med. Sciences. 1893, Aug.

1) Drei Fälle von Myxoedem werden mitgeteilt, die durch die Behandlung mit Schilddrüsensaft günstig beeinflusst wurden. Die Kranken hatten alle 3 an Hallucinationen, Illusionen, Selbstmorddrang und leichter Demenz gelitten. Das Schilddrüsenextract wurde intern in steigernder Dosis verabreicht (bis zu einer halben Schilddrüse pro Tag).

2) M. beschreibt einen Fall von Myxoedem, der durch die Behandlung mit Schilddrüsensaft eine erhebliche Besserung zeigte; er empfiehlt diese Methode auch bei Cachexia strumipriva und bei dem sporadischen Cretinismus resp. dem congenitalen Myxoedem.

3) Das Myxoedem tritt nach Br. sowohl bei Männern wie bei Frauen auf; bei letzteren häufiger; meist tritt es bei Erwachsenen auf, doch auch in jedem Alter. Der sporadische Cretinismus ist eine infantile Form des Myxoedems. Die Thyroidea ist bei Myxcedem und sporadischem Cretinismus atrophisch oder fehlt gänzlich, während die Glandula pituitaria bei Myxoedem vergröfsert ist. Der Beginn des Myxoedems ist meist schleichend mit Kältegefühl und geistiger und körperlicher Mattigkeit; vergröfsert und geschwollen sind nur die Weichteile, nicht die Knochen, Bänder etc. Fast in allen Fällen fehlt die Schweifssecretion; und meist tritt eine Langsamkeit und Schwerfälligkeit in den körperlichen Bewegungen, Sprache und in den geistigen Vorgängen in den Vordergrund und ebenso ist eine hochgradige Empfindlichkeit für die Kälte ein auffallendes Symptom; fast stets besteht subnormale Körpertemperatur und Herabsetzung der Pulzfrequenz; häufig ist Amenorrhoe vorhanden u. s. w.

4) P. weist auf die Verwandtschaft des Myxoedems und der Acromegalie hin und auf die günstige Wirkung der Anwendung

des Schilddrüsenextractes bei diesen beiden Affectionen. Die Schilddrüsenanomalie ist auch die Ursache des endemischen Cretinismus und der myxoedematösen Form der Idiotie. Auch die GRAVES'sche Krankheit ist auf eine Anomalie der Schilddrüsensäfte und ihrer Wirkung zurückzuführen; zugleich wirken die Gefälse der Schilddrüse als Regulatoren in der Circulation. Die Acromegalie wie die GRAVES'sche Krankheit stehen beide ebenso mit den Schilddrüsenaffectionen in Verbindung, wie das Myxoedem.   S. Kalischer.

Van Spanje, Een geval van syringomyelie. (Type Morvan).
Weekbl. van het Nederl. Tijdschr. voor Geneesk 1893, I. No. 18.

Ein 40jähriger Bauer aus gesunder Familie, der selbst stets gesund gewesen, hatte mit den Füfsen im Schnee sich starker Kälte ausgesetzt und seit der Zeit — seit acht Jahren — Gefühl von Taubheit in den Füfsen. Januar 1892 machte er einen Weg von ungefähr sechs Stunden. Bei seiner Rückkehr hatte er grofse Blasen unter den Füfsen, an deren Stelle Verf. grofse Brandschorfe fand. Im Uebrigen war an den Beinen nichts abnormes. Im Gesicht bestanden keine Abweichungen, keine Sprach- oder Sehstörung. Pupillenreaction bei einfallendem Licht träge. An den Muskeln der Extremitäten keine Abweichungen, kein RUMBKRG'sches Zeichen; Kniereflexe normal; kein Cremasterreflex; keine EAR. Tastsinn normal. An der Vorderseite der Beine bis 8 ctm unterhalb des Poupartischen Bandes, an der Rückseite rechts bis 4 ctm unter der Glutaealfalte, links bis in dieselbe hinein ist vollkommene Analgesie. Der Mittelzeh des rechten Fufses ist weifs, verdickt und analgetisch. An allen diesen Stellen ist auch das Temperaturgefühl erloschen. Auch an Händen und Vorderarmen ist das Schmerzgefühl verringert. Starke faradische Ströme, die Tetanus bewirken, erzeugen keinen Schmerz. An anderen Stellen keine Anästhesien, Herz, Lungen, Urin normal. In den letzten 6 Monaten Impotenz, Schwierigkeit zu gehen. Die Eschara zeigt sich, wenn Patient umhergeht und heilt bei Ruhe und guter Reinigung. Der rechte Mittelzeh bleibt dick und weifs. Da der Kranke sich nicht im Spital aufnehmen liefs, stiefs die fernere Beobachtung auf Schwierigkeiten.   George Meyer.

Byrom Bramwell, The treatment of psoriasis by the internal administration of thyroid extract. Brit. med. journ. Oct. 28. 1893.

Die an Myxoedemkranken gemachte Beobachtung, dass die Behandlung mit Glandula thyreoidea auch auf die Haut einen Einflufs hat, welcher sich in einer mehr oder weniger starken Desquamation äussert, veranlasste den Verf., das Mittel bei Hautkrankheiten, zunächst bei Psoriasis zu versuchen. Die Erfolge waren bei drei weiblichen Personen, welche seit langer Zeit an sehr ausgebreiteter

Schuppenflechte litten und die täglich 5—10 Tropfen von BRANT und MARTIN's Thyroid-Extract bekamen, in der That höchst bemerkenswert. Schon nach wenigen Tagen verminderten sich die subjektiven Beschwerden und die entzündlichen Erscheinungen, es trat dann stärkere Abschuppung ein und nach 2 resp. 3 Monaten war die Haut bei zweien der Pat. vollkommen glatt und normal, ohne dass nebenbei irgend eine andere locale oder allgemeine Behandlung stattgefunden hatte. Die dritte Kranke, bei welcher die anfänglich ebenfalls sehr rasch eintretende Besserung späterhin trotz Verdoppelung der Dosis keine rechten Fortschritte mehr machte, mufste vor vollendeter Heilung entlassen werden. Bei zwei anderen leichten Psoriasisfällen zeigte das Mittel allerdings nicht dieselbe günstige Wirkung, doch empfiehlt Verf. es, in Anbetracht der eclatanten Erfolge bei den ersten drei Fällen, auch bei anderen Hautkrankheiten, z. B. bei Eczemen oder Dermatitis exfoliativa, weiter zu versuchen. Allgemeine Störungen hatte die Behandlung nicht zur Folge.   H. Müller.

L. Repler, Gegenwärtiger Stand der Frage bezüglich der inneren Untersuchung intra partum. Petersb. med. Wochenschr. 1893, No. 40.

Nach neueren Statistiken sterben immer noch 40—50 Mal so viel Mütter im Wochenbett, als eigentlich sterben dürften. Man hat deshalb neuerdings wieder ausgesprochen, dass der Urzustand, d. h. Gebären ohne jegliche Kunsthilfe, kaum ein schlechteres Ergebniss liefern würde. Das zu erstrebende Ziel ist, jede Infection während der Geburt auszuschließen. In diesem Bestreben stehen sich zur Zeit 2 Richtungen schroff gegenüber.

Die einen sagen, das gewohnheitsmäfsige Exploriren während der Geburt mufs durchaus aufhören, nur auf ganz stricte Indicationen hin darf die innere Untersuchung vorgenommen werden. Solche Indicationen werden für jede Geburtsperiode genau formulirt, nur Abweichungen von der Norm berechtigen zur innern Untersuchung, die nach sorgfältiger Desinfection der Kreifsenden wie der Untersuchenden vorzunehmen ist.

Den entgegengesetzten Standpunkt vertritt die andere Richtung. Die Schüler und Schülerinnen sind gründlichst in der inneren Untersuchung einzuüben, dabei müssen aber die Schwangern und Kreifsenden vor einer Schädigung ihrer Gesundheit bewahrt bleiben. Das wird durch strenge Durchführung einer systematischen und sorgfältigen Desinfection der zur Untersuchung Kommenden erreicht. Nach der bacteriologischen Untersuchung enthält das Scheidensecret Schwangerer sowohl als Kreifsender immer Microorganismen in grofses Anzahl, aber von verschiedener Dignität. Diese können durch Aufnahme in die während der Geburt entstehenden Wunden zur Wirkung kommen.

DÖDERLEIN unterscheidet ein normales und ein pathologisches Scheidensecret. Das erstere enthält keine pathogenen Keime, reagiert stets intensiv sauer. Letzteres, schwach sauer reagierend und von gelber bis gelbgrünlicher Farbe, erthält in 9 ¹⁄₂ pCt Streptococcen, die specif. Erreger des Puerperalfiebers.

In der Privatpraxis darf das Scheidensecret als Infectionsquelle um so mehr vernachlässigt werden, als schon das Anstaltsmaterial in 90 pCt. frei von virulenten pathogenen Keimen befunden wurde.

Im Privathause ist demnach bei spontanem Geburtsverlauf jede vaginale Manipulation zu unterlassen. Nur bei sicher erkannter pathologischen Beschaffenheit des Scheidensecrets und voraussichtlich protahiertem Geburtsverlauf, besonders wenn die öftere Wiederholung innerer Untersuchung wahrscheinlich erscheint, ist eine ganz exacte prophylactische Desinfection angezeigt.   A. Martin.

H. Quincke, Ueber Tag- und Nachtharn. Arch. f. exp. Path. XXXII. S 211.

Aus den langjährigen Beobachtungen des Verf. ergiebt sich, dass, während bei Gesunden die Grösse der Harnausscheidung Nachts geringer ist als bei Tage und zwar etwa wie 1:4 bis 1:3, sich bei manchen Kranken dies Verhältniss zu Gunsten der Nacht ändert, sodass die resp. Ausscheidungsgrösse wie 1:1 bis 2:1 wird, u. zwar betrifft die Steigerung der nächtlichen Harnausscheidung nicht nur das Wasser (nächtliche Polyurie), sondern auch die festen Bestandteile (aus dem spec. Gewicht des Harns mittels der Trapp'schen Coëfficienten berechnet). Die nächtliche Polyurie findet sich bei Herzkranken, Nierenkranken, bei älteren Leuten mit Arteriosclerose, bei Kachektischen, bei Diabetes insipidus. — Bei Gesunden wie bei Kranken scheint Aufstehen und Bewegung bei Tage die nächtliche Secretion zu steigern d. h. die Secretion vom Tage nach der Nacht zu verschieben.   J. Munk.

E. Stadelmann, Ueber das Vorkommen von Gallensäuren, Hippursäure und Benzoesäure in den Nebennieren; nach Versuchen von K. Brkr. Zeitschr. f. physiol. Chemie. XVIII.

Auf Gallensäure wurden die Nebennieren vom Menschen, Hund, Kindern untersucht, auf die beiden anderen Körper die vom Rind. Das Resultat war ein gänzlich negatives, keine der genannten Substanzen konnte nachgewiesen werden. Bezüglich des Nachweises von Gallensäure in Organen hat Verf. ausführliche Controllversuche angestellt, welche zeigen, dass bei 0,001 g Natron glycocholicum auf 50 g Milz noch eine deutliche Reaction, wenn auch kein characteristisches Spectrum mehr erhalten werden konnte, ebenso bei Natron taurocholicum. Bezüglich eingehender Erörterung der Methoden des Nachweises der Gallensäuren (es wurde die Bleifällung angewendet) etc. muss auf das Orig. verwiesen werden.   E. Salkowski.

A. E. Barker, Ankylosis of the jaw: resection of joint; complete relief resulting. Lancet 1893, p. 1189.

Bei dem 15jährigen Mädchen handelte es sich um den seltenen Fall einer knöchernen Anchylose des Kiefergelenkes nach einer mit deformem Callus geheilten Gelenkfractur.   P. Güterbock.

Kouwer, Een geval van lipoma retroperitoneale. Weekbl. van het Neederl. Tijdsohr. voor Geneesk. 1893, I. No. 5.

Ern 26jähriger Schneider, der einige Jahre geringe Schmerzen in der linken

Seite des Bauches verspürt, sonst keine Beschwerden gehabt, erkrankte mit Verstopfung, Erbrechen, Leibschmerzen. In den Brustorganen fanden sich keine Abweichungen; in der Mittellinie des Bauches ein Tumor mit glatter Oberfläche, mit deutlicher Fluctuation, selbst Undulation von der Gröfse eines im siebenten Monat schwangeren Uterus. Operation, Entfernung der Geschwulst, die makroskopisch den Eindruck eines Sarkoms gewährte und bei mikroskopischer Untersuchung sich als ein Lipom erwies.   George Meyer.

E. v. Hippel, Ueber Keratitis parenchymatosa. v. Gräfe's Arch. f. Ophthalm. XXXIX. S. 204.

Verf. untersuchte zwei mit parenchymatöser Keratitis und Iritis behaftete Augen, welche von einem 15jährigen Knaben stammten. Er kam zu dem Resultate, dass die Trübungen der Hornhaut in dem Rückbildungsstadium der Keratitis parenchymatosa, das sich durch starke Vaskularisation charakterisirt, auf Infiltration mit zelligen Elementen und auf Veränderungen der fibrillären Grundsubstanz beruhen; welcher Art die letzteren sind, war nicht mit Sicherheit zu entscheiden. Dem klinischen Bilde der Keratitis parenchymatosa entsprach anatomisch eine Erkrankung sämmtlicher Teile des Auges. Es liefs sich nicht mit Sicherheit feststellen, ob die Keratitis ein secundäres oder als selbständiges Leiden aufzufassen ist. Mit allergröster Wahrscheinlichkeit kann die parenchymatöse Keratitis durch tuberculose Infection des Auges hervorgerufen werden; es würde sich dann um eine sogenannte abgeschwächte Tuberkulose handeln, welche rückbildungsfähig ist und ausheilen kann.   Horstmann.

Wincker, Ueber einen eigenartigen Fall von Asynergia vocalis bei einem Stotteruden. Wiener med. Wochenschr. 1893, No. 41, 42.

Es handelte sich um eine mangelhafte Koordination der Stimmbänder beim Angeben von Tönen und um gleichzeitiges Stottern in der Sprache, nicht aber beim Singen. Die erfolglose Lokalbehandlung, wie sie anfangs eingeleitet war, schien Verf. zu bestätigen, dass es sich nicht allein um eine auf Grund des chronischen Entzündungszustandes entstandene Schwäche der Stimmbandmuskulatur handeln konnte. Er glaubt vielmehr die Störung als eine rein nervöse und auf mangelhafter Energie beruhend auffassen zu müssen.   W. Lublinski.

E. M. Sympson, Salol as an intestinal antiseptic. The practitioner 1893, Aug.

S. empfiehlt das Salol als ein günstig wirkendes Darmantisepticum in erster Linie sowohl bei der gewöhnlichen Diarrhoe, als auch beim Unterleibstyphus. Bei der ersteren gab S. früher mit Vorliebe Glycerin und Borax, wenn die Krankheit Kinder betraf; jetzt aber sieht er das Salol vor, welches er in dem Alter der Kinder entsprechenden Dosen verabreicht. Dasselbe wirkt sicherer, stärker antiseptisch und ist angenehmer zu nehmen. Beim Abdominaltyphus wird das Salol gleichfalls mit Vorliebe angewandt, nicht in der Absicht, gegen das Typhusgift zu wirken, sondern lediglich um eine möglichst ausgiebige Reinigung des Darmtractus zu bewerkstelligen. Daneben wirkt das Mittel auch der Entwickelung zu reichlicher Darmgase entgegen, welche bekanntlich in manchen Fällen von Unterleibstyphus den Kranken nicht unerhebliche Beschwerden macht. Ferner setzt das Salol die Temperatur nicht unwesentlich herab, indem es eine reichliche Schweifssecretion hervorruft. Es verringert auffallend die diarrhoischen Stühle (in einigen Fällen von 11—14 innerhalb 24 Stunden auf 3—4. Das Mittel wurde beim Typhus continuirlich gegeben. — Auch bei infectiöser Diarrhoe, sowie bei gewissen Fällen von Dyspepsie erwies sich das Salol als ein ganz vorzügliches Mittel.   C. Rosenthal.

E. Leyden, Ueber Endocarditis gonorrhoica. Deutsche med. Wochenschr. 1893, No. 38.

Der Zusammenhang von Endocarditis und Gonorrhoe ist zwar durch zahlreiche Beobachtungen wahrscheinlich gemacht worden; in bacteriologischer Beziehung aber war das Problem nicht gelöst, da die Befunde meist unbestimmt waren und nur in 2 Fällen sich Streptococcen auf den Klappen fanden. Klinisch verlief ein Teil der beobachteten Fälle glücklich, während ein anderer Teil unter den Erscheinungen der malignen Endocarditis letal endete; am häufigsten waren die Aortenklappen, seltener die Mitralklappen befallen; meist — aber nicht constant — war gonorrhoischer Gelenkrheumatismus der Endocarditis vorangegangen. — Verf. veröffentlicht nun den Fall eines 22jährigen Mannes, bei dem im Anschluss an chronische Gonorrhoe mit Entzündung mehrerer Gelenke sich eine maligne Endocarditis (mit Aorten- u. Mitralinsufficienz) entwickelte. Bei der Autopsie wurde durch sorgfältige Untersuchung der fibrinösen Auflagerungen auf Aorten- und Mitralklappen die Anwesenheit von Gonococcen festgestellt, und zwar handelte es sich um Reinkultur der letzteren, da keine andere Bacterienart weder mikroskopisch noch durch Kultur nachgewiesen werden konnte.   Perl.

R. Kobert, Ueber Cangoura. Cbl. f. klin. Med. 1893, No. 44.

K. berichtet über ein in Salvador vorkommendes, zur Familie der Connaraceen gehörendes Schlinggewächs, dessen Samen zum Vergiften schädlicher Tiere benutzt wird; angeblich wirkt es giftig nur auf Fleischfresser, während Pflanzenfresser gegen das Gift widerstandsfähig sein sollen. Die hervorstechendsten Intoxicationserscheinungen sind: Salivation, Erbrechen, Zittern, klonische Krämpfe und Pupillendilatation. Nach dem Vorschlag Ransom's, die therapeutische Wirksamkeit des Mittels zu prüfen, versuchte K. an Hunden, Katzen und Fröschen den Samen der Pflanze und ein aus ihren Früchten hergestellten Fluidextract und fand beide völlig wirkungslos. Offenbar handelt es sich hier um eins jener Gifte, die beim Trocknen ihre Wirksamkeit einbüfsen. Weitere Versuche mit dem Mittel sind daher als aussichtslos aufzugeben.   K. Kronthal.

A. Joffroy, Contribution à l'Anatomie Pathologique de la Paralysie Générale. Arch. de Méd. 1892, No. 6.

J. vertritt die Anschauung, dass die allgemeine Paralyse auf eine primäre parenchymatöse Encephalitis resp. auf eine parenchymatöse Erkrankung des cerebrospinalen Nervensystems zurückzuführen sei; die Ganglienzellen und Nervenfasern erkranken primär, die Veränderungen der Neuroglia und der Gefäfse seien secundärer Natur (secundäre Encephalitis interstitialis). Ein neuer mitgeteilter Fall von progressiver Paralyse dient dazu, diese Ansicht zu befestigen; es fand sich nach der Section eine allgemeine Veränderung der Ganglienzellen des Gehirns und Rückenmarks; ganz besonders atrophisch waren die Vorderhornzellen im linken Cervicalmark, während im Leben eine ausgesprochene Muskelatrophie der linken Hand bestand. Die Seitenstränge des Rückenmarks waren nicht alterirt; ebenso war das interstitielle Gewebe, die Neuroglia gar nicht und die Gefäfse nur sehr wenig von der Norm abweichend. Im Gehirn und Rückenmark waren sowohl die gröfseren wie die kleineren Ganglienzellen verändert.   S. Kalischer.

Kolisch, Zur Lehre von den posthemiplectischen Bewegungserscheinungen. Deutsche Zeitschr. f. Nervenkrankh. IV. p. 14.

Die Arbeit hat den Zweck neues Beweismaterial herauszubringen für die KAHLER-PICK'sche Erklärung der posthemiplegischen Bewegungserscheinungen, nach welcher für das Zustandekommen derselben die compacte Pyramidenbahn verantwortlich gemacht wird. Fall I: Beiderseitige, rechts stärker ausgesprochene Oculomotoriuslähmung, cerebellare Ataxie, Bewegungsataxie der oberen und unteren Extremitäten, Hemiparese, Hemichorea; Tod durch hinzugetretene tuberculöse Meningitis; Befund: Tuberkel der Vierhügelregion, hauptsächlich rechts. Fall II. Hauptsächlich rechterseits ausgesprochene Oculomotoriuslähmung, linksseitige Hemiplegie und Hemichorea, Tic des Nerv facialis sinistr., fehlendes Kniephänomen. Annahme eines zum Teil auch nach der linken Seite hinübergreifenden Prozesses im rechten pedunculus. — Namentlich der erste durch Section belegte Fall zeigt, dass Läsionen der Pyramidenbahn an jeder Stelle (nicht nur in der Nähe der Stammganglion) posthemiplegische Bewegungserscheinungen auslösen können.   Schäfer.

L. Gold, Sechs Fälle von extragenitaler Syphilisinfection. Arch. f. Dermat. u. Syph. XXv. 1893, S. 791.

Ein 1½ Jahr altes Mädchen acquirirte von einem anderen Kinde eine syphilitische Sclerose der Lippe und übertrug diese beim Saugen auf die Brustwarze seiner Mutter; von der Frau inficirte sich auf extragenitalem Wege deren Mann und steckte nun seinerseits seine ältere Tochter an. Bei den beiden letzten Pat. saß der Primäraffect an der Lippe. — Ein junger Mann mit hartem Schanker an der rechten Tonsille und Secundärerscheinungen hatte die Syphilis allem Anscheine nach von einem Vater, welcher gleichzeitig drei indirecte Geschwüre und zwar an der Lippe, am Mons Veneris und im Sulcus retroglandularis aufwies.   H. Müller.

W. R. Smith, A case of bleeding by the urachus. Edinb. med. journ. 1893, April.

Verf. berichtet, dass bei einem kräftig entwickelten Kinde ohne irgend einen Anschein von Verletzung 1½ Tage nach der Geburt Blutungen aus dem Nabel neben der Nabelschnur auftraten, denen nach weiteren zwei Tagen solche aus der Blase folgten. Mit Abfall der Nabelschnur hörte die Blutung auf. — Verf. glaubt, dass es die Arteria hypogastr. (oder vielleicht die Umbilicalvene) seien, aus denen die Blutung anfänglich durch den Nabel, dann durch den Urachus in die Blase erfolgt sei.   A. Martin

---

H. Feilchenfeld (Schöneberg), Ein Fall von Ovarialtumor bei Gravidität. Berl. klin. Wochenschr. 1893, No. 44.

F. teilt einen Fall von Ovarialtumor bei 7 monatlicher Gravidität mit. Die Diagnose machte erst Schwierigkeit, da der Tumor im Becken rechts und hinten und links davon der Kopf lag. Die Operation verlief normal, doch erfolgte 6 Tage nach derselben Ausstofsung der toten Frucht zusammen mit der Placenta. Am 16. Tage nach der Operation konnte Pat. entin das Bett verlassen.   W. Schülein.

F. Windscheid, Ein Fall von Cannabinvergiftung. Wiener med. Pr. 1893, No. 21.

Gelegentlich eines psychologischen Versuches nahm ein 28 jähriger Mann im Verlauf von 2½ Stunden 2.9 g Extr. Cannab. ind., also mehr als das 7 fache der Maximaldosis. 3½ Stunden später begann ein 1½ Stunden dauerndes wildes Excitationsstadium, jedoch ohne die sonst angegebenen Fliegevorstellungen. Dann Mattigkeit, Angstgefühl, grofser Durst, Empfindlichkeit gegen Geräusche, 172 (!) Pulse, Zuckungen besonders in den oberen Gliedern Nach einer unruhigen Nacht mit Delirien am nächsten Morgen eine Pulsfrequenz von 120, allgemeine Hyperästhesie, enorm gesteigerte Reflexe. Es folgte mehrtägige Apathie und Willenlosigkeit, dann völlige Wiederherstellung.   Fr. Strassmann.

Einsendungen für das Centralblatt werden an die Adresse des Hrn. Prof. Dr. M. Bernhardt (Berlin W Französische Strafse 21) oder an die Verlagsbuchhandlung (Berlin NW., 68, Unter den Linden) erbeten.

Verlag von August Hirschwald in Berlin. — Druck von L. Schumacher in Berlin.

Wöchentlich erscheinen
1-2 Bogen; am Schlusse
des Jahrgangs Titel, Na-
men- und Sachregister.

Centralblatt

Preis des Jahrganges
20 Mark; zu beziehen
durch alle Buchhandlun-
gen und Postanstalten.

für die

medicinischen Wissenschaften.

Unter Mitwirkung von

Prof. Dr. H. Senator und Prof. Dr. E. Salkowski,

redigirt von

Prof. Dr. M. Bernhardt

in Berlin.

1894. 13. Januar. No. 2.

Inhalt: Binz, Unsere jetzige Kenntniss von der Malariafieberheilung durch Chinin. (Orig. Mitt.)

Ségall, Zur Histologie der Nervenfasern. — Hildebrand, Neumeister, Ueber Ernährung mit Albumosen. — Baisch, Ueber die Kohlehydrate des Harns. — Rosmann, Stoffwechsel des electrischen Organs. — Barth, Nierenbefund nach Nephrotomie. — v. Hacker, Ueber Oesophagusstricturen. — Tietze, Zur Kenntniss des Rankenneuroms. — Steiner, Ueber retroglenoidale Luxation. — Wahlfors, Ueber das Schielen und die Ursachen desselben. — Schwidop, Fall von Sarkom der Schädelbasis. — Gruber, Hygienische Beurteilung des Wassers. — Walker u. Griffiths, Angeborene Dilatation des Colon. — Gerhardt, Zur physikalischen Diagnostik der Gallensteinkolik. — Rumpf u. Fränkel, Zur Kenntniss der Choleraniere. — Oppenheim, Senile Form der multiplen Neuritis. — Goldschmidt, Rosenblatt, Newmark, Colemann und C'Cawoll, Raymond, Peterson, Fälle von Syringomyelie. — Lohnstein, Diagnostik der Urethritis posterior. — Bachmann, Achsendrehung der Ovarialgeschwülste.

Winterstein, Zur Kenntniss der Pilzcellulose. — Kroger, Fällbarkeit der Harnsäure als Kupferoxydulverbindung. — Vermehren, Einfluss der Thyreoidea auf den Stoffwechsel. — Horbaczewski, Trennung der Harnsäure von den Xanthinbasen. — Kischensky, Einfluss der Laparotomie auf die Bauchfelltuberkulose. — Lauenstein, Die typische Ausräumung der Leiste. — Curtius, Zur Pathologie der Spina bifida. — Sclangos, Ueber die Fistula colli congenita. — Bobosiswicz, Die Schussverletzungen durch das Mannlicher-Gewehr. — Hopfe, Partielles Oberlidcolobom beim Fötus. — Reche, Ueber den Ort der optischen Iridectomie. — Gley und Charrin, Experimentelle Erblichkeit. — Neumann, Zur Biologie der gasbildenden Bacterien. — Guinard, Wirkung des Apocodeïn. — Sardol, Hysterie u. Meningitis. — Collott, Ueber die Filaria sanguinis. — Younger, Exalgin als Antineuralgicum — Grawitz, Seltener Herzfehler. — Nikolajevic, Tetanie und Hysterie. — Mann, Verminderung des Leitungswiderstandes am Kopf bei Neurosen. — Brown, Schusswunde des Ischiadicus. — Böckler, Fälle von Hirnsinusthrombose. — Friedländer, Extractum Pichi bei Erkrankungen der Harnorgane. — Frank, Behandlung des Trippers. — Noir, Behandlung des Herpes tonsurans — Heslas, Einleitung der Frühgeburt. — Hintersberger, 19 Fälle von Bauchfelltuberculose. — Hofmann, Cholera und Gravidität — Pluoge, Wirkung von Sophora tomentosa.

XXXII. Jahrgang.

Unsere jetzige Kenntniss von der Malariafieberheilung durch Chinin.

Von Prof. C. Binz.

Es sind 26 Jahre her, seit ich in diesem Centralblatte, 1867, S. 308, die erste der experimentellen Abhandlungen drucken liefs, auf Grund deren ich die bis dahin allgemein geltende Lehre verneinte, dass das Chinin seine Wirkung gegen die Malariafieber vom Nervensystem aus entfalte, und auf Grund deren ich den Satz aufstellte, das Chinin wirke wahrscheinlich als Protoplasmagift auf einen eingedrungenen krankmachenden Mikroorganismus.

Mittlerweile ist dieser aufgefunden und sein Verhalten zum Chinin von einer Reihe von Forschern mit seltener Uebereinstimmung geklärt worden. Das dürfte eine Zusammenfassung der Thatsachen wünschenswert machen, wobei ich mich an die jüngste und gründlichste der betreffenden Veröffentlichungen anschliefse:

„J. Mannaberg, die Malariaparasiten, auf Grund fremder und eigener Beobachtungen dargestellt. Wien, bei A. Hölder 1893.

Die Malariafieber werden von niederen Organismen aus der Gattung der Amöben verursacht, die in die roten Blutkörperchen eindringen, auf deren Kosten sich vergröfsern, darin sporuliren und sie zerstören. Laveran, der die Amöbe der Tertiana zuerst sah und beschrieb, hat auch den Parasiten hinsichtlich seiner Reaction auf Chinin geprüft. Er fand, dass, während sich in dem Controllpräparate die Parasiten durch längere Zeit in lebhafter Bewegung erhielten, in dem Chininpräparate alle Parasiten leblos lagen, dass also deren directe Vergiftung stattgefunden hatte. Die Untersuchungen von Marchiafava und Celli und von Grassi u. Feletti bestätigten das.

Diese Autoren machten auch Controllversuche mit destillirtem Wasser und mit Kochsalz und fanden, dass der Zusatz von beidem zu dem Mariablute die Parasiten ebenfalls zum Absterben bringt. Daraus leiteten sie und andere nach ihnen ein Einschränken der Bedeutung der gleichen Chininwirkung her, weil sie jene Zusätze als „indifferente" ansahen. Destillirtes Wasser ist aber gar nicht indifferent für Protoplasma, sondern ist ein Protoplasmagift, und Kochsalz ist ebenfalls ein Gift für solche Zellen, die in einer niedrigeren Concentration entstanden sind und darin leben. Ich erinnere an die alte Thatsache, dass man leichte Formen der Malariafieber durch Verordnen gröfserer Gaben Kochsalz heilen kann. Jene mit destillirtem Wasser und mit Kochsalz erreichten mikroskopischen Resultate stützen also die Bedeutung der Chininversuche, statt sie einzuschränken.

Ein anderer Weg, den Einfluss des Chinins auf die Malariaparasiten zu studiren, war der, dass man das Blut der Kranken vor und nach der Aufnahme einer heilenden Gabe Chinin untersuchte und das Aussehen der Parasiten dort und hier verglich. Uebereinstimmend fand man zuerst, dass, wenn Heilung eintrat, die Parasiten der einfachen Malariaformen bald gänzlich fehlten. Das einheitliche Ergebniss der betreffenden Untersuchungen von LAVERAN, ROMANOWSKY, BACCELLI, GOLGI, MARCHIAFAVA und BIGNAMI war: die Parasiten werden durch das dem Organismus einverleibte Chinin im Blute getötet.

MANNABERJ, Assistent NOTHNAGEL's, hat in seinen auf Anregung und mit Unterstützung des Professorencollegiums der Wiener med. Facultät und unter Förderung der österreichischen Regierung in Dalmatien, Istrien u. s. w. unternommenen Studien an Malariakranken die betreffenden Verhältnisse weiter untersucht und dabei unter anderen diese Ergebnisse bekommen:

An den amöboiden Formen des Tertianparasiten ist schon 3 Stunden nach Aufnahme von 0,5 bis 1,0 Chinin seitens des Kranken eine wesentliche Verminderung der amöboiden Beweglichkeit festzustellen; nach weiteren 3 bis 6 Stunden hat auch die Zahl der Parasiten beträchtlich abgenommen und von den noch vorhandenen sind viele zerrissen, so dass sie mehrere innerhalb der roten Blutkörperchen liegende Kügelchen bilden, die miteinander nicht mehr verbunden sind, wovon man sich durch eine länger dauernde Beobachtung überzeugen kann.

An den erwachsenen Formen des Tertianparasiten ist, wenn Chinin genommen wurde, entweder ein vollständiger Stillstand der Pigmentbewegung zu beobachten, wobei der Parasit ein schollig glänzendes, wie geronnenes Ansehen hat, oder es tritt hydropische Blähung des Parasiten auf, oder der Parasit zerfällt in mehrere Trümmer.

Kurze Zeit nach der Verabreichung des Chinins findet man die mittelgrofsen Tertianparasiten oft in lebhaftester Bewegung. Es scheint, dass sie, ehe sie infolge des Chinins coaguliren und zum Stillstande kommen, manchmal zu erhöhter Bewegung gereizt werden, wie das BINZ 1869 für die gröfseren Infusorien der Pflanzenjauche beschrieben hat.

Auch BACCELLI hat gesehen, dass die Parasiten kurz nach der Chinindarreichung eine gesteigerte Lebhaftigkeit in der Bewegung zeigen, dass aber 24 Stunden später die meisten spurlos verschwunden sind. Ihr Absterben geschieht also erst nach einer vorübergehenden Reizung durch ihr specifisches Gift.

Bei den mittelgrofsen Quartanparasiten machte GOLGI die Bemerkung, dass sie unter der inneren Chininwirkung eine weniger feine Körnung, metallischen Glanz und Neigung zum Schrumpfen zeigen. Die grofsen Formen sind gebläht, haben lebhafte oscillatorische Bewegungen des Pigmentes und enthalten manchmal Vacuolen oder abortive Sporen. Im ganzen besteht volle Aehnlichkeit in der Art der Vergiftung mit der bei den Tertianparasiten.

Ein Teil der Amöben der echten Quartana leichteren Charakters zeigte schon 3 Stunden nach der Verabreichung des Chinins in der Gabe von 0,5 einen mangelhaft oder gar nicht mehr färbbaren Nucleolus. Beim Fortsetzen der Chinintherapie fanden sich nach

2*

weiteren 12 Stunden nur mehr vereinzelte Parasiten mit erhaltenem
Nucleolus, während die übrigen entweder keinen färbbaren Nucleolus
mehr besafsen oder selbst schon am Zerfallen waren, so dass nur
einige ungestaltete Fragmente übrig blieben, wie die Tafel IV,
Fig. 57—62 zeigt.

Die weitere Untersuchung mittelst der Färbemethode ergab
auch, dass nur ein geringer Teil der in der reifen Amöbe gebildeten Segmente lebensfähige Sporen besafs, wenn Chinin gegeben
worden war. Also nicht allein, dass die Malariaamöbe selbst unter
dem Einflusse des im Blute kreisenden Chinins sichtbar erkrankt,
auch ihre Erneuerung durch Bilden lebenskräftiger Sporen wird
herabgedrückt.

Jene erste Art der Einwirkung des Chinins ist nicht immer
vorhanden; es giebt Malariaformen, worin der Vorgang der Seg-
mentirung trotz des Chinins sich ganz vollzieht, worin aber dann
durch den Einfluss des Heilmittels die Sporen tot sind oder baldigst
absterben.

Bei den Formen der Malaria, die durch Chinin nicht heilbar
sind, gewahrt man auch keinen Einfluss des Mittels auf die im
Blute vorhandenen Parasiten. Manche schwere Malariafieber, die
der gewöhnlichen Behandlung trotzen, können geheilt werden durch
Einspritzen der gebräuchlichen Chiningabe in eine Vene (Baccelli).
Die Parasiten werden so unmittelbar und in geringerer Verdünnung
des Chinins getroffen.

Wenn auch die genannten Forscher nebst Mannaberg in einzelnen Punkten von einander abweichen, so sind das nur solche
von nebensächlichem Charakter. In der Hauptsache herrscht
Uebereinstimmung, dass das Chinin als unmittelbares Gift auf die
Parasiten der durch es heilbaren Malariafieber einwirkt, während
es die Zellen des menschlichen Organismus in den therapeutischen
Gaben nicht schädigt. Eine Mitwirkung des Nervensystems bei
dem Vorgange der Heilung ist in keiner Weise ersichtlich und erforderlich.

Auch die vorbauende Wirkung des Chinins (Grawitz, Berl.
klin. Wochenschr. 1888, No. 42 und 53) ist danach zu deuten.
Das Chinin verschwindet langsam und grösstenteils unverändert aus
dem Blute, und die hier eingedrungene junge Amöbe oder deren
Spore wird durch die dauernde Berührung mit ihm in ihrer Entwicklung gehindert oder doch aufgehalten.

Betreffs der Rolle der Leukocyten in der Malariaheilung hat
sich dieses ergeben:

Wenn Malariafieber von selbst heilen, so scheint in der That
der Phagocytismus daran beteiligt zu sein. Wenn dagegen die
Heilung durch Chinin geschieht, so kommt er nicht in Betracht,
denn, wie Golgi beobachtet hat, schränkt das Chinin ihn wesentlich
ein und es macht ihn, wie wir soeben gehört haben, infolge seiner
eigenen, die Malariaparasiten lähmenden Kraft auch überflüssig.

Das ist entsprechend meinen Angaben über die Lähmung der

Leukocyten innerhalb des Organismus und deren vielfacher Bestätigung, unter andern durch die Untersuchungen von Appert im pathologischen Institute zu Heidelberg (Arch. f. pathol. Anat. 1877, Bd. 71, S. 364) und Th. W. Engelmann (daselbst 1891, Bd. 125, S. 196.)

Die Monographie Mannaberg's enthält vier farbige Tafeln und ein Litteraturverzeichniss von 216 Nummern. Man möge die Einzelheiten über das vorliegende Thema, ihren Nachweis und ihre Begründung dort einsehen.

Das bis jetzt gewonnene Wissen über das Wesen der Malariafieber und ihrer Heilung durch Chinin nennt Mannaberg eine glänzende Rechtfertigung dessen, was seit 1867 in den experimentellen Arbeiten von mir und meinen Schülern verfochten wurde. Die heutige Erledigung der Frage entschädigt mich für alle absprechenden Urteile und fehlerhaften Nachuntersuchungen, die ich seit jener Zeit so oft über mich musste ergehen lassen. Die unrichtige Darstellung meiner Untersuchungen durch Laveran habe ich in der Berl. klin. Wochenschr. 1891, No. 43 erläutert (vgl. dieses Cbl. 1892, S. 295).

Ségall, Sur des anneaux intercalaires des tubes nerveux produits par imprégnation d'argent. Journal de l'Anatomie et de la Physiologie 1893, No. 5.

Verf. behandelt frische Nerven vom Frosch nach einander mit Osmiumsäure und Höllensteinlösung — das Detail der Methode ist im Original nachzulesen — und kommt mit Hilfe dieser Methode zu folgenden Resultaten:

An der Ranvier'schen Einschnürung sieht man nicht mehr das ganze Axenkreuz, sondern nur noch den horizontalen Schenkel desselben, also den einschnürenden Ring.

An den Grenzen zweier cylindrokonischen Segmente, der Schmidt-Lantermann'schen Einkerbungen, sieht man gleichfalls je einen Ring, der sich braun gefärbt hat; dieser Ring liegt unterhalb der Schwann'schen Scheide und umfasst eng den Markmantel. Manche cylinder-konischen Segmente haben zwei Ringe, d. h. je einen am vorderen und hinteren Ende, manche nur einen Ring, manche gar keinen. Im zweiten Falle hat stets das voraufgehende oder folgende Segment einen Ring, im dritten besitzt das voraufgehende oder folgende Segment zwei Ringe.

Verf. beschreibt ausserdem noch ganz gut das ungemein wechselnde Verhalten der Lantermann'schen Einkerbungen, die er für präexistente Gebilde hält, und diskutiert endlich in wenig gründlicher Weise und mit Uebergehung mancher Arbeiten die Litteratur, die über sein Thema bereits vorhanden ist.   Rawitz.

1) H. Hildebrand, Ueber Ernährung mit einem geschmack- und geruchlosen Albumosenpräparate. (Verhdlg. d. XII. Congresses f. inn. Med. S. 395; Zur Frage nach dem Nährwerth der Albumosen. Zeitschr. f. physiol. Ch. XVIII. S. 180.

2) R. Neumeister, Ueber „Somatosen" und Albumosenpräparate im Allgemeinen. Deutsche med. Wochenschr. 1893, No. 36.

1) H. brauchte zu seinen Versuchen ein in den Farbenfabriken von Bayer u. Co. (Elberfeld) hergestelltes Präparat „Somatose", das wesentlich aus Deutero- und Heteroalbumosen bestehen soll. Nach orientirenden Vorversuchen am Hunde führte er an einem 28jährigen Manne eine Versuchreihe durch, zuerst 5 Tage bei gemischter Kost (Brod, Fleisch, Butter, Schinken, Milch, Cognac, Kaffee), die laut Analyse 23 4 g N und nach Berechnung 73 g Fett und 360 g Kohlehydrate und 48 g Alcohol enthielt, wobei im täglichen Mittel 2.8 g N zum Ansatz gelangten, dann wurde der Fleisch-N (6.1 g) an 3 Tagen durch Albumosen ersetzt (Periode II), und an den nächstfolgenden 2 Tagen der N des Schinkens (6 8 g N) ebenfalls durch Albumose ersetzt (Per. III.), dann folgten 5 Tage mit gemischter Kost, wie in der Vorperiode. In Periode II. wurden nur 2,1, in Periode III sogar nur 1,3 !g N angesetzt, während in der Nachperiode (ohne Albumosen) der N-Ansatz sogar 3,4 g N pro Tag beträgt. Trotzdem folgert Verf. einen höheren Nährwert der Albumosen als die N-Bestandteile des Fleisches (was Ref. unverständlich geblieben ist, da die vom Verf. in's Treffen geführten Gewichtsveränderungen bei so kurz dauernden Versuchen und schnellem Wechsel des Ernährungsmodus nichts beweisen können). Das „geschmack- und geruchlose" Präparat ist aber offenbar sehr schlecht ausnutzbar, insofern in Periode II. von 6.1 g Albumosen N fast die Hälfte (3.5 N mehr als in der Vorperiode) und in Periode III. von 12.9 g Albumosen-N rund ³/₅ (5 g N mehr als in der Vorperiode) mit dem Kot ausgestossen wurden, in dem sie noch z. T. als „unresorbirte Albumose erkannt" wurden.

Verf. hat weiter geprüft, ob die Somatose auch subcutan applicirt einen Nährwerth übt; er gibt an, sich durch Versuche am Hunde überzeugt zu haben, dafs ihr nicht nur ein Nährwert auch bei diesem Applicationsmodus zukommt, sondern sogar eine höhere Wertigkeit als dem innerlich verabreichten Albumosen- oder Fleisch-N. Danach sollte das Präparat auch mit Umgehung des Darmkanals assimilirbar und ertragbar sein, ohne dafs dabei Albumosen oder Pepton durch den Harn ausgeschieden werden (was den bisherigen Erfahrungen widerspricht. Ref.).

2) Dem gegenüber weist NEUMEISTER nach, dass schon 0.1 g des Präparates, einem Kaninchen subcutan beigebracht, Albuminurie zur Folge hat und dass demnach (vorausgesetzt, dass vom Kaninchen auf den Menschen geschlossen werden darf, Ref.) vor subcutaner Application der Somatose zu Ernährungszwecken nicht genug gewarnt werden kann. Das Präparat charakterisirt sich übrigens

als eine durch die Wirkung gespannter Wasserdämpfe oder durch Papayotinverdauung dargestellte Albumose. Da durch alle derartigen Präparate eine bessere Ernährung nicht zu erzielen ist, als durch fein geschabtes Fleisch, erscheinen Verf. dieselben als Nährmittel für Kranke mindestens entbehrlich.   J. Munk.

K. Baisch, Ueber die Natur der Kohlehydrate des normalen Harns. (I. Mitth.). Zeitschr. für physiol. Chemie. XVIII. S. 193.

Die für das Abfiltriren des Benzoylesters am meisten geeignete, feinkrümlige Beschaffenheit des Niederschlages wird erreicht durch Zusatz von 400 ccm Natronlauge zum Liter Harn, die grösste Menge derselben durch Zusatz von 40 ccm Benzoylchlorid auf 1 Liter Harn; ein geringerer Ueberschufs von Lauge erzeugt einen klehrigen, ungemein schlecht filtrirenden Niederschlag, ein geringerer Zusatz von Benzoylchlorid eine spärlichere Ausbeute an Ester. Der ausgewaschene und getrocknete Ester enthält noch 2 pCt. N und 1 pCt. Asche (zumeist Magnesiumphosphat); durch Verreiben des Esters mit 2proc. Salzsäure und Auswaschen der letzteren erhält man einen fast farblosen, aschefreien Ester, der C 67,7, H. 5,6 sowie an N 2,3 pCt. enthält und bei 125° unter Gasentwicklung schmilzt. Ausfällung des Esters aus dem Harn, den man zuvor mit conc. Bleizuckerlösung ausgefällt hat, liefert einen ascheärmeren Ester (nur 0,47 pCt. Asche), der indefs noch 1,5—2 pCt. N enthält, doch beträgt die Menge des Esters nur etwa $^2/_3$ von der ohne vorgängige Bleifällung gewonnenen. Vorausgegangene Fällung mit basischem Bleiacetat liefert noch weniger, aber sehr aschereichen (bis zu 17 pCt.) Ester, nur etwa $^9/_{10}$ so viel als nach Bleizuckerfällung. Beide nach Bleifällung gewonnene Präparate sind krümlich und filtriren leicht. Der N-Gehalt der Ester scheint nicht von beigemengtem Eiweifs (resp. dessen Estern) herzurühren, wenigstens geben die Präparate keine Färbung mit Millon's Reagens. Bei Fällung mit Natronlauge und Benzoylchlorid (ohne vorgängige Bleibehandlung) gewann Verf. 1,25—3,37 g Ester auf 1 Liter Harn, was mit den von SALKOWSKI gefundenenen Werten (1,22—3,66) gut übereinstimmt. Schliesslich teilt Verf. vorläufig mit, dafs bei Verseifung des Benzoylesters mit Natriumaethylat eine Lösung erhalten wird, die mit Phenylhydrazin ein Glucosazon liefert, mit Hefe unter Alcoholbildung gährt, die Polarisationsebene dreht, FEHLING'sche Lösung reducirt und die Furfurolreaktion scharf gibt.   J. Munk.

F. Röhmann, Ueber den Stoffumsatz in dem thätigen elektrischen Organ des Zitterrochen nach Versuchen an der zoologischen Station zu Neapel. Arch. f. Anat. u. Physiol. Phys. Abth. 1893. S. 423.

Um das electrische Organ auf der einen Seite mit Sicherheit

ruhig zu stellen, wurden an dem Tage, welcher dem eigentlichen
Versuche voranging, auf der einen Seite die zu dem electrischen
Organ ziehenden Nerven bei ihrem Austritt aus der Schädelkapsel
durchtrennt. Die Reizung wurde mit ganz schwachen Strömen des
Inductionsapparates begonnen, der Strom successiv verstärkt, wenn er
sich unwirksam erwies, am Ende des Versuches die electrischen Organe mit Wasser ausgekocht, der Auszug auf ein bestimmtes Volumen gebracht und ein Theil desselben unter Anwendung von
blauem Lacmoid mit $^{1}/_{10}$ Normalsalzsäure, ein anderer mit Hülfe
von Curcumapapier u. Phenolphtaleïn mit $^{1}/_{10}$ Normalnatron titrirt.
Unerwarteter Weise nahm in keinem Falle die Acidität nach der
Reizung zu, im Gegenteil die Reaction des gereizten Organs war
um ein Geringes stärker alkalisch. Dagegen liefs sich eine Zunahme
der Acidität im gereizten Organ mit Sicherheit nachweisen, wenn
dem Thier vorher vom Bulbus arteriosus her Säurefuchsin[*] beigebracht
worden war. Auf der gereizten Seite zeigte sich alsdann das Organ deutlich rot, auf der nicht gereizten nur schwach rosa. Bei
der Thätigkeit wurde also unzweifelhaft eine wenn vielleicht auch
sehr geringe Quantität Säure gebildet. Dasselbe zeigten nun auch
die Kochsalzauszüge der Organe unter Anwendung von Curcuma
als Indicator und dementsprechend färbte sich der Kochsalzauszug
des gereizten Organs mit Alizarinnatrium gelb, der des nicht gereizten braun. Das Resultat änderte sich nicht, wenn die Reizung
statt durch den Inductionsstrom durch Injection von Strychnin
und die in Folge derselben auftretenden Reflexzuckungen bewirkt
wurde. Dasselbe, wie für den Kochsalzauszug gilt auch für den
Alcoholauszug in Uebereinstimmung mit den Angaben Marcuse's,
dafs das gereizte Organ mehr Milchsäure enthält, wie das ruhende.
Die gebildete Milchsäure braucht natürlich nicht als solche aufzutreten, sondern sie bildet aus vorhandenem secundären Phosphat
primäres. Ebensowenig wie Marcuse konnte Verf. eine Bildung
aus Harnstoff bei der Thätigkeit nachweisen. Die einzige Veränderung, welche das electrische Organ bei der Thätigkeit erfährt, ist also, in Bestätigung der Angaben Marcuse's die Bildung
einer geringen Quantität Säure; die Erzeugung des electrischen
Schlages von Torpedo mufs also unter Verbrauch einer äufserst geringen Menge von potentieller Energie erfolgen.   E. Salkowski.

A. Barth, Nierenbefund nach Nephrotomie. Archiv f. klin. Chirurgie.
Bd. 46. Heft II. S. 418.

Bei einer 31jährigen Patientin wurde am 14. 9. 1892 wegen
Verdacht auf rechtsseitige Nierentuberculose die probatorische Nephrotomie ausgeführt. Da weder im Nierenparenchym noch im Nierenbecken die erwartete Veränderung zu finden war, wurde der ausgeführte „Sectionsschnitt" wieder vernäht und auch die äussere

[*] Nach dem Vorgange Dassama für die Muskeln.

Wunde geschlossen. Patientin fieberte nach dieser Operation andauernd, hatte heftige Schmerzen in der Gegend der rechten Niere und im Urin Tubercelbacillen. Deshalb wurde am 34. Tage nach der 1. Operation den 18. 10. 92 die rechte Niere exstirpirt. Sie war eingebettet in sehr derbe Schwielen. Mikroskopisch fand sich an Stelle des Schnittes eine feine Narbe, welche bis an den Hilus reichte. Im mittleren Teile der Niere grenzte an diese feine Narbe auf der einen Seite ein breiter, keilförmiger, nekrotischer Heerd, auf der anderen Seite eine ganz schmale todte Zone. An der Berührungsfläche der todten und lebenden Partien fand Verf. eine interstitielle Wucherung. Der grössere keilförmige todte Herd hatte ein ungefähr dreieckiges Centrum, in dem die Canälchen und zum Teil auch die Zellen der Form nach noch erhalten, aber nirgends Kerne zu färben waren. Nach aussen war dieses Centrum umgeben von einer Zone, in welcher das Parenchym todt und das Gebiet des Stroma von Zellen und einem fettigen Detritus eingenommen war. Die Zellen waren Leukocythen, welche z. Th. mit Fetttröpfchen angefüllt erschienen. Einzelne Leukocythen fand Verf. innerhalb der Harnkanälchen und den Glomeruluskapseln. Auf diese Zone folgte nach aufsen eine dritte Zone, welche durch Bindegewebewucherung von dem erhaltenen Stroma und von der Nierenkapsel her characterisirt war. Auch in diesem Gebiet sind die Kanälchen und die Glomeruli todt, teils homogen, teils körnig, in der Form ebenfalls noch erhalten. Ausserdem konnte Verf. hier solide Zellenstränge beobachten, welche mit den graden Harnkanälchen im Zusammenhang standen und deshalb als Neubildung von Harn-Canälchen interpretirt wurden. Zum Teil waren die abgestorbenen Canälchen und Glomeruli, unter Erhaltung der äusseren Form, mit einem feinen, neugebildeten Bindegewebenetz erfüllt.

Im Centrum dieses keilförmigen Herdes waren die Gefäfse und zum Teil auch die Harnkanälchen mit einem feinen Fibrinnetz gefüllt. In den veröedeten Blutgefäfsen wurden einzelne Hämatoïdinkrystalle gefunden.

Verf. weist mit Recht auf die Aehnlichkeit dieses Befundes mit dem bei Niereninfarkten nach Nierenembolien hin. Es liegen hier ganz dieselben Veränderungen vor und der einzige Unterschied besteht darin, dafs die Ursache nicht auf einen Embolus, sondern auf eine Nierenarterienverletzung zurückzuführen ist.

Trotz dieses Befundes hält Verf. den Sectionsschnitt (namentlich für die probatorische Nephrotomie) für den besten Nierenschnitt, weil er sich experimentell die Ueberzeugung verschafft hat, dafs anders ausgeführte Schnitte noch ungünstigere Resultate liefern, weil mehr Gefässe verletzt werden.   Langerhans.

V. R. v. Hacker, Zur Statistik und Prognose der Verätzungen des Oesophagus und der im Gefolge derselben entstehenden Stricturen. Arch. f. klin. Chir. XLV. S. 605 (s. auch die Billroth'sche Jubiläumsschrift).

Von 40 866 in dem Ambulatorium der Billroth'schen Klinik in dem Jahre 1877—1886 behandelten Kranken hatten 270 Affectionen der Speiseröhre, darunter 131 (114 M. u. 17 W.) Carcinom, 47 (18 M. u. 29 W.) Verätzungsstricturen (fast alle durch Lauge), 43 Fremdkörper, darunter 1 in einer Aetzstrictur), 50 Stricturen zweifelhaften Ursprunges und 1 eine Dysphagie ohne bestimmte Diagnose. Es bedeutete diese Ziffer ein Verhältnifs von 3,1 p. M. für die Carcinome und 1,1 p. M. für die Aetzstricturen zu der Gesammtsumme der chirurgischen Patienten. Von 76 in dem gleichen Decennium stationär in der Billroth'schen Klinik behandelten Oesophaguskranken kamen 42 (37 M. u. 5 W.) = 55,2 pCt. auf das Carcinom und 25 = 27,6 pCt. auf die Aetzstrictur, welche demnach die nächst dem Krebs häufigste Speiseröhrenkrankheit darstellte. Von den letzteren 21 Fällen waren 19 durch Aetzlauge und nur 2 durch Schwefelsäure bedingt und ist dieses Vorwiegen der Aetzlauge-Vergiftung eine Wiener Eigenthümlichkeit gegenüber den umgekehrten Verhältnissen in Berlin. Unter 477 in den drei grössten Wiener Krankenanstalten in dem genannten Decennium behandelten Vergiftungsfällen waren ebenfalls 69,811 pCt. nämlich 333 durch Aetzlage erzeugt, während auf Schwefelsäure nur 17,605 pCt. = 84 Fälle kamen. Ebenso betrafen unter 52 gerichtlichen Leichenöffnungen, welche in den quaest. 10 Jahren bei frischen Verätzungen gemacht wurden (nämlich bei 28 M. u. 24 W., davon 21 Erwachsene 28 aber Kinder, von denen 23 unter 2 Jahren alt waren) 30 Aetzlauge, 15 Schwefelsäure, 2 Salzsäure und der Rest andere caustische Flüssigkeiten. Endlich waren unter 13 zur Section gekommenen Stricturen (bei 10 M. u. 3 W.) 10 durch Aetzlauge, je 1 durch Salzsäure und Arnica und eine unbekannte Substanz bedingt. Die Sterblichkeit von den 477 in den drei grösseren Wiener Krankenhäusern behandelten Verätzungen betrug 146 = 30,6 pCt., unter dieser kamen 88 (26,4 pCt.) auf Lauge und 46 (54,7 pCt.) auf Schwefelsäure. Berücksicht man hier nur 396 Selbstmordversuche (137 M. u. 259 W.), so betrug die Sterblichkeit 134 (49 M. u. 85 W.) = 33,8 pCt., also für die beiden Geschlechter getrennt 35,766 pCt. resp. 32,818 pCt. Davon kamen auf Lauge und Schwefelsäure 355 = 93,7 pCt. der Gesammtheit der Fälle (245 W. u. 110 M.) und zwar auf Lauge allein 274 Fälle (73 M. u. 210 W.) = 69,2 pCt., auf Schwefelsäure 81 Fälle (37 M. u. 201 W.) = 20,45 pCt. Die sonstigen Aetzmittel bei Selbstmorden waren in absteigender Häufigkeit geordnet: Salzsäure, Salpetersäure, Ammoniak, Scheidewasser, Kupfervitriol, Sublimat, Eisenvitriol, Carbolsäure, Höllenstein, Essigsäure. Zufällige Vergiftungen mit Aetzmitteln kamen nur 81 Mal (41 M. u. 40 W.) mit † 12 (5 M. u. 7 W.) = 14,8 (12,195 + 17,5) pCt. vor. Auch hier überwog die Aetzlauge mit 59 (72,8 pCt. Fällen) und zwar in Form der beim Waschen gebräuchlichen Laugenessenz, welche von 34 W. u. 25 M. aus Versehen getrunken wurde. Zufällige Vergiftungen mit Schwefelsäure wie mit anderen Substanzen kamen nur mehr ausnahmsweise vor. Von den durch Verätzungen bedingten Stricturen kamen in den 3 Wiener Anstalten in den betr. 10 Jahren 143 zur Behandlung und zwar 128 in Folge von Lauge, 13 nach Genuss von Schwefelsäure und 2 nach dem von anderen Substanzen. Es bedeutet dieses im Verhältniss von 4,5 : 10 000 Krankenhausaufnahmen eine Zahl, die gegenüber einer die Jahre 1857—1860 betreffenden Keller'schen Statistik mit 2—4 Aetzstricturen der Speiseröhre eine sichtliche Zunahme für Wien bedeutet. Im Speciellen berechnet Verf., dass von den Ueberlebenden nach Aetzlaugen-Vergiftung 52,16 pCt. schwere und 47,75 pCt. leichte Oesophagusstricturen davontragen, während für die Schwefelsäure die gleichen Zahlen bei einer mehr als doppelten directen Mortalität 34,04 u. 65,03 pCt. ausmachen.

Die Prognose der Verätzungen fasst Verf. dahin zusammen, dass von den Kranken, welche Oesophagusstricturen davontragen, mindestens noch ²/₃ deren Folgen erliegt und zwar spielt hierbei die Perforation nicht nur nach Sondiren und operativen Eingriffen, sondern auch nach Ulcerationen eine Hauptrolle. Aus 91 Fällen, welche Verf. auf Grund seiner Statistik, sowie nach Günther, Wolsendorff und Billroth gesammelt hat und die nicht operirt wurden, starben 39,43 pCt. (31 Fälle), und in einer Specialstatistik von 100 Fällen zählt Verf. auf 55 Operationen 33 Heilungen und Besserungen und † 22 (= 30 pCt.), wogegen für 45 Nichtoperirte diese Zahlen 20 u. 45 (= 55,55 pCt.) betrugen.   P. Güterbock.

A. Tietze, Beitrag zur Kenntniss des Rankenneuroms. (Aus der chir. Klinik des Prof. Mikulicz zu Breslau). Arch. f. klin. Chirurg. XLV. S. 326.

Während nach von Recklinghausen das Bruns'sche Rankenneurom als die Entwickelung eines elephantiastischen Tumors, einer Pachydermatocele auf dem Boden eines falschen Neuroms aufzufassen ist, lässt der vom Verf. beschriebene Fall eine andere Deutung zu. Derselbe betrifft ein 27jähr. sonst gesundes Dienstmädchen, bei welcher sich seit ihrem 7. Lebensjahre links am Hinterkopf im Nacken eine Geschwulst gebildet hatte. Letztere wurde schliesslich zu einer schlaffen, mit Runzeln versehenen, bis auf die linke Schulter herabreichenden Hautfalte, welche sich in einer vom linken Tuber parietale bis zu einem etwa fingerbreit nach links und unten vor der Tuberos. occip. gelegenen Punkte ziehenden Linie inserirte und eine Menge erbsen- bis taubeneigrosser Knoten zu enthalten schien. Ausserdem bestand auf der rechten Halsseite eine kleinere analoge Geschwulst und unter der normalen Haut der Vorder- wie Hinterfläche des Rumpfes, zum Theil auch an den Beinen fand sich eine Reihe erbsen- bis hühnereigrosser warzenähnlicher Gebilde. Bei der Exstirpation der kleineren Geschulst rechts sowie der links-seitigen Hauptgeschwulst konnte man einen rabenfederkieldicken Nervenstrang in letztere verfolgen und es entsprach dieser entweder dem N. occipit. minor oder einem Zweige des N. auricul. post. Nach-träglich wurden zwei von den warzenähnlichen Knötchen und zwar aus der Nähe der Leistengegend herausgenommen. Die genaue mikroskopische Untersuchung sowohl des Haupttumors wie des letztgenannten Knötchens führte zu auffallenden Ergebnissen. Während der Haupttumor als ein Rankenneurom imponirt hatte, zeigte sich statt eines Geflechtes stark entwickelter bindegewebiger Nervenfasern ein starker, sonst normaler vielfach verzweigter Nerven-stamm in einem ziemlich succulenten Grundgewebe mit Anschwel-lungen an einigen Stellen, welche sich als reine Fibrome erwiesen. Indessen glich der ganze Process insofern dem des Rankenneuroms, als sich im Grundgewebe der Geschwulst zahlreich bindegewebig degenerirte Nervenfasern darthun liessen, während als Mittelpunkt der concentrischen Bindegewebeschichtung in den kleineren Tumoren bindegewebig entartete Nervenfasern nachgewiesen werden konnten. Verf. schliesst aus diesem Befunde, dass neben dem BRUNS'schen typischen Rankenneurom eine zweite etwas abweichende Form dieser Geschwulstgruppe anzunehmen ist. P. Güterbook.

Fr. Steiner, Ueber retroglenoidale Subluxation und Luxation des Unterkiefers. (Aus der chir. Klinik des Herrn Prof. WÖLFLER in Graz). Arch. f. klin. Chir. XLV, X. 622.

Verf. beschreibt ausführlich eine seit 18 Tagen bestehende retroglenoidale Subluxation des linken Unterkiefergelenkes bei einer 30jähr. Frau, bei der durch Mercurialentzündung des Kiefers eine Lockerung der Gelenkbänder und Erweichung der an und für sich sehr dünnen hinteren Hälfte der Gelenkpfanne des Os. tympani wahrscheinlich bereits vorher bestanden. Durch die Nothwendigkeit, beim Zahnarzt auf einen Kork fest zuzubeissen und die Zähne zu-sammenzupressen kam es zu einer gewaltsamen Contractur des M. temporal., durch welche in dem erweichten Knochen nach hinten von der Gelenkpfanne eine Vertiefung hergestellt und gleichzeitig der Gelenkfortsatz in diese gepresst wurde. Bis in die von THIEM sog. Fossa tympano - stylomastoidea war nach Verf.'s Ansicht der Gelenkfortsatz nicht gelangt. Bei der Pat., welche den Mund bis auf 27 mm zu öffnen vermochte (nach des Verf.'s Messungen um 18 mm unter dem Durchschnitt und um 3 mm unter dem Minimum) und deren Unterkieferzähne um 9 mm (gegenüber 3—4 mm in der Norm) nach hinten standen, fand sich für gewöhnlich und beim Oeffnen des Mundes links statt der kleinen Delle vor dem äuseren Gehörgang nur eine Abflachung. Beim Versuch die Zähne zu-sammenzupressen trat an Stelle dieser Abflachung der Gelenkfortsatz und zwar links stärker als rechts hervor.

Obschon bereits im vorigen Jahrhundert von ZACH. VOGEL in Rostock diese Luxation sehr gut beschrieben, giebt doch In allerneuester Zeit erst THIRM wieder eine genauere Schilderung ihres Mechanismus, welche indessen von Verf. auf Grund der Untersuchung von 50 ausgewachsenen weiblichen und ebenso vielen männlichen Schädeln möglichst gleichen Alters etwas modificirt wird. Das THIRM'sche Tuberculum tympanicum ist nach Verf. kein eigentliches Tuberculum, sondern entspricht der Umbiegung des Os tympani zum äussern Gehörgang. Diese convexe Umbiegung oder Krümmung erfolgt in der Richtung von aussen nach unten und zwar in Form einer Pass- oder Sattelkrümmung bei Weibern häufiger als bei Männern. Bei letzteren findet man in der Regel ein vertieftes Os tympani und einen relativ starken Proc. condyl. mit geringer Excursionsfähigkeit gegenüber einem flacheren Os tympani und einem schwachen Proc. condyl. maxillae mit grosser Excursionsfähigkeit bei Weibern, deren Fossa tympano-stylomast. relativ und absolut weit erscheint, während der Unterkieferwinkel grösser als bei Männern ist (ZUCKERKANDL). Die Luxation des Unterkiefers ist daher bei Männern (wie zwei klinische Beobachtungen erweisen), nicht ganz ausgeschlossen]und erfährt im Uebrigen ihr Mechanismus — starke Contractur des Schläfenmuskels, unterstützt von dem Willen des Patienten, durch welche der Proc. condyl. nach hinten gerückt wird — eine Bestätigung durch die thatsächliche Aetiologie. Es entstand nämlich die qu. Luxation u. A. nach Gähnen, durch zu kräftiges Herabziehen der Zunge, durch krampfhafte Contraction des M. tempor., starkes Aufeinanderpressen der Zähne, Fall auf den Unterkiefer etc. Als Therapie ist dementsprechend zumeist Zug nach unten empfohlen worden.   P. Güterbock.

K. R. Wahlfors, Vom Schielen und den Ursachen desselben.
Archiv f. Augenheilk. XXVII. S. 207—249.

Nach W. hängt das Schielen von einer früher vorhandenen Muskelanomalie ab, welche unter dem Einflusse einiger mitwirkender Faktoren, unter denen die Innervation eine wichtige Rolle spielt, das Auge in schielende Stellung überführt. Bei Augen mit normal entwickelten Muskeln ist die Gleichgewichtslage derselben immer die Parallelstellung. Ist bei Emmetropie consequente Gleichgewichtslage vorhanden, die Abweichung unbedeutend und sind die Muskeln normal entwickelt, sowie das binoculare Sehen erhalten, so ist es höchst wahrscheinlich, dafs die Augen normal functioniren. Ist aber die Abweichung grösser, so wird sich der Ueberschufs der Convergenz, welchen die Augen bereits im Voraus besitzen, bei jeder Accommodationsanstrengung geltend machen. Die Convergenz geht gewissermafsen der Accommodation voraus und strebt die Augen in einen Punkt zu stellen, welcher etwas innerhalb seines

Fixationspunktes liegt. Hierdurch geht das binoculäre Sehen verloren und das Schielen ist fertig. Der Zeitpunkt, an welchem das
letztere auftritt, ist ein sehr verschiedener, abhängig teils vom Grade
der Abweichung der Gleichgewichtslage von der Parallelstellung,
teils von der Leichtigkeit, mit welcher das binoculare Sehen sich
aufheben läfst. Gewöhnlich tritt das Schielen in einem Alter ein,
wo die Augen für intensivere Arbeit in Anspruch genommen werden.
Ist die divergente Abweichung bei Emmetropie und divergenter
Gleichtgewichtslage unbedeutend und sind die Muskeln sonst gut
entwickelt, so dürfte kaum eine Störung in den Funktionen des
Auges vorkommen; in demselben Maafse aber, wie die Abweichung
zunimmt, wird auch die Schwierigkeit, die Augen in Fixation zu
halten, gröfser. Ist der binoculare Sehakt aufgehoben, so geht das
Auge leicht in divergente Schielstellung über. — Bei Hypermetropie
geringeren Grades und normaler Gleichgewichtslage der Muskeln
werden die Augen ohne Unannehmlichkeiten frei benutzt, bei höheren
Graden indessen, besonders, wenn ein Auge schwächer als das andere, kann periodischer Strabismus convergens auftreten. Bei convergenter Gleichgewichtslage verursacht Hypermetropie bereits in
niederen Graden eine bedeutende Störung in den Funktionen des
Auges. Die starken Accommodationsimpulse vergrössern in bedeutendem Maafse die bereits früher übermächtige Convergenz und
die gemeinsame Arbeit der Augen wird erschwert, da die Convergenz immer strebt, der Accommodation voranzugehen. Ist das eine
Auge erblindet oder von so schlechtem Sehvermögen, dafs von bino-
cularem Sehen nicht die Rede sein kann, so weicht das Auge in der
Regel in seiner Gleichgewichtslage ab und es entsteht genannter
Strabismus convergens. Je stärker die Abweichung von der Normal-
axe und je höher der Grad der Hypermetropie ist, desto früher
müssen die Augen den Kampf für das binoculare Sehen aufgeben
und in Schielstellung übergehen. — Divergente Gleichgewichtslage bei Hypermetropie wird durch die vermehrte Convergenz-
anstrengung meist überwunden. Ist die Divergenz von höherem
Grade und ein Auge schwachsichtig, so kann letzteres eine dauernde
divergente Schielstellung einnehmen. Die schwachen Grade von
Myopie rufen bei normaler Gleichgewichtslage kaum irgend welche
functionelle Störungen hervor. Bei höheren Graden erschwert das
Nichtvorhandensein des Accommodationsimpulses die Convergenz.
Ein geringer Grad von convergenter Gleichgewichtslage führt bei
Myopen zu keinen Functionsstörungen oder Abweichungen in der
Stellung der Augen. Bei höheren Graden ruft die Verschiebung
stets Störungen, besonders bei Correction mit Concavgläsern, hervor. Ist das eine Auge erblindet oder das binoculare Sehen durch
andere Ursachen geschwächt, so gehen die Augen leicht in con-
vergentes Schielen über. — Die divergente Gleichgewichtslage wirkt
bei Myopie höchst unvorteilhaft. Der in dem Convergenzvermögen
der Augen bereits von Anfang an vorhandene Defect wird von der
Abwesenheit eines jeden Impulses seitens der Accommodation in

demselben Maaße, wie der Refractionsfehler zunimmt, vermehrt. Bei
geringeren Graden divergent·r Gleichgewichtslage haben die Augen
die erschwerte Convergenz und die daher rührende Asthenopie zu
bekämpfen, bei etwas gröfserer Abweichung aber richten sich die
Augen zeitweise in periodische Schielstellung ein und gehen, nachdem das binoculare Sehen völlig verschwunden ist, in permanentes
divergentes Schielen über.   Horstmann.

Schwidop, Ein Fall von Sarkom der Schädelbasis mit secundärer
Affection des Schläfenbeines. Arch. f. Ohrenheilkunde. XXXV. S. 39.
   Bei einem 30jährigen Mann, der wegen einer Affection des
Warzenfortsatzes der Hallenser Ohrenklinik überwiesen worden war
und der schon längere Zeit an Ohrensausen, Schwerhörigkeit, zeitweiliger Eiterung aus beiden Ohren gelitten hatte, waren aufserdem
noch Erscheinungen vorhanden, die mit der Diagnose der Warzenfortsatzerkrankung nicht recht stimmten: Steifigkeit der Nackenwirbelsäule, ausgesprochene Schmerzhaftigkeit der oberen Halswirbel,
Kopfschmerz, Schwindelanfälle, Schluckbeschwerden. Nichtsdestoweniger wurde, da die erfolglose Anwendung der Glisson'schen
Extensionsschlinge den Gedanken, dafs es sich um eine tuberculöse
Osütis des Atlantooccipitalgelenkes handeln könne, als unzutreffend
erwies, die Aufmeifselung des Antrum mast. beschlossen. Es fand
sich nur eine Lymphdrüsengeschwulst von Taubeneigrösse hinter
der Musc. sternocleidomast., ein Empyem des Warzenfortsatzes mit
Durchbruch des Knochens und Ansammlung des Eiters unter dem
Periost bestand nicht. Pat. nahm stetig an Kräften ab, zu den
schon früher vorhandenen Lähmungen des Abducens und Glosso-
pharyngeus traten noch solche des Hypoglossus und schliefslich
des N. vagus (Beschleunigung des Pulses und der Respiration),
welche den Exitus letalis herbeiführten. Bei der Obduction (deren
Einzelheiten im Orig. nachzusehen sind) fand sich ein Tumor der
Schädelbasis und zwar mit $2/_3$ seines Volumens die rechte, mit $1/_3$
die linke Seite derselben einnehmend. Eine Untersuchung der
Felsenbeine konnte nicht vorgenommen werden. Die histologische
Untersuchung der Geschwulst ergab die characterischen Merkmale
eines Spindelzellensarkoms. Die bei dem Pat. frühzeitig eingetretenen Störungen von Seiten des Gehörganges: Ohrensausen,
Schwerhörigkeit sind, nach Verf., wie in mehreren anderen in der
Literatur vorliegenden Fällen, (Gerhardt, Moos) auf den durch die
Geschwulst bedingten Tubenabschlufs zurückzuführen. Es sei deshalb auf dieses scheinbare Anfangssymptom besonders Wert zu
legen, und man müsse, wenn die Undurchgängikeit der Tuba bei
jeder Art von Prüfungsmethode constant vorhanden ist, als wahrscheinlich annehmen, dafs die Neubildung bereits auf die Tuba
übergegriffen habe, resp. die letztere schon in der Geschwulst aufgegangen sei.   Schwabach.

Gruber, Die Grundlagen der hygienischen Beurteilung des Wassers. Deutsche Vierteljahresschr. f. öffentl. Ges.-Pflege 1893, XXV.

Zu den häufigsten hygienischen Fragen gehört die, ob ein Wasser zum Trinken oder Hausgebrauch verwendet werden könne, nicht blos in seiner gegenwärtigen Gestalt, sondern dauernd, auch in Zukunft. Dass letzterer Teil der Frage nicht durch chemische, physikalische und bakteriologische Untersuchung einer Wasserprobe entschieden werden kann, liegt auf der Hand. Es ist zuerst die Herkunft des Wassers und die Beschaffenheit desselben festzustellen und dann der ganze Verlauf der Leitung in Betracht zu ziehen, die Hauptbedeutung bei der Wasseruntersuchung hat also die Local-inspection.

"Die bacteriologische Untersuchung des Wassers und nament-lich die Zahl und Art der Saprophytenkeime in ihm hat nur inso-fern Bedeutung, als sie im Stande ist Aufschluss über den Filtra-tionszustand des Grundwassers, über die Leistung des Bodenfilters zu geben". Praktisch stellen sich nun der Feststellung der Bak-terienzahl nicht wenige Schwierigkeiten entgegen, denn es ist meist nicht zu bestimmen, ob die gefundene Bakterienzahl lediglich dem Grundwasser angehört oder ob sie durch Stagnation und Vermeh-rung im Brunnenschacht, durch Wucherung am Pumprohr etc. be-dingt ist. Hiegegen schütze auch nicht das Abpumpen, wie zahl-reiche Versuche bei sterilem Grundwasser beweisen. Auch die Keimzählung im Brunnenwasser bei verschiedener Witterung sei nicht einwandsfrei und das Gleiche gelte von der Artzählung, die nebenbei noch sehr umständlich ist.

Darüber kann thatsächlich kein Zweifel mehr sein, dass die einmalige bakteriologische Wasseruntersuchung an und für sich be-deutungslos ist; in periodischen Zwischenräumen wiederholt, kann sie aber sehr wohl auf eingetretene Fehler aufmerksam machen.

Wenn also die Hauptmomente zur Beurteilung eines Wassers aus der Localinspection hervorgehen, so ist die Schlussfolgerung leicht zu ziehen, dass die Neuanlage von Wasserleitungen nicht ganz allein den Brunnentechnikern überlassen wird, sondern vorher noch einer Begutachtung des Hygienikers unterworfen werden muss.

Scheurlen.

J. Walker and **J. Griffiths,** Congenital dilatation and hypertrophy of the colon fatal at the age of 11 years. Brit. med. Journ. 1893. July 29.

Ein normal geborener Knabe zeigte bereits wenige Wochen nach der Geburt eine auffallende Auftreibung des Leibes, die mehr und mehr anwuchs. Ausser den Erscheinungen der Tympanites ab-dominis konnte trotz mehrfacher genauester Untersuchung nichts abnormes constatirt werden. Das Kind trank gut und hatte keinerlei Beschwerden. Blähungen befördernde Mittel wurden erfolglos an-gewendet. Als das Kind nach einigen Jahren wiederum in ärzt-

liche Behandlung kam, war die Ausdehnung des Abdomen unge-
heuer gewachsen, aber auch jetzt konnte kein Grund für diese
auffallende Erscheinung gefunden werden. Der Knabe starb in
seinem 11. Jahre, ohne dafs bezüglich der Ausdehnung des Leibes
eine Aenderung eingetreten wäre. Dabei hatte er bis zu seinem
Tode keine nennenswerten Beschwerden, litt oft an Verstopfung,
die aber leicht gehoben werden konnte, hatte meist schlechten
Appetit und eine beschwerliche Atmung. — Interessant sind die
Angaben über die Giössenverhältnisse des Abdomens Der Knabe
selbst mafs ca. 4 Fuss. Vom oberen Rande des Sternum bis
zum Os pubis wurden 2 Fuss $2\frac{1}{2}$ Zoll gemessen, von demselben
Punkte zur Basis des Os ensiforme $4\frac{1}{2}$ Zoll, von dort bis zum
Nabel 13 Zoll, von diesem bis zum Os pubis 10 Zoll. Der Um-
fang über den Brustwarzen gemessen, betrug 27 Zoll, der gröfste
Umfang, 4 Zoll oberhalb des Nabels, 3 Fufs 11 Zoll. Bei der Er-
öffnung des Abdomens bemerkte man eine ungemeine Ausdehnung
des Colon transversum und ascendens. Die Ausdehnung dieser
Darmteile betrug nicht weniger als 23 Zoll. Nirgends war eine
Verengerung an einem anderen Darmteile sichtbar, welche jene
Ausdehnung erklären konnte. Der Tod war vermutlich durch die
Behinderung der Herztätigkeit infolge der ausserordentlichen Aus-
dehnung des Abdomens eingetreten.   C. Rosenthal.

C. Gerhardt, Zur physikalischen Diagnostik der Gallensteinkolik.
(Aus der II. med. Universitäts-Klinik in Berlin). Deutsche med.
Wochenschr. 1893, No. 46.

    G. macht unter anderem besonders darauf aufmerksam, dass
im Beginne eines Gallensteincolikanfalles, zu einer Zeit, wo noch
keine Schmerzen bestehen, schon eine die Gallenblase betreffende
deutlich tastbare Geschwulst vorhanden ist. Diese sinkt, sobald
der Stein in den Darm gelangt ist, schnell zusammen, wobei man
zuweilen ein feinblasiges Rasseln fühlen kann. Damit ist dann der
Anfall vorüber, wenn auch nicht immer gleichzeitig die Schmerzen
aufhören. Letztere beziehen sich nicht selten auf eine leichte local
begrenzte peritonitische Reizung in der Umgebung der Gallenblase
und werden häufig durch Eisumschläge erheblich gemildert. —
Selten beobachtet man im Beginne des Anfalles ein arteriendiasto-
lisches blasendes Gefäfs-Geräusch in der Gallenblasengegend, welches
nach dem Anfalle wiederum verschwindet. Regelmäfsig bleibt nach
einem Kolikanfalle, der eine längere Dauer hatte, ein umschriebenes
peritoneales Reibegeräusch in der Gallenblasengegend zurück, welches
man zuweilen fühlen, besser jedoch mit dem Stethoscop hören kann.
Sehr selten kann sich diese Entzündung der Bauchserosa auf Pleura
diaphragmatica oder costalis durch das Zwerchfell hindurch fort-

setzen. Häufiger ist das complicirende Auftreten einer Blinddarm-
entzündung, beruhend auf Kothstauung, alten Veränderungen am
Processus vermiformis u. a. mehr. Dauern die Anfälle lange, so
schwillt die ganze Leber an, ihr Rand ist dann leicht fühlbar, bei
mageren Kranken sogar sichtbar. Zeichnet man sich die Gröfse
der Leber auf, so sieht man, dass nach dem Anfalle der Unterschied 1—2 Fingerbreiten, ja noch darüber beträgt. Das wichtigste
Zeichen, die vorübergehende Leberschwellung kann ausser bei der
Cholelithiasis auch vorkommen, wenn der Ductus communis durch
Spulwürmer, Leberegel oder durch entzündliche Ausschwitzungen
verstopft wird, ferner auch, wenn im Kopfe der Pankreasdrüse eine
Geschwulstbildung besteht, die einen gesteigerten Druck auf den
Gallengang ausübt. Dagegen kommt jene Schwellung nicht vor
bei Cardialgie und bei rein nervösen Leberkoliken. — Sicher ausschliefsen kann man die Cholelithiasis, wenn nach mehreren an-
scheinenden Gallensteinanfällen keine Steine im Koth gefunden
werden können, wenn kein Reibegeräusch in der Gallenblasengegend
auftritt, endlich wenn die Gallenblase selbst nicht vergröfsert erscheint.   C. Rosenthal.

Rumpf und **E. Fränkel**, Klinische und pathologisch-anatomische
Beiträge zur Choleraniere. Deutsches Arch. f. klin. Med. Bd. 52, H. 1, 2.
    Verf. heben auch aus den Erfahrungen bei der Hamburger
Epidemie hervor, dass die Urinausscheidung als ein vor Allem
prognostisch wichtiges Moment der Cholera zu betrachten ist, insofern eine normale oder fast normale Harnausscheidung am 1. resp.
2. Tage der Erkrankung eine verhältnissmäfsig günstige Vorhersage
gestattet. Bemerkenswert ist, dass in Hamburg (unter 7870 in die
Krankenanstalten aufgenommenen Cholerakranken) zwei Drittel der
Todesfälle auf die ersten beiden Tage entfielen. Unter den Secundärerscheinungen traten als leichteste einfaches Fieber, als
schwerere Fieber mit Coma, als schwerste Coma mit subnor-
maler Temperatur auf. In dieser 2. Periode ziehen die klinischen
Erscheinungen seitens der Nieren (teils Anurie oder verminderte
Harnausscheidung, teils Albuminurie) die besondere Aufmerksamkeit
auf sich. Die Fälle, in denen die Anurie frühzeitig schwindet,
stellen sich im Allgemeinen prognostisch günstiger; doch decken
sich fehlende Harnausscheidung und ungünstiger Ausgang keineswegs. Wie Verff. nachweisen, kann das Coma nicht auf mangelnder Urinausscheidung beruhen, ebenso wenig aber auf mangelnder
Ausscheidung der stickstoffhaltigen Substanzen des Harns. — Demnach betrachten Verff. die Beteiligung der Nieren nicht als directe
Ursache eines ungünstigen Ausganges der Cholera, wohl aber als
den Ausdruck einer mehr oder weniger schweren Choleraerkrankung.
— Anatomisch untersuchten Verff. die Nieren von 39 Cholera-
fällen, und zwar 5 aus der frühesten Periode, 34 aus einer späteren
Zeit der Krankheit. Die Nieren von Personen, die 4—9 Stunden

nach dem Beginne der Erkrankung zu Grunde gegangen waren, liefsen makroskopisch nichts Auffallendes erkennen; mikroskopisch fand sich eine ausserordentlich starke Schwellung der Epithe-lien in den gewundenen Kanälchen. Die in einem Falle gefundene weit verbreitete Kernnecrose betrachten Verff. als Ausnahme, sehen viel mehr als das Wichtigste den Zerfall des gequollenen Protoplasmas an. Nieren von Individuen, die am 2. bis 4. Tage der Krankheit gestorben waren, zeigten sich meist deutlich ge-schwollen und von schmutzig grauroter Färbung der Schnittfläche; strotzende Füllung der Glomerulus- und der intertubulären Capil-laren; weiter vorgeschrittene Plasmolyse am secernirenden Paren-chym; Auftreten hyaliner oder grobkörniger Cylinder in den ge-wundenen Kanälchen, Henle'schen Schleifen und einzelnen geraden Markkanälchen; daneben auch Kernnecrosen. Veränderungen an-deren Charakters und auf weitere Gewebselemente der Niere aus-gedehnt treten auch in diesen, dem sog. Reactionsstadium ange-hörenden Nieren nicht auf; vor Allem bleibt der Gefäfsapparat und das interstitielle Gewebe unbeteiligt. — Was schliefslich die Deu-tung der Nierenveränderung anlangt, so sind Verff. der Ansicht, dass die Wasserentziehung und die weiterhin auftretenden Circu-lationsstörungen allein die Erscheinungen von Seiten des Harnap-parates nicht zu erklären vermögen, dass als weiterer bedeutungs-voller Faktor vielmehr die von den Choleravibrionen producirten Toxine anzusehen sind.   Perl.

H. Oppenheim, Ueber die senile Form der multiplen Neuritts. Berl. klin. Wochenschr. 1893, No. 25.

O. weist darauf hin, dafs in der Literatur wol Angaben über eine Erkrankung des peripheren Nervensystems der Greise existiren, dafs man einerseits klinische Symptome, andrerseits auch anatomische Befunde verzeichnet habe, welche dieser Erkrankung zukommen, dafs aber von keinem Autor der stricte klinische Nachweis einer senilen Form der multiplen Neuritis erbracht worden sei. Er glaubt in der Lage zu sein, für das Vorkommen dieser Erkrankung den Beweis zu erbringen durch sechs Beobachtungen in seiner Praxis, von denen er zwei ausführlicher wiedergiebt. Das Krankheitsbild characterisirt er zusammenfassend dahin, dafs bei älteren Leuten (die beobachteten Pat. standen zwischen 70 und 82 Jahren) mit hochgradiger Arteriosklerose sich öfter langsam ohne näher nach-weisbare Ursache Störungen der Motilität und Sensibilität in den oberen und unteren Extremitäten entwickeln. Es entstehen an Fingern und Zehen Parästhesien, Lähmungen bes. der kleinen Hand-muskeln und der Muskeln im Peroneusgebiebt mit Atrophie + EaR., geringe Druckempfindlichkeit der Nervenstämme (keine Schmerzen), Westphal'sches Zeichen, sonst keine Reflexstörungen; auch die Hirn-nerven bleiben intakt. Die Sensibilität gegen Berührungen ist ver-

8*

mindert. Zwei Fälle wurden sehr erheblich, ein dritter auch bedeutend gebessert, einer wurde progressiv schlechter, die anderen hielten sich stationär. Gegenüber der bekannteren Form der Neuritis multipl. charakterisirt O. diese Art der Erkrankung durch das Fehlen ätiologischer Momente toxischer und infectiöser Natur, den chronisch-schleichenden Verlauf, die geringfügigeren Erscheinungen von Seiten der Sensibilität, die relativ unerheblicheren Lähmungen und das Freibleiben des Hirnnerven.

Auffallend ist die Tendenz zur Rückbildung eines organischen Processes, welcher wohl der Arteriosklerose seine Entstehung verdankt. Die Therapie bestand in feuchten Einpackungen, Galvanisation, Ruhe und kräftiger Diät.   Th. Brasch.

1) **Goldschmidt**, Ein Fall von Syringomyelie. Wiener klin. Wochenschr. 1893, No. 26.
2) **W. Rosenblatt**, Zur Casuistik der Syringomyelie und Pachymeningitis cervicalis hypertrophica. Deutsches Arch. f. klin. Med. 1893, 51. Bd. H. 2, 3.
3) **L. Newmark**, Syringomyelie. The Medical News 1893, Juli 22.
4) **J. B. Coleman** and **J. O'Cawoll**, A case of Syringomyelia. The Lancet 1893, 12. Aug.
5) **Raymond**, Contribution à l'étude des Tumeurs névrogliques de la moelle épinière. Archives de Neurologie 1893, Août.
6) **Fr. Peterson**, A case of acromegaly combined with Syringomyelia. Medical Record 1893, 23. Sept.

1) Der im Uebrigen mit den gewöhnlichen Erscheinungen ausgestattete Fall hat zwei Eigentümlichkeiten aufzuweisen. Die erste besteht darin, dass die Muskelatrophieen rechts, während die Analgesie und Thermoanästhesie an der linken Brustseite sich finden; die zweite Besonderheit wäre die entschiedene Besserung der Motilitätsverhältnisse des rechten Armes, das teilweise Zurückgehen der Analgesie, das spätere Schwanken der Thermoanästhesie. — Die Arbeit enthält am Schluss eine Anzahl differentiell-diagnostischer Betrachtungen.   Schäfer.

2) Im ersten Fall erkrankte eine 50jährige Frau Anfang 1885 mit Kopfschmerz und Schwindel. Mitte 1886 zeigten sich Schwere der Beine, Kriebeln und taubes Gefühl der Extremitäten. 1887 traten Rückenschmerzen hinzu und eine Herabsetzung der motorischen Kraft in den Extremitäten (rechts mehr als links). Das Kniephänomen, das erst beiderseits gesteigert war, blieb dann rechts erloschen. Sensible Störungen fehlten, ebenso wie trophische. Die Section erwies eine Höhlenbildung durch die ganze Länge des Rückenmarks. Der Centralkanal war bald obliterirt, bald mehrfach vorhanden; in der Umgebung der Höhle fand sich eine Gliose resp. Sclerose. — Im 2. Fall bildete die Syringomyelie einen Nebenbefund bei der Autopsie einer Frau, die an progressiver Paralyse starb.

— Im 3. Fall erkrankte eine 56jährige Frau vor 8 Jahren mit Parästhesien in den Extremitäten und Schmerzen im Rücken; dazu traten Muskelatrophieen, Contracturen und Sensibilitätsstörungen, die an mehreren Stellen den partiellen Charakter hatten; die Section erwies eine Gliawucherung mit Höhlenbildung vom Lendenmark bis zur Oblongata und ein Gliosarcom mit hyaliner Degeneration der Gefäſse im Halsmark. — Im 4. Fall erkrankte eine 40jährige Frau im Jahre 1886 mit Kopfschmerz, Schwäche und Schwere in den Gliedern mit Parästhesien; dann traten hinzu: Zunahme der Lähmung, Spasmen, Muskelatrophieen, Sensibilitätsstörungen, Nystagmus, vorübergehender Intensionstremor, rechtsseitige Ptosis, Schluckbeschwerden, Blasenstörungen. In den oberen Extremitäten überwogen die Muskelatrophieen, in den unteren die spastisch-paretischen Erscheinungen. Die Section erwies eine Pachymeningitis cervicalis mit secundärer Myelitis und Syringomyelie.

3) Ein Fall von Syringomyelie unter dem Bilde progressiver Muskelatrophie mit dissociirter Empfindungslähmung wird ausführlich beschrieben. Der Process begann im unteren Cervicalmark und ging links hinauf bis zu den Ursprungsfasern des N. occipitalis und Trigeminus; dementsprechend zeigten sich die Sensibilitätsstörungen auch am Kopf und Gesicht; links fehlte auch der Conjunctivalreflex. Die ophthalmoscopische Untersuchung erwies am rechten Auge ein Streifen von opaken Nervenfasern nahe der inneren Hälfte der Papille. Diese opaken Nervenfasern in der Retina kommen nach MANZ dort häufig vor, wo auch andere angeborene Anomalien im Bau des Nervensystems vorliegen; und würde dieser Befund für die HUFFMANN'sche Ansicht sprechen, dass die Syringomyelie resp. Gliosis in mangelhafter Veranlagung und anomalem Bau des Rückenmarks eine Ursache finde.

4) Der beschriebene Fall von Syringomyelie betrifft einen 36-jährigen Mann, der Anfang der achtziger Jahre an seinem Leiden erkrankte und die typischen Erscheinungen der Syringomyelie des unteren Cervical- und oberen Dorsalmarkes zeigte.

5) Ein 37jähriger Mann litt 1886 an Parästhesien der Beine mit Schwäche derselben; dieselben Zeichen zeigten sich bald darauf am rechten Arm. Dazu trat eine Steifigkeit aller 4 Extremitäten. Juni 1889 zeigte er einen allgemeinen spastischen Zustand der Extremitäten, Rumpf- und Halsmusculatur mit linksseitiger Scoliose, Neigung des Kopfes nach vorn; ferner bestand eine Atrophie der periscapulären Muskeln, besonders der Mm. supra- und infra-spinatus, rhomboid. Cucullaris (untere Teil) etc. Die Reflexe der Muskeln wie der Haut waren erheblich gesteigert; es bestand ausgesprochener Fußclonus; die Masseteren-Reflexe waren normal. Die Sensibilität, Sphincteren, cerebralen Nerven, Augen waren völlig intact. Man glaubte damals eine Pachymeningitis cervicalis hypertrophica mit consecutiver transversaler Myelitis vor sich zu haben. Erst November 1890 zeigte sich eine Hyperästhesie am rechten Beine bei sonst intacter Sensibilität und kurz darauf am linken

Beine eine Herabsetzung des Schmerz- und Temperaturgefühles bei
intactem Tastgefühs. Am Abdomen bestand an der linken Seite
eine Zone in der die Sensibilität für alle 3 Qualitäten aufgehoben
war. Eine dissociirte (syringomyelitische) Empfindungslähmung
stellte sich später auch am Halse ein, ohne dass der Rumpf dieselbe zeigte. Im Dezember 1891 wurde in der Höhe des 4. und
5. Cervicalwirbels die Rückenmarkshöhle und eine cystische
Hervorwölbung der Häute eröffnet, worauf sich Flüssigkeit entleerte. Unter starken Fiebererscheinungen und allgemeinem Tetanus starb der Kranke nach 5 Tagen. Die Section erwies intacte
Rückenmarkshäute und eine Volumensvermehrung des Rückenmarks
in der Höhe der Halsanschwellung. Dort befand sich ein Tumor
mit einer Höhle, welche bis zur Lumbal-Anschwellung sich hinab-
zog unter Abnahme seines Volumens. In der Dorsalgegend war
das Gliom ohne Höhle und fest: in der Cervicalregion nahmen die
Geschwulstmassen die graue Substanz, die Hinterstränge und einen
Teil der Seitenstränge ein. Die ausführlich mitgeteilten mikroskо-
pischen Einzelheiten sind im Original zu ersehen. Der Fall wird
als Syringomyelie mit spasmodischem Typus bezeichnet.

6) Eine 35jährige Frau zeigte neben den Symptomen der
Acromegalie, die ca. 1 Jahr bestanden, Zeichen der Syringomyelie
seit ca. 3—4 Monaten. Es bestanden unter anderem bei ihr rota-
torischer Nystagmus in beiden Augen, Myosis, rechts reflectorische
Pupillenstarre, Analgesie und · Thermanästhesie am linken Arm,
Hand und Schulter, Hypercryalgesie am linken Bein (d. h. Gefühl
von Brennen und Schmerz bei Berührung mit kalten Gegenständen). — Die Kranke starb an nervösen Störungen der Respiration
und Circulation. Eine Autopsie konnte nicht vorgenommen werden.

S. Kalischer.

H. Lohnstein, Zur Diagnostik der Urethritis posterior. (Vortrag
geh. im Verein f. innere Med. in Berlin). Deutsche med. Wochenschrift 1893, No. 44.

Weder die THOMPSON'sche Zweigläserprobe noch die Ausspülung
der vorderen Harnröhre nach JADASSOHN giebt einen sicheren Aufschluss darüber, ob die Pars posterior urethrae an einer gonorrhoischen Erkrankung beteiligt ist oder nicht. Die letztere Methode
deshalb nicht, weil während der Irrigation der Compressor urethrae
erschlaffen kann, worauf mit der Spülflüssigkeit Fäden und Flocken
aus der vorderen Harnröhre in die hintere gelangen und dann eine
Urethritis posterior vortäuschen. Dass dies in der That nicht
selten, namentlich bei acuter Gonorrhoe, vorkommt, bewies Verf.,
indem er zur Ausspülung eine 0.5 proc. Ferrocyankalilösung verwandte, die sich, wenn sie auch nur in minimaler Menge in die
hintere Harnröhre gelangt, in dem nachher gelassenen Urine mittelst
der bekannten Berlinerblau-Reaction nachweisen lässt. Es zeigte sich,
dass dies unter 94 Versuchsfällen 37 Mal der Fall war. Die Me-

thode gestattet in den meisten Fällen einen sicheren Schluss auf
die Erkrankung oder Nichterkrankung des Pars posterior urethrae;
natürlich muss nach genügender Irrigation der Pars anterior mit
der Ferrocyankalilösung so lange mit Wasser nachgespült werden,
bis die Spülflüssigkeit auf Zusatz von Eisenchlorid die Berlinerblau-
färbung nicht mehr giebt. Lässt man dann den Pat. uriniren, so
wird man nur in dem Falle, dass der Fäden führende Harn auf
Zusatz von Eisenchlorid blau wird, in Zweifel sein, ob die Fäden
auch wirklich aus der Pars posterior stammen und die Entscheidung
solange aufschieben müssen, bis eine Wiederholung der Probe ein
eindeutiges Resultat giebt. Jenes zweifelhafte Verhalten wurde in
9 von den 94 Fällen beobachtet. Von den übrigen Fällen betrafen
30 acute, 55 chronische Urethritis; von den ersteren stellte sich bei
21, von den letzteren bei 47 Mitbeteiligung des Pars posterior
heraus.   •   H. Müller.

_____

G. Bachmann, Ueber den Mechanismus der Achsendrehung bei
Ovarialgeschwülsten. Corresp.-Bl. für Schweizer Aerzte. 1893. No. 19.

B. berichtet zunächst einen Fall, wo er den Vorgang der
Achsendrehung einer Ovarialgeschwulst thatsächlich beobachtet haben
will. Eine 38jährige Multipara, letzte Geburt vor zwei Jahren, litt
an einer umfangreichen, dünnwandigen, nicht sehr gespannten, frei
beweglichen, nicht adhärenten Ovarialgeschwulst mit dünnflüssigem
Inhalte. Man fühlte ferner in der rechten Unterbauchgegend dicht
unter der Bauchwand und hart an der Ovarialgeschwulst und mit
dieser fest verbunden einen ziemlich harten, ungefähr birngrofsen
Körper. Drehte sich die Frau aus der horizontalen Rückenlage
(um ihre Längsaxe) auf die linke Seite, so rückte dieser Körper
an der vorderen Bauchwand vorbei in die linke Unterbauchgegend
hinüber und beschrieb so einen Kreisausschnitt. Drehte sich sodann die Pat. in die anfängliche horizontale Rückenlage zurück,
so wanderte auch der birnförmige Körper langsam wieder von links
nach rechts hinüber, doch nicht ganz bis zur ursprünglichen Stelle.
Vier Wochen nach der Untersuchung wurde die Ovariotomie gemacht und es fand sich eine rechtsseitige, gröfsere Ovarialcyste mit
einem zu einer linksgewundenen Spirale drei Mal gedrehten Stiele
und mit beginnender Gangrän der Wand; auch eine bedeutend
kleinere Cyste des linken Ovariums wurde entfernt. — Gestützt auf
diese Beobachtung versucht B. das Zustandekommen der Achsendrehung bei Ovarialgeschwülsten im Wesentlichen durch den Einfluss der Schwerkraft zu erklären. Notwendige Vorbedingungen
sind folgende: 1. freie Beweglichkeit der Geschwulst; 2. eine ziemlich ansehnliche Grösse derselben; 3. eine mehr weniger rundliche
Form; 4. Rotationsfähigkeit des Stieles überhaupt. — Sind diese
Bedingungen vorhanden, so rollt bei Drehung der Pat. aus der
horizontalen Rückenlage auf die Seite, z. B. auf die linke, die Geschwulst wie auf einer schiefen Ebene vermöge der Schwerkraft in

die linke Seite hinüber und dreht sich um einen Bruchteil ihres
Umfanges um ihre Längsaxe. Unterstützt wird diese Drehung durch
gleichzeitig an der hinteren Seite der Geschwulst von links nach
rechts aufsteigende gashaltige Darmschlingen. Bei der Rückkehr in
die Rückenlage geht die Rotation nur teilweise wieder zurück, vollständig wohl erst, wenn die Pat. sich noch auf die rechte Seite und
dann erst wieder auf den Rücken legt. Begicht sich aber Pat. aus
der linken Seitenlage nicht wieder in Rückenlage, sondern direct
in sitzende Stellung, indem sie sich von links nach rechts in
sagittaler Richtung erhebt, so wird die vorher eingetretene Achsendrehung nicht rückgängig gemacht, sondern sie wird durch die
nach unten ziehende Schwerkraft, auch wohl durch die Darmschlingen
fixirt. Durch öftere Wiederholung dieses Vorganges erfolgen dann
weitere Drehungen des Stieles, so dass es durch Summirung
der Rotationen schliefslich zu einer eigentlichen Torsion kommt. — B.
zweifelt nicht daran, dass man in geeigneten Fällen absichtlich jede
beliebige Torsion des Stieles herbeiführen kann; was, um der Kranken
nicht zu schaden selbstverständlich nur unmittelbar vor der Operation geschehen darf. Für die Praxis ergiebt sich daraus, dass den
betreffenden Patientinnen bis zur Operation genaue Anweisungen
behufs Verhütung einer gefährlichen Achsendrehung zu geben sind;
derartige Kranke dürfen sich nur direct über die Fläche auf den
Rücken legen und sich ebenso nur über die Fläche erheben; sie
dürfen im Liegen nur die Rückenlage einnehmen, oder wenn Schlaf
nur bei Seitenlage eintritt, so müssen sie sich vor dem Aufstehen
erst noch auf die entgegengesetzte Seite legen. — Die Einwände,
die B. weiterhin gegen die KÜSTNER'sche Erklärung der Achsendrehung durch die Darmperistaltik allein macht, dürften im Allgemeinen wohl zutreffen. A. Martin.

E. Winterstein, Zur Kenntniss der Pilzcellulose. Ber. d. d. Botan.
Ges. 1893. XI. H. 7, S.-A.

Bei der Behandlung verschiedener Pilze — Boletus edulis, Polyporus officin,
Agaricus campestris — im Wesentlichen nach dem allgemein zur Isolirung der Cellulose angewendeten Verfahren erhielt W. eine Cellulose von erheblich abweichenden
Eigenschaften, namentlich enthielt sie noch zwischen 2·64 und 3.90 pCt. Stickstoff.
Verf. ist der Ansicht, dass nach der vorhergehenden Behandlung der Stickstoff nicht
von beigemengtem Nuclein oder Eiweifs herrühren könne. Bei der Hydrolyse mit
60 proc. Schwefelsäure lieferte diese Cellulose 65.19 pCt. Glucose, jedoch entstand
dabei gleichzeitig Essigsäure. E. Salkowski.

M. Krüger, Ueber die Fällbarkeit der Harnsäure und der Basen
der Harnsäuregruppe als Kupferoxydulverbindungen. Zeitschr. f.
physiol. Ch. XVIII. S. 251.

Mit Hilfe von Kupfersulfat und Natriumbisulfit ($Na_2S_2O_2$) werden alle Xanthinkörper, welche noch eine substituirbare NH-Gruppe enthalten, also Adenin, Methyladenin, Hypoxanthin, Guanin, namentlich aus heifsen Lösungen als Kupferoxydulverbindungen gefällt; Theobromin und Coffein, (auch Kreatin und Kreatinin) werden nicht
gefällt. Die Fällbarkeit durch das genannte Reagens hat sich quantitativ als der

Fällung mit ammoniakalischer Silberlösung gleichwertig erwiesen. — Durch Kupfersulfat und Natriumhyposulfit werden Harnsäure, Adenin, Methyladenin, Hypoxanthin
und Guanin gefällt, aber nur Harnsäure, Adenin und Methyladenin lösen sich im
Ueberschuss von Natriumhyposulfit auf, sodass auf diesem Wege eine Unterscheidung
und Trennung von Adenin und Hypoxanthin möglich ist.   J. Munk.

F. Vermehren, Stoffwechseluntersuchungen nach Behandlung mit Glandula thyreoidea an Individuen mit und ohne Myxoedeme.

Deutsche med. Wochenschr. 1893, No. 43.

V. beobachtete in 3 Fällen von Myxödem nach der Verabreichung von Gl. thyreoidea (1 g „leicht gekocht" täglich oder einen Tag um den anderen) oder von
„Thyroïdin" eine starke Zunahme der Stickstoffausscheidung durch den Harn, sodass
dieselbe die Stickstoffeinfuhr übertraf, während sie vorher erheblich unter dieser gelegen hatte. Damit ging eine starke Abnahme des Körpergewichtes einher. Bei 3
im Kindesalter stehenden bezw. jugendlichen gesunden Individuen war nach Verabreichung von Thyroïdin keine derartige Wirkung zu beobachten, wohl aber bei 3 in
höherem Lebensalter — 32, 60, 62 Jahre — stehenden Männern, wenn auch nicht
so stark wie bei den Myxödemkranken. Wie bei diesen nahmen auch die Diurese,
Pulsfrequenz und Respirationsfrequenz zu. Verf. stellt ausführliche Mitteilungen in
Aussicht.   E. Salkowski.

F. Horbaczewski, Ueber die Trennung der Harnsäure von den Xanthinbasen.

Zeitschr. f. physiol. Chemie. XVIII. S. 341.

Das Gemenge von Harnsäure und Xanthinbasen wird mit etwa dem 80 fachen
Gewicht konc. Schwefelsäure im Platinschälchen unter gelindem Erwärmen gelöst,
dann die 4 fache Menge Wasser hinzugegeben und tüchtig umgerührt. Die nach
3—6 stündigem Stehen ausgeschiedene Harnsäure wird abfiltrirt und ausgewaschen,
der Niederschlag im Platinschälchen in wenig starker Natronlauge gelöst, mit Salzsäure übersäuert, auf einige ccm eingedampft, durch ein Glaswollfilter filtrirt, gewaschen, bei 110° getrocknet und gewogen. Entsprechend der Menge der beiden
Filtrate und der Waschwässer ist zu dem gefundenen Gewichte der Harnsäure die
Correctur (1 Th. H. löslich in 16000 Th. Wasser) hinzuzuaddiren. — Bei der Trennung von 0.05 —0.14 g Harnsäure von 0.05 —0.15 g Guanin wurden bis zu 1.8 mg
zu viel gefunden; bei der Trennung von 0.03 —0.14 g Harnsäure von Xanthin fanden
sich 0.6 —5 mg H. zu wenig, deshalb sind für je 100 mg Xanthin noch 3.2 mg Harnsäure hinzuzuaddiren; bei nur wenig Xanthin ist die Correctur überflüssig.

                                                      J. Munk.

D. P. Kischensky, Experimentelle Untersuchungen über den Einfluss der Laparatomie auf die Bauchfelltuberkulose der Tiere. (Vorläufige Mitteilung).

Cbl. f. allg. Path. u. path. Anat. 1893, XI. p. 865.

Verf. hat den Einfluss der Laparatomie ohne Anwendung antiseptischer Mittel
auf die Bauchfelltuberculose bei Meerschweinchen, Kaninchen, Hunden, jungen Katzen,
weissen Ratten und Mäusen geprüft. Die hier berichteten Resultate bei Meerschweinchen und Kaninchen ergaben einen entschieden günstigen Einfluss des operativen Eingriffs, die operirten Tiere lebten wesentlich länger als die Controlltiere.
Auch die mikroskopische Untersuchung des Bauchfells ergab einen Reactionsprocess,
bestehend in Rundzelleninfiltration, Phagocytose und activer Entwicklung des Bindegewebes, der zum Untergang der specifisch tuberculösen Elemente führte. Der schon
früher zu constatierende schwach reactive Process exacerbierte unter dem Einfluss des
Operationsreizes.   M. Rothmann.

C. Lauenstein, Die typische Ausräumung der Leiste. Deutsche Zeitschrift f. Chir. XXXV. S. 153.

Unter 191 Fällen von Bubo inguinalis 153 Patienten betreffend, welche Verf. in den letzten 12 Jahren im Seemannskrankenhause zu Hamburg behandelt hat, war 9 Mal wegen spontaner Rückbildung keine Operation erforderlich. Von den übrigen war bei 53 ausgiebige Spaltung mit ev. Auslöffelung ausreichend, 129 Mal wurde aber die typische Ausräumung der Leiste gemacht und zwar mittelst eines schrägen Kreuzschnittes, indem von einer, einen dem Lig. Poupart. entsprechenden Schnitt schräg treffenden Incision ¹/₃ oberhalb, ²/₃ aber unterhalb dieses Schnittes angelegt wurde. Heilung erfolgte in der Mehrzahl der Fälle ohne Fieber per granulationem; nur einmal wurde die V. cruralis verletzt und musste die Venennaht angelegt werden, welche Wiederkehr der Blutung verhinderte, aber nachträglich Oedem des Beines zurückliefs. In einem Fall von Verletzung der V. cruralis unter gleichen Verhältnissen in der Privatpraxis, bei dem Verf. behufs Hämostase Klemmpincetten liegen liefs, trat leider Pyämie mit tötlichem Ausgang ein. Endlich ist noch unter den Fällen einfacher Incision und Auslöffelung ein Chloroformtod zu verzeichnen. Zum Schluss giebt Verf. noch zwei Krankengeschichten von Complication des Bubo inguinalis mit (nicht syphilitischem) serpiginösem Geschwür.   P. Güterbock.

Curtius, Beitrag zur Pathologie der Spina bifida lumbo-sacralis. Arch. f. klin. Chir. XLV. S 194.

Die beiden vom Verf. intra vitam untersuchten Fälle, einen 9³/₄ resp. 34 jährigen Mann betreffend, boten trophische, der zweite auch motorische Störungen der untern Extremitäten und eine lordotische Haltung. Beide Fälle zeichneten sich ferner durch eine abnorme Haarentwicklung an der die Stelle der Rachischisis einnehmenden Narbe aus.   P. Güterbock.

H. Schlange, Ueber die Fistula colli congenita. Arch. f. klin. Chir. XLVI. S. 390.

Nach den Erfahrungen der Berliner Universitätsklinik sind angeborene Kiemengangfisteln und Cysten nichts seltenes, namentlich sind mediale Fisteln häufig. Von zwei histologisch untersuchten Fällen exstirpirter Fisteln betraf der eine eine mediane und war die innere Wand mit einem Cylinderepithel ausgekleidet, an das sich lymphadenoides Gewebe anschlofs, das wiederum von einer starken Schicht quergestreifter in der Richtung der Fistel verlaufender Muskelfasern umgeben war und gelegentliche Ausbuchtungen zeigte. Der andere Fall war eine mediale Fistel, welche zu einem Tumor von Kirschgröfse verdickt war und nach Resection des mit ihm verwachsenen mittleren Teils des Zungenbeins einen zweiten ähnlichen Tumor bot. Histologisch entsprach das Bild dieser Tumoren z. Th. dem des Fibroadenoma mammae; die in fibrösem Gewebe gelegenen verzweigten Hohlräumen waren mit gut erhaltenen Flimmerepithel ausgekleidet.

Bei nicht zu geringfügigen Beschwerden soll man Kiemengangfisteln operativ angreifen und erzielt man bei radicaler Exstirpation immer definitive Heilungen.   P. Güterbock.

Th. Bobosiewicz, Zur Kenntniss der Schussverletzungen durch das österreichische 8 mm - Mannlicher-Gewehr. Wiener med. Pr. 1893, No. 3.

Schuss durch die Leber auf 4 Schritt Distanz. Der Einschuss lag am unteren Rande des 7. Rippenbogens, 4 mm aussen vom Rippenbogen, der Ausschuss am unteren Rand der 7. Rippe unterhalb des Schulterblattwinkels. Die Erscheinungen der inneren Blutung, Peritonitis und Pleuritis waren so leicht, dass Pat. schon am 9. Tage aufstehen wollte. Wir geben den Befund am 24. Tage nach der Verletzung: Einschuss und Ausschuss vollständig vernarbt. Die Untersuchung des Bauches ergiebt normale

Verhältnisse. In der rechten Thoraxhälfte findet man an den untersten Partien einen
etwas verkürzten Percussionsschall und abgeschwächtes Exspirium. Das Inspirium ist
auch vesiculär, hinten unten etwas abgeschwächt, jedoch von der 7. Rippe nach aufwärts sehr gut hörbar. . Die Kurzathmigkeit ist vollständig gewichen, Pat. ist bei
gutem Appetit und bringt den grössten Teil des Tages im Freien zu. P. Güterbock.

J. Hoppe, Partielles Oberlidcolobom bei einem missbildeten Fötus.
v. GRAEFE's Archiv f. Ophthalm. XXXIX. S. 307.

H. giebt die Beschreibung eines partiellen, linksseitigen Oberlidcoloboms bei einem
6—7 Monate alten Fötus, der auch mit andern Missbildungen behaftet war. In Betreff der Entstehung der Lidcolobome kommt er zu dem Schlusse, dass bei denselben
insgesammt eine einheitliche Entstehung nicht anzunehmen ist In der Mehrzahl der
Fälle verdanken sie ihre Entstehung einer aus Raumbeengung hervorgehenden An-
pressung des Amnion — meist mit consecutiver Verwachsung — gegen den Bulbus
und seine Bedeckung, durch welche die Lidentwicklung eine partielle Hemmung erfährt. Gewisse Colobome des Unterlides können aus einer zur Zeit der Lidentwicklung
an der Bildungstelle bestehenden Gesichtsspalte resultiren. Auch primäre Missbildungen des Bulbus z. B. Keratoconus, können zur Colobombildung des Lides führen.
Horstmann.

Reche, Wo soll man die optische Iridectomie machen? Archiv f.
Augenheilk. XXVII. S. 147.

R. empfiehlt die optische Iridectomie auf der temporalen Seite anzulegen, da es
nicht richtig ist, dass bei einer temporalwärts angelegten Pupille der binoculare Sehakt ausgeschlossen ist. Für die temporale Ausführung spricht die dabei geringere
Anstrengung der Convergenzkraft, die Zerstreuung der Lichtstrahlen, welche schräg
durch den dem Object zugewandten Teil der brechenden Medien gehen, und besonders
die Erweiterung des Gesichtsfeldes nach aussen. Horstmann.

Bezold, Ueber Entfernung des Steigbügels. Zeitschr. f. Ohrenheilk.
XXIV. S. 259.

B. hat in einem Falle von langjähriger Schwerhörigkeit (48jähr. Frau) beiderseits mit subjectiven Geräuschen (seit einem Jahre bestehend), bei dem sich objectiv
Recidive von Mittelohreiterung mit peristirender Perforation fanden, die Extraction
des Steigbügels auf der rechten, schlecht hörenden Seite (Fl. 2 cm untere Tongrenze C
[64 v. d], obere Tongrenze Galton 1.7. Stimme V.—7 Sec) gemacht. Unmittelbar
nach der Operation erfolgte heftiger Schwindel der bis zum 3. Tage anhielt, verstärktes
Sausen, mehrmaliges Erbrechen, hochgradige Erschlaffung und absolute Taubheit. Von
der 8. Woche an stellte sich wieder ein Rest von Hörvermögen ein, der weit hinter
dem ursprünglich vorhandenen zurückblieb. Verf. teilt den Fall besonders deshalb
mit, um im Gegensatz zu dem von dem Amerikaner JACK veröffentlichten Berichte
über auffallend günstige mit dieser Operation erzielte Resultate auf die eventuelle
Gefährlichkeit derselben hinzuweisen. Schwabach.

Gley et **Charrin,** Influences héréditaires expérimentales. Comptes
rendues 1893, Bd. 117. No. 19.

Die Verf. immunisirten 8 Kaninchen gegen den Bacillus pyocyaneus und sperrten
sie dann 15 Tage nach gelungener Immunisation mit ebensoviel nicht immunisirten
Weibchen zusammen. Sie erhielten innerhalb ca. 8 Wochen 7 lebende Junge — viele
gingen zu Grunde ohne dass eine Ursache festgestellt werden konnte. Nach 8 Monaten wurden sämmtliche Männchen und Weibchen mit virulenten Pyocyaneuskulturen
inficirt; erstere blieben am Leben, letztere starben sämmtlich; einen Monat darauf

wurden auch die Jungen inficirt und mehrere Kontroltiere; auch hier starben in der gewöhnlichen Zeit die Kontroltiere, während von ersteren zwei überhaupt am Leben blieben und die 5 anderen später als jene eingingen.

Die Verf. glauben hiedurch einen deutlichen hereditären Einfluss nachgewiesen zu haben.   Scheurlen.

Neumann, Beiträge zur Biologie anaërobiotisch wachsender gashildender Bakterienarten. Sitz.-Ber. d. Kaiser-Akademie d. Wissensch. 1893, III. S. 217.

Von den durch Bacterien producirten Gasen wurden bisher nur einzelne untersucht, niemals ist bis jetzt eine vollständige Analyse des Gasgemisches ausgeführt worden. Eine solche unternahm N. bei zwei Bacterienarten: dem von ihm sogenannten Bacillus capsulatus C. und dem bacillus pneumoniae Friedländer.

Der hiezu benutzte sehr komplicirte Apparat, welcher in einer Abbildung beigegeben ist, besteht in der Hauptsache aus 2 Teilen: einerseits aus dem Kulturgefäßs und den Transportvorrichtungen für die Gase und zweitens aus dem Analysator, der in einer Reihe zweckmäßig angeordneter Absorptionsmittel und Reagentien besteht.

Das Resultat steht in einem schroffen Gegensatz zu der aufgewendeten Mühe: der Bac. capsulatus C erzeugt in Stickstoffatmosphäre auf Nährgelatine gezüchtet Kohlensäure und Methan, der Bacillus Friedländer Kohlensäure, Spuren von salpetriger Säure, Wasserstoff und einen nicht näher von N. bestimmten Kohlenwasserstoff.

                                        Scheurlen.

Guinard, Des avantages qu'il y aurait à pouvoir substituer l'apocodéine à la codéine. Bullet. gén. de thér. 1893, No. 32.

Das Apocodeïn ist nicht, wie man bisher glaubte, ein Emeticum, sondern ein in der Wirkung dem Codeïn ähnliches Narcoticum; Tierversuche zeigten, dass das Mittel, in Dosen von 25 bis 35 mg pro kg Körpergewicht subcutan injicirt, leichten, ruhigen Schlaf ohne stärkeres Excitationsstadium hervorruft. Nach dem Erwachen waren die Tiere vollkommen wohl. Vergleiche mit Codeïn fielen zu Ungunsten des letzteren aus: der durch Codeïn hervorgerufene Schlaf war weniger ruhig und trat später ein, oft erst nach einem mehr oder minder starken krampfartigen Excitationsstadium Apocodeïn dagegen rief derartige Krampfzustände nie in grossen, therapeutisch nicht mehr in Betracht kommenden Dosen hervor. Die tötliche Dosis des Apocodeïns ist weit größer, als die des Codeïns. Auf Grund dieser Tierexperimente empfiehlt Verf. die Anwendung des Apocodeïns beim Menschen und glaubt, dass es sich als Ersatzmittel des Codeïns, namentlich bei Kindern, bewähren wird.   K. Kronthal.

Bardol, Syndromes hystériques simulateurs de la méningite. Rev. mens. des maladies de l'enf. 1893, S. 269.

Die Hysterie kann, wie bei Erwachsenen, so auch bei Kindern Krankheitsbilder hervorbringen, welche einer organischen — acuten oder chronischen — Gehirnkrankheit ausserordentlich gleichen. Die Gefahr einer Verwechslung ist dann eine sehr naheliegende, da einerseits bei den materiellen Gehirnerkrankungen der Verlauf oft unregelmäßig ist, und jedes einzelne Symptom der Gehirnkrankheiten: Kopfschmerz, Erbrechen, Verstopfung, Delirien, Somnolenz, Krämpfe, Lähmungen, selbst Fieber etc, ebenfalls hervorbringen, und die Symptome können sich in derselben Weise, wie bei den materiellen Gehirnkrankheiten gruppiren. In diesen Fällen kann oft nur die genaueste Beobachtung der Kranken auf die richtige Fährte leiten. Erbliche Belastung, hysterische Antecedentien, das sprungweise Vorschreiten der Krankheit, der Nachweis von hysterogenen Zonen, von Hemianästhesie und von anderen charakteristischen Eigentümlichkeiten der Hysterie, werden, — sofern man nur die Hysterie mit in Erwägung zieht — die Diagnose richtig stellen lassen. Sehr selten wird der Puls bei Hysterie unregelmäßig, selbst wenn er, — was bisweilen vorkommt, — verlangsamt ist. Die Pupillen sind meist gleich. — Verf. teilt einige Krankengeschichten von Kindern mit, bei denen die Hysterie zur falschen Annahme einer acuten Meningitis, einer tuberculösen Meningitis, einer Poliencephalitis geführt hatte; aber auch mit anderen Gehirnkrankheiten können Verwechslungen — wie Verf. glaubt — wohl begangen werden.   Stadthagen.

J. W. Collott, Filaria sanguinis hominis and chyluria. The Lancet 1893, Febr. 4.

C. bestätigt die Erfahrungen anderer Forscher, dass sowohl Thymol wie andere Anthelmintica zur Austreibung der Filaria sanguinis, hominis absolut unbrauchbar sind. Was die Pathologie der Chylurie anbelangt, so ist nach C.'s Ansicht die vollständige oder doch nahezu vollständige Verschliessung des Ductus thoracicus nicht die erste Ursache der Erkrankung. Vielmehr findet man genügend einschlägige Fälle, in denen ein solcher Verschluss in keiner Weise zu konstatieren ist. Die Affection ist vielmehr eine allgemeine und betrifft nicht nur einzelne Teile des Lymphgefässsystems. Es kommt aber zu einer allgemeinen Stauung der Lymphe. Daher sieht man im Verlaufe der Chylurie auffallend oft Elephantiasis des Scrotums und der unteren Extremitäten. Dazu kommt neben vielen anderen eine mehr oder weniger bedeutende Anämie und eine erhebliche Ernährungsstörung des ganzen Körpers.   C. Rosenthal.

E. G. Younger, Notes sur la thérapeutique de l'exalgine. Bulletin gén. de thérap. CXXV. No. 26.

Verf. empfiehlt das Exalgin (Methylacetanilid) als hervorragendes Antineuralgicum; oft trat schon nach 1—2 kleinen Dosen ein überraschender Erfolg ein. Bemerkenswert war die Wirkung bei einem Epileptiker, dem das Mittel zunächst nur zur Linderung seines fast unerträglichen Kopfschmerzes gegeben wurde, wobei nicht nur die Kopfschmerzen aufhörten, sondern auch die Häufigkeit der epileptischen Anfälle nachliess. Auffallend sind die sehr kleinen Dosen von 1 Gran (0 06) bis höchstens 2 Gran, mehrmals täglich, die Verf. anwandte, während man bisher Einzeldosen von 0.25 gab.   K. Kronthal.

E. Grawitz, Zur Casuistik der selteneren Herzfehler. (1. Tricuspidalstenose. 2. Pulmonalinsufficienz). Zeitschr. f. klin. Med. Bd. 123, H. 1, 2.

Der erste Fall betrifft einen 24 jährigen Mann, bei dem neben Stenose und Insufficienz der Mitralklappe und endocarditischen Veränderungen an der Aorta eine Insufficienz und Stenose der Tricuspidalklappe bestand; als charakteristisches Symptom derselben zeigte sich auch hier ein deutliches Schwirren über dem unteren Teil des Brustbeins resp. am 5. rechten Rippenknorpel. Verf. weist darauf hin, dass Frauen häufiger, als Männer, an Tricuspidalstenose erkranken und diese Affection von allen Herzfehlern die schlechteste Prognose giebt. Der zweite Fall betrifft eine 48 jährige Frau, bei der sich zu einer Insufficienz und Stenose der Mitralis eine Insufficienz der Pulmonalklappen hinzugesellte.   K. Kronthal.

Nikolajevic, Ueber die Beziehungen der Tetanie zur Hysterie. Wiener klin. Wochenschr. 1893, No. 29.

Die 26 jährige Patientin wurde schon seit ihrem 14. Lebensjahre gewöhnlich im Anschluss an heftige Gemütsaffecte zumeist von Anfällen betroffen, welche mit Herzpalpitationen Präcordialangst, Parästhesien in den Fingern begannen und während ihrer Dauer constatieren liessen, dass das Gesicht gerötet, der N. facialis übererregbar war und dass die gleiche Uebererregbarkeit auf mechanische Reize auch in den anderen sensiblen und motorischen Nerven bestand; Trousseau'sches Phänomen. Eingeleitet wurde die Attaque fast regelmässig mit einem heftigen Laryngospasmus und beschleunigter, pfeifender Atmung, worauf die typischen schmerzhaften Krämpfe mit Tetaniestellung der Hände und Beine von etwa 3 Minuten Andauer eintraten. Electrisches Verhalten der Nerven und Muskeln durchaus normal, ebenso die Ausdehnung der Gesichtsfeldes. — Im Krankenhaus wurden neben den beschriebenen Attaquen Anfälle beobachtet, welche zweifellos hysterischer Natur waren: vor allem deuteten darauf die typischen hysterischen Beuge- und Streckkrämpfe, welche zuletzt mit Opisthotonus endigten. Einmal wurde auch directes Uebergehen aus der hysterischen Krampfstellung in die charakteristische Tetaniestellung constatirt. — Verf. hält das Grundleiden der Pat. für ein hysterisches und ist der Ansicht, dass das beschriebene Zusammentreffen beider Krampfformen öfter, als beschrieben vorkommt.   Schäfer.

L. Mann, Ueber die Verminderung des Leitungswiderstandes am Kopfe als Symptom bei traumatischen Neurosen. Berl. klin. Wochenschrift 1893, No. 31.

Verf. benutzt folgende Untersuchungsmethode: Unpolarisirbare Elektroden (nach MARTIUS) von 5 × 10 cm werden an Stirn und Nacken befestigt. Es werden drei Elemente eingeschaltet und die Stromstärke am HIRSCHMANN'schen Horizontalgalvanometer beobachtet. Wenn die Stromstärke nicht mehr ansteigt, also das „relative Widerstandsminimum" erreicht ist, wird der Nadelausschlag notirt. Vermittelst Substitution des Körpers durch den Rheostaten wird nun die Gröfse des Widerstandsminimum ermittelt.

Normale Personen ergaben so 4000—6000 Ohm; Kranke, an traumatischer Neurose speciell Kopfschmerzen, Schwindel, Sausen leidend erheblich niedrigere Werte von 1500—2500 Ohm. Aehnliches fand sich auch bei Neurasthenikern mit Kopfschmerzbeschwerden und bei Hirnhyperämie. Eine derartige Hirnhyperämie mag in manchen Fällen von traumatischer Neurose (mit Kopfschmerzen etc.) vorhanden sein, wofür weiter noch die Thatsache spricht, dass M. auch bei Einathmungen von Amylnitrit den Widerstand sinken sah.

Fehlt das Symptom, so spricht es zwar nicht gegen das Bestehen der geklagten Beschwerden, ist aber bei positivem Ausfall der Untersuchung wohl als ein Beweis für das wirkliche Vorhandensein derselben zu verwerten.   Bernhardt.

S. S. Brown, Gunshot injury of the Great Sciatic Nerve. Medical News 1892, 22. Oct.

Ein 35jähriger Mann hatte 7 Wochen lang nach einer Schusswunde in der rechten Hüfte (mittelst Pistolenkugel) die heftigsten Schmerzen im Gebiete des Nervus Ischiadicus, dessen Muskeln schmerzhafte Spasmen und Crampi zeigten. Da man eine Verwachsung des Nerven mit der Narbe annahm, wurde zwei Monate nach der Verwundung eine Incision in der Mittellinie der Hüfte (Dorsalteil) gemacht; man fand den Ischiadicus mit einer narbigen Schwiele verwachsen; er schien verdickt und wurde von derselben befreit; einige Tage nach der Operation liefs der Schmerz nach, um dann allmälig völlig zu schwinden.   Kalischer.

Bücklers, Zwei Fälle von autochthoner Hirnsinusthrombose. Arch. f. Psychiatrie u. Nervenkrankheiten 1893, XXV. 1. H.

Im ersten Fall wurde eine 32jährige Köchin, die seit einem Jahre an zeitweiligem Kopfschmerz und Erbrechen litt, plötzlich bewusstlos und zeigte eine linksseitige Hemiparese. Bei bald freiem, bald benommenem Sensorium traten in den nächsten Tagen auf: linksseitige Ptosis, linksseitige Facialisparese, Coma und Exitus letalis. Die Section erwies eine Thrombose sämmtlicher Hirnsinus und Hirnvenen; es fehlten alle Symptome der Sinusthrombose, wie Anschwellung und Füllung der Venen, Oedem, Schweifse, circumscripte Cyanose etc. aussen am Schädel. Auffallend war die prämortale Temperatursteigerung. Aetiologisch liefsen sich Caries, Tumor, Intoxication, Marasmus nicht nachweisen, es bestand nur Gravidität und vielleicht Chlorose. — Im zweiten Fall erkrankte ein 16 jähriges Mädchen plötzlich mit Schüttelfrost und heftigen Kopfschmerzen; dazu traten Benommenheit, rechtsseitige Ptosis, rechtsseitige Pupillenerweiterung, Coordinationsstörungen an den Extremitäten, schwankender Gang, Abschwächung der Sehnenreflexe, Genickstarre, Temperatursteigerungen, Schwäche der Arme und des linken Beines, Strabismus divergens rechts, Frequenz des Pulses und der Respiration, Coma, Exitus letalis. Bei der Section waren der Sin. longitud. sup., Sin. rect., Sinus transversus total durch zum Teil adhärente Thromben obturirt. Aetiologisch kommt hier die hochgradige Chlorose in Betracht.　　　　Kaltscher.

M. Friedländer, Pichi (Fabiana imbricata), ein Mittel gegen Krankheiten der Harnorgane. (Aus Dr. LASSAR's Klinik). Therap. Monatsh. 1893, Juli.

Pichi ist eine in Südamerika heimische, als Volksmittel gebrauchte und auch von dortigen Aerzten vielfach empfohlene Pflanze. Verf. versuchte ein von E. Merck hergestelltes Extractum Pichi-Pichi fluidum, eine dunkelbraune Flüssigkeit von angenehmem Geruch und intensiv bitterem Geschmack, namentlich bei Krankheiten, über welche schon günstige Berichte vorliegen, so bei Cystitis, Prostatitis, Neurosen des Harnapparates, acuter Gonorrhoe, Epididymitis und liess die Pat., nachdem er sich überzeugt hatte, dass bei Gesunden selbst Dosen von 15—20 g keine unangenehme Nachwirkung haben, dreimal täglich einen Theelöffel voll nehmen. Eine günstige Wirkung, die wohl auf den hohen Gehalt des Mittels an Harzsäure und Tannin zurückzuführen ist, war besonders bei mit stärkerer Eitersecretion einhergehenden Erkrankungen, wie bei acuter Gonorrhoe und Cystitis, zu constatiren. Da das Extract Störungen seitens der Nieren oder Hautausschläge niemals veranlasste, auf die Verdauung sogar anregend wirkte, hält Verf. es für geeignet, den Bals. Copaivae, das Ol. Santali und Ol. Terebinth. bei dem genannten Leiden zu verdrängen.　　　　H. Müller

---

Funk, Behandlung des acuten Trippers. Monatsh. f. pract. Dermat. XVII. No.1.

Bei einem ersten Tripper übt Verf. im initialen Stadium d. h. in den ersten Tagen, so lange nur ein spärlicher, schleimiger Ausfluss besteht, eine Abortivmethode, welche so ziemlich jede Gonorrhoe coupiren soll und die darin besteht, dass der vordere Teil der Harnröhre, in der Ausdehnung von etwa 8 cm vermittelst des Ultzmann'schen Pinselapparates mit einer 3—4 proc. Lapislösung ausgewischt wird. Das Verfahren wird am 3. Tage wiederholt, in der Zwischenzeit wird in den folgenden Tagen die Ricord'sche Mixtur eingespritzt. Im eigentlichen acuten Stadium des Trippers verzichtet Verf. auf Injectionen, wie auf die Balsamica und beschränkt sich auf die Verordnung von Ruhe, warmen Bädern, geeigneter Diät. Durch diese exspectative Behandlung soll die Schleimhaut der Harnröhre eine relative Immunität gegen die Gonococcen erlangen, der Pat. gegen acute Nachschübe geschützt sein. Im terminalen Stadium mit spärlichem, schleimig-eitrigem Secret wirkte am zuverlässigsten Ol. Santali zu 15 Tropfen 2—3 Mal täglich, daneben kalte Abreibungen, Flussbäder. — Bei neuerlicher Tripperinfection lässt F. im Beginn Injectionen mit Ricord'scher Mixtur event. abwechselnd mit Lapislösung 1:4000 machen, geht aber bei eitrigem Ausfluss wieder zu der exspectativen Behandlung über.　　　　H. Müller.

J. Noir, De l'action de la chaleur, dans la trichophytie (herpès circiné et teigne tondante). Progrès med. 1893, No. 35.

Nachdem Verf. einige Fälle von sehr hartnäckigem Herpes tonsurans der Hände und Arme unter dem Gebrauche einfacher heisser Bäder rasch hatte heilen sehen, versuchte er ein ähnliches Verfahren auch bei dem Herpes tonsurans des behaarten Kopfes und erzielte mit demselben, ohne Epilation, sehr günstige Erfolge. Nach Kurzschneiden der Haare wurde der Kopf gründlich abgeseift und dann mit Compressen bedeckt, die in eine auf 50° erwärmte ½ p. m. Sublimatlösung getaucht waren. Ein darüber befestigter undurchlässiger Stoff vollendete den Verband, der täglich erneuert wurde.   H. Müller.

W. W. Heelas, A report on twelve cases of induction of labour by Champetier de Ribes' bag. The Lancet 1893, 26. Aug.

H. hat in 8 Fällen von engem Becken zur Einleitung der Geburt die Blase von Champetier de Ribes angewandt; ferner in je einem Fall von Uterusfibrom, von Parametritis, von Hämorrhagie, und von frühzeitigem Blasensprung; in fünf Fällen wurde vorher die BRAUNS'sche Blase oder ein Bougie eingelegt. — Die Geburten waren mit einer Ausnahme 12 Stunden nach der Einlegung der Blase beendet; die Blase wurde mit einer Sublimatlösung (1:4000) angefüllt.   A. Martin.

A. Hinterberger, Neunzehn Fälle von Bauchfell-Tuberculose. (Aus der geburtshilflich - gynäkologischen Klinik des Herrn Prof. Dr. R. CHROBAK in Wien). Wiener klin. Wochenschr. 1893, No. 38.

Bei der Therapie der Bauchfelltuberculose haben verschiedene Methoden günstige Erfolge aufzuweisen, die grösste Zahl hat die Incision zu verzeichnen. Eine Heilung durch Incision darf man nicht vor Ablauf längerer Zeit annehmen. Die Diagnose dieser Krankheit ist fast nur durch die Incision in exacter Weise zu stellen.

Aus den bis jetzt angeführten 12 Krankengeschichten, aus den Jahren 1887 bis Mitte 1893 stammend, geht hervor:

2 Fälle sind als geheilt entlassen, davon ist die eine seit 4 Jahren arbeitsfähig.

5 Fälle sind gebessert entlassen, doch innerhalb ½—1 Jahres in ihrer Heimat zum exitus gekommen, zwei davon durch phthisie pulmon.

2 Fälle wurden nach 2—3 wöchentlicher Behandlung mit dem früheren status entlassen.

3 Fälle starben einige Wochen nach der Operation.   A. Martin.

J. Hofmann, Acht Fälle von mit Cholera complicirter Schwangerschaft. Petersb. med. Wochenschr. 1893, No. 40.

Die Cholera verläuft bei schwangeren Frauen meist letal. Von 8 Fällen verliefen 2 ohne Abort, 6 mit Abort resp. Frühgeburt. 6 Fälle kamen zum exitus, 2 zur Genesung, davon hat 1 Frau nicht abortiert.   A. Martin.

Plugge, Over de toxische werking van het alcaloïde van Sophora tomentosa L. Weekbl. van het Nederl. Tijdschr. voor Geneesk. 1893, No. 5.

Das Sophorin scheint in seiner Wirkung bei Tieren identisch mit dem Cytysin zu sein. Es verursacht Verlangsamung der Atmung, schliesslich Lähmung, Stillstand des Herzens in Diastole.   George Meyer.

Die Arbeit W. EBSTEIN's: „Ueber die Diagnose beginnender Flüssigkeitsansammlungen im Herzbeutel", referirt im Centralbl. 1893 S. 811, ist im Original in VIRCHOW's Archiv Bd. 130, S. 418 erschienen.

Einsendungen für das Centralblatt werden an die Adresse des Hrn. Prof. Dr. M. Bernhardt (Berlin W Französische Stra'se 91) oder an die Verlagshandlung (Berlin NW., 68. Unter den Linden) erbeten.

Verlag von August Hirschwald in Berlin. — Druck von L. Schumacher in Berlin.

Wöchentlich erscheinen
1—2 Bogen; am Schlusse
des Jahrgangs Titel, Na-
men- und Sachregister.

Centralblatt

für die

medicinischen Wissenschaften.

Unter Mitwirkung von
Prof. Dr. H. Senator und Prof. Dr. E. Salkowski,
redigirt von
Prof. Dr. M. Bernhardt
in Berlin.

Preis des Jahrgangs
20 Mark; zu beziehen
durch alle Buchhandlun-
gen und Postanstalten.

1894.   20. Januar.   No. 3.

Inhalt: SAAKE, Studien über Glycogen. — BARRÉA, Wasser- und Stickstoffausscheidung durch Galle und Harn. — STEICKER, Ueber die Quellen der Eiterung.
— ARNHEIM, Fall von Beckenfractur und Harnblasenverletzung. — KOCH, Einige
operative Ohrenaffectionen. — BUCHNER, Ueber Choleratheorien. — HAUSER, Er-
nährung mit RIETH'scher Milch. — JAQUET, Wirkung des Malakins. — MATHES,
Zur Entstehung des runden Magengeschwürs. — BLOCQ u. MARINESCO, Fall von
hereditärer Muskelatrophie. — NEEBE und UNNA, Ueber den Pleomorphismus der
Favuspilze. — HÜBERMANN, Primäre Genitaltuberculose.
    ROUGST, Endigung der motorischen Nerven in den Muskeln. — HORBACZEWSKI,
Analyse seltener Harnsteine. — RIWOSCH, Allgemeines über den Tierharn. — KAN-
TOROWICZ, Entstehung der allgemeinen Carcinose. — KÜSTER, Fall von Resection
des Ureters. — ROMMEL, Wirkung von Herzgiften auf das Auge. — SCHMIDT und
ACHOFF, Bacteriologie der Pyelonephritis. — WILLIS, Pleuroempyem, nach dem Nabel
durchbrechend. — OTTO, Ueber Peripleuritis tuberculosa. — KROGER, Einfluss des
constanten Stroms auf Bacterien. — FIMOFF, Zur Kenntniss des Erythems und der
Purpura. — SCHAUTA, Ueber die Adnexoperationen. — KÓSSA, Wirkung des Pikrotoxins.

W. Saake, Studien über Glycogen. Zeitschr. f. Biol. XXIX. S. 439.
Gegenüber der von FRÄNKEL bestimmt ausgesprochenen Ansicht, dass das Glycogen gar nicht als solches in der Leber präformirt sei, sondern erst bei der Behandlung derselben aus einer
Verbindung, vielleicht mit Eiweifs, abgespalten werde, weist Verf.
darauf hin, dass möglicherweise nur die Diffussionsverhältnisse
für den Austritt des Glycogens sehr ungünstig sein und sich so
erklären könnte, dass die Leber an kaltes Wasser kein Glycogen
abgiebt. Verf. hat zunächst um diese Vermuthung zu prüfen,
viele Gewebe, welche normaler Weise Glycogen enthalten, mikro-
kopisch und zwar die Leber des erwachsenen Organismus frisch
und nach Härtung mit verschiedenen Mitteln, ferner die Organe
von Embryonen untersucht und gelangt dabei zu folgenden Schlüssen:
    1) Das Glycogen ist an eine Trägersubstanz, wie das Hämo-
globin an das Blutkörperstroma gebunden.

XXXII Jahrgang.

2) Beide Substanzen, das Glycogen sammt der Trägersubstanz sind normaler Weise in den Hohlräumen des Protoplasmas eingeschlossen, nur beim Foetus kommen Gebilde vor, welche durch Desquammation der glycogenführenden Zellen oder nach dem Typus der Schleimsecretion der Becherzellen frei werden.

3) Eine Membran oder eine selbständige Form kommt der Trägersubstanz nicht zu, sondern sie passt sich dem disponibeln Raum an. Kommt sie, wie beim Fötus frei vor, so nimmt sie, wie alle Flüssigkeiten, welche sich mit dem Medium, in dem sie sich befinden, nicht mischen, Kugelgestalt an.

4) Die Trägersubstanz wird durch Alcohol coagulirt und quillt in wässrigen Flüssigkeiten, ohne sich zu lösen. Trichloressigsäure coagulirt sie nicht, deswegen kann die Trägersubstanz nicht aus gewöhnlichem Eiweifs bestehen. Aus diesen Verhältnissen erklärt sich, dass durch Verreiben der Leber mit Alcohol hergestelltes Leberpulver an kaltes Wasser so wenig Glycogen abgiebt.

Weiterhin stellte Verf., nachdem er darauf hingewiesen, dass bereits Angaben über den Glycogengehalt von Auszügen der Organe mit kaltem Wasser vorliegen, Versuche darüber an, ob und inwieweit sich Glycogen durch Wasser oder physiologische Kochsalzlösung extrahiren lässt. Es zeigte sich, dass embryonale Organe an Wasser bei wiederholter Erneuerung des Wassers reichlich Glycogen abgeben: in einem daraufhin untersuchten Falle soweit, dass bei nachträglicher Extraction mit Trichloressigsäure nur noch etwa $^1/_{10}$ des vorher erhaltenen Glycogens gewonnen wurde. Etwas abweichend davon verhalten sich hierbei die embryonalen Muskeln (vgl. hierüber das Orig.). Durch vielfach modificirte Versuche an der Leber von Kaninchen und Schafen zeigte Verf. fernerhin, dass sich durch kaltes Wasser fast alles Glycogen (etwa 80 pCt. des vorhandenen) extrahiren lässt, wenn man nur dem indiffusibeln Glycogen die Möglichkeit der Lösung giebt durch Zersprengung der Protoplasmaschichten durch Gefrierenlassen. Selbst wenn die Eiweifskörper der Lebersubstanz vorher durch Alcohol coagulirt sind, erhält man ähnliche Resultate.

Ein sehr auffälliges Ergebniss lieferten Versuche, bei welchem eine mit Glycogen versetzte Eier- oder Serumalbuminlösung durch Alcohol coagulirt und das abgetrennte Coagulum durch aufeinanderfolgende Behandlung mit kaltem Wasser, Extraction mit 5 procent. Trichloressigsäure, Kochen mit Natronlauge auf Glycogen untersucht wurde. Es konnte durch alle 3 Operationen zusammen nur rund 30 pCt. des Glycogens wiedererhalten werden, die Hauptmenge schon durch Extraction mit kaltem Wasser. Eine Erklärung für diese Beobachtung ist vorläufig nicht zu geben.   E. Salkowski.

Barbéra, L'azoto e l'acqua nella bile e nelle urine. Mem. della Accad. di Bologna. Ser. V. T. III. p. 471.

Einen Hund von 14 kg mit permanenter Gallenfistel hat Verf.

abwechselnd mit gemischter Kost (Brod und Fleisch), mit Eiweifskost (Fleisch), mit Fett (Butter) und mit Kohlehydraten (Rohrzucker) gefüttert und während jeder Fütterungsperiode 24 Stunden
hindurch den gesammten Harn und die Galle aufgefangen; ebenso
während einer Hungerperiode. So hat Verf. (unter ALBERTONI's
Leitung) gefunden, dass das Wasser und die N-haltigen Substanzen, welche durch die Galle ausgeschieden werden (Taurocholsäure, Farbstoffe, Mucin, Lecithin), weit entfernt von der verfütterten
N-Menge abzuhängen, vielmehr in enger Beziehung zu der Menge
der Galle steht. Am geringsten ist die N-Menge in der Galle bei
Kohlehydratfutter, ½ mg per Kilo und Stunde, etwas gröfser 0.8 mg.
beim Hunger und bei Fleischfutter, am grössten, 1 mg, bei gemischtem Futter. Um eine gegebene Menge Galle zu bereiten,
braucht die Leber eine bestimmte Menge N und Wasser, die sie
dem Blut stets in gleicher Menge entlehnt, gleichviel ob das Blut
viel oder wenig davon enthält. Welches auch die Fütterungsart
ist, scheint die Zusammensetzung der secernirten Galle dieselbe zu
sein, nur dass die Menge derselben verschieden ist und zwar am
grössten bei gemischtem und bei Fettfutter, am kleinsten beim Hunger
und bei Kohlehydratfutter. Die N-Ausscheidung durch die Galle
ist von der N-Ausfuhr durch den Harn durchaus unabhängig.

J. Munk.

S. **Stricker,** Ueber die Quellen der Eiterung. Wiener klin. Wochenschrift. 1893. No. 47.

Verf. demonstrirt eine normale und eine (nach ihm) in Eiterung begriffene Katzencornea an Präparaten seines Assistenten
STOCKMAYER. Die letztere zeigt innerhalb der normalen Hornhautkörperchen Scheidewände, sogen. Zwischensubstanzen, die sich aus
dem Zellprotaplasma bilden sollen und sich an mit Lapis infernalis
behandelten Präparaten dunkel abheben. Verf. will auf Grund
dieser Befunde die Existenz von Saftkanälchen in der Hornhaut
abstreiten. Weiterhin versucht derselbe, eine Theorie des Infiltrats
und der Vereiterung aufzustellen. Das Infiltrat entsteht, indem das
ein zusammenhängendes Ganze bildende Zellennetz auf Kosten der
die Zwischenräume ausfüllenden Grundsubstanz zu schwellen beginnt; zugleich beginnen die einzelnen Zellen durch Bildung der
oben erwähnten Zwischensubstanzen eine Teilung einzugehen. Ob
Verf. die Umwandlung der Randzone der Grundsubstanz in Zellen
auf dem Wege der STRICKER-GRAWITZ'schen Schlummerzellen vor
sich gehen lassen will, ist bei der sehr bilderreichen Sprache des
Verf. nicht klar ersichtlich. Schliefslich sollen die ursprünglichen
Inseln von Grundsubstanz gänzlich in Zellen umgewandelt werden.
Nun spalten sich die Zellen an der Stelle der Zwischensubstanzen
von einander ab; sie weichen aus einander, die zuerst infiltrirte
Cornea ist nun vereitert.

4*

Daſs diese Theorie den jetzt herrschenden, noch auf dem letzten internat. Congreſs zu Berlin 1890 festgelegten Anschauungen zuwiderläuft, ist klar. Denn so sehr dieselben auch den Geweben Recht widerfahren lassen, zur Entstehung einer Eiterung halten sie doch die Leucocyt en in· erster Stelle für erforderlich.

M. Rothmann.

Arnheim, Ein Fall von Harnblasenverletzung verursacht durch Beckenfractur. (Aus der chir. Abth. des israelitischen Krankenhauses in Hamburg). Deutsche med. Wochenschr. 1893. No. 18.

Eine 41 jährige Frau hatte sich in einem Anfall von Geistesstörung durch Sturz vom 3. Stock auf das Straſsenpflaster auſser einer Splitterfractur des rechten Humerus, kleineren Kopfwunden und mehreren Rippenbrüchen eine Beckenverletzung zugezogen. Es bestand Schmerzhaftigkeit der Beckenknochen und Anschwellung der Weichteile des Beckenringes. Der Catheter entleerte ca. 12 Stunden nach der Verletzung nur wenige Eſslöffel einer dicken, aus halbgeronnenem Blut bestehenden Flüssigkeit. Ueber der Blase fand sich beiderseits handbreite Dämpfung, die Inguinalfalten waren verstrichen, Symphyse deutlich beweglich, beide Spinae ant. sup. il. lassen sich gegeneinander drücken und federn beim Loslassen: beim Umwenden Crepitation über Symphyse und Kreuzbein. Nach Eröffnung des Abdomen bei Beckenhochlage durch einen rechts quer über der Symphyse verlaufenden, den M. rect. abdom. trennenden Schnitt von 8 cm Länge und Entleerung von ca. 300 ccm urinöser Flüssigkeit sieht man den Ram. horiz. pub. dext. schräg durchbrochen und mit Hilfe eines in die Blase geführten männlichen Catheters ein wahrscheinlich durch das äussere spitze Fragment erzeugtes 2 cm groſses fetziges Loch der vorderen Blasenwand. Das Peritoneum war sichtbar, aber nicht verletzt. Nach Schluss des Loches durch 12 die Schleim- und Muskelhaut interessirende Catgut-Nähte und eine zweite Seidennahtreihe entdeckte man bei Injectionsversuchen auf der linken Seite einen zweiten ca. 1 ½ cm langen schräg nach unten verlaufenden und etwas tiefer gelegenen Riss, dem ebenfalls eine Fractur u. zw. des linken horizontalen Schambeinastes entsprach. Schluss der Rissstelle erfolgte wie rechts nach Verlängerung der Bauchdeckenincision nach links. Letztere wurde mit Jodoformgaze tamponirt und ein mit Heberschlauch verbundener Verweilcatheter applicirt. Die Nachbehandlung war durch Decubitus und Tobsuchtsanfälle complicirt; am 20. Tage trat plötzlich eine schnell tötliche Mastdarmblutung ein. Mangels einer Section konnte die Quelle der Blutung nicht entdeckt werden. Die Inspection der Blase ergab völlige Verheilung der Blasenrisse, dagegen vorn links ein kraterförmiges Geschwür der äusseren Blasenwand, hervorgerufen durch Druck eines Fracturendes.

P. Güterbock.

Koch, Einige operative Ohrenaffectionen. Berliner klin. Wochenschr. 1893, No. 45.

K. berichtet über 5 Fälle complicirter Mittelohreiterungen, die von ihm auf der Köhler'schen Abth. in der Charité (Berlin) operirt wurden. Der 1. Fall betrifft ein 22jähriges Mädchen, bei welchem schon 2 Mal die Trepanation des rechten Warzenfortsatzes gemacht worden war. Mehrere Monate nach der Aufnahme der idiotischen Patientin fand man einen Fremdkörper in dem kranken Ohr, nach dessen Entfernung (es war eine Jetperle) ein 2. Fremd·körper erscheint, dessen Entfernung nur durch Ablösung der Ohrmuschel und Abmeiſselung der hinteren Gehörgangswand gelingt. Auch dieser 2. Fremdkörper war eine Jetperle. Bei der Operation wurde mit Pincette und scharfem Löffel auch noch eine grauglänzende Membran entfernt, die einen leeren Hohlraum mit glatten Wandungen von Haselnussgröſse auskleidete. Auf die Wundflächen wurden 2 aus den häutigen und einem Teil des knorpligen Gehörgangs gebildete Lappen auftamponirt. Die Membran ist nach Verf. als „ein in Bildung begriffenes Cholesteatom aufzufassen, das noch nicht Zeit gehabt hat, seine Schichten abzustoſsen und seine Lamellen zu bilden". Im 2. Falle handelte es sich um einen 39jähr. Mann, der wiederholt an subacuten Mittelohrentzündungen gelitten hatte und bei dem wegen zunehmender Schwellung hinter dem linken Ohre, Vorwölbung der hinteren oberen Gehörgangswand die Trepanation des Proc. mast. gemacht wurde. Unter der morschen Corticalis erschien der Knochen mit Granulationen durchsetzt, hie und da ein miliarer Abscess mit dünnem Eiter. Die Granulationen reichen nach hinten bis zum Os occipitis nach oben bis zur Dura und in die Tiefe noch über das Antrum hinaus und lassen sich bis zum Annulus tympanicus u. die Decke des Kuppelraums verfolgen. Die Operation konnte deshalb nicht beendet werden. Trotz Vernarbung der Wunde bleibt erhebliche Schwellung hinter dem Ohr zurück, der Gehörgang ist schlitzförmig verengt und später zeigt sich derselbe an mehreren Stellen von Granulationen durchbrochen. Verf. glaubt, dass es sich im vorliegenden Falle um eine primäre Ostitis des Schläfen- und Hinterhauptbeines gehandelt habe. — Im 3. Falle, einen 39jährigen Phthisiker mit linksseitiger, chronischer Mittelohreiterung betreffend, wurde wegen Anschwellung des betreffenden Warzenfortsatzes die Trepanation desselben vorgenommen. Es fanden sich stark blutende Granulationen und noch nicht völlig gelöste Sequester in dem in eine groſse Höhle verwandelten Proc. mast. Die Sequester stieſsen sich später spontan ab, ebenso die hintere Gehörgangswand. Der Knochen zeigt sich überall cariös; später trat Facialisparalyse ein, 2 Monate nach der Operation Exitus letalis an einem „subacuten pneumonischen Schub". Bei der Obduction fand sich ausgedehnte Caries und cariöse Zerstörung des ganzen Mittelohres, von den Gehörknöchelchen nur der Steigbügel erhalten. Die Schleimhaut des Ost. tymp. tub. mit Tuberkelknötchen durchsetzt. — In den

beiden letzten Fällen handelte es sich um Mittelohreiterungen mit
tötlichem Ausgang durch Kleinhirnabscess. In dem einen Falle
(20jährige Arbeiterin) wurde die Aufmeisselung und Ausräumung
des Antr. mastoid. wegen der Mittelohreiterung vorgenommen;
8 Tage darauf Exitus letalis. Bei der Obduction fand sich ein
von Granulationen umgebener taubeneigrofser mit zähem Eiter gefüllter Abscess in der rechten Kleinhirnhemisphäre. In dem anderen Falle wurde ebenfalls zunächst die Aufmeisselung und Ausräumung des Antrum mastoid. vorgenommen und, a's nach wenigen
Tagen wieder bedrohliche Erscheinungen (Gleichgewichtsstörungen,
Nystagmus etc.) auftraten, die an einen Kleinhirnabscess denken
liefsen, die Trepanation des Schädels an der lateralen Partie des
Os occipitalis gemacht. Da die wiederholte Punction des Kleinhirns keinen Eiter ergab, wurde die Punction des Schläfenlappens
angeschlossen; auch hier kein Eiter nachzuweisen, ebenso wenig bei
der am nächsten Tage wiederholten Punction. 8 Tage später Exitus
letalis. Bei der Obduction findet sich Meningitis basilar. Vom
Hirnstiel aus geht die Infiltration in die Tiefe und führt auf einen
wallnussgrofsen Abscess. Derselbe ist mit grünlich gelben Eiter
gefüllt, ziemlich scharf abgekapselt. Die Lage des Abscesses entspricht der vorderen unteren Region der linken Kleinhirnhemisphäre.
Sinus transversus thrombosirt; der horizontale Bogengang in der
Ausdehnung von 4 mm cariös und in der Mitte dieser Partie
durchlöchert.   Schwabach.

Buchner, Ueber Choleratheorien und die Nothwendigkeit weiterer
  Choleraforschungen. Deutsche Vierteljahresschrift f. öffentl. Ges.-Pflege
  1893, XXV. S. 432. ·

In der Einleitung zu vorliegender ausserordentlich interessanter
Arbeit betont B., dass er sie nur für solche geschrieben habe, denen
die Nothwendigkeit weiterer Aufklärung in Choleraangelegenheiten
feststehe; wer mit der denkbar einfachsten Vorstellung der direkten
oder indirecten Uebertragung sich begnüge, für den mangelt das
Bedürfniss nach weiterer Forschung.

Im ersten Abschnitt bespricht B. die kontagiöse Lehre Koch's;
sie besagt, dass der Kommabacillus der Erreger der Cholera ist,
und dass jeder Fall nur durch Aufnahme desselben, sei es direkt
oder indirekt, von Wäsche. Speisen, Trinkwasser zu Stande komme.
Den Besonderheiten der Choleraausbreitung trägt sie keine Rechnung, die Cholera wird prinzipiell nicht von Tuberkulose, Milzbrand
oder Tetanus unterschieden; eine epidemiologische Theorie ist sie
also nicht, da sich z. B. Cholera epidemiologisch sehr von den drei
genannten Krankheiten unterscheidet. Und gerade diese Unterscheidungsmerkmale müssen bei einer Theorie zum Ausdruck kommen, die Choleraepidemie, nicht der Einzelfall muss berücksichtigt
werden.

Das hervorstehendste Symptom ist die Abhängigkeit der Choleraepidemien von Jahreszeit und Witterung; diese findet in der Koch'-
schen Lehre keinen Ausdruck, ebenso verhält es sich mit der örtlichen Disposition, die B. an dem Beispiel von Neapel erläutert;
er ist der Ansicht, dass die Abhängigkeit der Cholera von örtlichen
Verhältnissen in Deutschland mehr und mehr verwischt wird, in
Folge der Assanirung der Städte, ein Vorläufer des gänzlichen
Verschwindens der Cholera aus Deutschland, ein Vorgang wie er
bereits in England zu beobachten gewesen ist.

Ganz unerklärt lässt die Koch'sche Lehre den häufigen Widerspruch zwischen der Reichlichkeit des Kommabacillenbefundes und
der Schwere der Krankheit. Als auffallendsten solchen Fall bezeichnet B. die Selbstinfection Pettenkofer's: massenhaft Cholerabacillen in den Dejectionen und keine Vergiftungssymptome; noch
deutlicher sprechen die Fälle Rumpel's, der bei anscheinend Gesunden Kommabacillen fand.

Die localistische Theorie erwähnt B. im 2. Abschnitt, die er
selbst mit einigen geringen Abweichungen von der streng Pettenkofer'schen Theorie vertritt. Das Pettenkofer'sche x, der Cholerabacillus kann — das geht für B. aus den vortrefflichen Pettenkofer'schen Beobachtungen hervor, — wohl Diarrhoe erzeugen, das
Pettenkofer'sche y: die zeitlich-örtliche Disposition niemals specifische Vergiftungserscheinungen.

Bekanntlich wurde von Hüppe ein „ektogenes Stadium" des
Cholerabacillus behauptet, d. h. er stellte die Theorie auf, dass dem
ektogenen saprophytischen Wachstum des Cholerabacillus eine ganz
besondere epidemiologische Bedeutung zukomme. Dies hält B.
einmal durch den Versuch, zweitens durch die epidemiologische
Erfahrung namentlich der Winterepidemien für direkt ausgeschlossen,
da bei den beobachteten Winter-Temperaturen die Cholerabacillen
gar nicht mehr wachsen können.

Des Genaueren geht B. an der Hand der 1873/74er Münchener
Epidemie auf die zeitlich örtliche Disposition ein; diese Epidemie
verlief bekanntlich in 2 Abschnitten, sie herrschte zuerst stark im
August, setzte im September vollständig aus und kam im Dezember
mit erneuter Heftigkeit wieder. Im September herrschten starke
Regenfälle. Dieses Aufhören im September kann sich B. nur durch
eine Aenderung der Bodenverhältnisse offenbar in Folge des Regens
denken und stellt, als Analogon die Malaria heranziehend, eine
diblastische Theorie auf. Er vermuthet einen protozoonartigen
Mikroorganismus, der wie die Malariaplasmodien vom Boden und
dessen Feuchtigkeitsverhältnissen abhängt, in die Darmepithelien
eindringt und durch deren Zerstörung die Resorption der Cholera-
bacillentoxine ermöglicht. Diese Annahme erklärt dann auch den
inneren Zusammenhang der Cholera nostras mit der asiatica, und
das häufige Auftreten von Diarrhöen bei Choleraepidemien, ohne
dass Kommabacillen gefunden werden; hier hat nur das supponirte

Protozoon vielleicht in Begleitung anderer Bacterien, z. B. des Bacterium coli-commune eingewirkt.

Es erhellt klar, dass diese diblastische Theorie auch gleichzeitig andere Choleraeigentümlichkeiten wie das Befallenwerden gewisser Bevölkerungsgruppen wie Schiffer etc. hinreichend erklärt.

Scheurlen.

Hauser, Eine neue Methode der Säuglingsernährung. Berliner klin. Wochenschr. 1893, No. 33.

Dem Cemiker Dr. REINER RIETH ist es gelungen, aus der Kuhmilch ein Präparat darzustellen, welches der Frauenmilch in den physikalischen und chemischen Eigenschaften näher kommt, als alle bisher bekannten. Die Hauptschwierigkeit bei der Herstellung von Kuhmilchmischungen besteht darin, das richtige Verhältniss der Eiweifskörper zu einander herzustellen. Verdünnt man die Kuhmilch mit Wasser, bis ihr Caseingehalt dem der Frauenmilch gleich ist, so enthält das Gemisch viel zu wenig Albumin. Um diesen Unterschied auszugleichen, darf nur ein in der Hitze nicht gerinnbarer Eiweifskörper verwendet werden. Einen geeigneten Körper fand RIETH in der durch Erhitzen von Hühnereiweifs über 130° C entstandenen Albumose. — Keine Schwierigkeit bereitet es, den geringeren Fett- und Zuckergehalt durch passenden Zusatz von Sahne und Milchzucker zu dem Kuhmilchgemisch auf den Procentgehalt der Frauenmilch zu erhöhen.

Mit dieser RIETH'schen „Albumosenmilch" hat Verf. ausgedehnte Versuche angestellt. Er stellte zunächst fest, dass dieselbe bei Zusatz von künstlichem Magensaft oder Lab ebenso feinflockig, wie Frauenmilch, gerinnt; auch die von Kindern durch Speien regurgitirte Milch hat dieselbe feinflockige Beschaffenheit.

Diese Milch kann ebenso gut Neugeborenen, wie älteren Säuglingen, unverdünnt gereicht werden, und genügt als ausschliefsliche Nahrung den Kindern etwa bis zum Alter von 7 bis 12 Monaten. Kinder, die bei Kuhmilchfütterung schlecht gediehen oder dyspeptisch geworden waren, zeigten bei Ernährung mit Albumosenmilch dieselben günstigen Veränderungen, wie man sie sonst durch die Ammenbrust erzielt. Die Dyspepsie schwand, und selbst schwächliche Säuglinge nahmen an Gewicht zu. — Weniger günstig waren die Erfolge bei den Tag und Nacht quälenden Koliken der Säuglinge, wo diese neben anderen dyspeptischen Symptomen bestanden. In diesen Fällen scheint die Brustmilch den Vorzug zu verdienen. — Bemerkenswert ist noch, dass die Stühle und Flatus der mit Albumosenmilch ernährten Kinder meist sehr übel riechen.

Stadthagen.

A. Jaquet, Ueber die pharmakologische und therapeutische Wirkung des Malakins. Corr. f. Schweizer Aerzte 1893, No. 18.

Das Malakin (der Name stammt von μαλακός, mild) ist ein Salicylderivat des p. Phenetidins; es bildet kleine, hellgelbe, feine Nädelchen, die bei 92°C schmelzen, ist in Wasser unlöslich, schwer löslich in kaltem, leichter in heifsem Alcohol. In kohlensauren Alkalien ist es unlöslich, dagegen löst es sich mit gelber Farbe in Natronlauge; schwache Mineralsäuren, z. B. 0.3 pCt. Salzsäure zerlegen es in Salicylaldehyd und p. Phenetidin. Diese letztere Eigenschaft ist zur Entfaltung seiner Wirksamkeit wichtig, da es sonst als unlösliches Präparat nicht resorbirt werden würde. Nachdem Versuche am Tier gezeigt hatten, dass dem Mittel temperaturherabsetzende Eigenschaften zukommen, und zwar ohne dass dabei der Blutdruck sinkt, wandte J. das Malakin auch beim Menschen an. Bei acutem Gelenkrheumatismus ergaben Dosen von 4-5-6 g pro die sehr zufriedenstellende Resultate, wo bemerkt sein mag, dass 4 g Malakin etwas mehr als 2 g Salicylsäure repräsentiren. Interessant ist sein Verhalten als Antipyreticum: 1 g vermag die Temperatur um 1—1.5 Grad herabzusetzen, aber, im Gegensatz zu Antipyrin und Antifebrin, die ihre Wirksamkeit recht schnell zu entfalten pflegen, tritt hier der Temperaturabfall erst nach 2 Stunden auf; es rührt dies davon her, dass das Malakin erst ganz allmälig durch die Magensäure zersetzt wird. Auf die langsame Einwirkung ist es zurückzuführen, dass der Temperaturabfall ohne störende Nebenerscheinungen vor sich geht (abgesehen von mäfsigem Schweifsausbruch), niemals wurde Collaps oder Schüttelfrost beobachtet. Als Antineuralgicum hat sich das Malakin ebenfalls bewährt, doch ist auch hier zu beachten, dass das Mittel erst nach 1—2 Stunden wirkt. Was die Darreichung betrifft, so wurde das Malakin in Oblaten gegeben, in Einzeldosen von 1.0, seltener 0.5 g; nur ein Mal wurde Erbrechen beobachtet, sonst keinerlei unangenehme Nebenwirkungen zu verzeichnen. Verf. glaubt daher, das Malakin, namentlich bei schwachen, empfindlichen Individuen (Frauen und Kindern) empfehlen zu können.   K. Kronthal.

M. Matthes, Untersuchungen über die Pathogenese des Ulcus rotundum ventriculi und über den Einfluss von Verdauungsenzymen auf lebendes und totes Gewebe. Habilitationsschrift. Jena 1893.

Die in der Ueberschrift des Näheren gekennzeichneten Untersuchungen ergaben folgende Resultate:

1) Eiweifsverdauuende Enzyme sind gegenüber lebendem, nicht geschädigtem Gewebe unwirksam und greifen aus diesem Grunde den Zellbestand des eignen Organismus nicht an.

2) Die Salzsäure des Magensaftes tötet als Protoplasmagift zuerst die Zellen der durch den Magensaft angreifbaren lebenden

Gewebe. Die toten Zellen werden dann erst durch das Enzym gelöst. Beim Claude Bernard'schen Versuch findet also nur scheinbar eine Verdauung lebenden Gewebes statt.

3) Die verschiedenen tierischen Gewebe verhalten sich der Salzsäure gegenüber verschieden. Einige werden gar nicht, andere in geringem Grade, noch andere sehr stark geschädigt. Diese Verschiedenheit beruht wahrscheinlich auf einer Anpassung der Zellen an ihre Lebensbedingungen und Functionen. Der Schutz der Magenwand ist deshalb in erster Linie in den Eigenschaften ihres besonders organisirten lebenden Epithels gegeben.

4) Ein natürlicher, durch Selbstverdauung des Magens gewonnener Magensaft wirkt auf manche Gewebe weniger reizend, als ein künstlich aus Pepsin und Säure gemischter, vielleicht weil die Salzsäure in einer lockeren Verbindung mit irgend einer organischen Substanz in ersterem enthalten ist.

5) In dem Vorhandensein der Peracidität und Hypertermie ist ein Moment für die Chronicität einfacher Magenschleimhautulcera gegeben.   C. Rosenthal.

Blocq et **Marinesco**, Sur un cas de Myopathie Primitive progressive du type Landouzy-Déjerine; avec Autopsie. Archives de Neurologie 1893, Mars Avril.

Es handelt sich in dem beschriebenen Falle um ein 16 jähriges Mädchen mit hereditärer infantiler Muskelatrophie nach dem facioscapulo-humeralen Typus von Landouzy und Déjerine. Der Tod trat durch Lungenschwindsucht ein. Neben dieser Muskelatrophie bestanden Symptome der Hystero-Epilepsie (Hemianästhesie, hysterische Krampfanfälle etc.). Gehirn, Rückenmark und peripherische Nerven zeigten makroskopisch wie mikroskopisch keinerlei Anomalien; in den befallenen Muskeln fanden sich die bekannten Veränderungen (parenchymatöse Cirrhose). Die Verff. verwerfen die Theorie Erbs von der primären dynamischen Störung der spinalen Centren und sehen eine primordiale Nutritionsstörung (chemotactischer Natur) in den Muskelfasern (durch Heredität übertragen resp. angeboren) als die erste, primäre Veränderung an; daneben macht sich eine autogene (nicht secundäre) Hyperplasie des Fettgewebes geltend. — Die Phagocytentheorie Metschnikoff's hat für diese Muskelaffection keinen Anhalt. — Auffallend, doch unabhängig von der vorliegenden Muskelaffection war der Befund von tubulären Systemen (röhrenförmigen Gebilden, systèmes tubulaires) auf den Querschnitten des Nervus Radialis. Diese ovoiden Gebilde an der Peripherie der Nervenbündel mit ihrer lamellenartigen Hülle, und ihren pseudo-cellularen Gebilden haben einen korallenförmigen Bau; sie ähneln den Gebilden im Nerven, die von Renaut als systèmes hyalin intra-vaginal, von Rakkomainoff als corpuscules à structure alvéolaire, von Langhans bei Myxödem und Cachexia strumipriva, beschrieben sind, von S. Kredlin und Oppenheim in einem Falle als

obliterirte Gefäße gedeutet wurden. Die Verff. halten diese tubulären Gebilde für hochgradig veränderte Nervenfasern, die auch
normaler Weise bei Menschen und Tieren vorkommen können und
nichts Specifisches an sich haben. S. Kalischer.

C. H. Neebe u. P. G. Unna, Kritische Bemerkungen zum Pleomorphismus der Achorionarten. Monatsheft f. pract. Dermatol. XVII.
No. 9.

N. und U. haben 9 verschiedene Pilzarten beschrieben (Cbl.
1893, S. 304), welche alle das klinische Bild des Favus hervorrufen sollen. Hiergegen ist eingewendet worden, dass dieselben
wenigstens zum Teil pleomorphistische Abwandelungen eines und
desselben Pilzes darstellen. Die Verff. verlangen nun, dass Favuspilze nur unter den folgenden Bedingungen für identisch erklärt
werden: 1. Sie dürfen auf einer und derselben Agarplatte keine
makroskopisch sichtbaren Differenzen in der Art des Wachstums
(Luftmycel, Art der Ausbreitung auf der Oberfläche, Tiefenwachs-
tum) aufweisen. 2. Sie dürfen in ihrem peptischen Verhalten gegen
Gelatine und Blutserum keine Unterschiede darbieten. 3. Das
Wachstum auf Kartoffeln muss genau übereinstimmen. 4. Bei mikroskopischer Beobachtung des aus einer Spore gezüchteten Pilzes
(Minimalculturen) dürfen keine quantitativen und qualitativen Differenzen in der Fruchtbildung (Luftsporen und Rosenkränze) auftreten. 5. Die bei einigen Favusarten vorkommenden Kronleuchter-
und Blasenbildungen, sowie der Austritt gelber Massen müssen
quantitative und qualitative Uebereinstimmung zeigen. Bei den
Culturen muss natürlich stets dieselbe Temperatur eingehalten werden. Im Zweifelfalle müssen die fraglichen Pilze auf derselben
Platte neben einander gezüchtet und die Agarschnitte der Culturen
mikroskopisch miteinander verglichen werden. H. Müller.

Hünermann (Gusserow'sche Klinik), Primäre Genitaltuberculose
in der Schwangerschaft Fehlgeburt im 5. Monat. Tod an Sepsis
und acuter Miliartuberculose im Wochenbett. Arch. f. Gyn. Bd. 43
I. S. 40.

Die 25jährige Frau, welche aus gesunder Familie stammte,
hatte sich bis zum 3. Monat ihrer zweiten Gravidität stets wohl
gefühlt und fing dann über Kreuz- und Rückenschmerzen verbunden mit grofser Mattigkeit zu klagen an. Im 5. Monat abortirte
sie plötzlich, nachdem vorher eine Temperatur von 38.5 festgestellt
war. Nach einigen Tagen trat heftiges Fieber und stinkender Ausfluss ein. Tags darauf beginnender Lungenkatarrh. Das Fieber
wich nicht, trotz mehrerer Ausspülungen und Jodoformgazeaus-
stopfungen des Uterus. Die Erscheinungen an der Lunge traten

etwas mehr in den Vordergrund. Am 16. Tage nach der Geburt trat exitus ein. Die Obduction ergab: Salpingitis caseosa duplex. Tubercula miliaria pulmonum, hepatis, renum, peritonäi, pleurae. Endometritis diphtherica. Peritonitis fibrino - purulenta et tuberculosa universalis.

Es ist mit grofser Wahrscheinlichkeit anzunehmen, dass die tuberculöse Tubarerkrankung erst nach erfolgter Conception aufgetreten ist; dafür sprachen: das Fehlen makroskopisch erkennbarer Geschwüre auf der Tubenschleimhaut, das Freisein der tieferen Schichten der Muscularis von tuberculösen Infiltrationen, der enorme Bacillenreichtum. — Für das Hineingelangen der Tuberkelbacillen in die Blutbahn war von der Placentarstelle aus die denkbar günstigste Gelegenheit. Deshalb waren gerade die Lungen, wohin die Tuberkelbacillen vom Blut zuerst transportirt wurden, ganz und gar mit miliaren und submiliaren Knötchen durchsetzt.

Der Fall ist in sofern interessant, weil er ein characteristisches Beispiel von primärer Genitaltuberculose in der Schwangerschaft darstellt.

Ueber die Entstehungsursache hat sich nichts ermitteln lassen. Der Ehemann war vollkommen frei von Tuberculose.   W. Schülein.

Ch. Rouget, Sur la structure intime des plaques terminales des nerfs moteurs des muscles stries. Comptes rendus de l'ac. des sciences T. 117, No. 21.

Die Endplatten der quergestreiften Muskeln sind ein kompaktes und gut begrenztes Ganzes, die sie konstituierenden Elemente zeigen in keiner Weise die End-Verzweigungen Ranvier's (die „modernen Endbäumchen"). Die Verzweigungen des Axencylinders liegen vielmehr nebeneinander, eine an die andere gedrängt. Die ersten Teilungen des Axencylinders bilden durch Anastomosen einen weitmaschigen Plexus, von dem immer feinere Fäden abgeben, die ihrerseits durch Anastomosen Arkaden (in der Seitenansicht) oder ein Netz (Flächenansicht) herstellen. Das angebliche granulierte Aussehen der Endplatten führt Verf. auf Verwechslungen mit optischen Querschnitten der Fäden dieses Netzes zurück.   Rawitz.

J. Horbaczewski, Analyse zweier seltener Harnsteine. Zeitschr. f. physiol. Chem. XVIII. S. 335.

I. Fettkonkrement. 5 bohnen- bis erbsengrofse abgerundete, bröckliche, knetbare graubraune Steinchen, zum grössten Teil in Aether löslich: (85 pCt.), in Aether unlösliche organische Stoffe 11.7 pCt., Mineralstoffe 0.8, Wasser 2.5 pCt. Von den ätherlöslichen Stoffen waren 51.5 pCt. freie Fettsäuren (Palmitin-, Stearinsäure, wahrscheinlich auch Myristinsäure), 89.5 pCt. Neutralfett; daneben Spuren von Cholesterin. Unter den in Aether unlöslichen organischen Stoffen fanden sich, neben Blut, Eiweifs oder Mucin, auch Kalk- und Magnesiaseifen. Es handelt sich also um fetthaltige Blasensteine, sog. Urostealithe.

II. Cholesterinconkremente. Ein krystallinisches Conkrement von birnförmiger Gestalt und bedeutendem Gewicht (24.5 g), das durch die Sectio alta einem 6jähr. Mädchen extrahirt war, bestand fast vollständig (95.9 pCt.) aus Cholesterin; daneben 0.6 pCt. Mineralstoffe (Kalk, Phosphorsäure und Kohlensäure), 3.8 pCt. Wasser, Spuren von Fett- und Gallensäuren.   J. Munk.

D. Rywosch, Allgemeines über den Tierharn. Wiener med. Wochenschr. 1893. No. 47, 48.

Den Harn des Karpfen, durch Catheterisiren gewonnen, fand Verf. dünnflüssig,
strohgelb, neutral oder schwach sauer, niemals alkalisch, von sehr niedrigem specifischen Gewicht (1001—1002) mit 0.15—0.18 pCt. Trockensubstanz. Er enthielt nachweisbar Harnstoff und Taurin, dagegen keine Harnsäure, aber mit Wahrscheinlichkeit
Xanthinkörper. R. weist darauf hin, dass eine gewisse Quantität Harnstoff wohl in
keinem Tierharn fehle: er konnte denselben auch in den Malpighi'schen Gefäßen von
Schaben nachweisen. Bezüglich der theoretischen Beobachtungen über die Gründe,
warum manche Tierklassen Harnsäure, andere Harnstoff als stickstoffhaltiges Endpro-
duct ausscheiden vgl. das Orig.   E. Salkowski.

L. Kantorowicz, Zur Pathogenese der acuten allgemeinen Carcinomatose und zur Casuistik seltener Krebsmetastasen. Ctl. f. allg.
Path. u. path. Anat. 1893. IV. No. 20.

Während die acute Allgemeintuberkulose durch Eintritt grofser Mengen von
Tuberkelbacillen in die Blutbahn verhältnissmäfsig häufig vorkommt, ist die acute
allgemeine Carcinose eine Seltenheit. Denn die lebenden Epithelzellen, die, soweit
bis jetzt unsere Kenntniss reicht, die Krebsmetastasen bedingen, werden, in die Körpervenen gelangt, ihrer Gröfse wegen im Lungengewebe festgehalten. Nur wenn Keime
in die Lungenvene gelangen, könne sich eine allgemeine Carcinose entwickeln.

Verf. berichtet nun über einen derartigen, im Weigert'schen Laboratorium untersuchten Fall. Bei einer 51jährigen Frau wird von einem Krebsrecidiv an der rechten
Brust die Vena subclavia dextra ergriffen. Von hier aus gelangen Keime auf dem
Blutwege in die Lungen; die hier entstehenden secundären Lungenkarcinome greifen
auf die Lungenvenen über. Es bilden sich, wie besonders mikroskopisch deutlich zu
erkennen ist, auf der Intima krebsige Excrescenzen, von denen aus auf dem Blutwege
die allgemeine Carcinose sich entwickelt. Im Gegensatz zur Miliartuberkulose bleiben
Milz und Knochenmark frei.

Verf. empfiehlt die für das Nervengewebe so vorzügliche und von Ernst auch für
andere Organe angewandte van Gieson'sche Methode (Hämatoxilin-Ueberfärbung,
Nachfärbung mit Säurefuchsin-Pikrinsäurelösung).   M. Rothmann.

E. Küster, Ein Fall von Resection des Harnleiters. Arch. f. klin.
Chir. XLIV, S. 850.

K.'s Fall von Harnleiterresection betraf einen 18jährigen Pat. bei welchem
Braun 2 Jahre vorher wegen Hydronephrosis sinistra eine Nierenbeckenbauchfistel angelegt hatte. Da die rechte Niere bei Pat. fehlte, konnte zur Beseitigung letzterer
nicht an die Nephrectomie gedacht werden. Durch einen von der Lende nach vorn
verlaufenden Schrägschnitt wurde nach stumpfer Ablösung des Bauchfelles und Freilegung der nach unten stark sackförmig ausgebuchteten Vorderseite der Niere der
Ureter nicht gefunden. Erst nach Spaltung des Sackes wurde derselbe in dessen
hinterer Wand entdeckt und bis zu einer schlitzförmigen Oeffnung von unten nach
oben verfolgt. Von dieser aus wurde er gespalten und dann, als sich 8 cm unterhalb des unteren Pols der Niere noch eine gerade für eine feine Sonde durchgängige
Narbenstrictur zeigte, diese sammt einem ca. 8 cm langen Stück Harnleiter excidirt.
Der untere Stumpf des Harnleiters wurde hierauf gelockert, an der Vorderseite gespalten und nach Art eines Trichters entfaltet, so dass er in dieser Weise an die
hintere Wand des Nierenbeckens durch Catgut befestigt werden konnte. Ein Teil des
Harns entleerte sich von jetzt ab durch die Blase, der andere durch die Lendenfistel,
deren Schluss nach Besserung der Pyelitis durch Höllensteininjectionen à ½pCt. mittelst
breiter Auffrischung des Fistelkanals und Etagennaht ca. 5 Mon. nach der ersten
Operation gelang.   P. Güterbock.

C. Rommel, Ueber die anæsthesirende Wirkung einiger organischen Herzgifte auf das Auge. v. Graefe's Archiv f. Ophthalm. XXXIX. p. 96.

R. prüfte eine Reihe der bekanntesten pflanzlichen Herzgifte in ihrer Wirkung auf das Auge. Das Helleborein in 2.5 bis 5 pCt. Lösung hat Anästhesie der Cornea zur Folge, welche mindestens einen Tag lang anhielt. Noch vor der Corneal-anästhesie stellte sich eine Conjunctival- und Scleralanästhesie ein. Dabei bestanden aber keineswegs unbedeutende Reizerscheinungen des Auges, welche genügen, um diesem Anästheticum den Weg in die ophthalmologische Praxis zu verlegen — Das Convallamarin in 2—2.5 pCt. Lösung bewirkte eine über Stunden anhaltende Anästhesie des Auges, welche mit Reizerscheinungen verbunden war. Strophantin in 2.5 pCt. Lösung veranlasste eine etwa ½ Stunde dauernde Anästhesie. Die gleichzeitig auftretende geringe conjunctivale und subconjunctivale Injection war am nächsten Tage verschwunden. — Adonidin zu 4 pCt. Lösung hatte eine Stunde lang anhaltende Anästhesie der Pupille und Functionen des Auges erlitten keinerlei Veränderungen, Reizerscheinungen traten nicht auf. — Eine 0.6—1.0 pCt. Lösung von Carpainum hydrochloricum veranlasste eine etwa eine halbe Stunde dauernde Anästhesie des Auges verbunden mit conjunctivaler und pericornealer Injection. — Muawinum hydrobromicum in 0.05 pCt. Lösung hatte eine ³/₄ Stunden dauernde Anästhesie der Cornea und Conjunctiva zur Folge bei leichter pericornealer Injection. Coffein, Digitalin, Scillipikin, Spartein, Muscarin, Apocynin und Neurin lieferten negative Resultate.   Horstmann.

B. Schmidt u. L. Achoff, Die Pyelonephritis in anatomischer u. bacteriologischer Beziehung und die ursächliche Bedeutung des Bacterium coli commune für die Erkrankung der Harnwege. Jena, G. Fischer, 1893.

In dem 100 Seiten umfassenden Buche wird zunächst eine Aufzählung und eingehende Schilderung der von den Verff. untersuchten Fälle von Pyelonephritis gegeben. Bacteriologisch genau wurden 14 Fälle untersucht; 13 Mal wurde das Bacterium coli commune gefunden, nur zweimal in Begleitung eines Proteus, der im 14. Falle allein vorkam; sonst fand sich immer der Colibacillus in Reinkultur.

Das Bacterium coli zeigte sich in drei Varietäten. Die erste und häufigste nennen die Verff. die transparente Form, die zweite die opake und die dritte die leistenbildende, alle drei ihrer Wachstumseigentümlichkeiten auf Gelatine wegen. Durch geeignete Züchtung konnten sämmtliche Formen in einander übergeführt werden.

Durch Injection in die abgebundenen Ureteren konnten die Verf. bei Kaninchen Pyelonephritis erzeugen: spritzten sie Wasser statt Bacterienaufschwemmung ein, so überstanden die Tiere die doch immerhin eingreifende Operation der Ureterenunterbindung.

Dass das Bacterium coli auch im Stande ist Cystitis zu erzeugen, weisen die Verff. aus der Litteratur nach.   Scheurlen.

Willis, Pleural empyema opening at umbilicus. Brit. med. Journ. 1893, No. 1699.

Ein 1½ jähriges Kind erkrankt an Bronchitis und Pleuritis; nach einiger Zeit entleert sich plötzlich aus dem Nabel eine grosse Menge Eiter, eine im 5. linken Intercostalraum vorgenommene Probepunction ergiebt das Vorhandensein von Eiter im Pleurasack; eine Untersuchung der Unterleibsorgane zeigt keinerlei krankhafte Veränderungen. Der Ausfluss von Eiter aus dem Nabel dauert 3—4 Tage an, während dieser Zeit verschwindet das eitrige Pleuraexsudat vollständig und in kurzer Zeit ist das Kind wiederhergestellt. Genaueres über den Weg des Eiters ist nicht festzustellen.   K. Kronthal.

Otto, Ueber Peripleuritis tuberculosa (peripleuritischen Abscess und Durchbruch des Abscesses in die Trachea.) Jahrb. f. Kinderheilkunde. XXXVI. S. 32.

Der Durchbruch peripleuritischer Abscesse in die Luftwege wird nur äusserst selten beobachtet. Nach WUNDERLICH tritt dies Ereigniss nur dann ein, wenn zufällig an der Stelle, auf welche der Abscess bei seiner Wanderung auftrifft, die Wandungen der Luftwege durch irgend einen pathologischen Prozess vorher weniger widerstandsfähig gemacht worden waren. Für die Richtigkeit dieser Auffassung scheint die Beobachtung des Verfassers zu sprechen. Dieselbe betrifft einen 4jährigen Knaben, bei welchem, — wie die Section zeigte — eine Caries der Brustwirbelkörper bis zum 6. Halswirbel aufwärts bestanden hatte. Der tuberculöse Abscess stieg von der Wirbelsäule gerade in die Höhe bis zur Bifurcation der Trachea, wendete sich über den rechten Hauptbronchus nach vorn und seitlich an das unterste Ende der Trachea, um dort an einer durch Druck von Seiten verkäster Bronchialdrüsen weniger resistent gewordenen Stelle der Trachea durchzubrechen.   Stadthagen.

S. Krüger, Ueber den Einfluss des constanten electrischen Stromes auf Wachsthum und Virulenz der Bacterien. Zeitschr. f. klin. Med. 1893. XXII. S. 191.

Verf. hat zunächst Untersuchungen über „die Einwirkung des constanten Stroms, welcher den Nährboden umkreist", zweitens über „die directe Einwirkung des constanten Stroms auf die Bacterien", drittens „über die Einwirkung der Elektrolyse auf die Bacterien und viertens „über die immunisirende Wirkung electrolytisch behandelter Bacterien" angestellt. Indem wir, was die Methode und die Ausführung der Experimente betrifft, auf das Original verweisen, teilen wir mit den eignen Worten des Verf.'s seine Resultate im Folgenden mit.

Der constante electrische Strom, unter möglichstem Ausschluss der chemischen Wirkung der Jonen mittelst der unpolarisirbaren Elektroden zur Anwendung gebracht, vermag die Bacterien in ihrem Wachstum vollständig aufzuhalten, ohne sie abzutöten.

Der constante electrische Strom, unter Mitwirkung der Jonen zur Anwendung gebracht, vermag bei genügender Stärke, Dichte und Dauer die Bacterien und ihre Dauerformen abzutöten. Zu dieser Wirkung bedarf es um so geringerer Stromstärke, je länger die Zeit der Einwirkung dauert.

Bei gewisser Stromstärke und Zeitdauer ist die electrolytische Behandlung einiger Bacterienkulturen geeignet, diesen in analoger Weise wie die Erwärmung zu immunisirender Wirkung zu verhelfen.   Bernhardt.

E. Finger, Beitrag zur Aetiologie u. pathol. Anatomie des Erythema multiforme und der Purpura. Arch. f. Dermat. u. Syph. XXV. 1893, S. 765.

Bekanntlich gesellen sich nicht selten zu Infectionskrankheiten, Entzündungs- insbesondere aber Eiterungsprocessen Hauterscheinungen, die klinisch der Gruppe der Angioneurosen angehören. Bei zwei derartigen Fällen konnte Verf. nachweisen, dass dieselben in Wirklichkeit bacteritische Matastasen darstellten. Ueber den ersten Fall, bei welchem F. in den Papeln des zu einer schweren Diphtherie hinzugekommenen Erythema grosse Mengen von Streptococcen innerhalb der Blutgefässe fand, ist bereits berichtet worden. (Cbl. 1892, S. 976). — Im zweiten Falle handelte es sich um eine Purpura bei einem an parenchymatöser Nephritis gestorbenen Manne. Bei der Untersuchung der Hautblutungen fiel in den hämorrhagischen Herden die auf entzündliche Vorgänge hinweisende grosse Menge polynucleärer Leukocyten auf, neben denen sich, wie auch in zahlreichen Blutgefässen, kleine, runde Coccen, meist zu zweien, fanden.

Offenbar hatten die, wohl von der Niere her, mit dem Blute in die Haut gelangten Coccen durch Läsion der Gefäfswand die Hämorrhagien bedingt, in dem Bindegewebe aber den entzündlichen Reiz gesetzt.   R. Müller.

Schauta, Indicationen, Technik und Erfolge der Adnexoperationen.
Wiener med. Wochenschr. 1893, No. 26, 27.

Bei Eitersäcken mittlerer Gröfse ist die Entfernung durch die Laparatomie ange-zeigt. Platzt der Sack bei der Lösung, so wird bei sterilem oder gonokokkenhaltigem Eiter die Bauchhöhle nach Reinigung geschlossen, bei Anwesenheit von Strepto- oder Staphylokokken mit Jodoformgaze drainiert, desgleichen bei Perforation des Darms und bei vorheriger Kommunikation des Eitersacks mit Darm oder Scheide.

Besonders empfohlen wird die Tuben-Resection nach Martin bei Hydrosalpinx. Von 216 Fällen starben 13=6pCt. Davon kein Eiter oder steriler Tuben-Inhalt in 144 Fällen † 4=2.8 pCt.

Gonococcen im Eiter in 33 Fällen
† 3=9 pCt.

Streptococcen und Staphylococcen in 15 Fällen
† 3=20 pCt.

Davon waren bei geplatztem Eitersack
6 Fälle drainirt † 1=16.6 pCt.
6 Fälle nicht drainirt † 2=40 pCt.
Zahl der dauernd Geheilten: 82.6 pCt. unter 121 Patientinnen.

       A. Martin.

R. Stockmann, Physiologische Wirkung des Chinolin's, Isochino-lins und ihrer Derivate. Journ. of physiology XV. No. 3. p 245.

Zwischen der Wirkung von Chinolin und Isochinolin besteht weder ein quantita-tiver noch qualitativer Unterschied Ebenso sind die Methyljodide des Chinolins und des Isochinolins einander gleichwertig. Zur centralen motorischen Parese des Chino-lins tritt hier, insbesondere nach gröfseren Dosen, Lähmung der motorischen Nerven-endigungen auf. Einführung anderer oder mehrerer Aethylreste in das Chinolinmole-kül schwächt seine Wirkung ab.   Pohl.

J. Kóssa, Ueber die physiologische Wirkung des Pikrotoxins. Ungar. Arch. f. Med. 1893, II, S. 24.

Die umfangreiche experimentelle Prüfung des Pikrotoxin durch K. ergab Fol-gendes: Das Pikrotoxin gehört zu den starken Protoplasmagiften; es verursacht von der Medulla oblongata aus allgemeine Krämpfe, welche Wirkung sich nicht nur bei innerlicher und subcutaner Application, sondern auch bei Versuchen auf die Haut offenbart. In kalten Medien treten die Krämpfe spät oder gar nicht auf Der Orga-nismus kann sich innerhalb enger Grenzen an das Gift gewöhnen. Die Energie der Muskelcontractionen sinkt mit dem Vorschreiten der Vergiftung; Erregbarkeit und Leitungsfähigkeit der Nerven und Muskeln werden nicht afficiert. Im 2. Stadium der Vergiftung tritt der Reizzustand des verlängerten Markes in den Hintergrund, wäh-rend die Wirkung auf das Rückenmark in Schädigung der Reflexthätigkeit zur Gel-tung gelangt. Das Sinken der Pulsfrequenz ist auf Vagusreizung zurückzuführen, die Steigerung des Blutdrucks auf Erregung des vasomotorischen Centrums Eine Reizung des Respirationscentrums äusserte sich in Vermehrung der Athem-züge um das 4fache, später ermüden Centrum und Muskulatur der Atmung; die Lähmung des ersteren bewirkt den Tod. Kein Einfluss auf die Magenbewegungen, dagegen peristaltische Reizung am Uterus und Darm. Das Pikrotoxin verlässt den Körper grösstenteils unzersetzt.   Fr. Strassmann.

Einsendungen für das Centralblatt werden an die Adresse des Hrn. Prof. Dr. M. Bernhardt (Berlin W Französische Strafse 21) oder an die Verlagshandlung (Berlin NW., 68. Unter den Linden) erbeten.

Verlag von August Hirschwald in Berlin. — Druck von L. Schumacher in Berlin.

Wöchentlich erscheinen
1—2 Bogen; am Schlusse
des Jahrgangs Titel, Na-
men- und Sachregister.

Centralblatt

Preis des Jahrganges
20 Mark; zu beziehen
durch alle Buchhandlun-
gen und Postanstalten.

für die

edicinischen Wissenschaften.

Unter Mitwirkung von

f. Dr. H. Senator und Prof. Dr. E. Salkowski,

redigirt von

Prof. Dr. M. Bernhardt

in Berlin.

| 1894. | 27. Januar. | No. 4. |

Inhalt: Suter u. Meyer, Zur Physiologie der Harnsecretion. — Albertoni, Zur Kenntniss der Gallensecretion. — Lubarsch, Zur Lehre von der Parenchym-zellen-Embolie. — Brandt, Fall von Verletzung der obersten Halswirbel. — Gru-bert, Ueber Stacke's Operationsmethode. — Bollinger, Ueber die Infectionität des Blutes tuberculöser Rinder. — Marfan und Maret, Secundäre Infection bei Darmkrankheiten der Kinder. — Dombrowski, Ueber die functionelle Insufficienz der Herzklappen. — Lange, Ueber die Bewegungen der Zunge. — Traumann, Schussverletzung des N. vagus. — Ilberg, Hirnnervenlähmung bei Tabes. — Eng-mann u. Unna, Ueber Hautschienen. — Schauta, Fall von Uterusinversion im hohen Alter.

Biondi, Ueber die weißen Blutkörperchen bei Leukämie. — Bayer, Fall von geheilter großer Lebercyste. — Blagowastchensky, Heilung von Knochenbrüchen ohne Consolidation. — Daae, Zur Anthropologie des Ohres. — Gärtner, Bacterien-befund bei Meläna Neugeborener. — Wright, Anwendung entkalkter Milch — Franklin, Diphtherie-Epidemie durch Milch verursacht. — Aufrecht, Behandlung des Soor's im Oesophagus. — Hegel, Anatomie des Morbus Basedowii. — Jolly, Multiple Neuritis bei chronischer Arsenvergiftung. — Funk, Ungewöhnlicher Fall von Dermatitis herpetiformis. — Bomadour, Neue Behandlungsmethode der Syphilis. — Doran, Ueber die Tuberculose der Uterusanhänge. — Pluger, Wirkung des Erythrin's.

F. Suter u. H. Meyer, Beitrag zur Physiologie der Harnsecretion beim Menschen. Arch. f. exp. Path. u. Pharm. XXXII. S. 241.

Die Verff. hatten Gelegenheit, an einem 5jährigen mit Ectasie der Blase behafteten Knaben vergleichende Beobachtungen über die Secretion der rechten und linken Niere anzustellen. Besondere Versuchseinrichtungen ermöglichten es, $3\frac{1}{2}$ Tage hindurch ohne Unterbrechung den aus den zapfenförmigen Uretermündungen heraus-tretenden Harn — derselbe wurde in Quantitäten von etwa 0.5 cm in leichtem Strahl aus den Ureterenmündungen entleert — vollstän-dig ohne nennenswerten Verlust getrennt zu sammeln. Es wurde stündlich bezw. dreistündlich die Harnmenge festgestellt, ferner in dem je 6 Stunden hindurch gesammelten Harn specifisches Gewicht,

XXXII Jahrgang.

Harnstoff, Phosphorsäure und die Acidität bestimmt. — Was die
Harnmenge betrifft, so secernirte in der Mehrzahl der Beobachtungen
die rechte Niere etwas mehr, wie die linke. Im Ganzen lieferte
in 84 Stunden die rechte Niere 914 ccm, die linke 873,25. Differenz 40.75 ccm = 4.5 pCt. Ein ganz ähnlicher Unterschied ergab
sich auch bezüglich des Harnstoffs und der Phosphorsäure: Ohne
Ausnahme waren, für den 24stündigen resp. am 4. Tage 12stündigen
Harn berechnet, die Werthe für die linke Niere etwas niedriger,
als für die rechte. In 84 Stunden secernirte die rechte Niere
29.275 g $\overset{+}{\text{Ur}}$, die linke 27,862 g. Differenz 1.413 g = 5.33 pCt.,
die rechte Niere 2.5064 g P_2O_5, die linke 2.3505. Differenz 0.1559 g
= 6.22 pCt. Die Verff. halten diese Differenzen für so geringfügig,
dass sie den Schluss ziehen, dass die beiden menschlichen Nieren in
gleichen Zeiten gleichviel Harn liefern, welcher gleichviel Harnstoff
und Phosphorsäure enthält. (Da die linke Niere constant und auf
die 24stündige Harnmenge bezogen ohne Ausnahme hinter der
rechten zurückbleibt, scheint dem Ref. dieser Schluss doch etwas
anfechtbar). Sehr bedeutende Differenzen ergaben sich bezüglich
der Acidität des von den beiden Nieren secernirten Harns, und
zwar lieferte die linke Niere constant einen weniger sauren Harn. Betreffs zahlreicher Einzelheiten vgl. das Orig.   E. Salkowski.

P. Albertoni, 1) Influenza delle injezioni sottocutanee di soluzione
di cloruro sodico nella secrezione biliare. 2) La secrezione biliare
nell' inanitione. Mem. della Acad. di Bologna. Ser. V. T. III. pag. 459
u. 465.

1) Zwei Hunde von 14.5 resp. 21 kg, welche seit mehreren
Monaten eine komplete Gallenfistel hatten und dabei sich des besten
Wohlseins erfreuten, erhielten regelmäßig jeden Morgen die gleiche
Nahrung (abgekochtes Fleisch und Brod); danach wurde von der
4. bis zum Schluss der 15. Stunde die Galle aufgefangen, auf
Trockensubstanz, N, Alcohol- und Aetherextrakt, ab und zu auch
auf den Gesammtschwefel analysirt. An einzelnen Tagen wurden nach der Fütterung je 200—500 ccm 0,6 pCt. NaCl-Lösung
subcutan injicirt und nachher wiederum 12 Stunden lang die Galle
aufgefangen und analysirt. Es zeigte sich, dass solche NaCl-
Mengen, welche keine nennenswerten Störungen bewirkten, eine
leichte Vermehrung in der absoluten Menge der secernirten Galle
und der wesentlichen Bestandteile, so auch des Schwefels (also der
Taurocholsäure) zur Folge hatten, während der prozentische Gehalt
von Trockensubstanz eher etwas geringer war.

2) Ebenfalls an 2 Gallenfistelhunden, deren Galle regelmäßig
von 8 früh bis 8 abends aufgefangen wurde, ließ sich feststellen,
dass die Gallensecretion während der Inanition zwar fortdauert,

aber stetig bis zum Tode deren Menge, Gehalt an Trockensubstanz,
N u. Schwefel progressiv abnimmt, so z. B. die frische Galle von
75 g am 1. Hungertage bis auf 16 g am letzten (27.) Hungertage,
die Trockensubstanz von 3.5 bis auf 1,4 g. Die Wasserabscheidung
mit der Galle geht dabei stärker herunter, als die der festen Stoffe,
sodass der prozentische Gehalt an festen Stoffen stetig in die Höhe
geht, so für die Trockensubstanz von 4.6 bis auf 8.4 pCt., für N
von 0.16 bis 1.63 pCt. und für den Schwefel von 0.1 bis auf 0.2 pCt.
(am 5. Hungertage).   J. Munk.

O. Lubarsch, Zur Lehre von der Parenchymzellenembolie. Fortschritte d. Med. 1893, No. 20, 21.

Verf. will in dieser Arbeit eine zusammenfassende Darstellung
der bis jetzt bekannten Parenchymzellenembolien geben. Es sind
dies die Leberzellenembolie, die Placentarzellenembolie und die von
ihm aufgestellte Knochenmarks-Riesenzellen-Embolie.

Die Leberzellenembolie ist entweder eine traumatische oder die
Folge von Intoxications- und Infectionskrankheiten. Verf. berichtet
einen Fall der ersteren Art, bei dem nicht nur in Lebervenen und
Lungenarterien, sondern Dank dem Offenbleiben des Foramen ovale
auch in Leber- und Nierenarterien Leberzellenembolien nachzuweisen waren.

Die zweite Art der Leberzellenembolie findet sich am häufigsten
bei der Puerperaleklampsie, bei welcher sie in den Lebervenen
innen zu konstatieren war, häufig auch in den Lungenarterien, dagegen nur 2 Mal in Leberarterien und Pfortader bei offenem Foramen ovale.

Auch bei Chorea im Wochenbett mit frischer Endocarditis fand
Verf. Leberzellenembolien in Lebervenen, rechtem Herzen und
Lungenarterien, in letzteren auch veränderte Placentarriesenzellen.
Ferner liessen sich bei einem Scharlachfall mit acuter Nephritis,
der an acuter Myocarditis zu Grunde ging, Leberzellenembolien in
Lebervenen, Nierenarterien und einem Coronararterienast des linken
Herzens finden.

Das Vorkommen derselben im Arteriensystem erklärte auch
hier wieder ein offenes Foramen ovale. Nur in der Leber fanden
sich Embolien der Leberzellen bei Leberabscessen, Lebergummata
und Lebertuberculose, dagegen nicht bei Stauungsleber. Die Embolien werden befördert durch voraufgegangene Blutungen und
Nekrosen der Lebersubstanz.

Ausser in Lebervene, rechtes Herz und Lungenarterie können
die Leberzellen in andere Körpervenen durch rückläufigen Blutstrom (Eklampsie), in Körperarterien durch das Foramen ovale gelangen (paradoxe Embolie).

5*

Die Ansicht von JÜRGENS, dass aus den verschleppten Leberzellen Tumoren sich bilden können, weist Verf. zurück. Die bereits vor dem Transport geschädigten Zellen können nach seinen Untersuchungen 3 Wochen lang sich erhalten, jedoch sind sie nach 2 ½ Monaten sicher zu Grunde gegangen. Mit der Aetiologie der Eklampsie haben die verschleppten Leberzellen nichts zu schaffen, aber die Thrombenbildung ist, wenigstens zum grofsen Teil, ihr Werk.

Die bisher ausschliefslich bei der Eklampsie gefundene, von SCHMORL entdeckte Placentazellenembolie findet sich in den meisten Fällen in den Lungenkapillaren. Verf. hat sie auch in dem oben erwähnten Fall von Chorea gravidarum beobachtet. Diese Zellen sind in Uterinvenen, rechtem Herzen und Lungenarterien und Kapillaren beobachtet worden; sie stammen grösstenteils von den Zotten, doch lässt Verf. auch die Decidua-Zellen verschleppt werden. Auch in diesen Zellembolien ist nicht die Ursache der Eklampsie zu suchen; sie sind vielmehr erst die Folge der Krämpfe.

Eine Embolie von Knochenmarks-Riesenzellen endlich wurde vom Verf. bei einem nach einer Hüftgelenksresektion unter septikämischen Erscheinungen gestorbenen Manne in den Lungenarterien gefunden, verbunden mit Fettembolie. Der gleiche Befund wurde bei einer tuberkulösen Hüftgelenksentzündung erhoben. Mit den neuerdings von ASCHOFF als Knochenmarks-Riesenzellen angesprochenen Zellembolien sind die Befunde des Verf. nicht identisch.   M. Röthmann.

Fr. **Berndt,** Beitrag zur Casuistik der Verletzungen an den obersten Halswirbeln. Deutsche Zeitschr. f. Chir. XXXV. S. 554.

Bei einer 79jähr. Patientin, welche durch einen Fall mit dem Kopf voran treppabwärts verunglückt und unter der Diagnose: „Verletzung im Bereich des 1. und 2. Halswirbels mit Durchtrennung oder Compression der rechten Hälfte des Rückenmarks" in die Behandlung getreten war, fand sich nach dem am 31. Tage nach der Verletzung unter allgemeiner Schwäche u. Decubitus erfolgten Tode bei der Obduction folgende Läsion: „Fractur des Dens epistrophei" mit rechtsseitiger Luxation des Atlas nach hinten und dadurch bedingter Verengerung der rechten Hälfte des Wirbelkanals in seinem obersten Abschnitt, wodurch eine Compression der rechten Rückenmarkshälfte hervorgerufen wurde." Als Nebenfund ohne Belang für die characteristischen Symptome ergab sich ausserdem eine isolirte Fractur des vorderen Bogens des Atlas. Verf. meint, dass zur Erzeugung dieser Läsion der Kopf beim Fall der Patientin stark nach hinten gebeugt worden sei. „Der dadurch entstehende Druck des Dens gegen den vorderen Bogen des Atlas sprengte denselben in der Mitte, doch wurden offenbar durch das Lig. transvers. die beiden Teile gehindert, weiter auseinanderzu-

weichen. Dadurch musste nun die ganze Gewalt des Sturzes sich
auf den Dens concentriren." Gleichzeitig mit dessen Fractur wurde
durch eine Drehbewegung des nachststürzenden Körpers — bei
am Boden liegendem, gewissermassen fixirten Kopf — der Atlas
auf der rechten Seite nach hinten luxirt. Eine solche einseitige
Atlas-Luxation ist ohne Zahnfortsatzbruch nicht möglich. Letztere
betraf übrigens nicht die dünnste Stelle des Dens, den Hals, sondern ein Teil des Körpers war mit abgebrochen. Die Sprengung
des vorderen Atlas - Bogen fand dabei Verf. ohne Beispiel in der
bisherigen Litteratur Die in dem vorliegenden Fall beobachteten
Symptome werden von Verf. nach dem BROWN-SÉQUARD'schen Schema
einzeln aufgeführt: A. Auf der Seite der Läsion 1. Motorische Lähmung
der ganzen rechten Körperhälfte. 2. Vasomotorische Lähmung mit
Temperaturerhöhung auf der gelähmten Seite während 16 Tagen,
dann 6 Tage beiderseitig gleiche Temperatur, und darauf wieder
rechts höhere Temperatur: 3. Die Sensibilität war rechts intact,
nur am rechten Unterschenkel wurde jede Berührung als Schmerz
empfunden und war der Druck auf den Plex. brach. dextr. über
dem Schlüsselbein schmerzhaft. 4. u. 5, Anästhetische und hyperästhetische Zonen kamen im vorliegenden Fall nicht in Betracht
6. von den Reflexen waren der patellare und Sohlenreflex
anfangs rechts, später links schwächer. B. Auf der der Läsion
entgegengesetzten Seite bestand 1. totale Anästhesie bis zur Höhe
der Läsion und bis zur Mittellinie. 2. Die active Mobilität war
erhalten; anfänglich konnte der ganze Arm nicht in der Schulter
gehoben werden, vom 3. Tage an besserte sich dieses u. war nach 8
Tagen normal. Das linke Bein verlor vorübergehend vom 3. Tage an
die freie Beweglichkeit. Die Reflexe waren meist erhalten. C. Von
weniger characteristischen Symptomen bestanden 1. schmerzhafte
Gefühle im Nacken, die sich später verloren, und solche im rechten
Arm, die bis zum Tode bestanden. 2. Urin musste per Catheter
entleert werden, der Stuhl war angehalten. 3. Die rechte Pupille
war ganz eng, die linke weiter, beide reagirten gut auf Licht. —
Ausser 11 von GURLT gesammelten Fällen von Brüchen der beiden
ersten Halswirbel hat Verf. noch 8 weitere Beobachtungen aus der
Litteratur zusammengestellt, darunter eine durch die Symptome in
vivo anscheinend gesicherte KÜSTER's.　　　　　　　　P. Güterbock.

Grunert, STACKE's Operationsmethode zur Freilegung der Mittelohrräume während des zweiten Jahres ihrer Anwendung in der
k. Ohrenklinik zu Halle a/S. Arch. f. Ohrenheilk. XXXV. S. 198.

　　Auf Grund der Beobachtungen von mehr als 100 Kranken ist
man bezüglich des STACKE'schen Operationsverfahrens (s. Cbl. 1892
No. 11) in der obengenannten Klinik zu der Ueberzeugung gekommen, dass dasselbe, ganz abgesehen von dem erst nach
Jahren abzugebenden endgiltigen Urteil über seinen therapeuti-

schen Wert, die beiden Vorteile gewährt, die Diagnose genau localisirter, oft nur kleiner Krankheitsheerde durch vollkommenes Freilegen der Mittelohrräume zu controliren und die Kenntnisse über
den Praedilectionssitz der Caries zu bereichern. Bezüglich des
letzten Punktes ergab sich, dass die Zerstörungen des Knochens
fast durchweg ausgedehnter waren, als es der otoskopische Befund
erwarten liefs. Namentlich fand sich häufig Caries am Boden der
Paukenhöhle, im Aditus ad antrum und oberflächlich auch
am Promontorium. Die krankhaften Processe im Kuppelraum
waren fast nie auf diesen beschränkt, sondern es participirte an
denselben zumeist das Antrum. Dass eine chronische Paukenhöhlen-
eiterung zur Ausheilung gelangt war, während sich der Process
im Antrum noch selbständig weiter fortspielte und zu einem Durchbruch der hinteren knöchernen Gehörgangswand geführt hatte,
wurde 2 Mal constatirt. Bezüglich des Operationsverfahrens selbst
gilt in der H.'schen Klinik jetzt der Grundsatz, mit der Freilegung
des Kuppelraums der Paukenhöhle nach der modificirten Stacke'-
schen Methode (s. Cbl. 1893, No. 28, Mitteilung von Pansk) die
typische Aufmeifselung des Antrum zu verbinden, resp. dieselbe
jener vorauszuschicken, weil, wie schon erwähnt, das Antrum mast.
an den Krankheitsprocessen des Kuppelraumes Teil nimmt, und
darauf die Misserfolge zurückzuführen sind, die sich bei der isolirten Freilegung des Kuppelraumes gezeigt haben. Bezüglich
der Einzelheiten des Operationsverfahrens und der Nachbehandlung
muss auf das Orig. verwiesen werden. Verf. giebt den Rath, sich
zur Vornahme der in Rede stehenden Operation nur dann zu ent-
schliefsen, wenn man die Garantie hat, dass der Kranke so lange
in Behandlung bleiben kann, bis die Gefahren des Eintrittes von
Stenose und Verwachsung beteiligt sind. Desgleichen werde man
es sich in einzelnen Fällen sehr überlegen, ob man kleine Kinder
etwa bis zum Alter von 5 Jahren nach dem Stacke'schen Verfahren
operiren soll, „weil man bei einem Kinde nicht die Selbstüberwin-
dung voraussetzen kann, welche notwendig ist, um die Schmerzen
in der ersten Zeit der Nachbehandlung zu ertragen". Als Erfolge
der modificirten St.'schen Operationsmethode vezeichnete Verf., dass
von 100 Fällen 58 geheilt wurden. Die Durchschnittsdauer der
Behandlung betrug $4\frac{1}{2}$ Monate. Einen Einfluss auf die Function
des Ohres scheint die Operation nicht zu haben; wenigstens erwies
sich das Hörvermögen nach der Operation gewöhnlich nicht besser
als vor derselben. Es folgen 43 Krankengeschichten. Schwabach.

Bollinger, Ueber die Infectiosität des Blutes tuberculöser Rinder.
München. med. Wochenschr. 1893, No. 50.
  Behufs Feststellung der Virulenz des Blutes perlsüchtiger Rinder
wurde dasselbe unter den erforderlichen Kautelen bei der Schlachtung
entnommen und möglichst frisch zur Impfung auf Meerschweinchen

verwendet. Von 10 Meerschweinchen, denen 1—2 ccm subcutan eingespritzt worden war, blieben 9 gesund, eines erwies sich nach 7 Wochen als hochgradig tuberculös. Das zu dieser erfolgreichen Impfung verwendete Blut stammte von einer hochgradig perlsüchtigen Kuh von mittlerem Ernährungszustand; ihr Fleisch war auf die Freibank zugelassen worden. In den übrigen Fällen waren die Tiere teils mittel, teils hochgradig tuberculös gewesen. Miliartuberkulose hatte keines.

Es beweist also der positive Erfolg, dass das Blut tuberculöser Tiere und damit auch deren Fleisch Tuberkelbacillen enthalten kann.

B. führt nun weiter aus, dass bei Tieren mit mehr Neigung zu generalisirter Tuberculose — Rinder haben ausserordentlich selten Miliartuberculose — das Blut viel häufiger Tuberkelbacillen enthalten muss. Ein solches Tier ist z. B. das Schwein, was für die Verbreitung der menschlichen Tuberculose deshalb in Betracht zu ziehen ist, weil sein Blut bei der Wurstbereitung in ausgiebigster Weise zur Verwendung kommt. Scheurlen.

A. B. Marfan und **F. Marot,** Infections secondaires dans la dyspepsie gastro-intestinale chronique des nourrissons. Rev. mens des mal de l'enf. 1893, Aug. Sept. S. 337.

Von den Säuglingen, welche in Folge chronischer Magen-Darmaffectionen atrophisch geworden sind, gehen viele an acuten terminalen Krankheiten zu Grunde; am häufigsten sterben diese Kinder an Bronchopneumonie; eine zweite Kategorie erliegt heftigen acuten Diarrhoen, die oft mit einer typhoiden Allgemeinerkrankung einhergehen; bei einem 3. Teil endlich entwickeln sich multiple Hautabscesse und die Kinder sterben unter dem Bilde der Septicämie. Alle diese terminalen Erkrankungen sind nach der Auffassung der Verff. secundäre Infectionen. Bei den fieberhaften Diarrhoeen dieser Kinder hat LESAGE gezeigt, dass die Stühle ausschliefslich das Bacterium coli, fast in Reincultur, enthalten können. Ferner haben LESAGE und SYLVESTER bewiesen, dass die Bronchopneumonien der an Sommerdiarrhoeen verstorbenen Kinder durch Einwanderung von Streptococcen und des Bacterium coli in die Lungen bewirkt werden. — Hierdurch angeregt, haben die Verff. die Organe — Leber, Milz, Nieren, Blut und Lungen — der im Gefolge chronischer Darmkrankheiten verstorbenen Kinder nach den gebräuchlichen bacteriologischen Methoden untersucht. Sie fanden, — wie die genannten Autoren bei den an Cholera infantum verstorbenen Kindern — z. Th. Streptococcen, z. Th. das Bacterium coli, neben anderen unbekannten Arten. In einzelnen Fällen waren beide Arten Mikroben vergesellschaftet, häufiger war nur einer von beiden vorhanden, und zwar begegnete man weit öfter dem Bacterium coli als dem Streptococcus. Die genannten Organe konnten

dabei makroskopisch und selbst mikroskopisch normal erscheinen,
nur die Lungen zeigten immer, wenn sie einen der genannten Mikroben enthielten, anatomische Veränderungen. Dass die Mikroorganismen postmortal in die Gewebe eingewandert seien, halten
die Verff. nicht für wahrscheinlich, sondern glauben, dass sie die
wirkliche Ursache der terminalen Erkrankungen darstellen. Sie
stützen sich bei dieser Annahme u. A. auch auf eine Beobachtung
von GILBERT und GIRODE, welche bei einem an Diarrhoe und Bronchopneumonie erkrankten Kinde intra vitam die Lunge punktirten und
aus der Punktionsflüssigkeit das Bacterium coli züchteten. — Das
Bacterium coli dringt wahrscheinlich von der erkrankten Darmschleimhaut aus in die Lymph- und Blutgefäse ein; während die
Streptococcen vermuthlich häufiger von den Hautabscessen aus in
den Organismus gelangen. Beide Mikroorganismen können aber
auch möglicherweise eingeathmet werden.   Stadthagen.

W. Dombrowski, Etude clinique sur l'insuffisance fonctionnelle
   des valvules du coeur gauche. Revue de médecine 1893, No. 9.

   Die unorganische (d. h. nicht auf einer anatomischen Veränderung der Klappe beruhende) Mitralinsufficienz ist nicht
so selten, wie manche Autoren annehmen; Verf. publicirt 3 einschlägige Fälle eigener Beobachtung. Aus Leichenversuchen schliefst
er, dass es sich in den hierher gehörigen Fällen nicht um eine
„relative“ Insufficienz, d. h. um ein Missverhältniss zwischen Orificium und Gröfse der Klappensegel handelt; vielmehr ist diese
Insufficienz ein Symptom der gestörten Compensation und beruht
auf Dehnung des Herzmuskels; man sollte also den Ausdruck
„relative“ durch „functionelle Insufficienz“ ersetzen. Diagnostisch
ist von Wichtigkeit, dass bei dieser Affection mit dem Wiederein-
tritt der Compensation das systolische Geräusch an der Spitze verschwindet. Von sonstigen differentiell - diagnostischen Symptomen
sei das Verhältniss gegenüber der Respiration hervorgehoben: bei
der functionellen Insufficienz wird das systolische Geräusch während
der Inspiration deutlicher (wegen des gesteigerten negativen Druckes
im Thorax und der dadurch erschwerten Herzaction), während
diese Erscheinung bei der organischen Insufficienz nicht besteht.
— An den Aortenklappen kommt eine wirkliche relative Insufficienz vor, beruhend auf erheblicher Erweiterung des Ostiums
in Folge von Atherose. Sie stellt eine ernste und bedrohliche
Affection dar, während die functionelle Mitralinsufficienz bei Zunahme der Energie des Herzmuskels wieder verschwinden kann.
                                                          Perl.

F. Lange, Ueber Zungenbewegungen. Arch. f. klin. Chir. Bd. 46, S. 634. (1893).

Ueber die Function der einzelnen die Zunge bildenden Muskeln hat Verf. Versuche an Hunden angestellt, nachdem er vorher, speciell den grundlegenden Untersuchungen KÖLLIKER's und HESSE's folgend, selbst anatomisch den Verlauf der Fasern der verschiedenen Zungenmuskeln festgestellt und beschrieben (vgl. hierüber sowie über die Anordnung der Experimente das Original). Die Anordnung der von aussen an die Zunge herantretenden Muskeln und der Aufbau der Zungensubstanz ist im wesentlichen beim Hunde dieselbe wie beim Menschen.

Vorwärtsstrecker der Zunge ist der m. genioglossus, und zwar führt er diese Bewegung vorwiegend mit denjenigen Fasern aus, welche in das hintere Zungendrittel eintreten. In geringem Grade vermag auch der m. geniohyoideus die Zunge vorwärts zu bewegen. Zurückgezogen wird die Zunge durch den m. hyo-, chondro- und styloglossus. Das Anpressen der Zunge an den Mundboden besorgt für die der Mittellinie zunächst gelegenen Teile der m. genioglossus, während die Seitenwand der hinteren Zungenhälfte vom m. hyoglossus herabgezogen wird. — Gehoben und dadurch dem harten Gaumen genähert wird die Zunge durch den vom dritten Trigeminusast innervirten m. mylohyoideus (durch Druck von unten) und den m. palato- und styloglossus (durch Zug nach oben).

Seitliche Bewegungen der Zunge, speciell das Abbiegen der Zungenspitze nach der entgegengesetzten Seite vermittelt der m. genioglossus durch diejenigen seiner Fasern, welche in die vordere Zungenhälfte eintreten. Der m. genioglossus biegt die Zunge nur dann seitlich ab, wenn sie vorgestreckt ist: innerhalb der Mundhöhle besorgen das die m. m. stylo-, hyo-, chondro- und palatoglossi; von ihnen wirkt der m. styloglossus am kräftigsten. Eine weitere Seitwärtsbewegung der Zunge, sodass die Spitze hinter dem letzten Backzahn zu liegen kommt, wird dann zu Stande gebracht, wenn, wie man dies experimentell nachweisen kann, der stylo-hyoglossus der einen und der genioglossus der anderen Seite gleichzeitig in Thätigkeit treten.

Ist die Zunge (nach Durchschneidung beider n. hypoglossi) lediglich der Wirkung der Schwerkraft und der Elasticität überlassen, so liegt sie (beim Hunde) schlaff auf dem Boden der Mundhöhle und bildet eine Platte mit grösstem Breiten- und geringstem Dickendurchmesser. Die zahlreichen selbstständigen transversalen Fasern besorgen dann die Verschmälerung der Zunge und deren Verdickung; dicker wird diese auch durch die Contraction der Längsmusculatur und zugleich verkürzt. Contrabiren sich nur die Fasern des m. longitudinalis superior, so wird die Spitze der Zunge nach oben, ziehen sich nur die Fasern des m. longit. inf. zusammen, so wird die Zunge nach unten gebogen. Durch die

ausschliefsliche Thätigkeit der Zungenmuskeln vermag der Mensch
nur einen flachen Löffel mit seiner Zunge zu bilden. Der m. geniogl.
zieht die der Mittellinie zunächst gelegenen Teile der Zunge
herab und nähert sie dem Mundboden: es sind die vorderen und
mittleren Fasern beider genioglossi, welche diese Bewegung ausführen, während die hinteren Fasern die Zunge vorstrecken. Der
m. longit. sup. klappt die Zungenspitze in die Höhe und die beiden
m. stylogl. heben den Seitenrand.   Bernhardt.

1) **H. Traumann**, Schussverletzung des nervus vagus unter der
Schädelbasis. Deutsche Zeitschr. f. Chir. XXXVII. pag. 162.
2) **Derselbe**, Stichverletzung des Nervus hypoglossus und Nervus
accessorius Willisii unter der Schädelbasis. Ebenda, pag. 167.
3) **Ilberg**, Ueber Lähmung des XI. Gehirnnerven bei Tabes do-
salis. Charité Annalen 1893, p. 303.

1) Der rechte Vagus war durch einen Schuss vom Munde aus
(die Kugel drang durch den harten Gaumen) unterhalb des n.
laryng. sup. verletzt. Sie musste zu dem Behufe von der Schädelbasis abgeprallt sein. Es bestand rechtsseitige Stimmbandlähmung
mit Erhaltung der sensiblen Function (laryng. sup.) und Pulsbeschleunigung. Die Schluckbeschwerden und die Gaumenlähmung
sind nicht als Vagussymptome aufzufassen, sie glichen sich auch
z. Th. bald wieder aus. Eine anfängliche Pupillendifferenz verschwand bald, sie wird auf eine Blutung in der Nähe des Gangl.
cervicale supr. zurückgeführt. Auf das Fehlen jeglicher Lungen-
complication wird besonders hingewiesen.

2) In der 4. Woche nach der Verletzung — von einer lobulären (wie der Verf. meint, Schluck-) Pneumonie war Pat. genesen
— bestand noch eine Lähmung der rechtsseitigen Zungen- und
Unterzungenbeinmuskeln mit EaR, des r. Cucullaris und Sterno-
cleidom. ebenfalls mit EaR. Das r. Stimmband war gelähmt bei
der Respiration und Phonation, die Sensibilität der Larynxschleim-
haut war intact. Ebenso war der r. Gaumen paretisch.

Die Epikrise dieser Mitteilung enthält einige beachtenswerte
Ausführungen betr. die Sytomatologie der oben beschriebenen seltenen Lähmungen, auf welche hier indessen nicht näher eingegangen
werden kann.

3) Der 23jähr. Patient erkrankte mit Diplopie, Parästhesien,
Schmerzen in den Beinen, gastrischen Krisen, Dysurie und bot bei
der Aufnahme ausser diesen noch andere Zeichen der Tabes (Ataxie,
WESTPHAL'sches Zeichen, Pupillenstarre, beginnende Atrophie des
N. opticus sin.). Eine seltene Complication stellt aber das doppelseitige Befallensein des XI. Hirnnervenpaares dar. Die Sterno-
cleidomastoidei fehlen beiderseits fast ganz. Der obere Teil des
Cucullaris ist erhalten, die untere Partie bis auf Reste geschwunden, die Schulterblätter zeigen die dementsprechende Dislocation.

Die electrische Prüfung ergiebt in den Kopfnickern minimale, im unteren Cucullarisgebiet gar keine Zuckungen, der obere Cucullaris zeigt geringe Herabsetzung der Erregbarkeit für beide Stromesarten. Die Stimmbänder sind bei ruhiger Athmung unbeweglich in symmetrischer Stellung (Stimmritze 3 mm). Bei forcirter Athmung wird der vordere Teil einwärts gezogen. Bei der Phonation macht das rechte Stimmband nur zuckende Bewegungen.　　　　　　M. Brasch.

M. F. **Engmann** und P. G. **Unna**, Ueber Hautschienen. Ein Beitrag zur mechanischen Behandlung der Hautkrankheiten. Monatsh. f. pract. Dermat. XVII. No. 10.

Bei besonders hartnäckigen und schweren Hautkrankheiten ist es oft erwünscht, die Medicamente unter eine.n für alle Hautstellen möglichst gleichmäfsigen Drucke zu appliciren. Zu diesem Zwecke verwenden die Verff. Schienen, die in der folgenden Weise angefertigt werden: Man bedeckt den betreffenden Theil, also z. B. das Gesicht, sorgsam mit Streifen von Zinkpflastermull, bestreicht diesen mit Zinkleim, legt sofort ein Stück entfetteten Verbandmulls darüber, den man durch einen nochmaligen ganz dünnen Leimanstrich fixirt und pinselt endlich, nachdem das Ganze getrocknet ist, eine 10 proc. wässrige Chromsäurelösung auf. Die letztere durchdringt die Leimschicht, macht sie für Wasser und Fett undurchlässig und härtet sie zugleich so, dass die Form der Schiene, wenn diese nach etwa $^1/_4$ Stunde abgenommen wird, unveränderlich bleibt. Man säubert nunmehr die untere Fläche von etwa anhaftenden Unreinigkeiten und bepinselt sie gleichfalls erst mit Leim, dann mit Chromsäurelösung. Zur Befestigung der Schiene werden gleich von vornherein Mullstreifen mit eingeleimt, die dann als Bindebänder zu brauchen sind. — Das Verfahren gestattet und verlangt je nach Art und Localisation der Krankheit mannigfache Modificationen; so wird man an stark nässenden oder behaarten Partieen Salbenmulle an Stelle der Pflastermulle nehmen, an den Händen benutzt man statt ihrer als Unterlage baumwollene Handschuhe, an den Füfsen Strümpfe, in der Genital- und Analgegend Suspensorium oder Schwimmhose, am Halse, an ausgedehnten flachen, oder nur einfach gekrümmten Flächen des Rumpfes u. s. w. eng anschliefsende, elastische, cylindrische Tricotagestücke, an denen die den erkrankten Stellen entsprechenden Partien in der angegebenen Weise mit Zinkleim und Chromsäure präparirt werden. — Die günstige Wirkung dieser Hautschienen beruht hauptsächlich auf ihrer Impermeabilität, dem gleichmäfsigen Drucke sowie der genauen und sicheren Application der Medicamente. Sie pflegen zugleich das Jucken günstig zu beeinflussen und verhindern jedenfalls das Kratzen. Einmal angefertigt sind sie wochenlang brauchbar und deshalb viel billiger als andere täglich zu erneuernde Verbände, auch können sie von dem Pat. selbst leicht abgenommen und wieder angelegt werden.

H. Müller.

Schauta, Ein Fall von Inversio uteri im 78. Lebensjahre. Arch. f. Gyn. 43. Bd. I. S. 30.

Der vorliegende Fall ist in sofern interessant, als es sich um eine 78 Jahre alte Frau handelte, welche 58 Jahre vorher einmal geboren und 30 Jahre bereits ihre Regel verloren hatte. Die Inversion war sicher nicht puerperaler Natur; es hatten sich erst Anzeichen der Inversion ein Jahr vor der Beobachtung bemerkbar gemacht; der vollkommene Vorfall des invertirten Uterus war wohl durch Zerren seitens der Kranken an dem Tumor herbeigeführt worden. Am fundus uteri sass ein wallnussgrofses Fibromyom. Wegen des hohen Alters der Patientin wollte sich Schauta auf die Abtragung des Myoms beschränken und den Uterus durch Pessarien zurückzuhalten suchen. Da letztere Versuche nach der Abtragung jedoch scheiterten, so trug er den ganzen Uterus in der Gegend des Cervix durch drei fortlaufende Ligaturen ab. Die Kranke wurde 10 Tage nach der Operation gesund entlassen.

Was die Aetiologie dieser nicht puerperalen Inversionen anbetrifft, so glaubt Schauta, dass dieselbe eine gleiche wie beim puerperalen Uterus sei. — Erweiterung der Uterushöhle, Erschlaffung der Uteruswand und Druck von oben oder Zug von unten.

Die Erweiterung der Uterushöhle ist durch das Myom gegeben und die Erschlaffung teils durch Atrophie, teils durch entzündliche Infiltration oder Degeneration der Musculatur. Durch die Anstrengung der Bauchpresse wird dann gewöhnlich an der Stelle der grössten Verdünnung, also dort wo das Myom aufsitzt, eine Delle gebildet, welche sich dann unter der weiteren Wirkung des intraabdominalen Druckes mehr und mehr vertieft und schliefslich zur vollständigen Inversion führen kann. Zweitens kann auch durch die Schwere des Tumors allein, — also durch Zug von unten — eine Inversion bei schlaffem Uterusmuskel zu Stande kommen.

Die Ansicht, dass durch Zusammenziehungen des Uterus das Myom geboren wird und den Uterus als Stiel nach sich ziehe, hält er für falsch.   W. Schülein.

D. Biondi, Studio sui corpuscoli bianchi di un leucemico. Archive per le scienze mediche XIII. No. 13, S. 291.

Verf. hat das Blut einer leukämischen Frau genau untersucht, um die verschiedenen Formen der Leukocyten und ihr verwandtschaftliches Verhältniss zu einander festzustellen. Dabei findet er 6 verschiedene Varietäten:

1) Der Kern ist mittelgrofs, rund, stark gefärbt und zeigt mitunter in seinem Innern Granula und Fäden.

2) Der Kern ist ungemein grofs; die sehr reichliche chromatische Substanz desselben geht von einer centralen Anhäufung in Körnern und Fäden nach allen Seiten aus.

3) Der Kern nimmt Nieren- oder Halbkreisform an, die chromatische Substanz ist in Körnern ziemlich gleichmäfsig verteilt.

4) Der Kern biegt sich immer stärker und kann schliefslich Ringform bekommen. Die chromatische Substanz teilt sich in 2 oder mehr, durch achromatische Massen mit einander verbundene Gruppen.

b) Die Nuclearmembran verschwindet, die chromatischen Kerngruppen liegen frei im Protoplasma, durch achromatische Brücken verbunden.

6) Die letzteren verschwinden, die polynucleare Zelle ist fertig.

Verf. fasst diese verschiedenen Formen als die einzelnen Stadien, die der Leukocyt durchläuft, auf. Er hat weder directe noch karyokinetische Teilung mit Sicherheit beobachten können, dagegen decken sich seine Befunde mit der indirecten Fragmentation ARNOLD's.

M. Rothmann.

C. Bayer, Ueber eine durch Operation geheilte ungewöhnlich grofse Lebercyste. Prager med. Wochenschr. 1892, No. 52.

Die colossale Lebergeschwulst war angeblich erst vor 4 Monaten unter relativ wenig erheblichen Störungen bei der 56jährigen Frau entstanden; Gelbsucht fehlte, dagegen bestand rechtsseitiger Schulterschmerz. Es wurden nicht weniger als 8 Liter Detritus und Hämatin, keinen Gallenfarbstoff haltender Flüssigkeit entleert und wegen der Dünnwandigkeit der Cystenwandungen diese nach teilweiser Abtragung in die äussere Wunde eingenäht. Heilung erfolgte ohne Zwischenfall; die Untersuchung der abgetragenen Cystenwandung erwies sie als aus Resten von Leberparenchym bestehend, von Echinococcus keine Spur.

P. Güterbock.

N. Blagowastchensky, Zur Frage über die nicht consolidirten einfachen Fracturen der Röhrenknochen, ohne Bildung von Pseudarthrosen. Arch. f. klin. Chir. XLV., S. 763.

Verf. teilt die Fälle nicht consolidirter Knochenbrüche in zwei Hauptgruppen: 1) die eigentlichen oder „wirklichen Pseudarthrosen" (Pseudarthroses verae), bei denen wir allen denjenigen anatomischen Bestandteile begegnen, welche ein normales Gelenk constituiren und 2) solche, wo alle möglichen Modificationen abnormer Vereinigung der Brüche stärker vertreten sind: „nicht consolidirte Fracturen, ohne Bildung von Pseudarthrosen". Für letztere bringt Verf. aus der k. Universitätsklinik ein Beispiel bei, welches eine 27jährige Frau mit Pseudarthrose der Tibia rechts seit 7, links seit 5 Jahren betraf. An beiden Unterschenkeln wurde zu zwei verschiedenen Zeiten die Excision der fibrösen Massen mit Resection der Bruchenden und Knochennaht erfolgreich ausgeführt. Als Ursache der Nichtvereinigung ergab sich eine abnorme sclerotische Knochenbeschaffenheit, so dass bei der relativ jungen Patientin der Knochen fast ohne Markhöhle und ohne gröfseres in den HAVERS'schen Kanälen verlaufendes Gefäfsnetz sich fand.

P. Güterbock.

Daae, Beitrag zur Anthropologie des Ohres bei Verbrechern. Zeitschr. f. Ohrenheilk. XXIV. S. 288.

Im Gegensatz zu MOREL, LOMBROSO, GRADENIGO u. A. kommt Verf. auf Grund genauer Messungen an 252 Ohren von Gefangenen des Zuchthauses zu Christiania verglichen mit ebensolchen Messungen von normalen Ohrknorpeln (nach SCHWALBE) zu dem Schluss, dass ein Typus für Verbrecherohren sich nicht aufstellen lässt. Nach seinen Untersuchungen variiren die Gröfse und die Form des Ohrknorpels bei einem und demselben Individuum mit dem Alter; das Abstehen des Ohrknorpels nimmt mit dem Alter zu. Der Ohrknorpel norwegischer Verbrecher scheint kleiner zu sein als derjenige deutscher, sogar Nichtverbrecher, und speciell scheint das Ohr am kleinsten bei lappischen Verbrechern, diesem niedrig stehenden Volksstamm, zu sein. Der Ohrknorpel bei Verbrechern steht anthropologisch auf demselben Standpunkt wie bei anderen Menschen, indem der morphologische Index bei beiden der gleiche ist.

Schwabach.

Gärtner, Identischer Bacterienbefund bei zwei Melänafällen Neugeborener. Arch. f. Gynäkol. 1893, 45. Bd. S. 272.

G. fand bei einem Fall von Meläna der 4 Tage post partum zu Grunde ging, in den blutigen Stuhlgängen, im Herzblut und in der Milz ein Kurzstäbchen, das auf Gelatine stecknadelkopfgrosse, scharf umgrenzte Kolonien, auf Kartoffeln einen graugelben dickbreiigen Belag bildet und lebhaft beweglich ist. Durch intraperitoneale Injection von Bouillonkulturen starben Kaninchen und Hunde an hämorrhagischer Peritonitis.

In einem zweiten Falle der in Genesung überging, fand G. denselben Bacillus in den Stuhlgängen. (Eine gewisse Aehnlichkeit des gefundenen „Melänabacillus" mit dem Bacterium coli ist nicht zu verkennen. Ref.) Scheurlen.

A. E. Wright, On the possible advantages of employing decalcified milk in the feeding of infants and invalids. The Lancet 1893, S. 194.

ARTHUS und PAGES haben gefunden, dass Kuhmilch, deren Kalksalze durch oxalsaures Ammonium ausgefällt sind, durch Lab nicht mehr zur Gerinnung gebracht werden kann. Setzt man der Milch weniger Oxalate hinzu, als zur vollständigen Ausfällung erforderlich sind, so wird die Labgerinnung der also behandelten Kuhmilch nur verzögert, und die ausfallenden Gerinsel sind feinflockig wie bei menschlicher Milch. Auf dieses Verhalten gründet Verf. folgenden Vorschlag: Um für Säuglinge die Kuhmilch leichter verdaulich zu machen, entferne man einen Teil ihrer Kalksalze; da Oxalsäure giftig ist, so bediene man sich zu diesem Zwecke des citronensauren Natrons und zwar im Verhältniss von 1:200 Milch. Durch diesen Zusatz wird nach Verf.'s Angaben der Geschmack der Milch nur wenig beeinflusst und es bleiben Kalksalze für die Zwecke der Ernährung noch in mehr als genügender Menge übrig. Stadthagen.

G. H. Franklin, An epidemie of diphtheria in Hightstown, New Jersey, in July 1893, supposed to have been caused by infected milk. Intern. medic. magazine. Philadelphia 1893, Okt.

Eine im Juli 1898 in dem ca. 2000 Einwohner zählenden Städtchen Hightstown ausgebrochene Diphtherie: Epidemie von sehr bösartigem Verlauf wird vom Verf. auf den Genuss inficirter Milch zurückgeführt. Der Ort wurde durch 6 Milchlieferanten mit Milch versehen, aber nur im Lieferungsgebiete eines einzigen unter ihnen traten die Fälle auf, und zwar in weiter Verbreitung über die Stadt unter der wohlhabenden Bevölkerung In einer Familie erkrankten die Eltern, die von der betreffenden Milch getrunken hatten, während die mit anderweitiger Milch genährten Kinder gesund blieben. Nachdem ein Verkaufsverbot der in Rede stehenden Milch ergangen war, erlosch die Epidemie in kurzer Zeit. — Als plausibelsten Erklärungsversuch sieht Verf. den an, dass der den Transport besorgende Junge 8—10 Tage vor Ausbruch der Epidemie an einer milden Form der Krankheit gelitten und so zur Inficirung der Milchgefässe geführt habe. Perl.

Aufrecht, Zur Behandlung des Soors in der Speiseröhre und im Magen. Therap. Monatsh. 1893, Aug.

So wenig bedeutungsvoll in der Regel die Soorentwicklung beim Kinde ist, da sie sich meist auf die Mundhöhle beschränkt und demgemäss auch verhältnissmässig leicht therapeutisch zu beeinflussen ist, so ernst ist dieselbe oft bei älteren und decrepiden Personen, bei denen sich der Soor oft genug mit staunenswerter Schnelligkeit vom Munde aus durch die Speiseröhre bis in den Magen fortpflanzt. A. empfiehlt in solchen Fällen die zweistündliche Darreichung einer 8procent. Lösung von Natronbicarbonicum. Er hat mehrere entsprechende Fälle im Verlaufe des Abdominaltyphus auf diese Weise schnell heilen sehen. Im Notfall soll man auch stündlich einen Löffel der genannten Lösung geben. Unangenehme und störende Nebenerscheinungen wurden auch bei 4—5tägigem ununterbrochenem Gebrauche nicht beobachtet C. Rosenthal.

0. Hegel, Ein Beitrag zur pathologischen Anatomie des Morbus Basedowii. (Aus der med. Klinik zu Leipzig). Deutsche Zeitschr. f. Nervenheilk. IV. p. 353.

Der Fall, welcher klinisch nichts Bemerkenswerthes darbot, wurde einer sehr genauen Untersuchung unterworfen. Am Brust- und Halsmark, der med. oblong. und dem Pons wurde nichts abnormes gefunden, auch die von der Vierhügelgegend entnommenen Schnitte erwiesen sich als normal. Beide Grenzstränge wurden bis zur 2. Brustanschwellung untersucht. In den 8 Halsanschwellungen waren die Wände der kleinen Gefäfse infiltrirt, die Lumina oft verengt oder sogar obliterirt, es fanden sich kleinere Blutungen, Infiltrationen der Ganglienkapseln, auch eine stellenweise Vermehrung des interstitiellen Gewebes; die Ganglienzellen selbst zeigten verschiedene Stadien der Atrophie; die pericellulären Räume enthielten mehrfach Rundzellen. Die Ns. vagi erwiesen sich als normal beschaffen. Auch das Herz mit seinen Ganglien ergab kein anatomisches Substrat für die intra vitam hochgradige Herzschwäche. Die vergrösserte Schilddrüse zeigte strotzende Gefäfsfüllung, in den Acini gewucherte Epithelien, wenig Colloid, sehr vergröfserte Kerne. Zahlreiche Blutungen und Infiltrationen des gefäfsführenden Gewebes. Der ganze Process imponirt dem Verf. als adenoide Entartung mit interstitieller Entzündung.

Der Autor begnügt sich mit der blofsen Registrirung dieses Befundes.

M. Brasch.

F. Jolly, Ueber einen Fall von multipler Neuritis nach chronischer Arsenvergiftung. Charité-Annalen 1893. S. 642.

Der Fall betrifft eine 57 Jahre alte Wittwe, welche in subacuter Weise an einer atrophischen Lähmung beider Arme und des rechten Beins erkrankte. An den Armen waren Strecker, Beuger und die kleinen Handmuskeln betroffen, am Bein war vorzugsweise das Peroneusgebiet aber auch der Quadriceps befallen. Distal bestand der höhere Grad der Erkrankung. Die Sensibilität für Tast- und Temperaturgefühl war gestört, es bestanden zudem spontane Schmerzen, trophische Haut- und Gelenkveränderungen und EaR in den gelähmten Muskeln. Der Verlauf war ein chronischer, aber langsam zur Besserung tendirender. Die Aetiologie war lange unklar; Lues, Alcohol, Blei waren auszuschliefsen. Die Untersuchung des Urins und der Tapete aus der Wohnung der Kranken ergab keinerlei Anhaltspunkte für die Entstehung der multiplen Neuritis. Endlich stellte sich heraus, dass in einer alten Kommode der Pat. ein Pulver gegen Schwaben jahrelang unbenutzt und in ständiger Berührung mit verschiedenen häufig benutzten Kleidungsstücken (Schleier, Handschuhe, Wäsche) lag. So bestätigte sich der Verdacht einer chronischen Arsenikvergiftung, denn jenes Pulver war Schweinfurter Grün. Der Verf. hebt die Betheiligung der sensiblen Sphäre und der Beugemuskeln im Gegensatz zu den Erkrankungen nach Blei hervor.

M. Brasch.

Funk, Ein ungewöhnlicher Fall von Dermatitis herpetiformis Duhringii. Monatsh. f. pract. Dermat. XVII. No. 6.

Bei der 87jähr. anämischen, nervösen Patientin hatten sich im Laufe von 2 Jahren auf der Haut des Kopfes, Gesichtes, Halses und Rumpfes bis flachhandgrofse, erhabene, weiche, an der Oberfläche höckerige, braunrote, mit Bläschen und Pusteln dicht besetzte und reichlich Serum absondernde Plaques gebildet, welche von zusammenfliefsenden, bis linsengrofsen, in Halbkreisen angeordneten Vesicopusteln scharf umrandet wurden. Der Ausschlag, welcher übrigens am Kopfe nicht zu Haarausfall führte, veranlasste schreckliches Jucken und die einzelnen Plaques pflegten monatelang zu persistiren. Während des ganzen ersten Jahres war die Affection auf die Unterlippe, soweit das Lippenrot reicht, beschränkt gewesen. — Verf. glaubt, die Krankheit der Dermatitis herpetiformis zurechnen zu sollen. H. Müller.

S. Bonaduce, Betrachtungen über und Versuche mit einer neuen Behandlung der Syphilis. Monatsh. f. pract. Dermat. XVII. No. 3.

Von der Annahme ausgehend, dass der supponirte Microorganismus der Syphilis ausser dem Syphilisgifte auch, analog anderen pathogenen Bacterien und entsprechend gewissen klinischen Erfahrungen, immunisirende Antisyphilisstoffe producire, suchte Verf. diese letzteren zu gewinnen, indem er dreien mit den Erscheinungen hereditärer Syphilis geborenen Kindern mittelst Aderlass Blut entnahm und dieses einen Tag lang im Eisschrank stehen liefs. Er erhielt so 35 ccm Serum, denen er 100 ccm sterilisirtes Wasser zusetzte. Die Mischung wurde durch 10 Min. auf 100° C erwärmt und über der Flamme filtrirt. Von dieser Flüssigkeit nun injicirte B einem Manne, der mit 18 Tagen im Sulcus coronarius „ein ganz characteristisches Geschwür" und Polyadenitis biinguinalis hatte, jeden zweiten Tag 10 ccm in das Unterhautbindege-webe. Unter 12 derartige Einspritzungen, welche keinerlei Störungen zur Folge hatten, bildeten sich Geschwür und Drüsenschwellungen allmählich zurück. Syphilitische Symptome traten während der 7 monatlichen Beobachtung nicht auf. — In weiteren Versuchen empfiehlt Verf. namentlich das Blutserum aus der Placenta von Frauen, welche syphilitische Kinder geboren haben.   H. Müller.

A. Doran, Cases of tuberculous disease of the uterine appendages and peritoneum. British medical Journ. 1893, 21. Oct.

D. betont, dass die primäre Peritoneal-Tuberculose für den Arzt wichtiger ist, wie für den Pathologen; der tückische Character derselben ist bekannt, die Diagnose oft schwierig, sehr häufig geht dieselbe von den Genitalorganen aus, die Behandlung ist entweder exspectativ oder operativ; es ist leichter zu operiren als zu heilen.

Die Tuberculose der Ovarien und Tuben kommt häufig bei heredität belasteten, jungen Individuen vor; Katarrhe des Genitaltractus können tuberculöse Infection begünstigen; zuweilen ist der Ascites ein frühes Symptom der beginnenden Tuberculose; bei localisirter Erkrankung kann man durch frühzeitiges Operiren eine Allgemein-Infection verhüten. Ein abgekapselter tuberkulöser Ascites kann mit Ovarialcysten leicht verwechselt werden. — D. machte bei zwei Fällen von Peritonitis tuberculosa — Mädchen von 16 und 21 Jahren — mit gutem Erfolg die Laparotomie.

D. empfiehlt die Laparotomie sehr bei tuberculöser Peritonitis und gleichzeitig die intraabdominelle Anwendung einer Jodoform-Emulsion; der günstige Erfolg bleibt auch dann nicht aus, wenn es nicht gelingen sollte, den Ascites vollkommen zu entfernen.   A. Martin.

Plugge, Jets over de werking van het alcaloïde van Erythrina (Stenotropis) Broteroi Hsskl. Weekbl. van het Nederl. Tijdschr. voor Geneesk. 1893, II. N. 5.

Das Erythrin bewirkt bei Kaninchen erhebliche Verlangsamung der Atmungsfrequenz, nachdem eine kurzdauernde Beschleunigung voraufgegangen, Verminderung des Umfangs der Athembewegungen, zum Schluss Atmungsstillstand, während noch das Herz kräftig schlägt. Ferner entsteht Verminderung, schliefslich vollkommene Aufhebung der willkürlichen Bewegung, während noch lange Zeit Reaction auf mechanische Reize vorhanden ist, bis auch diese schliefslich verschwindet. Der Herzschlag bleibt wie bei normalen Tieren; bei Fröschen pulsirt das Herz noch viele Stunden nach Stillstand der Atmung. Anscheinend werden die quergestreiften Muskeln nicht betroffen. Wahrscheinlich bewirkt das Gift auch vasomotorische Störungen; zu weiteren Untersuchungen nach dieser Richtung fehlte das notwendige Material. Das Mittel hat im Ganzen ähnliche Wirkung wie das Cytisin.   George Meyer.

Einsendungen für das Centralblatt werden an die Adresse des Hrn. Prof. Dr. M. Bernhardt (Berlin W Französische Stra'se 21) oder an die Verlagshandlung (Berlin NW., 68, Unter den Linden) erbeten.

Verlag von August Hirschwald in Berlin. — Druck von L. Schumacher in Berlin.

Wöchentlich erscheinen
1—2 Bogen; am Schlusse
des Jahrgangs Titel, Na-
men- und Sachregister.

Centralblatt

Preis des Jahrganges
20 Mark; zu beziehen
durch alle Buchhandlun-
gen und Postanstalten.

für die

medicinischen Wissenschaften.

Unter Mitwirkung von

Prof. Dr. H. Senator und Prof. Dr. E. Salkowski,

redigirt von

Prof. Dr. M. Bernhardt
in Berlin.

1894.   **3. Februar.**   **No. 5.**

Inhalt: Fränkel, Weidenbaum, Quantitative Bestimmung des Glycogens. — Cremer, Verhalten einiger Kohlehydrate im Organismus. — Deutu, Fall von Aortenaneurysma. — Grunert, Körpertemperatur nach Mastoidoperationen — Schreiber, Neuer Dilatator für den Oesophagus. — Jones, Ueber die Ursachen der Chlorose. — Turner, Diagnostische Bedeutung der Pupillenstarre. — Bernhardt, Spinal-neuritische Form der progressiven Muskelatrophie. — Jesset, Hall, Ueber Exstirpation des Uterus. — Griffith, Voigt, Verlegung der Beckenhöhle durch ein grosses Cervicalmyom. — Czapek u. Weil, Wirkung des Selens u. Tellurs.

Winternitz, Blutveränderungen nach thermischen Eingriffen. — v Eiselsberg, Fall von operativem Lebertumor. — v. Bergmann, Zur Kenntniss der Kieferklemme. — Zwaardemaker, Das presbyacusische Gesetz — Burger, Ueber die sog. Tornwaldt'sche Krankheit. — Fokker, Ueber das Löffler'sche Mittel gegen Feldmäuse — Kovacs, Einfluss von Infectionskrankheiten auf Leukämie. — Mayer, Asphyxie bei Säuglingen. — de Jong, Fall von Lobus azygos der rechten Lunge. — Ziehl, Lähmung des 3. Trigeminusastes mit Geschmackstörungen. — Morell, Statistische Electricität bei Hautkrankheiten. — Beron, Congenitale Syphilis bei paterner Infection. — Veiel, Zur Therapie des Lupus. — Kirk, Fälle von Eclampsie mit Albuminurie. — Ignalowsky, Todesursache beim Erhängen.

1) **S. Fränkel,** Ueber die Darstellung und Bestimmung des Glycogens mittelst Trichloressigsäure. Pflüger's Arch. Bd. 53, S. 378.

2) **J. Weidenbaum,** Ueber Dr. S. Fränkel's quantitative Analyse des Glycogens. — Eine Erwiderung. Ebenda. S. 380.

1) Gegenüber den ungünstigen Erfahrungen, welche Weidenbaum bei der Darstellung des Glycogens mit Hülfe von Trichloressigsäure gemacht hat, hebt Fr. hervor, dass nach seinen Erfahrungen das nach dieser — von ihm angegebenen — Methode dargestelltes Leberglycogen von vornherein stickstofffrei sei, Muskelglycogen eine äusserst geringe Spur Stickstoff enthalte. Auch im Uebrigen hält F. seine Angaben bezüglich der Vollständigkeit der Extraction des Glycogens mit Trichloressigsäure aufrecht und vermuthet, dass die von W. angewendete Trichloressigsäure vielleicht nicht rein gewesen sei.

2) W. hat die von ihm angewendete KAHLBAUM'sche, sowie ·die ihm von FRÄNKEL übersendete, von diesem benutzte Trichloressigsäure vollständig analysirt und ist zu dem Resultat gelangt, dass die KAHLBAUM'sche Trichloressigsäure vollkommen rein ist, die FRÄNKEL'sche nicht so rein, wie auch aus ihrem Geruch nach Fettsäure hervorgeht. Auch unter Anwendung der von FRÄNKEL benutzten Trichloressigsäure konnte W. nicht zu demselben Resultat gelangen, wie dieser. Aus Muskeln konnte das Glycogen nie vollständig erhalten werden. Der Fehlbetrag war verschieden je nach der Zahl und Dauer der Extractionen mit Trichloressigsäure, wie inzwischen auch SAAKE angegeben hat. Das mit Trichloressigsäure aus Muskeln dargestellte Glycogen enthält ferner stets Stickstoff und zwar mehr als Spuren, nämlich im Mittel 0.46 pCt., welchen man ohne Zweifel auf Beimischung von Eiweiss beziehen muss. Allerdings war der Stickstoffgehalt des Glycogens bei Benützung der FRÄNKEL'schen Trichloressigsäure geringer, wie bei Anwendung der reinen Säure von KAHLBAUM. Da über die Art und Quantität der Verunreinigung, welche für die Darstellung des Glycogens begünstigend wirkt, nichts bekannt sei, so verwirft W. die Anwendung der Trichloressigsäure zur Darstellung resp. quantitativen Bestimmung des Glycogens. E. Salkowski.

M. Cremer, Ueber das Verhalten einiger Zuckerarten im tierischen Organismus. Zeitschr. f. Biologie XXIX. S. 484; auch Habilitationsschr. München 1893.

Nach ausführlicher Behandlung der Vorfrage, wann ist anzunehmen, dass aus einem verfütterten Stoff im Körper Glycogen wird, berichtet Verf. über seine an Kaninchen und Hühnern angestellten Versuche, bei denen für die Beurteilung der Resultate als wichtig hervorgehoben wird, dass ausgesprochene Collapstemperatur vor der Tödtung der Tiere diese für die Lösung der Frage unbrauchbar macht, weil Abkühlung sehr schnell Glycogenschwund bewirkt. In allen Versuchen wurde durch 4—5 tägige Carenz ein möglichster Glycogenschwund herbeigeführt, dann die resp. Substanz in wässriger Lösung mittels Schlundsonde injicirt und zwischen 8 und 17 Stunden danach das Tier getötet und auf Glycogen die Leber verarbeitet; wo es anging, wurde auch der während der Versuchsdauer ausgeschiedene Harn-N bestimmt, weil sich im Zusammenhalt mit der Größe des Eiweissumsatzes ein noch strikterer Schluss dahin ergibt, ob ein Stoff als directer Glycogenbildner anzusehen ist oder nicht (vergl. Orig.). Ebenso wie nach K. VOIT die Maltose, ist nach Verf. auch die Isomaltose als directer Glycogenbildner anzusehen; das Gleiche liess sich für die Dextrose, Laevulose und den Rohrzucker bestätigen, während bezüglich des Milchzuckers und der Galactose ein striktes Resultat nicht erzielt

worden ist, wenngleich es auch nach Einverleibung dieser Stoffe
zu beträchtlichen Glycogenanhäufungen kam; von der Galactose
traten schon nach 28 g rund 6.5 g in den Harn über, von der
Laevulose nach etwa der gleichen Menge nur 0.2 g. Nach Ein-
verleihung von d-Mannose (verschiedenartiger Darstellung) kam es
ebenfalls zu Glycogenanhäufung in der Leber (0.8—3.1 g), allein
dieselbe war in Rücksicht auf die einverleibten Mengen (23—35 g)
nicht sehr beträchtlich; die Mannose geht wesentlich leichter in den
Harn über als Laevulose und Dextrose (beim Kaninchen erschienen
bis zu 4 g im Harn, beim Menschen dagegen auch nicht Spuren
bei Gaben bis zu 12.6 g). Bei der Sorbose, nach deren Einverleibung an Karenzkaninchen KÜLZ 0.6—0.9 g Glycogen in der Leber
gefunden hatte, konstatirte Verf. einen so leichten Uebertritt in den
Harn wie bei keiner anderen Hexose. Die Versuche an Pentosen
sind unabhängig von denen SALKOWSKI's (Cbl. 1893, No. 11) angestellt.
Nach 10.2 g Xylose fand sich beim Hungerhuhn 0.84 g Glycogen
in der Leber, nach 9.9 g Arabinose 0.28 g, bei Karenzkaninchen
nach 30 g Arabinose 0.93 g Glycogen, während bei Kaninchen SAL-
KOWSKI nach Arabinose 0.6—2.1, im Mittel 1.2 g Glycogen gefunden hat;
das Glycogen war das gewöhnliche, gab nicht die characteristische
Farbenreaction der Pentosen mit Salzsäure und Phloroglucin. Im
Gegensatz zu EBSTEIN, demzufolge die gesammte verfütterte Pentose, ohne umgesetzt zu werden, durch den Harn austritt, fand Verf.
in Selbstversuchen nach 25 g Arabinose noch nicht 10 g im Harn
wieder (was Ref. nach unabhängig davon angestellten Versuchen
gleichfalls bestätigen kann). Nach Fütterung mit Rhamnose (Me-
thylpentose) fanden sich nur, wofern grofse Mengen (15—30 g)
Kaninchen einverleibt wurden, einigermassen beträchtliche Mengen
von Leberglycogen (0.43—3.1 g) vor; auch letzteres zeigte die
Eigenschaften des gewöhnlichen Glycogens. Die Rhamnose geht
schnell und in nicht geringer Menge in den Harn über. — Zum
Schluss fasst Verf. die Beziehungen, welche zwischen Gährfähigkeit
der Zuckerarten und Glycogenbildung bestehen, dahin zusammen:
leicht und ausgiebig gährender Zucker, wie Dextrose und Laevulose gehen sicher und in grofsem Umfange im Tierkörper in Glycogen über. Von den auf keine Weise durch Hefepilze in alcoholische Gährung zu versetzenden Pentosen liegt kein Zwang in den
bisherigen Versuchen vor, die nach ihrer Verfütterung gewonnenen
nicht sehr beträchtlichen Glycogenmengen als aus diesen Pentosen
stammend anzusehen. Die vergährbare Mannose und die kaum oder
nur sehr schwer vergährbare Galactose üben einen nicht geringfügigen Einfluss auf die Glycogenbildung aus, allein es ist vorläufig
nicht bewiesen, dass sie echte Glycogenbildner sind. — Wegen
vieler Einzelheiten vergl. Orig.   J. Munk.

Le Dentu, Anévrysme du tronc brachio-céphalique et la crosse
de l'aorte traité par la ligature périphérique de la carotide primitive droite, de la souclavière droite et d'une volumineuse artère
de la région souclaviculaire gauche. Considérations relatives au
traitement chirurgical de ces sortes d'anévrysxes par la méthode
de Brasdor ou de Wardrop. Bull. de l'Acad. de Med. 1893, No. 8,
p. 198.

Der in der Ueberschrift gekennzeichnete Fall betraf eine 37-
jährige Frau; das Ergebniss der durch einen halbjährigen Zwischenraum getrennten Unterbindung der rechten Carotis und Suhola-
via einerseits und der linken Subclavia anderseits war, dass der
aneurysmatische Tumor zwar wesentlich kleiner geworden war, aber
noch fortpulsirte. Nachträglich wuchs derselbe wieder weiter nach
hinten, eine Compression auf die Bronchi und den rechten Theil
der Wirbel ausübend und erlag die Patientin ca. 11 Monate nach
der letzten Operation. Die Autopsie ergab einen faustgrofsen, 5 cm
oberhalb der Aortenklappen beginnenden Sack, welcher die Körper
des 3. u. 4. Brustwirbels zerstört hatte und die Trachea und die
beiden Bronchi, namentlich den linken abplattend rechts 2—3 cm
weit in die Reg. supraclavicul. hinaufgestiegen war. Aus der zwei-
teiligen Geschwulst entsprangen rechterseits die Carotis und Subclavia, deren unterbundene Stellen sich deutlich präsentirten, ebenso
wie die gleichen Gefäfse linkerseits ihren Ursprung aus ihr nehmen.
Es zeigte sich aber, dass die Ligatur nicht an der linken Subclavia
angelegt war, sondern an einem aus ihr hervorgehenden anomalen
Stamm von abnormer Weite. Das Innere des Aneurysma bot keine
Spur von stratificirter Gerinnselschichtung, wohl aber waren die
Wände rauh durch Verkalkungen und atheromatöse Stellen.

In längerer Epicrise weist L. auf die Berechtigung der peripheren Ligatur in Fällen wie der vorliegende hin. Nicht nur eine
Reihe von Jahren anhaltende Heilungen in Folge von Verödung
des durch Gerinnsel ausgefüllten Sackes sind durch Autopsie von
solchen Operirten, welche später an intercurrenten Krankheiten gestorben waren, dargethan worden, sondern auch erhebliche Lebens-
verlängerungen durch Verkleinerung des Sackes und Schwinden bedrohlicher Symptome ohne eine derartige wirkliche Heilung sprechen
zu Gunsten des Eingriffes, dessen zweckmäfsigste Form die gleichzeitige Ligatur der Carotis und Subclavia darstellt. Letztere ist unter
126 von R. Winslow gesammelten Fällen von peripherer Ligatur
bei Aneurysmen des Truncus anonymus und der Aorta in nicht
weniger als 61 ausgeführt worden. Da indessen in diesen 126
Fällen die Aneurysmen des Truncus anonymus von denen der Aorta
nicht streng geschieden sind, so hat L. durch seinen Schüler Acosta
Oatiz eine neue Statistik zusammenstellen lassen, in welcher auf
96 Operationen bei Anonyma-Aneurysmen 39 bei Aortenaneurysmen
kommen. Zu letzteren gehören einzelne gemischte d. h. sowol die
Anonyma, wie die Aorta betreffende Fälle, wie sie der L.'s darstellt
und welche vielleicht nach L. etwas häufiger sind, als man sonst

annimmt. Von den einzelnen Resultaten dieser Statistik erwähnen wir nur, dass 20 Misserfolgen der gemeinsamen Ligatur der Carotis und Subclavia 32 Erfolge und 5 unbekannte Ausgänge bei Anonyma-Aneurysma gegenüberstehen. Man soll bei diesem Aneurysma als Regel stets mit der gleichzeitigen Ligatur der Carotis und Subclavia in gleicher Sitzung beginnen. Wächst dann nach einer gewissen Periode des Stillstandes die Geschwulst weiter nach dem Jugulum und der rechten Oberschlüsselbeingrube zu, ohne jedoch den VI. Halswirbel zu erreichen, so kann man in manchen Fällen die Ligatur der A. vertebral. dextr. versuchen. Erfolgt das Wachsthum mehr nach links, so wird man die A. subclav. sin. unterbinden; den Carotis-Stamm aber meide man im Allgemeinen zu unterbinden, es seien denn mehrere Monate seit der Ligatur der A. carot. comm. dextr. verflossen. Bei Aorten - Aneurysmen hat man zu unterscheiden, ob sie von dem aufsteigenden oder horizontalen Teil des Gefäfses ausgehen. Im ersteren Fall ist die gleichzeitige Ligatur der A. carot. u. subclav. dextr. angezeigt, im letzteren kann man ausserdem einen stärkeren Stamm auf der linken Seite, aber nie gleichzeitig beide Carotideo unterbinden. Liegt das Aneurysma jenseits des Ursprungs der A. subclav. sin, so ist jede Unterbindung contraindicirt, um nicht die Spannung im Sack zu steigern. Bei Ausdehnung von Aneurysmen der beiden ersten Portionen der Aorta resp. der Anonyma auf diesen Teil der Hauptschlagader können peripherer Ligaturen vorübergehend die Fortschritte des Leidens aufhalten.   P. Güterbook.

Grunert, Verhalten der Körpertemperatur nach der Mastoidoperation. Arch. f. Ohrenheilk. XXXV. S. 178.

G. hat bei 214 Fällen, bei denen in der Halle'schen Klinik die Trepanation des Warzenteils vorgenommen worden war, die Temperaturmessungen verglichen und untersucht, ob sich aus der Zusammenstellung allgemeine, practisch wichtige Gesichtspunkte gewinnen liefsen. Es handelte sich um 70 Fälle mit acuten und 144 mit chronischen Affectionen. Von den ersteren zeigten 23 (33 pCt.) einen gänzlich fieberfreien Verlauf, 47 (67 pCt.) verliefen mit Fieber und zwar gestaltet sich das Verhältniss, mit Rücksicht auf die verschiedenen Affectionen in folgender Weise: Entzündung der Cell. mast 80 pCt. fieberfrei, 20 pCt. mit Fieber. Empyem 34 pCt. resp. 66 pCt. Caries 35 pCt. resp. 65 pCt. Caries, mit Abscessbildung 25 pCt. resp. 75 pCt. Pyämie 0 pCt. resp. 100 pCt. Durch eine besondere Tabelle sucht Verf. die Unzuverlässigkeit der Temperaturmessungen für die Diagnose zu erweisen. Von den 144 chronischen Fällen zeigten 93 (65 pCt.) einen ganz fieberfreien Verlauf, 51 (35 pCt.) verliefen mit Fieber. Bezüglich der einzelnen Complicationen war das Verhältniss folgendes: die Entzündung der

Cellul. mastoid. verlief fieberlos in 57 pCt., mit Fieber in 43 pCt.

Empyem des Pars mast.   „   „ 56 „   „   „ 44 „

Caries . . . . „   „ 63 „   „   „ 13 „

Caries m. subperiost. Absc. „   „ 25 „   „   „ 75 „

Cholesteatom . . . . . „   „ 66 „   „   „ 33 „

Ein Vergleich zwischen den acuten und chronischen Fällen ergiebt:

	acute Fälle	chronische Fälle
Ganz fieberfrei im Verlauf	33 pCt.	65 pCt.
Fieber im Verlauf . . .	67 pCt.	35 „
Vor der Operation fieberfrei	54 „	79 ,
Vor der Operation Fieber	46 „	21 „

Ein wesentlicher Unterschied besteht zwischen einfacher Caries ohne Abscessbildung in der Umgebung des Ohres in acuten und chronischen Fällen.

Fieberfrei im Verlauf waren bei acuter Caries 35 pCt. bei chron. 82 pCt.

Fieber im Verlauf . „ „ „ 65 „ „ 18 „

Fieberfrei vor d. Operation „ „ „ 80 „ „ 92 „

Fieber vor der   „ „ „ „ 20 „ „ 8 „

Bei der Caries mit Abscessbildung in der Umgebung des Ohres zeigten sowohl die acuten als die chronischen Fälle in 25 pCt. einen ganz fieberfreien Verlauf, während 75 Ct. mit Fieber verliefen.   Schwabach.

J. Schreiber, Ein neuer Dilatator zur Behandlung von Verengerungen der Speiseröhre. (Aus der königl. med. Univ.-Poliklinik zu Königsberg in Pr.) Berl. klin. Wochenschr. 1893, No. 32.

Zur Behandlung von Verengerungen der Speiseröhre, speciell solcher auf Grund von Carcinom hat Sch. einen neuen Dilatator angegeben. Derselbe besteht in seinem Mitteltheile aus einem ungefensterten Schlundrohr, an dessen oesophagealem Ende ein aus Gummi gefertigtes Röhrchen, Dilatatorium genannt, $1/2$—2—3 cm lang und je nach Bedarf 2.5 bis 5 mm im Durchmesser haltend, angebracht ist. Am Ende des letzteren befindet sich eine abgerundete $1/2$—$1 1/2$ cm lange, $2 1/2$ mm im Durchmesser besitzende glatte, widerstandsfähige Spitze, das Itinerarium. Am anderen Ende des Mittelstückes befindet sich ein metallenes Ansatzstück mit gut schliefsendem Hahn. Zur Dilatation selbst füllt man den Apparat mittels einer Spritze mit lauwarmem Wasser und führt ihn sodann ein, wie jede andere Bougie. Man versucht dann mit dem Itinerarium, oder, wenn angängig, mit dem Dilatatorium in die Strictur einzudringen. Sodann wird die Spritze, mit Wasser gefüllt, auf den Apparat gesetzt und durch Stempeldruck das Dilatatorium, wie das Itinerarium mit mehr oder weniger Energie dilatirt. Will man die dilatirende Wirkung wieder verringern oder aufheben, so wird der

Spritzenstempel mehr oder weniger weit zurückgezogen. Durch den Druck wird aber nicht allein das Dilatatorium erweitert, sondern es wird auch und mit ihm das Itinerarium nach abwärts gerückt. Dadurch rückt der ganze Apparat tiefer in die verengte Stelle der Speiseröhre hinein, gleichsam sich den Weg selbst suchend. Die Vorzüge des Instrumentes, welches wie geschildert, auf dem Princip der hydraulischen Kraftäusserung beruht, sind nach seinem Verfertiger oder Erfinder folgende: „Es gestattet die Anwendung von Dilatatorien, welche selbst sehr vorgeschrittenen Verengerungen sich anzupassen vermögen; wenn nur die Stenose nicht enger als 3 bis 4 mm im Durchmesser ist, so kann sie der Behandlung mit ausgiebiger Dilatation sofort unterworfen werden. Die Dilatatorien können genau der Längenausdehnung des verengten Canals entsprechend hergerichtet oder in Wirkung gesetzt werden. Sie entfalten ihre Wirkung in der allein rationellen Art, nämlich vom Centrum der Stenose peripherwärts. Sie sind und bleiben bis zu ihrer maximalen Anschwellung glattwandig und relativ weich; ihre Anwendung ist daher bei benignen wie malignen Stricturen ohne weiteres möglich. Der neue Dilatator gestattet An- und Abschwellen des hydraulischen Druckes, und mit ihm Erweiterung wie Hemmung desselben nach Belieben und so zu sagen mit Uhr und Manometer in der Hand zu reguliren. Auch die in Bezug auf Länge wie Enge vorgeschrittene Stenose kann eventuell in einer oder wenigen Sitzungen mindestens durchschritten und die so mit dem Magen hergestellte Verbindung uno continuo d. h. ohne Sondenwechsel zur künstlichen Ernährung benutzt werden. Denn ist das Dilatatorium jenseits der Strictur angelangt, so vermag man durch Wasserüberdruck ersteren zum Platzen zu bringen und nun durch den Schlitz Nahrungsflüssigkeit hindurchzuspritzen. Die Einführung des neuen Dilatators ist nicht im geringsten schwieriger, als die einer gewöhnlichen Sonde; das oesophageale Ende ist durch die constructive Aenderung nicht weniger biegsam, das Mittelstück aus dünnstem Bougie sogar etwas widerstandsfähiger geworden als zuvor. Verletzungen der erkrankten Schleimhaut können allem Anscheine nach zuverlässiger als bei den disponiblen Dilationsmethoden vermieden werden.   C. Rosenthal.

E· L. Jones, Preliminary report on the causes of chlorosis. Brit. med. journ. 1893, Nr. 1708.

Nachdem schon früher nachgewiesen war, dass bei der echten Chlorose (d. h. derjenigen Erkrankung, die durch Verminderung des Hämoglobingehaltes characteristisch ist) das specifische Gewicht des Blutes ein sehr niedriges ist, suchte Verf. die Ursachen hierfür zu eruiren, indem er bei einer grofsen Zahl von gesunden und kranken Personen beiderlei Geschlechts das specifische Gewicht des Blutes bestimmte. Es zeigte sich hierbei, dass etwa bis zum 15.

Jahre das spec. Gewicht des Blutes bei beiden Geschlechtern an-
näherend gleich ist; dann aber steigt es beim Manne, während es
beim Weihe fällt. Gerade um diese Zeit aber pflegt Chlorose aufzutreten, die ja überhaupt nur bei jungen Frauen im Alter von 14
bis 26 Jahren vorkommt. Verf. fasst daher die Chlorosis als eine
mehr oder minder starke Steigerung einer an sich physiologischen
Veränderung auf. Ein ganz anderes Verhalten zeigt das spec. Gewicht des Blutplasmas: es steigt beim Weibe bei beginnender
Pubertät, während beim Manne eine derartige Steigerung nicht
vorkommt. — Die bisherigen Anschauungen über die Ursachen der
Chlorosis weist Verf. zurück: gegen Virchow's Ansicht, der bekanntlich die Chlorosis auf Engigkeit der Aorta zurückführt, spricht
der Umstand, dass bisher noch nie ein Fall bei einem Knaben beobachtet wurde, während Hypoplasien der Aorta auch bei Knaben
vorkommen, ferner der Umstand, dass der bei weitem grösste Teil
aller Fälle in Heilung übergeht. Gegen Andrew Clark, der
in der Chlorosis das Resultat einer durch Constipation hervorgerufenen Autointoxication sieht, führt er ebenfalls an, dass dann auch
Knaben befallen werden müssten, ferner dass Constipationen, wenn
auch sehr häufig, doch nicht regelmäfsig vorhanden sind, endlich
dass Constipationen nicht das Primäre sind, sondern erst secundär
auftreten. Als wichtigste Ursache der Chlorosis spricht Verf. Blutungen der Magen- und Darmschleimhaut an, wenn er auch nicht
so weit gehen will, wie Hosslin, der jede Chlorosis als Resultat
einer verborgenen gastro-intestinalen Hämorrhagie betrachtet. Die
Gründe, weswegen Chlorosis nicht bei Knaben auftritt, sind: Steigerung des Hämoglobingehalts bei Eintritt der Pubertät, geringere
Neigung zu Störungen im Gebiete des Nervensystems und endlich
Fehlen der Menstruation. — Was die Behandlung betrifft, so wirkt
das am häufigsten angewandte Mittel, das Eisen, hauptsächlich dadurch, dass es die Gefäfse des Magens und Darms verengert; auch
mit anderen gefäfsverengerndem Mittel kann man gleiche Resultate
erzielen. Zum Schluss weist Verf. darauf hin, dass in einzelnen
Familien alle weiblichen Mitglieder Anlage zur Chlorose haben,
und zwar ist dies stets in sehr kinderreichen Familien der Fall.
Auffallend ist ferner der Umstand, dass die keltische Rasse weniger
zur Chlorose neigt, als die sächsische.   K. Kronthal.

W. A. Turner, On the Diagnostic value of the Lose of the Pupil-
    lary Light-Reaction, with a Note on the Oculo-Facial Muscular
    Group. The Royal London Ophthalmic Hospital Reports 1892, Vol. XIII.
    Dezbr.
    Die ersten 8 Fälle haben reflectorische Pupillenstarre ohne
Verlust der Patellarreflexe; beide Pupillen blieben bei Lichteinfall
starr. In Fall 9 und 10 bestand einseitige Pupillenstarre ohne
Störungen von Seiten des Nervensystems, und in Fall 11 und 12

einseitige Pupillenstarre bei multipler Sclerose. Der Fall 13 zeigt ebenfalls einseitige Pupillenstarre bei progressiver Paralyse. Fall 14 und 15 zeigen Pupillenstarre mit Opticusatrophie bei erhaltenen Patellarreflexen. Unter den 15 Fällen zeigten 4 eine Oculomotoriuslähmung und 2 eine Abducensparese. In 3 Fällen (1, 4, 10) konnten die Patellarreflexe nur mit Hülfe des Jкndrassiк'schen Handgriffs erzielt werden. In Fall 9 war Syphilis die alleinige Ursache der Pupillenstarre. In 3 Fällen bestanden Geh- und Gleichgewichtsstörungen, in 1 Fall lancinirende Schmerzen, in einem Ataxie. — In den Fällen von Tabes, die mit Pupillenstarre oder Opticusatrophie einsetzen, findet sich nicht selten, wie hier in Fall 7, eine Anästhesie im Gebiete des Trigeminus.

Die reflectorische Pupillenstarre weist meist auf degenerative Veränderungen in dem oberen Centralnervensystem hin und soll man stets dabei auf die Patellarreflexe, den Opticus, Augenmuskellähmungen und Störungen im Trigeminusgebiete achten. — Von 13 Fällen mit Pupillenstarre ohne Opticusatrophie zeigten 8 Myosis beiderseits, 5 nur auf der einen Seite. — Fall 16 zeigt eine interne Ophthalmoplegie der einen, und eine Irislähmung der anderen Seite bei erhaltenen Patellarreflexen. In Fall 17 bestehen neben rechtsseitiger interner Ophthalmoplegie linksseitige Pupillenstarre, beiderseitige Opticusatrophie und Verlust der Patellarreflexe. Fall 18 zeigt Schwäche der Convergenz und der Accomodation bei erhaltener Lichtreaction. Fall 19 weist einseitige Irido- und Cycloplegie auf. — Aus den Betrachtungen geht hervor, dass der vordere Teil des Oculomotoriuskernes 3 Centren enthält. 1) Ein Sphincter-Hemmungs-Centrum, das mit einem Sphincter-Contractionscentrum in enger Verbindung steht. 2) Ein Accommodationscentrum. 3) Ein Centrum für Contraction der Pupillen bei der Convergenz, das in Verbindung steht mit dem Centrum für die associirte Bewegung beider Musculi recti interni. — Zum Schluss spricht sich T. für Mendels Ansicht aus, dass die oculo-faciale Muskelgruppe vom Oculomotoriuskern innervirt werde.   S. Kalischer.

M. Bernhardt, Ueber die spinal-neuritische Form der progressiven Muskelatrophie. Vircнow's Archiv 1893. Bd. 133.

Die Abhandlung liefert einen weiteren Beitrag zur Lehre von den hereditären und familiären Erkrankungen des Nervensystems. Es handelt sich um 3 Fälle einer familiären spinal-neuritischen Form der progressiven Muskelatrophie, wie sie von Charcot und Marie, sowie von J. Hoffmann beschrieben ist; die Krankheit befiel 2 Schwestern und eine Cousine derselben. Die Mutter der beiden erkrankten Schwestern hatte gleichfalls an progressiver Muskelatrophie gelitten. Das Leiden hat demnach ausschliefslich weibliche Mitglieder der Familie befallen und begann bei einer unverheirateten Schwester in der Kindheit, bei der verheirateten

nach dem 20. Lebensjahre; es äusserte sich in Schwäche und Abmagerung der Beine, speciell der Musculatur des Unterschenkels;
ferner in einem wenig ausgebildeten, schwachen Muskelsystem im
Allgemeinen ohne ausgeprägte atrophische Zustände; dazu kommen
eine sehr leicht und schnell eintretende Ermüdung, eine enorme
Herabsetzung der electrischen Erregbarkeit für beide Stromesarten
an den Nerven und Muskeln, die keine Störung der activen Beweglichkeit zeigten, trotz der geringen electrischen Erregbarkeit und
des geringen Volumens; auch der N. facialis nahm bei vollkommen
freier mimischer Bewegung an der Herabsetzung der electrischen
Erregbarkeit Teil; die Psyche, die Sinnesorgane, die Blase, Mastdarm wie die Sensibilität waren intact. Die unverheiratete Schwester
zeigte eigentümlicher Weise ebenso wie ihre Cousine blitzartige
Schmerzen, die oft in Anfällen auftraten (im Verlauf der Nn.
ischiadici am Rücken u. s. w.) Bei der Cousine waren die Nerven
und Muskeln electrisch normal erregbar, trotz der leichten Ermüdbarkeit und des geringen Volumens der Muskeln; hier waren die
Kniephänomene vorhanden, während sie bei der einen Schwester
fehlten, bei der anderen nicht immer und nur sehr schwer zu erzielen waren, fibrilläre Zuckungen waren nur wenig ausgeprägt in
einem Falle (bei der jüngeren Schwester) zu sehen. Es fehlten in
den beschriebenen Fällen Muskelspannungen, sowie die Krallenhand,
während der Klumpfuß in einem Falle deutlich ausgeprägt war.
Bei der 3. Kranken handelt es sich um eine unausgebildete Form
(forme fruste) oder eine bisher unbekannte Abart der Erkrankung;
neben der Dünnheit der Unterschenkel bestanden hier gar keine
Bewegungsstörungen, doch ein auffallendes Ermüdungsgefühl nach
der kleinsten Anstrengung und blitzartige Schmerzen in den Beinen.
— Das Rückenmark scheint sicher bei der Erkrankung (vielleicht
primär) beteiligt zu sein und schlägt B. daher für die Erkrankung
den Namen Atrophia muscularis progressiva spinalis neuritica vor,
mit oder ohne den Zusatz hereditaria seu familiaris.   S. Kalischer.

---

1) **F. B. Jesset**, An Address on the results of the operations of
vaginal hysterectomy and supravaginal amputation of the cervix
for cancer of the uterus. The Lancet 1893, 29. Juli.

2) **R. B. Hall**, Vaginal hysterectomy for malignant disease of the
uterus, with a tabulated report of cases. Medical News 1893, 19.
August.

1) Die Mortalität nach der Totalexstirpation beträgt nach den
Statistiken verschiedener Operateure 10.5 pCt.; diejenige der hohen
Collum-Excision 7.75—9 pCt.

Die Gefahren der beiden Operationen sind verschieden; bei
der Totalexstirpation ist zu berücksichtigen: der zuweilen nach derselben auftretende Ileus in Folge von Darmverwachsungen mit dem
Stumpf; ferner Verletzungen der Blase und des Ureter, Peritonitis

und Nachblutungen; alle diese Gefahren sind bei der hohen Excision zum Teil gar nicht, zum Teil in geringerem Grade vorhanden. — Dr. Byrne hat 1273 Fälle von Totalexstirpation von 38 Operateuren zusammengestellt mit 14.6 pCt. Mortalität; er selbst hat 400 Fälle von hoher Excision mittelst Galvano-Cauterisation operirt ohne Todesfall. — Die Schnelligkeit der Recidive hängt von dem Grade der ursprünglichen Erkrankung ab. — Die Wahl der Operationsart hängt ebenfalls viel davon ab, wie weit die Erkrankung schon fortgeschritten ist; bei vollkommenen frei beweglichem Uterus und Beschränkung des Carcinom's auf Portio oder Cervix ist es, abgesehen von den erwähnten eventuellen, unangenehmen Folgen bei der Totalexstirpation, ziemlich einerlei, welche Operation vorgezogen wird; manche Operateure lassen die Totalexstirpation nur für Carcinoma corporis gelten.

2) H. verbreitet sich über die Wichtigkeit der frühzeitigen Diagnose maligner Uteruserkrankungen und führt die bekannten Ursachen an, welche dieselbe dem Hausarzte und dem Specialisten erschweren. Ebenso werden die gewöhnlichen Symptome carcinomatöser Erkrankung besprochen, sowie die Grenzen, bis zu welchen die vaginale Exstirpation aussichtsvoll erscheint. Den Schluss bildet eine Tabelle über 8 derartige Operationen, bei denen 7 Mal Klemmen benutzt sind, nur in einem Falle, in dem es sich um vollständigen Prolaps des Uterus handelte, wurden Ligaturen angewandt.

A. Martin.

1) **S. Griffith**, Hypertrophic elongation of the cervix as a cause of obstructed labour. Brit. Med. Journ. 1893, 6. Mai.

2) **Th. Voigt**, Verlegung der Beckenhöhle durch ein grofses Cervicalmyom. — Porro. Münchner med. Wochenschr. 1893, No. 22.

1) Zwei Fälle, in denen die Geburt durch Hypertrophie des Cervix behindert wurde. Im ersten trat Uterusruptur ein, da die beabsichtigte Operation (Kaiserschnitt nach Porro) nicht gestattet wurde. Im zweiten gelang es, das Kind mit der Zange tot zu entwickeln, die Mutter starb am 5. Tage des Wochenbettes. Ueber die Beckenverhältnisse finden sich keine Angaben.

2) Verf. teilt einen Fall von Gravidität mit, bei dem ein grofses Cervicalmyom das kleine Becken vollständig ausfüllte, sodass die Geburt ihren normalen Verlauf nicht nehmen konnte. Die betreffende Pat. blieb in dauernder Beobachtung und wurde am normalen Endtermin der Schwangerschaft nach erfolgtem Fruchtwasserabfluss von Kaltenbach laparotomiert. Es wurde ein kräftiger lebender Knabe entwickelt. Die Auslösung des Tumors aus dem kleinen Becken gelang mit grofser Mühe. Nach Anlegung einer elastischen Ligatur unterhalb des Myoms wurde der Uterus mitsammt der Geschwulst oberhalb der Ligatur abgetragen. — Extraperitoneale Stielversorgung. — Die Patientin wurde nach $6^{1}/_{2}$ Wochen geheilt entlassen.

A. Martin.

F. Czapek u. J. Weil, Ueber die Wirkung des Selens und Tellurs auf den tierischen Organismus. (Pharmakol. Institut Prag). Arch. f. exper. Path. u. Pharm. XXXIII. p. 438.

Selensaures Natron ruft schon zu 1 mg am Frosch Symptome centraler Lähmung und Tod durch diastolischen Herzstillstand hervor. Atropin bedingt keine Aenderung im Ablauf der Herzerscheinungen, Digitalin und Physostigmin bringen das bereits stillstehende Herz zu neuerlichen Contractionen, der diastolische Stillstand ist somit auf Lähmung excitomotorischer Apparate zu beziehen.

Am Warmblüter wird Angstzustand, Erbrechen, wiederholter Durchfall, Tenesmus, Dyspnoe, Tod nach allgemeinen Krämpfen beobachtet. Am Circulationsapparat äussero sich die Folgen einer progredienten Blutdrucksenkung, die in einer Lähmung peripherer Gefäfsgebiete ihre Ursache hat. Die Section ergiebt als konstanten Befund schwere Veränderungen der Darmmukosa, wie Hyperämie, Oedem, Desquamation des Zottenepithels.

Die Giftwirkung des tellurigsauren Natrons ist der des Selens äusserst ähnlich. Am Frosche treten zu dem obigen Vergiftungsbild noch fibrilläre Muskelzuckungen, sowie eine diffuse Graufärbung aller Organe durch metallisches Tellur hinzu. Die Exspirationsluft des Warmblüters nimmt nach tellurigsaurem Natron, bereits wenige Minuten nach der Aufnahme desselben, einen widerlichen knoblauchartigen Geruch an.

Die tellurige Säure zeigte ferner bei der Katze deutliche antihydrotische Wirkung, eine Folgeerscheinung, die auch dem arsenigsauren Natron zukommt. Im Uebrigen sind die Symptome die gleichen wie beim Selen, nur dass das Tellur quantitativ weniger wirksam ist.

Wie aus Vorstehendem ersichtlich, stehen die Metalle Selen und Tellur ihren Wirkungen nach dem Arsen und dem Antimon am Nächsten. Pohl.

W. Winternitz, Neue Untersuchungen über Blutveränderungen nach thermischen Eingriffen. Cbl. f. klin. Med. 1893, No. 49.

Verf. hat im Anschluss an seine früheren Untersuchungen den Einfluss thermischer Eingriffe auf die Zusammensetzung des Blutes untersucht. Bei allgemeinen derartigen Proceduren fand er das der Fingerbeere entnommene Blut reicher an roten Blutkörperchen, Leukocyten und Hämoglobin. Die Zunahme der roten Blutkörperchen betrug in maximo 1860000, die Leukocyten erreichten das dreifache der normalen Zahl, der Hämoglobin-Gehalt stieg um 14 pCt. Aehnlichen, wenn auch geringeren, Effekt hatte active Muskelbewegung. Dagegen trat nach localen thermischen Eingriffen an entlegenen Stellen eine Verminderung der Erythrocyten und Leukocyten im Blut der Fingerbeere ein.

Verf. erklärt nun diese Befunde durch ein regeres Circuliren des bisher in den Organen stagnierenden Blutes. Dadurch wird dem ganzen Organismus mehr Sauerstoff zugeführt, worauf die wohlthätige Wirkung der Bäderbehandlung beruht. Ganz besonders werden so die Erfolge bei schwereren Anämien verständlich. M. Rothmann.

v. Eiselsberg, Aus der chir. Klinik des Prof. Billroth. Wiener klin. Wochenschr. 1893, No. 1.

Bei einer 59jähr. Frau, welche seit 15 Jahren im rechten Hypochondrium einen allmälig sich vergröfsernden Tumor unter stetig wachsenden Beschwerden trug, fühlte man eine fast zweimannskopfgrofse Geschwulst, welche hart war, eine leicht höckerige Oberfläche besafs und sich ziemlich beweglich, besonders von rechts nach links, erwies. Nach unten reichte sie bis in die Höhe des Nabels, nach innen bis an die Parasternallinie, nach oben bis knapp an den Rippenbogen. Es liefs sich zwischen ihr und der Leber, deren freier Rand in der rechten Sternallinie deutlich zwei Querfinger unterhalb des Rippenbogens fühlbar war, eine leichte Resistenz nachweisen, so dass ein Zusammenhang des Tumors mit der Leber wahrscheinlich erschien. Bei der Operation erschien die blaurote höckerige Geschwulst tatsächlich nur durch eine leichte Schnürfurche bewirkt: ihre Abtragung mit dem schwach glühenden Thermocauter — im Ganzen 470 g Gewebsmasse — war von ziemlicher Blutung begleitet und wurde die grofse Leberwunde über einen Jodoformgazestreifen durch Kapselnähte vereinigt und die Gaze sammt Fäden am untern Wundwinkel nach aussen geleitet. Heilung erfolgte reactionslos. Der Tumor erwies sich in den Randpartien als normales Lebergewebe, dann aber als ein ausschliefslich mit Blut erfülltes grobes Netzwerk, welches stellenweise, namentlich aber in der Mitte gröbere fibröse Züge aufwies.

P. Güterbock.

E. v. Bergmann, Zur Casuistik der arthrogenen Kieferklemme. Arch. f. klin. Chir. XLV, S. 664.

Aus einem sehr instructiven Falle, dessen Einzelheiten im Original einzusehen sind, schliefst Verf., dass überall dort, wo mit der Kieferklemme Atrophie, Kleinheit und Verkümmerung des Unterkiefers verbunden ist, beide Fortsätze des Unterkiefers (nicht blofs der Proc. condyloid.) zu reseciren sind. Es tritt nach der Entfernung des letzteren Fortsatzes allein deswegen wohl so leicht im Recidiv ein, weil dieser Fortsatz sammt dem Gelenkköpfchen in Folge der frühzeitigen Atrophie nur überaus klein ist. Hinsichtlich der Ursachen derartiger Kieferatrophien und der damit zusammenhängenden Kieferklemmen bedarf es noch weiterer Aufklärung, zumal da nicht immer feststeht, in wie weit die Klemme oder die Atrophie das Ursprüngliche ist. Im Falle Verf.'s scheinen von dem Geburtsvorgange abhängige Schädelbasisbrüche zu Verdickungen und Verschwellungen im Bereich des Kiefergelenkes geführt zu haben.

P. Güterbock.

Zwaardemaker, Das presbyacusische Gesetz. Zeitschr. f. Ohrenheilk. XXIV. S. 280.

Z., glaubt sich auf Grund seiner Untersuchungen „von 219 normalen Ohren verschiedenen Alters" dahin aussprechen zu sollen, dass der Umfang des menschlichen Ohres von der oberen Grenze bis zum Anfang des Greisenalters eine halbe Octave verliert und dass die Einengung der Scala während des eigentlichen Greisenalters noch zunimmt. Der obere Grenzton liegt, nach Verf., in der Jugend bei e', im hohen Alter bei a⁴ (Mittelwerte). Als Extrem kommt aber auch g⁴ bei normalhörenden Greisen als Grenzton vor. Finde man denselben niedriger, so dürfe man pathologische Verhältnisse annehmen.

Schwabach.

Burger, De zoogenaamde Tornwaldt'sche ziekte. Weekbl. van het Nederl. Tijdschr voor Geneesk. 1893, II. No. 17.

Von verschiedenen Forschern wurde angegeben, dass die Tornwaldt'sche Krankheit hauptsächlich sich bei der Bevölkerung an den Seeküsten fände. Einzelne wie Zaur-Danzig bezweifelten diese Thatsache. Auch Verf. kann nach seinen und anderer Fachgenossen Beobachtungen in Holland nur feststellen, dass Fälle von echter Tornwaldt'scher Krankheit sehr selten sind, sodass es besser ist, wie dies auch bereits geschehen, den Namen für ein besonderes Krankheitsbild nicht mehr zu benutzen. Da die mittlere Spalte der Rachenmandel die tiefste ist, so sammeln sich daselbst gerade Eiter- und Schleimmengen an, eine Thatsache, welche nicht als besondere gegenüber den Eiterungen der seitlichen Spalten aufzufassen ist.   George Meyer.

Fokker, Löffler's middel tegen veldmuizen. Weekbl. van het Nederl. Tijdschr. voor Geneesk. 1893, II. No. 16.

Verf. stellte Versuche mit dem von Schwarzlose-Berlin in den Handel gebrachten Löffler'schen Mittel gegen Feldmäuse an. Dasselbe wird in Röhrchen mit Agarkulturen versendet. Es fanden sich in 1 Liter frischer Bouillon 415 000 Millionen Bacillen; 1 Liter Salzlösung, in der eine frische von F. hergestellte Agarkultur ohne Glycerin vertellt war, enthielt nur 9317 Millionen. Verf. verfertigte folgende Nährbouillon: ½ pCt. Fleischextract, 1 pCt. Pepton, 1 pCt. Kochsalz, und neutralisirte diese mit Soda. Sowohl in den Agar- als in den Bouillonkulturen nahm die Anzahl der Bacillen langsam ab, nachdem zuerst in den Bouillonkulturen erhebliche Zunahme stattgefunden. Die Abnahme in den Agarkulturen war bei den Versuchen des Verf's stärker. Bouillonkulturen, solange sie frisch sind, verdienen daher den Vorzug Aeltere Kulturen von Mäusetyphus ändern ihre giftigen Eigenschaften, wahrscheinlich, wie auch bei anderen pathogenen Bacterien, durch Wirkung der Stoffwechselproducte. 2 Hausmäuse, die einige Tage lang Brot mit 6 Wochen alter Kultur getränkt, gefressen, blieben nicht allein am Leben, sondern schienen auch Immunität gegen frische Kulturen erlangt zu haben. Die Versandtgefäße der Kulturen müssen geschlossen und vollkommen gefüllt sein. Auf Agar-Glycerin wachsen die Kulturen viel ausgiebiger als auf gewöhnlichem Agar. Ferner ist es notwendig, die Giftigkeit der Kulturen vor ihrer Anwendung zeitweise experimentell zu prüfen, da dieselbe abnimmt.

George Meyer.

Fr. Kovács, Zur Frage der Beeinflussung des leukämischen Krankheitsbildes durch complicirende Infectionskrankheiten. Wiener klin. Wochenschr. 1893, No. 39.

Schon mehrfach wurden bei Leukämien, bei lienal-medullärer sowohl wie auch bei lymphatischer durch Hinzutreten einer infectiösen Erkrankung Veränderungen an den blutbereitenden Organen und am Blute selbst gefunden. Einen neuen derartigen Fall teilt K. mit: es handelt sich um einen 26 jährigen, an lienal-medullärer Leukämie leidenden Mann, der unter den bekannten Erscheinungen eines schweren Influenzaanfalls erkrankte. Während der Dauer desselben und in der ersten Zeit der Reconvalescenz nahm die für die lienal-medulläre Leukämie characteristische Polymorphie der Leukocyten sehr stark ab, die grofsen mononuclearen Zellen und die kernhaltigen roten Blutkörperchen verschwanden; dagegen trat gleichzeitig eine zunehmende Vermehrung der polynuclearen Leukocyten ein. Numerisch nahm die Gesammtmenge der Leukocyten ab, in geringer Menge auch die Zahl der roten Blutkörperchen, ebenso bis vor Anfang an nur sehr geringe Zahl der eosinophilen Zellen. Allmälig kehrte die characteristische leukämische Blutbeschaffenheit wieder. Diese Veränderungen des Blutbefundes gingen mit einem Abschwellen und neuerlichen Anschwellen des Milztumors einher.   K. Kreuthal.

P. Meyer, Asphyktische Zustände bei Säuglingen. Deutsche med. Wochenschr. 1893, No. 36.

Ein 14 tägiges, kräftiges und gesundes Mädchen erkrankte plötzlich unter dem Bilde schwerer Asphyxie, welche über 12 Stunden andauerte. Der Fall unterscheidet sich schon durch die Zeitdauer der Apnoe, wesentlich von allen bisher bei Säuglingen beschriebenen Formen der Asphyxie; am meisten Aehnlichkeit hat derselbe mit dem Krankheitsbild, welches Marfotte von den Ohnmachtsanfällen der Säuglinge entwirft.

Verf. nimmt an, dass die Apnoe durch eine centrale Ursache erzeugt war, welche das Athemcentrum traf. Künstliche Atmung in Verbindung mit Reizmitteln brachten das Kind über die gefährliche Periode hinweg.   Stadthagen.

De Josselin de Jong, Een geval van zoogenaamden lobus azygos van de rechter long. Weekbl. van het Nederl. Tijdschr. voor Geneesk. 1893, II. No. 20.

In der Leiche eines 63jähr. an Magenkrebs verstorbenen Kranken fand Verf. an der rechten Lunge einen accessorischen Lappen, der mit dem rechten Oberlappen zu sammenhing und in einem Blindsack lag, welcher mit der Pleurahöhle in Verbindung stand. Die Entstehung des Lappens ist wohl so zu denken: Weicht die Vena azygos zufällig etwas nach der Seite ab, so kann es geschehen, dass die rechte Lunge, welche nach oben anwächst, sich nach der Gegenseite entwickelt. Die Vena azygos wird stets am Unterrand des Septums gefunden. In der Litteratur sind nur wenige solcher Fälle bis jetzt veröffentlicht worden.   George Meyer.

Fr. Ziehl, Ein neuer Fall von isolirter Lähmung des dritten Trigeminusastes mit Geschmacksstörungen. Virchow's Arch. Bd. 130, Heft 3.

Zu dem im Bd. 117 dieses Archives beschriebener Fall von isolirter Lähmung des ganzen dritten Trigeminusastes fügt Z. einen neuen zu. Derselbe betrifft einen 50jährigen Mann, der nach einer Erkältung, Ziehen und Taubheit in der rechten Gesichtshälfte bemerkte. Im Bereich des 3. Trigeminusastes war rechts an Kinn, Zahne, Schläfe, Zunge die Sensibilität für alle Gefühlsqualitäten herabgesetzt; die rechtsseitigen Kaumuskeln waren gelähmt der Verlust der electrischen Erregbarkeit und erheblicher Atrophie des M. Temporalis. Am vorderen Teil (etwa Hälfte) der rechten Zungenhälfte war die Geschmacksempfindung sehr mangelhaft, während sie an der hinteren Partie rechts, sowie an der linken Zungenhälfte normal war. Nach ca. 2 Monaten waren Sensibilität und Geschmack wieder normal und auch die Kaumuskel-lähmung schwand, nur der Temporalis war auch nach Verlauf eines Jahres noch völlig gelähmt und atrophisch. Auch dieser Fall lehrt, dass die Geschmacksempfindung für die Zungenspitze wenigstens beim Menschen durch den dritten Trigeminusast zum Gehirn verläuft.   S. Kalischer.

S. H. Monell, Static electricity in cutaneous affections. Med. Rec. 1893, Nov. 18.

M. berichtet über sehr günstige Resultate der Behandlung einer Reihe von Haut-krankheiten mittelst Franklinisation. Mit Erfolg wurden allgemeine Hyperästhesie der Haut, Pruritus, Eczem etc. behandelt. Leider ist über die Methode so gut wie nichts angegeben, nur einmal wird ganz kurz von der Placirung des Patienten auf den Isolir-schemel gesprochen. (Cbl. 1893, S. 655).   Bernhardt.

R. Bergh, Congenitale Syphilis bei paterner Infection. Monatsh. f. pract. Dermat. XVII. No. 3.

Dass in seltenen Fällen eine Frau ein vom Vater her syphilitisches Kind zur Welt bringen kann, ohne selbst inficirt zu werden, scheint dem Verf. folgende Be-obachtung zu beweisen. Eine Prostituirte, die schon öfter im Krankenhause gewesen war, niemals aber Zeichen von Syphilis dargeboten hatte, gebar ein ausgetragenes, an-scheinend gesundes Kind, welches einer Pflegemutter übergeben und künstlich ernährt wurde. Fünf Wochen alt kam es wieder zur Aufnahme mit eitrigem Ausfluss aus beiden Nasenlöchern und der Vulva, einer weisslichen Infiltration am harten Gaumen und einem maculo - papulösen Exanthem. Die Krankheit, welche seit etwa 14 Tagen

bestehen sollte, wurde durch Behandlung mit Calomel geheilt. Dass das Kind die Syphilis erst nach der Geburt acquirirt habe, hält Verf. den Umständen nach für ausgeschlossen. Volle 6 Monate nach der Entbindung stellte sich die Mutter mit Sclerosen und indurativem Oedem an den Genitalien, Schwellung der Inguinal- und Cervicaldrüsen, Röthung des Schlundes, Kopfschmerzen und Haarausfall wieder vor. Da nach 9 Wochen ein Exanthem noch nicht aufgetreten war, wurde eine Schmiercur eingeleitet. Etwa 9 Monate später leichtes Recidiv, wieder ohne Hauterscheinungen.
H. Müller

Veiel, Zur Therapie des Lupus vulgaris. Berl. klin. Wochenschr. 1893, No. 39.

Verf. verwendet bei der Behandlung des Lupus vulgaris eine auf Zink gestrichene 10 pCt. Pyrogallolvaselinsalbe in der üblichen Weise, ersetzt dieselbe aber, wenn am 4. oder 5. Tage heftigere Schmerzen auftreten, nicht, wie dies gewöhnlich geschieht, durch einen Vaselin- oder Jodoformverband, sondern führt die Behandlung mit einer 2—1 proc. Pyrogallolsalbe, welche zwar das lupöse Gewebe noch zerstört, die gesunde Granulation aber nicht hindert, weiter und, sobald sich eine flache, feste Granulationsfläche gebildet hat, mit einer 0.5—0.2 proc. Salbe zu Ende. Die letztere muss aber sofort wieder verstärkt werden, wenn sich hypertrophische Granulationen zu bilden beginnen. Die Heilung erfolgt bei dieser Methode in der Regel zwar langsam, doch treten nicht so häufig Rückfälle auf und die Narben zeichnen sich durch besondere Weichheit und Glätte aus. — Nach demselben Verfahren gelang es dem Verf. auch, 4 Fälle von Caries der Fußwurzelknochen zur Heilung zu bringen.　　H. Müller.

R. Kirk, Fife cases of albuminuria gravidarum with eclampsia, for which venesection was performed in two; recoery of all. The Lancet 1893, 29. Juli.

Einer I. para, welche im 8. Monat an Eclampsie erkrankte, entzog K. durch die Venäsection 16 Unzen Blut; die Anfälle wurden darauf kürzer; nach einigen Stunden wurde mit der Zange ein totes Kind entwickelt; in einem zweiten ähnlichen Fall wurden 24 Unzen abgenommen und nach 6 Stunden mit der Zange ein lebendes Kind entwickelt; 6 Stunden nach der Entbindung traten noch einige Anfälle auf. — Während in diesen beiden Fällen starker Eiweißgehalt des Urins ohne Oedem bestand, beobachtete K. noch 3 andere Fälle mit sehr starken Oedemen; alle 5 Fälle genasen.
A. Martin.

A. Ignalowsky, Zur Frage nach der Ursache des Todes heim Erhängen. Vierteljahresschr. f. ger. Med. 1893, VI.

I. überzeugte sich bei Erhängungsversuchen an trepanierten Hunden, dass es unter dem Einfluss des exspiratorischen Hindernisses zu einer Blutüberfüllung im Gehirn und einer Steigerung des endocraniellen Druckes kommt. Auf diese Drucksteigerung führt er die beim Erhängen eintretende Bewusstlosigkeit zurück; einen Verschluss der Carotiden dagegen, auf den v. Hofmann sie zurückführt, betrachtet er nicht als eine regelmäßige, wesentliche Erscheinung des Erhängungstodes. Die Ruptur der Intima der Carotis hält er für keine Folge directer Compression, sondern für eine Folge der Zerrung des Blutgefäßes beim Erhängen; er konnte sie auch experimentell auf diese Weise erzeugen.　　Fr. Strassmann.

Einsendungen für das Centralblatt werden an die Adresse des Hrn. Prof. Dr. M. Bernhardt (Berlin W Französische Stra'se 21) oder an die Verlagshandlung (Berlin NW., 68. Unter den Linden) erbeten.

Verlag von August Hirschwald in Berlin. — Druck von L. Schumacher in Berlin.

Wöchentlich erscheinen
1—2 Bogen; am Schlusse
des Jahrgangs Titel-, Na-
men- und Sachregister.

Preis des Jahrganges
20 Mark; zu beziehen
durch alle Buchhandlun-
gen und Postanstalten.

Centralblatt
für die
medicinischen Wissenschaften.

Unter Mitwirkung von

Prof. Dr. H. Senator und Prof. Dr. E. Salkowski,

redigirt von

Prof. Dr. M. Bernhardt
in Berlin.

1894. 10. Februar. No. 6.

Inhalt: Salkowski, Zur Kenntniss der Synovia. — Emden, Zur Kenntniss der Alkaptonurie. — Nicoladoni, Leuw, Ueber die Radicaloperation von Hernien. — Spronck, Erkennung des Cholerabacillus. — Bauer, Ueber idiopathische Herzvergrösserung. — Zwaardemaker und Kraft, Ueber die Reconvalescenz von Beri-Beri. — Oppenheim, Ueber atypische Formen der Gliosis spinalis. — Naunyn, Bernhardt, Fälle von Syringomyelie und Polyneuritis. — Lang, Ueber die intermittirende Syphilisbehandlung. — Laskhar, Cordier, Ueber die Methoden der Uterusexstirpation. — Dreser, Zur Pharmakologie des Quecksilbers.

Schrötter, Zur Kenntniss der Albumosen. — Popoff, Verdauung von Nuclein. — Limbeck, Die Narcose der roten Blutkörperchen. — Finner, Verrenkung des Chopart'schen Gelenkes. — v. Stein, Fall von Ohrenblutung bei unperforirtem Trommelfell. — Macdowald, Complicirter Fall von Kehlkopfexstirpation. — Münsam und Schimmelbusch, Ueber die Farbproduction des Bacillus pyocyaneus. — Commmals, Grosse Dosen Olivenöl bei Bleicolik. — Leyden, Venenthrombose bei Influenza. — Wallach, Zur Kenntniss der Rhachitis. — Singer, Spontangangrän bei Hysterie. — Charert, Ueber Maladie des tics. — Hersfeld, Fall von erblicher Epidermolysis bullosa. — Tipjakoff, Behandlung der Retroflexionen. — Stephan, Extractum Myrtilli bei Diabetes

E. Salkowski, Zur Kenntniss der Synovia, insbesondere des mucinähnlichen Körper derselben. *Virchow's Arch. Bd. 131, S. 304.*

Für die Synovia eines chronisch entzündeten Hüftgelenks, welche eine honiggelbe und, abgesehen von Cholesterinkrystallen, klare Flüssigkeit darstellte, sich also nur wenig von normaler Synovia unterschied, fand Ref. folgende Zusammensetzung für 100 g: Mucinartige Substanz 0.375, Sonstige Eiweifskörper 4.824, Fett 0.282, Lecithin 0.017, Cholesterin 0.569, Anorgan. Salze 0,849, Wasser 93.084. — Genauer untersucht wurde die mucinartige, durch Essigsäure fällbare Substanz mit Rücksicht auf die Frage, ob hier ein Nucleoalbumin oder ein Mucin vorliegt. Die Prüfung auf Phosphor fiel negativ aus, demnach ist Nucleoalbumin ausgeschlossen, andererseits aber konnte auch beim Kochen mit verdünnter Salzsäure keine reducirende Substanz erhalten werden, oder nur eine

XXXII. Jahrgang.

minimale Spur. Daraus folgt, dass es ausser dem Mucin und Nucleoalbumin noch eine dritte Categorie von durch Essigsäure fällbaren, im Ueberschuss nicht löslichen, in ihren physikalischen Eigenschaften dem Mucin gleichenden Eiweisskörpern giebt, welche sich von dem Nucleoalbumin durch Fehlen des Phosphorgehaltes, von dem Mucin durch ihr abweichendes Verhalten gegen Mineralsäuren unterscheidet. Dieser Categorie gehört die mucinartige Substanz der Synovia an. Ref. giebt eine genaue Beschreibung des zur Prüfung auf Phosphor und zur Prüfung auf Abspaltung reducirender Substanz angewendeten Verfahrens. Mit Rücksicht auf vorliegende Angaben über die Abspaltung reducirender Substanz aus Nuclein durch Salzsäure hat Ref. das Nucleohiston aus Thymus, das Casein, Vitellin und Nucleoalbumin aus Harn auf etwa durch Salzsäure abspaltbare reducirende Substanz untersucht, jedoch nichts derartiges beobachten können.　　　　　　　　　　　　　　　　　　E. Salkowski.

H. Embden, Beiträge zur Kenntniss der Alcaptonurie. II. Mitth. Zeitschr. f. physiol. Ch. XVIII. S. 304.

An der zuerst von Baumann u. Wolkow untersuchten Pat., bei der die Ursache der Alcaptonurie in der Ausscheidung von Homogentisinsäure · entdeckt worden ist (Cbl. 1891, S. 548) hat Verf. seine Versuche angestellt. Bei gemischter Kost betrug die tägliche Ausscheidung an Homogentisinsäure im Mittel 3.2 g; nach Eingabe von Substanzen, welche die Fäulniss- und Gährungsprozesse im Darm herabsetzen, wie Kefyr, Ricinusöl, Terpentin, war die Ausscheidung nicht vermindert, ebensowenig nach Phenylessigsäure u. Phenylamidoessigsäure, nach deren Eingabe eine Erhöhung der Ausfuhr erwartet wurde. Dagegen steigerte Tyrosin die Ausscheidung der Homogentisinsäure beträchtlich; etwa $1/_3$ der eingeführten Substanz erschien in Form der Säure im Harn. Von Homogentisinsäure, als solche gegeben, erschienen 75 pCt. im Harn wieder. Dagegen hatte bei einem gesunden Menschen erst eine Gabe von 8 g eine geringe Ausscheidung unveränderter Säure durch den Harn zur Folge. Nach subkutaner Injection der Säure beim Hunde erschien $1/_3$ im Harn der nächsten 24 Stunden unverändert wieder. Die der Alcaptonurie zu Grunde liegenden abnormen Vorgänge sind somit weder ihrem Orte noch ihrer Aetiologie nach mit einiger Sicherheit ermittelt worden.　　　　　　　　　　　　　　　J. Munk.

-----

1) **C. Nicoladoni,** Hundert Radicaloperationen von Leistenhernien ausgeführt nach dem Verfahren Bassini's. Wiener med. Presse 1893, No. 22—26.

2) **C. Leuw,** Die Radicaloperationen der nicht eingeklemmten Hernien in der Berner Klinik. Arch. f. klin. Chir. XLV. S. 40.

1) Aus dieser längeren, von einer Beschreibung des Verfahrens bei Ablösung des Bruchsackes eingeleiteten, die einzelnen 100 Fälle

in einer tabellarischen Uebersicht der Reihe nach aufführenden Abhandlung können nachstehend lediglich die Endergebnisse berücksichtigt werden. Von den 100 Radicaloperationen heilten 94 per prim. int., 5 durch Eiterung und 1 endete tötlich am 16. Tage durch Pyämie, ausgehend von zwei septischen Suturen der Muskelschicht. Nur 7 Operirte waren weiblichen Geschlechts, darunter 1 mit einer Hernia ovarii. Der jüngste Pat. war 2, der älteste 65 Jahre alt; in 6 Fällen war der Bruch angeboren, 5 Mal wurde doppelseitig (darunter 1 Mal in einer Sitzung) operirt und 4 Mal handelte es sich um Incarceration, die 1 Mal die Resection eines 8 cm langen Dünndarmstückes erforderlich machte. Ausserdem wurde Coecum und etwas Ileum in einer alten adhärenten Scrotalhernie wegen Unmöglichkeit der Reposition resecirt. Eine Hernie war eine sog. directe, 7 mit Leistenhoden complicirt und gelang es hier 1 Mal das Organ in die betr. Scrotalhälfte zu verlagern, während in den anderen 6 Fällen der atrophische Hoden entfernt werden musste. Ebenso wurde in 9 Fällen angewachsenes Netz nach vorheriger Ligatur abgetragen. Bei 8 Pat. wurden im Anschluss an die Radicaloperation noch anderweitige, z. Th. mit dieser in gar keinem Zusammenhang stehende Eingriffe vorgenommen. Als Complicationen werden aufgeführt das 6malige Vorkommen von praeperitonealen Lipomen und das einmalige einer Fettgeschwulst im Samenstrang. Hervorgehoben werden ferner 3 Fälle von zwei nebeneinander entwickelten Bruchsäcken, dann von 4 von Coecum und 2 von Colon descendens und S Romanum als befördernd für die Würdigung der BASSINI'schen Isolirung des Samenstranges mafsgebend. Ueber das weitere Schicksal der Operirten weifs N. nichts anzugeben, die ältesten Operationen datiren kaum 2 Jahre zurück. Zu betonen ist, dass gemäfs den Anordnungen BASSINI's die betr. Patienten nicht mit einem Bruchband versehen worden sind.

    2) Das von KOCHER an Verf. überlassene Material umfasst 106 Personen mit 123 Hernien, deren Verteilung auf Geschlecht, Körperseite und Bruchart nachstehende Tabelle lehrt:

Personen	Leistenbrüche			Schenkelbrüche		Nabel u. epi-	Summa
	rechts	links	unbekannt	rechts	links	gastr. Brüche	
Männer	54	39	1	2	2	7	105
Frauen	3	3	3	5	4		18
Summa	57	42	4	7	6	7	126

    Operirt wurden davon 88 Männer mit 101, 18 Frauen mit 18 Hernien, zusammen 119 Brüche. Von diesen 106 Personen sind 18=17 pCt. mit Doppelbrüchen, von denen aber nur 14 operirt wurden, nämlich 11 mit doppelten Leistenbrüchen, 1 mit einem Leisten- und Bauchbruch und 1 mit einem Leisten- und Nabelbruch. Einmal wurden die beiden Leistenbrüche in zwei Sitzungen, sonst stets gleichzeitig operirt. Angeboren waren 11 (10 pCt.), directe 3 Leistenhernien. Unter 3 Jahren waren 3, 4—20 Jahre

17 Pat. alt und betrafen diese alle Leisten- und epigastrische Hernien, von den übrigen Operirten waren 64 21—50 Jahre alt, der
Rest 20 darüber, von diesen aber ¹/₄ nämlich 5 Schenkelbrüche.
Von 101 verwertbaren Fällen bestanden bei 21 die Brüche noch
nicht 1 Jahr, 52 1—10 Jahr, über 10 Jahre 23 und unter letzteren
waren 5 Schenkelbrüche. Als kleine — nussgrofse — Hernien
waren 15 zu bezeichnen, als mittlere — faustgrofse — 60, und als
grofse — zweifaustgrofse und mehr zeigende — Hernien 13. Den
beiden letzteren Categorien gehörten keine Nabel- oder epigastri-
schen Hernien an. Die Bruchpforte wird bei 29 Leistenhernien
als für eine Finger durchgängig (eng), für 2 durchgängig bei 22
(mittel) und für 3 und mehr passirbar bei 3 (weit) bezeichnet. In
79 Fällen werden die Indicationsstellungen näher angegeben, darunter 13 Mal Jugend der Patt., 5 Mal Wunsch, 36 Mal Beschwerden und 25 Mal Irreponibilität und Incoercibilität. Zur letzteren
Classe sowie zu den auf Wunsch Operirten zählten keine epigas-
trischen- oder Nabel-Hernien. KOCHER hält übrigens die frühesten
Jugendjahre wie die meisten Operateure wegen der schwer durch-
zuführenden Aseptik nur ausnahmsweise zur Radicaloperation geeignet und hat nur 3 derartige Fälle und zwar mit gutem Erfolg
behandelt. Bei dem KOCHER'schen Verfahren ist die ausschliefsliche
Verwendung von Seide und Glasdrains, die Spülung der Wunde
mit Soda- oder Salzlösung (0.75 pCt.) während der Operation und
nur zu deren Schluss mit einem Antisepticum (Sublimat) zu betonen. Die Narcose wird mit Chloroform eingeleitet, mit Aether
fortgesetzt. Die Schnittrichtung geht neuerdings quer über die
Bruchgeschwulst, parallel dem Lig. Poupart., weil man dadurch
näher der Bruchpforte kommt, die Narbe besser und das Scrotum
mit seinen schwer zu desinficirenden Falten und seiner Neigung zu
nachträglicher Anschwellung vermieden wird. Der blofsgelegte
Sack wird nach stumpfer Isolation von Samenstrang und· Leistenkanal eröffnet, etwaiger Inhalt zu reponiren gesucht und etwa de-
ponirtes Netz nach Seidenligatur abgetragen und versenkt. Während
nun der linke Zeigefinger des Operateurs in die Bauchhöhle dringt,
um etwaige Contenta dieser zurückzuhalten und ein Assistent den
freigelegten Sack möglichst mit herunterzieht, wird der Bruchsackhals möglichst hoch mit doppelten Seidenfaden durchstochen und
doppelt unterbunden und dann der Bruchsack peripher davon abgetragen. Hierauf wird der Leistencanal über dem linken Zeigefinger in seiner ganzen Länge bis zur äussern Pforte, nicht nur
diese allein, durch tiefgehende Seidennähte geschlossen, während
man bei den Schenkelhernien eine Naht zwischen Lig. Poupart. u.
Fasc. pectin. anlegt. Bei angeborenen Leistenbrüchen verfährt man
wie bei den erworbenen, nur wird der Proc. vagin. über dem Hoden abgeschnitten und der an letzterem verbliebene Rest durch
Naht zu einer Tun. vagin. testis propr. geschlossen. Die Castration
wurde in keinem einzigen der Fälle ausgeführt. Unter den 106
Patt. mit 119 Radicaloperationen starb ein einziger und zwar nach

einer doppelten Operation, indem sich bei dem 58 jährigen Mann
15 Tage später ein doppelseitiger Lungeninfarct bei schon ver-
narbter Wunde entwickelt hatte. Als Bruchinhalt fand sich relativ
selten, nämlich nur 7 Mal Darm, weil dieser meist vor Eröffnung
des Sackes schon reponirt war; am häufigsten 50 Mal, darunter 38
Mal adhärent, Netz, welches 44 Mal resecirt werden musste: als
anderweitige Befunde wurden registrirt Appendices epiploicae 3,
Hydrocele communis 3, Bursitis hernialis 4 und subseröse Lipome
3 Mal. Wegen des Wundverlaufes hat Verf. nur die letzten 4
Jahre, in denen KOCHER seine Methode in ihrer Vervollkommnung
angewandt, berücksichtigt. Unter 65 Fällen war derselbe glatt 51
Mal, 14 Mal dagegen gestört und zwar 8 Mal durch locale Eiterung, 4 Mal durch Oedema scrot. und 3 Mal durch Wundhäma-
tom. Durch erste Vereinigung heilten daher 63 Fälle, von denen
57 mit bekannter Heilungsdauer eine solche von $7\frac{1}{2}$ Tagen boten,
eine Ziffer, die sich für die Bauchbrüche etwas erhöht, für die
Schenkelbrüche dagegen ein wenig ermäßigt. Die Nachbehandlung
bestand in einem leichten Bindenverbande von sterilisirter Gaze,
darüber kam Sublimatgaze und allenfalls noch ein Waldwollkissen.
Bereits am Tage darauf werden wenige Drains und Entspannungs-
nähte, und am nächsten Tage alle Nähte entfernt, sodass über der
Wunde nur ein Gazestreifen mit Collodium befestigt zu werden
braucht, über welchen der Bismuth - Brei kommt. Nach 8 Tagen
verlässt der Pat. das Bett und wird nach 8—14 Tagen dann entlassen. Die Endresultate ergaben für 94 Radicaloperationen, in
denen sie bekannt waren, 76 (80.8 pCt.) Heilungen und 18 (19.2 pCt.)
Recidive, nämlich 79 Leistenbrüche 15 (19 pCt.), 9 Schenkelbrüche
3 (33.3 pCt.) und 6 Bauchbrüche 0 Rückfälle. Die Heilungen
wurden in der Mehrzahl der Fälle nach einer mehr als 2 Jahre
betragenden Frist dargethan, in maximo nach 13 Jahren, in minimo
nach 6 Monaten. Bei den Recidiven schwankte die Beobachtung
zwischen 6 und 48 Monaten. Betrachtet man als dauernd geheilt
nur die mindestens 2 Jahre verfolgten Operirten, so ergiebt sich
hier immerhin noch die Ziffer von 49=93 pCt. Als Hauptursachen
der Recidive fanden sich tiefe Eiterung, speciell Fadeneiterung
und ungenügender Verschluss der Bruchpforte bei deren sehr erheblichen Weite. Alle Recidivisten hatten kein Bruchband getragen,
von den übrigen 9, unter diesen jedoch nur 1 so lange, dass man
die Zeit in Betracht ziehen kann. Für die Recidivfrage ist natürlich ein solcher isolirter Fall ohne Belang. Ueberhaupt ist für den
Erfolg der Radicaloperation in allererster Reihe die Methode, dann
der Reihe nach der antiseptische Verlauf, die Bruchverhältnisse und
das Alter der Operirten — unabhängig von dem des Bruches —
ausschlaggebend.   P. Güterbock.

1) Spronck, Over de baoteriologische diagnose van aziatische cholera. Weekbl. van het Nederl. Tijdschr. voor Geneesk. 1893, II. No. 16.

2) Derselbe, Over cholera-bacillen, onlangs in Nederland nit rivier-, vaart-, gracht- en slootwater gekweekt. Ebenda, No. 20.

1) Es ist nicht immer leicht, den Cholerabacillus von anderen mehr oder weniger unschuldigen Bakterien, welche gleichfalls die Nitroso-Indoloreaction geben, zu unterscheiden. Man muss dann noch die Giftigkeit für einzelne Tiere feststellen, welche jedoch auch nicht immer ganz sicheres Ergebniss hat. Die Diagnose ist leicht, wenn eine beträchtliche Anzahl von Kommabacillen in den Fäcee vorhanden ist. Dieselben müssen isolirt werden, und um die Diagnose zu sichern, ist die Nitroso-Indolreaction anzustellen. Enthalten die Abgänge sehr wenig Bacillen, so ist der positive Ausfall der Reaction nicht ausreichend, sondern es ist der Impfversuch mit Tauben anzustellen. Sind 1.5 mg Agarkultur für Tauben im Gewicht von 300 bis 350 g tötliche Gabe, so ist nach Koch der betreffende Bacillus der echte Choleravibrio. S. benützt, da einzelne Tauben relativ immun sind, mindestens drei Tiere zum Versuche. Während für die ersten Fälle 12 bis 24 Stunden zur Untersuchung ausreichen, sind für die letzteren 48 Stunden notwendig.

Tötet genannte Gabe Tauben nicht, so ist nach S. nicht der Schluss gerechtfertigt, dass der vorliegende Bacillus nicht der Choleravibrio sei, und es liegt dann der schwierigste Fall vor, dessen Entscheidung in den Händen des Untersuchers selbst liegt.

2) Das vom Verf. zur Untersuchung des Wassers auf Cholerabacillen geübte Verfahren stimmt fast genau mit dem Koca'schen überein. Von einer sterilisirten Lösung von 10 pCt. Pepton-Cornélis (welches S. dem von Witte vorzieht) und 10 pCt. Kochsalz, die durch Zufügung von Natr. carbon. stark alkalisch gemacht ist, werden 10 ccm mit 90 ccm des zu untersuchenden Wassers vermischt, im Becherglas auf 37° C erwärmt und nach 6 Stunden Gelatine- und Agarplattenkulturen angelegt. Nach 12 oder 18 Stunden wurden wiederum von dem Häutchen, das sich an der Oberfläche gebildet, neue Kulturen angelegt. Die Gelatineplattenkulturen wurden bei 21°, die Agar- bei 37° C aufgestellt und möglichst nach genau 20 Stunden untersucht. 6 bis 10 der am meisten verdächtigen Kolonien wurden in Peptonkochsalzlösung und zugleich in Agar überbracht, auf 37° erwärmt, und nach 6 bis 10 Stunden den Peptonkulturen verdünnte Schwefelsäure zugefügt. Von den Peptonkulturen, welche die Nitroso-Indolreaction gaben, wurden die entsprechenden Agar-Kulturen mikroskopisch untersucht. Wurden gekrümmte Stäbchen gefunden, so wurden diese nach allen Richtungen weiter geprüft. Fünf von elf Proben von Wasser von verschiedenen Orten enthielten Choleravibrionen oder vielmehr Bacillen, welche mit Hülle der uns augenblicklich zu Gebote stehenden Mittel nicht von echten Cholerabacillen unterschieden werden konnten. Einzelne der Arten zeigten verschiedene Giftigkeit. Verf.

bespricht noch die Differentialdiagnose zwischen den von ihm und
den an anderen Orten gefundenen, dem Cholerabacillus gleichenden Mikroben. George Meyer.

J. Bauer, Ueber idiopathische Herzvergröfserung. Wiener med. Blätter
1893, No. 37—42.

Verf. hebt hervor, dass sich die idiopathische Herzvergröfserung in der Mehrzahl der Fälle als dilatative Hypertrophie darstellt; nur bei Nierenschrumpfung kommen auch Fälle
von reiner oder sogar von concentrischer Hypertrophie vor. Gegenüber FRÄNTZEL betont Verf., dass die Dilatation gewöhnlich der
Hypertrophie vorangeht. Bei Individuen, die neben grofsen körperlichen Anstrengungen ein vernünftiges Leben führen, trifft man
keineswegs häufig Herzhypertrophie an; hier kommt es vielmehr —
durch Accommodation an die grofsen Kraftleistungen — zu einer
„Erstarkung" des Herzmuskels, welch' letzterer in der Ruhe nur
mit gewöhnlichem Kraftaufwand, bei Körperarbeit aber mit bedeutender Reservekraft arbeitet. Vorübergehende Ausdehnungen der
Herzwandungen und in Folge davon unvollständige systolische Entleerungen der Herzhöhlen kommen sicherlich häufig vor (z. B. beim
Bergsteigen unter Atemlosigkeit), werden aber ausgeglichen, wenn
die Herzwandung ihre volle Elasticität wieder erlangt. Nur solche
Dilatationen, die nicht alsbald durch die elastischen Kräfte der
Herzwandungen ausgeglichen werden, führen zur Hypertrophie.
Von denjenigen Schädlichkeiten, die gleichzeitig die Elasticität der
Herzwandungen beeinträchtigen und die Herzarbeit vermehren,
stellt die wichtigste und häufigste der übermäfsige Alcoholgenuss, und zwar namentlich der übermäfsige habituelle Bier-
consum dar. Letzteres wird namentlich durch BOLLINGER's Münchener Beobachtungen erwiesen. Es kommt bei diesen Bierpotatoren
— neben den grofsen Alcoholmengen — auch die Zufuhr der
übrigen Bestandteile des Bieres (speciell der Kohlehydrate und
Kalisalze), endlich auch die erhebliche Flüssigkeitseinfuhr in Betracht.
— In einer Reihe von Fällen ist übermäfsige Körperarbeit
die veranlassende Ursache einer dilatativen Herzhypertrophie, meistens aber nur, wenn Alcoholismus, ungenügende Ernährung, Anämie,
vielleicht auch excessiver Tabakconsum und andere nervöse Einflüsse daneben bestehen. — Die bei Nierenschrumpfung ohne
Klappenfehler vorkommenden Hypertrophieen sind, wie
namentlich SENATOR hervorgehoben hat, in einer gewissen Zahl von
Fällen wirkliche concentrische (d. h. Zunahme der Muskelmasse
mit Verkleinerung des diastolischen Lumens); die Wanddicke ist
hier unter Umständen eine excessive. Man muss hier eine directe
nutritive Reizung der Muskelmasse annehmen durch Stoffe, die im
Blute circuliren, vielleicht durch Harnstoff. — Auch nervöse Störungen sollen zum Zustandekommen von Herzhypertrophie mit-
wirken, so bei Morbus Basedowii, bei übermäfsigem Tabakgenuss,

sexuellen Excessen etc. — Bei Individuen, die an Säuferherz leiden, kann unter der Einwirkung starker nervöser Erregungen eine plötzliche Insufficienz des Herzens eintreten. Meist allerdings ist der Krankheitsverlauf ein längerer, mit zeitweisen Besserungen einhergehender. Idiopathische Hypertrophieen, selbst höheren Grades, können sehr lange Zeit ohne erhebliche Störungen des Befindens bestehen; allmälig — in manchen Fällen im Anschluss an eine leichte intercurrente Erkrankung oder im Gefolge von Excessen etc. — tritt Herzinsufficienz ein.   Perl.

Zwaardemaker en **Kraft**, Over de reconvalescentie van beri-beri. Weekbl. van het Nederl. Tijdschr. voor Geneesk. 1893, II. No. 15.

Die aus Niederländisch-Indien in Reconvalescenz an Beri-Beri zurückkehrenden Truppen wurden von Verff. untersucht. Hervorragendes Zeichen ist die Schwäche der Nerven- und Muskelfunction und des Kreislaufs. Das Gesicht ist unbeweglich wie eine Maske (Lähmung der Gesichtsmuskeln), der Gang unsicher. Da die Seereise den Zustand bereits verbessert hat, ist nur leichtes Zittern in den Beinen vorhanden, starkes Zittern entsteht, wenn der Kranke auf einem Bein stehen soll. Schnelle Ermüdung nach leichter Anstrengung tritt ein, Nachts auch Krämpfe. Grobe Bewegungen werden von den Armen und Händen ohne Zittern ausgeführt. Die Haut ist blass, leicht cyanotisch; bei einzelnen Kranken bestehen trophische Störungen, häufig Atrophie der Haut. — Oedeme sind meistens an den Beinen, seltener im Gesicht und an den Armen (in diesen Fällen kein Eiweiß im Harn). Die Muskeln sind häufig atrophisch, nicht schmerzhaft oder geschwollen. Von 93 Kranken boten nur 29 Abweichungen der elektrischen Erregbarkeit; immerhin sind dieselben, wo sie vorhanden, ein wichtiges Erkennungszeichen, sie bestehen in einer Verminderung der Erregbarkeit für den faradischen Strom. Unter den 29 Fällen war 16 Mal das Kniephänomen erhöht, zwei Mal verringert, elf Mal normal. Bei den 64 anderen Kranken war es 36 Mal erhöht, 3 Mal verringert, 8 Mal nicht vorhanden. Bei den Kranken mit erhöhtem Patellarreflex war 21 Mal Fußclonus festzustellen. Die Function der sensiblen Nerven ist selten gestört, die der motorischen häufig. Psychische Störungen wurden einmal bei einem Syphilitiker angetroffen. Kennzeichnend ist die sehr schwache Herztätigkeit. Wichtig ist die Unterscheidung von chronischem Alcoholismus, ferner von Opiumvergiftung. Die Dauer der Krankheit und der Genesung sind sehr verschieden. Die Kranken müssen möglichst schnell aus dem Beriberi-Lande entfernt werden, sonst ist symptomatische Behandlung am Platze. Vor allen Dingen sind Alcoholika, bei Kranken mit Herzerscheinungen auch das Rauchen zu verbieten. Gegen das Herzklopfen bewährte sich Strophantus.   George Meyer.

H. Oppenheim, Ueber atypische Formen der Gliosis spinalis. Archiv f. Psychiatrie etc. 1893, XXV. 2. H.

O. teilt zunächst eine klinische Beobachtung mit, in welcher bei diffuser Ausbreitung des geschwulstartigen Prozesses im untern Dorsalmark die Erkrankung nach oben hin durch's ganze Rücken- mark dem Hinterhorn einer Seite folgte Der Kranke zeigte spas- tische Parese beider Beine, starke Herabsetzung des Gefühls an beiden Beinen und in der linken Hypochondrien-Abdominalgegend; Analgesie und Thermanästhesie und Hemihyperidrosis an der ganzen linken Körperhälfte u. s. w. In einem anderen mitgeteilten Falle beschränkte sich die Erkrankung auf eine Seite im Lendenteil und ergab Atrophie des linken Oberschenkels mit Entartungsreaction, Verlust des Kniephänomens und erhebliche Herabsetzung des Schmerz- und Temperaturgefühls. — Schon 1886 hatte O. einen Fall von Gliose mit tabischen Erscheinungen mitgeteilt. Hier wird ein ähnlicher Fall ausführlich beschrieben. Ein 40 jähriger Mann erkrankte 1882 mit zunehmender Sehstörung, lancinirenden Schmer- zen, Schwächegefühl in den Beinen, vorübergehendem Doppeltsehen; dazu kam Gürtelgefühl, Taubheit in den Fusssohlen, Incontinentia urinae et alvi. — 1884 bestanden starke Kyphoscoliose der Brust- wirbelsäule, beiderseitige Opticusatrophie, rechts Pupillenstarre, links minimale Lichtreaction, rechts Verlust des Kniephänomens, Andeutung von Ataxie und Romb-Rg'schen Phänomen. In der linken Rumpfhälfte und am linken Oberschenkel zeigte sich völlige Anal- gesie und Thermanästhesie bei erhaltenem Berührungsgefühl. Juni 1890 trat eine psychische Störung (Dementia paralytica) hinzu und August 1890 der Tod an Pneumonie. — Die Section erwies eine Pachy- und Lepto - Meningitis cerebr. chronic. und Gliomatosis medull. spinalis et Degeneratio grisea funicul. poster. Im untersten Brustmark war die Degeneration auf den rechten Goll'schen Strang scharf beschränkt, während sie im obersten Lendenteil den ge- sammten rechten Hinterstrang einnahm. Die Frage, ob es sich hier um eine Combination von Tabes dorsalis mit Syringomyelie handelt oder um eine besondere Form der Gliose, die durch ihre Ausbreitung im Hinterstranggebiet die tabischen Symptome produ- cirte, beantwortet H. dahin, dass die Gliose die Tendenz besitzt, sich mit Degenerationszuständen im Hinterstranggebiet zu verbinden, die eine grofse Verwandtschaft oder selbst völlige Identität mit der pathologisch-anatomischen Grundlage der Tabes dorsalis bekunden.

S. Kalischer.

---

1) **Naunyn,** Fall von Syringomyelie. Sitzungsber. d. Naturwiss.-Med.- Vereins in Strassburg 1893, 28. Jan.

2) **Derselbe,** Fall von Polyneuritis. Ebenda. 25. Febr.

3) **M Bernhardt,** Literarisch-Historischer Beitrag zur Lehre von der Syringomyelie. Deutsche med. Wochenschr. 1893. No. 32.

1) Der 25 jähr. Pat. bekam während seiner Militärzeit Schwindel, Erbrechen und r. Hemianästhesie (Lues geleugnet) — eine 3 monatl.

spezifische Kur brachte keine Besserung. Seit 1 Jahre häufige Verbrennungen und Verletzungen an beiden Händen, schwere Ulcerationen und Verkrüppelungen der Endphalangen. Beiderseits Klauenhand, Reflexe an den unteren Extremitäten gesteigert. Hemianästhesie für alle Qualitäten rechts. Links Thermoanästhesie. Rechts fehlt auch das Lagegefühl. Die electr. Erregbarkeit der Interossei ist quantitativ herabgesetzt. Scoliosis dorsalis dextra. Die rechte Hemianästhesie wird für eine hysterische Complication gehalten.

　2) 34jähriger Waldhüter. Weihnachten 1892 Erkrankung mit Schmerzen in Armen und Beinen. Bald darauf entwickelte sich eine mehrtägige Psychose (Delir. alcohol.), für welche später die Erinnerung mangelte. Dann waren Arme und Beine gelähmt. Nach 4 Wochen hatte sich die Lähmung begrenzt und als bleibend paretisch, (Atrophie, EaR) wurden die Schultermuskeln erkannt. Die Nervenstämme waren druckempfindlich, sonst keine Sensibilitätsstörungen. Die Localisation dieser Polyneuritis abkobolica ist eine seltene.　　　　　　　　　　　　　　　　M. Brasch.

　3) B. stellt mehrere Fälle von Syringomyelie aus der Litteratur zusammen, die als progressive Muskelatrophie aufgefasst und beschrieben sind (1 Fall von Friedreich, 3 Fälle von Daeschfeld, 1 Fall von Booth, 1 Fall von Baker, 1 Fall von Landois u. Mosler). Einen dem letztgenannten ähnelnden Fall beschrieb B. bereits im December 1883; in diesem berechtigten die partielle Empfindungslähmung und trophische Störungen an Knochen und Gelenken der oberen Extremität zur Diagnose Syringomyelie. — Es dürften auch bei weiterem Nachforschen unter der Casuistik der Myelitis, der amyotrophischen Lateralsclerose etc. noch Fälle aufzufinden sein, die in das Bereich der Syringomyelie gehören. S. Kalischer.

E. Lang, Beleuchtung der „successiven oder chronisch-intermittirenden Behandlung" der Syphilis. Wiener med. Presse 1893. No. 46.

　Verf. bekämpft die chronisch-intermittirende Syphilisbehandlung auf Grund der von Fournier selbst als Belege für den Nutzen seiner Methode gelieferten statistischen Tabellen und zeigt, dass diese keineswegs das beweisen, was sie beweisen sollen, vielmehr ebensogut im entgegengesetzten Sinne ausgelegt werden können. Den mindestens höchst zweifelhaften Vorzügen der Behandlungsart ständen aber ganz reelle Nachteile gegenüber. Eine frühzeitige und eingreifende Behandlung im Sinne Fournier's disponire ausnehmend zu ungewöhnlich frühem Auftreten schwerer Syphilisformen (was auch die Fournier'schen Tabellen bestätigen) und die prolongirte Darreichung von Quecksilber wirke entschieden häufig depravirend auf die Constitution, rufe Verdauungsbeschwerden und Schlaflosigkeit, ganz besonders oft aber die mannigfachsten Störungen im Bereiche des Nervensystems hervor. Das enorm häufige Befallensein des letzteren bei den Kranken Fournier's entspreche sicher nicht dem gewöhnlichen Bilde der Syphilis und man müsse annehmen, dass diese Erscheinung mehr von der Behandlung als von der Krankheit abhänge. Endlich sei auch zu bedenken, dass die lange fortgesetzt gebrauchten Specifica häufig dann ihre Wirkung versagen, wenn diese, bei wirklich eintretenden Recidiven, höchst erwünscht wäre. Dass übrigens Fournier selbst (der bemerkenswerter Weise von Reinfectionen, die er doch eigentlich häufig beobachten müsste, gar nichts sage) von seinen Resultaten wenig erbaut sei, gehe schon daraus hervor, dass er die Ansprüche an die Dauer einer ausreichenden Behandlung fortwährend steigere; erst sollte sie sich auf 9—12 Monate, später auf 2, dann auf 4 Jahre erstrecken, jetzt verlange er schon 5—6 Jahre. Es werde ihm auch weiterhin nichts übrig bleiben, als, von den Erfolgen unbefriedigt, die Grenzen immer weiter hinauszuschieben, oder die ganze Methode wieder aufzugeben. H. Müller.

_____

1) **E. Lanphear,** Abdominal hysterectomy with clamps — a rapid and safe method of removing the uterus. Medical record, 1893, July 1.

2) **A. H. Cordier,** Suprapubic Hysterectomy for the removal of fibroids of the uterus. International medical Magazine. 1893, II. No. 3.

1) Verf. beschreibt 3 Methoden der Totalexstirpation des Uterus, die er als Péan'sche, Eastman'sche und Lanphear'sche bezeichnet. Die Péan'sche, eine supravaginale Amputation mit nachfolgender vaginaler Exstirpation des Stumpfes, hält er da indicirt, wo Portio-Carcinom mit einem grofsen Corpus-Tumor complicirt ist. Die Eastman'sche, angeblich von Martin (?) und Bardenheuer (?) adoptirte Methode ist eine abdominale Totalexstirpation nach vorgängiger Abtragung der Ovarien und Tuben. Die Lanphear'sche Methode ist eine abdominale Totalexstirpation, bei der die breiten Ligamente nicht unterbunden und vernäht werden, sondern die Blutstillung durch Klammern erfolgt, die 24 Stunden liegen bleiben.

2) Verf. glaubt, dass viele sogenannte ödematöse Myome von Anfang an Sarkome gewesen seien. Die makroskopische Unterscheidung sei schwierig. Die Behauptung, dass Uterus-Myome in der Negerrasse besonders häufig seien, wird bestritten. Sie beruhe auf früheren Verwechselungen mit Pyosalpinx. Um ödematöse Myome handle es sich, wenn die Exstirpation der Uterusanhänge nicht hinreiche, das Wachstum des Tumors zum Stillstand zu bringen. In allen Fällen von ödematösem Myom sei die Spaltung der Kapsel und Enucleation weit gefährlicher, als die Totalexstirpation. Verf. wendet sich gegen die electrische Behandlung (mit einem Seitenhieb auf die deutsche Schule), die er für erfolglos und gefährlich erklärt u. giebt endlich eine Schilderung seiner Operationsmethode (mit extraperitonealer Stielbehandlung), die nichts wesentlich Neues enthält. A. Martin.

H. Dreser, Zur Pharmakologie des Quecksilbers. Arch. f. exp. Path. u. Pharmak. XXXII. p. 456.

Von dem Gedanken ausgehend, es könnten die Aetz- u. Giftwirkungen des Hg durch Bindung an Schwefel gemildert werden, untersuche D. Hg-Doppelsalze der Rhodanwasserstoffsäure und der unterschwefligen Säure. Das krystallisirte Kaliumhyposulfitsalz von der Zusammensetzung $3 Hg (S_2O_2)_2 + 5 K_2S_2O_3$ löst nun tatsächlich den Quecksilberalbuminatniederschlag, ist für Hefe ganz ungiftig, fast ungiftig für das isolirte Froschherz und tötet Frösche erst in der 4fachen Zeit als das Rhodandoppelsalz des Quecksilbers. Versuche über Spaltung des Hyposulfitsalzes durch Electrolyse ergaben, dass das Hg nicht an der Kathode wie Kalium, sondern an der Anode abgeschieden wird', was durch Annahme einer Quecksilbersäure erklärlich wird.

Die Zersetzung des Salzes erfolgt nach der Formel

$$Hg \begin{array}{c} S-SO_2 \\ S-SO_2 \end{array} \begin{array}{|c} K \\ K \end{array}$$

Anode ← | → Kathode

Die relative Ungiftigkeit des Hg im Hyposulfit ist der des Fe im Ferrocyan-Kalium an die Seite zu stellen.

Für den Warmblüter ist das Hyposulfitsalz ebenso giftig wie Sublimat.

Das Kaliumquecksilberhyposulfit (in einer Menge von 2.3 g entsprechend 1 g $HgCl_2$) empfiehlt sich wegen seines Unvermögens zur Eiweifsfällung und seiner exacten Dosirbarkeit zur practischen Benützung. Pohl.

H. Schrötter, Beiträge zur Kenntniss der Albumosen. Sitzungsber. der Wiener Akad. d. W. 1893, Abth. IIb. S. 633.

Auf einem ziemlich umständlichen Wege erhielt Verf. aus Witte'schem sog. Pepton eine in Alcohol lösliche, ein mikrokrystallinisches, sehr hygroskopisches Pulver darstellende Albumose, deren Zusammensetzung nicht merklich von der der Eiweifskörper im Allgemeinen abweicht (C 50.7 H 6.5 N 16.9 S 1.1 pCt.). Das Moleculargewicht ergab sich auffallend niedrig (von 587—714). Die Albumose bildet ein Chlorhydrat mit constantem Gehalt an Salzsäure = 10.8 pCt. Durch Behandlung der wässrigen Lösung der Albumose mit Benzoylchlorid und Natronlauge erhielt Verf. Benzoësäureester der Albumose, welche durch Alcohol in einen schwefelhaltigen und einen schwefelfreien Anteil zerlegt werden konnten. (Bei dem Wege der Darstellung durch Behandlung des Witte'schen Peptons mit beträchtlichen Quantitäten von Schwefelsäure und Zinkstaub scheinen dem Ref. trotz der Controllversuche des Verf.'s Zersetzungen nicht ausgeschlossen, namentlich hat Verf., soweit Ref. sehen kann, nicht den Nachweis geführt, dass seine „Albumose" frei war von Pepton, dessen Bildung nach dem Gange der Darstellung direct anzunehmen ist. So würde sich die vom Verf. besonders als abweichend betonte Alcohollöslichkeit leicht erklären. Ref.)

R. Salkowski.

P. M. Popoff, Ueber die Einwirkung von eiweifsverdauenden Fermenten auf die Nucleinstoffe. Zeitschr. f. physiol. Chem. XVIII. S. 533.

Bei 1—4stündiger Digestion der an Nucleinstoffen reichen Kalbsthymus mit

Pepsin und Salzsäure fand Verf., unter Koslel's Leitung, nur wenig Nuclein in Lösung gegangen, im Einklang mit früheren Angaben von Bókay; der in Lösung gegangene Anteil wurde aus dem Phosphorgehalt der Gerbsäurefällung vom Filtrat erschlossen. Dagegen gingen bei 1—4stündiger Digestion von Kalbsthymus mit Pan-
creasextrakt bezw. Witte'schem Pancreatin etwa ½—⅔ des in der Drüse enthaltenen
Nucleins in Lösung; in dem Gerbsäure-Niederschlag des Filtrates fanden sich auch
bis zu 0.1 g an Nucleinbasen. Daraus geht hervor, dass die Nucleinstoffe in erheblicher Menge innerhalb des Darmrohres durch den Bauchspeichel gelöst werden, ebenso
dürfte auch die Darmfäulniss auf jene Stoffe einwirken.   J. Munk.

R. v. Limbeck, Zur Lehre von der Nekrose der roten Blutkörperchen. Wiener klin. Wochenschr. 1893, No. 52.

Verf. hat die Untersuchungen von Gürber, Heinz, Maragliano und Castellino
über die Veränderungen der roten Blutkörperchen sowohl bei spontaner Nekrose des
Bluts als auch bei Vergiftungen mit einer Reihe chemischer Körper einer Nachprüfung
unterzogen. Er fasst die endoglobulären Veränderungen sowie die auftretende Poiki-
locytose als beginnendes Absterben der roten Blutkörperchen auf. Bei den Versuchen,
die globulocide Kraft der einzelnen Substanzen festzustellen, zeigten sich die roten Blu-
körperchen am empfindlichsten gegen Säuren. Auf der Anwesenheit der letzteren beruht auch die Einwirkung von aseptischen Organextracten auf die Blutkörperchen;
Neutralisation derselben lässt diese Wirkung fast ganz verschwinden.   M. Rothmann.

F. Fieber, Ein weiterer Fall von Verrenkung des Chopart'schen
Gelenkes. (Totale Verrenkung nach innen. Autopsie). Münchner
med. Wochenschr. 1893, No. 19.

Betr. einen 20jährigen von einer Strassenlocomobile überfahrenen Mann, der noch
in der folgenden Nacht an inneren Verletzungen starb. Intra vitam stand der Fuss
einem Klumpfuss ähnlich leicht supinirt. Die vor dem äusseren Knöchel abnorm
prominenten Contouren von Knochenteilen liessen ohne weiteres die Gelenkfläche des
Calcaneus und den Talus-Kopf erkennen. Ueber den innern Rand des letzteren zogen
die strangförmig zusammengezogenen Sehnen des langen Zehenstreckers. In Narcose
liess sich die Luxation leicht durch Zug und directen Druck repeniren. Bei der
künstlichen Wiederherstellung der Luxation post mortem zeigte sich der Bauch des
M. ext dig. comm. brevis zerfetzt und waren die plantaren und dorsalen, von Broca
für unzerreisbar erklärten Bänder zwischen Os navicul. u. Talus an letzterem abgerissen, so dass sie einen häutigen Limbus bildend, an der überknorpelten Aushöhlung
des ersteren Knochens fest hingen. Ebenso waren die Bänder zwischen Calcaneus u.
Os cuneiforme völlig getrennt sowie das Os metatars. III. u. IV. gebrochen.
                                                              P. Güterbock.

---

v. Stein, Ein Fall von Ohrenblutungen bei einem Knaben mit
imperforirtem Trommelfelle. Zeitschr. f. Ohrenheilk. XXIV. S. 294.

Die von Verf. bei einem 13jährigen Knaben beobachtete, mehrere Tage hintereinander auftretende, anfangs profuse dann stetig geringer werdende Ohrenblutung trat
auf, als eine bis dahin vorhandene habituelle Epistaxis sistirte. Das Blut trat, wie
Verf., sehen konnte, aus den Ceruminaldrüsen in der hinteren oberen Gegend des Gehörgangs aus. Gehör normal, Trommelfell intact.   Schwabach.

G. Macdonald, Excision of the larynx, hyoid bone and five rings
of the trachea for cancer. The British Medical Journ. 1893, 30. Dec.

Bei einem 89jährigen Mann, der seit 6 Monaten an Athembeschwerden und seit
3 Jahren an Kehlkopfbeschwerden gelitten, fand sich in der Larynxgegend eine Ge-

schwulst von der Größe einer Orange. Eine laryngoskopische Untersuchung war unmöglich, da die Seitenteile des Kehlkopfes so zusammengedrückt waren, dass ein Ein-
blick nicht zu erlangen war. Es wurde die Tracheotomie gemacht und zehn Tage
später der Tumor incidirt, wobei sich herausstellte, dass derselbe fast extralaryngeal
war, aber die Cart. thyr. das Zungenbein, den oberen Teil der Trachea und die Weich
teile bis zur äusseren Haut ergriffen hatte. Es wurden die genannten Teile entfernt,
die Epiglottis blieb zurück. Nach verschiedenen Nachoperationen wurde Patient mit
einem künstlichen Kehlkopf entlassen.   W. Lublinski.

Mühsam u. Schimmelbusch, Ueber die Farbproduction des Bacillus pyocyaneus bei der Symbiose mit anderen Mikroorganismen.
Arch. f. klin. Chir. 1893, 46. Bd. S. 677.

Die Verf. züchteten den Pyocyaneus gleichzeitig mit anderen Mikroorganismen,
nämlich dem Tetragenus, Anthrax, Aspergillus fumigatus, Oidium lactis und einem
unbekannten Pilz. Als Nährboden wurde Bouillon verwendet. Es zeigte sich, dass
bei allen Versuchen die Farbstoffproduction stark beeinträchtigt, ja sogar gänzlich
verhindert wird. Stets entwickelten sich beide Keime gemeinsam.

Impften die Verf. den Pyocyaneus in eine ausgewachsene Kultur der genannten
Organismen, so trat anfänglich etwas Grünfärbung ein, die bald wieder verschwand.
                                                                      Scheurlen.

F. Combemale, Contribution à l'étude du traitement de la colique
saturnine par l'huile d'olive à haute dose. Gaz. méd. de Paris 1893,
No. 38.

Die mit grossen Dosen Olivenöl erzielten günstigen Erfolge bei Gallensteinkolik
veranlasste vor etwa Jahresfrist WEIL in Lyon, das Mittel auch bei Bleikolik zu empfehlen. C. wandte es in 8 Fällen von Bleikolik und in einem Falle von Encephalo-
pathia saturnina an und berichtet darüber Folgendes: Bei Bleikolik führten 200 g
Olivenöl in einmaliger Gabe leichter, als die bisher bekannten Mittel, Stuhlgang herbei, worauf die Kolikschmerzen schnell verschwanden. Bei dem Fall von Encephalo-
pathia saturnina wurden mehrere Tage hintereinander 60 g Olivenöl verabreicht und
danach ein Nachlassen und schliessliches Verschwinden der nervösen Erscheinungen
beobachtet. Wird das Oel ausgebrochen, so räth C., nicht von dem Versuche abzu-
stehen, sondern es ein zweites Mal mit Menthol oder Cocaïn zu geben. K. Kronthal.

E. Leyden, Ueber Venenthrombosen im Verlaufe der Influenza.
Charité-Annalen 1893, XVIII. S. 125.

Im Anschluss an seine frühere Mitteilung (Cbl. 1892, S. 975) über die nach
Influenza auftretenden Arterienthrombosen weist Verf. auf die nach derselben Infectionskrankheit zur Beobachtung gelangenden Venenthrombosen hin. In dem Falle des
Verf. entwickelte sich die Thrombose der Vena femoralis am 14. Tage der Influenza
unter erneutem, 4 Tage andauerndem Fieber; sie konnte nicht als marantische Thrombose gedeutet werden, sondern als eine besondere Nachkrankheit; der Ablauf der
Thrombose war günstig und relativ schnell. — In dem vom Verein für innere Medicin
herausgegebenen Sammelwerk über Influenza hat LITTEN 25 Fälle von Venenthrombose
erwähnt, darunter 8 mit tötlichem Ausgang.   Perl.

Wallach, Zur Frequenz der Rhachitis in den verschiedenen Zeiten
des Jahres. Münchner med. Wochenschr. 1893, No. 29.

KASSOWITZ hat darauf hingewiesen, dass die Erkrankungen an Rhachitis in der
ersten Hälfte des Jahres weit zahlreicher sind, als in der zweiten. Diese Angabe ist

bereits von einigen Autoren bestätigt worden. Verf. hat die Aufzeichnungen des Kinderhospitals in Frankfurt a. M. aus den Jahren 1880—1892 mit Rücksicht auf die Frequenz der Rhachitisfälle gesichtet. Es ergab sich in Uebereinstimmung mit der Lehre von Kassowitz, dass sowohl absolut wie im Verhältniss zur Gesammtzahl der Erkrankungen die Rhachitisfälle in der 1. Hälfte des Jahres weit häufiger sind als in der 2. — Mit Kassowitz sieht Verf. in diesem Verhalten einen Beweis für den wichtigen Einfluss, welcher die verdorbene Athemluft in der Aetiologie der Rachitis besitzt.

Stadthagen.

G. Singer, Ueber Spontangangrän und Simulation bei Hysterie. (Aus der II. chirurg. Abth. des Prof. v. MOSETIG - MOORHOF). Wiener med. Presse 1893, No. 25—26.

Es handelt sich um eine 18jährige Hysterische, welche gelegentlich eines hysterischen Anfalls sich durch Nähnadeln verletzte. Als letztere durch Incision aus dem linken Arm entfernt worden waren, kam es an der einen Stelle nicht zur Heilung, sondern zur Bildung einer Gangrän. Die nähere Untersuchung ergab bei erhaltenem Berührungsgefühl eine Unterempfindlichkeit gegen tiefere Nadelstiche und Thermoanästhesie im Bereich der linken Hand und des linken Unterarms. Da die Pat. auch sonst hysterische Stigmata darbot, stieg der Verdacht einer Selbstbeschädigung auf, indessen wurde dieser Argwohn fallen gelassen und der Verf. sieht die Gangrän als eine neurotische an. Differentiell diagnostisch sei sie auch sehr wohl von der artificiellen durch Selbstverletzung (insbesondere durch chemische und mechanische Irritamente) hervorgerufenen zu unterscheiden. Denn bei der letzteren zeige die Umgebung der nekrotischen Partie stets Schwellung und Hyperämie, während die neurotische Gangrän, welche wie auch hier, meist aus herpesartigen Blaseneruptionen hervorgehe, sich scharf von der gesunden Haut absetze. Erst wenn durch reactive Entzündung die Abstoßung des Schorfes sich einleite — also erst im Verlauf der Erkrankung — entstehe ein entzündlicher Hof um den Schorf. Die Pat. bekam später noch an der Mamma Gangrän derselben Art.

Bei dem häufigen Vorkommen von vasomotorischen Störungen aller Art bei der Hysterie erscheint das Auftreten der neurotischen Gangrän bei derselben Krankheit dem Verf. als nichts auffallendes. Uebrigens haftet der neurotischen Gangrän die Neigung zu recidiviren und eine geringe Heilungstendenz an — so auch in diesem Falle.

M. Brasch.

L. Chabbert, De la Maladie des Tics. Archives de Neurologie 1893, Janoier.

Ch. teilt 4 Fälle von Maladie des tics mit. Die ersten beiden Fälle betreffen Mutter und Sohn; bei beiden bestand zugleich Hysterie; der Tic war hier mehr localer Natur. Der 3. Fall zeigt alle Symptome des generalisirten Tics. Der 4. Fall zeigt diagnostische Schwierigkeiten gegenüber der Chorea und der Hysterie. — Verf. will als Maladie des tics nicht nur die Fälle bezeichnet wissen, in denen die unwillkürlichen Zuckungen generalisirt sind, sondern auch diejenigen mit localisirten Spasmen; auch diese zeigen die Erscheinungen der Koprolalie (Fall I) und Zwangsgedanken (Fall II). In allen Fällen spielt die Heredität eine große Rolle. Die Krankheit tritt meist in jugendlichem Alter auf (4, 6, 8, 9, 18 Jahre in unseren Fällen). Die Bewegungen sind schnell, systematisirt, coordinirt, arythmisch; häufig können Echolalie, Echokinese, Coprolalie, Zwangsgedanken und andere psychische Anomalien dazu treten, (wie Zweifelsucht etc.).

S. Kalischer.

E. Herzfeld, Ueber Epidermolysis bullosa hereditaria. (Aus der Poliklinik des Dr. A. BLASCHKO in Berlin). Berl. klin. Wochenschr. 1893, No. 34.

Bei einem 25jährigen Schlosser, bei dem sich schon seit seiner Kindheit an Händen und Füfsen auf geringe Insulte hin leicht Blasen bildeten, fand sich die Haut an der Dorsalseite der Hände dünn, atrophisch, dunkelblaurot, gerunzelt, an der Volarseite dagegen auffallend straff gespannt, wie zu kurz. Beide Hände, die ausserdem eine enorme Hyperidrosis aufwiesen, waren überall mit flachen, hirsekorn- bis bohnengrofsen Blasen besetzt, welche teils einen serösen, teils einen blutigen Inhalt hatten. Die Fingernägel zeigten sich hochgradig verkümmert, klauenförmig endend oder in mehrere Schichten zerblättert. Aehnliche, aber nicht so hochgradige Veränderungen bestanden auch an den Füfsen. Bei einem älteren Bruder des Pat., der ebenfalls Schlosser war, konnte der gleiche, wenn auch weniger entwickelte Krankheitszustand constatirt werden. Ein zweiter Bruder und eine Schwester sollen mit demselben Leiden behaftet sein. — Von allen bisher beschriebenen Fällen von Epidermolysis bullosa weicht die vorstehende Beobachtung ab durch das fast ausschliefsliche Befallensein der Hände und Pülfse und durch die verhältnissmäfsig hochgradigen, bleibenden Veränderungen der Haut, welche sich vielleicht durch die Beschäftigung des Pat. erklären. — Verf. sieht das Wesen der Affection mit anderen Autoren in einer angeborenen Leichtlöslichkeit der Stachelzellenschicht und polemisirt namentlich gegen die Ansicht BLUMER's, dass es sich um eine primäre Erkrankung der Gefäfse handele.   H. Müller

---

Tipjakoff, Zur Frage der Therapie der Gebärmutterretroflexionen. Deutsche med. Wochenschr. 1893, No. 42.

Verf. berichtet über 13 Fälle fixirter Retroflexionen. 3 heilte er durch Trennung der Fixationen nach Laparatomie, ohne dass er die Ventrofixation anwandte. 10 heilte er durch Trennung der Adhäsionen mit dem Finger nach Eröffnung des hinteren Scheidengewölbes. Letztere Operation entspricht der von MARTIN angegebenen, bei starken Narben im Scheidengewölbe mit Cervixriss. Bei allen Fällen wandte Verf. nachträglich noch Massage und Bäder an   A. Martin.

Stephan, Over de therapeutische beteekenis van extractum fol. myrtillorum bij de behandeling van diabetes. Weekbl. van het Nederl. Tijdschr. voor Geneesk. 1893, II. No. 11.

Im Extract aus Heidelbeerblättern kommt Chinasäure und Arbutin vor. Die erstere verlässt den Körper als Hippursäure, Arbutin als Hydrochinon - Schwefelsäure u. methylhydrochinonschwefelsaures Salz. Alle diese Stoffe wirken stark gährungshemmend, sodass bei zunehmenden Gaben des Extracts ein Augenblick eintritt, wo Zucker enthaltender Urin keine Gährung mehr zeigt. Da nach inneren Gaben von Arbutin der Urin links dreht, so tritt die Linksdrehung der Polarisationsebene durch das im Heidelbeerblätterextract aufgenommene Arbutin der Rechtsdrehung durch die im Urin vorhandene Glycose gegenüber, und dieser Unterschied, der geringer ist, wenn mehr Extract eingenommen ist, wird irrtümlich als der procentische Zuckergehalt des Urins aufgefasst. Beim Titriren nach FEHLING wird das Ergebniss durch diese beiden Momente nicht beeinflusst. WEIL nimmt eine stark reducirende Kraft von im Urin anwesenden störenden Stoffen an, um den Grund zu erklären, dass man beim Titriren nicht ein gleich günstiges Ergebniss bei der Bestimmung des Zuckergehaltes erhält. Die angegebene Erklärung ist jedoch die richtige; der Gebrauch des Extractes ist ohne Einfluss auf den wirklichen Zuckergehalt. Verf. fand in einem Falle mit der FEHLING'schen Titrirmethode den Zuckergehalt ziemlich gleichbleibend, während der Polarisator, solange das Mittel gegeben wurde, einen geringeren procentische Gehalt ergab, der scheinbar bei Aussetzen des Mittels höher wurde. Vielleicht hat das Mittel einen günstigen psychischen Einfluss auf den Kranken, welcher beim Polarisiren den Zuckergehalt seines Harns andauernd verringert sieht.   George Meyer.

Einsendungen für das Centralblatt werden an die Adresse des Hrn. Prof. Dr. M. Bernhardt (Berlin W Französische Stra'se 21) oder an die Verlagshandlung (Berlin NW., 68. Unter den Linden) erbeten.

Verlag von August Hirschwald in Berlin. — Druck von L. Schumacher in Berlin.

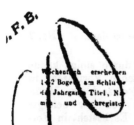

Wöchentlich erscheinen 1½ 2 Bogen; am Schluss des Jahrgangs Titel, Namen- und Sachregister.

Preis des Jahrganges 20 Mark; zu beziehen durch alle Buchhandlungen und Postanstalten.

Centralblatt

für die

medicinischen Wissenschaften.

Unter Mitwirkung von

Prof. Dr. H. Senator und Prof. Dr. E. Salkowski,

redigirt von

Prof. Dr. M. Bernhardt

in Berlin.

1894.   **17. Februar.**   **No. 7.**

Inhalt: SALKOWSKI, Ueber den Nachweis des Peptons im Harn (Orig.-Mitth.) — PICK, Functionelle Ausschaltung der Leber bei Säugetieren. — HERRICK, Sieben Fälle von Blasenruptur. — v. EISELSBERG, Behandlung von verkürzt geheilten Unterschenkelbrüchen. — ADAMÜCK, Einfluss der Chlorioidea auf die Ernährung der Netzhaut. — JANSEN, Ueber extradurale Abscesse der hinteren Schädelgrube. — KOUDREVETZK, Ueber Immunität gegen Diphtherie. — VOGL, Typhusepidemie in München. — HARTOG, Diagnose des Botriocephalus. — HOPPE, MOUVER, KUH, SACHS, Ueber syphilitische Erkrankung des Rückenmarks. — LOIMANN, Wirkung der Moorbäder.

NENCKI, Ueber Hämatin und Hämatoporphyrin. — GASTNER, Erkennung von Kunstbutter. — FISCHER u. LEVY, Untersuchungen über Lymphangitis. — MILLER, 30 Fälle von Resection des Kniegelenks. — KOUWER, Fälle von Hernia properitonealis. — ZWAARDEMAKER, Empfindlichkeit für hohe Töne. — STRAIGHT, Aphonie von Nasenaffection abhängig. — EDEL, Bacteriengehalt des Badewassers. — HIRSCH, Ueber Wasserresorption im Magen. — GERHARDT, Ueber abnorme Pulsationen bei Aorteninsufficienz. — PARKER u. GOTCH, WHITE, Fälle von Trepanation bei Herden im Gehirn. — BECHTEREW, Wirkung der Suspension bei Rückenmarksaffectionen. — BONNAFY, Ueber Tinea imbricata. — KÖSTER, Behandlung des Erysipels. — DITTEL, Abdominale Blasenscheidenfistel-Operation. — BADSTÜBNER, Ueber Pseudoatelectase..

Ueber den Nachweis des Peptons im Harn

von Prof. E. Salkowski in Berlin.

Der Nachweis des Peptons (Albumosepeptons) im Harn nach der von HOFMEISTER eingeführten und allgemein angenommenen Methode der Fällung einer größeren Quantität Harn — 0.5 bis 1 Liter — mit Phosphorwolframsäure und Zerlegung des Niederschlages durch Baryt, gehört, wenn die Quantität des Peptons irgend gering ist, (etwa 0.15 im Liter) ohne Zweifel zu den schwierigeren Aufgaben, welche dem Ungeübten leicht misslingen; ausserdem ist das Verfahren recht umständlich und langwierig.

Ich habe mich vielfach bemüht, dieses Verfahren durch ein einfacheres zu ersetzen, um womöglich den Nachweis des Peptons

in kurzer Zeit zu führen und glaube, dieses Ziel durch einige kleine
Modificationen des ursprünglichen HOFMEISTER'schen Verfahrens in
der That erreicht zu haben. Da es gerade auf diese kleine Modificationen ankommt, so bin ich genötigt, das von mir befolgte
Verfahren in allen Einzelheiten zu beschreiben. Es besteht in Folgendem:

50 ccm des zu untersuchenden Harns werden in einem Becher-
gläschen wie gewöhnlich mit 5 ccm Salzsäure [1] angesäuert und mit
Phosphorwolframsäure gefällt, alsdann auf dem Drahtnetz erwärmt.
In wenigen Augenblicken zieht sich der Niederschlag zu einer am
Boden des Glases haftenden harzartigen Masse zusammen. Sobald
dieses geschehen, giefst man die überstehende, fast ganz klare
Flüssigkeit so vollständig, wie möglich ab und spült die harzige,
bröcklig werdende Masse zwei Mal mit destillirtem Wasser ab, was
sich bei einiger Vorsicht leicht, fast ohne jeden Verlust ausführen
lässt. Man übergiefst den Niederschlag wieder mit einigen, etwa
8 ccm Wasser und fügt 0.5 ccm Natronlauge (von etwa 1.16
spec. Gewicht) hinzu [2]: der Niederschlag, welcher nunmehr brück-
lige Beschaffenheit angenommen hat, löst sich bei einigem
Hin- und Herschwenken des Glases leicht auf. Die zunächst tief-
blaue Lösung wird auf dem Drahtnetz erwärmt: sie nimmt dabei
eine schmutzig-graugelbe trübe Beschaffenheit [3] an. Sobald dieses
erreicht ist, giefst man die Flüssigkeit in ein Reagensglas, kühlt sie
ab und setzt, unter Umschütteln tropfenweise verdünnte, 1—2proc.,
oder auch etwas stärkere Kupfersulfatlösung hinzu. Bei Gegenwart
von Pepton färbt sich die Flüssigkeit lebhaft rot, die Färbung
tritt noch deutlicher hervor, wenn man nunmehr filtrirt. Die ganze
Procedur nimmt nicht mehr wie etwa 5 Minuten in Anspruch, was
gegenüber dem bisher geübten Verfahren ein nicht zu verkennender
Vorteil ist. Ein weiterer Vorzug besteht darin, dass bei der Ge-
ringfügigkeit der zur Untersuchung erforderten Quantität des Harns
ein Einfluss von Mucin oder Nucleoalbumin auf die Reaction weit
weniger zu befürchten ist.

Stark mucinhaltige und eiweifshaltige Harne, auf welche ich
meine Versuche nicht ausgedehnt habe, müssten natürlich vor der
Fällung in der üblichen Weise bearbeitet werden.

An Feinheit steht dieses Verfahren dem ursprünglichen HOF-
MEISTER'schen kaum nach oder doch sehr wenig. Bei einem Gehalt
des Harns von 0.02 in 100 ccm (0.2 im Liter) fällt die Reaction
— immer bei Verwendung von 50 ccm Harn — stark aus, bei
0,015 noch deutlich, bei 0.01 nicht entschieden positiv, wenn auch
die Controle mit normalem Harn oft noch ein Urtheil zulässt.

---

[1] Man kommt auch mit erheblich weniger Salzsäure aus; auch die Anwendung
von Essigsäure statt Salzsäure schien nichts zu ändern.

[2] Statt dessen kann man auch Viertelnormallauge (1 pCt NaHO) direct nehmen.

[3] In anderen Fällen wird sie zwar gelb, bleibt aber klar. Zögert die Entfärbung, so kann man sie durch einige Tropfen Natronlauge beschleunigen.

Hofmeister [1]) giebt für seine Methode an, dass sich mittelst derselben noch 0.1 in 1 Liter Harn nachweisen lasse, nur ist, wie Huppert [2]) mit Recht hervorhebt, bei dem Nachweis im Harn keine ausgesprochene Violetfärbung der Lösung nach dem Zusatz von Kupfersulfat zu erwarten. Dieselbe erscheint vielmehr nur rot, weil das Gelb der Lösung das Blau des Violets mehr oder minder auslöscht.

Schliefslich noch ein Wort über die Beschaffenheit des zu den Versuchen benutzten Peptons. Es kamen die verschiedensten, teils von mir selbst dargestellten, teils käuflichen Präparate in Anwendung; von dem fast ausschliefslich aus Albumosen bestehenden Witte'schen Pepton an bis zur solchen, welche zu einem sehr erheblichen Teile aus wahrem Kühne'schen Pepton bestanden, allerdings nur aus Fibrin dargestellte. An den Resultaten änderte die Verschiedenheit des Untersuchungsmaterials nichts.

E. Pick, Versuche über funktionelle Ausschaltung der Leber bei Säugetieren. Arch. f. exp. Path. XXXII. S. 382.

Nach einem Vorschlage Hofmeister's ist es Verf. gelungen, durch Einspritzung einer 0.2 proc. Schwefelsäurelösung (etwa 11 bis 15 mg $H_2 SO_4$ pro Kilo Tier) in den Ductus choledochus bei Hunden und Katzen ein Vergiftungsbild zu erzeugen, das hauptsächlich durch centrale Narcose (Mattigkeit, Benommenheit, Anästhesie, Sopor) und terminale Krämpfe gekennzeichnet ist und in 24—48 Stunden mit dem Tode abschliefst. Wie die mikroskopische Untersuchung der Lebern solcher Tiere lehrt, besteht eine mehr oder weniger ausgebreitete Necrose der Leberzellen, am stärksten im Centrum der Acini und nach dem interlobulären Bindegewebe hin an Stärke abnehmend, sodass hier sich auch normales Lebergewebe fand; bezüglich dieser pathologischen Details vergl. Orig. Schwäche, Somnolenz, Ataxie, Coma, Convulsionen und schliefslich Tod sind auch von Slosse beobachtet worden, der durch Unterbindung des Tripus Halleri die Leber (neben Magen, Darm etc.) ausschaltete, ebenso in den Versuchen von Pawlow, Nencki, Hahn und Massen, die eine Eck'sche Fistel anlegten, wodurch das Pfortaderblut mit Umgehung der Leber zum Herzen abgeleitet wurde; aus letzteren Versuchen wurde erschlossen, dass durch den Stoffwechsel eine giftige Substanz (Carbaminsäure) entsteht, die unter normalen Verhältnissen von der Leber in einen ungiftigen Stoff (Harnstoff) umgewandelt wird. Das bei allen 3 Versuchsanordnungen annähernd gleiche Vergiftungsbild könne bei der sonstigen Ungleichheit dieser Eingriffe nur auf das ihnen Gemeinsame, den Funktionsausfall der Leber, bezogen werden.   J. Munk.

---

[1]) Zeitschr f. physiol. Chem. IV. S. 258.
[2]) Analyse des Harns. Neunte Aufl. S. 296.

J. B. Herrick, Report of seven cases of rupture of the urinary bladder, with observations on diagnosis. Amer. med. News 1893, Febr. 25.

H. giebt ausführlich die Geschichte, von 7 insgesammt tötlichen Fälle von traumatischer Blasenzerreifsung (5 Männer und 2 Frauen betreffend), welche 2 Mal, weil bewusstlose Personen betreffend, intra vitam nicht diagnosticirt wurde. Zwei Mal handelte es sich um extraperitoneale Zerreifsungen, vier Mal um intraperitoneale, und vier Mal um eine extra- und eine intraperitoneale Ruptur: letztere ebenso wie ein Fall von extraperitonealer Ruptur waren von Beckenbrüchen begleitet. Bei 1 Pat. bestand ausserdem die Complication mit Hirnblutung und Gebärmutterfibroiden, und erfolgte hier die Blasenverletzung ebenso wie bei zwei Betrunkenen im bewusstlosen Zustand. Nur 3 von den Verletzten waren bei der Verunglückung sicher nüchtern, bei einem 4. Patienten konnte keine Anamnese erhalten werden. In einem Falle fehlte jedes Zeichen äufserer Gewalteinwirkung, in einem anderen beschränkte derselbe sich auf leichte Extravasation am Bauche. Die Diagnose wurde 5 Mal hauptsächlich auf Grund der Ergebnisse des Catheterismus und diesem folgender antiseptischer Injectionen (statt letzterer kann man auch H-Gas nehmen) gestellt. In 4 Fällen, nämlich 2 von intraperitonealer, 1 von extraperitonealer und 1 von extra- und intraperitonealer Ruptur wurde die Laparatomie behufs Blasendrainage gemacht. Die beiden erst genannten starben an Peritonitis septica, die extraperitoneale Ruptur endete durch Shock unmittelbar nach der Operation, die extra-intraperitoneale Ruptur durch Sepsis am 5. Tage tötlich. Am längsten lebte nach dem Trauma die 31-jährige Patientin mit Hirnblutung. Sie starb erst am 9. Tage ohne Peritonitis oder sonstige Reactionserscheinungen an dem 1½" langen hinten dicht am Fundus in der Quere verlaufenden Risse. Fünf von den 7 Fällen von Blasenruptur kamen in dem Cood-Conaty-Hospital vor und verteilen sich auf ca. 8000 anderweitige dort seit 1889 aufgenommene chirurgische Fälle.   P. Güterbock.

A. v. Eiselsberg, Aus der chir. Klinik des Hrn. Hofrath Prof. Billroth. Zur Therapie der Verkürzung nach Unterschenkelfracturen. Wiener klin. Wochenschr. 1893, No. 14.

Nach Application eines bis zum Tuber ischii reichenden fest anliegenden Gypsverbandes wird dieser am Unterschenkel der Fractur-Stelle entsprechend circulär bis auf die Wattunterlage durchtrennt und dann in die Trennungslinie Korkstöpsel bis zu 1 cm Breite eingeschoben. Zur weiteren Distraction bedient sich Verf. eines besonderen Apparates, der im wesentlichen aus 20 cm langen in einem seitlichen Falze der Länge nach verschieblichen Eisenschienen besteht. Dieselben tragen jede nach unten einen senkrechten Fortsatz, welcher in die obere und untere Seite der circu-

lären Rinde des Gypsverbandes passend gemacht ist. Durch den
elastischen Zug eines Gummischlauches werden nun die Schienen
beliebig weit auseinander geschoben und demgemäfs diese Fortsätze
von einander entfernt. Hierdurch wird eine Distraction der beiden
Teile des Gypsverbandes ausgeübt und reicht diese, wenn auf jeder
Seite ein derartiger Apparat eingelegt ist, auch für eine ausgiebige
Distraction der Fragmente aus. Allerdings dürften nach der eigenen Meinung Verf.'s die Anzeigen für eine solche Distractionsbe-
handlung nicht gerade häufig sein; dieselben werden vornehmlich
bei solchen Fracturen gegeben sein, welche nach Abnahme des
ersten Verbandes eine ohne Redressement in Narcose ausgleichbare
Verkürzung bieten oder die eine leichte Dislocatio ad axim. zeigen.

P. Güterbock.

E. Adamük, Zur Frage über den Einfluss der Chorioidea auf die
Ernährung der Netzhaut. Arch. f. Augenheilk. XXVII. S. 250.

A. entfernte ein vom Sehnerven ausgehendes Gliom aus der
Orbita mit Erhaltung des Bulbus. Das Auge war in Folge Atro-
phia nervi optici vollständig erblindet. Bei der Operation waren
sämmtliche Muskeln, mit Ausnahme des Rectus externus und der
Obliqui, abgelöst und der Sehnerv resecirt worden. Das Auge
blieb gut erhalten, nur zeigte sich den nächsten Tag eine fleckige
Trübung der Cornea, welche nach und nach verschwand. Am 10.
Tage war der Bulbus fest angewachsen, die brechenden Medien erschienen klar und der Augengrund besafs die normale hellrote
Farbe, die Papille erschien noch bleicher, die Contouren noch weniger deutlich, als früher, die enger gewordenen Gefäfsstämmchen
der Retina konnten bis zur Peripherie verfolgt werden, doch liefs
sich kein Unterschied mehr zwischen Arterien und Venen constatiren. Pigmentbildungen in der Netzhaut kamen nicht zur Beobachtung, ebenso keine Veränderungen in der Chorioidea, nur traten
später Erscheinungen von Atrophie der Iris auf und die Pupillen-
bewegungen wurden minimal. Die Retinalgefäfse repräsentirten sich
zuletzt nur noch als schmale rötliche Streifchen.

Die hier gemachten Beobachtungen unterscheiden sich wesentlich von Resultaten WAGENMANN's, welche derselbe bei seinen experimentellen Untersuchungen über die Ernährung der Retina und
Chorioidea erhalten hat. Nach Durchschneidung des Opticus und
der Ciliargefäfse fand er eine Trübung der Netzhaut, welche auf
dem Zerfall ihrer Elemente beruhte, ebenso eine Trübung der Linse
und Cornea, sowie Veränderungen in der Pigmentschicht der Retina.
Dies konnte Verf in seinem Falle nicht beobachten. Er ist daher
der Ansicht, dass die Füllung der Retinalgefäfse von der Peripherie
her stattfand, welches Verhalten auf eine Communication zwischen
Netzhaut und Aderhautgefäfse dort schliefsen lässt. Horstmann.

Jansen, Zur Kenntnis der durch Labyrintheiterung inducirten tiefen extraduralen Abscesse in der hinteren Schädelgrube. Arch. f. Ohrenheilk. XXXV. S. 290.

Bei einem 43jähr. Manne, der seit 8 Wochen, nach Influenza, an linksseitiger stinkender Ohreneiterung, heftiger, Nachts exacerbirenden Kopfschmerzen, Schwindel, Uebelkeit und Erbrechen, Nystagmus litt, wurde die Aufmeifselung des Warzenfortsatzes gemacht, ohne dass sich in den Zellräumen desselben Eiter fand. In der Tiefe Granulationsgewebe; aus den hinteren Abschnitten des Antrum entleert sich ein Tropfen Eiter. Nach breiter Eröffnung des Antrums zeigte sich an der hinteren Grenze über und hinter dem horizontalen Bogengange eine kleine granulirende Stelle, an der die Sonde transversal in den Knochen eindrang; nach Erweiterung der Fistel nach hinten unten und Ausschaben mit dem Löffel entleerten sich einige Tropfen dicken, rahmigen Eiters. In den nächsten Tagen entleerte sich beim Verbandwechsel stets reichlicher Eiter aus dem Fistelgange, der später noch einmal, da Erscheinungen von Eiterretention eintraten, beträchtlich erweitert wurde. Dabei wurde constatiert, dass man nach unten vorn in das Vestibulum gelangt. Im weiteren Verlauf schliefst sich der Fistelgang, die Wunde am Warzenfortsatz füllt sich mit Granulationen u. ist nach pp. 6 Monaten vernarbt. Pat. wird als geheilt entlassen. Auf Grund dieser Beobachtung und unter Berücksichtigung einiger in der Berliner Universitätsohrenklinik zur Obduction gekommenen Fälle, hält Verf. es für gerathen, in Fällen von negativem Befunde im Warzenfortsatze und Antrum, bei sonstigen Anzeichen von tieferen Eiterheerden am Schläfenbein, daran zu denken, dass ausser einem tiefen Hirnabscess auch die Möglichkeit eines tiefen extraduralen Abscesses nach Durchbruch durch den oberen oder unteren verticalen Bogengang vorliegen kann, trotz intacter Dura in der Gegend des Sinus sigm. In solchen Fällen möge es sich lohnen, Fisteln an der medialen Antrumwand ein erhöhtes Mafs von Aufmerksamkeit zuzuwenden, sich deren Leitung furchtlos anzuvertrauen event. die hintere obere Kante des Felsenbeines fortzunehmen. Die Eröffnung des Vestibulum vom horizontalen Bogengange resp. von der medialen Antrumwand aus, wie in Verf.'s Fall, sei ein Ereigniss, welches man in solchen Fällen von Labyrintheiterung mit meningitischen Reizzuständen nicht zu fürchten brauche, sondern im Gegenteil als erwünscht erachten könne und wohl selbst im geeigneten Falle anstreben dürfe. Schwabach.

Koudrevetzyk, Recherches expérimentales sur l'immunisation contre la diphthérie. Archives de médecine expérim. 1893, v. S. 620.

Die Methode deren sich K. bediente war folgende: er injicirte Hunden oder Kaninchen intravenös eine bedeutende Menge Diphtheriebacillenbouillonkultur und tötete sie entweder kurz nach der der Injection oder erst nach 20—30 Stunden durch Aderlass, wenn

sie deutliche Krankheitssymptome darboten. Das Blut fing er steril
auf. Dann extrahirte er die zerkleinerten inneren Organe mit physiologischer Kochsalzlösung setzte noch 0.75 pCt.
Karbol hinzu,
liefs 24 Stunden maceriren, und presste dann den Saft ab; mit diesem Extrakt und dem Blutserum experimentirte er.
Das Blutserum der bald nach der Injection getöteten Tiere erwies sich als toxisch, das Extrakt hatte keine Wirkung, mit beiden
erzielte er auch keinen immunisirenden Effect; als Versuchstiere
benützte er Meerschweinchen. Dagegen erreichte er diese Wirkung
mit den Flüssigkeiten, welche von den Tieren stammten die nach
20—30 Stunden getötet waren, und zwar war die Immunität bei
den behandelten Meerschweiuchen schon nach 24 Stuuden eingetreten; sie verschwand aber auch nach einigen Wochen wieder.
Verf. schliefst aus diesen Beobachtungen, dass sich im Körper
des Hundes und Kaninchens rasch ein Antitoxin bilden müsse.
Versuche, die er mit der natürlich immunen Ratte anstellte, schlu-
gen fehl.
Weiterhin wurde die immunisirende Wirkung der Bacterien-
leiber untersucht, in welchen nach Baiser, Kitasato u. Wassermann
das immunisirende Agens stecke; K. filtrirte 6 Wochen alte Kulturen, wusch sie mit Wasser aus und spritzte grofse Mengen des
aufgeschwemmten Filterrückstandes Tieren subcutan ein. Es entstand eine Infiltration, oder ein Abscess, Immunität trat nicht ein.

Scheurlen.

Vogl, Ueber die in den letztverflossenen Monaten im Münchener
   Garnisonlazareth beobachteten und behandelten Typhus - Erkran-
   kungen — speciell über die Typhus-Epidemie im k. Infanterie-
   Leibregiment. Münchener med. Wochenschr. 1893, No. 41.

Während zwischen 1880—1889 alljährlich durchschnittlich 50
Typhusfälle in der Münchener Garnison vorkamen, von 1889—1893
sogar nur 3 bis 14 Fälle jährlich, brach Mitte Mai 1893 in den
Kasernen eines Infanterieregimentes eine Typhusepidemie aus, die
eine Dauer von 60 Tagen (bis Mitte Juli) hatte und eine Gesammtsumme von 426 Erkrankungen lieferte. Als ätiologisches Moment
ist die Inficirung eines Pumpbrunnens vom Untergrunde her, an
dem Umgrabungen vorgenommen waren, anzuklagen; die Verbreitung auf die Bewohner der betr. Kasernen ist nicht anders verständlich, als durch die Annahme einer Uebertragung durch das
Spülwasser für die Essgeschirre der Mannschaften. Diese mit stür-
mischer Heftigkeit auf einem beschränkten Terrain, und zwar im
Frühjahr ausgebrochene Epidemie differirt wesentlich von dem in
früheren Jahren endemischen Typhus, der im Winter Epidemieform
annahm und von Kaserne zu Kaserne, selbst von Zimmer zu Zimmer weiterschritt, überall Herde bildend. — Bemerkenswert ist,
dass die Typhus - Epidemie sich unmittelbar an eine Influenza-
Epidemie anschlofs resp. zeitlich mit letzterer zusammenfiel. Bei

einer Anzahl der Typhösen war die Influenza in das Incubationsstadium des Typhus gefallen und hatte eine entfernte Aehnlichkeit
mit einem Incubationsfieber; andere zeigten noch Nachwirkungen
der Influenza, namentlich eine ausgesprochene Bradycardie. Es
bestand also in einer Reihe von Fällen eine Doppel-Infection. —
Die von manchen Seiten angeschuldigte Vergiftung durch verdorbene Nahrungsmittel (Fleisch, Dörrgemüse) wird vom Verf. zurückgewiesen. — Klinisch war ein hervorstechender Zug das
Bestehen einer hämorrhagischen Diathese sowie die häufigen und
hartnäckigen Anomalien im Gebiete des peripheren Nervensystems
(Neuralgieen, Neuritiden mit nachfolgenden Atrophieen); vielleicht
beruhten diese Eigentümlichkeiten auf der Concurrenz der Influenza-
mit den Typhustoxinen. Anatomisch bemerkenswert war die ungewöhnliche Beteiligung des Dickdarms am Typhus-Processe. —
Therapeutisch wurde die Hydrotherapie nach der Methode von
BRAND angewendet. — Die Mortalität von 8.4 pCt. war zufriedenstellend, wenn man 15 pCt. als die durchschnittliche Mortalitäts-
zahl beim Typhus junger Männer annimmt; sie war aber nicht befriedigend gegenüber der in früheren Jahren erreichten Mortalitätsziffer von höchstens 5.2 pCt. Den Grund für die ungewöhnlich
hohe Zahl sucht Verf. in der verhängnissvollen Concurrenz des
Typhus mit der Influenza. Er betont schliefslich zu Gunsten der
Wasserbehandlung, dass bei den zum Teil sehr schweren Fällen
(mit 5—6 wöchentlicher Acme) die medicamentöse Antipyrese unmöglich war, bei einer lediglich expectativen und diätetischen Behandlung jedoch die Lage des Kranken immer bedenklicher, die
Stellung des Arztes unerträglich geworden wäre.   Perl.

A. **Hartge,** Zur Symptomatologie des Botriocephalus latus. Petersb.
med. Wochenschr. 1893, No. 35.

Aus dem mannigfaltigen Symptomencomplex, welcher durch
den Botriocephalus latus hervorgerufen wird, greift H. die Erscheinungen heraus, welche sich im Darmkanale abspielen. Letztere
sind so mannigfaltiger und vager Natur (Darmkolik, Unregelmäfsigkeiten in den Darmentleerungen, Diarrhoen, Appetitlosigkeit, Heifshunger etc.), dass man nicht eher ein Wurmabtreibungsmittel anwenden soll, ehe nicht die Gegenwart der Parasiten durch Ab-
gehen von Bändern oder der Nachweis von Eiern im Stuhl sicher
constatirt worden ist. Es kommen jedoch auch Fälle vor, wo trotz
der Gegenwart des Botriocephalus latus sein Nachweis auf die vor-
genannte Art nicht gelingt. Für solche Fälle giebt H. folgenden
Symptomencomplex seitens des Darmkanales an, welcher auch ohne
Nachweis von Teilen oder Eiern des Parasiten dessen Vorhandensein wahrscheinlich macht. 1) Beständige kolikartige Schmerzempfindung im Mesogastrium in weiterer Ausdehnung, welche auf
Druck von aussen nicht wesentlich gesteigert wird. 2) Diese

Schmerzen werden nur bei aufrechter Körperhaltung empfunden und verschwinden bei Horizontallage. 3) Alcoholhaltige Getränke wirken beruhigend. 4) Diät und Medicamente, ausgenommen Narcotica, haben keinen Einfluss. — Nebenbei sind vorhanden: Druck, Völle, Gefühl von Spannung im Leibe, leichte ziemlich beständige Uebelkeiten, fader Geschmack u. s. w.

Auf Grund solcher Beobachtungen kann man auch ohne stricten Nachweis des Botriocephalus latus zuweilen eine Abtreibungskur unternehmen. C. Rosenthal.

---

1) **H. H. Hoppe,** Zur Kenntniss der syphilitischen Erkrankungen des Rückenmarks und der Brücke. Berliner klin. Wochenschr. 1893, No. 10.

2) **H. Mouvek,** Ein Beitrag zur Kenntniss der syphilitischen Erkrankungen des Rückenmarks. Monatsh. f. pract. Dermatologie 1893, No. 5.

3) **S. Kuh,** Die Paralysis spinalis syphilitica (Erb) und verwandte Krankheitsformen. Deutsche Zeitschr. f. Nervenheilk. 1893, III. 6. Heft.

4) **B. Sachs,** Syphilis of the Spinal Cord. Brain 1893, Autumn.

1) Zwei anatomische Untersuchungen aus dem Oppenheim'schen Laboratorium.

I. (Alter?) 1884 Lues, 1890 Schwindel, plötzliche Hemiplegie, Besserung, dann eine unbestimmte Lähmung, später eine schnelle Paralyse aller 4 Extremitäten mit Sensibilitätsstörungen und Schlingbeschwerden, worauf der Exitus an Pneumonie folgte.

Anatomisch fand sich eine ausgebreitete Degeneration der PyB, Goll'schen, Burdach'schen Stränge, Clarke'schen Säulen u. KISB, ein von der Halsanschwellung bis in's mittlere Brustmark reichender Erweichungsherd. Das Gehirn wurde nicht untersucht. Die combinirten Systemdegenerationen werden als der ältere primäre Krankheitsprocess angesehen, die Erweichung soll durch Exsudation der in weitem Umfange luetisch erkrankten Pia oder durch Gefässverschluss zustande gekommen sein. Ueber das causale Verhältniss von zusammen vorkommender Systemerkrankung und spinaler Lues wagt Verf. keine bestimmten Schlüsse zu ziehen.

II. 10 Jahre nach einer luet. Infection, doppelseitige Abducens- und Hypoglossusparese, linksseitige Hemiplegie (incl. Facialis) mit Contractur und erhöhten Reflexen, geringe Schling-, erhebliche Articulationsstörungen. Unter schnell fortschreitender Lähmung schneller Exitus. Kopfschmerzen waren lange das einzige Symptom, Sensibilitätsprüfung 'wegen der Bewusstseinstrübung nicht ausführbar. Die Section und mikroskopische Untersuchung ergab eine geringfügige Meningitis und eine gummöse Entartung der art. basilaris, die Erweichung im Pons betraf die r. Pyramiden in höherem Grade als links. Kerne der med. obl. intact. Schleifengegend der Brücke beiderseits zerstört. Ein typischer Fall von acuter Bulbärparalyse.

M. Brasch.

2) Ein 34jähriger Mann, der 1891 an constitutioneller Syphilis behandelt worden war, zeigte Dezember 1891 Leucodermaflecke am Halse, Geschwüre an den Unterschenkeln u. s. w. und wurde auf's neue einer antisyphilitischen Cur unterzogen. Februar 1892 stellte sich ein specifischer Catarrh der linken Paukenhöhle ein, ferner Taubheitsgefühl in den Extremitäten, Kreuzschmerzen, Gürtelgefühl, unsicherer Gang und erhöhte Reflexe. Dazu traten Schwindelgefühl, Diplopie, Crises gastriques, plötzliche völlige Paralyse der unteren Extremitäten, die in ihrer Intensität sehr wechselt. Es folgten dann im Verlauf der Krankheit: Abnahme der Sehnenreflexe, Herabsetzung des Tastsinns und des Temperatursinnes an den unteren Extremitäten, excentrische Schmerzen in der Hüftgegend, Ischuria paradoxa, dann Retentio urinae, später totale Incontinentia urinae et alvi. Ende März zeigte sich über dem Nabel eine hyperästhetische Zone, Steifigkeit der Wirbelsäule und Schmerzhaftigkeit vom 6. bis 12. Wirbel. Die Fluctuation der einzelnen Symptome hörte nunmehr auf; die Motilität der unteren Extremitäten blieb gleich null, es trat mäfsige Atrophie und Verlust der electrischen Erregbarkeit ein; die Sensibilität bis zum Nabel war minimal, Haut- und Sehnenreflexe fehlten, Blase und Rectum blieben gelähmt; von Seiten des Gehirns zeigten sich nicht die geringsten Störungen. Nachdem Decubitus, Eiter im Urin, Fieber hinzugetreten waren, starb der Kranke im Mai. Die Section erwies ein eitriges Infiltrat an der Dura der Pars caudae equinae des Rückenmarks. In der Pars lumbalis nimmt beinahe den ganzen Querschnitt eine Geschwulst von 1 ½ cm Durchmesser ein; dieselbe ist derb, von graugelber Consistenz; das Gewebe des Rückenmarks ist oberhalb wie unterhalb erweicht. Die Geschwulst safs in Höhe des 10. Dorsalsegmentes, die Erweichungen bis zum 8. und 12. Dorsalsegment; kleinere Geschwulstmassen und Infiltrate befinden sich an den Gefäfsen in der Umgebung der gröfseren Geschwulst, und auch an der Pia. Die Geschwulst bestand aus zelligem, scheinbar fibrillärem Gewebe, das namentlich um die vermehrten, erweiterten und entarteten Gefäfsen verdichtet ist.

3) K. stellt zunächst 38 reine und 24 complicirte Fälle syphilitischer Myelitis aus eigener (resp. EHRS) Beobachtung und aus der Litteratur zusammen. Die meisten Erkrankungen erfolgten relativ bald nach der Infection (in 36 Fälle in den ersten 6 Jahren nach der Infection). In 38 Fällen hatte eine Behandlung der Primär- und Secundär-Erscheinungen stattgefunden. Die syphilitische Spinalparalyse tritt demnach meist wenige Jahre nach den ersten Secundär-Erscheinungen auf; die meisten Erkrankungen fallen in die mittleren Lebensjahre. Neben der Syphilis kommen als auslösende ätiologische Momente Erkältungen, Traumen, Ueberanstrengung in Betracht. Die initialen Erscheinungen sind mitunter cerebraler Natur, meist aber zunehmende Schwäche und Steifigkeit der Beine mit Parästhesien, Hyperästhesie in den Beinen, Schmerzen im Kreuz, ohne ernstere objective Sensibilitätsstörungen. In der Hälfte der

Fälle gehören zu den Frühsymptomen Blasenstörungen; der spastische Gang ist meist sehr ausgesprochen bei relativ geringer Parese, und bei auffallend geringer Muskelspannung. Die electrische Erregbarkeit ist nicht verändert und Schmerzen selten, fast constant sind gesteigerte Sehnenreflexe und Fußclonus. — In den complicirten Fällen findet sich ausser diesen typischen Symptomen: Ataxie, Schwäche der Arme, dauernde Sensibilitätsstörungen, Gehirnnervenstörungen, (Diplopie, Anisocorie, Pupillenstarre, Myosis, Supraorbitalneuralgie, Schwindel, Facialislähmung, Sprachstörung, Hemiplegie etc.) — Der Verlauf ist meist chronisch progressiv mit Remission und Recidiven; es kommen jedoch spontane Heilungen vor. Bei der Differentialdiagnose kommen in Betracht Tabes (bei den complicirten Fällen), multiple Sclerose, Compressionsmyelitis, spastische Spinalparalyse, nicht syphilitische Myelitis dorsalis. — Die Prognose ist besser wie bei der nicht syphilitischen Myelitis. — Ein anderes Krankheitsbild, welches mit der Ess'schen syphilitischen Spinalparalyse Aehnlichkeit hat, ist in 7 Beobachtungen bei Syphilitischen beschrieben. Hier ist jedoch der Lendenteil (nicht der Brustteil) erkrankt; es zeigen sich hier schlaffe Lähmung der Beine, Herabsetzung oder Aufhebung der Sehnenreflexe, Incontinentia oder Retentio urinae; der Verlauf war schnell zur Besserung unter Remissionen und Exacerbationen oder zu Decubitus, Cystitis etc. — Die Sensibilitätsstörungen verhielten sich ebenso wie bei der spastischen Form (meist wenig gestört). 3 Mal war der Ausgang tötlich. — Diese 7 Fälle beweisen, dass es unter den auf syphilitischer Grundlage beruhenden Fällen von Myelitis eine ganze Reihe giebt, die sich klinisch von den anderen luetischen wie von den nicht specifischen Rückenmarksaffectionen scharf unterscheiden lassen.

4) S. teilt 4 Fälle von Rückenmarkssyphilis (ohne Obductionsbefund) mit; in einem derselben bestand eine weit ausgebreitete atrophische Lähmung, in dreien war eine spastische Paraplegie mit gesteigerten Reflexen vorhanden; in zweien war die Muskelsteifigkeit sehr gering, in einem dagegen excessiv. Die Blase war nur einmal und zwar dauernd beteiligt; in 3 Fällen war auch die Sensibilität betroffen; 2 Fälle begannen plötzlich, die anderen beiden allmälig; alle zeigten Neigung zur Besserung. Charakteristisch für Rückenmarkssyphilis erscheint dem Verf. 1) die ungewöhnliche Ausbreitung der Krankheit über den größeren Teil des Rückenmarks, indem bald die Cervical-Dorsal- oder Lumbalteile besonders stark afficirt sind. 2) Die verhältnissmäfsig geringe Intensität des krankhaften Processes im Vergleich zur weiten Ausbreitung desselben (einige Functionen des Rückenmarks sind völlig erhalten, andere völlig aufgehoben). 3) Das rasche Schwinden einzelner Symptome, während andere hartnäckig und chronisch bestehen bleiben; so können die Sensibilitätsstörungen schnell schwinden, während die motorischen Anomalien bestehen bleiben. 4) Das häufige Vorhandensein oder Vorhergehen anderer Symptome des Centralnervensystems, die auf Lues hindeuten. — Häufig handelt es sich um

unregelmäſsige Fälle subacuter oder chronischer Myelitis, die eine
auffallende Tendenz zu Remissionen und Exacerbationen in den
einzelnen Symptomen zeigen. — Der Ess'sche Typus der spastischen
syphilitischen Spinalparalyse ist nur ein Bild in der groſsen Gruppe
der syphilitischen Rückenmarksstörungen; sie ist vielleicht nicht
einmal das häufigste Bild und zeigt vielerlei Abweichungen, Complicationen etc.   S. Kalischer.

Loimann, Wirkung der Moorbäder, speciell in der Gynäkologie.
Prager med. Wochenschr. 1893, No. 28.

Verf. betont, dass der Wert aller Moorbäder neben ihrer Wirkung durch die Schwere, die Temperatur und das geringe Wärme-
leitungsvermögen des Moores hauptsächlichst auf dem Gehalt an
freier Schwefelsäure und schwefelsaurem Eisenoxydul beruht.

Erstere ist im Franzensbader Moor bis zu $1\frac{1}{2}$ pCt., letzterer
bis zu 3 pCt. enthalten.

Am reichlichsten enthält der alte abgelagerte Moor die Säure,
aus dem Schwefeleisen durch Oxydation entstanden. Dagegen ist
der versandte Moor lange nicht so wirksam und alle Surrogate
ganz minderwertig.

Im Bad hält der Moorbrei die Säure fest und giebt sie nur
allmälig ab. Sie allein ist es, welche die Hautreize bewirkt, welche
desinficiert und adstringierend wirkt, also die Secretion herabsetzt,
so auch in der Scheide.

Verfasser empfiehlt:
bei allen pelviperitonitischen und parametrischen Processen dicke
    Bäder von hoher Temperatur und langer Dauer,
bei Metritis und Endometritis kühle Temperaturen,
bei allen katarrhalischen Zuständen dünne Bäder mit indifferenten
    Temperaturen.   A. Martin.

M. Nencki, Sur la composition chimique de l'hématine et de
l'hématoporphyrine. Arch. des scienc. biol. p. p. l'institut imp. à St. Pé-
tersbourg II. S. 121.

Gegenüber irrigen Darstellungen in GAUTMA's Chimie biologique giebt Verf. einen
kurzen Ueberblick über die historische Entwicklung der Kenntnisse über das Hämatin und Hämatoporphyrin. Verf. constatirt auf's Neue die Formeln, welche sich nach
seiner im Verein mit SIEBER und ROTHER angestellten Untersuchungen für die genannten Körper ergeben, nämlich Hämin = $C_{32}H_{30}N_4O_3FeHCl$. Hämatoporphyrin =
$C_{16}H_{19}N_2O_2$ Bildungsgleichung desselben aus dem Hämin: $C_{32}H_{30}N_4O_3FeHCl$ +
$2BrH + 3H_2O = 2(C_{16}H_{19}N_2O_2) + FeBr_2 + HCl + H_2$. Bei der Einwirkung von
concentrirter Schwefelsäure auf das Hämin entsteht Hämatoporphyrinanhydrid $C_{32}H_{34}N_4O_3$.
                                                    E. Salkowski.

Gantner, Unterscheidung der Naturbutter vom Margarin. Zeitschr.
f. analyt. Chem. XXXII. S. 415.

Verf. empfiehlt die Schwefelsäuremethode: Butterfett färbt sich mit reiner Schwefelsäure nur strohgelb bis rotgelb, das zur Herstellung von Margarin vorzugsweise
verwendete Erdnussöl dagegen tiefbraun. Da ferner die Jodzahl für das Butterfett
um 15, für das Erdnussöl um 50 herum schwankt, läast sich mittels der Jodaddition-

methode nicht nur Butterfett neben Erdnussöl erkennen, sondern auch das gegenseitige Mengenverhältniss beider Fettarten in einem Gemisch ziemlich gut abschätzen.

J. Munk.

F. Fischer u. E. Levy, Ueber die pathologische Anatomie und die Bacteriologie der Lymphangitis der Extremitäten. Deutsche Zeitschr. f. Chir. 1893. XXXVI. S. 621.

Um die Lymphangitis der Extremitäten bacteriologisch und pathologisch-anatomisch genauer studieren zu können, excidirten die Verff kleine Stücke der entzündeten Lymphgefässe am Lebenden.

Die derartig gewonnenen Aussaaten von 8 reinen Lymphangitis-Fällen ergaben 5 Mal den Staphylococcus pyog. alb , 1 Mal den aureus, 1 Mal beide zusammen und 1 Mal (bei einen Matratzenmacher) Bacterium coli commune; ungefähr dieselben Resultate ergaben Aussaaten aus lymphangitischen Abscessen. Der Streptococcus pyogenes wurde nur 2 Mal gefunden.

Die mikroskopische Untersuchung der excidirten Stücke ergab Thrombosirung des Lymphgefässes; Bacterien waren vorwiegend im Thrombus, vereinzelt in der Gefässwand nachweisbar. Die Gefässwand selbst zeigte bis auf leichte Verdickung und Infiltration mit Rundzellen keine Veränderung; die letztere erstreckte sich auf das umgebende Gewebe, vor allem die Blutkapillaren.

M. Rothmann.

A. G. Miller, Notes of thirty cases of excision of the kneejoint. Lancet 1893, Febr. 4. p. 237.

Von den 30 kurz aufgeführten Fällen Verf.'s, welchen, bis auf einen durch Lues bedingten, Tuberkulose zu Grunde lag, endeten 2 tötlich, der eine mit Fetthers an den Folgen des Chloroforms nach 4 Tagen, der andere nach fast 4 Jahren an Lungenschwindsucht. Bei 4 Resecirten musste nachträglich wegen Rückfall der Oberschenkel amputirt werden, und war diese letztere Operation ebenso wie in einem fünften bis jetzt angeheilten Falle eigentlich von vornherein angezeigt und nur von den betr. Patt. verweigert. Das Durchschnittsalter des Resecirten betrug 22 Jahre, der jüngste war 5, der älteste 57 Jahre alt; bei 26 Patt. mit näheren Angaben war 15 Mal das rechte, 11 Mal das linke Knie beteiligt. Von 28 Patt., bei denen die Endresultate in Frage kommen, haben 3 genügend gut und 18 befriedigend functionirende Glieder, doch fehlen nähere Angaben. Wegen der Methode verweist Verf. auf eine frühere Arbeit mit dem Bemerken, dass er nur ausnahmsweise bei Tuberkulose des Knies die Resection gemacht hat. Die meisten der hierher gehörigen Fälle werden von ihm durch Ruhe, Verbände, Ableitungen etc. behandelt.

P. Güterbock.

Kouwer, Twee gevallen van hernia properitonealis. Weekbl. van het Nederl. Tijdschr. voor Geneesk. 1893, II. No. 9.

Der eine Fall betraf eine 25jährige Frau, bei welcher sich bei der Operation ein grosser Bruchsack zeigte, der durch eine weite Oeffnung mit der Bauchhöhle in Verbindung stand und properitoneal gelegen war. Durch eine enge Oeffnung, durch welche mühsam ein Finger hindurchging, war Verbindung mit einem im Leistenkanal gelegenen Divertikel vorhanden. Die Länge des Kanals betrug etwa 10 ctm, die weite Oeffnung zum properitonealen Sack sieht lateralwärts. Nach der Operation waren die vorher vorhandenen Beschwerden geschwunden.

Beim zweiten Kranken, einem 24jährigen Manne, war der Bruch oder Bruchsack wahrscheinlich angeboren. Später gelangte Netz hinein und verwuchs damit. Durch den abnormen Inhalt des Leistenkanals wurden dessen Oeffnungen einander genähert; am innern Leistenring wurde das Peritoneum einer fortwährenden Reizung durch das darin eingepresste Netz ausgesetzt, es entstand Bindegewebsbildung. Der Leistenkanal selbst war sehr weit geworden und bot dem Bauchinhalt bequemen Zugang, der durch den engen Bruchsackhals verhindert wurde. Die Eingeweide drückten dagegen aus dem Leistenkanal und zogen das Bauchfell mit sich, das sich so zu einem zweiten

Bruchsack bildete. Bei den hier vorher ausgeführten Taxisversuchen faltete sich der weite Bauchfellsack oberhalb des Leistenkanals in Falten gegen die Hinterseite der vorderen Bauchwand und es entstand schliefslich der Zustand einer „hernie en bissac", bis die forcirte Taxis dieselbe zu einer properitonealen machten.   George Meyer.

Zwaardemaker, Der Einfluss der Schallintensität auf die Lage der oberen Tongrenze. Zeitschr. f. Ohrenheilk. XXIV. S. 303.

Z. fasst die Ergebnisse seiner Untersuchungen in folgende Sätze zusammen: Die Schärfe des Ohres nimmt in der höchsten Octave unserer Tonleiter schnell ab. In Folge dessen wechselt letztere ihre Lage je nach der Schallintensität. Die Unterschiede in dieser Hinsicht umfassen das Intervall einer Terz, wenn die Schallintensität von einer gewissen Gröfse auf das Tausendfache derselben steigt. — Die Zone relativer Unempfindlichkeit dehnt sich eine Strecke weit in die Scala hinein aus, aber keineswegs ferner als fis". — Bei reinen Mittelohrprocessen büfst die Tonleiter an ihrer oberen Grenze nicht mehr als ¼ Ton ein. Dieses Factum findet, neben erhaltener Knochenleitung, eine einfache Erklärung in der nicht allmäligen, sondern schnellen Abnahme der Empfindlichkeit in der Nähe des Grenztones, welche zur Folge hat, dass nur sehr bedeutende Herabsetzung der Reizempfindlichkeit eine Verkürzung der Scala hervorrufen kann.   Schwabach.

H. Straight, A case of Aphonia due to hypertrophic rhinitis. Med. Record 1893, No. 25.

Bei einem 17jährigen Knaben, der seit 2 Jahren an Aphonie litt, ohne dass sich Veränderungen im Kehlkopf nachweisen liefsen, hat die galvanokaustische Behandlung der hypertrophischen unteren Muscheln die Stimme wiederhergestellt. 8½ Jahre später war ein Rückfall noch nicht eingetreten.   W. Lublinski.

Edel, Untersuchungen über den Bacteriengehalt des Badewassers. Arch. f. Hygiene 1893, XIX. S. 225.

Die Untersuchungen E.'s wurden im Berliner hyg. Institut an Berliner Schwimm- und Wannenbädern ausgeführt. Das Wasser des Schwimmbassins A. enthielt durchschnittlich im ccm 100000 Keime, während das Berliner Leitungswasser nur 150 Keime enthält; dieser hohe Keimgehalt war, wie E. nachweist, nicht durch die Badenden veranlasst, sondern durch eine Vermehrung der Bacterien beim Vorwärmen des Wassers; das Bassin wurde täglich neu gefüllt. Bei der Untersuchung des Badewassers des Joachimsthal'schen Gymnasiums fand E. folgende Zahlen. Das Brunnenwasser enthielt 60 Keime, das Bassinwasser vor dem Baden 491, nach dem Baden 15465; aus diesen und anderen Zahlen rechnet E. eine Vermehrung des Badewassers pro Person um 26—27 Milliarden Keime aus. Eine ähnliche Keimvermehrung fand Verf. bei den Wannenbädern.   Scheurlen.

A. Hirsch, Zur Frage der Wasserresorption im Magen des Hundes. Cbl. f. klin. Med. 1893, No. 29.

Bei Tieren, denen eine Duodenalfistel in nächster Nähe des Pylorus angelegt wird, verlassen in den Magen gebrachte Flüssigkeitsmengen dieses Organ um vieles schneller, als dies bei Tieren der Fall ist, welche eine tiefer gelegene Duodenalfistel besitzen. Hieraus erklärte es sich zur Genüge, dass bei erstgenannten Versuchstieren eine Wasserresorption im Magen nicht beobachtet wird, weil eben die Flüssigkeit allzuschnell den Magen verlässt und aus der Duodenalfistel abfliefst. — Verf. spricht sich mit aller Entschiedenheit dagegen aus, Ergebnisse bezüglich der Wasserresorption im Magen, die an Hunden mit hochgelegenen Duodenalfisteln und bei freiem Abfluss aus der Fistelöffnung gewonnen wurden, auf den normalen Hund, oder gar auf den Menschen zu übertragen.   C. Rosenthal.

C. Gerhardt, Ueber krankhafte Pulsationen bei Schlussunfähigkeit der Aortenklappen und bei BASEDOW'scher Krankheit. Charité-Annalen 1893, XVIII. S. 243.

In Betreff des schon früher (Cbl. 1882, S, 895) vom Verf. beschriebenen pulsirenden Milztumors bei fiebernden Kranken mit gut compensirter Aorten-Insufficiens formulirt er die Bedingungen für diese — wie er angiebt — recht häufige Erscheinung dahin: wenn bei einem kräftigen Kranken mit gut ausgeglichener Aorteninsuffi-ciens die Milz in Folge acuter Schwellung fühlbar wird, so pulsirt sie auch; Vorbedingung solcher Pulsationen ist Arterienerweiterung, meist in Folge von Erschlaffung der Gefäßmuskeln. Aehnliche Pulsationen kann man, beim Bestehen dieses Klappenfehlers, auch am Penis, ferner am Rand der Röte bei gleichzeitiger Kopfrose u. dgl. mehr beobachten. Auch bei Morbus Basedowii finden sich (abgesehen von Tachykardie und Schwirren der Schilddrüsenarterien) nicht selten auffällige Pulsationser-scheinungen, die mit denen bei Aorteninsufficiens vollkommen übereinstimmen, so namentlich Pulsation der Milz, zeitweise auch Capillarpuls.   Perl

---

1) **R. Parker** and **F. Gotch**, A case of Focal Epilepsy: Trephining: Electrical Stimulation and Excision of Focus: Primary Healing: Improvement. Brit. Medic. Journ. 1893, Mai 27.

2) **W. H. White**, A study of a case of Focal Epilepsy. Ebenda, 29. Juli.

1) Ein 9jähriger Knabe zeigte nach einem Fall auf die rechte Kopfhälfte Zuckungen, die erst an den linksseitigen Fingern begannen, dann allmälig aufstiegen, den linken Arm, Gesicht und Augen befielen. Die Trepanation wurde über dem entsprechenden Centrum rechts vorgenommen, das letztere wurde entfernt. Die Krampfanfälle kehrten nach wenigen Tagen mit erneuter Intensität wieder, nachdem einige Tage die motorische Kraft der linken Hand geschwunden war; mit ihr kehrten die Zuckungen wieder. Sensibilität war nicht wesentlich verändert.

2) W. teilt einen Fall mit, in welchem eine 41jährige Frau an Krampfanfällen des rechten Armes litt. Diese waren auf ein Sarcom in dem untern Teil des linken Gyrus centralis posterior zurückzuführen; die Geschwulst wurde excidirt und traten nach der Operation eine rechtsseitige Hemiplegie mit Aphasie ein; die Lähmung des Gesichts und Beins besserten sich allmälig, doch trat nach 4 Wochen der Tod ein. Die Section erwies mehrfache neue Geschwulstbildungen, in dem linken Gyrus centralis posterior, in dem linken Gyrus angularis; in der linken dritten Frontalwindung u. s. w.   Kalischer.

W. v. Bechterew, Die Bedeutung der Suspensionen bei einigen Rückenmarksaffectionen. Neurol. Cbl. 1893, No. 18.

Verf. fand die mit Hülfe des SEAROD'schen Apparates, der eine genaue Kontrolle der Dehnung gestattet, ausgeführte Suspension bei Tabes dorsalis, Compressio medullae spinalis, Compressionsmyelitis, veralteten Formen von Lues medullae spinalis und in einigen Fällen von Querschnittsmyelitis, von grofsem Nutzen. Bei den letzteren organischen Rückenmarkskrankheiten sollen die Resultate sogar noch eklatanter sein wie bei Tabes.

Der Erfolg bestand in einer Besserung des Ganges u. Kraftzunahme in den unteren Extremitäten, Beseitigung bestehender Parästhesien, Beseitigung resp. Besserung der Functionsstörungen von Seiten der Blase und des Rectum, Herabsetzung resp. Verschwinden der localen Schmerzen und Hyperästhesien sowie krampfhafter Bewegungen und endlich in Abschwächung der Reflexerregbarkeit an den unteren Extremitäten. In einzelnen Fällen war die Besserung eine ziemlich andauernde. Gesteigert wurde die Wirkung der Suspension durch gleichzeitige Anwendung von Derivantien, speciell des Paquelin, am Rücken.

Auch die Wirkung der Suspension auf den Sehnerven kann Verf. bestätigen.   K. Grube

Bonnafy, Le Tokelan et son parasite. Union méd. 1893, No. 32.

Verf. giebt eine ausführlichere Beschreibung der auf den Südseeinseln heimischen parasitären Hautkrankheit (welche bei uns mehr unter dem Namen der Tinea imbricata bekannt ist). Es bilden sich bei derselben concentrische Ringe, deren jeder aus im Kreise nebeneinanderstehenden, dreieckigen, mit der nach aussen gerichteten Basis festsitzenden, an der Spitze frei sich erhebenden Schuppen besteht. Beim Kratzen werden die Parasiten leicht von einer Hautstelle zur anderen übertragen und es fliefsen dann bei ihrem peripheren Wachstum die verschiedenen Ringsysteme so ineinander, dass das ursprüngliche Bild oft ganz verwischt wird. Die Krankheit kann allmälig den ganzen Körper überziehen und lässt nur den Kopf und die Hohlhand regelmäfsig frei. Vom Herpes tonsurans unterscheidet sie sich klinisch dadurch, dass sie niemals spontan heilt, dass sie sich peripherisch ausbreitet ohne dabei im Centrum zu verschwinden, dass bei ihr niemals Bläschen oder irgend welche entzündliche Erscheinungen auftreten, ferner durch das starke Jucken und den Umstand, dass die Haare niemals ergriffen werden. Der die Affection veranlassende, verzweigte und aus kurzen Gliedern zusammengesetzte Fadenpilz, den Verf. ebenfalls eingehender studirt hat, ist an der Unterseite der Schuppen leicht nachzuweisen. Therapeutisch zeigten sich Bäder mit 20.0 Sublimat nach Abreibung der Haut mit grüner Seife und Bimstein erfolgreich.   H. Müller

H. Köster, Zur Behandlung des Erysipels. (Vorläufige Mitteilung). Cbl. f. klin. Med. 1893, No. 38.

K. bepinselt die erkrankten Partien und ihre nächste Umgebung zwei Mal täglich mit einer mäfsig dicken Schicht von weifser Vaseline; auf diese wird ein Stück Leinen (im Gesicht Maske) gelegt und das Ganze durch Gazebinden befestigt. Die Resultate waren in ca. 50 so behandelten Fällen mindestens ebenso günstige wie bei der Anwendung von Jodpinselungen, Ichthyol oder Sublimatlanolin; das Fieber fiel meist kritisch in 2—8 Tagen, eine weitere Ausbreitung des Processes fand in der Regel nicht statt.   H. Müller.

Dittel, Abdominale Blasenscheidenfistel-Operation. Wiener klin. Wochenschrift 1893, No. 25

40 jährige Taglöhnerin. Blasen-Cervicalfistel seit 4 Jahren nach der 9. Entbindung, Viercreuzerstückgrofs, rundlich. Vordere Muttermundslippe fehlt.

Zweimalige vaginale Operation ohne Erfolg.

Operation: Nach Eröffnung der Bauchhöhle wird der Uterus nach auf- und rückwärts, die Harnblase gegen die Symphyse gedrängt. Quere Durchtrennung des Bauchfelles unterhalb der Umschlagsstelle vom Uterus auf die Blase: Stumpfe Ablösung der Blase von der portio bis zum oberen Teil des vorderen Scheidengewölbes, Auffrischung der Blasen-Oeffnung und Verschluss derselben mit Knopfnähten. Tamponade der Nahtreihe mit Jodoformgaze, die durch das unterste Ende des Bauchschnitts herausgeleitet wird. Drainage der Scheidenfistel und Tamponade der Scheide. Verweilkatheter. — Die Heilung wurde durch das ungeeignete Verhalten der Pat. behindert.   A. Martin.

W. Badstübner, Ueber Verschwinden der Luft aus den Lungen Neugeborerener. Dissertation. Berlin 1893.

B. bestätigte in einer unter Leitung des Ref. gefertigten Untersuchung die Beobachtung Giovanardi's, dass Lungen Neugeborener bei längerem Liegen in fliefsendem Wasser untersinken und erweiterte dieselbe dahin, dass auch Lungen Neugeborener, die sich noch in der Leiche befinden, beim Bestehen penetrierender Brustwunden unter gleichen Umständen scheinbar der Atelectase verfallen. Er schliefst sich Giovanardi ferner darin an, dass hier eine Pseudoatelectase vorliegt, bedingt durch Vollsaugen der Lungen mit Wasser, und dass es möglich ist, dieselbe von wirklicher Atelektase zu unterscheiden. Bei jener nämlich werden die Lungen bezw. Lungenstücke nach dem Trocknen wieder schwimmfähig, bei dieser nicht.   Fr. Strassmann.

Einsendungen für das Centralblatt werden an die Adresse des Hrn. Prof. Dr. M. Bernhardt (Berlin W Französische Strafse 21) oder an die Verlagshandlung (Berlin NW., 68. Unter den Linden) erbeten.

Verlag von August Hirschwald in Berlin. — Druck von L. Schumacher in Berlin.

Wöchentlich erscheinen
1—2 Bogen; am Schlusse
des Jahrgangs Titel, Na-
men- und Sachregister.

Centralblatt

Preis des Jahrganges
20 Mark; zu beziehen
durch alle Buchhandlun-
gen und Postanstalten.

für die
medicinischen Wissenschaften.

Unter Mitwirkung von
Prof. Dr. H. Senator und Prof. Dr. E. Salkowski,
redigirt von
Prof. Dr. M. Bernhardt
in Berlin.

1894.	24. Februar.	No. 8.

Inhalt: Ebstein und Schulze, Einfluss der Kohlensäure auf diastatische Fermente. — Munk, Bestimmung des Eiweiss und der Extractivstoffe in der Milch. —
Arning und Nonne, Zur Kenntniss der Lepra. — Helfreich, Ueber Gastrotomie
und Anus praeternaturalis. — Hildebrand, Behandlung der Spina bifida. —
Gruhert und Panse, Otologischer Jahresbericht. — Lorenz, Ueber Schutzimpfung gegen Schweinerotlauf. — Schweigger, Die Intubation bei Larynxstenose.
— Schmiedeberg, Ueber das Ferratin. — Althaus, Ueber Psychosen nach Influenza. — Goldscheider, Ueber Poliomyelitis. — Unna, Die Diaskopie der Hautkrankheiten. — Gutzwiller, Gleichzeitige Extra- und Intrauteringravidität. —
Pickering, Beobachtungen am embryonalen Herzen.

Schlösing, Metaphosphorsäure als Reagens. — Dastre, Ueber die quantitative
Bestimmung des Fibrins. — Albu, Toxin im Harn bei Infectionskrankheiten. —
Schmidt, Ueber Leberresection. — Tschudi, Fall von Verwachsung der Finger.
— Oakes, Behandlung der Eiterungen in den Nebenhöhlen der Nase. — Rabow,
Wirkung des Duboisin's. — Donath, Fall von diphtheritischer Hemiplegie. — Ewald,
Tabes mit abnormem Befund. — Placzek, Electrische Erregbarkeit gelähmter Nerven.
— Fick, Heilung der Urticaria — Philippson, Zur Kenntniss der Lepra tuberosa.
— Etter, Die Zange als Hebel. — Labadie-Lagrave u. Rechus, Constanter
Strom bei Uterusfibromen. — Falmer, Fälle von Arsenvergiftung.

W. Ebstein u. C. Schulze, Ueber die Einwirkung der Kohlensäure auf die diastatischen Fermente des Tierkörpers. Virchow's
Arch. Bd. 134, S. 475.

Nach Schierbeck (Cbl. 1893, S. 229) sollte bei alcalischer oder
neutraler Reaction des Gemisches die Kohlensäure die verzuckernde
Wirkung der diastatischen Enzyme des Tierkörpers befördern, bei
saurer Reaction dagegen stets hindern. Verff. sind bei der Digestion von menschlichem Speichel, vom Glycerinextract der Alcoholfällung aus Speichel, von Submaxillaris- und Pancreasglycerinex-
tract, von Blutserum und dem Glycerinextract von Muskeln, Niere,
Leber mit Glycogen oder Amylum zu anderen Ergebnissen gelangt.
Schon in neutraler Lösung konnten sie eine hindernde Wirkung
der CO_2-Einleitung konstatiren, etwa ähnlich wie andere schwächere

Säuren z. B. Milchsäure in entsprechender Verdünnung. Nur beim
Speichel scheint unter Umständen CO_2 auch in neutraler Lösung
zuweilen mäfsig fördernd zu wirken. In alkalischer Lösung, die
an sich für die Verzuckerung ungünstig ist, vermag CO_2 die hindernde Wirkung des Alkalis aufzuheben und so die Fermentwirkung
zu befördern, jedoch erst bei einer Concentration von mindestens
0.01 pCt. Na_2CO_3. Bei höheren Alkalescenzgraden 0.5—1.0 pCt.
Na_2CO_3. überwiegt die hindernde Wirkung des Alkalis. Dieselbe,
wenn auch schliefslich verringerte, fördernde Wirkung wie reine
CO_2 zeigen in alkalischer Lösung mit 0.02 pCt. Na_2CO_3 auch die
Gemische von Luft mit CO_2 bis herab zu einem Gehalt von 1 pCt.
CO_2. In alkalischer Lösung von 0.02 pCt. Na_2CO_3 u. 0.015 pCt.
Na_2HPO_4 (etwa wie im Blutserum des Menschen) können gewisse
Salze dieselbe Rolle wie CO_2 spielen, also die hindernde Wirkung
des Alkalis aufheben, so NaCl und in geringem Mafse auch
$MgH PO_4$. Schon eine Acidität der Flüssigkeit von 0.01 pCt.
Milchsäure hebt die Wirkung der diastatischen Fermente auf. —
Bezüglich vieler Einzelheiten sowie der Vorrichtung, um die CO_2
im Gemisch auf dieselbe Spannung wie im Blut zu bringen (entsprechend etwa 21 mm Hg) vgl. Orig.   J. Munk.

J. Munk, Zur quantitativen Bestimmung der Eiweifs- und Extractivstoffe in der Kuh- und Frauenmilch. Virchow's Archiv Bd. 134,
S. 501.
   Durch eingehende Prüfung der verschiedenen, zur Eiweifsbe-
stimmung benutzten Methoden ist Verf. zu folgenden Ergebnissen
gelangt: Aus den Eiweifsfällungen der Kuh- und Frauenmilch lässt
sich am schnellsten und schärfsten der Eiweifsgehalt durch Bestimmung des von diesen Niederschlägen eingeschlossenen Stickstoffs
nach KJELDAHL ermitteln. Sowohl bei der Alcoholfällung zur Bestimmung der gesammten Eiweifsstoffe als bei der Methode von
HOPPE-SEYLER zur gesonderten Ermittelung des Casein- und Albu-
mingehaltes der Milch bleiben selbst bei sorgsamster Ausführung
noch $1/30$ resp. $1/11$—$1/25$ der Eiweifsstoffe der Kuhmilch in Lösung.
Nur die Fällung mittels Tannin in der Kälte nach SEBELIEN, sowie
die vom Verf. modificirte RITTHAUSEN'schen Methode, wobei die
Fällung durch aufgeschlemmtes Kupferoxydhydrat in der Siedhitze
geschieht, schlägt sowohl in der Kuh- als in der Frauenmilch alle
Eiweifsstoffe nieder. Dabei hat die Kupfermethode vor dem Tan-
ninverfahren den Vorzug der ungleich schnelleren Ausführbarkeit.
An Extractiv-N enthalten 100 Th. frische Kuhmilch 22—34 mg,
100 Th. Frauenmilch nur 14—26 mg N. Dabei entfallen vom Gesammt-N der Kuhmilch reichlich $15/16$ auf Eiweifs-N und nur knapp
$1/16$ auf Extraktiv-N, vom Gesammt-N der Frauenmilch $10/11$ auf
Eiweifs-N und $1/11$ auf Extraktiv-N. Aus dem nach KJELDAHL festgestellten Werte für den Gesammt-N der frischen Milch lässt sich

mit für die meisten Fälle ausreichender Genauigkeit der Eiweiß-N berechnen, indem man den Gesammt-N der Kuhmilch mit 0,94, den der Frauenmilch mit 0.91 multiplicirt. Die aus der Menschenmilch gefällten Eiweißstoffe (Casein + Albumin + Globulin) enthalten nach Verf.'s Ermittelung, aschefrei berechnet, 15.76 pCt. N, daher sich durch Multiplication des für den Eiweiß-N gefundenen Wertes mit 6.34 sich der Eiweißgehalt ergiebt. Der entsprechende Faktor für Kuhmilch ist nach Sebelien 6.37. Man findet daher für 100 Th. Frauenmilch den Eiweißgehalt, wenn man den Gesammt - N mit 0.91 × 6.34 =) 5.77 multiplicirt, für die Kuhmilch, wenn man den Gesammt-N mit (0.94 × 6.37 =). rund 6 multiplicirt. — Wegen der analytischen Begründung vorstehender Schlussfolgerungen vergl. Original.   J. Munk.

E. Arning u. M. Nonne, Weiterer Beitrag zur Klinik und Anatomie der Neuritis leprosa. Virch. Arch. Bd. 134, S. 319. mit 2 Tafeln.

Die Verff. haben sowohl an früheren wie an einem neuerdings beobachteten und hier ausführlich geschilderten Fall von Lepra tuberomaculosa eine auffallende Inkongruenz zwischen dem von dem leprösen Process stark ergriffenen Nervenstamm und der verhältnissmäfsig gut erhaltenen Function der dazu gehörigen Musculatur beobachtet. Sie entnahmen deshalb im letztgenannten Falle in Narcose von den spindelförmig aufgetriebenen Stellen des N. ulnaris am Olecranon und Handgelenk kleine Stückchen vom medialen Rande und Muskelstückchen vom Hypothenar und M. interosseus I. Während nun die Untersuchung der letzteren auf Leprabacillen negativ ausfiel, und die intramusculären Nervenfasern normales Verhalten zeigten, waren in den Schnitten das N. ulnaris ungemein zahlreiche Bacillen zu finden, und zwar nicht nur in der Umgebung der bei weitem überwiegenden degenerirten Nervenfasern, sondern auch an den noch normale Struktur zeigenden.

Diese mit der klinischen Beobachtung gut übereinstimmenden Befunde zeigen, dass die absteigende Degeneration des Nerven bei der Lepra viel langsamer von Statten geht, wie bei anderen die Nerven an einzelnen Stellen befallenden Schädlichkeiten. Erst nach sehr langer Zeit kommt es auch hier zur Degeneration des peripheren Teils des Nerven und zur Atrophie der betreffenden Musculatur.   M. Rothmann.

Helferich, Aus der chir. Klinik zu Greifswald. Bemerkungen über die technische Ausführung bei der Gastrostomie und der Bildung eines Anus praeternaturalis. Deutsche med. Wochenschr. 1893, No. 1.

Um nach Anlegung des Anus praeter naturam den Uebertritt vom Darminhalt in das abführende Ende sicher zu verhindern hat H. nach möglichst kleinem Bauchdeckenschnitt den zuführenden

Teil der einzunähenden Flexur-Schlinge knapp und fast etwas gespannt befestigt. Es geschieht dieses dadurch, dass sowol an dem
abführenden wie zuführenden Ende das Mesenterium au niveau der
Haut an einer kleinen Stelle stumpf durchbohrt und hier in ein mit
Jodoform-Gaze umwickeltes Drainagerohr durchgeführt wird. Einen
Prolaps des zuführenden Endes hat H. nach Anwendung dieser
Maaßregel nicht gesehen, ein solcher des abführenden Endes ist
dagegen, wennschon ohne fatale Folgen und leicht reponibel vor-
gekommen. Die Eröffnung durch eine der Länge nach verlaufende
Excision der Darmwand erfolgt stets in einer zweiten Sitzung einige
Tage später.

Bei der Gastrostomie legt H. nach v. Hacker den Magen
durch eine verticale innerhalb des linken M. rect. abdom. verlaufende Incision frei. Durch eine Falte der Magenwand, welche H.
nach Witzel's Principien bildet, waren an deren einander zugewandten
Seiten 3 Catgut-Nähte so durchgelagert, dass durch zweimaliges
Ein- und Ausstechen nahegelegene Teile zur vollen Vereinigung
durch die Naht vorbereitet werden. Um für das in der gleichen
Sitzung einzulegende Gummirohr einen Canal in der Magenwand
zu bilden, müssen die zu erwähnenden Falten der Magenwand annähernd parallel verlaufen. Um andererseits die Oeffnung sicher
abzuschließen, müssten die Falten an dieser zusammenfließen, die
zu vernähenden Stellen also in immer kleineren Abständen gefasst
werden, so dass 2—3 Nähte die Spitze des Canals bilden, der Canal selbst im Ganzen durch 4—5 Nähte hergestellt wird. Der
Magen wird nicht mit der Bauchwand vernäht, dagegen die durch
ihn gelegten Seidennähte lang gelassen und um quer über die Wunde
gelegte Drainageröhren befestigt.   P. Güterbock.

Hildebrand, Die Behandlung der Spina bifida. Archiv f. klin. Chir.
XLIV. S. 200.

H. unterscheidet als schwerste Form der Spina bifida die Rachischisis post., bei welcher alles gespalten ist. Ganz dieselben Verhältnisse bietet die „Myelocele", bei der die Pia mit dem Rückenmark nach hinten durch einen Hydrops Arachnoideae sackartig
ausgebuchtet ist und zwar sitzt dieser Hydrops entweder zwischen
Pia und Arachnoidea, sodass Rückenmark und Nerven frei durch
den Sack ziehen, oder zwischen den beiden centralen Blättern der
Arachnoidea, so dass Mark und Nerven in der Sackwand zwischen der nach aussen gelegenen Pia und der nach innen befindlichen Arachnoidea verlaufen. Der Sack ist nur an der Basis von
normaler Haut bedeckt. Bei den minder schweren Formen der
Spina bifida sind nur Dura und Knochen defect und kann hier
immer sackartige Ausweitung des Markes mit Pia und Arachnoidea
statt haben: „Myelocystocele", durch deren Höhle keine Nerven
ziehen, und „Meningocele", durch Hydrops zwischen Arachnoidea

und Pia entstanden, deren Wand blos von ersterer gebildet wird
und durch deren Höhle Nerven ziehen können. In beiden Fällen
ist der Sack meist von normaler Haut bedeckt. Eine besondere
Form der Meningocele besteht dort, wo nur der Knochen defect
ist und eine fernere dritte dann, wenn die Dura allein die Sackwand bildet, was von MARCHAND als Regel aufgestellt wird. Während die Myelocelen und die Rachischisis post. meist leicht intra
vitam erkannt werden, ist dieses bei den übrigen Formen nicht der
Fall. Sitz und Größe der Communication beweisen nichts; von 12
Myelocystocelen unter 27 Spina bifida - Fällen H.'s waren 6 lebens-
fähig; es hat aber keinen Zweck Individuen mit schweren Lähmungen oder stärkeren anderweitigen Missbildungen durch therapeutische Eingriffe zu erhalten, zumal da als einzige den heutigen
Anschauungen entsprechende Methode die blutige mit dem Messer
im Gegensatz zu den Injections- und Ligatur - Verfahren zu bezeichnen ist. Am einfachsten ist die Operation bei der Meningocele; bei der Myelocele muss man die Area vasculosa umschneiden
und im Zusammenhang erhalten resp. reponiren, oder wenn die
Nerven in der Sackwand verlaufen, muss man den ganzen Menin-
gealsack nach seiner Entleerung und Präparation* in den Wirbel-
canal versenken und die Haut darüber vernähen. Bei der Myelocystocele der Lendengegend ist bei großem Sack die Functions-
schädigung bei Excision des Sackes nur eine geringe, kleinere derartige Cysten sollte man unoperirt lassen oder bei dünner Haut
nach Punction und hinreichender Bedeckung reponiren wie bei den
ähnlichen Myelocelen. Im Ganzen überstanden von 13 Operirte
der Göttinger Klinik (darunter 10 Meningocelen und 3 Myelocystocelen) 10 den Eingriff und zwar von den letzten 8 Operirten alle.
1 Kind starb bald nach der Entlassung, ein zweites hatte ein Recidiv und Hydrocephalus, die übrigen 8 lebten, davon 2 nach 10
resp. 12 Jahren.   P. Güterbock.

Grunert u. Panse, Jahresbericht über die Thätigkeit der königl.
Universitäts - Ohrenklinik zu Halle a/S. vom 1. April 1891 bis
31. März 1892. Arch. f. Ohrenheilk. XXXV. S. 231.

Aus dem Bericht, dessen Einzelheiten im Orig. nachzusehen
sind, mögen nur einige bemerkenswerte Daten hervorgehoben werden: die Extraction der Gehörknöchelchen wegen chronischer Mittelohreiterung mit hochgelegener Perforation wurde 26 Mal gemacht
und zwar wurde 9 Mal der Hammer allein, 17 Mal gleichzeitig
der Amboss extrahirt; von ersteren Fälle heilten 5 von letzteren 8.
In 2 Fällen wurde mit dem Hammer zugleich der Stapes extrahirt,
ohne dass nachteilige Erfolge eintraten. Die Ursache davon, dass
nur etwa die Hälfte der Fälle, in denen die Hammer - Ambossextraction ausgeführt wurde, zur Heilung kommen, ist nach Verff.
darin zu suchen, dass häufig die Caries der beiden äusseren Gehörknöchelchen complicirt ist mit anderweitig localisirter Caries, insbe-

sondere des Antrum mast., ohne dass sichere hierauf hindeutende diagnostische Anhaltspunkte vorhanden sind. Das häufige Misslingen der Ambossextraction nach der Hammerexcision lässt die jetzige Technik dieser Operation als eine noch unvollkommene erscheinen. Verff. haben deshalb, zunächst an der Leiche, Versuche gemacht, den Amboss vor den Hammer zu extrahiren. Die practische Verwerthbarkeit dieser befriedigend ausgefallenen Versuche muss am Lebenden erst erprobt werden. Bei den im letzten Vierteljahre vorgekommenen Fällen — Influenza-Otitis — wurden relativ häufig hämorrhagische Extravasale im Trommelfell beobachtet (worauf Ref. bereits bei der ersten Influenzaepidemie aufmerksam gemacht hatte). Verff. bringen im Anschluss an ihren Bericht die Krankengeschichte der 6 letal verlaufenen u. mehrerer anderer, ein besonderes Interesse beanspruchenden Fälle. Die 85 Fälle, bei denen die Mastoidoperation vorgenommen wurde, werden schliefslich in einer Tabelle zusammengestellt. Die Operation wurde 52 Mal mit bleibendem Erfolg, 22 Mal ohne Erfolg ausgeführt; 5 Mal war der Erfolg unbekannt, 2 Fälle blieben noch in Behandlung, 4 endeten letal. (Die in der Operationstabelle aufgeführten Zahlen umfassen sowohl die acuten als auch die chronischen Fälle, welche die Operation nöthig machten; zur Beurteilung des Erfolges wäre eine mehr in die Auge fallende Trennung dieser beiden Kategorien wünschenswerth. Ref.)   Schwabach.

Lorenz, Schutzimpfungsversuche gegen Schweinerothlauf mit Anwendung eines aus Blutserum immunisirter Tiere hergestellten Impfpräparates. Deutsche Zeitschr. f. Tiermed. 1893, XX. S. 1.

L. ist durch mehrere Arbeiten, die sich mit dem Schweinerothlauf beschäftigten, bekannt; er versuchte mehrfach durch Impfungen mit Pasteur'schen Vaccinen ein für die Praxis verwertbares Schutzimpfungsverfahren zu erzielen, aber vergebens, denn die nicht selten auftretenden Rothlauf-Endokarditiden machten den practischen Erfolg illusorisch, wenn auch tatsächlich eine Immunität gegen den acuten Schweinerothlauf erzielt war.

L. hatte nun schon nach den Mitteilungen einer früheren Arbeit 1891 gefunden, dass das Blutserum immunisirter Kaninchen immunisirende Eigenschaft habe und hatte aus diesem Serum ein haltbares Präparat hergestellt.

In vorliegender Arbeit teilt er 18 Schutzimpfungsversuche, die mit diesem Präparat von ihm und anderen angestellt wurden mit, welche mehrere hunderte von Schweine umfassen. Die Impfung wurde so vorgenommen, dass das Tier pro Kilo am Oberschenkel im Durchschnitt 0.1 ccm des Heilserumpräparats erhielt, wovon etwa 30 g aus 130 g Serum hergestellt waren; nach etwa 5 Tagen bekam das Tier zur Controle und Verstärkung der Immunität die erste Rothlaufbacillenkultur-Injection, etwa 0.5 ccm einer Bouillon-

kultur, nach weiteren 12 Tagen die zweite von etwa 2 ccm. Damit
war die Impfung beendet.

Die Resultate sind durchaus günstige; die Erkrankungen an
Endocarditis blieben aus und trotzdem unter den nicht geimpften
Tieren der Umgegend Rothlauf herrschte, erkrankte von den ge-
impften keines.

Auch Heilversuche wurden angestellt, aber hier zeigten sich
dieselben Nachteile wie bei der Schutzimpfung mit abgeschwächten
Bacterien: die Tiere wurden zwar vom acuten Rothlauf meist geheilt, behielten aber die chronische Form desselben oder bekamen
Rothlauf-Endokarditis.

Es steht sonach fest, dass für die Praxis eine vollständig geeignete Schutzimpfungsmethode gegen Rothlauf, nämlich die mit
Blutserum gefunden ist. Wird diese einmal allgemein angewendet,
so kann ein Heilverfahren entbehrt werden.   Scheurlen.

S. Schweiger, Die Intubation bei diphtheritischer Larynxstenose.
Jahrb. f. Kinderheilk. XXXVI. S. 233.

Nach den Erfahrungen, welche Verf. im Carolinen-Kinderspi-
tale Wien bezüglich der Intubation gemacht hat, hält er weder
sehr frühes Alter der an Larynxcroup Erkrankten noch die Complication mit Lungenerscheinungen für eine Contraindication. Er
lässt vielmehr nur 3 Contraindicationen gegen die Intubation gelten:
1) eine hochgradige Rachendiphtherie, die zur Pharynxstenose führte,
2) septischen Charakter der Diphtherie mit leicht blutendem Rachen-
belag, 3) plötzlich eintretende Asphyxie. — Um die Gefahr des
Hineingelangens von Speisen in den Tubus nach Möglichkeit zu
verringern, räth Verf. den Kindern Nahrungsmittel nicht in flüssiger,
sondern nur in breiiger Form zu verabreichen. — Wird der Tubus
ausgehustet, so räth Verf. mit der nächsten Intubation so lange zu
warten, bis die Athemnot wieder unerträglich geworden ist. —
Ueber die Möglichkeit, die Intubation auch in der Privatpraxis anzuwenden, soll die Angabe des Verf.'s, dass unter 68 im Spitale
vorgenommenen Intubationen 6 Mal durch Abwesenheit des Arztes
ein Unglück hätte verschuldet werden können, ein Urteil gewähren.
— Als Indicationen für die secundäre Tracheotomie stellt Verf. nur
folgende auf: 1) Asphyxie aus irgend einem Grunde. 2) Unmöglichkeit einer genügenden Ernährung; doch sah Verf. selbst sich
noch nie veranlasst, aus diesem letzten Grunde die secundäre Tracheotomie zu machen. — Die Vorteile, welche die Intubation vor
der Tracheotomie zu bieten im Stande ist, bestehen darin, dass
1) die Intubation noch anwendbar ist, wo eine blutige Operation
verweigert wird, und dass 2) in einigen Fällen es gelingt, durch

eine nur wenige Stunden hindurch dauernde Intubation die Larynxstenose so weit zu bessern, dass ein weiterer Eingriff nicht notwendig ist.   Stadthagen.

Schmiedeberg, Ueber das Ferratin und seine diätetische und therapeutische Anwendung. Cbl. f. klin. Med. 1893, No. 45.

Mit dem Namen „Ferratin" bezeichnet S. die in normalen
Körperorganen vorkommende Eisenverbindung, die sich in den Geweben als Reservestoff für die Blutbildung abgelagert findet. Es
gelang dem Verf. das Ferratin künstlich darzustellen, und zwar als
ein feines Pulver von rotbrauner Eisenoxydfarbe; es kommt in
zweierlei Form in den Handel, in freiem, in Wasser unlöslichem
Zustande, und als Natriumverbindung, die sich bei einigem Stehen
und Umrühren leicht in Wasser löst (letzteres muss möglichst kalk-
frei sein, da sich sonst unlösliches Calciumferratin bildet). Das
Ferratin ist, im Gegensatz zu den bisher bekannten Eisenverbindungen, assimilirbar und verursacht nach eingehenden Versuchen
an Tieren und nach ziemlich ausgedehnten Erfahrungen an Menschen
selbst nach längerem Gebrauch keine Störungen der Magen- und
Darmfunctionen, ja es scheint sogar in einigen Fällen Besserung
des Appetits und Regelung der Stuhlentleerungen zu bewirken.
Die Resorption erfolgt unter verschiedenen, noch nicht näher festgestellten Bedingungen bald in reichlicherem, bald in beschränkterem
Maase, meist ziemlich langsam.

Da ein Teil des eingenommenen Ferratins durch den sauren
Magensaft und Schwefelwasserstoff zersetzt wird, muss die Dosirung
so bemessen werden, dass im Darmkanal beständig ein Ueberschuss
von Ferratin vorhanden ist, damit der Organismus so viel davon
aufnehmen kann, als er braucht. Eine Ueberladung der Organe
mit Eisen ist nicht zu befürchten, da Aufnahme und Ausscheidung
sich von selbst zu reguliren scheinen; die Ausscheidung erfolgt
nicht durch die Nieren. Die Dosis pro die für Kinder ist 0.1—0.5,
für Erwachsene 1.0—1.5; saure Speisen sind zu vermeiden, anderweitige Diätbeschränkungen nicht erforderlich. Das Ferratin ist in
erster Linie ein Nahrungsmittel, das in allen Fällen angewendet
werden sollte, in denen sich Erscheinungen einer wenig befriedigen-
den Ernährung und Blutbildung bemerkbar machen. Für die Anwendung im Sinne eines Arzneimittels müssen vorläufig die üblichen
Indicationen für den Eisengebrauch maßgebend sein. Ausführlichere
Mitteilungen über diesen und einige andere Punkte stellt Verf. in
Aussicht.   K. Kronthal.

J. Althaus, Ueber Psychosen nach Influenza. Arch. f. Psychiatrie etc.
1893, XXV. 1. H.

Die Anzahl der Fälle von Psychosen, welche nach der Influenza
beobachtet worden sind, ist sehr viel größer als die, welche man

nach anderen Infectionskrankheiten zu sehen bekommt, — wie es
die Zusammenstellung von A. zeigt. Das männliche Geschlecht
wird in größerem Maase befallen. Personen unter 30 Jahren
scheinen im ganzen mehr prädisponirt zu sein, als solche über 30
Jahre. Von beträchtlicher Bedeutung für die postgrippalen Psychosen ist die erbliche oder erworbene Prädisposition. Ausser der
Prädisposition sind das Fieber und das specielle die Krankheit erregende Toxin (Grippotoxin) als Hauptursachen aller postfebrilen
Geistesstörungen anzusehen. Während Geistesstörungen nach Pocken,
Scharlach, Pneumonie, Erysipelas sich innerhalb einer Woche auszugleichen pflegen, dauern die Psychosen nach Rheumatismus, Ty-
phus, Intermittens und Influenza gewöhnlich länger. Die Zahl der
geheilten Fälle nach Influenza ist 56.6 pCt. (nach Typhus 71.8 pCt.).
Die Todesfälle der Psychosen nach Influenza betragen 7.6 pCt. (nach
Typhus 7.7 pCt.). Psychosen scheinen besonders gern noch nach
verbältnissmäßig leichten Grippe-Anfällen aufzutreten. Die Psychosen
mit maniakalischer Aufregung folgen gewöhnlich schnell auf die
Grippe, unmittelbar nach der Krise; Störungen mit Depression und
Melancholie treten meist nach einigen Tagen oder Wochen auf;
allgemeine Paralyse kann noch weit später einsetzen. Die häufigste
Form nach Influenza ist die acute hypochondrische Melancholie
(41.2 pCt.); es folgt sodann die maniakalische Form 27.2 pCt.) acute
Verwirrtheit etc.) (Inanitionsdelirium). Am seltensten ist die post-
grippale allgemeine Paralyse. — Im Allgemeinen zeichnen sich die
postgrippalen Psychosen durch ihre grofse Mannigfaltigkeit aus.
Die Prognose ist im Allgemeinen gut; am günstigsten erscheint sie
bei Neurasthenie, Hypochondrie, Melancholie nach Grippe; nicht
ganz so günstig ist sie bei den Inanitionsdelirien.   S. Kalischer.

A. Goldscheider, Ueber Poliomyelitis. Mit Anhang: Bericht
über die Schnittserienuntersuchung eines Falles von spinaler
Kinderlähmung von Dr. Oscar Kuhnstamm. S.-A. a. d. Zeitschr. f.
klin. Med. XXIII. S. 68.

Die Arbeit, welche von einem geschichtlichen Abriss der pathologischen Anatomie der spinalen Kinderlähmung eingeleitet wird,
bringt unter den eigenen Beobachtungen zunächst die anatomische
Untersuchung eines Falles, welcher nach 12 tägiger Erkrankung zur
Section kam. Der Verf. glaubt aus seinen Befunden entnehmen zu
können, dass die Poliomyelitis der Kinder den Charakter einer ex-
quisiten Gefäfserkrankung mit secundärer Degeneration der nervösen
Elemente trage. Im vorliegenden Fall befanden sich die gröfseren
und kleineren Gefäfse im Zustande heftigster Entzündung. Ueber
die Herkunft der kleinzelligen Infiltration äussert sich G. nicht entschieden, er hält die Emigration aber für unwahrscheinlicher als die
Abstammung von fixen Gewebszellen wegen des Vorherrschens ein-
kerniger Gebilde. Uebrigens vermochte er unter Berücksichtigung

der neueren Litteratur über die Gefäfsverteilung im Rückenmark
seine Befunde und die daran geknüpfte Ansicht von der primären
Gefäfserkrankung in Einklang zu bringen mit dem Modus der Ge-
fäfsanordnung. Ein zweiter Fall betraf einen 21jähr. Pat., welcher
im 2. Lebensjahre an Kinderlähmung erkrankt war. Auch aus
diesem im Anhange der Arbeit näher beschriebenen Sectionsbefund
versucht der Verf. die vasculäre Theorie der spinalen Kinderlähmung herzuleiten. Er konnte nachweisen, dass die Ganglienzellen nicht nach Zellgruppen, sondern ganz nach Gefäfsbezirken
degenerirt waren.

Der Rest der Arbeit ist der Besprechung anderer Rücken-
markserkrankungen in ihren Beziehungen zur Erkrankung der Gefäfse gewidmet. Eine sehr sorgfältige Durchforschung und kritische
Sichtung der Litteratur lässt den Verf. zu der Ueberzeugung
kommen, dass bei Erwachsenen ausser der seltenen acuten (analog
der infantilen) Poliomyelitis noch mehr oder weniger chronische Erkrankungen der Vorderhörner vorkommen, welche nicht vasculären
Ursprungs sind, sondern von den Ganglienzellen ausgehen. Auch
für die vasculäre Natur der centralen Myelitis und der disseminirten
spinalen Erkrankungen glaubt er Anhaltspunkte finden zu können,
freilich lautet das Urteil hier reservirter. Auch über die Erklärung,
weshalb die toxische Substanz, um welche es sich doch sicher bei
der acuten Poliomyelitis handelt, gewisse Gefäfsbezirke bevorzugt,
kommt der Verf. nicht hinweg. Der Arbeit sind zwei Tafeln beigegeben.   M. Brasch.

P. G. Unna, Die Diaskopie der Hautkrankheiten. Berliner klin.
Wochenschr. 1893, No. 42.

Um die für die Beobachtung von Hautveränderungen oft sehr
störende Hyperämie auszuschliefsen, benutzt U., wie übrigens schon
vor ihm LIEBREICH (Cbl. 1891, S. 566), ein nach Art der Plessi-
meter an den Enden aufgebogenes Glasplättchen (Diaskop), welches
er auf die zu untersuchende Hautstelle aufdrückt. Abgesehen von
dem Blutgehalte setzt sich die normale Farbe der unpigmentirten
menschlichen Haut zusammen aus einem sehnigen Bläulichweifs, das
von dem collagenen Gewebe der Cutis herrührt und einem gelblichen Farbenton, welcher den Zellen der gesammten Stachelschicht
eigen ist. Dazu kommt noch eine gewisse „Mattirung" durch die
Oberhaut, die sich allen aus der Tiefe reflectirten Farben als eine
gleichmäfsig feine, weifsliche Deckung hinzugesellt. Für die diffus
rote Componente der Hautfarbe ist am wesentlichsten das dichte
Capillarnetz der oberflächlichen subpapillaren Blutbahn. — Bei Anwendung des Diaskops treten nicht nur durch Eliminirung der Blut-
farbe die übrigen Farbendifferenzen besser hervor, sondern man ist
auch im Stande die durch einfachen Druck aus der Haut auszu-
treibenden Bestandteile (Blut, Lymphe, Transsudate und Exsudate)

von den anderen zu unterscheiden. Hiernach ergeben sich für
seinen Gebrauch drei Gruppen von Indicationen: 1. Die Aufsuchung
von gelben Zellenherden und anderen farbigen Elementen in der
Cutis. Es lassen sich Granulome und oberflächliche Entzündungen
(Catarrhe) der Haut von einander unterscheiden. Die zellenreichen
Herde der ersteren heben sich von der Umgebung durch ihre gelbere
Farbe und gröfsere Transperenz deutlich ab (besonders scharf treten
Lupusknötchen hervor), während sich bei oberflächlichen Entzündungen, wie Eczem, Psoriasis nur nach längerem Druck ein der
geringeren Infiltration entsprechender verwaschener, gelblicher Fleck
zeigt. Wirkliche Pigmentflecke erscheinen unter dem Diaskop noch
deutlicher, schärfer contourirt, während anscheinend aus Pigment
bestehende, in Wahrheit auf zelliger Infiltration beruhende, Flecke
heller werden. 2. Bestimmung der Menge und Verteilung des Ge-
fäfsblutes, indem man besser, als durch blofsen Fingerdruck Hyperämie und Hämorrhagie, Ektasie der Capillaren und der gröfseren
Gefäfse von einander unterscheiden kann. 3. Differenzirung freier
Transsudate und Exsudate von zelligen Infiltraten. Während sich
jene, z. B. bei Urticaria, auf kurze Zeit mit dem Diaskop fort-
drücken lassen, so dass die betreffende Hautpartie ein ganz normales Bild giebt, tritt bei ähnlich erscheinenden ödematösen Eczem-
flecken, Papeln des multiformen Erythems, urticariellen secundären
Syphiliden u. s. w. nach dem Hinwegdrücken des Oedems immer
die zellige Infiltration zu Tage. Ebenso lässt sich Oedem der Cutis
von Blasen des Epithels, welche sich als durchscheinende, graue
oder bläulichweifse Kreise zeigen, unterscheiden. — Da das Diaskop eine Millimeterteilung hat, ist es auch zu genauen Messungen
der Efflorescenzen besonders geeignet.   H. Müller.

H. Gutzwiller, Ein Fall von gleichzeitiger Extra- und Intrauterin-
    gravidität. Zusammenhang und Betrachtung derartiger Fälle.
    Arch. f. Gyn. Bd. 43., S. 223.
    Nach einer Zusammenstellung von 17 in der Litteratur ver-
öffentlichten Fällen von gleichzeitiger Extra- u. Intrauterinschwanger-
schaft, wo entweder Zwillingsgravidität bestand oder wo die beiden
Conceptionen doch ziemlich nahe bei einander lagen, teilt der Verf.
einen von Prof. Dr. Courvoisier operirten Fall mit:
    E. B. eine 35jährige Frau, welche 4 Mal geboren hatte, fühlte
sich Mai 1890 zum 5. Mal gravida. Weihnachten 1890 traten in
Folge eines Trauma wehenartige Schmerzen mit Blutabgang ein.
Im Frühjahr 1891 von Neuem Uebelbefinden, das die Patientin
veranlasste, besonders da sich heftige Leibschmerzen hinzugesellt
hatten und sie sich 12 Monat gravida glaubte, ärztliche Hilfe in
Anspruch zu nehmen. — Es wurde die Diagnose auf Extrauterinschwangerschaft mit toter Frucht von Prof. Courvoisier gestellt.
Das extrauterine Kind lag rechts neben dem nicht deutlich durch-

zuführenden Uterus, in den die eingeführte Sonde 8 ctm eindrang.
Einige Tage nach der Sondirung Blutabgang und Eintritt von Fieber.
In Folge der Temperatursteigerung entschloss man sich, da Verjauchung der Frucht vermuthet wurde, am 11. Juni 1891 zur
Operation. Man fand das abgestorbene, 8 Monat alte Kind in der
linken Tube liegen. Eine Verjauchung des Fruchtsackes bestand
nicht. Das Kind und der grösste Teil der Placenta wurde entfernt. Der Sack in die Bauchdecken eingenäht. Tags darauf, am
12. Juni, erfolgte Ausstofsung einer dreimonatlichen intrauterinen
Frucht. Darauf glatter Verlauf, nachdem sich die zurückgebliebenen
Placentarreste aus dem extrauterinen Sack ausgestofsen hatten. Die
mikroskopische Untersuchung des Sacks ergab, dass derselbe die
ausgedehnte Tube war. — Der Abort der intrauterinen Frucht und
das Fieber war Folge der Sondirung, die man vorgenommen hatte,
ohne an die gleichzeitig bestehende intrauterine Schwangerschaft zu
denken.

Zum Schluss wird noch die Diagnose, Prognose und Therapie
bei Fällen von gleichzeitiger Intra- und Extrauteringravidität besprochen   W. Schülein.

J. W. Pickering, Observations on the physiology of the embry-
onic heart. Journ. of physiology XIV. p. 383.

Das Hühnerei wird nach dreitägiger Bebrütung in einem will-
kürlich temperirbaren und feuchtgehaltenen Kästchen eröffnet, der
Embryo direkt beobachtet. Da ein so altes Embryoherz gangliöse
Apparate nicht besitzt, so ist die Kenntnis der Giftwirkung an
demselben für die Bestimmung der Angriffspunkte chemischer Agentien von Bedeutung. Aus den zahlreichen Beobachtungen und
Schlüssen der umfangreichen Arbeit seien hier nur einige heraus-
gehoben.

Das Embryoherz, höchst empfindlich gegen Temperaturschwankungen, zeigt in jedem Falle einen anderen, constanten Rhythmus
der Schlagfolge.

Von den Xanthinbasen ist das Coffein die stärkst wirksame.
Es vermehrt die Pulsfrequenz, steigert die Energie der Herzsystolen,
und ruft nach grofsen Gaben systolischen Stillstand hervor.

Digitalin, Strophantin wirken wie am voll entwickelten Herzen.
Chlorkalium bedingt diastolische Stillstände.

Nicotin macht nach primärer Beschleunigung Verlangsamung der
Pulse und schliefslich diastolischen Stillstand.

Chlorkalium wirkt dem Nicotin antagonistisch. Ammoniak ist
ein wirksames Reizmittel für das embryonale Herz.

Muscarin ist ohne Wirkung. Nach Atropin in kleinen Mengen
sinkt die Pulsfrequenz nur unbedeutend, erst gröfsere Gaben verlangsamen die Herzaction beträchtlich.   Pohl.

W. Schlömann, Ueber die Reactionen der Metaphosphorsäure mit organischen Basen. Ber. d. d. chem. G. XXVI. S 1020.

Nach den Untersuchungen von Sch. ist die Metaphosphorsäure ein specifisches Fällungsreagens für primäre Aminbasen und Diamine, während secundäre und tertiäre Amine von derselben nicht gefällt werden. Concentrirte Orthophosphorsäure zeigt dasselbe Verhalten zu den verschiedenen Aminbasen, wie die Metaphosphorsäure, jedoch sind die Reactionen in diesem Falle nicht so scharf. E. Salkowski.

A. Dastre, Conditions nécessaires à une exacte détermination de la fibrine du sang. Arch. de physiol. 1893, S. 670.

Verf. empfiehlt das Blut aus der Arterie und Vene in ein Glaskölbchen fliefsen zu lassen, in dem sich kurze Ebonitstäbchen befinden, durch Schütteln das Fibrin zur Abscheidung zu bringen, das Blut durch Leinwand zu koliren, auf letzterer das Fibrin von den Stäbchen abzulösen und 12—24 Stunden im fliefsenden Wasser auszuwaschen, dann 2—5 Tage bei 105° zu trocknen und zu wägen. Die möglichst schnelle Trennung des Blutes von den Fibringerinnseln sei deshalb notwendig, weil, wenn das Blut mit dem Fibrin im Contract bleibt, durch „Fibrinolyse" 8–40 pCt. davon verschwinden können, die als sog. gelöstes Fibrin durch die Poren der Leinewand hindurchgehen. J. Munk.

A. Albu, Ueber die Darstellung von Toxinen aus dem Harn bei acuten Infectionskrankheiten. Berl. klin. Wochenschr. 1894, No. 1.

Verf. hat in einer gröfseren Zahl von Fällen von Masern, Scharlach, Erysipel, Typhus etc. den Harn auf Ptomaine untersucht. Sowohl die Unvollkommenheit der bisher bekannten Methoden — Verf. wandte die Griffith Luff'sche Methode an — als auch die mangelnde Uebereinstimmung der bei derselben Krankheit gewonnenen Toxine erlaubt es nicht, die dargestellten Substanzen als specifische Krankheitsproducte aufzufassen. Dieselben sind vielleicht auf den erhöhten Fieberstoffwechsel zurückzuführen. Auch bei der Cholera war das Resultat der Untersuchungen ein negatives. M. Rothmann.

G. B. Schmidt, Ueber Leberresection. Aus der chir. Klinik des Hrn. Geh.-R. Prof. Czerny zu Heidelberg. Deutsche med. Wochenschrift 1893, No. 8.

Von den bisher veröffentlichten 9 Leberresectionen betrafen 4 bösartige Geschwülste, bei 5 handelte es sich um ein gröfseres gestieltes Gumma. Nur in 3 Fällen wurde vorher die Diagnose einer Lebergeschwulst gestellt, in den 6 andern wurde der Ausgangspunkt in einem Nachbargebilde speciell im Magen und Darm fälschlich vor der Operation angenommen. Auch bei der von S. nach der Tillmann'schen extraperitonealen Methode operirten Patientin lag ein diagnostischer Irrthum vor, indem man, zumal blutige Durchfälle bestanden, als Ausgangspunkt des Tumors den Dickdarm annahm. Die kleinfaustgrofse Gummigeschwulst des linken Leberlappens war 8:6:4½ cm grofs und zeigte ein homogen speckiges Centrum gegenüber einer derbbindegewebigen Peripherie. Bei Abschluss des Berichtes ca. 8 Monate nach der Operation hatten sich auch die blutigen Diarrhoen bei der völlig geheilten Patientin verloren. P. Güterbock.

Eug. Tschudy, Aus dem Centralspital Münsterlingen. Ein Fall von angeborener, vollständiger Verwachsung aller fünf Finger. Deutsche Zeitschr. f. Chir. XXXV. S. 566.

Der vorliegende, durch seine grofse Seltenheit ausgezeichnete Fall betraf ein 4-monatliches, hereditär nicht belastetes, ziemlich anämisches Mädchen mit hydrocephaler

Schädelbildung, welches abgesehen von Spaltung der Zäpfchenspitze weiter keine Anomalien bot. Die 5 Finger beider Hände waren derartig verschmolzen, dass die Nägel eine einzige zusammenhängende Hornmasse bildeten, und jede Beweglichkeit der Finger bei Stellung der Handgelenke in leichter Volarflexion fehlte. Ebenso waren sämmt-liche 5 Zehen beider Füfse schwimmfufsartig mit einander bis zur Spitze verwachsen, im Uebrigen aber in den Gelenken mäfsig beweglich und ohne sonstigen Anomalien. Die Therapie musste sich damit begnügen, Daumen und fünften Finger beiderseits loszulösen, was nach ca. 9 monatl. Behandlung soweit gelang, dass Pat. rechts zwischen fünften Finger und Hand glatte kleine Gegenstände, links zwischen Daumen und Vola ein Bleistift festzuhalten vermochte.   P. Güterbock.

Oaks, The differential diagnosis and treatment of suppuration of the accessory cavities of the nose. Medical News 1893, Sept. 2.

Verf. hält es für durchaus notwendig, wenn Eiter oder Retention von Secreten in den Nebenhöhlen festgestellt sind, denselben freien Ausfluss zu verschaffen. Bei Kieferhöhleneiterung sollte die Eröffnung von der Fossa canina erfolgen, bei Sphenoi-daleiterung wird die Schäffer'sche Methode empfohlen ev. Vergröfserung der nor-malen Oeffnung durch Durchbrechung der vorderen Wand mit der Kürette. Bei Frontaleiterung wäre bei der latenten Form die gewöhnliche Stelle für die Eröffnung unmittelbar unter dem Superciliarwinkel, nahe der Nasenbrücke. Bei Eiterung der Ethmoidalzellen sollte man durch heifse oder kalte Schlinge, Nasenscheere etc. die Er-öffnung versuchen. Selbstverständlich ist bei allen diesen Operationen eine genaue Kenntniss des anatomischen Baues dieser Gegenden notwendig.   K. Lubliński.

Rabow, Ueber Duboisinum sulfuricum. Ther. Monatsh. 1893, No. 8.

Das Duboisinum sulfuricum ist eine gelbliche, amorphe, in Wasser leicht lösliche Substanz; die wässrige Lösung ist klar, haltbar, geruch- und geschmacklos, zur inner-lichen und subcutanen Application geeignet. Dosen von 1 mg verursachen Schläfrig-keit, mitunter Delirien, Gliederzucken, Beschleunigung des Pulses und der Respiration, Pupillenerweiterung und Accomodationslähmung. Als Ersatz des Atropins hat es sich in der Augenheilkunde wegen der unangenehmen Nebenwirkungen nicht bewährt; ebensowenig bei Nachtschweifsen der Phthisiker. Gute Erfolge dagegen hatte Verf. mit dem Mittel bei Behandlung aufgeregter Geisteskranker, wo Dosen von ½—1 mg Beruhigung und Schlaf hervorriefen; tobsüchtige Kranke konnten mit einer minimalen Gabe beruhigt und im Bette gehalten werden. Als Schlafmittel empfiehlt Verf. das Mittel nicht, da der hierdurch hervorgerufene Schlaf nicht erquickend und erfrischend ist, auch sehr schnell Gewöhnung eintritt, so dass gröfsere Dosen notwendig werden. Eine directe günstige Beeinflussung des psychischen Krankheitsprozesses konnte in keinem Falle konstatirt werden. Die Darreichung geschah in 1°/₀₀ wässriger Lösung, wovon 12—15 Tropfen (= ¼—⅓ mg) verabreicht wurden.   K. Kronthal.

J. Donath, Ein Fall von diphtheritischer Hemiplegie. Neurol. Cbl. 1893, No. 14.

Ein 8 jähriger Knabe erkrankte an Rachendiphtherie, die nach 14 Tagen abge-laufen war. Am 8. Tage der Reconvalescenz trat während der Nacht eine vollstän-dige rechtsseitige Hemiplegie mit Facialisbeteiligung und Aphasie auf. Die Sprach-störung und Facialislähmung besserten sich erheblich, die Hemiplegie an den Extremi-täten auch soweit, dass Pat. den Arm in die Höhe heben und gehen konnte, doch bildeten sich sowol an Arm wie Bein Contracturen aus.

Wahrscheinlich hatte es sich um eine Hirnblutung gehandelt.   K. Grube.

C. A. Ewald, Ein unter dem klinischen Bilde der Tabes verlaufender Fall von syphilitischer (?) Rückenmarkserkrankung. (Arachnitis chronica fibrosa et gummosa, Myelitis interstitialis chronica diffusa, Endarteriitis et Phlebitis obliterans). Berliner klin. Wochenschrift 1893, No. 12.

Der unter dem Symptomenbilde der Tabes (Differenz und Lichtstarre der Pupillen, WESTPHAL'sches und ROMBERG'sches Zeichen, Sensibilitätsstörungen an den Beinen) aufgenommene Patient hatte ein vereitertes Kniegelenk, welche Affection zuerst als eine in Eiterung ausgehende Arthropathie imponirte, und ging daran zu Grunde. Die Ergebnisse der mikroskopischen Durchforschung des Rückenmarks sind im Titel kurz zusammengefasst.

Der Befund an den Hintersträngen wich von dem der tabischen Erkrankung ab und deutete auf Uebergreifen des Processes von den Meningen auf das Mark hin. Die übrigen Organe zeigten keine Zeichen von Syphilis. Auch die Art der Gefässerkrankung führen den Autor nur zu dem Schluss, dass es sich höchstwahrscheinlich um eine luetische Erkrankung der Gefässe und Rückenmarkshäute gehandelt hat, welche klinisch das Bild der Tabes vorspiegelte.　　　　　　　　　　　M. Brasch.

———————

S. Placzek, Die electrischen Erregbarkeitsverhältnisse bei veralteten peripheren Lähmungen. Berl. klin. Wochenschr. No. 42.

Pl. fand in einzelnen Fällen schon Jahre lang fortbestehender Lähmung (des Gesichts-, der Armnerven) bei electrischer Prüfung kaum nennenswert quantitativ veränderte Reactionsformen. Als Erklärung dieser Thatsache sieht Verf. die Hypothese an, dass in derartigen Fällen eine azile Neuritis und zwar allein fortbestehe, während die etwaigen Läsionen der Markscheiden zur relativen Heilung gelangt seien. „Es ist eben nur ein Deutungsversuch, mehr kann und soll es nicht sein."

　　　　　　　　　　　　　　　　　　　　　　Bernhardt.

———————

A. Pick, Ueber die Beziehungen einiger Hauterkrankungen zu Störungen im Verdauungstracte. Wiener med. Presse 1893, No. 31.

Bei einem Manne, welcher seit 6 Jahren nach dem Genusse von Kartoffeln oder eingemachtem Obst regelmässig eine Urticaria bekam, konnte Verf. diese Anfälle dadurch unterdrücken, dass er den Pat. dreimal täglich 0.05 Creosot nehmen liefs. Die Urticaria kehrte wieder, so oft das Mittel ausgesetzt wurde; als sie sich späterhin auch trotz seines Weitergebrauches in milder Form wieder zeigte, genügte die Verdoppelung der Dosis um dem Ausschlage vorzubeugen. Verf. stellt sich vor, dass sich im Verdauungstractus derart disponirter Individuen bestimmte Fermente vorfinden, welche aus gewissen in den schädlichen Speisen enthaltenen Substanzen in der angedeuteten Weise wirkende Gifte bilden und dass das Creosot jenen Gährungsprocess stört. — Auch ein universelles Erythem, welches bei einem Mädchen im Anschluss an Magenkrämpfe aufgetreten war, heilte nach Verabreichung des Creosot in 3 Tagen, während frühere ähnliche Anfälle gewöhnlich 14 Tage gedauert hatten.　　　　　　N. Müller.

———————

L. Philippson, Die Histologie der acut entstehenden hyperämischen (erythematöseu) Flecke der Lepra tuberosa. Virchow's Arch. Bd. 132, S. 229.

Die Untersuchungen ergaben, dass die genannten Flecke durch eine Embolie von Bacillen verursacht werden. Die letzteren zeigten sich reichlich auf der Endothelwand der papillaren und subpapillaren Blutcapillaren, wo sie einzeln hintereinander in unterbrochenen Linien in der Richtung des Blutstroms gelagert waren; aber auch frei im Lumen fanden sich viele Bacillen. Sie stellten sich bei allen Färbemethoden nur als homogene Stäbchen dar, während die nicht in den Gefässen, sondern innerhalb von Zellen und frei im Gewebe liegenden Bacillen in denselben Schnitten die bekannte

Körnung zeigten. In den stark erweiterten Lymphspalten waren Bacillen nicht zu finden. Auch innerhalb des Protoplasmas weißer Blutkörperchen ließ sich ihr Vorkommen nicht sicher constatiren; überhaupt war das geringe Hervortreten der Leukocyten im histologischen Bilde auffallend. Durch die Combination der Osmium- mit der Bacillenfärbung gelang es dem Verf., auch die eigentümlichen Veränderungen, welche die proliferirenden Bindegewebszellen durch den Bacillus erleiden und die im Wesentlichen in einer fettigen Degeneration des Protoplasmas bestehen, näher zu studiren. Die Bacillen enthaltenden Endothelien zeigten keine Entartungserscheinungen.

H. Müller.

P. Etter, Die Zange als Hebel. Correspondenz-Blatt f. Schweizer Aerzte 1893, No. 17.

Verf. empfiehlt am hochstehenden Kopf die Zange nicht als Extractionsinstrument, sondern als Hebel zu benützen. Er verfährt dabei in der Weise, dass er durch kräftiges Aufstemmen der rechten Hand das Schloss fixiert, während die linke Hand den Zangengriff langsam nach oben bis zur Horizontalen oder darüber hinaus hebt. Das durch die rechte Hand sicher fixierte Zangenschloss bildet dann das Hypomochlion. Die Zangenlöffel bewegen sich in entgegengesetzter Richtung als die Zangengriffe und bringen dadurch den Kopf auf den Beckenboden (1 Act.). Jetzt lüftet Verf. die Löffel etwas, um ein ev. Drehen des Kopfes in den geraden Durchmesser zu verhindern, und hebt dann die Griffe unter Fixierung des Schlosses, bis sie etwa 40° mit der Horizontalen bilden. Die Zangenlöffel kommen dadurch mit dem Kopf in den Beckenausgang (2. Act). Der 3. Act stimmt mit dem üblichen Verfahren überein. Verf. hat seit längerer Zeit alle Zangen nach dieser Hebelmethode ausgeführt und ist mit dem Verfahren äusserst zufrieden.

A. Martin.

Labadie-Lagrave et **L. R. Regnier,** Traitement des fibromes utérins par l'éléctricité. Archives générales 1893, Sept.

Verff. erstatten einen Bericht über die seit 2 Jahren über das Thema erschienenen Arbeiten, die mit Ausnahme einer, alle ziemlich günstig sprechen. 2 Neuerungen sind eingeführt 1) Zersetzung von Jodkalium innerlich durch den Strom, 2) Wirkung durch Zersetzung der Elektroden selbst, sodass mit Hülfe des Chlors des Blutes sich dessen hämostatische und antiseptische Salze bilden. Es folgt eine Kritik, sowie eine Beschreibung der Technik der Neuerungen, schließlich eine Besprechung der Indicationen. Der positive Pol, — schwächer wirkend — ist bei Blutungen, der negative sonst anzuwenden. Contraindiciert ist der elektrische Strom:

1) bei kystischen, eitrigen, blutigen Adnexerkrankungen,
2) bei Weißfluss,
3) bei Stielfibromen, die ganz vom Uterus umschlossen sind.

A. Martin.

Palmer, Ein Giftmord und vierfacher Giftmordversuch. Württemb. med. Corr.-Bl. 1893, No. 24.

Interessant an dem 4 fachen Giftmordversuch erscheint uns, dass die 3 Personen, welche größere Mengen der arsenhaltigen Mahlzeit genossen, unter schwerem Brechdurchfall erkrankten, aber dann genasen: die 4., die weniger Arsen genossen und nur geringes Erbrechen bekommen hatte, erkrankte dann an einer schweren acuten multiplen Neuritis, besonders der Unterextremitäten.

Fr. Strassmann.

Druckfehler: No. 6, S. 101, 20. Zeile von oben statt wenige Drains „etwaige" Drains.

Einsendungen für das Centralblatt werden an die Adresse des Hrn. Prof. Dr. M. Bernhardt (Berlin W Französische Straße 21) oder an die Verlagshandlung (Berlin NW., 68. Unter den Linden) erbeten.

Verlag von August Hirschwald in Berlin. — Druck von L. Schumacher in Berlin.

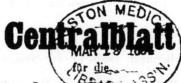

Wöchentlich erscheinen
1—2 Bogen; am Schlusse
des Jahrgangs Titel, Na-
men- und Sachregister.

Preis des Jahrganges
20 Mark; zu beziehen
durch alle Buchhandlun-
gen und Postanstalten.

Centralblatt
für die
medicinischen Wissenschaften.

Unter Mitwirkung von

Prof. Dr. H. Senator und Prof. Dr. E. Salkowski,

redigirt von

Prof. Dr. M. Bernhardt
in Berlin.

1894. 3. März. No. 9.

Inhalt: Sergejew, Das Verhalten einiger Rückenmarksnerven zum Blutkreislauf in der Membrana nictitans des Frosches. (Orig.-Mitth.) — Weiske, Bedeutung des Asparagins für die Ernährung. — Dreyfuss, Ueber das Vorkommen von Cellulose in Mikroorganismen. — Barker, Treves, Baeling, Affleck, Duncan, Operative Behandlung der Typhlitis. — Brieger und Cohn, Ueber das Tetanusgift. — Einhorn, Ueber die direkte Magenelektrisation. — Petzoldt, Ueber die Ursachen der chronischen Nephritis. — Nobbe, Zur Kenntniss der Spinalerkrankungen bei perniciöser Anämie. — Walther, Montgomery, Ueber Atrophie und Hypertrophie der Gesichtsmuskeln. — Posner u. Lewin, Ueber das Vorkommen eosinophiler Zellen bei Gonorrhoe. — Hirsch, Zur Indication der Symphyseotomie.

Dastre, Ueber die Bestimmung der Blutmenge. — Sisort, Zur Histiogenese des Lungenkrebses. — Duplay, Zur Behandlung der Fractur der Malleolen. — Wickhoff, Die Symphyseotomie bei Operationen an der Harnblase. — Peters, Behandlung chronischer Conjunctivalkrankheiten. — Steinbrügge, Ueber den Ductus cochlearis. — Lévi und Knopf, Behandlung der Diphtherie. — Bourget, Salacetol bei Diarrhoen. — Lionnet und Regaud, Fall von Krebs des hinteren Nasensenrachenraumes. — Féré, Berkley, Bromkalium und Bromstrontium bei Epilepsie. — Mollats, Einleitung künstlichen Aborts. — Plugge, Ueber das Fithecolobin's. — Schifss, Zur Diagnose von Blutflecken. — Thomas, Ueber das Erhängen im Leben und nach dem Tode.

Aus dem pharmakologischen Laboratorium der Kaiserl. Universität Kasan.

Das Verhalten einiger Rückenmarksnerven zum Blutkreislaufe in der Membrana nictitans des Frosches (R. esculenta). [1]

Vorläufige Mitteilung von Dr. M. Sergejew.

Dr. Jegorow[2] hat experimentell nachgewiesen, dass an der Innervation der Augenlider bei den von ihm untersuchten Vogel-

---

[1] Die ersten, kurz gefassten Mitteilungen über das vorliegende Thema sind im „Westnik Estes troznania" (Bote der Naturkunde) 1891, No. 1 und 9, in russischer Sprache veröffentlicht werden.

[2] Archiv f. ges. Physiol. Bd. XLI. 1887. Ueber den Einfluss d. Symp. auf d. Vogelpupille. Arch f. Anat. und Physiol. 1890. Physiol. Abth. Supplement. Ueber d. Verhältniss d. Sympath. zur Kopfverzierung einiger Vögel.

arten auch der N. sympathicus sich beteiligt, da eine Reizung des
centralen Sympathicusstumpfes merkbare Aenderungen in der Circulation der Schleimhaut sowie in der Stellung der Lider hervorruft.

Herr Prof. Dogiel schlug mir vor, Untersuchungen anzustellen
über den Einfluss des N. sympathicus auf die Augenlider der niederen Wirbeltiere und hierbei zur Vervollständigung meiner Untersuchungen auch auf die Rückenmarksnerven mein Augenmerk zu
richten.

Ich begann meine Untersuchungen mit dem Studium des Blut-
umlaufes in der Nickhaut der Rana esculenta, weil wir hier, Dank
der Einrichtung des Apparates von Dr. Otto Draasch im Stande
sind ohne Entzündung zu erregen, mittelst schwacher Vergrößse-
rungen (Hartnack's S. 4, Oc. 3) die Blutcirculation und alle Veränderungen derselben bequem zu verfolgen. [1])

Bevor ich zur Beschreibung der von mir erhaltenen Resultate
übergebe, will ich Alles, was sich auf die Anordnungsweise und
die Bedingungen der von mir angestellten Versuche bezieht, voraus-
schicken.

Da die Erhaltung eines regelmäßigen Blutkreislaufes in dem
Augenblicke für mich conditio sine qua non war, wurde von dem
gesammten Draasch'schen Apparate nur dessen Beleuchtungs-Vorrich-
tung angewandt und stellte ich hierbei das Tischchen behufs Beobachtung der Blutcirculation in den Nickhautgefäßen folgender-
maßen her. Das Tischchen, von Holz, ca. 45 ctm lang, ca. 12 ctm
breit und so hoch, dass der Objecttisch des Mikroskopes eben unter
die Tischplatte geschoben werden konnte, — besitzt in der Mitte
eine kleine runde Oeffnung; in die letztere wird mit Hilfe eines
durchlöcherten Korkes der nach der Draasch'schen Vorschrift ge-
fertigte Glasstab fest eingesetzt; in dem Tischrande, gegenüber dem
Glasstabe ist ein viereckiger Einschnitt gemacht, in welchen die
Tubussäule des Mikroskops hineinpasst; bei Vorschieben des Mikroskops muss die zum Durchtritte der Lichtstrahlen dienende Oeffnung
des Objecttisches gerade unter dem Glasstabe zu liegen kommen.
An dem Glasstabe werden so viele dünne durchlöcherte Korkplättchen aufgesteckt, dass nach Aufsetzen des Auges auf den Glasstab,
der Kopf des Frosches, mit dem Unterkiefer auf die Korkplättchen
gestützt, gerade so hoch gehoben wird, um eine freie Ausbreitung
der Nickhaut auf dem Glasstabe, ohne Circulationsstörungen in derselben zu gestatten. Zu genanntem Zwecke, d. h. um die Regelmäßigkeit der Blutcirculation in der Nickhaut möglichst aufrecht
zu erhalten, verfuhren wir bei dem Aufsetzen des Auges auf den
Glasstab in folgender Weise: nach Exenteration des Auges wird
am Boden der Mundhöhle, an einer gefäßärmeren Stelle, eine kleine

---

[1]) Die Beschreibung des Apparates von Dr. Otto Draasch findet sich in seiner
Arbeit, betitelt: „Beobachtungen an lebenden Drüsen mit und ohne Reizung der
Nerven derselben". Archiv f. Anat. u. Physiol. 1889. Physiol. Abtheil., H. 1 u. 2.

perforirende Oeffnung gemacht und durch letztere der Glasstab hindurchgeführt, auf dessen freiem Ende dann das Augenlid ausgebreitet wird.

Um bis an die, in der Tiefe der Bauchhöhle liegenden Nerven vordringen zu können, wurde entlang der Mittellinie am Rücken ein Hautschnitt gemacht, sodann die Haut je nach Bedarf, entweder nach rechts oder nach links umgeschlagen; an der also freigelegten lateralen Körperoberfläche des Frosches treten ein oder zwei weilsliche Streifen hervor; nun durchschneidet man die Bauchmuskeln längs eines dieser Streifen bis an den unteren Schulterblattwinkel hinauf; letzterer wurde abgeschnitten, wenn eine Erweiterung der Wunde nötig war. Die Blutung bei der Operation ist nur minimal, während die Vorzüge derselben beträchtlich sind: es genügt, den Frosch mittelst einer Pincette am Rücken in die Höhe zu heben und die ganze Wirbelsäule mit den von ihr abgebenden Nerven, die Aorta abdominalis und der N. sympathicus mit seinen Rr. communicantes liegen wie auf der flachen Hand.

Um zu dem plexus ischiadicus zu gelangen, wurde der Hautschnitt in der mittleren Rückenlinie längs des os coccygis gemacht und darauf wurden der m. coccygeo-iliacus, der coccygeo-sacralis und der untere Teil des Longissimus dorsi vorsichtig ausgeschnitten.

Durch denselben Schnitt ist es nicht schwer, auch den N. spinalis VII zu erreichen.

Alles was die einschlägigen anatomischen Data anlangt, habe ich aus ALEXANDER ECKER's „Anatomie des Frosches, 2. Auflage 1888" entnommen.

Behufs der Versuche wurden die Frösche curarisirt: es wurden hierbei 0.05 cc einer 0.08 proc. Lösung des MERCK'schen Curare in den Rückenlymphsack eingespritzt. Behufs Reizung der Nerven benutzten wir den du BOIS-REYMOND'schen Schlittenapparat, wobei der Spiralenabstand gewöhnlich 15 ctm betrug, da bei gröfserem Abstande der Spiralen nicht immer die gewünschte Intensität des Effectes eintrat.

Bei Reizung der Nerven durch den Schliefsungsstrom währte in sämmtlichen Fällen die Reizungszeit eine Minute lang.

Ich will nun die Resultate meiner Versuche darlegen.

I. N. ischiadicus. Reizung des centralen Ischiadicusstumpfes durch den Schliefsungsstrom ruft anfänglich Beschleunigung der Circulation hervor; etwas später aber, — 10 bis 12 Secunden nach Beginn der Reizung — tritt ein mehr oder weniger verbreiteter Gefäfskrampf auf in den im Gesichtsfelde des Mikroskopes sichtbaren Capillaren und kleineren Arterien der Nickhaut, — hierbei kommt es nicht selten zu einer deutlich wahrnehmbaren Rückwärtsbewegung des Blutes aus den Venen in die Capillaren. Der Reizeffect seitens des centralen Ischiadicusstumpfes kann sich so lange wiederholen, bis Erschöpfung des Nerven eintritt. (Schluss folgt).

H. Weiske, Ueber die Bedeutung des Asparagins für die Ernährung der Herbivoren. Zeitschr. f. Biol. XXX. S. 254.

Die Versuche wurden an 5 Kaninchen von demselben Wurf angestellt, von denen zwei, I u. III, zum Zweck der Analyse getötet, die 3 anderen, II, IV, V zum Fütterungsversuche verwendet wurden. Sie erhielten eine ganz gleich zusammengesetzte Nahrung, welche an sich stickstofffrei war. Bei No. IV waren 120 g der Stärke durch Asparagin, bei V durch Fibrin ersetzt. No. II war nach 41 Tagen im Sterben, es hatte 40 pCt. an Gewicht verloren, No. IV wurde nach 57· Tagen getötet bei 30 pCt. Gewichtsverlust, No. V an demselben Tage getötet bei 14.7 pCt. Gewichtsverlust. Bei dem Asparagintier war also die Lebensdauer eine längere und der Gewichtsverlust ein geringerer, als bei dem mit Ausschluss stickstoffhaltiger Substanzen gefütterten. Aus den Untersuchungen der von 23 Tagen des Versuches gesammelten Darmentleerungen geht hervor, dass das Asparagintier das Amylum der Nahrung besser ausgenutzt hat, als das ausschliefslich mit N-freien Substanzen gefütterte Kaninchen (92 pCt. gegen 86 pCt.). Um diesen Schluss sicher zu stellen, wurde ein neuer Versuch an 4 Kaninchen von demselben Wurf angestellt, von dem I stickstofffreie Nährstoffmischung erhielt, bei II war ein Teil der Stärke durch Asparagin, bei III durch Asparagin und Leim, bei IV durch Fibrin ersetzt. Nach 15 tägiger Verfütterung wurden 15 Tage lang die Darmentleerungen gesammelt und wie im vorigen Versuch auf ihren Gehalt an Eiweifs, Fett, Rohfaser, stickstofffreien Substanzen und Asche analysirt. Auch dieses Mal zeigte sich die Ausnützung der Stärke bei den Tieren etwas schlechter, der Unterschied war jedoch viel geringer, wie das erste Mal. Der Unterschied in der Ausnützung der Stärke geht auch daraus hervor, dass die Faeces des unter Beigabe von Asparagin oder Fibrin etc. ernährten Kaninchens keine oder nur schwache auf Stärkegehalt zu beziehende Jodreaction gaben, die mit stickstofffreier Nahrung ernährten dagegen eine sehr starke. Da gegen die Beweiskraft dieser Versuche der Einwand gemacht werden könnte, dass das Tier II bezw. I, bei welchem die Ausnützung der Stärke schlechter war, absolut mehr Stärke in der Nahrung erhalten hatte, die schlechtere Ausnützung also hierauf beruhen könnte, wurde noch eine dritte Versuchsreihe angestellt, bei welcher dieses Verhältniss nicht bestand. In diesem Versuche konnte eine bessere Ausnützung der Stärke bei dem Tier, welches Asparagin im Futter erhalten hatte, nicht constatirt werden, sodass Verf. sich auf den Schluss beschränkt, dass die Asparaginbeigabe zum Futter unter geeigneten Umständen die Ausnützung der Stärke günstig zu beeinflussen vermag. Als bemerkenswerter Befund sei noch erwähnt, dass die Fäces unter allen Umständen Proteinsubstanzen enthielten, (zwischen 6.75 und 11.56 pCt.) entsprechend dem Gehalt derselben an Mucin, Epithelien etc. Der Stickstoffgehalt war sogar bei den mit N-freier Nahrung erwähnten Tieren gröfser als bei denen, welche N-haltige Nahrung erhalten hatten.

E. Salkowski.

J. **Dreyfuss**, Ueber das Vorkommen von Cellulose in Bacillen, Schimmel- und anderen Pilzen. Zeitschrift f. physiol. Chem. XVIII. S. 358.

In dieser, unter Hoppe-Seyler ausgeführten Untersuchung wurde das zerkleinerte Material der Reihe nach mit Wasser, Alcohol, Aether, 2pCt. Salzsäure, 2pCt. Natronlauge erst in der Kälte, dann in der Wärme extrahirt; der Rückstand mit viel Aetzkali und wenig Wasser bis auf 100° erhitzt (wobei die Cellulose unangegriffen bleibt), mit verdünnter Schwefelsäure angesäuert, durch Asbest filtrirt, das auf dem Filter Zurückgebliebene auf Löslichkeit in Kupferoxydammoniak geprüft oder, wofern es nicht vom Filter abzulösen war, in konc. Schwefelsäure gelöst, mit der 20fachen Menge Wasser verdünnt und im Filtrat durch Kupferreduction bezw. Fällung mit Phenylhydrazin auf Dextrose geprüft. Zur Gewinnung von Material wurden von den Schimmelpilzen und Bacterien Reinkulturen dargestellt, diese durch Asbest filtrirt und der Filtrirrückstand wie oben verarbeitet. Sowohl in einer Polyporusart (Pilz von einem abgestorbenen Pappelstamm), Agaricus campestris (Champignon), Bacillus sublitis, Eiterbacillen, Aspergillus glaucus u. A. wurde echte Cellulose gefunden, welche bei der Hydrolyse Dextrose liefert; die Cellulose aus Polyporus gab daneben auch Pentaglycosen. Die in verkästen Lymphdrüsen gefundene Cellulose stammt von den darin enthaltenen Bacterien. — Färbungsversuche mit Anilinfarbstoffen lehrten, dass die Pilze und Bacterien weder durch Behandeln mit Alcohol und Aether noch mit verdünnten Säuren ihre Färbbarkeit einbüßsten, wohl aber durch verdünnte Natronlauge, woraus Verf. schliefst, dass die die Farben bindenden Zellbestandteile Nucleine seien. J. Munk.

---

1) **A. E. J. Barkes**, Clinical lecture on cases illustrating inflammation about the coecum. Brit. med. Journ. 1893, p. 993.
2) **Fr. Treves**, A series of cases of relapsing typhlitis treated by operation. Ebenda, p. 835.
3) **G. Barling**, Appendicitis: an analysis of 68 cases with comments and a summary of the conditions requiring operation. Ibid. p. 838.
4) **J. O. Affleck**, Observations upon disease of the appeudix vermiformis and its results. Edinb. med. Journ. 1893, p. 97.
5) **J. Duncan**, The operation for inflammation of the appeudix vermiformis. Ibid. pag. 110.

1) B. trennt die Typhlitis, die Perityphlitis und Paratyphlitis von der eigentlichen Appendicitis, welche man entweder als Schleimhautkatarrh, als Faecalverstopfung oder als von einem Fremdkörper oder von Tuberculose ausgehend zu unterscheiden hat. Der Oertlichkeit nach kann die Appendicitis intraperitoneal und zwar entweder in der Fossa iliaca, oder im kleinen Becken, oder aber retro-

bezw. extraperitoneal sich gestalten. Von 14 durch Verf. in den
letzten 20 Monaten operirten Appendicitis - Fällen gehörten 5 der
Localisation im Becken, 4 der in der Fossa iliaca (im eigentlichen
Bauchraum) und 5 der hinter dem Coecum an. Es starben 2, und
zwar 1, weil zu spät operirt, 1 wegen hochgradiger Sepsis. Das
Alter der Operirten schwankte zwischen 14 und 65 Jahren.

2) Vierzehn noch nicht veröffentlichte Fälle. Der Schnitt Verf.'s
entspricht einer Linie, welche senkrecht auf der Verbindung zwischen Nabel und Spina ant. sup. il. etwa 2″ von letzterer entfernt
steht. Ist der Proc. vermiform. zu sehr verwachsen, so soll man
die Adhäsionen nicht trennen, sondern ihn exstirpiren. An der
Durchtrennungsstelle soll man möglichst die Serosa und die übrigen
Darmhäute gesondert durchschneiden, die Mucosa mit dem scharfen
Löffel entfernen und das Peritoneum und die Muskelschicht jede
für sich allein vernähen. Als Anzeigen zu dem im Stadium quies-
cens zu verrichtenden Eingriff betrachtet Verf. zahlreiche und an
Frequenz und Schwere zunehmende Anfälle, Lebensgefährlichkeit
des letzten Anfalles, Herabsetzung des Allgemeinbefindens durch
die wiederholte Erkrankung, Wahrscheinlichkeit von Eiteransammlung in der Umgebung des Proc. vermiformis.

3) Unter den 68 Fällen B.'s, (deren Behandlung z. Th. eine
gröfsere Reihe von Jahren, vor Einführung der neueren Methoden
zurückliegt) zeigten 5 Rückfälle, darunter 1 operativ behandelter
mit tötlichem Ausgang. Ausser diesem hatte B. noch 6 tötliche
Ausgänge (im Ganzen 7=10.3 pCt.) und zwar sämmtlich durch
Peritonitis, welche 1 Mal vom Coecum, 5 Mal vom Proc. vermiformis ausging. Unter den 68 Fällen war bei 40 deutliche äufsere
Geschwulstbildung, bei 4 erweisliche Abscedirung vorhanden. Als
Anzeigen zur Operation betrachtet B. ausser diesen Fällen mit Eiterung die mit lebensgefährlichen Erscheinungen (drohender oder
vollendeter Perforation) und die recidivirenden Entzündungen. B.
räth direct auf die Proc. vermiform. einzuschneiden durch eine
2 ½″ lange halbmondförmige Incision, deren Mitte „Mc BURNEY's
Punkt“ darstellt. Man muss sich klar sein, dass man mit diesem
Schnitt direkt die Bauchhöhle öffnet und erachtet B. als die Hauptsache die Auffindung des Proc. vermiform., den er nur, wenn er
sehr verwachsen ist, nicht entfernen will. Diese Entfernung führt
er durch Abbindung des Processus mit nachfolgender Abtragung
aus, während gleichzeitig sein Mesenterium mit einem gesonderten
Faden abgebunden wird.

4) A. macht im Anschluss an 5 einschlägige Krankengeschichten vom Standpunct des innern Mediciners auf die diagnostischen
Schwierigkeiten der Entzündung des Proc. vermif. aufmerksam:
dort wo dieselbe mit den Erscheinungen acuter Peritonitis zur ärztlichen Kenntniss gelangt, kann es nicht gelingen, den Proc. vermiformis als deren Ausgangspunct darzuthun. In chronischen Fällen
dagegen unterliegt der Nachweis des verdickten Proc. vermiform.
durch die äufsere Untersuchung Schwierigkeiten in Folge von Ver-

wachsungen mit Bindegewebssträngen und Peritonealauflagerungen. Therapeutisch befindet sich A. auf dem Standpunct, dass nur ein relativ kleiner Teil der hiehergehörigen Fälle chirurgische Intervention erheischt.

2) D. hält eine Operation bei Appeudicitis gleich wie andere Chirurgen nur bei drohenden Symptomen, bei deutlicher Abscedirung und bei nicht zu beseitigender Neigung zu Recidiven für angezeigt. Im Uebrigen ist ihm die Pathogenese der Krankheit keineswegs klar. Die als Ursache der Appendicitis von mafsgebender Seite (Treves) vorgeführten Knickungen und Drehungen des Wurmfortsatzes fand er nicht in den meisten Fällen; auch traf er nur 1 Mal auf eine faecale Concretion im Proc. vermiform. Der Vorschrift, letztferen bei der Operation aufzusuchen, und wenn erkrankt, zu entfernen, stehen zuweilen grofse Schwierigkeiten entgegen. Seine Auslösung aus Verwachsungen kann äusserst mühevoll und zeitraubend sein, so dass der Tod in Folge langer Dauer der Operation an Erschöpfung bezw. Peritonealinfection eintreten kann. Es muss daher eine offene Frage bleiben, ob man in solchen Fällen die Aufsuchung des Proc. vermiform. unter allen Umständen zu Ende führen soll.   P. Güterbock.

Brieger u. Cohn, Untersuchungen über das Tetanusgift. Zeitschr. f. Hygiene 1893, XV. S. 1.

Zur Darstellung des chemischen Tetanusgiftes benützten die Verf. Kulturen in Kalbfleischbouillon mit 1 pCt. Pepton u. 0.5 pCt. Kochsalz. Zur Keimfreimachung wurden die Kulturen erst durch ein Berkefeldt'sches, dann durch ein Pukall'sches Thonfilter filtrirt. Auszuscheiden gelang den Verf. das wirksame Tetanusgift durch Uebersättigen der keimfreien Bouillon mit Ammoniumsulfat. Das ausgeschiedene Gift steigt hiebei an die Oberfläche und kann abgeschöpft werden. Die Trocknung der ausgefällten Substanz nahmen die Verf. auf Thontellern vor, wodurch auch das Ammoniumsulfat in genügender Weise entfernt wurde; die getrocknete Substanz enthielt davon noch 6.5 pCt. Das von dem Niederschlag ablaufende Filtrat war gänzlich wirkungslos. Von der Tetanusbouillon brauchten die Verf. 0, 00005 ccm zur Tödtung einer Maus, von der gefällten Substanz hiezu 0,0000001 g. Diese Substanz enthielt aber noch Eiweifs, Pepton, Amidosäuren, unbekannte übelriechende Producte, Ammoniumsulfat und andere Salze.

Das schwierige war, die Eiweifssubstanzen zu entfernen, was den Verf. schliefslich durch vorsichtigen Zusatz von Bleiacetat und etwas Ammoniak gelang. Die Peptone, Säuren und Salze konnten durch 2 tägiges Dialysiren beseitigt werden; schliefslich dampften sie die dialysirte Flüssigkeit bei 20° C im Vakum ein. So erhielten sie schwachgelbliche, durchsichtige Häutchen, die sich in Wasser leicht lösen und einen Geschmack nach Gummi arabicum besitzen.

Die Millon'sche Reaction giebt diese Substanz nicht, aber die Biuretreaction. Die characteristischen Eiweißfällungsmittel wie Sublimat
u. a. geben mit ihr keinen Niederschlag. Phosphor und Schwefel
enthält sie nicht. Es kann sich also bei dem Tetanusgift um einen
eigentlichen Eiweißstoff nicht handeln.   Scheurlen.

M. Einhorn, Ueber die therapeutischen Erfolge mit der directen
Magenelectrisation. Deutsche med. Wochenschr. 1893, No. 33, 34, 35.

Es hat sich gezeigt, dass die directe Reizung des Magens mittels
des faradischen Stromes in der Regel eine Steigerung der Magen-
saftresection bewirkt. Um den physiologischen Effect, des in derselben Form angewandten galvanischen Stromes zu erforschen, hat
E. verschiedene Versuche angestellt, zunächst an Individuen ohne
jede Verdauungsbeschwerden. Bei diesen waren die Resultate für
die vorliegende Frage nicht brauchbar. Bei Leuten die an Verdauungsbeschwerden litten, zeigte es sich, dass die directe Galvanisation bei Application des negativen Pols an die innere Magenwand die Salzsäuresecretion nicht nur nicht steigert, sondern für
gewöhnlich sogar verringert; aber auch hier waren die Resultate
zu inconstant, als dass man aus ihnen endgiltige Schlüsse zu ziehen
berechtigt gewesen wäre. — Wie wirkt nun die directe Magen-
feradisation therapeutisch? E. hat dieselbe bei 29 Kranken kurgemäß
angewendet. Davon litten

12 an Hyperacidität mit Dilatation (davon 3 mit heftigen Gastralgien
     und 1 mit continuirlicher Hypersecretion),
 1 an Gastroxynsis,
 3 an Aufstoßen (Atonie der Cardia?),
 4 an Gastritis glandularis chronica,
 3 an Gastritis glandularis chronica mit Fehlen der freien Salzsäure
     — beginnende Atrophie der Magenschleimhaut),
 1 an Anadenia ventriculi (Atrophie der Magenschleimhaut),
 5 an hartnäckigen Gastralgien (darunter 1 mit Gastrosuccorrhoea
     chronica continua).

Fälle von Hyperacidität, sowie solche von Aufstoßen wurden
durch die directe Magenelectrisation fast stets sehr günstig beeinflusst. Von den Fällen von einfachem chronischen Magenkatarrh
und solchen mit beginnender Atrophie der Schleimhaut zeigten
einige unter der genannten Behandlungsweise einen Nachlass oder
auch ein völliges Verschwinden sämmtlicher subjectiven Krankheitserscheinungen, während wieder andere, besonders solche, die mit
hartnäckigen Gastralgico complicirt waren, nur leicht gebessert wurden. Dagegen wirkte in den letztgenannten Fällen, wo die directe
Faradisation ohne Erfolg war, die directe Galvanisation des Magens
öfters sehr erfolgreich. Es folgt die ausführliche Beschreibung von
fünf einschlägigen Fällen.   C. Rosenthal.

Penzoldt, Ueber Ursachen und frühzeitige Erkennung chronischer Nierenentzündungen. Münchner med. Wochenschr. 1893, No. 42.

Die Unsicherheit unserer Kenntnisse über die Entstehung der meisten Fälle von chronischen Nierenentzündungen beruht auf der Schwierigkeit, die ersten Anfänge dieses Leidens zu diagnosticiren. Da nun bei regelmäßigen Harnuntersuchungen zuweilen Fälle von leichten, gewöhnlich vorübergehenden Albuminurieen mit spärlichen Cylindern und anderen Formbestandteilen angetroffen werden, ohne dass sonstige Symptome von Nierenerkrankungen vorliegen, so liegt es nahe, hier die Ursachen in kleinen, anhaltend einwirkenden und zuweilen sich steigernden Schädlichkeiten — namentlich alimentärer Natur — zu suchen. Es fragt sich nun, ob dies Fälle unschuldiger, „physiologischer" Albuminurie sind, oder ob es sich um Anfänge von Nierenkrankheiten handelt. Zur Lösung dieser Frage hat Verf. vermittelst der Centrifuge an 56 gesunden Individuen vor und nach starker Körperanstrengung Sedimentuntersuchungen angestellt. Es ergab sich, dass in Folge starker Körperbewegung die im normalen Sediment beobachteten Leukocyten öfter und reichlicher austreten, dass die normal vorhandenen Epithelien (sog. „Nierenepithelien", eine etwas willkürliche Bezeichnung) häufiger und massenhafter abgestofsen werden, und dass sogar vorher nicht vorhandene Cylinder (teils hyaline, teils epitheliale, einmal auch ein gekörnter) erscheinen können; niemals fanden sich rote Blutkörperchen. Da wohl alle diese Individuen auch alcoholische Getränke zu sich genommen hatten, so suchte Verf. nun noch zu eruiren, ob das Auftreten dieser Formelemente mit Schädlichkeiten zusammenhängt, die auf dem Nahrungswege zugeführt werden. Die an einem Mediciner ausgeführten Versuche ergaben nun, dass in Folge des übermäfsigen Genusses gewisser Nahrungs- und Genussmittel (Spargel, Rettig, Thee, Kaffee, Senf) nicht nur Epithelien und Leukocythen, sondern selbst rote Blutkörperchen im Harn auftraten. Verf. schliefst hieraus — bei voller Anerkennung einer erforderlichen individuellen Disposition — dass ebenso, wie die einmalige Einwirkung der genannten Schädlichkeiten zu leichter, vorübergehender Reizung, der Nieren führen, so die Häufung resp. die regelmäfsige Einwirkung der erwähnten Noxen eine dauernde, chronische Erkrankung des Organs verursachen kann. — Diagnostisch ist demnach bemerkenswert, dass rote Blutkörperchen im Harnsediment immer als etwas Krankhaftes anzusehen sind, während spärliche Leukocyten, sog. Nierenepithelien und auch Cylinder bei ganz Gesunden resp. nach geringen Anlässen (Körperanstrengung, Alcoholgenuss) auftreten können und daher bei einmaliger Auffindung noch nicht eine dauernde Erkrankung der Nieren beweisen. Wohl aber ist der Befund beweisend für eine Nierenentzündung, wenn er sich trotz strenger körperlicher Ruhe und Vermeidung aller scharfen Nahrungsmittel und Getränken nach einigen Tagen in gleicher Weise erheben läßt.   Perl.

M. Nonne, Beiträge zur Kenntniss der im Verlaufe der perniciösen Anämie beobachteten Spinalerkrankungen. Archiv f. Psychiatrie u. Nervenkrankh. 1893, XXv.

N. beschreibt 2 Fälle perniciöser Anämie mit Nervenstörungen. Der erste Fall erkrankte Dezember 1890 und zeigte März 1891 die Erscheinungen der progressiven Anämie. 2 Monate darauf traten Schmerzen in den unteren Extremitäten auf, dann eine motorische Schwäche, Herabsetzung der Patellarreaction, Ataxie; nach weiteren 3 Monaten WESTPHAL'sches Zeichen, träge Pupillenreaction, vorübergehende Blasenlähmung, clonische Zuckungen in den unteren Extremitäten. Februar 1892 waren die Patellarreflexe wieder vorhanden; März 1892 trat der Tod ein, ohne dass nennenswerte Sensibilitätsstörungen auftraten. Die Section erwies im Rückenmark ausgedehnte spinale Degenerationsheerde in verschiedenen Stadien mit Pigmentschollen, verdickten und hyalinen Capillaren mit Verschluss des Lumens u. s. w. Im 2. Fall gingen die Nervenstörungen der Anämie voraus. Die Erkrankung begann mit Schmerzen und Parästhesien in den unteren Extremitäten, Ataxie, Gürtelgefühl, Parästhesien in den Armen; nach 9 Monaten traten hinzu: Abschwächung der Patellarreflexe, Herabsetzung des Tast- u. Schmerzgefühls an den unteren Extremitäten; dann bildeten sich die Ataxie, die Sehnenreflexe zurück, während eine schwere Anämie ausbrach und in 2 Monaten zum Tode führte. Die Section erwies fleckweise Degenerationsherde in der ganzen Länge der Hinterstränge, secundäre Gliawucherung u. s. w. Von der Tabes unterscheiden sich diese Rückenmarksaffectionen durch die Acuität des Processes, den schnellen Verlauf, die Art der Entwickelung, die Mischform von Ataxie und Schwäche, die häufige Rückbildung der Symptome, das nicht seltene Vorhandensein der Patellarreflexe, das Fehlen der Pupillenstörungen, das Zurücktreten der lancinirenden Schmerzen, das Vorwiegen der motorischen Schwäche, das häufige gleichmäßige Befallensein aller 4 Extremitäten, das Auftreten spastischer Symptome und finaler Delirien u. s. w. Die pathologischen Degenerationsherde treten ohne feste Regelmäßigkeit in der Localisation auf; sie kommen auch in den Vorder- und Seitensträngen vor, confluiren, verschonen die LISSAUER'schen Felder, befallen mit Vorliebe die mittleren Wurzelzonen und oft das Halsmark früher als das Lendenmark; die hinteren Wurzeln bleiben unversehrt, ebenso wie die grauen Hinterhörner.   S. Kalischer.

---

1) **H. Walther**, Ueber einen Fall von eigentümlichem Schwund eines Teiles der Musculatur des Gesichtes. Münchner med. Wochenschr. 1893, No. 16.

2) **D. W. Montgomery**, Unilateral Hypertrophy of the Face. Med. News 1893, Juli 15.

1) Bei einem 20jähr. Manne entwickelte sich seit ca. 2 Jahren im Anschluss an schmerzhafte geschwulstartige Schwellungen und

Neubildungen eine Atrophie der rechten Gesichtsseite auf Kosten der Musculatur; insbesondere sind die Mm. masseter, buccinator und temporalis, in geringerem Grade die übrigen mimischen Gesichtsmuskeln geschwunden. Die Mm. pterygoidei schienen intact zu sein. Haut und Knochen waren unverändert, das Unterhautzellengewebe schien etwas geschwunden zu sein. Links scheint derselbe Process in der Entwicklung zu sein, die Muskeln dieser Seite waren starr und unbeweglich, während die Muskelreste rechts lebhaft aber ungeordnet (!) reagiren. Von der Hemiatrophia facialis progressiva unterscheidet sich der Fall durch die vorausgehenden Schwellungen und durch den Mangel der Veränderung der Haut und des Gesichtscelets. W. möchte die Affection als Myoatrophie pseudoneoplasmatica faciei bezeichnen und sie den primären myopathischen Formen der Muskelatrophie anreihen.

2) Von den neun bisher beschriebenen Fällen einseitiger Gesichtshypertrophie, zeigten 7 diese Anomalie angeboren, einer im 2. Lebensjahre ohne bestimmte Ursache und einer nach einer Trigeminusneuralgie. Der neue Fall betrifft einen 31jährigen Mann. Das Leiden wurde in seinem 10. Lebensjahre zuerst bemerkt. Sowohl die Weichteile wie die Knochen waren an der linken Gesichtshälfte verdickt. Die Augen zeigten sich ophthalmoskopisch normal. Auch der Gaumen war links geschwollen und verdickt. Der Fall verlief progressiv und zeigt eine völlige Analogie zur einseitigen progressiven Gesichtsatrophie. Die anderen Körperteile wie die Functionen des Nervensystems zeigten keine Anomalien.

S. Kalischer.

C. Posner u. **A. Lewin,** Farbenanalytische Untersuchungen über gonorrhoischen Eiter. Ein Beitrag zur Frage der eosinophilen Zellen. Dermatol. Zeitschr. I. S.-A.

Die Beziehungen, welche zwischen den Charcot-Leyden'schen (Charcot-Neumann'schen) Krystallen und dem Auftreten der eosinophilen Zellen obzuwalten scheinen, legten den Gedanken nahe, ob nicht auch die mindestens nahe verwandten Spermin - Krystalle in irgend einem Zusammenhange mit der Production jener Zellen standen. Die Verff. wandten deshalb ihre Aufmerksamkeit den Erkrankungen des männlichen Genitalapparates, speciell der Prostata, zu und untersuchten in erster Linie den Eiter der gonorrhoischen Urethritis. Es zeigte sich dabei die Zahl der eosinophilen Zellen in allen Fällen von acuter Gonorrhoe im Anfangsstadium derselben, d. h. etwa während der ersten 8 Tage, im Vergleiche zum Gehalte des Blutes an solchen ausserordentlich vermindert. Sie nahm aber, wenn auch nicht ganz constant, späterhin bedeutend zu und pflegte ihren Höhepunkt in der dritten Woche zu erreichen, ohne dass etwa von einer Beteiligung der Prostata an der Erkrankung die Rede sein konnte. Uebrigens fand sich diese Vermehrung auch bei Urethral-Gonorrhoe der Weiber, ferner im Eiter ganz vorn be-

legener periurethraler Abscesse, sowie in dem Ausflusse aus einer
Fistula penis congenita, welche mit der Prostata gar nicht communi-
cirte', während in dem Eiter einer in die Harnröhre abscedirten
acuten Prostatitis eosinophile Zellen fast ganz vermisst wurden.
Bei Erkrankungen der hinteren Harnröhre war die Menge jener
Zellen eine sehr schwankende. Es ließen sich somit Beziehungen
zwischen Prostata resp. Sperminproduction und eosinophilen Zellen
nicht nachweisen und da für den schwankenden Gehalt des gonorrhoischen Eiters an letzteren der Blutbefund keinen Anhaltspunkt
ergab, ist zu vermuthen, dass hier wohl hauptsächlich locale Veränderungen in Frage kommen, dass vielleicht die Eosinophilie auf
necrobiotische Vorgänge in den Zellen zurückzuführen ist. Für
diese Annahme spricht auch die von den Verff. regelmäßig beobachtete mangelhafte Färbbarkeit des Kerns der eosinophilen Zellen.

H. Müller.

B. C. Hirsh, The lowest limit of pelvis contraction admitting of
symphysiotomy. Medical News 1893, Aug. 5.

Nach Verf. geht die Grenze zur Anwendung der Symphyseotomie bis zu einer Conjugata von 6 cm. Er beruft sich dabei auf
einen von Leopold erfolgreich behandelten Fall von allgemein ver-
engtem Becken (Conj. 6 cm), sowie auf einen eigenen mit einer
Conj. von etwas über 6 $\frac{1}{2}$ cm. Im letzteren Falle hat Verf. jedoch
2 Wochen vor dem Ende der Schwangerschaft die Frühgeburt eingeleitet und das Kind, welches normale Masse zeigte, durch die
Wendung entwickelt Ueberhaupt empfiehlt er die Combination von
Frühgeburt und Symphyseotomy und hat bei einer vorsichtigen
Feststellung des Termins zur Einleitung der Geburt keine Benach-
teiligung der Kinder gesehen. Er bedient sich dabei der Bougie
in Verbindung mit Glycerininjection längs derselben und daran an-
schließend die Dilatation des Cervix mit Barnes'schen Blasen in 3
Größen. A. Martin.

A. Dastre, Sur le dégré de confiance que méritent les détermi-
nations de la quantité total du sang. Arch. de physiol. 1893. S. 787.

An einem Beispiel seiner Erfahrung zeigt Verf., dass die Gesammtmenge des
Blutes, die für den Hund gewöhnlich zu $\frac{1}{13}$ des Körpergewichtes angegeben wird,
ausnahmsweise sehr viel gröfser sein kann. Bei einem 14 kg schweren Hunde gewann er aus der einen Carotis und dem Kopfende der' einen Jugularis (bei zuge-
schnürter anderer Jugularvene) direct volle $\frac{2}{13}$ des Körpergewichtes an Blut, obwohl
doch noch eine beträchtliche Menge in den Capillaren stecken musste, die durch einfaches Verbluten nicht zum Ausfliefsen kommt. J. Munk.

F. Siegert, Zur Histiogenese des primären Lungenkrebses. Virch.
Arch. Bd. 134, S. 287.

Verf. versteht unter Lungenkrebs alle Geschwülste, die in den Lungenlymph-
bahnen und den natürlichen Hohlräumen epithelähnliche Zellen enthalten, ob diese

aus vom Endothel oder vom Epithel stammen   Er selbst hat 2 Fälle von primärem
Lungenkrebs untersucht, einen Alveolarepithelkrebs und einen von dem Epithel der
kleinen Bronchien ausgegangenen Cylinderzellenkrebs.
Die primären Lungenkrebse sind folgendermassen einzuteilen:

A. Der primäre Epithelkrebs geht aus:

1) vom Alveolarepithel,
2) vom Epithel der Bronchialschleimhaut,
8) vom Epithel der Bronchialschleimdrüsen.

B. Der primäre Endothelkrebs stammt ab:

1) vom Endothel der pleuralen Lymphbahnen,
2) vom Endothel der pulmonalen Lymphbahnen.

M. Rothmann.

S. Duplay, Du traitement des difformités consecutives aux fractures
bimalléolaires (fractures de Dupuytren) vicieusement consolidées.
Am. méd. 1893, No. 50.

Osteotomie erst der Fibula an Stelle der Fractur und dann keilförmige Excision
der Tibia. Die Dicke des Keils muss der Gröfse der Deformität entsprechen und
Coaptation in gerader Linie mit Leichtigkeit ermöglichen. Die Resection des Tibio-
Tarsal. Gelenkes ist nur für Fälle zu reserviren, in denen die Osteotomia duplex nicht
ausreicht.   P. Güterbock.

M. Wickhoff, Zur Verwendung der Symphyseotomie bei Operationen an der Harnblase. Wiener klin. Wochenschr. 1893, No. 11.

Die in der Geburtshilfe neuerdings geübte „Symphyseotomie" sucht W. auch für
die bessere Zugänglichkeit der Blase vom Bauche her nutzbar zu machen. Aus einem
Leichenversuche ergab sich, dass man die getrennten Ränder der Schamfuge durch
Abduction und Auswärtsrollung der Schenkel mit Hilfe von Knochenhaken bis zu 4 cm
klaffen machen kann und es empfiehlt sich das Verfahren zur Erreichung aller Teile
der Blasenwand, speciell auch des Blasengrundes. Zur Nachbehandlung ist man die
getrennten Schambeine durch Silberdraht wieder zu vereinigen und den prävesicalen
Raum unterhalb des Schambogens zu drainiren.   P. Güterbock.

A. Peters, Zur Therapie einiger chronischer Conjunctivalerkran-
kungen. v. GAEFE's Arch. f. Ophthalm. XXXIX. p. 254.

Bei chronischer Conjunctivitis granulosa erzielte P. durch Abschaben der Con-
junctivalschleimhaut in kurzer Zeit einen eklatanten Umschwung in dem torpiden
Character der Erkrankung, indem neben der Beseitigung der Beschwerden rasche
Rückbildung der pathologischen Veränderungen im Bereiche der Conjunctiva und
Cornea eintritt. Beim Frühjahrscatarrh wurde nur eine Beseitigung der Beschwerden,
nicht aber der Wucherungen erzielt. Bei Catarrhus siccus chronicus leistete das Verfahren gute Dienste, indem in der Mehrzahl der Fälle die oft nicht unerheblichen
Beschwerden beseitigt oder doch wesentlich gebessert wurden. Zur Besserung der
genannten Krankheiten war die Anwendung der Antiseptica nicht erforderlich, sondern
es genügte das blofse Abschaben der Schleimhaut.   Horstmann.

Steinbrügge, Ueber das Verhalten des menschlichen Ductus cochlearis im Vorhofsblindsack. Anat. Hefte, I. S. 163. S.-A.

St. macht darauf aufmerksam, dass der Vorhofsblindsack nicht, wie dies aus der
Beschreibung in den Lehrbüchern hervorzugehen scheint, als eine in gerader Rich-

tung verlaufende Fortsetzung des Ductus cochlearis oder als Ausbuchtung des Reissner'schen Membran aufzufassen sei; nach den Untersuchungen St.'s an Serienschnitten durch
diese Partie des Schneckenkanales läast sich vielmehr eine fast halbkreisförmige Krümmung sämmtlicher Gebilde desselben von aussen nach innen erkennen. Betreffs der
durch Abbildungen illustrirten Einzelheiten s. d Orig.   Schwabach.

E. Levy u. H. E. Knopf, Combinirte Behandlung der Diphtherie mit Papayotin und Carbolsäure. Berl. klin. Wochenschr. 1893, No. 32.

Verff. haben durch Versuche festgestellt, dass Papayotin auf das Diphtheriegift
(sterilisirte Bouillonkulturen des Diphtheriepilzes) eine verdauende und daher seine
Wirksamkeit stark abschwächende Wirkung ausübt. — Sie wandten nun gegen Diphtherie folgende Lösung an:

> R Papayotini (Gehe) 10.0.
> Acid carbolic. puriss. liquefact 5.0.
> Ag dest ad 100.0.
> M. d. s. Vor Gebrauch umschütteln.

Mit dieser Lösung wird während der ersten 2 Stunden alle 10 Minuten eine Einpinselung gemacht, nachher zweistündlich, so viel als möglich, auch während der Nacht.
— Der Gedankengang, welcher sie auf die Anwendung dieser Mischung führte, war
folgender: Das Papayotin durch seine auflösende Wirkung auf die Membranen soll
der Carbolsäure Gelegenheit geben, in die Tiefe einzudringen; die Carbolsäure ihrerseits soll die Bacterien abtöten, und dem Papayotin Gelegenheit geben, das Gift, das
zum grofsen Teil an den Bacterienleibern haftet, abzuschwächen. — (Der Zusatz von
Carbolsäure zum Papayotin vernichtet dessen verdauende Kraft nicht). — Die Verff.
geben an, dass seit Einführung ihrer Einpinselungen die Mortalität an Diphtherie auf
der Kinderklinik der Universität Strafsburg abgenommen, und dass besonders
das Verhältniss der Tracheotomirten zu den nicht Tracheotomirten sich zu Gunsten
der Letzteren wesentlich verschoben habe.   Stadthagen.

Bourget, Le salacetol et son emploi dans de traitément des diarrhées astivales ou choleriformes. Corresp.-Bl. f. Schweizer Aerzte 1893, No. 14.

B. empfiehlt als Mittel gegen Sommerdiarrhoen und solche Durchfälle, welche
choleraartig erscheinen, das Salacetol als ein sehr brauchbares Präparat. Das Mittel
besitzt folgende chem. Zusammensetzung $C_6H_4: \big\langle^{OH}_{COO\,CH_2\,CO\,CH_3}$. Die Art u. Weise,
in welcher man das Salacetol den Kranken giebt, beeinflusst dessen mehr oder weni-
ger schnelle Resorption. Giebt man das genannte Mittel in Ricinusöl, so wird es weit
schneller und vollkommener resorbirt, als wenn man es etwa in Pulverform einnimmt.
Diese Beobachtung wurde beim Salacetol, ebenso wie beim Salol durch regelmäfsige
Urinuntersuchungen gemacht. B. glaubt, dass auch die desinficirende Wirkung beider
Präparate durch Hinzufügen von Oleum Ricini nicht unwesentlich erhöht werde. Die
Erfahrungen, welche mit der beschriebenen Salacetol - Therapie bei allen möglichen
Durchfällen in der Klinik, wie in der privaten Praxis gemacht wurden, waren stets
äusserst günstige. Das Salacetol stellt sich demgemäfs als eine glückliche Modification des Salol dar, indem es alle günstigen Eigenschaften des letzteren in sich vereinigt, ohne indessen irgend welche unangenehme Nebenwirkungen zu besitzen. In
gleich grofser Dosis enthält Salacetol mehr Salicyl als das Salol. Man kann es bei
allen Dermaffectionen, seien dieselben mit Diarrhoen verbunden oder nicht, gleichmäfsig mit Erfolg anwenden, und zwar in Dosen von 2 g pro die.   C. Rosenthal.

Lyonnet et Regand, Tumeur carcinomateuse de L'Arrière - Cavité des Fosses Nasales. Envahissement du Sphénoide. — Paralysie des tous les nerfs craniens du Coté Gauche, sauf L'Olfactif et L'Optique. Mort par Méningite. Annales des Maladies de L'Oreille. Du Larynx etc. 1893, No. 3.

Es handelt sich um einen Fall von Krebs des hinteren Nasenrachenraums mit Uebergreifen auf das Keilbein und die Schädelbasis der linken Seite. Es bestanden links Ptosis und völlige Unbeweglichkeit der Pupille und des Augapfels bei ausgesprochenem Exophthalmus, Lähmung des linken Facialis, Lähmung und Atrophie der linken Zungenhälfte; Herabsetzung der Sensibilität im linken Trigeminusgebiete, Verlust des Geschmacks der linken Zungenhälfte, Herabsetzung des Gehörs links; die Sehkraft und der Geruch waren links erhalten. Der Kranke starb unter den Erscheinungen von Fieber, Erbrechen, Unruhe, Dyspnoe, Krämpfen und Koma. Die Section erwies einen Krebs des Keilbeines, einen Krebstumor in der linken Nasenhöhle, Infiltration der Hirnbasis, die zu eitriger Meningitis mit letalem Ausgang führte.

S. Kalischer.

---

1) Ch. Féré, La Bromation à hautes doses dans l'Epilepsie. Revue de Méd. 1893. No. 3.
2) H. J. Berkley, Strontium Bromide in the Treatment of chronic Epilepsy. Bulletin of the Johns Hopkins Hospital 1893, Mai.

1) F. führt 20 Fälle von Epilepsie an, in denen tägliche Dosen von 16 bis 21 g mit großem Erfolg und ohne Intoxication schwereren Grades gegeben wurden; nur in 3 Fällen trat ein mäßiger Gewichtsverlust ein. Die hohe Bromdosen, 15—20 g Bromkalium oder Bromstrontium sind bei gehöriger Vorsicht ohne Nachteil; man muss dabei das Gewicht, den Ernährungszustand, die Haut, die Temperatur, den psychischen Zustand beobachten; Abmagerung, Hautgeschwüre, psychische Depression, Temperaturerniedrigung sind Gründe genug, das Brom sofort gänzlich fortzulassen und durch Purgantia, Pilocarpininjectionen etc. für seine schnelle Ausscheidung zu sorgen.

2) B empfiehlt Strontiumbromid bei Epilepsie in einer Dosis von ca. 20—30 g 3 Mal täglich; nie wurden üble Nebenwirkungen beobachtet; auch eine Bromacne trat nicht ein, ebenso wenig wie die Somnolenz erzeugende Wirkung des Broms.

S. Kalischer.

Beni-Barde, De l'hydrothérapie dans les dermato - névroses. Gaz. hebd. 1893, No. 35.

Nach dem Vorgange Jacquet's behandelt Verf. solche Hauterkrankungen, welche auf einer allgemeinen nervösen Störung zu beruhen scheinen und mit lebhaftem Jucken einhergehen, insbesondere den Lichen planus, ferner aber auch die Prurigo, den Lichen simplex, die verschiedenen Pruritusformen, gewisse universelle Eczeme, mit täglichen lauwarmen Brausebädern von etwa 35° C und 3—6 Minuten Dauer. Nach demselben soll der Kranke nicht frottirt, sondern möglichst sanft abgetrocknet werden. Die Besserung des subjectiven Befindens tritt meist sofort ein, die definitive Heilung verzögert sich besonders bei Personen, welche schon hereditär nervös belastet und bei solchen, die durch ihre Lebensstellung oder ihren Beruf beständigen Aufregungeg ausgesetzt sind.

H. Müller.

Mollath, Wiederholte erfolgreiche Einleitung des künstlichen Abortus mit dem elektrischen Schröpfkopf. Wiener med. Wochenschr. 1893, No. 31.

Verf. empfiehlt den constanten Strom in der Applicationsweise mittelst des von H. W. Freund angegebenen electrischen Schröpfkopfes als ein vorzügliches Mittel zur künstlichen Erregung von Wehen. Bei einer Patientin wurde 2 Mal die Einleitung des künstlichen Abortes nötig. Beim ersten Male trat nach der Sitzung Abort ein. — Beim zweiten Male waren vorher Jodoformgazetamponade, Kiwrce'schen Douchen, Laminarien ohne jeden Erfolg versucht worden. ·

Die Application des electrischen Schröpfkopfes, der mit dem negativen Pol verbunden auf die Brustwarze aufgesetzt wird, während die grofse Plattenelectrode mit dem positiven Pol auf das Abdomen kommt, hatte sofort nach der ersten Sitzung Wehen hervorgerufen. Nach der 7. Galvanisation war der überall weiche Cervix so weit eröffnet, dass der Finger bis an die Eihäute vordringen konnte Nach der 10. Sitzung, bei der eine Stromstärke von 10 Milliampères angewendet wurde, trat Abort ein.   A. Martin.

M. Péraire, Inversion utérine complète avec prolapsus consécutive à la délivrance. Metrorrrhagies abondantes, mettant la vie de la malade en danger. Réduction de l'utérus. Guérison. Annales de gynécologie 1893. Août.

Im Titel ist der Hauptinhalt der Arbeit angegeben. Der Fall betrifft eine Zweitgebärende. Die Heilung ist eine vollständige. Die Reposition gelang unter Asepsis leicht. Die nach Kaltenbach's Vorschrift zur Exstirpation zurechtgelegten Instrumente waren glücklicher Weise unnötig.   A. Martin.

Plugge, Over de toxische werking van Pithecolobine, het alcaloïde van Pithecolobium Saman Bekth. Weekbl. van het Nederl. Tijdschr. voor Geneesk. 1893. II. No. 13.

Das Pithecolobin wirkt zuerst auf's Centralnervensystem, später auch auf die peripherischen Nerven lähmend. Es erzeugt schnell Verminderung oder gänzlichen Stillstand der Atmung, Verringerung der Herzwirkung, die schliefslich mit Herzlähmung endigt. Auch die Körpermuskeln scheinen schliefslich durch das Mittel gelähmt zu werden. Die Reflexerregbarkeit wird herabgesetzt Beim Schütteln mit Wasser schäumt die Lösung stark. Bereits bei starker Verdünnung der Substanz 1:80000 findet eine Auflösung der roten Blutzellen statt. Die Reduction von Oxyhämoglobin wird verhindert, die Gerinnung von Serumeiweifs durch Wärme befördert, eine Lösung von Eiereiweifs in der Kälte stark präcipitirt; Muskeln werden histologisch verändert. Das Pithecolobin ist ein Alkaloid, das in seiner Wirkung mit den saponinartigen Stoffen und mit den gallensauren Salzen übereinstimmt.   G. George Meyer.

J. Schäfer, Blutspuren von zerdrückten Wanzen herrührend. Wiener klin. Wochenschr. 1893, No. 35.

In einem Mordprocess war es von Wichtigkeit festzustellen, ob Flecke an dem Hemde des Beschuldigten, wie dieser behauptete, durch Zerdrücken von Wanzen entstanden seien. Sch. gelang dieser Nachweis, indem er in den Flecken characteristische Borsten und Tracheen von Wanzen auffand.   Fr. Strassmann.

Thomas, De la pendaison. Paris 1893.

Das einzige Unterscheidungsmerkmal zwischen Erhängen im Leben und nach dem Tode liefert der Befund von sugillirten Verletzungen am Halse. Th. fand dieselben verhältnissmäfsig häufig (50 pCt. der Fälle) zumeist die bekannten Brüche des Halsskelettes, daneben aber auch nicht selten in den Muskeln des Halses, an den grofsen Gefäfsen und im subcutanen Fettgewebe unter der Strangmarke.   Fr. Strassmann.

Einsendungen für das Centralblatt werden an die Adresse des Hrn. Prof. Dr. M. Bernhardt (Berlin W Französische Strafse 21) oder an die Verlagshandlung (Berlin NW., 68. Unter den Linden) erbeten.

Verlag von August Hirschwald in Berlin. — Druck von L. Schumacher in Berlin.

J.F.

MAR 29 1894

Wöchentlich erscheinen
1—2 Bogen; am Schlusse
des Jahrgangs Titel, Na-
men- und Sachregister.

Centralblatt

Preis des Jahrganges
20 Mark; zu beziehen
durch alle Buchhandlun-
gen und Postanstalten.

für die
medicinischen Wissenschaften.

Unter Mitwirkung von
Prof. Dr. H. Senator und Prof. Dr. E. Salkowski,
redigirt von
Prof. Dr. M. Bernhardt
in Berlin.

1894.   10. März.   No. 10.

Inhalt: Sergejew, Das Verhalten einiger Rückenmarksnerven zum Blutkreislauf in der Membrana nictitans des Frosches. (Orig.-Mitth. Schluss.) — Rahl, Anwendung des Argent. nitricum in der Histologie. — Seegen, Ueber den Zuckergehalt des Blutes. — Rodel, Ueber Resorption und Ausscheidung von Kalksalzen. — Arthus, Ueber Casein und Fibrin. — Mörner, Die Proteinsub-stanzen des Auges. — Marchand, Zur Kenntniss der Embolie und Thrombose der Hirnarterien. — Cripps, M'Ardle, Behandlung des Ileus. — Köste, Ueber die Fractur der Kniescheibe. — v. Hippel, Ueber die Siderosis bulbi. — Onodi, Zur Lehre von den Kehlkopflähmungen — Rubner, Hygienische Bedeutung der Bekleidung. — Nencki und Sieber, Zusammensetzung und desinficirende Eigen-schaften der Nadelholztheers. — Aufrecht, Die Heilung des Empyems. — Toou, Ueber Peptonbildung im Säuglingsmagen. — Pawinski, Coffein bei Herz- und Nie-renkrankheiten. — Remak, Wirkung des constanten Stroms bei Drucklähmungen. — Geigel, Einfluss der Compression des Nerven auf seine electrische Reaction. — Pischer u. Schöswald, Ueber Ischias scoliotica. — du Mesnil, Resorptions-mögen der Haut. — v. Braun, v. Lewiar, Zur Symphyseotomie-Frage. — Sa-mojloff, Zur Pharmakologie des Silbers.

Wertheimer, Resorption von Indigcarmin durch die Chylusgefäfse. — Tro-itzky, Ueber die Endotheliome der Pachymeninx spinalis. — Ewald u. Jacobson, Ptomaine im Harn. — Tistes, Osteoplastischer Verschluss von Schädeldefecten. — Hartmann, Rückbildung von Exostosen. — Gottstock, Ueber Echinococcus des Halses. — Darier, Nachbehandlung bei Staaroperationen. — Kretschmann, Zur Behandlung des Hirnabscesses. — Herzog, Tuberculose der Nasenschleimhaut. — Beck, Prophylaxe der Cholera. — Oertel, Ueber Milchkuren bei Kreislaufstö-rungen. — Osler, Ueber Toxämie bei Tuberculose. — Combemale, 2 Fälle von Typhus mit Hypothermie. — Höhn, Nebenwirkungen des Diuretin. — Shelly, Behandlung der Masern. — Popow, Veränderung der Sehnerven bei Tabes dorsalis. — Schultze, Zur Kenntniss der Myelitis dorsalis. — Kowalewsky, Ueber die syphilitische Spinalparalyse. — Mais, Ueber die amyotrophische Lateralsclerose. — Westphal, Progressive Paralyse beim Kind. — Böck, Zur Arthritis blenorrhoica. — Wolters, Ueber multiple Myome der Haut. — Döbbsen, Ueber die Dilata-tion des Muttermundes. — Lowy, Congenitale Dilatation der Harnblase. — Fischr, Demoidcyste des Eierstocks als Geburtshinderniss. — Gioffredi, Unterschied in der Wirkung des Coniin und Curarin.

Aus dem pharmakologischen Laboratorium der Kaiserl. Universität
Kasan.

Das Verhalten einiger Rückenmarksnerven zum Blutkreislaufe in der Membrana nictitans des Frosches (R. esculenta). [1)

Vorläufige Mitteilung von Dr. M. Sergejew.

(Schluss).

Nachdem ich den Zusammenhang zwischen der Reizung des
centralen Ischiadicusstumpfes und dem Spasmus der Nickhautgefäße
unzweifelhaft festgestellt hatte, blieb ich stehen bei der Erörterung
derjenigen anatomischen Bedingungen, bei deren Anwesenheit die
fragliche Erscheinung statt hat, um danach erst zur Untersuchung
der anderen Rückenmarksnerven überzugehen.

1) Erstens erwies es sich, dass eine Reizübertragung von dem
Ischiadicus der einen Seite auf die Nickhautgefäße der entgegengesetzten Körperhälfte nicht stattfindet. Dieser Umstand kam mir in
den Fällen zu Statten, wo bei irgend einer gegebenen Versuchsanordnung der Gefäßkrampf in der Membr. nictitans unter Reizung
des centralen Ischiadicusstumpfes der einen Körperseite ausblieb,
indem ich in solchen Fällen durch entsprechende Controllversuche
an der anderen Körperhälfte des Versuchstieres mich davon zu
überzeugen versuchte, ob das ebenerwähnte negative Resultat namentlich von der gegebenen Versuchsanordnung und nicht etwa von
irgend einer Nebenursache abhing.

2) Die Wurzeln des N. ischiadicus beteiligen sich nicht in
gleichem Maase an der Fortleitung des Reizes von dem genannten
Nerven zu den Nickhautgefäßen: die Nn. spinales VII et IX nehmen gar keinen Anteil an der in Rede stehenden Erscheinung, —
nur der N. spinalis VIII ist hierbei bethätigt. Haben wir uns
nämlich davon überzeugt, dass die Reizung des centralen Ischiadicusstumpfes spasmodische Contraction der Nickhautgefäße hervorruft und durchschneiden nun successive den VII und den IX — so
erleidet hiedurch die Wirkung des Ischiadicus weder eine Einbuße
noch irgend eine Aenderung; beginnen wir dagegen unser Experiment direct mit Durchschneidung des Spinal. VIII, wobei der VII
und IX unversehrt bleiben, so hört die Wirkung des Ischiadicus
momentan auf: einen Spasmus der Nickhautgefäße vermögen wir
jetzt durch die Reizung des centralen Ischiadicusstumpfes nicht
hervorzurufen, dafür tritt aber in den Gefäßen dieser Membran eine
neue Erscheinung auf, nämlich eine Gefäßerweiterung: diese Gefäße erscheinen von Blut überfüllt und dort, wo vorher die roten
Blutkörperchen selbst in ihrer Längsstellung kaum hindurchgestoßen
werden konnten, gehen dieselben nun sogar mit ihrem Querdurchmesser und in fast compacten Reihen frei hindurch. Der Einfluss

---

[1) Die ersten, kurz gefassten Mitteilungen über das vorliegende Thema sind im
„Westnik Estes trosnania" (Bote der Naturkunde) 1891, No. 1 und 9, in russischer
Sprache veröffentlicht worden.

des N. spin. VIII auf die betreffende Erscheinung kann auch noch
folgendermassen constatirt werden. Man schneidet die Nn. spinalis
VII, VIII et IX von dem Ischiadicus ab, legt an einen jeden von
ihnen eine Ligatur an und reizt die centralen Enden derselben
durch den Strom: die isolirte Reizung des VII sowie des IX bringt
keinerlei Veränderungen in der Circulation der Nickhautgefäfse hervor, während dagegen Reizung des VIII die gleiche Erscheinung
des Spasmus der Nickhautgefäfse zur Folge hat, wie die Ischiadicusreizung bei Unversehrtheit aller Teile.

Dem Dargelegten haben wir noch beizufügen, dass die Unversehrtheit der Anastomosen des Plexus ischiadicus mit dem N. sympathicus für die vorstehenden Experimente belanglos war.

3) Darauf stellte ich Durchschneidungen des Rückenmarks an,
wobei ich mit dem 6. Wirbel anfing, da es angesichts des bereits
festgestellten Einflusses des N. spin. VIII bedeutungslos erschien,
noch tiefer unten anzufangen: es würde dort derselbe N. spin. VIII
durchtrennt werden, welcher nach Ecker zwischen dem 5. und 6.
Wirbel seinen Ursprung nimmt.

Durchschneidung des Rückenmarks vom 6. Wirbel an nach
aufwärts bis an das mittlere Niveau des 3. Wirbels verhindert die
Einwirkung des N. ischiadicus auf die Nickhautgefäfse. Auch hier
hatte gleich wie bei den vorhergehenden Experimenten am Plexus
ischiadicus die Unversehrtheit der Rr. communicantes keinen Einfluss auf das Resultat.

Durchschneidung des Rückenmarkes oberhalb der Mitte des 3.
Wirbels und Entfernung des Gehirns heben die Einwirkung des
Ischiadicus auf die Nickhautgefäfse nicht auf.

4) Da im Niveau zwischen dem 2. und 3. Wirbel der N. spin.
III. seinen Anfang nimmt und hierselbst auch die Leitungsbahn
abzubrechen scheint, auf welcher die Reizwirkung vom Ischiadicus
zu den Nickhautgefäfsen verläuft, — so erscheint es notwendig, den
N. spin. III, namentlich dessen Verhalten zu der uns beschäftigen-
den Erscheinung zu untersuchen.

In der That erwies sich, dass bei Unversehrtheit aller Teile
eine Durchschneidung des genannten Nerven an seinem Abgange
aus der med. spinalis oder überhaupt in seinem weiteren Verlaufe
von der Wirbelsäule an bis zu seiner Kreuzung mit dem N. sympathicus genügte, um mit einem Schlage die Wirkung des Ischiadicus auf die Nickhautgefäfse aufzuheben, d. h. es wird dadurch
der gleiche Effect erzielt wie durch die Trennung des N. spin. VII.

5) Den gleichen Erfolg, d. h. Aufhebung des Einflusses des
N. ischiadicus auf die Nickhautgefäfse haben die Durchschneidung
des N. sympathicus in dessen Verlaufe von der Kreuzungsstelle mit
dem N. spin. III an bis zum Kopfe, sowie die Durchschneidung
des N. maxillaris. Von dem Einflusse des N. maxillaris auf die
betreffende Erscheinung kann man sich auf dieselbe Weise überzeugen wie in dem Falle mit dem N. spin. VIII.

6) Die Beteiligung des N. spin. III an der in Rede stehenden Erscheinung lässt sich noch in anderer Weise klarstellen. Da sich eine Ligatur an den genannten Nerv nicht anlegen lässt, so verfuhr ich folgendermassen: ich durchschnitt das Rückenmark an zwei Stellen, nämlich gleich oberhalb des 3. Wirbels und ein wenig tiefer unten und legte die Elektroden an das derart isolirte Stück der med. spinalis, — es trat Spasmus der Nickhautgefäße auf, wie bei Unversehrtheit aller Teile, — man braucht aber nur den N. spin. III in der oben dargelegten Weise zu durchtrennen, und die Gefäßverengung blieb aus.

Derart gelange ich, auf Grund der oben von mir beschriebenen Versuchsresultate, zu dem Schlusse, dass der auf den centralen Ischiadicusstumpf einwirkende Reiz den Nickhautgefäßen auf folgender Bahn zugeleitet wird: N. ischiadicus, N. spinalis VII, Med. spinalis zwischen dem 6. und 2. Wirbel, N. spinalis III bis zur Kreuzung mit dem Sympathicus, der Teil des letztgenannten Nerven, welcher von der erwähnten Kreuzungsstelle bis zum Ganglion Gasseri reicht und schließlich der N. maxillaris.

Ausserdem tritt noch hervor die Bedeutung des — nach ECKER zwischen dem 2. und 3. Wirbel liegenden — Anfanges des N. spinalis III, da die Trennung dieses Nerven von seinem Anfange den nämlichen Effect hat wie die Durchschneidung des Nerven selbst.

Nach Erörterung des Einflusses sowie der Leitungsbahnen des einen der aus dem Plexus ischiadicus stammenden Nerven, war es naturgemäß, auch die übrigen, aus demselben Plexus hervorgehenden Nerven in dieser Richtung zu untersuchen.

II. Der N. cruralis. Die Anlegung der Ligatur an den Stamm des N. cruralis gelingt nur bei großen Exemplaren, und auch hier erst nach der Unterbindung und Durchschneidung wenigstens zweier — sehr selten eines Blutgefäßes zwischen den Ligaturen. Reizung des centralen Cruralisendes bewirkt ebenso Spasmus der Nickhautgefäße wie die Ischiadicusreizung, wobei der Reiz die nämlichen Leitungsbahnen einhält, wie bei dem letztgenannten Nerven.

III. N. ileo-hypogastricus. Reizung des centralen Endes des genannten Nerven führt durchaus keine Aenderungen in dem Blutkreislaufe der Membrana nictitans herbei, was die Herkunft dieses Nerven von dem Spinalis VII vollkommen bestätigt, indem ja der letztgenannte Nerv ebenfalls die Circulation der Nickhaut nicht beeinflusst.

Hier ist folgender Umstand zu notiren. Der N. ileo hypogastricus ruft, ebenso wie sein Ursprungsstamm, der N. spinalis VII., keine Verengerung der Nickhautgefäße hervor, während dagegen der, nach ECKER gleichfalls dem spin. VII entstammende, N. cruralis ähnlich wie der Ischiadicus auf die Nickhautgefäße krampferregend wirkt. Hieraus folgt, dass der N. cruralis, abgesehen von den in seinen Bestand tretenden Fasern des N. spin.

VII, auch noch solche aus dem N. spin. VIII entlehnen muss, d. h. also, — der Cruralis besitzt zwei Wurzeln, nämlich die No. spin. VII et VIII und nicht nur eine einzige, — den spin. VII, — wie Ecker behauptet.

Um Alles zu erschöpfen, was die Untersuchung des Plexus ischiadicus mir ergab, ist noch zu bemerken, dass ich in Fällen, wo sich auf Reizung des centralen Ischiadicusendes, das Bild des Gefäßkrampfes in der Nickhaut besonders demonstrativ gestaltete, die Gelegenheit nicht versäumte, gleichzeitig das Verhalten des peripheren Ischiadicusendes zu den Fußgefäßen zu prüfen: niemals gelang es mir irgend eine Veränderung in den Gefäßen des Fußes wahrzunehmen, eine Veränderung, welche in nachweisbarem Zusammenhang stünde mit der Reizung des peripheren Endes des betreffenden Nerven. Da ein und derselbe Nerv, bei Curarisirung, nach der einen Seite hin energische Wirkung offenbart, in entgegengesetzter Richtung aber auf das nämliche Object — die Blutgefäße — garnicht reagirt, so scheint mir die Annahme zulässig, dass ein solcher Nerv nach der einen Richtung hin — centralwärts solche Einrichtungen besitzt, deren er nach der anderen Seite — gegen die Peripherie — hin entbehrt.

IV· Schließlich untersuchte ich das Verhalten der centralen Enden des N. spin. VI, des N. ulnaris und der hinteren Aeste der Spinalnerven, — kein einziger von ihnen rief selbst die geringste Aenderung in der Blutcirculation der Membrana nictitans hervor.

Dieses negative Resultat kann von zwei Ursachen abhängen: entweder sind die letztaufgeführten Nerven überhaupt nicht befähigt, an irgend einem Orte solche Erscheinungen hervorzurufen, wie wir sie vom N. cruralis und ischiadicus beschrieben haben, oder aber — wir kennen die Regionen nicht, innerhalb derer sich ihre Wirkung äussert und es müssen neue Methoden ausgearbeitet werden, um ihre Wirksamkeit zu erforschen. Zu Gunsten der letzteren Annahme spricht die von E. Steinach[1]) entdeckte Einwirkung der peripheren Enden der hinteren Aeste der Spinalnerven des Frosches auf den Magendarmtractus, wobei es sich erwies, dass ein jeder Nerv innerhalb eines genau umschriebenen Bezirkes Reaction hervorruft.

Kasan, 20. Januar 1894.

H. Rabl, Ueber geschichtete Niederschläge bei Behandlung der Gewebe mit Argentum nitricum. Sitzungsbericht d. Wiener Akad. d. Wissensch. Abt. III. Bd. 102, H. 3—7.

Verf. hat die Beobachtung gemacht, dass Lösungen von salpetersaurem Silber geschichtete Niederschläge auf den damit behandelten Geweben hervorrufen und dass diese Erscheinungen

[1]) Cbl. f. Physiologie 1893, No. 30.

Täuschungen veranlassen können und auch vielfach veranlasst haben. Auf solche geschichtete Niederschläge sind z. B. die bekannten Angaben von Frommann über die Querstreifung des Axencylinders zurückzuführen.

Im Einzelnen hat Verf. Folgendes festgestellt:

In der Adventitia der Blutgefäfse findet man nach entsprechender Behandlung mit Silberlösung und Salpetersäure (Bovers'sche Methode) und Kali bichromicum, Querstreifung, die entweder aus geschlossenen schwarzen Ringen besteht oder einfache, den verschiedenen Bindegewebsfibrillenbündeln entsprechende Streifen bildet.

Im Bindegewebe der Muskeln, in der bindegewebigen Kapsel einer Drüse, der Submucosa des Darmes erhält man bei Mensch und Tier deutliche Querstreifung, die ganz der von den Nerven her bekannten gleicht. Sie tritt in zwei Typen auf, teils in Gestalt „scheinbar homogener gelbbrauner Bänder, teils zusammengesetzt aus zahlreichen kleinen, runden Kügelchen von schwarzroter Farbe und verschiedenen Dimensionen".

Im hyalinen Knorpel erscheinen die geschichteten Silberniederschläge in Form von Bändern, die Veranlassung zu dem Irrtume waren, dem Knorpel einen lamellären Bau zuzuschreiben. Vielmehr handelt es sich hier, wie auch in den vorher erwähnten Fällen um Artefakte.

Auch zwischen Fettzellen kommen Niederschläge des Silbers vor, die eine Querstreifung vortäuschen.

Ueberall handelt es sich um eine Bildung einer Verbindung von Eiweifs mit Silbernitrat, die ungleichmäfsig erfolgt.

(Aus den tatsächlichen Angaben des Verf. geht hervor, dass man nicht vorsichtig genug sein kann mit der Deutung derjenigen mikroskopischen Bilder, welche man durch Anwendung von Lösungen des salpetersauren Silbers erzielt.

Ref. ist sogar der Meinung, dass die „Silberbilder" überhaupt nur dann einen Wert haben, wenn andere Färbungsmethoden zu gleichen oder mindestens sehr ähnlichen Resultaten geführt haben. Alle Untersuchungen, die sich nur auf Silberbilder stützen, sind daher nach des Ref. Auffassung von sehr zweifelhafter Bedeutung).

Rawitz.

J. Seegen, Ueber das Verhältniss des Zuckergehaltes im arteriellen und venösen Gefäfssystem. Cbl. f. Physiol. 1893, H. 12.

Verf. bespricht eingehend den Anteil, den Chauveau (und Kaufmann) und er selbst an der Lehre hat, dass der in der Leber gebildete Zucker die Quelle der im Organismus freiwerdenden Spannkräfte, namentlich der Muskelkraft sei. Es muss in dieser Beziehung auf das Orig. verwiesen werden. Eine notwendige Folgerung dieser Lehre ist, dass das venöse Blut weniger Zucker enthält, wie das arterielle. Chauveau und Kaufmann behaupten, dieses auch constant gefunden zu haben, während Seegen auf Grund von

Ueberlegungen bezweifelt, ob unsere Methoden fein genug sind, diese Unterschiede festzustellen. Thatsächlich konnte Seegen, wie in früheren, so auch in einigen auf's Neue angestellte Versuche einen Unterschied in dem Zuckergehalt der Carotis und Vena femoralis oder cruralis nicht mit Sicherheit feststellen. Dagegen wurde in zwei an Hunden ohne Narcose bezw. ohne genügende Narcose angestellten Versuchen, bei welchen die Tiere sich stark sträubten, also bei starker Muskelaction, deutliche Unterschiede erhalten. In dem einen Versuch betrug der Zuckergehalt des Blutes aus der Carotis 0.238 resp. 0.242 pCt., aus der Vena cruralis 0.188 resp. 0.183 pCt. Im zweiten: Carotisblut 0.266 und 0.266, Venenblut (Cruralis) 0.221 resp. 0 228 pCt. S. glaubte diesen Effect steigern zu können durch Tetanisiren der Schenkelmusculatur, der Erfolg widersprach aber den Erwartungen vollständig: das venöse Blut enthielt nicht weniger, sondern unzweifelhaft, in einem Fall sogar sehr erheblich mehr Zucker (0.277 pCt.), wie das arterielle (0.149 pCt). Dieser Befund bleibt einstweilen unaufgeklärt: S. erwähnt die Möglichkeit, dass bei der Reizung andere wie Zucker reducirende Körper entstehen könnten.   E. Salkowski.

---

1) **G. Rüdel**, Ueber die Resorption und Ausscheidung des Kalkes. Arch. f. exp. Path. XXXIII. S. 79.

2) **Derselbe**, Ueber die Resorption und Ausscheidung von Kalksalzen bei rhachitischen Kindern. Ebenda, S. 90.

1) Die Versuche sind vorwiegend an Kindern angestellt und nur die Ausscheidung durch den Harn berücksichtigt. Von den beiden per os verabreichten Kalksalzen, dem kohlensauren u. essigsauren Kalk wurde (nach der Wiederausscheidung im Harn beurteilt) nur sehr wenig resorbirt, vom kohlensauren Kalk nur 0.64 pCt. (dabei kommt aber in Betracht, dass nicht weniger als 12.0 g Kreide = 6.72 CaO gegeben war). In Form von essigsaurem Kalk wurden gegeben 1,6—2.8—3.2 CaO, davon gingen in den Harn über 3.81—2.08—1.15 pC. Durch den essigsauren Kalk ließ sich etwa eine Verdoppelung der normalen Kalkausscheidung herbeiführen. Der Umstand, dass immer ein annähernd gleiches Plus an Kalk in der Harnausscheidung beobachtet wurde, ziemlich unabhängig von der Quantität des eingegebenen Kalks führte den Verf. zu Versuchen darüber, ob sich durch Verabreichung von Fällungsmitteln des Kalks die Kalkausscheidung verringern und umgekehrt durch Lösungsmittel vergrößern lasse. In der That konnte durch Verabreichung von 8 g Natriumphosphat bei einem Kind resp. 20 g Natriumphosphat bei einem Hund die Kalkausscheidung auf annähernd die Hälfte herabgedrückt werden. Ebenso wirkt die Salzsäure bei einem Kind deutlich und einem Hund entschieden steigernd (auf mehr als das doppelte). — Erheblich größer war der Anteil des in den Harn übergehenden Kalks, wenn essigsaurer Kalk bei Ka-

ninchen und Hunden unter die Haut eingespritzt wurde, nämlich
beim Kaninchen 25.78—34.10 pCt., beim Hund 12.0—12.90 pCt.
des eingespritzten. Es gelang so den Kalkgehalt des Harns ansehnlich zu steigern.

2) Durch längere Zeit fortgesetzte Ernährung mit Milch und
„Brei" liefs sich bei Kindern von 3—4 Jahren eine annähernd constante Ausscheidung von Kalk durch den Harn herbeiführen, welche
durch Verabreichung von kohlensaurem oder essigsaurem Kalk etwa
auf das doppelte gesteigert werden konnte. Die Kalkausscheidung
rhachitischer Kinder fand R. in Uebereinstimmung mit BAGINSKY
nicht anders, wie die gesunder. Dieselbe Uebereinstimmung zeigte
sich hinsichtlich der Fähigkeit, verabreichte Kalksalze, selbst kohlensauren Kalk zu resorbiren, ja bei Kindern mit zurückgehender Erkrankung war diese Fähigkeit sogar wesentlich erhöht. — Der Kalkgehalt der Darmentleerungen rhachitischer Kinder ist, procentisch berechnet, erheblich höher, die absolute Quantität aber, auf die es ja
allein ankommt, nur unerheblich höher, wie die der gesunden Kinder,
im Uebrigen muss auf das Orig. verwiesen werden. (Mit den angeführten Zahlen sind vermuthlich die in 24 Stunden durch den
Darm entleerten Mengen gemeint, eine bestimmte Angabe darüber
findet sich, soweit Ref. sehen kann, nicht. Die Beobachtungen nach
dieser Richtung sind wohl nicht zahlreich genug, um bindende
Schlüsse zuzulassen. Verf. spricht dieses übrigens selbst aus. Ref.)
                                                    E. Salkowski.

M. **Arthus**, Recherches sur quelques substances albuminoïdes. La
classe des caséines, des fibrines. Thèse de Paris 1893.

Die Alkalifluoride, von denen Verf. früher gezeigt, dass sie
zum Blut resp. zur Milch zugesetzt infolge Ausfällung des Kalks
diese Flüssigkeiten gerinnungsunfähig machen, sowie dass sie antiseptisch wirken, lösen in 1 proc. Solution Caseïne und Fibrin auf
und zwar langsam bei gewöhnlicher Temperatur, schneller bei
Körperwärme. Ausserordentlich schnell und sehr reichlich lösen
sich Caseïne bei Siedehitze in 1 proc. Fluornatriumlösung auf und
zwar zu transparenten, leicht opalisirenden, durch Siedehitze nicht
fällbaren Flüssigkeiten. Diese werden durch Dialyse gegen Wasser,
durch Einleiten von Kohlensäure, zuweilen schon durch Verdünnung mit Wasser gefällt. Verdünnte Säuren fällen diese Lösungen
gleichfalls und zwar bei passender Dosis vollständig, ebenso Sättigen
mit Ammonsulfat. Sättigen mit Steinsalz hat erst bei Siedehitze
vollständige Fällung des Caseïns zur Folge. Diese fluorhaltigen
Lösungen unterscheiden sich von den Lösungen der Caseïne in
Aetz-, kohlensauren und phosphorsauren Alkalien oder Erden dadurch, dass sie durch Sättigen mit Steinsalz in der Kälte nicht ausgefällt werden, wohl aber durch Verdünnen mit Wasser und durch
CO_2-Einleitung. Die Caseïne sind ferner vollständig löslich in 1 proc.

Ammonium- oder Kaliumoxalat, zum Teil in 2.5 proc. Ammonsulfat resp. -chlorid und in 5 proc. Steinsalz; letztere Lösungen sind durch Verdünnen allein nicht fällbar, sondern erst, wenn zugleich CO_2 eingeleitet wird. Die fundamentale und characteristische Eigenschaft der Caseïne besteht darin, dass die Fällung durch Hitze, Säuren oder Alcohol ihre Löslichkeit in Salzsolutionen nicht aufhebt. — Die Lösungen von Fibrin in 1 procent. Fluornatrium bieten die allgemeinen Eigenschaften von Globulinsolutionen dar: sie werden durch Dialyse, durch Verdünnen resp. CO_2 - Einleiten niedergeschlagen, teilweise durch Sättigen mit Steinsalz, vollständig durch Sättigen mit Ammonsulfat; durch Erhitzen werden sie koagulirt. Die Lösungen der Fibrine in anderen Neutralsalzen (z. B. 10 proc. NaCl) haben dieselben Eigenschaften, nur dass sich darin Fibrin langsamer und in geringerem Umfange löst als die gewöhnlichen Globuline. Fibrin bildet, mit seiner Muttersubstanz, Fibrinogen, in der Gruppe der Globuline eine besondere Klasse. Wie Fibrinogen wird es bei 56° in 2 Substanzen gespalten, von denen die eine bei dieser Temperatur koagulirt, die andere erst bei 64 bis 75°.   J. Munk.

C. Th. Mörner, Untersuchung der Proteïnsubstanzen in den licht-brechenden Medien des Auges. 3 Mitt. Zeitschrift f. physiol. Chem. XVIII. S. 61, 213, 233.

1) Die Augenlinse des Rindes enthält 4 Eiweißkörper: Albu-moid, etwa die Hälfte des Totaleiweifs, Albumin ($^1/_2$ pCt.) α-Krystallin (19.5 pCt.). β-Krystallin (32 pCt.). Das Albumoid wird durch Extraction der frischen Linsen mit 8 proc. NaCl-Lösung gewonnen, unlöslich in Wasser, schwerlöslich in Essigsäure und Ammoniak, leicht in Aetzalkalien und Mineralsäuren. In Na-Cl.-Lösung koagulirt es bei 43—47° C.; es enthält C 53.1, H 6.8, N 16.6, S 0.8 pCt.; in der Asche etwas phosphorsauren Kalk. Das wässrige filtrirte Linsenextract giebt mit verdünnter Essigsäure versetzt einen Niederschlag, der durch wiederholtes Auflösen in dünnem Ammoniakwasser und Fällen mit Essigsäure gereinigt, das α-Krystallin liefert mit C 52.8, H 6.9, N 16.7 und S 0.6 pCt. Die Lösung in wenig Ammoniak koagulirt bei 72°, wird durch Sättigen mit Mg SO_4 und Na_2SO_4 gefällt, nicht durch Sättigen mit NaCl, ferner gefällt durch CO_2, Essig- und Salzsäure, im Ueberschuss der beiden letzteren wieder löslich. Während α-Krystallin mehr in der Rinde der Linse steckt, enthält das Innere der Linse mehr β-Krystallin, das aus dem Filtrat der Essigsäurefällung nach Neutralisation und Sättigen mit $MgSO_4$ niedergeschlagen wird. Die Fällung wird durch Dialyse von $MgSO_4$ befreit, in Wasser gelöst und durch Alcohol niedergeschlagen. Die wässrige Lösung koagulirt bei 63°; die Substanz enthält 17 pCt. N u. 1.3 pCt. S. Beide Krystalline sind zwei specifische Globulinsubstanzen der Linse.

2) Die Grundsubstanz der Hornhaut, von der schon
MOROCHOWETZ dargethan hatte, dass sie nicht Chondrin, sondern
Collagen und Mucin enthält, besteht nach Verf. zu ⁴/₅ aus Collagen
und zu ¹/₅ aus einem Mukoid „Corneamucoid"; das durch schwach
alkalisirtes Wasser gelöst und durch Essigsäure ausgefällt nur
12.8 pCt. N, 50.2 pCt. C, aber 2.1 pCt. S, darunter auch lose gebundenen, bleischwärzenden einschliefst, beim Kochen mit Mineralsäuren
eine reducirende Substanz lieferte, aber niemals schleimige oder
fadenziehende Lösungen gab; alle bisher bekannten Mucinstoffen
übertrifft dies Mukoid durch seinen S-Reichtum. Auch giebt es
weder bei der Zersetzung mit Säuren noch mit Alkalien ein Albuminat. Das Collagen, nach Extraktion des Mukoids mit alkalischem
Wasser, aus dem Hornhautrückstand durch Digestion mit Wasser
bei 40° als geléeartige Masse erhältlich, zeigt alle Eigenschaften
des Glutins, dagegen nur einen sehr geringen (0.3 pCt.) S-Gehalt
neben rund 17 pCt. N. Aus der vorderen Epithellage der Hornhaut lässt sich durch sehr wenig Ammoniak eine Globulinsubstanz
mit 15.6 pCt. N ausziehen, wahrscheinlich identisch mit Paraglobulin. Sehr spärlich findet sich daneben eine mit 8 proc. NaCl-Lösung extrahirbare zweite Globulinsubstanz, welche in Hinsicht des
Aussehens ihrer Fällung und deren Verhaltens zu NaCl an Myosin
erinnern kann.

3) Die Descemet'sche Haut auf der Rückfläche der Hornhaut und die Linsenkapsel bestehen, neben wenig Albuminat,
hauptsächlich aus „thierischem Membranin", in Wasser, verdünnten
Säuren und Alkalien erst bei höherer Temperatur löslich und beim
Kochen mit Salzsäure eine reducirende Substanz liefernd. Es enthält 14.8 pCt. N und 0.9 pCt. S, darunter lose gebunden S und
giebt im Gegensatz zum Collagen und Glutin, alle Farbenreactionen
des Eiweifs ausserordentlich schön, und scheint eine Mittelstellung,
zwischen den Mucinarten und dem Elastin einzunehmen. Das Membranin der Descemet'schen Haut zeichnet sich durch schwerere
Löslichkeit und einen um 0.6 pCt. höheren N-Gehalt vor dem der
Linsenkapsel aus.

Die Glasflüssigkeit enthält, neben wenig Eiweifs, zu etwa
0.1 pCt. Mucin, nur dass dasselbe wegen des gröfseren Salzgehaltes
gewöhnlich nicht direct, sondern erst nach Zusatz des 2—3 fach
Vol. Wasser durch Essigsäure ausgefällt werden kann. Dies „Hyalo-
mucoid" enthält nur 12.3 pCt. N und 1.2 pCt. S und liefert beim
Kochen mit Säuren eine reducirende Substanz. Die Häute des
Glaskörpers lösen sich bei gelindem Erwärmen mit Wasser auf.
Die Lösung enthält gewöhnliches Glutin. Wegen vieler Einzelheiten vergl. Orig.   J. Munk.

F. Marchand, Zur Kenntniss der Embolie und Thrombose der Gehirnarterien, zugleich ein Beitrag zur Casuistik der primären Herztumoren und der gekreuzten Embolie. Berl. klin. Wochenschr. 1894, Nr. 1—3.

Verf. berichtet über mehrere hierher gehörige Fälle. In dem ersten bestand ein primäres Myxom des linken Vorhofs, mit älterer Embolie der linken, frischen der rechten Arteria fossae Sylvii. Die Embolien zeigten in ihrem Centrum gleichfalls myxomatöse Structur. In dem zweiten Fall handelte es sich um eine 77 Stunden alte Embolie der Carotis interna bei einem 28jährigen tuberculösen Mädchen. Der einzige gefundene Thrombus fand sich in einer Vene des rechten Unterschenkels; da an der Stelle des Foramen ovale nur eine minimale Oeffnung nachzuweisen war, so ist die Auffassung der Carotis-Embolie als einer gekreuzten nicht zu begründen, und der Fall entbehrt daher hinreichender Erklärung. Deutlich war diese Form der Embolie dagegen in dem nächsten Fall, in dem eine Embolie der Lungenarterien und paradoxe Embolie mit Infarcten der Milz und rechten Niere, ferner frische Embolie der A. coronaria sintr. cordis bei offenem Foramen ovale bestand, ausgegangen von einer Thrombose der Venen des rechten Unterschenkels. Die letzte Beobachtung endlich betrifft eine Thrombose der rechten Carotis interna nach Unterbindung mit Fortsetzung in die Art. fossae Sylici; 24 Stunden darauf trat nach voraufgegangener linksseitiger Lähmung der Tod ein. Bei der Section zeigte sich ungemein starke Schwellung der afficierten Hemisphäre, die gröfseren Arterien in dem embolisierten Gebiet waren prall mit Blut gefüllt.

Zum Schluss bespricht Verf. die Bedingungen des apoplektischen Insults bei Embolie der Hirnarterien, die er bei Verschluss gröfserer Arterien lediglich in der plötzlich abgeschnittenen Blutzufuhr zu gröfseren Teilen des Gehirns sieht; doch können bereits kleinere Embolien derartig störend auf die allgemeine Blutcirculation des Gehirns wirken, dass Ohnmachts- oder Schwindelanfälle eintreten.

M. Rothmann.

---

1) **H. Cripps,** On the treatment of complete obstruction of the large intestine by temporary Typhlotomy. Brit. med. Journ. 1893, p. 396.

2) **J. S. M'Ardle,** The treatment of volvulus of the sigmoid. Dublin Journ. of med. sc. 1893. p. 97.

1) Die Schlussfolgerungen Verf.'s gehen dahin, dass bei Obstruction der dicken Därme, wo Eingiefsungen nutzlos gewesen sind und weder die Stelle noch die Ursache der Verlegung der Lichtung sicher festgestellt werden kann, die Laparotomie auf der linken Seite, entsprechend der flexura sigmoid. gemacht werden soll; ergiebt sich aber dann, dass letztere unterhalb des Hindernisses liegt, so soll die Wunde geschlossen und der Blinddarm auf der rechten Seite der Untersuchung zugänglich gemacht werden. Der

Schnitt im Blinddarm soll nach seiner Vernähung an das Periton.
parietale nur klein angelegt werden, um später je nach der Natur des Grundleidens geschlossen oder erweitert zu werden. Beigefügt sind 2 Fälle.

2) Bei der 22jähr. Pat. war nach 3 tägiger Krankheitsdauer
der oberhalb der Umschlingung gelegene Teil der Flex. sigmoid.
so ausgedehnt, dass er zu seiner Lösung durch eine Längsincision
eröffnet und extraabdominal entleert werden musste. Nach Reinigung des Darmes durch Borspülungen mittelst eines vom After
durch die Incision geführten Gummischlauches wurde letztere durch
eine doppelte Naht (erst eine Schnürnaht aus Catgut, dann eine
Lambert'sche Seidennaht) geschlossen. Glatte Heilung. — Verf.
spricht sich für möglichst früher Intervention in ähnlichen Fällen
bezw. für explorative Laparatomie aus, von welch' letzterer er keinen
ungünstigen Ausgang kennt.   P. Güterbock.

W. Körte, Aus dem städt. Krankenhause am Urban in Berlin.
    Beschreibung eines Präparates von veralteter Kniescheibenfractur
    nebst Bemerkungen über die Behandlung des frischen Kniescheiben-
    bruches. Deutsche med. Wochenschr. 1893, No. 28.

Das betr. Präparat stammte von einem vor 2 Jahren verletzten,
an Beckensarcom verstorbenen 49jähr. Pat., welcher die verletzte
rechte untere Extremität nur wenig intra vitam benutzt hatte. Bei
einer Diastase von 5—6 cm (am Glycerin-Spiritus-Präparate) existirte
ein allerdings nur 3 mm dickes fibröses Zwischenstück, welches von
den vorn vor der Patella lagernden Sehnenfasern (Fascia lata,
Fasern von der Strecksehne), sodann von direct aus den Bruch-
flächen hervorkommenden und endlich von den das Band inwen-
dig deckenden der Gelenkkapsel angehörigen Fasern gebildet wurde.
Diese Verbindung war anscheinend unzureichend gewesen, um die
durch Contraction des M. quadriceps fem. dem oberen Fragment
mitgeteilten Bewegungen auf das untere zu übermitteln und thatsächlich fand sich der M. quadriceps ganz atrophisch. In den gün-
stigeren Fällen von fibröser Verbindung mit besserer Function sind
nach K. die Sehnenfasern vor der Patella sowie die seitlichen Kapsel-
partien und die seitliche Fascie nicht mitgerissen. Hinsichtlich der
Behandlung muss man nach K.'s Erfahrungen die Kniescheiben-
brüche je nach der Gröfse der Diastase in zwei Hauptklassen teilen.
Beträgt dieselbe nicht viel mehr als 2 cm, so empfielt sich bei nicht
sehr starkem Bluterguss, Massage (vom 3.—4. Tage an) und frühzeitige Gehversuche (nach 3—4 Wochen). Dagegen ist bei Riss-
brüchen mit erheblichem Bluterguss und starker Bandzerreifsung
sowie entsprechend weiter Diastase Gelenkpunction (mit nicht zu
schwachem Troicart) und Sehnennaht angezeigt. Die Knochennaht
passt bei complicirten Fracturen, bei denen sie bei Bestehen gröfserer

Diastase stets indicirt ist, bei veralteten Brüchen mit sehr ungünstiger Function, aber noch genügend erhaltener Musculatur und endlich bei Refracturen bald nach der Heilung.   P. Güterbock.

E. v. Hippel, Ueber Siderosis bulbi und die Beziehungen zwischen siderotischer und hämatogener Pigmentirung. Ber. über d. 23. Vers. d. ophthalm. Ges. Heidelberg 1893, p. 30.

Die Resultate von v. H. stützen sich auf die genaue Untersuchung von 16 menschlichen und 40 Versuchsaugen. Anlass dazu gaben die Befunde von Bunge über Siderosis corneae, wovon von H. ebenfalls ein Fall zu Gebot stand. Unter Siderosis versteht man den Vorgang, dass Eisen in gelöster Form diffundirt und durch die specifische Affinität gewisser Zellgruppen vor allen der Epithelien der Ciliarfortsätze der Pars ciliaris retinae, der Linsenkapselepithels, des Pigmentepithels der Retina festgehalten und gebunden an eine Substanz im Protoplasma der Zelle aufgespeichert wird. Dieses gelöste Eisen kann sowohl von Fremdkörpern, wie vom Blute herstammen (xenogene und hämatogene Siderosis); beide Arten stellen sich im Wesentlichen in der gleichen Form dar. Vollkommen zu trennen von dieser Siderosis ist das Hämosiderin, ein hämatogenes Pigment, das sich durch einen vorübergehenden Eisengehalt auszeichnet.

Die braunen Körnchen in der Hornhaut stellen wahrscheinlich keine echte Siderosis, sondern Hämosiderinabscheidung dar. Eine echte Siderosis iridis scheint nachgewiesen zu sein. Eine für die Anwesenheit eines Eisensplitters im Bulbus charakteristische rotbraune Verfärbung des vorderen Bulbusabschnittes existirt nicht, aus dem Blutfarbstoff kann die gleiche Verfärbung hervorgehen. Der schon öfters beobachtete Rostfleckenkranz unter der Linsenkapsel entsteht durch fleckweise Wucherung der Kapsel-Epithelzellen, in welchen Eisen abgelagert wird. Bei Einführung eines Eisensplitters in den Glaskörperraum des Kaninchens lässt sich aus dem Auftreten bestimmter eigentümlicher Zellen erweisen, dass die Zellen des Pigmentepithels der Retina im Stande sind, zu quellen, zu wuchern und activ in den Glaskörperraum einzuwandern.   Horstmann.

Bezold, Ein Fall von Stapesankylose und ein Fall von nervöser Schwerhörigkeit mit den zugehörigen Sectionsbefunden und der manometrischen Untersuchung. Zeitschr. f. Ohrenheilk. XXIV, S. 267.

Die beiden von B. mitgeteilten Fälle, sollen einen Beitrag zur Beurteilung der functionellen Symptome, welche einerseits den chronischen Mittelohraffectionen und andererseits den Erkrankungen des inneren Ohres zukommen, liefern. Zwingende Beweise für die differentiell-diagnostische Bedeutung der vergleichenden Prüfung in

Luft- und Knochenleitung und der Tonprüfung sind, wie Verf. richtig bemerkt, nur von der Obduction solcher Fälle zu erwarten, welche im Leben den ganzen für diese zwei verschiedenen Erkrankungsformen als characteristisch aufgestellten Symptomencomplex dargeboten haben. Diesen Beweis glaubt Verf. in den beiden von ihm mitgeteilten Fällen, deren Einzelheiten im Orig. nachzusehen sind, liefern zu können. Im ersten Falle waren die 3 Cardinalsymptome, welche von B. als Postulat für die Diagnose einer hochgradigeren Fixation des Schallleitungsapparates aufgestellt worden sind: negativer Ausfall des RINNE'schen Versuches, Verlängerung der Knochenleitung für die tiefen Töne und Ausfall eines größeren Stückes der Tonscala an ihrem unteren Ende für die Luftleitung in ausgesprochenem Maase vorhanden. Dem entsprechend fand sich bei der Obduction eine durch knöcherne Ankylose der Steigbügelfußplatte, welche einen beträchtlichen Teil des Ligam. annulare einnahm, bedingte Fixation des Schallleitungsapparates. Bezüglich eines im Leben constatirten kleinen Defectes im oberen Teil der Scala, der sich durch die im Anfang der ersten Schneckenwindung vorgefundene Nerven-Atrophie erklärt, bemerkt Verf., dass er von ihm und Anderen bei Sclerose als nicht selten vorkommend constatirt sei. Der 2. Fall bildet, nach Verf., functionell einen scharfen Gegensatz gegen den ersten. Auf dem zur Section gekommenen Ohre war im Leben nur noch ein kleines Stück in der Mitte der Scala für die Luftleitung erhalten, die Knochenleitung fehlte ganz und der RINNE'sche Versuch fiel positiv aus. Diese, als nervös diagnosticirte Schwerhörigkeit fand wenigstens teilweise ihre anatomische Erklärung durch die in der 1. und 2. Schneckenwindung vorhandene Nervenatrophie. Bezüglich der Thatsache, dass die zu erwartende gleich vollständige Atrophie nur in der 1., nicht auch in der 3. Windung sich fand, bemerkt Verf., dass vielleicht Veränderungen im Cortischen Organ, welches in diesem Falle schlecht conservirt war, bestanden hatten, aber der Beobachtung entgangen waren; andernfalls sei auch eine centrale Ursache für den Ausfall des unteren Teiles der Scala denkbar. Uebrigens können beide Fälle als Beweismaterial für die Richtigkeit der HELMHOLTZ'schen Theorie gelten.   Schwabach.

Onodi, Untersuchungen zur Lehre von den Kehlkopflähmungen.
Berliner klin. Wochenschr. 1893, No. 27. ff.
In dem ersten Abschnitt über die Anatomie der Kehlkopfnerven spricht Verf. seine Ueberzeugung aus, dass der Recurrens allein die Kehlkopfmuskeln versorgt und dass der äußere Ast des Laryngeus sup. für den M. cricothyreoideus und der innere Ast desselben für die Schleimhaut bestimmt ist. Ferner haben die anatomischen Untersuchungen des Verf. Verbindungen der oberen und unteren Kehlkopfnerven ausser der Ansa Galeni festgestellt, so dass im ganzen vier paarige und eine unpaarige Verbindung vorhanden ist.

An der Innervation der Kehlkopfschleimhaut nimmt sowohl der
obere wie der untere Nerv Teil, immerhin in gröfserer Stärke der
obere. Ausserdem treten sensible Fasern über die Mittellinie, so
dass auch eine gekreuzte doppelte sensible Innervation besteht. Was
die Frage anbetrifft, ob der Sympathicus an der Innervation des
Kehlkopfes teilnehme, so ist dieselbe nach den Experimenten des
Verf.'s zu bejahen, da in den Bahnen der Recommunicantes zwischen
Plexus brachialis und Sympathicus, ferner in dem doppelten Grenz-
strang zwischen dem unteren sympathischen Halsganglion und den
ersten Brustganglien Fasern enthalten sind, welche an der Innervation der Kehlkopfmusculatur Teil nehmen. Gegen die Exner'sche
doppelte Innervation spricht sich Verf. entschieden aus, sowohl
wegen der klinischen Erfahrungen als auch der anatomischen Thatsachen halber und wegen des physiologischen Experiments. Die
physiologischen Untersuchungen des Verf. haben ferner ergeben,
dass schwache und starke Reizungen zum Schluss der Stimmritze
führe; aber in einzelnen Fällen können schwache sowie starke
Ströme die Stimmritze schliefsen und öffnen. Unter der
Aether- und Chloroformnarkose erzielen bis zum Eintritt des Todes
auf die Recurrentes einwirkende schwache und starke Ströme den
Schluss der Stimmritze; nach dem Aethertode führt die Reizung
der Recurrentes zum Schluss der Stimmritze; nach dem Chloroform-
tode folgte in einem Fall auf Reizung Erweiterung, sonst Schluss
der Stimmritze. An den Kehlköpfen der mit Aether und Chloroform getöteten Tiere verlieren die Recurrentes eher als die Muskeln
ihre electrische Reizbarkeit. Weiterhin stirbt am frühesten der
Posticus, später die Verengerer und am spätesten der Thyreoarytaen.
intern. Zur Physiologie der isolirten Recurrenzzweige hat Verf.
experimentell nachgewiesen, dass die verschiedenartigen Nervenfasern,
sobald sie isolirt und gleichen äusseren Verhältnissen ausgesetzt
werden, in verschiedenem Grade ihre Leistungsfähigkeit und Reizbarkeit äussern. Insbesondere zeigte sich an unmittelbar nach dem
Tode exstirpirten Kehlköpfen, dass in erster Reihe diejenigen Nerven
ihre Leistungsfähigkeit einbüfsen, die zu den Erweiterern gehören
und erst viel später die Nerven der Verengerer und am spätesten
die zum Thyreoarytaenoid. intern. gehenden Nerven. Die Erscheinung kann auch am lebenden Tier nachgewiesen werden, wenn wir
schwache Ströme anwenden oder die Nervenenden chemisch lädiren.
Was den M. cricothyreoideus anbetrifft, so kann derselbe bei durchschnittenem Recurrens das Stimmband gegen die Mittellinie bringen,
aber eine dauernde Medianstellung konnte experimentell nicht erzielt
werden. Das Semon'sche Gesetz giebt eine ausreichende Erklärung
für alle Fälle; einen pathologisch anatomischen Beweis lieferte Verf.
in einem ausführlich und genau auch post mortem untersuchten
Falle, bei dem in Folge von Aneurysma das linke Stimmband unbeweglich in Cadaverstellung, das rechte nahe der Medianlinie bei
Inspiration unbeweglich, bei Phonation sich zum gelähmten Stimmband nähernd stand. Hier war der rechte Posticusnerv nicht mehr thätig,

weil seine Fasern in Folge des Druckes zuerst degenerirten, nachher
degenerirte ein Teil der Thyreoarytaenoideusnerven, der Lateralisnerv zeigte nur einzelne intacte Fasern, der Transversusnerv keinen.
Linkerseits waren nur einige intacte Fasern im Lateralisnerv und
Transversusnerv.

Diese von Verf. befolgte Methode alle Nervenzweige isolirt zu
untersuchen ist die präciseste und allein geeignet, die streitigen pathologischen Fragen zu entscheiden.   W. Lublinski.

Rubner, Ueber den Wert und die Beurteilung einer rationellen
Bekleidung. Deutsche Vierteljahresschr. f. öffentl. Gesundheitspfl. 1893,
XXV. S. 471.

Das Studium der Eigenschaften der Kleidungsstoffe ist im Gegensatz zu den übrigen Zweigen der Hygiene auffallend langsam
vorwärts geschritten; vielleicht weil man glaubte, dass sie für eine
wissenschaftliche Untersuchung allzusehr Schwankungen unterliege.
Allein die Schwingungen der Mode bewegen sich doch um einen
Schwerpunkt der langsam vorwärtsschreitet und ein Product der
Zeitgeschichte ist. Man ging vom malerischen, aber unzweck-
mäfsigen zum einfachen, practischen Farblosen über unter allmäliger
Vernichtung der Landestrachten und der in der Kleidung sich aus-
sprechenden Klassenunterschiede. Doch ist festzuhalten, dass hygienische Zweckmäfsigkeit und Kleiderzier sich nicht ausschliefsen,
nur muss die Kleidung zunächst ihre Aufgabe als Schutz u. Schirm
erfüllen.

Die Kleidung ist nun ein Gemenge von festen Stoffen u. Luft
und zwar bestehen gerade die angenehmen Kleidungsstoffe wesentlich aus Luft; so die Flanelle zu 91 pCt. Raumteilen, Tricotgewebe
zu 83 pCt. Tuch 80 pCt., am geringsten ist der Luftgehalt in glatt-
gewebter Baumwolle und Leinwand, nämlich 52 pCt.

Was nun die Bedeutung der Kleidung betrifft, so setzt sie den
Wärmeverlust und damit den Nahrungsbedarf herunter. Bei einer
Kälte von 0° wird in Folge der chemischen Wärmeregulation ungefähr gerade noch einmal soviel im Körper verbrannt als bei 30°.
Diese vermehrte Verbrennung kann durch die physikalische Wärmeregulation, von welcher ein Teil die Kleidung ist, erspart werden.
Durch die Kleidung stellt sich der Mensch auf das kleinste Kost-
mafs ein. Diese willkürliche Wärmeregulation übt jeder ganz in-
stinktiv aus nach Mafsgabe der Temperaturempfindung. Sie besteht
darin, dass wir der äusseren Oberfläche unterer Kleidung verschiedene Temperaturen verleihen; durch den Winterrock ist unsere
Oberflächentemperatur ca. 18°, im Sommerrock beträgt sie ca.
20°; als weitere Regel gilt noch, dass die ersten auf dem Leib
liegenden dünnen Kleiderschichten die Wärmeabgabe ganz bedeutend beeinflussen.

Die Wärme wird bei der Kleidung hauptsächlich durch Leitung

abgegeben, dieses Leitungsvermögen ist nun, gleich dicke Stoffe vorausgesetzt, bei allen Gewebsfasern ziemlich gleich; wir werden daher die leichtesten Stoffe nehmen und das sind die Flanelle, fast ebensogut die Tricotstoffe; am schlechtesten d. h. am schwersten ist glatte Baumwolle. „Die Natur der Stoffe an sich ist vielleicht von keiner besonderen Bedeutung; aber nicht alles Material lässt sich gleich gut verarbeiten".

Als Mittel zur Beurteilung der Zweckmäfsigkeit einer Kleidung hat R. gefunden, dass eine Kleidung dann behaglich ist, wenn ihre Oberfläche um 5—6° C höher temperirt ist als die umgebende Luft.

Neben der Wärmehaltung muss die Kleidung noch für Gase durchgängig sein. Nun enthält die Kleiderluft Kohlensäure, die von der Haut ausgeathmet wird und der Gehalt an dieser ist der Ausdruck des natürlichen Luftwechsels in der Kleidung. Wir fühlen uns in einer Kleidung wohl, wenn der CO_2 gehalt der Kleiderluft unter 0.08 pCt. bleibt.

Bei lockeren Geweben sind in feuchtem Zustand viel mehr Poren frei als bei festen, es kann keine unangenehme Treibhausluft entstehen. Nun besteht aber ein ganz besonderes auffälliges Verhalten der verschiedenen Kleidungsstoffe zur Aufsaugung des Schweifses: der Schweifs wandert durch Wolle in jeder Bearbeitung hindurch, während er in Baumwolle sitzen bleibt; zieht man einen Wollstrumpf und über diesen einen Baumwollstrumpf an, so findet sich aller Schweifs in letzterem.

Wir geben also den porösen Kleidungsstoffen unbedingt den Vorzug und ist es desshalb eine Aufgabe der Industrie, auf dem Wege der Lockerung der Gewebe fortzuschreiten.   Scheurlen.

Nencki und Sieber, Ueber die chemische Zusammensetzung des russischen Nadelholztheers und seine desinficirenden Eigenschaften. Archiv f. exper. Path. u. Pharm. 1893, XXX. S. 1.

Die Choleraepidemie 1892 liefs für Rufsland das Bedürfniss nach einem allgemein zugänglichen, billigen Desinfectionsmittel bemerken, als welches sich bei dem ungeheuren dortigen Holzbestande der Holztheer empfahl.

Die verschiedenen Holztheere erwiesen sich bei der Prüfung der antiseptischen Wirksamkeit nicht allein ihrer Natur nach — ob Buchen-, Birken-, Espen- oder Fichtentheer — sondern auch ihrer Bezugsquelle nach verschieden. Untersucht ist bis jetzt eigentlich nur der Buchenholztheer; in demselben ist neben wenig Phenol, Kresol und Xylenol hauptsächlich Gujakol und Kreosol gefunden worden. Der Nadelholztheer ist anderweitig noch nicht untersucht; er hat zunächst vor den anderen Theeren den Vorzug, das er stärker antiseptisch wirkt und nicht so stark und unangenehm riecht.

Die Verff. untersuchten 6 Sorten Fichtentheer aus den verschiedensten Gegenden Russlands; es stellte sich bald heraus, dass dieselben bezüglich ihres Gehalts an Phenolen und Säuren ganz bedeutend variiren, und dass auch ihre antiseptische Kraft verschieden ist. „Durch Bestimmung des Phenol- und Säuregehalts — äussern sich die Verf. — in Verbindung mit einigen äusserlich schon leicht kenntlichen Eigenschaften kann man übrigens bald ein annähernd richtiges Urteil über die desinficirende Kraft einer Theersorte haben. Ein für Desinfectionszwecke geeigneter Nadelholztheer ist syrupig, von saurer Reaction und in dünner Schicht von rotbrauner Farbe. Der Säuregrad beträgt 2–5 pCt., das specifische Gewicht 1.05–1.08. — Zäher Theer mit Krystallen (Pimarsäure) vermischt ist ungeeignet. Guter Theer sinkt im Wasser unter".

Die Phenole des Fichtentheers bestimmten die Verf. durch fractionirte Destillation. Es stellte sich dabei heraus, dass die 15proc., welche er durchschnittlich an Phenolen enthält, fast nur aus Guajacol und dessen Homologen, von denen die Verf. das Methyl-Aethyl- und Propylguajacol sicher nachwiesen, bestehen. Hiedurch unterscheidet sich der Fichtenholztheer von den Laubholztheerarten sehr wesentlich, welche in der Hauptsache Verbindungen des 3 atomigen Phenols, des Pyrogallols enthalten und nicht wie dieser des einatomigen Phenols.

Von den 2–5 proc. Säuren des Fichtentheers bestehen nahezu 9 pCt. aus Essigsäure; weiterhin finden sich noch Valeriansäure, Capronsäure, Oenanthsäure und Pimarsäure.

Die Desinfectionsversuche wurden mit verschiedenen Bakterienvegetationsformen angestellt; im allgemeinen waren alle nach 1–5 Minuten durch 0.5 pCt. Theerzusatz vernichtet.   Scheurlen.

Aufrecht, Die Heilung des Empyems. Archiv f. klin. Med. Bd. 52, H. 1–2.

Unter Verwerfung der Bülau'schen Heberdrainage erklärt Verf. die Eröffnung der Thoraxwand mittelst Rippenresection für die zweckmäßigste Behandlungsmethode des Empyems. Bei freiem Empyem wählt er die in der Höhe der Schulterblattspitze gelegene Rippe und resecirt aus derselben ein nach der Axillarlinie hin gelegenes Stück; in solchen Fällen, wo in Folge von Pleuraverwachsungen die Wahl dieser Stelle nicht zulässig ist, ebenso wie bei sehr heruntergekommenen Patienten nehme man die Resection in der Axillarlinie vor. Stets muss der Wahl der Operationsstelle eine Probepunction vorgehen; nach Entfernung des resecirten Rippenstückes punctirt Verf. nochmals die freiliegende Pleura. Indem wir bezüglich der technischen Einzelheiten auf das Original verweisen, heben wir noch hervor, dass die rasche Entleerung des Eiters durchaus nicht die Gefahren in sich birgt, welche man bei der durch Punction erfolgenden Entleerung größerer seröser Exsu-

date fürchtet; denn nach der Resection bleibt die auf der operirten
Seite befindliche Lunge zunächst collabirt, gestattet also keine so
beträchtliche Aenderung des Blutstrombettes, dass störende oder bedrohliche Erscheinungen daraus hervorgehen könnten. — Verf.
erörtert dann noch die Frage, wie die Heilung des Empyems und
die Anlegung der Pleurablätter zu Stande kommt. Er ist der Ansicht, dass diese Heilung resultirt aus der stetigen, in ihrer Größe
durch die Differenz zwischen dem Lumen in der Thoraxwand und
dem Lumen des Hauptbronchus bedingten inspiratorischen Ausdehnung der collabirten Lunge unter der Bedingung, dass die Pleuren
die Fähigkeit besitzen oder wieder erlangen, durch Bildung rein
fibrinöser Auflagerungen eine Adhäsion beider Blätter zu ermöglichen.   Perl.

S. Toch, Ueber Peptonbildung im Säuglingsmagen. Archiv f. Kinderheilkunde XVI. S. 1.

Verf., welche seine Untersuchungen unter der Leitung von
Epstein an der Universitätskinderklinik in Prag angestellt hat, bestätigt die Angabe früherer Autoren, dass im Magen von Neugebornen und Säuglingen Pepton aus Eiweißkörpern der Milchnahrung
gebildet wird. Sowohl bei Ernährung mit Kuh- als auch mit
Frauenmilch war spätestens eine Stunde, oft schon 25 Minuten nach
der Mahlzeit im Mageninhalt regelmäßig neugebildetes Pepton
nachweisbar, mochte es sich um gesunde Kinder oder um solche
mit acuten und chronischen Erkrankungen des Magens handeln.
Auf welche Weise entsteht dieses Pepton? Der in dieser Verdauungsperiode ($\frac{1}{2}$—1 Stunde nach der Milchaufnahme) ausgeheberte
Mageninhalt enthält keine freie Salzsäure, wohl aber Pepsin; (eine
Fibrinflocke wird von dem unveränderten Mageninhalt nicht verdaut,
wohl aber nach Zusatz von 0.3 pCt. HCl). Bei dem Mangel der
freien HCl ist trotz des Vorhandenseins von wirksamem Pepsin
also nicht anzunehmen, dass das zu jener Zeit gebildete Pepton durch
Pepsinverdauung entstanden ist. Verf. legte sich nun die Frage
vor, ob das nachgewiesene Pepton vielleicht durch die Thätigkeit
der im Mageninhalt stets vorhandenen Mikroorganismen gebildet
werde? Zur Entscheidung dieser Frage sterilisirte Verf. den ausgeheberten Mageninhalt durch Zusatz von Chloroformwasser. Dieses
Antisepticum hat nach Salkowski die Eigenschaft, die Mikroorganismen abzutöten, während es die Enzyme in ihrer Wirksamkeit nicht
oder doch sehr wenig beeinträchtigt. Der also behandelte Mageninhalt, — welcher sich im bacteriologischen Versuch als steril erwies
— verdaute nach wie vor nach Zusatz von 0.3 pCt. HCl Fibrin.
Es ist also die Peptonbildung im Magen der Kinder nicht Wirkung
der Bacterien sondern eines Enzyms. Mit Rücksicht auf die —
von Verf. bestätigte — Mitteilung von Hammarsten, die angiebt, dass
beim Labprocess der Milch ein peptonartiger Körper abgespalten
werde, hält Verf. es für das Wahrscheinlichste, dass das vorgefun-

12*

dene Pepton durch die Wirkung des Labferments entstanden sei.
— Für die Praxis zieht Verf. aus seinen Versuchen den Schluss,
dass es vollständig unbegründet und überflüssig sei, bei Erkrankungen des Magens im Säuglingsalter Pepsin als solches, peptonisirte Milch oder andere derartige Präparate anzuwenden, da das
Labenzym sowohl im gesunden als im kranken Säuglingsmagen
vorhanden ist.   Stadthagen.

J. Pawinski, Ueber die Anwendung des Coffeins bei Herz- und
Nierenkrankheiten. Zeitschr. f. klin. Med. XXIII H. 5, 6.
     Verf. stellte eine Reihe von Versuchen mit dem in letzter Zeit
etwas vernachlässigten Coffein, und zwar mit dessen Doppelsalzen
Coff. natrio-benzoicum und Coffeinum natrio-salicylicum, an. Aus
den Bemerkungen über die Wirkung des Coffeins im Allgemeinen
seien folgende hervorgehoben: Die Coffeinwirkung ist hauptsächlich
eine das Nervensystem erregende; auf diesem Wege beeinflusst es
die Herzbewegungen, die kräftiger und unter Umständen auch rhyth-
mischer werden; einen specifischen Einfluss auf die Hemmungsnerven des Herzens, wie sie der Digitalis und dem Strophantus zukommt, besitzt dasselbe nicht. Einen bedeutenden Einfluss übt es
auf die vasomotorischen Centren aus; durch die Reizung derselben
verengern sich die Gefäse, die Gefässpannung resp. der Blutdruck
steigert sich. Auf diese Blutdrucksteigerung ist wohl auch die hervorragende diuretische Wirkung des Coffeins zurückzuführen, und
nicht, wie man früher annahm, einzig und allein auf die Beeinflussung des Nierenepithels. Eine cumulative Wirkung, wie es bei
der Digitalis der Fall zu sein pflegt, kommt dem Coffein nicht zu;
dasselbe wird durch den Harn rasch als Harnstoff eliminirt, doch
wird durch allzulange Darreichung des Mittels eine Ueberreizung
der Nerven- und Gefäscentra hervorgerufen. Bei Alkoholikern tritt
bisweilen schon nach mittleren Gaben eine Gehirnreizung auf, die
sich bis zu maniakalischen Anfällen steigern kann. Was die Dosirung betrifft, so ist nicht zu vergessen, dass die Empfindlichkeit des
Organismus auf das Coffein eine verschiedene ist; man beginnt daher zweckmäfsig mit kleinen Dosen, wie 0.18 3 bis 5 Mal täglich
und steigt bis zu 0.3 6 bis 8 Mal pro die; als durchschnittliche
Tagesdosis sind 1.25 — 2.0 Coffein. natrio-benzoici und 1.5 Coffein.
natrio-salicylici anzunehmen. Die Darreichung geschieht in Pulverform, wässriger Lösung oder auch als Suppositorium. Handelt es
sich um rasche Coffeinwirkung, so ist die subcutane Application die
zweckmäfsigste. — Was nun speziell die Anwendung des Coffeins
bei Herz- und Nierenkrankheiten betrifft, so schildert Verf. die
Wirkung 1) bei Herzklappenfehlern, 2) bei Nierenkrankheiten, 3) bei
durch Nervenaffection complicirten Klappenfehlern u. 4) bei Krankheiten des Herzmuskels. Auf Grund der ausführlich mitgeteilten
Beobachtungen am Krankenbette kommt Verf. zu Schlussfolgerungen,
deren wichtigste hier erwähnt seien: 1) Bei Herzklappenfehlern

stehen Digitalis oder Strophantus obenan, zum Coffein soll erst dann
gegriffen werden, wenn diese Mittel ihren Dienst versagen; was
speciell die Regulirung des Herzrhythmus betrifft, so ist hier die
Wirkung eine sehr mäßige, da es keinen specifischen Einfluss auf
den N. vagus besitzt. 2) Bei Nervenkrankheiten ist ebenfalls zunächst Digitalis oder Strophantus zu versuchen und erst dann, wenn
diese Mittel erfolglos bleiben, zum Coffein zu greifen. Dasselbe
gilt für die 3. der eben erwähnten Krankheitsgruppen, für diejenigen Klappenfehler, die mit Nierenaffectionen einhergehen. Anders
dagegen steht es mit der 4. Gruppe, den Krankheiten des Herzmuskels: diese Erkrankungen, und zwar nicht nur die auf degenerativen Processen der Muskelfasern beruhenden, sondern auch die
sogenannten functionellen bilden das dankbarste Gebiet für die Anwendung des Coffeins; hier ist es der Digitalis, deren Wirkung
erst nach 10—20 Stunden auftritt, überlegen, und erst im weiteren
Verlaufe der Krankheit, nach Ablauf einiger Monate, wenn das
Herz in Folge fortschreitender Degeneration der Muskelfasern seine
Aufgabe zu erfüllen nicht mehr im Stande ist, wenn Oedeme, Dys-
pnoë auftreten und die Herzdämpfung in querer Richtung besonders
nach rechts hin zunimmt, erst dann soll man zur Digitalis greifen.
Ferner bewährt sich das Coffein bei dyspnoëtischen Anfällen, wie
sie bei Sclerose der Coronararterien vorkommen, endlich in Fällen
von Herzinsufficienz bei vorher gesunden Individuen, wie sie nach
physischen Anstrengungen, gewaltsamen moralischen Erschütterungen,
namentlich aber im Verlaufe fieberhafter Krankheiten (Typhus, Pneumonie, Scharlach, Diphtherie) vorkommt.   K. Kronthal.

E. Remak, Ueber die antiparalytische Wirkung der Elektrotherapie bei Drucklähmungen des nervus radialis. Deutsche Zeitschr. f.
Nervenheilk. 1893, IV. S. 377.

Der Mitteilung R.'s liegen Beobachtungen von 63 (64) Fällen
von Radialislähmungen zu Grunde. In 9 Fällen (14 pCt.) wurde
der sonst gewöhnliche unmittelbare Erfolg der stabilen Kathodengalvanisation (Cbl. 1879 S. 48) der Druckstelle und dann auch
jeder anderen elektrischen Behandlung vermisst oder war ganz
zweifelhaft. Die Krankheitsdauer betrug bei diesen Fällen 37.5,
die Behandlungszeit durchschnittlich 28 Tage. Ein unmittelbarer
Erfolg der stabilen Kathodengalvanisation ließ sich 54 Mal (in
84,35 pCt.) constatiren, und zwar um so sicherer, je früher die
Behandlung begonnen wurde. Es ergab sich dabei die Alleinwirk-
samkeit der Kathode und als passendste Stromstärke die von etwa
6 M. A. bei Verwendung runder differenter Elektroden von 20—30
☐cm.

Eine sorgfältig durchgeführte Sichtung des ganzen Untersuchungsmaterials zeigte, dass die durchschnittliche Dauer der Behandlung 9.4—14.3 Tage, die durchschnittliche Dauer der Lähmung

12—20.5 Tage währte. Das Resultat lautet demnach nach den eignen Worten des Verf.'s. Bei einer in Bezug auf ihre Pathogenese übersichtlichen, häufig vorkommenden Lähmungsform kommt der methodischen Elektrotherapie eine physische, antiparalytische Wirkung sowohl bei der jedesmaligen Application, als bei wiederholter Anwendung für die Abkürzung des gesammten Heilungsverlaufes zu. (Vgl. DELPRAT's Untersuchungen Cbl. 1893, S. 41).

Bernhardt.

C. **Rossi**, Le alterazioni del respiro nei psicopatici. Ricerche cliniche e sperimentali. Riv. sperim. etc. 1893. XIX. Fascicolo 2—3.

Nach eingehender Besprechung der spärlichen, teils experimentellen, teils klinischen Untersuchungen, welche bisher über das Abhängigkeitsverhältniss der Atembewegungen von dem jeweiligen psychischen Zustande angestellt worden sind, schildert Verf. die eignen Ergebnisse, die mit Hülfe des MAREY'schen Pneumographen gewonnen wurden.

Hierzu dienten ihm 120 Geisteskranke im Alter von 25 bis 50 Jahren. Die Experimente wurden des Oeftern unter möglichst gleichartigen äusseren Bedingungen wiederholt, und der Apparat erst einige Zeit nach Anlegen in Thätigkeit gesetzt, um die anfängliche Aufregung abklingen zu lassen.

Wie die psychische Thätigkeit bei Personen, die an der gleichen Krankheit leiden, nicht die gleiche zu sein braucht, so ergaben auch die Versuche, dass Psychosen der gleichen Art verschiedene Atmungscurven, Psychosen verschiedener Art ähnliche Curven zeigen konnten. Verf. kommt schliefslich zu folgendem Ergebniss:

1) Bei den Geistesstörungen mit alleiniger Veränderung der psychischen Sphäre begegnet man vielfältigen Varianten des Atmungstypus.

2) Bei der depressiven Form ist der Atmungstypus characterisirt durch das Ueberwiegen des Angstgefühls.

3) Bei der emotiven Form bemerkt man sehr oft ein Zittern der Atemmuskeln, wohl unterscheidbar von den anderen Zitterformen.

4) Bei Paralytikern findet sich ein characteristisches Zittern, dessen diagnostischer Wert noch nicht sichergestellt ist.   Placzek.

R. **Geigel**, Untersuchungen über künstliche Abänderung der electrischen Reaction des menschlichen Nerven. Deutsches Archiv f. klin. Med. 1893, Bd. 52 (1—2).

Vorliegende Arbeit bringt die ausführliche Miteilung von Versuchen und Untersuchungen, deren Resultate schon in den Sitzungsberichten der Würzburger Physik. Medic. Gesellschaft (Cbl. 1893,

S. 639) veröffentlicht wurden. — Wir geben die Ergebnisse mit
den eigenen Worten des Verf.'s:

1) Wird eine Extremität eines gesunden Individuums vermittelst
eines elastischen Schlauches abgeschnürt, so erfährt die elektrische
Reaction der Nerven unterhalb der comprimirten Stelle sofort eine
Aenderung des normalen Zuckungsgesetzes, indem beide Oeffnungszuckungen eine Steigerung erfahren und zwar die KaOz mehr als
die AOz („Compressionsreaction").

2) Es lässt sich vor der Hand nicht mit Sicherheit entscheiden,
ob dabei die Compression der Gefälse oder Druck auf den Nerv
das ursächliche Moment für die Aenderung der elektrischen Reaction des Nerven abgiebt.

3) Oberhalb der comprimirten Stelle findet sich eine Aenderung
der Zuckungsformel nicht, sondern nur einfache Herabsetzung der
Erregbarkeit.

4) Das Phänomen der Compressionsreaction findet seine ein-
fachste Erklärung in der Annahme, dass der Nerv während der
Compression die Fähigkeit annimmt, überaus rasch und stark in den
Zustand des Elektrotonus zu gerathen, so dass er schon durch
schwache und kurze Ströme für die Oeffnung des gleichgerichteten
Stromes übererregbar wird. Der Katelektrotonus wirkt in dieser
Hinsicht stärker als der Anelektrotonus.

5) Bei Nervenkrankheiten finden sich eventuell Abweichungen
von der typischen Compressionsreaction, die aber noch eines genaueren Studiums bedürfen, um vielleicht semiotische Verwertung
finden zu können.

6) Ebenso kann nur der Vermuthung Ausdruck gegeben werden, dass die Elektrotherapie vielleicht Nutzen von dem Umstande
ziehen kann, dass der Nerv unterhalb der Umschnürungsstelle sich
unverhältnissmäfsig leicht elektrotonisiren lässt.   Bernhardt.

H. Fischer u. W. Schönwald, Ueber Ischias scoliotica. Wiener
med. Wochenschr. 1893, No. 19. ff.

Eine Scoliose kann nach den Beobachtungen der Verff. im
Verlaufe von Ischias nur dann auftreten, wenn der Plexus lumbalis
miterkrankt ist. Die Erkrankung kann entweder nur die vorderen
Aeste des Plexus lumbalis betreffen oder die vorderen und hinteren
Aeste gleichzeitig. Die homologe Scoliose kommt zur Ausbildung
wenn vordere kurze Aeste des Plexus lumbalis allein erkrankt sind.
Die typische heterologe Scoliose bei Ischias entwickelt sich, wenn
die krankhafte Affection auf eine gröfsere Gruppe von hinteren
Aesten sich ausgebreitet hat und der Sacrolumbalis dadurch insufficient geworden ist. Das Alterniren der Scoliose tritt ein, wenn
die Affection der hinteren Aeste sich bessert und die vorderen Aeste
noch schmerzhaft sind. Bei der heterologen Scoliose äussert sich

schon im Beginne der Erkrankung ein Ermüdungsgefühl im Rücken beim Strecken der Wirbelsäule, bei ihr ist der Sacrolumbalis der erkrankten Seite empfindlich; sie bleibt solange bestehen, bis der Sacrolumbalis der erkrankten Seite wieder sufficient wird. Die Entwicklung der homologen Scoliose hängt ab von der Intensität der Schmerzen und von der individuellen Empfindlichkeit des Pat. Neben der Scoliose im Lendensegmente kommen kompensatorische Krümmungen in den höher gelegenen Teilen der Wirbelsäule aus rein statischen Gründen zur Ausbildung. — Bei der Therapie wird neben den bisher üblichen Methoden die directe Dehnung der Lumbalnerven und ihres Plexus empfohlen.   S. Kalischer.

Theodor du Mesnil, Ueber das Resorptionsvermögen der normalen menschlichen Haut. Deutsches Archiv f. klin. Med. Bd. 52, S. 47.

Nachdem Verf. in früheren Arbeiten gezeigt hatte, dass die intacte menschliche Haut Flüssigkeiten und Dünsten gegenüber undurchgängig ist, sucht er jetzt nachzuweisen, dass dasselbe auch für Gase (geprüft wurden Terpenthin-, Copaiva-, Jod- und Chloroformgase) und für in Salbenform applicirte Substanzen gilt. Für die Versuche mit Salben erwiesen sich als Constituentien Lanolin und Vaselin. flav. am meisten geeignet, von die Haut nicht angreifenden und leicht nachweisbaren Medicamenten: Jodkalium, Lithium und Natrium salicylicum. Obgleich nun das Lithium bei energischer Einreibung unter 22 Versuchen 16 Mal spurenweise im Urin zu finden war, nimmt Verf. in Anbetracht des negativen Ergebnisses in ¹/₃ der Fälle an, dass das positive Resultat auf durch die Frictionen gesetzte minimale, dem bloßen Auge entgehende Schädigungen der Haut zurückgeführt werden müsse und dass die intacte menschliche Haut für indifferente Stoffe auch in Salbenform undurchgängig sei. Vom rein practischen Standpunkte allerdings dürfte man daran festhalten, dass bei energischen wiederholten Einreibungen eine Aufsaugung durch die Haut die Regel sei. — Dass Substanzen, welche die Haut angreifen, wie Salicylsäure, Carbolsäure, diese in jeglicher Applicationsweise durchdringen, ist allgemein bekannt.   H. Müller.

---

1) **R. Braun von Fernwald,** Zur Symphyseotomiefrage. Wiener klin. Wochenschr. 1893. No. 35, 37.
2) **A. H. v. Lewers,** A case of symphysiotomy. The Lancet 1893, August 5.

1) Verf. berichtet von 10 Symphyseotomien aus der geburtshilflichen Klinik von Prof. Braun. 5 Fälle hat er selbst operirt, 3 davon sind ihm gestorben. Er erklärt, dass die Symphyseotomie sich für die Privatpraxis absolut nicht eigene, und will dieselbe nur unter folgenden Bedingungen gestatten. 1. Die Gebärende muss

eine Mehrgebärende sein oder die Geburtswege zum mindesten so weit, dass deren Verletzung vermieden werden kann. 2. Asepsis der Geburt, bevor die Frau zur Operation gekommen ist. 3. Wunsch der Frau nach einem lebenden Kinde. 4. Das räumliche Missverhältniss darf nicht zu grofs sein. Conjugata nicht unter 7 ctm. — In allen anderen Fällen zieht Verf. die Sectio caesarea resp. die Craniotomie vor.

2) Bei einer 26jährigen Frau wurde von L. nach zweimaligen vergeblichen Zangenversuchen die Symphyseotomie gemacht. Beckenmaas: spinae 8 $\frac{1}{4}$, cristae 10 $\frac{3}{8}$, conj. ext. 6—6 $\frac{1}{4}$. — Nach Durchtrennung der Symphyse wurde das Kind leicht mit der Zange entwickelt; lebendes Kind. Heilung der Wunde per secundam, spätere Functionen gut.   A. Martin.

A. **Samojloff**, Ein Beitrag zur Pharmakologie des Silbers. Arbeiten d. pharmak. Inst. Dorpat IX. p. 27.

Zu den Versuchen wurde eine Verbindung der Glycirrhizinsäure mit Silber, gewonnen durch Auflösen frisch gefällten Silberoxyds in saurem glicirrhizinsaurem Natron, benützt. Mengen dieser Verbindung, die 13 mg Ag enthalten, töten Frösche erst nach 4 bis 5 Tagen. Die Tiere bekommen nach subcutaner Darreichung eine dunkle Verfärbung der Zunge, die allmälig wieder verschwindet. Wird einem curarisirtem Frosch der Oesophagus unterbunden, dann das Präparat subcutan injicirt, so wandelt sich die Zunge in einem voluminösen Sack, der prall mit einer schwarzbraunen Masse erfüllt ist. Die aus der Zunge entleerte Flüssigkeit enthält zahlreiche mit reducirtem Silber erfüllte, schwarze Leukocyten. Das Silber wird also von Fröschen durch die Zunge ausgeschieden. Das Secret wird geschluckt und per anum entleert. In der Darmwand findet sich kein Silber; wohl aber in der Leber, deren Kapillaren mit fein verteilten Körnchen reducirten Silbers und arggrotischen Leukocyten erfüllt sind. Auch am Warmblüter führt die Darreichung des glycirrhizinsauren Silbers (intravenös) zu ähnlichen Befunden in der Leber, so wie in der Niere (Schwärzung der Glomeruli). Während das Silberpräparat intravenös die Tiere durch fortschreitende Blutdrucksenkung tötet, ist es vom Magen aus unwirksam.

                                                                Pohl.

E. **Wertheimer**, Fait rélatif à l'absorption par les chylifères. Arch. de physiol. 1893, S. 751.

Verf. hat beim Hunde beobachtet, dass nach Injektion stärker Lösungen von Indigcarmin in eine Darmschlinge die aus dem Duct. thorac. aufgefangene Lymphe schon nach 15—20 Minuten grünlich wurde und den grünen Schimmer 1—2 Stunden lang behielt, zum Zeichen, dass Spuren von Farbstoff durch die Chylusgefäfse resorbirt werden. Da in einem Versuch die Brustganglymphe 10—15 Minuten früher grünlich wurde als die des Halslymphstammes, ist die Vermuthung ausgeschlossen, dass der Farbstoff erst in die Blutgefäfse übergegangen und secundär aus dem Blut in die Lymphe übergeführt worden ist.   J. Munk.

S. Troitzky, Ein Beitrag zur Kenntniss der Endotheliome der Pachymeninx spinalis. Prager med. Wochenschr. 1893, No. 50, 51.

Verf. berichtet über 2 Fälle von Endotheliomen der Pachymeninx spinalis, die zufällig, der eine bei einer Tabes dorsalis, der andere bei einer Encephalomalacia multiplex der linken Hemisphäre mit Aphasie und rechtsseitiger Lähmung, gefunden wurden. In dem ersten Falle war es ein in der Höhe des 3. Lendenwirbels an der Innenseite der Pachymeninx gelegener haselnussgrofser Tumor, der neben zahlreichen prall gefüllten Blutgefäfsen Hohlräume mit Haufen epithelioider Zellen enthielt, die mit den Endothelien der Lymphgefäfse der Pachymeninx in Verbindung standen. In dem zweiten Fall dagegen handelte es sich um zahlreiche kleinste an der Innenfläche der Pachymeninx in der ganzen Ausdehnung des Rückenmarks sitzende Knötchen, die alle Stadien von der Wucherung der Lymphgefäfsendothelien bis zur Psammom-Bildung erkennen liefsen. M. Rothmann.

C. A. Ewald und **J. Jacobson,** Ueber ptomaïnartige Körper im Harn bei chronischen Krankheitsprocessen. Berl. klin. Wochenschr. 1894, No. 2.

Die Verff. haben bei einer Reihe schwerer chronischer Organerkrankungen aus dem Urin mittelst der Brieger'schen Methode eigenartige in Pikrat- und Platinverbindungen krystallisirende Körper dargestellt. Da die Verff. selbst dieselben nur unter allem Vorbehalt als ptomaïnartig bezeichnen, und Tierexperimente, die auf die Giftigkeit der Körper ein Licht werfen könnten, wegen des zu geringen Materials bisher nicht ausgeführt sind, so muss man weitere Untersuchungen abwarten, ehe ein Urteil gefällt werden kann. M. Rothmann.

A. Tietze, Ueber den osteoplastischen Verschluss von Schädeldefeoten. (Aus d. königl. chir. Klinik des Prof. MIKULICZ zu Breslau). Archiv f. klin. Chir. XLV. S. 227.

Von den beiden durch Transplantation von Haut-Periost-Knochenlappen nach KÖNIG geheilten Fällen betraf der eine einen 10jährigen Knaben mit traumatischem Schädeldefect, der nach 8½ Jahren erst geschlossen wurde, der andere eine 50jährige Frau, welcher wegen ulcerirtem Epithelialcarcinom der Stirn ausser dem Stirnbein auch ein Stück Dura fortgenommen werden musste, worauf Deckung in der angegebenen Weise primär erfolgte. Zum Schluss giebt Verf. einige Versuche wieder, Defecte langer Röhrenknochen durch Haut-Periost-Knochenlappen auszufüllen. In den 3 die Tibia betreffenden Fällen handelte es sich bei 2 um gröfsere Höhlen, die im Caput tibiae nach Entfernung tuberculöser Massen zurückblieben, bei dem dritten um eine Pseudarthrose. Die Einpflanzung der betr. Lappen erzielten zwar bei keinem der drei Kranken volle Heilung, wohl aber so erhebliche Ausfüllung des Substanzverlustes, dass dieselbe zur Wiederholung des Verfahrens unter analogen Bedingungen auffordert. P. Güterbock.

Hartmann, Ein seltener Ausgang multipler cartilaginärer Exostosen. (Aus der chir. Klinik zu Rostock). Archiv f. klin. Chir. XLV. S. 572.

Wie sich aus zwei in einem 20jähr. Intervall aufgenommenen Photographien des nunmehr 31jähr. Patienten bestätigen lässt, hatte eine erhebliche Rückbildung bezw. Verkleinerung der meisten seiner vielen cartilaginären Exostosen stattgefunden, allerdings ohne dass die begleitenden Wachsthumsstörungen des Sceletts einen genügenden Ausgleich gefunden. Die Rückbildung bezw. Verkleinerung der Exostosen muss mit Ausnahme eine Stelle (Scapula), an der ein necrotischer Process stattgehabt, als eine spontane betrachtet werden und ist eine solche bis vor kurzem von einigen Autoren bereits behauptet, von anderen aber, weil nur auf Angaben der Kranken beruhend, bezweifelt worden. Seitdem ist aber abgesehen von dem vorliegenden Patienten auch bei einem Fall RUBINSTEIN's die fragliche Rückbildung direct beobachtet worden. Die

Untersuchung eines an den grofsen Zehen links sitzenden, dem Patienten hinderlichen und deshalb exstirpirten Auswuchses that im Uebrigen dar, dass es sich wirklich um Exostosen, und nicht, wie man früher annahm, um Enchondrome gehandelt.

P. Güterbock.

P. Güterbock, Ueber Echinococcus des Halses. Archiv f. klin. Chir. XLV. S. 912.

Die linkseitige über Wallnussgröfse bietende Geschwulst trat bei dem 19jährigen Patienten unter dem Bilde einer acuten Halsdrüsenverkäsung auf. Es wurde die Kapsel möglichst zu exstirpiren gesucht, worauf volle Heilung eintrat. Ref., welcher (incl. dieses Falles) 26 Beobachtungen von Halsechinococcus — solche der Schilddrüsen des Nackens sowie aus der Nachbarschaft hineingewachsene Blasenwurmgeschwülste warden ausgenommen — aus der Litteratur gesammelt hat, weist auf die grofse Seltenheit des Vorkommens des Echinococcus an dieser Stelle hin; thatsächlich nimmt der Hals den niedrigsten Platz hier ein. Besondere Abschnitte sind der Symptomatologie, der Diagnose und der Therapie des Hals - Echinococcus gewidmet. Bezüglich letzterer hatten die besten Resultate bis jetzt die Excision des Sackes und wird in geeigneten Fällen deren thunlichst ausgedehnte Anwendung vom Ref. empfohlen.

P. Güterbock.

A. Darier, Behandlung und Prophylaxis der infectiösen Processe nach Staaroperation. Bericht über d. 23. Vers. n. ophth. Ges. Heidelberg 1893, S. 99.

D. empfiehlt gegen infectiöse Complicationen, welche nach operativen oder traumatischen Eingriffen am Auge vorkommen, die subconjunctivale Einspritzung von Sublimat (1:1000), 1—2 Teilstriche der PRAVAS'schen Spritze, nicht zu nahe am Limbus. In leichten Fällen wird hierdurch völlige Heilung bewirkt, bei schwereren Fällen kommen auch andere Mittel, wie Galvanokauter und Paracentese der vorderen Kammer in Anwendung. Guter Erfolg war auch bei Operationen, wo Infection befürchtet wurde, zu verzeichnen, ebenso bei Ulcus serpens, Keratitis profunda und Chorioidealinfiltration. Nach der Ansicht von D. ist die günstige Wirkung der Einspritzungen aus dem Umstande zu erklären, dass das Sublimat in das Augeninnere eindringt und so in directe Berührung mit den Infectionsträgern kommt.

Horstmann.

Kretschmann, Beitrag zur Behandlung des otitischen Hirnabscesses Münchner med. Wochenschr. 1893, Mo. 29.

K. berichtet über 2 Fälle von otitischem Hirnabscess, von denen der eine im Anschluss an eine chronische Mittelohreiterung sich entwickelt hatte und mit günstigem Erfolge operirt wurde, während der andere, nach acuter Mittelohrentzündung entstandene, wegen Mangels jeglichen Symptomes erst bei der Obduction entdeckt wurde. In beiden Fällen fand sich der Abscess im Schläfenlappen. Verf. hat in dem von ihm operirten Falle, nachdem zunächst die Trepanation des Proc. mast. gemacht und colossale Cholesteatommassen entfernt worden waren, nach dem Vorgange SCHEDE's die Eröffnung des Hirnabscesses von der entsprechend vergrösserten Operationsstelle am Warzenfortsatze aus vorgenommen und empfiehlt überhaupt dieses Verfahren zur weiteren Anwendung, weil die Operation sich mit der gleichzeitigen Eröffnung der Warzenzellen naturgemäfs vereinigen lässt, weil sie ferner für die Entleerung am Schläfenlappen· wie Kleinhirnabscessen verwendet werden kann und mit relativ gröster Sicherheit auf den gesuchten Abscess führt, weil sie endlich günstige Verhältnisse für den Secretabfluss schafft u. Schutzvorrichtungen gegen äussere Insulte überflüssig macht.

Schwabach.

M. Herzog, Tuberculosis of the nasal mucous membrane. The Americ. jour. of the med. sciences 1893, Dec.

Auf Grund seiner eigenen und der in der Litteratur niedergelegten Erfahrungen hält auch Verf. die Nasentuberculose, verglichen mit der Tuberkulose der anderen Teile des Respirationstrakts für eine seltene Krankheit; allerdings für nicht so selten wie noch vielfach angenommen wird; sie tritt meist secundär auf in Verbindung mit Lungen und Kehlkopftuberculose in Form von Ulcerationen oder Tumoren oder in beiden Formen. Tumoren treten nicht in den primären Fällen auf, während Ulcerationen hauptsächlich bei vorgeschrittenen Fällen gefunden werden. Die Krankheit tritt hauptsächlich zwischen dem 10. und 40. Lebensjahre auf, ohne Bevorzugung eines Geschlechts und sitzt hauptsächlich am Sept. cartil. Der Verlauf ist meist sehr chronisch mit Unterbrechungen in Folge chirurgischer Eingriffe. An sich nicht das Leben bedrohend kann sie doch durch Basilarmeningitis und ev. Miliartuberculose zum Tode führen. Eine der wichtigsten durch die Continuität bewirkte Complikation ist die Tuberkulose des Ductus naso-lacrymalis und der Conjunctiva. Auch kann diese Affection mit Tuberkulose des Pharynx des Gaumens, der Zunge, der äusseren Haut, Lupus der Nase, Empyem des Antr. Highmori etc. sich vergesellschaften. Ebenso wäre noch zu erwähnen, dass Lupus des Gesichts und der Nasenschleimhaut in seiner weiteren Entwickelung zu Tuberkulose der Nasenschleimhaut führen soll.

W. Lublinski.

J. Beck, Ueber die von den Professoren Dr. EMMERICH und Dr. TSUBOI gegebene Erklärung der Cholera asiatica als durch die Cholerabacillen erzeugte Nitritvergiftung. Württemb. med. Corr.-Bl. 1893, 68. Bd. No. 36, 37.

Bekanntlich haben EMMERICH und TSUBOI die Cholera für eine Nitritvergiftung erklärt. Alle Konsequenzen die sich aus dieser Theorie für die Choleraprophylaxe und Choleratherapie ergeben, werden von B. in vorliegendem Aufsatze gezogen: Die Cholerabacillen bilden ihr Nitrit aus Nitraten, die dem menschlichen Darmkanal durch das Trinkwasser oder durch die vegetabilische Nahrung zugeführt werden; letztere spielt noch besonders dadurch beim Choleraprocess eine Rolle, dass sie die Bildung von Milchsäure begünstigt, wodurch die salpetrige Säure frei werden und ihre zerstörende Wirkung auf das Darmepithel äussern kann. „Personen also, welche keine Nitrate und keine Kohlehydrate in ihren Darm bringen, können an Cholera nicht erkranken." Desshalb stellt B. drei Forderungen für die Choleraprophylaxe auf: 1) Sorge für nitratfreies Trinken, 2) Unterdrückung des Konsums und Verkaufs nitrathaltiger Nahrungsmittel und 3) die Beschaffung reichlicher Fleischkost.

Alle Absperrmafsregeln werden verworfen, auch die Filtration des Trinkwassers ist unnütz; das Wesentlichste ist die Hebung der Volksernährung   Scheurlen.

Oertel, Ueber Milchkuren bei Kreislaufsstörungen. Archiv f. Hygiene. Jubel-Bd. z. 50-jähr. Dr.-Jubiläum PETTENKOFER's 1893, XVII. S. 84.

Der Aufsatz Oe's zerfällt in zwei Teile, in eine Betrachtung über den Einfluss der Milch als Flüssigkeit auf den Circulationsapparat und zweitens über ihre Einwirkung auf die Ernährung.

Die Milch kommt in kleineren und gröfseren Quantitäten in Anwendung. Die kleinen Gaben von täglich 800 ccm und darunter, wie sie KARELL, HÖGERSTEDT u. A. bei gleichzeitiger sonstiger Beschränkung der Wasseraufnahme verordnen und damit Erfolge erzielen, bestätigen lediglich das von OERTEL gefundene Verhalten des Circulationsapparats, bei Kreislaufstörungen nach Herabsetzung der Flüssigkeitsaufnahme mehr Wasser auszuscheiden.

Dagegen bestätigen die mitgeteilten Versuche OERTEL's, dass bei Einnahme von gröfseren Milchmengen ca. 4 Liter pro Tag durchschnittlich 25 pCt. der eingeführten Flüssigkeit zurückgehalten werden. Dies geschieht bei noch leistungsfähigem Herzen, viel mehr aber wird zurückgehalten bei geschädigtem Circulationsapparat.

Bezüglich der Ernährung bei Circulationsstörungen ist reine Milchdiät zu eiweiss-
arm und zu reich an Fetten und Kohlehydraten, so dass ein Fettansatz unvermeidlich
ist. Was endlich die Wirkung der Milch auf die Eiweissausscheidung betrifft so hat
OERTEL durch sie eine Verminderung noch nie gesehen.   Scheurlen.

W. Osler, Toxämia in Tuberculosis. The practitione 1893, Jan. Vol. 52. No. 1.

Die Symptome einer schweren Intoxication bei Tuberkulose werden unter verschiedenen Umständen angetroffen: 1) in seltenen Fällen (am häufigsten noch bei Kindern) als sog. „fièvre infectieuse tuberculeuse suraiguë", wobei der Tod unter schweren
toxischen Symptomen eintritt ohne irgendwie ausgedehnte tuberculöse Läsionen der
Lungen oder anderer Organe; 2) finden sich bei verbreiteter Miliartuberkulose häufig
toxische Erscheinungen, die das klinische Bild eines schweren Typhus vortäuschen
können, 3) kann sich im Verlaufe einer chronischen Lungentuberkulose eine schwere
Toxämie entwickeln. — In die erste Gruppe gehört ein vom Verf. mitgeteilter Fall,
einen 47jährigen Schuhmacher betreffend, bei dem sich intra vitam lediglich eine
tuberkulöse Schwellung der linksseitigen Cervicaldrüsen, post mortem ausserdem eine
mässige ausgedehnte Miliartuberkulose der Leber und Milz vorfand.   Perl.

Combemale, Deux cas de typhus exanthématique avec hypothermie. Gaz. hebdom. 1893, No. 30.

Der erste Fall betrifft einen 22jährigen Mann, bei dem in den ersten 4 Be-
obachtungstagen die Temperatur zwischen 39° und 40° schwankt; am 5. Tage früh
fiel unter Erscheinungen hochgradiger Aufgeregtheit, Hyperästhesie, epileptischen
Krämpfen die Temp. plötzlich auf 38.7° (im Rectum gemessen), stieg an demselben
Abend auf 34.6, 12 Stunden darauf starb der Kranke; kurz vor dem Tode hob sich
die Temp. noch auf 36.4. — Im zweiten Fall handelt es sich um eine 65jähr Frau,
bei der nach kurzdauerndem Fieber die Temp. mehrere Tage lang zwischen 36 u. 37
schwankte, am 9. Beobachtungstage früh 33.2, am Abend 33.8 betrug; 3 Tage später
ging die Kranke in tiefem Coma zu Grunde, nachdem die Temp. inzwischen wieder
36.0 erreicht hatte. Die Obduction ergab in diesem Falle u. a. eine heftige acute
Nephritis, die sich zu einer chronischen Entzündung hinzugesellt hatte.   K. Kronthal.

J. Höhn, Ueber unangenehme Nebenwirkungen des Diuretin (Theo-bromin. natro-salicyl.) Wiener med. Wochenschr. 1893, No. 34.

Einem 55jährigen, sonst kräftigen Mann mit Dilatation des Herzens in Folge
von Lungenemphysem verordnete H. gegen den bestehenden allgemeinen Hydrops Diuretin (KNOLL) in 5 pCt. wässriger Lösung, stündlich einen Esslöffel. Schon nach dem
vierten Löffel (ungefähr 2.5 Diuretin) trat heftiger Kopfschmerz, Schwindel, Erbrechen,
Angstgefühl und hochgradige Aufregung auf, so dass das Mittel ausgesetzt werden
musste; die zwei Tage später unternommener neuer Versuch mit Diuretin führte dieselben Erscheinungen herbei. Diätfehler oder dergl. war auszuschliessen. H. nimmt
daher bei dem Pat. eine Idiosynkrasie gegen das Mittel an.   K. Kronthal.

C. E. Shelly, Traitement de la rougeole par des onctions d'huile d'eucalyptus. Gaz. med. de Paris 1893, No. 45.

Verf. hat Einreibungen mit Ol. Eucalypti bei Masernkranken versucht. Gleichzeitig reichte er Eucalyptus innerlich. Die Erfolge waren nicht ermuthigend. Die
Kranken wurden schläfrig, abgeschlagen; der fieberhafte Zustand erhielt sich auffallend
lange, die Zunge wurde dick weiss belegt. In einem Falle trat Albuminurie ein.
      Stadthagen.

N. Popow, Beitrag zur Kenntnies der Sehnervenveränderungen bei der Tabes dorsalis. Deutsche Zeitschr. f. Nervenheilk. IV. p. 270—276.

Die Sehnerven, das Chiasma und der Tractus opticus eines tabischen Paralytikers mit schleichender Sehnervenatrophie wurden mikroskopisch untersucht. Die Schnittserien ergaben, dass die Erkrankung von der Peripherie nach dem Centrum also vom Nerven nach dem Tractus hin abnahm, was zu Gunsten der Annahme eines peripherischen Beginns mit centralem Fortschreiten spricht.   M. Brasch.

Fr. Schultze, Sclerodermie an den gelähmten Gliedmassen bei Myelitis dorsalis. Deutsche Zeitschr. f. Nervenheilk. IV. p. 358—362.

Bei einem Falle von myelitischer Erkrankung des Dorsalmarks mit leiser Andeutung des Brown-Séquard'schen Typus (rechts motorische Parese mit Spasmen, links Sensibilitätsstörung überwiegend), zeigten die gelähmten Gliedmassen die Zeichen der Sclerodermie; Oedeme waren vorhergegangen. Die Kranke war wahrscheinlich luetisch inficirt gewesen. Der Verf. ist deshalb der Meinung, dass eine Arteriitis chronica (Dinkler) hier die Ursache der Sklerodermie geworden sei, zu deren Entstehung in gelähmten Gliedmassen besonders die schlechte Circulation beitrage.   M. Brasch.

P. Kowalewsky, Zur Lehre der syphilitischen Spinalparalyse. Neurol. Cbl. 1893, No. 12.

Verf. bespricht die Thunlichkeit, die syphilitische Spinalparalyse als selbständige Krankheit aufzufassen. Seiner Ansicht nach kann erst die Zukunft darüber entscheiden, ob Ers Recht hatte, diese Gruppe von Fällen zu einer Krankheit sui generis zu stempeln.

Zwischen der Lateralsclerose und der syphilitischen Spinalparalyse besteht sowohl ein quantitativer wie ein qualitativer Unterschied; ebenso unterscheide sich letzteres Leiden und die Myelitis spastica deutlich. Die Paralyse ist bei der Myelitis stärker und dauernder, die Sensibilitätsstörungen und Muskelrigidität sind ausgesprochener.

Ein von Verf. besonders beobachtetes Symptom der syphilitischen Spinalparalyse ist ein starkes Steigen der thermischen Reflexe an den unteren Extremitäten, besonders bei Wärme- und weniger bei Kältereizen.

Die tactile und die schmerz-psychophysische Reaction unterscheidet sich bei dem Leiden nicht von der Norm.

Das Leiden ist nach Verf. recht häufig, aber seltener als die Tabes. Es ist hauptsächlich eine Krankheit der Männer u. tritt zwischen dem 30. u. 45. Jahre auf.   K. Grube.

Marie, Localisation des lésions médullaires dans la sclérose latérale amyotrophique. Union méd. 1893, Nov. 21.

Neuerdings wieder aufgenommene anatomische Untersuchungen über die bei der amyotrophischen Lateralsclerose vorzufindenden Veränderungen liefsen M. zu folgenden Resultaten gelangen. Die genannte Krankheit ist im Wesentlichen characterisirt durch eine sehr starke und fortschreitende Poliomyelitis. Dieselbe betrifft aber nicht allein die Vorderhornzellen, sondern auch eine grofse Summe anderer (Strangzellen), welche entweder im Vorder- oder Seitenhorn oder in den mittleren Regionen der grauen Substanz oder im Halse des Hinterhorns gelegen sind.

Die Läsion dieser Zellen spielt in Bezug auf die Veränderungen der weissen Markstränge eine Hauptrolle: durch sie kommt die Degeneration der extrapyramidalen Fasern des Seitenstranges zu Stande und zum grofsen Teil wahrscheinlich auch die der im Bezirk des eigentlichen Pyramidentraktes gelegenen.   Bernhardt.

A. Westphal, Ein Fall von progressiver Paralyse bei einem 15-jährigen Mädchen mit anatomischem Befund. Charité-Annalen 1893, p. 732.

Das Kind zeigte mit 12 Jahren Schmerzen in den Beinen, mit 15 Jahren Abnahme des Sehvermögens, zunehmende Demenz, wechselnde Gemüthslagen taumelnden Gang, paralytische Sprache, apoplectiforme Krampfanfälle, Pupillenstarre, Pupillardifferenz, WESTPHAL'sches Zeichen und Atrophie n opt., kurz das typische Bild der progressiven Paralyse.

Die Mutter der Pat. wurde kurz darauf, an derselben Krankheit leidend, in die Charité aufgenommen. Die anatomische Untersuchung des Centralnervensystems (Pat. ging 9 Monate nach der Aufnahme im Anfall zu Grunde) ergab Schwund der Tangentialfasern in der Rinde, Vermehrung der Spinnenzellen, Degeneration der Hinter- und Seitenstränge des Rückenmarks, bestätigte also die Diagnose.

Pat. war hereditär belastet (Onkel, Tante, Schwester). Die Mutter zeigte erst nach dem Tode der Tochter die ersten Zeichen der Paralyse. Die kleine Patientin beschuldigte sich häufig des geschlechtlichen Umgangs und der syphilitischen Infection vom 8 bis 12. Lebensjahre, objectiv konnten dafür keine Zeichen gewonnen werden, da virgineller Zustand bestand und nirgends Zeichen überstandener Lues sichtbar waren.　M. Brasch.

H. Höck, Ein Beitrag zur Arthritis blenorrhoica. Wiener klin. Wochenschrift 1893. No. 41.

Verf. beobachtet bei einem neugeborenen Mädchen nach Augenblenorrhoe eine Arthritis blenorrhoica des linken Knie- und Hüftgelenkes; in dem durch Punction gewonnenen Exsudate des Kniegelenkes waren Gonococcen nicht nur mikroskopisch, sondern auch durch das Culturverfahren sicher nachzuweisen. Das Kind erlag einer Pneumonie und Verf. giebt in extenso das interessante Ergebniss der Section, welche auch das Vorhandensein einer doppelseitigen angeborenen Hüftluxation zeigte. — In einem zweiten Falle handelte es sich zweifellos ebenfalls um eine Polyarthritis blenorrhoica nach Augenblenorrhoe bei einem 4 Wochen alten Mädchen, wenn auch die bacteriologische Untersuchung nicht vorgenommen werden konnte. Dieses Kind genas.　H. Müller.

M. Wolters, Ueber multiple Myome der Haut. (Aus der Klinik des Prof. DOUTRELEPONT zu Bonn). Archiv f. Dermat. u. Syph. 1893, Erg.-H. II. S. 413.

Von den beiden Fällen dieser seltenen Krankheit, welche Verf. zu beobachten Gelegenheit hatte, betraf der erste einen 40jähr., sonst gesunden Mann, an dessen Knieen und Ellenbogen sich kleine bis linsengrosse, röthlichgelbe, derbe, flache Erhabenheiten fanden, die stellenweise zu grösseren Complexen confluirt waren. Dieselben bestanden, ohne wesentliche subjective Beschwerden zu machen, seit 15 Jahren; erst in letzter Zeit waren gleiche Bildungen auch an der Hinterfläche des linken Oberschenkels aufgetreten. — Bei dem zweiten Pat., einem 20jährigen Arbeiter, entstand eine Eruption von ganz ähnlichem Aussehen, während er wegen einer Verletzung u. wegen Diabetes im Krankenhause verpflegt wurde. Auch bei ihm sassen die Knötchen zuerst an Ellenbogen und Knieen, sowie den angrenzenden Partien der Streckseiten der Extremitäten, breiteten sich aber nach wenigen Monaten auch auf deren Beugeseiten, auf Brust, Bauch, Glutaeen aus, begannen stark zu jucken und wurden gegen Druck und Stofs empfindlich. — In beiden Fällen bestanden die in der Cutis sitzenden kleinen Tumoren aus glatten Muskelfasern; einzelne kleine Unterschiede im histologischen Bau erklärten sich durch den so verschieden langen Bestand der Affection.　H. Müller.

Dührssen, Ueber die Bedeutung der mechanischen Dilatation des Muttermundes in der Geburtshilfe. Wiener med. Wochenschr. 1893, No. 32.

Verf. empfiehlt auf das Wärmste die mechanische Dilatation des mangelhaft erwelterten Muttermundes, ein Verfahren, das zuerst von Mauas beschrieben worden ist. Ein dünnwandiger Kolpeurynter wird zusammengefaltet mit einer Kornzange durch den Cervix geführt, mit $^3/_4$—1 Liter Wasser bis zu Kindskopfgröße angefüllt, und an seinem Schlauch mäßig aber andauernd solange nach unten gezogen, bis er durch den Cervix in die Scheide tritt. — Hierdurch wurde der Cervix in kurzer Zeit ohne Gefahr soweit auseinander getrieben, dass er der Extraction eines reifen Kindes keinen oder nur einen leicht zu überwindenden Widerstand entgegensetzt. — Verf. empfiehlt vor Einlegung des Kolpeurynters erst die Blase zu sprengen, um eine zu starke Ausdehnung des Uterus zu vermeiden. — Er hat das Verfahren in 22 Fällen bei den verschiedensten Complicationen stets mit dem besten Erfolge angewandt und empfiehlt es besonders zur Einleitung der Frühgeburt und bei Placenta praevia.

A. Martin.

Lowy, Congenitale Dilatation der Harnblase mit mehrfachen Missbildungen. Prager med. Wochenschr. 1893, No. 28.

Das Monstrum wurde neben einem normalen, 6 Monate alten Fötus geboren. Sein Leib war stark aufgetrieben, die Genitalien hatten männlichen Habitus, der Anus fehlte. Die Nabelschnur hatte eine Arterie und eine Vene.

Im Abdomen Ascites, die Blase stark überfüllt mit normalem Urin, ihre Musculatur stark hypertrophisch. Beiderseits Hydronephrose.

In die Urethra münden drei Gänge: der Darm und zwei Vaginae. Ersterer prall mit Meconium gefüllt in Folge Stenose dieser Mündungsstelle. — Verf. erblickt darin das mechanische Hinderniss für die Urinentleerung und führt den Fall zugleich als Beweis für die kräftige Urinsekretion im fötalen Leben an —. Jede Vagina war 1.5 cm lang. An jede schloss sich ein Uterus unicornis mit je einer Tube und einem Ovarium an.

A. Martin.

Fischer, Dermoidcyste des Eierstockes als Geburtshinderniss. Prager med. Wochenschr. 1893, No. 25.

Der Bericht betont, dass in diesem Fall deutlich ein Wachstum des Tumors im Wochenbett zu konstatieren war, nachdem er während der Schwangerschaft keine Beschwerden, im Wochenbett dagegen Schmerzen verursacht hatte. 7 Wochen post partum war er von den Bauchdecken aus palpabel.

Als Therapie empfiehlt Verf. frühzeitige Exstirpation der Cyste. Bildet sie ein Hinderniss bei der Geburt, so ist ihre Reposition von Scheide oder Darm aus zu versuchen, sonst führen Kaiserschnitt oder Punction, resp Incision der Cyste und Vernähung mit der Scheide oder Perforation des Kindes zum Ziel.

A. Martin.

C. Gioffredi, Sulla peretesa azione curarina della coniina. Napoli 1893.

G. wendet sich gegen die jetzt zumeist geltende Anschauung, dass das Coniin in gleicher Weise, wie das Curarin, auf die Nervenendigungen in den willkürlichen Muskeln wirkt und dass die bei der Coniinvergiftung auftretenden Krämpfe Erstickungskrämpfe seien. Er vertritt vielmehr die Ansicht, dass die Erscheinungen der Coniinvergiftung centralen Ursprunges seien und stützt sich darauf, dass die Krämpfe auch beim Frosch eintreten, dass sie durch künstliche Atmung nicht zu verhindern sind, dass nach Durchtrennung des Rückenmarkes paretische, wie convulsive Erscheinungen an den Hintergliedern nicht auftreten, dass die neuromusculäre Erregbarkeit nicht beeinträchtigt ist.

Fr. Strassmann.

Einsendungen für das Centralblatt werden an die Adresse des Hrn. Prof. Dr. M. Bernhardt (Berlin W Französische Straße 21) oder an die Verlagshandlung (Berlin NW., 68. Unter den Linden) erbeten.

Verlag von August Hirschwald in Berlin. — Druck von L. Schumacher in Berlin.

APR 5 1894

Wöchentlich erscheinen
1—2 Bogen; am Schlusse
des Jahrgangs Titel, Na-
men- und Sachregister.

Cen   t

Preis des Jahrganges
20 Mark; zu beziehen
durch alle Buchhandlun-
gen und Postanstalten.

für die

medicinischen Wissenschaften.

Unter Mitwirkung von
Prof. Dr. H. Senator und Prof. Dr. E. Salkowski,
redigirt von
Prof. Dr. M. Bernhardt
in Berlin.

| 1894. | 17. März. | No. 11. |

Inhalt: J. Munk, Ueber den Einfluss einmaliger oder fractionirter Nahrungsaufnahme auf den Stoffverbrauch. (Orrig.-Mitt.)

Ranvier, Secretion der Eiweissdrüsen. — Schöpf, Ausscheidung der Chloride
bei Carcinomen. — Gabriel, Ueber die Mineralstoffe der Knochen und Zähne. —
Arnold, Zur Akromegaliefrage. — Andes, Operation der Atresia ani etc. —
Schmidicke, Zur Casuistik der Basisfraction. — Jensen, Verbreitungsart der Pferde-
staupe. — Aufrecht, Behandlung der Diarrhoe. — Cassel-Braun, Treitel,
Vorkommen der Spiegelschrift bei Kindern.

Rouget, Endigung der Nerven in den Muskelfasern. — Riwosch und Bene-
dikt, Verhalten des leukämischen Blutes zu Kohlensäure — Dohm, Blasenstein
und Gonorrhoe. — Schlösser, Ueber Quecksilberoxycyanid. — Jarnicki, Borsaures
Natron bei Mittelohrentzündung. — Newcomb, Secundäre Blutungen nach Entfernung adenoider Vegetationen. — De Man, Abtödtung von Tuberkelbacillen. —
Soupault, Icterus mit Rückfällen. — Sicobt, Aetiologie des Gallenblasencarci-
noms. — Loranchet, Fall von Magenblutung beim Neugeborenen. — Colella,
Histologische Untersuchung von Gehirnen bei Nervenkrankheiten. — Moubar, Nu-
cleininjectionen bei Lupus. — Graepe. Laparatomie bei Extrauterinschwangerschaft.
— Tempelmann, Befunde bei Erhängten.

Ueber den Einfluss einmaliger oder fraktionirter Nahrungsauf-
nahme auf den Stoffverbrauch
von Immanuel Munk in Berlin.

Vorstehende Frage hat neuerdings Adrian in Hoppe-Seyler's
Laboratorium zu lösen versucht (Zeitschr. f. physiol. Chem. XVII.
S. 616). Eine 12 Kilo schwere Hündin erhielt pro Tag 750 g Fleisch
und zwar in Periode I u. III (je 10 Tage) auf einmal, in Per. II
(11 Tage) in 4 gleich grossen Einzelportionen. In Per. I und III
wurde im täglichen Mittel weniger N durch den Harn ausgeschieden, als in Periode II, in der ungeachtet der grösseren N-Ausfuhr
noch eine Gewichtszunahme erfolgte. Daraus schloss Adrian, dass

bei fraktionirter Futteraufnahme ein gröfserer Teil des Eiweifs zur
Resorption und zum Umsatz gelangt, als wenn das Tagesfutter auf
einmal gegeben wird.

Da indess, wie ich im Referate über diesen Versuch (dies Cbl.
1893, S. 643) hervorgehoben habe, Analysen des N-Gehaltes von
Nahrung und Koth „aus Mangel an Zeit" nicht ausgeführt sind,
ruht die Schlussfolgerung, soweit sie die N-Ausnützung (resp. den
Fleischansatz) betrifft, auf schwacher Grundlage. Auch die Thatsache
der reichlicheren N-Ausfuhr trotz des Gewichtszuwachses bei fraktionirter Nahrungsaufnahme schien mir nicht zweifellos festgestellt;
ohne Abgrenzung des Harns durch den Katheter ist der Tagesharn
niemals vollständig zu gewinnen, und damit muss auch die Bestimmung des Körpergewichtes ungenau ausfallen.

Deshalb schienen mir neue Versuchsreihen am Platze, welche vorstehenden Einwänden Rechnung tragen. Für jede der beiden Reihen,
die ich im physiologischen Laboratorium der Landwirtschaftlichen
Hochschule gleichfalls an einer annähernd 12 Kilo schweren Hündin durchgeführt habe, wurde gehacktes Fleisch in ausreichender
Menge beschafft, auf N u. Fett analysirt und in Tagesrationen abgewogen, die entweder in der Kälte konservirt oder sterilisirt wurden.
Jede Reihe bestand aus einer Periode I (4 Tage), in der das Tagesfutter (600 g, in der zweiten Reihe 500 g) auf einmal gegeben wurde,
und aus Periode II, in der die gleiche Fleischmenge in 3 Portionen mit einem Abstand von je 6—8 Stunden verabreicht wurde.
Der Per. I ging voraus, ebenso wurde zwischen Periode I und II
eingeschaltet und schloss Per. II ab je ein Hungertag, an dem der
Hund etwa 20 g Knochen zur Kotabgrenzung erhielt. Der Harn
wurde am Schluss eines jeden Versuchstages durch den Katheter abgegrenzt. Es zeigte sich nun in beiden Reihen übereinstimmend,
dass bei fraktionirter Futteraufnahme (Per. II) die N-Ausfuhr durch
den Harn um 5.4 resp. 6.3 pCt. gröfser war als in Per. I bei Genuss desselben Futters auf einmal. Dabei war die N-Ausstofsung
durch den Koth in Per. II nur um 0.3—0.4 g kleiner als in Per. I,
sodass entweder das Nahrungseiweifs ein klein wenig besser ausgenützt oder der N-haltige Anteil seitens der Darmsäfte, Darmepithelien etc. am Koth geringer war. Selbstverständlich lässt sich aus
einer, wenn überhaupt, nur so minimal gesteigerten N-Resorption
nicht das Plus des 3—4 g betragenden N-Umsatzes in Per. II erklären. Damit fällt, im Einklang mit meinem oben angedeuteten
Zweifel, die Erklärung von ADRIAN, dass ein gröfserer Teil des
Nahrungseiweifs zur Resorption gelangt und dass entsprechend dem
mehr resorbirten auch der Umsatz des Eiweifs ein gröfserer geworden ist. Es versteht sich von selbst, dass infolge der Mehrausscheidung von N in Periode II auch der N-Ansatz kleiner ist,
als in Per. I, sodass für die N-Bilanz und den Fleischansatz beim
Hunde die einmalige Nahrungsaufnahme sich günstiger erweist als
die fraktionirte.

Die thatsächlichen Unterschiede in der Gröfse des Eiweifsumsatzes scheinen nur folgende Deutung zuzulassen. Wird auf einmal eine gröfsere Fleischmenge aufgenommen, so steigt nach den Erfahrungen von C. Voit, Panum, Oppenheim u. A. schon in der 1. bis 2. Stunde danach die Eiweifsresorption und damit auch die N-Ausfuhr durch den Harn an und erreicht in der 5. bis 6. Stunde den Höhepunkt; um die 15. Stunde nähert sich der Eiweifsverbrauch bereits dem niedrigen Werte des Hungerzustandes. Während der Dauer maximaler Resorption ist, wie eine leicht anzustelllende Ueberschlagsrechnung lehrt, die stündlich aufgesaugte Eiweifsmenge so beträchtlich, dass sie selbst bei erheblicher Steigerung des Gesammtstoffwechsels durch denselben nicht ganz verbraucht werden kann. Es scheint, dass unter diesen Umständen sich leichter ein Eiweifsausatz erzielen lässt, als wenn ein stetiger Zufluss mäfsiger Eiweifsmengen aus dem Darm in's Blut stattfindet, wie bei fraktionirter Nahrungsaufnahme, wenn auch die Menge des pro Tag verfütterten Eiweifs in beiden Fällen die gleiche bleibt.

Ist diese Deutung aber richtig, so stand zu erwarten, dass bei Zusatz von Fett und Kohlehydraten zum Fleisch, welche den Eiweifsumsatz nicht in so steil ansteigender und ziemlich jäh abfallender Curve, wie beim ausschliefslichen Eiweifsgenuss, sondern mehr gleichmäfsig ablaufen lassen, sich der eben gedachte Einfluss auf die N-Ausfuhr durch den Harn, also auf den Eiweifsverbrauch kaum noch geltend machen wird, gleichviel ob das gemischte Futter auf einmal oder fraktionirt gegeben wird. Dies hat auch der Versuch bestätigt. Bei einem Futter, das 65 g Eiweifs, 30 resp. 55 g Fett und 38 g Kohlehydrate pro Tag bot, war die N-Ausfuhr durch den Harn nicht gröfser, wenn das Futter in 3 Portionen, als wenn es auf einmal verabreicht wurde, eher sogar ein wenig (bis zu 3 pCt.) kleiner. Dabei war die N- und Fettausstofsung durch den Koth in beiden Fällen annäherd gleich. In der ausführlichen Mitteilung werde ich s. Z. alles, was ich hier nur andeuten kann, eingehend diskutiren.

Für den Menschen treffen übrigens die vorstehenden Erklärungen nicht zu; hier führt der Genuss einer sehr grofsen Fleischration in einer Mahlzeit zu einer Ueberlastung des Darmkanals und damit zu einer schlechteren Verwertung der Nahrung, wie Ranke an sich selbst erprobt hat.

Ranvier, Expériences sur le mécanisme histologique de la sécrétion des glandes granuleuses. Comptes rendus 1894. No. 4.

Verf. untersucht den Mechanismus der Sekretion bei Eiweifsdrüsen an der Unterkieferdrüse von Mus decumanus. Die Präparation der Drüse ist infolge der Kleinheit der Objekte eine sehr schwierige, auf der Drüse liegt die von Verf. sogenannte Glandula retrolingualis auf. Die Methode, mittelst deren Verf. zu der Drüse und deren Nerven gelangt, wird genau beschrieben, das Detail davon

aber eignet sich nicht zu einer Wiedergabe im Referat, es sei daher
auf das Original verwiesen. Nach der elektrischen Reizung, die
wenige Minuten bis mehrere Stunden dauert und während deren
die Reizstärke allmälig vermehrt wird, wird das Tier durch Deka-
pitation getötet und kleine Stücke der Drüsen (der gereizten und
ungereizten) werden 24 Stunden lang mit 1 pCt. Ueberosmiumsäure
behandelt. Die darnach angefertigten sehr feinen Schnitte müssen
zur Erhaltung des Details in Wasser untersucht werden.

In der ungereizten Drüse finden sich nur wenige Zellen, welche
Vacuolen enthalten und diese letzteren sind klein und wenig zahlreich. In der gereizten Drüse dagegen haben fast alle Zellen zahlreiche, große, oft ineinanderfließende Vacuolen.

Unter dem Einflusse der elektrischen Reizung also tritt eine
sehr beträchtliche Vacuolenbildung ein, die mit der vom Verf. an
den Becherzellen der Hinterzungenmembran des Frosches beschriebenen verglichen werden kann. In den Vacuolen wird das Wasser
des Secretes gebildet, das bei seinem Austritte in den Ausführungsgang das von der Zellsubstanz hervorgebrachte Ferment mitreißt
                                                      Rawitz.

A. Schöpf, Ueber die Ausscheidung der Chloride bei Carcinomatösen im Verhältniss zur Aufnahme derselben. Deutsche med. Wochenschr. 1893, No. 46, 47.

Verf. hat an 4 Carcinomkranken Bilanzversuche hinsichtlich des
Chlornatrium, zum Teil auch des Stickstoffs für längere Perioden
angestellt. Der Stickstoffgehalt der Nahrung wurde nach den darüber vorliegenden Angaben berechnet, der Kochsalzgehalt der Nahrung zum Teil selbst bestimmt, zum Teil vorhandenen Angaben
entnommen. In den Darmentleerungen wurde der Chlornatriumge-
halt bestimmt, im Harn Chlornatrium und Harnstoff nach Pflüger,
welche Methode annähernd den Stickstoffgehalt ergiebt, ausgedrückt
als Harnstoff. In Fall I (Uteruscarcinom) wurden an 21 Tagen
222,113 g Chlornatrium mit der Nahrung aufgenommen, dagegen
nur 143,911 g durch Harn und Fäces ausgeschieden, es fehlen also
78.212 g oder pro Tag 3.725 g. Die Harnstoffausscheidung betrug
im Ganzen 378.288 g, mit dem N der Nahrung berechnen sich dagegen 598.72 g, es fehlen also 220.38 g Harnstoff oder pro Tag
10.50 g. (Warum Verf. diese Differenz mit dem Plus-Zeichen ver-
sieht, die Differenz beim Kochsalz dagegen mit dem Minus-Zeichen,
ist dem Ref. nicht klar geworden). Aehnlich sind die Differenzen
für das Kochsalz im zweiten Fall — Uteruscarcinom; 8 Tage untersucht — das Deficit an Kochsalz betrug hier 2.84 g pro Tag, der
Harnstoff ist nicht bestimmt. In einem dritten Fall — Magencarcinom — fand sich bei siebentägiger Untersuchung kein Deficit an
Kochsalz in der Ausscheidung, sondern noch ein kleines Plus gegenüber der Einnahme = 0,573 pro Tag. Ebenso war in einem
4. Fall (Mammacarcinom; 15 Tage Untersuchung) von einer Zurück-

haltung von Kochsalz nichts zu bemerken. Die Harnstoffausscheidung entsprach ungefähr dem mit der Nahrung zugeführten Stickstoff. Es geht daraus hervor, dass keineswegs in allen Fällen von Carcinom die Kochsalzausscheidung durch den Harn vermindert ist, wie vielfach angenommen wird (es geht aber weiter auch daraus hervor, was Verf., soviel Ref. sehen kann, nicht betont, dass keineswegs, wie so vielfach angenommen wird, bei allen oder den meisten Krebskranken eine typische Alteration des Stoffwechsels besteht, dahingehend, dass der Krebskranke sich, wie der Fiebernde, unter keinen Umständen mit der Nahrung in's Stickstoffgleichgewicht setzen kann; in ausgeprägter Weise zeigt diese Alteration kaum einer von den untersuchten Fällen. Jal in dem ersten Fall des Verf. mussten nach Ausweis seiner Harnstoffzahlen, wobei allerdings der Stickstoff der Fäces nicht berücksichtigt ist, im Lauf von 21 Tagen nicht weniger als 3.5 Kilo Fleisch zum Ansatz gekommen sein. Das wird nun freilich schwerlich der Fall gewesen sein; ein Teil des Stickstoffs ist übrigens sicher in der Carcinomjauche zu suchen. Ref.)

Als Ursache des Kochsalzdeficits ermittelte Verf. nun den Kochsalzgehalt der Carcinomjauche, welcher in Fall I an einem Tage bestimmt 1.15 pCt. betrug. Die Quantität des Ausflusses betrug in 24 Stunden nach mehrmaliger je 3 stündiger Aufsammlung berechnet, 320 ccm. Damit ist eine ausreichende Erklärung für das Kochsalzdeficit gewonnen.   E. Salkowski.

---

8. Gabriel, Chemische Untersuchungen über die Mineralstoffe der Knochen und Zähne. Zeitschr. f. physiol. Chem. XVIII. S. 257.

In seinen ausgedehnten Untersuchungen hat Verf. ausser dem üblichen Glühverfahren noch eine neue Methode zur Entfernung der organischen Materie benutzt: 10—15 g gepulverte u. getrocknete Knochen werden im Kolben mit 75 ccm Glycerinkalilauge (3 g Kaliumhydroxyd auf 100 ccm Glycerin) allmälig bis auf 200° erwärmt und darauf 1 Stunde lang erhalten; die auf 150° erkaltete Lösung wird in 500 ccm siedendes Wasser eingetragen, der Niederschlag absitzen gelassen und mittels eines mit Leinwand überspannten Hebers die überstehende Flüssigkeit abgezogen; der Rückstand mit Wasser vollständig ausgewaschen und bei 100° getrocknet. — Aus den Aschenanalysen der Knochen von Mensch, Rind, Gans, sowie der Rinderzähne, bei denen noch der Schmelz und das Zahnbein besonders bestimmt wurden, geht hervor, dass die Quantitäten der beiden Hauptbestandteile Kalk u. Phosphorsäure nur unerheblichen Schwankungen unterworfen sind (CaO 50.4—51.3, P_2O_5 36.7—38.9 pCt.), welche denen der MgO (0.8—15) und der CO_2 (4.1—5.9 pCt. umgekehrt proportional sind, sodass sich sowohl die beiden Basen als die beiden Säuren zu einer konstanten Größe ergänzen. Im Gegensatz zu den übrigen Geweben enthalten die Knochen und Zähne weit mehr Natron (0.8—1.2) als Kali 0.1—03 pCt). Chlor findet sich nur zu 0.01 —0.06 pCt., nur im Zahnschmelz zu 0.21 pCt. Das Fluor muss ebenfalls als Minimalbestandteil bezeichnet werden; seine Menge ist nach den sonst üblichen Methoden nicht bestimmbar, weshalb Verf. eine vergleichende Aetzprobe ausgebildet hat (s. Orig.), aus der hervorgeht, dass seine Menge in der Regel nicht über 0.05 pCt. hinausgeht, und nur ausnahmsweise 0.1 pCt. erreicht. Die Zähne sind nicht fluorreicher als die Knochen; ebensowenig enthält der Zahnschmelz mehr Fluor als das Zahnbein. Vom Wasser entweicht ein Teil (2.2—3 pCt.) bei 300—350⁰ und hat die Eigenschaften des Krystallwassers; der Rest von 1.1—1.4 pCt. kann erst durch Glühen mit Kieselsäure ausgetrieben werden und hat die Eigenschaften des Constitutionswassers. Das Knochenphosphat besitzt basischen Charakter; es enthält auf 15 Aeq. Säure 16 Aeq. Basis und stellt wahrscheinlich eine lockere Verbindung eines neutralen mit einem basischen Phosphat dar z. B. $Ca_3(PO_4)_2 + Ca_5 HP_2O_{13} + aq.$, in welcher Verbindung 2—3 pCt. CaO durch MgO, K_2O, Na_2O und 4—6 pCt. Phosphorsäure durch CO_2, Fl, Cl vertreten sind. Die Unterschiede zwischen Knochen und Zahnasche sind nicht gröfser als die zwischen Knochenaschen verschiedener Herkunft. Die Mineralstoffe des Schmelzes sowohl wie die des Zahnbeins besitzen den allgemeinen Charakter der Knochenasche; im Schmelz findet sich auffallend wenig (0.5 pCt.) MgO; ausserdem enthält der Schmelz 7 Mal so viel Cl als das Zahnbein (0.03 pCt.)

                                                                    J. Munk.

J. Arnold, Weitere Beiträge zur Akromegaliefrage. Virchow's Arch. 1893, Bd. 135, S. 1.

Ein bereits von EAB klinisch verwerteter Fall von Akromegalie (Frau RUF) ist vom Verf. einer genauen pathologisch-anatomischen Untersuchung unterworfen worden. Neben der Volumenszunahme des Gesichts, des Rumpfes und der Extremitäten stellte sich in der letzten Zeit des Lebens eine rasch zunehmende Demenz ein. Nach einer bald vorübergehenden rechtseitigen Facialislähmung trat ein ca. 2 Monate anhaltender schlafähnlicher Zustand auf; später bestand amnestische Aphasie, und einen Tag vor dem Tode liefs sich Paralyse des linken Arms und Beins konstatieren.

Die Sektion ergab eine leichte Verdickung der Epidermis, stärkere des Corium und Unterhautgewebes, die auf einer bedeutenden Vermehrung des Bindegewebes beruht. Die Knochen zeigten am ganzen Körper eine nur mäfsige Verdickung mit verhältnissmäfsig zahlreichen Exostosen. Die Muskeln zeigten sehr verschiedenes Verhalten; während das Zwischenbindegewebe überall stark vermehrt war, waren die Muskelfasern bald hypervoluminös mit Vakuolen, bald normal breit, bald verschmälert mit starker Kernwucherung; an einzelnen Stellen bestand starker Zerfall der Muskelfasern mit hyaliner Degeneration der verdickten Scheiden.

Die peripheren Nerven zeigten Verdickung des Bindegewebes; die Nervenbündel enthalten auffallend viel schmale Fasern, ohne dass nennenswerte Degenerationen nachweisbar wären. Die Spinalganglien enthalten auffallend viele, zum Teil hyalin degenerierte Gefäfse.

Am Rückenmark ist die Pia mater verdickt, ihre Gefäfse zeigen hyaline Degeneration. In der Cauda equina zeigen sich degenerirte Nervenfasern, auch im Sacral-, Lenden- und unteren Brustmark besteht geringe Degeneration der hinteren Wurzeln. Die medianen Abschnitte der Hinterstränge vom Lenden- zum Halsmark sind leicht degenerirt; die linke Pyramidenbahn zeigt absteigende Degeneration, anschliefseud an einen Erweichungsheerd im Praecuneus und der hinteren Centralwindung der rechten Hemisphäre. Auch im Corpus callosum und im linken Schläfenlappen Erweichungsheerde.

Die Halsganglien des Sympathicus zeigen Bindegewebszunahme und Vacuolisierung der Ganglienzellen. Die Hypophysis ist stark vergröfsert und drückt auf die leicht degenerierten Nn. optici. Der Tumor ist ein Lymphadenom. Auch die Schilddrüse ist vergröfsert, zeigt hyaline Degeneration der Gefäfse. Das Herz ist verdickt, die Aorta erweitert mit atheromatösen Veränderungen. An den übrigen Organen keine wesentlichen Veränderungen. Untersuchung auf Bacterien negativ.

Verf. bespricht an der Hand dieses Falles die gesammte Symptomatologie der Akromegalie. Die konstanteste Knochenveränderung ist die Verdickung des Periostes, verbunden mit der zu Sclerose führenden subperiostalen und suprakorticalen, sowie enostalen Knochenneubildung. Eine genauere Untersuchung betreffs der Beteiligung der Weichteile und der Knochen an der Dickenzunahme ergiebt ein wesentliches Ueberwiegen der Weichteile (Pachyacria mollis). Die Aufstellung einer amyotrophischen Form der Akromegalie weist Verf. zurück, da die Muskelveränderungen allen Fällen zukommen.

Der ursächliche Zusammenhang zwischen Vergröfserung der Hypophysis und Akromegalie ist nicht erwiesen; auch Schilddrüse und Thymus lassen hier im Stich. Auch die Veränderungen im Bereich des Nervensystems sind aller Wahrscheinlichkeit nach nicht als das Primäre aufzufassen. Ist daher die Frage der Aetiologie eine offene, so besteht das anatomische Wesen der Krankheit in der vorwiegend die Enden betreffenden Verdickung der Weichteile und Knochen. Dagegen fehlt in den typischen Fällen im Gegensatz zum Riesenwuchs ein gesteigertes Längenwachstum der Knochen.

Die von MARIE aufgestellte Orteoarthrite hypertrophiante pneumonique ist scharf von der Akromegalie zu trennen, da sie nur eine secundäre Erkrankung ist. Da dieselbe nach den verschiedensten chron. Eiterungen, bei Syphilis, Tuberkulose etc. auftreten kann, schlägt Verf. vor, die MARIE'sche Bezeichnung fallen zu lassen

und dafür den Begriff der secundären hyperplastischen Ostitis aufzustellen.

Zum Schluss bringt Verf. in mehreren Tabellen die ungemein
sorgfältig zusammengestellten Maase der einzelnen Glieder des oben
beschriebenen Falles im Vergleich mit den Normalmaasen. Dem
folgt eine genaue Zusammenstellung der seit 1890 publicirten Fälle
und ein umfassendes Litteraturverzeichniss.   M. Rothmann.

E. Anders, Ueber das operative Verfahren bei congenitaler, analer
und rectaler Atresie sowie Ausmündungen des Rectum in das
Urogenitalsystem. Archiv f. klin. Chir. XLV. S. 489.

Verf. hat die Operationsstatistiken über vorliegende Deformität
von CURLING und CHIPPS durch eine neue 100 (darunter 21 eigene)
Fälle umfassende ergänzt und zwar beziehen sich die von ihm selbst
operirten 21 Fälle auf ein Material von ca. 213.000 Fällen innerhalb 15 Jahren. Nach einer längeren historisch-kritischen Einleitung, die bisher bei Missbildungen des Afters üblichen Eingriffe
betreffend, beschreibt Verf. das von ihm geübte Verfahren, dessen
Einzelheiten keineswegs von anderer Seite die erwünschte principielle Nachahmung gefunden haben. Dasselbe beginnt mit einem
von der Dammmitte bezw. Wurzel des Scrotum bis über die Steifs-
beinspitze ziehenden Medianschnitt. Resection des Steifsbeins nach
VERNEUIL fand Verf. nur in einem Ausnahmefall erforderlich, sie
lässt sich umgehen durch Zurückbiegen des Steifsbeins bei hinreichend weit über dasselbe geführten Schnitt. Sich an die Kreuz-
beinhöhlung haltend dringt man, bis man auf die bläulich durch-
schimmernde Darmampulle stöfst, mit seichten Messerzügen vor,
selbst bis zur Perforation der Bauchhöhle. Der Darmblindsack wird
hierauf stumpf gelöst, doch ist ein zu sehr schonendes Verfahren
wegen der Gefahr der Spannung eines nicht hinreichend gelösten
Darms nicht am Platz. Anschlingen des Darmes mit Schlingen, Erfassen und Herabziehen mit Pincetten u. dgl. m. ist wegen der
weiteren Gefahr vorzeitiger Eröffnung des Darms contraindicirt.
Zuweilen lässt sich letztere allerdings nicht meiden und kann dann
nach ESMARCH mit Hilfe des Troicart's erfolgen. Nach gehöriger
Reinigung des Operationsfeldes wird die Schleimhaut des Analblind-
sackes abpräparirt, und ist die Darmöffnung derart durch Nähte zu
fixiren, dass der Uebergang der Schleimhaut in die äussere Haut
etwas über dem Rand des Afters statt hat. Die Operation ohne
Chloroform stellt an die Kräfte des Neugeborenen keine zu grofse
Anforderung, selbst wenn man sich bei der Darmauslösung die
für ein gutes Gelingen unumgängliche Zeit lässt. Zu verwerfen ist
jedenfalls selbst beim Nahebeieinanderliegen von Afterblindsack und
Darmampulle das expeditive Verfahren der einfachen Durchtrennung
der Scheidewände wegen der leichten Möglichkeit späterer Verengerung. Bei Atresia ani et recti kann wegen der selten fehlenden

Verengerung des Beckens die Ablösung des Darmes grofse Schwierigkeiten machen. Man soll dann aber nicht den Darm völlig vom Kreuzbein lösen u. nach vorn verschieben, wie dieses TÜNGEL u. PETIT gethan, sondern wenn nötig, wie es bereits LEISRINK und Verf. selber einmal ausgeführt, nach STROMEYER's Rath das Bauchfell perforiren. Sollte es dennoch nicht gelingen, vom Damm her das Darmende zu finden, so räth Verf. nach MACLAND durch Laparatomie unterhalb des Nabels das Darmende in der Bauchhöhle aufzusuchen und der Dammwunde entgegenzuführen. Erfolglos ist freilich jedes Verfahren eine Afteröffnung zu formiren in den seltenen Fällen von Verschluss eines höheren Darmabschnittes. Bei anomaler Communication bildet die des Mastdarms mit der Scheide die günstigsten Operationsbedingungen. Man kann hier das alte von RIZZOLI modificirte Verfahren DIEFFENBACH's oder die einfache Proctoplastik mit vorläufigem Ignoriren der Fistel vornehmen, doch bieten alle späteren Eingriffe bei Atresia ani gröfsere Hindernisse wegen der schon nach Ablauf des 1. Lebensjahres von Verf. gefundenen stärkeren Unnachgiebigkeit und Rigidität der betr. Teile. Schlechtere Verhältnisse trifft man bei hoher Verbindung der Blase mit Mastdarm: während aber früher hier ausschliefslich ein Anus praeter naturam angelegt wurde, soll man nach Verf. auch hier die Proctoplastik machen und die abnorme Communication von vornherein zu schliefsen suchen. Die Proctoplastik ist unter den 100 von Verf. zusammengestellten Fällen im Ganzen 44 Mal verrichtet (darunter 5 Mal in antiseptischer Zeit) mit 31 Heilungen, nämlich 6 Mal bei Atresia ani († 2), 11 Mal bei Atresia recti († 4),. bei Atresia ani ves. et urethr. 2 Mal († 1), bei Atresia ani et recti 8˙Mal († 5) und bei Atresia ani vagin. 16 Mal († 1). Gute Continenz ist in 13 Fällen erwähnt, 11 Fälle konnten weiter beobachtet werden. Abgesehen von den 16 Fällen von Atresia ani vaginal. handelte es sich in 24 Fällen mit bezeichnetem Geschlecht 19 Mal um Knaben und nur 3 Mal um Mädchen. Viel ungünstiger sind die Ergebnisse der Colotomie. Diese bei Atresia recti 10 Mal (8 Mal nach LITTRÉ 2 Mal nach CALLISEN) ausgeführte Operation ergab hier nur 5 Heilungen. Im Ganzen kamen auf die Colotomien † 10; von 7 primär Colotomirten starben 5, von 14 secundär Operirten 6, die LITTRÉ'sche Operation hatte 8 Mal unter 18, die CALLISEN'sche 2 Mal unter 3 Fällen letalen Ausgang. Sehr hoch ist auch die Sterblichkeit der einfachen Incision, 17 Fälle mit † 9, während Incision von der Fistel aus 5 Mal ohne Fistel gemacht wurde. Es dürfte hier aber aus der Mortalitätsziffer ein nur reservirter Schluss (wegen des späteren Verhaltens) zu ziehen sein. Endlich wurde in 4 Fällen die Punction mit † 2 ausgeführt, während 3 Fälle von Atresia vaginalis (mit † 1 nach anderen Krankheiten) ohne Operation blieben. Insgesammt ergaben bei Verf. 100 Fälle eine Mortalität von 37 pCt., bei CURLING eine solche von 47 pCt., bei CRIPPS dagegen 50 pCt., doch müssen wir wegen der

Einzelheiten der vergleichenden Statistik sowie auf die Verschiedenheiten der von Verf. selbst operirten 21 Fälle auf das Original verweisen.   P. Güterbock.

Schmiedicke, Zur Casuistik der Basisfracturen. Zeitschr. f. Ohrenheilkunde XXIV. S. 296.
      Verf. berichtet über 2 Fälle von Fractur. bas. cranii durch
Aufschlagen des Kopfes beim Fallen. In dem ersten Falle, der zur
Heilung kam, fand man gelegentlich der, wegen Eiterung im Proc.
mast. nach intercurrenter Mittelohrentzündung, vorgenommenen Trepanation einen 3 cm langen, feinem Knochenspalt, welcher 1 cm
hinter dem knöchernen Teil des äusseren Gehörgangs und 1 ¹/₂ cm
oberhalb an der Spitze des Proc. mast. beginnend nach oben und
etwas nach vorn verlief. Verf. nimmt an, dass sich diese äussere
Fissur auf die vordere obere Fläche der Pyramide fortgesetzt habe,
wodurch intracranielle Blutungen in der mittleren Schädelgrube
entstanden seien. Die während des Krankheitsverlaufs vorhandene
Oculomotoriuslähmung, sowie die lange Unbesinnlichkeit liefse sich
durch diese Annahme erklären. Auch die schon in den ersten
Tagen aufgetretenen Schwindelanfällen könnten durch die Annahme
einer Läsion an der vorderen oberen Pyramidenfläche erklärt werden und zwar durch ein Betroffensein des oberen Bogenganges.
Der 2. Fall, der mit Blutung aus dem rechten Ohr, Erbrechen,
Nystagmus, Taubheit rechts in das Lazareth kam, endete nach 5
Tagen durch Meningitis letal. Bei der Section zeigte sich an der
Aussen- und Innenfläche des Schläfenbeins ein Blutextravasat von
5-Markstück-Gröfse und eine Fissur, welche die Schuppe bis
zur Sutura squam. durchsetzte und zwar etwas vor dem Por. acust.
extern. senkrecht nach oben verlaufend. An der Basis und Oberfläche eitrige Entzündung der Dura und Pia, anscheinend vom Por.
ac. intern. ausgehende vollständige Querfractur der Pyramide, welche
im Zusammenhang mit der erwähnten Fissur an der Schuppe stand.
Die durch die Fissur eröffnete Paukenhöhle enthielt Eiter. Bezüglich des vom Verf. genau beschriebenen Verlaufs der Bruchlinie
muss auf das Orig. verwiesen werden.   Schwabach.

Jensen, Eine bisher nur wenig beachtete Infectionsweise der Pferdestaupe. Deutsche Zeitschr. f. Thiermed. 1893. XX. S. 47.
      Während des Auftretens der Pferdestaupe in den Jahren 1890
bis 1892 machten in Dänemark mehrere Tierärzte die Beobachtung,
dass Hengste, die von dieser Krankheit befallen gewesen waren,
noch lange Zeit nach ihrer Genesung die Fähigkeit behielten, dieselbe auf diejenigen Stuten zu übertragen, welche sie deckten. Zahlreiche Berichte über dieses Verhalten sammelte J. und teilt sie in
vorliegender Arbeit mit. Aus derselben geht hervor, dass Hengste
diese Fähigkeit bis zu zwei Jahren behalten können, ohne auch nur

im geringsten sonst noch Spuren der überstandenen Krankheit an sich zu haben.   Auch beweisen die Beobachtungen, dass lediglich der Deckakt, bezw. die Samenübertragung die Infektion vermittelt, und nicht etwa sonstiges Berühren oder eine gemeinsame Stallung. Es ist wahrscheinlich, dass alle Hengste durch die Krankheit diese Uebertragungsfähigkeit erhalten.   Diejenigen Stuten werden am heftigsten ergriffen, die kurze Zeit nach der Heilung des Hengstes gedeckt werden; diese werden auch meist nicht trächtig.

In der Veterinärpathologie kommt ein ähnliches Verhalten nur noch bei der Lungenseuche des Rindes vor; dasselbe unterscheidet sich aber von dem bei der Pferdestaupe dadurch, dass bei der Lungenseuche anatomische Veränderungen, Kranheitsherde zurückbleiben, von welchen aus die Infektion erfolgt, was bei der Pferdestaupe nicht der Fall ist.   Scheurlen.

Aufrecht, Die Behandlung der Diarrhoe bei Ruhr, Typhus und Cholera. Therap. Monatsh. 1893, Juli.

A. wendet sich gegen die kritiklose Anwendung von Oleum Ricini bei Ruhrdiarrhoe als ein ganz veraltetes Verfahren. Vielmehr giebt er seit Jahren und mit bestem Erfolge den Ruhrkranken Morphium, und zwar, wenn sie über das jugendliche Alter hinaus sind, 2—3 Mal am Tage 15—20 mg.   Diese Therapie nebst einer blanden Diät hatte zumeist die besten Erfolge.   Ist das acute Stadium der Ruhr abgelaufen, so kann man zweckmäßig Darmeingießungen mit adstringirenden Medicamenten vornehmen.   Als solche empfehlen sich insbesondere Lösungen von 1.0 Liquor. ferri sesquichlorati auf 1000 Wasser, oder solche von 1.0 Argent. nitr. auf 10000 Wasser.   Die Diarrhoe beim Typhus muss, wenn dieselbe sehr ausgedehnt ist und die Kranken schwächt, herabgemindert werden.   Dazu diente das Opium oder Morphium.   A. giebt in Fällen, in denen die Zahl der Stuhlgänge 5—6 in 24 Stunden übersteigt 2—3 Mal am Tage je 3 ctg Opium, in schwereren Fällen Morphium bis zu 1 ctg subcutan, eventuell mehrmals am Tage. Unter dieser Behandlung wurden auffallend wenig Darmblutungen und keine einzige Darmperforation gesehen, was sich durch die Ruhigstellung des Darmes sehr wohl erklären lässt. — Auch bei Diarrhoeen im Verlaufe der Cholera und der Cholerine ist die Ruhigstellung des Darmes die Hauptaufgabe des Arztes.   Ruhige Bettlage, absolut blande Diät (Hafergrütze, Gries, Mehlsuppe, Rotwein) sind einzuschärfen.   Bei starker und häufiger Diarrhoe Morphium, mehrmals am Tage in Dosen von 10—15 mg.   Morphium ist hier dem Opium vorzuziehen.   Kommt Erbrechen zur Diarrhoe, so hat das Eingeben von Medicamenten keinen Zweck mehr.   Man giebt dann das Morphium subcutan in Dosen von 10—15 mg. 3 bis 4 Mal täglich.   Durch eine solche Behandlung wird nicht allein Brechen und Durchfall gemildert, sondern auch das bei Cholera so

unangenehme, ja oft unerträgliche Brennen in der Magengegend
sowie die Muskelkrämpfe beseitigt. Im Stadium algidum der Cholera ist natürlich von der Morphiumtherapie vollkommen abzusehen.
Hier beschränkt man sich auf exicirende Mittel, unter denen in
erster Linie Campherinjectionen zu nennen sind. Daneben denke
man an Salzwasserinfussionen (CANTANI) und an die Enteroklyse mit
Gerbsäure.   C. Rosenthal.

1) **Cahen-Brach**, Ueber das Vorkommen von Spiegelschrift, besonders im Kindesalter. Deutsches Arch. f. klin. Med. Bd. 51, S. 141.
2) **L. Treitel**, Ueber das Schreiben mit der linken Hand und
Schreibstörungen, besonders auf Grund von Schuluntersuchungen.
Deutsche Zeitschr. f. Nervenheilk. Bd. IV. p. 277.

1) Nach BUCHWALD u. ADLER liefern die meisten Menschen, wenn
man sie auffordert, mit der linken Hand zu schreiben, Spiegelschrift.
Durch Anspannung der Aufmerksamkeit lässt sich aber dieser Hang
zur Spiegelschrift bei den dazu disponirten überwinden. — Demgegenüber behauptet SOLTMANN, der seine Untersuchungen bei Kindern anstellte, dass die meisten derselben mit der linken Hand
richtig, d. h. von links nach rechts schreiben, und dass bei den
wenigen Kindern, welche Spiegelschrift lieferten, sich ausnahmslos
noch psychoneurotische Symptome nachweisen liefsen. — Um den
Widerspruch ir diesen Angaben aufzuklären, liefs Verf. alle Kinder
einer gröfseren Schule Probeschriften mit der linken Hand schreiben.
Er kommt zu dem Ergebniss, dass die Spiegelschrift in einer gewissen Entwicklungsperiode, deren Ende etwa in das 10. Lebensjahr
fällt, nichts Ungewöhnliches ist, und dass ihr deshalb für diesen
Zeitraum bei Abwesenheit sonstiger Störungen kein pathologisches
Interesse zukommt. Erst jenseits des ersten Decenniums gewinnt
das Auftreten der Spiegelschrift, zumal in der zwangsmäfsigen Form
(d. h. wenn das Kind auch durch Aufmerksamkeit die Neigung zur
Spiegelschrift nicht überwinden kann), ernstere Bedeutung. Denn
bei älteren Kindern ebenso wie bei Erwachsenen wird die Spiegelschrift häufig als Aeufserung geistigen Mindermaases oder als ein
Teil einer nervösen Symptomengruppe (Hysterie, Chorea, Epilepsie
etc.) angetroffen, und ihr Vorkommen schliefst daher unter den angegebenen Umständen, die Aufforderung in sich, auf weitere Erscheinungen krankhafter Art zu fahnden.   Stadthagen.

2) Verf. untersuchte die Handschrift von 142 Knaben und 98
Mädchen in Berliner Gemeindeschulen, ausserdem von 59 Taubstummen, von 8 rechtsseitig Gelähmten und endlich von mehreren
nervösen Kindern. Der Name und Ziffern wurden mit der rechten
und linken Hand niedergeschrieben. Ueber Begabung etc. der
Schüler wurde die Auskunft der Lehrer eingeholt. 10.6 pCt. der
Knaben und 33.7 der Mädchen schrieben Spiegelschrift, gröfser war

der Procentsatz bei den Taubstummen, von den „Nervösen" schrieb nur 1 Kind Spiegelschrift.

Verf. bezweifelt, insbesondere da keines von den Schulkindern etwas Pathologisches darbot, ob Soltmann mit Recht der Spiegelschrift den Wert eines wichtigen Symptoms einer bestehenden Neurose beilegt, er sieht überhaupt in dem Mangel an Aufmerksamkeit die Ursache für das Zustandekommen der Spiegelschrift. Von Besonderheit der linkshändigen Schrift nennt Verf. die Ataxie, die Steilheit der Buchstaben, die Zitterschrift Der Arbeit ist eine Tafel mit Schriftproben beigegeben.   M. Brasch.

Rouget, Sur la Terminaison des nerfs moteurs des muscles striés chez les Batraciens. Comptes rendus. 1893, No. 23.

Verf. nimmt vom lebenden, aber stark curarisierten Tiere Muskeln und behandelt dieselben während 20 bis 80 Minuten mit einer Lösung von 0 05 g Methylenblau in 100 ccm physiologischer (0.6 pCt.) Kochsalzlösung. Er findet darnach, dass die Zunahme des Durchmessers der Endverzweigungen des Axencylinders, die manchmal das Vierfache des ursprünglichen Durchmessers beträgt, von einer ganz speciellen Lagerungsweise der Faser nicht aber von deren Dickenzunahme abhängt. Die Faser ist durchaus nicht gerade, wie dies an den gewöhnlichen Figuren zu sehen ist, sondern zickzackförmig eingebogen oder in mehreren Touren eingerollt, im letzteren Falle einen transversalen Bogen ohne freie Endigung bildend.   Rawitz.

D. Rywosch und **E. Berggrün,** Ueber das Verhalten des leukämiechen Blutes bei Einleitung von Kohlensäure. Wiener med. Wochenschrift 1893, No. 50.

Das leukämische Blut gerinnt wesentlich langsamer als das normale, eine Thatsache, die Freund durch das im Blut anwesende Pepton zu erklären sucht. Die Verff. vermochten nun durch Einleitung von CO_2, das sonst die Gerinnung verzögert, bei Leukämikern eine wesentliche Beschleunigung derselben zu erzielen. Auch die Menge des Fibrins zeigte deutliche Vermehrung; doch mag dies teilweise der größeren Zahl der mit zu Boden gerissenen Leukocyten zuzuschreiben sein.   M. Rothmann.

Düms, Blasenstein und Tripper. Casuistische Mitteilung. Deutsche militärärztl. Zeitschr. 1893, S. 18.

In dem ersten Falle wurde die Bildung des 4, 2.5 und 1.5 cm messenden, 18 g schweren, aus einem Oxalat-Kern mit Phosphatrinde bestehenden Steines bei dem 27 jähr. Pat. auf einen vor 7 Jahren überstandenen gonorrhoischen Blasenkatarrh bezogen. Bei dem zweiten 24 jähr. Pat. hatte der längliche, 2 u. 1 cm messende, 3 g schwere aus Harnsäurekern mit Phosphatrinde bestehende, präprostatisch gelagerte Stein zu einem Urethralausfluss Anlass gegeben. In beiden Fällen erfolgreiche Sect. perin. mediana, im ersten Falle mit stumpfer instrumenteller Erweiterung combinirt.
                                                          P. Güterbock.

Schloeper, Ueber Quecksilberoxycyanid. Bericht über die 23. Vers. d. ophthalm. Ges. Heidelberg 1893, p. 94.

Sch. hat eine Reihe von vergleichenden Versuchen mit Quecksilbercyanid und Sublimat in Bezug auf ihre antiseptischen Eigenschaften gemacht. Er giebt dem ersteren wesentlich den Vorzug, da es sehr wenig local reizt; es kann in 4 Mal stärkerer Lösung angewandt werden, es coagulirt Eiweiß fast gar nicht und ist ein sehr geringes Zellgift, ausserdem greift es die Instrumente nur unbedeutend an. Bei acutem Bindehautkatarrh pinselt er eine 2proc. Lösung ein, vorzügliche Wirkung erhielt er durch Ausspülung des Thränensackes mit ein 1 proc. Lösung bei chronischer Dacryocystitis und Dacryocystiblenorrhoe, dreimalige gründliche Ausspritzungen beseitigen dauernd jede Secretion.   Horstmann.

Jaenicke, Zur therapeutischen Bedeutung des Natrium (tetra) horicum neutrale. Monatsschr. f. Ohrenheilk. 1893, No. 11, 12.

J. rühmt auf's Neue das schon im Jahre 1891 von ihm gegen die verschiedenen Formen der chronischen Otorrhoe empfohlene Natr. bor. neutrale in übersättigter Lösung (50—60 pCt.). Nach seinen Erfahrungen übertrifft dasselbe bei einfachen und mit Polypen oder Granulationen complicirten Mittelohreiterungen, sowie bei Eiterung des Gehörganges die bisher üblichen Mittel durch seine ausserordentlich schnelle und sichere Heilwirkung; bei genügend langer Behandlungsdauer könne es auch oberflächliche Caries zur Abheilung bringen; dagegen versage es in der Regel bei tiefgehender Schläfenbeincaries, sowie bei Eiterung aus den wenig oder gar nicht zugänglichen Nebenhöhlen der Pauke.   Schwabach.

J. Newcomb, The occurrence of hemorrhage after operation for the removal of the adenoid tissue. The Amer. Journ. of Med. Scienc. 1893, Nov.

Zu den nach der Entfernung der adenoiden Vegetationen möglichen Komplicationen Bronchitis, Infection, Mittelohrentzündung gehören auch die primären und secundären Blutungen. Verf. teilt einen solchen Fall bei einem 8 3/4 jährigen Kind mit, das durch Verbluten zu Grunde ging, da Hilfe zu spät nachgesucht wurde. Tamponade würde das Kind gerettet haben. Der hauptsächlichste Grund der Hämorrhagie bei Nichtblutern ist wohl der, dass je tiefer wir von der Oberfläche der lymphoiden Masse gehen, desto gefäsreicher die Teile werden. Das angewandte Instrument scheint keinen Einfluss auszuüben.   W. Lublinski.

De Man, Ueber die Einwirkung von hohen Temperaturen auf Tuberkelbacillen. Archiv f. Hygiene 1893, XVIII. S. 133.

Nach einer eingehenden Würdigung der bisher über die Tötung von Tuberkelbacillen veröffentlichten Abhandlungen beschreibt M. seine Methode, die sich nicht wesentlich von der anderer unterscheidet: er schloss die tuberkelbacillenhaltige Flüssigkeit in Lymphröbrchen ein, tauchte sie dann eine bestimmte Zeit lang in Wasser von bestimmter Temperatur und impfte dann den Inhalt intraperitoneal auf Meerschweinchen. Er verwendete keine Reinkulturen von Tuberkelbacillen, sondern den Saft tuberkulöser Euter, oder tuberkulöses Sputum oder pleurale Perlknoten, die zerstofsen oder aufgeschwemmt wurden.

Eine Temperatur von 50° C hatte keine Einwirkung auf die Tuberkelbacillen. 55° schwächten bei 8stündiger Einwirkung die Bacillen so ab, dass die Impftiere keine Miliartuberkulose sondern nur noch leichte Lungentuberkulose bekommen; nach 4 Stunden waren die Bacillen getötet. Bei 60° wurden sie vernichtet nach einer Stunde, bei 65° nach 15 Min, bei 70° nach 10, bei 80° nach 5, bei 90° nach 2 und bei 95° nach einer Minute.

Da beim Pasteurisiren die Milch nur ganz kurze Zeit auf 70—80° erhitzt wird, hält M. für die Zwecke der Kinderernährung den Gebrauch gekochter Milch allein für rationell.   Scheurlen.

M. Soupault, Un cas d'ictère infectieux à rechute. Archiv gén. de méd. 1893, S. 227.

Verf. giebt die ausführliche Krankengeschichte eines 18jährigen, an infectiösem Icterus erkrankten Mannes, bei dem in der Reconvalescenz plötzlich Fieber wieder auftrat und zwar mit geringen Morgen- und hohen Abendtemperaturen; nach 5 Tagen ließ dies Fieber nach und Pat. wurde wiederhergestellt. — Eine Erklärung für derartige, schon häufig beobachtete und beschriebene Recidive bei WEIL'scher Krankheit ist bisher nicht gefunden worden. Während einzelne Autoren auf die Aehnlichkeit mit Typhusrecidiven hinweisen, glauben andere, dass es sich hierbei um eine ganz besondere Art von infectiösem Icterus handelt; einzelne wollten selbst diese Krankheit mit Recurrens indentificiren. Verf. glaubt, dass es sich in diesen Fällen nicht um eine besondere Species von WEIL'scher Krankheit handelt, sondern das Fieber dadurch wieder angefacht werde, dass die Leberzellen noch nicht zur Norm zurückgekehrt sind und ihre Functionen nur in geringem Maasse erfüllen Die bacteriologische Untersuchung des Blutes ergab die Anwesenheit von Staphylococcus albus, der aber auch in Fällen ohne Recidiv gefunden wird.   K. Kronthal.

F. Siegert, Zur Aetiologie des primären Carcinoms der Gallenblase. Virchow's Arch. Bd. 132, H. 2, S. 353.

Die Frage, ob der Krebs der Gallenblase die Ursache oder im Gegenteil die Folge der so häufig gleichzeitig beobachteten Cholelithiasis ist, schwebt noch heutzutage. S. hat zur Klärung dieser Frage 7 Fälle von primärem Carcinom der Gallenblase untersucht, sowie 2 von diesen selbst secirt In allen Fällen enthielt die Gallenblase Steine Es fragt sich nun: 1) In wie viel Fällen von primärem Gallenblasenkrebs finden sich Gallensteine? 2) Wie verhalten sich in dieser Beziehung die secundären, metastatischen Gallenblasenkrebse?

ad 1) Unter 99 Fällen (14 männliche, 83 weibliche Personen betreffend, in 2 Fällen fehlt die diesbezügliche Angabe) finden sich 94 Mal Gallensteine, nur 3 Mal fehlen dieselben; und 2 Mal lässt sich über ihr Vorhandensein nichts Sicheres nachweisen.

ad 2) In 13 Fällen (10 Männer, 3 Weiber) finden sich 2 Mal Gallensteine, 11 Mal fehlen dieselben. Es ergiebt sich daraus wohl mit Sicherheit, dass

1) Gallensteine sich beim primären Krebs der Gallenblase fast ausnahmslos finden, beim secundären dagegen nur ausnahmsweise,

2) jedenfalls eine der Ursachen des Gallenblasenkrebses die Gallensteine sind, sicher nicht die Folge desselben.   C. Rosenthal.

Loranchet, Note sur un cas de gastrorrhagie chez un nouveau-né au premier jour de la naissance. Gaz. hebd. 1893, No. 37.

Ein Neogeborenes, welches nach der Geburt normal erschien, erkrankte am Ende des 1. Tages an Blutungen aus der Magen-Darmschleimhaut Da keine anderen Ursachen der Melaena nachweisbar waren, so glaubte Verf. eine zu starke Abkühlung der Hauttemperatur des Kindes durch ungenügende Erwärmung des Zimmers und mangelhafte Bekleidung für den Zustand des Kindes verantwortlich machen zu können. Bei geeigneten therapeutischen Maßnahmen hörten die Blutabgänge nach einigen Stunden wieder auf und das Kind genas.   Stadthagen.

M. R. Colella, Sur les alterations histologiques de l'écorce cérébrale dans quelques maladies mentales. Comptes Rendus 1893, No. 8.

C. untersuchte nach der GOLGI'schen Methode drei Gehirne (einen Fall von progressiver Paralyse bei einem Syphilitischen, einen von Dementia paralytica bei einem Alcoholisten und einen von alcohol. Psychose). Im ersten Fall waren hauptsächlich verändert: die Blutgefässe, die Neurogliazellen und die Protoplasmafortsätze der Ganglienzellen; im zweiten Fall hauptsächlich die Nervenfortsätze der Ganglienzellen und im dritten Fall die Ganglienzellen und ihre Nervenfortsätze. Die Verschiedenheit in dem Zustande der Protoplasmafortsätze und der Nervenfortsätze der Zellen, sowie die anderen Befunde deuten darauf hin, dass die Protoplasmafortsätze enge Beziehungen

zu den Neurogliazellen und zu den Gefäßen haben und eine große Rolle bei der Ernährung des Nervengewebes spielen.   S. Kalischer.

H. Mourak, Ueber Nucleininjectionen bei Lupus. (Aus der dermat. Klinik des Prof. Janovsky in Prag. Wiener med. Wochenschr. 1893, No. 35, 36.

Nachdem schon früher bei innerer Verabreichung eine pyrogene Wirkung des Nuclein constatirt worden war, verwandte Verf. das Mittel in einer Lösung, welche in
1 ccm 5 mg desselben enthielt, zu subcutanen Injectionen bei 10 Kranken, von denen
9 an Lupus, einer an einem zerfallenden Gumma des Unterschenkels litten. Es wurde
mit 2.5 mg angefangen und die Dosis langsam bis auf höchstens 60 mg erhöht. Meist
stellte sich mehrere Stunden nach der Injection eine, bisweilen von Kopfschmerzen
und allgemeiner Abgeschlagenheit begleitete Steigerung der Körpertemperatur auf 38
bis 39° ein. Dabei war regelmäßig eine deutliche Leukocytose des Blutes und nach
Ablauf des Fiebers eine Vermehrung der eosinophilen Leucocyten zu constatiren. Eine
in Röthung, Schwellung und leichter Schmerzhaftigkeit bestehende locale Reaction an
den kranken Partieen und ihrer Umgebung zeigte sich, allerdings in sehr verschiedener
Intensität, in allen Fällen. Therapeutisch wurde zwar Besserung, aber keine Heilung
beobachtet.   H. Müller.

M. Graefe, Bemerkungen über Laparotomie bei Ruptur tubarer Fruchtsäcke während der ersten Schwangerschaftsmonate. Münchner med. Wochenschr. 1893, No. 23.

Verf. berichtet über einen Fall von Extrauteringravidität, den er nach eingetretener innerer Blutung aus dem geborstenen extrauterinen Fruchtsacke laparotomiert
hatte. Da die Blutung aus dem Douglas trotz längerer Schwammtamponade nicht
zum Stehen kam, hatte Verfasser Tamponade des Douglas mit Jodoformgaze,
deren Ende aus dem unteren Wundwinkel herausgeleitet wurde, angewandt. Die Drainage versagte jedoch schon nach 30 Stunden. Es entwickelte sich dann ein retro-
uterines Exsudat, das, nach Entfernung der Tamponade von der Scheide aus incidiert
und drainiert wurde. Pat. erholte sich jetzt schnell und wurde nach 4 Wochen geheilt entlassen. Verf. glaubt, dass es sich in diesem Falle, da an keiner Stelle des
Eileiters eine Rissstelle zu finden war, um einen Tubenabort gehandelt habe. — Im
Anschluss an diesen Fall befürwortet Verf. dann, sofort zu laparotomieren, wenn es
nach Ruptur eines extrauterinen Fruchtsackes zur Hämatocelenbildung gekommen ist
und nicht erst die Patientin der Gefahr einer erneuten inneren Blutung auszusetzen.
                                                                   A. Martin.

Ch. Tempelmann, Strangulation and hanging. Edinburgh medical journal 1893. S. 207.

Unter den 82 Fällen des Verf.'s heben wir hervor einen Mord durch Erdrosseln.
Es fand sich eine circuläre, große Strangmarke, von der am linken Kieferwinkel ein
kleiner Streifen nach unten und aussen zog; im rechten Platysma fand sich ein erheblicher Blutaustritt; einen Fall von Selbstmord durch Erdrosseln ähnlich dem bekannten
Bollinger'schen Fall, ohne Spuren von Verletzungen am Halse ausser der Strangmarke; vier zufällige Strangulationen, zwei bei Kindern, zwei bei Betrunkenen; eine
Hinrichtung durch Erhängen mit Blutungen im Unterhautgewebe, Muskelzerreissungen,
mehrfachem Bruch des Epistrophaeus, des 8. Halswirbels, Diastase beider und Zerreissung
der Ligamente, des Rückenmarkes und seiner Häute. Unter den erhängten Selbst-
mördern fanden sich Fälle von sitzender, kniender und liegender Stellung. —
Livor und Salivation wurde durchweg nicht beobachtet.   Fr. Strassmann.

Druckfehler: No. 10, S. 192, 11. Zeile von unten statt peretesa, lies „pretesa."

Einsendungen für das Centralblatt werden an die Adresse des Hrn. Prof. Dr. M. Bernhardt (Berlin W
Französ. sische Straße 21) oder an die Verlagshandlung (Berlin NW., 68. Unter den Linden) erbeten.

Verlag von August Hirschwald in Berlin. — Druck von L. Schumacher in Berlin.

Wöchentlich erscheinen 1—2 Bogen; am Schlusse des Jahrgangs Titel, Namen- und Sachregister.

Preis des Jahrganges 20 Mark; zu beziehen durch alle Buchhandlungen und Postanstalten.

Centralblatt

für die
medicinischen Wissenschaften.

Unter Mitwirkung von
Prof. Dr. H. Senator und Prof. Dr. E. Salkowski,
redigirt von
Prof. Dr. M. Bernhardt
in Berlin.

1894. **24. März.** **No. 12.**

Inhalt: Dogiel, Nervenendigungen in der Thränendrüse. — Jacoby, Untersuchungen über den Kraftsinn. — Zuntz, Neubildung von Kohlehydraten beim Hungertier. — Argutinsky, Zusammensetzung des Rindfleisches. — Goldscheider und Jacob, Weitere Mitteilungen über die Leukocyten Frage. — Shoemaker, 2 Fälle von Pylephlebitis. — Moos, Abnormer Verlauf d. Warzenfortsatz-Erkrankung. — Schroeder, Ueber Saprol und Saprolirung der Desinfectionsmittel. — Gerhardt, Ueber interlobäre Pleuritis. — Remak, Ueber die Entartungsreaction. — Dinkler, Quecksilberkur bei Tabes dorsalis. — Beron, Incubationsdauer der Syphilis. — Cahn, Ivanus, Ueber die puerperale Infection. — Schmiedeberg, Marfori, Ueber das Ferratin.

Lenossek, Die Geschmacksnerven der Kaninchenzunge. — Exner, Ueber Lähmung und Dehnbarkeit der Harnblase. — Niemann, Quantität der flüchtigen Schwefelverbindungen in den Faeces. — Krug, Die Fleischmast des Menschen. — Obersteig, Ueber die Fragmentatio myocardii. — Bayer, Zur Aetiologie des Pes calcaneus. — Kostenitsch, Fall von Scleritis. — Schmieglow, Chirurgische Behandlung der Mittelohreiterung. — Hastelik, Untersuchung von Fleischkonserven. — Schönwerth, Infection mit Hühnercholerabacillen. — Carstens, Sclerodermie im Kindesalter. — Burland, Ipecacuanha bei Hämatemesis. — Gruss, Der Patellarreflex bei Diabetes. — Jessner, System der Hautkrankheiten.

A. S. Dogiel, Die Nervenendigungen in der Thränendrüse der Säugetiere. Archiv f. mikr. Anat. Bd. 42, H. 4.

Die Thränendrüse des Kaninchens und Meerschweinchens, welche als ein ziemlich flaches, mehr oder weniger in die Länge ausgezogenes Organ sich darstellt, bildete das Untersuchungsobject des Verf.'s und die Methode, deren er sich bediente, war die nachstehend geschilderte Behandlung des betr. Organes mit Methylenblau. Die vom eben getöteten und ausgebluteten Tiere entnommene Thränendrüse wurde auf dem Objectträger ausgebreitet, mit einigen Tropfen einer $^1/_{10}$—$^1/_{16}$ pCt. Methylenblaulösung begossen und mit einer Mischung von gesättigter, wässriger Lösung von pikrinsaurem Ammoniak und 1 pCt. Osmiumsäure fixiert. Die Resultate, zu denen

Verf. gelangt sind die folgenden: In die Thränendrüse treten fast
nur marklose Fasern ein, die Blutgefälse und Ausführungsgänge
umspinnen und sich mit diesen Gebilden oder ohne dieselben in die
Drüsenläppchen einsenken. In letzteren bilden sie zunächst ein auf
der Membrana propria aufliegendes Geflecht, von welchem aus feine
Fäden unter Durchbohrung der Membran zu den Drüsenzellen sich
begeben, um an deren Basen ein Netz, das vom Verf. sogenannte
Ueberzellennetz, herzustellen. Letzteres sendet äussers feine
Fädchen aus, die unter vielfacher Teilung zwischen den Zellen verlaufen und hier das Interzellennetz bilden.

Anscheinend frei endigende Fädchen beider Netze deuten stets
auf eine unvollkommene Färbung hin.

(Anmerkung des Ref. Wiederholt spricht Verf. in der referierten
Abhandlung von Drüsenalveolen. Ref. muss dies für eine ungenaue,
ja falsche Bezeichnung erklären. Nach der allein richtigen Drüsen-
terminologie von FLEMMING (Arch. f. Anat. von HIS u. BRAUNE, 1888),
welche Ref. in seinem Grundriss der Histologie, Berlin 1894 accep-
tiert hat, gehört die Thränendrüse zu den zusammengesetzten,
lobären, tubulösen Drüsen, während von einer Alveolenbildung
in diesem Organe gar nicht geredet werden kann. Es sollten daher
die einzelnen Forscher bestrebt sein, in ihren Abhandlungen sich
der richtigen FLEMMING'schen Bezeichnung zu bedienen, um wenigstens auf einem Gebiete anatomischer Arbeit eine gleichmäfsige
Sprache herbeizuführen).   Rawitz.

C. Jacobj, Untersuchungen über den Kraftsinn. Arch. f. exp. Path.
u. Pharmak. XXXII. S. 49—100.

Verf. hatte sich die Aufgabe gestellt, die Beeinflussung des
Kraftsinnes, d. h. der Fähigkeit, Gewichte durch Hebung
derselben oder Widerstände durch Ueberwinden derselben ihrer Gröfse nach zu unterscheiden, durch pharmakologische Agentien zu untersuchen, überzeugte sich aber, dass die
bisher verwendeten Methoden zur Untersuchung dieses Sinnes zum
Nachweis geringerer Veränderungen desselben nicht ausreichen und
keine einheitlichen Ergebnisse liefern. Es war daher die nächste
Aufgabe, einen Apparat zur Untersuchung dieses Sinnes zu con-
struiren.

Der von Verf. hergestellte Apparat, Kraftwage genannt, gestattet, Gewichte von verschiedenster Gröfse und von beliebiger
Gewichtsdifferenz ohne Veränderung der Stellung irgend eines
Körperteiles ausser dem des hebenden Unterarms bei sehr herabgesetztem Einfluss der Druck- oder Tastempfindung in kurzen
Zwischenräumen hinter einander heben zu lassen. Seine Beschreibung ist im Original nachzulesen. Da es ferner im Verlauf der
Untersuchungen wünschenswert erschien, den Einfluss der Tastempfindung der Haut, sowie den der Gelenke auf die Wahrnehmung

von Druckunterschieden auszuschalten, so wurde der Apparat noch in der Weise modificirt, dass in einer Versuchsreihe die Gewichte mittels des Unterkiefers, in einer andern mit Hilfe der Zunge gehoben werden konnten.

Endlich war die Einrichtung getroffen, dass die „Latenzzeit" der Hebung genau gemessen werden konnte, d. i. die Zeit, welche vergeht zwischen der gewollten Hebung und dem wirklichen Abheben des Gewichtes, da sich gezeigt hatte, dass beim Zustandekommen des Urteils über die Größe des gehobenen Gewichtes die Wahrnehmung des Bewegungseintritts eine herrvorragende Rolle spielt.

Das Ergebniss der Versuche ist in folgenden Sätzen zusammengefasst:

„Wenn alle bei den Hebungen in Frage kommenden Widerstände berücksichtigt werden, so verhält sich der eben erkennbare Zuwachs zu den Ausgangsgewichten constant wie 1:20, mag das Ausgangsgewicht auch verschieden groß sein, und mögen die Hebungen mit dem Arm oder dem Kiefer ausgeführt werden."

„Der Kraftsinn, d. h. das Unterscheidungsvermögen für die Größe gehobener Gewichte hängt nicht ab von dem Tast- oder Drucksinn der Haut, auch nicht von einer von den Sehnen oder Muskeln aus vermittelten Empfindung ihres Spannungszustandes der Art, dass wir die den verschiedenen gehobenen Gewichten entsprechenden verschiedenen Spannungszustände der Muskeln und Sehnen als solche empfinden und quantitativ unterscheiden, sondern es kommt zu Stande auf Grund einer Vergleichung der Größe der aufgewendeten Innervationskraft mit der Dauer der Latenzzeit, d. h. der Zeit, welche zwischen der gewollten Hebung und dem wirklichen Eintritt der Bewegung verstreicht".

„Die Größe der Latenzzeit des Bewegungseintrittes ist abhängig von der Größe der bei der Hebung des Gewichtes zur Anwendung gebrachten Innervationskraft, bei gleicher Innervationskraft aber proportional der Größe des gehobenen Gewichtes, so dass einer bestimmten Latenzzeit bei einem gegebenen Gewicht auch eine bestimmte Innervationskraft entspricht" und sich dieselbe nach einer Formel berechnen d. h. mit einer bestimmten Innervationskraft vergleichen lässt.   Bürthle.

N. Zuntz, Ueber die Neubildung von Kohlehydraten im hungernden Organismus. Archiv f. Anat. und Physiol. Physiol. Abtheil. 1893, S. 378.

Die Versuche sind von Verf. in Gemeinschaft mit VOGKLIUS an Kaninchen angestellt. Um den Darmkanal von in ihm enthaltenen Kohlehydraten zu befreien, erhielten die Tiere wenigstens 2 Tage lang nur Milch und hungerten 24 Stunden. Durch mehrstündigen

Strychnintetanus wurden nun die Tiere glycogenfrei gemacht. Bei
solchen Tieren, die zur Controlle getötet wurden, fand sich in der
Leber 5 Mal gar kein Glycogen, 4 Mal wägbare Spuren, im Maximum 0.031 resp. 0.06 pCt. des Lebergewichts. Im übrigen Körper
mit Ausschluss der Eingeweide wurde immer etwas Glycogen gefunden, im Minimum 0,04 g im Maximum 0.21 g = 0.004 pCt.
bezw. 0.020 pCt. Die weiter zu beobachtenden Tiere erhielten
nach Beendigung der Krämpfe eine schlafmachende Dosis Chloralhydrat oder Urethan subcutan eingespritzt, welche erneuert wurde,
sobald die Tiere erwacht waren. Nach 48—74 Stunden wurden
die Tiere getötet: Leber und die übrigen Organe enthielten nicht
unerheblich Quantitäten Glycogen, es war ausserdem Urochloralsäure, in welcher noch ein Kohlehydrat steckt, durch den Harn entleert. So wurde in einem Fall gefunden: Glycogen in der Leber
0,401 g, im übrigen Körper 1.345 g, ausserdem Urochloralsäure entleert 1.795. Da sonst der Körper des hungernden Tieres frei ist
von Glycogen, so muss man annehmen, dass das Glycogen welches
sich bei diesen Tieren bildet, durch die Muskelaction verbraucht
wird, während es zur Aufspeicherung gelangt, wenn die Muskelaction durch Narcotica aufgehoben ist. Die Quantität der neugebildeten Kohlehydrate erscheint noch gröfser, wenn man den schlafen-
den Tieren Phloridzin (0.1 g pro Kilo Tier) subcutan injicirt, wobei
sie Zucker im Harn ausscheiden.   E. Salkowski.

P. Argutinsky, Ueber die elementare Zusammensetzung des Ochsen-
fleisches. Pflüger's Arch. Bd. 55 S. 345.

Frisch geschlachtetes, von sichtbaren Fett- und Sehnenbei-
mengungen nach Möglichkeit befreites und fein gewiegtes Ochsenfleisch (Filet, vordere Hals-, Rückenmuskeln) wurde in Portionen
von 30–35 g auf Drahtnetzen über Schwefelsäure in evakuirten
Glasglocken getrocknet und das fein gepulverte Material mehrere
(4–7) Tage hindurch in Soxhlet's Extractionsapparat vom Fett
befreit, das so gewonnene fettfreie Fleischpulver wurde wegen seiner
Hygroskopicität noch über Schwefelsäure im Vaccum bis zum konstanten Gewicht belassen und auch weiterhin stets in geschlossenen
Wiegegläschen im Exsiccator über Schwefelsäure aufbewahrt. Einzelne Fleischstücke enthielten frisch bis zu 0.6 pCt. Glycogen (nach
Brücke-Külz) in der Mehrzahl fanden sich selbst im frisch geschlachteten Fleisch seltsamer Weise nur Spuren. Im Mittel von
9 Analysen an 4 verschiedenen Proben, deren Einzelwerte nur wenig
von einander abweichen, fand sich für das im Vacuum getrocknete,
entfettete Fleisch (nach Abzug des Glycogen's) C 49.6 — N 15.8
— H 6.9 — Asche 5.2 — O+S 23 pCt. Diese Zusammensetzung kommt
am nächsten der von Stohmann u. Langbein ermittelten, weicht aber
in Bezug auf C, H, O+S ziemlich von der Rubner'schen ab; letztere steht ihr am nächsten in Bezug auf den sog. Fleischquotienten

C/N, den Verf. zu 3.24, ROBNER zu 3.28 findet. Auf aschenfreie Substanz berechnet Verf. C. 52.33 — N 16.15 — H 7.3 — O + S 24.22 pCt. Die vom Verf. befolgte Methode umgeht die Anwendung einer erhöhten Temperatur, ermöglicht ein sehr rasches und gleichmäfsiges Trocknen bei Zimmertemperatur und erlaubt endlich ein längeres Aufbewahren des getrockneten Gewebes unter möglichster Auschliefsung einer chemischen Veränderung. — Die Arbeit ist in Pflüger's Laboratorium ausgeführt. J. Munk.

A. Goldscheider und **P. Jacob**, Weitere Mitteilungen über die Leukocyten-Frage. Verhandl. d. phys. Gesellschaft zu Berlin 1893/94. No. 2, 3.

Die Verff. haben im Anschluss an ihre früheren Untersuchungen die von LÖWIT aufgestellte Behauptung nachgeprüft, ob die nach Injection bestimmter Organextracte auftretende Hyperleukocytose eine Folge der ihr voraufgehenden Hypoleukocytose sei. Sie injicierten Milz- und Knochenmarksextrakte in die Ven. jugul. ext. betäubter Kaninchen und entfernten teils im Stadium der Hypoleukocytose, teils in dem der Hyperleukocytose Lungen und Herz. Sowohl im ersten Stadium als ganz besonders im zweiten zeigten sich die Lungenkapillaren mit zahlreichen Leukocyten angefüllt, im Gegensatz zu den Befunden bei Kontrolltieren.

Ferner ergaben wiederholt nach einander ausgeführte Injectionen von Organextrakten, dass die Wirkung derselben, je nachdem sie im Stadium der Hypo- oder Hyperleukocytose ausgeführt werden, ganz verschieden ist. Im ersteren Falle trat verstärkte und verlängerte Hypoleukocytose, im zweiten abgeschwächte und verkürzte Hypoleukocytose, gefolgt von sehr verstärkter Hyperleukocytose, ein.

Die Verff. nehmen auf Grund ihrer Resultate an, dass Hypo- und Hyperleukocytose nicht Folgezustände sind, sondern ganz verschiedenen Processen ihre Entstehung verdanken. Die erstere ist durch ein Hineintreiben der Leukocyten in die Kapillaren, vielleicht auf chemotaktischem Wege, bedingt, die letztere durch Ueberführung weifser Blutkörperchen aus den Lymph- in die Blutbahnen. M. Rothmann.

G. E. Shoemaker, Suppurative pylephlebitis and hepatic abscess secondary to appendicitis; with a report of two cases. Amer. med. News 1893. p. 397.

Bei den beiden von S. in extenso mit den Sectionsbefunden mitgeteilten Pylephlebitis-Fällen wurde die Diagnose erst durch die Obduction gestellt. In dem ersten derselben handelte es sich um einen acuten Process im Proc. vermiform, hervorgerufen durch Eindringen einer gemeinen Stecknadel in diesen, welche ohne ihn zu perforiren zu einem grofsen Bauchfellabscess geführt hatte. Bei der

Eröffnung des letzteren war der Proc. vermiform. nicht aufzufinden; der schon erschöpfte 17jährige Pat. starb am Abend nach der Operation. Die Eiterung hatte sich retroperitoneal zur Leber bezw. zum Omentum minus verbreitet, welches einen Abscess umschloss. Im 2. Fall begann die Krankheit bei dem 14jährigen Kranken nach einem Diätfehler mit typhlitischen Symptomen und erstreckte sich unter z. Th. sehr schwer zu deutenden Erscheinungen von Gelbsucht, Lebervergröfserung und Schüttelfrost über einen Zeitraum von 8 Jahren. Bei der Autopsie fand man den Proc. vermiform. verdickt und brandig perforirt; die Vermittelung der Verbreitung der Eiterung zur Leber hatte wieder ein retroperitonealer Process übernommen. In der Leber selbst fanden sich zahlreiche Abscesse, von dem retroperitonealen Raum aus konnte man mehrere stark erweiterte Venen in die Bauchhöhle bezw. in das Pforadergebiet verfolgen, welche verdickte Wandungen und grauen flüssigen Inhalt boten. Aus der längeren Epicrise S.'s erhellt, dass die klinische Diagnose der Pylephlebitis seit Schönlein kaum an Klarheit gewonnen hat.   P. Güterbock.

Moos, Ueber einen bisher noch nicht beschriebenen Verlauf einer Warzenfortsatzerkrankung. Zeitschr. f. Ohrenheilk. XXIV. S. 314.

Bei einem 39jährigen Mann, der als Kind doppelseitige Scharlachotitis überstanden hatte, trat nach Influenza rechtsseitiger, schmerzloser Ohrenausfluss mit bald darauffolgender Schwellung der Regio mastoid., die abwechselnd gröfser und kleiner wurde, zuweilen auch ganz verschwand, auf. Ebenso wechselnd war der Ohrenfluss. M. fand kleine centrale Perforation des Trommelfells, viel Eiter in der Paukenhöhle, nach unten und etwas median von der Apophys. mast. nussgrofse, teigige, kaum schmerzhafte Anschwellung. Druck auf dieselbe vermehrte den Ausfluss. Empfindlichkeit und Steifigkeit längs des Nackens und Rückens. Bei der Trepanation des Proc. mast. erweist sich der Knochen als durchaus sclerotisch, Eiter wurde nicht gefunden.

Es traten noch mehrmals, nachdem die Operationswunde geheilt war, Anschwellungen am unteren Ende der Apophyse, ebenso wiederholt profuse Eiterentleerung aus dem Ohr auf. Durch Massage wurde mehreremal der Eiter aus der Anschwellung entleert. Heilung mit Narbe am Trommelfell nach 4 Wochen. Nach M. war wiederholtes Auftreten des Ohrflusses, nach tagelangen Stillstand eine Folge des Regurgitirens des Eiters aus dem Abscess durch die Fissura mastoidea squamosa. Die Trepanation des Proc. mast. ist, nach Verf., in solchen Fällen unnötig, vielleicht auch der Wilde'sche Schnitt. Die Massage sollte allen anderen Eingriffen vorausgehen. Im Anschluss an diese Mitteilung berichtet Verf. über das Ergebnis seiner Untersuchungen über Fissuren, Pseudofissuren und spaltähnliche Gefäfslöcher von der Schädelsammlung des Heidel-

berger anatom. Instituts.   Unter 239 Schädeln kamen insgesammt
54 Mal derartige Bildungen vor (22.53 pCt). Ausgebildete Fissuren
in verschiedener Ausdehnung fanden sich 24 Mal (10.04 pCt.)
u. zwar 11 Mal (4,62 pCt.) beiderseits (darunter 6 Mal bei Rassen-
schädeln) 4 Mal rechts, 9 Mal links, also in 5.4 pCt. einseitig.

Schwabach.

Scheurlen, Ueber Saprol und die Saprolirung der Desinfectionsmittel. Arch. f. Hygiene XVIII. 1. H.

   Verf. fasst seine Resultate folgendermassen zusammen: 1) Das
Saprol ist eine Auflösung von rund 20 pCt. Mineralöl in 80 pCt.
roher 50—60 proc. Karbolsäure; es hat ein spec. Gewicht von 0.98
bis 0.99; dasselbe schwimmt deshalb auf der Oberfläche wässriger
Flüssigkeiten und breitet sich selbstthätig auf denselben aus. 2) Die
Auslaugung des Kresols beginnt fast sofort nach dem Aufgiefsen
des Saprols und damit auch die Mischung mit den untenstehenden
Flüssigkeiten, da die mit Kresol gesättigten oberen Wasserschichten
ihres nunmehr specifisch schwereren Gewichtes wegen untersinken
und anderen nicht gesättigten Schichten Platz machen müssen.
3) Bereits nach 24 Stunden ist bei genügender Anwesenheit von
Saprol das untenstehende Wasser in eine 0.34 proc. Kresollösung,
nach 4 Tagen in eine 0.43 bis 0.49 proc. umgewandelt. 4) Eine
Aenderung in der Reaction der zu desinficirenden Flüssigkeiten
durch Zusatz von Ammoniak oder Essigsäure bezw. Oxalsäure hat
bezüglich der Menge des aufgelösten Kresols einen wesentlichen
Unterschied nicht ergeben. 5) Das Saprol ist ein ausgezeichnetes
Desodorisationsmittel vielleicht das beste, welches wir besitzen, eine
Eigenschaft, die dasselbe ganz besonders vor der Kalkmilch auszeichnet. 6) In Folge der Eigenschaft des Saprols, die unter ihm
stehenden Flüssigkeiten in eine ½ proc. Kresollösung umzuwandeln,
tötet es Prodigiosus-, Cholera- und Typhusbacillen, also überhaupt
die Vegetationsformen der Bacterien in wässrigen Aufschwemmungen
und Fäkalien innerhalb 6—24 Stunden. Die Dauersporen (Milzbrand und Megatheriumsporen) vermag es nicht zu vernichten.
7) Was die Menge Saprol betrifft, die zu der zu desinficirenden
Flüssigkeit zugesetzt werden soll, so hat sich in unseren Versuchen
1:80 als hinreichend und sicher erwiesen. 8) Giefst man zu Wasser,
welches Tags zuvor mit Saprol übergossen und dadurch in eine
0.34 proc. Kresollösung umgewandelt war, Choleraspirillen, so werden dieselben innerhalb einer Stunde vernichtet. 9) Die wässrige
Lösung des Kresols entsteht mit annähernd gleicher Leichtigkeit
aus 100 proc. roher Karbolsäure wie aus 50—60 proc. oder Saprol.
Eine Herstellung des Saprols aus 100 proc. Karbolsäure wie es
früher von dem Fabrikanten geübt wurde, empfiehlt sich daher
nicht, da es das Präparat nur vertheuern würde. 10) Bei der Umwandlung der rohen Karbolsäure, deren Entflammungstemperatur

bei 84—86° C und deren Entzündungstemperatur bei 93—97° C
liegt, in Saprol werden durch den Zusatz von Mineralöl, dessen
Entflammungs- und Entzündungstemperatur 150° C bezw. 171° C
ist, diese beiden Punkte höher gerückt, die Karbolsäure also
schwerer brennbar gemacht, sodass ein Saprol von 0.98 specifischen
Gewichts einen Entflammungspunkt von 90° und eine Entzündungstemperatur von 102° C besitzt. Von dem Begriff der Feuergefähr-
lichkeit kann bei der rohen Karbolsäure, geschweige denn bei dem
Saprol keine Rede sein.   Scheurlen.

D. Gerhardt, Ueber interlobäre Pleuritis. Berliner klin. Wochenschr.
1893, No. 33.

Während die Ansammlung flüssigen Exsudates zwischen den
einander zugekehrten Flächen zweier Lungenlappen gelegentlich als
Teilerscheinung einer allgemeinen Pleuritis vorkommt, sind die primären Formen dieser partiellen Pleuritiden von gröfserer klinischer
Wichtigkeit und liefern ein ziemlich gut charakterisirtes Krankheitsbild. Die Krankheit ist — wie aus der Litteratur hervorgeht —
nicht sehr häufig. Charakteristisch ist — nach anfänglichem Fieber
und Seitenstechen — das Auftreten eines 2—3 ctm breiten Dämpfungs-
streifens, der von der Gegend des 3. und 4. Brustwirbels schräg
nach aussen und unten verläuft und etwas vor der vorderer Axillarlinie den unteren Lungenrand erreicht; dabei brauchen die typischen Zeichen des pleuritischen Exsudates nicht immer deutlich
ausgesprochen zu sein, vielmehr kann der Stimmfremitus verstärkt,
das Atmungsgeräusch verschärft vesikulär oder bronchial und lautes
klingendes Rasseln hörbar sein. Nach verschieden langer Zeit erfolgt unter Fieberabfall plötzlich oder doch innerhalb kurzer Zeit
eine auffallend reichliche Expectoration rein eitriger, oft übelriechender Sputa, die nach Wochen oder Monaten versiegt; nur in wenigen
Fällen führt die Krankheit unter dem Bilde schwerer Septikämie
zum Tode. — Aetiologisch fand man in einzelnen Fällen Tuberculose, vereinzelt auch fibrinöse Pneumonie. Fast stets war der
Erguss von Anfang an eitrig, verhältnismäfsig häufig war er pu-
tride. Da in allen Sectionsberichten ganz feste Verwachsungen der
costalen und pulmonalen Pleura erwähnt werden, so ist es wohl
möglich, dass von einer längst geheilten allgemeinen Pleuritis her
noch ein kleiner Erguss in der Tiefe zwischen den Lappen unre-
sorbirt liegen blieb, gelegentlich vereiterte und nun als primäres
Empyem imponirte. Für die Fälle von Putrescenz des Exsudates
ist eine vorangehende Lungenerkrankung oder der Durchbruch einer
erweichten Lymphdrüse in die Pleurahöhle anzunehmen. — Da die
meisten der veröffentlichten Fälle nach Durchbruch der Flüssigkeit
in die Luftwege — ohne operativen Eingriff — günstig verlaufen
sind, so dürfte bei tiefer Lage des Eiters ein operatives Eingreifen
für die Fälle zu reserviren sein, wo im Verlaufe von Wochen und

Monaten keine Besserung eintritt. Liegt der Eiter dagegen direkt
der Brustwand an, so ist kein Grund vorhanden, die für jedes andere
Empyem indicirte Operation zu unterlassen.   Perl.

E. Remak, Ueber die Definition der Entartungsreaction   Deutsche
med. Wochenschr. 1893, No. 46.

Nach der Entdeckung der sogenannten „partiellen Entartungsreaction" (EaR) hatte sich die ursprüngliche Definition derselben
insoweit verschoben, dass man unter EaR schlechthin die galvanische EaR bei galvano-muskulärer Prüfung verstand, gleichviel ob
sie sich als complete (bei aufgehobener Nervenerregbarkeit) oder
als partielle darstellt. — Bei histologisch normaler Muskulatur
kommt sie nie vor: sie ist vielmehr stets ein Kennzeichen schwerer
histologischer Veränderungen der Muskeln.

Es zeigte sich weiter, dass weder die im Anfangsstadium der
Entartung zu beobachtende galvanische Uebererregbarkeit noch die
Umkehr der Zuckungsformel das charakteristische Merkmal der
EaR ist, sondern nur die träge, wurmförmige Zuckung. Weiter
aber fand man (Dubois, Lregard, Remak), dass auch bei vollkommener EaR der Muskel noch auf Einzelschläge eines kräftigen In-
duktionsapparates mit träger Zuckung antwortet, wodurch zugleich
die ältere Neumann'sche Hypothese, dass ein entarteter Muskel nur
auf Ströme von längerer Dauer reagirt, hinfällig wurde.

Dies ist eine Thatsache, aber ebenso unzweifelhaft ist es, dass
diese Reaction nach kurzer Zeit nicht mehr nachweisbar wird: der
Muskel muss sich stets erst wieder erholen; er ist leicht erschöpf-
bar. — „Uebererregbarkeit" wie anfangs bei der galvanischen EaR
ist nie vorhanden. (Dasselbe ist vom Ref. für die Franklin'sche
EaR festgestellt worden).

Erb gegenüber hält ferner R. an die von ihm zuerst beschriebene faradische EaR fest, welche er sowohl bei direkter Reizung
der Muskeln als auch bei indirekter ihrer Nerven (bei freischwin-
gendem Hammer) in schweren Mittelformen atrophischer Spinallah-
mungen beobachtet hatte. Eine „indirekte Zuckungsträgheit" (Erb)
nämlich braucht, wie Goldscheider gezeigt hat, überhaupt nicht von
musculärer Degeneration abhängig zu sein (Cbl. 1891, S. 465).
Man darf aber von faradischer und franklinischer Entartungsreaction
nach Verf. nur dann sprechen, wenn gleichzeitig bei wiederholter
Prüfung auch galvanische EaR vorhanden ist. Sonst kann die
faradische Zuckungsträgheit auch vorübergehend nach Kälteeinwir-
kung, bei asphyxie locale (Bernhardt Hitzig), vielleicht auch nur bei
Ermüdung vorkommen.

Die mitgeteilten Ueberlegungen werden schliesslich von R. in
4 kurzen Thesen zur Darstellung gebracht.   Bernhardt.

M. Dinkler, Ueber die Berechtigung und die Wirkung der Quecksilberkuren bei Tabes dorsalis. (Aus der med. Klinik des Herrn Prof. Erb in Heidelberg). Berliner klin. Wochenschr. 1893, No. 15 bis 18, 20.

Die sehr bemerkenswerte Arbeit, in welcher Erb's Erfahrungen in seiner Privatklientel und in seiner Klinik zusammengefasst werden, berichtet von 71 Tabikern, bei welchen in den letzten 10 Jahren Innunctionskuren gemacht worden sind. Die Erfolge stellt D. in drei Gruppen zusammen, je nachdem einzelne Symptome oder mehrere eine Besserung erfahren haben, oder keine Veränderung eintrat oder endlich eine Verschlimmerung sich einstellte. Danach ergaben sich dann 58 Besserungen, 11 unbeeinflusste Fälle und 2 Verschlimmerungen. Während bezüglich der einzelnen Krankengeschichten auf die Lektüre der Originalarbeit zu verweisen ist, mögen die Schlussfolgerungen hier kurz angedeutet werden. Die 2 verschlimmerten Fälle endeten 2 resp. 7 Monate nach der Hgkur letal, die Sektion des einen ergab deutliche luetische Veränderungen der Gefäße und Meningen, der andere imponirte durch die cerebralen Erscheinungen ohnedies als luetischer Tumor cerebri. Diese Fälle beweisen also höchstens, dass zu wenig geschmiert worden ist, oder aber sie documentiren von neuem die Unzulänglichkeit des Hg in vielen cerebrospinalen Erkrankungen. Die Berechtigung, überhaupt bei Tabes Hg anzuwenden, folgert D. aus den mit immer größerem Nachdruck vertretenen und immer weitere Kreise von Anhängern sich erwerbenden Erb-Fournier'schen Anschauungen über die Aetiologie der Tabes. Neuere anatomische und klinische Beobachtungen über Zusammenauftreten von Tabes mit manifesten syphilitischen Veränderungen stützen jene Anschauungen. Dazu kommen unter ca. 70 geschmierten Fällen 58 Besserungen! Und das bei einem nicht etwa für diese Statistik ausgewählten Material! Gebessert wurden von einzelnen Symptomen die Sensibilitätsstörungen (subjective und objective; die Krisen erwiesen sich als am schwersten der Besserung zugänglich), die Störungen der Coordination, der Motilität; die Sehnenreflexe zeigten unter dem Einfluss des Hg ein sehr wechselndes Verhalten; günstig beeinflusst wurden Lähmungen der äusseren Augenmuskeln, auch die Pupillenstarre und Sehnervenatrophie erwies sich in einzelnen Fällen als besserungsfähig, das gleiche gilt von den visceralen Reflexen. Das Allgemeinbefinden hob sich meistens. Die vorübergehende Besserung nach Hg-Gebrauch könnte höchstens zur Wiederholung der Kur ermuntern, nicht zu ihrer Verurteilung.   M. Brasch.

R. Bergh, Ueber die Incubationsdauer bei Syphilis. Monatsh. f. pract. Dermat. XVII. No. 12.

Verf. hat bei 254 männlichen Syphilitischen, welche ziemlich oder ganz zuverlässige Daten lieferten, die Incubationsdauer d. h.

die Zeit, welche zwischen Infection und Ausbruch secundärer Erscheinungen lag, festzustellen gesucht. Am häufigsten (in 32 Fällen) trat die Allgemeineruption in der 8. Woche auf, dann (30 Fälle) in der 10. und (28 Fälle) in der 7. Woche; recht häufig noch verzögerte sie sich bis in die 14. (24 Fälle) und in die 15. (27 Fälle). Eine noch längere und zwar auf 20—29 Wochen sich erstreckende Incubation wurde 7 Mal constatirt. In 2 Fällen mit ganz ungewöhnlich kurzer Incubationsdauer (24 und 25 Tage) entwickelte sich eine besonders schwere Syphilis; andere Beobachtungen zeigten aber, dass auch eine sehr lange Latenzperiode durchaus keine Garantie für einen leichten Verlauf bietet. — Ueber die Ursachen für die grofse Variabilität der Incubationsdauer lassen sich nur Vermuthungen aufstellen. Vielleicht ist sie bei directer Aufnahme des Virus in das Gefäfssystem eine kürzere, vielleicht spielt auch die Oertlichkeit, wo die Infection stattfindet, eine Rolle. Denkbar wäre es ferner, dass Individuen, die von syphilitischen Eltern stammen, ohne selbst hereditär inficirt gewesen zu sein, eine langsamer sich entwickelnde und leichter verlaufende Syphilis acquiriren. Alter, Geschlecht, klimatische Verhältnisse scheinen keinen wesentlichen Einfluss zu haben, eher constitutionelle Anomalien. Dass durch eine frühzeitige präventive Behandlung, sowie durch intercurrente hochfieberhafte Krankheiten die Incubationsdauer oft beträchtlich verlängert wird, ist bekannt.   H. Müller.

---

1) **F. J. M. Cann**, The symptoms and treatment of septic intoxication (saprämia) during the puerperium. The Lancet 1893, 24. June.

2) **A. Ivanus**, Die Toleranz der Gebärmutter gegen traumatische und septische Einwirkungen. Wiener med. Wochenschr. 1893, No. 15.

1) Als Symptome der puerperalen Infection führt Verf. an: Kopfschmerz, Müdigkeit mit Schlaflosigkeit, Durst, Appetitlosigkeit, trockne Zunge, Uebelkeit und Erbrechen, Temperaturerhöhung, Gliederschmerzen, weicher, ungenügend rückgebildeter Uterus.

Die Behandlung besteht in intra-uterinen und vaginalen Ausspülungen.

Der intrauterinen Douche soll Waschung der äusseren Genitalien und der Scheide vorausgehen. Lufteintritt muss vermieden, für freien Ablauf gesorgt werden. Der Druck muss gering, die Temperatur 46° C (115° F) sein. Lösungen von Sublimat 1 : 4000 bis 1 : 2000 mit nachfolgender Ausspülung mit Borsäure sind besondere empfehlenswert. Der Uterus soll dabei wiederholt gedrückt, die Tuben comprimirt werden.

2) Verf. hat eine Kreisende in Behandlung bekommen, die schon 5 volle Tage gekreifst hatte, und in deren Zimmer schon ein aashafter, pestilenzartiger Geruch vorhanden gewesen sei. Das durch Perforation und Cranioklasie entwickelte Kind war maceriert; die Placenta war ein zerfallener, übelriechender Fleischklumpen; das braun-rote Fruchtwasser verbreitete einen aashaften Geruch. Trotz-

dem hier die günstigsten Bedingungen für eine Infection vorhanden waren, hat sich keine Infection entwickelt. Die Patientin hat kein einziges Mal Temperatursteigerung gehabt und war nach 14 tägigem Liegen vollständig genesen.   A. Martin.

---

1) **O. Schmiedeberg**, Ueber das Ferratin und seine diätetische und therapeutische Anwendung. Arch. f. exp. Pathol. u. Pharmakol. XXXIII, p. 101.

2) **Marfori**, Sulla Ferratina. Annali di chimica e farm. 1894, No. 1,2.

1) In Nr. 48, Jahrg. 1891 d. B. war berichtet worden, dass es Marfori in Schmiedeberg's Laboratorium gelungen war, durch Digestion von weinsaurem Eisenoxyd mit Eieralbumin ein 0.7 pCt. Fe enthaltendes Eiweifsderivat darzustellen, das bis zu 50 pCt. im tierischen Darm resorbirt wird.

Die weiteren Bemühungen gingen nun dahin, ein eisenreicheres Präparat darzustellen.

Ueber die Erfahrungen bei der Darstellung desselben, sowie über die allgemeinen Grundsätze, die bei der Beurteilung der Wirkung organischer Eisenpräparate zu gelten haben, wird in zusammenfassender Darstellung berichtet.

Erhitzt man eine alkalische Eisenalbuminatlösung oder lässt man sie bei mäfsiger Temperatur stehen, so nimmt sie eine tiefbraune Färbung an und das vorher mit Schwefelammonium sofort nachweisbare Eisen ist jetzt nicht mehr unmittelbar nachzuweisen.

Diese Verbindung, Ferrialbuminsäure genannt, ist keine salzartige Verbindung von Albuminsäure und Fe, denn bei der Electrolyse wird das Eisen nicht als solches abgespalten. Die in Alkalien leibht löslichen Präparate enthielten 4—8 pCt. Fe. Ein diesem Eiweifspräparate in seinen Eigenschaften gleiches konnte direkt aus tierischen Organen, z. B. aus Schweinslebern gewonnen werden. Sein Fe-gehalt betrug 6 pCt.

Diese Verbindung, von Sch. Ferratin genannt ist ein Repräsentant jener organischen Eisenverbindungen, die durch die Nahrung aufgenommen, in der Leber gespeichert und zur Blutneubildung in noch unbekannter Weise herangezogen werden. Eisenarme Nahrung, Aderlässe bedingt Verarmung der Leber an ihrem natürlichen Ferratin.

Auch künstlich liefs sich ein Ferratin darstellen, das zu 13 bis 44 pCt. im Hundedarm resorbirt, durch lange Zeit hindurch ohne Nebenerscheinungen vertragen wird, selbst bei intravenöser Injection relativ ungiftig ist und selbst dann durch die Nieren nicht ausgeschieden wird.

Die vollständige Unschädlichkeit, nachweisbare Resorbirbarkeit dieses Körpers, seine Identität mit dem natürlichen Leberferratin lässt das künstliche Ferratin als zum practischen Gebrauch völlig

passendes und empfehlenswertes Präparat erscheinen. Für den Erwachsenen genügen 0.5—1.5 pro die.

2) Die Mitteilung enthält die genaueren Angaben über die
Darstellung des Ferratin's die im Princip ebenfalls auf stundenlanger
Digestion von Eieralbumin mit weinsaurem Eisen beruht. Die Präparate enthielten 7.2—8.2 pCt. Fe. Sodann werden die physiologischen
Versuche, die zu den in vorstehendem Referate berichteten Schlüssen
geführt haben, mit den entsprechenden analytischen Belegen angeführt und discutirt. Pohl.

M. v. Lenhossék, Die Geschmacksknospen in den blattförmigen
Papillen der Kaninchenzunge. Würzburger Verhandl. XXVII. No. 5.

Das wesentlichste Resultat, das Verf. erhält, besteht in dem Nachweise, dass in
den Schmeckbechern der Papilla foliata des Kaninchens nur freie Nervenendigungen
vorkommen. Die Methode, deren sich Verf. bediente, war die Chromsilbermethode
von GOLGI. Diese Resultate decken sich mit denen, welche andere Autoren durch die
EHRLICH'sche Methylenblaumethode erhalten haben. Rawitz.

S. Exner, Ein Versuch über Lähmung und Dehnbarkeit der Harnblase. Pflüger's Arch. Bd. 55. S. 303.

Nach Quertrennung des Rückenmarks beim Frosch in der Höhe des 4. bis 5.
Wirbels tritt eine Lähmung der Harnblase ein. Bleibt das Tier längere Zeit am
Leben, so tritt eine Ausdehnung der Blase durch das angesammelte Secret ein in dem
Grade, dass das Volum der Blase das des ganzen übrigen Frosches übertreffen kann.
So wurden bei einem Tiere 150 ccm Flüssigkeit aus der Harnblase entleert, bei einem
andern 40 ccm, während der ganze übrige Frosch ein Volum von 45 ccm hatte. An
einer solchen Blase sind die Muskeltrabekel weit auseinandergerückt; dagegen bildet
das Epithel eine nirgends unterbrochene Schichte platter Zellen. Bärthle.

F. Niemann, Ueber die Menge flüchtiger Schwefelverbindungen
in den festen Ausscheidungen. Arch. f. Hyg. XIX. S. 117.

Zur Bestimmung der flüchtigen Schwefelverbindungen wurde der frische Hunde-
koth, mit Wasser zum Brei angerührt, allmälig zum Sieden erhitzt, während nach
und nach koncentrirte Salzsäure zufliessen gelassen wurde; das Destillat strich durch
titrirte Jodlösung, welche den Schwefelwasserstoff und event. Mercaptan band. Bei
gleichmässiger Fütterung mit 500 g Fleisch pro Tag schied ein Hund von 10 Kilo
während 19 Tagen im Mittel je 8 mg Schwefelwasserstoff pro Tag aus. Als das
Fleisch mit je 0.5—1 g Eisenoxydhydrat versetzt wurde, betrug die Ausscheidung
11 mg Schwefelwasserstoff (Durchschnitt von 20 Tagen), zum Zeichen, dass das Eisenoxyd den im Darm entwickelten Schwefelwasserstoff vollständig bindet. In einer
dritten Reihe wurde endlich das Fleisch ausser mit Eisenoxyd noch mit einer Aufschwemmung des in Bouillonreinkultur gezüchteten, schwefelwasserstoffbildenden Bacillus proteus vulgaris versetzt und zur Verhütung des Absterbens der Bacterien im
sauren Magensaft 15 pCt. Sodalösung durch die Schlundsonde eingespritzt; in dieser
24 tägigen, durch Verdauungsstörungen und z. Th. unregelmässige Nahrungsaufnahme
getrübten Reihe betrug die Schwefelwasserstoffausscheidung durch den Koth 20 mg
pro Tag, zum Zeichen, dass durch die eingeführten Bakterien auch im Darm eine
stärkere Schwefelwasserstoffgährung hervorgerufen wurde. J. Munk.

Krug, Ueber die Fleischmast des Menschen. Archiv f. Physiol. 1893, S. 373.

Zur Entscheidung der Frage, ob aus dem durch N-freien Nahrungsüberschuss gesparten Eiweifs beim ausgewachsenen, gesunden Menschen für die Dauer eine Fleischmast zu Stande kommt, hat Verf., 59 kg-schwer. sich, unter v. NOORDEN's Leitung, mit reichlicher gemischter Kost, welche 44 Calorien per Kilo und Tag bot, in's Gleichgewicht gebracht. Dann steigerte er durch 15 Tage hindurch mittels Zulage von Fett und Kohlehydrate das Kostmass um 1700 Cal. pro Tag, sodass nun die Nahrungszufuhr der enormen Höhe von 71 Cal. per Kilo entsprach: dabei setzte er pro Tag ziemlich gleichmäfsig 3.3 g oder im Ganzen 49,5 g N = 809 g Eiweifs oder 1455 g Muskelfleisch an; aus der Körpergewichtszunahme lässt sich der Fettansatz auf 2600 g schätzen. Somit wurden für den Eiweifsansatz nur 5 pCt. von dem Energieinhalt der überschüssigen Nahrung, für den Fettansatz schätzungsweise 95 pCt. verwertet. Danach ist Fleischmast durch Ueberernährung zwar möglich, aber nur in beschränktem Maste und wohl kaum auf die Dauer; wenigstens ist es noch nicht gelungen, einen Menschen durch Ueberernährung muskelstark zu machen. Vielmehr ist die Fleischmast in viel höherem Grade eine Function der specifischen Wachstumsenergie der Gewebszellen und der Zellarbeit als des Nahrungsüberschusses.   J. Munk.

R. Oestreich, Die Fragmentatio myocardii (Myocardite segmentaire). Virch. Arch. Bd. 135, S. 79.

Verf. hat an dem grofsen Material des Berliner Path. Instituts die Frage der Fragmentatio myocardii studiert. Bereits makroskopisch lässt sich dieselbe mit Sicherheit diagnosticieren, indem beim Streichen über die Schnittfläche zahllose Spalten in der Musculatur entstehen. Die landläufige Ansicht, dass die Fragmentation in den Kittlinien vor sich geht, ist unrichtig. Verf. beweist dies durch die sehr verschiedene Gröfse der Bruchstücke, das Verhalten des Kerns und der Kittlinien selbst zu den Bruchstellen. Auch die Auffassung der Fragmentatio cordii als eines morbus sui generis weist Verf. zurück; dieselbe tritt erst in der Agone ein. Besonders beweisend dafür ist das gemeinschaftliche Vorkommen schwererer Fragmentation und guter Contraction des linken Ventrikels.   M. Rothmann.

C. Bayer, Zur Aetiologie des Pes calcaneus. Prager med. Wochenschrift 1893, No 16.

Ausser dem angeborenen, paralytischen und durch entzündliche Processe bedingten Hackenfufs giebt es eine völlig gesunde, namentlich nicht gelähmte Extremitäten betreffende Form desselben. Sie entsteht dadurch, dass wegen einer entzündlichen Affection, wegen eines Fremdkörpers in der Sohle der Fufs in Calcaneus Stellung gehalten und zum Gehen benutzt wird. Letzteres — die active Ausschaltung der Thätigkeit der Wadenmusculatur — ist die unerlässliche Vorbedingung für diese Form des Hackenfufses. Beigefügt sind zwei einschlägige durch Redressement in Narcose und Gypsverband behandelte Fälle.   P. Güterbock.

J. Kostenitsch, Ueber einen Fall von Scleritis. Archiv f. Augenheilkunde. XXVIII. S. 27.

K. hatte Gelegenheit ein Auge, das an Scleritis gelitten hatte, mikroskopisch zu untersuchen. Er fand eine entzündliche Infiltration der Augenhäute. Dieselbe war sehr stark in den peripheren Parthien der Hornhaut, in der Sclera und der Conjunctiva. Den grössten Zellenreichtum wies der vordere Teil der Sclera auf. An der äusseren Seite des Auges constatirte er im Conjunctivalgewebe nur isolirte, öfters neben den Gefäfsen gelagerte Leukocyten; im Scleral- und Cornealgewebe sah man schon gröfsere Mengen der genannten Elemente. Weiter nach unten erfasste die ziemlich intensive entzündliche Infiltration alle Schichten des vorderen Scleralteiles. Das Irisgewebe war an den Stellen, welche der starken Scleralinjection entsprach, bedeutend von Leukocyten durchsetzt, ebenso der Ciliarkörper; die Conjunctival- und Scleralgefäfse

waren vermehrt, stark erweitert und mit Blut gefüllt, die Lymphbahnen der Conjunctiva ebenfalls erweitert. — Bei der Scleritis finden sich somit die frischen entzündlichen Infiltrationen hauptsächlich in den mittleren Scleralschichten und dringen von
da nach den vordern Schichten dieser Membran, sowie nach der angrenzenden Hornhaut, Conjunctiva, Iris und dem Ciliarkörper. Diese Beobachtungen entsprechen der
klinischen Thatsache und zeigen, dass mit der tiefen Scleritis, Keratitis, Iritis und
Cyclitis als Complicationen sich verbinden können.   Horstmann.

Schmiegelow, Beiträge zur chirurgischen Behandlung der Mittelohreiterungen. Zeitschr. f. Ohrenheilk. XXV. S. 95.

Sch. berichtet über 50 Fälle von chronischer Mittelohreiterung, bei denen er die
STACKE'sche Operation (Freilegung des Kuppelraums der Paukenhöhle mit Entfernung
der Gehörknöchelchen) allein oder in Verbindung mit breiter Eröffnung des Antrum
mastoid. ausgeführt hat. Der cariöse Process war 18 Mal im Kuppelraum localisirt,
10 von diesen Fällen wurden geheilt. In den übrigen 37 Fällen war das Leiden im
Kuppelraum mit einem mehr oder weniger ausgebreiteten destructiven Process im
Antrum und Proc. mast. complicirt und deshalb die Aufmeisselung des letzten indicirt.
Von diesen 37 wurden 26 geheilt, 5 blieben aus der Behandlung weg, 2 starben an
acutem Hirnleiden, 4 blieben ungeheilt.   Schwabach.

Hasterlik, Ein Beitrag zur Untersuchung von Fleischkonserven.
Arch. f. Hyg. 1893. Jubelband. XVII. S. 440.

Es ist bekannt, dass von Amerika unter dem Namen „Corned Beef" viel Pferdefleisch anstatt Rindfleisch nach Deutschland eingeführt wird. Eine sichere Unterscheidung dieser beiden Fleischsorten haben wir aber bis jetzt nicht. H. stellte diesbezügliche eingehende Untersuchungen an und kam zu folgenden Schlüssen: 1) Zur
Erkennung von Pferdefleisch bietet das in demselben zwischen den Muskelfasern abgelagerte Fett sehr wertvolle Anhaltspunkte. 2) Die Isolirung dieses Fettes geschieht
am besten mittelst Petroleumäther aus der Trockensubstanz, seine Charakterisirung
durch sein Jodaufnahmevermögen nach der Methode von HÜBL. 3) Die Anwesenheit
von Pferdefleisch in Fleischkonserven gilt als erwiesen, wenn die Jodzahl des Con-
servenfleischfettes die Zahl 79.71 rund 80.0 erreicht oder überschreitet.   Scheurlen.

Schönwerth, Abhängigkeit der erfolgreichen Infection mit Hühnercholera von der Anzahl der dem Tiere einverleibten Bacillen,
sowohl bei intramuskulärer Injection als bei Fütterung. Archiv f.
Hyg. 1893. Jubelb. XVII. S. 361.

S. stellte nach einer im Original einzusehenden Methode fest, dass von virulenten
Hühnercholerabacillen zur Infection eines Hahnes bei intramusculärer Injection 1 bis
2 Bacillen genügen, bei Infection per os aber mindestens 60 Millionen nötig sind.
                                                                Scheurlen.

A. Carstens, Zur Sklerodermie im Kindesalter. Jahrb. f. Kinderheilk.
XXXVI. S. 86.

Das Interesse des Falles liegt im Wesentlichen in der Seltenheit der Sclerodermie
im Kindesalter. Das in Rede stehende Kind war 8 Jahr alt. Die Erkrankung hatte
ich ziemlich acut im Anschluss an Scharlach und Keuchhusten entwickelt. Verf.
hält es aber für wahrscheinlich, dass auch eine Erkältung als veran assen de Ursache
mit in Rechnung zu ziehen sei. Bei der Untersuchung eines ausgeschnittenen Haut-
stückchens achtete Verf. insbesondere auch auf die Beschaffenheit der Nerven und

Schweifsdrüsen (das Kind schwitzte sehr stark), fand aber keinerlei Veränderungen an denselben. Dagegen konnte er an verschiedenen Präparaten in der Umgebung der Arterien eine Vermehrung der Kerne wahrnehmen, die mit der Kernarmut der Bindegewebsbündel der Cutis auffallend contrastirte, und auf eine Periarteriitis hindeuten kann. Von einer Entzündung im gewöhnlichen Sinne war nirgends etwas zu entdecken. Der Fall endete nach 5 monatlicher Dauer der Krankheit in Genesung.

Stadthagen.

C. Burland, Ipecacuanha in haematemesis. The Lancet 1893, 14. Oct.

Die gute Wirkung der Ipecacuanha bei den verschiedenen Formen der Dysenterie, ferner bei Blutungen aus der Lunge, aus dem Uterus etc. hat Verf. dazu bewogen, dieselbe Drogue auch bei Hämatemesis zu versuchen. Und zwar giebt er dieselbe in ziemlich grofsen Dosen von 1 Drachme an aufwärts. An der Hand von drei einschlägigen Fällen aus seiner Praxis, die er in der gedachten Weise behandelte, zeigt Verf., dass die Wirkung der Ipecacuanha auch bei schwerer Hämatemesis eine stets gute ist. Nur muss die Drogue frisch sein und zweckmäfsig mit einige Tropfen Tct. Opii zusammen gegeben werden.

C. Rosenthal.

K. Grube, Ueber das Verhalten des Patellarreflexes bei Diabetes mellitus. NeuroL Cbl. 1893, No. 22.

Verf. untersuchte das Verhalten des Patellarreflexes in 181 Fällen von Diabetes und fand 113 Mal ein normales Verhalten, 5 Mal eine Steigerung. Was die 5 Fälle mit Steigerung anlangt, es handelte sich bei 3 Fällen um Neurasthenie, bei 2 um eine sehr vorgeschrittene Form des Diabetes. In 13 Fällen war der Patellarreflex erloschen. 4 Fälle davon waren Beispiele von schwerem, 9 von leichtem Diabetes. Von den letzteren mussten 8 als nicht dahingehörig ausgeschieden werden, weil es sich gleichzeitig um Tabes (2) und hochgradige Adipositas (1) handelte. Es fehlte also der Patellarreflex bei 10 von 181 Fällen = 7.6 pCt. Prognostische Bedeutung hat das Fehlen nicht.

Autorreferat.

S. Jessner, Ein dermatologisches System auf pathologisch-anatomischer (Hebra'scher) Basis. Monatsh. f. pract. Dermatol. 1893. Ergänzungsheft. III.

Verf. vertritt die Ansicht, dass für die Aufstellung der Hauptklassen eines Systems weder das semiotische, noch das nosologische, noch das ätiologische Princip mafsgebend sein dürfen, dass vielmehr allein die pathologische Anatomie die Basis der Eintheilung zu bilden habe, Aetiologie, Nosologie u. s. w. nur Anhaltspunkte für die Gruppirung in den Unterabteilungen abgeben sollen. Er hält demnach an den Grundideen des Hebra'schen Systems fest und teilt die Hautkrankheiten in 6 Klassen: 1) Functionelle Anomalien (Hauptgruppen: Anomalien der Sensibilität, der Motilität, der Secretion). 2) Anomalien der Blutverteilung (Hyperämien, Anämien, Oedeme, Hämorrhagien). 3) Entzündungen (der Cutis und Subcutis, der Drüsen und Follikel, der Nägel). 4) Hypertrophien (der Epidermis, des Bindegewebes, der Drüsen, der Haare), der Nägel, des Pigments). 5) Neubildungen (homologe, heterologe). 6) Regressive Ernährungsstörungen (der Cutis und Subcutis, der Drüsen, der Haare, der Nägel, des Pigments). — Die weitere Sonderung in Unterabteilungen, sowie die nähere Begründung des ganzen Systems müssen im Orig. nachgelesen werden.

H. Müller.

Einsendungen für das Centralblatt werden an die Adresse des Hrn. Prof. Dr. M. Bernhardt (Berlin W. Französische Strafse 21) oder an die Verlagshandlung (Berlin NW., 68. Unter den Linden) erbeten.

Verlag von August Hirschwald in Berlin. — Druck von L. Schumacher in Berlin.

Wöchentlich erscheinen
1—2 Bogen; am Schlusse
des Jahrgangs Titel, Na-
men- und Sachregister.

Centralblatt

für die

medicinischen Wissenschaften.

Preis des Jahrganges
20 Mark; zu beziehen
durch alle Buchhandlun-
gen und Postanstalten.

Unter Mitwirkung von

Prof. Dr. H. Senator und **Prof. Dr. E. Salkowski,**

redigirt von

Prof. Dr. M. Bernhardt

in Berlin.

1894.   **31. März.**   **No. 13.**

Inhalt: DOGIEL, Die Innervation des Bulbus aortae des Froschherzens. (Orig.-Mitt.).
ZUNTZ, Ueber die Alkalescenz des Blutes. — HAMMARSTEN, Zur Kenntniss der menschlichen Galle. — CHAUVEL u. DEMOSTEN, Ueber die Schussverletzungen mit dem Mannlicher-Gewehr. — NISDEN, EULENBURG, Ueber Erythromelalgie. — UFFELMANN, SALUS, Zur Biologie der Cholerabacillen — BAGINSKY u. STAMM, Ueber die Scharlach-Nephritis. — MIURA, RENDU, Ueber hysterische Hemiplegie. — LEDERMANN, Das Resorbin als Salbengrundlage. — SEHN, Ueber die Laparohyste-rotomie.
AUFRECHT, Primäre Fragmentation des Herzens. — WALTHARD, Zur Aetiologie der peritonealen Adhäsionen. — ZONER von MANTEUFFEL, Ueber Blutstillung bei Hämophilie. — BACH, Anatomischer Befund bei Retinitis luetica. — FRÄNKEL, Zur laryngoskopischen Technik. — TSCHAUSILOW, Chlorphenol und Bromphenol bei Erysipel. — KOCH, Magencarcinom, aus Ulcus rotundum entwickelt. — BATES, Laparotomie im Kindesalter. — REMAK, Zur Localisation der Hautreflexe. — CHVOSTEK, Fall von Tabes mit Bulbärsymptomen. — GAY, Ueber diphtherische Lähmung mit Allocheiria. — SCHNABEL, GOTTHEIL, Localisation des harten Schankers. — MEISELS, Cornutinum gegen Spermatorrhoe. — FERGUSON, Ueber Drehung des Uterus. — ROUINAU, Ueber einen monströsen Fötus. — HAULTAIN, Bau der Schleimhautpolypen des Uterus. — TSCHIRWINSKY, Wirkung einiger Mittel auf die Lymphausscheidung.

Die Innervation des Bulbus aortae des Froschherzens.

Von Joh. Dogiel.

Ueber den Bau und die rhythmischen Contractionen des Bulbus aortae des Froschherzens besitzen wir in der Litteratur schon einige, wenn auch nicht besonders zahlreiche Daten. Hierher gehören die Untersuchungen von L. PAGLIANI (Ueber die Function der Herzganglien. MOLESCHOTT's Unters. Bd. XI. 1874), H. MUNK (Zur Mechanik der Herztätigkeit. Arch. f. Anat. u. Phys. 1878), M. LÖWIT (Das Bulbusganglion. Pflüger's Arch. f. d. ges. Phys. 1881. Bd. XXV. S. 399), J. ENGELMANN (Der Bulbus aortae des Froschher-

zens. Physiol. Unters. in Gemeinschaft mit J. HARTOG und J. J.
VERHOEFF. Pflüger's Arch. f. d. ges. Physiol. 1882. Bd. XIX.
S. 425), TUMÄNZEW und J. DOGIEL (Zur Lehre über das Nerven-
system des Herzens. Arch. f. mikr. Anat. Bd. XXXVI) u. A.

Thatsächlich sind am freigelegten und vom Pericardium ent-
blößten Froschherzen die rhythmischen, von der Basis zur Spitze
fortschreitenden Contractionen des Aortenbulbus leicht zu beobachten;
sie entstehen gleichzeitig oder folgen sogleich den Contractionen des
Ventrikels, während das Blut aus dem letzteren in den Bulbus
aortae tritt. Wenn auch das unter bestimmtem Druck aus dem
Ventrikel in diesen Herzabschnitt einfließende Blut zu solchen Contractionen beitragen mag, so lassen sich dieselben doch allein hierdurch nicht erklären, da sie ja auch am blutleeren Herzen und
zuweilen sogar nach der Trennung des Aortenbulbus vom Herzen
beobachtet werden können. Doch nicht allein beim Frosch, sondern
auch bei der Schildkröte (Emys caspica) kann man die rhythmischen
Contractionen des Aortenbulbus sehen, wie das J. DOGIEL und
KASEM - BECK in ihrer Arbeit über den Bau und die Functionen des
Herzens dieser Tiere berichten.

Nach PAGLIANI, MUNK und LÖWIT sind die rhythmischen Contractionen des Aortenbulbus von den in demselben vorhandenen
Nervenzellen abhängig. Die Anwesenheit der von LÖWIT beschriebenen Nervenzellen im Bulbus aortae wird aber von ENGELMANN
vollständig in Abrede gestellt („das Löwit'sche Bulbusganglion
existirt nicht". S. 434). Durch seine anatomisch - physiologische
Untersuchungen (unter Zuziehung der electrischen Reizung, der
Temperaturschwankungen, der verschiedenen Spannung) glaubt sich
ENGELMANN berechtigt, die rhythmischen Contractionen des Aortenbulbus durch besondere Contractilität dessen Muskulatur zu erklären. („Wie in der Herzkammer, im Uterus u. s. f. bildet also
die Muskulatur des Bulbus eine einzige leitend verbundene Masse
contractiler Substanz, gleichsam eine einzige hohle Muskelfaser").
Nun haben aber TUMÄNZEW und J. DOGIEL in ihrer oben citirten
Untersuchung bezüglich der Nerven und Nervenzellen des Aortenbulbus Folgendes angegeben: 1) „Die Nerven, welche den Bulbus
erreichen, sind teils markhaltig, grösstenteils aber marklos, verzweigen
sich und bilden auf dem Bulbus ein dichtes, dem auf den Vorhöfen, der Scheidewand und dem Ventrikel befindlichen, ähnliches
Netz (Fig. 8). 2) ... an der Grenze zwischen dem Bulbus und
den Vorhöfen und dem Ventrikel man ein Nervennetz vorfindet.
An derselben Stelle, an der Basis des Bulbus, sieht man auch einzelne oder paarige Nervenzellen (Fig. 12 u. 13)." Auch ENGEL-
MANN hat übrigens bei der Untersuchung des Bulbus in 20 Fällen
zweimal Gruppen zu je 5 Nervenzellen angetroffen, wähnt jedoch,
dass dieselben dem Vorhof angehören („In jenen zwei Fällen fanden
wir auch nur je eine Gruppe von 5 mittelgrofsen, nach Form und
Bau mit den der Vorkammer übereinstimmenden Ganglienzellen, die
aber nicht innerhalb, sondern ausserhalb der Muskelwand des Bulbus

lagen und vielleicht zu einem haftengebliebenen Fragment der Vorkammern gehörten"). Mithin ist also der Aortenbulbus mit einer bedeutenden Anzahl von Nervenelementen ausgerüstet, welche unmöglich an den Functionen dieses Organs nicht participiren. Ohne hier weiter auf die Frage, inwiefern die Contractionen des Aortenbulbus durch die Wirkung der Nervenzellen auf die Muskulatur dieses Organs bedingt sind, einzugehen, beabsichtige ich, hier nur einige Versuche vorzuführen, welche von mir behufs Aufklärung der Bedeutung des Vagus als Hemmungsnerven des Aortenbulbus beim Frosch ausgeführt worden sind.

Es fragt sich, ob die electrische Reizung des peripheren Vagusstumpfes, vor seinem Eintritt in das Herz, auf den Rhythmus des Aortenbulbus eine Wirkung ausübt, wenn nach Entfernung des Ventrikels und der Vorhöfe der Bulbus aortae mit dem Sinus venosus nur durch die Vorhofsscheidewand zusammenhängt?

Um eine solche Verbindung des Aortenbulbus mit dem Sinus venosus herzustellen, müssen die Vorhöfe mittels einer feinen Scheere so entfernt werden, dass der Venensinus mit dem Ventrikel nur durch die Vorhofsscheidewand und ihre Nerven im Zusammenhang verbleibt. Hierauf wird der Ventrikel so abgetragen, dass der Bulbus aortae womöglich nur mit dem Venensinus zusammenhängt. Die Reizung des in Ligatur gefassten peripheren Vagusstumpfes (n. cardiaci) geschieht mit einem so starken Inductionsstrom, wie er zum diastolischen Herzstillstand des Frosches überhaupt erforderlich ist.

Eine solche Reizung der nur durch die Vorhofsscheidewand mit dem Bulbus aortae in Verbindung stehenden n. cardiaci ruft den Stillstand des Aortenbulbus, welcher sehr lange dauert (einige Minuten), herbei. Nachdem die Contractionen des Aortenbulbus sich wieder eingestellt haben, giebt eine neue Reizung gleiches Resultat: Stillstand auf 1—2 und mehr Minuten. Derartige Versuche lassen sich mit gleichem Resultat ziemlich lange wiederholen. Hierbei muss bemerkt werden, dass bei der Entfernung der Vorhöfe und des Ventrikels notwendigerweise ein unbedeutender, der unmittelbaren Nachbarschaft der Atrioventrikularklappen zugehörender und an den Aortenbulbus anstossender Streifen Ventrikelsubstanz und ein ebenso winziger Streifen Vorhofsmasse an dem Aortenbulbus haften bleibt. In diesen haften-gebliebenen Teilchen der Vorhöfe und des Ventrikels verlaufen die Nervenfasern, welche die Verbindung der Vorhofsscheidewand mit solchen des Bulbus aortae vermitteln. Hierselbst, an der Grenze zwischen dem Bulbus aortae und dem Ventrikel u. den Vorhöfen, befinden sich noch Nervenzellen. Es muss noch beigefügt werden, dass der Stillstand der rhythmischen Contraction des Aortenbulbus auf electrische Reizung der n. cardiaci sogar nach der Entfernung einer Klappe an der Grenze zwischen den Vorhöfen u. dem Ventrikel erhalten wird.

Die von uns angeführten·Beobachtungen über die rhythmischen Contractionen des Aortenbulbus beweisen, dass beim Frosch nicht

15*

allein die obere und untere Hohlvene, der Venensinus, die Vorhöfe
und der Ventrikel sondern auch der Bulbus aortae mit einem motorischen und einen regulatorischen neuromuskulären, sowohl selbst-
ständig thätigen als auch harmonisch mit einander arbeitenden Apparate ausgerüstet ist.

N. Zuntz, Ueber die Natur und die Bindung der Basen und
Säuren im Blute. Arch. f. Anat. u. Physiol. Physiol. Abt. 1893, S. 556.

Im Anschluss an die Angaben von A. LOEWY, dass die Titration an lackfarbenem Blut mit Weinsäure weit höhere Werte für
die Alkalescenz des Blutes giebt, wie die von deckfarbenem, teilt
Verf. weitere hieran sich anschliefsende in seinem Laboratorium gemachte Untersuchungen von LEHMANN mit. Das Blut wurde nach
3 Methoden untersucht: durch Aschenanalyse, durch Bestimmung
der gebundenen Kohlensäure und durch Titriren mit Weinsäure.
Die nach diesen 3 Methoden gefundenen Werte für die Alkalescenz
waren ganz verschiedene, nämlich 240 resp. 276 resp. 832 mg Na_2O
für 100 ccm Blut. Hieraus folgt, dass die Alkalescenz des Blutes
zum grofsen Teil durch organische Substanzen bedingt sein muss
von so schwach basischer Affinität, dass sie nur bei hohem Partiar-
druck Kohlensäure zu binden vermögen. Die sehr viel gröfsere
Bindung der Weinsäure ist nach LEHMANN am einfachsten durch
die Annahme zu erklären, dass sie erst durch ihre Gegenwart basische Affinitäten aus ursprünglich neutralen Stoffen in den Blutkörperchen frei macht. Weiterhin berichtet Z. noch über gemein-
schaftlich mit LOEWY von ihm angestellte osmotische Versuche
zwischen Serum bezw. Blut, dessen Alkalescenz durch Titriren festgestellt war, und gleichwertigen Lösungen von Natrium- oder Kaliumcarbonat. Es ergab sich dabei, dass erhebliche Mengen von
Alkali in das Serum resp. Blut übertraten, während die Alkalescenz der Alkalilösung abnimmt. Gleichgewicht tritt erst ein, wenn
man der Natriumcarbonatlösung bei Serum den halben Alkaligehalt,
bei Blut ein Viertel desjenigen Alkaligehaltes giebt, welchen diese
selbst besitzen. Auf dem Wege der Osmose eine Anziehung der
Blutkörperchen für Kaliumsalze, des Serum für Natriumsalze nachzuweisen gelang nicht.   E. Salkowski.

O. Hammarsten, Zur Kenntniss der Lebergalle des Menschen.
Verhandl. d. Wissensch. Societät in Upsala 1893, Ser. III.

In 7 Fällen, wo am Menschen wegen Gallensteine eine Gallenfistel angelegt wurde, hatte Verf. Gelegenheit, teils Blasengalle, teils
frische Lebergalle zu gewinnen und letztere in einigen Fällen durch
längere Zeiträume fortdauernd zu untersuchen. Die frische Lebergalle war stets gelb und enthielt nur Bilirubin; erst beim Stehen

der Galle ausserhalb des Körpers bildete sich Biliverdin. In sechs
Fällen von 7 war spektroskopisch noch ein zur Urobilingruppe gehöriger Farbstoff vorhanden. Alle enthielten Glycocholsäure in
2—14 Mal so grofser Menge als Taurocholsäure; die einen waren
schon durch Essigsäure, durch BaCl₂ u. CaCl₂ fällbar, die anderen
nicht. Im Gegensatz zu der Rindergalle, die fast ausschliefslich
Nucleoalbumin neben nur wenig echtem Mucin enthält, liefs sich in
der Menschengalle, auch in der frischen Lebergalle reichlich echtes,
beim Kochen mit Mineralsäuren einen reducirenden Körper lieferndes Mucin nachweisen. Von besonderem Interesse ist der Fund
von Aetherschwefelsäuren im Alcoholauszuge dreier Gallen und
zwar betrug der Schwefel dieser Säuren 16—38 pCt. vom Gesammtschwefel der Galle. Mit Ausnahme eines einzigen Falles enthielt
das frische Lebersekret durchgehends 2—3.5 pCt. feste Stoffe;
Verf. meint, dass die Fälle mit 1.5 pCt. Trockensubstanz oder noch
weniger nicht dem normalen Secret entsprechen; vielmehr handele
es sich hier „um die Absonderung einer schleimhaltigen Salzlösung
mit nur sehr kleinen Mengen specifischer Gallenbestandteile". Des
Verf.'s Analysen lassen sich wie folgt zusammenfassen; neben dem
Durchschnittsmittel finden sich die Maxina und Minima in Klammern.

	Lebergalle	Blasengalle
Wasser	97.34 (97.9—96.47)	82.97—83.98
Feste Stoffe . .	2.66 (2.06—3.53)	16.02—17.03
Mucin und Farbstoff	0.6 (0.28—0.91)	4.19—4.44
Gallensaure Alkal.	0.81 (0.56—1.82)	8.72—9.7
Taurocholat . .	0.18 (0.05—0.3)	1.93—2 74
Glycocholat . .	0.63 (0.63—1.62)	6.79—6.96
Seifen	0 09 (0.02—0.14)	1.06—1.12
Cholesterin . . .	0.1 (0.06—0.16)	0.87—0.99
Lecithin, Fett . .	0.80 (0.02—0.15)	0.29—0.41
Lösliche Salze . .	0.79 (0.68—0.89)	0.29—0.3
Unlösliche Salze .	0.03 (0.02—0.05)	0.22—0.23

Wenngleich in des Verf.'s Beobachtungen keine absolut vollständige Auffangung der Galle stattgefunden hat, so war doch eine
Absonderung von 600 ccm und darüber innerhalb 24 Stunden keine
Seltenheit. Von Mineralsalzen fand sich am reichlichsten NaCl u.
nur wenig Kalisalze, ferner regelmäfsig präformirte Sulfate und
Phosphate, aber nur in geringer Menge. Eisen enthielt die frische
Lebergalle zu 0.002—0.004 pCt. — Die Blasengalle ist 5—8 Mal
so koncentrirt als die Lebergalle, hauptsächlich infolge Wasserresorption, z. Th. infolge reichlicher Beimengung von Blasenschleim.
Die Concentrationszunahme betrifft sämmtliche Gallenbestandteile,
mit Ausnahme von NaCl, von dem sich nur wenig findet und zwar
sogar noch weniger als an präformirten Sulfaten. Also müssen die
Chloride in der Gallenblase noch reichlicher als Wasser resorbirt
zu werden, was nur unter activer Beteiligung des Blasenepithels an

der Resorption zu verstehen ist. Wegen vieler Einzelheiten, insbesondere mancher bemerkenswerten Abänderung der sonst üblichen analytischen Methoden vergl. Orig. J. Munk.

Chauvel, Sur des Études expérimentales concernant l'action du projectile cuirassé Mannlicher roumain de 6 millimetres ½ par Mr. le Dr. A. Demosthen, chirurgien en chef de l'armée roumaine, professeur à la Faculté de médecine de Bukarest. Bull. de l'Acad. de Méd. 1893, No. 48.

Das 6½ mm Stahlmantelgeschofs des rumänischen Heeres, welches wohl das kleinste in Europa gebräuchliche ist, wurde von D. auf die verschiedensten Entfernungen an belebten u. unbelebten Zielen, namentlich auch an menschlichen Leichen und lebenden Pferden erprobt, u. die einzelnen Organe u. Gewebe bezüglich der Art ihrer Verletzung genau untersucht. Die betr. Kugel hat einen schnelleren Flug, eine gröfsere Präcision und eine erheblichere Penetrationskraft als die sonstigen in Europa gebräuchlichen 8 mm-Geschosse. Man muss daher annehmen, dass sie eine zerstörendere Wirkung besitzt als letztere. Man hat indessen mehrmals intacte, deformirte, auch zerstückelte ("morceléss") Kugeln in den Geweben gefunden, u. genügt bei weiten Entfernungen der Widerstand der Knochen, um die Schnelligkeit des Projectiles aufzuhalten (absorber). Da bei derartigen Entfernungen die „Ricochet-Schüsse" häufiger vorkommen, wird man manchmal in den Wunden das Geschoss selbst oder Stücke desselben bezw. seines Mantels treffen und werden letztere schwerer aufzufinden, aber häufiger aufzusuchen sein als die Partikel der früher gebrauchten umfangreicheren Geschosse. Von besonderer Wichtigkeit sind dabei die Häufigkeit und Reichlichkeit der Blutungen bei Läsionen der Eingeweide und Weichteile und die bei allen Entfernungen eintretenden Comminutivbrüche der Diaphysen. — Directe Hilfe an der Stelle der Verletzung in der Schlachtlinie ist bei der Tragweite der neuen Geschosse unmöglich, die Verbandplätze können sich in den Zukunftskriegen erst 3500—4000 m von der Feuerlinie entfernt aufstellen. Desto mehr ist für den schnellen und sichern Transport der Verletzten vom Schlachtfelde zu sorgen, speciell die Zahl der Krankenträger zu vermehren und sie mit blutstillenden Verbänden und Anweisungen für Lagerung gebrochener Glieder zu versehen. Demosthen glaubt dabei, dass es sehr fraglich ist, ob die neuen Stahlmantelgeschosse wirklich den Vorzug haben, mehr Menschen kampfunfähig zu machen, ohne viel tötliche Verletzungen zu erzeugen. Bei den Schüssen, die nur die weichen Bedeckungen, die fibrösen Gewebe und Muskeln beteiligen, mag dieses statt haben, aber dasselbe war vielfach auch mit den Zündnadelgewehren und den Chassepots der Fall; bei den Knochen- und den Eingeweideschüssen werden aber ebenfalls die früheren Verhältnisse, vielleicht noch in gröfserer Ausdehnung und Intensität vorkommen. Jedenfalls

sind, wie der Berichterstatter vorliegender Arbeit CHAOVEL betont, die
den vorstehenden Ansichten zu Grunde liegenden Versuche den im
Kriege herrschenden Bedingungen möglichst nahe gebracht.

P. Güterbock.

1) **A. Nieden,** Ueber Erythromelalgie und Augenleiden. Archiv f.
Augenheilk. XXVIII. S. 1.

2) **Eulenburg,** Ueber Erythromelalgie. Deutsche med. Wochenschr.
1893, No. 50.

1) N. beobachtete 2 Fälle von Erythromelalgie (schmerzhafte
Gliederröthung). Bei einem 46jährigen Bergmann trat eine ungemeine Schmerzhaftigkeit der Hände und darauf der Füfse auf.
Gleichzeitig erschien die Haut an den Enden aller 4 Extremitäten
gerötet und geschwollen. Die Affection betraf gleichzeitig die distalen Enden der 4 Gliedmassen und zwar erstreckte sich die Rötung
bis zu den Ellenbogen bezw. dem Kniegelenk. Allmälig ging die
Affection zurück, um nach einem Jahre in heftigerem Grade wieder
aufzutreten. Kaum war dieser Anfall vorüber, so erschien nach 3
Monaten die dritte Attake, welche 3 Monate lang dauerte, um nach
einem halben Jahre zum vierten Mal zu recidiviren. Nach 4 Monaten erfolgte der fünfte Anfall. Nach der ersten Erkrankung
konnte N. bei normalem Sehvermögen eine leichte Neuritis optica
beider Augen constatiren. Bei den weiteren Attaken traten keine
Augenstörungen auf, nach der 5. aber entwickelte sich eine recht-
seitige ausgeprägte Stauungspapille. — Die charakteristischen Symptome der Erythromelalgie, die Störungen der vasomotorischen, trophischen und secretorischen Thätigkeit der Hautdecken, sind auf
einen centralen Ursprung, wie aus dem ophthalmoskopischen Befunde hervorgeht, zurückzuführen. — Der zweite Fall, eine 60jähr.
Frau, mit ausgesprochener Form der Erythromelalgie, versank,
nachdem dieselbe Monate lang ihr Leiden mit zeitweiliger Verbesserung und Verschlechterung ertragen hatte, in geistige Um-
nachtung, welche ihre Ueberführung in eine Irrenanstalt notwendig
machte.

Die beiden Fälle sprechen mit Entschiedenheit für einen centralen Sitz der Krankheitsursache. Die Affection besteht in einer
Angioparalyse der Gefäfsmuskulatur, sie spricht sich charakteristisch
nur an den distalen Enden der Extremitäten als vasomotorische und
trophische Störung aus und ist im Stande, auch das Centralorgan
selbst und die unmittelbar mit·demselben zusammenhängenden Organe, wie das Auge und den Sehnerven, schädlich zu beeinflussen.

Horstmann.

2) Der auf der letzten Naturforscherversammlung gehaltene
Vortrag E.'s bezweckt den Nachweis, dass der Symptomencomplex
der Erythromelalgie, welcher im letzten Jahre auch die Aufmerksamkeit deutscher Forscher in höherem Grade erregt hat, nur als
ein Syndrom eines anderen bestehenden centralen Leidens aufzu-

fassen sei. Der Verf. ist in der Lage, diesen zunächst klinischen
Nachweis an zwei Fällen zu führen, deren ersten er dem Krank-
heitsbilde der Ers'schen juvenilen Form der Muskelatrophie beizählt,
während er im zweiten (letal verlaufenen aber nicht secirten) Falle
in Folge apoplectiformer Anfälle mit Blutungen aus Nase und Re-
tinalgefäſsen und einer zunehmenden Demenz einen Tumor diagnosticirte. Ein dritter Fall zeigte eine Erblichkeit des Leidens von
der Mutter. Die Krankengeschichten wolle man im Original einsehen.

Der Verf. berührt die Beziehungen der E. zu anderen Neurosen, ohne eine befriedigende Erklärung der Genese geben zu
können, der Moment der Ueberanstrengung (Beschäftigungsneurose)
wird ätiologisch betont. Die sensible, vasomotorische, oft auch trophische und secretorische Innervationsstörung soll auf einen intramedullären Sitz hinweisen, eine Ansicht, die der Verf. durch die
Hervorhebung des meist symmetrischen Auftretens und die Verbindung mit anderen centralen Erkrankungen zu stützen sucht. Als
Ort der Erkrankung nennt E. dann die hinteren und seitlichen Teile
des Rückenmarkgraues. Eine tabellarische Uebersicht grenzt die
ähnlichen Krankheitsbilder (Syringomyelie, Morvan'sche Krankheit,
symmetrische Gangrän etc.) gegen die Erythrom. ab, bezw. hebt
die Gemeinsamkeit der einzelnen Symptome hervor.   M. Brasch.

---

1) **Uffelmann**, Ueber Bedingungen unter denen die Lebensdauer
   der Cholerabacillen sich verlängert. Berliner klin. Wochenschr. 1893,
   No. 38.
2) **Salus**, Ueber das Verhalten der Choleravibrionen im Tauben-
   körper und ihre Beziehungen zum Vibrio Metschnikoff. Archiv f.
   Hygiene 1893, XIX. S. 333.

1) Ein dunkler Punkt in der Aetiologie der Cholera ist das
Wiederauftreten derselben am selben Ort nach längeren freien Pausen
ohne neue Einschleppung. Die bisherigen Untersucher fanden fast
durchweg, dass der Cholerabacillus zu den kurzlebigsten Mikroorganismen gehört; die eben genannten Verhältnisse fordern aber unbedingt die Existenz von Bedingungen, welche den Cholerabacillen
ein längeres Leben gestatten.

U. vermuthete zuerst, dass es vielleicht eine Hülle sein könnte,
die beim Eintrocknen die Cholerabacillen um sich bilden, welche
ihnen längere Existenz gebe, fand aber, dass bei Antrocknen von
Cholerafäces auf Porzellan die Lebensdauer der Cholerabacillen
höchstens bis zu 6 Tagen verlängert werde. Dagegen fand U. in
niederen Temperaturgraden was er suchte. Bei einer Temperatur
von etwa $+6$ Grad C. blieben Cholerabacillen im Oberwarnewasser
bei Rostock wenigstens 20 Tage, im Rostocker Leitungswasser 23
Tage, im dortigen Sielwasser 7, in Fäkalien 38, in Fäkaluringe-
menge 10 Tage, in Gartenerde 12 Tage am Leben. Noch etwas

länger lebten sie bei $+ 1°$ C. In den Controlversuchen bei etwa $20°$ C gingen die Cholerabacillen nach 1—2 Tagen fast sämmtlich zu Grunde. Hieraus erhellt, dass eine niedere Temperatur Bedingung für längeres Leben der Cholerabacillen ist; hiemit ist das Wiederauftreten der Cholera nach Pausen leicht zu erklären.

2) Die vorliegende Arbeit ist unter HUPPE's Leitung entstanden und bildet eine Berichtigung der etwa gleichlautenden Arbeit von NOCHT u. PFEIFFER, die gefunden hatten, dass der Cholerabacillus für Tauben nicht pathogen sei, und dass eine wechselseitige Immunität zwischen Vibrio Metschnikoff und Cholera nicht bestehe. Verf. experimentirte mit 4 Cholerakulturen: einer Hamburger, einer Wiener und 2 Münchenern. Mit voll virulenten Kulturen gelang es ihm leicht, auch durch kleinste Dosen, Tauben zu inficiren. (Wie Verf. die Kulturen voll virulent macht ist nicht angegeben; es scheint nach Vorgang von GAMALEIA durch Züchtung auf Peptonbouillon mit 3—5 pCt. Kochsalz. Ref.). Die Tauben wurden in den Brustmuskel geimpft, der bald darauf anschwoll, dann trat Fieber ein und nach einiger Zeit subnormale Temperatur und Tod. Kommabacillen fanden sich im Blut in der Galle, in allen drüsigen Organen, im Darminhalt u. s. w. Der einzige Unterschied zwischen dieser Cholerataubeninfection und einer solchen mit Vibrio Metschnikoff war der, dass letzterer sich in grofsen Mengen im Herzblut vorfand, der erstere nur spärlich. Des weiteren fand S. im geraden Gegensatz zu PFEIFFER und NOCHT, dass eine Immunisirung gegen Vibrio Metschnikoff auch gegen Cholera schützt und umgekehrt. Die Immunisirung gelingt mit beiden Bakterienarten leicht.

Scheurlen.

A. **Baginsky** u. **Stamm**, Zur Pathologie und Therapie der Scharlachnephritis. Arch. f. Kinderheilk. XVI. S. 350.

Verff. haben die Nieren von 24 Kindern untersucht, die an Scharlach in der 1. bis 7. Woche der Krankheit verstorben waren. Sie kommen zu dem Ergebnisse, dass man den klinischen Begriff der Scharlachnephritis nicht auf die anatomische Veränderung eines einzigen Gewebsbestandteiles der Nieren beziehen kann; weder die Glomerulusveränderungen noch solche interstitieller oder parenchymatöser Natur sind für die Scharlachnephritis charakteristisch. Verff. konnten in jedem Stadium Veränderungen aller drei Arten gleichzeitig nachweisen, bald traten die interstitiellen, bald die parenchymatösen, bald die Glomerulusveränderungen in den Vordergrund. — Was die letzteren betrifft, so haben zwar Verff. pathologische Veränderungen der Knäuel in fast allen Nieren beobachten können, bis auf 3 Fälle aber waren die sonstigen Nierenveränderungen so hervortretend, dass der Glomerulusaffection eine etwa für den Scharlach specifische Bedeutung nicht beigelegt werden kann.

Wenn Nephritis sich zur Scarlatina gesellt, so geschieht dies in der Regel in 2 verschiedenen Formen, was den klinischen Verlauf betrifft. 1) Langsamer, schleichender Beginn der Nephritis, mit allmäligem Ansteigen des Eiweifsgehaltes. Die Diurese ist anfangs wenig vermindert, der Harn enthält Leukocyten und Nierenepithelien. Die Harnmenge sinkt im weiteren Verlauf beträchtlicher; an morphotischen Bestandteilen treten neben zahlreichen Lymphkörperchen auch Blutkörperchen und hyaline Cylinder auf; erst später, wenn überhaupt, zeigen sich Oedeme. 2) Die acut mit mehr oder weniger heftiger Nierenblutung einsetzende Form.

Prophylaktisch empfehlen die Verff. zur Verhütung der Nephritis Bettruhe bis in die 4. Woche hinein, blande, stickstoffarme Kost (Milchgries, Reis, Hafermehlsuppen u. dgl.), sorgfältige allgemeine Hygiene; dagegen rathen sie zu Bädern (37—38° C) nur hier und da bei sehr spröder Haut mit intensiver Desquamation. Treten morphotische Bestandteile im Harn auf, so gehen Verff. zu reiner, streng durchgeführter Milchdiät über. Dagegen widerraten die Verff. die Anwendung von Medicamenten. Bei fortschreitender Verminderung der Diurese lassen sie Wildunger Brunnen (100 bis 500 ccm pro die) nehmen. Bäder (29—30° R mit Nachschwitzen) liefsen Verff. nur bei schwerem und verbreitetem Hydrops verabreichen; ganz vereinzelt bei bedrohlich werdender Behinderung der Diurese wenden sie Diuretin (0.3—1 g 3—4 Mal täglich) an. Gegen die langdauernde Albuminurie, welche sich bisweilen aus der Nephritis entwickelt, erwiesen sich alle Medikamente als nutzlos, ja schädlich. Am besten scheinen diese Albuminurien in der Landluft zu heilen.   Stadthagen.

---

1) **K. Miura,** Sur trois Cas de Monoplégie Brachiale Hystérique. Archives de Neurologie 1893, Mai.
2) **Rendu,** Hémiplegie hystérique d'origine traumatique. — Atrophie musculaire. L'Union méd. 1893, 8. Juillet.

1) M. beschreibt 3 Fälle hysterischer Monoplegie des Armes aus der Charcot'schen Klinik. Der erste Fall betrifft einen 37jähr. Mann, der neuropathisch belastet ist und nach einer psychischen Emotion eine rechtsseitige schlaffe Armlähmung zeigte ohne Sensibilitätsstörungen an dem gelähmten Arm; dagegen wies auf die hysterische Basis hin einmal die schnelle Besserung nach einer lediglich psychischen Beeinflussung, ferner das Bestehen von blauem Oedem und Gesichtsfeldeinengung. Im 2. Fall war ein 63jähriger Weber von einer rechtsseitigen brachialen Monoplegie befallen, die auf Hystero-Saturnismus zurückgeführt werden musste (klassisch begreuzte Anästhesie, Einengung des Gesichtsfeldes, Dyschromatopsie, Verlust des Geruches und des Pharynxreflexes, glossolabialer Spasmus etc.) Im 3. Fall bestand eine linksseitige hystero-traumatische Armlähmung neben multipler Sclerose und organischer Erkrankung (Neuritis) der Nerven der Mm. deltoideus und infraspinatus. Auf die Sclerose wiesen hin: ein schwankender Gang, scandirende Sprache, Intentionstremor, Nystagmus, Sehnervenatrophie u. s. w.

Die hysterische Anästhesie erstreckte sich auf Kopf, Hals und Thorax. Die Mm. deltoideus und infraspinatus waren atrophisch.

2) Der beschriebene Fall betrifft einen 29jährigen Gärtner, der im Anschluss an einen Schreck und Hundebiss eine Lähmung des linken Armes und Beines zeigte; auch der untere Facialis war links paretisch. Dabei bestand complete Hemianästhesie. Nach 10 Tagen fing die Lähmung an, sich allmälig zu bessern und zu schwinden; nur blieben noch eine functionelle Schwäche mit einer sich entwickelnden Atrophie im linken Deltoideus, Infraspinatus, Supraspinatus, Triceps, Biceps etc. Die hysterischen Atrophieen täuschen bald eine cerebrale, bald eine spinale, bald eine neuritische Atrophie der Muskeln vor. — R. sieht auch hier die Amyotrophie als hysterische an. Die Hysterie kann durch vasomotorische Störungen u. s. w. auch entzündliche und degenerative Vorgänge an den Nerven und ihren Centren veranlassen.   S. Kalischer.

R. Ledermann, Das Resorbin und seine Verwendung als Salbengrundlage. Allgem. med. Central Zeitschr. 1893, No. 92. S.-A.

Das Resorbin ist eine Fettemulsionssalbe, welche nach einem besonderen Verfahren aus reinstem Mandelöl und etwas Wachs durch Emulgiren mit Wasser unter Zuhilfenahme einiger unschädlicher Bindemittel (Leimlösung, Seifenlösung) hergestellt wird. Es ist ausgezeichnet durch die große Leichtigkeit mit welcher es auch ohne besonders kräftiges Verreiben in die Haut eindringt, so dass es an der Oberfläche nur einen minimalen Fettrückstand hinterlässt, wesshalb seine Anwendung sehr sauber und von dem unangenehmen Fettigkeitsgefühl frei ist; zugleich wirkt es wegen seines Wassergehaltes im Sinne einer Kühlsalbe juckenlindernd und entzündungswidrig. Das Resorbin ist mit Fetten jeder Art mischbar und kann durch Zusatz solcher jede beliebige Consistenz erhalten, auch lässt es sich mit allen üblichen Medicamenten verarbeiten. Es ist somit als Salbengrundlage überall da am Platze, wo man die Haut schnell und ausgiebig einzufetten wünscht, wie bei allen Hyper- und Parakeratosen, bei abnormer Trockenheit der Haut u. s. w., ferner, wo man mit dem fettigen Vehikel auch Medicamente in energischer Weise in die Haut (z. B. Chrysarobin bei Psoriasis, Naphthol oder Perubalsam bei Scabies) oder durch die Haut in den Körper einzuführen beabsichtigt. In letzterer Beziehung erwies sich namentlich ein 33 1/2 proc. Quecksilber-Resorbin mit einem geringen Lanolinzusatz für die Schmierkur bei Syphilis, wegen der kurzen für die Inunction nötigen Zeit, der Reizlosigkeit und Sauberkeit sehr practisch. Man soll hier mit dem Verreiben aufhören, sobald nur ein grauer Spiegel zurückgeblieben, die Salbe für das Auge verschwunden ist, weil diese durch fortgesetztes Reiben aus den Hautporen mechanisch wieder herausgedrückt zu werden scheint.   H. Müller.

N. Senn, Laparo-hysterotomy: its indications and technique. Amer. journ. etc. 1893, Sept.

S. versteht unter Laparohysterotomie eine Operation, durch welche nach Eröffnung der Bauchhöhle ein Foetus oder ein Tumor aus der Uterushöhle entfernt wird; der Ausdruck Kaiserschnitt soll durch Laparohysterotomie ersetzt werden· Nach Erwähnung der Indicationen im Vergleich zu der Porro'schen Operation, der Craniotomie und Symphysiotomie bespricht S. eingehend die Technik der Operation und in Anschluss daran beschreibt er zwei Fälle von Laparohysterotomie bei Schwangeren mit günstigem Ausgang für Mutter und Kind und einen Fall von Laparohysterotomie zur Entfernung eines Fibromyom, ebenfalls mit günstigem Ausgang. S. zieht aus seinen Mitteilungen folgende Schlussfolgerungen

1) Die Laparohysterotomie ist gerechtfertigt, wenn eine Entbindung auf normalem Wege unmöglich ist ohne Verstümmelung des lebenden Kindes.

2) Sie ist absolut indicirt, wenn die Conjugata vera geringer ist wie 2 ½ Zoll oder ein Geburtshinderniss bedingt wird durch eingekeilte Beckentumoren oder durch eine fortgeschrittene maligne Erkrankung der Cervix.

3) Verstümmelnde Operationen am lebenden Kind um die Geburt zu ermöglichen sind nicht mehr gerechtfertigt, da die Laparohysterotomie und Symphysiotomie Operationen sind, welche das Leben von Mutter und Kind erhalten.

4) Die Hysterectomie nach der Laparohysterotomie ist eine gerechtfertigte, wenn der Uterus selbst der Sitz einer lebensgefährlichen, entfernbaren Erkrankung ist.

5) Die elastische Constriction darf als blutstillendes Mittel bei der Laparohysterotomie erst nach der Geburt des Kindes angewendet werden.

6) Die Incision in den Uterus muss bei eventuellen Einreissen hinreichend verlängert werden, um die Blutung zu verringern.

7) Die Schnittwunde muss durch 4 Reihen von Nähten geschlossen werden, so dass die Blutung vollkommen steht und die Uterushöhle vollständig gegen die Bauchhöhle geschlossen ist.

8) Die Laparohysterotomie ist ebenfalls indicirt bei der operativen Entfernung von einfachen, grofsen Fibromyomen des Uterus bei jüngeren Frauen, wenn der Tumor innerhalb oder nicht neben der Uterushöhle sitzt.

9) In solchen Fällen muss die Uteruswunde ebenso geschlossen werden wie beim schwangeren Uterus; das Bett des Tumor's muss mit Jodoformgaze ausgestopft werden, welche durch die Cervix in die Scheide geleitet wird und so den doppelten Zweck hat, zu tamponiren und zu drainiren.   A. Martin.

Aufrecht, Ueber einen Fall von primärer Fragmentation des linken Ventrikels. Zeitschr. f. klin. Med. XXIV. S. 205.

Ein 48jähriger Mann, der seit 3 Jahren nach einem Eisenbahnzusammenstoß an Herzklopfen leidet, geht unter den Symptomen eines schweren Herzleidens zu Grunde. Die Section ergiebt Erweiterung und Hypertrophie des rechten Ventrikels, auffallend blassgelbes Aussehen des sehr mürben Myocard des linken Ventrikels. Die mikroskopische Untersuchung zeigt als einzigen pathologischen Befund hochgradige Fragmentation der Muskelfasern des linken Ventrikels.

Verf. hält diesen Fall für beweisend für das Vorkommen einer primären Fragmentation des linken Ventrikels vor der Agone mit secundärer Hypertrophie des rechten Ventrikels. M· Rothmann.

M. Walthard, Aus dem Pathological Laboratory, University College, London. Zur Aetiologie peritonealer Adhäsionen nach Laparatomien und deren Verheilung. Ein Beitrag zur Technik bei Laparatomien. Corr.-Bl. f. Schweizer Aerzte 1893, No. 15.

Länger dauernder Contact der atmosphärischen Luft mit der normalen Serosa der Abdominalhöhle bedingt durch Austrocknung Necrose der obersten Zellschichten, eine Schädigung, welche auch bei völlig aseptischem Verlauf als ätiologisches Moment peritonealer Adhäsionsbildungen aufzufassen ist. Es ist daher die trockene Asepsis im Princip und mit ihr die ganze bisherige übliche Toilette der Abdominalhöhle im Sinne des Austrocknens und Auswischens der Peritonealfalten mit Trockenmaterial zu verlassen. An Stelle der trockenen Asepsis ist namentlich bei lange dauernden Operationen die „feuchte Asepsis" einzuführen. P. Güterbock.

Zoege von Manteuffel, Bemerkungen zur Blutstillung bei Hämophilie. Deutsche med. Wochenschr. 1893, No. 25.

Betrifft eine Blutung nach Zahnextraction bei einem hereditär belasteten 12 Jahre alten jüdischen Knaben. Die Blutstillung erfolgte durch Combination von Cocaininjection mit Zymoplasma Tamponade. Ueber letztere, speciell über Beschaffenheit und Herstellung des als Zymoplasma bezeichneten, die Blutgerinnung veranlassenden Fermentes, ist auf den Wortlaut des in vorliegender Mitteilung enthaltenen Briefes von Al. Schmidt zu verweisen. P. Güterbock

L. Bach, Anatomischer Befund bei Retinitis luetica. Archiv f. Augenheilkunde XXVIII. S. 67.

B. untersuchte mikroskopisch die beiden Augen einer Person, die wiederholt an Retinitis syphilitica gelitten hatte. An den Netzhautarterien fanden sich partielle und ringförmige Entzündungen der Adventitia sowie der Intima, an den Capillaren ringförmige Wucherungen, die in vielen Fällen zur Schliessung des Lumens geführt hatten, die Venen zeigten nur in vereinzelten Fällen eine geringe entzündliche Veränderung der Bindegewebsumhüllung. Die Gefässe der Aderhaut waren an und für sich frei von entzündlichen Processen, die Sclera bot normale Verhältnisse, ebenso der Sehnerv, die Hornhaut, Regenbogenhaut und der Ciliarkörper. Hierdurch wird bewiesen, dass es eine sichere anatomische Grundlage für das klinische Bild der Retinitis luetica giebt und dass letztere eine Primärerkrankung der Netzhaut und nicht eine Secundäraffection im Anschluss an eine Chorioiditis ist. Horstmann.

B. Fraenkel, Die Demonstration des laryngoskopischen Bildes. Therap. Monatsh. 1893, Dec.

Am einfachsten ist es, wenn der zweite Beobachter seinen Kopf zwischen den Reflector und den Patienten vorschiebt, sodass er, ohne das Licht gänzlich abzublenden, mit in den Mund des Patienten hineinsehen kann. Was dabei hindert ist die rechte, den Spiegel führende Hand. Dieses Hinderniss wird vermieden, wenn man den Kehlkopfspiegel nicht mehr gerade in den Handgriff hinein, sondern unter einem stumpfen Winkel an denselben anbringt. Diese Art, den Spiegel anzubringen, ist sehr bequem, besonders bei der Rhinoscopia posterior, aber auch beim Laryngoskopiren. Der Stiel ist 15 cm lang, reicht also aus, um die Hand des Untersuchers nicht mit der die Zunge fixirenden Hand des Patienten in Collision kommen zu lassen. (Ref. kann dem vorhin gesagten nur vollkommen beistimmen; die Einführung des Spiegels macht bei engem Schlund anfangs wol einige Schwierigkeiten, die aber bald überwunden werden und gerade dann die neue Methode recht vortheilhaft erscheinen lassen).   W. Lublinski.

Tschaurilow, Traitement de l'érysipèle par les chlorophénols et les bromophénols. Arch. d. Peterb. biol. Instit. 1893, II. S. 329.

T. verwendete Salben bestehend aus Vaselin und 1—8 pCt. Ortho- oder Parachlorphenol oder Orthobromphenol. Er rieb die erysipelkranken Stellen 2 Mal täglich je eine Minute lang mit der Salbe ein. 25 Kranke wurden so behandelt, sämmtliche wurden geheilt und zwar 6 nach 2 Tagen, 8 nach 3 Tagen, 8 nach 4; 2 nach 6, 4 nach 7 und 2 nach 8 Tagen.   Scheurlen.

R. Koch, Ueber das Carcinoma ventriculi ex ulcere rotundo. St. Petersb. med. Wochenschr. 1893, No. 43.

K. beobachtete einen eine Frau im Alter von 86 Jahren betreffenden Fall von Ulcus ventriculi rotundum, aus dem sich im Laufe der Zeit ein Carcinom entwickelte, dessen sichere Diagnose aber erst post mortem bei der Obduction gestellt werden konnte. Es fehlte allerdings schon bei Lebzeiten nicht an Hinweisen hiefür, bestehend in einem rapiden Verfall der Kräfte der Patientin, in der Erfolglosigkeit jedweder Ulcustherapie und endlich in dem als „Milchsäureexcessen" bezeichneten Symptome.   C. Rosenthal.

C. Bayer, Zur Laparotomie bei Ileus im Kindesalter. Prager med. Wochenschr. 1893, No. 34, 35.

Verf. teilt 4 Fälle von Ileus im Kindesalter mit, und macht gelegentlich der Schilderung des einen dieser Fälle auf ein Erscheinung aufmerksam, die unter Umständen bei zweifelhafter Diagnose einer inneren Darmabsperrung als wichtiger Wegweiser verwertet werden könne Dieses Symptom besteht in einer abnormen Breite der Linea alba, welche — wenigstens bei Kindern mit nachgiebigen Bauchdecken — den Schluss wahrscheinlich macht, dass eine Peritonealaffection mit erheblichem Exudat und starkem begleitendem Meteorismus voraufgegangen sei.   Stadthagen.

E. Remak, Zur Localisation der spinalen Hautreflexe der Unterextremitäten. Neurol. Cbl. 1893, No. 15.

Bei einem 4jährigen Knaben, welcher unter Fieber an einer Myelitis transversa erkrankte (es wurde wegen Paralyse der Bauchmuskeln eine Affection unterhalb des 7. Dorsalsegments angenommen), zeigten, nachdem die akuten Erscheinungen vorübergegangen waren, die Hautreflexe ein eigentümliches Verhalten. Während die Bauch-, Glutaeal- und Cremasterreflexe (von den letzteren war der linke noch spurweise vorhanden) fehlten, gelang es, von einer unterhalb der Inguinalfalte gelegenen Stelle des Oberschenkels aus durch die verschiedensten Hautreize eine Plantarflexion der ersten Zehen hervorzurufen, weiterhin traten Tibialis postic. u. Gemellus sur. und endlich der Extensor quadric. in Action. Links ließ sich das Phänomen („Femoralreflex") leichter hervorrufen als rechts. Als Reflexbahn käme dem Verf. zufolge in Betracht für den sensiblen Reiz (den genaueren Reizort s. im Original) der N. lumbo-inguin.

und Cruralis (2. bezw. 8. Lumbalwurzel) und für den motorischen Impuls die 1. u. 2. Sacralwurzel (Zehenbeuger) u. 3. Lumbalnerv (Quadriceps).   M. Brasch.

F. Chvostek, Ein Fall von Tabes mit Bulbärsymptomen. Neurolog. Cbl. 1893, No. 22.

Ein 89 jähr. Mann erkrankte 18 Jahre nach der syphilitischen Infection an Tabes mit Störungen von Seiten des Vagus, die in Larynxkrisen und Atemnot bestanden. Hieran schlossen sich nach und nach Störungen von Seiten der Augenmuskeln, sensible Reizerscheinungen im Quintus, Lähmungserscheinungen im motorischen Trigeminus, Schluckbeschwerden, Herabsetzung der Geruchsempfindung rechts, doppelseitige Lähmung des M. crico-arytenoid., Tachycardie und eine allmälig sich ausbildende Störung der Respiration, infolge deren die linke Hälfte des Thorax sich weniger an der Atmung beteiligte.   K. Grube.

W. Gay, Diphtherical Paralysis, Allocheiria. Brain 1893. Autumn.

Ein 13 jähriges Mädchen zeigte nach einer Diphtheritis neben Lähmung des Gaumens, Kehlkopfslähmung, Diplopie, Accomodationslähmung, eine Ataxie aller 4 Extremitäten, Verlust der Sehnenreflexe, Verlust des Muskelsinns, resp. Lagegefühls; ferner bestand das Symptom der Allocheiria am ganzen Körper, einschließlich der Schleimhäute, indem alle stärkeren Reize (Druck, Schmerz) stets auf die entgegengesetzte Körperhälfte localisirt wurden. Das Berührungsgefühl war überall herabgesetzt. — Der Zustand ging in wenigen Wochen in völlige Heilung über (bis auf den Verlust der Patellarreflexe u. s. w.) — S. konnte feststellen, dass alle nicht hysterischen Fälle von Allocheirie aus der Litteratur mit Ataxie, Störungen des Lagegefühls und Sensibilitätsstörungen einhergehen; diese Affection sei auf eine Läsion der hinteren medianen Stränge des Rückenmarks und der hinteren Wurzeln zurückzuführen.   S. Kalischer.

1) J. Schnabel, Ein Fall von syphilitischem Initialaffect auf der vorderen Bauchwand. Münchner med. Wochenschr. 1893, No. 33.
2) W. S. Gottheil, Two cases of labial chancre in cigarmakers. Med. News 1893, Juli 15.

1) Ausser dem ungewöhnlichen Sitze der Sclerose zwischen Nabel und Symphyse bietet der Fall nichts Besonderes.

2) Von zwei in einer Cigarrenfabrik beschäftigten jungen Mädchen hatte das eine einen harten Schanker an der Ober-, das andere an der Unterlippe. Beide setzten trotzdem ihre Arbeit fort, bei der sie, wie sie selbst zugeben, zur Formung des spitzen Endes der Cigarre sich ihres Speichels und der Zähne bedienten. Verf. fordert ernste Maßregeln gegen diese in den Fabriken zwar verbotene, dennoch aber, wie es scheint, allgemein geübte unsaubere Manipulation der Cigarrenarbeiter.   H. Müller.

W. A. Meisels, Cornutinum citricum gegen Spermatorrhoe. Ungar. Arch. f. Med. II. S. 82.

Verf. hat 27 Fälle von Spermatorrhoe, die sich teils in überaus häufigen Tages- oder Nachtpollutionen manifestirte, teils nur bei der Defäcation und Harnentleerung auftrat, einigemale aber auch in einem continuirlichen Ausflusse aus der Urethra bestand, sehr erfolgreich mit Cornutinum citricum, von dem er in der Regel zwei Mal täglich 0.008 nehmen liefs, behandelt. Die in Abnahme der Menge und Häufigkeit, schliefslich im gänzlichen Versiegen der unfreiwilligen Samenergüsse sich äussernde Wirkung trat meist schon nach wenigen Tagen auf. Indess scheint das Mittel nur bei der paralytischen Spermatorrhoe, welche in erhöhter Irritabilität des Rückenmarkes, Hypersecretion der Geschlechtsdrüsen und Atonie der Samenbläschen und des Ductus ejaculatorius ihren Grund hat, hilfreich zu sein; in zwei auf entzündlichen Prozessen beruhenden Fällen von spastischer Spermatorrhoe hatte es keinen Erfolg. — Auch bei Enuresis nocturna und diurna der Kinder verwandte Verf. das Cornutin mit grofsem Nutzen.

H. Müller.

J. H. Ferguson, Uterine Rotation, its clinical importance in pregnancy aud labour. Edinb. Med. journ. 1893, April.

Verf. kommt zu folgenden Schlüssen:

Der Uterus ist in der Regel um seine Längsaxe gedreht, in den allermeisten Fällen nach rechts, sodass die linke Kante vorliegt. In der Schwangerschaft u. Geburt nimmt die Drehung zu. Da die Ovarien in der Schwangerschaft den Seitenwänden des Uterus dicht anliegen, so gelangt auch ein Ovarium, in der Regel das linke, nach vorn, dicht unter die Bauchdecken, und kann sowohl durch unvorsichtige Palpation, als auch durch Einklemmung zwischen Uterus und Schambein gequetscht werden. Da die Ovarien unter der Geburt congestionirt und sehr empfindlich sind, kann dies zu Shock-Erscheinungen führen. Auf diese Möglichkeit soll der Geburtshelfer bei seinen Manipulationen Rücksicht nehmen und eine laterale Compression des Uterus vermeiden.

A. Martin.

A. Rouxeau, Note sur un foetus humain monstrueux, appartenant à la famille des monosomiens. Annales de gynaecologie 1893, Août.

Anschliefsend an SAINT-HILAIRES Einteilung der Monstruositäten mit einem Körper in 1) Attodymes, 2) Incodymes, 8) Opodymes, teilt Verfasser ausführlich einen Fall mit, wo die Zusammengehörigkeit resp. Einheit des Foetus sich auf das ganze Gesicht erstreckt und nur 2 Schädel mit 2 Gehirnen vorhanden waren. Er beansprucht hierfür im Gegensatz zu den obigen 3 Klassen die er unter dem Gesammtnamen opodymes (Zwillingsgesichter) zusammenfasst, eine neue Genusbezeichnung: craniodymes (Zwillingsschädel).

A. Martin.

Haultain, Simple growths of the uterine mucosa. Edinb. med. journ. 1893, Aug.

Verf. behandelt unter Zugrundelegung von drei Fällen den Bau der Schleimhautpolypen des Uterus, der auch ihm ausserordentlich variirt, sodass man glanduläre, fibrös-glanduläre und fibrös-papilläre Polypen unterscheiden muss Sie sind gutartig, jedoch mit Neigung zu localisirtem Wiederauftreten, weshalb Verf. sorgfältiges Ausbrennen des Stumpfes empfiehlt. Ihr häufig. postklimacterisches Auftreten verführt nach des Verf.'s Meinung leicht zu Verwechselung mit malignen Neubildungen.

A. Martin.

S. Tschirwinsky, Beobachtungen über die Wirkung einiger pharmakologischer Mittel auf die Lymphausscheidung. Pharmakol. Inst. Moskau. Arch. f. exper. Path. u. Pharmak. XXXIII. p. 155.

An Hunden wird unter Berücksichtigung des Umstandes, dass Respirationsstörungen, Blutdruckschwankungen, sensible Reize auf die Lymphausscheidung von Einfluss sind, die Lymphmenge nach Injection einer Reihe von Substanzen bestimmt und die Abhängigkeit von den angeführten Momenten kritisch besprochen.

Chloralhydrat, Natrium dithyosalicylicum, Pilocarpin, ein Filtrat aus Helianthus annuus wirken unter Blutdrucksenkung leicht vermehrend auf die Lymphausscheidung, Atropin verringert sie, Coffein wirkte ungleichmäfsig, Morphin und Curare sind uu. wirksam.

Pohl.

Einsendungen für das Centralblatt werden an die Adresse des Hrn. Prof. Dr. M. Bernhardt (Berlin W. Französische Strafse 91) oder an die Verlagshandlung (Berlin NW., 68. Unter den Linden) erbeten.

Verlag von August Hirschwald in Berlin. — Druck von L. Schumacher in Berlin.

APR 21

Wöchentlich erscheinen
1—2 Bogen; am Schlusse
des Jahrgangs Titel, Na-
men- und Sachregister

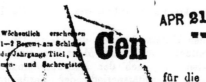
Cen
für die

medicinschen Wissenschaften.

Preis des Jahrganges
20 Mark; zu beziehen
durch alle Buchhandlun-
gen und Postanstalten.

Unter Mitwirkung von

Prof. Dr. H. Senator und Prof. Dr. E. Salkowski,

redigirt von

Prof. Dr. M. Bernhardt

in Berlin.

1894. 7. April. No. 14.

Inhalt: Tschistowitsch, Zur Frage über die Leucolyse. (Orrig.-Mitt.).
Rubner, Die Quelle der tierischen Wärme. — May, Der Stoffwechsel im Fieber.
Kotliar, Wirkung der Leber bei Vergiftungen. — Cleusmann, Lennander,
Taylor, v. Bergmann, Richelot, Ueber Operationen an der Gallenblase. —
Bach, Tuberculöse Infection des Auges. — Prausnitz, Ueber die Kost in Kranken-
häusern. — Neumann, Kraus, Ueber Albuminurie. — Charcot, Fall von Tabes
mit Symptomen der Bulbärparalyse — Körner, Verfahren bei Aetzungen der
Schleimhaut.

Gara, Einfluss der Bittermittel auf die Darmfäulniss. — Niemann, Abspaltung
von Mercaptan aus Nahrungsmitteln. — Holtzmann, Zur Kenntniss der Leucocytose. — Drusmann, Mays, Ueber Plomben von Knochen. — Klingel, Abweichen-
der Verlauf der Angina phlegmonosa. — Wassner, Neuer Nährboden aus Hühnereiern. — Escherich, Behandlung des Tetanus mit Antitoxin. — Hauser, Neue
Methode der Säuglingsernährung. — Sacki, Fall von progressiver neurotischer Muskelatrophie. — Ostermayer, Seltene Syphilisformen. — Biro, Ueber den Favuspilz. — Ballantine u. Milligan, Scharlach in der Schwangerschaft. — Nairne
und Milroy, Fälle von Ovarialabscess und Uterustumor. — Dresen, Beeinflussung
des Lichtsinnes durch Strychnin. — Gordon, Zwei bemerkenswerte Fälle von schwerer
Vergiftung.

Aus der akadem. medicinischen Klinik des Hrn. Prof. Dr. Popoff
in St. Petersburg.

Hämatologische Notizen

von

Privat-Docenten Dr. N. Tschistowitsch.

I. Zur Frage über die Leucolyse.

Bei Einführung von Peptonen, Albumosen, bacteriellen Pro-
teinen und vielen anderen Substanzen in das Blut von Tieren wird
in der ersten Zeit eine bedeutende Abnahme der Leucocytenzahl
im Blute beobachtet, nach welcher die Leucocytose eintritt. Dieselbe Erscheinung zeigt sich auch, wenn man diese Substanzen auf
eine andere Art, zum Beispiel unter die Haut oder in den Abdo-

minalraum einführt. Nach den Untersuchungen des Herrn Dr. N. Uskow[1]) vermindert sich mitunter auch beim Menschen die Zahl der Leucocyten in der ersten Zeit nach der Nahrungseinnahme etwas. Während der grössten Intensitätsperiode der Verdauung steigt beim Menschen, wie bekannt, in den meisten Fällen das Quantum der Leucocyten mehr oder weniger bedeutend. Die Ursache der anfänglichen Verminderung des Leucocytenquantums, die bei den Untersuchungen des Blutes aus den peripherischen Gefäßen, zum Beispiel der Ohrenarterien constatirt wird, wurde bis zur Zeit noch nicht erklärt und wird sehr verschieden commentirt. Einige Autoren (Werigo[2]), Riedre[3]), Schulz[4]) führen Alles auf die Veränderung der Leucocytenverteilung in den verschiedenen Abteilungen des Blutkreislaufes zurück und erklären die Leucocytenverarmung des Blutes der peripherischen Gefäße durch Ansammlung von Leucocyten in den Gefäßen der Abdominalorgane. Andere Autoren finden die Ursache der Verminderung der Leucocytenzahl in ihrer Zerstörung durch Einwirkung der verschiedenen obenerwähnten Substanzen, die in den Blutkreislauf eintreten. Der hervorragendste Vertreter dieser Theorie Prof. Löwit[5]) hat sogar einen besonderen Terminus: „Leucolyse" zur Bezeichnung dieser Erscheinung vorgeschlagen.

In den vorliegenden Notizen werde ich die Resultate meiner Untersuchungen darlegen, welche den Zweck hatten zu constatiren, ob einige der obengenannten Substanzen eine zerstörende Wirkung in Bezug auf die Leucocyten des Menschen- und des Kaninchenblutes besitzen.

Meine Untersuchungen wurden auf 2 Arten ausgeführt. Erstens bemühte ich mich, durch unmittelbare mikroskopische Beobachtungen mich zu überzeugen, ob die Leucocyten durch die Substanzen zerstört werden, welche nach Löwit eine leucolytische Wirkung besitzen. Zu diesem Zwecke brachte ich unter dem Mikroskop zu einem Tropfen Menschen- oder Kaninchenblut, welcher so eingestellt war, dass sich im Gesichtsfelde 2—3 Leucocyten befanden, vom Rande des Deckglases her einen Tropfen von denjenigen Substanzen hinzu, deren Wirkung ich studiren wollte, und verfolgte die danach eintretenden Veränderungen der Leucocyten. Derartige Experimente stellte ich an mit 1 pCt. wässeriger Peptonlösung, dann mit Tuberkulin, mit eintägigen Bouillonkulturen von Staphylococcus pyogenes aureus, Micrococcus prodigiosus und mit peptonisirter Bouillon, in

[1]) N. Uskow. Das Blut als Gewebe. 1890 St. Petersburg (russisch).

[2]) Werigo, Les globules blancs, protecteurs du sang. Annales de l'Institut Pasteur 1892, p. 478.

[3]) Riedre, Beiträge zur Kenntniss der Leucocytose. Leipzig 1892, S. 190.

[4]) Schulz, Experimentelle Untersuchungen über das Vorkommen und die diagnostische Bedeutung der Leucocytose. Deutsches Archiv für klin. Medicin 1893, Bd. 51, S. 234.

[5]) Löwit, Studien zur Physiologie und Pathol. des Blutes 1892.

welcher früher Fränkel's Diplococcen lebten — einer abgestorbenen Diplococcenkultur, die alle Producte ihrer Lebensthätigkeit enthält. Bei Hinzufügung eines Tropfens von diesen Substanzen
erscheinen gewöhnlich im Gesichtsfelde des Mikroskops Flüssigkeits-
ströme; die roten Blutkörperchen beginnen ihre Stelle zu verän-
dern, die klebrigeren Leucocyten aber, halten sich auf dem Objektträger fest, indem sie den Bewegungen der Flüssigkeit widerstehen. Die Beobachtungen konnten mitunter ziemlich lange, z. B.
im Laufe von 10—15 Minuten und mehr, — ausgeführt werden,
da wahrscheinlich unter Einwirkung dieser Substanzen die Blutcoa-
gulation verlangsamt war. Kein einziges Mal gelang es mir, die
Zerstörung der Kaninchen- oder der Menschenleucocyten unter Einwirkung dieser Substanzen zu constatiren, obwohl die Beobachtungsdauer hinreichend genug war, um die Verminderung der Leucocytenzahl beim Versuchstier, — nach Einführung in's Blut der
obenerwähnten Substanzen, — an den Tag zu legen.

Die Resultate blieben dieselben, wurde nun die Beobachtung
bei Zimmertemperatur oder 32—38 ° C auf einem warmen Objecttisch angestellt.

Die zweite Serie meiner Experimente wurde folgendermassen
ausgeführt. Es wurde die Zählung der Leucocyten auf gewöhnliche Art und Weise im Blute aus dem Finger oder aus der Ohrarterie des Kaninchens ausgeführt. Dabei wurde eine zwanzigfache
Blutverdünnung mit $\frac{1}{3}$ pCt. Essigsäurelösung angewendet. Gleich
darauf wurden die Leucocyten wieder gezählt, zur Verdünnung
wurde dieselbe $\frac{1}{3}$ pCt. Essigsäurelösung gebraucht aber mit Beigabe einer von den zu untersuchenden Substanzen: des Peptones,
des Tuberculins oder der einen oder der anderen Cultur. Da aber
in letzterem Falle die Beigabe der Bouillonkultur die Acidität der
Flüssigkeit, die zur Verdünnung des Blutes und zur Lösung der
roten Blutkörperchen dient, abschwächen konnte, so habe ich in
einigen Experimenten eine stärkere, $\frac{1}{2}$ proc. Essigsäurelösung angewendet und fügte ein solches Quantum der Bouillonkultur hinzu,
um eine $\frac{1}{3}$ Essigsäurelösung zu bekommen; bei der Controllzählung
fügte ich nun zu der $\frac{1}{2}$ proc. Essigsäurelösung, anstatt einer Cultur, die physiologische NaCl-Lösung hinzu. Endlich wurde in einigen
Experimenten die Zählung bei 50- und 100-facher Blutverdünnung
mit physiologischer Lösung ausgeführt und dann mit derselben Lösung, aber mit Beigabe der Culturen oder des Peptones. Wie aus
den unten angeführten Experimentenprotocollen zu ersehen ist, vergröfsert die Hinzufügung der zu untersuchenden Substanzen zur
Essigsäure- oder zur physiologischen Lösung, welche zu den Zählungen der Leucocyten dienen, die Fähigkeit dieser Lösungen, die
Leucocyten zu zerstören, nicht. Man bekommt einander ziemlich
nahe Leucocytenzahlen, ganz gleich, ob wir das Blut einfach durch
physiologische Lösung oder die Thoma'sche Flüssigkeit, oder nun durch

16*

dieselbe Lösungen mit Beigabe der zu untersuchenden Substanzen, verdünnen: die Zahlendifferenzen bewegen sich in den Fehlergrenzen der Untersuchungsmethode selbst.   (Forts. folgt).

M. Rubner, Die Quelle der tierischen Wärme. Zeitschr. f. Biologie. XXX. S. 73.

Verf. untersucht mit vervollkommneten Hilfsmitteln die alte Frage, ob die in einem Tiere verbrannten Stoffe ebensoviel Wärmeinhalt besitzen, als von Seiten des Tieres Wärme nach aussen abgegeben wird. Die Versuche sind namentlich in der Beziehung vollkommener als alle früheren, als zu gleicher Zeit alle biologischen Factoren bestimmt wurden. Das in Untersuchung befindliche Tier befand sich in einem Calorimeter, das gleichzeitig als Respirationsapparat eingerichtet war (s. d. Original). Gleichzeitig mit der Wärmeabgabe konnten daher der Gaswechsel und der Stoffumsatz des Tieres gemessen werden; bei letzterem wurden alle für die Erkenntniss der Stoffzersetzung notwendigen Werte festgestellt.

Die Versuche führten zu folgendem Ergebniss: „Im Gesammtdurchschnitt aller Versuche von 45 Tagen sind nach der calorimetrischen Methode nur 0.47 pCt. weniger an Wärme gefunden, als nach der Berechnung der Verbrennungswärme der zersetzten Körper- und Nahrungsstoffe".

Als Beweis für die Genauigkeit der Methode sei noch hervorgehoben, dass sich mit Hilfe derselben die Verbrennungswärme der Nahrungsstoffe durch die Verbrennung im Tierkörper selbst bestimmen, dass sich also der Tierkörper selbst als Calorimeter benützen lässt und dass die so gefundenen Werte für die Verbrennungswärme von Eiweiß oder Fett mit den rein physikalisch ermittelten sehr gut übereinstimmen.   Hürthle.

R. May, Der Stoffwechsel im Fieber. Zeitschr. f. Biologie XXX. S. 1.

Verf. hat im Münchener physiologischen Institut Kaninchen erst durch 2—4 Hungertage auf ihren Stoffverbrauch geprüft, dann durch Einspritzung einer starkvirulenten Emmerich'schen Bacillenkultur von Schweinerotlauf (0.5—2 ccm subcutan oder von der 50—70 fachen Verdünnung 0.2—0.5 ccm intravenös) ein nach 12 bis 24 Stunden beginnendes, 3—4 Tage anhaltendes Fieber mit Temperaturen von 40—41.2° erzeugt und dabei den Stoffumsatz ermittelt. Der Gaswechsel wurde im kleinen Voit'schen Respirationsapparat kontrolirt, in 2 Versuchen auch der O-Verbrauch festgestellt. Am 1. Carenztage war die N-Ausfuhr noch hoch 1.1—3.1 g, bedingt durch die Rückstände vom Nahrungseiweiß, sank dann am 2. Hungertage so, dass der höchste Wert nur 1.9 g betrug (Eiweißschutz durch die im Darmkanal u. Körper noch vorhandenen

Kohlehydrate) um am 3. Tage, wo dieser Schutz versagt, wieder anzusteigen. Weiterhin zeigte sich ein allmäliges Absinken des Eiweifsumsatzes, um kurz vor dem Hungertode, wenn das Körperfett fast verbraucht ist, wieder anzusteigen. Die Calorienproduction sinkt beim Carenzkaninchen langsam ab und zwar sowohl absolut als relativ d. h. pro Körperkilo berechnet. Der respir. Quotient betrug $0.71—0.78$. Infolge des Fiebers steigt die N-Ausfuhr ziemlich proportional der Temperaturerhöhung an, sodass das Maximum der N-Zunahme 72 pCt. beträgt; durch Zufuhr von Kohlehydraten (Zuckereinspritzung in den Magen) kann das Steigen des Eiweifszerfalles vermindert resp. verhütet werden. Dagegen blieb die Fettzerstörung fast ungeändert; indem die O-Aufnahme stärker anstieg als die CO_2 - Ausscheidung, sank der resp. Quot. etwas, so von 0.76 auf 0.73. Ausnahmslos ist daher die Calorienproduction im Fieber gesteigert. Das Verhältniss von N:C im Harn wird im Fieber zu Gunsten des C geändert; der Fieberharn ist absolut und relativ C-reicher. Infolge des stärkeren Eiweifszerfalls bei kaum geändertem Futterverbrauch wird, wie schon Senator erschlossen, der fiebernde Körper relativ ärmer an Eiweifs, reicher an Fett. Die Steigerung des Eiweifsumsatzes im Fieber ist, wie Verf. sich vorstellt, durch vermehrten Bedarf des fiebernden Organismus an Kohlehydraten bedingt, kann sie doch durch Zufuhr der letzteren verhütet werden. Die Degeneration der Gewebszellen im Fieber ist nach Verf. jedenfalls nur unwesentlich an der vermehrten Ausscheidung von Harn-N beteiligt. Aus Glycogenbestimmungen an der Leber der fibernden Kaninchen nach Zuckereinfuhr, verglichen mit solchen an einfachen hungernden Kaninchen nach Zuckerinjection, ergiebt sich, dass die Leber unter der Einwirkung des Fiebers nicht die Fähigkeit, Glycogen zu bilden, einbüfst, dass aber entweder das gebildete rascher aufgezehrt oder der Zucker selbst schon als solcher zum beträchtlichen Teil verbraucht wird; wahrscheinlich schwindet im Fieber das Glycogen rascher als bei normaler Körpertemperatur.

In einem Anhang bespricht Verf. die C-Bestimmung auf nassem Wege nach Kjeldahl (Verbrennen der organischen Substanz mit Chromsäure unter Anwendung von Quecksilberoxyd) und deren Brauchbarkeit zur C-Bestimmung im (feuchten) Kaninchenharn.

J. Munk.

E. J. Kotliar, Contribution à l'étude du rôle du foie comme organe défensif contre les substances toxiques. Arch. des sciences biol. T. II. p. 586. Petersb. 1893.

Verf. hat die bereits vielfach behauptete und z. T. experimentell festgestellte Schutzkraft der Leber gegen den Organismus bedrohende toxische Substanzen einer genauen Prüfung unterzogen. Er benutzte dazu Hunde, an denen durch die von Pawlow modificierte Eck'sche Operation eine Fistel zwischen Vena portarum und

Vena cava inf. angelegt war; während bei diesen gewöhnlich der Durchgang per os gegebener Gifte durch die Leber ausgeschaltet war, konnte er durch Abklemmung der Ven. cav. inf. von Neuem bewirkt werden.

In dieser Arbeit berichtet Verf. nur über seine Versuche mit Atropin, während er die mit Digitalin, Strychnin, Morphium, Chloralhydrat etc. erzielten Resultate einer späteren Publication vorbehielt. Atropin, per os in physiologischen Dosen verabreicht, zeigte bei einem Hunde, dem die Leber ausgeschaltet war, starke Herz- und Pupillenveränderungen, während 2 Kontrollhunde kaum eine Einwirkung konstatieren ließen. Unterband man nun einem operirten Hunde die Ven. cav. inf. und brachte diesem, sowie dem Kontrollhund das Atropin in die Ven. femoralis, so musste, die Schutzkraft der Leber vorausgesetzt, jetzt umgekehrt der operirte Hund, bei dem das Atropin die Leber passiren muss, die schwächeren Erscheinungen zeigen, eine Annahme, die durch das Experiment volle Bestätigung fand. Um nun auch die Resultate an 2 operirten, also unter gleichen Bedingungen stehenden, Hunden kontrollieren zu können, injicierte Verf. nach Unterbindung der V. cav. inf. dem einen Hunde das Atropin in die V. femor., dem anderen in die Ven. facial. Bei dem ersteren Hunde, bei dem das Gift die Leber passiren musste, zeigte sich deutliche Verzögerung und Abschwächung der Atropin-Wirkung.

Verf. geht dann zu stärkeren Atropin-Dosen über und ist in der Lage, die oben gewonnenen Resultate voll bestätigen zu können. Bei einer Wiederholung des Experiments mit denselben Atropin-Mengen nach 11 Tagen zeigten nun sowohl normale wie operierte Tiere eine deutliche Abschwächung der Atropin-Wirkung, u. zwar war die Abschwächung bei den operierten Tieren im Verhältniss stärker als bei den normalen. Verf. nimmt an, dass die Leber das Atropin nicht nur mechanisch zurückhielt, sondern durch chemische Umsetzung desselben zu weniger schädlichen Verbindungen gleichsam eine Schutzimpfung für den Körper bewirkt. Da nun bei den operirten Tieren nach Verschluss der Ven. cav. inf. die Leber viel intensiver wirken kann, so macht sich bei diesen die Abschwächung der Erscheinungen nach wiederholten Atropingaben viel stärker bemerkbar.   M. Rothmann.

---

1) **W. S. Cleesmann**, Cholecystotomy with report of two cases. New-York med. Rec. 1893, p. 295.
2) **K. S. Lennander**, Aus der chir. Klinik zu Upsala. **Ueber Operationen der Gallenwege und Adhärenzbildungen im oberen Teile des Bauches.** Wiener klin. Wochenschr. 1893, No. 37.
3) **J. Cl. Taylor**, A case of abscess of the liver in which the use of the aspirator was misleading in diagnosis; operation; **recovery.** Lancet 1893, p. 432.

4) E. v. Bergmann, Zur Casuistik der Leberchirurgie. Arch. f. klin. Chir. XLvl. S. 393.

5) L. G. Richelot, Fixation d'un foie déplacé. Gaz. hebdom. 1893, No. 29.

1) In den beiden, Frauen im Alter von 50 resp. 25 Jahre betr. Fällen wurde die Gallenblase nach ihrer Eröffnung mit der äusseren Wunde vernäht, in dem ersten Falle aber kein Stein gefunden noch auch ein solcher nachträglich ausgespült.

2) Unter den 21 Operationsgeschichten betrafen 11 Gallensteine; bei 3 weiteren Patienten handelte es sich um eine Narbenstrictur des Duct. choledoch., bezw. um ein Carcinom des Duct. choledoch. und ein Carcinom des Pancreas. In 6 weiteren Fällen hatte man es mit Verwachsungen um die Gallenblase im oberen Teil des Bauches zu thun und wurde je 1 Mal eine einzeitige Cholecystotomie und eine Cholecystectomie ausgeführt. Endlich lagen in einem Falle Verwachsungen zwischen dem Omentum colicum Halleri und der vorderen Bauchwand vor. Indem wir noch registriren, dass nach der Ansicht Verf.'s die einzeitige Cholecystotomie der bei Operationen an den Gallenwegen am häufigsten angezeigte Eingriff ist, müssen wir bei der grofsen Verschiedenwertigkeit der von Verf. beigebrachten Fälle trotz der Wichtigkeit vieler unter ihnen den Zwecken dieser Zeitschrift entsprechend wegen der casuistischen Einzelheiten auf das Original verweisen.

3) Das Zwerchfell war so verdrängt, dass es sammt der Pleura diaphragmatica der Pleura costalis dicht anlag. In dem Glauben ein Empyem vor sich zu haben, durchdrang man mit der Aspirationsnadel gleichzeitig beide Serosae, ohne irgend welchen Nachteil. Die übrigen interessanten Zwischenfälle der Krankengeschichte — Pat. lebte auf Los Palmas (Canarische Inseln), wohin er als Dysenterie- und Fieber-Convalescent aus West-África gesandt war — sind im Original einzusehen.

4) Betrifft einen 61jähr. Pat., dessen die Mitte des Unterleibes einnehmender kindskopfgrofser Tumor vor der Operation nicht diagnosticirt werden konnte und welcher sich als ein an der Grenze der Carcinome stehendes Adenom des linken Leberlappens ergab. — Die Blutstillung bei der Operation wurde hauptsächlich durch Umstechung bewirkt, welche sich als sicherer als die von Langenbeck u. Wagner geübte Verkleinerung der Leberwunde durch die Naht mit nachfolgender Versenkung in die Bauchhöhle, und als minder umständlich wie das zweizeitige Operiren nach Tillmanns erwies. Bei Abschluss des Berichtes, über 4 Monate nach der Operation, zeigte sich Pat in gutem Zustand, anscheinend ohne Recidiv.

5) Die bei der 28jähr. Frau durch Peritoneal-Verwachsungen festgehaltene Leber wurde aus der Fossa iliaca dextra so weit nach oben geschoben, dass sie den Rippenbogen noch um drei Querfingerbreite überragte. Hierauf wurde sie hier durch 3 Catgut-Nähte am oberen Rand der Bauchincision fixirt. Nach Heilung letzterer

konnte das Organ noch genau an dieser Stelle nachgewiesen werden und vermochte Pat. ohne eine Leibbinde zu tragen weite Wege zu machen.   P. Güterbock.

L. Bach, Die tuberculöse Infection des Auges. Arch. f. Augenheilk. · XXVIII. S. 36.

Nach den Beobachtungen in der Würzburger Universitätsaugenklinik ist die tuberculöse Infection absolut keine seltene, alle Teile des Auges können davon betroffen werden. Lupus kann an der Lidhaut isolirt oder fortgeleitet von einer gleichen Erkrankung der Nase und Wangenhaut zur Beobachtung kommen, das sog. Chalazion besteht in vereinzelten Fällen aus tuberculösem Granulationsgewebe, ebenso kann der Tarsus von Tuberculose befallen werden. An der Conjunctiva wurden tuberculöse Geschwüre und tuberculös inficirte Follikel beobachtet, letztere hauptsächlich an der Uebergangsfalte. Sowohl die typische parenchymatöse Keratitis wie die sog. sclerosirende Keratitis können auf Grund von Tuberkeleruptionen an der Uebergangszone der Hornhaut in die Lederhaut und vor allem dem Ligamentum pectinatum auftreten. Am häufigsten von allen Gebilden des Auges wird der Uvealtractus befallen, in Form der tuberculösen Iritis, der Granulationsgeschwulst der Iris und der Tuberculose des Ciliarkörpers; an der Aderhaut beobachtet man das Auftreten der Tuberkulose in der Form der acuten Miliartuberculose und der chronischen Tuberculose. In der Netzhaut kommen tuberculöse Knötchen hauptsächlich in der Gehirnschicht vor. Die Tuberculose des Sehnerven tritt am häufigsten als tuberculöse Meningitis in acuter und chronischer Form auf. Auch die Augenmuskeln können bei einer tuberculösen Basilarmeningitis eine Schädigung erfahren. An der knöchernen Wandung der Orbita wird eine Ostitis und Periostitis tuberculosa beobachtet, ebenso sind im Zellgewebe derselben tuberculöse Knötchen gefunden worden. Auch kann die Dakryocystoblennorrhoe durch tuberculöse Geschwüre des Thränenschlauches oder durch eine tuberculöse Erkrankung der knöchernen Wandungen derselben hervorgerufen werden.
                                                Horstmann.

Prausnitz, Ueber die Kost in Krankenhäusern mit besonderer Berücksichtigung der Münchener Verhältnisse. Deutsche Vierteljahresschr. f. öffentl. Gesundheitspflege 1893, XXV. S. 563.

Auf Wunsch Ziemssen's hatte P. die Kost des städtischen Krankenhauses München l. Isar untersucht und gefunden, dass sie quantitativ und qualitativ ungenügend sei. Um nun ein neues Kostregulativ ausarbeiten zu können, informirte er sich über die Kostordnungen anderer gröfserer Krankenhäuser; über diese Arbeit und deren Schlussfolgerungen berichtet P. in dem vorliegenden Aufsatz.

Bezüglich der Kostverordnung teilt P. die Kranken in drei Kategorien ein: 1) solche mit gesundem Magen wie Kranke mit Verletzungen, Hautkranke u. a. 2) Rekonvalescenten u. 3) Fieber- und sonstige Schwerkranke. Die Kranken der ersten zwei Gruppen müssen kräftige und ausreichende, die der zweiten ausserdem noch besonders schmackhafte, appetiterregende haben; bei denen der 3. Gruppe kann eine Regel nicht aufgestellt werden, hier muss der Arzt individualisiren.

Die erforderliche Quantität der Nahrung berechnet P. nach den Pettenkofer-Voit'schen Angaben auf rund 110 g Eiweiß — für Frauen genügen 100 —, 50 g Fett und 300—400 g Kohlehydrate. In allen Krankenhäusern war die Kost nicht nach dem Gehalt an Nahrungsstoffen bestimmt worden. P. hält für genügend, wenn man diesen bei der Bestimmung der Fleisch- und Brodmenge in Betracht zieht, da in diesen beiden Nahrungsmitteln die Hauptmenge der erforderlichen Nahrungsstoffe enthalten ist; für die übrigen, wie Suppe, Gemüse hält er ein Maximalmaß für genügend.

An Brod verlangt P. im Ganzen pro Tag 325 g. Bei der Fleischzumessung erörtert er zunächst die Frage, soll man das rohe Fleisch oder das gekochte abwägen; er stellt fest, dass zu 100 g gekochten oder gebratenen Fleisches 180 g vom Fleischer gekauften Fleisches nötig sind. P. will das gekochte bezw. gebratene Fleisch dem Kranken zugemessen haben und zwar Mittags 150 g und Abends 100 g. So erhält mit Brod und Fleisch der Kranke 90 g Eiweiß, 25 Fett und 170 Kohlehydrate.

Das noch fehlende wird ersetzt durch 2 Mal tägl. Milchkaffee, durch Gemüse und Suppe.

Was die Anzahl der Mahlzeiten betrifft so verlangt P., dass den localen Eigenheiten Rechnung getragen wird, der Münchener ist an 5 Mahlzeiten täglich gewöhnt.

Der Preis stellt sich nach den ausführlichen Berechnungen P.'s auf 95 Pf. pro Kopf und Tag. Für notwendig wird eine Controle erachtet, die am besten dadurch durch die Assistenzärzte ausgeübt wird, dass diese am Krankentisch teilnehmen.

Der Entwurf einer Kostordnung für das städt. Krankenhaus München l. Ufers lautet darnach folgendermassen:

„Die Kostordnung enthält 3 Formen.

Erste Form: Ganze Kost für Kranke mit gesundem Verdauungsapparat; die Kostform entspricht der Nahrung, welche ein gut situirter Arbeiter in München zu sich zu nehmen pflegt. Erstes Frühstück: 250 ccm Milchkaffee hergestellt aus 8 g Kaffee, 100 ccm Milch, 15 g Zucker, hierzu eine Semmel von 75 g. Zweites Frühstück: ¼ Liter Bier mit 100 g Brot. Mittagessen: 250—500 ccm Suppe, 150 g zubereitetes Fleisch mit Beilage und zwar zweimal gebratenes, viermal gekochtes, einmal 200 g Fisch, ¼ Liter Bier. Nachmittags: Milchkaffee mit 50 g Brot wie beim ersten Frühstück. Abendessen: 100 g zubereitetes Fleisch oder 100—160 g Wurst, oder 100 g Käse, oder einen Häring; ½ Liter Bier und 100 g

Brot. Frauen erhalten zum 2. Frühstück nur 50 g Brot, zum
Abendessen ¼ Liter Bier. Bei dieser Form darf als einzige Extra-
speise für starke Esser nur bis zu 200 g Brot Extrazulage verordnet werden.

Zweite Form: Ganze Kost für Rekonvalescenten und Kranke,
deren Zustand eine abwechslungsreiche anregende Ernährung erheischt; ev. auch für Privatpatienten. Erstes Frühstück: Milchkaffee
wie bei 1. Form oder: Milchthee, Cacao, Chocolade, hiezu 75 g
Semmel, oder 2 Zwieback, oder nur ¼ Liter Milch. Zweites Frühstück: Ein bis zwei Eier, oder 30—50 g Schinken oder kalter
Braten, hierzu ¼ Liter Bier oder Milch. Mittagessen: 250 g Suppe,
100 g Braten mit Beilage oder zwei Eier, hiezu eine Semmel zu
75 g, oder 100 g Hausbrot mit ¼ Liter Milch oder Bier oder
Wein. Extraverordnungen sind bei dieser Form nur soweit sie in
der Kostordnung vorgesehen sind gestattet, z. B. 30 oder 50 g
Schinken; zum 2. Frühstück ev. noch 200 g Brod.

Dritte Form: Kost für Fiebernde, Operirte und Patienten mit
Erkrankungen, welche eine besondere Ernährung erfordern, z. B.
Diabetes.

Bei dieser Form können die unter 1 u. 2 aufgezählten Speisen
nach Belieben verordnet werden.

In einem Anhang sind die Kostregulative der verschiedensten
gröfseren Krankenhäuser Deutschlands ausführlich zusammengestellt.

Scheurlen.

---

1) **J. Neumann**, Die Formen der constanten Albuminurie. Prager
Zeitschr. f. Heilk. XIV. H. 5, 6.

2) **F. Kraus**, Ueber die sogenannte Albuminuria intermittens cyc-
lica. Wiener med. Presse 1893, No. 48, 49, 50, 51.

1) Verf. studirte die Schwankungen, welchen die Albuminurie
in einem gegebenen Falle unterworfen ist, namentlich auch das
Verhältniss zwischen Eiweifs- und Harnmenge. Er untersuchte
nach dieser Richtung hin eine Anzahl von dauernden renalen Albuminurieen und betont, dass procentische Eiweifsbestimmungen erhebliche Fehlerquellen involviren; von Wert ist nur die Bestimmung
des absoluten Eiweifsgehaltes des in kurzen und gleichen Zeitabschnitten entleerten Harns. Es konnten nur 2 typische Formen der
Eiweifsausscheidung festgestellt werden: entweder erfolgte die letztere in Schwankungen, welche im Sinne der Schwankungen der
Harnmenge einhergingen, sodass die absolute Eiweifsmenge in geradem Verhältniss zur Harnmenge stand, oder es bestanden selbständige (d. h. in keinem constanten Verhältniss zur Harnmenge
stehende) Schwankungen der absoluten Eiweifsmenge. Auf Grund
theoretischer Erwägungen kommt Verf. zu der Ansicht, dass die
erstere Form der exsudativen, die letztere der transudativen (Stau-
ungs)-Albuminurie entspricht.

2) Als „periodische" („intermittirende", „cyklische" u. s. w.)
Albuminurie bezeichnet man solche Fälle von A., in denen die
Eiweifsausscheidung sich in periodisch intermittirender, zuweilen
geradezu cyklischer Weise immer wieder einstellt, während gleichzeitig nur geringe oder gar keine sonstige Krankheitssymptome,
jedenfalls nicht die typischen des Morbus Brightii bestehen. — Im
Anschluss an eine Zahl eigener Beobachtungen betont Verf. die
Notwendigkeit, den Urin kranker Individuen mehrmals am Tage zu
prüfen. — Was die sog. „physiologische Albuminurie" anlangt, so müssen hier klinische Kategorieen geschaffen werden.
Zunächst sind alle rein transitorischen Albuminurieen ganz zu eli-
miniren. Bei richtiger Einschränkung der Zahl der überhaupt
gruppirbaren Fälle tritt der pathologische Charakter der intermittirenden Albuminurie immer deutlicher hervor. Die GULL'sche
Albuminuria adolescentium lässt an den betroffenen Individuen
häufig auch noch sonstige Krankheitssymptome erkennen; in einem,
allerdings geringen Procentsatz der Fälle sind sogar Nephritiden
vorausgegangen. — Was die bei Erwachsenen (meist Soldaten) nach
angestrengter Muskelarbeit beobachtete Eiweifsausscheidung anlangt,
so handelt es sich im Wesentlichen hier um eine Nucleoalbuminurie. Ob dies etwas Physiologisches ist, wagt Verf. nicht zu
unterscheiden; es giebt wenigstens sehr viele Menschen, die auch
bei anhaltender und angestrengter Muskelarbeit durchaus keine
Nucleoalbuminurie bekommen. — Der zuerst von PAAY betonte sog.
„cyklische" Verlauf mancher Albuminurieen beruht auf dem Einfluss des Lagewechsels und der Muskelleistung; bei ruhiger Rückenlage des Pat. bleibt die Albuminurie aus. Entgegen manchen Angaben hat Verf., ebenso wie andere Autoren, in dem eiweifshaltigen
Harn dieser Individuen hyaline und selbst granulirte Cylinder aufgefunden. — Nach alledem weist Verf. auf den pathologischen
Character der sog. intermittirenden Albuminurie hin. Alle
Eigenschaften, welche die Form dieser Albuminurie speciell charak-
terisiren sollen, brauchen nach seiner Ansicht nichts Anderes als
Eigentümlichkeiten wenig intensiver echter Albuminurie überhaupt
zu sein.   Perl.

J. M. Charcot, Le syndrome paralysie labio-glosso-laryngée progressive dans le tabes. Le Progrès Médical 1893, No. 24.
Ch. beschreibt einen 44jährigen Mann, welcher die Symptome
der Bulbärparalyse ohne irgend welche spastischen Erscheinungen
zeigte. Dass diese Kernerkrankung in diesem Falle nur ein Symptom einer Tabes sei, bewiesen die schweren Sensibilitätsstörungen
im Gebiete des Trigeminus beiderseits, so dass der Kranke das
Bild der tabischen Maske (masque tabétique) aufwies; es bestanden
verschiedene Parästhesien im Gesicht (Brennen, Kälte, Stechen,
Ameisenlaufen, schiefsende Schmerzen); das Berührungsgefühl auf
Zunge, Mundschleimhaut, Gesichtshaut, war ebenso wie das Schmerz-

gefühl erheblich herabgesetzt, und zwar genau in dem gesammten
Trigeminusgebiete. Der Kranke hatte vor 12 Jahren Lues, acqui-
rirt; vor 6 Jahren magerte er plötzlich wieder ab, so dass man an
Diabetes oder Phthise glaubte; vor 1 ½ Jahren stellte sich die
Hypästhesie im Trigeminusgebiete ein; kurze Zeit darauf folgten die
anderen Symptome der bulbären Tabes; es folgten eine Ophthalmoplegia externa, reflectorische Pupillenstarre, Larynxcrisen mit
Bewusstseinsverlust, später traten spinale Symptome hinzu wie
Gürtelgefühl, anästhetische Inseln an Rumpf und Extremitäten, Verlust der Patellarreflexe u. s. w. Während die oberen Bulbärkerne
häufig bei der Tabes erkrankt sind, zeigen die unteren (Glossola-
bial etc.) seltener eine Beteiligung an dem tabischen Krankheitsbild.
Beschrieben sind unter anderem: Atrophieen im Trigeminusgebiet
bei Tabes (SCHULTZE), Facialislähmungen (FOURNIER), Hemiatrophien
der Zunge (MABIE, KOCH); eine vollständige untere Bulbärparalyse
bei Tabes wie hier, beschreibt nur HOWARD im Journal américain
des Sciences Médicales Mars 1889. Der beschriebene Fall gehört
zu denen, in denen die bulbäre Tabes lange der cervicalen und
spinalen vorausgeht.   S. Kalischer.

H. Köbner, Unterstützung von Aetzwirkungen auf Schleimhäuten
    durch Abänderung physiologischer Secretionen. (Nach einem auf
    der Naturforschervers. in Nürnberg am 12. Sept. 1893 geh. Vortr.).
    Berliner klin. Wochenschr. 1893, No. 45.

Die schwere Heilbarkeit von Wunden und Geschwüren der
Mund-, hauptsächlich der Zungenschleimhaut bei Leucoplakie, die
mit dem Thermocauter oder starken Aetzmitteln behandelt werden,
konnte Verf. darauf zurückführen, dass der gesetzte Schorf durch
die gesteigerte Speichelabsonderung zu rasch hinweggeschwemmt
wird. Er bekämpfte diesen Uebelstand mit Erfolg, indem er die
Pat. von einer 2 proc. Lösung von Extr. Bellade 30—40 Min. vor
der Aetzung 20 Tropfen und dieselbe, oder eine etwas geringere
Dosis nach 2—3 Stunden, spätestens aber am Abend, nach Bedarf
auch noch am nächsten Morgen nehmen liefs. Bei reichlicher sali-
virenden und viel sprechenden Personen erwies es sich zweckmäfsig,
die Cauterisation abends nach der Mahlzeit vorzunehmen und vor
derselben 30 Tropfen, kurz nach ihr 20 Tropfen, sowie am nächsten
Morgen ebenfalls 20—30 Tropfen der genannten Lösung zu verabreichen. Auch bei mercuriellen Decubitalgeschwüren des Mundes,
bei syphilitischen Ulcerationen und ausgedehnten Plaques muqueu-
ses zeigte sich das Verfahren sehr nützlich. Natürlich ist auf etwa
eintretende Intoxicationserscheinungen zu achten. — Die den Injectionen von Höllensteinlösungen in die Pars posterior urethrae
folgenden Schmerzen beim Harnlassen und den häufigen Harndrang
verhütet K. dadurch, dass er die Pat. ½—¾ Stunden vor der
Einspritzung ½—1 Theelöffel Natron bicarb., in einem Glase Wasser
gelöst, nehmen läszt und dadurch den Urin alcalisch macht.

                                                        H. Müller.

G. Gara, Ueber den Einflues der Bittermittel auf die Darmfäulniss. Ung. Arch. d. Med. II. 1893, S. 322.

Die Untersuchungen sind am Menschen ausgeführt; als Mafsstab zur Beurteilung des Grades der Darmfäulniss diente die Quantität der Aetherschwefelsäure im Harn vor, während und nach Einführung der Bittermittel. Einen deutlichen Einfluss im Sinne der Verminderung der Aetherschwefelsäuren, also der Abnahme der Darmfäulniss hatten Condurangin (Herabsetzung auf unter die Hälfte), und Calumbin. Weniger deutlich war der Einfluss des Absinthin, ohne Einfluss Cetrarin und Quassin. Eine Erklärung für den Einfluss der Bittermittel auf den Grad der Darmfäulniss ist vorläufig nicht zu geben.   E. Salkowski.

F. Niemann, Ueber die Abspaltung von Kohlensäure, Mercaptan und Schwefelwasserstoff beim Kochen einiger animalischen und vegetabilischen Nahrungsmittel. Arch. f. Hyg. XIX. S. 126.

Je 500 g der feuchten Substanz wurden mit 1000 g Wasser 2 Stunden lang gekocht; die entweichenden Gase wurden zur CO_2-Bindung in titrirtes Barytwasser, zur Bindung von Mercaptan und Schwefelwasserstoff in Quecksilbercyanidlösung geleitet, aus der durch Erhitzen mit 5 proc. Salzsäure das Mercaptan frei gemacht und an Bleilösung gebunden, sodann durch Zusatz koncentrirter Salzsäure der Schwefelwasserstoff frei gemacht und gleichfalls in Bleilösung aufgefangen wurde. Von den verschiedenen Kohlarten, Rübenarten, grünen Bohnen, Spargel, Salat und Spinat wurde ausnahmslos CO_2 entwickelt und zwar in maximo 0.244, in minimo 0,084 g für 500 g frische Substanz. Erhebliche Mengen von H_2S entwickelten sich nur aus den Kohlarten (0.06—0.16 g), Spuren aus den Rüben und Spargels; Mercaptan ebenfalls aus den Kohlarten und den Teltower Rüben (Spuren bis 0.17 g). HgS und Mercaptan entstammen zweifellos den Eiweifskörpern, indem das pflanzliche krystallinische Eiweifs auch doppelt so viel S enthält als das amorphe. — Ebenso wurde aus allen Fleischarten und dem Fleisch der Wirbellosen CO_2 frei (0.08—015 g), ebenso aus Kuhmilch und Hühnereiern. Mercaptan in Spuren lieferte nur das Fleisch vom Schellfisch und Dorsch, H_2S in Spuren nur Hecht, Lachs, Häring, Hummer, Flusskrebs und Hühnereier, in gröfserer Menge (0.02—0 04 g auf 500 g frische Substanz) nur das Fleisch von Schellfisch und Dorsch. Auch hier erfolgt die Abspaltung von H_2S und Mercaptan sicher aus den Eiweifskörpern, wobei nur auffällig bleibt, dass nur das Fleisch einiger Fische zu dieser Abspaltung befähigt erscheint. Dagegen ist die Quelle für die abgespaltene CO_2 noch unaufgeklärt. Wegen mancher Einzelheiten vergl. Orig.   J. Munk.

Holtzmann, Contribution à l'étude de la leucocytose. Arch. des scienc. biologiques 1893, II. p. 632.

Oleum Terebinthinae, sowohl per os wie intravenös gegeben, bewirkt eine starke Leukocytose des Bluts. Derselben geht jedoch eine Verminderung der weifsen Blutkörperchen voraus, eine Aleukocytose, wie Verf. es nennt. Dieselbe ist ganz besonders stark, wenn man die Injectionen in die Milz der verwandten Hunde ausführt; dagegen bleibt die Verminderung der Leukocyten bei Tieren, denen die Milz entfernt ist, fast gänzlich aus.   M. Rothmann.

---

1) H. Drusmann, Aus dem Johannishospital in Bonn. Ueber Knochenplombirung. Deutsche med. Wochenschr. 1893. No. 19.

2) O. J. Mayer, Aus dem städt. Krankenhause Moabit, chir. Abt. d. Hrn. Director Prof. Dr. SONNENBURG. Ueber Knochenplombirung bei Knochendefecten mit Kupferamalgam. Ebenda.

1) Die Ausfüllung von Knochenhöhlen nach Art von Zahndefecten durch anorganisches Stützmaterial als Ersatz für das verloren gegangene Gewebe hat D. bei 3

Patt. erfolgreich mit Gyps ausgeführt, welcher, um ihn antiseptisch zu machen, statt mit Wasser mit 5 pCt. starker Carbollösung angerührt worden ist.   Contraindicirt erscheint dieses Verfahren 1) dort, wo man nicht sicher ist, alles krankhafte zu entfernen und 2) wenn die noch vorhandene gesunde Knochensubstanz voraussichtlich zu schwach ist, um dem Knochen die nötige Festigkeit zu geben.

2) Nach verschiedenen Vorversuchen hat M. die Knochenhöhle mit groben Feilspähnen von Kupferamalgam ausgekleidet und dieselbe dann mit Cement, Guttapercha etc. ausgefüllt. M. zieht das Kupferamalgam wegen seinen sichern antiseptischen Wirkungen allen andern hier verwertbaren Substanzen auch dem mit 5 pCt. starker Carbollösung angerührten Gyps vor.   Uebrigens hat SONNENBURG in zwei Osteomyelitis-Fällen bereits nach M.'s bis dahin nur an Tieren erprobtem Verfahren operirt.

P. Güterbock.

Klingel, Phlegmonöse Angina mit Abscessbildung in der Plica salpingo-pharyngea. Münchner med. Wochenschr. 1892, No. 50.

Verf. macht darauf aufmerksam, dass bei der phlegmonösen abscedirenden Angina sich der Abscess auch einmal an tieferer Stelle als in der nächsten Umgebung der erkrankten Tonsille bilden kann, so in dem beschriebenen Fall an dem unteren Ende der an der Seite des Rachens herabziehenden Plica salpingo-pharyngea.

W. Lublinski.

Wesener, Die Bereitung eines festen undurchsichtigen Nährbodens für Bacterien aus Hühnereiern. Cbl. f. allg. Path. u. path. Anat. 1894, No. 2.

W. schüttelt das Hühnerei stark, so dass die Dotterhaut platzt und Weifses und Dotter sich zu einer gleichmäfsigen gelblichen Masse mischen. Dann bringt er das Ei in Wasser von 80° — in siedendem platzt es leicht — lässt es dort ³/₄ Stunden liegen, bis es geronnen ist, entfernt vorsichtlich die Schale und schneidet die hellgelbe Masse in Scheiben, gerade wie Kartoffeln. Diese bringt er in Schälchen und sterilisirt diskontinuirlich.

Ausser Pneumokokken und Tuberkelbacillen konnte er sämmtliche Bacterien auf diesem Nährboden züchten.

Scheurlen.

Escherich, Vier mit Pizzonis Antitoxin behandelte Fälle von Trismus et Tetanus neonatorum. Wiener klin. Wochenschr. 1893, No. 32.

Von 4 mit PIZZONIS Antitoxin behandelten Kindern ist eins genesen. Die von ESCHERICH verwendete Dosis betrug Anfangs nach PIZZONIS Vorschrift 0.015—0.1 g 2 Mal täglich. Später stieg ESCHERICH auf 0.39 des Mittels, 2 Mal pro die.

Stadthagen.

Hauser, Eine neue Methode der Säuglingsernährung. Sonderabdr. a. d. Berl. klin. Wochenschr. 1893.

H. empfiehlt auf Grund seiner reichen Erfahrung an der Kinderklinik der Charité zu Berlin die von Dr. RIETH hergestellte sogenannte Albumosemilch als das natürlichste Ersatzmittel für die Muttermilch. Diese Albumosemilch hat genau dieselbe chemische Zusammensetzung wie die Frauenmilch und enthält, abgesehen von der Albumose keinerlei fremdartige Beimischungen zur Kuhmilch. Wichtiger aber ist der Umstand, dass diese Milch auch das gleiche physiologisch-chemische Verhalten aufweist, wie die Frauenmilch, wie die durch zahlreiche Versuche festgestellt werden konnte. Auch die klinische Erfahrung zeigte in zahlreichen Fällen die gute Wirkung dieses Ersatzes der Muttermilch, welche nur durch ihre hohen Preise in ihrem practischen Werte beeinträchtigt wird. Immerhin darf man aber auch in dieser Albumosemilch nicht ein Panacee gegen alle Digestionserkrankungen schlecht genährter Kinder sehen wollen, sondern ihr ist nur in Fällen, wo die Mutter nicht zu stillen vermag, unter den bisher gebräuchlichen Ersatzmitteln die erste Stelle einzuräumen.

C. Rosenthal.

S. Sacki, Zur Casuistik der progressiven neurotischen Muskelatrophie. Berl. klin. Wochenschr. 1893. No. 30.

Ein neuer Fall, der in den Rahmen des von J. HOFMANN beschriebenen Krankheitsbildes passt. Er betrifft einen 26jährigen Knecht, der im Verlauf von 10 Jahren an einem progressiven Muskelschwund erkrankte, dessen Typus schliesslich dem ARAN-DUCHENNE'schen sich näherte, aber durch das Bestehen von Sensibilitätsstörungen (Abstumpfen des Berührungsgefühls, Druckempfindlichkeit der Nervenstämme) sich von der spinalen Form entfernte. Es bestand EaR, WESTPHAL'sches Zeichen, keine Ataxie, normale Verhältnisse im Hirnnervengebiet. Nirgends Hypertrophieen im muskulären Apparat.

Differentialdiagnostisch berücksichtigt werden Syringomyelie (wozu aber weder die Art der Sensibilitätslähmung noch die atrophische Lähmung der unteren Extremitäten passt) und multiple Neuritis. Letztere steht offenbar, wie auch ein Sectionsbefund HOFFMANN's beweist, dem hier beschriebenen Symptomencomplex auch anatomisch nahe, indessen liegt das Unterscheidende im Verlaufe, welcher auch in diesem Fall sich von dem der multiplen Neuritis unterschied.

M. Brasch.

N. Ostermayer, Zur Casuistik seltener Syphilisformen. Arch. f. Derm. u. Syph. 1893, XXV. S. 937.

1. Ein Fall von Syphilis cutanea vegetans. Bei einer 31jähr. Frau war die Haut der linken Kinnhälfte und der angrenzenden Wangenpartie in der Ausdehnung etwa einer Flachhand in eine erhabene, blassrötliche, von 8—10 mm hohen, warzig-papillomatösen Excrescenzen rasenartig besetzte Fläche verwandelt. Die Auswüchse hatten sich nach Angabe der Pat. vor einigen Monaten auf der damals wunden Haut gebildet, zur Zeit waren sie überall von trockener, stellenweise verdickter Epidermis bedeckt. Da sich sonst am Körper noch andere gummöse Processe fanden, war an der syphilitischen Provenienz der papillaren Wucherung, welche mit dem scharfen Löffel entfernt wurde, nicht zu zweifeln.

2. Ein Fall von gummöser Erkrankung der weiblichen Brustdrüse. Neben zahlreichen anderen Erscheinungen der Spätsyphilis fanden sich bei der Pat. auch in beiden Brüsten mehrere zerfallene Gummiknoten, die zur Zerstörung der entsprechenden Drüsenteile geführt hatten. Rasche Heilung durch intramusculäre Injectionen einer 5proc. Sublimatlösung.

H. Müller.

M. Biro, Untersuchungen über den Favuspilz. (Aus der dermat. Abt. und dem Laborat. des Dr. ELSENBERG in Warschau). Arch. f. Dermat. u. Syph. 1893. XXV. S. 945.

Die Cultur- und Impfversuche, welche Verf. mit Favuspilzen anstellte, die teils eigenen Kranken, teils UNNA'schen Culturen entstammten, ergaben ihm Folgendes: Der Favuspilz zeigt auf verschiedenen Nährböden ein verschiedenes Verhalten. Die aus den experimentell erzeugten Borken hergestellten Culturen unterscheiden sich etwas von den zur Impfung benutzten. Die anscheinend verschiedenen Favuskulturen verlieren gewissermassen ihre Differentialzeichen nach langzeitiger Ueberimpfung auf demselben Nährboden. Daraus folgt, dass eine gewisse Beziehung besteht zwischen dem Aussehen der Favuskultur und dem Nährboden, auf dem der Pilz gezüchtet war, dass der Pilz sich dem Nährboden anpasst. Es scheint deshalb nicht sicher, ob nicht die Autoren, welche verschiedene Pilze beschreiben, doch einen und denselben beobachtet haben. Ein Grund zu der Annahme, dass es mehrere Favuspilze giebt, liegt nicht vor.

H. Müller.

Ballantyne und **Milligan**, A case of scarlet fever in pregnancy, with infection of the foetus. Edinb. med. journ. 1893, Juli. p. 13.

Auf Grund des beschriebenen Falles und mit Berücksichtigung der herangezogenen Litteratur kommen die Verff. zu dem Schluss, dass das Scharlachfieber der Schwangeren gewöhnlich, aber nicht ausnahmslos auf die Frucht übergeht u. die Infection als eine gleichzeitige betrachtet werden muss, weil die Desquamation bei Mutter und Kind gleichzeitig beginnt, dass die Symptome an der Frucht keine abweichenden sind, aber wegen der Aehnlichkeit mit den physiologischen Vorgängen an der Haut des Neugeborenen nicht ganz leicht diagnosticirt werden; endlich, dass die Prognose ernst, aber nicht absolut letal sei.   A. Martin.

J. Stuart Nairne u. **Milroy**, Tubo-ovarian disease: two illustrativ cases, clinical u. pathological. Edinb. med. journ. 1893, Sept.

Oberflächliche Schilderung eines Ovarialabscesses und eines Uterus-Tumor's, der „wahrscheinlich" Sarkom gewesen ist. Ersterer wurde durch Totalexstirpation per vaginam operirt, bei letzterem blieben der Uterus und die rechten Adnexa unter Ausschälung des Tumor's erhalten.   A. Martin.

H. Dreser (Bonn), Ueber die Beeinflussung des Lichtsinnes durch Strychnin. Arch. f. exp. Pat. u. Pharm. XXXIII. p. 251.

Zur Bestimmung der Unterschiedsempfindlichkeit des Auges gegen verschiedene Lichtintensitäten in der Norm und nach subcutaner Strychninaufnahme (bis zu 4 mg) wurde ein HOFMAN'sches Spectrophotometer benützt.

Es handelt sich darum, das Verhältniss von Reizzuwachs zum ursprünglichen Reiz quantitativ zu bestimmen. Ueber die Berechnung dieses Verhältnisses $\dfrac{\Delta r}{r}$ aus den Drehungswinkeln, ferner die geometrische Darstellung der Versuchsresultate sei auf's Original verwiesen. Die Versuche ergaben übereinstimmend, dass Strychnin die Unterschiedsempfindlichkeit des Auges insbesondere für schwache Lichtreize verschärft. Die Wirkung dauert 24 Stunden an.   Pohl.

E. Gordon, Two remarkable cases of recovery from poisoning. Medical news Philadelphia 1893. No. 10.

Von den beiden unerwarteten Heilungen betrifft die eine eine selbstmörderische Vergiftung durch Opium — dessen Menge etwa 8 Decigramm Morphium entsprach. — Trotz sofort angewendeter Magenpumpe, Apomorphin, Brandy, Kaffee, Atropin (0,002) Hautreizen trat bei sehr engen Pupillen Coma ein, Aussetzen des Pulses und der Respiration. Nur durch Faradisation beider Phrenici gelang es schliesslich, die Atmung zu erregen und 6 Stunden lang wurde diese künstliche Atmung fortgesetzt, bis spontane Respiration und Bewusstsein wiederkehrten.

Im zweiten waren versehentlich ʻca. 6 g Carbol (in 2½ proc. Lösung) getrunken worden, 15 Minuten später konnte die Behandlung begonnen werden. Es wurde Apomorphin (0,01) mit Atropin (0,002) subcutan gegeben, der Magen wiederholt mit grossen Mengen warmen Wassers ausgewaschen, dem später Magnesium sulfuricum zugesetzt wurde. Das Bewusstsein kehrte wieder; die Patientin erhielt stündlich 1 Theelöffel Brandy, 2stündlich einen solchen einer concentrirten Lösung von Magnesium sulfuricum und erholte sich bald.

Verf., der zwei verzweifelte Fälle durch unermüdliche Anstrengungen gerettet hat, schliesst mit den Worten: „While there is life, there is hope".   Fr. Strassmann.

Einsendungen für das Centralblatt werden an die Adresse des Hrn. Prof. Dr. M. Bernhardt (Berlin W. Französische Strasse 21) oder an die Verlagshandlung (Berlin NW., 68. Unter den Linden) erbeten.

Verlag von August Hirschwald in Berlin. — Druck von L. Schumacher in Berlin.

Wöchentlich erscheinen
1—2 Bogen; am Schlusse
des Jahrgangs Titel, Na-
men- und Sachregister.

Preis des Jahrgangs
20 Mark; zu beziehen
durch alle Buchhandlun-
gen und Postanstalten.

Centralblatt
für die
medicinischen Wissenschaften.

Unter Mitwirkung von

Prof. Dr. H. Senator und Prof. Dr. E. Salkowski,

redigirt von

Prof. Dr. M. Bernhardt

in Berlin.

1894.   14. April   No. 15.

Inhalt: TSCHISTOWITSCH, Zur Frage über die Leucolyse. (Orrig. Mitt.).
— SCHWIENING, Ueber fermentative Processe in den Organen. — SENS, SOU-
THAM, Zur Technik der Sectio alta. — ZAUFALL, Geheilte eitrige Pachymeningitis
externa. — SEMMER, Heilbare Form des Rotzes. — PABLOWSKAJA, Ueber Herz-
thromben. — GOLDFLAM, Besondere Form der Bulbärparalyse. — SEGRÈ, COLOM-
BINI, Anwendung des Ichthyols bei Gonorrhoe. — THEILHABER, Beziehung zwischen
Magenleiden und gynäkologischen Erkrankungen.

SZIGETI, Zur Morphologie der Häminkrystalle. — MARFORI, Umwandlung von
Ammoniak in Harnstoffe. — BODDAERT, Ueber die Entwicklung des Oedems. —
MILTON, Ein grosser Blasenstein. — ABDEL-FATTA, Grosses Lipom der Bauch-
wand. — GOLDZIEHER, Neues Symptom der Facialislähmung. — LUBLINSKI,
SCHRÖDER, Fälle von acuter Perichondritis der Nasenscheidewand — TIZZONI und
CENTANNI, Schutzserum gegen Hundswuth. — APPLEGET, Verbreitung von Diph-
therie durch die Milch. — FRANCIS, Fall von Accessorius-Krampf. — v. NOORDEN,
Ueber hysterische Vagusneurosen — FABRY, Mischfall von Lues und Tuberculose. —
STAFFEL, Ueber Zellgewebsentzündung und Muskelzellgewebsentzündung. — Natur-
forscherversammlung in Wien.

Aus der akadem. medicinischen Klinik des Hrn. Prof. Dr. POPOFF in St. Petersburg.

Hämatologische Notizen

von

Privat-Docenten Dr. N. Tschistowitsch.

(Fortsetzung).

Es gelang mir also nicht, mich von der leucolytischen Wirkung
der obengenannten Substanzen ausserhalb des lebenden Organismus
zu überzeugen.

Angesichts der Unvollkommenheit dieser Untersuchungsmethode an und für sich hätte ich es nicht für nötig gehalten,
diese Resultate zu publiciren, wenn dieselben nicht mit den Ergebnissen der neuesten und auf ganz andere Weise angestellten

Untersuchungen von SCHULZ*) und HOLZMANN**) vollständig übereinstimmten.

SCHULZ überzeugte sich nämlich durch gleichzeitige Zälung der Leucocyten im Blute aus den peripherischen Gefäfsen und aus den Gefäfsen des Abdominalraumes, dass der Verminderung der Leucocytenzahl in den ersteren — die Steigerung derselben in den letzteren entspricht und dass folglich die Blutverarmung der peripherischen Gefäfsen an Leucocyten auch ohne die Theorie der Leucolyse sich leicht erklären lässt. Ebenso schwer wäre mit der Leucolyse-Theorie HOLZMANN's Beobachtungen in Einklang zu bringen. Es erweist sich, dass bei Tieren mit entfernter Milz weder Injectionen von Terpentinöl noch von Culturen der Milzbrandbacillen in das Blut ein Sinken der Leucocytenzahl nach sich ziehen, wie es bei normalen Tieren der Fall ist.

ANHANG.

Experiment I.

22. Juli 1898. Es wurde die Zählung der Leucocytenzahl im Blute aus dem kleinen Finger eines gesunden, 82 Jahre alten Mannes vorgenommen, wobei das Blut 20fach mit ½ pCt. Essigsäure-Lösung verdünnt wurde. Das Blut wurde um 2 Uhr 30 Minuten entnommen. Leucocytenzahl 10531.

Um 2 Uhr 50 Min. wurde die Zählung der Leucocyten wieder vorgenommen, zur Verdünnung wurde aber eine ½ proc. Essigsäurelösung angewendet, die 1 pCt. Wittes Pepton enthielt. Leucocytenzahl 9870.

Um 3 Uhr 40 Min. wurden die Leucocyten bei Verdünnung des Blutes mit derselben Essigsäurelösung + 1 pCt. Pepton Witte wieder gezählt. Leucocytenzahl 10492.

Um 4 Uhr bei Verdünnung blos mit ½ pCt. Essigsäure. Leucocytenzahl 10666.

Experiment II.

23. Juli 1898. Dieselben Bedingungen des Experimentes. Heifser Tag, starker Schweifs.

Um 2 Uhr 25 Min. bei Verdünnung mit ½ pCt. Acidi acetici. Leucocytenzahl 8680.

Um 2 Uhr 45 Min. bei Verdünnung mit ½ pCt. Essigsäure-Lösung + 1 pCt. Pepton Witte. Leucocytenzahl 9090.

Um 3 Uhr 30 Min. wieder ½ pCt. Acidi acetici + 1 pCt. Pepton. Leucocytenzahl 11255.

Um 4 Uhr. Verdünnung mit ½ pCt. Acidi acetici ohne Pepton. Leucocytenzahl 13436.

Experiment III.

Zählung der Leucocyten im Blute aus dem kleinen Finger bei der 20fachen Blutverdünnung mit Mischung aus 10 ccm ½ pCt. Essigsäure-Lösung und 5 ccm der alten Bouilloncultur von FRÄNKEL's Dipplococcen (Fleischbouillon enthält 1 pCt. Pepton). Zur Vergleichung ist eine Zählung der Leucocyten bei derselben Verdünnung mit reiner ½ pCt. Essigsäure-Lösung vorgenommen.

*) SCHULZ. Deutsches Archiv f. klin. Med. Bd. 51, 1893, S. 269.
**) HOLZMANN. Zur Frage über die Leucocytose. Inaug. Diss. St. Petersburg 1898 (russisch).

24. Juli 1893. Um 2 Uhr bei Anwendung von ½ pCt. Acidi acetici + Leucocytenkultur. Leucocytenzahl 8979.

do. Um 2 Uhr 20 Min. nur bei Anwendung einer Essigsäurelösung. Leucocytenzahl 9064.

do. Um 2 Uhr 40 Min. wieder nur eine Essigsäurelösung. Leucocytenzahl 8442.

do. Um 8 Uhr 10 Min. Essigsäure Lösung und Diplococcenkultur. Leucocytenzahl 8471.

Experiment IV.

Dieselben Bedingungen, die Mischung bestand aber aus 20 ccm ⅛ Ct. Essigsäure-Lösung und aus 5 ccm Diplococcencultur. Zur Controlzählung wurde angewendet eine Mischung aus 20 ccm ⅛ pCt. Essigsäurelösung und aus 5 ccm 0.7 pCt. NaCl-Lösung.

3 Uhr 10 Min bei Mischung ⅛ pCt. Acidi acetici und 0.7 pCt. NaCl. war die Leucocytenzahl 8000.

3 Uhr 45 Min. bei Mischung ⅛ pCt. Essigsäurelösung mit einer Diplococcencultur. Leucocytenzal 8278.

Experiment V.

Dieselben Bedingungen, wie beim Experiment I. Blut aus dem kleinen Finger.

6. Aug. 1893. 3 Uhr 30 Min. bei Verdünnung mit ½ pCt. Essigsäurelösung. Leucocytenzahl 11563.

do. 3 Uhr 44 Min. bei Verdünnung mit derselben Lösung und 1 pCt. Pepton Witte. Leucocytenzahl 10575.

do. 4 Uhr. Wieder Verdünnung mit ½ pCt. Essigsäurelösung. Leucocytenzahl 10578.

Experiment VI.

Dieselben Bedingungen, zur Blutverdünnung dienen aber folgende Mischungen:

1. Mischung aus 10 ccm Essigsäure-Lösung u. 5 ccm Wasser = 15 ccm ⅛ pCt. Essigsäurelösung.

2. do. ⅛ pCt. Essigsäurelösung und 5 ccm Staphylococcus aureus-Cultur (viertägige) in peptonisirten Bouillon.

3 Uhr 20 Min.	Zur Zählung mit der 1. Flüssigkeit.		Leucocytenzahl		8242.
3 „ 85 „	do.	2.	do.	do.	7090.
4 „ 5 „	do.	2.	do.	do.	7897.
4 „ 25 „	do	1.	do.	do.	7390.

Experiment VII.

Dieselben Bedingungen, das Blut aus dem kleinen Finger wird aber 50 fach verdünnt zuerst mit physiologischer NaCl.-Lösung und dann mit derselben Lösung und 1 pCt. Pepton Witte.

16. Aug. 1896. Bei erster Zählung mit reiner physiologischer Lösung bekamen wir 6717 Leucocyten, bei zweiter mit Peptonlösung 6586.

Experiment VIII.

Dieselben Bedingungen, das Blut wird aber zuerst mit physiologischer NaCl-Lösung verdünnt, und dann mit der Mischung aus gleichen Teilen von derselben Lösung und von einer dreitägigen, durch's Löschpapier filtrirten Bouillonkultur des bacilli lactis aerog. 100 fache Verdünnung.

Bei der Zählung mit der reinen physiologischen Mischung bekamen wir 8470 Leucocyten, bei der Zählung mit der Mischung dieser Lösung und Leucocytenkultur 8360.

Experiment IX.

Experiment mit Kaninchenblut.

Es werden die Leucocyten im Blute aus der Ohrarterie gezählt. 20 fache Verdünnung einerseits mit ¹/₃ pCt. Essigsäurelösung, andererseits mit derselben Lösung und 1 pCt. Pepton.

6. Jan. 1894. Bei Verdünnung mit ¹/₃ pCt. Essigsäurelösung. Leucocyten 8905.
do.   Essigsäurelösung u. Pepton. Leucocyten 8015.
do.   Essigsäurelösung u. 1 pCt. Pepton. Leucocyten 9796.
do.   Essigsäurelösung ohne Pepton. Leucocyten 7631.

Experiment X.

9. Jan. 1894. 3 Uhr 3 Min. wurden die Leucocyten im Kaninchenblute aus der Ohrarterie bei Verdünnung mit ¹/₃ pCt. Essigsäurelösung gezählt. Leucocyten 10081.

3 Uhr 20 Min. wurde wieder eine Zählung vorgenommen bei Verdünnung mit derselben Lösung, die aber 1 pCt Tuberkulin enthält. Leucocytenzahl 8885.

3 Uhr 85 Min. wieder mit ¹/₃ pCt. Essigsäurelösung ohne Tuberculin. Leucocytenzahl 7238.

15. Jan. 1894. 2 Uhr 80 Min. wurden die Leucocyten im Blute aus der Ohrarterie gezählt. 20 fache Verdünnung mit ¹/₃ pCt. Essigsäurelösung. Leucocytenzahl 9425.

2 Uhr 42 Min. Wieder eine Zählung bei Verdünnung mit ¹/₃ pCt. Essigsäurelösung die 1 pCt. Tuberculin enthält. Leucocytenzahl 10427.

II. Ueber die morphologischen Veränderungen des Blutes bei einer Frau mit entfernter Milz.

Im Jahre 1893—1894 befand sich unter meiner Beobachtung in der akademischen medicinischen Klinik eine Bäuerin E. B., der vor zwei Jahren die in den Beckenraum dislocirte und daselbst angewachsene Milz von Herrn Prof. Dr. Lebedeff entfernt wurde.

Die genaue Krankheitsgeschichte dieser Frau, wie auch die im Laufe des ersten Jahres nach der Operation angestellten Beobachtungen werden von Herrn Dr. D. Kedrow, Assistenzarzt der Klinik von Prof. Dr. Lebedeff, veröffentlicht werden. Ich beschränke mich auf die Anführung der wichtigsten Anamnesedaten und auf die Darlegung der Resultate meiner Untersuchungen des Blutes während des Aufenthaltes der Patientin in der med. Klinik nach Verlauf von 2 Jahren nach der erfolgten Operation.

Patientin E. B. 33 Jahre alt, Bäuerin, geboren im Gouv. Twer, verheiratet, beschäftigte sich die letzten Jahre mit der Haushaltung und mit Nähen. 27 Jahre alt überstand sie den Typhus abdominalis. Die Patientin gebar 3 Mal und hatte 1 Mal einen Abortus. Von den 3 Kindern starben 2 sehr früh, das dritte — ein Mädchen — ist zur Zeit 10 Jahre alt. Schon vor 8 Jahren bemerkte die Patientin im unteren Teile des Abdomens links, einen fast schmerzlosen Tumor, der sich bald etwas vergrösserte, bald verkleinerte. Dieser Tumor wurde der Patientin im November 1891 von Prof. Dr. Lebedeff entfernt und erwies sich als die dislocirte Milz. Nach der Operation befand sich die Kranke befriedigend und nur zeitweise fühlte sie Schmerzen in der Schnittstelle und im linken Subcostalraum.

In die akademische medicinische Klinik wurde die Patientin am 30. November 1893 aufgenommen und klagte über allgemeine Schwäche', Kopfschmerzen und Herzklopfen. Die letzte Zeit litt die Patientin sehr stark unter dem Druck der Noth, was auch die Verschlimmerung ihres Zustandes bewirkte.

Bei der Aufnahme der Patientin in die Klinik wurde folgendes constatirt: Die Kranke ist mittelgrofs, etwas blass. Die Inguinal- und Axillardrüsen sind etwas vergröfsert. Der Percussionsschall über dem rechten Schlüsselbeine ist etwas gedämpft. Die Herzdämpfung beginnt in der linken Sternallinie von der 4. Rippe und hört auf unter der 5.; links reicht sie bis zur Mammillar- u. rechts bis zur Sternallinie. Auf der Stelle der Milz ist ein tympanitischer Schall zu vernehmen. Leberdämpfung in der rechten Axillarlinie von der 9. Rippe, in der Mammillarlinie auf der 7. Rippe und in der Scapularlinie auf der 10. Rippe. Bei Auscultation über dem · rechten Schlüsselbeine ist eine etwas rauhe Inspiration und eine Expiration zu hören, ebenso hinten rechts, unter der Scapula — abgeschwächte Atmung und in den übrigen Stellen Vesicularatmung. Die Herztöne sind etwas dumpf. Der Harn enthält kein Eiweifs. Die Temperatur ist normal. Körpergewicht 51100. Obstipation.

Im Laufe der Zeitperiode, während der ich die Untersuchungen des Blutes vornahm, blieb die Patientin nach Möglichkeit ohne Kur und nahm nur selten bei heftigen Kopfschmerzen 0.3 Phenacetin ein. Die Obstipation beseitigte die Patientin meistenteils mittelst Klysmen, auch nahm sie vom 4. Januar dieses Jahres Bromnatr. 0.6 3 Mal täglich ein.

Meine Untersuchungen bestanden in Zählungen der roten und weifsen Blutkörperchen und ·in der Bestimmung der Quantität des Hämoglobins. Die Quantität der roten Blutkörperchen wurde mittelst des Thoma-Zeiss'schen Zählapparates und die des Hämoglobins nach Fleiscel bestimmt. Die Berechnung der Gesammtzahl der Leucocyten wurde nach Thoma's Methode ausgeführt, zu welchem Zwecke eine zwanzigfache Blutverdünnung mit $^1/_3$ proc. Essigsäurelösung angewendet wurde. Zur Zählung der Quantität der einzelnen Arten von Leucocyten wurden angestrichene Präparate nach Ehrlich's Methode zubereitet und mit seiner Mischung (Orange, G, Säure-Fuchsin und Methylgrün) gefärbt. Die Untersuchungen werden immer zwischen 10 und 12 Uhr Morgens, vor dem Mittagsessen ausgeführt. Ausserdem werden 3 Untersuchungen in verschiedenen Zeiträumen nach dem Mittagsessen vorgenommen, um die Veränderungen des Blutes unter dem Einflusse des Verdauungsactes zu bestimmen. Das Blut wurde immer aus dem Ohrläppchen genommen. (Schluss folgt).

H. Schwiening, Ueber fermentative Processe in den Organen.
Dissert. Berlin 1893.

. Die Untersuchungen von Sch. schliefsen sich an die Arbeiten
des Ref. über die Autodigestion der Organe beim Stehenlassen derselben mit Chloroformwasser an. In erster Linie betreffen dieselben
die Frage, ob in den Muskeln unter diesen Umständen Milchsäure
gebildet wird. Es ergab sich zunächst, dass die Milchsäure auch
in den möglichst schnell verarbeiteten Muskeln nicht fehlte, in denen
Ref. sie nach vorläufigen Versuchen vermisst hatte, weiterhin aber,
dass sie in den mit Chloroformwasser digerirten Portionen nicht
reichlicher vorhanden war, als in der sofort verarbeiteten, dass sie
also nicht durch ein Enzym gebildet wird; entschieden vermehrt
aber erwies sie sich in solchen Muskeln, welche vor der Bearbeitung 48 Stunden gelegen hatten. Diese Erscheinung kann nicht
wohl anders erklärt werden, als durch die Annahme, dass die Milch-
säureausscheidung eine Function des lebenden Protoplasmas ist und
ihre Bildung im ausgeschnittenen Muskel fortdauert, weil der Muskel
sich noch längere Zeit im Zustand des Ueberlebens befindet, in
Uebereinstimmung mit den früher ausgesprochenen Anschauungen
des Ref. — Weiterhin konnte durch die Darstellung von Phenylglucosazon aus den digerirten Muskeln in Uebereinstimmung mit
POMARNOFF der Nachweis erbracht werden, dass der im Muskel gebildete Zucker Dextrose ist.

In dem Auszug einer gröfseren Quantität — 700 g — von Ka-
ninchen-Muskeln, welche zuerst ein Jahr lang mit der 10fachen
Menge Chloroformwasser gestanden hatten, dann noch 48 Stunden
digerirt waren, fand Verf. 2.07 g Leucin und 0.248 Tyrosin, dagegen kein Pepton oder Albumose, ein wesentlicher Unterschied
von der Eiweifsspaltung durch Säuren, Alkalien, Trypsin und Fäul-
nissbakterien. Kreatin fehlte gänzlich. Berechnet auf 1000 g Muskeln war bei der Autodigestion 4.391 g N = 12.9 pCt. des vorhandenen Stickstoffs in Lösung gegangen, während bei gleicher Behandlung frischer Muskeln — $^3/_4$stündiges Digeriren mit Wasser,
Coliren, Kochen, Filtriren — 3.5 g = 8.3 pCt. des Stickstoffs in
Lösung blieben.

Zu sehr auffallenden Resultaten gelangte Verf. bei den Dige-
stionsversuchen mit Kaninchenleber. Zunächst konnten die Angaben
des Ref. bestätigt werden, dass die Auszüge der mit Chloroformwasser digerirten Leber nur Zucker enthielten und kein Glycogen,
die Auszüge der zuerst gekochten und dann mit Chloroformwasser
digerirten Leber Glycogen und nur Spuren von Zucker, welche
als in der Leber präformirt anzusehen sind. Die Untersuchung
auf in Aether lösliche Säure und flüchtige Fettsäure fiel so gut wie
negativ aus. — Auffallender Weise nahm in dem aus der glycogen-
haltigen Leber hergestellten, eingedampften und zur Conservirung
mit Chloroform versetzten Auszuge bei Stehen bei Zimmertemperatur der Zuckergehalt zu, dasselbe zeigte sich noch in mehreren anderen Versuchen. Diese Resultate erinnerten an die alten Angaben von

ABELES, sowie von SKEGEN und KRATSCHMER, dass in der gekochten
Leber beim Aufbewahren ohne jeden weiteren Zusatz sich auf's
Neue Zucker bildet; die letztgenannten Autoren führten diese Zuckerbildung auf eine allen Eiweifskörpern zukommende Fähigkeit zurück, beim Stehen mit Flüssigkeit ein diastatisches Ferment zu
bilden. Liefsen sie Casein oder andere unlösliche Eiweifskörper mit
Glycogenlösung stehen, so bildete sich in derselben Zucker. Verf.
konnte diese Angabe für auscoagulirtes Eieralbumin bestätigen,
wurden aber die Mischungen mit etwas Chloroform versetzt und
dadurch sterilisirt, so blieb die Zuckerbildung aus. Dieselbe beruht
also möglicherweise auf der Einwirkung zuckerbildender Bakterien.

Schliefslich spricht sich Verf. gegen die Ansicht von NEUMEISTER
aus, dass die in den Autodigestionsversuchen beobachteten Zersetzungen nur auf Spuren von Verdauungsfermenten zurückzuführen
seien, welche in den Organen vorhanden seien, nicht aber auf
selbständige Fermente des Protoplasmas. Verf. wendet namentlich
dagegen ein, dass sich bei den Autodigestionsversuchen in den Auszügen nur Leucin und Tyrosin findet, dagegen kein Pepton, welches
bei der Trypsinverdauung stets gebildet wird, weiterhin verweist er
auf die Analogie des Vorkommens von Fermenten in der Hefezelle,
endlich darauf, dass nach den Versuchen von JACQUET die Organe
selbständige oxydirende Fermente enthalten. Wegen zahlreicher
Einzelheiten muss auf das Orig. verwiesen werden. E. Salkowski.

---

1) **N. Senn,** Suprapubic cystotomy in two stages. Amer. med. News.
1893, p. 7.
2) **Southam,** On the indications for suprapubic cystotomy in cases
of tumour, stone, prostatic retention and cystitis. Lancet March. 18,
1893, p. 585.

1) Um nach dem hohen Schnitt die Wundinfection durch septischen Harn zu hindern, übt S. (anscheinend ohne Kenntniss der
ähnlichen Operationen von LANGENBUCH, BARDENHEUER u. A.) ein
zweizeitiges Verfahren. Er eröffnet die Blase erst dann, wenn der
prävesicale Wundraum durch Granulationen vor Infection geschützt
ist, u. hat dabei noch den Vorzug, der nochmaligen Chloroformnarcose
entrathen zu können, indem für gewöhnlich die locale Cocainanäs-
thesie bei nicht zu langen Manipulationen ausreicht. In einem nach
diesem Plan operirten Fall, betreffend einen 68jähr. herabgekommenen Pat. mit Phosphatsteinen blieb trotz jauchigen Harns die
Wunde in gutem Zustande bis zu dem nach ca. 1 Woche erfolgten
Tode des Pat. an Urämie. In einem anderen analogen Fall, einen
25jährigen kräftigen Pat. betreffend, in welchem S. nach der gewöhnlichen einzeitigen Methode operirte, kam es dagegen zu ausgedehnter Necrose der Wundränder und des prävesicalen Gewebes,
und wurde die Heilung durch die Abstofsung der brandigen Teile
sehr verzögert.

2) SOUTHAM giebt eine Uebersicht von 17 hohen Steinschnitt-fällen mit 5 tötlichen Ausgängen, welche sich auf die 7 ersten einschlägigen Operationen verteilen, während die letzten 10 ein-schlägigen Fälle in Folge verbesserter Technik alle genasen. Im einzelnen handelt es sich um 5 Exstirpationen gutartiger Geschwülste († 2), ferner um je einen Fall von Blasendrainage bei inoperabler bösartiger Geschwulst († am nächsten Tage an Erschöpfung) und von Blasentuberkulose (ebenfalls † mit allgemeiner Tuberkulose); dann um 6 Steinoperationen († 1 an Beckenzellgewebsvereiterung nach aufgehender Blasennaht) und endlich um 4 Fälle von Harn-verhaltung bei Prostata-Hypertrophie. Von letzteren wurde bei 1 das prostatische Hinderniss nach Eröffnung der Blase erfolgreich entfernt, bei 1 wurde die Prostatomie ausgeführt und in einem dritten Falle diente die Eröffnung der Blase vom Bauche her als Blutstillungsmittel. In allen diesen 4 Fällen wird ausdrücklich er-wähnt, dass es nach der Operation wieder zu spontaner Urinent-leerung auf natürlichem Wege kam. Teile der Prostata wurden ausserdem noch in 2 Steinfällen von S. entfernt, ohne dass ein der-artiges, gutes Resultat verzeichnet ist.   P. Güterbock.

Zaufal, Demonstration zweier durch Trepanation geheilter Fälle von Pachymeningitis suppurativa externa. Prager med. Wochenschr. 1893, No. 45.

Im Anschluss an die Vorstellung zweier durch Trepanation geheilter Fälle von Pachymeningitis suppur. externa, davon einer durch acute, der andere durch chronische Otitis media verursacht war, bespricht Z. die pathologische Anatomie dieser Affection und die bei derselben zu beachtenden topographisch-anatomischen Ver-hältnisse. Bezüglich des in Betracht kommenden operativen Vor-gehens ist zu unterscheiden, ob die Pachymeningitis einer Otitis me-dia chronica oder acuta ihre Entstehung verdankt. Da es sich bei der chronischen häufig um alte Sequester in der Tiefe des Schläfen-beins und um Caries oder Necrose der Gehörknöchelchen handelt, so wird sich hier immer die von Z. angegebene breite Eröffnung des Antrum mast., der Paukenhöhle und die Wegnahme der hin-teren knöchernen Gehörgangswand und der Pars epitympanica mit breiter Communication aller dieser Räume empfehlen. Daran schliefst sich die breite Eröffnung der Schädelhöhle und zwar der hinteren Schädelgrube mit breiter Bloslegung des Sinus sigm. und der mitt-leren Schädelgrube durch Abmeifselung der Linea temporalis, des unteren Teils der Squama und des Tegmen antri mast. Z. ver-bindet damit die vollständige Entfernung des ganzen Proc. mast., hauptsächlich zu dem Zwecke, um den Sinus sigmoid. nach unten und medial frei zu legen Bei Pachymeningitis in Folge von Otitis media acuta genügt es meist, die hintere knöcherne Gehörgangs-wand bis pp. $^1/_2$ ccm von der hinteren Trommelfellwand zu entfernen,

die Pars epitympanica aber zu schonen, um die Kette der Gehörknöchelchen zu erhalten und die Wiederherstellung der Hörfähigkeit anzustreben. Die Erfahrung lehrt, nach Z., dass, wenn es nur
gelingt, den extraduralen Abscess vollständig zu entleeren, die Otitis
dann von selbst heilt, eventuell mit normaler Hörfähigkeit, wie in
dem von Verf. vorgestellten Falle, doch muss auch hier die hintere
Schädelgrube breit eröffnet, der Sinus im weiten Umfange blosge-
legt werden, zu welchen Zwecken Z. auch in acuten Fällen die
Resection des ganzen Proc. mast. damit verbindet. Durch Wegnahme der Linea temporalis und des unteren Teiles der Schuppe
wird der Eiter in der mittleren Schädelgrube entleert. In 2 Fällen
von Pachym. supp. ext. in Folge von Otitis media acuta fand Z.
Sinusthrombose. Da, wie es scheint, in solchen Fällen der Uebergang der Entzündung häufig vom Antrum aus in die hintere Schädelgrube statt hat, so participirt dabei fast regelmäßig der Sinus
an der ·Entzündung und es kommt, wie Z. glaubt, zu einer mehr
gutartigen Thrombose, welche ganz symptomlos verläuft und mit
der Entleerung des Abscesses vollständig heilt, wenn nicht besondere infectiöse Momente den eitrigen oder jauchigen Zerfall des
Thrombus bedingen. In dem von Z. vorgestellten Fall bestand eine
solche gutartige Sinusthrombose, was daraus geschlossen werden
konnte, dass die bei der Entfernung des Proc. mast. frei präparirte
Vena emissar. Santorini sich als dünnwandiger collabirter Schlauch
präsentirte, der bis zum Eintritt in den Sinus zu verfolgen war
und aus welchem letzteren sich auch beim Abkratzen der Granulationen, wobei ein Druck auf den Sinusinhalt ausgeübt wird, sich
kein Blut entleerte. Z. räth deshalb, bei der Operation auf das
Verhalten der genannten Vene zu achten, um aus derselben event.
die Sinusthrombose diagnosticiren zu können. Betreffs der Krankengeschichte der beiden angestellten Fälle s. d. Orig. Schwabach.

Semmer, Ueber gutartige heilbare Formen des Rotzes. Deutsche
Zeitschr. f. Thiermed. 1893, XX. S. 59.

Der Rotz wird meistenteils für Menschen und Tiere als unheil-
bar betrachtet; das ist aber nicht der Fall. Namentlich aus süd-
lichen Ländern sind sichere Angaben vorhanden, dass die mildere
Form des Rotzes, der chronische in Heilung übergehen kann, besonders dann, wenn die Processe sich vorwiegend in der Haut localisiren. So sind aus Algier und Italien Heilungsfälle durch
Ausbrennen, Sublimat- oder Carbolbehandlung, Jod, Theer u. A.
bekannt.

Neuerdings wurden durch Malleininjectionen mehrere Heilungen
erzielt aber nicht mit stets sicherem Erfolg. S. selbst experimentirte mit Blutserum immunisirter Tiere, konnte aber damit bei
Katzen und Meerschweinchen den Rotztod nur verzögern, nicht ver-

eiteln. Bessere Eifolge hatte er mit einfachem Rinderblutserum; diese Versuche werden noch fortgesetzt.

Die Hauptbedeutung der neuen Aera liegt aber in der Erkennung des Rotzes durch das Mallein. Dieses stellt S. so dar, dass auf Bouillon im Brutschrank Rotzbacillen 14 Tage wachsen, dann sterilisirt werden, dann wiedergeimpft nach 14 Tagen wieder sterilisirt und nochmal geimpft. Nach weiteren 14 Tagen ist das Mallein ·fertig.

Dieses Mallein wurde an einer aus 700 Pferden bestehenden Reservebrigade geprüft, in der bereits 55 Rotzfälle vorgekommen waren. Auf 1 ccm Mallein reagirten 230 Pferde mit 2 bis 3° C Temperatursteigerung. 21 dieser Pferde wurden getötet und es fanden sich bei allen nur unbedeutende, linsengroſse Rotzknötchen in den Lungen. Auf Katzen übertragen fand keine Infection statt, in Gelatine kein Wachstum von Rotzbacillen. Von den nicht reagirenden Pferden hatten 12 Narben auf der Nasenschleimhaut. S. ist daher der Ansicht, dass hier gutartiger heilbarer Rotz vorliege. Die Pferde wurden für ungefährlich erklärt und auf andere Regimenter verteilt!   Scheurlen.

R. **Parlowskaja,** Ueber Herzthromben; wahre Polypen des linken Vorhofs — gestielte Thromben. Vortr. geh. in der Vers. russ. Aerzte z. Erinnerung an PɪʀoGOFF.

Verf. berichtet über folgenden von ihr beobachteten Fall: Eine 47jähr., früher stets gesunde Lehrerin erkrankt unter Erscheinungen eines Abdominaltyphus; im Verlaufe der dritten Woche treten die Zeichen einer Herzaffection in den Vordergrund, und zwar einer Stenose des linken Ost. ven., jedoch mit einigen Abweichungen: vergröſserter Breitendurchmesser der Herzdämpfung, präsystolisches, aber nicht immer wahrnehmbares Geräusch an der Herzspitze, Oedem der Füſse, Albuminurie; in wenigen Wochen geht die Pat. unter Erscheinungen hochgradiger Dyspnoe zu Grunde. Bei der Section fand sich in der Höhle des linken Vorhofs ein mit Fibringerinnseln bedeckten Polyp von Wallnussgröſse, ein „wahrer Herzpolyp" In der Milz und der linken Niere zahlreiche, keilförmige embolische Infarcte von verschiedener Gröſse, Färbung und Consistenz. — Im Anschluss an diesen Fall spricht Verf. über die durch Polypen des linken Vorhofs intra vitam hervorgerufenen Erscheinungen und citirt zum Beweise, wie verschiedenartig dieselben sich gestalten, aus der Litteratur die Beschreibung mehrerer typischer Fälle: die beobachteten Symptome, einzeln genommen, sind im Allgemeinen dieselben, wie bei den übrigen Herzaffectionen. Von diesen Fällen von „wahren Herzpolypen" sind die in letzter Zeit mehrfach beobachteten Fälle von Myxomen des Herzens zu unterscheiden. (Cbl. 1893, S. 663 n. 823).

Die Verfasserin stellt folgende Schlusssätze auf: 1) Vom Standpunkte der Pathologie aus wäre die Rolle des Foramen ovale aufzuklären, da gerade das Letztere eine·Prädilectionsstelle für die

Entwicklung von Herzpolypen bildet (in acht von achtzehn Fällen im Ganzen und von vierzehn des linken Vorhofs), nicht aber das Herzohr, wie es bisher in den am meisten verbreiteten Handbüchern der allgemeinen und speciellen Pathologie angegeben wird. 2) Betreffs der Aetiologie wäre zu wünschen, dass es mit der Zeit gelingen möchte, die Bildung von Herzpolypen bei bis dahin vollkommen gesunden Personen ausser durch Veränderungen des Endothels, Verlangsamung des Blutstroms und Veränderungen des Blutes selbst, auch noch durch anderweitige Momente zu erklären. 3) In Bezug auf das Alter scheinen Individuen von 20—30 Jahren am erfolgreichsten denjenigen Noxen Widerstand leisten zu können, von denen die Bildung von Herzpolypen abhängig ist. 4) Bezüglich der Frage von der Diagnose intra vitam spricht sich Verf. dahin aus, dass der, anderweitigen Hindernissen nicht zukommende, Character der Anomalie den Gedanken an einen beweglichen Körper in den Herzhöhlen nahe legen dürfte.   K. Kronthal.

S. **Goldflam,** Ueber einen scheinbar heilbaren bulbärparalytischen Symptomencomplex mit Beteiligung der Extremitäten. Deutsche Zeitschr. f. Nervenheilk. IV. S. 312.

Der Verf. beschreibt 3 merkwürdige Fälle einer Erkrankung im jugendlichen Alter, bei welcher sich rapide bulbäre Symptome (Kau-, Schlinglähmung, Facialis in wechselnder Ausdehnung ergriffen, einmal auch Ptosis und Hypoglossussymptome) einstellten unter einer eigentümlichen Miterkrankung der Extremitäten, dergestalt, dass diese selbst nach kurzen Bewegungen eine bis zur vollständigen Lähmung fortschreitende Ermüdbarkeit zeigten. Aehnlich verhielten sich auch die Sehnenreflexe.

Uebrigens nahmen auch die Rumpfmuskeln an der Parese Teil und der Zustand entwickelte sich sehr schnell zu einem bedrohlichen. Der Verlauf war durch Exacerbationen, Remissionen und Recidive ausgezeichnet, nach ca. 6 Monaten trat Heilung ein. Störungen der Sensibilität, der Ernährung, der Sinne, des Bewusstseins fehlten ganz oder traten sehr in den Hintergrund.

Der Verf. erkennt den Unterschied zwischen diesen Fällen einerseits und der classischen Bulbärparalyse, der apoplectiformen und Pseudobulbärparalyse andererseits an, er verwahrt sich gegen die Zurechnung der Fälle zur Hysterie und ist geneigt, ihnen eine Sonderstellung anzuweisen. Mit Hilfe ähnlicher in der Litteratur niedergelegten Befunde versucht er auch im Schlussteil der Arbeit das Krankheitsbild zu skizziren. Ueber die Aetiologie vermag er nichts Sicheres beizubringen, die Gleichzeitigkeit des Entstehens der drei Fälle lässt ihn aber den Verdacht einer toxischen Ursache aussprechen.   M. Brasch.

1) **R. Segré,** L'ittiolo nella terapia delle forme cutance e venereosifilitiche. Atti d'ell' assoziac. med. Lombarda 1893 No. 1. (S.-A.)

2) **P. Colombini,** L'ictiolo nella cura della blenorragia. Comment. clinic. delle mallatie cutan. e genit. urin. 1893, (S.-A.)

1) Gleich vielen Anderen hat S. das Ichthyol mit Nutzen bei Eczemen, bei Acne und Rosacea, bei Intertrigo, Zoster, Erythema multiforme, Erysipelas, Furunculosie und Verbrennungen gebraucht. In einem Falle gingen mächtige scrofulöse Halsdrüsenschwellungen unter der lange fortgesetzten Anwendung 50 proc. Salben und der gleichzeitigen innerlichen Darreichung von täglich 4—6 Ichthyolpillen zurück. — Weniger vorteilhaft zeigte sich das Mittel bei venerischen Erkrankungen, doch linderte es bei manchen Adenitiden, in starken Salben applicirt, die Schmerzen, auch wirkte beim Harnröhrentripper, nach Ablauf der acuten Erscheinungen, die Injection 1—2 proc. Lösungen recht befriedigend. Noch günstiger wurden Vaginal- und Uterinblenorrhoen durch das Einlegen von mit 10- bis 15 proc. Salben bestrichenen Tampons beeinflusst.

2) C. verwandte das Ichthyol, nachdem er sich von dessen antiparasitärer Wirksamkeit an Gonococcenkulturen überzeugt hatte, mit sehr gutem Erfolge in zahlreichen Fällen von Gonorrhoe bei Männern und Weibern. Bei sehr acutem Harnröhrentripper liefs er zuerst 1 proc., allmälig concentrirtere Lösungen injiciren. In späteren Stadien wurden selbst 10—15 proc. Solutionen, namentlich von der Urethra posterior, immer gut vertragen. Im Wesentlichen stimmen die Erfahrungen des Verf.'s mit denen Jadassohn's überein. (Cbl. 1893, S. 250). H. Müller.

Theilhaber, Beziehungen gastrointestinaler Affectionen zu den Erkrankungen der weiblichen Sexualorgane Münchner med. Wochenschrift 1893, No. 47.

Ueber den Zusammenhang von Krankheiten der weiblichen Geschlechtsorgane mit Erkrankungen des Magen-Darmkanals hat Verf. Beobachtungen gemacht an 45 Patientinnen mit „Magenbeschwerden", welche ihm von Dr. Chámen, Specialarzt für Magendarmkrankheiten in München, zur gynäkologischen Untersuchung überlassen waren. Die interne Diagnose lautete: Dyspepsia nervosa in 25, Atonie des Magens in 12, Magenkatarrh in 2, chron. Darmkatarrh in 2 Fällen, und Anacidität, Hyperchlorhydrie, Ulcus und Enteroptose in je 1 Falle. Verf. fand bei der gynäkologischen Untersuchung 4 Mal Fehlen jeder Abnormität, 19 Mal Endometritis catarrh. mit Verdickung des Uterusparenchyms, 4 Mal Endometritis hämorrhagica, 10 Mal Retroflexio bezw. versio, 3 Mal Oophoritis, 2 Mal Parametritis post., je 1 Mal Parametritis puerper., Retroflexio uteri antevers., Tumor ovarii, und unterscheidet hinsichtlich des causalen Zusammenhanges 3 Gruppen. Unter die 1. Gruppe fallen diejenigen Fälle, bei denen die gynäkologische Abnormität nur zufälliger Nebenbefund bei den Magen-Darmerkrankungen ist, unter die 2. Gruppe diejenigen, in denen die Magen-Darmerkrankung die Ursache für das Genitalleiden ist (Atonie des Magens und Darms, Koprostase bedingen Verlangsamung der Circulation im Gebiete der Vena cava inf., woraus venöse Stauung im Uterus als Veranlassung für Metrorrhagieen Dysmenorrhoē u. Fluor resultire), unter die 3. Gruppe endlich diejenigen, in denen das Uterusleiden die Ursache der Magen-Darmstörungen ist — Dyspepsia nervosa, Magenatonie, Anacidität u. Hyperchlorhydrie, Erkrankungen, die als sog. Reflexneurosen aufzufassen seien. In vielen der letzteren Fälle wurde durch Beseitigung des Genitalleidens Heilung der Magen-Darmbeschwerden herbeigeführt. A. Martin.

H. Szigeti, Beiträge zur Morphologie der Häminkrystalle. Ungar. Arch. d. Med. 1894, II. S. 229.

S. giebt eine eingehende krystallographische Analyse der Häminkrystalle, bezüglich deren auf das Orig. verwiesen werden muss. Als sicher ergab sich, dass die Häminkrystalle nicht, wie man bisher allgemein annahm, dem rhombischen System angehören, dagegen konnte im Uebrigen die Stellung im System nicht mit Sicherheit ermittelt werden. E. Salkowski.

P. Marfori, Ueber die Ammoniakmengen, welche der Organismus in Harnstoff umzuwandeln vermag. Arch. f. exper. Path. XXX. S. 71.

Zur Entscheidung der Frage, welche Mengen von Ammoniak der Organismus bei kontinuirlicher Zufuhr gerade noch umzuwandeln vermag, sodass keine Anhäufung und keine Vergiftung entsteht, liess Verf. möglichst langsam und stetig wässrige Lösungen von kohlen-, milch- und weinsaurem Ammon in die V. saphena von Kaninchen und Hunden mittelst einer Bürette einfliessen. Die in 1 Stunde für 1 Kilo Körpergewicht vertragene Ammoniakgabe betrug in Form des Carbonats bei Kaninchen 21, bei Hunden 29 mg, in Form des Lactats bei Kaninchen 83, bei Hunden 63—102 mg, in Form des Tartrats bei Kaninchen 80, bei Hunden 61—85 mg. Demnach ist die Fähigkeit des Organismus, Ammoniak in (unschädlichen) Harnstoff zu verwandeln, sehr erheblich und zwar bei Fleischfressern grösser als bei Pflanzenfressern; das Carbonat wird bei längerer Einwirkung weniger vertragen als die beiden anderen Ammonsalze, und zwar von Hunden kaum halb so gut. Der Grund hierfür liegt wahrscheinlich darin, dass das Carbonat im Blut leichter dissocilirt wird als das Lactat u. Tartrat, sodass sich ceteris paribus im Blute eine grössere Ammonmenge im freien Zustande findet. J. Munk.

R. Boddaert, Étude sur le développement de l'oedème veineux et de l'oedème lymphatique. Annales de la société de médecine de Gand 1893.

Zahlreiche Untersuchungen an jungen Kaninchen ergaben, dass das durch Verschluss der Lymphbahnen am Halse erzeugte Oedem weit schneller sich entwickelt und viel constanter ist als das durch Venenunterbindung erzielte. Die Erklärung liegt darin, dass nach isoliertem Venenverschluss sich ein Oedem erst dann bildet, wenn die sich stark erweiternden und wesentlich beschleunigte Strömung zeigenden Lymphbahnen nicht mehr die ganze aus den Venenwandungen austretende Flüssigkeit aufzunehmen vermögen; dagegen beginnt nach Verschluss der Lymphbahnen, die am Halse verhältnismässig wenig Anastomosen besitzen, der Austritt von Flüssigkeit aus den Wandungen sehr früh, ohne in gleicher Weise kompensatorisch von den Venen aufgenommen zu werden. M. Rothmann.

H. M. N. Milton, Extraction by laparotomy from the human, bladder of the largest stone ever recorded as successfully removed. Lancet 1893, Sept. 16.

Als grössten erfolgreich entfernten Stein beschreibt M. eine fast 34½ Unzen wiegende Concretion von 4 resp. 6″ grösstem Durchmesser, welche in ihrer Aussenschichte aus Magnesiumphosphat bestand: im Uebrigen aber, um für das Museum of the Coll. of Surgeons zu London intact gelassen zu werden, nicht weiter untersucht wurde. Der Träger dieses Riesensteines ein ca. 60jähr., egyptischer Fellah, mit alkalischem, an Eiweiss und Eiern der Bilharzia reichen Urin, war sehr heruntergekommen: schon äusserlich präsentirte sich der Stein als eine bis zum Nabel reichende Masse, so dass an deren Entfernung ohne weite Eröffnung des Bauchfellsackes nicht gedacht werden konnte. (Letztere ist übrigens keine neue Encheirese, wie M. meinte, sondern als regelmässiger Modus procedendi von RYDYGIER für die Sect. alta empfohlen worden. Ref.) Nach Zuhilfenahme von 2 Seitenschnitten gelang die Extraction des Steines und wurden Bauchfell, Blase und Bauchdecke besonders genäht ausschliesslich einer für eine Heberdrainage bestimmten Stelle. Da diese Drainage jedoch am 6. Tage versagte, wurde eine Gegenöffnung am Damm gemacht und aus dieser am 85. Tage nach der Laparotomie noch eine 1½ g schwere Concretion entfernt. Bei völligem Darniederliegen der Blasenfunction musste sowohl die Dammöffnung wie die über der Symphyse durchgängig erhalten werden. Trotz aller Sorgfalt nahmen die Kräfte weiter ab und Pat. starb 2 Monate und 10 Tage nach der Operation. Bei der Section zeigte sich das Bauchfell intakt, die Nieren mit alten Eiterungen und Distomen-Entwickelung behaftet.   P. Güterbock.

Abdel-Fatta Fahmy, A large lipoma of the abdominal wale; removal; rapid recovery. Brit. med. Journ. 1893, p. 459.

Hospitalbericht über eine egyptische Bäuerin, 30 Jahre alt. Die bis zum linken Knie herabreichende Fettgeschwulst wog nach der Entfernung 7 Kilo.   P. Güterbock.

Goldzieher, Ueber ein bisher unbekanntes Symptom der completen Facialislähmung. Bericht über die 33. Vers. d. ophthalm. Ges. Heidelberg 1893, p. 162.

Nach den Beobachtungen von G. besteht bei der vollständigen Facialislähmung ein Versiechen der Thränendrüse auf der gelähmten Seite. Die Thränendrüse liefert nur das Thränenquantum für das Weinen und für die starken secretorischen Thränenausscheidungen, während die Conjunctiva das normale Thränenquantum liefert, welches die ständige Feuchthaltung des Auges ermöglicht. Der Nervus lacrymalis vom Trigeminus innerviert nach G. die Thränendrüse nicht, sondern nach den Versuchen von VULPIAN und JOURNAC ist der Facialis der Secretionsnerv dieser Drüse.

Zwei eigene Beobachtungen, eine von HUTCHINSON und eine von USTROFF führt G. zur Stütze seiner Behauptung an.   Horstmann.

---

1) W. Lublinski, Acute idiopathische Perichondritis der Nasenscheidewand. Berl. klin. Wochenschr. 1893, No. 46.

2) Schröder, Ein Fall von sogenannter idiopathischer acuter Perichondritis der Nasenscheidewand.   Ebenda.

1) Bei der grossen Seltenheit dieser Affection teilt Ref. einen hieher gehörigen Fall mit, der einen 60jährigen leicht diabetischen Herrn betrifft, bei dem sich mit grosser Schmerzhaftigkeit Fieber und Anschwellung der Oberlippe ohne irgend einen Grund diese Erkrankung entwickelt hatte. Durch Spaltung des Abscesses auf der linken Seite kam es bald zur Heilung ohne Perforation des Septums.

2) Bei einem 18jährigen Mädchen entwickelt sich ohne Trauma eine mit erheb-

licher Störung des Allgemeinbefindens einhergehende, völlig begrenzte sogar mit Kno-
chencaries verbundene Abscedirung der Nasenscheidenwand. Leichte Einsinkung des
Nasenrückens.
W. Lublinski.

Tizzoni u. Centanni, Serum gegen Rabies, von hoher immunisirender Kraft auf den Menschen anwendbar. Berl. klin. Wochenschr. 1894, No. 8.

In früheren Versuchen hatten die Verff. bewiesen, dass es leicht gelingt, durch Serum gegen Rabies vaccinirter Kaninchen mit virulentem Rabiesgift geimpfte Kaninchen zu heilen. Ehe sie mit ihrer Therapie auf den Menschen übergingen, versuchten sie dieselbe noch an grösseren Tieren. Sie immunisirten Hunde und Schafe auf die gewöhnliche Weise gegen Rabies und fanden, dass deren Blutserum sogar einen höheren Immunisirungswert als das der Kaninchen erreichte. Der höchste Wert, den sie erreichten lag zwischen 1:25000 und 1:50000 d. h. das Serum von 1:25000 gerechnet: ein Kaninchen von 2 Kilo Gewicht brauchte zur Rettung von der subduralen Infection eine subcutane Injection von 0.03 ccm Hundeserum oder: ein Mensch von 70 Kilo Gewicht braucht zu seiner Immunisirung eine Subkutaninjection von 2.8 ccm dieses Serums.

Als günstigsten Zeitpunkt für die Gewinnung eines möglichst starken Serums fanden die Verff. den 25 Tag nach Beendigung der Vaccination.

Mit der Uebertragung ihrer Versuche in die menschliche Praxis wollen die Verff. jetzt beginnen.
Scheurlen.

F. B. Appleget, Twenty-eight cases of diphtherie with eleven deaths, due to an infected milk-supply. Med. News 1893. S. 238.

Verf. beschreibt eine Diphtherieepidemie, die in einem sehr gesund gelegenen amerikanischen Dorfe im Juli 1893 herrschte. Nachforschungen ergaben, dass alle 28 Erkrankten — meist Kinder — Milch von einem bestimmten Milchhändler getrunken hatten, und dass ein Stalljunge dieses Milchhändlers, welcher mit der Reinigung der Milchkannen zu thun hatte, mehrere Tage an einer leichten Diphtherie gelitten hatte, ohne seine Arbeit einzustellen. Die Diphtherie im Orte selbst war eine ziemlich schwere. Dem Milchhändler wurde der Verkauf der Milch untersagt, und von da ab traten keine Neuerkrankungen auf.
Stadthagen.

A. G. Francis, Case of spasmodic Torticollis, section of spinal accessory nerve; recovery. Lancet 1893, Nov. 11.

Bei einem 29jährigen, nervös nicht prädisponirten Posaunenspieler hatte sich ein rechtsseitiger, den m. sternocleim. und trapezius betreffender Accessoriuskrampf entwickelt, welcher innerer Medication und elektrischer Behandlung trotzend erst durch eine Durchschneidung des rechten n. accessorius an seinem Eintritt in den Kopfnicker geheilt wurde.

Die Heilung wurde durch intercurrente Anfälle psychischer Erregung sowie durch leichte Recidive gestört und blieb eine vollständige erst nachdem der Kranke seine Beschäftigung mit einer andern vertauscht hatte. Er musste beim Posaunenblasen den Kopf stundenlang nach rechts zur rechten Schulter hin geneigt halten: seit dem er die Bassgeige spielt, blieb die durch die Durchschneidung des Nerven erzielte Heilung eine dauernde.
Bernhardt.

v. Noorden, Ueber hysterische Vagusneurosen. Charité-Annalen 1893, p. 248.

Die Beobachtungen entstammen der II. med. Klinik und beziehen sich auf insgesammt 11 Fälle. Die näher beschriebenen Symptome sind durchweg Einzelerscheinungen der Hysterie und stellen sich im Einzelnen dar als Hyperästhesie oder Anästheile im Pharynx und den oberen Luftwegen, Aphonie, seltener Hyperästhesien; der Magen war gegen Eintritt kleiner Speisemengen überempfindlich und antwortete oft mit Erbrechen; am Herzen fand N. Verlangsamung und Unregelmäfsigkeiten der Schlagfolge.

Da ein grofser Teil der Kranken, wie eine Schlussbemerkung besagt, magenkrank war, so ist die Auffassung der Magensymptome als Zeichen einer Neurose zum mindesten nicht unanfechtbar. Die einzelnen Krankengeschichten, welche durch Puls-kurven illustrirt sind, müssen im Original eingesehen werden.   M. Brasch.

J. Fabry, Ueber einen Mischfall von Lues und Tuberculose in seltener Localisation. (Gemischt tuberculöses und luetisches Geschwür des Präputiums). Arch. f. Dermat. u. Syph. XXV. 1893, S. 925.

Bei einem Manne, der früher an Syphilis gelitten hatte, fanden sich auf der Innenfläche des wegen phimotischer Verengerung gespaltenen Präputiums ausgedehnte, allem Anscheine nach gummöse Ulcerationen. Nachdem eine Jodkaliumbehandlung lange ohne Erfolg fortgesetzt worden war, heilten dieselben schliefslich vorübergehend unter Sublimatumschlägen, doch blieb eine auffällige Verhärtung zurück und bald trat auch (von Neuem geschwüriger Zerfall ein. Die nunmehr vorgenommene histo-logische Untersuchung eines exoidirten Stückchens zeigte eine ausgedehnte, diffuse kleinzellige Infiltration neben deutlichen, zahlreiche und grofse Riesenzellen enthalten-den Tuberkeln. Da Pat. jede Operation verweigerte wurde eine Schmierkur eingeleitet, unter der in wenigen Wochen sowohl Geschwüre und Infiltrationen, als auch eine da-zwischen noch entstandene Iritis plastica vollständig und dauernd heilten. Trotz dieses prompten Erfolges der Inunctionskur und obgleich Tuberkelbacillen in dem Haut-stückchen nicht zu finden gewesen waren, nimmt Verf. an, dass es sich in dem Falle um eine Combination von Tuberculose und Syphilis gehandelt habe.   H. Müller.

Stapfer, Cellulite et Myo-Cellulite douloureuse.   Annales de gynécol. 1893, Août.

Verf. bespricht zunächst die pathognomonischen Erscheinungen obiger Krankheit, soweit sie das Abdomen betrifft. Er geht von der Bauchwand anfangend, zu den inneren Organen über. Bei Besprechung der intraligamentären Zellgewebsentzündung stellt er als Symptom eine neue Krankheit den „Parametrismus" auf, analog dem Vaginismus, bestehend in einer Zusammenziehung der glatten Bandmuskelfasern. Es folgen die ätiologischen Zeichen und damit der wichtigste Teil des Aufsatzes. Die Ursachen bilden meist Uterus und Adnexerkrankungen, besonders oft sog. Tubarprolaps bei Subinvolution des Uterus. Die Behandlung ist am besten eine praeventive, jede leichteste Metritis ist zu behandeln. Ist das Uebel vorhanden, hilft nur Massage, (Reiben und Kneten) verbunden mit Gymnastik, besonders der Oberschenkel- und Rückenmuskeln.

Zum Schluss folgen drei sehr ausführliche Krankengeschichten.   A. Martin.

---

66. Versammlung deutscher Naturforscher und Aerzte. Wien 1894.

Ausstellungscomité: Wien, I. Universität.

Mit der 66. Versammlung deutscher Naturforscher und Aerzte, welche Ende September 1894 in Wien stattfindet, wird eine Ausstellung von Gegenständen aus allen Gebieten der Naturwissenschaft u. Medicin verbunden sein, zu deren Beschickung hiedurch eingeladen wird. Anmeldungen sind bis 20. Juni an das „Ausstellungscomité der Naturforscherversammlung (Wien, I. Universität)" zu richten, von welchem die Anmeldungscheine, Ausstellungsbestimmungen und alle Auskünfte zu erhalten sind.

Für das Ausstellungscomité:
Dr. M. Sternberg, Schriftführer. Hofrath Dr. C. Brunner v. Wattenwyl, Obmann.

Einsendungen für das Centralblatt werden an die Adresse des Hrn. Prof. Dr. M. Bernhardt (Berlin W. Französische Strafse 21) oder an die Verlagshandlung (Berlin NW., 68. Unter den Linden) erbeten.

Verlag von August Hirschwald in Berlin. — Druck von L. Schumacher in Berlin.

J.F.B.

Wöchentlich erscheinen
1—2 Bogen; am Schlusse
des Jahrgangs Titel, Na-
men- und Sachregister.

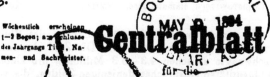

Centralblatt
für die
medicinischen Wissenschaften.

Preis des Jahrganges
20 Mark; zu beziehen
durch alle Buchhandlun-
gen und Postanstalten.

Unter Mitwirkung von
Prof. Dr. H. Senator und Prof. Dr. E. Salkowski,
redigirt von
Prof. Dr. M. Bernhardt
in Berlin.

1894.   21. April.   No. 16.

Inhalt: Tschistowitsch, Hämatologische Notizen. (Orrig.-Mitt. Schluss).
Bekowski, Wirkung des Methylmercaptans. — Hamburger, Untersuchungen
über die Lymphbildung. — Neumann, Fall von geheilter Addison'scher Krankheit.
— Sandler, Howe, Fälle von Milzabscess — Schiess-Bey und Kartulis,
Wirkung des Tuberkulins. — Eckert, Fall von Bandwurm-Anämie — Jacobson,
Hemiplegieen ohne Herderkrankung im Gehirn. — Caspar, Behandlung der Ure-
thritis posterior. — Mossey, Behandlung der Metrosalpingitis.
Menicanti, Quantität des Lungenblutes. — Vas, Antiseptische Wirkung der
Bitterstoffe — Gumlich, Resorption und Verhalten des Nucleins im Organismus.
— Milles, Behandlung tuberkulöser Haut- und Gelenkaffectionen. — Schmidt,
Diagnostische Punction des Gehirns — Fylug, Das Glaucom der Haustiere. —
Uohrn, Sarcom der Tonsillen durch Operation entfernt. — Schilow, Einfluss des
Wasserstoffsuperoxyd auf Bacterien. — Heine und Lissbracht, Ueber Coffeinsulfo-
säure als Diureticum. — Brides, Ueber Convulsionen im Kindesalter. — Ber-
liner, Fall von Cheiropompholix. — Hölscher, Asthma und Psoriasis. — Oli-
ven, Ueber den Abort. — Cathcart, Stillung des Durstes nach Laparotomie. —
Keltwack, Fall von Vergiftung mit Benzin.

Aus der akadem. medicinischen Klinik des Hrn. Prof. Dr. Popoff
in St. Petersburg.

Hämatologische Notizen

von

Privat-Docenten Dr. N. Tschistowitsch.

(Schluss).

Die Resultate meiner Untersuchungen sind aus den angeführten
Tabellen zu ersehen. Die erste Tabelle bietet die Quantitäten der
roten und der weifsen Blutkörperchen dar, wie auch die des Hämoglobins in den Vormittagsstunden, die zweite Tabelle enthält eine
Vergleichung der Quantitäten der verschiedenen Arten von weifsen
Blutkörperchen vor und nach der Nahrungseinnahme. Beim Classi-
ficiren der Leucocyten unterschied ich jetzt, wie auch in allen meinen
früheren Arbeiten, vier Hauptarten: 1) Lymphocyten, 2) polynucleäre Neutrophilen, 3) mononucleäre Leucocyten mit färb- und un-
färbbarem Protoplasma und 4) Eosinophilen.

Betrachten wir vor Allem die Eigentümlichkeiten des Blutes
unserer Patientin in den Vormittagsstunden. Die Zahl der roten
Blutkörperchen schwankte zwischen 4.3—5.3 Millionen pro Cubikmillimeter. Diese Quantitäten entsprechen denjenigen Zahlen, die von
verschiedenen Autoren als Norm für eine erwachsene Frau angenommen werden, — die letzte Zahl (5.3 Millionen), welche bekommen wurde, nachdem die Kranke sich etwas erholt hatte und
im Gewichte zunahm, übersteigt sogar diese Norm. Bekanntlich
nimmt WELCKER als Norm für eine Frau 4.5—4.7 Millionen an,
BOUCHUT und DUBRISAY bekamen 3.6—4.6, ZIEGLER 5.2, RKINL 4.4,
STIKELIN 4.9[1]). Die Quantitäten des Hämoglobins blieben auch
bald auf der für eine Frau normalen Höhe, bald überstiegen sie
etwas die Norm. Die Zahl der Leucocyten schwankt bekanntlich
in ziemlich beträchtlichem Maase zwischen 6 und 9 Tausend pro
Cubikmillimeter. Dr. OSTROGORSKY[2]), der das Blut von fünf normalen Frauen im Alter von 18—30 Jahren, ausserhalb der Men-
struationsperiode, untersuchte, fand von 5170 bis 6580 Leucocyten.
Er führt folgende Mittelzahlen an: die Gesammtzahl der Leucocyten
6032, — davon Lymphocyten 1267, polynucleäre Leucocyten 4066,
mononucleäre Leucocyten 699. ZAPPERT[3]) fand bei gesunden Frauen
von 4870 bis 8600 Leucocyten. Vergleichen wir diese Leucocytenzahlen mit denjenigen bei unserer Kranken, so finden wir bei ihr
einige Abweichungen von der Norm. Die Gesammtzahl der Leuco-
oyten ist bei ihr grofs, wobei diese Vermehrung hauptsächlich von
den hohen Zahlen der Lymphocyten abhängt und später auch von
der Steigerung der Zahl der polynucleären Leucocyten, deren relative (in pCt.) Zahl die erste Zeit mitunter sogar vermindert war.
Die Quantitäten der Eosinophilen waren auch mitunter ziemlich
grofs, die Quantitäten der mononucleären schwankten in ziemlich
bedeutenden Grenzen, bald die Norm übersteigend, bald unter die
Norm sinkend.

Die Bildung von verschiedenen Formelementen des Blutes geht
also bei unserer Kranken vollkommen befriedigend vor sich, ungeachtet
des zweijährigen Lebens ohne eines der blutbildenden Organen, — ohne
Milz: die Quantitäten der roten Blutkörperchen und des Hämoglobins bleiben in normalen Grenzen und übersteigen sogar mitunter
die Norm, auch die Quantitäten der Leucocyten, besonders der
Lymphocyten, übersteigen die Norm. Aehnliches Anwachsen der
Lymphocytenzahl constatirte Prof. Dr. M. KURLOW[4]) bei Meerschweinchen im ersten Jahre nach der Entfernung der Milz, — im
Laufe des zweiten Jahres sank ihre Zahl mitunter auch unter die

---

[1]) v. LIMBECK, Grundriss d. klin. Pathologie d. Blutes. Jena 1892, S. 78, 79.

[2]) OSTROGORSKY. Zur Frage über die Veränderungen der Blutzusammensetzung
bei Schwangerschaft. St. Petersburg. Ing. Diss. 1891 (russisch).

[3]) ZAPPERT. Zeitschrift für klin. Med. Bd. XXIII. H. 3 u. 4.

[4]) Prof. M. KURLOW. Ueber die Veränderungen des Blutes bei milzlosen Meerschweinchen „WRATSCH" („Arzt") 1892, S. 469 (russisch).

Norm, aber an die Stelle dieser Zahlverminderung trat die Steigerung der Zahl der Eosinophilen.

In einem Falle dauerte übrigens das Anwachsen der Lymphocytenzahl bei einem Meerschweinchen auch im Laufe des zweiten Jahres an. Besonders scharf tritt ein nach Prof. Kohlow das Anwachsen der Eosinophilenzahl bei den Meerschweinchen im Laufe des zweiten Jahres nach der Operation: die Quantität der roten Blutkörperchen und des Hämoglobins wurde schon längst von Prof. Dr. K. Winogradow [1]) bei milzlosen Hunden vermindert constatirt.

Vergleichen wir die Veränderungen des Blutes bei unserer Kranken mit diesen experimentellen Daten, so finden wir keinen vollen Parallelismus. Zwar finden wir bei unserer Kranken eine scharf ausgeprägte Lymphocytose, wie bei den Meerschweinchen während des ersten Jahres nach der Operation, — wir konstatiren jedoch bei ihr noch keine Abnahme in der Bildung der roten Blutkörperchen und des Hämoglobins, wie auch keine bedeutende Zahlvermehrung der Eosinophilen, die von Prof. M. Kurlow im zweiten Jahre des milzlosen Lebens bei Meerschweinchen konstatirt wurde. Nehmen wir an als Norm, Zappert's [2]) Untersuchungen zufolge, 50 bis 250 Eosinophilen pro Cubikmillimeter, so überstieg diese Norm bei unserer Kranken mit nüchternem Magen die Zahl der Eosinophilen nur einmal und zweimal wurde ein derartiges Anwachsen der Eosinophilenzahl in der Periode der Verdauungsleucocytose gefunden (s. Tab. II). Vielleicht befindet sich unsere Patientin gerade in derjenigen Periode, wo die Lymphocytose noch nicht verschwunden ist, die Zahl der Eosinophilen gerade zu steigen anfängt. Die Steigerung der absoluten Zahl der polynucleären Neutrophilen bei unserer Kranken entspricht auch wahrscheinlich der Zahlvermehrung der Eosinophilen bei den Meerschweinchen.

Während der Aufenthaltszeit der Kranken in der Klinik untersuchte ich dreimal ihr Blut während der Verdauungsperiode, in verschiedenen Zeiträumen nach dem Anfange des Mittagessens, welches aus einer Suppe, einem Cotelette, einem Glas Milch und aus 1/2 Pfund Weissbrod bestand. Zur Vergleichung wurde das Blut der Patientin an demselben Tage vor dem Mittagessen untersucht. Die dabei erhaltenen Zahlen sind in der Tabelle II angegeben.

Wie aus dieser Tabelle zu ersehen ist, zeigte sich bei unserer Kranken, schon unmittelbar nach Ende des Mittagessens, ein Anwachsen der Leucocytenzahl und eben solche Vermehrung ihrer Zahl wurde auch nach einer Stunde und nach anderthalb Stunden constatirt, wobei dieses Anwachsen fast ausschliefslich von der Zahlvermehrung der polynucleären Neutrophilen und teilweise der Eosinophilen abhing, — die Zahl der Lymphocyten blieb fast ohne Veränderung, die Zahl der mononucleären Leucocyten nahm sogar ab.

---

[1]) Paschutin. Vorlesungen der allgemeinen Pathologie, Bd. II (russisch).
[2]) Zappert. Ueber das Vorkommen der eosinophilen Zellen im menschlichen Blute. Zeitschr. f. klin. Medicin. Bd. XXIII. H. 3. u. 4.

18*

TABELLE I.

Datum.	Die Zahl der roten Blutkörperchen.	Die Quantität des Hämoglobins nach FLEISCHL.	Die Zahl der Leukocyten	Absolute Quantitäten verschiedener Arten von Leukocyten in ccm des Blutes.				Procentverhältnisse zwischen verschiedene Arten von Leucocyten.			
				Lympho-cyten.	Polynu-cleäre neutrophile Leucocyten	Mononu-cleäre Leucocyten.	Eosinophile Leucocyten.	Lympho-cyten.	Polynu-cleäre Leucocyten	Mononu-cleäre Leucocyten.	Eosinophile Leucocyten.
1893:											
4. Dezember	4.650000	90—95 pCt.	10849	2634	6450	1021	214	25.4 pCt.	62.6 pCt.	9.8 pCt.	2.1 pCt.
5. do.											
10. do.	4.706250	90—95 pCt.	10612	2957	6896	464	295	27.8	65.0	4.3	2.8
11. do.											
13 do.											
16. do.			9870	2866	6659	676	189	23.9	67.4	7.0	1.7
19. do.			10070	3132	5800	947	191	31.1	57.6	9.4	1.9
23. do.	4.325000	100—110	11762	2517	8092	941	212	21.4	68.8	8.0	1.8
1894:											
13. Januar	5.306250	90—95	11891	1993	8691	604	103	17.5	76.8	5.3	0.9
14. do.		90—100									
5. Februar	5.206250	95—100	11428	2469	8068	754	137	21.6	70.6	6.6	1.2
6. do.											

TABELLE II.

Datum.	Die Zahl der Leucocyten.	Absolute Quantitäten verschiedener Arten von Leucocyten in cmm der Blutes.				Procentverhältnisse zwischen verschiedenen Arten von Leucocyten.				Bemerkungen.
		Lympho-cyten.	Poly-nucleäre Leucocyten	Mono-nucleäre Leucocyten	Eosinophile Leucocyten.	Lympho-cyten.	Poly-nucleäre Leucocyten	Mono-nucleäre Leucocyten	Eosinophile Leucocyten.	
16. Dezember 1893. 11 Uhr 50 Minuten.	9870	2386	69	676	169	23.9 pCt.	67.4 pCt.	7.0 pCt.	1.7	Vor dem Mittagessen.
2 Uhr 5 Minuten.	16069	2491	87	498	193	15.5	80.2	3.1	1.2	Eine Stunde nach dem Anfang des Essens.
19. Dezember 1893. 11 Uhr 30 Minuten.	10070	3182	80	947	191	31.1	57.6	9.4	1.9	Vor dem Mittagessen.
1 Uhr 30 Minuten.	15213	2464	163	791	385	16.2	76.4	5.2	2.2	Gleich nach d. Essen u. 20 Min. nach d. Anfang des Essens
23. Dezember 1893. 11 Uhr 45 Minuten.	11762	2517	89 2	941	212	21.4	68.8	8.0	1.8	Vor dem Mittagessen.
2 Uhr 45 Minuten.	15348	2792	11669	675	307	18.2	75.4	4.4	2.0	1½ Stunden nach d. Anfang d. Essens

Rekowski, Sur l'action physiologique du méthyl-mercaptan. Arch. des scienc. biol. p. p. l'institut imp. etc. à St. Petersburg II. S. 205.

Seitdem NENCKI das Methylmercaptan als Product der Eiweißsfäulniss aufgefunden und die Entstehung desselben auch beim Schmelzen von Eiweißskörpern mit Kalihydrat von SIEBER und SCHOUBECKO nachgewiesen worden ist, hat die Frage nach dem physiologischen Verhalten desselben erhöhtes Interesse gewonnen. R. brachte zunächst Tiere meistens Kaninchen unter eine grofse Glocke, durch welche fortdauernd ein methylmercaptanhaltiger Luftstrom hindurchgetrieben wurde. Die Tiere begannen schon nach 1—2 Minuten unruhig zu werden, die sichtbaren Schleimhäute und die Ohren wurden blass, dann cyanotisch, die Respirationsfrequenz steigerte sich bis auf 140 in der Minute, es trat Salivation ein; alsdann verloren die Tiere die Haltung, fielen bald auf die eine bald auf die andere Seite, die Respiration nahm ab und stand plötzlich still. Aus der Glocke entfernt, zeigten sich die Tiere in einem comatösen Zustand, in welchem sie der Regel nach bald zu Grunde gingen. Mitunter traten noch Muskelkrämpfe bei der Vergiftung auf. Die Exspirationsluft zeigte starken Geruch nach Methylmercaptan, ebenso die Organe bei der Section. Das Blut erwies sich bei der spectroscopischen Untersuchung unverändert, abgesehen von der Reduction des Oxyhämoglobins zu Hämoglobin, welches sich an der Luft schnell wieder oxydirte. — Um die tötliche Dosis festzustellen, wurde die Calciumverbindung des Methylmercaptan's in wässriger Lösung Kaninchen unter die Haut, in den Magen oder in das Rectum gespritzt. Die Dosis letalis ergab sich nach diesen Versuchen für mittelgrofse Kaninchen zu 0.1693 g oder 0.13 g für 1 Kilo Tier. An Giftigkeit steht somit das Methylmercaptan dem Schwefelwasserstoff nach, von welchem 20—25 mg genügen, ein Kaninchen zu töten. Der Tod erfolgt, wie aus dem obigen Vergiftungsbild hervorgeht, durch Lähmung des Athemcentrum's, während das Herz nach dem Tode noch erregbar ist. — Der Harn roch schwach nach Mercaptan, der nicht oxydirte Schwefel in demselben erwies sich erheblich gesteigert. Im Uebrigen enthielt der Harn häufig Albumin, aber niemals Hämoglobin.   E. Salkowski.

H. J. Hamburger, Untersuchungen über die Lymphbildung, insbesondere bei Muskelarbeit. Zeitschr. f. Biologie. XXX. S. 143.

Bei alten Pferden hat Verf. eine permanente Fistel des grofsen Halslymphstammes angelegt, für deren dauernde Durchgängigkeit gesorgt wurde. Es zeigte sich zunächst, dass das Wasseranziehungsvermögen und der Gehalt an Trockensubstanz, ebenso der Alkali und Chlorgehalt der Ruhelymphe (pro Stunde etwa 14 ccm) von Tag zu Tag langsam abnehmen (die Trockensubstanz z. B. in 3 Tagen um $^1/_{16}$). Während dieser stetigen Abnahme findet man jede Nacht eine Zunahme, welche aber nicht so grofs wird, dass die Zusammensetzung der Lymphe die des voraufgegangenen Morgens erreicht. Demnach ist es bei fortlaufenden Versuchen an Lymphfisteln nicht gestattet, die Lymphe verschiedener Tage, ebenso wenig als die Tag- und Nachtlymphe derselben 24 Stunden ohne Weiteres mit einander zu vergleichen. Beim Fressen fliefst aus der Fistel 3—4 Mal so viel Lymphe „Futterlymphe" als im Ruhezustande des Kopfes „Ruhelymphe", und zwar hängt die Lymphzunahme von der Geschwindigkeit des Fressens ab; findet sich in der Futterlymphe $1/20 — 1/16$ weniger Trockensubstanz, dagegen um $1/16$ mehr Chlor und um $1/12$ mehr Alkali; auch ist das wasseranziehende Vermögen der Futterlymphe um $1/16 — 1/11$ gröfser als in der Ruhelymphe. Auch allgemeine Muskelarbeit z. B. Gehen liefs die Lymphe bis auf das 3fache des Ruhewertes ansteigen, Zugleistung (Ziehen eines mit 2 Personen besetzten Wagens im Schritt) sogar bis auf das 5fache; dabei nahm die Trockensubstanz nur um $1/40$ gegen die Ruhelymphe ab; der Chlor- und Alkaligehalt stieg um etwa $1/30$ an, ebenso war das Wasseranziehungsvermögen der Arbeitslymphe gröfser als das der Ruhelymphe; ein Unterschied in Bezug auf alle jene Faktoren zwischen leichter Arbeit (Gehen) und schwerer Arbeit (Zugleistung) war nicht zu beobachten. Die Differenzen in der quantitativen Zusammensetzung der Ruhe- und Arbeitslymphe und die Zunahme der Production an Arbeitslymphe bis auf's 5fache gegenüber der Ruhe kann durch Steigerung des Blutdruckes in den Capillaren nicht erklärt werden, denn gerade bei der Arbeit nimmt der Blutdruck in den grofsen Arterien (Carotis, Cruralis) ab. Sogar in dem Fall, dass Vermehrung der Lymphbildung mit gesteigertem Blutdruck verbunden ist, kann die Vermehrung nicht der Drucksteigerung zugeschrieben werden, weil die quantitative Zusammensetzung der Lymphe sich in hohem Grade unabhängig zeigt von der des entsprechenden Blutserums. Durch Compression der V. jugul. ext. in der Mitte des Halses wird der Lymphstrom um mehr als das doppelte beschleunigt, dabei wird der Gehalt an Trockensubstanz, Chlor und Alkali in dieser Stauungslymphe etwas geringer als in normaler Lymphe; noch gröfser wird die Lymphmenge, wenn das Tier mit komprimirtem Iugul. frisst. Die Futter- und Arbeitslymphe weichen in Bezug auf Alkali- und Chlorgehalt in gleichem Sinne ab von der Ruhelymphe, während hingegen die beiden entsprechenden Blutserumproben gerade im entgegengesetzten Sinne vom normalen Serum verschieden sind. Diese Thatsache ist unvereinbar mit der Vorstellung, dass die gesteigerte Lymphbildung auf einer vermehrten Filtration beruht. Die normale Lymphe, auch die Ruhelymphe, hat ein viel stärkeres wasseranziehendes Vermögen (gröfsere osmotische Kraft) als das entsprechende Blutserum und zwar beträgt der Unterschied etwa 13 pCt.; danach kann auch die normale Ruhelymphe kein (ausschliefsliches, Ref.) Filtrationsprodukt sein. Die beobachteten Thatsachen meint Verf. befriedigend erklären zu können durch die Vorstellung, dass die Lymphe gebildet wird durch

den Reiz, welchen die Stoffwechselprodukte der Gewebe auf die
Capillarendothelien ausüben. Je mehr Stoffwechselproducte sich in
den Capillaren anhäufen, wie z. B. bei Arbeit und gleichzeitiger
Unterbindung der abführenden Venen, desto kräftiger ist auch der
Lymphstrom. — Wegen vieler Einzelheiten vergl. Orig.   J. Munk.

H. Neumann, Heilung eines Falles von ADDISON'scher Krankheit;
  Bemerkungen über regenerative Hyperplasie der roten Blutkörperchen. Deutsche med. Wochenschr. 1894, No. 5.

Der sehr sorgfältig 8 Jahre hindurch beobachtete Fall betrifft
einen jetzt 57jährigen Mann, der im April 1885 ziemlich acut mit
allgemeiner Schwäche und Abgeschlagenheit erkrankte. Im Krankenhause wurde sofort intensive Bronce - Färbung konstatiert, am
schwächsten an den Extremitäten, am stärksten an Rumpf u. Hals.
Zugleich trat eine ziemlich beträchtliche Somnolenz ein, die nach
einigen Tagen verschwand, während die körperliche Schwäche ungemein zunahm. Es bestand leichter Intentionstremor der Arme,
Erhöhung der Reflexe und Parästhesien an Vorderarmen und
Händen.

Im weiteren Verlauf stellte sich nun eine starke Druckempfindlichkeit, verbunden mit spontanen Schmerzen unterhalb der 12.
Rippe an der Wirbelsäule ein; diese wurden im August 1885 besonders heftig, nahmen dann allmälig ab, um jedoch erst im April
1887 völlig zu verschwinden. Zugleich ließ sich nun eine andauernde Abnahme der Braunfärbung konstatieren, so dass im April
1887 auch die Haut wieder normales Aussehen zeigte.

Da sich der allgemeine Körperzustand in dieser Zeit auch
wieder vollkommen hob, so ist in der That nicht daran zu zweifeln, dass wir es hier mit einer Heilung ADDISON'scher Krankheit
zu thun haben.

Von besonderem Interesse ist nun die in der ganzen Zeit durchgeführte Blutkörperchenzählung. Die Zahl der roten Blutkörperchen, die am 15. April 1885 1.120.000 betrug, hatte bereits am
24. Juli 1885 die normale Zahl (5.490.000) erreicht, stieg dann
aber weiter, um vom 16. November 1885 bis 20. Januar 1886 die
Zahl von 7 Millionen zu überschreiten. Alsdann trat wieder allmäliger Abfall ein; am 24. Februar 1886 war die normale Zahl
erreicht, um nun konstant zu bleiben. Es ist hier also eine Poly-
cythämia rubra mit Sicherheit beobachtet worden, eine regenerative
Hyperplasie des Blutgewebes, die erst allmälig wieder zur Norm
absank. Genauere Zahlen über die weißen Blutkörperchen fehlen
leider, doch schienen dieselben nicht vermehrt zu sein.

M. Rothmann.

1) P. Sendler, Mitteilungen aus der chir. Abth. des Vereins-krankenhauses der Kuhlenberg-Stiftung zu Magdeburg. (Ein operativ geheilter Milzabscess. Deutsche Zeitschr. f. Chir. XXXVI. S. 536.
2) W. C. Howe, A case of abscess of the spleen. Amer. med. News 1893, p. 405.

1) Der ätiologisch nicht ganz aufgeklärte Fall betraf ein 4 Jahre altes Mädchen, das bereits an peritonealen Erscheinungen seit einigen Wochen kränkelte, als es die Treppe herunterfiel. Einen Monat später kam Pat. mit einem tiefliegenden Abscess im linken Hypochondrium zur Aufnahme, und gelangte man durch einen unterhalb des Rippenbogens verlaufenden, diesem parallelen Schnitt auf eine bindegewebige, bereits an einer kleinen Stelle vom Eiter perforirten Schwarte auf eine dünne braunrote Parenchymschicht und nach deren Trennung in einen hühnereigrofsen Abscess, unter dessen pyogener Membran direct Milzgewebe lag. Heilung durch Drainage in ca. 2 Wochen. Vor der Operation war nur eine Wahrscheinlichkeits-Diagnose möglich.

2) Bei einem 21jähr. Pat. entwickelte sich aus traumatischer Ursache (Quetschung) binnen 6—8 Wochen ein Milz-Abscess. Die Differentialdiagnose zwischen einer Kothansammlung in der Flexura coli sinistra, einer Geschwulst, einer beweglichen Niere und der Erkrankung der Milz wurde relativ leicht im Sinne letzterer gestellt, weniger durch die Form der Anschwellung als durch die Art ihrer Mitbewegung beim Athmen verbunden mit einem subphrenischen Reibegeräusch. Trotz ausgiebiger Eröffnung des Abscesses durch einen von der 10. Rippe zwischen der vorderen und hinteren Axillarlinie verlaufenden Schnitt und nochmaliger Wiedereröffnung desselben fand ein nachträglicher Durchbruch des Eiters erst in den Darm (18 Tage nach der ersten Incision) und dann in die Luftröhrenäste (5 Tage später) statt. Der eiterige Auswurf hielt volle 4 Wochen an; hierauf erfolgte schnelle Genesung.

P. Güterbock.

Schiess-Bey und **Kartulis,** Ueber die Resultate von 48 mit Tuberkulin behandelten Tuberkulösen. (Aus dem ägyptischen Regierungshospital in Alexandrien). Zeitschrift f. Hygiene 1893, XV. S. 229.

Die genannten 48 Fälle werden genau und ausführlich mitgeteilt und aus ihrem Behandlungsverlauf folgende Schlüsse gezogen: 1) Beginnende Lungenphthise ist mit dem Tuberkulin sicher und binnen 3—4 Monaten zu heilen. 2) Vorgeschrittene Fälle von Phthise heilen langsam, von sechs Monaten bis zu einem Jahr. 3) Schwere Fälle mit nicht sehr grofsen Kavernen können unter besonders günstigen hygienischen Verhältnissen geheilt werden. 4) Sehr schwere Fälle mit grofsen Cavernen, hektischem Fieber und Nachtschweifs sind für die Tuberkulinbehandlung nicht geeignet. 5) Hauttuberculose wie Skrophuloderma, Hautgeschwüre werden

schneller als Lupus geheilt. 6) Gewisse Formen von Knochen und
Gelenktuberkulose, sowie Drüsentuberkulose werden mit Tuberkulin
und mit Kombination von chirurgischen Eingriffen schneller geheilt
als mit chirurgischen Eingriffen allein. 7) Das Tuberkulin ist ein
gefahrloses Mittel wenn es in kleinen Anfangsdosen verabreicht wird.
8) Kleine Dosen Tuberkulin allein sind nicht im Stande, eine dauernde Heilung der Tuberkulose zu bewirken. 9) Das ägyptische
Klima eignet sich besonders für die Tuberkulinbehandlung. 10) Die
poliklinische Behandlung der Lungentuberkulose mit dem Tuberkulin ist nur bei leichten Fällen angezeigt, schwere Fälle müssen
in Anstalten behandelt werden.

Von ihren 48 Fällen erzielten die Verff. 16 = 35 pCt. dauernde Heilungen; mehr Beweiskraft als den sonstigen diesbezüglichen
Publicationen kann man ihnen aber nicht beimessen.   Scheurlen.

A. Eckert, Ein Fall von Bandwurm-Anämie. St. Petersb. med. Woch.
1893, No. 39.

Nachdem eine 35 Jahre alte Bäuerin bereits einmal lange Zeit
wegen Anämie im Krankenhause behandelt worden war, bei welcher
Gelegenheit in ihren Ausleerungen Bandwurmeier nicht aufgefunden
werden konnten, kehrte sie 1¼ Jahre später in die Behandlung
zurück und zwar mit Klagen über Schwindel, Kopfschmerz, Ohrensausen und auffällige Schwäche. Sie will hin und wieder Band-
würmer in ihren Entleerungen gefunden haben. Die Untersuchung
der Kranken ergab alle Symptome einer ausserordentlich starken
Anämie. Leber und Milz waren vergrößert und es bestand leichter
Icterus. Die übrigen Organe waren gesund. In den Entleerungen
fanden sich zahlreiche Eier von Botriocephalus latus, aber keine
Glieder desselben. Das Blut entsprach demjenigen bei der perniciösen Anämie. Nach Eingabe eines Wurmabtreibungsmittels u. Oleum
Ricini konnten einige Glieder des Botriecephalus latus und viele
Eier desselben nachgewiesen werden. Die Kranke starb nach kurzer
Zeit an fortschreitender Herzschwäche. Bei ihrer Obduction fand
man: fettige Degeneration, Hypertrophie und Dilatation des Herzens,
fettige Degeneration der Leber und der Nieren, Sclerose der Aorta,
Pleuritis adhaesiva, Atrophie der Magenschleimhaut (mit Hämor-
rhagien) und der Dick- und Dünndarmschleimhaut, Hyperplasie der
Milz. Im Darm konnte wieder Erwarten kein Bandwurm gefunden
werden. Dagegen wurde die Anwesenheit zahlreicher Eier des
Botriocephalus latus mikroskopisch nachgewiesen.   C. Rosenthal.

D. E. Jacobson, Einige sonderbare Fälle von Hemiplegie ohne
entsprechendes Herdleiden im Gehirn. Deutsche Zeitschr. f. Nerven-
heilkunde 1893, IV. H. 3, 4. Oct.

J. beschreibt 3 Fälle von Hemiplegie mit ihren bekannten ty-

pischen Erscheinungen während des Lebens, bei denen die Diagnose
der Apoplexia cerebri nicht gerechtfertigt war, insofern als das
Gehirn keinerlei Herderscheinungen zeigte und bis auf allgemeine
atheromatöse Gefäfsveränderungen gesund erschien; in 3 anderen
Fällen, die J. beobachtete, fand sich einmal Urämie als Ursache,
ein anderes Mal miliare Tuberkulose, und ein drittes Mal keine
erklärliche Aetiologie. Ausser diesen 6 Fällen konnte J. 32 aus
der Litteratur zusammenstellen, in denen für die Hemiplegie gleichfalls der organische Herd fehlt; unter diesen 38 Kranken finden
sich 16 Männer, 11 Frauen, 2 Knaben und 9 ohne Angabe des
Geschlechts. Das Alter schwankte bei 29 zwischen 25 und 85
Jahren. In ätiologischer Hinsicht umfasst die Gruppe A. diejenigen
(12 Fälle), in denen sich die Hemiplegie bei früher Gesunden einstellt; fast alle diese waren über 60 Jahre alt und der Tod erfolgte wenige Tage bis Wochen nach dem Schlaganfall; alle zeigten
arteriosclerotische Gefäfsveränderungen im Gehirn und 8 auch eine
arteriosclerotische Schrumpfniere. Die Gruppe B (22 Fälle) umfasst diejenigen, bei denen die Hemiplegie während eines schon
bestehenden krankhaften Zustandes sich entwickelte. In 10 Fällen
von diesen handelte es sich um Urämie mit dem Befunde der Nephritis (7 chronische und 1 acute); in 2 Fällen fanden sich syphilitische Narben an Leber und Niere. In 4 anderen Fällen der
Gruppe B. bestand Lungentuberculose vor der Hemiplegie, in einem
Falle Miliartuberculose bei einem 14 Monate alten Kinde. In 2
anderen Fällen entwickelte sich die Hemiplegie im Anschluss an
eine Pneumonie. Von 4 Fällen die zu keiner der genannten Gruppen
gehören, trat die Hemiplegie einmal während einer puerperalen
Infection ein, ein anderes Mal bei einer subacuten Bleivergiftung;
ein anderer Kranker zeigte wiederum Arteriosclerose, und ein vierter
steht ohne Beziehung zu irgend einem ätiologischen Gesichtspunkte.
— In der Regel trat der Tod binnen kurzer Zeit (Tage oder
Wochen) nach der Hemiplegie bei den erwähnten Fällen ein. —
Die Ursache des Entstehens dieser Hemiplegien dürfte vielleicht
in Kreislaufsveränderungen und ungleichen Verteilungen des Blutdruckes und der Blutfülle in den beiden Hemisphären zu suchen sein.

S. Kalischer.

L. Casper, Ueber Cystitis colli gonorrhoica. Dermatologische Zeitschr.
Sep.-Abdr.

Verf. bekämpft die Cystitis colli (Urethritis posterior), welche
sich bekanntlich in Trübung der zweiten Urinportion, in schmerz-
haftem Harndrang, häufig auch in Blutung am Ende der Urinent-
leerung äussert, sehr erfolgreich durch Irrigation der Urethra posterior mit einer $^1/_{10}$ proc. Höllensteinlösung. Man führt einen nicht
zu starken Catheter, am besten einen geknüpften französischen Sei-
dengespinst-Catheter von dem Caliber 16—18 Ch., soweit ein, dass
sein Auge gerade in den Anfangsteil des Pars membranacea zu

liegen kommt und injicirt mittelst einer Handspritze ca. 100 g der lauwarmgemachten Lösung. Allenfalls kann man auch den mit Glycerin, nicht mit Oel bestrichenen Catheter bis in die Blase einführen und während man ihn langsam zurückzieht, die Spritze entleeren. Dagegen ist es irrationell, die Lösung direct in die Blase zu injiciren und dann durch den Pat. entleeren zu lassen, weil sich das Argent. nitr. in der Blase sofort in Chlorsilber umwandelt. Die Durchspülungen werden, wenn nötig, jeden zweiten Tag wiederholt. Je acuter der Fall, desto schneller wirksam zeigt sich die Methode; meist gehen schon nach der ersten Einspritzung alle Symptome bedeutend zurück.   H. Müller.

G. B. Mussey, Pregnancy in a case of cured metro-salpingitis — The electrical treatment of metritis with laceration of the cervix. Clinical lecture). Medical and surgical reporter. 1893, Oct. 28.

Verf. bespricht zunächst einen Fall, den er seit Jahren kannte. Die Pat. litt bereits vor 5 Jahren an Metritis und Erkrankung der linken Adnexe, dabei war ein linksseitiger Cervicalriss vorhanden. Letzterer wurde von einem anderen Operateur später geheilt. Danach war aber, als Verf. die Patientin vor nun einem Jahre sah, eine Verschlechterung ihres Zustandes eingetreten, sowohl im Allgemeinen, wie local, die Schmerzen in der Seite hatten sich gesteigert. Verf. heilte durch Anwendung der Electricität die Pat. soweit, dass sie ein Bild der Gesundheit darbot.

Er benützt auch dieses Beispiel um darauf hinzuweisen, dass vor allem bei derartigen Adnexerkrankungen der Uterus zu behandeln sei als Ausgangspunkt derselben, und dass dies mit Hülfe des galvanischen Stroms am zweckmäfsigsten geschähe. — Die operativen Eingriffe, welche die Adnexe entfernen, lassen die Quelle des Leidens im Uterus zurück. Auch von einer eventuellen Wiederherstellung des Cervix muss der Uterus und das Endometrium geheilt werden, wobei die Elektricität dem operativem Verfahren, Curettement etc. vorzuziehen ist.

An der Hand eines zweiten ähnlichen Falles führt Verf. dieselben Grundsätze aus.   A. Martin.

G. Menicanti, Ueber das Verhältniss der Menge des Lungenblutes zu der des Körperblutes bei verschiedenen Tieren. Zeitschr. f. Biologie 1894, XXX. S. 439.

Auf Veranlassung von C. Voit hat Verf. die Frage untersucht, welcher Bruchteil des Blutes jeweilig in den Lungen mit der atmosphärischen Luft in Berührung kommt, indem er narcotisirten Tieren (Hund, Katze, Kaninchen, Frosch) den Thorax öffnete, die Lungen am Hilus abband und ihren Blutgehalt mit dem des ganzen Körpers nach der kolorimetrischen Methode von Welcker verglich. Dabei ergab sich, dass nur 7—9 pCt. des Gesammtblutes jeweilig in den Lungen sich befinden und dieser kleine Teil genügt, den Organismus zu ventiliren.   Härthle.

B. Vas, Untersuchungen über die antibacterielle und antifermentative Wirkung einiger Bitterstoffe. Ungar. Archiv f. Med. 1894, II. S. 315.

Auf Bacillus coli communis und Typhusbacillus übten die Bitterstoffe, speciell Absinthin, Calumbin, Condurangin, Quassin weder abtötende, noch entwicklungshemmende Wirkung aus. Die Alcoholgährung wird von Quassin und Calumbin verzögert, in geringem Grade auch von Cetrarin, Absinthin und Condurangin sind ohne Einfluss.

R. Salkowski.

Gumlich, Ueber die Aufnahme der Nucleine in den tierischen Organismus. Zeitschr. f. physiol. Chem. XVIII. S. 508.

Ein mit 400 g Fleisch pro Tag gefütterter Hund von 25 Kilo erhielt am 8. Tage 22 g Nucleinsäure (mit c. 2.2 g Phosphor), aus Kalbsthymus dargestellt. Die N-Ausfuhr durch den Harn wurde dadurch nicht wesentlich geändert (allerdings war zuvor die N-Ausscheidung noch nicht gleichmäfsig, betrug sie doch am 5. bis 7. Tage 15.8—13.5—12.8 g; am Fütterungstage und den 3 Nachtagen 14.4—18.2—13.11.7 g, Ref.), der Extraktiv-N (durch Phosphorwolframsäurefällung bestimmt) ging ein wenig in die Höhe, sehr beträchtlich die Ausscheidung von Ammoniak, gar nicht die der Harnsäure (nach der unsicheren Methode der Salzsäurefällung bestimmt, Ref.). Dagegen nahm die P_2O_5-Ausfuhr, die zuvor 1.5 g betragen hatte, bis auf 3.34 g zu und erreichte noch am folgenden Tage den Wert von 2 g, sodass die Fütterung mit 22 g Nucleinsäure, die kaum 4 g P_2O_5 enthielten, eine Mehrausscheidung von 2.5 g P_2O_5 durch den Harn zur Folge hatte. Leider musste die Untersuchung des Kothes auf P_2O_5 u. N unterbleiben. Da die Nucleinsäure als solche gelöst im Chymus nachzuweisen ist, dürfte die Steigerung der P_2O_5-Ausfuhr durch den Harn auf Resorption unzersetzter Nucleinsäure zurückzuführen sein.

J. Munk.

A. G. Miller, Note on Birr's new method of treating strumous diseases of the extremities by passive congestion. Edinburgh med. Journ. 1894, p. 702.

Von der Erfahrung ausgehend, dass die bei Herzfehlern sich entwickelnde passive Kongestion der Lungen einen Schutz gegen Tuberkulose verleiht, hat Birr versucht, tuberkulöse Gelenkaffectionen durch künstliche Erzeugung passiver Kongestion mittelst Umschnürung des Gliedes oberhalb des Gelenks zu heilen. Verf. hat nun die ungemein günstigen Resultate Birr's nachgeprüft

Wenn die Birr'sche Methode auch nicht die Amputationen, Excisionen, Auskratzungen und immobilisirenden Verbände ersetzen kann, so ist sie doch bei den leichteren Fällen von tuberkulösen Gelenk- u. Hautaffectionen der Extremitäten neben den älteren Eingriffen ausgezeichnet zu verwerten. Verf. bevorzugt die Nachts unterbrochene Kompression vor der kontinuirlichen. Er empfiehlt die Methode:

1) bei tuberkulösen Hautaffectionen der Extremitäten,
2) bei tuberkulösen Gelenkaffectionen im frühen Stadium,
3) bei multiplen tuberkulösen Affectionen, bei denen eine eingreifendere Methode nicht mehr anwendbar ist.

Auch er glaubt, dass die gröfsere Anhäufung von Blut und Lymphe die erkrankten Partien geeigneter zur Bekämpfung und Vernichtung der Tuberkelbacillen macht.

M. Rothmann.

M. Schmidt, Zur Schädelperforation mit nachfolgender diagnostischer Gehirnpunction. Arch. f. klin. Chir. XLV. S. 586.

S. hat ohne damals Kenntniss von der gleichartigen Empfehlung von Maas zu besitzen in einem zweifelhaften Falle von Gehirnerschütterung oder entzündlicher Betheiligung des Schädelinnern an einem alten eiterigen Mittelohrprocess nach resultatloser Aufmeisselung des Warzenfortsatzes $1\frac{1}{2}$ Daumenbreit über dem Ohrmuschelansatz

eine diagnostische Schädelbohrung mit Einführung einer Probepunctionsnadel durch
das Bohrloch verrichtet. Dieselbe hatte ebenfalls ein negatives Ergebniss, blieb aber
wie die Autopsie des 2 Tage später an den Folgen einer durch Fall erlittenen
Schädelläsion (Schädelbruch mit Contusion der Hirnrinde), nicht an der auf das Felsenbein beschränkten Otitis verstorbenen Patienten darthat, ohne jede Reaction Aus
den eingehenden Vorschriften, welche S. behufs Verallgemeinerung des in vorstehendem Falle benutzten diagnostischen Eingriffes giebt, ist die Sorge zu erwähnen, dass
der Bohrstift nach beendeter Durchlöcherung des Schädels nicht unversehens weiter
rutscht. Um dieses zu verhindern, hat S. bei HÄRTEL in Breslau einen mit einer
Millimeter-Scala und beweglicher Hülse versehenen derartigen Stift fertigen lassen.
Für die später zu gebrauchende Probepunctionsspritze bedarf es keiner besonderen Vor-
richtungen, und muss die Nadel mindestens ca. 8—10 cm lang und ebenfalls mit
einem Mafsstab versehen sein.   P. Güterbock

G. Pflug, Zur Glaucomfrage bei unseren Haustieren. Deutsche Zeit-schrift f. Thiermed. u. vgl. Pathol. XIX. S. 426.

Als Buphthalmos in der Tiermedicin bezeichnet Pf. drei verschiedene Zustände,
die Vergröfserung des von der Sclera umschlossenen Bulbustheiles, was sich besonders
durch das Oedem des Glaskörpers, Vorbauchung der Iris in die vordere Kammer,
Abflachung der Cornea und Flacherwerden der vorderen Kammer charakterisirt.
Wahrscheinlich steht dieser Zustand dem glaucomatösen Process nahe. Bei der zweiten
Form ist die vordere Kammer vergröfsert (Keratoglobus) die Cornea hervorgewölbt,
die Iris rückwärts gedrängt und der Humor aqueus vermehrt. Die dritte Form, der
eigentliche Buphthalmos, zeigt eine Erweiterung und Vergröfserung der Vorderkammer
und des Glaskörpers, eine mehr oder weniger senkrechte Stellung der Iris, Oedem des
Corpus vitreum und Vermehrung des Kammerwassers. Die Tension des Bulbus ist
dabei sehr vermehrt.

Durch eine Reihe von Krankengeschichten sucht Pf. zu beweisen, dass erstere
Form dem menschlichen Glaucom entspricht.   Horstmann.

J. S. Cohen, Sarcoma of tonsil: Evulsion through the mouth. Med. News 1894, Jan. 24

Bei einem 58jährigen Spinner bestand seit 3½ Jahren eine Anschwellung der
linken Mandel, die sich im letzten halben Jahr bis Hühnereigröfse entwickelt hatte.
Keine Drüsenschwellung, kein Schmerz, leichte Dysphagie und Verschleierung der
Stimme Die histologische Untersuchung eines entfernten Teilchens ergab die Diagnose
Sarcom. Entfernung nach Cocainisirung mit dem glühenden Messer, Finger und
Zange. Erhebliche Blutung. Heilung. (Da der Fall zu kurze Zeit nach der Ope-
ration beschrieben, ist die Heilung nur eine vorläufige. Ref.).   W. Lublinski.

Schilow, Ueber den Einfluss des Wasserstoffsuperoxyds auf einige pathogene Mikroorganismen. Petersburger med. Wochenschrift 1894, No. 6.

Das Wasserstoffsuperoxyd der Pharmakopö ist bekanntlich mit Säure versetzt
behufs Haltbarmachung und enthält nur etwa 8 pCt. H_2O_2. Sch. stellte sich, um mit
reinem H_2O_2 zu experimentiren, sein Präparat nach der CRISMER'schen Methode dar;
er schüttelte aus der mit Soda alkalisch gemachten ursprünglich salzsauren käuflichen
3proc. Lösung das H_2O_2 mit Aether aus, verjagte den Aether auf dem Wasserbad und
trocknete über Paraffin.

Zwei Präparate stellte er auf diese Weise dar. Das eine war eine ölige farblose
Flüssigkeit von starksaurer Reaction, spec. Gewicht 1.1756 und enthielt in 100 ccm
54 g = 88.7 ccm wasserfreies H_2O_2. Das andere war eine dickere gelbliche Flüssigkeit von 1.2475 spec. Gewicht und enthielt 79.57 g = 548 ccm H_2O_2 in 100 ccm
Flüssigkeit.

Eine ½proc. Lösung tötete Cholerabacillen in 3 Minuten; entwicklungshemmend wirkte es noch in einer Verdünnung von 1:10000.

Milzbrandsporen wurden durch eine 14proc. Lösung in 8 Minuten, durch eine 1 proc. in einer Stunde vernichtet.

(Die grundlegenden Versuche Schönbein's über die Gasentwicklung d. h. Sauerstoffabspaltung aus H_2O_2 durch alle Bakterienarten scheint Sch. nicht zu kennen).

Scheurlen.

Heinz u. Liebrecht, Coffeïnsulfosäure, ein neues Diureticum. Berl. klin. Wochenschr. 1893, No. 43 b.

Unter den echten Diureticis, d. h. denjenigen harntreibenden Mitteln, die nicht durch Steigerung des Blutdrucks wirken, sondern dadurch, dass sie die Nierenzellen zu vermehrter Secretion anregen, stehen in erster Reihe das Dimethylxanthin oder Theobromin und das Trimethylxanthin oder Coffeïn; indessen wird ein Teil ihrer Wirkung dadurch paralysirt, dass sie zugleich gefässverengernd wirken, so dass in einer bestimmten Zeiteinheit weniger Blut die Nierengefässe durchströmt. Durch gleichzeitige Darreichung von Chloralhydrat kann man diese gefässverengernde Wirkung aufheben, doch ist diese Darreichung bei Herz- und Nierenleidenden nicht ungefährlich. H. u. L. suchten daher das Coffeïn mit einem Mittel zu verbinden, das die Wirkung auf das vasomotorische Centrum zu compensiren im Stande war, ohne die gefährlichen Eigenschaften des Chloralhydrats zu besitzen, und fanden ein solches in den Sulfosäuren: so stellten sie die Coffeïnsulfosäure, besw. deren Salze dar. Das coffeïnsulfosaure Natrium bewährte sich in Tagesdosen von 4—6 g als ein tadelloses, prompt wirkendes Diureticum; irgendwelche unangenehme Nebenerscheinungen wurden nicht beobachtet. Am besten giebt man es in Einzeldosen von 1 g, und zwar des bitteren Geschmacks wegen in Kapseln. Ausser dem Natriumsalz wurde auch das Lithium- und Strontiumsalz dargestellt, ersteres mit Rücksicht auf die vielgerühmte Wirkung der Lithiumsalze bei harnsaurer Diathese, letzteres auf Anlass neuerer französischer Arbeiten, die über eine besonders günstige Wirkung von Strontiumsalzen auf Nierenentzündung berichten.

K. Kronthal.

N. Bridge, Note on a usually overlooked condition in the grave Convulsions of Infancy and Childhood. The American Journ. of the Medical scienc. 1893, No. 251, March.

Bridge macht auf die grosse Wichtigkeit der Differenzirung von 2 Formen von Krämpfen bei Kindern aufmerksam. Die erste Form gleicht einem epileptischen Anfall; derselbe tritt plötzlich auf, ist kurz, wird durch leichte physiologische Störungen hervorgerufen (Verdauungstractus etc.) und führt zu völliger, schneller Wiederherstellung. Nur zuweilen und bei häufigem Auftreten ist er der Vorbote der Epilepsie des späteren Alters. — Die 2. Form der Krämpfe ist eclamptischer Natur; die Krämpfe sind prolongirt, erst sehr heftig, gehen in allgemeine unregelmässige convulsive Zuckungen (des Kopfes, Gesichts etc.) über; häufig wiederholen sie sich alle paar Secunden oder Minuten, und oft ist Bewusstlosigkeit und Deviation der Augen vorhanden. Nach Stunden oder Tagen ist der Ausgang der in Heilung oder in Tod. Diese zweite Form der Krämpfe zeichnet sich vor der ersten klinisch am meisten durch die Fiebertemperatur aus, die stets dort vorhanden ist, wo die eclamptischen Convulsionen einige Minuten dauern, und die schwindet, sobald die Convulsionen nachlassen. Die Ursache des Fiebers, das die Convulsionen dieser Art hervorruft resp. begleitet, sind mannigfacher Natur, bald locale Entzündungen der Organe etc. Als Mittel gegen die das Fieber begleitende Convulsionen werden kühle Bäder sehr empfohlen und ebenso wirkt Chloralhydrat in vielen Fällen günstig (innerlich oder noch besser als Klystier).

S. Kalischer.

C. Berliner, Ueber einen Fall von Cheiropompholyx (Hutchinson). Deutsche med. Wochenschr. 1893, No. 43.

Bei einem 43jährigen Arbeiter entstanden acut ohne nachweisbare Ursache zunächst an den Fingern und Händen, dann auch im Gesicht, in der oberen Hals- und Nackengegend, zuletzt an den Füfsen unter leichtem Jucken stecknadelkopf- bis erbsengrofse, mit klarer, hellgelber, alcalisch reagirender Flüssigkeit gefüllte Blasen. An den Füfsen, namentlich den Sohlen, erreichten sie bei leichter Störung des Allgemeinbefindens einen gröfseren Umfang, doch trat unter Salbenverbänden und Pudern überall in kurzer Zeit Heilung ein. Der Pat. hatte früher schon wiederholt ähnliche Eruptionen an den Händen gehabt. Als characteristisch für Cheiropompholyx bezeichnet Verf. die typische Localisation an Händen und Füfsen, den acuten, von Jucken, Brennen, Störung des Allgemeinbefindens begleiteten Beginn, den acuten benignen Verlauf und den ausgesprochen bullösen Charakter des Ausschlags. Er betrachtet die Krankheit als eine mit oberflächlicher Entzündung einhergehende Angioneurose, wahrscheinlich toxischen Ursprungs. H. Müller.

R. Hölscher, Ueber die Beziehungen zwischen Asthma und Psoriasis. (Aus der med. Klinik zu Kiel). Monatsh. f. pract. Dermatologie XVII. No. 9.

Verf. berichtet über 4 Fälle, in denen die genannten beiden Affectionen gleichzeitig oder alternirend auftraten. H. Müller.

Oliver, On abortion. Edinburgh medical journal 1893, Aug. u. Sept.

Nach einer kurzen Uebersicht über Entstehung und Schicksale des Ei's giebt Verf. eine wenig übersichtliche Zusammenstellung von Ursachen des Aborts, in der recht wichtige, z. B. die Retroflexio und die künstlich herbeigeführten, fehlen. Hervorzuheben unter seinen Angaben ist z. B. die, dass Syphilis nur eine unwesentliche Rolle spiele gegenüber Blei- und Schwefelkohlenstoff-Intoxication; dass Myome schon die Implantation des befruchteten Ei's in die Schleimhaut verhindern können, wofür eine nähere Erklärung nicht gegeben wird; endlich dass ein Mangel an Tonus „about the uterus" Abort herbeiführe. Gegen diese letztere Ursache empfiehlt Verf. die Verabreichung von Ergotin, Eisen und dopp. kohlensaur. Natron. A. Martin.

Ch. W. Cathcart, Note on the quenching of thirst after abdominal Operations. Edinb. Medic. Journ. 1893, Sept.

Verf. empfiehlt Eingiefsungen von Wasser oder physiol. Kochsalzlösung in's Rectum zur Stillung des Durstes bei Laparotomirten A. Martin.

Kelynack, Cas fatal d'empoissonnement aigu par la benzine. Gaz. med. de Paris 1893, No. 46.

Versehentliche Einnahme von ca. 30 g Benzin. Bewusstlosigkeit, enge, reactionslose Pupillen, beschleunigter, kleiner Puls, Cyanose, starker Benzingeruch. Tod nach 12 Stunden durch Herzlähmung. Bei der Section fast unerträglicher Anilingeruch, Ecchymosen im Darm und auf der Bronchialschleimhaut, sonst nichts Besonderes. Durch die chemische Untersuchung war Anilin im Urin nicht nachweisbar, bei der mikroskopischen zeigte sich keine Verfettung des Herzmuskels, bei der spektroskopischen normales Verhalten des Blutes. Fr. Strassmann.

Einsendungen für das Centralblatt werden an die Adresse des Hrn. Prof. Dr. M. Bernhardt (Berlin W. Französische Strafse 21) oder an die Verlagshandlung (Berlin NW., 68. Unter den Linden) erbeten.
Verlag von August Hirschwald in Berlin. — Druck von L. Schumacher in Berlin.

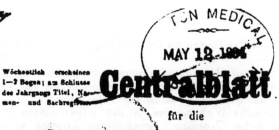

Wöchentlich erscheinen
1—2 Bogen; am Schlusse
des Jahrgangs Titel, Na-
men- und Sachregister.

Preis des Jahrganges
20 Mark; zu beziehen
durch alle Buchhandlun-
gen und Postanstalten.

Centralblatt
für die
medicinischen Wissenschaften.

Unter Mitwirkung von
Prof. Dr. H. Senator und Prof. Dr. E. Salkowski,
redigirt von
Prof.-Dr. M. Bernhardt
in Berlin.

1894. **28. April.** **No. 17.**

Inhalt: v. Kossa, Zur Therapie der Cyanvergiftungen. (Orig.-Mitt.)
Rubner, Ueber das Vorkommen von Mercaptan. — Harley, Ueber den
Verschluss des Gallen- und Brustganges. — Walsham, O'Neele, Cottrell,
Gleich, Behandlung des Klumpfusses. — Greeff, Veränderungen des Corpus
ciliare nach Punction der vorderen Kammer. — Maffucci, Verhalten des Embryo
gegen Infectionen. — Baginsky, Ueber die diphtheritische Nierenerkrankung. —
Stieglitz u. Gerster, Diller u. Buchanan, Operativ behandelte Hirncysten.
— Singer u. Freund, Hauterkrankungen durch Autointoxication.

Reuss, Einfluss der Bitterstoffe auf die Verdauung. — Inoko, Verbreitung der
Nucleinbasen in den Organen. — Yamagiwa, Ueber die Regeneration des Sehnen-
gewebes. — Grillini, Ueber die mechanische Reizung des Epiphysenknorpels. —
Müller, Diagnose von Abscessen im Proc. mastoid. — Zuckerkandl, Anatomie
der Nasenhöhle. — Phisalix u. Bertrand, Ueber die Abschwächung des Viperngiftes und Immunität gegen dasselbe. — Barbolese, Wirkung des Ferratins. —
Uhhuh, Behandlung des Keuchhustens. — Bleuler, Fall von aphasischen Symptomen u. s. w. — Tilanus, Fall von Hemihypertrophie. — Lorand, Wärmebehandlung des weichen Schankers. — Zaaijer, Gehirnruptur ohne Schädelfractur.

Zur Therapie der Cyanvergiftungen
von Dr. Jul. v. Kossa in Budapest.

Es ist zweifellos, dass wir den Cyanvergiftungen in vielen
Fällen, hauptsächlich bei absichtlichen Vergiftungen mit Cyankalium, (wo meist eine weit gröfsere Dosis als die tötliche eingenommen wird), infolge des fulminanten Verlaufes der Vergiftung
stets machtlos gegenüberstehen werden, da. wir über die zum ärztlichen Eingriffe nötige Zeit nicht verfügen. Nachdem aber Vergiftungen durch Zufall in Fabriken, Laboratorien etc. verhältnissmäfsig ziemlich häufig vorkommen, ja selbst Intoxicationen durch
Genussmittel (Marasquino, Persico etc.) nicht zu den Seltenheiten
gehören, (konnten wir doch gerade im vergangenen Jahre bei uns über
eine tötlich endende Vergiftung durch cyanhydrogenhaltigen Liqueur
lesen), dürfen wir den Bestrebungen nicht entsagen, ein geeignetes

Mittel zur Bekämpfung der Cyanvergiftungen zu suchen, um so
mehr, da bei den letzthin erwähnten Intoxicationsformen sich der
Verlauf oft auch auf Stunden, ja selbst auf Tage erstreckt.

Die antagonistische Wirkung des in den 60ger Jahren von
PREYER als dynamisches Gegenmittel empfohlenen Atropins wurde
von einer ganzen Reihe von Forschern (LECORCHÉ u. MEURIOT, KEEN
und HARE, LEWIN, BARTHALOW, SCHROFF und hauptsächlich BÖHM)
widerlegt. Vor drei Jahren empfahl KROHL (in einer unter KOBERTS
Leitung ausgeführten Arbeit) das Wasserstoffsuperoxyd als physiologisches Antidotum, indem er von der Voraussetzung ausging,
dass unter dessen Einwirkung die Cyanwasserstoffsäure zu Oxamid
wird; es gelang ihm auch thatsächlich seine Versuchstiere zu retten,
wenn er denselben die tötliche oder eine nur etwas gröfsere Dosis
von CNH verabfolgte.   Auf diesen Antagonismus sich beziehende
neuere Daten sind bis jetzt keine vorhanden.

Bei meinen Untersuchungen, die ich in dem hiesigen Institute
für Pharmakologie und Chemie unternahm, ging ich von der Ueberzeugung aus, dass bei so rasch verlaufenden Intoxicationen, die auf
chemischem Antagonismus beruhende Therapie noch die meiste
Aussicht auf Erfolg hat; denn während sich die wohlthätige Wirkung
der physiologischen Antagonisten nach und nach erst dann zu mani-
festiren beginnt, wenn dieselben schon zum grössten Teile resorbirt
sind und sie auch ihre Wirkung an den verschiedensten Stellen des
Organismus entfalten, was oft viele Minuten in Anspruch nimmt,
üben die chemischen Gegenmittel ihre Wirkung sogleich nach der
Einverleibung aus, sobald sie mit dem Gifte im Magen zusammentreffen.

Ich kam auf das Kalium hypermanganicum, weil der Gedanke
sehr nahe lag, dass dies die Blausäure zur Cyansäure, respective
das Cyankalium zu cyansaurem Kalium oxydirt, welch' letzteres —
wie dies seit RABUTEAU's und MASSOL's Experimenten bekannt —
kaum giftig ist (Hunde vertragen auch 3 g ohne Schaden).

Meine Versuche, die ich an Kaninchen (mit in den Magen
eingeführtem Gifte) vornahm, überzeugten mich, dass dieselben bei
den kleinsten letalen Dosen (1 cg) von CNK, wenn sofort nachher
auch das Kaliumhypermanganat (0.50 gm) in den Magen eingeführt
wurde, gerettet werden können, ohne dass sich Vergiftungssymptome entwickelten; ja in einem Falle erzeugte bei dieser Behandlungsmethode selbst die verzehnfachte tötliche Dosis keine auffallenden Intoxicationserscheinungen.   Gab ich dem Tiere die 20fache
tötliche Dosis, so ging dasselbe wohl zu Grunde, während jedoch
der zwanzigste Teil dieser Dosis oft schon nach 3½ Minuten zum
Tode führte, lebte das Tier bei gleichzeitiger Darreichung des Permanganats selbst bei so enorm grofsen Dosen manchmal noch länger
als eine halbe Stunde.   Mengte ich aber das zwanzigfache der tötlichen Dosis vorher mit ½ g Kaliumpermanganat, und liefs die
Mischung 3 Stunden hindurch stehen, so blieb nach der Einverleibung derselben jegliche Vergiftungserscheinung aus.   Aus den

Athmungscurven*) ist ersichtlich, dass die Athmung bei den mit Kalipermanganat behandelten Tieren ganz normal bleibt, ohne jedwelche Spur einer für Cyan charakteristischen Veränderung. Meine Versuche mit Aqua amygdal. amarar. (CNHgehalt: 1 %) und blausäurehaltigem Ol. amygdal. amarar. überzeugten mich ebenfalls, dass dieser Antagonismus auf realer Basis beruht, — was praktisch zu verwerten ich um so eher für zweckmäfsig finde, weil das Kaliumpermanganat vom Magen aus überhaupt nicht resorbirt wird (KOBERT) · und man es daher in entsprechender Verdünnung selbst im Ueberschusse ganz getrost geben kann.

Was die chemische Erklärung dieses Antagonismus betrifft, so gelangte ich durch meine neueren Untersuchungen zu der Ueberzeugung, dass sich das Cyankalium unter Einwirkung des Permanganats schliefslich in Kaliumhydrocarbonat, Kaliumcarbonat u. Harnstoff (also in sensu striciori nicht giftige Verbindungen) spaltet; dies sind aber nur Secundärproducte des sich in erster Reihe bildenden cyansauren Kaliums, aus welchem man auch die Entstehung des Harnstoffes erklären kann; diesbezüglich angestellte Parallelversuche zeigten nämlich, dass die wässrige Lösung von cyansaurem Kali, wenn wir es bei gelinder Wärme verdunsten lassen, neben kohlensaurem u. saurem kohlensaurem Kalium auch Harnstoff bildet.

M. Rubner, Ueber das Vorkommen von Mercaptan, nach gemeinsam mit NIEMANN u. STAGNITTA-BALISTRERI ausgeführten Versuchen. Arch. f. Hyg. XIX. S. 137.

Bezüglich der qualitativen Reactionen auf Methylmercaptan fand R. folgende Reihenfolge. Am wenigsten empfindlich ist concentrirte Bleizuckerlösung, dann folgt 3 procent. Bleizuckerlösung (gelber, bräunlich werdender Niederschlag) Quecksilbercyanid mit etwas Salzsäure (gelber Niederschlag), Isatinschwefelsäure (Grünfärbung) Goldchlorid und Palladiumchlorid. Luft welche zu prüfen ist, wird zweckmäfsig vorher durch Chlorcalcium getrocknet. Das Aethylmercaptan verhält sich nicht wesentlich anders, als das Methylmercaptan. Ausführlich beschreibt Verf. das zur quantitativen Bestimmung des Mercaptans in den beim Schmelzen von Eiweifskörpern etc. mit Kalihydrat erhaltenen Schmelzen von ihm angewendete Verfahren. Im Wesentlichen besteht dasselbe darin, dass die Lösung der Schmelze unter Salzsäurezusatz aus einem Kolben destillirt wird und die sich entwickelnden Gase nach Abscheidung des weniger leicht Flüchtigen durch Quecksilbercyanidlösung geleitet werden, während gleichzeitig ein durch den ganzen Apparat geleiteter Luftstrom alles Mercaptan austreibt. Das erhaltene Gemisch von Quecksilbermercaptid und Schwefelquecksilber wird mit 3 proc.

---

*) Siehe Ungar. Arch. f. Med. Bd. II.

Salzsäure erhitzt, das Mercaptan ausgetrieben und durch Einleiten
in Bleiacetatlösung in Bleimercaptid übergeführt. Die Methode ist
durch zahlreiche Controllversuche geprüft, es zeigte sich dabei, dass
die Anbringung einer Correctur für die Löslichkeit des Bleimer-
captids in 3 proc. Bleizuckerlösung erforderlich ist.

      Was die Natur des beim Schmelzen mit Kali erhaltenen Mer-
captans betrifft, so wurde in dem aus verschiedenen Quellen erhaltenen Bleimercaptid das Blei bestimmt und in Uebereinstimmung mit
NENCKI u. SIEBER constatirt, dass es sich jedenfalls sehr vorwiegend
um Methylmercaptan handelt. Die Quantität des beim Schmelzen
animalischer Stoffe mit Kali auftretenden Mercaptans ist eine sehr
wechselnde.

      Am meisten lieferte käufliches Pepton, nämlich 0.274 pCt.,
demnächst Schellfischfleisch 0,242 pCt. der Trockensubstanz, am
wenigsten Gelatine 0.050 pCt., eine bedeutende Differenz ergab sich
zwischen Blutkörperchen und Blutserum. (SIEBER und SCHONBENKO
geben noch höhere Werte für Eieralbumin an, nämlich 0.3548 pCt.,
Verf. fand 0.127 pCt. Ref.). Auch das Fleischextract lieferte
0.173 pCt. der Trockensubstanz. Die Untersuchung vieler pflanzlicher Nahrungsstoffe und Nahrungsmittel auf Mercaptan mittelst
des Schmelzens mit Kali ergab gleichfalls Mercaptan, obwohl im
Allgemeinen nur wenig, ausgenommen Blumenkohl, Wirsingkohl
und Teltower Rüben, welche ziemlich hohe Werte ergaben, nämlich 0.088 und 0.182 bezw. 0.104 bezw. 0.286 pCt. der Trockensubstanz.

      Verf. ging nunmehr zu Untersuchungen der Frage über, ob
unter den Bedingungen des täglichen Lebens diese Mercaptangruppen
in Freiheit gesetzt werden können. Es zeigte sich zunächst, dass
schon bei einfacher Erhitzung der feuchten oder trocknen Substanz
Mercaptan abgespalten wird, die Quantität war meistens etwas geringer, wie beim Schmelzen mit Kali, in einigen Fällen aber auch
etwas grösser. Endlich zeigte sich, dass schon das einfache Kochen
mit Wasser bei einer Anzahl pflanzlicher Nahrungsmittel zur Abspaltung von Mercaptan genügt, so bei Wirsingkohl, Blumenkohl,
Teltower Rüben, Rosenkohl, Blaukraut, in allen diesen Fällen entwickelte sich gleichzeitig Schwefelwasserstoff, während aus Eiern
ausschliefslich Schwefelwasserstoff erhalten wurde. Mercaptan und
Schwefelwasserstoff sind also unter Umständen und sicher sehr häufig
im „Küchendunst" enthalten. — In einer Reihe von Versuchen
zeigte sich nach dem Genuss entsprechender Vegetabilien Mercaptan
im Harn, in Uebereinstimmung mit der Angabe NENCKI's für den
Harn nach Spargelgenuss. Ein weiterer Abschnitt beschäftigt sich
mit der Mercaptanabspaltung bei biologischen Processen.

      Die Anzahl der schon bekannten in Reinkultur Mercaptan bil-
denden Bacterien konnte durch einige weitere vermehrt werden,
namentlich Proteus vulgaris und Tetanusbacillen in Bouillonkultur.
Die Untersuchung der Frage, in welcher Weise das Mercaptan in
diesen Fällen entsteht, wird sich an die Untersuchung von Mikro-

organismen auf Gehalt an mercaptanbildenden Gruppen anschliefsen müssen; nach dieser Richtung ist es sehr bemerkenswert, dass Schimmelpilze, Hefezelle und Prodigiosus beim Schmelzen mit Kali nur äusserst wenig Mercaptan bilden.

Es ist schon längere Zeit bekannt, dass Hefe unter Zusatz von Schwefelblumen mit Traubenzucker zur Gährung angesetzt, Schwefelwasserstoff entwickelt. Verf. konnte in den Gasen auch Mercaptan nachweisen. Es muss also bei der Bacterienzersetzung neben der Abspaltung pâformirter Mercaptangruppen auch die Synthese des Mercaptans als Möglichkeit offen gehalten werden. — Bei der natürlichen Fäulniss von tierischen Organen wurde gleichfalls Mercaptanbildung beobachtet, in reichlicher Menge namentlich bei Fleisch. Schliefslich bespricht Verf. die „Bleiprobe“ zum Nachweis von Schwefelwasserstoff und weist darauf hin, dass die Bräunung eines mit Bleiacetatlösung getränkten Papierstreifens nicht unbedingt beweisend ist für Schwefelwasserstoff, sondern auch auf Mercaptan beruhen könne. Ist der Nährboden der Bacterien eisenhaltig, so wird der Schwefelwasserstoff zurückgehalten und alsdann beweist die Bräunung von Bleipapier die Gegenwart von Mercaptan.

E. Salkowski.

V. Harley, Leber und Galle während dauernden Verschlusses von Gallen- und Brustgang. du Bois-Reymond's Arch. 1893, S. 291.

Wird der Gallen- und Brustgang gleichzeitig unterbunden, so gehen die Hunde an Peritonitis oder Ruptur des Gallengangs innerhalb 2—17 Tagen zu Grunde. Wird aber erst der Gallengang und erst einige Tage später der Brustgang verschlossen, so können die Hunde durch viele Wochen hindurch am Leben bleiben. In 11 Versuchen fanden sich niemals Gallenbestandteile im Blut und im Harn, zum Zeichen, dass die gestaute Galle einzig und allein durch die Lymphbahnen in's Blut eintritt, in 5 Versuchen enthielt ungeachtet der Verschliefsung des Brustganges der Harn ausnahmslos Gallenstoffe (Gallenfarbstoff und Gallensäuren). Durch Untersuchung der vor der Unterbindung des Gallenganges aufgefangenen und der bei der späteren Tödtung des Tieres aus der Gallenblase gewonnenen Galle liefs sich feststellen, dass der Gehalt der letzteren an Taurocholsäure um $\frac{1}{4}$—$\frac{1}{2}$ geringer, dagegen derjenige an Mucin und Cholesterin erheblich grófser war als in ersterer. Davon abgesehen war nach dem Verschluss auch die Gröfse der Gallenbildung erheblich herabgesetzt und zwar, wie ein eigens zu dem Zweck angestellter Controlversuch ergab, bis auf das 8 fache vermindert, sodass z. B. von der Taurocholsäure in gleichen Zeiten 10 Mal weniger gebildet wurde, als vor der Unterbindung des Gallenganges. Infolge letzterer Operation erweitern sich unter dem Druck der gestauten Galle die Lebergänge, die Balken der Leberzellen zerklüften, das Protoplasma derselben schwindet, wie Verf. dies genauer an mikroskopischen Präparaten studirte und durch

instruktive Abbildungen erläutert. Von Interesse ist ein Versuch,
aus dem erhellt, dass nach Unterbindung des Gallenganges auch
dem Inhalt des Brustganges 17 Tage lang der Uebertritt in's Blut
verwehrt sein kann ohne die geringste Störung im Wohlbefinden
des Tieres, vorausgesetzt, dass, wie schon aus früheren Untersuchungen bekannt, nur Eiweifs und Kohlehydrat und keine Fette
gefüttert werden; ausser einer Ausdehnung des Brustganges und
einer Schwellung der Hals- und Schulterblattlymphdrüsen ist sonst
nichts Abweichendes zu entdecken, insbesondere nirgends eine Andeutung von Oedemen oder Ergüssen. Nach Verschluss des Brustganges am Halse haben sich, wie durch die Abbildung eines
Falles erläutert ist, die in der Brusthöhle neben dem Brustgange
für gewöhnlich kaum sichtbaren Collateralen stark erweitert und
sich gegen die Lymphdrüsen hin verästelt, welche zwischen die
vom Herzen abgebenden Blutgefäfse eingebettet sind; an der Unter-
bindungsstelle endete der Brustgang blind; nirgends waren Oedeme
und Extravasate sichtbar. — Die Arbeit ist in der Leipziger physiologischen Anstalt ausgeführt.   J. Munk.

1) **W. J. Walsham,** The treatment of club-foot. Brit. méd. Journ.
1893, p. 839.
2) **H. O'Necle,** Notes on three cases of chronic acquired talipes
succesfully treated by operation. Ebenda, p. 454.
3) **E. Cotterell,** Arthrodesis of the anklejoint in talipes varus due
to infantile paralysis. Lancet 1893, p. 1129.
4) **A. Gleich,** Beitrag zur operativen Plattfufsbehandlung. Arch. f.
klin. Chir. XLVI. S. 359.
   1) Aus diesem Vortrage und der sich anschliefsenden Discussion
in der Brit. med. Association sei hervorgehoben, dass bei jungen
Kindern im Gegensatz zu älteren Fällen mit vernachlässigtem hochgradigen Klumpfufs, operative Eingriffe nur auf diejenigen Vor-
kommnisse beschränkt werden sollen, in denen die Unmöglichkeit,
nach der Achillotomie den Fufs in rechtem Winkel zum Unterschenkel zu stellen, auf einer anders nicht zu beseitigenden Abbie-
gung des Tabes-Halses ("Seflection") nach unten beruht. Die betreffenden Eingriffe sollten aber nie gegen die Weichteile und
Bänder gerichtet sein, wie es bei der PHELPI'schen Operation und
bei der Trennung der Plantar-Aponeurose geschieht. Man muss
vielmehr den Talus entfernen und erst wenn dieses nicht zum Redressement ausreicht, darf man an Excision weiterer Teile des
Tarsus-Scelets denken.
   2) Die in den 3 Fällen Verf.'s befolgte Behandlung bestand
darin, dass zuerst unter ESMARCH'scher Blutleere und unter Narkose
die Plantar-Aponeurose subcutan getrennt wurde und erst später,
nach einer Woche die Achillarsehne. Der Grund hierfür ist, dass
die Zehen und der Vorderfufs besser gestreckt werden können,

wenn man den Hacken an der Achillessehne fixirt. Nach Heilung
der Hautwunden wird während 3—4 Wochen durch Manipulationen
und Massage der Fuß täglich in die richtige Position gebracht,
wobei als Hilfsmittel die hierzu angegebene Thomas'sche Maschine
benutzt wird. Die Patienten sollen dann täglich so viel wie möglich gehen und wird die Massage möglichst noch 2 Jahre nach
der Operation fortgesetzt. (Die beigefügten guten photographischen
Abbildungen veranlassen Ref auf die Unzulänglichkeit derartiger
Darstellungen orthopädischer Erfolge in vielen Fällen hinzuweisen.
Man sollte ein für alle Mal eine genaue Beschreibung des Ganges
des Pat. vor und nach der Behandlung verbunden mit Angaben
über Größe und Ernährungsverhältnisse der betreffenden Extremität
liefern).

3) Die in 3 Fällen von Verf. erfolgreich erprobte Operation
besteht in der Eröffnung des Fibiotarsal-Gelenkes durch einen vorn
quer verlaufenden Schnitt. Die von demselben betroffenen Sehnen
werden ebenso wie der V. tibial. ant. vor der Trennung auf beiden
Seiten angeschlungen, um dann nach Anfrischung des Gelenkes
sorgfältig vernäht zu werden. Die Anfrischung selbst hat keine
glatten Flächen an Stelle der Ueberknorpelung zu schaffen, das
Gegenteil ist eher wünschenswert; dagegen hat man überall, wo
knorplige Flächen sind, sie genau durchzuführen. Schluss der
äusseren Wunde, Lagerung des Beins auf einer passenden Schiene
und Nachbehandlung mit Gypsverbänden bieten nichts besonderes.
Als Vorteile dieser Arthrodese bezeichnet Verf. 1) die geringe Beeinträchtigung des Knochenwachsthums; 2) die Erhaltung der beiden Malleoli als gute Seitenstützen für das Gelenke; 3) Leichtigkeit
der Ausführung und Ungefährlichkeit des Eingriffs; 4) das gute
Endergebniss für die Bewegungsfähigkeit der betr. Patienten und
5) die Entbehrlichkeit kostspieliger und zusammengesetzter Stütz-
apparate.

4) Nach Resection eines Keiles von ca. 1 1/2 cm mit der Basis
nach abwärts mittels eines Pirogoff'schen Bügelschnittes wird der
Stumpf des Calcaneus so umgelegt, dass sich die unteren Grenzen
decken und mit einer winkligen Knickung eine Erhöhung des
Knochens um mehr als 1 cm eintritt. Der Resection wird die
Achillotomie vorangeschickt.   P. Güterbock.

R. Greeff, Befunde am Corpus ciliare nach Punction der vorderen
Kammer. Ein Beitrag zur Lehre vom Flüssigkeitswechsel im
Auge und der Fibrinbildung im Kammerwasser. Arch. f. Augenheilk.
XXVIII. S. 178.

Es kommen im Auge zwei Arten von Kammerwasser vor; das
erste, normale enthält kein Eiweiß und kein Fibrin und ist nicht
gerinnungsfähig; das zweite, welches nach stattgefundener Punction
der vorderen Kammer oder einer perforirenden Verletzung sich

einstellt, enthält reichlich Eiweifs und Fibrin und gerinnt sofort nach der Entleerung zu einem Galertklumpen; es gleicht in seinen Eigenschaften und seiner Zusammensetzung sehr dem Serum des Blutes.

Es liegt hiernach der Schluss nahe, dass durch die Punction, den Abfluss und den reifsenden Ersatz des Kammerwassers an der Stelle, an welcher das Kammerwasser abgesondert wird, abnorme Verhältnisse geschaffen werden, welche es ermöglichen, dass Stoffe, die sonst bei der Absonderung des Kammerwassers aus der Lymphe zurückgehalten werden, nunmehr in das Kammerwasser mit eintreten.

Dieser Satz wird durch folgende mikroskopische Befunde bewiesen: Sobald in einem Auge die vordere Kammer eröffnet war, traten im ganzen Gebiet der Processus ciliares grofse zahlreiche Blasen auf, die dadurch gebildet sind, dass der Epithelüberzug der Processus hoch und blasenartig abgehoben ist. Unter den Blasen sitzen geronnene Massen, wie wir sie auch nach der Punction später im Kammerwasser finden. Die Blasen entstehen durch den sich hier absondernden Flüssigkeitsstrom, welcher durch den nach Entleerung der Kammer vorhandenen negativen Druck gesteigert ist. Schliefslich werden die Blasen zum Platzen gebracht und entleeren ihren Inhalt in das Kammerwasser.

Die Fibrinbildung und Gerinnung des Kammerwassers entsteht also dadurch, dass nach Epithelalterationen am Orte der Secretion Eiweifsstoffe und Fibrinregeneratoren aus dem Blut in das Kammerwasser direct übertreten, Stoffe, die bei intactem Epithel von diesem zurückgehalten werden.   Horstmann.

Maffucci, Ueber das Verhalten des Embryo gegen Infectionen. Cbl. f. allg. Path. u. path. Anat. 1894, v. No. 1.

Die vorliegende in 10 Seiten zusammengepresste Mitteilung M.'s enthält für unsere Anschauung über Vererbung eine grofse Menge neuer Thatsachen. Die Experimente teilen sich in 2 Gruppen: die eine studirte das Verhalten des bereits entwickelten Embryo gegenüber einer Infection, die zweite die Entwickelung des Embryo nach erfolgter Infection des Ei's. Zur Untersuchung wurden herangezogen Hühnercholera, Milzbrand, Pneumobacillen, Hühnertuberkulose, Säugetiertuberkulose und die toxischen Produkte der beiden letzteren.

Bei den Experimenten am Hühnerei wurden die Bakterien entweder vor oder während der Bebrütung in das Eialbumin gebracht und die Eier zu verschiedenen Brutzeiten untersucht; ein Teil wurde ausgebrütet. Die Untersuchung war histologisch, mit der Plattenkultur und durch das Tierexperiment.

Bei Impfung zu Anfang der Brutzeit gelangen die Bacillen erst nach 10 Tagen in den Embryo; als Weg wählen sie die Allantoisblase und nicht etwa die Area vasculosa. Bei Impfung nach dem 14. Bruttage, also nach vollständiger Ausbildung der Allantoisblase, findet man sie aber schon nach wenigen Stunden im Embryo. So lange der Embryo lebt, vermehren sich die Bacillen weder im Eiweiſs noch im Embryo. Die Embryonen sind für eine Infection nicht empfänglich. Die lebenden Embryonen können aber zur Tödtung eines ausgewachsenen Tieres genügend Bacillen enthalten. In den Embryonalgeweben können die Bakterien getötet oder abgeschwächt werden; dies kommt in der umgebenden Albuminschicht nicht vor.

Die Infection kann sich bedeutend später als die Ausbrütung einstellen (Hühnertuberkulose). Die Hühnertuberkulose kann sich lange Zeit nach der Ausbrütung in der Leber entwickeln, hier heilen, und dafür später in der Lunge ausbrechen. Der Embryo kann den Bacillus der Hühnertuberkulose zerstören, kann unter seinem Einfluss marantisch geboren werden, und unter dieser Form längere Zeit nachher sterben, ohne jedoch Tuberkulose in den Organen zu zeigen. Dasselbe Resultat kann man erhalten, wenn man den Eiern an Stelle der lebenden Bacillen die Toxine der Hühnertuberkulose einimpft.

Die Zerstörung der Bacillen durch die Embryonen macht diese nicht unempfänglich gegen eine spätere Infection.

Die Art wie die Bakterien in den Geweben des Embryo zerstört werden, untersuchte M. an der Leber; er fand, dass sie von den Leukocyten und Endothelzellen verzehrt werden, ein Process, der nur in den letzten Tagen der Brutzeit vor sich geht.

Die Bacterien die im Albumin zurückbleiben, bewahren ihre Giftigkeit. Die Controltiere die mit dem Albumin geimpft werden, gehen ein; diejenigen, die mit Embryonalgewebe geimpft werden, bleiben am Leben; ebenfalls die, welche mit Kulturen geimpft wurden, die aus dem Embryo gewonnen waren.

In einer zweiten Reihe experimentirte M. an Kaninchen und zwar mit Tuberkelbacillen, die er ihnen in die Jugularvene einspritzte. Seine Resultate lauten: Die Jungen von Muttertieren, welche während der Trächtigkeit tuberkulös gemacht wurden, können schon 4 Stunden nach der Impfung der Mutter den Bacillus aufweisen. In der Placenta zeigt sich die Tuberkelentwicklung nach 15 Tagen noch nicht. Die Bacillen cirkuliren im Placentarblut, localisiren sich nicht und sind desshalb schwer aufzufinden. Die Organe eines Fötus einer tuberkulös gemachten Mutter enthalten in den ersten 48 Stunden nach der Jugularimpfung lebende und virulente Tuberkelbacillen. Nach dieser Zeit gelang es M. nicht mehr mit den fötalen Organen Meerschweinchen tuberkulös zu inficiren. Viele der mit fötalen Organen geimpften Meerschweinchen wurden tuberkulös und gingen marantisch zu Grunde, wie wenn ihnen tote Tuberkelbacillen eingeimpft worden wären.

Die von tuberkulösen Müttern geborenen Kaninchen zeigen bis zum 6. Monat nach der Geburt keine Tuberkel; nach dieser Zeit

aber kann man Tuberkel in der Leber und in der Lunge finden;
Tuberkelbacillen aber findet man in denselben nicht.

Aus all' den Untersuchungen geht hervor, dass das embryonale Gewebe ganz anders zu beurteilen ist, als das eines Erwachsenen.   Scheurlen.

A. **Baginsky**, Die klinischen Erscheinungen der diphtheritischen
Nierenerkrankung. Arch. f. Kinderheilk. XVI. S. 331.

Die Nierenerkrankung spielt zwar im Allgemeinen bei der
Diphtherie nicht die wichtige Rolle, wie bei Scharlach, doch lässt
sich behaupten, dass sie im Ganzen der Schwere der Allgemeinerkrankung proportional geht, und daher für dieselbe einen Grad-
messer abgiebt. B. unterscheidet folgende Formen.

1) Diphtherie leichten Grades: die Harnmenge ist wenig oder
nicht verringert; das specifische Gewicht ist kaum verändert. Hydropische Erscheinungen fehlen fast immer. Albuminurie fehlt oder
ist mäfsigen Grades und dieselbe klingt alsbald ab, in dem Maase,
als der diphtherische Process zur Heilung geht. Schon vor Auftreten der Albuminurie enthält auch in leichteren Fällen der Harn
morphotische Bestandteile, welche auf eine Läsion des Nierenparenchyms schliefsen lassen: neben beträchtlichen Mengen hyaliner Cy-
lindroide findet man verfettete Leukocyten und Nierenepithelien, die
oft in Haufen von cylindrischer Gestalt zusammen liegen, und in
welcher ein Kern nur schwer erkennbar ist. Rote Blutkörperchen
sind nur in geringer Menge nachweisbar. Die Mitbeteiligung der
Nieren geht, — wenn sie vorhanden ist — zurück, oft, wenngleich
nicht immer, analog dem Verschwinden der Membranen im Pharynx.
2) In malignen Fällen von Diphtherie giebt sich die schwere und
frühzeitige Mitbeteiligung der Nieren kund durch rasches, ja plötzliches Auftreten reichlicher Zerfallsprodukte von Nierenepithelien
und grofser Massen von Albumin im Harn. Die Ausscheidung
pathologischer Harnbestandteile dauert unvermindert an bis zum
Tode. Die Harnmenge ist verringert; z. Th. ist die Verringerung
Folge der Herzschwäche, z. Th. aber auch auf die Nierenerkrankung
zu beziehen. Die Nierenepithelien und Leukocyten sind, besonders
die ersteren, in gequollenem, zerfallenem Zustande als stark lichtbrechende, zu Haufen liegende, fast amorphe Massen im Harn zu
finden, die bei den schwersten Formen sich in gröbere und feinere
Körner auflösen. Neben hyalinen Cylindroiden sieht man grob-
körnige, fast wie Kalkmassen undurchsichtige Cylinder, die aber
keinen Kalk enthalten. Auch in diesen Fällen enthält der Harn
wenig rote Blutkörperchen. 3) Die 3. Gruppe bilden die durch
subacut verlaufende Mitbeteiligung der Nieren gekennzeichneten
Diphtheriefälle. Adynamische Zustände des Herzens und Lähmungen
der Muskeln bestehen neben mehr oder weniger schwer einsetzen-
der Nierenaffection. Die Nierenerkrankung documentirt sich durch
dieselben Veränderungen, wie in den vorher beschriebenen Gruppen;

eigenthümlich ist nur bei dieser Form der stete Wechsel von Besserung und Verschlimmerung. Charakteristisch ist in diesen Fällen, dass die definitive Besserung des Allgemeinbefindens von der Rückkehr des Harns zur Norm eingeleitet und begleitet wird. — Dieses Verhältniss ist wahrscheinlich so zu deuten, dass die Nierenerkrankung ebenso wie die übrigen, mehr oder minder schweren Erscheinungen der Diphtherie durch im Blute kreisende Toxine erzeugt wird. Für die Therapie ergiebt sich aus dieser Betrachtung, dass man bei den leichteren Fällen dafür Sorge zu tragen hat, dass nicht durch übermäfsige Anwendung von Reizmitteln, sei es zum Zwecke der Ernährung, sei es zur Medication, der Niere neue starke Reize zu den schon im Blute vorhandenen Giftstoffen zugeführt werden. — Bei den Fällen der 2. Gruppe wird man kaum Gelegenheit haben, auf die Nierenaffection wesentlich Rücksicht zu nehmen. Die Therapie gelangt vielmehr zur Berücksichtigung der Anomalien der Niere erst dann, wenn der Process sich durch Absfofsung der diphtheritischen Massen zur Heilung schickt und die Krankheit ferner mehr den Charakter der 3. Gruppe annimmt. — Bei der 3. Gruppe muss man laviren, um einerseits den bedrohlichen schweren Herzerscheinungen durch Anwendung von Reizmitteln und Tonicis zu begegnen, andrerseits die Nieren nicht zu stark reizen. Ausgiebige Fleischnahrung verbietet sich im Allgemeinen von selbst, stark .concentrirte Bouillon hält B. für direct nachtheilig. Neben reichlicher Milchzufuhr empfiehlt B. Anwendung von Ei, Denayer's Pepton, das als meat juice in den Handel gebrachte Präparat, daneben mäfsige Mengen von Alcoholicis, in Milch oder in schleimigen Decocten eingehüllt. Bei gestörter Herzaction und gleichzeitig verminderter Diurese hat sich Diuretin an Gaben von 0.2 — 0.5 — 1 g 2—4 Mal täglich, abwechselnd mit Gaben von Coffein. natr.-benzoic. 0.01—0.02 sehr wohl bewährt. Nach Ablauf der Albuminurie gehe man sofort zu kräftig roborirender Diät über.   Stadthagen.

---

1) **L. Stieglitz** and **A. P. Gerster**, Report of a case of cystic tumor of the brain operated upon with success. Amer. Journ. of the med. Sciences 1893, June.

2) **Th. Diller** and **J. J. Buchanan**, A case of subcortical Cyst of the lower part of the left Ascending parietal Convolution, Operation, Recovery. Ebenda, Juli.

1) Eine 25jährige Frau zeigte October 1891 zum ersten Male Convulsionen nach dem Typus der Jackson'schen Epilepsie; dieselben begannen mit Parästhesien und Zuckungen an den Fingern der rechten Hand, breiteten sich dann über den ganzen Körper aus und führten einen Bewusstseinsverlust herbei; diese Anfälle wiederholten sich mehrfach und später täglich. Februar 1892 zeigte sich eine zunehmende Parese der rechten Hand. Allgemeinerscheinungen wie Fieber, Kopfschmerz, Erbrechen, Schwindel fehlten; eine antisyphi-

litische Cur war ohne Erfolg. — Die Operation (25. Juni) erwies
eine diffuse Trübung der Dura über dem mittleren Drittel der
linken vorderen Centralwindung; die Rinde unter der Dura schien
intact; nach Eröffnung der Dura und Punction entleerte sich unterhalb dieser Stelle gelbliche Flüssigkeit; die Rinde über der Cyste
wurde entfernt. Unmittelbar nach der Operation waren die Finger
und Hand rechts fast bewegungslos; allmälig traten in derselben
wieder Zuckungen auf, die im December auch den rechten Arm
und die rechte Gesichtshälfte ergriffen; später wurden die Convulsionen wieder allgemein.

2) Ein 35jähriger Mann, der wiederholt Schläge am Kopf erhalten hatte, zeigte zuerst eine Schwierigkeit beim Aussprechen
einiger Worte und eine Parese des rechten Facialis und der rechten
Hand. (Juni 1892). Dazu traten eine Schwäche des rechten Beins, Erbrechen, Schmerzen in der linken Frontalgegend, Schwindel und
endlich Krämpfe, die die rechte Gesichtshälfte und den rechten Arm
betrafen, bei erhaltenem Bewusstsein eintraten und später auch das
rechte Bein befielen. Die Parese, die Aphasie und die Convulsionen nahmen an Intensität zu. Das Muskelgefühl war in den
gelähmten Extremitäten erhalten. Der Augenbefund war negativ.
Man nahm den Sitz eines Heerdes subcortical an, weil die Parese
den Krämpfen vorausging (SEQUIN, MILLO). Die Trepanation wurde
in der Gegend des Handcentrums vorgenommen (untere Teil der
ROLANDO'schen Furche); man fand unterhalb der motorischen Centren
des Armes und Gesichts eine Cyste die entleert wurde (durch Punction und Incision). — Die Spasmen liefsen nach der Operation nach
und einige Monate darauf trat ein allgemeiner Krampfanfall ein,
der sich jedoch nicht wiederholte.   S. Kalischer.

---

1) **G. Singer**, Ueber den sichtbaren Ausdruck und die Bekämpfung
der gesteigerten Darmfäulniss. Wiener klin. Wochenschr. 1894, No. 3.
2) **E. Freund**, Ueber Autointoxications-Erytheme. Ebenda.

1) S. fand bei gewissen Dermatosen, insbesondere bei idiopathischer Urticaria, bei Erythema toxicum, bei gewissen Formen der
Acne vulgaris faciei und bei Pruritus senilis mit grofser Regelmäfsigkeit, und zwar oft auch ohne dass dabei Flatulenz, Obstipation, Diarrhoe oder ähnliche Symptome bestanden hätten, Zeichen
gesteigerter Darmfäulniss (Vermehrung des Indicans, der aromatischen Oxysäuren, der Aetherschwefelsäuren im Harn), die mit dem
spontanen Ablauf der Hautaffection wieder rückgängig wurden.
Ein ursächlicher Zusammenhang zwischen beiden Erscheinungen
liefs sich um so sicherer annehmen, als die erfolgreiche Bekämpfung
der Darmstörung zugleich einen zweifellosen heilenden Einfluss auf
die Hauterkrankung hatte. So wurde in 5 Fällen von Pruritus
senilis in kürzester Zeit vollkommenes Schwinden des quälenden
Juckreizes erzielt. Als ein sehr sicheres Mittel zu dem angegebenen

Zwecke erwies sich das Menthol, von dem Verf. täglich 0.6—0.8 in Gelatinekapseln, deren jede 0.1 Menthol auf 0.25—0.5 Ol. amygdal. oder Ol. olivar. enthielt, nehmen liefs; daneben wurde eine geeignete Diät, namentlich Vermeidung schwer verdaulichen und nicht ganz frischen Fleisches (Wurstwaaren) verordnet.

2) F., welcher auf Veranlassung MRACEK's Urin und Fäces von Kranken untersuchte, welche an Erythema multiforme mit schwereren Allgemeinstörungen litten, konnte ebenfalls das Vorhandensein excessiver Mengen von Körpern, die sich bei der fauligen Zersetzung des Eiweifses bilden (Indol, Scatol, Phenole, Aetherschwefelsäuren, Diamine), constatiren. Es dürfte sich also auch in diesen Fällen um eine vom Verdauungstractus ausgegangene Intoxication des Organismus gehandelt haben. Therapeutisch hatte Calomel einen überraschend schnellen und guten Erfolg. Im Uebrigen hält auch F. nach seinen Erfahrungen das Pfeffermünzöl für eines der besten Darmdesinficientien.   H. Müller.

Fr. Reuss, Pepsin und Trypsinsinverdauung in Gegenwart bitterer Stoffe. Ung. Arch. der Med. II. 1894, S. 303.

Nach den Versuchen von R. wirken die Bitterstoffe — es wurde nur mit reinen Substanzen gearbeitet — hemmend auf die Pepsinverdauung und zwar in gröfseren Dosen stärker wie in kleineren, jedoch immer nur in mäfsigem Grade.

Durchschnittlich gelangten in den mit Bitterstoffen — Quassin, Erythrocentaurin, Lupulin, Gentianin, Absinthin, Condurangin, Calumbin, etwa 80—90 pCt. derjenigen Quantität Eiweifs in Lösung, welche im Normalversuch ohne Zusatz verdaut wurde. Nur beim cetrarsauren Kali war die Wirkung stärker. Nicht so constant waren die Resultate hinsichtlich der Trypsinverdauung. Von 27 Versuchen fielen 10 zu Gunsten der Amara aus, in 16 Fällen war das Resultat für die Bitterstoffe ungünstig, in einem Fall stimmte das Resultat mit dem Controlversuch überein. Günstige, wie ungünstige Wirkung sind gering.   E. Salkowski.

Y. Inoko, Ueber die Verbreitung der Nucleïnbasen in den tierischen Organen. Zeitschr. f. physiologische Chem. XVIII. S. 540.

Sperma des Stieres und die Spermatozoen des Ebers und Lachses (zerschnittene Nebenhoden mit Wasser geschüttelt, colirt und nach Essigsäurezusatz centrifugirt; den Bodensatz bilden die Spermatozoen) enthalten Xanthinbasen (Xanthin und Guanin) in gröfserer Menge als Sarkinbasen (Hypoxanthin und Adenin). Das Verhältniss beider unter einander ist ein wechselndes. Die Menge der sauerstoffreicheren Basen (Hypoxanthin und Xanthin) überwiegt in den genannten Organen über die der N-reicheren (Adenin und Guanin). In den Nucleïnsäuren aus dem Stierhoden fand sich mehr denn doppelt so viel Xanthin als Hypoxanthin und Adenin zusammen. Die Leukocyten der Thymusdrüse enthalten keine Xanthinbasen, vielmehr reichlich Sarkinbasen, besonders Adenin; dasselbe ist der Fall bei der aus Thymus dargestellten Nucleïnsäure. — Adenin und Hypoxanthin wurden vom Guanin durch Ammoniak, Adenin vom Hypoxanthin durch Picrinsäure getrennt und Hypoxanthin als H-Silberpikrat bestimmt.   J. Munk.

K. Yamagiwa, Zellenstudie an sich regenerierendem Sehnengewebe. Virch. Arch. Bd. 135, S. 308.

Die Arbeit ist besonders deshalb von Interesse, weil damit aus dem VIRCHOW'schen Institut heraus der GRAWITZ'schen Schlummerzellentheorie entgegengetreten wird. Verf hat die Untersuchung VIRING's am regenerirenden Sehnengewebe nachgeprüft. Dabei konnte er vom 3. Tage nach der Durchschneidung der Sehne an zahlreiche mitotische Teilungen der Sehnen- und Bindegewebszellen beobachten, durch die die Intercellularsubstanz in ihrem Volumen beschränkt wurde. Irgend ein neuer Erklärungsversuch für die im regenerirenden Sehnengewebe auftretenden Zellen schien dem Verf. nicht notwendig. Der Satz „Omnis cellula e cellula" gilt auch fernerhin als der Grundstein unserer Anschauungen.   M. Rothmann.

C. Ghillini, Experimentelle Untersuchungen über die mechanische Reizung des Epiphysenknorpels. (Laboratorium für allgem. Pathologie der k. Universität Bologna, geleitet von Prof. G. TIZZONI). Arch. f. klin. Chir. XLVI. S. 844.

Die Schlussfolgerungen Verf.'s lauten: Die mechanische Reizung des Epiphysenknorpels, hervorgerufen durch aseptische Implantation von Elfenbeinnägeln haben als Wirkung: 1) Zurückhaltung der Entwickelung des operirten Knochens, indem sie mit dem Verschwinden des Nagels gleichzeitig das Verschwinden des Epiphysenknorpels in kürzerer Zeit als an dem normalen Teile bewirken; 2) Gelenkdeformitäten hervorzurufen, welchen Deformitäten der Diaphyse des operirten Knochens folgen.

Aus den hierauf bezüglichen Versuchen erhellt die Wichtigkeit des Epiphysenknorpels bei der Entwicklung der Gelenkdeformitäten und der Einfluss des Druckes auf die Deformitäten selbst, weil die Vermehrung derselben in den Gelenkflächen ein Zusammendrücken des Gelenkknorpels und Schwund des Knochens der Epiphyse bewirkt, während er in der Diaphyse größeres Ansammeln der Knochensubstanz hervorruft.   P. Güterbock.

J. Müller, Zur Diagnostik der Eiterungen im Processus mastoideus. Wiener med. Wochenschr. 1894, No. 11.

Die von Verf. zur Exploration der pneumatischen Verhältnisse des Warzenfortsatzes empfohlene Methode besteht in der Anwendung des GABRITSCHEWSKY'schen Pneumatoskops (Abbildung und Beschreibung s. i. Orig), dessen Schallfänger von Pat. vor den Mund genommen wird, während die beiden Oliven des von ihm abzweigenden Otoskops in beide Ohren des Untersuchenden kommen. Die nunmehr auf den Proc. mast. der afficirten Seite aufgesetzte tönende Stimmgabel (C₂) soll, wenn sie auf demselben verklungen ist, einige Augenblicke wieder gehört worden, wenn sie auf den Proc. mast. der gesunden Seite (ohne neuerlichen Anschlag) aufgesetzt wird. Aus dieser Leitungsverschiedenheit könne man auf ein Leitungshinderniss im kranken Warzenfortsatz und zwar auf das Vorhandensein von Eiter in demselben schliessen. Verf. betont, es sei ihm gelungen, „mittelst dieser Methoden schon bohnengrosse Empyeme zu constatiren, wo alle anderen Methoden versagten".   Schwabach.

Zuckerkandl, Normale und pathologische Anatomie der Nasenhöhle und ihrer pneumatischen Anhänge. 1 Band, 2. umgearbeitete Auflage mit 34 lithogr. Tafeln. Wien und Leipzig 1893, W. BRAUMÜLLER.

Wir können nur mit wenigen Worten auf die zweite Auflage des vorzüglichen Werkes ZUCKERKANDL's aufmerksam machen. Viele Ergänzungen, unter anderen auch eine Reihe von vergleichend-anatomischen Bemerkungen über die Osteologie des Cavum nasale haben das Buch fast auf das doppelte der ersten Auflage gebracht und auch die Zahl der Tafeln von 22 auf 84 vermehrt. Jedem, der sich mit diesem Abschnitt der Medicin beschäftigt, ist das Buch unentbehrlich.   W. Lublinski.

1) Phisalix et Bertrand, Atténuation du venin de vipère par la chaleur et vaccination du cobaye contre ce venin. Comptes rendus 1894, No. 6, S. 288.

2) Dieselben, Sur la propriété antitoxique du sang des animaux vaccinés contre le venin de vipère. Ebenda, No. 7. S. 356.

Frühere Autoren hatten berichtet, dass das Gift der Viper durch Siedehitze in seiner Wirkung nicht beeinträchtigt werde. In ihren Untersuchungen kommen die Verf. zu dem entgegengesetzten Resultat und machen die Ergebnisse ihrer Vorarbeiter als eine Folge der Verwendung sehr grosser Giftmengen wahrscheinlich, denn trotz der thatsächlichen Zersetzung des Giftes durch Hitze bleibt demselben noch eine gewisse Wirksamkeit zurück.

Die Verf. verwendeten bei ihren Versuchen die für Meerschweinchen kleinste tötliche Dosis des Viperngiftes, nämlich 0.3 mg trockenes Gift. Erhitzten sie dasselbe in 1.5 ccm physiologischer Kochsalzlösung gelöst, 5—15 Minuten lang auf 75° C so wirkte es nicht mehr tötlich, dagegen wurden solche Tiere gegen eine spätere Vergiftung immun.

In der 2. Mitteilung bestimmten die Verf. genauer den Zeiteintritt der Immunität, sie fanden, dass erst 48 Stunden nach der Vaccination die Tiere immun waren. Entzogen sie diesen Tieren das Blut und mischten das Serum mit Viperngift, so hatte das Gift seine Wirksamkeit verloren. Scheurlen.

M. Banholzer, Beobachtungen über die therapeutischen Erfolge des Ferratins. Cbl. f. innere Med. 1894, No. 4.

B. stellte mit dem zuerst von SCHMIEDEBERG eingeführten „Ferratin", einem Präparat, in dem das Eisen nach Art einer organischen Verbindung mit einem Eiweisskörper vereinigt ist, eine Reihe von Versuchen an chlorotischen und anämischen Personen an, besonders auch an solchen, bei denen sich derartige Zustände im Anschluss an schwere acute Erkrankungen herausgebildet hatten. In regelmäfsigen, mehrtägigen Intervallen wurden Hämoglobingehalt und Zahl der roten Blutkörperchen festgestellt; beide nahmen, wie aus den angefügten Tabellen ersichtlich ist, fast regelmäfsig zu; die Zunahme, besonders des Hämoglobingehalts war beträchtlicher, als bei Darreichung anderer Eisenpräparate (Pil. ferri Blaudii). Sein Urtheil fasst B. dahin zusammen, dass das Ferratin ein schätzbares Heilmittel darstellt für solche Fälle, in denen wir bisher mit Eisenpräparaten Erfolge zu sehen pflegten, also bei Chlorose, bei Anämie, bei anämischen Zuständen nach vorausgegangenen anderen Erkrankungen; die Wirkung auf die Vermehrung der roten Blutkörperchen und des Hämoglobingehaltes ist prompt und ausgiebig, der günstige Einfluss auf das Allgemeinbefinden deutlich. Die Dosis betrug 0.5 drei Mal täglich. K. Kronthal.

Unruh, Die Behandlung des Keuchhustens. Jahrbuch f. Kinderheilk. XXXVI. S. 163.

Verf. widerräth zur Linderung heftiger Keuchhustenanfälle Narcotica zu verwenden; nur das Extractum Belladonae will er gelegentlich gestatten. Dagegen empfiehlt er die Brompräparate, namentlich das Bromammonium in dreister Gabe zu reichen; das Bromoform hält er für unzweckmäfsig Vor allen anderen Mitteln nützlich, um die Anfälle zu mildern, fand er das Antipyrin, das auch bei längerem Gebrauch bei Keuchhusten ganz ungefährlich ist. Man verordne 3—5 procent. Lösungen und lasse von denselben 4 Mal täglich 1 Theelöffel nehmen. Stadthagen.

Bleuler, Ein Fall von aphasischen Symptomen: Hemianopsie, amnestischer Farbenblindheit und Seelenlähmung. Archiv f. Psychiatrie u. Nervenkrankh. 1893, XXV. 1. H.

Es handelt sich um einen 68jähr. Mann (Potator), der folgende Symptome der Reihe nach zeigte: rechtsseitige Hemiplegie, Verlust des Stellungsgefühles und der kinästhetischen Empfindungen des rechten Armes, Seelenlähmung resp. Mängel der spontanen Bewegung des rechten Armes, Schwächung des Temperatursinns an der rechten Körperhälfte, rechtsseitige Hemianopsie, amnestische Aphasie. Die Section erwies eine Erweichung der linken Insel, des grössten Teils beider Centralwindungen, der darunter liegenden Markmassen und einiger anliegender Teile. — Der Fall lehrt unter anderem, dass die sog Seelenlähmung eine directe Folge des Ausfalles der rein centripetalen kinästhetischen Empfindungen sei. Die Hemianopsie blieb trotz Erhaltensein der Sehsphäre dem Kranken unbemerkbar — Das Nachsprechen war trotz der Zerstörung der linken Insel erhalten. — Die Häufigkeit der amnestischen Aphasie gegenüber der seltenen Worttaubheit hat die gleiche Ursache wie die relative Häufigkeit der motorischen gegenüber den sensiblen Lähmungen.   S. Kalischer.

C. B. Tilanus, Ueber einen Fall von Hemihypertrophia dextra. Münchner med. Wochenschr. 1893, No. 4.

Zu den 2 Fällen von Hemihypertrophie von Möbius und Demme teilt T. einen neuen mit, der ein 10jähriges Mädchen betrifft. Die ganze rechte Körperhälfte einschliesslich des Gesichts war dicker und grösser wie die linke; auch die rechte Zungenhälfte war dicker. Die Kraft der rechtsseitigen Extremitäten war grösser als links; die electrische Erregbarkeit wie die Reflexe waren auf beiden Seiten gleich. Sonst war das Mädchen normal.   S. Kalischer.

Lorand, Dr. Welander's Wärmebehandlung des weichen Schankers. Wiener med. Wochenschr. 1893, No. 40.

Welander verwertet die Angaben Bock's u. Auspit's, nach welchen das Schankergift bei höherer Temperatur seine Inoculabilität verlieren soll, in der Weise, dass er auf die Schanker mehrfach gewundene Bleiröhren applicirt, die von einem Kessel aus continuirlich von auf 50° C erwärmtem Wasser durchflossen werden. Nach 2 Tagen haben sich die Geschwüre in mit ganz feinen Granulationen versehene, reine Wunden verwandelt, die keine Ansteckungsfähigkeit mehr besitzen und wie gewöhnliche Wunden, z. B. mit Dermatol, weiter behandelt werden können. Als ein ganz besonderer Vorteil der Behandlungsmethode, welche übrigens nur in einem Krankenhause anwendbar sein dürfte, ist zu erwähnen, dass sie dem Auftreten von Bubonen sicher vorzubeugen scheint.   R. Müller.

J. Zaayer (Leiden). Ausgedehnte Gehirnruptur ohne Schädelknochenfractur. Vierteljahresschr. f. ger. Med. 1893, VI. 3. Folge.

K. hatte eine 83jährige Frau zu untersuchen, welche wahrscheinlich infolge eines Schlages in's Gesicht verstorben war. Es fand sich ein starker Bluterguss in der linken Gesichtshälfte, keine Verletzung des Schädels, kein auffallender Befund an den Hirnhäuten, dagegen eine Zerreissung der linken Hemisphäre des Grosshirns in fast der ganzen Länge; der Riss war von der Vorder- wie Hinterfläche des Gehirns etwa je 1 ctm entfernt, erstreckte sich von der Oberfläche des Balkens nach abwärts bis zu einer Distanz von 1.5 ctm von der Unterfläche des Gehirns, verlief besonders durch die lateralen Abschnitte der grossen Ganglien; einige erhaltene Blutgefässe überbrückten die mit viel Blut erfüllte Höhle; es bestanden kleine Blutungen in den inneren Teilen des Gehirns. K. führt einige analoge Fälle von wenn auch nicht so umfangreicher Zerreissung des Gehirns bei unversehrtem Schädel (durch Ueberfahren, Fall von einem Pferd, Sturz aus der Höhe, heftiger Schlag in's Gesicht) an und erklärt den Vorgang folgendermassen: Die einwirkende Gewalt comprimirt den Schädel, es erfolgt Verdrängung des liquor cerebrospinalis in die Rückgratshöhle; kehrt der elastische Schädel zur Norm zurück, so kann die Flüssigkeit nicht so schnell zurückströmen und so kommt es zu Zerreissungen im Schädelinhalt. Dieselben sind also die Folge des Trauma und wahrscheinlich erfolgt die Ruptur besonders an Stellen, die durch die directe Gewalt bereits geschädigt waren.   Fr. Strassmann.

Einsendungen für das Centralblatt werden an die Adresse des Hrn. Prof. Dr. M. Bernhardt (Berlin W. Französische Strasse 21) oder an die Verlagshandlung (Berlin NW., 68. Unter den Linden) erbeten.

Verlag von August Hirschwald in Berlin. — Druck von L. Schumacher in Berlin.

,F/b

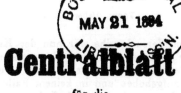

Wöchentlich erscheinen
1—2 Bogen; am Schlusse
des Jahrgangs Titel, Na-
men- und Sachregister.

Centralblatt

Preis des Jahrganges
20 Mark; zu beziehen
durch alle Buchhandlun-
gen und Postanstalten.

für die

medicinischen Wissenschaften.

Unter Mitwirkung von
Prof. Dr. H. Senator und **Prof. Dr. E. Salkowski,**
redigirt von
Prof. Dr. M. Bernhardt
in Berlin.

| 1894. | 5. Mai. | No. 18. |

Inhalt: TIGERSTEDT, Ernährung des Säugetierherzens. — VOGEL, Ueber Gicht.
— KÖSTER, Operation der Gaumenspalte. — VICKAY, Septische Thrombose des
Sinus lateralis. — TAUSSIG, Das Verfahren PASTEURS gegen Hundswuth. — LEICH-
TENSTERN, SCROTTEN, VERMEHREN, HOFFMANN, WICHMANN, LAACHE, Be-
handlung des Myxödems mit Schilddrüsensubstanz. — SCHÖLE, STRÜMPELL, NEW-
MARK, Ueber hereditäre spastische Spinalparalyse. — MÜLLER und v. NOORDEN,
Teilweise Symphyseotomie statt Kaiserschnitt.

TEBB, Umwandlung der Maltose in Dextrose. — BORUTTAU, Unterschiede zwischen Herz- und Körpermuskeln. — FRANK, Fall von malignem angeborenen Sacral-
tumor. — SENDLER, Zur Casuistik der Angiome. — HEIMLETH, Neuer Scolliosen-
und Körpermessapparat — GRÜNWALD, Beiträge zur Ozaenafrage. — LEFIÈVRE,
Ptomaine aus einem giftigen Käse. — PERLES, Zur Kenntniss der perniciösen Anämie. — HERZ, Ueber Blutkrankheiten. — TEDESCHI, Einimpfung der Tuberculose
in die Nervencentra. — JACOBIJ, Untersuchungen über den Kraftsinn. — MESSER,
Fall von acuter Myelitis. — RIETEMA, Ueber Impotenz. — HIRST, Ueber
wiederholte Placentarblutungen.

R. Tigerstedt, Ueber die Ernährung des Säugetierherzens. II. Abhandlung SKANDINAV. Arch f. Physiol. 1893, V. S. 71.

In der ersten Abhandlung hatte Verf. gezeigt, dass man mittelst
einer um die Vorhöfe gelegten, fest schliefsenden Pincette beim
Kaninchen die ganze Blutzufuhr nach den Kammern 5 Minuten
lang abschneiden kann, ohne dass das Herz dadurch getötet wird.
Dasselbe fängt vielmehr nach Entfernung der Pincette wieder zu
schlagen an und der Kreislauf ist binnen Kurzem wieder ganz
normal.

Verf. wiederholt nun ähnliche Versuche an dem empfindliche-
ren Hundeherzen, besonders mit Rücksicht auf die Versuche COHN-
HEIM's und von SCHULTHESS - RECHBERG's über die Folgen der Kranz-
arterien-Verschliefsung, bei welchen sich ergeben hatte, dass bei
Verschluss der gröfseren Kranzarterienäste nach 75—125 Sec. der
Herztod eintritt.

In der neuen Versuchsreihe war nun der Kreislauf teils durch
Abklemmung des Herzens, teils durch Compression desselben mittelst
Anfüllung der Pericardialhöhle unter starkem Druck 115—150 Sec.
lang vollständig aufgehoben und in keinem Falle trat Herzdelirium
ein, sondern das Herz schlug nach Aufhebung des Eingriffs wieder
normal.

Verf. glaubt daher, dass derjenige Herzstillstand, den COHNHEIM
u. von SCHULTHESS-RECHBERG beobachtet haben, nicht durch die Anämie
eines umschriebenen Teiles der Herzwand, sondern durch Nebenverletzungen bedingt sei.   Hürthle.

L. Vogel, Ueber Gicht. Zeitschr. f. klin. Med. XXIV. S. 512.

1) Verf. hat auf der Klinik von GERHARDT an 3 Gichtkranken,
welche sämmtlich über das Stadium der regulären Gicht hinaus
waren und entweder dauernd oder mit kurzen Intervallen an gichti-
schen Beschwerden litten, eine Reihe von Stoffwechselversuchen
bei genau bekannter Stickstoffeinfuhr durch die Nahrung ausgeführt.
Die hauptsächlichsten Resultate sind etwa folgende. Bei jedem
Kranken bestand eine Periode, in welcher erhebliche Mengen von
Stickstoff im Körper zurückblieben, ohne dass die Kost und der
Ernährungszustand dieses rechtfertigten. Diese Periode fiel teils
mit einer acuten Steigerung der Beschwerden zusammen, teils schlossen
sie sich an eine solche an. Verf. lässt dahin gestellt, wie weit
das Zusammentreffen ein zufälliges ist. — Bei jedem dieser Kranken
kommt dann eine Periode zur Beobachtung, in welcher nahezu
Stickstoffgleichgewicht bestand. — Die absolute Gröfse des N-De-
ficits wechselt stark und schnell, der rasche Wechsel und ebenso
die zeitweilige Umwandlung der N-Retention in N-Abgabe rechtfertigen die Annahme, dass die Stickstoffausscheidung durch den
Harn nicht wie beim Gesunden den Gang der Eiweifszersetzung
wiederspiegelt, sondern dass der Grund für die eigentümliche Erscheinung die zeitweise Aufstapelung und Wiederentleerung von
N-haltigen Zerfallsproducten der Eiweifskörper sei. Die grofse
Aehnlichkeit dieser Verhältnisse mit den bei Nierenkranken beobachteten drängt die Vermuthung auf, dass auch bei diesen Gichtkranken Abnormitäten im Bereich des harnsecernirenden Apparates
vorhanden gewesen sein mochten, jedoch ergab die Untersuchung
des Harns keinen Anhalt zur Annahme einer Nephritis.

2) Die Resorption des Eiweifs und Fettes bewegte sich etwa
in den normalen Grenzen, der Verlust des Stickstoffs durch die
Darmentleerungen war jedoch im Allgemeinen höher, als normal,
vermutlich in Folge stärkerer Secretion der N-haltigen Darmsäfte.

3) Die Ausscheidung der Harnsäure hielt sich im ersten Fall
mit Ausnahme von 1 resp. 2 Tagen innerhalb der normalen Grenzen. An den genannten Tagen betrug sie unter dem Einfluss von
an den vorhergehenden Tagen eingenommenen Piperazin 1.58 resp.

0.91 g. Im zweiten Fall sind die absoluten Werte gleichfalls normal, doch kommen gröfsere Schwankungen von Tag zu Tag vor, als bei Gesunden. Eine deutliche Steigerung der Harnsäureausscheidung nach Piperazingebrauch war hier nicht zu erkennen. Im 3. Fall bestanden bei noch vorhandenen frischen entzündlichen Erscheinungen anfangs entschieden subnormale Werte, welche sich allmälig bis zu entschieden übernormalen steigerten. Da die N-Ausscheidung eine verhältnissmäfsig geringe war, so stellte der N. der Harnsäure einen sehr beträchtlichen Teil des Gesammt-N dar, im Maximum 7.05 pCt., während die Norm etwa 1.4 bis 2.1 ist. In einer zweiten, 8 Tage später liegenden Versuchsreihe war die Harnsäureausscheidung hoch, aber nicht gerade pathologisch.

4) In Beziehung auf die Verteilung des Gesammt-N des Harns auf Harnstoff, Harnsäure, Ammoniak, und andere N-haltige Körper ergaben sich keine wesentlichen Abweichungen von der Norm. Es muss in dieser Beziehung auf das Orig. verwiesen werden.

E. Salkowski.

Küster, Ueber die operative Behandlung der Gaumenspalten. Arch. f. klin. Chir. XLVI. S. 215.

K. hat seit 1880 22 Gaumenspalten operirt, darunter durchgehende Spalten (von den Lippen bis zur Uvula) 8, totale Gaumenspalten 9, Spalten durch Gaumenbein und Velum 4, ohne bestimmte Angaben 1. Das Alter betrug in 2 Fällen 1.5. in 9 5—10 und in 4 10—15 Jahre, in allen anderen darüber und kamen 9 auf das männliche, 13 auf das weibliche Geschlecht. Vollkommen geheilt wurden 15 (darunter von den letzten 10 Fällen 9 durch eine Operation) unvollständig geheilt blieben 7 und zwar erfolgte die Heilung 9 Mal durch 1, 4 Mal durch 2 und 2 Mal durch 5 Operationen. In der Technik der Operation, welche in Narcose bei herabhängendem Kopf vor sich ging, richtete sich K. vornehmlich nach v. LANGENBECK; nur geschah die Anfrischung mit Bildung eines Doppelläppchens im Bereich der Uvula und wird die Nasenschleimhaut an ihrem Uebergange in die hintere Platte des Gaumensegels resp. am hinteren Rande des knöchernen Gaumens mit einem Knopfmesser durchtrennt, so dass ein Entspannungsschnitt im Velum meist ganz unnötig ist. Für die Naht, die an der Spitze des neugebildeten Zipfels der Uvula beginnt, bedient sich K. seines eigenen Nadelhalters; Bepinselung der Nahtlinie mit Jodoformcollodium und Tamponade der Seitenschnitte mit Jodoformgaze hat K. neuerdings aufgegeben, ebenso hält er die WOLFF'sche Naht für entbehrlich und gilt das Gleiche für die WOLFF'sche Nachbehandlung durch Nasenspülungen am hängenden Kopf: Die WOLFF'sche zweizeitige Methode hält K. dagegen bei sehr breiter Spalte angezeigt. Seine eigene Nachbehandlung besteht vornehmlich in antiseptischen Ausspülungen nach der Nahrungsaufnahme: bleiben so grofse Oeffnungen zurück, dass deren selbstständige Verheilung nicht zu erwarten ist,

20*

so empfiehlt K. silberne Tertiärnähte, welche nach Abstofsung der abgestorbenen Wundränder vor der Uebernarbung zu appliciren sind. Diese Nachoperation führt fast immer zum Ziele, nur 1 Mal musete sie K. wiederholen. Die im Sprechunterricht bestehende weitere Nachbehandlung genaosen 9 Operirte K.'s und es erhielten 2 eine normale, 5 eine nahezu normale Sprache, 1 Mal blieb der Erfolg aus, da der qu. Patient sich nach 8 Stunden dem Sprachunterricht entzog. In einer längeren Auseinandersetzung zum Schluss plaidirt K. gegenüber WOLFF für späteres Operiren, doch ist wegen der Einzelheiten das Original einzusehen.   P. Cüterbock.

Vickevy, Septic thrombosis of the lateral sinus: Operation: recovery. Brit. med. Journ. 1893, No. 25, S. 1144.

Bei einem 8jährigen Knaben traten im Anschluss an eine subacute rechtsseitige Mittelohrentzündung Schwellung in der Gegend der rechten Parotis, Schmerzen im Nacken, besonders bei Bewegung des Kopfes und Erbrechen auf, wozu sich dann wiederholte Schüttelfröste mit Temperatursteigerung bis auf 103.6 F. gesellten. (Ueber den objectiven Bafund am Ohr ist nichts angegeben. Ref.) Es wurde die Diagnose auf septische Thrombose des rechten Sinus lateralis gestellt und deshalb zunächst die rechte Vena jugular. interna freigelegt und unterbunden, worauf dieselbe sofort collabirte. Daraus wurde auf Aufhebung der Circulation auf der cerebralen Seite geschlossen und deshalb der Sinus freigelegt. Dabei zeigte sich, dass derselbe flüssigen, etwas gelblich gefärbten Inhalt hatte, den man für Eiter hielt. Bei der Incision entleerte sich reichlich flüssiges Blut und Verf. meint, wenn Eiter im Sinus gewesen sei, so sei er wohl mit dem ersten Blutstrom entleert worden. Die Blutung wurde durch Jodoformgaze-Tamponade gestillt. Im weiteren Verlaufe traten noch wiederholt Schüttelfröste mit analogen Temperatursteigerungen, wie vor der Operation auf, es kam zur Bildung eines Abscesses in der linken Handfläche in der Gegend des ersten Phalanx des Mittelfingers, der durch Incision entleert wurde. Nach pp. 4 Wochen gingen alle Erscheinungen zurück und Pat. erholte sich langsam. Verf. meint, dass schon vor der Operation „etwas von der Materies morbi in den allgemeinen Kreislauf des Blutes" gelangt sein müsse, wodurch der Abscess an der Hand und die der Operation folgenden Schüttelfröste bedingt worden seien. (Dass es sich im vorliegenden Falle wirklich um septische Thrombose des Sinus gehandelt habe, ist aus Verf.'s Darstellung wohl nicht mit Sicherheit zu entnehmen. Ref.) In der Discussion erwähnt MAASH einen Fall bei einem 5jährigen Kinde, bei welchem nach Aufmeifselung des Antrums und Entfernung fötiden Eiters aus demselben die Vena jugular. interna unterbunden und der thrombosirte Sinus ausgeräumt wurde, ohne dass ein Rückgang der septico-pyämischen Erscheinungen eintrat.   Schwabach.

Taussig, Das Verfahren **Pasteurs** gegen die Hundswuth und seine bisherigen Erfolge. Prager med. Wochenschr. 1893, No. 45.

Verf. hat allem Anschein nach das Pasteur'sche Verfahren in Paris aus eigener Anschauung kennen gelernt und giebt nun eine Beschreibung desselben mit geschichtlicher Einleitung. Im Dezember 1880 begann Pasteur mit bacteriologischen Untersuchungen des Speichels wuthkranker Tiere und fand einen „Microbe de salive", den er eine Zeitlang für den Erreger der Wuth hielt. Gleichzeitig gelang es ihm aber auch, durch Verimpfung des Speichels Wuth bei Tieren hervorzubringen und bald darauf entdeckte er, dass auch das Centralnervensystem das Wuthgift enthalte. Durch subarachnoidale Injection gelang es ihm, die Inkubationszeit abzukürzen und die Infection stets sicher herbeizuführen, was ihm später auch bei Injection in die vordere Augenkammer gelang. Kaninchen zeigten dabei die stille und paralytische Wuth, Hunde die tobende. Durch ununterbrochene Uebertragung von einem Tier auf das andere, gelangte Pasteur zu seinem virus fixe, das Kaninchen bestimmt in 6—7 Tagen, Meerschweinchen in 5—6 Tagen tötete.

Schon 1882 bemerkte er, dass bei subkutaner oder intravenöser Injection des Wuthgiftes bei Hunden benigne Wuthformen entstehen, welche heilen und Immunität zurücklassen. Das Gleiche konstatirte er für wiederholte Injectionen kleinster Giftmengen.

1884 konnte festgestellt werden, dass bei fortgesetzter Uebertragung auf Affen das Gift an Virulenz abnimmt, bei solcher auf Kaninchen stetig zunimmt, nur dass zur Virulenzabnahme wenige Tiere genügen, während zur Virulenzsteigerung eine grofse Zahl notwendig ist.

1885 entdeckte er dann das bekannte „Pasteur'sche Impfverfahren" das darin begründet ist, dass das Rückenmark von an Wuth eingegangenen Tieren bei Trocknung mit jedem Tag an Virulenz abnimmt und am 14. Tag vollkommen wirkungslos ist.

Im Juli 1885 wurde der erste Mensch, ein 9jähriger Knabe aus dem Elsass geimpft.   Scheurlen.

————————————

1) **O. Leichtenstern,** Ein mittels Schilddrüseninjection und -Fütterung erfolgreich behandelter Fall von Myxödema operativum. Deutsche med. Wochenschr. 1893, No 49—51.

2) **E. Schotten,** Ueber Myxödem und seine Behandlung mit innerlicher Darreichung von Schilddrüsensubstanz. Münchner med. Wochenschrift 1893, No. 51, 52.

3) **F. Vermehren,** Ueber die Behandlung des Myxödems. I. Erster von Prof. Howitz in Kopenhagen mittels Fütterung von Glandula thyreoidea behandelter Fall von Myxödem. II. Fall von sporadischem Cretinismus, der mit einem der Glandula thyreoidea von Kälbern entzogenen Stoffe behandelt wurde. Deutsche med. Wochenschr. 1893, No. 11.

4) **F. A. Hoffmann**, Myxödematöser Idiotismus. Schmidt's Jahrb. CCXLI. S. 221.

5) **R. Wichmann**, Weitere Mitteilung über Myxödem. Deutsche med. Wochenschr. 1893, No. 11.

6) **S. Laache**, Ueber Myxödem und dessen Behandlung mit innerlich dargereichter Glandula thyreoidea. Deutsche med. Wochenschr. 1893, No. 11.

1) Die günstig lautenden Berichte über die Behandlung des idiopathischen Myxödems mittels Schilddrüseninjection u. -Fütterung veranlassten L., diese Therapie auch in einem Falle von Cachexia strumipriva anzuwenden; der bei dem operativen Myxödem zum ersten Male angestellte Versuch hatte einen überraschend günstigen Erfolg. Aus der sehr ausführlich mitgeteilten Krankengeschichte seien kurz folgende Hauptpunkte erwähnt: Es handelte sich um eine 38jährige Frau, bei der im Sommer 1881 wegen starker strumöser Dyspnoe die Totalexstirpation der Struma ausgeführt wurde; die Wunde verheilte gut. Etwa 1½ Jahr nach der Operation zeigen sich bei der vorher geistig und körperlich gut entwickelten Patientin die ersten Anzeichen von Myxödem, allmälig steigern sich die Erscheinungen und, als L. elf Jahre nach der Operation die Kranke zum ersten Male sah, bot sie das klassische Bild der Cachexia strumipriva dar: das Gesicht unförmlich dick, Gesichtsfarbe wachsgelb, Kopfhaare defect, Gesichtsausdruck stumpfsinnig, die Haut rauh, trocken, Rumpf und Extremitäten gedunsen, Gang langsam, mühsam, watschelnd, Hände elephantiasisähnlich geschwollen, andauerndes Frösteln. Von Seiten der Brust- und Bauchorgane keinerlei Abweichungen von der Norm. Das Ergebniss der Blutuntersuchung lautet: die Zahl der Erythrocyten ist meist normal, einmal etwas vermindert befunden worden; die Zahl der Leukocyten ist stets und meist erheblich gröfser, als normal; es besteht eine entschiedene Leukocytose; der Hämoglobingehalt ist in mäfsigem Grade, aber sicher vermindert; das Verhältniss der verschiedenen Leukocytenformen bewegt sich innerhalb der normalen Breite, die Lymphocyten sind etwas vermehrt. Die 24stündige Harnmenge ist annähernd normal, das specifische Gewicht auffallend niedrig, die Farbe hell; mitunter finden sich Spuren von Eiweifs. Körpertemperatur subnormal. Was das psychische Verhalten betrifft, so zeigt die Kranke die dem Myxödem characteristischen Veränderungen; sie ist apathisch, der Denkprocess ist gehemmt, verlangsamt, die geistige Regsamkeit vermindert. Dies war der Status elf Jahre nach der Operation. L. begann sofort mit Injectionen von Schilddrüsenextract, so dass bei der ersten Injection 0.065 Schilddrüsenstoff injicirt wurde; die Injectionen wurden an der Vorderseite des Rumpfes gemacht, der Einstich geschah tief in's Unterhauszellgewebe. Täglich wurde eine Injection gemacht und bis zum neunten Tage mit der Dosis bis 0.195 gestiegen. Schon diese neuntägige Kur hatte einen bedeutenden Erfolg. Wegen eines nun auftretenden scharlachähnlichen Exanthems, das L. für ein „Arzneiexanthem" ansieht,

musste die Kur abgebrochen werden. Das Exanthem verschwand
langsam, allmälig gingen aber auch die erzielten Resultate wieder
verloren. So entschloss sich L., von Neuem einen Versuch zu
machen, und zwar mit der Fütterung von Schafschilddrüsen. Die
Schilddrüse des frisch geschlachteten Schafes wurde sorgfältig präparirt und mit einem Messer auf's feinste zerhackt. Diese rohe
Drüse nahm Patientin auf einem mit Butter bestrichenen Schwarz-
brod mit Salz versetzt, dazu trank sie ein Glas Rothwein. Dieses
Schilddrüsenfrühstück erhielt Patientin allwöchentlich zwei Monate
lang; dann musste die Kur von Neuem abgebrochen werden, da
ein Recidiv des Exanthems mit Herzschwäche auftrat. Während
der Kur war der Erfolg ein überraschender. Das Gesicht schwoll
gänzlich ab, der Blick wurde frisch, lebhaft, die enorme Körper-
fülle verlor sich zusehends, die elephantiastische Hände verwandelten sich in normale Frauenhände, der Gang wurde leicht, die
trockene, schuppende Haut wurde glatt und wieder normal glänzend. Die geistige Regsamkeit stellte sich vollständig wieder ein.
Nach zweimonatlichem Aussetzen der Schilddrüsenfütterung zeigten
sich von neuem Anzeichen des Myxödems. Da die störende Zwischenfälle, Herzschwäche und Exanthem, inzwischen verschwunden
war, begann L. von Neuem mit der Schilddrüsenfütterung und gab
nun hintereinander 140 g; im Ganzen hatte Pat. seit Beginn der
Kur 209 g erhalten. Zwischenfälle kamen jetzt nicht mehr vor.
Die Symptome des Myxödems verschwanden nun gänzlich, Patientin war geistig und körperlich wiederhergestellt; das einzige Symptom, das bei der Kranken zurückgeblieben ist, ist eine mäßig ausgesprochene anämische Farbe der Haut und Schleimhäute. L. beabsichtigt, bei der Patientin in der Folge die Fütterung mit Schilddrüse in vierzehntägigem bis dreiwöchentlichem Intervalle weiterzu-
führen.

2) Verf. berichtet über die in letzter Zeit von ihm beobachteten
Fälle von Myxödem, von denen zwei durch Behandlung mit Schilddrüsensubstanz geheilt bezw. gebessert wurden; in allen drei Fällen
handelt es sich um ein „spontanes", nicht „operatives" Myxödem.
Der erste Fall betraf eine 53jährige, früher gesunde Frau, bei der
sich vor circa 12 Jahren die ersten Anzeichen von Myxödem ein-
stellten. Allmälig verfiel sie geistig und körperlich immer mehr,
so dass sie bei Beginn der Behandlung (Juni 1893) das typische
Bild des Myxödems darbot. Pat. erhielt am Anfang an zwei Tagen
je 5.0 g Schafsschilddrüse, in rohem Zustand, fein gehackt, mit etwas
Salz und Pfeffer zwischen Weißbrod; schon nach dieser zweimaligen
Gabe zeigte sich ein Nachlassen des Myxödems, doch musste die
Behandlung unterbrochen werden, da sich bedrohliche Erscheinungen,
Ohnmachtsanfälle, Angstgefühl, Albuminurie und schließlich ein
schwerer stenocardischer Anfall einstellten. Nach Besserung des
Allgemeinbefinden wurde wieder mit der Darreichung von Schild-
drüse begonnen, und zwar in vorsichtiger Weise mit 1 g pro dosi
et die und ganz allmälig auf 3½ g gestiegen. Die nach diesen

kleinen Dosen auftretenden Beschwerden waren nur geringfügig und
gingen schnell vorüber. Im Ganzen wurden 38 ³/₄ g Schilddrüse
verbraucht. Das Resultat war ein glänzendes: Die Anschwellungen
schwanden vollkommen (Gewichtsabnahme 16 Kilo), die Haut wurde
weich, glatt und geschmeidig, Temperatur und Diurese stiegen,
Frostgefühl, Mattigkeit, Steifigkeit hörten auf, Seh- und Hörvermögen besserten sich, die geistige Fähigkeiten kehrten wieder. S.
beabsichtigt, diese Pat. auch weiterhin in mehr oder minder grofsen
Intervallen einige Gramm Schilddrüse nehmen zu lassen und zwar
in gekochtem Zustande, wobei das wirksame Agens nach mehrfachen Erfahrungen seine Wirksamkeit behält. — Die beiden anderen Fälle betreffen zwei Schwestern im Alter von 35 resp. 18
Jahren, bei denen sich schon im kindlichen Alter Zeichen von Myxödem einstellten; besonders bei der jüngeren war eine hochgradige
Wachsthumsstörung (Zwergwuchs) mit geistiger Entwickelungshemmung hervortretend Bei dieser jüngeren Schwester wurde eine
Behandlung mit Schilddrüse eingeleitet und mit Dosen von 1 g begonnen. Schon nach wenigen Gaben zeigte sich eine deutliche
Besserung; zur Zeit wird die Behandlung noch fortgeführt. Bei
der älteren Schwester wurde aus äusseren Gründen von der Einleitung der Schilddrüsentherapie Abstand genommen. Zum Schluss
weist Verf. auf das Gegenstück des Myxödems, die BASEDOW'sche
Krankheit hin, die in fast allen wesentlichen Symptomen das gerade
Gegenteil von denen darbietet, die man beim Myxödem findet. S.
spricht die Vermuthung aus, dass, wenn man einem gesunden
Menschen mit normal functionirender Schilddrüse per os ein weiteres
Quantum des Secrets dieser Drüse (resp. die ganze Drüsensubstanz
selbst) geben würde, dass dann die Erscheinungen des Morbus
Basedowii erzeugt werden könnten. Derartige Versuche sind seit-
dem von anderer Seite angestellt worden.

3) Im ersten Falle handelte es sich um eine 42jährige, früher
gesunde Frau, bei der sich innerhalb der letzten sieben Jahre die
characteristischen Erscheinungen des Myxödems entwickelt hatten.
Vier Wochen hindurch wurde Pat. mit einer täglichen Dosis von
vier Drüsenlappen (von der Glandula thyreoidea von Mastkälbern)
behandelt, später mit zweitägigen Dosen von zwei Lappen; die
Drüsen wurden gereinigt, leicht gekocht, gehackt und in verschiedener Weise mit dem Wasser zubereitet, in welchem sie gekocht
waren. Schon drei Tage nach Beginn der Kur begann die Besserung, die mit starker Vermehrung der Diurese eingeleitet wurde;
gleichzeitig stieg das spec. Gewicht des Harns, der Puls wurde
stärker und kräftiger, die Temperatur stieg bis zur Norm. Von
unangenehmen Erscheinungen während der Kur sind Auftreten von
Urticariaexanthem und von stenocardischen Anfällen erwähnt. Das
schliefsliche Resultat war ein vorzügliches: Patientin konnte sowohl
körperlich, wie geistig als wiederhergestellt angesehen werden. Die
Abnahme des Körpergewichts betrug mehr als 13 Kilo.

Der zweite Fall betrifft eine 29jährige Patientin, die sich bis

zum fünften Lebensjahre gut entwickelt hatte; dann aber trat eine
starke Verlangsamung, fast ein Stillstand der körperlichen und
geistigen Entwicklung ein, und bei Beginn der Behandlung bot sie
die schon oft geschilderten Zeichen des infantilen Myxödems, des
sporadischen Cretinismus dar. Unter diesen Zeichen sei als eins
der characteristischsten das mangelhafte Wachstum hervorgehoben;
Pat. maſs nur 124 cm. Die Behandlung geschah mit Darreichung
eines aus der Schilddrüse gewonnenen Stoffes, den Verf. als „Thyreoidin“ bezeichnet; dasselbe wurde folgendermassen hergestellt:
die Drüsen wurden vorsichtig von Fett und Bindegewebe gereinigt,
fein gehackt und im Mörser zu einer breiartigen Masse zerstoſsen.
Dann wurde die doppelte Gewichtsmenge an reinem Glycerin hin-
gesetzt, nach 24 Stunden filtrirt, aus dem Filtrat durch Zusatz von
absolutem Alcohol ein dichter, graugelber Bodensatz ausgefällt, dieser bei schwacher Wärme getrocknet und zerstoſsen. Man erhält
so ein graubraunes Pulver, aus dem Pillen hergestellt wurden. In
Form dieser Pillen erhielt die Kranke in Dosen von 10—30 cg im
Ganzen 4.25 g Thyreoidin. Schon nach 48 Stunden trat eine Reaction ein, die sich durch vermehrten Stoffwechsel, Zunahme der
Diurese, Vermehrung der Pulsfrequenz und geringe Temperaturerhöhung kennzeichnete. Wegen wiederholter stenocardischer Anfälle musste die Kur unterbrochen werden, doch war schon nach
dieser kaum 3 Wochen dauernden Behandlung eine unverkennbare
und durchgreifende Veränderung im Zustande der Kranken eingetreten.

4) H. berichtet über ein 3½ jähriges Mädchen, bei dem gleich
nach der Geburt die ersten Anzeichen von Myxödem bemerkt wurden; hervorgehoben sei ein hartnäckiges Kopf u. Gesicht bedecken-
des Eczem. Unter der Anwendung der Thyreoidea des Hammels
schwand das Myxödem völlig, das Kind gewann ein schlankes, pro-
portionirtes Aussehen, begann zu gehen, das Eczem heilte. Im
Anfang wurde das Extract der Schilddrüse innerlich gegeben; später
wurde die frisch ausgeschnittene Thyreoidea in absolutem Alcohol
zerkleinert und mit solchem erschöpft; der Rückstand wurde unter
Alcohol aufgehoben. 2 g davon mit Zucker zu einem feinen Pulver
zerrieben wurden in der Woche verbraucht Auffallend war auch
hier die Abnahme des Körpergewichts, trotzdem das Kind in ca. 6
Wochen 1½ cm wuchs.

5) W., der schon früher einen mit Injectionen von Schilddrüsenextract behandelten Fall publicirt hat, teilt einen neuen Fall mit,
der eine 36jährige Patientin betrifft, auch diese behandelte er mit
subcutanen Injectionen von Schilddrüsenextract nach der von Murray
angegebenen Methode. Die Einspritzungen nahm er jeden 3., später
jeden 8. Tag vor, die Dosis betrug stets eine halbe Pravazspritze;
im Ganzen wurde 12 Mal gespritzt. Schon nach der 3. Einspritzung
fühlte sich Pat. wohler, nach der 12. ist der Status kurz folgender:
Allgemeinbefinden sehr gut, die Anschwellungen haben abgenom.nen,
Gedächtniss und Sprache sind besser geworden, die Atmung ist

frei, die gelbliche Gesichtsfarbe hat sich verloren. Doch besteht noch Kältegefühl und Trockenheit der Haut. Die Kranke soll noch weiter behandelt werden.

6) L. giebt die ausführliche Krankengeschichte eines 49jähr., an Myxödem erkrankten Mannes, den er mit Schilddrüsenfütterung behandelte. Die Thyreoidea wurde per os gegeben, zuerst einige Male als Glycerinextract oder gekocht mit Zusatz von Salz und Bouillon (28 g), später aber während des ganz überwiegenden Teils der Behandlungszeit (102 g) frisch in Substanz, klein geschnitten und nur mit Zusatz von etwas Salz und Pfeffer. Der Erfolg war auch hier ein glänzender; Abschuppung, Haarbildung, Pulssteigerung (die Temp. war schon bei Beginn der Behandlung normal), Steigerung der Diurese, Gewichtsabnahme, nach 3 Wochen 9 kg, nach 5 Wochen 14 kg, Erhöhung des Hämoglobingehaltes und der Zahl der roten Blutkörperchen bis zur Norm. Eine Veränderung der bei Beginn der Kur palpablen Schilddrüse des Kranken war nach Beendigung der Kur nicht nachweisbar. Auch hier traten, wie in fast allen bisher publicirten Fällen, unangenehme Nebenerscheinungen auf: nach 8 Tagen, nachdem 20 g verzehrt waren, verlor der Kranke den Appetit, es traten bedeutende Mattigkeit, Schwindelanfälle, Herzklopfen ein; der Urin wurde eiweißhaltig; ein juckender papulöser Ausschlag ist gleichfalls mit der Kur in Verbindung zu setzen. L. glaubt, dass er die Anfangsdosen zu hoch gegriffen hat und räth, mit 1—2 g jeden oder jeden zweiten Tag zu beginnen.   K. Kronthal.

---

1) **A. Schüle**, Die Lehre von der spastischen Spinalparalyse. Deutsche Zeitschr. f. Nervenheilk. 1893, IV. H. 3, 4.

2) **A. Strümpell**, Ueber die hereditäre spastische Spinalparalyse. Ebenda.

3) **L. Newmark**, A Contribution to the study of the family form of spastic paraplegia. Amer. Journ. of the Med. Sciences 1893.

1) S. teilt aus dem Beobachtungsmateriale von Erb 3 Fälle mit, welche ganz rein das typische Bild der spastischen Spinalparalyse darbieten. Dieselben bestehen 8—17 Jahre ohne jede Complication. Aus dieser Thatsache wie aus ähnlichen Angaben aus der Litteratur kommt S. zu dem Schlusse, dass die spastische Spinalparalyse eine klinisch wohl charakterisirte, von anderen spinalen Affectionen unschwer abzugrenzende Krankheit sei und zwar erscheinen die Symptome nicht nur vorübergehend, um sich bald wieder zu verwischen, sondern sie können unverändert lange Zeit (17 Jahre und mehr) hindurch bestehen; es handelt sich wohl um eine System-Erkrankung und fanden sich zwei klinisch ganz reine Fälle (Westphal u. Strümpell), in denen eine isolirte primäre Lateralsclerose gefunden wurde. Anlass zu Täuschungen und Verwechslungen mit der spastischen Spinalparalyse geben Fälle von multipler

Sclerose, Myelitis transversa, combinirte Strangsclerosen, cerebrale
Herde mit secundären Degenerationen, Hydrocephalus, progressive
Paralyse, Neuritis; dabei war aber meist das klinische Bild der
Spinalparalyse kein reines und typisches wie in den oben genannten
3 Fällen. Nur das typische Krankheitsbild wird die Diagnose
sicher stellen lassen und muss das spätere Hinzutreten von Sensibilitätsstörungen, Blasenstörungen, Muskelatrophieen, Intentionstremor, Nystagmus, Stauungspapille auf Myelitis, multiple Sclerose,
amyotrophische Lateralsclerose, centralen Tumor, syphilitische Spinalparalyse hinweisen.

2) Zu seiner früheren Beobachtung (2 Brüder mit spastischer
Spinalparalyse) fügt S. einen neuen Fall von einem 61 jähr. Manne,
der seit vielen Jahren das völlig reine Krankheitsbild der spastischen Spinalparalyse und bemerkenswerte hereditäre Verhältnisse darbot. Der Grofsvater, Vater und 2 Brüder des Vaters
hatten „Lähmung der Beine" und einen auffallenden, ungewöhnlichen Gang; auch ein Bruder des Kranken war an den Beinen
gelähmt. Bei dem früher gesunden Manne stellte sich seit dem
34. Jahre eine zunehmende Gehstörung ein; während 1886 nur eine
spastische Starre der Beine bestand, entwickelte sich späterhin eine
spastische Parese; damals traten auch zuerst Sensibilitätsstörungen,
und zwar nur in der Temperaturempfindung an den Beinen auf.
Aus seinen Beobachtungen wie aus denen Bernhardt's und Anderer
schliefst S. folgendes: 1) Unter dem Einfluss einer abnormen angeborenen Veranlagung entwickelt sich zuweilen eine sehr langsam
fortschreitende primäre systematische Degeneration der Pyramidenbahnen des Rückenmarks. 2) Dieses Leiden tritt in der Regel
familiär auf, bei männlichen Mitgliedern häufiger als bei weiblichen.
3) Die ersten Anzeichen der Krankheit beginnen am häufigsten ca.
im 20. bis 30. Lebensjahre in Form einer rein spastischen Be-
wegungsstörung der unteren Extremitäten. 4) Die Krankheit führt
in der Regel erst nach vielen Jahren zu wirklicher spastischer Parese und Paraplegie der Beine. Die zu den oberen Extremitäten,
zu der Zunge, Lippen u. s. w. gehörigen Abschnitte der Pyramidenbahn erkranken viel später und viel seltener. 5) In der Regel
scheint sich die Erkrankung der PyB schliefslich mit leichten Degenerationen anderer Systeme (insbesondere in den Kleinhirnseiten-
strängen und Goll'schen Strängen) zu combiniren; in klinischer
Hinsicht scheinen vor allem Störungen des Temperatursinns und
ganz geringe Blasenstörungen auf diese Combination hinzuweisen.

3) In der ersten Familie zeigt ein Bruder und eine Schwester
eine spastische Paraplegie und ein Vetter eine doppelseitige spastische
Hemiplegie; alle zeigten die Erkrankung schon in der Kindheit;
in den ersten beiden Fällen war die Geburt leicht und normal, im
dritten Fall schwer. Die anderen Familienmitglieder, Eltern, Ge-
schwister boten bis auf die Steigerung der Sehnenreflexe bei einigen
von ihnen keine Anomalien von Seiten des Nervensystems dar. — In
der zweiten Familie hatten 3 Brüder die Erscheinungen der spas-

tischen Paraplegie." Eine äussere Veranlassung (Beckenanomalie, schwere Geburt, Asphyxie bei der Geburt etc.) für das Leiden war nicht vorhanden; auch hier wies die Steigerung der Sehnenreflexe bei anderen Familienmitgliedern auf eine familiäre hereditäre neurotische Anlage hin; das Leiden kann in der Kindheit oder im Jugendalter, auch später einsetzen, je nach der Schwere der congenitalen anomalen Anlage. Die beschriebenen Fälle ähneln den von TOOTH, BERNHARDT, BLOCH u. A. mitgeteilten Fällen von spastischer Paraplegie familiärer Natur.   S. Kalischer.

––––––––––

R. **Müller** und **W. v. Noorden**, Teilweise Symphyseotomie statt Kaiserschnitt. Berl. klin. Wochenschr. 1893, No. 48.

Es handelte sich um eine 37 Jahre alte 5 para. mit rhachitischem Becken. Dist. crist. 22. Dist. spin. 25. Conjugata 7—8.

Bei den ersten beiden Geburten am Ende der Gravidität musste die Craniotomie ausgeführt werden. Die 3. u. 4. Schwangerschaft wurde durch Einleitung der künstlichen Frühgeburt im 7. Monat unterbrochen, jedoch beide Mal kam das Kind tot zur Welt. Trotzdem wurde bei der 5. Gravidität nochmals durch Einleitung der Frühgeburt ein besseres Resultat erhofft. Blasensprung erfolgte nach 24 Stunden bei 5 Mark grossem Muttermund. Der Kopf, welcher über dem Becken stand, sollte nun mittels Forceps in dasselbe hineingezogen werden, jedoch gelang das nicht. Nach weiterem Abwarten von vier Stunden war der Kopf durch kräftige Wehen in Stirnlage im Beckeneingang eingekeilt. Da das Kind noch lebte, die Wendung wegen drohender Ruptur der Gebärmutter unterbleiben musste, und der Kaiserschnitt den Operirenden nicht geeignet erschien, beschlossen dieselben die Symphyseotomie zu machen. Jedoch schon nach Durchschneidung des ligament. arcuat. super. und teilweiser Spaltung der Symphyse trat das Kind in's Becken und wurde, als das Köpfchen auf dem Beckenboden stand, schnell mittels Forceps entwickelt. Es war asphyktisch und nicht zu beleben.

Nach der Geburt wurden nur die Weichteile des Symphysenschnittes durch Silberdrahtnähte geschlossen. Am Scelett wurde nicht genäht, da das ligament. arcuat. inferius erhalten war. Um das Becken wurde ein festes Handtuch gelegt.

Auf Grund dieser Erfahrung schlagen die Verfasser bei Beckenverengerungen, die zum Wesentlichen am Beckenausgang liegen, vor, nur die Durchtrennung des ligament. arcuat. inf. und eines Teils des Knorpels vorzunehmen.

Das Wochenbett verlief zwar nicht ganz normal, doch konnte Patientin nach 3 Wochen gut gehen. Eine aufgetretene Blasenscheidenfistel musste 6 Wochen post partum genäht werden und heilte gut.   W. Schülein.

C. Tebb, On the transformation of maltose to dextrose. Journal of Physiol. XV. S. 421.

Das getrocknete Pankreas, die Schleimhaut des Dünndarms, die Peyer'schen Plaques, Lymphdrüsen, Speicheldrüsen, Leber, Nieren, Magen, Milz und quergestreifte Muskeln besitzen die Fähigkeit, Maltose in Dextrose umzuwandeln u. zwar in verschiedenem Grade, über welche Verf. eine tabellarische Uebersicht giebt: am stärksten übt diese Wirkung die Schleimhaut des Dünndarms. Durch Ausziehen der Schleimhaut, ferner der Lymphdrüsen und des Pankreas mit 5 proc. Natriumsulfatlösung wurden wirksame Auszüge erhalten. Auch das Blutserum ist wirksam, in geringerem Grade die Galle. Da das Pankreas stark auf Amylum einwirkt, dieses in Maltose überführend, nur schwach auf Maltose, die Dünn-Darmschleimhaut umgekehrt wenig auf Amylum, stark auf Maltose, so kann man wohl annehmen, dass die Ueberführung des Amylum in Dextrose in 2 Phasen erfolgt, welche durch verschiedene Organe bewirkt wird.   E. Salkowski.

H. Boruttau, Vergleichende Untersuchungen über den Chemismus in Herz- und Körpermuskeln. Zeitschrift f. physiol. Chemie XVIII. S. 513.

Bestimmungen des Glycogengehaltes (nach Brücke-Külz) an Herz- und Körpermuskeln (Adductoren) frisch getöteter Hunde und der männlichen Organe nach 1½ bis 36 stündigem Liegen bei Zimmertemperatur lehren, dass der Glycogengehalt des Herzmuskels nach dem Tode unter gleichen Bedingungen rascher bezw. in höherem Maße abnimmt als derjenige der Körpermuskeln; so hatte der Gl-Gehalt der Körpermuskeln nach 24 Stunden nur um $^1/_{10}$—$^2/_9$ abgenommen, der des Herzmuskels um ¼ bis herunter auf Null. Der Glycogengehalt des noch schlagenden Herzens dürfte dem der Körpermuskeln etwa gleichkommen (0.53 resp. 0.59 pCt.). Der Herzmuskel, ebenso dessen Wasserextrakt verwandelt zugesetztes Glycogen ceteris paribus schneller in Zucker (durch Titriren mit Fehling's Lösung bestimmt), als der Körpermuskel bezw. dessen Wasserextract.   J. Munk.

E. Frank, Ueber einen Fall von Tumor sacralis congenitus mit maligner Degeneration und Metastasenbildung. Prager med. Wochenschrift 1894, No. 2.

Ein normal geborenes Mädchen zeigte in der Nähe der Afteröffnung eine kleinapfelgroße, weiche, deutlich fluctuirende Geschwulst. Da der Tumor bereits nach 2 Wochen stark gewachsen war, wurde zur Exstirpation geschritten, die nach Loslösung der festen Verwachsungen mit Os sacrum und coccygeum leicht gelang. Am Abend desselben Tages trat der Exitus ein; die Section ergab noch einen kleinwallnussgroßen Tumor im Cavum ischio-rectale.

Die von Prof. Chiari ausgeführte mikroskopische Untersuchung ergab, dass der exstirpirte Tumor sacralis congenitus die Zusammensetzung eines Teratoms zeigte, Bindegewebe, hyaline Knorpel, glatte und quergestreifte Musculatur, Cysten mit flimmerndem Cylinderepithel und Dermoidcysten, die mit Epidermis, Haarbälgen und Talgdrüsen versehen waren, enthielt. An einer Stelle ergab sich der Bau eines Myxosarcoms, und denselben Bau zeigte der kleinere zweite Tumor, der daher wohl als eine Metastase von diesem Teil der angeborenen Geschwulst anzusehen ist.   M. Rothmann.

P. Sendler, Mitteilungen aus der chir. Abth. des Vereinskrankenhauses der Kahlenberg-Stiftung zu Magdeburg 2. Zur Casuistik der cavernösen Angiome. Deutsche Zeitschr. f. Chir. XXX. S. 539.

a) Ein Angioma pendulum der Mamilla. Der bereits dem XIII. Chirurgen-Congress vorgestellte Fall betraf eine 45 jährige Jungfrau, und war die angeborene, ursprünglich kleine, wahrscheinlich aber immer gestielte Geschwulst bis zu 5

Markstückgröfse angewachsen. Der Stiel selbst war ca. 1 cm lang und rabenkieldick. Aehnliche Fälle von cavernösen Geschwülsten an vorliegender Stelle konnte Verf. in der Litteratur nicht auffinden.

b) Multiple cavernöse Angiome der Zunge Den vereinzelten Beobachtungen in der Litteratur vermag Verf. zwei eigene Fälle beizufügen, beide 16jährige Burschen betreffend. Bei beiden fand sich eine gröfsere Geschwulst auf der rechten Seite etwas der Zungenbasis zu neben mehreren kleineren Tumoren sowol auf dieser wie auf der anderen Seite. Excision in 2 Sitzungen für die Geschwülste je einer Seite mittelst der Cooper'schen Scheere mit nachfolgender Naht führte jedes Mal zu schneller Heilung. Auch hier waren die angeborenen Tumoren erst durch ihr Weiterwachsen bei den Functioniren der Zunge hinderlich geworden.   P. Güterbock.

C. v. Heinleth, Ein neuer Scoliosen- und Körpermessapparat „Thoracometer". Arch. f. klin. Chir. XLVI. S. 298.

Modification des ZANDER'schen Apparates behufs Rumpfmessung ohne genaue Abbildungen nicht verständlich. Beigefügt sind eine Reihe von Messungsquerschnitten, welche mit dem qu. Apparat in verschiedenen Höhen des Rumpfes aufgenommen worden sind.   P. Güterbock.

L. Grünwald, Weitere Beiträge zur Ozaenafrage. Münchner med. Wochenschr. 1893, No. 43, 44.

Nach Verf. ist Ozaena ein Symptom resp. ein Symptomencomplex, für den eine einheitliche Aetiologie mit Sicherheit aufzufinden ebensowenig gelungen ist, wie für Aufstellung eines einheitlichen pathologisch anatomischen Bildes. Daher sollte man diesen nicht präcisen Namen lieber nicht gebrauchen. Als Ursachen stinkender Borkenbildung in atrophischen Nasen sind in einer Reihe von Fällen schwere Erkrankungen der Nebenhöhle aufgefunden, auch ergab sich in weiteren Fällen ein causaler Zusammenhang zwischen Erkrankungen des adenoiden Gewebes und Producten fötider und nicht fötider Borken. Ob alle jene räthselhaften Fälle, in denen nicht Fremdkörper, Syphilis oder andere schon bekannte Momente das gleiche oder ein ähnliches Bild schaffen, ebenfalls auf Nebenhöhlenerkrankungen beruhen, ist noch nicht erwiesen, jedoch muss in jedem unklaren Fall daran gedacht werden. Der Nachweis einer genuinen Atrophie in der Nase mit consekutiver Bildung stinkender Borken ist bisher nicht erwiesen, auch eine Dyskrasie anzunehmen ist nicht gerechtfertigt. Spontanheilungen gewinnen teilweise Boden durch die Beobachtung des Zusammenhanges mit adenoiden Vegetationen.   W. Lublinski.

Lepierre, Analyse d'un fromage avarié; extraction d'une ptomaine nouvelle. Comptes rendus 1894, No. 9. S. 476.

L. hatte Gelegenheit, eine gröfsere Menge Schaf-Käse chemisch zu untersuchen, der nach seinem Genuss schwere Darmerscheinungen beim Menschen erzeugt hatte. Dem Aussehen nach war der Käse durchaus reif und nicht verdorben. Er glaubte zunächst die giftige Substanz unter den Albuminen suchen zu müssen, fand aber nichts. Dann untersuchte er auf Ptomaine nach der Methode von ARMAND GAUTIER und fand eine Base, die mit Kupferacetat ausfiel und für welche die weitere Untersuchung die Formel $C_{14}H_{24}N_2O_4$ ergab. Sie erzeugte, Meerschweinchen unter das Futter gemischt, Durchfall.   Scheurlen.

M. Perles, Beobachtungen über perniciöse Anämie. Berliner klin. Wochenschr. 1893, No. 40.

Verf. hat in 3 Fällen von perniciöser Anämie im lebenden Blute eigenartige mit activer Beweglichkeit ausgestattete Gebilde beobachtet. Es handelt sich um länglichelliptische, sehr dünn und schmale, biegsame, farblose und stark lichtbrechende Blätt chen, deren grösste Länge, wenig über 3 μ, deren Breite unter 1 μ beträgt. Die Bewegungserscheinungen an diesen Gebilden bestehen namentlich in winkligem Abknicken mit nachheriger, oft plötzlicher, ruckweiser Streckung; die Schnelligkeit, mit der sie Ortsveränderungen vornehmen, ist verschieden. Versuche mit Färbung sowie mit Kulturen haben bisher nicht zum Ziele geführt; Uebertragungsversuche mit dem frischen Blute sind noch nicht vorgenommen worden.   Perl.

M. Herz, Blutkrankheiten. Separat-Abdruck aus Virchow's Archiv 1893, Bd. 133.

Nach eingehender Darstellung der zur Blutuntersuchung benutzten Methoden schildert Verf. eine Reihe von Krankheitstypen, die er nach den Volumsänderungen der Blutzellen klassificirt. Der Reihe nach werden abgehandelt: 1) die acute Schwellung der Blutzellen; dieselbe fand sich als Begleiterscheinung in je einem Falle von Typhus und Peritonitis, ferner nach Hämatemesis bei Ulcus ventriculi; hier hatte die Schwellung den höchsten Grad erreicht, denn die Zellen waren um mehr als das Dreifache des Normalen vergrössert. Da gleichzeitig das specifische Gewicht des Plasmas ein ausserordentlich niedriges war, so ist wohl eine Quellung des Zellgewebes anzunehmen. 2) Die chronische Schwellung der Blutzellen; sie wurde bei chlorotischen Mädchen beobachtet und bei einem 39jährigen, kräftigen Manne, der häufig wiederholte Blutungen überstanden hatte. 3) Die Hypertrophie der Blutzellen: sie wurde im Blute eines Pseudoleukämikers angetroffen. Endlich 4) die Blutzellenatrophie; sie wurde bei Chlorosen mit perniciösem Character beobachtet, wobei die Blutzellen den Eindruck hochgradiger Degeneration machten; zum Teil gequollen, zum Teil bereits atrophisch bis zu kleinen Hämoglobinkugeln oder napfförmigen Gebilden zusammengeschrumpft, hatten sie das Hämoglobin fast bis auf ein Drittteil ihres normalen Gehalts verloren. Zum Schluss schildert Verf. die Veränderungen des Blutes bei Nephritis, bei Kachectischen und in einem Falle von Phosphorvergiftung.   K. Kronthal.

A. Tedeschi, Untersuchungen über die Wirkungen der Inoculation der Tuberculose in die Nervencentra. (Vorläufige Mitteilung. Anatomisch-pathol. Institut der k. Universität Siena. Prof. G. Martinski). Cbl. f. allg. Path. IV. No. 13. p. 497.

Der Verf. kommt bei seinen an Meerschweinchen, Kaninchen, Katzen, Hunden und Ratten vorgenommenen, durch strengste Antisepsis und Controllversuche unterstützten Experimenten zu folgenden Resultaten: Die Tiere starben bei directer Application des Virus in die Nervencentra schneller als bei Impfung in's Peritoneum, Unterhautzellgewebe etc., aber nicht die locale Läsion sondern die darauf folgende Allgemeininfection (Miliartuberculose) übt diese tötliche Wirkung aus. Das Blut solcher Tiere zeigt erhöhte Virulenz, denn es wirkt bei peritonealer Verimpfung in 5 bis 7 Tagen tötlich. Dann aber folgt nicht eine Steigerung, sondern wieder eine Abschwächung der Giftigkeit. Die eingeführten Bacillen vermehren sich im Centralnervensystem und afficiren die Meningen, das Nervengewebe selbst und sammeln sich in grossen Mengen im Liquor cerebrospinalis an. Im nervösen Gewebe finden sich die Bacillen besonders zahlreich in der Nähe der Gefäfse. Die anderen Organe zeigen oft das anatomische Bild der Miliartuberculose, die Nieren aber auch ohne diese immer die Zeichen der trüben Schwellung und der Zellnecrose.   M. Brasch.

C. Jacobj, Untersuchungen über den Kraftsinn. Archiv f. exp. Path. u. Pharm. 1893, August.

J. beschreibt einen neuen Apparat, mit Hülfe dessen die Grenze des Kraftsinnes d. h. derjenige Gewichtszuwachs, der zu einem gegebenen Ausgangsgewichte gerade noch erkannt wird, mit genügender Genauigkeit und in kurzer Zeit bestimmt wird.

Der Kraftsinn (das Unterscheidungsvermögen für die Größe gehobener Gewichte) hängt nicht ab von dem Tast- oder Drucksinn der Haut, auch nicht von einer von den Sehnen oder Muskeln aus vermittelten Empfindung ihres Spannungszustandes, sondern er kommt zu Stande auf Grund einer Vergleichung der Größe der aufgewendeten Innervationskraft mit der Dauer der Latenzzeit d. h. der Zeit, welche zwischen der gewollten Hebung und dem wirklichen Eintritt der Bewegung verstreicht. Die Größe der Latenzzeit des Bewegungseintrittes hängt ab von der Größe der bei der Hebung des Gewichtes zur Anwendung gebrachten Innervationskraft (Ueberwindung des Widerstandes). Die Wahrnehmung des Bewegungseintrittes könnte durch die Gelenke vermittelt werden (GOLDSCHEIDER) oder durch sensible in dem Muskel oder der Sehne gelegene Apparate.   S. Kaltscher.

I. Mehrer, Ein Fall von Myelitis acuta centralis. Wiener med. Wochenschr. 1893, No. 45.

Ein 51jähriger Mann setzte sich an einem heißen Tage der Zugluft aus und stürzte dann plötzlich, ohne das Bewusstsein zu verlieren, zusammen. Im Spital wird freies Sensorium, Intaktsein der Hirnnervengebiete constatirt. Arme, Beine, Blase und Mastdarm sind gelähmt, Parästhesien in den Beinen, Abstumpfung der Sensibilität an den Streckseiten der Beine, 120 Pulse, Temperatur 38 5. Unter steigendem Fieber bis 40 0 und asphyktischen Erscheinungen (Parese der Atmungsmuskeln) tritt der Tod ein. Das Sensorium blieb frei, kein Decubitus trat auf. Verf. stellte die im Titel angegebene Diagnose und beschuldigt ätiologisch die Erkältung.   M. Brasch.

F. A. Rietema, Ueber Impotenz. Deutsche med. Wochenschr. 1893, No. 44.

Als die häufigsten Ursachen der Impotenz bezeichnet Verf. die Onanie und die chronische Gonorrhoe der hinteren Harnröhre, welche letztere zu atrophischen Zuständen und damit zu einer Herabsetzung der Nervenerregbarkeit in diesem Teile führen soll. Während in Fällen der zweiten Art die locale Behandlung der chronischen Urethritis posterior die Hauptsache ist, verwendet R. bei der durch Onanie veranlassten Impotenz namentlich den constanten Strom, indem er anfangs nur den absteigenden, später, wenn sich der Pat. von der gewöhnlich vorhandenen allgemeinen Nervosität einigermassen erholt hat, den aufsteigenden Strom in allmälig zunehmender Stärke auf das Rückenmark applicirt. Bleibt das Verfahren ohne Erfolg, so setzt er den einen Pol auf Penis und Glans, den anderen auf die Wirbelsäule, lässt während kurzer Zeit einen aufsteigenden Strom durchgehen und bedient sich dann rasch aufeinanderfolgender Stromwendungen. Die Behandlung soll, wenn auch nicht in allen, so doch in vielen Fällen zur Heilung führen.   H. Müller

B. C. Hirst, Long continued hemorrhage in the latter half of pregnancy due to detachment of a normally situated placenta, and accompanied by septic intoxication: with report of two cases. Medical News 1893, Juli 22.

Verf. macht auf Blutungen in die Placenta aufmerksam, welche bei normalem Sitz derselben zunächst nicht zum Abort oder Frühgeburt führen, dagegen aber Symptome von septischer Infection und Fieber hervorrufen.

In beiden angeführten Fällen bestanden längere Zeit gegen den sechsten Monat der Schwangerschaft Blutungen nach aussen. Der bedrohliche Zustand der Mütter, die Anämie und das Fieber nötigten, obwohl die Frucht lebte, zur Entleerung des Uterus, worauf Genesung eintrat. Ob es sich um Erst- oder Mehrgebärende handelte, wird nicht angegeben.   A. Martin.

Einsendungen für das Centralblatt werden an die Adresse des Hrn. Prof. Dr. M. Bernhardt (Berlin W. Französische Straße 21) oder an die Verlagshandlung (Berlin NW., 68, Unter den Linden) erbeten.

Verlag von August Hirschwald in Berlin. — Druck von L. Schumacher in Berlin.

Wöchentlich erscheinen
1—2 Bogen; am Schlusse
des Jahrgangs Titel, Na-
men- und Sachregister.

Centralblatt

Preis des Jahrganges
20 Mark; zu beziehen
durch alle Buchhandlun-
gen und Postanstalten.

für die

medicinischen Wissenschaften.

Unter Mitwirkung von

Prof. Dr. H. Senator und Prof. Dr. E. Salkowski,

redigirt von

Prof. Dr. M. Bernhardt

in Berlin.

1894. 12. Mai. No. 19.

Inhalt: v. HOLOWINSKI, Ueber das Rhythmophon. — SMITH, Zur Kenntniss der Schwefelsäurebildung. — HAMBURGER, Unterschiede zwischen arteriellem und venösem Blut. — ASTOKONENKO, Einfluss der Aderlässe auf Blut und Knochenmark — SCHÜSSLER, KÜMMELL, DOERFLER, MACKIE, GRAHAM, Ueber Nephrorrhaphie, Nierenresection und Nierenexstirpation. — BUCHNER, LEDOUX LEBARD, Einfluss des Lichtes auf die Bakterien. — MIESCHER, Einfluss der Meereshöhe auf das Blut. — MOTT, EDGEWORTH, Zur Casuistik der Facialislähmung. — WADDEL, ALBERTONI u. BRIGATTI, Fälle von Hirntumor. — GOLDSCHMIDT, Aetiologie und Prophylaxis der Lepra. — VAS, Zur Kenntniss der Nicotin- und Alcoholvergiftung.

REWOSCH, Verhalten der Schweinegalle zu Salzen. — BOLDT, Glycogenbestimmung in gelähmten Muskeln. — LASKIEN, Angiom der Zunge, operative Heilung. — BENNETT, Ueber extracapsuläre Practur des Schenkelhalses. — RÖSE, Wirkung der Musculatur bei Gaumenspalte. — BUTTERSACK, Zur Kenntniss der Vaccine. — BOKENHAM u. FENWICK, Giftige Eiweisskörper in der Scharlachniere. — QUINCKE und ROOS, Ueber Amöben-Enteritis. — KEITEL, Hautanästhesie nach Thiosinamin-Gebrauch. — GALLBRANI u. PACINOTTI, Fremdkörper im N occipitalis major. — PAUD, Zur Kenntniss der Enuresis nocturna. — MISELLI, Hyperkeratose der Knäueldrüsengänge. — KEES, Schussverletzung des graviden Uterus. — WILSON, Wirkung giftiger Gase.

A. v. Holowinski, Physiologische und klinische Anwendungen eines neuen Mikrophons („Rhythmophons"), bei der Auskultation von Herz- u. Pulsbewegungen. Zeitschr. f. klin. Med. XXVII. H. 3, 4. S. 363.

Verf. empfiehlt sein schon vor einigen Jahren construirtes Mikrophon, welches auf einen mechanischen Stofs mit einem Ton reagirt, zur Untersuchung der Herz- u. Pulsbewegung. Dieses Mikrophon soll beispielsweise beim Aufsetzen auf die Radialarterie drei Töne erkennen lassen, welche zeitlich den Fufspunkten der Pulscurve dieser Arterie, nämlich dem der Hauptwelle und den der beiden Nebenwellen entsprechen.

Beim Aufsetzen auf die Stelle des Spitzenstofses hört man während der Systole 4 Töne, von welchen zwei durch den Stofs und die zwei anderen durch die Töne des Herzens veranlasst sein sollen.

Verf. glaubt nun, dass dieses Instrument zur Untersuchung der genannten Vorgänge geeignet und den bisherigen cardiographischen und sphygmographischen Methoden überlegen sei.

Es ist jedoch hervorzuheben, dass nur durch die letzteren der Nachweis erbracht werden kann, an welchen Punkten das Mikrophon einen Ton giebt und dass die erwähnte Behauptung, dass das Instrument an den Fufspunkten der Wellen tönt, durchaus nicht überzeugend nachgewiesen ist. Man wird daher nach der Ansicht des Ref. gut thun, sowol diesen als auch den weiteren Nachweis, dass das Instrument in der Untersuchung des Herzens oder des Pulses überhaupt einen Fortschritt begründen kann, vom Verf. erst abzuwarten, bevor man dasselbe anwendet.   Hürthle.

W. Smith, Zur Kenntniss der Schwefelsäurebildung im Organismus. Pflüg. Arch. Bd. 55. S. 542.

Im Anschluss an frühere Versuche hat S. einen Hund, dessen Ausscheidung von Stickstoff, Gesammtschwefel und Schwefelsäure bekannt war, an zwei aufeinanderfolgenden Tagen je 1 g Aethylsulfid, zusammen entsprechend 0.711 g Schwefel eingegeben. Das Befinden des Tieres wurde dadurch nicht alterirt, die Stickstoffausscheidung stieg ein wenig an, die Schwefelsäureausscheidung zeigte gleichfalls eine geringe Zunahme, die man wohl berechtigt ist, auf einen etwas vermehrten Eiweifszerfall im Körper zu beziehen. Das Aethylsulfid wird danach nicht oxydirt. Die Gesammtschwefelausscheidung stieg um 0.33 g, es muss somit ein grofser Teil des Aethylsulfid's auf einem anderen Wege eliminirt sein.

Obwohl sonach Aethylsulfid, Aethylmercaptol (nach früheren Versuchen des Verf.'s) und Thiophen nach Versuchen von HKFTEK), welche alle die Constitution $\equiv$C—S—C$\equiv$ besitzen, durch den Körper gehen, ohne dass ein Teil des Schwefels zu Schwefelsäure oxydirt wird, schützt diese Constitution doch nicht alle Körper, welche dieselbe besitzen, vor dem Oxydirtwerden. im Organismus.

Dieses hat Verf. früher vom Carbaminthiosäurethylester

$$\begin{array}{c}NH_2\\O\end{array}\Big\rangle C-S-C\Big\langle\begin{array}{c}CH_3\\H\\H\end{array}$$ nachgewiesen, welcher eine Vermehrung der

Schwefelsäure des Harns hervorbringt. Dasselbe gilt, wie Verf. jetzt zeigt, von der Carbaminthioglycolsäure $\begin{array}{c}NH_2\\O\end{array}\Big\rangle C-S-C\Big\langle\begin{array}{c}COOH\\H\\H\end{array}$

welche demselben Hund an 2 Tagen in der Quantität von je 1 g des Kaliumsalzes eingegeben wurde, entsprechend zusammen 0.3699 g Schwefel und 0.1618 g Stickstoff. Jedes Mal trat nach 2 Stunden

Erbrechen auf. Der in Form von Schwefelsäure ausgeschiedene Schwefel stieg danach im Ganzen um 0.216 g.

Da die Möglichkeit vorliegt, dass die Carbaminthioglycolsäure sich im Magen in Carbaminsäure und Thioglycolsäure spaltet, so führte Verf. in einer folgenden Versuchsreihe das Kaliumsalz der Carbaminthioglycolsäure subcutan ein: der Erfolg war ganz derselbe: 72 pCt. des in der Substanz eingeführten Schwefels fanden sich als Schwefelsäure im Harn.

S. zieht daraus den Schluss, dass das bei der Zersetzung der Eiweißkörper im Organismus entstehende Umwandlungsproduct den Schwefel wahrscheinlich in der Bindungsform $\equiv$ C—SH enthält. Schließlich berichtigt Verf. noch einen in einer früheren Versuchsreihe vorgefallenen Irrthum bezüglich der Stickstoffausscheidung — die Zahlen sind zu verdoppeln, da eine Halbnormalsäure für eine Normalsäure gehalten worden war —, welcher jedoch auf die Schlussfolgerungen ohne Einfluss ist (dem Ref. waren damals die niedrigen Stickstoffzahlen aufgefallen und er hatte dieses in seinem Referat dieses Blattes 1893 S. 130 auch bemerkt, nur sind damals hinter dem Wort „Zahlen" die Worte „für N" ausgefallen). E. Salkowski.

H. J. Hamburger, Différence entre la constitution du sang veineux et du sang artériel. Arch. de physiol. 1893, S. 336.

Nach den Untersuchungen des Verf. am Pferdeblut halten die roten Blutkörper des Arterienblutes ihren Farbstoff fest in einer NaCl-Lösung, in welcher die des Venenblutes schon einen Teil des Farbstoffes in Lösung gehen lassen. Carotisserum enthält etwas weniger feste Stoffe (hauptsächlich Eiweiß) und Alkali, aber etwas mehr Chloride als Jugularisserum; die Differenzen im Procentgehalt liegen indess zumeist erst in der 2., seltener in der 1. Decimale. Diese Unterschiede können nicht einzig und allein auf den verschiedenen CO_2-Gehalt zurückgeführt werden, denn auch nach Schütteln mit Luft sind sie noch vorhanden. Was für beide Blutarten im defibrinirten Zustande gilt, das trifft, wie Controlversuche lehren, auch für das nicht defibrinirte Blut zu. Der Einfluss von Säuren und Alkalien auf normales und auf defibrinirtes Blut ist der nämliche. Das defibrinirte Blut ist daher auch noch als lebendes Blut zu betrachten und behält diesen Character für viele Stunden, wenigstens bei einer niederen als der Körpertemperatur. Zwischen 10 und 38° hat die Temperatur keinen erkennbaren Einfluss auf die Verteilung der einzelnen Bestandteile zwischen Plasma und Blutkörper. Bei vergleichenden Blutuntersuchungen ist die getrennte Analyse der Körperchen und des Serums der Gesammtanalyse vorzuziehen, weil das Verhältniss zwischen Plasma und den körperlichen Elementen nicht dasselbe ist, wie im lebenden Körper und weil schon eine kleine Aenderung in diesem Verhältniss grofse Aenderungen in der resp. Zusammensetzung zur Folge hat. Das

Studium der Körperchen und des Plasma kann durch dasjenige der Körperchen und des Serum (aus defibrinirtem Blute) ersetzt werden, vorausgesetzt, dass die Defibrinirung bei Luftabschluss erfolgt. Umgekehrt führt man bei der gewöhnlichen Methode (Schlagen des Blutes an der Luft) eine anormale Verteilung der Blutbestandteile zwischen Körperchen und Serum herbei; deshalb ist die Mehrzahl der bisher ausgeführten Blutuntersuchungen zu beanstanden und unter Vermeidung des gedachten Fehlers zu wiederholen.

J. Munk.

G. L. Antokonenks, Sur les altérations anatomiques du sang et de la moelle des os longs sous l'influence des fortes saignées. Arch. des sciences biologiques. p. p. l'inst. etc. Petersb. 1893, II. S. 517.

In dem ersten Teil seiner Arbeit beschäftigt sich Verf. mit den Veränderungen, die das Blut in seiner Zusammensetzung nach starken Aderlässen erleidet. Diese für den ganzen Aufbau des Bluts wichtige Frage ist von den einzelnen Forschern sehr verschieden beantwortet worden; während die einen die bald nach dem Aderlass zu konstatirende Vermehrung der weifsen Blutkörperchen als das Wesentlichste hinstellen, betrachten die andern dieselbe nur als eine Folge der Wundeiterung. Ausserdem ist von den meisten Forschern vernachlässigt worden, die abgelassene Blutmenge durch physiologische Kochsalzlösung zu ersetzen, um so den rein mechanisch bedingten Zustrom von Gewebsflüssigkeit zu vermeiden. Verf. hat nun an einer gröfseren Reihe von Hunden experimentirt, bei denen er teils einmal, teils wiederholt Aderlässe gemacht hat, indem er bei einem Teil derselben intravenöse Injectionen von 0.3—0.75 pCt. Kochsalzlösung anschlofs. Das Resultat der sehr ausführlich in Tabellen mitgeteilten Versuche war, dass eine Vermehrung der Leukocyten fast unmittelbar naah dem Aderlass eintrat, die am Ende des ersten Tages ihr Maximum erreichte. Die Vermehrung, die Anfangs junge und alte Zellen betrifft, bezieht sich bald vorwiegend auf die jungen Lymphocyten, die am Ende der ersten Woche in nochmaliger Steigerung ihr Maximum erreichen. In diesem Stadium oder in dem des Abfalls zur Norm wiederholter Aderlass läset die Leukocyten noch steigen. Die Zufuhr von Kochsalzlösung nach dem Aderlass verzögerte das Auftreten derselben und liefs eine Abnahme der älteren Zellen erkennen.

Verf. will für das Auftreten der Leukocytose neben dem schnellen Zuströmen weifser Blutkörperchen eine Verlangsamung in dem Entwicklungsgang und Zerfall derselben verantwortlich machen. Während die Vermehrung der jüngsten Elemente am Tage nach dem Aderlass dem raschen Zuströmen zuzuschreiben ist, läset sich die Verminderung der grofsen Lymphocyten durch einen rascheren Durchgang der Leukocyten durch dies Stadium, die Vermehrung der reifen Formen dagegen durch längeres Verharren in diesem Stadium erklären.

Der zweite Teil der Arbeit ist den Veränderungen des Knochenmarks nach dem Aderlass gewidmet. Nachdem Verf. zunächst die vorhandene Litteratur einer Besprechung unterzogen hat, die in der Auffassung sowohl des Aufbaus wie der Function des Knochenmarks sehr verschiedene Ansichten aufweist, geht Verf. zu seinen eigenen Versuchen über, die er an Hunden derart anstellte, dass er sie 2, 3 oder mehrere Tage nach einem Aderlass tötete. Das Knochenmark wurde in MÜLLER'scher Flüssigkeit gehärtet, die sich vor den anderen Härtungsflüssigkeiten durch bessere Fixirung des Hämoglobins auszeichnete. Am Tage nach dem Aderlass war eine starke Vermehrung der weifsen Zellen mit blofsem, durchscheinendem Protoplasma zu konstatieren; einige derselben hatten Hämoglobin in sich aufgenommen. Daneben fanden sich Zellen, die den kernhaltigen, roten Blutkörperchen des Blutes entsprachen. Ein 2 Wochen nach dem ersten ausgeführter 2. Aderlass liefs im Knochenmark nur mononucleäre, mit runden Kernen versehene Zellen erkennen. Nach dem dritten Aderlass waren die verschiedenen Stadien der Lymphocyten zu sehen, die Kontour des Protoplasma war mit Hämoglobin gefärbt. Aus diesen Befunden schliefst Verf., dass zuerst die kleinen Lymphocyten in das Gewebe hereinwanderten, z. T. Hämoglobin aufnähmen und ihren Kern verlieren. Ein anderer Teil macht die bekannten Entwicklungsstadien der Lymphocyten durch und geht dieselben Veränderungen, wie der erstere Teil nur dann ein, wenn die roten Blutkörperchen im Blutsystem unzureichend werden. Erst bei nochmaligem Reiz durch diesen Mangel an roten Blutkörperchen nehmen die reiferen Lymphocyten bei voller Thätigkeit Hämoglobin auf. Das Knochenmark hat die doppelte Function, hämoglobintragende und farblose Zellen zu schaffen. Nach starken Blutverlusten steigt die erstere Function; die hämoglobintragenden Zellen nehmen schliefslich den roten Blutkörperchen analoge Formen an. M. Rothmann.

1) H. Schüssler, Zur Indicationsstellung der Nephrorrhaphie. Festschrift zur Feier des 70jähr. Geburtstages von FRIEDRICH v. ESMARCH. Kiel u. Leipzig 1893, S. 163.
2) H. Kümmell, Zur Resection der Nieren. Archiv f. klin. Chir. XLVI, S. 310.
3) H. Doerfler, Nierenexstirpation wegen Steinniere. Münchner med. Wochenschr. 1893, No. 29.
4) W. Mackie, Renal neoplasms, with report of two cases of nephrectomy. Amer. med. News 1893, Aug. 5.
5) D. W. Graham, Observations on moveable Kidney with hydronephrosis. Internat. med. Magaz. 1893, p. 626.
   1) Die unter 150 Fällen beweglicher Niere bei 2 in jungfräulichem Zustande befindlichen Personen beobachtete Dislocation des Organs nach innen und vorn in die Regio pylorica hält Verf. für angeboren. Die sehr erheblichen Beschwerden sind durch keine

326 Ueber Nephrorrhaphie, Nierenresection und Nierenexstirpation. No. 19

Bandage oder Palliativ - Mittel zu beseitigen und sollten — nach
Verf. — von vornherein mit der Nephrorrhaphie behandelt werden.
Diese bei einer 25jährigen Pat. ausgeführte Operation (bei der die
Seidennähte, welche die Niere an die Musculatur befestigen, immer
durch die Nierensubstanz mit durchgelegt werden) erzielte vollen
Erfolg, da die betr. Pat. bis jetzt d. h. 2½ Jahr nach der Ope-
ration, recidivfrei geblieben ist.

2) Drei von Verf. in extenso mitgeteilte Nierenresectionen betr.
einen Fall von einer durch Stein bedingten teilweisen Absscedirung
der Niere, bezw. einen solchen einer anscheinend umschriebenen
entzündlichen Neubildung und einen Nierenechinococcus beweisen,
dass auch das Nierengewebe des Menschen chirurgische Eingriffe
in relativ leichter Weise zu überwinden vermag und gröfsere Teile
der menschlichen Niere bis fast zur Hälfte ohne Nachteil für die
secretorischen Functionen abgetragen werden können. Da es nicht
immer angeht, den anatomischen Längsschnitt bei den Nierenresectionen zu wählen, so kann bei ihnen die Blutung oft eine starke
werden. In dem zweiten Fall Verf.'s gelang die Stillung der Blutung nicht vollständig durch die Vereinigung der Wundflächen,
weil einige Nähte durchschnitten. Die Niere musste an die Haut
fixirt werden, worauf durch Jodoformgaze-Tamponade die Blutung
stand. Als Indication der Nierenresection sind zunächst gutartige
Tumoren und Echinococcen zu nennen; ferner ist sie bei Pyelone-
phrose und Abscedirungen angezeigt, indem hier die einfache Incision dem Eiter nicht immer genügenden Abfluss schafft, andererseits die vollständige Entfernung des Organs in Folge vorausgegangener perinephritischer Processe und Verwachsungen sehr erschwert ist. Ausser in den vorliegenden 3 Fällen sind Nierenresectionen
von LOKVI, BARDENHEUER, de PAOLI und WEITZ unternommen worden.
Als einziger Fall von teilweiser Entfernung des erkrankten Organs
war ausser dem von ihm ausgeführten nur einer aus der CZERNY'schen
Klinik von Verf. angeführt. (Ref. erinnert, dass V. v. BRUNS bereits
bereits 1870/71 die Nierenresection nach Schussverletzung ausgeführt,
auch der Fall von CZERNY war ein traumatischer).

3) Betrifft eine Frau, bei der 23 Tage nach Eröffnung eines
linkseitigen Nierenabscesses wegen Fortbestehen von Fieber und
Pyurie, nachdem die Sondirung der Nierenincision einen Stein ergeben, durch queren Lendenschnitt nach KOCHER die Nephrectomie
gemacht wurde. Neben verschiedenen kleineren Concrementen in
Höhlen in der Nierensubstanz ergab sich im Nierenbecken ein 5 cm
langer, 2 cm breiter, rundlicher Stein, mit verschiedenen Fortsätzen
für die erweiterten Nierenkelche, dessen Zusammensetzung und sonstige Beschaffenheit aber nicht näher angegeben ist. Heilung erfolgte unter nachträglicher Bildung einer Darmfistel, welche sich
aber durch Narbenretraction von selbst schloss.

4. a) Bei einer 22jähr. Frau wurde vor 5 Monaten in der rechten
Seite unmittelbar nach einem Fall eine Geschwulst entdeckt, welche
stetig wachsend schliefslich von der rechten Lumbar-Region bis

jenseits der Mittellinie und unterhalb des Nabels sich nach vorn
erstreckte und sich nach Insufflation des Rectums als eine nicht
mit der Leber zusammenhängende retroperitoneale Geschwulst erwies. Bei der Laparotomie zeigte sich die linke Niere gesund; an
Stelle der rechten aber ein Tumor, dessen Herausschälung nach
Verziehung des Colon ascend. nach der Mitte durch einen Schnitt
an dessen Aussenrande durch das Bauchfell gelang. Entsprechend
dem Befund von stellenweiser Fluctuaction vor der Operation bot
der 11 Pfund schwere Tumor vielfache Erweichungsherde, nur in
seinem unteren festern Teil war noch Nierengewebe vorhanden, im
Uebrigen stellte er sich histologisch als Rundzellensarcom dar.
Nach 10 Monaten zeigten sich Recidive im Stumpf und im unteren
Winkel der Incisionsnarbe in den Bauchdecken; der Tod erfolgte
nach weiteren 2 Monaten an (durch die Section beglaubigten)
Lungenmetastasen.

b) Bei der 26jähr. Frau hatten sich in zeitlichem Zusammenhang mit der letzten vor 1 ¹/₂ Jahren durchgemachten Schwangerschaft Erscheinungen von Beweglichkeit der rechten Niere verbunden mit Colik-Anfällen und gleichzeitiger Hämaturie eingestellt.
Die Niere erschien rechts vom Nabel gelegen, nur in der Richtung
von vorn nach hinten verdickt und frei nach hinten zu verschieb-
lich. Bei Probeincision in die Lende (nach König) und explora-
torischem Eindringen des Fingers mittelst Ignipunctur ergaben sich
weiche Massen in fester Umgebung. Nach Entfernung der Niere,
(welcher schnell völlige Genesung folgte) erschien auf dem Durchschnitt eine Geschwulst von Gröfse eines Lawntennis-Balles, welche
von der Marksubstanz sich in das Nierenbecken erstreckt. Dieselbe bestand zum grofsen Teil aus Gerinnseln, nach deren Entfernung sie sich deutlich als Papillom erwies, ebenso wie sich noch
2 kleinere Papillome des Nierenbeckens fanden.

5) An 4 z. Th. ziemlich verschiedenartige Fälle werden folgende Schlusssätze geknüpft: 1) Intermittirende Hydronephrose ist
eine häufige Folge von Wanderniere. 2) Geistige Unruhe kann
das einzige Zeichen einer beweglichen Niere oder einer Hydronephrose sein. 3) Andererseits können functionelle Störungen aller
Nachbarorgane bestehen. 4) Störung der Nierenfunction kann
weniger hervortreten als die anderer Organe. 5) Hydronephrosis
ist ein fortschreitend zerstörender Krankheitszustand. 6) Nephror-
raphie ist als Präventivmafsnahme dort auch angezeigt, wo sie nicht
durch die Stärke der Krankheitszeichen erforderlich erscheint. 7) Die
einmal entwickelte Hydronephrose ist mit Sicherheit durch Nephrotomie von der Lende her mit Drainage zu behandeln. 8) Nephrectomie bei Hydronephrosis ist nur gerechtfertigt, wenn die Nierensubstanz gänzlich zerstört oder der Ureter völlig undurchgängig ist.

P. Güterbock.

1) Buchner, Ueber den Einfluss des Lichtes auf Bakterien und über die Selbstreinigung der Flüsse. Archiv f. Hygiene 1893, Jubelband. XVII. S. 179.

2) Ledoux-Lebard, Action de la lumière sur le bacille diphthérique. Arch. de méd. expér. 1893, v. No. 6. S. 779.

1) Die Isar hat oberhalb München im ccm Wasser 305 Keime, in München 15231 und nach 33 km langem Lauf bei Freising 2378. Da bei dem schnellen Lauf derselben weder Sedimentirung noch sonst eines der für die Selbstreinigung angeführten Momente dies bewirken konnte, kam BUCHNER als einzig denkbare Ursache auf das Sonnenlicht.

Um für diese Ansicht einen experimentellen Untergrund zu bekommen, stellte er verschiedene Versuche mit Typhusbacillen, Bacterium coli, Pyocyaneus, Cholera und einigen nicht pathogenen Bacterien an. Diese Bacterien wurden fein suspendirt, in Wasser aufgeschwemmt und in Kolben, Cylindern oder Blechgefäfsen dem Licht ausgesetzt. Meist wurden die Versuche im Freien gemacht und die Wassertemperatur durch Thermometer gemessen.

In einer zweiten Versuchsreihe stellte B. Agarplatten, die besät und teilweise bedeckt waren, in's Licht, und in einer dritten wurden beschickte Agarplatten verschiedene Tiefen in den Starnberger See hinabgelassen und längere Zeit der Lichtwirkung ausgesetzt, um die Tiefe der Sonnenwirkung zu messen. Weiterhin wurde auch der Bacteriengehalt der Isar in seiner Schwankung durch die Tagesbelichtung und Nachtbeschattung festgestellt.

Es stellte sich bei allen Versuchen heraus, dass das directe Sonnenlicht einen sehr gewaltigen desinficirenden Einfluss ausübt und innerhalb einer Stunde eine sehr tiefe Wasserschicht von bestimmten Bacterien befreien kann. Natürlich ist es nicht für alle schädlich, so namentlich nicht für die Begiatoaarten. Auch das diffuse Tageslicht wirkt bei längerer Dauer (ca. 8 Stunden) stark desinficirend. Eine ähnliche Wirkung hatte electrisches Bogenlicht. Von den Farben des Spectrums wirkte nur der hellste Teil desselben antiseptisch, Grün, Blau und ein Teil des Violett. Ganz indifferent dagegen erwies sich Roth und Ultraviolett.

Die Tiefe in welcher das Licht noch wirksam ist, erstreckte sich bei oben genanntem Versuch bei klarem Wasser und Himmel auf 2 m.

Die geringste Bacterienmenge in der Isar wurde zwischen 8 bis 11 Uhr abends wahrgenommen, die höchste zwischen 4—5 Uhr morgens, so dass auch hier eine deutliche Lichtwirkung nachzuweisen war; die erstern Zahlen waren 5 bis 8, die letzteren 510 bis 520.

2) Verf. setzte Diphtherie-Agarkulturen oder Aufschwemmungen derselben in Bouillon oder Wasser verschiedenen Lichtarten aus und fand, dass geimpfte Agarplatten in ihrer Keimung und Entwickelung durch diffuses Licht weder bei gewöhnlicher noch bei Bruttemperatur gehindert wurden. Directes Sonnenlicht dagegen

sterilisirte ausgegossenes Agar und geimpfte Bouillon in wenigen Tagen. Auf letztere hatte diffuses Tageslicht gleichfalls keine Einwirkung, während eine Aufschwemmung von Diphtheriebacillen in destillirtem Wasser auch von diesem in spätestens 2 Tagen sterilisirt wurde; ebenso wurden von ihm getrocknete in dünner Schichte ausgebreitete Diphtheriebacillen getötet.

Die Wirkung des directen Sonnenlichtes ist viel rascher und stärker als die des diffusen.

Auch den Einfluss verschiedener Lichtstrahlen prüfte Verf. aber nicht durch Brechen des weißen Lichtes mittelst eines Prisma's, sondern indem er die Bacterien unter koncentrirte Kaliumbichromatlösung stellte, das nur rotgelb und grün durchlässt, oder unter ammoniakalische Kupfersulfatlösung, welche nur für blau, violett und ultraviolett durchgängig ist; ausschließlich letztere Strahlen zeigten sich bacterientötend, während das durch Kaliumbichromat gegangene Licht vollständig wirkungslos war.

Auf Grund dieser Versuche erklärt Verf. das Licht als ein vorzügliches Prophylacticum gegen Diphtherie.   Scheurlen.

F. Miescher, Ueber die Beziehungen zwischen Meereshöhe und Beschaffenheit des Blutes. Corr.-Bl. f. Schweizer Aerzte 1893, No. 24.

Die zuerst von Paul Bert ausgesprochene Vermuthung, dass bei der Adaptation von Menschen und Tieren an die dünne Luft großer Höhen eine Vermehrung der Blutkörperzahl oder der Hämoglobinmenge eine Rolle spielen könnte, veranlasste eine Reihe von Forschern zu diesbezüglichen Blutuntersuchungen. Die vorliegende Arbeit von M. stützt sich hauptsächlich auf Untersuchungen, die Egger in Arosa an 27, teils gesunden, teils mehr oder minder schwer erkrankten Personen vornahm; alle wurden unmittelbar nach der Ankunft in Arosa und nach mehrtägigem Aufenthalt daselbst untersucht. Alle ohne Ausnahme, auch diejenigen, bei denen der Uebertritt in's Hochland keine erhebliche Aenderung der Lebensweise mit sich brachte (Kellner, Postbeamte u. s. w.), zeigten, wenn auch in verschiedenem Grade, eine erhebliche Zunahme der Blutkörperzahl. Dasselbe Resultat ergab die Blutuntersuchung von Kaninchen. Die Zunahme betrug 14—63 pCt. in 3—5½ Wochen. Nach einer bestimmten Zeit hört die Zunahme auf, doch scheint die Dauer des Stadiums der numerischen Zunahme sehr zu variiren. In einigen Fällen war nach 11—15 Tagen ein vorläufiges Maximum erreicht, in anderen schien die initiale Zunahme viel länger anzudauern. Das erste Maximum war nicht immer ein definitives. Was den Hämoglobingehalt betrifft, so zeigte sich auch hier bei Allen, mit einer einzigen Ausnahme, eine Zunahme bis zu 28 pCt. Die Zunahme des Hämoglobingehalts entsprach nicht regelmäßig derjenigen der Blutkörperchen. Wichtig, namentlich auch in therapeutischer Hinsicht, ist die Frage: was geschieht, wenn derartige Personen in's Tiefland zurückkehren? Und dabei ergiebt sich die überraschende Thatsache, dass alsdann all' die obengenannten Veränderungen ebenso schnell verschwinden, wie sie entstanden waren; dies wurde selbst nach Jahre lang dauerndem Aufenthalt im Hochlande beobachtet. Es handelt sich hier also um eine äusserst feine und zweckmäfsige Regulireinrichtung: die Wirkung eines geringen Sauerstoffpartiardrucks der Luft wird durch einen gröfseren Hämoglobingehalt des Blutes compensirt, so dass die Organe sich wieder einer normalen Gewebsatmung erfreuen und die anfangs störenden Acclimatisationsbeschwerden, Herzklopfen, Kurzatmigkeit u. s. w. verschwinden können. Die Frage, in welcher Weise die genannten Veränderungen zu Stande kommen, wodurch ihr Entstehen begünstigt und bedingt wird, sucht M. in ausführlicher Weise zu beantworten; es würde zu weit führen, hier näher auf die von M. aufgestellten Theorien einzugehen und muss demnach hier auf das Original verwiesen werden. Aus den Schlussbemerkungen des Verf. sei noch hervorgehoben, dass dasjenige Höhenklima als das beste und heilkräftigste anzusehen ist, welches ein Maximum von hämopoëtischer Reaction neben einem Minimum von Acclimatisationsbeschwerden veranlasst. Dieses Höhenoptimum ist nicht für alle Menschen dasselbe, sondern schwankt in ziemlich beträchtlichen Grenzen.   K. Kronthal.

1) **Fr. W. Mott**, A case of peripheral facial diplegia. Brit. med. Journ. 1893, Dec. 2.
2) **F. H. Edgeworth**, Case of bilateral facial paralysis due to injury by forceps at birth. Ebenda. 1894, No. 1723.

1) Ein 17jähriger Mensch wurde im Laufe dreier Tage erst an der linken, dann an der rechten Gesichtshälfte, hier stärker, gelähmt. Es bestand ausgesprochene Diplegie. — Keine Geschmacksstörung, Gaumensegel normal functionirend, Gehörorgane beiderseits gesund. Erhaltene normale galvanische, erhöhte faradische electrische Erregbarkeit. Andere Symptome nervöser Störung fehlten. Heilung innerhalb drei Wochen (Jodkalium, Strychnin, Galvanisation).

2) Verf. beobachtete bei einem 7jährigen Mädchen eine vollkommene doppelseitige Gesichtslähmung: nur die Lippen konnten etwas bewegt und zusammengebracht, ein Licht konnte ausgeblasen werden. Pfeifen war unmöglich. Gesichtsscelett . gut entwickelt: keine Taubheit, kein Zeichen von Mittelohraffection, Geschmacksvermögen erhalten, Gaumenbewegungen intact. Die electrische Erregbarkeit war für beide Stromesarten vollkommen aufgehoben; Sensibilität der Gesichtshaut normal: bei Erregungen (Aerger) rötete sich dieselbe.

Das Kind war das erste ihrer Mutter; erst nach mühevoller, drei Tage währender Geburtsarbeit wurde es durch die Zange entwickelt. Vor beiden Ohren bestanden Anschwellungen, die erst nach einem Monat verschwanden: das Kind saugte schlecht und konnte das Gesicht nie so wie andere Kinder bewegen. Andauernde bilaterale durch Zangendruck entstandene Gesichtslähmungen sind sehr selten bezw. bisher noch nicht beschrieben. Bernhardt.

---

1) **W. Waddel,** Some clinical notes on a case of tumour of the Pituary Body. The Lancet 1893, April 22.

2) **Albertoni e Brigatti,** Glioma della regione rolandica, estirpazione, guarigione. Rivist. sperim. di freniatria e de med. leg. XIX.

1) Ein 49jähriger Mann litt September 1890 ca. 2 Jahre lang an Sehbeschwerden, die auf einer bitemporalen Hemianopsie beruhten. Die Augäpfel waren prominent, die Pupillen gleich und von guter Lichtreaction: Augenhintergrund und Augenmuskeln waren normal. Januar 1891 zeigte er heftigen Stirnkopfschmerz, Prostration, Uebelkeit, Erbrechen, und diese Beschwerden wiederholten sich anfallsweise; dazu trat Benommenheit, zeitweiliger Stupor, Gedächtnissschwäche, rechtsseitige Pupillenerweiterung. April 1891 trat eine rechtsseitige Hemiplegie hinzu, ferner Erweiterung der linken Pupille, Bewustlosigkeit, Aphasie, Decubitus und nach 4 Wochen der Exitus letalis. Die Section erwies einen Tumor resp. eine erhebliche Hypertrophie des vorderen Teiles der Glandula pituitaria; der Tumor war ca. 1 Zoll lang und fest, ohne Zeichen der Malignität. S. Kalischer.

2) Die Verff. berichten über die operative Entfernung eines im sulcus Rolandii sitzenden Fibroglioms, welche in Bezug auf Heilungsresultat und Dauer gleich beachtenswert ist. Die Diagnose war gestellt worden auf Grund von Jackson'scher Epilepsie, stets an der L. U. E. beginnend, ferner auf Grund von allmälig sich steigernder Parese derselben Extremität mit Steigerung der Reflexe und doppelseitiger Neuritis optica. Sensibilitätsveränderungen waren nicht nachweisbar. Post operationem blieben die Krampfanfälle fort, die Parese besserte sich erheblich, und die Neuritis optica war verschwunden. Nur die Reflexsteigerung bestand fort. Bestand der Heilung bisher 1½ Jahre. Placzek.

J. Goldschmidt, Zur Aetiologie und Prophylaxis der Lepra. Berl. klin. Wochenschr. 1894, No. 7.

Des Verf.'s langjährige Erfahrungen auf Madeira sprechen für die directe Uebertragung der Lepra von Mensch auf Mensch; begünstigt wird dieselbe ohne Zweifel durch sociales Elend: schlechte Wohnräume, unterwertige Nahrung u. dergl. Die Mittel zur Ausrottung der Krankheit müssen je nach den Verhältnissen verschiedene sein. Es lassen sich die Nationalitäten oder Rassen einteilen in solche, 1) die trotz wiederholter Importation von Leprösen sich der Seuche stets erwehrt haben (vereinigte Staaten Nordamerika's, Canada, Australien), 2) die in historischer Zeit inficirt worden sind und günstigen Boden abgegeben haben (dahin gehört z. B. Madeira), 3) die früher inficirt, jetzt (wie Verf. glaubt in Folge ihrer Civilisation) frei von Aussatz sind (Europa), 4) die von jeher inficirt bis auf den heutigen Tag in gleicher Weise inficirt geblieben sind (China, Hinter- und besonders Vorderindien). — Für die immunen oder immun gewordenen Länder (1 und 3) dürfte eine, durch genaueste Statistik unterstützte, sorgsame Ueberwachung der vorhandenen Fälle, Unterbringung der Mittellosen in Leproserien, möglichste Verhütung der Verheirathung Lepröser, Verbot der Abimpfung von den Kindern solcher, genügen. In Ländern dagegen, wo die Seuche innerhalb weniger Jahre grofse Fortschritte gemacht hat, oder die sich überhaupt als günstiger Boden für sie gezeigt haben (2) ist eine vollkommene und strenge Abschliefsung der Kranken und die Gründung möglichst zahlreicher Leproserien durchaus erforderlich, zumal die hier in Frage kommenden wenig civilisirten Rassen sich für eine blofse Beaufsichtigung nicht disciplinirt genug erweisen würden. Was die Nationalitäten mit stagnirender Cultur (China) betrifft, bei denen sich der Aussatz bis auf den heutigen Tag in annähernd gleicher Stärke erhalten hat, so ist zu hoffen, dass (wie es schon jetzt in Japan der Fall zu sein scheint) die Seuche mit civilisatorischen Fortschritten allmälig abnehmen und veschwinden wird. Doch sollte namentlich in Vorderindien, das neben China wohl die meisten Fälle nach anderen Ländern importirt, durch strenge Internirung der Kranken mit ihren Familien, wenn auch nicht in Leproserien, so doch in ihren Dörfern, durch Anbahnung einer besseren Ernährung u. s. w. energisch eingeschritten werden. — Schliefslich wünscht Verf., dafs auf dem bevorstehenden internationalen medicinischen Congresse Sachkundige über ein allgemeines Vorgehen berathen und entsprechende Vorschläge machen. Am zweckmäfsigsten aber wäre es, wenn Grofsbritannien, das in seinem Colonialreiche die grösste Anzahl Aussätziger beherbergt, die Initiative übernehmen und einen internationalen Congress zur Bekämpfung der Lepra einberufen wollte.

H. Müller.

F. Vas, Zur Kenntnies der chronischen Nicotin- und Alcoholvergiftung. (Pharm. Institut Strafsburg). Archiv f. exp. Path. u. Pharm. XXX. p. 140.

Gegenüber den widerspruchsvollen literarischen Angaben über die Producte im Tabakrauche gelang es dem Autor, durch Analyse exact nachzuweisen, dass derselbe Nicotin und zwar in beträchtlicher Menge enthält.

Die durch Wochen an Kaninchen durchgeführten Intoxicationsversuche ergaben, dass häufige Nicotinzufuhr in kleinen Dosen Absinken des Hämoglobingehaltes wie der Zahl der roten Blutkörperchen, Zunahme der Leukocytenzahl, und Abnahme des Körpergewichts bedingt.

Analoge Versuche mit Alcohol ergaben ebenfalls als Folgeerscheinung Abnahme des Hämoglobingehaltes des Blutes bei gleichbleibender Zahl roter Blutkörperchen, sowie des Körpergewichtes. Eine Leukocytenzunahme wird nicht beobachtet.

Die nutritive Störung, die diesen beiden Giften folgen, äussert sich auch in Structurveränderungen des Nervensystems. Die nach der Nissl'schen Methode behandelten Rückenmarksschnitte ergaben für Alcohol wie Nicotin identische Veränderungen: homogene Schwellung der Vorderhornzellen, Schwund und degenerativen Zerfall des Chromatins derselben.

Der Arbeit ist eine Tafel mit Reproductionen der anatomischen Veränderungen beigefügt.　　　　　　　　　　　　　　　　Pohl.

D. Rywosch, Ueber das Verhalten der Schweinegalle gegen neutrale Salze bei Gegenwart von taurochol- oder glycocholsaurem Natron. Cbl. f. Physiol. 1893, H. 18.

Bei Versuchen, in welchen es darauf ankam, Schweinegalle neben der Galle des Rindes oder Hundes nachzuweisen, machte Verf. die Erfahrung, dass die für Schweinegalle characteristische Reaction der Fällbarkeit der Schweinegalle durch Neutralsalze, namentlich Natriumsulfat in derartigen Mischungen oft im Stich lässt. R stellte daraufhin Versuche mit α-hyoglycocholsaurem Natron einerseits, taurocholsaurem und glycocholsaurem Natron andererseits an, aus welchen sich ergab, dass die beiden letztgenannten Salze die Fähigkeit besitzen, die Ausfällung des α-hyoglycocholsaurem Natron durch Neutralsalze zu verhindern. Diese Hinderung findet in ganz bestimmten Verhältnissen statt, sodass sich darauf so ar eine Methode zur Bestimmung der Taurocholsäure gründen liesse, wofür Verf. mehrere Beispiele anführt.

E. Salkowsk

H. Boldt, Glycogenbestimmung im Muskel nach Nervendurchschneidung. Dissert. Würzburg 1893.

Einer grösseren Reihe von Fröschen hat Verf., unter Kunkel's Leitung, den N. ischiadicus der einen Seite durchschnitten. Nach Intervall von 1—10 Tagen wurde je eine aus 4—5 Fröschen bestehende Gruppe getötet und der Glycogengehalt der vereinigten Schenkelmuskeln der gesunden Seite sowie diejenige der entnervten Seite nach Brücke-Külz bestimmt. Es ergab sich, dass nach einem Tage auf der durchschnittenen Seite der Glycogengehalt um die Hälfte, nach 3 Tagen um ⅓ grösser war als auf der gesunden, was sich aus dem geringeren Verbrauch der gelähmten, also zur Ruhe verurteilten Muskeln erklärt. Nach 5 Tagen fand sich in den gelähmten Muskeln um ¹/₄₄ nach 7 und nach 10 Tagen um ¹/₃ weniger Glycogen als in denen der gesunden Seite. Diese Abnahme steht wohl im Zusammenhange mit der fortschreitenden Atrophie der gelähmten Muskeln, von deren Bestehen Verf. sich durch den mikroskopischen Nachweis der Kernwucherung und fettigen Entartung überzeugte.

J. Munk.

Landerer, Faustgrofses Angiom der Zunge, operative Heilung. Festschr. zur Feier seines 70jähr. Geburtstages Friedrich von Esmarch gewidmet. S. 119.

Die bei dem 51jähr. Pat. anscheinend seit der Geburt bestehende in den letzten 20 Jahren aber sehr gewachsene linkseitige Zungengeschwulst hatte die Nachbarteile bereits etwas verdrängt und war der Ausgangspunkt von Blutungen und Athemnoth geworden. Nach vorheriger Tracheotomie und einigen galvanocaustischen Vorversuchen wurde nach vorheriger Ligatur der A. lingual. sin. und blutiger Erweiterung des linken

Mundwinkels die Basis der Geschwulst durch eine vom Halse aus durchgeführte
Gummischlinge abgeschnürt und mit dem Galvanocauter abgetragen. Langsame Heilung ohne Zwischenfall. Bei Abschluss des Berichtes war ein Jahr nach der Operation
verflossen.   P. Güterbock.

E. H. Bennett, Exceptions to the type of extra-capsular fracture of the neck of the thigh bone   Dublin Journ. of med. 1893, XI. Oct. p. 281.

In drei zufällig im Secirsaal gefundenen Präparaten geheilter extracapsulärer
Oberschenkelhalsfractur fand insofern eine Abweichung von dem Gewöhnlichen statt,
als der Trochanter major unversehrt geblieben und nur in einem Fall der Trochanter
minor mitbetroffen war. Es scheint sich dabei um eine Fractur durch Riss ohne Ein-
keilung des Schaftes in den Schenkelkopf zu handeln und ist zum Vergleich eine Reproduction der Abbildungen von ASTLEY COOPER betreffend die typische Form der
Schenkelhalsfracturen beigefügt worden.   P. Güterbock.

C. Röse, Ueber die Wirkung der Musculatur bei angeborener Gaumenspalte. Cbl. f. allg. Path. u. path. Anatomie. IV. No. 24.

Während bei regelrechten Gaumenverhältnissen die Verkürzung der beiden Leva-
tores v. p. allein den Abschluss der Rachenhöhle bewirkt, müssen bei Patienten, deren
Gaumenspalt mit einem Obturator verschlossen wird, zu dem gleichen Zweck auch
noch die beiderseitigen M. Palatopharyngei in Thätigkeit treten. Der M. constrictor
pharyngis hat dagegen nicht, wie SOERSEN angenommen hat, weder unter gewöhnlichen
noch auch unter krankhaften Verhältnissen irgend welchen Einfluss auf die Sprach-
bildung. Auch der PASSAVANT'sche Wulst wird keineswegs vom oberen Schlundschnürer,
sondern vom Palatopharyngeus in Verbindung mit dem Stylopharyngeus gebildet.
Durch Zusammenziehung der Längsfasern rückt die Rachenwand enger und ihre
Schleimhaut faltet sich an der oberen Grenze der Längsmuskeln ringförmig ein.
Diese obere Grenze der Längsmuskulatur liegt ungefär in der Höhe des Gaumensegels.
Darum entsteht hier der Wulst, der bei regelmäfsigen Gaumenverhältnissen gar nicht
oder nur schwach entwickelt und auch bei Gaumenspalten nicht immer vorhan-
den ist.   W. Lublinski.

Buttersack, Zur Kenntniss der Vaccine. (Aus dem Kaiserl. Gesundheitsamt.) Berl. klin. Wochenschr. 1894, No. 9.

Physiologisch-optische Erwägungen hatten es B. wahrscheinlich gemacht, dass der
Vaccinekeim wohl deswegen bis jetzt noch nicht gefunden wurde, weil er denselben
Brechungsexponenten mit dem ihn umgebenden Medium habe. Deswegen „bettete"
B. den Pustelinhalt mit dem muthmafslichen Vaccineerreger in Luft ein, da Luft bestimmt einen anderen Brechungsexponenten hat als wässrige Flüssigkeiten d. h. er
untersuchte das getrocknete ungefärbte Deckglaspräparat, das er mit Wachs auf dem
Objektträger anklebte. Die beim Trocknen entstehenden Niederschläge von Salzen und
Aehnlichem konnten durch Abspülen mit Wasser entfernt werden. B. untersuchte Pustelinhalt von Vaccinirten und Revaccinirten, weiterhin erhielt er von den verschiedensten Lymphanstalten des deutschen Reichs Kalbslymphe. Er fand in seinen Präparaten ein feines fädiges Netzwerk, das vom 7 Tag der Impfung an in Körner —
B bezeichnet sie als Sporen — zerfiel. Diese Fäden sieben in gleichmäfsiger Feinheit
über oder unter einander sich in scharfem Winkel kreuzend hinweg, während Fibrinfäden ungleich dick sind und an den Kreuzungsstellen gröfsere Klumpen bilden; auch
ist Fibrin in Natriumnitrat und Ammoniak löslich, während die Vaccinefäden davon
unberührt bleiben.   Scheurlen.

T. J. Bokenham und **W. S. Fenwick,** The pathological effects of certain substances derived from the spleen in cases of scarlatina. Brit. med. Journ. 1893, S. 405.

Verf. hat aus der Milz von Kindern, die an Scharlach verstorben waren, eine giftige Eiweissverbindung hergestellt, welche die Eigenschaften der Hemialbumose besitzt. Wenn man von dieser Substanz Ratten 0.1 g per Kilo Tier subcutan injicirt, so treten nach einiger Zeit Athemnoth, Pulsbeschleunigung, Lähmung der Hinterpfoten auf; die Mastdarmtemperatur sinkt, und die Gesammterscheinung des Tieres macht den Eindruck äussersten Collapses. Indess erholen die Tiere sich allmälig wieder. Bei intravenöser Injection macht die Substanz Fieber und Eiweissharnen. Setzt man die Injectionen mehrere Tage hintereinander fort, so gehen die Tiere schliesslich zu Grunde. Bei der Section dieser Tiere findet man nur die Zeichen einer Glomerulonephritis, sonst keine Veränderungen. Die gleichen Folgen haben die Vergiftungen von Meerschweinchen und Mäusen, während die Wirkungen bei Kaninchen geringere sind — Die eben beschriebenen toxischen Effecte kommen jedoch nur solchem Eiweiss zu, welches aus der Milz von Scharlachkranken stammt, die unter foudroyanten Erscheinungen in den ersten Tagen der Krankheit gestorben sind. — Schon weit geringer ist die Giftwirkung bei Leichen, die an septischem Scharlach verstorben sind, und ganz unsicher wird dieselbe, wenn die Kinder Nachkrankheiten des Scharlachs erlegen sind. Stadthagen.

Quincke und **Roos,** Ueber Amöben-Enteritis. Berl. klin. Wochenschr. 1893, No. 45.

Auf Grund eigener klinischer Beobachtungen sowie von Experimenten an lebenden Tieren über das Wesen der Amöben-Enteritis kommen die Verf. zu folgenden Resultaten. Die Amöbendysenterie lässt sich nicht nur durch Einbringung amöbenhaltigen Stuhles in das Rectum von Katzen übertragen, sondern, falls encystirte Amöben vor' handen sind, auch durch Einführung per os. Es giebt ausser der bereits seit längerer Zeit bekannten Amöbendysenterie (Amöba coli Lösch s Amöba coli felis) eine ähnliche einheimisch vorkommende Amöbenenteritis. Letztere tritt stets weit milder auf; sie wird hervorgerufen durch die Amöba coli mitis, welche von der ersteren morphologisch verschieden und für Katzen nicht pathogen ist.

Nächst dem findet man noch bei Gesunden öfter eine Darmamöbe (Amöba intestini vulgaris), welche unschädlich und von den beiden erstgenannten gleichfalls verschieden ist. Calomel begünstigt den Verlauf der Amöbenenteritis, führt jedoch keine Heilung derselben herbei. Vermutlich begünstigt das genannte Mittel die Encystirung der Amöben. C. Rosenthal.

Keitel, Ein Fall von Hautanästhesie nach subcutaner Injection von Thiosinamin. Charité Annalen 1893, pag. 639.

Der Pat. litt an Psoriasis und erhielt subcutan 9 Injectionen des obengenannten Mittels in 15 proc. Lösung mit 2 Teilstrichen beginnend und allmälig um 1 steigend. Nach der 9. Einspritzung (0.165) Allgemeinbeschwerden u. 38.5.

Nach der Gabe von 0.225 an der Streckseite des rechten Unterarms Kriebeln und Anästhesie im Gebiet des N. cut. post. inf. nervi radialis, welche nach 7 Tagen wieder verschwand. M. Brasch.

G. Gallerani u. **E. Pacinotti,** Reflectorischer Krampf der Zunge, der Mundlippen und des Rachens, verursacht durch die Permanenz eines fremden Körpers im Nervus occipitalis major der linken Seite Neurol. Centralbl. 1893, No. 14.

Pat. war vor 12 Jahre durch ein Scherbenstück am Kopfe verletzt worden. An der Stelle des Traumas hatte er zuweilen Schmerzen, sowohl spontan wie bei Berührung oder Druck. In der sternförmigen Narbe fühlte man einen kleinen runden harten Körper; Druck auf denselben löste Schmerzen aus. Die durch die Verletzung hervorgerufenen Symptome waren eine Kontraktur der Nackenmuskeln auf der linken

Seite, infolge deren Pat. den Kopf gesenkt und seitwärts nach links gedreht halten musste, ferner Sprachstörungen, Contractionen der Lippen, geringer Trismus und leichte Schlingbeschwerden. Die letzteren Erscheinungen waren die Folge eines Spasmus der betreffenden Muskeln. Dieser Spasmus kam reflectorisch durch Reizung des Nervus occipitalis durch den erwähnten Fremdkörper zustande.

Nach Exstirpation der Narbe, die an der Vereinigungsstelle von Occipitalis major und minor ihren Sitz hatte, verschwanden die Erscheinungen allmälig   K. Grube.

S. Freud, Ueber ein Symptom, das häufig die Enuresis nocturna der Kinder begleitet. Neurol. Cbl. 1893, No. 21.

Das Symptom besteht in einer Hypertonie der unteren Extremitäten ohne sonstige Functionsstörung. Dieselbe zeigt sich besonders in den Adductoren und am Quadriceps cruris.   K. Grube.

V Mibelli, Beitrag zum Studium der Hyperkeratosen der Knäueldrüsengänge (Porokeratosis). Monatsh. f. pract. Dermat. XVII. No. 9.

Die vom Verf. in drei Fällen beobachtete Erkrankung erschien in Form von erhabenen oder eingesunkenen, verschieden grossen und unregelmässig gestalteten Plaques, die von einem ausgebuchteten, ununterbrochenen Walle umgeben waren, der auf seiner Höhe ein dünnes, horniges, blättchenartiges Grätchen trug. Die von keinerlei Beschwerden begleitete Affection sass hauptsächlich auf der Dorsalfläche der Hände und Füsse, der Streckseite der oberen und unteren Extremität, doch auch an Hals, Gesicht und behaartem Kopfe. Sie begann meist in der Kindheit und zeigte einen auf Jahrzehnte sich erstreckenden Verlauf. Einige von den Plaques gingen spontan zurück; in dem einen Falle verbreitete sich eine solche mit landkartenartigen Contouren über den grössten Teil der Streckseite des einen Vorderarms. — Histologisch besteht die Krankheit in einer von Hyperakanthose begleiteten Hyperkeratose, welche in eigentümlicher, im Orig. ausführlich geschilderter Weise die Ausführungsgänge der Drüsen, insbesondere der Schweissdrüsen, befällt und zu Atrophie der Drüsen, sowie der ganzen MALPIGHI'schen Schicht, bisweilen auch der darunterliegenden Cutis führt   H. Müller.

Kehr, Ueber einen Fall von Schussverletzung des graviden Uterus. Wiener med. Blätter 1893, No. 30.

Verf. berichtet über eine Schussverletzung des graviden Uterus. Die Revolverkugel war etwas rechts und unterhalb des Nabe's eingedrungen und hatte, wie die sofort vorgenommene Laparotomie ergab, ohne Blase oder Darm zu verletzen, die vordere Wand des Uterus ca. 4 Finger breit unterhalb des Fundus durchbohrt Eine Ausschussöffnung an der hinteren Wand des Uterus wurde nicht gefunden. Die Uteruswunde wurde geglättet und doppelreihig genäht. Patientin machte eine glatte Reconvalescenz durch und stand am 1 J. Tage auf. Am 14. Tage wurde der durch das Geschoss nicht verletzte, ca. 5 Monate alte Fötus ausgestossen. Die Placenta war an der vorderen Wand, wo die Kugel eingedrungen war, adhärent und musste gelöst werden. Die Kugel wurde nicht gefunden. Patientin wurde am 14. Tage post abortum geheilt entlassen.   A. Martin.

J. Wilson, Effect of Carbon Dioxid, carbon oxid, sulphurated hydrogen, water gas and coal gas on animal live. Medical News Dec. 16.

WILSON's Versuche wurden mittelst sehr exacter Apparate angestellt, die eine genaue procentische Mischung der untersuchten Gase mit atmosphärischer Luft gestatteten. Es zeigte sich, dass für Kaninchen in kurzer Zeit tötlich wirkt ein Gasgehalt von 50 pCt. bei Kohlensäure, 4 pCt. bei Kohlenoxyd, 0.1 pCt. bei Schwefelwasserstoff, 5 pCt bei Leuchtgas.   Fr. Strassmann.

Einsendungen für das Centralblatt werden an die Adresse des Hrn. Prof. Dr. M. Bernhardt (Berlin W. Französische Strasse 21) oder an die Verlagshandlung (Berlin NW., 68. Unter den Linden) erbeten.

Verlag von August Hirschwald in Berlin. — Druck von L. Schumacher in Berlin.

Wöchentlich erscheinen
1–2 Bogen; am Schlusse
des Jahrgangs Titel-, Na-
men- und Sachregister.

Centralblatt

Preis des Jahrganges
20 Mark: zu beziehen
durch alle Buchhandlun-
gen und Postanstalten.

für die

medicinischen Wissenschaften.

Unter Mitwirkung von
Prof. Dr. H. Senator und Prof. Dr. E. Salkowski,

redigirt von

Prof. Dr. M. Bernhardt
in Berlin.

1894.   19. Mai.   No. 20.

Inhalt: Bremer, Ueber die Herkunft und Bedeutung der Blutplättchen. (Orig.-Mitth.).

Lös, Hervorbringung zusammengewachsener Embryonen. — Strasser, Phenolausscheidung in Krankheiten. — Kemmerich, Ueber das Liebig'sche Fleischextract. — Jolles, Nachweis von Gallenfarbstoffen im Harn. — Lubarsch, Entstehung von Nierengeschwülsten aus Nebennierenkeimen. — Billroth, Ueber Aneurysma der Extremitäten und am Halse. — Hirschberg, Kupfer im Auge. — Kossel, Ueber Mittelohreiterungen bei Säuglingen. — Sacaze, Schlenker, Ueber Tuberculose der Halsdrüsen. — Golasz, Polymorphe Bacterien bei Syphilis. — Buchner, Ueber die bactericiden Eigenschaften des Blutserums. — Reinhold, Heyss, Ueber Defectbildungen der Lunge und Verlagerung des Herzens. — Clarke, Ueber multiplen Leberabscess. — Braun, Ueber Drucklähmungen im Bereich der N. brachiales. — Christiani, Honoberg, Westphal, Aetiologie der progressiven Paralyse. — Arnold, Prautois u. Etienne, Sacaze, Ueber progressive Muskelatrophie. — Nielsen, Gordon-Dill, Gordon, Behandlung von Hautkrankheiten mit Thyreoidea. — Quenu, Hartmann u. du Boucet, Ueber vaginale Uterusexstirpation. — Martin, Charpentier, Behandlung der Eclampsie. — Pinard, Ueber die Symphyseotomie und Ischiopubiotomie. — Hofmeister, Ueber Methylirung im Tierkörper.

Drechsel, Ursache der Kern- und Zellendegeneration. — Röhmann und Bial, Einfluss der Lymphagoga auf die diastatische Wirkung der Lymphe. — Vassilew, Zur Physiologie der Pankreasdrüse. — Dastre, Defibrination des Blutes im Organismus. — Dastre, Trennung der Pankreasfermente. — Kantorowicz, Thioninfärbung bei amyloiden Organen — Bier, Bildung tragfähiger Stümpfe. — Lang, Eine Anwendung des Jodoforms in der Chirurgie. — Kösl, Sehnenruptur des Quadriceps femoris mit Naht. — Stephan, Chloroform gegen Bandwurm. — Snell, Amblyopie von Dinitrobenzol abhängig. — Eulenstein, Die Percussion des Proc. mast. — Newmann, Ungewöhnliche Fremdkörper im Kehlkopf. — Schmidmann, Kopfschmers, von Nasenleiden abhängig. — Williams, Ueber die Incubationsdauer verschiedener Infectionskrankheiten. — Säs, Verschiedene Formen des Magengeschwürs. — Aviragnet, Plötzlicher Tod bei Retropharyngealabscess. — Bot-Triessier u. Marcellin, Registrirung der Aortenpulsationen. — Köppen, Fall von urämischer Psychose. — Leva, Zur Localisation der Aphasieen — Senator, Ueber acute Polymyositis und Neuromyositis. — Bernhardt, Fall von Krämpfen im Bereich des N. peorneus superfic. — Unna, Kali chloricum in der Mundpflege. — Philippson, Behandlung der Acne vulgaris. — Jones, Carcinom des Beckenbodens. — Montgomery, Ueber Blutungen bei Frauen. — Cordier, Behandlung der Myome. — Bailey, Verteilung des Arsenik in den Organen. — Tschistowitsch, Berichtigung. — Druckfehlerberichtigung.

Ueber die Herkunft und Bedeutung der Blutplättchen

von Dr. Ludwig Bremer in St. Louis, Missouri.

Bei der Untersuchung des Blutes von Neurasthenikern traf ich
häufig auf umfangreiche Schollen von Blutplättchen, die ausser durch
ihre Massenhaftigkeit dadurch auffielen, dass Fragmente roter Blutkörperchen in verschiedenen Graden des Zerfalls darin zu sehen
waren. Solche Fragmente waren fast ausnahmslos in diesen Haufen
zu finden. Meistens konnte man sehen, wie die zu einer Blutscheibe
gehörigen Bruchstücke durch feine Fäden zusammenhingen. Diese
Beobachtungen machte ich zunächst an Präparaten, die im Anschluss
an die gewöhnliche Färbungsmethode für Plasmodien (Erhitzung
auf 120 Grad C und Färbung mit wässriger Eosin-Methylenblau-
Lösung) angefertigt waren.

Es lag daher nahe, an eine Zusammengehörigkeit der Blut-
scheibchen-Fragmente mit den Blutplättchenhaufen zu denken. Zunächst glaubte ich es mit Kunstprodukten zu thun zu haben und
nahm an, dass möglicherweise diese Gebilde beim Ausstreichen des
Blutes entstünden. Ich überzeugte mich jedoch bald, dass diese
Bilder nur in dem Blute von gewissen Individuen vorkommen und
dass sie bei den meisten (gesunden) Personen fehlen.

Eine Reihe von Untersuchungen, die ich nun behufs der Eru-
irung der Herkunft der Blutplättchen anstellte, führte zu folgenden Resultaten, die sich vorzugsweise auf gefärbte Präparate
stützen.

1) Die Bizzozero'schen Blutplättchen sind Zerfallsproducte der
roten Blutkörperchen, und zwar ausschliefslich jeder anderen Herkunft. Sie können daher nicht, wie Bizzozero will, als dritter
Formbestandteil des Blutes angesehen werden, noch, wie Hayem behauptet, als Hämatoblasten.

2) In normalem, wie in rasch zerfallendem Blute (bei gewissen
Formen der Neurasthenie z. B.) kann man mittelst passend gefärbter Präparate sehen, wie Blutplättchen einzeln oder in Ketten
aus den Blutscheiben herausquellen, beziehungsweise ausgestofsen
werden. In solchen Präparaten sieht man deutlich die blauge-
färbten Plättchen aus den geöffneten roten Blutscheiben heraustreten, in Kettenform aneinandergereiht oder in Häufchen von 3, 4 u.
mehr. Manchmal sieht man ein oder zwei Blutplättchen, welche
noch nicht ausgetreten sind und sich noch innerhalb des Leibes
eines Blutkörperchens befinden.

3) Dieser Vorgang spielt sich ab während der Entnahme des
Blutes von der Versuchsperson; andere Plättchen aber, vereinzelt
oder in Haufen, kommen präformirt im Blute vor.

4) Die mehr oder weniger grofsen Haufen (bis zu 3—400 enthaltend), kommen dadurch zu Stande, dass die im Blute frei schwim-
menden Plättchen, manchmal noch mit den absterbenden Blutscheiben
zusammenhängend, vermöge ihrer Klebrigkeit sich zusammenballen.

5) Fast in jedem gefärbten Plättchen läset sich ein meistens

central gelegenes, sehr kleines, farbloses, kugelförmiges Gebilde nachweisen. In gröfseren Haufen sind diese Kugeln gröfser infolge des Zusammenfliefsens mehrerer kleiner. Ich halte sie für constante Nebenproducte des Zerfalls roter Blutscheibchen.

6) Die weifsen Blutkörper haben, entgegen LOEWIT's Behauptung, nichts mit der Blutplättchenbildung zu thun. Niemals konnte ich sie in Verbindung mit dem Zerfall der Leuko- oder Lymphocyten constatiren. Der Zerfall dieser weifsen Blutzellen, der bei manchen Individuen ein ausserordentlich intensiver und umfangreicher zu sein scheint, wird in frappanter Weise durch die Eosin-Methylenblaufärbung zur Ansicht gebracht.

7) Im Vogelblut (Hühner) gibt es keine Blutplättchenbildung.

Hier findet eine „methylenblaue" (EHRLICH) Degeneration statt, infolge deren Kern und Protoplasmakörper gleichmäfsig diffus gefärbt erscheinen. Das letztere verliert seine eosinophile Färbbarkeit. Je weiter die Degeneration vorgeschritten ist, desto blasser die Farbe.

8) Die sogenannten Elementarkörperchen, welche in jeder (menschlichen) Blutprobe angetroffen werden, sind vorzugsweise Abkömmlinge der Blutplättchen und identisch mit den oben erwähnten, central in den Plättchen gelegenen Kügelchen. Aber auch in den Leuko- und Lymphocyten kommen necrotische Kügelchen vor.

9) Die Blutplättchen sind unter Umständen amphophil u. neutrophil in dem Sinne dass, während sie sich in einfacher Methylenblaulösung nie färben, sie bei Doppelfärbung bald blau, bald rot, bald violett erscheinen, je nach der Farbenmischung und der Dauer der Einwirkung der Farblösungen.

St. Louis, im April 1894.

J. Loeb, Ueber eine einfache Methode, zwei oder mehr zusammengewachsene Embryonen aus einem Ei hervorzubringen. Pflüger's Archiv Bd. 55, H. 11, 12.

Verf. brachte Eier von Seeigeln 10 Minuten nach der Befruchtung in Seewasser, dem 100·proc. seines Volumen destilliertes Wasser beigemischt war. In dieser Flüssigkeit platzte die Eimembran und ein Teil des Protoplasma floss aus, so ein Extraovat bildend. Brachte Verf. nach einiger Zeit die Eier in normales Seewasser zurück, so entwickelte sich jeder der beiden Protoplasmatropfen — der innerhalb der Membran gebliebene und das Extraovat — „zu einem völlig normalen und vollkommenen Embryo." In vielen Fällen blieben die so entstandenen Embryonen verwachsen, in anderen ging auf dem Macula- und Blastulastadium der eine Embryo zu Grunde, in noch anderen Fällen endlich trennten sich beide Embryonen und entwickelten sich normal weiter. So erhielt Verf. also aus einem Ei Zwillinge. Zuweilen war nicht blofs ein

Extraovat vorhanden, sondern zwei und mehr und dann bildeten sich Drillinge etc. aus einem Ei. Die Verteilung der Kernsubstanz auf die beiden Hälften des Eies — das Extraovat hatte sich vor der Furchung gebildet — geschah in der Art, dass die erste Furchungsebene senkrecht auf dem gemeinsamen Durchmesser der beiden Kugeln stand.

Da also auch aus dem Extraovat ein vollkommener Embryo entstand, so folgt daraus, dass jeder Teil des Protoplasma einen Embryo bilden kann.

Ferner zeigte es sich, dass beide Teile des Eies sich gleichmäfsig entwickeln, obwohl beide ganz ungleiche Bestandteile von Kernsubstanz besitzen. Als drittes Ergebniss ist zu betrachten: „dass die Zahl der aus einem Ei hervorgehenden Embryonen bestimmt ist durch die geometrische Form, die man dem Protoplasma giebt, insofern als aus mechanischen Gründen jede völlig oder nahezu isolirte Protoplasmakugel (resp. Ellipsoid) eine besondere Blastula bestimmt, die Zahl der Blastulae aber maasgebend ist für die Zahl der Embryonen".

Die Annahme, dass jeder Teil des Eies nur einem bestimmten Teile des Embryo entspreche (Roux, Weismann), wird durch die vorliegenden Untersuchungen des Verf. nicht gestützt.   Rawitz.

A. Strasser, Ueber die Phenolausscheidung bei Krankheiten. Zeitschr. f. klin. Med. XXIV. S. 543.

Die Untersuchungen des Verf.'s, die aus der Klinik von JAKSCH stammen, sind an einer grofsen Zahl von Fällen nach der Methode von KOSSLER ausgeführt. Die Ergebnisse sind, im Wesentlichen nach dem Resumé des Verf.'s, folgende:

Das Phenol bezw. Kresol im Harn ist vermehrt bei acuten Infectionskrankheiten (Typhus in der ersten und zweiten Woche; das Absinken scheint von günstiger prognostischer Bedeutung zu sein: Pleuropneumonie, Pneumonie in Lösung); weiterhin bei allen Fällen von localen Eiterungen und Jauchungen (Pyopneumothorax, Bronchitis putrida, Gangrän, Peritonitis), endlich bei Diabetes mellitus. Normal ist seine Quantität bei Cystitis, Leukämie und bei Typhus 8 Tage nach der Entfieberung, verringert bei chronischer Anämie, bei Typhus während der Zeit der Entfieberung, bei Ileus mit lange dauerndem starken Erbrechen, bei acuter Phosphorvergiftung und bei hypertrophischer Lebercirrhose. Im Grofsen und Ganzen stehen die Resultate im Einklang mit den früher gewonnenen, nur sind die Zahlen höhere, da die Methode von KOSSLER überhaupt höhere Werte giebt, nach K bis 0.12 g p d., welche hohen Werte S. auch in einzelnen normalen Fällen fand, jedoch für an der Grenze des Pathologischen stehend erklärt.

Die Indicanausscheidung, sowie das Verhältniss zwischen der Aetherschwefelsäure und präformirten Schwefelsäure geht der Phenolausscheidung nicht parallel; so führt Verf. einen Fall von einem Geisteskranken an, bei dem der Harn reichlich freies Indigoblau enthielt und viel Aetherschwefelsäure, während die Phenolausscheidung gering war.   E. Salkowski.

E. Kemmerich, Studien über das südamerikanische Fleischextract und Fleischpepton. Zeitschr. f. physiol. Chem. XVIII. S. 409.

Während man bisher glaubte, dass das fabrikmäfsig dargestellte Fleischextract der Hauptsache nach aus den sog. Fleischbasen, unter denen Verf. Kreatin vermisst, dagegen Kreatinin dargestellt hat, im Verein mit wenig Leim, Pepton, Dextrin und dem neuerdings von ihm nachgewiesenen Glycogen besteht, konnte Verf. darthun, dass zu etwa 30 pCt. des Extractes aus Eiweifskörpern besteht und zwar nicht aus gerinnbarem Eiweifs, sondern aus Albumosen und echtem (Kühne'schen) Pepton. 18 pCt. davon sind Wasser, 25 pCt. Fleischbasen nebst Glycogen, Fett, Inosit, Ammoniak und Zersetzungsproducte des Fleischzuckers. Kemmerich's Fleischpepton enthält nahezu doppelt so viel Albumosen und Pepton, aber nur halb so viel Salze und Extraktivstoffe als das Fleischextrakt. Wenn auch nicht chemisch exact, so doch zur practischen Orientirung hinreichend genau, lassen sich die Leimstoffe durch 50 proc., die Albumosen durch 80 proc. Alcohol ausfällen, die auch dann noch in Lösung bleibenden Peptone durch Salz- und Phosphorwolframsäure; die gleichzeitig mitgefällten Salze müssen durch besondere Aschenbestimmung ermittelt werden. Ganz scharf lassen sich die Albumosen vom Pepton durch Aussalzen mit Ammonsulfat trennen. Bei Dialyse in Pergamentpapierschläuchen gegen Wasser gehen die aromatischen und krystallinischen Extraktivstoffe und rund $^2/_3$ der Salze in das Wasser über, während die Colloidstoffe: Leim, Albumosen, Pepton als dunkle geschmacklose Extracte im Verein mit dem Rest der, wie es scheint, fester an sie gebundenen Salze, besonders Kali-, Kalk- und Magnesiumphosphat, im Schlauch zurückbleiben.   J. Munk.

A. Jolles, Ueber den Nachweis von Gallenfarbstoffen im Harne. Zeitschr. f. physiol. Chem. XVIII. S. 545.

Verf. hat die Empfindlichkeit der vielen empfohlenen Proben zum Nachweise von Gallenfarbstoff im Harn an Harnen geprüft, in denen er durch Zusatz von Rindergalle eine Gallenbeimengung von 10 bis hinunter zu $^1/_2$ pCt. erzeugt hatte, und ist dabei zu folgenden Resultaten gekommen. Die Gmelin'sche Probe und deren Modificationen von Bröckr, Fleischl u. A. ist wenig empfindlich, insofern dadurch eine Gallenbeimengung von 4 pCt. nicht mehr sicher ange-

zeigt wird. Eine größere Empfindlichkeit, bis zu 2 pCt. Gallenge-
halt scharf, zeigt die HUPPERT'sche Probe (Ausfällen mit Kalkmilch,
Kochen des Niederschlages mit verdünnter Schwefelsäure) und annähernd gleiche auch die auf demselben Princip beruhenden Proben
von HOPPE-SEYLER und HILGER, endlich auch die ROSIN'sche Modification der SMITH'schen Probe (Ueberschichten des Harns mit 1 proc.
Jodtinctur). Als viel empfindlichere Probe, bis zu 0.2 proc. Gallenbeimengung scharf, empfiehlt Verf. folgende: In einem Cylinder-
glase gibt man zu 50 ccm Harn einige Tropfen Salzsäure, Chlor-
baryum im Ueberschuss und schüttelt die Lösung mit 5 ccm Chloroform kräftig durch; nach 10 Minuten langem Stehen pipettirt man
die über dem Chloroform stehende Flüssigkeit ab, erhitzt das Chloroform nebst Niederschlag im Reagensglase auf dem Wasserbad bis
auf 80°, sodass das Chloroform entweicht, lässt zu dem gelbge-
färbten Niederschlag längs der Glaswandung 3 Tropfen konc. Salpetersäure, welche zu ¼ Vol. rauchende enthält, herunterfließen;
am Boden des Glases entstehen die charakteristischen Farbenringe.
Bei Verwendung von 100 ccm Harn lässt sich so noch eine 0.1 proc.
Beimengung von Galle zum Harn nachweisen.   J. Munk.

O. Lubarsch, Beiträge zur Histologie der von Nebennierenkeimen
ausgehenden Nierengeschwülste. Virchow's Archiv 1894, Bd. 135.
p. 149.

Verf. hat die Frage der Entstehung von Nierengeschwülsten
aus versprengten Nebennierenkeimen an der Hand von 9 einschlägigen eigenen Fällen einer genauen Untersuchung unterzogen. Bei
zwei dieser Fälle war die Nebenniere selbst in dem Tumor aufgegangen, in den anderen war sie intakt. Eigentümlich diesen Geschwulstbildungen ist die subcapsuläre Lage, verbunden mit scharfer
Abgrenzung gegen die Nierensubstanz, die Multiplicität, die grau-
gelbe bis graurötliche Färbung, die weiche Consistenz, die durch
Eindringen der Geschwulstmassen in die Venen vermittelte Metastasenbildung. An den Tumoren ist Stroma und Parenchym zu
unterscheiden; die Tumorzellen variiren in der Form, zeigen Kern
und Kernkörperchen. Der Zellenleib enthält Fetttropfen und vor
allem Glycogen. Die Geschwulstzellen liegen im Stroma 2reihig
angeordnet, ohne erkennbares Lumen. Die Tumoren neigen zu re-
gressiver Metamorphose, Nekrosen und Blutungen. Das Stroma
zeigt fast regelmäßig hyaline oder myxomatöse Veränderungen, so
dass es häufig zu cystenartigen Bildungen kommt.

Zu der schwierigen Frage übergehend, ob diese Tumoren den
Sarkomen oder den Carcinomen zuzurechnen sind, vermag Verf.
weder den histogenetischen Standpunkt BENEKE's zu teilen, der diese
Geschwülste als vom Mesoderm stammend den Sarkomen anfügt,
noch den rein morphologischen HANSEMANN's, der sie als Carcinome

ansieht. Mit dem morphologisch histiogenetischen muss das physiologische Princip der Einteilung vereinigt werden.

So lange daher die physiologische Stellung der Nebenniere nicht klargestellt ist, will Verf. die Frage nach der Natur der Geschwülste offen lassen und dieselben nur als Geschwülste vom Typus der Nebenniere bezeichnen.

Als Beweis für die Abstammung der Tumoren von versprengten Nebennierenkeimen führt Verf. die differente Färbung des Kernkörperchens mit der WKIGKRT'schen Fibrin- und RUSSEL'schen Fuchsin-Methode an, die den Zellen der Nebenniere, nicht aber denen der Niere zukommt. Auch die Struktur des Zellprotoplasmas weicht stark von dem der Nierenzellen ab, während sie mit der der Nebennierenzellen fast übereinstimmt. Als fernere Beweispunkte führt Verf. die Uebereinstimmung mit Geschwülsten der Nebenniere, den häufig erhobenen Befund von Riesenzellen, den Durchbruch der Tumormassen in das Venensystem, den Bau der Geschwulstkapsel an. Am wichtigsten aber ist die Glycogenbildung, die bei diesen Tumoren durch genaue Untersuchung stets nachgewiesen werden konnte, bei anderen Nierentumoren fehlte.

Die Frage, ob das Glykogen als physiologisches Produkt der Nebennierenzellen anzusehen sei, beantwortet Verf. in zustimmendem Sinne. Er nimmt an, dass die Nebennierenzelle die ihr zugeführten Stoffe in eigentümliche, schliefslich zu Glykogen werdende, Eiweifskörper umwandle, die zur Pigmentbildung im Tierkörper benutzt werden. Die sog. RUSSEL'schen Körperchen hält er für Vorstufen des Glykogens. Da nun ferner wahrscheinlich ist, dass das Vorkommen reichlichen Glykogens in Geschwülsten auf eine embryonale Anlage derselben hinweist, so ist damit ein weiterer Stützpunkt für die Herleitung der Nierentumoren von versprengten Nebennierenkeimen gewinnen.

Zum Nachweis des Glykogens in Schnitten wendet Verf. folgende Methoden an:

1) Die LANGHANS'sche Methode mit Vorfärbung durch salzsaures Carmin. Die Methode ist zuverlässig (Kerne rot, Glykogen braungelb); die Präparate halten sich höchstens 6 Monate.

2) Die Gentianoviolett-Methode des Verf., welche in einer möglichst intensiven Färbung mit conc. Anilinwasser-Gentianaviolett-Lösung besteht (ev. Erhitzen), im Uebrigen genau der WEIGERT'schen Fibrin-Färbung entspricht. Die Glykogentropfen färben sich intensiv blau bis violett. Die Methode ist nicht ganz so zuverlässig wie die erste, gibt aber sehr klare Bilder und länger haltbare Präparate.

3) Die Jodhämoglobin-Methoden des Verf.

DELAFIELD'sche Stammlösung   10.0 ccm
GRAM'sche Jod-Jodkalium-Lösung 10.0 „
Aqu. dest . . . .   9.0 „

Verl. färbt mit dieser Lösung 5 Min., dann .Alc. abs., Xylol.
Die Kerne werden blaurot bis graublau, das Glykogen mahagoni-
braun bis braungelb gefärbt. Doch ist die Methode weit unzuver-
lässiger wie die anderen, besonders wegen der Löslichkeit des Glykogen's.

Etwas zuverlässiger ist die Färbung mit alkoholischer Lösung:

conc. alkoh. Jod-Lösung   7.0 ccm
DELAFIELD'sche Stammlösung   4.0 „
Aqu. dest. . . . .   -3.0 „

Am Schlusse der Arbeit folgt ein ausführliches Litteraturverzeichniss.   M. Rothmann.

Th. Billroth, Eigene Erfahrungen über Aneurysmen an den Extremitäten und am Halse. Wiener klin. Wochenschr. 1893, No. 50.

B. hat unter 23000 chirurgischen in den Jahren 1860—1892
klinisch behandelten Kranken 26 mit Aneurysmen am Hals u. den
Extremitäten beobachtet, nämlich 24 Männer, von denen 2 mit je
2 Aneurysmen der unteren Extremitäten behaftet waren, und zwei
Frauen. Von den 26 Fällen waren 15 traumatische, die übrigen
11 spontane wahre Aneurysmen. Sog. Rankenaneurysmen und varicöse Aneurysmen sind hierbei nicht berücksichtigt. Von den spontanen Aneurysmen, welche sich auf 10 Individuen, bezw. 8 Mal
auf die A. poplit. (darunter bei 1 Pat. doppelseitig) 2 Mal auf die
A. carotis und 1 Mal auf die A. subclav. verteilen, liefs sich nur
bei 2, nämlich einem Carotis- und einem Subclavia-Aneurysma mit
Sicherheit eine gröfsere Verbreitung der Arterienerkrankung darthun; bei dem Pat. mit doppeltem Kniekehlen-Aneurysma war
solche sehr wahrscheinlich, weil hier ca. 2 Jahr nach erfolgreicher
Behandlung durch Compression der Tod durch Hirnapoplexie im
55. Lebensjahre eintrat. Bei den übrigen 7 Patt. mit Aneurysma
verum, deren Alter zwischen 31 und 49 Jahren schwankte,
ist B. geneigt, eine individuelle Disposition anzunehmen, zu
der sich als Gelegenheitsursachen auf unmittelbar wirkende, wiederholte traumatische Einflüsse wie z. B. Ueberstreckungen des
Knie's, gesellen. Zwei Fälle, in denen das traumatische Kniekehlen-
aneurysma sich an einen Sprung über einen Graben anschloss, und
zwei weitere, in denen das anscheinend spontane Aneurysma poplit.
anatomisch völlig dem A. traumat. glich, beweisen, dass die Grenze
zwischen beiden Formen nicht immer scharf zu ziehen, und der
klinische Begriff des spontanen Aneurysma sich nicht immer mit
den auf Arterienatherom zurückführbaren anatomischen Veränderungen deckt. Bei den spontanen Aneurysmen bemerkte nur ein
Patient als erstes subjectives Symptom die Existenz einer pulsirenden Geschwulst. Bei den traumatischen Aneurysmen hat man
Unterschiede zu machen, je nachdem es unter normaler Haut oder
unter einer Narbe sich entwickelt. Im Allgemeinen ist das Wachs-

tum dieser spontanen Fälle ein relativ schnelles; einzelne Male besteht hier aber längeres Verharren auf niederer Entwickelungsstufe
mit nachfolgendem plötzlichen Wachstum, sei es, dass den Sack
füllende Gerinnsel fortgeschwemmt worden sind, oder die Vergrösserung durch die Einwirkung von Körperanstrengungen bedingt
worden ist. Jedenfalls veranlasst das verschiedene Wachstum der
Aneurysmen, dass sie sehr verschieden lange nach ihren ersten
Erscheinungen zur chirurgischen Behandlung gelangen. B. unterscheidet: 1) traumatische Aneurysmen, welche sich sofort nach den
Verletzungen zeigten binnen 2—4 Wochen; 2) andere Fälle, welche
binnen 3—18 Monaten zur Behandlung kamen, und endlich 3) solche
— im Ganzen 2 Fälle —, bei denen diese Frist 6 resp. 16 Jahre
betrug. Dieses Zeitmoment ist namentlich dann von besonderer Bedeutung, wenn (wie in sehr seltenen Fällen) eine totale Thrombose
des Aneurysma stattgefunden.

Von den 28 Aneurysmen sind 6 bezüglich der Frage nach der
Behandlung auszuschliefsen, weil bei ihnen eine solche gar nicht
oder nur sehr kurze Zeit lang stattgefunden. Von hypoderma-
tischen Injectionen sind die mit Ergotin ziemlich oft von B.
gebraucht worden: ebenso wie Injectionen mit Carbolsäure und
Alcohol erzeugen sie vorübergehende Schwielenbildung ohne die
Thrombenbildung zu beeinflussen, und Gleiches beobachtete B. auch
bei der Kälteapplication und der Electropunctur, während
Eisenchlorid-Einspritzungen von ihm nicht angewandt wurden. Obschon die Ligaturmethoden durch die neuere Wundbehandlung, infolge welcher es nicht mehr zur Eiterung um den Faden verbunden
mit Necrose des Arterienrohrs und der Gefahr der Nachblutung
kommt, viel günstiger dastehen als noch bis vor Kurzem, kommt
es doch bei ihnen gelegentlich zu Gangrän oder auch zu Recidiven.
B. versucht daher in erster Reihe immer die Compression und zwar
weniger mit Hilfe der nur bei einzelnen intelligenten Patt. brauchbaren Compressorien, als in Form der Digitalcompression Van-
zetti's, deren Erfolg allerdings abhängt von der Art und der Con-
sequenz ihrer Ausführung. Nur in 3 Fällen (2 Aneurysmen der
Femoralis und 1 Aneurysma der Carotis) wurde die Heilung durch
Schrumpfung mit Obliteration mittels der Compression annähernd
erreicht .und zwar 1 Mal mit dauernder Heilung. Bei einem
Aneurysma der A, fem. trat dagegen ein baldiges Recidiv ein, bei
dem Aneurysma der Carotis sah man schwere Hirnsymptome, von
denen leichte Paresen zurückblieben. Der Tod erfolgte hier 3 Jahre
später an Pleuropneumonie, und die Section that ein festanhaftendes,
völlig das Lumen ausfüllendes Gerinnsel vom Ursprung der A.
anonyma bis zur Höhe des Os hyoid. dar. In den meisten Fällen
wirkt indessen die Compression nicht durch Obliteration, sondern
durch Gerinnselbildung, in und neben welcher ein Canal für die
Circulation bleibt. Letzterer scheint die Hauptversorgung der betr.
Teile mit Blut zu übernehmen, da die Collateralcirculation nie zu
einer für die Ernährung der peripheren Teile hinreichenden Ent-

wickelung zu gelangen pflegt. Misserfolge der Compression konnte
B. einmal auf Rechnung einer von ihm erfundenen aber später ver-
worfenen Arterienklammer setzen; 3 Mal mangelte es an Geduld
zur Fortsetzung in der Behandlung, u. wurde hier 1 Mal von anderer
Seite, 2 Mal durch B. selbst die centrale Ligatur ausgeführt. Nach
B. ist die Wirkung letzterer nicht wesentlich von der Compression
verschieden gewesen.   Einmal kam ausserdem der seltene Fall von
Gangrän des Beines nach Compression eines Unterschenkelaneurysma
vor, und führte bei dem 58jähr. Pat. die Amput. fem. zur Heilung.
Die Radicaloperation nach Antyllus hat B. bei 2 Kniekehlenaneu-
rysmen (bei ungenügender Asepsis) 2 Mal mit ungünstigem, neuerdings bei einem Aneurysma der A. il. ext. sin. traumat. mit gutem
Erfolge ausgeführt.
    Seine neueren Grundsätze hinsichtlich der Kniekehlen-Aneurys-
menbehandlung fasst B. in folgenden Sätzen zusammen: 1) das
Aneurysma poplit. verhält sich in den meisten Fällen wie ein Häma-
toma arteriale, auch wenn es spontan ohne Trauma entstanden.
2) Es ist daher der Radialoperation nach Antyllus zugänglich, zumal wenn es noch nicht gar so grofs ist. 3) Man braucht dabei,
wenn sich die A. fem. nicht etwa besonders hart oder rigid anfühlt,
nicht zu fürchten, dass sich der Sack etwa verhält wie die Innenfläche eines aus Atherom hervorgegangenen Aortenaneurysma, oder
dass die Arterie sich local in der Nähe des aneurysmatischen Sackes
atheromatös erkrankt erweist.   4) Die Arterie ist aber, soweit sie
entblöst innerhalb des Sackes verläuft, in der Regel erweicht, so
dass nach Ligatur an diesem Teil der Arterie meist Nachblutungen
entstehen. 5) Die Arterie ist daher an einer Stelle innerhalb der
Sackwandung entfernt vom Schlitz oder ausserhalb derselben oben
und unten zu unterbinden. 6) Eine Verklebung der Sackwan-
dungen pr. prim. ist nicht zu erwarten; der innere Teil derselben
stöfst sich immer necrotisch ab.   Eine Exstirpation der Sackwan-
dungen ist nicht nötig. 7) Man unterlasse das vollständige Vernähen der Wunde, welche nach lockerer Füllung mit Jodoformgaze
und Nachbehandlung mit Jodoformglycerin ohne Störung heilt.
                                                        P. Güterbock.

J. Hirschberg, Kupfer im Auge. Deutsche med. Wochenschr. 1894.
    No. 14.
    H. berichtet über 16 Fälle, woselbst Kupfersplitter in das Auge
gedrungen waren.   Dieselben verursachen in der Bindehaut und den
oberflächlichen Lagen der Lederhaut keine Gefahr, da sie daselbst
leicht entfernt werden können, ebenso in der Hornhaut.   In der
Regenbogenhaut kommt es zu einem Knoten von Granulationsgewebe,
wenn der Splitter aus der Linse auch nur mit der Spitze hervor-
reicht. Die Entfernung ist einfach. In der Linse wird ein kleiner
Kupfersplitter Monate lang und selbst über Jahr und Tag ganz gut
vertragen.   Es braucht nicht einmal eine störende Linsentrübung

einzutreten; das Auge liefst feinste Schrift und braucht also nicht operirt zu werden. Schliefslich kann es aber zu einer stürmischen Quellung der Linse kommen, so dass Beseitigung der letzteren unaufschiebbar wird. Der Erfolg des Eingriffes ist zufriedenstellend. Im Glaskörper bedingt ein Kupfersplitter meist akute Vereiterung, selten chronische Entzündung mit Bindegewebsneubildung. Das Auge ist verloren, da die Entfernung des Splitters nicht gelingt. Ausschälung des Augapfels wird nothwendig, sei es dass man einen Versuch der Ausziehung gemacht hat oder nicht. Immerhin ist es nicht unmöglich, da wir in Glaskörperoperationen heutzutage mehr Uebung und Sicherheit erlangt haben, gelegentlich ein solches Auge zu retten. Im Augenhintergrund festsitzend, bewirkt der Kupfersplitter meist Vereiterung wie im Glaskörper, seltener Bindegewebsbildung mit Schrumpfung und vollständiger Netzhautablösung.

Horstmann.

———————

H. Kossel, Ueber Mittelohreiterungen bei Säuglingen. (Aus dem Institut für Infectionskrankh.) Charité-Annalen XVIII. S. 489.

Auf der Säuglingsstation des Instituts f. Infectionskrankh. wurde bei der Obduction von 108 Säuglingsleichen 85 Mal Entzündung des Mittelohrs gefunden, demnach die bereits von v. TRÖLTSCH u. Anderen constatirte Thatsache des häufigen Vorkommens dieser Affection im Säuglingsalter bestätigt. Perforationen des Trommelfelles wurden nur 3 Mal gefunden; meist war ausser der Paukenhöhle das Antrum. mast. von der Erkrankung ergriffen und enthielt oft sehr beträchtliche Eitermengen. Verf. meint, da sein Material meist aus vernachläfsigten Kindern bestand, dass wohl durch den Mangel an Pflege und Reinlichkeit die Ansiedelung von Keimen in der Mund- und Nasenhöhle begünstigt werde und dass dieselben von hier aus in die Tuba Eust. hineinwandern. Auch könnten, nach Verf., beim Geburtsact bacterienhaltige Massen aus der Scheide in die Nase des Kindes und von dort in die Paukenhöhle gelangen. Bei der bacteriologischen Untersuchung des Paukenhöhleninhalts, welche in 38 Fällen gemacht wurde, fanden sich 19 Mal feinste kurze Stäbchen, die mit den von R. PFEIFFER als Pseudo-Influenzabacillen bezeichnete Stäbchen identisch zu sein schienen. Neben diesen Stäbchen fanden sich 10 Mal kapseltragende Diplococcen (FRÄNKEL), 4 Mal Streptococcen, 2 Mal ziemlich dicke Bacillen, 2 Mal Staphylococcen und 1 Mal der Bacillus pyogenes. In 6 Fällen hatte der FRÄNKEL'sche Diploc. allein den Katarrh verursacht, 3 Mal wurde der Bac. pyocyan., 3 Mal Streptoc., 3 Mal Staphyloc. und ziemlich dicke Bacillen (FRIEDLÄNDER) gefunden. Bei einem 12 Monate alten tuberculösen Kinde wurde T. B. nachgewiesen. In einer Reihe von Fällen bot die Krankheit das Bild einer acuten Infectionskrankheit; es bestanden neben dem eitrigen Katarrh der Paukenhöhle Katarrhe im ganzen Respirationstractus, bronchopneumonische Herde in den Lungen. Die Zusammengehörigkeit der verschiedenen Er-

krankungsherde kennzeichnete sich oft durch Uebereinstimmung im
bacteriologischen Befund. In den bronchopneumonischen Herden
fanden sich sehr häufig dieselben Bacterien, wie im Mittelohr. Auch
in den Lungen war der Pseudo-Influenzabacillus allein oder überwiegend vorhanden. Die grösste Mehrzahl der Kinder, bei welchen
die Section Eiterung im Mittelohr ergab, boten während ihres
Krankenhausaufenthaltes acute Erscheinungen nicht dar. Sie standen
meist im Alter von 1 bis 6 Monaten. Die Kinder zeigten zum
grossen Teil schon bei der Aufnahme das jammervolle Bild der
Atrophie. In 4 Fällen konnte Verf. mehr oder weniger ausgedehnte Thrombosen der venösen Blutleiter der Gehirnhäute beobachten. Bei dem einen daraufhin untersuchten Kinde fanden sich
die gleichen Bacterien (Bacill. pneum. Friedl.) im Ohreiter und den
Thromben. Nach Verf. kann die Mittelohreiterung als Erklärung
für die Thatsache herangezogen werden, dass die Sterblichkeit unter
den Säuglingen, auch bei der sorgfältigsten Krankenhauspflege, er-
schreckend hoch ist. (Die Behauptung des Verf., dass die bacteriologische Untersuchung bei der in Rede stehenden Affection „bisher
gänzlich vernachlässigt" worden sei, ist nicht zutreffend; es liegen
vielmehr schon aus den Jahren 1889 und 1890 derartige Untersuchungen von NETTER und von GRADENIGO u. PANZO vor. Während
freilich die letzteren (s. Cbl. 1890, S. 751) in 20 Fällen von Mittelohrentzündung der Säuglinge nur saprophytische Formen von Mikroorganismen, keine pathogenen fanden, constatirte NETTER (Bullet.
médic. du 24. Avril 1889. Soc. biol., séance du 20. Avril) in seinen 20 Fällen das Vorhandensein derselben Mikroorganismen, wie
sie bei den acuten Mittelohreiterungen gefunden werden: Streptococc.
pyogenes, Staphylococc., Pneumonococcus. In 16 von diesen Fällen
bestand Bronchopneumonie. Ref.)   Schwabach.

---

1) **Sacaze,** Amygdalite lacunaire caséeuse de nature tuberculeuse
   (foyer primitif). Archiv gen. de Med. Janvier 1894.
2) **Schlenker,** Untersuchungen über die Entstehung der Tuberkulose der Halsdrüsen besonders über ihre Beziehung zur Tuberkulose der Tonsillen. Wiener med. Blätter 1893, No. 50 u. 51.

1) Es handelt sich um einen jungen Mann von 22 Jahren,
welcher anscheinend an einer follikulären Angina erkrankte. Auffällig war die starke Schwellung der Halsdrüsen, namentlich am
Kieferwinkel. Die Temperatur stieg abends bis 38°C. Die Untersuchung der Brust ergab nichts. In den weißen Pfröpfen der Tonsillen fanden sich Bacillen in grofser Menge. Nächtliche Schweiße.
Therapie, Thermocauterisation. Unter derselben vermindern sich die
Pfröpfe bis auf 3 oder 4. Keine Ulceration, die gemachten Wunden heilen sehr schnell. Die vordere Seite des hinteren Gaumenbogens zeigt auf der rechten Seite einen gleichen Fleck. Injection

von Chlorzink in die geschwollenen Drüsen hat wenig Erfolg. Der Kranke nimmt an Gewicht zu, trotzdem die Tonsillen unverändert bleiben und die Drüsen an Zahl zunehmen. Es handelt sich also um einen neuen Typus von Tuberculose der Mandeln, der um so bemerkenswerter ist, als die Mandeln in diesem Fall offenbar die Pforte sind, durch die die Tuberkulose ihren Einzug hielt. Die starke Schwellung der Drüsen ist gleichfalls beachtenswerth. (Vergl. das folgende Ref.: SCHLENKER.

2) Aus den bisherigen Untersuchungen kann man bereits ersehen, dass die Ableitung der absteigenden Halsdrüsentuberkulose von einer vorgängigen Infection von der Mundhöhle aus eine weit festere Stütze findet als die Hypothese, welche die verschiedenen Läsionen der Haut und der Schleimhaut des Kopfes überhaupt als Eingangspforten anspricht. Besonders weisen die anatomischen Thatsachen auf die Bedeutung der Infection des lymphoadenoiden Ringes am Pharynxeingang und ganz besonders auf die der Mandelinfection hin. Verf. hat nun, wie schon COHNHEIM vermuthet und STRASSMANN gefunden, durch seine Untersuchungen feststellen können, dass bei Tuberkulösen die Tonsillartuberkulose von einer direkten Infection der Tonsillen von deren freier Oberfläche abzuleiten sei und zwar war doppelseitige Tuberkulose der Tonsillen meist bei weit fortgeschrittener Phthise vorhanden und umgekehrt, während bei leichter Lungenerkrankung die Tonsillen meist frei waren. Das Sputum ist also für die Infection der Tonsillen verantwortlich zu machen. Bei 2 Kindern fehlte die Tonsillartuberkulose, trotzdem bei dem einen Darmtuberkulose vorhanden war; es sind hier weitere Untersuchungen erforderlich. Immerhin scheint hervorzugehen, dass in Folge von Tonsillarinfection, die von den Lungen herzuleiten ist, secundär eine Erkrankung der Halsdrüsen erfolgt.   W. Lublinski.

Golasz, De la présence d'une microbe polymorphe dans la syphilis. Comptes rendus 1894, Bd. 118. No. 11.

Im Jahre 1888 hatte G. in syphilitischen nicht ulcerirten Vegetationen ein dem Tuberkelbacillus ähnliches Gebilde gefunden, das sich aber nicht wie dieser färben liefs. 1890 konnte er in einem Fall acuter Syphilis nachweisen, dass das Blut und die Pusteln eine sehr beträchtliche Menge dieser Stäbchen enthielt, ausserdem waren noch grofse ovoide Zellen (Sporen) und gegliederte Fäden zu finden, es hatte also ganz den Anschein, als ob es sich um eine polymorphe Bacterienart handle.

Eine Züchtung dieses Pilzes versuchte G. zuerst unter Anwendung von Menschenfleischbouillon; er wandte diese an, weil Syphilis bei Tieren nicht vorkommt, hatte aber ein negatives Resultat. Darauf versuchte er die Züchtung mit einer wässrigen Nucleinlösung und sie gelang. Er erhielt eine Reinkultur eines polymor-

phen Mikroorganismus, der sich in langen Fäden, homogenen und
granulirten Stäbchen, Kokken und grofsen ovoiden Zellen präsentirte. Zur Aussaat benutzte er Blut von Syphilitischen. Nachdem
er aus der Kultur den ganzen Formenkreis kannte, gelang es ihm
auch, denselben im Blut mikroskopisch nachzuweisen. Zur Färbung
benützte er eine Beize von Phenol und nachher Methylenblau. (Genauere Angaben fehlen! Ref.)

In der jungen Kultur bei vollem Nucleingehalt finden sich
nur vegetative Formen: Fäden und Stäbchen, später erst treten
die ovoiden Zellen und Zooglöahaufen auf. Dasselbe Verhalten beobachtet man im Blut; bei frischer Syphilis findet man die vegeta-
tiven Formen; geht unter dem Einfluss der Behandlung die Krankheit zurück, so finden sich auch nur noch die ovoiden Zellen.

Scheurlen.

Buchner, Weitere Untersuchungen über die bacterienfeindlichen
und globuliciden Wirkungen des Blutserums. Arch. f. Hygiene.
Jubelband z. 50jähr. Doctorjubiläum Pettenkofer XVII. S. 112.

Die Resultate seiner zahlreichen mit Unterstützung einiger
seiner Schüler angestellten Experimente fasst B. folgendermassen
zusammen: 1) Die bacterienfeindliche Action hängt bei gleicher
Serum- und Bacterienart ab von der Serummenge, welche mit einer
bestimmten Bacterienzahl in Kontact geräth. Die Bacterien sind
durch ihre Lebensthätigkeit im Stande die activen Stoffe des Serums zu zerstören. 2) Die globulicide Wirkung des Blutserums
erstreckt sich nicht nur auf andersartige Blutkörperchen, sondern
auch auf fremde Leukocyten. 3) Bei der globuliciden Action sind
ebenfalls quantitative Verhältnisse maßgebend. 4) Die globulicide
und die bacterienfeindliche Action des Blutserums werden in überein-
stimmender Weise durch Licht, Wärme und Anwesenheit von
Sauerstoff herabgemindert bezw. aufgehoben. 5) Hunde- und Kaninchenserum zerstören bei länger dauerndem Kontact gegenseitig
ihre globulicide und bacterienfeindliche Wirkung. 6) Ausfällung
von Eiweifskörpern aus dem Serum und Wiederauflösen der getrockneten Substanz mit fortdauernder Activität ist möglich. Eine
Isolirung der activen Stoffe aber ist bisher auf diesem Wege nicht
zu erreichen gewesen. 7) Die globuliciden und bacterienfeindlichen
Wirkungen des Blutserums sind durchaus specifischer Natur, abhängig von der Art des Blut- resp. serumliefernden Tieres und
von der Bacterienart. Scheurlen.

1) **H. Reinhold,** Ueber angeborene und in früher Kindheit erworbene Defektbildungen der Lungen. Münchener med. Wochenschr. 1893,
No. 45, 46.
2) **Heyse,** Ein Fall von hochgradiger Verlagerung des Herzens
nach der linken Seite. Deutsche med. Wochenschr. 1893. No. 44.
1) Die Durchsicht der Litteratur lehrt, dass Individuen mit sehr

hochgradigen angeborenen Defekten einer Lunge heranwachsen und
eine Zeit lang selbst schwere körperliche Arbeit verrichten können;
dies muss dazu auffordern, der Frage der klinischen Symptome und
der eventuellen Diagnose solcher Fälle näher zu treten. — Ein Fall
des Verf. betraf eine 31jährige, zu wiederholten Malen klinisch
beobachtete Dienstmagd, welche die Symptome hochgradiger Verkleinerung der linken Lunge mit linksseitigen Bronchiectasien darbot.
Intra vitam war eine Lungenschrumpfung infolge eines in frühester
Jugend entstandenen pneumonischen oder atelektatischen Zustandes
diagnosticirt worden; bei der Autopsie jedoch fand sich die hochgradig verkleinerte und von einem System erweiterter Bronchien
durchsetzte Lunge völlig frei von Pigment und ohne jede Spur von
fibrösen Verdichtungen, so dass eine angeborene Agenesie der
betr. Lunge angenommen wurde; dies wurde bestätigt durch die
mikroscopische Untersuchung, welche den gänzlichen Mangel eigentlichen Lungenparenchyms und an Stelle des letzteren lediglich ein
von erweiterten Bronchien durchzogenes Fachwerk nachwies. Nirgend
bestand eine Sklerose gröfserer Bronchien, die als Ursache für die
Erweiterung der kleineren Luftwege etwa in Betracht kommen konnte.
Klinisch wurde der Ausfall einer ganzen Lunge compensirt einmal durch enorme Vergröfserung der anderen (rechten)
Lunge (nnd zwar nicht blofs vicariirendes Emphysem, sondern
echte compensatorische Hypertrophie derselben), ferner aber durch
Hypertrophie des rechten Herzens; der Tod erfolgte durch
Insufficienz des Herzens nach vorangegangener Influenza, Bemerkenswerth war ferner das Fehlen einer Asymmetrie des Thorax
sowie die Lageverhältnisse des Herzens, (das, wie die Autopsie
lehrte, nicht nur weit nach links, sondern auch stark nach hinten
verzogen war). Die fehlende Einziehung des Thorax erklärt sich
wohl dadurch, dass die einseitige Lungenatrophie in die Zeit der
noch nicht abgeschlossenen Entwickelung des Thorax zurückreicht,
so dass eine weitgehende Anpassung seitens der Nachbarorgane,
namentlich auch eine wirkliche Hypertrophie der gesunden Lunge
eintreten konnte. — Wie Verf. aus diesem und noch einigen anderen einschlägigen Fällen deducirt, haben wir keine diagnostischen
Anhaltspunkte, um intra vitam die angeborenen (Agenesie oder
fötale Atelektase) und die in frühester Kindheit erworbenen De-
fekte einer Lunge sicher zu unterscheiden. Je vollständiger, dabei
die Symmetrie des Thorax erhalten, je beträchtlicher die compensatorische Vergrösserung der gesunden Lunge ausgebildet ist, um
so weiter wird man die ersten Anfänge der Affektion zurückdatiren
dürfen; besondere Berücksichtigung verdient auch die Lage des
Herzens.

2) Der vom Verf. sehr genau beschriebene Fall betrifft eine
46jährige Frau, deren linke Thoraxhälfte — von der 4. Rippe abwärts — sich erheblich abgeflacht zeigte, namentlich zwischen Mam-
millar- und vorderer Axillarlinie, so dass der Rippenbogen auf einem
Horizontalschnitt ein Dreieck bildete, dessen abgerundete Spitze in

der mittleren Axillarlinie liegt. Die Percussion ergiebt linkerseits
zwischen Sternum und Mammillarlinie keine Andeutung von Herzdämpfung, sondern bis zur 7. Rippe abwärts lauten, nicht-tympani-
tischen Percussionsschall. Erst einen Finger breit ausserhalb der
Mammillarlinie findet sich eine Dämpfung, welche nach oben von
der 4. Rippe begrenzt wird und sich durch die Axillargegend nach
hinten erstreckt, hier den Raum vom 4. Brustwirbel abwärts einnehmend, derart, dass sie sich nach der Wirbelsäule zu etwas auf-
hellt, im 4. bis 6. Intercostalraum, zwischen Mammillar- und Axillarlinie findet sich deutliche Pulsation, die sich im 6. und 7. Intercostalraum weiter durch die ganze Axillargegend erstreckt, bis sich
endlich dicht unter dem Angulus scapulae (bei herabhängendem
Arm) im 9. Intercostalraum, 6 cm vom Proc. spinosus des 10.
Brustwirbels entfernt, eine 2—3 cm breite Pulsation vom Charakter
des Spitzenstosses constatiren lässt; an dieser letzteren Stelle hört
man auch die Herztöne am lautesten und zwar überwiegt hier der
1. Ton an Intensität. Verf. führt aus, dass diese Pulsation dem
Herzen und nicht etwa einem Aneurysma angehört. Die Entstehung
der in Rede stehenden Lageveränderung des Herzens muss man
sich so denken, dass bei fixirter Basis die Spitze gewissermafsen
einen Halbkreis beschrieben hat, bis sie an dem gegenüberliegenden
Punkt der hinteren Thoraxwand angekommen ist; hierbei muss man
annehmen, dass der linke Unterlappen fehlt oder auf einen ganz
geringen Raumtheil beschränkt ist. Die charakteristischen Veränderungen des Thoraxskelets weisen darauf hin, dass dieselben vor
der vollendeten Entwickelung des Thorax sich herausgebildet haben;
anamnestisch ist aber Nichts von einer früheren Lungen- oder
Pleuraerkrankung nachzuweisen. Per exclusionem kommt Verf.
schliesslich zu der Annahme, dass es sich um eine mangelhafte
Entwickelung des linken unteren Lungenlappens im fötalen Zustande
handele, so dass das Herz dessen Stelle eingenommen hat.   Perl.

M. Clarke, On multiple abscess of the liver. Th. practitioner. 1893,
Oktober.

An der Hand von vier ausführlich mitgetheilten Fällen von
multiplen Leberabscessen weist C. auf die Schwierigkeiten hin, die
sich gerade bei dieser Erkrankung sowohl bei der Diagnostik wie auch
der Therapie nicht selten entgegenstellen. Bei den drei ersten Fällen,
welche letal verliefen, war in vivo eine Sicherstellung der Diagnose
nicht möglich. Im ersten Falle wurden bei der Autopsie zahlreiche
multiloculäre Abscesse im rechten Leberlappen gefunden, ebenso im
Lobulus Spigelii. Das Omentum war am Coecum adhaerent, der
Wurmfortsatz in einer Ausdehnung von zwei Zoll gangränös. Im
zweiten Falle war gleichfalls der rechte Leberlappen der Sitz der
multiplen Abscesse; die rechte Lunge war durch die enorm vergrößerte Leber teilweise zusammengepresst. In der betreffenden

Pleurahöhle fanden sich 16 Unzen klaren Serums. Die Pleura war theilweise mit dem Zwerchfell und dem Rippenfell verwachsen. Im dritten letal verlaufenen Falle endlich fand man in der enorm vergrösserten Leber ausser einigen gröfseren, mehr als zwanzig kleinere Abscesse. Die grosse Schwierigkeit in der Diagnosenstellung bei den oben erwähnten Krankheitsfällen liegt in dem tiefen Sitze und der verhältnissmäfsig geringfügigen Ausdehnung der multiplen Leberabscesse. Ist dies nicht der Fall, ist vielmehr der Abscess gross und vereinzelt, wie er es bei dem vierten Patienten war, so ist die Diagnosenstellung eine leichte. Der letzte Patient genas auch, nachdem der Abscess durch Punction entleert war. Näheres über die Differentialdiagnose siehe im Original.   C. Rosenthal.

H. Braun. Ueber Drucklähmungen im Gebiete der Plexus brachialis. Deutsche med. Wochenschr. 1894, No. 3.

I. Ueber Narcosenlähmungen:

Nachdem Verf. eine in der Chloroformnarcose entstandene, doppelseitige Armschulterlähmung ausführlich mitgeteilt, welche in ihrem Verhalten der doppelseitigen vom Ref. beschriebenen Lähmung (nach dem Typus ERB) überaus ähnlich und unter denselben Verhältnissen (bei stark über den Kopf emporgehobenen Armen während einer zweistündigen Operation) entstanden war, kommt er zu dem Schluss, dass derartige Plexuslähmungen durch den Druck des Schlüsselbeins auf den Plexus brachialis in der Gegend des 6. und 7. Halswirbels entstehen.

Lähmungen einzelner Armnerven dagegen, wie des n. radialis oder des n. ulnaris und medianus, wie B. diese ebenfalls im Anschluss an Chloroformnarcose beobachtet hat, entstehen durch eine sehr starke Abduction oder Hyperextension des Arms, durch welche ein Druck des Oberarmkopfs in der Achselhöhle auf diese Nerven ebenso ausgeübt wird, wie auf die Arteria axillaris: der Puls der Art. rad. verschwindet. So könnte auch das Entstehen einzelner Schlafdrucklähmungen des n. radialis, wenn der m. triceps daran teilnimmt, erklärt werden.

Der zweite Teil der Arbeit betitelt:

Lähmungen durch Anlegung der elastischen Binde zur Erzeugung der künstlichen Blutleere weist unter Mitteilungen von Krankengeschichten nach, dass nicht nur bei der Constriction der Glieder mit dem Gummischlauch, sondern auch bei Anlegung der elastischen Binde leichte und schwere Lähmungen der Hand und Finger entstehen können. Besondere Vorsicht ist bei Kindern und bei Personen mit atrophischer Muskulatur des Oberarms anzuwenden: die Umschlagsstelle des n. radialis am Oberarm muss ganz besonders vermieden werden.   Bernhardt.

---

1) **A. Christiani,** Contributo allo studio dell' etiologia della paralisi generale. Riv. sperim. etc. Vol. XIX. Fasc. II—III.

2) **E. Hougberg,** Beiträge zur Kenntniss der Aetiologie der progressiven Paralyse mit besonderer Berücksichtigung der Syphilis. Allgemeine Zeitschrift für Psychiatrie 1893, 50. Bd. Heft 3, 4.

3) **A. Westphal,** Aetiologisches und Symptomatologisches zur Lehre von der progressiven Paralyse der Frauen. Charité Annalen 1893, pag. 719—731.

1) Für die immer noch nicht geklärte Aetiologiefrage der Paralyse kommt die Arbeit des Verf.'s höchst willkommen, welche wertvolle Resultate nach den verschiedensten Richtungen liefert. In der Irrenanstalt von Lucca ist die Zahl der Paralytiker von 1866—91 allmählich von 2,43 pCt. der aufgenommenen Geisteskranken auf 4,63 pCt. gestiegen, 90,90 pCt. Männer stehen 9,09 pCt. Frauen gegenüber. In 62,79 pCt. spielte Syphilis ätiologisch die Hauptrolle, in 37,36 pCt. die hereditäre Prädisposition, in 27,97 pCt. geistige Ueberanstrengung und Aufregung, in 20,97 pCt. Alkoholismus, in 18,88 pCt. Excesse in Venere, in 4,29 pCt. Gehirntrauma, in 2.43 pCt. Sonnenstich. Einziger ätiologischer Factor war die Syphilis nur in 10,08 pCt. Nach ihrem Berufe gliedern sich die Pat. in 18,18 pCt. Arbeiter, 15,38 pCt. Handwerker, 12,58 pCt. Kaufleute, 10,48 pCt. Soldaten, 2,09 pCt. Dienstmädchen, kein Geistlicher, keine Prostituirte. Bevorzugtes Alter 40—50 Jahre. Die weiteren höchst interessanten statistischen Einzelheiten sind im Original nachzulesen. Verf. kommt zu folgendem Schlussresultate: Die causalen Factoren, welche in der modernen Gesellschaft auf das Nervensystem und dessen Entwickelung einwirken, schaffen einen geeigneten Boden für das syphilitische Virus, welches die überwiegende Gelegenheitsursache darstellt. Das degenerative Element und die Syphilis sind verantwortlich für all die Varietäten in der Erscheinungsform. Placzek.

2) H. berichtet über 107 Fälle und ersieht aus ihnen, dass die Paralyse, welche bei weitem häufiger bei männlichen Individuen als bei weiblichen auftritt, besonders die städtische Bevölkerung ergreift, aber nicht unter Frauen der besseren Stände auftritt. Die ätiologische Bedeutung der Syphilis ist sehr grofs, während die Lues bei anderen Formen von Psychosen keine wichtige Rolle spielt. Die Paralyse bricht erst 4—5 Jahre nach Erwerbung der Syphilis aus. Die syphilitischen Symptome, welche einem paralytischen Process vorausgehen, scheinen relativ gelinder Art zu sein. Im Vergleich mit Syphilis haben hereditäre Prädisposition, psychische Ursachen, Alkoholmissbrauch, Excesse in venere, Traumen nur eine untergeordnete Bedeutung. Von den verschiedenen Formen der Paralyse kam die maniakalische am häufigsten vor, darauf die demente und dann die melancholische. Die Dauer der Krankheit ist in 82 pCt. 4 Jahre gewesen, in 43 pCt. nur 2 Jahre. Remissionen kommen selten vor. Eine Paralyse nach vorheriger Syphilis zeigt in ihrem

Verlauf keine besonderen für Syphilis charakteristischen Symptome; durch eine antisyphilitische Behandlung ist keine Verbesserung beobachtet worden; auch durch Section konnten keine Veränderungen nachgewiesen werden, welche speciell syphilitischer Natur waren.

S. Kalischer.

3) Eine Fortsetzung der von Siemerling 1888 begonnenen Statistik über die weiblichen Paralysen in der Charité beschäftigt sich mit den einschlägigen Beobachtungen in der Zeit von Juli 1891 bis Januar 1893 und bezieht sich auf 148 Fälle. Davon scheiden 59 aus, deren Anamnese nicht genügend bekannt war. Gegen die Syphilis als ätiologisches Moment treten andere Ursachen sehr in den Hintergrund. Zwar ließ sich nur in 7,4 pCt. sicher Lues nachweisen, aber in weiteren 48 Fällen (32,4 pCt.) war sie wahrscheinlich. Unter den 148 Fällen war keine Puella publica. Ungünstige sociale Verhältnisse und erschwerter Kampf ums Dasein lagen fast bei allen Fällen vor. — Die Pupillen reagirten in 24 pCt., waren starr in 50 pCt., reagirten träge bei 26 pCt., waren ungleich bei 45 pCt., Opticusatrophie zeigten 4 pCt., Augenmuskellähmungen 6 pCt. Fehlende Kniereflexe in 25 pCt., gesteigerte in 49 pCt. Der Charakter der Paralyse war von der bei Männern im wesentlichen nicht verschieden, länger anhaltende Erregungs- und Exaltationszustände schienen seltener vorzukommen. 2 Paralyticae gebaren in normaler Weise. Eine Femoralfractur heilte ohne Schwierigkeiten.

M. Brasch.

---

1) **Arnold,** Ein Fall von juveniler Muskelatrophie. Württemb. med. Correspondenzblatt 1893, 30. Januar.

2) **V. Prautois** et **G. Etienne,** Un cas de Myopathie Progressive Primitive. Revue de Médecine 1893, No. 7.

3) **J. Sacaze,** Un cas de Scoliose dans une Myopathie Primitive Atrophique. Archives de Neurologie 1893, Mai.

1) A. beschreibt einen Fall reiner juveniler Muskel-Atrophie des Rumpfes und Unterextremitäten, der keine Abweichung von den typischen Fällen der Erb'schen juvenilen myopatischen Muskelatrophie zeigt.

2) Die Verff. beschreiben bei einem 7jährigen Knaben die Erscheinungen der progressiven Muskelatrophie nach dem Facio-scapulohumeralen Typus. Die Krankheit hatte im ersten Lebensjahre angefangen; es war keine Pseudohypertrophie, keine fibrillären Muskelzuckungen, keine Entartungsreaction, noch eine hereditäre oder familiäre Anlage vorhanden. Die Sehnenreflexe fehlten. Bemerkenswert bei diesem Falle von Muskeldystrophie nach dem Landouzy-Dejerine'schen Typus sind noch das vorzeitige Auftreten im ersten Lebensjahre, ferner eine Asymmetrie der Schultern (durch die stärkere Atrophie der einen Seite) und eine Abplattung der linken Hinterhauptshälfte.

23*

3) Es handelt sich um einen Fall von progressiver Muskelatrophie nach dem Leyden-Möbbius'schen Typus; es bestand familiäre
Anlage durch 3 Generationen hindurch und eine leichte Hypertrophie an den unteren Ertremitäten, während an den oberen sofort
deutliche Atrophie hervortrat. Ausserdem bestand eine hochgradige Scoliose, die nicht durch die Muskelatrophie allein erklärt
werden konnte, sondern auf eine den Muskeln analoge trophische
Störung der Knochen resp. Wirbelkörper zurückgeführt wird.

S. Kalischer.

---

1) **L. Nielsen,** Behandlung von Myxoedem mittelst Pill. glandulae
thyreoideae siccatae. Monatsheft f. pract Dermat. Bd. XVIII, No. 2.

2) **J. F. Gordon-Dill,** Notes on five cases of skin disease treated
by thyroid gland. Lancet. Jan. 6, 1894.

3) **J. Gordon.** Treatment of psoriasis (syphilitic) by thyroid extract.
Brit. med. journ. Jan. 27, 1894.

1) Verf. hat in einem Fall von Myxoedem, den er ausführlich mit-
theilt, mit getrockneter, pulverisirter und zu Pillen verarbeiteter
Glandula thyreoida denselben vollkommenen Heileffect erzielt, wie
sonst mit der frischen Drüse. Die Reactionserscheinungen treten
ungewöhnlich milde auf, wohl deshalb, weil die von der Pat. genommenen Quantität des Mittels eine verhältnissmässig kleine war;
sie begann täglich mit 2 Pillen zu 0,5 und die höchste Dosis betrug 7 Pillen, was nicht ganz einer halben frischen Drüse entspricht.
Nach dem Schwinden der Symptome scheint es, um Recidiven vorzubeugen, hinreichend, täglich 2 Pillen zu 0,1 nehmen zu lassen.
Die Vorzüge dieser Medication bestehen in ihrer Bequemlichkeit
(das Präparat scheint sich mehrere Monate zu halten) und der genaueren Dosirbarkeit.

2) Drei Fälle von ausgebreiteter Psoriasis vulgaris heilten unter
dem Gebrauche von täglich 2—6 Tabletten mit Thyreoidextract
(jede Tablette 0.5 der Drüse entsprechend) in etwa 4 Wochen, ohne
dass das Mittel irgend welche Störungen veranlasste. In einem
vierten Fall trat nach anfänglicher Besserung Stillstand und sogar
Verschlimmerung ein und da die Pat. ausserdem über Kopfschmerzen,
allgemeines Unbehagen und Dyspepsie zu klagen begann, wurde die
Behandlung aufgegeben. Eine Rosacea wurde durch Mittel nicht
wesentlich beeinflusst.

3) Ob es sich in dem Falle G.'s um Psoriasis vulgaris bei einer
Syphilitischen, oder um ein Schuppensyphilid handelte, ist aus der
Beschreibung nicht mit Sicherheit zu ersehen. Jedenfalls schwand
der Ausschlag unter dem Gebrauche des Thyreoidaxtracts in etwa
3 Wochen. H. Müller.

6. Lewin, Ueber das Leucoderma, namentlich seinen diagnostischen Wert. Charité-Annalen XVIII. S. 614.

Verf. fasst die Ergebnisse seiner an einem sehr grofsen Materiale vorgenommenen Untersuchungen in folgende Sätze zusammen: 1. Das Leucoderma ist ein für die Diagnose der Syphilis wichtiges, aber keineswegs absolut sicheres Symptom. 2. Das Leucoderma kommt bei einer nicht ganz kleinen Zahl von Menschen vor, die niemals an Syphilis gelitten haben. (Unter 4800 Weibern dieser Art fand es L. 227 Mal. Ref.), 3. Von den syphilitischen Frauen bekommen 53.3 pCt. Leucoderma. Dasselbe tritt in 36 pCt. bei der ersten Erkrankung an Syphilis, in 65 pCt. bei Recidiven und in 59 pCt. bei früher an Syphilis erkrankt gewesenen, jetzt in Bezug auf die Syphilis als gesund zu betrachtenden Individuen auf. 4. Da das Leucoderma bei nicht syphilitischen und bei von der Syphilis anscheinend befreiten Personen auftritt, so ist dasselbe keine Indication für eine antisyphilitische Behandlung. 5. Die specifische Therapie hat keinen Einfluss auf das Leucoderma. 6. Syphilitische Schwangere haben Leucoderma nicht in höherem Grade als die Nicht-Schwangeren. 7. Das Leucoderma kann an Stellen auftreten, an denen vorher Hautsyphilide bestanden haben. Eine Abhängigkeit des Leucoderma von einer vorhergegangenen Efflorescenz der Lues ist bisher nicht erwiesen. 8. Die Entstehung des Leucoderma ist vielleicht durch die Lähmung gewisser Centren für die Pigmentbewegung durch ein Toxin der Syphilis zu erklären".

H. Müller.

---

1) **Quénu**, Du traitement du prolapsus utérin total par l'hystérectomie vaginale chez les femmes ayant dépassé la menopause ou près de l'atteindre. Annales de gynécologie, janvier 1894,

2) **H. Hartmann** et **W. du Bouchet**, L'hystérectomie vaginale dans le traitement de la chute de l'utérus. Ebenda.

1) Anknüpfend an eine frühere Mitteilung des Dr. Lejars über diesen Gegenstand, zeigt Verf., dass die Idee obiger Operation nicht wie Martin sagt, erst 1880 aufgetaucht ist, sondern schon 1757 bestanden und 1813 von Langenbeck ausgeführt worden ist. Verf. hat 5 Exstirpationen des Uterus wegen totalen Prolapses vorgenommen, ohne ein Recidiv zu erhalten; er schreibt dies besonders dem Umstande zu, dass er die beiden Lig. lata mit einander vernäht, damit sie als Stütze des schlaffen Beckenbodens dienen sollen. Es empfiehlt die Operation warm bei Frauen obigen Alters, deren Lebensstellung eine sorgsame langdauernde Pflege unmöglich und demnach eine schnelle, radikale Beendigung, des Leidens nötig macht.

2) Verf. berichtet zunächst über 2 glückliche Operationen obiger Art. Besonders betont wird 1. die Schwierigkeit, die sich oft bei Ablösung der Blase ergiebt, 2. die Nothwendigkeit, die Ex-

stirpation mit einer entsprechenden Colporrhaphie zu verbinden, da
sich sonst sehr oft Recidive zeigen. Es folgt eine Zusammenstellung
von 60 Totalexstirpationen wegen Prolapsus meistens von deutschen
Operateuren, im Ganzen mit 5 Todesfällen und schliesslich eine
Beschreibung der 2 verschiedenen Arten der Vernähung. Zunächst
erwähnen Verff. die von MARTIN angegebene, von QOÉNU am weitesten
ausgebildete, wobei die ligamenta lata mit der Scheidenschleimhaut
zusammen vernäht werden, alsdann die Anfrischung und Vernähung
wie FRITSCH sie angiebt und ASCH sie beschrieben hat. Verff. wollen
die Operation aber nur bei älteren Frauen und dann, wenn sich
verdächtige Erkrankungen vorfinden, gelten lassen, sonst plaidiren
sie unbedingt für die Ventrofixation.   A. Martin.

1) **J. W. Martin,** A case of puerperal eclampsia.   Edinb. Medic.
Journ. June 1893.
2) **M. A. Charpentier,** Sur le traitement de l'éclampsie. Bull. de
l'acad. No. 2, 1893.

1) Das Interesse des Falles liegt darin, dass der Verf. nicht
nur bei jedem Anfall, — es fanden über 60 in einem Tage statt
— chloroformirt hat, sondern in derselben Frist zugleich Chloralhydrat (in Dosen von 1,0), Bromkalium (in Dosen von 2,0), Castor-
öl-Klystiere, erweichende Umschläge in der Lendengegend, Spiritus
Aether nitrosi, Hyoscyamus, Elaterium (0,015!), Morphium (0,03
subcutan) und Pilocarpin angewandt hat.   Auch den Rest des
englischen Arzneischatzes durchzuversuchen fehlte es wohl an Zeit,
da die Patientin 24 Stunden, nachdem sie in Behandlung gekommen
war, „passed quietly away".

2) Im ersten Teile seiner Arbeit wendet sich Verf. gegen die
DÖHRSEN'sche Methode, bei Eclampsie, so rasch wie möglich zu entbinden. Er verwirft diese Methode als äusserst gefährlich und als
ungerechtfertigt. Er will die Geburt nur dann durch Kunsthilfe
beenden, wenn dies ohne die geringste Gefahr für die Mutter geschehen kann. Wenn dies nicht der Fall sei, müsse man die spontane Geburt abwarten, die in den meisten Fällen auch sehr rasch
erfolge, Im übrigen beschränkt er sich auf die Anwendung der
Narkose, wobei er dem Chloral entschieden den Vorzug giebt vor
dem Chloroform. Das Letztere sei in grofsen Dosen deshalb sehr
gefährlich, weil es eine Verfettung der verschiedensten inneren
Organen verursache. Das Choral giebt er per rectum und zwar
empfiehlt er, sofort 4,0 g Chloral in 60,0 g Quittenschleim zu verabreichen. Dieses Verfahren wird alle 6 Stunden wiederholt, bis
die Geburt entweder spontan oder durch Kunsthilfe beendet ist und
keine Anfälle mehr aufgetreten sind. 24 Stunden nach Beginn der
Anfälle giebt Verf. noch einmal ein Clysma von 4,0 g, auch wenn
während der letzten Stunden kein Anfall mehr aufgetreten war.
Um die Verabreichung des Chlorals nicht plötzlich abzubrechen,

lässt Verf. dann noch während der nächsten 24 Stunden 2—3 stündlich einen Esslöffel einer 3 proc. Chlorallösung innerlich nehmen. Neben dem Chloral lässt Verf. die Patientin so viel wie möglich Milch trinken. Als Prophylacticum empfiehlt Verf. ebenfalls die reichliche Zufuhr von Milch. Sind bei Schwangeren auch nur die geringsten Spuren von Eiweiss im Harne nachzuweisen, so ist eine Milchkur auf das dringendste anzuraten. Le régime lacté est le traitement préventif par excellence de l'éclampsie.   A. Martin.

---

1) A. **Pinard**, De la symphyséotomie à la clinique Baudelocque pendant l'année 1893. Annales de gynécologie janvier 1894.

2) M. **Pinard**, De l'ischio-pubiotomie ou opération de Farabeuf. Bulletin de l'académie de médecine. 1893. No. 2.

1) Bericht über 13 im Jahre 1893 an genannter Klinik ausgeführte Symphyseotomien, und zwar von 9 an Multiparen und 4 an Primiparen ausgeführten. Die Conjugata diagonalis betrug einmal 9 cm, dreimal 9—10 cm, viermal über 10 cm und ist dreimal nicht angegeben. Beim engsten Becken (8,7 cm diag.) (1 Ref.) wurde ein Kind von nur 1,7 kg entwickelt. sonst Kinder von normalem Gewichte. Sämmtliche Kinder lebten, eine Mutter starb. Die Erweiterung des Beckens betrug 3,5 bis 6 cm. 6 Mal hatte die Mutter spontan lebende Kinder geboren und ist besonders hier kein Grund zur Operation einzusehen, Auch in den meisten anderen Fällen wäre vielleicht durch geeignete Handgriffe, besonders Wendung, eine solche eingreifende Operation unnöthig gewesen. Charakteristisch ist, dass Verf. durch Anwendung der Symphyseotomie zu folgenden Hauptregeln gelangt, wie sie in Deutschland schon lange, z. B. bei der Martin'schen Anstalt, wo ebenfalls im Jahre 1893 keine Kephalotripsie nötig wurde, befolgt worden sind. Keine Anwendung der Zange bei Wiederständen von Seiten des knöchernen Beckens. Absolutes Verlassen der Embryotomie am lebenden Kinde (im Jahre 1893).

2) Verf. machte bei einer Gravida mit glattem Becken (Conj. 8,5) eine von Farabeuf angebene Operation, die ischio-pubiotomie und entwickelte dann ein lebendes ausgetragenes Kind mit der Zange. Die Frau war schon 4 mal entbunden worden. Zange, Wendung und Frühgeburt hatten kein lebendes Kind erzielt. Die zuerst beabsichtigte Symphyseotomie musste mit der Ischio-pubiotomie vertauscht werden, da Verf. eine Ankylose des rechten ilio-sacral-Gelenks konstatiren konnte. Es wurden beide rechtsseitigen Schambeinäste durchsägt, worauf die Knochen spontan 2 cm auseinander wichen. Während der Extraction vergrößerte sich der Abstand der Knochen noch um 6 cm. Von der Verlängerung der Conjugata ist nicht die Rede.

Die Weichteile wurden hinterher durch die Naht wieder vereinigt, während die Knochen nicht genäht wurden. Pat. konnte
nach 6 Wochen wieder gehen.   A. Martin.

F. Hofmeister (Prag), Ueber Methylirung im Tierkörper. Arch.
f. exp. Pat. u. Pharm. Bd. 33. S. 198—215.

Tellurigaures Natron bewirkt bei Menschen, Hunden, Kaninchen
und selbst Fröschen Exhalationen eines eigentümlich knoblauchartigen Körpers, der bereits 1861 von Heeren (bei Wöhler) [für
Tellurmethyl gehalten wurde. Der exacte Nachweis, dass diese
flüchtige Verbindung wirklich Tellurmethyl ist, wird von H. dadurch
geführt, dass er die Ausathmungsluft durch Jodjodkaliumlösung leitet
und in letzterer gesondert das Tellur durch Reduction und die
Methylgruppe durch Behandlung mit Schwefelnatrium (es entsteht
das rettigartig riechende Schwefelmethyl $(CH_3)_2S$) nachweist.

Im Tellur ist also nach dem Pyridin (His) mit Sicherheit eine
Substanz gegeben, die im Körper eine Methylsynthese eingeht.

Werden die Organe eines Thieres, dem tellurigsaures Natron
zugeführt worden war, nach dem Tod durch Verbluten in Brutofentemperatur gebracht, so tritt an den einzelnen Organen der Tellurmethylgeruch in ganz verschiedener Intensität auf. Aehnliches wird
beobachtet, wenn man Organe normaler Thiere mit dem Salze versetzt. Es ergiebt sich bei beiden Versuchsanordnungen übereinstimmend, dass Leber und Lunge kräftig, Niere und Muskel schwach,
normales Leberblut hingegen gar keinen Tellurmethylgeruch entstehen lässt. Von drüsigen Organen vermag insbesondere der Hoden
stark synthetisch zu wirken.

Ein zweites Phänomen, das der Aufnahme von tellurigsaurem
Natron folgt, ist die Reduction zu Tellur und Ablagerung desselben
in allen Geweben unter blaugrüner bis dunkelblauer Verfärbung
derselben.

Die Intensität der Methylabspaltung ist in den einzelnen Organen unabhängig von ihrem Reductionsvermögen; so bildet Fisch-
hoden deutlich Tellurmethyl ohne sich zu verfärben. Aehnliches
gilt von den Lungen. Die Fähigkeit der Methylsynthese verlieren
Organe beim Erwärmen auf 50°, durch Behandlung mit Alcohol,
Glycerin, Alkalien und Säuren, selbst 0.6 pCt. NaCl-Lösung wirkt
schädigend.

Die Tatsache, dass nach Zusammenbringen überlebender Organe
mit tellurigsaurem Natron die Methylsynthese sich nicht sofort
äussert, sondern erst nach Stunden deutlich wird, spricht gegen die
Präexistenz nenneswerther Mengen der Methyl-abspaltenden Substanz.

Zum Schluss vergleicht der Autor die Bedingungen der Tellur-
methylsynthese gegenüber den übrigen bekannten Synthesen, betont
die Wichtigkeit des Ausfalls der hydrolytischen Spaltung trotz Anwesenheit von Wasser beim Zustandekommen derselben und giebt

der Vermutung Ausdruck, dass der Methylabspaltung beim Aufbau von methylhaltigen Verbindungen, namentlich stickstoffhaltigen, wie Cholin, Kreatin eine wichtige Rolle als intermediärer Vorgang zukommt.

Pohl.

Drüner, Beiträge zur Kenntniss der Kern- und Zellendegeneration und ihrer Ursache. Jenaische Zeitschr. f. Naturwissensch. XXVIII. H. 3.

Im Hoden der Salamandra maculosa hatte FLEMMING Degenerationen constatirt, die hauptsächlich in einer Vacuolisierung des Kernes bestanden und während des Sommers ziemlich häufig anzutreffen waren. HERMANN hatte in solchen Kernen eine achromatische Kugel gefunden, die mit der Kernmembran durch einige Fäden in Verbindung stehen und nach einiger Zeit aus dem Kern ausgepresst und in das Protoplasma gedrängt werden sollte. Beide Autoren hatten die Ursache der Entartung nicht erkannt, HERMANN auch über die Bedeutung der von ihm gefundenen Kugel keinen Aufschluss gegeben.

Hier nun setzen die Untersuchungen des Verf. ein. Er kommt zu dem Resultate, dass die HERMANN'sche Kugel ein Parasit ist.

Einen anderen, von dem in den Hodenzellen verschiedenen Parasiten fand Verf. in den Epithelzellen des Darms. Die Erkenntniss, dass es sich hier um Parasiten handelt, zeigt also, dass wir es mit pathologischen und nicht „mit physiologischen Zerfalls- und Resorptionsvorgängen" zu thun haben.

Rawitz.

F. Röhmann und M. Bial, Ueber den Einfluss der Lymphagoga auf die diastatische Wirkung der Lymphe. Pflüger's Arch. Bd. 55 S. 469.

Circulationsstörungen aus verschiedenen Ursachen in der Leber bewirken, wie die Verff. ausführen, eine Vermehrung der Zuckerbildung in derselben. Da die Zuckerbildung auf der Einwirkung eines löslichen Fermentes auf das Glycogen beruht, so kamen die Verff. auf den Gedanken, dass durch die Circulationsstörungen vielleicht der Fermentgehalt der aus den Lebercapillaren austretenden Lymphe vermehrt werden könnte, so wie HEIDENHAIN nachgewiesen hat, dass durch zahlreiche dem Tierkörper intravenös zugeführte Substanzen der Trockengehalt der Lymphe vermehrt wird; der vermehrte Fermentgehalt könnte nun auf das Glycogen einwirkend, zu einer stärkeren Bildung von Zucker führen. Die Verff. prüften diese Hypothese zunächst, indem sie bei Hunden in der Morphiumchloroformnarcose Lymphe aus dem Ductus thoracicus auffingen und denselben dann als Lymphagogum Peptonlösung injicirten. Der Fermentgehalt der Lymphe, geprüft an Stärkekleister, stieg danach ansehnlich an, wurde sogar grösser als der des Blutserums, während er sonst geringer ist, Injection von 0.6 proc. Kochsalzlösung hatte diesen Effect nicht. Denselben Einfluss, wie die Peptonlösung hatte die Aufstauung des Blutes in der Vena cava infer., dagegen nicht die Unterbindung der Pfortader. Die Versuche stützen somit die oben angegebene Hypothese.

E. Salkowski.

Vassiliew, N. Contribution à la physiologie et à la pharmacologie de la glande pancréatique. Arch. d. so. biol. p. p. l'instit. imper. der méd. exp. de St. Petersbourg II. S. 219.

V. studirte an einer permanenten, nach der Methode von PAWLOW bei Hunden angelegten Pankreasfistel den Einfluss der Ernährung auf den Gehalt des Pankreassecretes an Trypsin und diastatischem Ferment. Es machte am Anfang grosse Schwierigkeiten, die Tiere längere Zeit am Leben zu erhalten, sie gingen in der Regel schon nach kurzer Zeit zu Grunde, erst als nach der Operation die Ernährung mit Fleisch ganz verlassen und dafür Milch und Brod substituirt waren, traten zunächst dyspep-

tische Erscheinungen nicht auf, gegen den 15. bis 18. Tag nach der Operation ver
loren die Tiere aber doch die Freßlust und gingen unter Erbrechen und Durchfall zu
Grunde. . Dieser Ausgang beruhte darauf, dass die Tiere zu reichlich Nahrung zu sich
nahmen. Als die Nahrungsaufnahme — Milch und Brod oder Amylaceen — sorgfältig regulirt wurde, blieben die Tiere am Leben. V. gelangte zu folgenden Resultaten: der Fermentgehalt des Pankreassecretes hängt von der Ernährung ab: Fleischnahrung vermehrt den Gehalt an Trypsin und vermindert das diastatische Ferment,
Ernährung mit] Milch und Brod hat den umgekehrten Effect. Der Grad und der
Gang dieser Veränderungen unter dem Einfluss des Wechsels der Ernährung sind bei
verschiedenen Tieren verschieden.   E. Salkowski.

A. **Dastre,** Sur la défibrination du sang artériel. Arch. de physiol.
1893, S. 169.

Um das gesammte Blut zu defibriniren, verfährt Verf. so, dass er aus der Carotis
des Hundes einen Bruchteil des Blutes ($\frac{1}{7}$—$\frac{1}{3}$ der berechneten Gesammtmenge) entnimmt,
diese Portion defibrinirt, das colirte Blut in die Gefäßbahn zurückleitet, nach einiger
Zeit eine gleich große Blutmenge entzieht, das defibrinirte Blut wieder einspritzt und
so lange in gleicher Weise fortfährt, bis eine entzogene Blutprobe kein Fibrin mehr
liefert. Nur wenn das jedesmal entzogene Blut $\frac{1}{7}$—$\frac{1}{3}$ der präsumptiven Blutmenge
beträgt, bleibt das Tier auch weiterhin am Leben. In der That findet man so in
jeder folgenden Blutprobe weniger Fibrin als in der vorher entzogenen, so z. B. in
einem Versuch 0.38—0.34—0 22—0 2—0.15—0.06 - 0.03—0.01 g Fibrin in 1000 Th.
Blut. Dem so ungerinnbar gewordenen Blut fehlt das Fibrinogen, dagegen besitzt
es noch Ferment genug, um eine fibrinogenhaltige Flüssigkeit (Hydroceleflüssigkeit)
zum Gerinnen zu bringen. Nach $\frac{3}{4}$—2 Stunden erlangt solch ungerinnbar geworde-
nes Blut beim Circuliren durch den Körper wieder seine Gerinnbarkeit, indem sich
das Fibrinogen restituirt; nach 4 Stunden enthält das Blut schon etwa die Hälfte des
Fibrins und nach 24 Stunden ebenso viel, unter Umständen noch mehr Fibrin als
beim allerersten Aderlass. Während das gewöhnliche Fibrin in 1 proc. NaCl-Lösung
unlöslich und erst in 10 proc. NaCl-Solution löslich ist, erweist sich das neugebildete
Fibrin „Neofibrin" schon in 1 proc. NaCl-Solution löslich und nähert sich damit den
echten Globulinen.   J. Munk.

A. **Dastre,** Contribution à l'étude des ferments du pancreas. Arch.
de physiol. 1893, S. 774.

Entzieht man einem in der Verdauung getöteten Hunde oder Schwein das Pancreas, wäscht es oberflächlich mit 0.7 proc. NaCl-Lösung ab, zerschneidet es grob und
lässt es 15—20 Minuten bei 40°, dann 1—8 Stunden bei Zimmertemperatur mit dem
doppelten Vol. 0.7 proc. NaCl-Lösung maceriren, dekantirt und filtrirt, so gewinnt
man einen Saft, der ausserordentlich kräftig Amylum verzuckert, dagegen Fibrin nicht
löst, also reichlich diastatisches Ferment, aber so gut wie kein Trypsin enthält. Zerhackt man dann die restirenden Pancreasstücke möglichst fein, macerirt den Brei viele
Stunden hindurch mit 0.7 proc. NaCl-Lösung, unter Zusatz des gleichen Vol. 2 proc.
Fluornatriumlösung, um Fäulniss auszuschliefsen, so erweist sich nach dem Dekantiren
und Filtriren dies Extract reich an Trypsin, frei von diastatischem Ferment. Auch
die Pancreasextracte von Tieren, die 4—5 Tage hungerten, sind reich an Trypsin,
arm oder frei von diastatischem Ferment.   J. Munk.

L. **Kantorowicz,** Thioninfärbung für Balsampräparate von amyloiden Organen. Cbl. f. allg. Path. u. path. Anat. 1894, 22. Febr.

Verf. empfiehlt das als Mucin-Färbung allgemein angewandte EHRLICH-HOYER'sche
Thionin als Färbemittel für amyloide Organe. Während Mucin rotviolett, alles übrige
Gewebe blau bis violett gefärbt wird, erscheint das Amyloid hellblau bis lila. Ge-
färbt wird wenige Minuten mit gesättigter wässeriger Lösung und darauf in Aqu. dest.

abgespült. Um Dauerpräparate zu erhalten, empfiehlt Verf. Aufhellung in Anilinöl-Xylol oder Carbolxylol, während der Alcohol zu stark entfärbt. Letzteres ist vom Ref auch bei der Mucin Färbung von Enteritis membranacea störend empfunden worden; doch sind Präparate, die bei Tageslicht kaum noch eine Differenzirung erkennen lassen, oft noch bei gelbem künstlichen Licht sehr brauchbar, indem hier die feineren Nüancen des Blau weit schärfer hervortreten.

Auch die NISSL'sche Körnung der Ganglienzellen soll nach WEIGERT's Angabe mit dem Thionin deutlich hervortreten.   M. Rothmann.

A. **Bier**, Ueber plastische Bildung tragfähiger Stümpfe nach Unterschenkelamputationen. Arch. f. klin. Chir. XLVI. S. 90.

Ein aus Weichteilen und den beiden Unterschenkelknochen an der Spitze bestehender Keil wird ca. 1½ Finger breit über der Amputationsstelle excidirt, so dass beim Umstellen des losen Endstückes des Stumpfes zwei glatte Wundflächen aufeinanderfallen und die hintere Fläche der Tibia und Fibula in natürlicher Verbindung mit den sie deckenden Weichteilen nach unten sieht. Als Prothese dient ein steifer Schnürstiefel mit Seitenschienen, welche mit Charnier für das Kniegelenk versehen sind.
                                                              P. Güterbock.

W. A. **Lane**, One of the best applications of jodoform in surgery. Lancet 1893, p. 131.

Ausfüllung von Knochenhöhlen, nach vorheriger Absperrung durch ESMARCH'scher Constriction, mit einem Stückchen Lint, das in ein Gemenge von Jodoform mit 5 pCt. starker Carbol-Lösung getaucht ist.   P. Güterbock.

E. **Köhl**, Ruptur der Sehne des rechten Musculus quadriceps femoris. Sehnennaht. Corr.-Bl. f. Schweizer Aerzte 1893, No. 13.

Bei der durch plötzlichen Muskelzug entstandenen Ruptur des Muscul. quadriceps fem. dextr. fanden sich nach Freilegung der Sehne 48 Stunden später unregelmäfsige Rissflächen an der 1½ cm oberhalb der Patella gelegenen Rissstelle. Gleichzeitig mit deren Glättung wurden 3 Sehnenknorpel exstirpirt. Indirecte Naht durch 8 Catgut-Nähte. In Folge der Exstirpation der Knorpel erwies sich die Sehne nach der Heilung um ca. 2 cm verkürzt; die Function war aber eine gute und nur Flexion über 90° behindert.   P. Güterbock.

Snell, Remarks on amblyopia from Di-Nitrobenzol. British med. Journ. 1893, No. 1731.

S. berichtet über 5 Fälle von hochgradiger Amblyopie mit concentrischer Gesichtsfeldeinschränkung, welche er bei Arbeitern beobachtete, die in Explosionsstofffabriken beschäftigt waren. Ophthalmoskopisch erschien der Sehnerv etwas blässer als normal. Sämmtliche Patienten besorgten mit das Mischen von Nitrobenzol; der Zustand besserte sich, nachdem die Pat. diese Arbeit aufgegeben hatten.   Horstmann.

Eulenstein, Die diagnostische Verwertbarkeit der Percussion des Warzenfortsatzes. Monatsschr. f. Ohrenheilk. 1894, No. 3.

Nach E. ist die vergleichende Percussion des Warzenfortsatzes im Stande, uns unter Umständen die Diagnose einer vorliegenden Knochenerkrankung zu sichern, vorausgesetzt, dass sie ein positives Resultat erzielt. Wir können alsdann einen nahe der Oberfläche gelegenen Krankheitsherd erwarten. Die Gröfse des Herdes beeinflusse wohl auch den Grad der Dämpfung. Der negative Ausfall der Percussion beweise nicht die Abwesenheit eines Erkrankungsherdes, er lasse den Schluss gerechtfertigt erscheinen, dass entweder der Krankheitsherd sehr klein sei, oder, selbst bei grosser Ausdehnung, entfernt von der Oberfläche sitze. Schwabach.

W. H. Newman, A very unusual foreign body in the larynx. The Med. u. Surg. Reports 1894, Jan. 20.

Bei einem 10 monatlichen Kinde fand sich eine offene Sicherheitsnadel im Larynx die nur leichte Schluckbeschwerden herbeigeführt hatte. Mittelst einer Zange wurde dieselbe entfernt. W. Lublinski.

Scheinmann, Habitueller Kopfschmerz als Hauptsymptom verschiedener Nasenleiden. Berl. klin Wochenschr. 1893, No. 49.

Habitueller Kopfschmerz findet in manchen Fällen seine Erklärung in Nasenaffectionen; er ist oft das einzige Symptom derselben und erfordert eine genaue Untersuchung der Nase. Das Vorhandensein von Neurasthenie schliesst locale Ausgangspuncte nicht aus. Die Prognose ist bei nasalem Ursprung des Kopfschmerzes nicht günstig, die nasale Therapie gibt gute und dauernde Resultate. W. Lublinski.

Stephan, Chloroform tegen lintwormen. Weekbl. van het Nederl. Tijdschr. voor Geneesk. 1893, II. No. 8.

Verf. hat bei zwei Kindern, bei denen mehrfach seit Jahren erfolglos Bandwurmkuren angewendet waren, mit sehr gutem Erfolge sich des Chloroforms bedient. In dem einen Falle war sogar eine Taenia mediocanellata, welche besonders fest sitzt, vorhanden. Eine Formel nach THOMPSON lautet:

Chloroformi 4.
Syr. simpl. 30.

S. um 7, 9 und 11 je 1 Löffel, um 12 und 2 je 1 Esslöffel Ricinusöl. Ob St. diese Vorschrift benutzt hat, ist aus seiner Mitteilung nicht ersichtlich. George Meyer.

D. Williams, Observations on the period of incubation, or latency, in certain acute specific diseases. The Practitioner 1893, Juli.

Verf. untersuchte eine Reihe von Infectionskrankheiten in Bezug auf ihre Incubationszeit und kam hiebei zu Resultaten, die zum Teil nicht unbeträchtlich von den bisherigen Angaben abweichen. Indem er vorausschickt, dass die Dauer der Incubationszeit bei ein und derselben Krankheit abhängig ist 1) von der Widerstandsfähigkeit des betreffenden Individuums, 2) von der Virulenz und 3) von der Menge des eindringenden Krankheitsstoffes, giebt er eine übersichtliche Zusammenstellung des Minimums, Maximums und der mittleren Dauer der Incubationszeiten bei den häufigsten Infectionskrankheiten und fügt zum Vergleich die bisherigen Angaben englischer, deutscher (STRÜMPELL) und französischer Autoren bei. Abweichungen finden sich beispielsweise bei Scharlach, dessen Incubationsdauer bisher im Allgemeinen zu hoch angenommen wurde; nach Verf. ist das Minimum 1 Tag, das Maximum 7, die mittlere Dauer nur 2—3 Tage. Für Influenza, deren Incubationszeit z. B bei STRÜMPELL überhaupt fehlt, lauten die Zahlen: Min. 1, Max. 5, Durchschnitt 3—4 Tage, für Mumps Durchschnitt 20—23 Tage (nach STRÜMPELL nur 14 Tage). K. Kronthal.

M. G. Sée, Formes et diagnostic de l'ulcère de l'estomac. Bull. de l'acad. de méd. 1893, No. 37.

Es giebt zwei Arten von Magengeschwüren, entstanden auf Grund von Hyperchlorhydrie und Circulationsstörungen. Die schwerere Form derselben ist das sogesannte blutende Magengeschwür, die leichtere das einfache peptische, nicht blutende Geschwür. Letzteres bietet einer richtigen Stellung der Diagnose naturgemäfs weit gröfsere Schwierigkeiten, als das erstgenannte. Neben anderen Puncten muss man dabei auf die paroxysmenartigen Schmerzen, sowie auf das meist häufig auftretende Erbrechen Gewicht legen. Im allgemeinen sei noch bemerkt, dass man bei der Diagnose eines Magengeschwüres die Möglichkeit des Vorliegens der sogenannten Gastrosuccorrhoe nicht ausser Acht lassen darf.   C. Rosenthal.

E. E. Aviragnet, Abcès retro-pharyngien. Mort subite. Rev. mens des mal. de l'enf 1893, S. 449.

Verf. beobachtete einen idiopathischen Retropharyngealabscess bei einem 15 Monate alten Kinde. Da keine Zeichen von Dyspnoe bestanden, so wurde die Incision des Abscesses verschoben. Plötzlich aber verschied das Kind, ohne dass Zeichen von Asphyxie dem Tode vorangegangen waren. Bei der Autopsie fand Verf. einen mit gelbem, nicht sehr dickflüssigen Eiter gefüllten Abscess, der in der Wandung des Pharynx selbst und zwar in der Höhe des 2. bis 3. Halswirbels seinen Sitz hatte. Die Wirbel selbst waren gesund. — Den plötzlichen Tod des Kindes will Verf. durch Druck auf die Nerven der bezeichneten Halsgegend erklären.   Stadthagen.

Boy-Teissier et Marcellin, De l'enregistrement des pulsations de l'aorte. Revue de méd. 1893, No. 9.

Als diagnostisches Ergänzungsmittel der von BOY-TEISSIER empfohlenen retrosternalen Auscultation (Cbl. 1892, S. 475) empfehlen Verff. das sphygmographische Studium der Pulsationen des Aortenbogens. Durch Tierversuche, deren Details im Original nachzulesen sind, stellen sie zuerst die bei directer Application des Apparates auf die bloſsgelegte Aorta aufgezeichneten Kurven dar. Die Charaktere der letzteren sind: Steilheit des aufsteigenden Schenkels; ausgeprägter Dikrotismus am absteigenden Schenkel; vollkommener Synchronismus mit der Pulsation des Ventrikels. — Am Menschen kann man unter gewissen begünstigenden Umständen (speciell: grofse Nachgiebigkeit der Haut und Aponeurose des Halses; hinreichende Distance zwischen Sternum und ersten Trachealringen; eine für die Anlegung der Untersuchungsinstrumente genügende Ausdehnung der Aorta) ebenfalls Sphygmogramme der Aorta aufnehmen. Wegen der bei normalen Individuen sowie in 21 pathologischen Fällen aufgenommenen Kurven verweisen wir auf das Original.   Perl.

M. Köppen, Ein Fall von urämischer Psychose mit Symptomen der Rindenblindheit. Charité.Annalen 1893, p. 709.

Gegen Ende der Gravidität ein eclamptischer Anfall mit starker Amblyopie. Im Urin viel Eiweiſs. In der Charité entbunden, vollkommene 14tägige Amaurose. Albuminurie.

14 Tage später wird in der Nervenklinik ein beiderseitiger Defect im Gesichtsfelde (beide linken Hälften und der untere rechte Quadrant beiderseits) entdeckt, die Schätzung der Entfernung war hochgradig gestört. Daraus ergab sich starke Unsicherheit beim Gehen. Das optische Gedächtniss war sehr schwach, die Vorstellung des räumlichen Nebeneinander fehlte, Pat. konnte sich nur alle Gegenstände halb vorstellen. Der psychische Zustand war der der Unbesinnlichkeit, dazu bestand leichte Depression und ängstliches Verhalten.

Sonst waren weder Störungen der motorischen, noch der sensiblen oder Reflexfunctionen nachzuweisen. Der Zustand besserte sich schnell.

Verfasser ist geneigt den Mangel an Orientirungsvermögen auf das mangelnde optische Gedächtniss zurückzuführen, ebenso das halbe Vorstellen von Gegenständen.

Die Unsicherheit beim Gehen und die falsche Schätzung der Entfernung sind vielleicht auf die Gesichtsfeldstörung zu beziehen.

Die ganze Affection wird als eine functionelle, durch die Urämie hervorgerufene Störung im Hinterhauptslappen aufgefasst.   M. Brasch.

J. Leva, Zur Localisation der Aphasien. · Virch. Arch. 1893, Bd. 132, H. 2.

Im ersten Fall handelte es sich um totale Aphasie mit besonderem Hervortreten der sensorischen Aphasie und mit streng localisirtem Krankheitsherd in der obersten Schläfenwindung (mittlerer Teil), der 2 mm weit auf den oberen Rand der mittleren Schläfenwindung übergriff Im 2 Fall sind diese Stellen intact, dagegen sind der untere Rand der mittleren und die ganze unterste Schläfenwindung von einem circumscripten Herd eingenommen, ohne dass irgend welche aphasische Störungen bestanden hätten. Der 3. Fall zeigt eine rein motorische Aphasie mit typischer Localisation in der untersten Stirnwindung; der 4. Fall zeigt eine vorwiegend sensorische Aphasie bei einer Läsion der ersten Schläfenwindung; zugleich war der unterste Teil der 3. Stirnwindung lädirt, ohne dass Zeichen motorischer Aphasie vorhanden waren. In Fall 5, 6, 7 bestanden ausgesprochene aphasische Störungen, ohne dass bei der Section macroscopisch erkennbare Läsionen in den dafür verantwortlich zu machenden Centren aufgefunden wurden.   S. Kalischer.

H. Senator, Ueber acute Polymyositis und Neuromyositis. Deutsche med. Wochenschr. 1893, No. 39.

1) Ein 50 Jahre alter Diabetiker, welcher sich unter geeigneter Diät Jahre lang sehr wohl befand, wurde plötzlich von starker Schmerzhaftigkeit der Musculatur (von den Unterschenkeln schnell nach oben fortschreitend und alle Muskeln ergreifend) befallen Ausser dieser äusserst heftigen Druckempfindlichkeit der Musculatur, welche alle Bewegungen unmöglich machte, traten noch blaurote Flecke in der Haut auf. Der Pat. ging unter hohem Fieber zu Grunde. Es konnte dem Leichnam nur ein Muskelstückchen entnommen werden und dieses bot die Zeichen einer acuten interstitiellen Entzündung mit entzündlichem Oedem in der Umgebung dar. Bacterien wurden nicht gefunden.

2) 40jähr. Patient, welcher angeblich nach dem Genuss verdorbener Krebse an Allgemeinsymptomen erkrankte. Dazu trat eine schmerzhafte Steifigkeit im Arm, im Bein etc. In den folgenden Tagen psysische Symptome (Hallucinationen, Unruhe), starke Schweisse, Schwellung der Musculatur und der Haut, welche erysipalatöse Rötung annimmt, geringes Fieber, Schmerzen beim Schlucken und Sprechen, im Urin Eiweiss und körperliche Elemente (acute Nephritis), im weiteren Verlaufe noch einmal ein (urticariaähnlicher) Hautausschlag und dann allmälige Genesung.

In der Epicrise wird die Aetiologie (Autointoxication), das Verhältniss der Erkrankung zur Nephritis und die Differentialdiagnose (Trichinose etc.) besprochen.   M. Brasch.

M. Bernhardt, Ueber isolirt im Gebiet des N. peroneus dexter superficialis auftretende klonische Krämpfe des Mm. peroneus longus et brevis. Berl. klin. Wochenschr. 1893, No. 17.

Ein 11jähriger Knabe zeigte 130—140 in der Minute sich wiederholende Contractionen im Gebiet der Mm. peroneus longus et brevis; die klonischen Zuckungen liefen allein in den vom N. peroneus superficialis innervirten Muskeln; sie hinderten weder das Stehen, noch das Gehen, und bestanden auch im Schlaf. Schmerzen und Sensibilitätsstörungen fehlten. Die electrische Erregbarkeit der Muskeln war eine normale. Die Krämpfe sistirten bei Druck auf die Sehnen hinter dem äusseren Knöchel und bei starker faradischer Reizung der im Krampf befindlichen Muskeln. Dasselbe geschieht, sobald man den Fuss in die Varo-equinus-Stellung überführt. — Der Knabe stammte aus neuropathisch belasteter Familie und zeigte selber schon in früheren Jahren Zeichen von Nervosität, choreatische !Bewegungen etc. — Aehnliche Beobachtungen liegen von Duchenne, Jobert de Lamballe, Comcato vor. — Durch geeignete Therapie (Fernhaltung von Schulunterricht, Bromkalium, Abreibungen, mechanische Uebungen etc.) gelang es den Krampf zu beseitigen.   **S. Kalischer.**

G. Unna, Mundpflege und Kali chloricum. Monatsb. f pract. Derm. XVII. No. 9.

Als bestes Mittel bei allen durch Spaltpilzentwicklung verursachten oder unterhaltenen Mundkrankheiten, wie Stomatitis mercurialis, Foetor exore, erprobte U. das reine chlorsaure Kali entweder in Substanz unvermischt als Zahnpulver, oder in einer 50proc. Kalichloricum-Zahnpaste (mit kohlensaurem Kalk, Rhizoma Iridis, Seife und Glycerin). Es befördert in hohem Maase die Drüsensecretion des Mundes, wirkt erfrischend und tonisirend und (in diesen hohen Concentrationen) auch direct zerstörend oder wenigstens wachsthumshemmend auf die Mundpilze, ohne die Zähne irgendwie anzugreifen. Bei Erosionen und Ulcerationen erzeugt es allerdings etwas Schmerz, doch geht derselbe bald vorüber Das reine Kali chloricum ist zugleich das vorzüglichste Prophylacticum sowohl gegen Zahncaries, wie gegen Mandelaffectionen (einschliefslich Diphtheritis). Intoxicationen sind bei Erwachsenen, welche man natürlich anweist, nach dem Gebrauche den Mund gut auszuspülen und nichts herunterzuschlucken, nicht zu fürchten.   **H. Müller.**

A. Philippson, Wesen und Behandlung der Acne vulgaris. Ther. Monatsh. 1893, November.

Verf. setzt auseinander, dass, da die Ursachen der Acne im Wesentlichen unbekannt sind, nur eine symptomatische locale Therapie möglich ist. Bei den hochgradigsten, durch cutane und subcutane Abscesse characterisirten Formen stehen die chirurgischen Mafsnahmen, unterstützt durch die Anwendung von starken Salicylpflastern und Umschlägen mit Bleiwasser oder essigsaurer Thonerde, im Vordergrunde. Die mittelstarken, mit zahlreichen Comedonen und Knoten einhergehendem Grade indiciren die bekannten Schälpasten mit Naphthol, Schwefel, grüner Seife, oder mit Resorcin. In den leichteren, aber am schwierigsten zu behandelnden Fällen, bei denen sich nur an beschränkten Stellen, oder regellos zerstreut vereinzelte Knötchen finden, bewährte sich dem Verf. besonders gut im Waschmittel aus Acid. acet. conc., Tinct. benzoës, Spir. camphor. aa 6.0 Spir. Vini ad 100.0, welches morgens und abends mit einem Schwämmchen eingerieben wird.   **H. Müller.**

Mary A. D. Jones, Carcinoma on the floor of the pelvis. Medical Record 1893, March. 11.

Bei einer Pat. von 50 Jahren fand Verf. einen orangegrofsen Tumor auf dem Beckenboden, der für den retroflectirten Uterus gehalten worden war; der Uterus war nach rechts verlagert und Tube und Ovarium der linken Seite mit dem Tumor verwachsen. Der Tumor wurde nebst Tube und Ovarium der linken Seite entfernt; zahlreiche feste Verwachsungen erschwerten die Operation: die Wundhöhle wurde drainirt und mit Gaze austamponirt; nach 5 Wochen konnte Pat. das Hospital verlassen. Die mikroskopische Untersuchung des Tumor ergab Carcinom; linke Tube und Ovarium waren ebenfalls carcinomatös degenerirt. Die Entstehung der Geschwulst bringt Verf. in Zusammenhang mit einer septischen Infection der Pat. im letzten Wochenbett; die sich hieran anschliefsende Pelviperitonitis, Salpingitis und Oophoritis habe in Folge fortgesetzter localer Reizung das Carcinom hervorgerufen. Die genauere Unter suchung liefs 3 Krebsformen in der Geschwulst unterscheiden: Scirrhus, Drüsen- und Medullar-Carcinom, ebenso liefs sich eine Verbreitung des Carcinoms durch die Lymphgefäfse deutlich nachweisen.   A. Martin.

E. E. Montgomery, Hemorrhage from the female genital tract, its causes and treatment. Intern. Med. Mag. 1893, II. June.

Verf. bespricht kurz die Ursache, Diagnose und Behandlung der bei Frauen vorkommenden Blutungen. Der Artikel giebt drei Krankengeschichten und enthält sonst nichts Neues.   A. Martin.

A. H. Cordier, Suprapubic hysterectomy for the removal of fibroids of the uterus. Intern. Med. Mag. 1893, II. April.

C. verwirft jede andere Therapie der Myome als die operative. Insbesondere hält er die Electrotherapie für unzweckmäfsig und schädlich insofern als sie die Operation herausschiebt bis zu einem ungünstigen Allgemeinzustande.

Die Operation wird gewöhnlich in Entfernung des Uterus durch Laparatomie bestehen oder vielmehr in supravaginaler Absetzung desselben. Enucleation verwirft C. ebenfalls. Die Technik, welche Constriction und extraperitoneale Stielversorgung, eventuell auch Drainage verwendet, wird ziemlich genau beschrieben.   A. Martin.

Bailey, On the distribution of arsenic in the bodies of animals poisened with this substance. Medical News 1893, 19. Aug.

B. gab einem Hund 8 Tage lang in steigenden Dosen 0.1—1 gran arsenige Säure in Form des Natriumsalzes, maximum 4—5 gran. Nach der letzten Dosis zeigten sich zum ersten Mal Vergiftungserscheinungen. Die Analyse ergab in der Leber 0.045, im Herzen 0 01 in einer Niere 0.002 g arseniger Säure. Ein zweites Tier erhielt 14 Tage lang 0.2 — 05 gran arseniger Säure als solche, zusammen 19.2 gran, bis Vergiftungserscheinungen eintraten. Es fanden sich im Magen 3 gran, in der Leber 0.84. Es ist also das arsenigsaure Natrium bedeutend gefährlicher, als die Säure selbst und es ergiebt die chemische Untersuchung bei der Arsenvergiftung — beide Tiere wurden wenige Stunden nach der letzten Dosis getötet — selbst unter günstigen Umständen nur einen kleinen Teil des genommenen Giftes.   Fr. Strassmann.

Berichtigung.

In meiner Notiz „Zur Frage über die Leucolyse (Cbl. f. med. Wissensch, No. 14) sage ich, dass meine Resultate mit den Ergebnissen der Untersuchungen von SCHULZ und HOLZMANN übereinstimmen. Von dem zweiten Autor ist das nicht ganz richtig: durch seine Milzuntersuchungen bei den Hunden nach der intravenösen Terpentinölinjection kommt er zu der Annahme der Leucolyse-Theorie und versucht auch die Abwesenheit der Verminderung der Leucocytenzahl gleich nach der Terpentinölinjection bei den entmilzten Tieren im Sinne dieser Theorie zu erklären. (Holzmann, Dissert. St. Petersburg 1894).   Tschistowitsch.

Druckfehler: No. 18, Seite 317, Zeile 19 von oben, lies „nämlichen" statt männlichen.

Einsendungen für das Centralblatt werden an die Adresse des Hrn. Prof. Dr. M. Bernhardt (Berlin W. Französische Strafse 21) oder an die Verlagshandlung (Berlin NW., 68. Unter den Linden) erbeten.

Verlag von August Hirschwald in Berlin. — Druck von L. Schumacher in Berlin.

Wöchentlich erscheinen
1—2 Bogen; am Schlusse
des Jahrgangs Titel, Na-
men- und Sachregister.

Centralblatt

Preis des Jahrganges
20 Mark; zu beziehen
durch alle Buchhandlun-
gen und Postanstalten.

für die

medicinischen Wissenschaften.

Unter Mitwirkung von

Prof. Dr. H. Senator und Prof. Dr. E. Salkowski,

redigirt von

Prof. Dr. M. Bernhardt

in Berlin.

1894.	**26. Mai.**	**No. 21.**

Inhalt: van NIESSEN, Der Krebserreger. (Orig.-Mitt.)
HANSEMANN, Specificität der Zelltheilung. — ROBERTSON, Ueber die Gäh-
rungen der Zuckerarten. — KAYSER, Eiweisersparung durch Fett und Kohlehydrate
— MANASSE, Beziehung der Nebennieren zu den Venen. — PONCET u. JABOULAY,
Behandlung der Struma durch Exothyropexie — JANSEN, Ueber Hirnsinusthrombose.
nach Mittelohreiterung. — TIZZONI u. CATTANI, Ueber die Immunität gegen Tetanus. — LAEHR, MONTI u. BERGORON, Ueber das Auftreten von Leucocytose bei
der cronpösen Pneumonie. — LANE, PHELPS, Chirurgische Behandlung von Wirbel-
erkrankungen. — NEBEL, Beitrag zur Behandlung der Schweisfüfse.

SCHULE, Der Schwefelgehalt menschlicher Gewebe. — CAVAZZANI, Ueber das
Sacharificationsvermögen des Serums. — BIDDER, Neue Pelottenbandage bei Scoliose.
— KÖRNER, Innere Metallschiene bei Unterkieferfracturen. — FUCHS, Ueber die
ägyptische Augenentzündung. — LUCAE, Anwendung der verbesserten Drucksonde
bei Hörstörungen. — THOMAS, Galvanokaustik bei Pharyngo-Mycosis — RAYMOND,
Guajacol bei acuter Tonsillitis — GAWRONSKY, Vorkommen von Mikroben in der
Urethra. — TAYLOR, Fall von Leberabscess, Heilung. — GROVE, EHRLICH's Reaction
bei Typhus. — BERNHARD und FELSENTHAL, Zur Anatomie der Diphtherieniere.
— DODD, Refractionsstörungen bei Epilepsie. — GERHARDT, Zwerchfelllähmung
bei Tabes. — BINZ, Einschleppung der Syphilis in Europa. — IPSEN, Strychninnachweis bei vorgeschrittener Fäulniss.

Der Krebserreger.

Vorläufige Mitteilung von Dr. M. van Niessen (Wiesbaden).

Seit einigen Jahren mit einer größeren experimentellen Arbeit
über das Verhalten der Zellen, insbesondere der Leucocyten des
Menschen gegen die verschiedenen, vorzüglich pathogenen Mikroorganismen beschäftigt, kam ich bei Gelegenheit von Blut- und
Gewebsuntersuchungen eines Falles von Carcinoma uteri zu einem
mich nicht wenig überraschenden Befund, der, vorbehaltlich einer
eingehenden Besprechung und Illustrierung der vielen interessanten
Einzelheiten, sowie einer kritischen Zusammenstellung der daraus
für die Beurteilung und Therapie der genannten Krankheitsform

XXXII. Jahrgang.   24 erwachsenden, in jeder Richtung so wichtigen und vielseitigen Folgerungen, in groben Grundzügen hier als vorläufige Mitteilung seinen Platz finden mag.

Es fiel mir zunächst auf, dass im peinlich steril im Reagensglas direct von der Schnittfläche bei der Exstirpation des Uterus per vaginam aufgefangenen Blut neben verschiedenen anderen Mikroben nach etwa 8 Tagen sich ein schwarzgrüner runder Pilzrasen mit helleren, etwas erhabenen Rändern, vom Durchmesser einer grofsen Erbse entwickelte. Die mikroskopische Analyse und Fortzüchtung dieser mir bisher völlig neuen Species ergab einen merkwürdigen den Entwicklungsstadien nach zwischen Spross- und Fadenpilzen stehenden Myceten, der in geradezu erstaunlichem Pleomorphismus im menschlichen Blut, im sterilen Diabetesurin und Wasser sehr gut gedieh und namentlich im ersteren Nährboden sehr schnell seine sehr charakteristischen Fruktificationsorgane ausbildete.

Der Vergleich der 3 in genannter Weise im hohlen Objektträger unter peinlich sterilen Cautelen und Wachsabschluss cultivirten Präparate würde bei einem Uneingeweihten begreifliche Zweifel an der Identität der Organismen zur Folge haben. Zumal die im Wasser gezogenen Individuen waren im Hinblick auf die ursprüngliche Form nicht wiederzuerkennen. Mit Uebergehung der Einzelheiten, bezüglich deren ich auf die bevorstehende ausführliche Zusammenstellung hinweise, welcher genaue Zeichnungen beigefügt werden, sei hier das Wesentlichste in Kürze berührt, das ist eine ganz ausserordentliche Aehnlichkeit der Pilzzellgruppen mit den sogenannten Epithelzell-Nestern des Carcinoms, von welchem ein sofort nach der operativen Entfernung entnommenes Stück mit Gefriermikrotom geschnitten zwischen zwei feinen Deckgläschenfragmenten mit sterilem Urin befeuchtet im hohlen, sterilen Objectträger unter Wachs, zum Zweck längerer Beobachtung im frischen Zustande, conserviert wurde.

Nach langwährender, in verschiedenen Versuchsreihen vorgenommener Beobachtung und Vergleichung vom combiniert pathologisch-anatomischen und bakteriologischen Gesichtspunkte — die noch ausstehenden physiologisch-therapeutischen Versuchsergebnisse werden sich in der späteren Darstellung finden — stehe ich nicht an, den causalen Zusammenhang jener Pilzform mit dem Carcinom so zwar für erwiesen zu halten, dass der Pilz die direkte Ursache des Carcinoms ausmacht.

Um dem Kind einen Namen zu geben, wozu ich nach Aussage einer unserer ersten Autoritäten auf dem Gebiete der Mycologie, des Herrn Dr. Wortmann-Geisenheim, dem ich den Pilz zur systematischen Rubricierung vorführte, völlig berechtigt bin, so nenne ich ihn, als am meisten der Formenreihe der Klasse Dematium und Cladosporium Kerbarum, bekannten Pflanzen-Parasiten, verwandt: Cladosporium cancerogenes, oder schlechtweg: Canceromyces.

D. Hansemann, Ueber die Specificität der Zellteilung. Archiv für mikr. Anat. Bd. 43. H. 2.

Verf. hatte früher an menschlichen Zellen den Nachweis erbracht, dass die Zellen verschiedener Gewebe bei der mitotischen Teilung ganz bestimmte Charaktereigenschaften darbieten. In der vorliegenden Untersuchung bestätigt er seine früheren Befunde an den Epithelien der Mylohyoidplatte, den Bindegewebszellen der Kiemenplättchen und den roten Blutkörperchen der Larve von Salamandra maculosa.

Die Teilungsfiguren der Erythrocyten sind besonders characteristisch. Der sich zur Teilung anschickende Kern färbt sich schwerer als der der übrigen Zellen, weil offenbar der Zellkörper die Farbstoffe weniger leicht durchlässt, während die Färbbarkeit bei Eintritt der Zellteilung (Einschnürung) eine normale ist. Mit dem Auftreten der Kernfäden wächst die chromatische Figur schnell und füllt daher im Spiremstadium die Zelle ganz aus, wobei die sehr langen Chromosomen am Rande umbiegen. Die Tochtersterne knicken von der Axe ab, meist mit dem Pol nach derselben Seite, sodass sie fast für ein sehr grofses Monospirem gehalten werden können. Eine achromatische Figur hat Verfasser hier niemals beobachtet.

Die Bindegewebszellen ziehen bei der Teilung die Fortsätze fast vollständig ein. Auch hier füllt die chromatische Figur den Zellleib in gewissen Stadien fast vollständig aus; die achromatische Figur ist stets deutlich zu sehen. Die achromatische Figur der Epithelzellen, die stumpfer ist als die der Bindegewebszellen, ist kleiner als die Epithelzelle und überschreitet an Gröfse nur wenig den ruhenden Kern. Bei den Epithelzellen tritt die Andeutung der Centrosomen erst im lockeren Knäuel auf, sie liegen zu zweien durch eine kleine Spindel verbunden und mit Polstrahlungen versehen mitten im Kern. Bei den Bindegewebszellen liegt das Centrosoma ausserhalb des Kernes und ist von einem sich dunkler färbenden Archiplasma umgeben zu einer Zeit, wo am Kerne noch keine Teilungserscheinungen beobachtet werden. Die Chromosomen der Bindegewebszellen unterliegen der Längsspaltung so frühzeitig, dass im Monasterstadium die zusammengehörigen Segmente nicht mehr zu erkennen sind. Die Längsspaltung der Chromosomen der Epithelzellen findet ebenfalls frühzeitig und zwar im Spiremstadium statt.

Durch diese Beobachtungen ist die Specificität der drei Zellarten characterisiert. Rawitz.

A. Robertson, Rate of fermentation of sugars. Edinb. med. Journ. 1894, S. 803.

Zu allen Versuchen dienten 5 proc. Lösungen von Rohrzucker,

24*

Invertzucker, Milchzucker, Traubenzucker, Maltose und Laevulose,
welche mit gleichen Quantitäten eines Gährungserregers versetzt u.
bei 38 ° aufbewahrt wurden.

1) Milchsäuregährung, hervorgerufen durch 10 cm Filtrat von
saurer Milch. — Die Gährung des Rohrzuckers beginnt nicht sofort, derselbe wird wahrscheinlich vorher invertirt. Nach der Quantität der in derselben Zeit gebildeten Säure (durch Titriren von
Zeit zu Zeit bestimmt) bilden die Zuckerarten folgende Reihe:
Laevulose, Milchzucker, Dextrose, Invertzucker, Rohrzucker, Maltose.

2) Buttersäuregährung durch Zusatz von je 2 g altem Käse
eingeleitet. Auch hier wurde die Säure titrirt. Die Reihenfolge
der Zuckerarten war: Laevulose, Maltose, Dextrose, Invertzucker,
Rohrzucker, Milchzucker.

3) Alcoholgährung, eingeleitet durch Zusatz von je 2 g frischer
Bierhefe. Der Verlauf der Gährung wurde beurteilt nach der
Abnahme des specifischen Gewichts. Als Reihenfolge ergab sich: Maltose, Invertzucker, Rohrzucker, Dextrose, Laevulose, Lactose;
letztere wird kaum verändert (die Reihenfolge entspricht nicht der
sonst angenommenen; in der Regel wird die Laevulose als am
leichtesten vergährend angenommen, hier steht sie, abgesehen vom
Milchzucker, an letzter Stelle. Ref.)   E. Salkowski.

B. Kayser, Ueber die eiweilsersparende Kraft des Fettes, verglichen mit der der Kohlehydrate. Arch. f. Physiol. 1893, S. 371 u.
v. NOORDEN's Beiträge zur Stoffwechsellehre. II.

Zum Vergleich von Fett und Kohlehydrat in Bezug auf ihren
eiweifsersparenden Effect beim Menschen hat Verf., 23 Jahre alt
und 67 kg schwer, unter v. NOORDEN's Leitung, durch 4 Tage (I
Per.) sich mit einer Nahrung in's N-Gleichgewicht gebracht, welche,
neben 21.2 g N, 71 g Fett und 338 g Kohlehydrat enthält. Der
an eine geringere Eiweifszufuhr gewöhnte Körper setzte am 1. Tage
2.5 g, am 3. nur noch 0 6 g N an, am 4. Tage bestand N-Gleichgewicht. Darauf wurden an 3 Tagen (II. Per.) die Kohlehydrate
fortgelassen und durch die isodyname Menge Fett (139 g) ersetzt,
sodass nunmehr die Zufuhr 21.2 g N und 220 g Fett betrug. Dabei
erfolgte Eiweifsverlust vom Körper und zwar am 1. Tage 1.8 g,
am 2. schon 2.5 g und am 3. Tage sogar fast 5 g N entsprechend.
Als nunmehr wieder zur Nahrung der 1. Periode zurückgekehrt
wurde, büfste der Körper nur noch am 1. Tage 0.6 g N ein und
setzte am 2. und 3. Tag bereits 1.9 g resp. 1.5 g N an. Daraus
ergiebt sich also, dass auch beim Menschen die Kohlehydrate dem
Fett als Sparmittel für Eiweifs weit überlegen sind. In allen Per.
wurden die Nahrungsmittel (Fleisch, Cakes, Reis, Butter) auf N,
Fett und z. Th. auf Kohlehydrat analysirt; Alcohol, Tabak und
sonstige Genussmittel blieben fort. Die N-Resorption betrug in Per.
I u. II 94—96 pCt. und war auch in Per. II trotz der hohen Fett-

gabe nicht geringer. Die Fettresorption, 98 pCt. und mehr betragend, ist als überraschend günstig zu betrachten. Die Verringerung
des Nahrungsvolumens in Per. II infolge Fortfalls der Kohlehydrate, besonders des Brodes, ließ Hungergefühle und eine gewisse
Mattigkeit resp. geringere körperliche Leistungsfähigkeit auftreten.
— Bezüglich der daran sich knüpfenden Folgerungen auf die Un-
zweckmäßigkeit reiner Fleisch- und Fettkost für den Diabetiker
vergl. Orig.   J. Munk.

P. Manasse, Ueber die Beziehungen der Nebennieren zu den Venen und dem venösen Kreislauf. Virch. Arch. Bd. 135. S. 263.

Verf. konnte sowohl bei gut ausgebildeten normalen Nebennieren als auch bei hyperplastischen Tumoren derselben aus Nebennierenzellen bestehende Zapfen, die in das Lumen der Venen
hineinragten, nachweisen. In dieser Arbeit berichtet Verf. nun über
die an den Nebennieren von Pferden, Rindern, Kälbern, Schweinen
und Schafen gewonnenen Resultate. Dieselben wurden sofort nach
dem Schlachten in Alcohol, MÜLLER'scher Flüssigkeit und 2 pCt.
Kal. bichrom. Lösung fixiert. Es ließen sich hier dieselben die Venenwandungen durchbrechenden Zapfen nachweisen, wie bei den
menschlichen Nebennieren. Bei den mit Chromsäure behandelten
Nebennieren war nun aber in den Venen, seltener den Arterien
der Marksubstanz eine braune, glasige, homogene Masse zu beobachten, die mitunter Kugelform annahm. Zugleich nahmen die
Zellen eine tiefbraune Farbe an, eine Thatsache, die bereits früher
bekannt war. Bei Alcoholhärtung war von den braunen Massen
nichts zu sehen.

Verf. konnte nun beobachten, dass diese hyaline Massen mit
den Zellen der in das Venenlumen hineinragenden Zapfen kommuni-
cierten, ja in den kleinsten Venen war ein directer Uebergang
der braunen Massen von den Marksubstanzzellen in den venösen
Kreislauf zu beobachten. Dieselben schienen ein Secret der braunen Zellen zu sein, das sich auch in Kanälen, die man für Drüsen-
schläuche halten konnte, nachweisen ließ.

Die braunen Massen wurden weder von Säuren noch Alkalien
angegriffen; mit der RUSSEL'schen Fuchsin-Färbung nahmen sie dieselben grüne Farbe wie die Kerne an. Eine für die Substanz typische Färbung war nicht zu finden.

Ob dieses braune Hyalin intra vitam gebildet wird, ist nicht
sicher zu beantworten. Schwer damit zu vereinen wäre das Auftreten in den Arterien, wenn man dasselbe nicht als Kunstproduct
betrachten will. Ein Mangel der Untersuchung ist vielleicht das
Fehlen frischer Gewebsschnitte, welche auch über die Beziehungen
dieses Hyalins zu dem von LUBARSCH als specifisches Nebennieren-
product angesehenen Glykogen Aufschluss geben könnten.

                                                    M. Rothmann.

A. Poncet et Jaboulay, Traitement chirurgical par l'exothyropexie; mécanisme de la résorption des goitres exposés à l'air. Gaz. de Hopit. 1894, No. 17.

Die „Exothyropexie“ besteht darin, dass man die ganze oder einen Teil der strumös erkrankten Schilddrüse der Luft ausgesetzt bezw. luxirt erhält, damit sie der Atrophie anheimfällt. Dieser Eingriff kann zu einer „opération d'urgence“ werden, wenn es sich um Erstickungserscheinungen Seitens eines gefäßsreichen Kropfes handelt und man die Luftröhre von dessen Druck befreien will. PONCET hat bis jetzt die „Exothyropexie“ 14 Mal, bei 6 Männern und 8 Frauen ausgeführt in Fällen, die trotz äusserer Behandlung schwere Erscheinungen boten und zwar handelte es sich meist um jüngere Personen von 15—40 Jahren, darunter bei 5 um sog. parenchymatöse Kröpfe ohne Cysten. Die Atrophie derselben erfolgte in 5—6 Wochen und schon in dieser Zeit noch mehr aber in den nächsten Wochen schwanden alle Atmungsbeschwerden sowie auch die sonstigen vom Kropf ausgehenden Störungen. In den übrigen Fällen, welche eine Struma cystica hatten, erfolgte die Resorption sehr schnell, nur die Formen mit dickwandigen alten Cysten gebrauchten eine lange Zeit. Der schliefsliche Ausgang war aber auch hier wie in allen 14 Fällen volle Genesung. Versuche, die Resorption durch locale Behandlung der luxirten Struma mittelst Ferc. candens, Jodpinselung, Auskratzen etc. zu beschleunigen, erwiesen sich einige Male als nicht ungefährlich, im Ganzen aber als durchaus zwecklos. Die Erzeugung von Eiterung in der Struma verzögert ihre Atrophie entschieden. Die nächste Folge der „Exothyropexie“ ist unter gleichzeitiger Austrocknung der Gegenden, in denen grofse Gefäfse verlaufen, eine namentlich bei Struma exophthalmica sehr reichliche seröse Absonderung, die Struma wird schwärzlich, während die Venenstämme anschwellen, um schon am Tage nach der Operation sich zu verkleinern und bis zum 8. Tage zusammenzufallen und zu veröden. Gleichzeitig umgeben mehr und mehr frische Granulationen die Struma und muss man durch häufigen Verbandwechsel dieselben aseptisch erhalten. Bei einfacher Längsincision erscheint die Kropfgeschwulst oft gleichsam ectropionirt, aber auch ohne ein solches Ectropion ist die Granulationsschicht über dem Kropf in ununterbrochenem Zusammenhang mit der der Wundränder und bildet eine seiner Gröfse entsprechend völlig unempfindliche Hülle. Ueber die Ursache der Atrophie der luxirten Struma lassen sich bis jetzt nur Hypothesen aufstellen. Sicher genügt zu ihrer Erzeugung die Incision der die Struma bedeckenden Weichteile, während sie selber intact bleibt. Höchst bemerkenswert ist die günstige Beeinflussung der allgemeinen Symptome, speciell der Intelligenz, und ferner der Herzaction in Fällen von Morbus Basedowii.   P. Güterbock.

Jansen, Ueber Hirnsinusthrombose nach Mittelohreiterungen. (Aus
der k. Universitäts-Ohrenklin. in Berlin). Arch. f. Ohrenheilk. XXXv.
X. 55 und S. 261. XXXVI. S. 1.

. Auf Grund der in der Litteratur vorliegenden u. von 34 in der
Berliner Univers.-Ohrenklinik in der Zeit von 1881—1892 zur Beobachtung gekommenen Fällen von Sinusthrombose nach Mittelohreiterungen giebt Verf. in der vorliegenden, umfangreichen Arbeit
eine ausführliche Darstellung der Pathologie und Therapie dieser
Affection, Bezüglich der Localisation bestätigt J. die bekannte
Thatsache, dass die otitische Thrombose überwiegend den Sinus
transversus betrifft. Die dem Schläfenbein anliegenden Sinus (transv.
petros. inf., sup., bulb. jug.) erkranken meist durch directes Uebergreifen auf die Sinus, aber auch durch Fortleitung, der Sinus
transversus meist, die übrigen (longit. sup. occip., perpendic.) nur
durch Fortleitung des entzündlichen Processes in der am Schläfenbein ergriffenen Blutleiterbahn. Ein ausgedehntes Uebergreifen auf
den Sinus transv. der gesunden Seite scheint sehr selten zu sein.
Sowohl der Sinus transv. als auch der petros. inf., sup. und der
Bulb. jugul. kann im Anschluss an purulente Erkrankungen des
Labyrinthes durch directe venöse Fortleitung erkranken. Die Prognose der Phlebothrombose des Hirnsinus nach Mittelohreiterung ist
nicht günstig; die große Mehrzahl geht an Sepsis, Meningitis,
Hirnabscess zu Grunde, doch liegen in der Litteratur eine Reihe
durch Section sichergestellter Heilungen vor; in einer Reihe solcher
geheilten Fälle waren operative Maßnahmen entweder gar nicht
oder in nicht genügender Weise ausgeführt; in anderen Fällen waren
Eiterherde im Warzenfortsatz gründlich ausgeräumt, in noch anderen
extradurale Abscesse breit .entleert. Je vollkommener der Eiter
aus der Nähe des Sinus beseitigt wird, desto größer sind die Aus-
sichten, die bereits thrombosirten Blutleiter vor septischem Zerfall
zu bewahren. Eine frühzeitige Prognose ist jetzt von größerem
Werte als zur Zeit des exspectativen Verfahrens, doch haben die
Versuche, die Diagnose durch Auffinden sogenannter pathognostischer
Zeichen zu sichern, keinen Erfolg gehabt. Erkrankungen des
Warzenfortsatzes verdecken in der Regel die Sinuserkrankung.
Verf. bespricht weiterhin die wichtigsten Verhältnisse, welche bei
Erkrankung der verschiedensten Sinus in Betracht kommen. Die
Einzelheiten müssen im Orig. nachgelesen werden Es möge hier
nur das wiedergegeben werden, was Verf. bezüglich der häufigsten
Form der Sinusthrombose — der des Sinus transversus — zusammenfassend hervorhebt: die Phlebothrombose des S. transv. entwickelte sich meist im Anschluss an chronische Mittelohreiterung
mit cholesteatomatösem oder doch fötidem Character — nicht ganz
selten auch bei acuter Mittelohreiterung — und stets in Begleitung
von Erkrankung des Warzenfortsatzes. Die nicht complicirte Sinusthrombose, solange sie sich wenig oder gar nicht septisch zeigte
oder gegen den Blutstrom gut abschloss durch soliden Thrombus,

machte ausser vorübergehender leichter Temperaturerhöhung keine
Symptome oder solche von leichter Hirnreizung (Erbrechen, Schwindel, Schläfrigkeit) mit Neuritis optica und geringem Fieber. In
der Regel jedoch trat sie auf unter dem Bilde einer schweren, rasch
sich entwickelnden, septischen resp. pyämischen Erkrankung mit
zahlreichen Schüttelfrösten und hohem Fieber, höheren Temperaturschwankungen, pyämischen Metastasen in Lungen, Gelenken, Knochen, Pericard; manchmal mit meningitischen Erscheinungen, welche
nach der Eröffnung des primären Eiterherdes im Warzenfortsatz
und am Sinus des Oefteren den rein pyämischen weichend, auf der
Basis rein seröser Arachnitis erwachsen waren. Nicht selten domi-
nirte von Anfang an das Bild der complicirenden eitrigen Lepto-
meningitis oder vermischte sich bald mit dem der Pyämie. In einer
grofsen Reihe von Fällen kamen lediglich Symptome zur Erscheinung, welche allgemeinhin in ihrer Vereinigung oder in gewisser
Gruppirung als bedenkliche Zeichen cerebraler Läsion gelten wie
Schwindel, Erbrechen, Pulsverlangsamung, Druckschmerz am Occi-
pu hinter dem Warzenfortsatz, Ungelenkigkeit des Halses und
Torticollis mit Steifheit der Hals- und Nackenmuskeln bei fieber-
freiem Verhalten, Neuritis optica, nystagmusartige Bewegungen in
der entgegengesetzten Blickrichtung bei abgelaufener Paukenhöhlen-
eiterung und freiem Labyrinth. Diese Symptome wiesen vorwiegend
auf einen extraduralen Eiterherd am Sinus transvers. hin. Sehr
häufig war von vornherein das Bild der jugularen Phlebitis und
Periphlebitis unverkennbar mit Schmerz und Empfindlichkeit,
Schwellung, Resistenz und Drüsen längs der Jugularis, Schmerz
bei Kopfbewegungen und beim Schlucken in der erkrankten Halsseite, Steifheit der Halsmuskeln, Torticollis. Angesichts der Schwierigkeit der Diagnose, der Unmöglichkeit, das Fortschreiten der
Phlebothrombose durch chirurgische Eingriffe mit Sicherheit aufzuhalten, ist die Prognose, wie schon erwähnt, nicht günstig, doch
ist sie günstiger durch zielbewusstes Aufsuchen des Herdes. Keine
Hoffnung lässt die Complication mit diffuser eitriger Leptomenin-
gitis, Hirnabscess, ausgedehnten pyämischen Metastasen in Lunge,
Herz, Kehlkopf. In Folge der häufigen meningitischen Zeichen,
welche uncomplicirte Sinusthrombose begleiten, stellt nur die zweifellos ausgeprägte eitrige Arachnitis mit ihren Reiz- und Lähmungserscheinungen, Contracturen, Unruhe und Delirien, Bewusstseins-
störung eine Contraindication der Operation dar. Lungenmetastasen verbieten einen operativen Eingriff nicht. Von den 34 Kranken
der Berliner Ohrenklinik sind 5 geheilt, davon 2 durch Entleerung
des Eiters aus dem incidirten Sinus. Die Freilegung und Untersuchung des Sinus, nicht nur die versuchsweise Eröffnung des Antrums, gilt jetzt als Ziel des Handelns bei Sinusthrombose. Die
Incision ist unter allen Umständen gerechtfertigt, wenn die Punction
eitrigen oder jauchigen Zerfall ergeben hat. Wenn aber weder
durch die Punction noch durch andere sichere Anzeichen auf septischen Zerfall geschlossen werden kann, so räth Verf. zu vorläu-

figem Abwarten. — Zur Entscheidung der Frage ob die Jugularis in jedem Falle unterbunden werden soll, ist, nach Verf., das vorliegende Material bisher ungenügend. Die Erfahrung lehrt bis jetzt, dass dieselbe erheblich bessere Resultate nicht zeitigt. Bezüglich der vom Verf. geübte Operationsmethode muss auf das Orig. verwiesen werden.   Schwabach.

Tizzoni u. Cattani, Weitere experimentelle Untersuchungen über die Immunität gegen Tetanus. Berl. klin. Wochenschr. 1893, No. 51.

Aus einer grofsen Reihe von Tierversuchen, deren Anlage und Methode im Original nachgesehen werden muss, ziehen die Verff. folgende Schlüsse: Die Behandlung des Tetanus mit Blutserum bringt nicht nur bei der Ratte, sondern auch bei dem sehr empfänglichen Kaninchen vorzügliche Erfolge hervor, wenn man Serum von sehr hoher immunisirender Kraft benutzt. Diese Behandlung hat stets die Heilung zur Folge, wenn sie sogleich beim ersten Auftreten der Tetanussymptome angewendet wird, sie hat ein wenig sicheres Resultat und wirkt langsamer, wenn sie später bei bereits ausgesprochenem localem Tetanus begonnen wird, und bleibt wirkungslos, wenn der Tetanus schon allgemein ist. Die zur Heilung eines Tieres nötige Serum-Menge ist 1—2 Tausendmal gröfser als die geringste schützende Dosis; sie muss wieder noch etwa 300 Mal gröfser sein, wenn die Behandlung in einem vorgeschritteneren Krankheitsstadium unternommen wird. Die tetanischen Symptome verschwinden nicht unmittelbar nach den Heilinjectionen, sondern ganz allmälig wie bei abgeschwächten Krankheitsformen; die Heilung ist erst nach mehreren Wochen vollständig. Macht man die Dosis des Serums gröfser als zur Heilung durchaus nöthig ist, so stehen auch die Krankheitssymptome früher still und verschwinden schneller, doch nur innerhalb gewisser Grenzen.

Die Wirksamkeit des Serums hängt allein von der Menge des Antitoxins ab, die es enthält, nicht etwa von verschiedenen Graden der Kraft desselben. Durch Fällung mit Alcohol wird das Antitoxin nicht zerstört, im Gegenteil kann der Alcolniederschlag das Serum sehr wohl ersetzen. Die Tierspecies macht für die Heilwirkung des Serums keinen Unterschied.

Zur Heilung eines Menschen genügen im Anfangsstadium des Tetanus von dem von T. u. C. verwendeten Serum mit einem Immunisirungswert von 1:100 Millionen 0.7 ccm, im vorgerückten Stadium 210 ccm, was einer Menge von 0.05 bezw. 15.0 g alcoholischen Präcipitats entspricht.   Scheurlen.

1) M. Laehr, Ueber das Auftreten von Leucocytose bei der croupösen Pneumonie. Berliner klin. Wochenschr. 1893, No. 36, 37.

2) Monti und **E. Berggrün,** Ueber die im Verlaufe der lobären Pneumonie der Kinder auftretenden Veränderungen des Blutes. Arch. f. Linderheilk. XVII. S. 1.

An 16 Individuen mit croupöser Pneumonie hat Verf. die Verhältnisse der sog. „entzündlichen Leucocytose" studirt. Als Normalzahl der Leukocyten fand er — in Uebereinstimmung mit anderen Untersuchern — für mittelgut genährte Individuen 6000 bis 9000 pro cmm Blut. Er constatirte nun (ebenso wie frühere Beobachter) bei den Pneumonikern ein unverkennbares Zusammengehen der Höhenwerte von Temperatur und Leukocytose, indem sich während der Acme die höchste Leukocytenmenge, beim Fieberabfall ein rasches Sinken derselben zeigt; doch entsprach nicht in allen Fällen die Höhe der Leukocytose der des Fiebers. Bei den Pseudokrisen blieb die Leukocytenvermehrung bestehen, ebenso bei verzögerter Resolution trotz Fieberlosigkeit. In der im Grofsen und Ganzen constanten Uebereinstimmung des Verlaufs von Fieber, Infiltration und Leukocytose sieht Verf. eine Abhängigkeit von einem 4. Factor, der vielleicht in der Art der Infectionsgröfse (ausgedrückt durch die Qualität und Quantität der Bacteriengifte und der Reactionsfähigkeit des betr. Individuums auf dieselben) zu suchen ist. — Die Ansichten der Autoren über die Genese der Leukocytose gehen noch weit auseinander; trotzdem ist dieser Befund schon jetzt von practischem Wert. Diagnostisch ist von Wichtigkeit, dass es acute Infectionskrankheiten giebt (Morbillen, Febris recurrens, Intermittens, Purpura, vielleicht auch Scarlatina und Sepsis, namentlich aber Ileotyphus), bei denen so gut wie keine Leukocytose beobachtet wird; ihnen gegenüber stehen andere mit hohen Leukocytosenwerten (Pleuritis, Pericarditis, Peritonitis, eitrige Meningitis, Angina phlegmonosa, Diphtherie, in hohem Grade das Erysipel und in excessivem Mafse die croupöse Pneumonie). Diese Thatsachen können von Wichtigkeit sein für die Differentialdiagnose zwischen Typhus und Pneumonie, Meningitis und vielleicht auch Miliartuberkulose. — Noch wichtiger ist die prognostische Bedeutung. Sinkt die Leukocytenzahl nicht mit dem Fieberabfall, so kann man daraus schliefsen, dass der Process noch nicht zum Stillstand gelangt ist. Fällt die Leukocytenzahl mit dem Temperaturabfall bis zur Norm, steigt aber am nächsten Tage wieder an, so muss man auf einen erneuten Fieberausbruch oder auf irgend eine Complication gefasst sein. — Sehr bemerkenswerth ist es, dass bei den schwersten Formen von Pneumonie oft keine oder nur eine sehr geringe Leukocytose beobachtet wurde.   Perl.

2) Verff. haben für ihre Untersuchungen 9 Fälle von nicht complicirter, lobärer Pneumonie benutzt. Die Ergebnisse ihrer Untersuchungen sind folgende: Das specifische Gewicht des Blutes steigt während der Zunahme und Ausbreitung der Pneumonie, es

sinkt oder bleibt constant, sobald die Pneumonie den Höhepunkt erreicht hat, es sinkt immer mit Eintritt der Lösung der Pneumonie. Die Höhe der Blutdichte geht nicht genau parallel der Höhe der Temperatur. — Die Hämoglobinmenge des Blutes zeigt keine constanten Veränderungen im Laufe der Pneumonie. — Das Verhalten der Erythrocyten bietet während der Entwicklung und Zunahme der Pneumonie keine Veränderungen dar, während mit dem Eintritte und im Verlaufe der Lösung der Pneumonie, — wie auch bei anderen Krankheiten — eine mehr oder minder beträchtliche Abnahme der roten Blutkörperchen sich einstellt. — Sofort im Beginn der Pneumonie sind die Leukocyten vermehrt; die Zunahme derselben steigert sich im weiteren Verlaufe der Erkrankung mit der Ausbreitung des pneumonischen Processes. — Der von LIMBECK behauptete Parallelismus zwischen Leukocytose und der Höhe der Körpertemperatur ist nur in einzelnen, aber bei weitem geringeren Zahl von Fällen vorhanden. — Die polynucleären Leukocyten scheinen bei der Pneumonie die überwiegende Mehrzahl darzustellen, während die eosinophilen Zellen sehr spärlich vertreten sind.

Stadthagen.

---

1) **W. A. Lane**, Case of Spondylolisthesis associated with progressive paraplegia; Laminectomy. The Lancet 1893, April 29.

2) **A. M. Phelps**, Spinal surgery, or operative procedures on the spinal column for lesion of the cord. Journal of Nervous and Mental Disease 1893, Juli.

1) Eine 35jährige Frau hatte vor 12 Jahren wiederholt Stöfse und Traumen an der unteren Hälfte der Wirbelsäule erlitten; seit 6 Jahren bemerkte sie Schmerzen im Kreuz und eine zunehmende Schwäche der Beine, so dass sie seit 1 Jahre cr. nicht mehr gehen konnte; vor ³/₄ Jahren bemerkte man eine Deformität in der Lumbalregion der Wirbelsäule (Hervorwölbung des 3. u. 4. Processus spinosus lumbalis). Die Sensibilität war an den Beinen ein wenig herabgesetzt, rechts mehr als links; anästhetische Zonen zeigten sich in der Höhe des Anus. Der rechte Fufs war extendirt, die Zehen fleotirt. Die Patellarreflexe fehlten. Man nahm eine Caries des 5. Lumbalwirbels an, fand bei der Operation (Laminectomie) jedoch nur eine Verlagerung des 5. Lumbalwirbels nach vorn und rechts, und dadurch bedingte Compression der Lumbal- und Sacralnerven. Die Wunde verheilte gut.

2) Ph. führte in 5 Fällen die Laminectomie aus. Im ersten bei einem 8jährigen Kinde, das ohne bestimmte Ursache an spinaler Meningitis litt und Convulsionen, Rückenschmerzen, Opisthotonus etc. zeigte. Nach Eröffnung der Rückenmarkshöhle und Häute entleerte sich serös-purulente Flüssigkeit; die Krämpfe schwanden, das Kind genas, behielt jedoch eine partielle Lähmung des linken Beines. Im 2. Fall handelte es sich um eine POTT'sche Kyphose bei einem 4jährigen Mädchen; es trat nach der Operation (Entfer-

nung der kranken Knochenteile) eine Besserung der Paraplegie ein. Das Kind starb jedoch einige Wochen nach der Operation an einer Pneumonie. Günstiger verlief der 3. Fall einer Paraplegie nach Wirbelfractur. Der 4. Fall (POTT'sche Kyphose) starb einige Wochen nach der gelungenen Operation an allgemeiner Erschöpfung. Im 5. Fall trat nach einem Fall bei einem 18jährigen jungen Mann eine Lähmung der Beine und Arme ein, mit folgender Atrophie, Steigerung der Patellarreflexe, Anästhesie an den Beinen, Incontinenz etc. Es handelte sich um einen Bruch der unteren Cervicalwirbel mit Adhäsionen und Verdickungen der Meningen. Der Zustand besserte sich nach der Operation zusehends. — Ph. räth zur Operation aller derjenigen Fälle, die durch andere Methoden nicht zu heilen sind. Die Mortalität der Operationen bei frischen Fracturen, Dislocationen und Schusswunden ist eine so grofse, weil der grösste Teil der Operirten auch ohne Operation sterben würde.

S. Kalischer.

C. H. Neebe, Beitrag zur Behandlung der Schweifsfüfse. Monatsb. f. pract. Dermat. XVIII. No. 3.

Als ein absolut sicheres und sehr billiges Verfahren erprobte N. das folgende: In eine Schale, in der beide Füfse bequem nebeneinander Platz haben, wird rohe Salzsäure in solcher Menge gegossen, dass sie die Sohlen vollständig bedeckt, mit den Fufsrücken aber nirgends in Berührung kommt. Es werden zuerst nur die Hacken durch 5 Minuten, dann die ganzen Fufssohlen noch etwa 10 Minuten lang in die Schale hineingestellt und hierauf die Füfse, besonders sorgfältig die Zwischenzehenpartien, in einem warmen Seifenbade gewaschen. Die Procedur soll durch 5—8 Wochen 2 Mal wöchentlich, später seltener, wiederholt werden. Entstehen in dem Salzsäurebade Schmerzen, so ist dasselbe sofort zu unterbrechen und die schmerzhaften Stellen sind zunächst mit Salbe oder Salicylstreupulver zu heilen. Die rohe Salzsäure wirkt ganz wie BRANDAU's Liquor antihidrorrhoicus, dessen Hauptbestandteile sie bildet. — Eine andere gute Behandlungsweise des Schweifsfufses besteht in dem täglichen Bestreichen der Fufssohlen und Zwischenzehenhaut mit einer 10proc. alcoholischen Höllensteinlösung bis sich, was gewöhnlich nach 8—14 Tagen geschieht, die Hornschicht in grofsen Fetzen ablöst. — Mit der Beseitigung der Fufsschweifse sah Verf. nicht selten zugleich hartnäckige Catarrhe der Respirations- und Verdauungsorgane dauernd schwinden.   H. Müller.

H. Schulz, Ueber den Schwefelgehalt menschlicher und tierischer Gewebe. Pflüger's Archiv Bd. 56, S. 203.

Die vorliegenden Untersuchungen bilden eine Fortsetzung der früher publicirten (Cbl. 1893, S. 721). Im Mittel von 15 Versuchen fand Verf. jetzt für den getrockneten menschlichen Muskel 1.10 pCt. Schwefel mit ziemlich erheblichen Schwankungen, welche durch den etwas wechselnden Fettgehalt, vielleicht auch durch die Gegenwart von präformirten Sulfaten bei ungenügender Ausspülung des Körpers in Folge von Nierenerkrankungen und durch Verlust von Schwefel durch bereits eingetretene Fäulniss (bei geringem Schwefelgehalt) bedingt sein können. — Letztere Frage wurde geprüft an Rindfleisch, welches unter Zusatz von etwas destillirtem Wasser 5 Monate der Fäulniss überlassen gewesen war. Der Schwefelgehalt der zur Trockne gedampften Masse betrug 1.186 pCt. davon 0.115 pCt in Form von Sulfaten. — Im Vacuum mit Hülfe von Phosphorsäureanhydrid getrocknetes und völlig entfettetes Rindfleisch enthielt 0.9089 pCt. Schwefel, keine präformirten Sulfate, während Spuren von solchen im frischen Fleisch nachweisbar waren; vermuthlich sind dieselben bei der langen Extraction mit dem doch wohl etwas wasserhaltigem Aether ausgewaschen.

Im bei 110° getrockneten Fleisch wurden etwas mehr Sulfate gefunden, wie in frischem, wenn auch immer nur wenig.   E. Salkowski.

E. Cavazzani, Sul potere saccarificante del siero del sangue. Arch. per le sc. med. XVII. No. 6.

Eiweisskörper (Eierweiss, Casein, Fibrin) vermögen zwar auch bei Blutwärme aus Stärkekleister Zucker zu bilden, doch ceteris paribus nur $\frac{1}{10}$ so viel als Blutserum. Auch gewisse Mikroorganismen besitzen diastatische Wirksamkeit, aber viel schwächere (höchstens $\frac{2}{3}$) als das Blutserum. Unter gleichen Bedingungen liefert das Blutserum der Herbivoren (Rind, Kalb, Kaninchen) am wenigsten, das von Carnivoren (Hund, Katze) und von Vögeln (Huhn) schon mehr Zucker, am meisten das des omnivoren Schweines, und zwar letzteres im günstigsten Falle fast 5 Mal mehr als das der Herbivoren und fast 3 Mal mehr als das der Carnivoren. Am stärksten erwies sich das Pfortaderblut diastatisch wirksam. Temperaturen über 40° und unter 10° verlangsamen die fermentative Wirksamkeit, bei 55° ist sie nur halb so gross als bei Blutwärme (30—38°) und bei 75° ist sie Null. Verminderung der Alkalescenz (durch Säurezusatz) oder Steigerung der Alkalescenz (durch Alkalizusatz) lässt die diastatische Wirksamkeit schwächer werden; noch stärker ist die Abschwächung, wenn sich mit der Verringerung der Alkalescenz höhere Temperatur verbindet.   J. Munk.

A. Bidder, Eine einfache elastische Pelottenbandage gegen Scoliose und einige Bemerkungen zu diesem Leiden. Deutsche med. Wochenschrift 1893, No. 52.

Die um die ganze vordere Seite und um die hintere Seite bis zur Wirbelsäule die Convexität des scoliotischen Thorax umgehende Pelotte wird durch einen Schenkelring und ein hosenträgerähnliches Band festgehalten. Verf. betont als ihren Vorteil, dass sie nur in Richtung des verlängerten schrägen Durchmessers drückt, während die übrigen Flächen des Thorax vom Druck frei bleiben und die Bewegungen des Thorax mit der Wirbelsäule nicht behindert werden. Es wird vielmehr durch den Drucksug der Pelotte nur die convexe Seite des Rumpfes belastet, wogegen die concave von jeglichem Druck befreit bleibt. (Wegen der erläuternden Abbildungen ist das Original einzusehen.)   P. Güterbock.

H. Körner, Eine durch eine Schussverletzung herbeigeführte Unterkieferfractur, behandelt mit einer inneren Metallschiene. Münchn. med. Wochenschr. 1893, No. 48.

Die vorstehend näher bezeichnete, bereits von HAMMOND 1870 angewandte und von SAUER modificirte Behandlungsweise geschieht mit Aluminiumbronzedraht, welcher sämmtliche noch vorhandenen Zähne des verletzten Unterkiefers sicher umfasst, nachdem er einem rectificirten Gypsmodell genau angebogen worden ist. In dem Falle

K.'s konnte diese Drahtschiene 7 Tage nach Teschin-Schuss des Unterkiefers mit Verlust des rechten Eckzahnes und der benachbarten beiden Schneidezähne bei der 25jähr. Patientin applicirt werden und bewährte auch hier trotz der mühseligen Arbeit, die ihre Adaptirung an das Gypsmodell bereitet, die Vorteile, dass sie 1) die schmerzhafte Operation einer Knochennaht unnötig macht, 2) dem Pat. sofort nach der Application gestattet, den Mund schmerzlos zu öffnen und zu schliessen, 8) dass kein äusserer Verband erforderlich und 4) die Erwerbsfähigkeit nur in geringerem Maass beeinträchtigt erscheint und 5) Reinhaltung des Mundes und der Zähne ohne Lösung des Verbandes möglich ist.   P. Güterbock.

E. Fuchs, Die ägyptische Augenentzündung. Wiener klin. Wochenschrift 1894, No. 12.

Nach den Beobachtungen von F. in Aegypten ist die Ophthalmia aegyptica nicht eine einheitliche Krankheit. Es sind vielmehr zwei Krankheiten, welche den Augen der Aegypter vor Allem Gefahr bringen: die acute Blennorrhoe und das Trachom. Letzteres ist an und für sich das häufigere, aber weniger gefährliche; die wichtigste Ursache der vielen Erblindungen ist die acute Blennorrhoe. Dieselbe kommt in den Wintermonaten nur sporadisch vor, dagegen zur Zeit des Nilschnittes, vom August bis October, in erschreckender Häufigkeit. Der Gonococcus ist im eitrigen Secret dieser Fälle stets nachzuweisen. Die chronischen Fälle gleichen in Bezug auf die Symptome unserm Trachom. Eine grofse Zahl derselben geht aus der acuten Gonococcenophthalmie hervor, während ein anderer Teil sich allmälig, und unmerklich, wie bei uns, entwickelt.   Horstmann.

Lucae, Ueber einige wesentliche Verbesserungen meiner federnden Drucksonde und deren therapeutische Anwendung bei gewissen Formen chronischer Hörstörungen. Berliner klin. Wochenschr. 1894, No. 16.

Um eine sichere und glattere Führung der vom Verf. schon vor 10 Jahren zur Behandlung gewisser Affectionen der Paukenhöhle (Sclerose, Adhäsionsprocesse, Ankylose der Gehörknöchelchen) empfohlenen Drucksonde zu ermöglichen, hat er an derselben eine Stopfbüchse anbringen lassen und auch zugleich die unangenehme Empfindung des Reibungsgeräusches abgeschwächt, welches durch die Pelotte auf den schallleitenden Apparat übertragen wird. Zur Abschwächung der Empfindlichkeit des kurzen Hammerfortsatzes, auf welchen die Pelotte des Instrumentes applicirt wird, empfiehlt Verf. die Anwendung feuchter Kälte, zu welchem Zwecke die mit etwas Verbandwatte umwickelte Pelotte einige Zeit vor der Anwendung in eine Kältemischung (Schnee oder Eis mit Kochsalz) gebracht werden soll.   Schwabach.

Thomas, Pharyngo-Mycosis. Medical Record 1894, Jan. 6.

Verf. empfiehlt die Galvanocaustik als fast specifisch für die Behandlung dieser Erkrankung.   W. Lublinski.

Raymond, Guajacol as a topical application in the treatment of acute tonsillitis. Medical Record 1894, March. 24.

Empfehlung der Einpinselung von reinem Guajacol auf die entzündeten Tonsillen.   W. Lublinski.

Gawronsky, Ueber das Vorkommen von Mikroben in der normalen Urethra des Weibes. Münchner med. Wochenschr. 1894, No. 11.

G. untersuchte das Secret von 62 Frauen, das er aus der normalen Urethra unter besonderen Kauteen entnahm, mittelst der Plattenmethode; das Ergebniss war in 15 Fällen ein positives. Er fand 3 Mal den Streptococcus pyogenes, 8 Mal des

Staphylococcus pyogenes aureus, 1 Mal den Staphylococcus albus, 2 Mal das Bacterium coli commune und einmal das Bacterium tolosideum GESSNER.   Scheurlen.

J. Cleas by Taylor, A case of abscess of the liver in which the use of the aspirator war misleading in diagnosis; operation; recovery. The Lancet 1893, Aug. 19.

Ein Mann, der längere Zeit an der Westküste Afrikas gelebt und daselbst mehrfache Anfälle von Malariafieber überstanden hatte, erkrankte unter verschiedenartigen Anzeichen, von denen eine auffallende Körperschwäche und Dyspnoe die hervorragendste Rolle spielten. Objectiv zeigte sich bedeutende Anämie und Abmagerung. Die Temperatur war erhöht, der Puls frequent und die Respiration 48—50 Mal in der Minute. An der rechten Brustseite bestanden alle Symptome einer Flüssigkeitsansammlung in der Pleurahöhle   In der Regia epigastrica und hypochondriaca befand sich ein kugelförmiger Tumor, der beinahe bis zum Nabel reichte. Der Patient expectorirte gröfsere Mengen einer rötlichen, eitrigen Flüssigkeit.   Es wurde nunmehr eine Aspirationsnadel in der mittleren Axillarlinie eingestofsen und dabei eine Quantität ziegelartig gefärbter Flüssigkeit entleert.   Die Diagnose lautete demgemäfs: ein in die Pleurahöhle durchgebrochener Abscess der Leber, welcher sich einen Ausweg durch die Lunge zu bahnen beginnt.   Man schritt zur Operation: Bei der Incision zeigte es sich, dass man nicht in die Pleurahöhle gelangt war; vielmehr hatte der Leberabscess das Zwerchfell derartig in die Höhe gehoben, dass dasselbe mit der Pleura in innigster Berührung lag, so dass Aspirationsnadel, wie Messer direct in den Leberabscess geraten waren Die Operation verlief günstig.   Ebenso war auch der Wundverlauf, ohne besondere Complicationen.   Der Patient genas vollkommen.   C. Rosenthal.

W. R. Grove, EHRLICH's reaction in typhoid fever. The Practitioner 1894, March.

Nach den Erfahrungen des Verf.'s ist die EHRLICH'sche Diazoreaction bei Ileotyphus nur in den beiden ersten Krankheitswochen nachzuweisen, verschwindet aber constant in der 3. Woche bei noch hohem Fieber. Aus diesem Grunde spricht ein negatives Ergebniss der Reaction nicht gegen die Existenz eines Typhus.

Perl.

L. Bernhard u. S. Felsenthal, Beitrag zur pathologischen Anatomie der Diphtherieniere. Arch. f. Kinderheilk. XVI. S. 308.

Verff. beschreiben den anatomischen Befund von 24 Diphtherienieren. In den Nieren, die macroscopisch nur selten eine stärkere Vergröfserung zeigten, fanden die Verff. mikroskopisch vor Allem parenchymatöse Veränderungen; die Glomerulonephritis, die Veränderungen am Blutgefäfs — Bindegewebsapparat traten jenen gegenüber in den Hintergrund. Nach der Auffassung der Verff. sind die vom Diphtheriebacillus erzeugten Toxine, welche in die Körpersäfte übergehen, die Ursache der Nierenveränderungen, für welche sie daher die Bezeichnung acute toxische Nephritis vorschlagen.   Stadthagen.

H. W. Dodd, One hundred consecutive cases of epilepsy; their refraction and their treatment by glasses. Brain, Winternumbre 1893.

Verf. untersuchte 100 Fälle von Epilepsie, um festzustellen, ob zwischen diesem Leiden und Refractionsanomalien irgend ein Zusammenhang bestände.

Das Ergebniss dieser Untersuchungen fasst er in den folgenden drei Sätzen zusammen:

Bei Personen mit labilem Nervensystem muss man annehmen,

1) dass Refractionsanomalien Epilepsie hervorzurufen vermögen;

2) dass die Korrection derselben — bei gleichzeitiger innerer Behandlung — in vielen Fällen Heilung oder Besserung der Epilepsie zu bewirken vermag.   Bei den 100 untersuchten Fällen war dieses Resultat 49 Mal zu constatiren.

8) In manchen Fällen bleibt die Epilepsie bei Correction der Refractionsstörung bestehen, wenn auch meist in milderer Form; es hat das seinen Grund in dem Bestehen eines anderen Reizes, obgleich die Epilepsie ursprünglich durch den Refractionsfehler hervorgerufen worden war.

Es ist deshalb sehr wichtig bei Epilepsie auf Störungen in der Refraction zu untersuchen.　　　　　　　　　　　　　　　　　　　　　　　K. Grube.

C. Gerhardt, Tabes mit Zwerchfellslähmung. Berliner klin. Wochenschrift 1893, No. 16.

Der Verf. konnte ähnliche Fälle in der Litteratur nicht auffinden. Der von ihm mitgeteilte betrifft eine 45jähr. Pat., welche seit 6 Jahren die Zeichen der Tabes darbot (Atr. n. opt., Ataxie, lancinirende Schmerzen, Gürtelgefühl, Anfälle von Atemnot). In der Charité wird diese Diagnose bestätigt (ROBERTSON'sches, WESTPHAL'sches Zeichen etc.), die Larynxkrisen konnten durch Cocainisiren der Nasenschleimhaut coupirt werden. Das Athmen geschah nicht abdominal, Rand des Zwerchfells bei ruhiger Inspiration an der 6. Rippe in der Mammillarlinie, bei tiefer Inspiration deutliche Erweiterung der Thoraxbasis und Magengrube. Bei Druck auf die Magengrube rückt die Zwerchfellsgrenze 1—1½ cm höher. Die (unvollständige) Zwerchfellslähmung diagnosticirt G. im vorliegenden Falle aus dem Höhertreten der Leber bei tiefer Inspiration, aus dem tieferen Stand des unteren Lungenrandes im Stehen verglichen mit dem Stand beim Liegen, aus der Verschieblichkeit des unteren Lungenrandes nach oben bei Druck auf den Unterleib.

Im vorliegenden Falle waren übrigens auch der Kopfnicker und Cucullaris sehr atrophisch.　　　　　　　　　　　　　　　　　　　　　　　　M. Brasch.

C. Binz, Die Einschleppung der Syphilis in Europa. Deutsche med. Wochenschr. 1893, No. 44.

Verf. verteidigt die früher viel verbreitet gewesene, jetzt nur noch von Wenigen verfochtene Ansicht, dass die Syphilis mit den Schiffen des Columbus aus Amerika nach Europa eingeschleppt worden sei. Er sucht nachzuweisen, dass, wenn man an der Dreiteilung des venerischen Giftes (Gonorrhoe, Ulcus molle, Syphilis) festhält, die Schriftsteller des Altertums und des Mittelalters nirgends zweifellos der Syphilis Erwähnung thun, dass diese dagegen am Ende des fünfzehnten Jahrhunderts Allen als eine neue, bis dahin unbekannte Krankheit imponirte und stützt sich namentlich auch auf das Zeugniss der Zeitgenossen DIAZ de ISLA, OVIEDO und LAS CASAS. Die plötzliche epidemische Ausbreitung der Seuche um das Jahr 1495 entspreche ebenfalls der Erfahrung, dass jeder Ansteckungsstoff, der auf einen neuen, undurchseuchten Boden fällt, hier mit ungeheurer Fruchtbarkeit sich entfaltet.　　　　　H. Müller.

C. Ipsen, Untersuchungen über die Bedingungen des Strychnin-Nachweises bei vorgeschrittener Fäulniss. Vierteljahresschrift f. ger. Med. VII. S. 1.

Durch sehr sorgfältige, mühsame Untersuchungen gelangte Ipsen zu dem Ergebniss, dass eine Zerlegung des Strychnin in der Leiche nicht stattfindet, vielmehr nur eine allmälige Auslaugung desselben, die natürlich je nach den äusseren Umständen (Beschaffenheit des Sarges, des Erdbodens) verschieden stark sich gestaltet. So erklärt es sich, dass Strychnin nach langer Zeit in Leichenresten gefunden, aber auch bei zweifellosen Vergiftungen nicht gefunden worden ist. Es empfiehlt sich deshalb bei Erscheinungen wegen Vergiftung nicht nur das Leicheninnere, sondern auch die Kleider und die Umgebung des Sarges zur Untersuchung zu bringen.　　　Fr. Strassmann.

Einsendungen für das Centralblatt werden an die Adresse des Hrn. Prof. Dr. M. Bernhardt (Berlin W. Französische Strasse 31) oder an die Verlagshandlung (Berlin NW., 69. Unter den Linden) erbeten.

Verlag von August Hirschwald in Berlin. — Druck von L. Schumacher in Berlin.

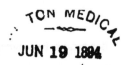

JUN 19 1894

Wöchentlich erscheinen
1—2 Bogen; am Schlusse
des Jahrgangs Titel, Na-
men- und Sachregister.

Cent

eis des Jahrganges
20 Mark; zu beziehen
durch alle Buchhandlun-
gen und Postanstalten.

für die

medicinischen Wissenschaften.

Unter Mitwirkung von
Prof. Dr. H. Senator und Prof. Dr. E. Salkowski,
redigirt von
Prof. Dr. M. Bernhardt
in Berlin.

1894. 9. Juni. No. 22.

Inhalt: DOGIEL, Zur Physiologie des Herzens des Flufskrebses. — ROSITSCHEK, Peptonurie in Krankheiten. — LILIENFELD, Zur Chemie der Leucocyten. — ISRAEL, Ueber den Tod der Gewebe. — v. NOORDEN, FRANK, Zur Kenntniss der Gastrostomie. — PRŽOBRAŽENSKY, Ueber Fremdkörper in den Atmungsorganen. — BUCHNER, Ueber das Behring'sche Heilserum. — GRAWITZ, Die geformten Bestandteile in pleuritischen Exsudaten. — HILLER, Theorie des Fiebers. — ENGELMANN, Ueber Inductionsströme. — WEISSMAYER, SOUCHAY, MÖBIUS, FOURNIER, Complicationen von Tabes. — NEUGEBAUER, Warnung beim Gebrauch von Scheidenpessarien.

KOSTER, Zur Kenntniss des Hämins. — MANDRY, Diagnostischer Wert der Urobilinurie. — GOLUBOFF, Ueber Lebercirrhose. — v. der WILLIGEN, Ichthyol bei Fissura ani. — KLEMM, Indicationen zur Operation der Perityphlitis. — TAUBART, Zur Behandlung des Trachoms. — DÖBIG u. BAUL, Zur Bacteriologie des Typhus exanthematicus. — WIELE, Thymol bei Typhus. — ROMBERG und HESS, Ueber den Herztod bei Diphtherie. — VAHLAIR, Ueber Mesoneuritis. — MARANDON de MONTYEL, Wirkung des Thymacetins. — BERG, Ulcus molle, durch Excision geheilt. — MATSCHKE, Fall von Jodoformdermatitis. — FELSENREICH, Ueber Beckenneigung und Genitalprolaps. — MOTET, Vergiftung durch Kohlenoxyd.

J. Dogiel, Beitrag zur vergleichenden Anatomie und Physiologie des Herzens. Arch. f. mikr. Anat. Bd. 43, H. 2.

Object der Untersuchung war das Herz des Flusskrebses, dessen Innervation Verf. kennen lehren will, um zu zeigen, dass dasselbe nicht, wie vielfach angenommen wird, seine rhythmischen Bewegungen unabhängig von Nervenwirkung ausübt.

Die kurzen Notizen, die Verf. über die anatomische Lagerung seines Untersuchungsobjectes macht und die durch eine treffliche Figur illustriert werden, sind ziemlich überflüssig, da die einschlägigen Verhältnisse besser und ausführlicher in der ausgezeichneten Monographie von HUXLEY: der Flusskrebs (Internationale wissenschaftliche Bibliothek, Leipzig, Brockhaus) dargestellt sind. Hinsichtlich des histologischen Verhaltens macht Verfasser folgende Angaben:

Die Nervenzellen sind im Herzen des Flusskrebses in zwei Gruppen angeordnet, einer vorderen und hinteren, deren jede aus mehreren Zellen (5—6) besteht. Vereinzelte Nervenzellen kommen an anderen Stellen des Herzens vor. Die Hauptgruppen finden sich in der Nähe der dorsal gelegenen Ostien des Herzens. Die Zellen sind uni- und multipolar und haben sich verzweigende Fortsätze, die in verschiedener Weise zwischen den Muskeln verlaufen. Auch bipolare Nervenzellen sind vorhanden, die an die gleichen Gebilde der Fische erinnern. Die Nervenfaserbündel, zwischen denen die isoliert liegenden und die gruppenweis angeordneten Nervenzellen eingebettet sind, verzweigen sich baumartig und tauschen gegenseitig Fasern aus. Am caudalen Ende (des Herzens) findet Verf. die sogenannte Punktsubstanz (? Ref). Das Pericard enthält zahlreiche Nerven, welche von der Bauchkette stammen und teils im Pericard enden, teils auf den Ventrikel übertreten.

Rawitz.

W. Robitschek, Das Pepton und sein Vorkommen im Harn bei verschiedenen Krankheiten. Zeitschr. f. klin. Med. XXIV. S. 556.

Unter „Pepton" will Verf. das Pepton im Sinne Brücke's verstanden wissen d. h. ein Albumosepepton, welches durch Essigsäure + Ferrocyankalium nicht gefällt wird. Verf. hält an dem Begriff des Brücke'schen Peptons namentlich aus dem Grunde fest, weil sämmtliche Angaben von Hofmeister sich auf dieses Pepton beziehen. Zum Nachweis wurde teils die Hofmeister'sche, teils die Davoto'sche Methode benutzt, sehr häufig auch beide. Die Resultate fielen in der überwiegenden Mehrzahl der Fälle in demselben Sinne aus. Die Untersuchungen beziehen sich auf 120 Fälle und zwar 16 Fälle von Intoxicationen, 31 von Krankheiten des Respirationsapparates, 21 des Verdauungsapparates, 6 des Harnapparates, 6 des Circulationsapparates, 22 Fälle von Infectionskrankheiten, 2 Fälle von Krankheiten des Stoffwechsels, 4 des Blutes, 7 des Nervensystems, 5 Fälle anderweitiger Erkrankungen. Indem bezüglich der umfangreichen Einzelheiten (48 St) auf das Orig. verwiesen werden muss, können hier nur die Ergebnisse, im Wesentlichen den Schlusssätzen des Verf.'s folgend, mitgeteilt werden.

1) Die Peptonurie kommt zu Stande, wenn Pepton, durch pathologische Processe entstanden, in der Blutbahn auftritt. Soweit bisher bekannt ist nur bei einem physiologischen Vorgang, nämlich der Rückbildung des Uterus im Puerperium Peptonurie mit Bestimmtheit nachgewiesen worden. 2) Zumeist ist die Peptonurie ein Symptom eines im Organismus vor sich gehenden Gewebezerfalles. 3) Die Peptonurie ist für den kranken Organismus nur von untergeordneter Bedeutung, denn sie erscheint bei den verschiedensten

Krankheitsformen und bei ein und derselben Krankheit in den verschiedensten Stadien, ohne den Krankheitsverlauf, soweit man es bisher beurteilen kann, irgendwie wesentlich zu beeinflussen. 4) Die Peptonurie ist jedoch als Symptom, namentlich in Verbindung mit anderen Krankheitserscheinungen ein wichtiger Behelf für die Diagnose und selbst Prognose (Meningitis, Rheumatismus art. acut.). Von besonderer Bedeutung ist die pyogene Peptonurie. Die Peptonurie ist sehr häufig: unter 121 Fällen fand sie sich 60 Mal. — Die Untersuchungen stammen aus der Klinik von v. JAKSCH.

E. Salkowski.

L. Lilienfeld, Zur Chemie der Leucocyten. Zeitschr. f. physiol. Chem. XVIII. S. 473.

Der aus der fein zerschnittenen Thymusdrüse des Kalbes ausgepresste Saft wurde centrifugirt und der nur aus Lymphocyten bestehende Bodensatz untersucht. Im Wasserextract ließ sich ein bei 73—75° gerinnendes Albumin und ein bei 48° koagulirender Eiweißstoff nachweisen. Aus dem NaCl-Extract wird durch Wasser ein in 0.3 proc. Salzsäure lösliches Nucleoproteid (mit 0.433 pCt. P) niedergeschlagen. Im Alcoholextrakt fanden sich Protagon, Amidovaleriansäure, Inosit. Die Kerne der Lymphocyten enthalten in Wasser lösliches Nucleohiston, mit Essigsäure fällbar, in schwach alkalischem Wasser, sowie in Kochsalz und Magnesiumsulfat bei Gegenwart von etwas Essigsäure löslich C 48.5, H 7, N 16.9, P 3.03, S 0.7 pCt. enthaltend. Bei Digestion mit Magensaft gibt es typisches Nuclein (Leuconuclein) mit 4.99 pCt. P und einen peptonartigen Körper, der aus salzsaurer Lösung durch Ammoniak gefällt wird und starke Biuretreaction liefert. Leuconuclein spaltet sich in alkalisch-alcoholischer Lösung in Eiweiß und Nucleinsäure, letztere beim Erhitzen mit Mineralsäuren in Phosphorsäure, Nucleinbasen (Adenin und Hypoxanthin) und noch unbekannte Produkte. Histon hat ausgesprochene basische Eigenschaften und geht mit Salzsäure eine in Wasser leicht lösliche Verbindung ein. Die Lymphocyten enthalten 11.49 pCt. Trockensubstanz. Auf 100 Teile Trockensubstanz kommen 3.01 Th. P und 15.03 Th. N und zwar 1.76 Th. Eiweißstoffe, 68.78 Th. Leuconuclein, 8.67 Th. Histon, 7.51 Th. Lecithin, 4.4 Th. Cholesterin, 4 Th. Fette, 0.8 Th. Glycogen, 15.17 Th. Silberverbindungen der Nucleinbasen. Sehr bemerkenswert ist die große Menge von Nucleohiston und die verschwindend kleine Menge der Eiweißkörper. Wegen zahlreicher Einzelheiten vergl. Orig.

J. Munk.

O. Israel, Ueber den Tod der Gewebe. Berliner klin. Wochenschr. 1894, No. 11.

Die beiden von VIRCHOW aufgestellten Formen des Gewebstodes, die Necrose mit Erhaltung der äusseren Form, die Nekro-

biose mit Zerstörung der letzteren, sind auch heute noch festzuhalten.
Erst nach dem Tode treten bei der Necrose an der Zellenleiche
sichtbare Veränderungen ein, die gestatten, verschiedene Formen
der Necrose zu unterscheiden. Sicher erlöschen nicht alle Lebens-
erscheinungen der Zellen zu gleicher Zeit; zwischen den Zeichen
des Sterbens und der Zellleiche ist eine scharfe Grenze kaum zu
errichten.

Die kadaverösen Erscheinungen sind entweder von der Zerstörung der Gesammtleiche oder von der lebenden Umgebung bedingt; es sind die einfache Necrose, trockener und feuchter Brand.

Die einfache Necrose bietet besonders Gelegenheit zum Studium
der toten Zellen. Man sieht Anfangs Verluste löslicher Bestandteile
in Zellkern und Zellkörper. Die von WEIGERT aufgestellte Koagulationsnekrose wird vom Verf. nicht unbedingt anerkannt, wenn er
auch ihre Möglichkeit zugiebt.

An Nierenparenchymzellen und Eiterkörperchen lässt sich nach
der Necrose ein deutlicher Schwund des Zellleibes erkennen, an
letzteren zugleich eine Abnahme der mit Eosin färbbaren Körner.
Ueber den frischen Tod der Zelle giebt uns jedoch keine Veränderung Auskunft; die ersten sichtbaren Veränderungen sind an allen
Zellen gleichartig, erst später kommt es zu Unterschieden. Diese
sind zum Teil durch die verschiedene Zusammensetzung der Gewebe bedingt; während ein nekrotischer Nierenteil kleiner und
trockener wird, tritt bei der Hirnmasse Erweichung und Verschwinden durch Resorption ein.

Wir können erst durch weitere Untersuchungen, namentlich
an niederen Organismen, erwarten, weitere Aufschlüsse über das
Problem des Sterbens zu erhalten.   M. Rothmann.

---

1) **W. v. Noorden**, Aus der chir. Klinik des Geh.-Rath MIKULICZ
zu Breslau. Beitrag zur Technik der Gastrostomie bei Oeso-
phagusstenosen. Berliner klin. Wochenschr. 1893, No. 1.

2) **R. Frank**, Aus der chir. Klinik des Hrn. Hofrath Prof. ALBERT.
Eine neue Methode der Gastrostomie bei Carcinoma oesophagi.
Wiener klin. Wochenschr. 1893, No. 13.

1) Verf. berichtet eingehend über 5 Fälle, in denen mit einigen
Modificationen WITZEL's Methode der Gastrostomie erfolgreich verwendet wurde. Dieselbe benutzt die anatomischen Verhältnisse der
Bauchwand, um dem zuführenden Ernährungscanal einen schrägen
Verlauf zu geben. Hat man die vordere Magenwand in die Bauchwunde unterhalb des Rippenbogens herangezogen, so werden zwei
schräge, steil von links nach rechts oben verlaufende Längsfalten
der Magenwand erhoben und diese durch einige LEMBERT'sche Nähte
über ein bleifederdickes Gummirohr zusammengezogen, nachdem
zuvor das untere Ende dieses durch ein möglichst enges, in den
hinteren Teil der Rinne angebrachtes Loch in den Magen einge-

schoben wird. Den zweiten Act der Operation bildet die kranz-
förmige Einnähung des Magens an die Bauchwunde, den dritten
der Schluss letzterer, durch welchen das mediale Ende des Drain-
rohrs nach aussen geleitet wird und welche stets im Sinne der
Muskelfaserung erfolgen muss. Als definitive Ausfüllung des so
gebildeten schräg verlaufenden Fistelcanals benutzt Mikulicz ein
Glasrohr, welches durch eine Glasscheibe am Hineinrutschen gehindert wird. Bei der Section einer 6 Monat nach Witzel ausgeführten Gastrostomie war indessen die schräge Richtung des Magenmundes in einen ziemlich direct von vorn nach hinten verlaufenden
Weg verwandelt. Abgesehen von dem durch die Peristaltik des
Magens bedingten Zug hat hierbei der Druck des Glasdrains vermuthlich eine Rolle gespielt und wurde die Continenz bezw. der
Ventilverschluss durch die Anordnung der Schleimhautfalten am
innern Ostium des Canals aufrecht erhalten. In einer Nachschrift
bestätigt im Uebrigen auf Grund weiterer neuerer Erfahrungen
Mikulicz noch einmal die Vorzüglichkeit der Witzel'schen Gastrostomie und demonstrirt an dem Präparat einer 26 Tage post operationem verstorbenen Patientin die schräge Richtung des neuen
Magenmundes, welche mit der Art der Einmündung der Ureteren
in die Blase verglichen wird.

2) Man incidirt parallel und nahe dem Rippenbogen und näht
in den gebildeten Peritonealschlitz eine an einer Fadenschlinge vor-
gezogene Magenkuppe von ca. 3 cm Höhe ein. Hierauf macht man
oberhalb des Rippenbogens ca. 3 cm von der ersten Incision eine
zweite 1 1/2 cm lange durch die Haut, unterminirt stumpf die zwischen den beiden Incisionen gelegenen Hautbrücke und zieht nun den
Magenzipfel mit Hilfe der Fadenschlinge unter der Brücke durch,
eröffnet die Magenkuppe, und näht die Oeffnung in die Hautwunde
oberhalb des Rippenbogens ein. Dagegen wird die Incision unter
dem Rippenbogen geschlossen, nachdem noch einige Catgut-Nähte
angelegt sind, welche die Musculatur mit dem Magenzipfel vereinigen sollen. — Beigefügt sind 3 Fälle, unter denen in keinem ein Eczem
in der Umgebung des Magenmundes entstand oder ein Verschluss-
apparat getragen wurde. Nur wenn Nahrung eingeführt werden
sollte, wurde ein Catheter oder Drainrohr in die Fistel geschoben.
Zum Schluss giebt Verf. eine kurze Notiz über die Verwendung
seines Verfahrens bei der Colotomie in zwei von Albert operirten
Fällen.   P. Güterbock.

Preobraschensky, Ueber Fremdkörper in den Athmungswegen.
Wiener Klinik 1893, H. 8.

Alle von Verf. gesammelten Fälle lassen sich in 3 Gruppen
teilen, die behandelten, die nicht behandelten und die Fälle mit
unbekanntem Ausgang. Die ersten sind in 4 Abtheilungen geteilt,
operative Behandlung, endolaryngeale Extraction, geneigte Lage,

Brechmittel. In 770 Fällen der ersten beiden Gruppen ist mit Ausnahme von 7 der Ausgang bekannt, in die dritte gehören 78 Fälle. Von den operirten Fällen wurden 245 geheilt, 91 starben. Von den endolaryngeal behandelten 55 Kranken wurden 47 geheilt, 1 ist gestorben, 7 blieben unbekannt. Von den in geneigter Lage behandelten wurden alle 12 geheilt; durch Brechmittel wurden 10 geheilt, 2 starben. Von den nicht behandelten Kranken wurden 169 geheilt, 186 starben. Es betrug bei ärztlicher Intervention die Mortalität 23 pCt., bei sich selbst überlassenen Fällen 52 pCt. Von 336 operirten Patienten starben 91=27 pCt. Ferner zeigt sich, dass die allergrösste Sterblichkeit beim Sitz der Fremdkörper in den Bronchien vorkommt und die kleinste beim Sitz in der Trachea. Ausserdem ergiebt sich, dass Knochen und Münzen in der Mehrzahl der Fälle im Larynx aufgehalten werden, Bohnen, Pflaumenkerne und Samen gehen gewöhnlich tiefer; interessant ist, dass Bohnen fast ebenso oft in den linken wie in den rechten Bronchus gerathen. Auch ergiebt sich, dass die Mortalität in Folge von Fremdkörpern in den Luftwegen bei Erwachsenen gröfser ist als bei Kindern. Das Nähere muss bei der Fülle des Materials im Orig. nachgelesen werden. Nur möchte Ref. warnen, auf die Statistik der 55 endolaryngeal behandelten Kranken zu viel zu geben, da diese Zahl im Verhältniss zu den andern berichteten Zahlen eine viel zu geringe ist und dadurch die Verhältnisse vollkommen verschoben werden.   W. Lublinski.

Buchner, Beruht die Wirkung des BEHRING'schen Heilserums auf Giftzerstörung? Berliner klin. Wochenschr. 1894, No. 4.

Die Wirkung des Heilserums hat BEHRING als direkt auf der Zerstörung des von den Bacterien erzeugten Krankheitsgiftes beruhend angesprochen, als eine Art Neutralisation. Er gründete dieses Urteil auf einen Versuch: ein Gemisch von Tetanusgift mit antitoxischem Serum zeigte sich bei der Injection im Tierkörper völlig wirkungslos. Ein Zwang, dieses Resultat wie BEHRING zu erklären, liegt aber nicht vor; es kann das Serum im Reagensglas dem Gift gegenüber vollständig wirkungslos sein und es ganz intakt lassen, aber durch sofortige Immunisirung des lebenden Körpers eine Giftwirkung verhindern, und diese Erklärung muss dem BEHRING'schen Versuch nach den Untersuchungen BUCHNER's zu Teil werden. BUCHNER verwandte trockenes Tetanustoxalbumin und trockenes Tetanusantitoxin. Er bereitete davon eine Mischung, deren Wirkung auf weifse Mäuse angewendet, gleich Null war. Nun injicirte er von dieser anscheinend „neutralen" Lösung die gleiche Menge Meerschweinchen, bei welchen starke tetanische Erscheinungen auftreten. Somit kann eine „Neutralisation" nicht stattgefunden haben. Auch andere Versuche, in denen Toxalbumin und Antitoxin lange Zeit auf einander einwirken konnten, ergaben dasselbe Resultat.

Die beiden Stoffe wirken also in den Körper gebracht insofern antagonistisch, als das Antitoxin die Zellterritorien für die Wirkung des Toxins unempfindlich macht. Es handelt sich also um Immunisirung. Das Wesen der Blutserumtherapie ist also die rasche Immunisirung aller noch nicht von der specifischen Giftwirkung ergriffenen Zellterritorien. Diese Auffassung bedingt eine bedeutende Einschränkung der Hoffnungen, die ursprünglich der Blutserumtherapie gegenüber gebracht wurden.

Auch Tizzoni ist neuerdings zu dieser Auffassung gelangt; er verwirft das Wort Antitoxin, da es sich nicht um eine Substanz handle die das Gift zerstöre, sondern nur um einen Stoff der den Organismus gegen dasselbe schütze; so ist er auch für die Ersetzung des Wortes „Heilung" durch „Heilimmunisirung".   Schcurlen.

E. Grawitz, Ueber geformte Bestandteile in 48 pleuritischen Exsudaten. Charité-Annalen 1893, XVIII. S. 265.

Das Material zu den in Rede stehenden Untersuchungen wurde vorzugsweise durch Probepunctionen bei 48 Pleuritikern gewonnen. — Leucocyten als einzige geformte Bestandteile fanden sich bei 21 Kranken; darunter waren 13, die an Tuberkulose der Lungen litten oder einer solchen verdächtig waren. Die von den verschiedensten Autoren constatirte Thatsache, dass sich in diesen serösen Exsudaten der Phthisiker nur selten Tuberkelbacillen nachweisen lassen, wurde durch Tierversuche des Verf. bestätigt: mit 10 hierher gehörigen Exsudaten wurden Injectionen in die Peritonealhöhle von Kaninchen und Meerschweinchen vorgenommen und nur in einem einzigen Falle die Entwicklung von Tuberkeln beobachtet. Bemerkenswerth ist ferner, dass (wie die Untersuchungen in 3 Fällen lehrten) selbst beim Pneumothorax Tuberkulöser unter günstigen Umständen dauernd oder wenigstens recht lange eine Inficirung des gleichzeitig bestehenden Pleuraergusses ausbleiben kann. — Von 10 Ergüssen, welche Blut enthielten, stammten 8 von Tuberkulösen, 1 von einem ulcerirenden Lungencarcinom mit secundärer Pleuritis (ohne eigentliche Carcinose der Pleura), 1 von einer Leukämie. In dem frisch untersuchten Präparat aus dem letzteren Exsudate fanden sich einzelne Charcot-Leyden'sche Krystalle, die sich bei längerem Stehen an Zahl beträchtlich vermehrten. Ganz ähnliche Krystalle (mehr den Böttcher'schen sog. „Sperminkrystallen" ähnelnd) fanden sich in dem Eiter eines Empyems, bei dem der — allerdings nicht zu beweisende — Verdacht eines Echinococcus vorlag. — Tuberkelbacillen fanden sich in 2 vorgeschrittenen Fällen von tuberkulöser Zerstörung der Lungen mit Durchbruch in die Pleurahöhle. — Von den bacterienhaltigen Exsudaten enthielten relativ die meisten (im Ganzen 8) Streptococcen. Keineswegs waren die betr. Exsudate immer exquisite Empyeme, hatten vielmehr zum Teil einen mehr oder weniger serösen Charakter; trotzdem zeichneten sich die hierher gehörigen Fälle durch Bösartigkeit aus (4 Todesfälle). Aetiologisch lag vor: 1 Mal vorausgegangene Pneumonie, 3—4 Mal Influenza, 1 Mal ulcus rotundum ventriculi mit Verlöthung zwischen Magen und Zwerchfell und Ueberwanderung der Mikroorganismen durch die Lymphbahnen des Diaphragma's, etc. In 5 unter diesen 8 Fällen wurde die Eröffnung der Brusthöhle mit Rippenresection vorgenommen. — Eiter erregende Staphylococcen fanden sich in den Exsudaten zweier Kranken, die mit Thoraxfisteln zur Behandlung kamen, sowie bei einem Seropneumothorax im Verlauf einer progredienten Lungentuberculose —, der Fränkel'sche Diplococcus pneumoniae wurde nur in einem einzigen Falle (Empyem bei Pneumonie) gefunden. Trotz des hohen Lebensalters des Pat. (69 Jahre) verlief der Fall unter Rippenresection günstig. — Bei einer 30jähr., an jauchigem Empyem und Phlegmone des Rückens erkrankten Frau ergab die microscopische Untersuchung des Thoraxinhaltes Unmassen von Bacterien verschiedenster Form und Gröſse. Der ätiologisch unklare Fall verlief sehr schnell und günstig.   Perl.

A. **Hiller**, Entwurf einer Theorie über das Wesen und die Erscheinungen des Fiebers. Zeitschr. f. klin. Med. XXIII. H. 5.

Die schon früher veröffentlichten Untersuchungen des Verf. über die Wärmeökonomie des Infanteristen auf dem Marsche führten zu dem beachtenswerten Resultat, dass der Wärmegrad, bis zu welchem die Körperwärme beim Marschiren emporgestiegen war, nach einem 1½ stündigen Marsche nicht höher gefunden wurde, als nach einem ¾ stündigen Marsche von nur halber Weglänge; es tritt also nach einem gewissen Zeitraum ein Zustand ein, bei dem die Wärmeabgabe gleich der Wärmeeinnahme ist, so dass die Temperatur sich auf der einmal erreichten Höhe erhält. Demselben Verhalten der Eigenwärme begegnen wir beim Fieber. Das Wesen des Fiebers besteht nach Verf. in einer Steigerung der Wärmeerzeugung des Körpers; als Beweis hierfür führt er an: 1) die Erhöhung der Eigenwärme im Fieber; 2) die meistens auch im Fieber gesteigerte Wärmeabgabe der Haut; 3) die im Fieber gesteigerte Ausfuhr sowohl von solchen Stoffen, deren Bildung mit der Erzeugung von Wärme verbunden ist (Kohlensäure), als auch von solchen, welche Producte des Zerfalles von Organ-Eiweiſs sind (Harnstoff) in Folge der Ueberhitzung des Körpers. Die Erscheinungen des Fiebers gehen hervor aus dem wechselseitigen Verhalten zwischen den Einnahmen und den Ausgaben des Körpers an Wärme; die Körpertemperatur steigt, wenn die Einnahmen an Wärme gröſser sind, als die Ausgaben (Febris ascendens); sie bleibt gleich hoch, wenn „Wärmegleichgewicht" besteht (Febris continua); sie sinkt, wenn die Ausgaben an Wärme gröſser sind, als die Einnahmen (Febris descendens.). Die Wärmeabgabe sowohl, wie die thermische Empfindlichkeit ist verschieden an der nackten und an der beklei-

deten Haut; da die Oberfläche der letzteren neunzehn Mal so grofs
ist, als die der nackten Haut, und ihre Empfindlichkeit eine gröfsere
ist, so kommt allein für das Gemeingefühl des Körpers für Kälte
und Hitze die bekleidete Haut in Betracht. Hier aber wirkt jede
Aenderung der Geschwindigkeit des Wärmeabflusses als Reiz (thermischer Reiz), und zwar bewirkt Beschleunigung des Wärmestromes
Frostempfindung, Verlangsamung desselben Hitzempfindung. In der
Febris ascendens erfolgt das Ansteigen der Hauttemperatur in Folge
Erhöhung der Eigenwärme stets früher, als die höhere Erwärmung
der Kleideratmosphäre; die dadurch herbeigeführte Beschleunigung
des Wärmeabflusses ist die Ursache des Fieberfrostes. Je schneller
die Eigenwärme und damit die Hauttemperatur steigt, desto heftiger
und anhaltender ist daher der Fieberfrost (Schüttelfrost). Umgekehrt kommt es bei der Krisis zur Verlangsamung des Wärmeabflusses; die Folge davon ist Hitzegefühl und Schweifsausbruch.
Bleibt bei der Febris continua die Körpertemperatur (abgesehen
von kleinen Schwankungen) auf derselben Höhe und wird allmälig
die Temperaturdifferenz zwischen Kleideratmosphäre und Haut dieselbe, wie im gesunden Zustand, so verschwindet jeder thermische
Reiz und es tritt subjectives Wohlbefinden ein.   K. Kronthal.

J Engelmann, Recent investigations in faradic electricity: variation and control of the current by rapidity of interruption and
variation of coils and the singlewire high-tension current. Amer.
Journ. etc. 1893. Dec.

Um die von verschiedenen Beobachtern verschieden angegebenen Mafse für die Stärke eines Inductionsstroms so weit als möglich
gleichförmig zu machen und Werte zu erhalten, die sich, was
Exaktheit betrifft, den durch das Galvanometer für den galvanischen
Strom erhaltenen wenigstens nähern, empfiehlt E., die primäre Spirale, den Einsenkern, den durch die primäre Rolle fliefsenden Strom
für die Apparate stets möglichst gleich zu wählen. Besonderen
Wert legt er auf die Construction des Unterbrechers. Dieser soll
durch eine besondere galvanische Kraft getrieben werden und dann
sehr viel mehr Unterbrechungen des Stromes machen, als bisher
üblich war. Die Wirkung schwacher faradischer Ströme auf motorische oder sensible Nerven wächst langsam entsprechend der Anzahl der Unterbrechungen bis zu 2500 oder 3000 in der Minute:
nimmt dann die Zahl der Unterbrechungen noch zu, so sinkt die
Gröfse der Wirkung.

Je bedeutender die Stromstärke, um so gröfser muss die Zahl
der Unterbrechungen werden, um die Wirkung derselben zu vermindern oder aufzuheben: so hört z. B. die Muskelcontraktion bei
5000 Unterbrechungen auf, bei 6500 wird kaum etwas, bei 1000
gar nichts mehr wahrgenommen.

Statt des Schlittens, auf dem die secundäre Spirale gleitet, kann man die Zahl der Unterbrechungen als Messer der Stromstärke benutzen.

Der therapeutische Wert schneller Unterbrechungen beruht darauf, dass man starke Ströme ohne Nachteil für den Patienten verwenden und bei Benutzung feindrähtiger Spulen sehr erhebliche, Nerven beruhigende Wirkungen erzielen kann.

Was die „Rollen" betrifft, so müssen deren Drahtwindungen in Bezug auf ihre Anzahl, ihren Widerstand, sowie ihre Dicke genau bestimmt sein: weifs man dies und kennt man die Stärke des primären inducirenden Stroms, die Beschaffenheit der beiden Spiralen in dem eben erläuterten Sinne, die Stellung des Eisenkerns und der beiden Rollen zu einander, die Zahl der Unterbrechungen, Art und Stellung der Elektroden und Dauer der Sitzung, so hat man alle Daten in der Hand, um möglichst präcise Bestimmungen auszuführen.

Schliefslich verbreitet sich Verf. über die Wirkung therapeutisch noch nicht hinreichend genau geprüfter Ströme, die von einem Draht eines hochgespannten Stromes (der andere Pol ist zur Erde abgeleitet) geliefert auf die Versuchsperson applicirt werden. — Man vergleiche hierüber das Original. Verf. nennt diesen Strom den Single-wire-high-tension current.   Bernhardt.

---

1) v. **Weissmayr,** Ein Fall von männlicher Osteomalacie, combinirt mit Tabes dorsalis. Wiener klin. Wochenschr. 1893, No. 51.

2) Th. **Souchay,** Ein Fall von Tabes complicirt mit Herzaffection und Herderkrankung des Gehirns. Charité-Annalen 1893, p. 752.

3) P. J. **Möbius,** Ueber Tabes bei Weibern. Cbl. f. Nervenheilk. u. Psych. 1893, Sept.

4) A. **Fournier,** Gangrène foudroyante d'un membre inférieur au cours d'une ataxie locomotrice. Le Mercredi Médical 1893, No. 28.

1) 52jähr. Mann hatte seit 3 Jahren Schmerzen in den Beinen; ein Arzt erkannte schon früh die Tabes, die Schmerzen verschlimmerten sich, Pat. ging nur noch an Krücken und wurde dann bettlägerig. Im Spital wird Pupillenstarre, WESTPHAL'sches Zeichen constatirt, ausserdem eine starke Schmerzhaftigkeit aller Knochen auf Druck, die Beckenschaufeln lassen sich in der Narcose einander nähern; an den Beinen starke Contractur der Adductoren. Gegen Leukämie des Markes sprach der Blutbefund, gegen Osteomyelitis der afebrile Zustand, der Verdacht lenkte sich deshalb auf Osteomalacie. Von geradezu erstaunlicher Wirkung ist die eingeleitete Phosphortherapie gewesen. Der hilflose, von Schmerzen geplagte Pat., verliefs nach 3 Monaten fast gänzlich geheilt das Krankenhaus (pro die 0.001 bis 0.003).

2) Die 53jähr. Pat., welche mit einer rechtsseitigen Hemiplegie frischeren Datums in die Charité kam, hatte ein Vitium cordis und die charakteristischen Erscheinungen der Tabes.

Secundär trat Icterus und Eiweiſs im Urin auf und sie ging bald zu Grunde. Die Diagnose wurde auf Tabes und acuten embolischen Herd in der rechten inneren Kapsel gestellt. Die Section bestätigte diese Annahme vollkommen. Die Tabes, welche sicher schon mehrere Jahre bestanden hatte, hatte im Gegensatz zu dem (wahrscheinlich mit der Influenza acquirirten) Herzfehler der Kranken keinerlei Beschwerden verursacht.

3) M. giebt als Fortsetzung einer früheren Statistik über die Tabes-Syphilis-Frage 21 weitere Krankengeschichten, um die Gegner der Fournier-Erb'schen Lehre des Einwandes zu berauben, dass gerade die Fälle von weiblicher Tabes gegen den Zusammenhang zwischen Tabes und Syphilis sprächen.

Unter den mitgeteilten Fällen waren 3 ledige Pat., die aber alle geschlechtlichen Verkehr hatten, bei dreien bestand tabische Paralyse. M. constatirt, dass unter diesen 21 Kranken es nicht gelang, „einen Fall zu finden, in dem die Syphilis unwahrscheinlich wäre". Auch die „tabische Jungfrau" müsste eine häufigere Erscheinung sein, wenn es Tabes ohne Syphilis gäbe.   M. Brasch.

4) Ein 57jähriger Mann hatte im Alter von 26 Jahren Lues acquirirt und 2 Jahre darauf eine rechtsseitige Hemiplegie, die durch eine antisyphilitische Behandlung schwand. Im Jahre 1885 zeigte er lancinirende Schmerzen in den Beinen, Fehlen der Sehnenreflexe, Anästhesie an den unteren Extremitäten, Romberg'sches Phänomen, Ataxie, Blasenstörung, Herabsetzung der Potenz, eine totale linksseitige Oculomotoriuslähmung; die letztere schwand nach einigen Monaten infolge einer antisyphilitischen Behandlung fast völlig; auch die anderen subjectiven tabischen Erscheinungen besserten sich ein wenig. 1892 im October trat ziemlich plötzlich unter Fiebererscheinungen eine schnell verlaufende Gangrän des linken Fußes ein, die an den Zehen mit Oedem und Rötung, Blasenbildung u. s. w. begann. Die Gangrän schritt in wenigen Tagen aufwärts, führte zu gasiger Zersetzung und Schorfbildung des betroffenen Beines und endlich zum Tode. Die inneren Organe waren der Untersuchung nach gesund.   S. Kalischer.

Fr. Neugebauer, Zur Warnung beim Gebrauch von Scheidenpessarien. Bericht über die Casuistik einiger deletären Nebenwirkungen unzweckmäſsiger, vernachlässigter und vergessener Scheidenpessarien auf Grund von 242 Fällen aus der Litteratur und Praxis. Arch. f. Gyn. 43. Bd. S. 373.

Nach einer kurzen Zusammenstellung der Ansichten von verschiedenen Autoren, welche sich lobend für und ganz absprechend gegen die Anwendung von Pessarien ausgesprochen haben, führt Neugebauer 242 in der Litteratur veröffentlichte Fälle an, in denen die Pessarien Unheil und Schaden angerichtet haben.

In `23 Fällen kam es zu einer Perforation des Pessars in den
Mastdarm allein, mit gleichzeitigen Usuren der übrigen Scheiden-
wände, jedoch ohne anderweitige Perforation in die Nachbarorgane.
In 20 Fällen war es zur isolirten Perforation in die Harnblase gekommen. 10 Mal fand Perforation von Harnblase und Mastdarm
statt. Einmal entstand Harnleiterscheidenfistel, einmal Perforation
der Harnröhre. 2 Mal Perforation der cavum Douglasii, dreimal
Eindringen eines Scheidenpessars durch Druckusur in das der Scheide
benachbarte Beckenzellgewebe. 6 Mal Eindringen eines Scheidenpessars in den Uterus. Einmal Ileus und Miserere. 6 Mal entstand
durch den Reiz an der Stelle, wo das Pessar am meisten drückte,
Carcinom etc. — Was das Alter der Trägerinnen des Pessars an-
betraf, so schwankte dasselbe zwischen dem 20. u. 90. Lebensjahre.
— Die Pessarien hatten verschieden lange Zeit gelegen, ehe die
schädlichen Einwirkungen bemerkt wurden. Bei einigen zeigten
sie sich schon nach wenigen Tagen, bei einer erst nach 45 Jahren.

Am meisten Unheil richteten die TWANCK'schen Flügelpessare
an. Am zweckmäßigsten erwiesen sich bei gewissenhafter Ueberwachung und Pflege die Hartgummipessare.

N. empfiehlt dringend, das Einlegen der Pessare nur von ge-
übter Hand vornehmen zu lassen, tägliche Einspritzungen, Entfernung der Ring-, Kranz- und Kugelpessarien zur Nachtzeit, Wechsel
der Hebelpessarien nach 4 bis 6 Wochen; Herauslassen des Pessars
von Zeit zu Zeit, möglichst wöchentlich ein Sitzbad und Sorge für
Stuhlentleerung. — Cohabitation wäre am besten zu vermeiden, dies
ist jedoch in praxi nicht durchführbar. — Besondere Fürsorge bedürfen Frauen im Greisenalter, da bei diesen in Folge der Alters-
schrumpfung eher Schwierigkeiten beim Herausnehmen eintreten
können und es bei diesen leichter zu unheilvollen Verwachsungen
und Zerstörungen kommt.   W. Schülein.

W. Küster, Ueber chlorwasserstoffsaures und bromwasserstoffsaures
Hämatin. Ber. d. d. chem. Ges. XXVII. S. 572.
   Verf. gelangte bei seinen im Laboratorium von HOPPE ausgeführten Untersuchungen zu folgenden Resultaten.
   Ein amylalcoholhaltiges salzsaures Hämin lässt sich auch aus Oxyhämoglobin des
Pferdes durch Einwirkung von Amylalcohol und Salzsäure erhalten. Die Analysen
dieses Hämins lieferten Werte, welche zu der Formel $(C_{32} H_{31} Cl N_4 Fe O_3) x C_5 H_{11}O$
passen, wobei x in bestimmten Grenzen schwankt. Durch kurzes Trocknen im Luftbad bei 130—135° verlieren die Häminkrystalle den Amylalcohol, längeres Trocknen
ist mit merklicher Oxydation verbunden. Im Wasserstoff oder Stickstoffstrom bei 145°
wird der Amylalcohol nicht völlig abgespalten.
   Durch Zufügen von Bromwasserstoffsäure zu Oxyhämoglobin des Pferdes, welches
mit Alcohol absolutus erhitzt wird, erhält man bromwasserstoffsaures Hämatin von der
Formel $C_{32} H_{31} Br N_4 Fe O_3, C_2 H_5 OH$.   E. Salkowski.

Mandry, Ueber den diagnostischen Wert der Urobilinurie für die
Gynäkologie. Arch. f. Gynäk. Bd. 45, S. 446.
   Auf Grund zahlreicher Harnuntersuchungen kommt Verf. zu dem Ergebniss, dass

gesunde Wöchnerinnen überhaupt nicht, solche mit Dammrissen, atonischen Blutungen, Ausräumung des Uterus nur ausnahmsweise und schnell vorübergehende Urobilinausscheidung haben, ferner dass bei am Damm, der Scheide, der Gebärmutter und den Eierstöcken Operirten in der Regel keine Urobilinurie auftritt, dass dagegen nach schweren Laparotomien gewöhnlich gröfsere Mengen Urobilin im Harn nachweisbar sind, dass das Fehlen der Urobilinurie in der 2. Woche durchaus nicht gegen das Vorhandensein periuteriner Blutergüsse spricht, dass daher die Urobilinurie nur mit grofser Vorsicht diagnostisch verwerthbar ist. Das konstante Vorkommen von Urobilinurie bei Blutergüssen sei noch nicht sicher, andererseits weisen fieberhafte Erkrankungen sowie manche fieberhafte Zustände mit Stoffwechselstörungen gesteigerte Urobilinurie auf　　　　　　　　　　　　　　　　　　　　　　　　　　　　　　　J. Munk.

N. Goluboff, Ueber Lebercirrhose. Zeitschr. f. klin. Med. XXIV. p. 353 bis 373.

An der Hand eines von ihm klinisch beobachteten und post mortem genau untersuchten Falles von biliärer Lebercirrhose bespricht Verf. Natur und Entstehung dieser Krankheit. Dieselbe geht aus von einer chronischen diffusen katarrhalischen Angiocholitis in den feineren Gallengängen, zu der eine diffuse Periangiocholitis und endlich eine diffuse interstitielle chronische Hepatitis hinzutritt. Im Gegensatz zur venösen Cirrhose blieben die Pfortaderäste in der Leber lange Zeit unkomprimirt, so dass Diarrhoe, Ascites, Dilatation der Bauchhautvenen ausblieben. Dagegen gehen die Kranken oft an Cholämie zu Grunde; in den letzten Stadien kann es auch zu Störungen im Pfortadersystem kommen. Eine Perihepatitis kann vollständig fehlen, ohne dass deswegen Exacerbationen der Krankheit ausblieben; auch kommt es durchaus nicht immer zu einer reichlichen Neubildung von Gallenkapillaren.

Die biliäre Lebercirrhose wird vermutlich durch Gallensteinbildung und den damit zusammenhängenden Katarrh der gröfseren Gallengänge begünstigt. Auf Grund dieses Katarrhs gelingt es dem Krankheitserreger (Bakterien?), in die feineren Gallengänge zu gelangen und mittelst einer Periangiocholitis die Lebercirrhose hervorzurufen.

Das fast specifische Mittel für die biliäre Lebercirrhose ist das Calomel, das bei hinreichend früher Anwendung die Prognose wesentlich bessert.　　　　M. Rothmann.

Van der Willigen, Ichthyol bij fissura ani. Weekbl. van het Nederl. Tijdschr. voor Geneesk. 1893, I. No. 17.

Bei Afterfissuren hat Verf. mit sehr gutem Erfolge das reine Ichthyol angewendet. Dasselbe wird Morgens und Abends mit Pinsel in den After eingebracht und gut verteilt. Nur nach den ersten Malen der Anwendung entsteht etwas Schmerz. Flüssige Diät und Sorge für leichten Stuhlgang. Verf. räth das Mittel auch bei Vaginalfissuren zu versuchen. Bei den Hämorrhoiden hat es schmerzstillende Wirkung und würde sich auch wohl zur Behandlung von Rissen an Lippen, Ohren und Händen (z. B. im Winter) eignen.　　　　　　　　　　　　　　　　　　　　　George Meyer.

P. Klemm, Indicationen zur Operation der Perityphlitis. St. Petersb. med. Wochenschr. 1893, No. 46.

Die Indicationen zur Operation der Perityphlitis sind nach KLEMM folgende:
1) Recidivirende catarrhalisch-ulceröse Perityphlitis im freien Intervall, womöglich nach dem 1. Recidiv. Hier ist womöglich die Resection des Proc. vermiformis zu machen; 2) Perforirende abscedirende Perityphlitis, sobald als die Diagnose des Abscesses fest steht; 3) Diffuse perforative Peritonitis mit Erguss in die freie Bauchhöhle.

Nicht zu operiren ist in Fällen typischer perityphlitischer Attaquen, wie sie der ulceröse catarrhalischen Form eigen sind und als Paradigma dieser Erkrankung dienen könne.　　　　　　　　　　　　　　　　　　　　　　　　　　　　　　　P. Güterbock.

H. Truhart, Zur operativen Behandlung des Trachoms. St. Petersburger med. Wochenschr. 1894, No. 13.

Nach Cocainisirung des Auges führt T. scharf geschliffene Cüretten, welche nach dem Muster der RECLAMIER'schen Curette für den Uterus in verschiedener Gröfse angefertigt sind, mit schwächerem oder stärkerem Druck über die Conjunctiva. Alsdann wird dieselbe mit einem in eine Sublimatlösung (1:2000) getauchten Wattebausch sorgfältig abgerieben. Hierdurch werden nicht nur die mehr hervorragenden Follikel vollständig wegrasirt, sondern auch die Hüllmembranen der tieferliegenden eröffnet und unter dem Druck der Inhalt der selbst tiefliegenden Trachomkörner, sowie auch die übrigen im Conjunctivalgewebe befindlichen fettig degenerirten und nekrotisch zerfallenen Gewebselemente ausgedrückt. Um ganz sicher zu gehen, walzt T. alsdann noch mit der KNAPP'schen Rollpincette die Carunkel, die Conjunctiva des unteren und oberen Lides aus. Darauf wird die ganze Fläche mit einer Sublimatlösung gekühlt und mit 5 pCt. Lapislösung gebeizt. Die Dauer der Kur beträgt je nach der Intensität des Processes 8 Tage bis 3 Wochen. Recidive kommen nur selten vor. Das Verfahren eignet sich für die leichtesten, wie für die schwersten Fälle.   Horstmann.

Dubief et Brühl, Contribution a l'étude anatomo-pathologique et bactériologique du Typhus exanthématique. Archives de médecine exper. 1894, VI. S. 224.

Die Verff. kommen durch klinische und pathologisch-anatomische Beobachtungen zu dem Schluss, dass der Sitz des Krankheitsgiftes beim exanthematischen Typhus der Rachen und die Respirationswege seien, dass hier Toxine producirt werden, durch deren Resorption die Hauptkrankheitssymptome der Vergiftung entstünden. Aus der entzündeten Pharynxschleimhaut und den hepatisirten Lungenteilen gelang es den Verf. auch leicht mit den gewöhnlichen Methoden einen Diplococcus zu isoliren, den sie als specifisch für den Typhus exanthematicus betrachten. Derselbe findet sich nicht im kreisenden Blut, dagegen in den Exanthemflecken und in etwa vorkommenden Infarcten. Er färbt sich mit den gewöhnlichen Anilinfarben, verflüssigt die Gelatine langsam, sein Temperaturoptimum ist die Körpertemperatur. Auf Agar bildet er goldgelbe Kolonien, ähnlich denen des Aureus.

Für Kaninchen und Meerschweinchen ist er pathogen: sie gehen septicämisch zu Grunde; Eiterung erzeugt er niemals.   Scheurlen.

Wible, Report of the treatment of forty-eight consecutive cases of typhoid fever by the administration of thymic acid. Intern. med. magaz. 1893, No. 8.

W. berichtet über 48 mehr oder minder schwere, aber nicht abortive Fälle von Abdominaltyphus, bei denen er Thymol mit gutem Erfolge anwandte; die Dosis betrug 0.3 dreistündlich bis zum Eintritt der Reconvalescenz, die Darreichung geschah meist in Pillenform. Die Patienten waren durchweg Männer, im Alter von 19—55 Jahren; als Complicationen sind erwähnt: drei Mal Darmblutungen, 2 Mal Parotitis, 3 Mal Otitis suppurativa, ein Mal Phlebitis und ein Mal Periostitis; in drei Fällen traten Recidive auf. Von diesen 48 Fällen verliefen drei letal, wovon ein Fall, als moribund eingeliefert, nicht mitzurechnen wäre; die Mortalität beträgt dann nur 4 Procent, ist also ungemein niedrig. Die übrige Behandlung war die bei Abdominaltyphus allgemein übliche. W. teilt im Anschluss daran eine Reihe von Verhaltungsmafsregeln mit, die er jedem Typhuskrankenwärter einhändigt; der darin zum Ausdruck kommende Schematismus (z. B.: Jeder Kranke, der innerhalb 24 Stunden mehr als 3 bis 4 Stuhlgänge hat, erhält 0.6 Bismut. salicyl.) erscheint jedoch Ref. wenig empfehlenswert.   K. Kronthal.

1) **E Romberg,** Bemerkungen über die Beiträge zur pathologischen Anatomie des Diptherieherzens von Dr. med. B. HESSE. Jahrb. f. Kinderheilk. XXXVI. S. 388.

2) **B. Hesse,** Entgegnung auf die Bemerkungen u. s. w. Ebenda, S. 397.

1) R. lässt von den 29 Fällen, welche Hesse seiner Arbeit zu Grunde gelegt hat (s. Cbl. 1893, S. 648) nur die 5 als beweiskräftig gelten, welche nach der Methode von Kabel systematisch untersucht sind, während er die anderen 24 für nicht hinreichend beobachtet erklärt. Von diesen 5 Fällen stammen 4 von Kindern, die in späteren Stadien der Diphtherie verstorben waren, und bei 3 derselben fand Hesse interstitielle Myocarditis. R. kommt daher zu dem Schluss, dass die Untersuchungen Hesse's seine (R.'s) Ansicht bestätigen, dass dem Herztod in den späteren Stadien der Diphtherie interstitielle Erkrankungen zu Grunde liegen; es ist daher nach R.'s Meinung unberechtigt, die Herzschwäche als eine rein functionelle Schädigung des Herzens durch das Diphtherietoxin aufzufassen.

2) H. entgegnet, dass die interstitiellen Erkrankungen in seinen eigenen wie in Romberg's Fällen meist zu geringfügige waren, um den Herztod zu erklären. Er führt ferner gegen R. folgenden neuen Tierversuch an. Ein Kaninchen wurde mit Diphtherie vergiftet. Es ging am dritten Tage zu Grunde unter Erscheinungen, welche auf eine schwere Functionsstörung des Herzens schliessen liessen. Das Herz wurde nach der Methode von Kabel systematisch untersucht, doch fanden sich keine wesentlichen Veränderungen, welche die intra vitam beobachteten Störungen hätten erklären lassen.   Stadthagen.

C. Vanlair, La Mésoneurite noduleuse. Archives de Neurologie 1894, No. 84, Févoir.

Unter knotenförmiger Mesoneuritis versteht V. die von RENAUT, KOPF, LANGHANS, Fr. SCHULTZE, TREZINSKI und anderen beschriebenen circumscripten Bindegewebshyperplasien (hyaline Knötchen nach RENAUT) in den peripherischen Nerven des Menschen. Nach ausführlichen Auseinandersetzungen kommt er zu dem Resultate, 2 Typen dieser accidentellen Gebilde zu unterscheiden: 1. Die knotige, spindelförmige Art. 2. Die lamellöse Form. Die erstere Form beruht auf einer entzündlicher Neubildung und Hypertrophie des Bindegewebes um einen Kern, der verschieden sein kann (amorphe Substanz, endotheliale Zellen, etc). Der zweite Typus wird mehr durch eine hyperplastische Perineuritis vertreten. Ausser diesen beiden finden sich noch Mischformen. Aetiologisch ist über diese Körper noch nichts bekannt; wiederholt fand man sie bei dem strumiprivalen Zustand. Die klinischen und symptomatologischen Erscheinungen, wenn solche überhaupt existiren, sind unbekannt.   S. Kalischer.

E. Marandon de **Montyel,** De l'action physiologique de la thymacétine. Bull. de Thérapeutique etc. 1893, No. 122.

Die Versuche des Verf. lehren, dass das Thymacetin keinen Einfluss ausübt auf die Sensibilität, den Schlaf, die Psyche, die Vasomotoren, die Geschlechtsorgane, die Secretion; zuweilen verursachte es eine vorübergehende Erweiterung der Pupillen, und vorübergehendes Ohrensausen mit Schwindel unmittelbar nach seiner Anwendung; zuweilen verursacht es (in 3/4 der Fälle) einen leichten Kopfschmerz an demselben oder am folgenden Tage Es vermehrt für ca. 2 Stunden die Muskelkraft und erhöht vorübergehend die Temperatur; ebenso vermehrt es ca. 2 Stunden lang die Zahl der Inspirationen, ferner die Pulszahl und den arteriellen Druck. In 2/3 der Fälle bewirkte es an demselben oder dem folgenden Tage eine Ermattung. In allen Fällen trat entweder ein erhöhter Harndrang, Dysurie, brennender Schmerz oder ein Spasmus mit momentaner Retention ein; ebenso tritt meist ein bitterer Geschmack während des Tages auf und ein Hitzegefühl und Brennen im Oesophagus und im Epigastrium, das sich mitunter mit heftigem Durst, Nausea, Anorexie, Erbrechen verband; die Organe (ausser dem Magen) gewöhnen sich schnell an das Mittel. Die genannten Symptome nehmen mit der Gröfse der Dosis zu. Die Paralytiker zeigten sich für das Mittel weniger empfindlich als die anderen Geisteskranken. Die sedative oder hypnotische Wirkung blieb meist aus.   S. Kalischer.

G. Berg, Ueber einen durch Excision geheilten Fall von Ulcus molle serpiginosum. Deutsche med. Wochenschr. 1893, No. 48.

Das Ulcus safs auf dem Dorsum penis und liefs sich in seinem Weiterschreiten auch durch ausgiebige Abtragung der unterminirten Ränder, Ausschabung und Anwendung des Paquelin nicht aufhalten. Die Excision geschah weit im Gesunden, die Wundränder wurden durch die Naht vereinigt u. trotz des grofsen, etwa 5 cm breiten und 6 cm langen Hautdefectes erfolgte prompte Heilung ohne Recidiv.   H. Müller.

Matschke, Ein Beitrag zur Kenntniss der Jodoformdermatitis. Therap. Monatsh. 1893, Oct.

Verf. bekam selbst nach jedesmaliger, selbst nur ganz kurz dauernder Berührung auch der unverletzten Haut mit Jodoform eine mehr oder weniger ausgebreitete Dermatitis, welche den gebräuchlichen antieczematösen Mitteln hartnäckig zu widerstehen pflegte, sich dagegen unter Umschlägen, Einwickelungen und Pinselungen mit 15 proc. wässriger Thiollösung rasch besserte.   H. Müller.

Felsenreich, Beckenneigung u. Genitalprolaps. Wiener med. Wochenschrift 1893, No. 17.

Ursachen der stärkeren Beckenneigung beim Weibe sind: gröfsere Spreizung der Beinachsen — bedingt durch gröfseren Abstand der Gelenkspfanne —, der längere u. mehrfach wagerechte Hals, das in Spanien übliche Tragen hoher Stöckelschuhe, die Aequilibrirung grofser Mammä.

Die Verschiedenheit der Beckenneigung ist ein ethnologisches Merkmal: z. B. haben Spanierinnen und Polinnen stärkere Neigung.

Die Beckenneigung hängt mit Entwickelung des Knochensystems zusammen. Hängebauch ist secundäre Folgeerscheinung der Schwangerschaft bei stärkerer Neigung; auch gibt die letztere gröfsere Disposition zu Senkung und Vorfall.

Bei allen Frauen mit derartigen Beschwerden ergab Messung der Beckenneigung (nach Rüter) nur Winkel von 24—45°.   A. Martin.

Motet, Intoxication par l'oxyde de carbone, auto-observation. Annal. de hygiène 1894, S. 258, März.

Nach 3 Minuten langem Fahren in einer geheizten Droschke empfand Motet plötzlich heftiges Schlagen im Kopf, schweres Schwindelgefühl, Uebelheit, Parese der unteren Glieder. Bei jeder Bewegung steigerte sich der Schwindel, beim Versuch der Nahrungsaufnahme trat Erbrechen ein. Er sah totenbleich aus, es bestand 2 Tage lang Polyurie, schlechter Schlaf, Täuschungen des Gesichtssinnes, sobald die Augen geöffnet waren. Der Schwindel dauerte etwa 8 Tage an, die Fähigkeit zum Gebrauch der unteren Glieder stellte sich noch viel langsamer ein; noch nach 6 Wochen bestanden zeitweise Störungen.   Fr. Strassmann.

Einsendungen für das Centralblatt werden an die Adresse des Hrn. Prof. Dr. M. Bernhardt (Berlin W. Französische Strafse 21) oder an die Verlagsbuchhandlung (Berlin NW., 68. Unter den Linden) erbeten.

Verlag von August Hirschwald in Berlin. — Druck von L. Schumacher in Berlin.

Wöchentlich erscheinen
1–2 Bogen; am Schlusse
des Jahrgangs Titel, Na-
men- und Sachregister.

Centralblatt

Preis des Jahrgangs
20 Mark; zu beziehen
durch alle Buchhandlun-
gen und Postanstalten.

für die

medicinischen Wissenschaften.

Unter Mitwirkung von

Prof. Dr. H. Senator und Prof. Dr. E. Salkowski,

redigirt von

Prof. Dr. M. Bernhardt

in Berlin.

1894.   9. Juni.   No. 23.

Inhalt: Schaumann, Einfluss von Chloriden auf den Stiffstoffumsatz. — Harley, Physiologischer Abbau des Traubenzuckers. — Bassi, Blutbefund bei schwerer Anämie. — Batz, Matignon, Paul, Ueber Gastroenterostomie — Moos, Fall von Hirntumor. — Hesse, Gasförmige Stoffwechselproducte der Bacterien. — Sobotka, Zur Kenntniss des Vaccineprocesses. — Robin, Ueber Albuminurie. — d'Arsonval, Neue Methode der Electrisation. — Sternberg, Ueber Lähmung und Krampf. — Kollmann, Zur Therapie der Gonorrhoe.

Winterstein, Zur Kenntniss der Trehalose — Hofmeister, Ueber Fermente in den Nahrungsmitteln. — Kanter, Zur Kenntniss des malignen Lymphoms. — Ball, Fälle von Trepanation. — Bramann, Anwendung gestielter Lappen. — Salzmann, Zur Anatomie der angeborenen Sichel — Schech, Ueber Laryngitis fibrinosa. — Lungwitz, Uebergang der Tuberculose auf den Fötus. — Dmochowski und Zanowski, Eitrige Entzündung der Gallengänge. — Robin, Fall von Myxom des Herzens. — Pick, Auslösung psychopathischer Erscheinungen von der Nase aus. — Schmid, Ueber latente Hirnherde. — Köbner, Ueber Chlorzinkstifte. — Jones, Mikroskopische Untersuchung bei Beckenperitonitis. — Jalaguier u Mauclaire, Schicksal von Fremdkörpern in der Bauchhöhle. — Langerhans, Veränderungen in den Luftwegen bei Carbolsäurevergiftung.

K. Schaumann, Ueber den Einfluss des Chlorkaliums, Chlorna-
triums und Chlorrubidiums auf die Stickstoffausscheidung beim
Menschen. Diss., Halle 1893.

Die Arbeit ist unter Leitung von v. Mering ausgeführt, Versuchsperson war der Verf. Die Nahrung war an allen Tagen dieselbe; ihr Stickstoffgehalt nach König berechnet = 18.71 p. d., die
erwähnten Salze wurden in Dosen von 8 g p. d. genommen. Das
Chlornatrium erwies sich ohne jeden Einfluss, auch die Diurese
vermehrte sich nicht, entgegen den Angaben von Voit. Das Chlorkalium steigerte die bestehende mittlere Ausscheidung von 13.46 g
N durch den Harn auf 14.21 g am betreffenden und 14.73 am
nächstfolgenden Tage; in einer zweiten Versuchsreihe von im Durch-

schnitt 15.45 g auf 16.19 bezw. 16.17 g. — Unter dem Gebrauch
von Chlorrubidium sank die N-Ausscheidung von 15.64 auf 13.48
resp. 13.85 g bei einer zweiten Anwendung von 15.28 auf 13.24
resp. 13.71 g. (Wenn Verf. von dem bei gleichmäfsiger Ernährung
erreichten N-Gleichgewicht spricht, so wird man ihm darin nicht
beipflichten können. Von dem eingeführten Stickstoff = 18.71 g
erschienen im Durchschnitt nur 13.62 g im Harn, es fehlten 5.09 g.
Will man annehmen, dass N-Gleichgewicht bestand, so würden
5.09 g = 27 pCt. N unbenützt durch den Darm ausgeschieden sein, eine Annahme, die doch nicht zulässig ist, da bei Verf.
keine Verdauungsstörungen bestanden. Wie die constante Ausscheidung von 13.56 bezw. 13.74 g 10 Tage lang bei 18.71 g Einfuhr
zu Stande gekommen, ist schwer zu verstehen. Eher kann in der
zweiten Versuchsreihe N-Gleichgewicht bestanden haben, obwohl
dann immerhin fast 17 pCt. des N der Nahrung nicht ausgenützt
worden wäre).   E. Salkowski.

V. Harley, Ueber den physiologischen Abbau des Traubenzuckers.
du BOIS-REYMOND's Arch. 1893, Suppl. S. 46.

Nüchternen Hunden wurden die Ureteren unterbunden, dann
in die Jugularvene Traubenzucker zu 10 g pro Körperkilo, in
50 proc. Lösung innerhalb 1 Stunde eingespritzt; zwischen 2 und
25 Stunden danach wurden die Hunde getötet, Blut, Nierensaft,
event Harn, wenn vor dem Tode die Ureterenschlinge wieder gelöst worden waren, ferner Leber und Muskeln auf Zucker und
dessen Zersetzungsprodukte (Glycogen, Alcohol, Aceton und Acetessigsäure, Milchsäure u. A.) analysirt. Beträgt die eingeführte
Zuckermenge 10—12 g pro Körperkilo, so treten klonische Krämpfe
und Trübungen des Sensoriums, zuweilen Sopor, Coma und Tod
ein. Diese Symptome sind nicht auf den Zucker selbst zurückzuführen, dessen Menge im Blut schon nach einer Stunde höchstens
0.48 pCt. beträgt und nach 4—6 Stunden sich zumeist dem vor der
Einspritzung beobachteten Werte nähert, sondern auf die Zersetzungsprodukte, von denen, ausser Milchsäure, Aetylalcohol,
Aceton und ein nach dem Ansäuern mit Schwefelsäure Aceton lie-
fernder Körper, wahrscheinlich Acetessigsäure, nachgewiesen werden
konnten. In dem Maase als der Zuckergehalt im Blute heruntergeht, steigt der Milchsäuregehalt, so dass das maximum 0.13 gegen
0.02—0.05 pCt. der Norm beträgt. Da diesen Zersetzungsprodukten
der Ausweg durch die Nieren versperrt ist, häufen sie sich in den
Geweben und im Blute an; auch in den Organen und Organsäften
konnte bald das eine, bald das andere Zersetzungsprodukt nachgewiesen werden. Am meisten Milchsäure (bis zu 0.34 pCt.) fand
sich in der Leber, etwa halb so viel in den Muskeln (0.17 pCt.),
im Blut war 0.14 pCt., sodass man die Bildung der Milchsäure unter
diesen Verhältnissen vorzugsweise in die Leber, demnächst in die

Muskeln zu verlegen hat. Es entstehen somit nach Einfuhr großer Zuckermengen in's Blut gesunder Tiere dieselben Zersetzungsprodukte, wie sie auch bei Diabetikern nachgewiesen sind. Die hier ermittelten Zersetzungsprodukte sind wohl nicht die einzigen intermediären Glieder zwischen Zucker und dessen gasförmigen Endprodukten, CO_2 u. H_2O, nur dass bei der Geschwindigkeit ihrer Weiterumwandlung es schwer ist, ihrer habhaft zu werden. Wurden vor der Tödtung der Hunde die Ureteren wieder eröffnet und kam es zu einer Harnabsonderung, so fanden sich darin Milchsäure, Aceton, Acetessigsäure. Crotonsäure und Ameisensäure fanden sich weder im Blute noch in den Organen und Säften, auch war das Ammoniak im Blute nach der Zuckereinführung nicht höher als zuvor. Die Leber enthielt niemals so hohe Werte für Glycogen, dass mit Bestimmtheit eine Zunahme des Glycogens aus dem eingespritzten Zucker erschlossen werden konnte. Dagegen ist der hohe Gehalt der Leber an Zucker bemerkenswert; 6—7 Stunden nach der Einspritzung enthielt die Leber 0.9 resp. 1.7 pCt. Zucker, während im Blut nur noch 0.03 resp. 0.06 pCt. Zucker sich fanden.

J. Munk.

G. Bassi, Di due reperte istologici del sangue nell'anemia grave. Gazetta degli ospitali 1893.

In dem Blute einer an schwerer essentieller Anämie leidenden 37jährigen Frau fanden sich an den beweglichen Poikilocyten feine stäbchen- und kreisförmige Fortsätze. Verf. hält dieselben für identisch mit den von Perles beschriebenen Anämie-Körperchen und betrachtet sie nach Form und Farbe lediglich als Fortsätze der roten Blutkörperchen. Sie haben nichts mit Parasiten zu thun und sind auch nicht für die perniciöse Anämie charakteristisch, da sie sich auch bei der sekundären Anämie nach Krebs, Tuberkulose etc. finden. Trifft dies alles nun auch für diese vom Verf. beschriebenen Gebilde zu, so ist doch die Identität der letzteren mit den Perles'schen Körperchen anzuzweifeln, da die letzteren frei und unabhängig von den roten Blutkörperchen sich bewegen sollen und in den mit den bisher bekannten Methoden angefertigten Trockenpräparaten keine Färbung annehmen.

Die zweite interessante Beobachtung des Verf. beruht auf einer starken Dehiscenz der roten Blutkörperchen im anämischen Blute. Ein verhältnismäßig schwacher Druck zwischen 2 Glasplatten genügt bereits, um aus denselben eine Masse herauszudrücken, die bei der Eosin-Methylenblau-Färbung sich schwach rot färbt, und dem Rest des roten Blutkörperchens wie eine Kappe aufsitzt. Die Massen können schließlich nur noch durch einen schmalen Stiel mit dem Blutkörperchen zusammenhängen oder ganz frei werden, alsdann nur durch die Färbung von den Blutplättchen unterscheidbar. Dieser, vom Verf. mit vollem Recht als Kunstprodukt ange-

26*

sehener Befund ist deshalb von hohem Interesse, weil er zeigt, mit
welcher Vorsicht die Blutpräparate zu beurteilen sind, und wie
vieles, was als charakterische Veränderung des Bluts bei Anämie
und Leukämie beschrieben wird, lediglich eine Folge der mangelhaften Technik ist.   M. Rothmann.

1) **R. Batz**, Zur Gastroenterostomie vermittelst Kohlrübenplatten.
St. Petersb. med. Wochenschr. 1893, No. 20.

2) **J. J. Matignon**, Le traitement chirurgical palliatif du cancer
du pylore et la gastro-enterostomie. Bull. gén. de Thérap. 1893, Août.

3) **F. T. Paul**, Gastro-enterostomy: being a modification of Senn's
method. Lancet 1893, p. 129.

1) Zwei sehr ausführlich mitgeteilte Fälle zu Gunsten der in
dieser Zeitschrift eingehend referirten Baracz'schen Methode. Gastroenterostomien scheinen in Russland ziemlich selten verrichtet zu
werden. Selenkow vermochte nur vier derartige Operationen russischer Aerzte aufzuführen; sein eigner, der fünfte, war der erste
glückliche derartige Fall in Russland. Die beiden Fälle Verf.'s
sind quoad operationem als gelungen zu bezeichnen, wenn auch
der zweite fünf Tage nachher an Erschöpfung starb.

2) Der Hauptwert der vorliegenden längeren Arbeit besteht in
der tabellarischen Wiedergabe von 188 Fällen von Gastroenterostomie, welche indessen statistisch nicht ausgenützt werden. Verf.
schlägt vor, die mühsam herzustellenden Knochenplatten von Senn
durch durchlöcherte Scheiben aus der Hornsubstanz des Rinder-
hufes zu ersetzen, nachdem er letztere bereits in Tierversuchen erprobt hat.

3) Um die nachträgliche Verlegung der neuen Verbindung
zwischen Jejunum und Magen zu behindern, hat P. die Knochen-
platte mit scharfen Rändern versehen, so dass ein Teil der Umgebung der Incision necrotisch wird. Da sich hierdurch der Zusammenhang zwischen Jejunum und Magen lockern konnte, muss
man die von Senn vorgeschriebenen Lambert'schen Unterstützungs-
Nähte besonders sorgfältig appliciren. P. machte in seinen Tierversuchen, um jede Knickung des Leerdarmes zu meiden, die Befestigung desselben stets an der hinteren unteren Magenfläche durch
das Mesocolon hindurch. An lebenden Menschen scheint die Methode noch nicht geprüft worden zu sein.   P. Güterbock.

Moos, Geschichte eines Gehirntumors. Zeitschrift f. Ohrenheilk. XXV.
S. 1.

Der Fall betrifft einen 20jährigen Mann, der wegen Schwerhörigkeit links und taumelnden Gang in M.'s Behandlung kam. Es

bestand links vollständige Taubheit ohne objectiv nachweisbare Veränderungen am Ohr, ausserdem linksseitige Abducenslähmung,
Facialisparese, leichte Abstumpfung der Sensibilität der linken Gesichtshälfte, Erhöhung der Sehnenreflexe links. Wegen dieser Erscheinungen wurde die Diagnose auf Affection des Kleinhirns und
der Medulla obl. gestellt, wahrscheinlich Tumor. Bei der Obduction
fand sich ein solcher an der Unterfläche des Kleinhirns, die Stelle
des linken Brückenschenkels, des äusseren Teils der linken Hälfte
des Pons, den angrenzenden Abschnitt des linken Grofshirn-
schenkels einnehmend. Der Tumor dringt in das Innere der linken
Kleinhirnhemisphäre ein, die seitlichen Partien der Medulla obl. sind
durch die Tumormasse ersetzt. Acusticus und Facialis sind in der
Tumormasse aufgegangen. Die Geschwulst erwies sich histologisch
als kleinzelliges Rund- und Spindelzellensarcom. Als besonders
bemerkenswert führt M. den gänzlichen Schwund der Kerne des
Abducens, Facialis und Acusticus auf der linken Seite, sowie deren
Wurzelfasern, an. Von den eitrigen im Gehörorgan gefundenen
Veränderungen sind hervorzuheben: die Blutung in den Hauptstamm
des Acusticus im innern Gehörgang mit dadurch bedingter Zertrümmerung und Vernichtung seiner Nervenfasern, progressiv peripherisch zunehmend bis zum jeweiligen Abgang der Fasern zum
Ganglion spirale in den einzelnen Schneckenwindungen, Veränderungen,
die für sich allein schon ausreichten, völlige oder nahezu vollständige Taubheit zu erzeugen. Das Zustandekommen der Schnecken-
blutung erklärt sich, nach Verf., durch den wahrscheinlich in später
Periode der Krankheit eingetretenen gesteigerten Schädelinnendruck,
wodurch auch der Druck im Gefäfssystem erhöht worden sei; dadurch, sowie durch die in Aquaduct. vestibuli und den medialen und
frontalen Halbzirkelgang gefundenen Veränderungen (das Nähere
hierüber s. i. Orig.) sei zweifellos ein behinderter Abfluss der Lymphe
von dem Labyrinth bedingt gewesen. Den Nachweis einer Drucksteigerung im perilymphatischen Raum sieht Verf. in der am Präparate vorhandenen Depression der REISSNER'schen Membran (STEIN-
BRÜGGE) und in der Stellung der Membran des runden Fensters mit
der Convexität nach aussen erbracht.   Schwabach.

Hesse, Ueber die gasförmigen Stoffwechselprodukte beim Wachstum der Bacterien. (Vortrag in der am 21. März 1893 zu Ehren
der ärztlichen Delegirten zur internationalen Sanitätskonferenz
abgehaltenen ausserordentlichen Sitzung der Gesellschaft für Na-
tur- und Heilkunde zu Dresden.) Zeitschr. f. Hyg. 1893, XV. S. 17.

Die Arbeit H.'s wurde auf R. KOCH's Anregung unternommen
und im Laboratorium von Prof. HEMPEL in Dresden ausgeführt.
Dieselbe erstreckte sich lediglich darauf zu untersuchen, wie viel
Kohlensäure die Bacterien abgeben und wie viel Sauerstoff sie

aufnehmen. Der hiezu verwendete Hempel'sche Apparat ist im Orig. abgebildet und muss dort eingesehen werden. Untersucht wurden Agarkulturen von Cholera, Typhus, Tuberkulose, Pfeifer's Kapsel- bacillus, Rotz, Aureus, Milzbrand und Actinomykose. Es stellte sich heraus, dass nach der Impfung von den Bacterien Sauerstoff aufgenommen und dafür Kohlensäure abgegeben wird, und zwar beides um so reichlicher, je lebhafter das Wachstum der Bacterien vor sich geht. Die Art und Weise, wie dies geschieht, ist unter vollständig gleichen Versuchsbedingungen bei ein und demselben Bac- terium derselben Herkunft völlig gleich, so dass man unter Umständen allein aus dem Verlauf des Gasaustausches den Urheber desselben erkennen kann (Kapselbacillus und Tuberkelbacillus). In vielen Fällen wird namentlich Anfangs Tag für Tag sämmtlicher im Kul- turglas vorhandener Sauerstoff absorbirt. — Brutofentemperatur be- schleunigt das Bacterienwachstum und damit den Gasaustausch in hohem Grade. In der Zeit des lebhaften Bacterienwachstums wird nicht die aufgenommene Sauerstoffmenge entsprechende Menge von Kohlensäure wiedergefunden, sondern erheblich weniger; am meisten Sauerstoff wird zurückgehalten zur Zeit des lebhaftesten Bacterienwachstums. Der in Verlust gegangene Sauerstoff wird zum Aufbau des Bacterienleibes oder zur Herstellung anderer Stoff- wechselprodukte verwendet; seine Menge ist zu verschiedenen Wachs- tumsperioden verschieden.

In einigen Schlusssätzen erörtert Verf. noch die Frage: was leistet diese Metode; er findet sie sehr vielversprechend. (Ref. kann auf Grund eigener mit viel einfacherer Methode angestellter Unter- suchungen erklären, dass der Wert der ganzen Untersuchung H.'s ein sehr fraglicher ist, wenigstens was die Kohlensäureabscheidung betrifft, da H. übersehen, dass seine Bacterien Säure produciren und er seine Nährböden mit kohlensaurem Natron alkalisirte. Kaum einer der verwendeten Bacterien producirt Kohlensäure. Die von H. gefundene ist mindestens grösstenteils die von ihm selbst mit der Soda zugesetzte, durch die von den Bacterien producirte orga- nische Säure freigemachte Kohlensäure. Ref.).   Scheurlen.

J. Sobotka, Zur Kenntniss des Vaccineprocesses. Zeitschr. f. Heilk. XIV. S. 349.

Verf. hat eine grössere Anzahl von Kindern, darunter 88 voll- kommen gesunde, welche er auf der pädiatrischen Klinik des Prof. Ganghofner in Wien geimpft hat, während des Verlaufs der Vac- cine genau beobachtet.

Die Ergebnisse seiner Untersuchung, welche zum Teil Bekanntes bestätigen, sind folgende: Die Curve des vaccinalen Fiebers lässt sich zweckmässig in 4 Phasen einteilen: Die erste Phase umfasst die ersten 2—3 Tage (fieberlos). Die 2. Phase reicht vom 3. und

4. Tage bis zum Ende des 7. Tages. Sie wird oft eingeleitet durch ein markirtes Fieber am 3. und 4. Tag und ist gekennzeichnet durch den remittirenden Gang der Temperatur. Die 3. Phase ist die Hauptphase, das eigentliche Vaccinefieber; sie umfasst den 8. bis 10. Tag. Die Temperaturen zeigen entweder gar keine oder meist nur ganz unerhebliche Schwankungen und halten sich immer auf der febrilen Höhe. Die 4. Phase reicht vom Abfall des Fiebers am 10. Tage bis zur endgiltigen Rückkehr zu normalen Verhältnissen nach 2—3 Tagen. Ihre Abgrenzung gegen die 3. Phase ist zwar nicht immer scharf, aber sie zeigt wieder mehr einen remittirenden Charakter. Dieser Gang der Temperatur ist unabhängig 1) von der Zahl der zur Entwicklung gelangten Pusteln, 2) von der Intensität der Localaffection, 3) von der Wahl der Lymphe (animale, humanisirte), 4) von etwa vorgenommenen Nachimpfungen, 5) von der Eröffnung oder vom Aufkratzen der Pusteln (ohne dazu gekommene Infection), 6) von dem Alter der Impflinge. — Die Temperaturkurve bei oft auch nur leicht erkrankten Kindern, bei Reconvalescenten, sowie bei Kindern mit chronischen inneren Krankheiten zeigt anscheinend ein von dem aufgestellten Typus mehrfach abweichendes irreguläres Bild, doch lassen sich unter Zugrundelegung der oben angeführten Einteilung des Fieberverlaufs nach Phasen auch in diesen atypischen Fällen gewisse Charakteristika wiedererkennen, insbesondre in der 3. Phase. Durch die Erkrankung an Masern, Scharlach oder Varicella bei einem vorher geimpften Kinde wird weder die Entwicklung der Pusteln gestört, noch der typische Gang des Vaccinefiebers wesentlich beeinflusst; bei manchen anderen intercurrenten, aout fieberhaften Erkrankungen aber können die voll entwickelten Pusteln ihren Turgor verlieren, und die Areola entwickelt sich auffallend mangelhaft. — Das Verhalten des Pulses und der Respiration während des ganzen Ficherverlaufs zeigte Nichts für Vaccine charakteristisches. Schwellungen der Achseldrüsen und Schmerzhaftigkeit derselben fand Verf. fast niemals bei den klinisch beobachteten, häufig dagegen bei den ambulatorischen geimpften Kindern; es scheint also, dass die Beteiligung der Drüsen durch mangelhafte Hygiene veranlasst ist. — Auch bei vielen Fällen von Revaccinationen konnte Verf. ähnliche Verhältnisse, wie die angeführten, in Bezug auf Gang der Temperatur und des Pulses constatiren. — In Bezug auf die Localaffection sind folgende Stadien zu unterscheiden: 1) Ein Incubationsstadium von ca. 3 Tagen, 2) ein Entwicklungsstadium von ca. 4 Tagen, 3) das Stadium der Blüthe von 8 Tagen, 4) das Stadium der Abheilung von nicht ganz bestimmter Dauer, durchschnittlich 7—10 Tage. Diese Einteilung entspricht der oben aufgestellten Einteilung des Fiebers nach Phasen. Das Incubationsstadium kann verlängert (18 Tage, selbst 5 Wochen) oder verkürzt sein. — Während des Vaccineverlaufes vorgenommene Nachimpfungen können bis zum 6. bis 7. Tage haften, während dies später nicht mehr der Fall ist; wahrscheinlich weil in der 3. Phase die allgemeine Durchseuchung

des Körpers mit dem Vaccinegifte stattfindet. — Eiweifs wurde
vom Verf. im Harne der Impflinge nie gefunden. In der 3. Phase
des vaccinalen Fiebers fand Verf. eine beträchtliche Vermehrung
der Stickstoffausscheidung. — Die Vaccine veranlasst regelmäfsig
Leukocytose, welche am häufigsten am 3..oder 4. Tage nach der
Impfung auftritt, dann ungefähr 3—4 Tage anhält, um durchschnittlich am 7. bis 8. Tage von der Impfung an gerechnet, abzusinken.
Dieser Abfall erfolgt oft bis unter die Norm und die Abnahme der
Leucocytenzahl dauert 3—5 Tage. Am 10. bis 12. Tage nach der
Impfung tritt regelmäfsig abermals Leucocytose auf, deren Dauer
2—6 Tage beträgt. Ein ganz analoges Verhalten der Leucocytose
wie bei Vaccine fand Verf. bei Variola. Ueberhaupt ist das Verhalten beider Processe — wie Verf. des weiteren ausführt, — ein
so gleichartiges, dass er für die Identität der Variola und Vaccine
eintritt. — Unter 3061 an Variola erkrankten Kindern waren nach
Ausweis der Krankenjournale nur 120 = 3.9 pCt. geimpft. Von
den nicht geimpften sind 45.93 pCt. gestorben, von den geimpften
9.1 pCt.   Stadthagen.

A. **Robin**, Des albuminuries phosphaturiques; classification et trai-
    tement. Bull. de l'acad. de méd. 1893, No. 50.

    Verf. macht darauf aufmerksam, dass gewisse Albuminurien eine
Folge von chemischen Störungen der Ernährungsvorgänge sein
können; das Wesentliche, wenn nicht die Ursache der letzteren ist
eine mehr oder weniger intensive Zerstörung roter Blutkörperchen,
verbunden mit gesteigerter Ausscheidung von Phosphorsäure durch
den Urin, und Verf. bezeichnet sie deshalb als „Albuminuries
phosphaturiques". Er unterscheidet 4 Gruppen derselben, die
wahrscheinlich lediglich als verschiedene Entwickelungsstadien anzusehen sind: 1) Einfache Alb. phosphaturique: hier ist die
Vermehrung der Phosphorsäureausscheidung das einzige dauernde
pathologische Symptom von Seiten des Harns, während das Eiweifs
in Form der intermittirenden oder cyklischen Albuminurie auftritt;
Prognose günstig bei zweckmäfsiger Behandlung der Phosphaturie.
— 2) Pseudoneurasthenische Alb. phosphaturique, charakterisirt durch eine leichte (dauernde oder intermittirende) Albuminurie, durch ziemlich beträchtliche Phosphaturie, durch neurasthenische Erscheinungen mannigfacher Art, endlich durch Ernährungsstörungen; dieser, aus dem Bilde der Neurasthenie abzuzweigende
Symptomencomplex giebt bei frühzeitiger Diagnose und zweckmäfsiger Therapie eine günstige Prognose, während im entgegengesetzten Falle die functionelle Albuminurie in eine anatomisch be-
gründete übergehen kann. — 3) Pseudo-Brightsche Alb.
phosphaturique: abgesehen von verschiedenen Störungen des Allgemeinbefindens, des Nervensystems und Verdauungsapparates findet
sich Polyurie mit normalem oder etwas herabgesetztem spec. Ge-

wicht neben Albuminurie und vermehrter Phosphorsäusscheidung. Aetiologische Momente sind: physische und geistige Ueberanstrengung, Wachstum, übermäfsige Fleischernährung, hereditäre Disposition zu Gicht. Unter zweckmäfsiger Therapie (die' sich von der üblichen Behandlung des·Morbus Brighthii unterscheidet) ist Heilung möglich. (Verf. sah dieselbe 4 Mal unter 6 Fällen eintreten). — 4) Brightische Albuminurie von phosphaturischer Entstehung: wirklicher Morbus Brighhii auf der Basis einer Phosphaturie. Verf. sieht diese Form als letzte·Entwickelungsstufe aller früheren, rein functionellen an. — Als gemeinsam ätiologische Momente sämmtlicher 4 Formen betrachtet er Ueberanstrengung des Nervensystems bei arthritischer Disposition. — Die Therapie (betreffs deren Details wir auf das Original verweisen) ist eine hygienische (Muskelübungen ohne Uebermüdung) und eine diätetische (verminderte Zufuhr von Kohlehydraten, vermehrte von grünen Gemüsen und Früchten; Rind- und Hammelfleisch, Geflügel, Eier bei Ausschluss von Fischen; als Getränk abgerahmte Milch und leichte alkalische Wässer). Die Anämie erfordert die Darreichung von Eisenpräparaten, die Albuminurie die Verabreichung von Gallussäure mit Jod, Calomel oder mit Aloë und Chinaextract.

Perl.

A. **d'Arsonval,** L'autoconduction ou nouvelle méthode d'électrisation des êtres vivants; mesure des champs magnétiques de grandes fréquences. Comptes rendus T. 117, No. 1.

Bei der neuen Elektrisationsmethode d'Arsonval's, von ihm Autoconductio̓n genannt, befindet sich die Versuchsperson von der Quelle der Elektricität vollkommen isolirt. Die Elektricität wird dem Individuum nicht durch Leiter zugeführt, sondern· sie entsteht in seinen Geweben selbst, die einen in sich geschlossenen Induktionsstrom darstellen. Die ganze Person steht innerhalb eines grofsen Solenoids in einem magnetischen Felde, dessen Intensität ungemein häufigen Schwankungen ausgesetzt ist. Indem wir, was die weitere Beschreibung der Versuchseinrichtung betrifft, auf das Original verweisen, berichten wir nur folgenden interessanten Versuch. Umfasst ein Mensch die Solenoidwindungen, in jeder Hand dabei eine Glühlampe haltend, so wird der in den Armen cirkulirende inducirte Strom so stark, dass er die Lampen von $^1/_{10}$ Ampère zum Glühen bringt. — Der Widerstand der Hände wird durch Eintauchen derselben in warmes Salzwasser vermindert.

Zur Messung der Intensität der magnetischen Felder von derartigen für diese Experimente nötigen ungemein häufigen Oscillationen bediente sich d'A. der Foucault'schen Ströme. Ueber die Wirkungen dieser Elektrisationsmetode auf die Vorgänge des Stoffwechsels (wie die Analyse der Respirationsprodukte darthat) wird d'A. an anderer Stelle berichten.

Dieser Mitteilung fügt CORNU die Bemerkung hinzu, dass weder er noch MAREY das Geringste von diesen Strömen empfunden, obgleich 6 von ihnen gehaltene Lampen (125 Volt — 0,8 Ampère) dabei zum Glühen kamen. Die den Körper der Versuchspersonen durchfliefsenden Ströme hatten eine enorme Quantität (900 Volts × 0.8 Ampère = 720 Watts). Wäre dieselbe Quantität elektrischer Energie in Gestalt von Wechselströmen mit längeren Unterbrechungen (100—10000 in der Secunde) zur Anwendung gekommen, so hätte sie genügt, beide zu vernichten.   Bernhardt.

M. Sternberg, Ueber Lähmung und Krampf. Wiener klin. Wochenschrift 1893, No. 35—36.

Der Verf. findet die gegenwärtige Lehre von den anatomischen Grundlagen der schlaffen und spastischen Lähmungen reformbedürftig, weil sich verschiedene Erfahrungen aus der Pathologie damit nicht Einklang bringen lassen so z. B. die Verschiedenartigkeit cerebraler und spinaler Contracturen, die schlaffe Lähmung mit Verlust der Sehnenreflexe bei totaler Querläsion des Rückenmarks, das Vorkommen von Contracturen mit herabgesetzten Sehnenreflexen. Die Theorien, welche zur Beseitigung dieser Widersprüche von einzelnen Autoren aufgestellt sind (z. B. JACKSON's Kleinhirntheorie) halten einer weitgehenden Kritik ebenfalls nicht stand. In der vorliegenden Arbeit bespricht der Verf. vorerst die directen und indirecten Beeinflussungen des Reflexbogen durch Hemmung, Lähmung und Ermüdung, wobei er hervorhebt, dass für diese Einflüsse, soweit sie spinaler Natur sind, durch die neueren Forschungen die anatomischen Bahnen bestimmt worden sind (Comissuren- u. Strangzellen mit ihren Collateralen). Neben spinaler Beeinflussung giebt es eine subcorticale und corticale. Aus dem Zusammenwirken dieser Einflüsse geht, sobald sie sich im physiologischen Gleichgewicht befinden, der normale Sehnenreflex hervor. Was sodann die Beziehungen zwischen Sehnenreflex und Lähmung betrifft, so weist Verf. darauf hin, dass bei Affektion des peripher-sensiblen Anteils des Reflexbogens (sensorischen Nervenendigungen im Muskel, Periost, Gelenk) — also schon bei Contusionen, Periostitis etc. — eine Beeinflussung der zugehörigen Reflexe stattfindet, bei Ischias vermisste er den Achillessehnenreflex, woraus ein neuritischer und nicht blofs neuralgischer Process für dieses Leiden erschlossen werden musste. Bei supracentralen (oberhalb des Reflexcentrums gelegenen) Läsionen liegen sehr verwickelte Einflüsse auf die Reflexe vor, insofern als dabei reizend oder unterbrechend auf Hemmung und Lähmung eingewirkt werden kann. Der Verf. bringt (p. 17—18 des Sep.-Abdr.) im Detail die Erfahrungen der Pathologie in Einklang mit seinen Theorien, diese Einzelheiten müssen hier aber übergangen werden. Der letzte Teil der Arbeit ist der Besprechung der Beziehungen zwischen Lähmung, Sehnenreflexen und Contracturen

gewidmet. Der Verf. schlägt vor die Contracturen je nach dem
Verhalten der Reflexe in reflexophile, reflexodepressorische und re-
flexneglectorische einzuteilen (Steigerung, Herabsetzung, Unverändert-
bleiben der Reflexe bei vorhandener Contractur).

Reflexophil sind die Contracturen bei Plattfuſs (Reizung der
sensorischen Endigungen) bei Neuritis (selten), bei Tumoren der
cauda equina (sehr selten). Auch bei supracentralen Läsionen (im
Rückenmark und im Gehirn) entstehen reflexophile Contracturen
und zwar sind sie stärker im ersteren als im letzteren Falle, weil
dort mehr Hemmungen (nämlich auch spinale!) fortfallen als hier.
Uebt die Läsion eine Reizwirkung aus, so entsteht die reflexophile
Contractur durch Lähmung, hiebei muss die PqBahn intakt sein.
Die reflexodepressorische Contractur kann peripheren Ursprungs sein d. h. im Muskel gelegen (Myositis etc.) oder reflexo-
central entstehen (bisweilen bei Trismus beobachtet — häufiger ist
hier die reflexophile Contractur durch Reizung des motorischen
Kerns) oder supracentral — hier muss neben dem Impuls zur Contractur eine starke Hemmung in's Reflexcentrum (beides durch heftig
reizend wirkende Läsionen) hinabgesandt werden — dies tritt seltener
bei Rückenmarks- als bei Hirnläsionen ein. Endlich die reflexo-
neglectorischen Contracturen begreifen so verschiedenartige
Formen in sich, dass deren Aufzählung hier zu weit führen würde.
Interessant sind an dieser Stelle die Ausführungen des Verf. über
die Genese und die Unterschiede bei spinalen und cerebralen Contracturen. Auf die Notwendigkeit für Lähmungen und Hemmungen
von Reflexen auf die kurzen Bahnen und auf die von FLECHSIG
postulirte Verbindung mit den subcorticalen Centren zurückzu-
greifen, wird wiederholt hingewiesen.   M. Brasch.

A. Kollmann, Zur Diagnostik und Therapie der männlichen Go-
norrhoe. (Nach einem in der Abt. f. Derm. u. Syph. der 65.
Naturforschervers. geh. Vortrag). Deutsche med. Wochenschr. 1893,
No. 47.

Verf. betont einer allzu einseitigen Berücksichtigung der bac-
teriologisch-mikroskopischen Methode gegenüber die Bedeutung des
NITZE-OBERLÄNDER'schen Endoscops beim subchronischen und chronischen Tripper. Dasselbe gestattet nicht selten, wo die mikroskopische Untersuchung nicht ohne Weiteres zum Ziele führt, eine
sofortige Diagnose der Gonorrhoe (Infiltrate der Mucosa, massen-
haftes Auftreten von Drüsenveränderungen oder Drüsenabscessen)
und lässt recht häufig als Ursache langdauernder Secretion Veränderungen an den Schleimdrüsenausführungsgängen erkennen. Die
Endoskopie ermöglicht auch allein eine präcise locale Therapie.
Bei Erkrankungen, die mit Infiltration des Drüsenkörpers und seiner
Umgebung einhergehen, haben sich die OBERLÄNDER'schen Dilatationen, welche rechtzeitig angewendet der Entstehung schwererer Ver-

Änderungen fast immer vorbeugen, am besten bewährt. Handelt es
sich um reine Katarrhe der Drüsen, so sind die letzteren direct mit
den schon früher (Cbl. 1893, S. 864) beschriebenen Instrumenten
zu behandeln. — Die Endoskopie der hinteren Harnröhre übt Verf.
nur bei besonderen Indicationen; übrigens ist nach seinen neueren
Beobachtungen die Urethritis posterior viel seltener, als gewöhnlich
angegeben wird. — Schliefslich demonstrirte K. eine Anzahl neuerer
Instrumente, insbesondere zur intraurethralen galvanischen und faradischen Behandlung der sexuellen Neurasthenie, sowie zur photographischen Aufnahme endoskopischer Bilder.   H. Müller.

E. Winterstein, Zur Kenntniss der Trehalose. Zeitschr. f. physiol.
Chem. XIX. S. 70.

Aus einigen kg getrockneter Steinpilze (Boletus edulis) stellte W. eine gröfsere
Quantität der mit der Mycose identischen Trehalose (aus der Trehala, dem Cocon
eines Rüsselkäfers) von der Formel $C_{12}H_{22}O_{11}$ dar, welche durch Moleculargewichts-
bestimmungen nach der Gefriermethode bestätigt wurde. Durch sorgfältige Untersuchungen überzeugte sich Verf., dass dieselbe bei der Inversion mit verdünnten
Säuren ausschliefslich Traubenzucker liefert. Sie gleicht hierin, sowie bezüglich der
Formel, der Maltose, unterscheidet sich jedoch von dieser dadurch, dass sie FEHLING'-
sche Lösung beim Kochen nicht reducirt und mit essigsaurem Phenylhydrazin kein
Osazon liefert.   E. Salkowski.

V. Hofmeister, Beitrag zur Frage der Nahrungsmittelfermente.
Arch. f. pract. u. wiss. Tierheilk. XX. S. 23.

Wie ELLENBERGER und Verf. früher für den Hafer ermittelt haben, konnte Verf.
nunmehr auch für andere pflanzliche Nahrungs- und Futtermittel feststellen, dass in
ihnen sich ein diastatisches Ferment befindet, nur bei den einzelnen von verschieden
kräftiger Wirkung. Am schwächsten erwies es sich in den Kartoffeln und im Reis,
stärker in den Cerealien und Leguminosen (Erbsen, Gerste, Weizen, Roggen,
Hafer, Mais) sowie im Roggenstroh, am kräftigsten im frischen Wiesenheu, bei welch'
letzterem beim Zusammenbringen mit Wasser und bei Bluttemperatur innerhalb 6
Stunden sich bis zu 11 pCt. der angewandten Substanz an Zucker bildeten. Da dies
Ferment seine Wirksamkeit bei Körpertemperatur entfaltet, kann bei Fütterung dieser
Nahrungsmittel im rohen Zustand ein Teil der Dextrin- und Zuckerbildung im Magen
auf Rechnung des in diesen Stoffen enthaltenen diastatischen Fermentes gesetzt werden. In allen Versuchen wurden je 10 g des zu prüfenden Nahrungs- und Futter-
mittels im fein verteilten Zustande mit 100 g Wasser versetzt und nach 2—8stündiger
Digestion bei 40° (resp. 50—70°) der gebildete Zucker durch Titriren mit FEHLING'-
scher Lösung ermittelt, nachdem zuvor das etwa gelöste Eiweifs mit Salz- und Phosphorwolframsäure ausgefällt war.   J. Munk.

J. Kanter, Ueber das Vorkommen von eosinophilen Zellen im
malignen Lymphom und bei einigen anderen Lymphdrüsenerkran-
kungen. Cbl. f. allg. Path. u. path. Anat. 1894, 16. April.

Verf. konnte bei einem charakteristischen Falle von malignem Lymphom in
Uebereinstimmung mit GOLDMANN sehr zahlreiche eosinophile Zellen in den erkrankten
Lymphdrüsen nachweisen. Die Untersuchung zahlreicher normaler und anderweit er-
krankter Lymphdrüsen liefs ein grofses Schwanken in der Zahl der eosinophilen
Zellen erkennen.

Doch war in einem Falle von Prurigo ihre Zahl mindestens so grofs wie beim malignen Lymphom, so dass ihr abnorm reichliches Vorkommen nicht für letzteres charakteristisch ist.

Ueber die Entstehung dieser Zellen ist nichts Sicheres bekannt: ob dieselben aus dem Knochenmark stammen oder im Gewebe der Drüse selbst sich bilden, müssen weitere Untersuchungen lehren. **M. Rothmann.**

Ch. B. Ball, Notes of two cases of cerebral surgery. Dublin Journ. of med. 1893, p. 89.

1) 30jähriger Mann mit Hinterkopfwunde nach Sturz aus 14' Höhe zeigt 1 Jahr nach der Verletzung Jackson'sche Epilepsie mit Zuckungen im linken Arm. Nach Trennung der Adhäsionen über der durch Trepanation freigelegten rechtsseitigen motorischen Area völlige Heilung, so dass Pat. seinem Beruf als „fitter" einer Eisenbahn wieder nachgeht.

2) Bei einem 17jährigen Mädchen hatte sich nach einem vor 10 Mon. erlittenen Schlag gegen das rechte Ohr eine eitrige Otorrhoe entwickelt. Unter Fortbestand dieser treten Stupor, Erbrechen, Neuritis optica duplex, Erweiterung der rechten Pupille, Schüttelfrost mit Fieber und Schmerzen im Schädel auf. Unter Voraussetzung eines Abscesses wurde ca. ½" oberhalb des Meatus auditorius ext. trepanirt und nach doppelter Unterbindung der A. mening. med das von Blut strotzende Hirn freigelegt. Eine Probepunction ergab ca. ½" tief Eiter und wurde nach Erweiterung des Stichkanals ca. 1 Unze Eiter entleert. Nachbehandlung durch Drainage und völlige Heilung. Die Otorrhoe hielt noch in leichtem Maase 6 Monate an, um dann auch zu schwinden. **P. Güterbock.**

---

v. Bramann, Heilung grofser Weichteil- und Haut-Defecte der Extremitäten mittelst gestielter Hautlappen aus entfernten Körperteilen. Arch. f. klin. Chir. XLVI. S. 626.

Fünf eingehend mitgeteilte Fälle von ausgedehnten Substanzverlusten der Extremitäten nach Maschinenverletzungen und Verbrennungen thun die grofsen Vorteile obigen Verfahrens vor den Thiersch'schen ungestielten Lappen überall dort dar, wo die Transplantation letzterer fehlgeschlagen ist oder es der Uebertragung eines das Unterhautfettgewebe mitenthaltenden Hautlappens bedarf. **P. Güterbock.**

M. Salzmann, Zur Anatomie der angeborenen Sichel nach innenunten. v. Gräfe's Arch. f. Ophth, XXXIX. p. 131.

An einem Auge, welches wegen Myxosarkom des Opticus enucleirt worden war, fand S. nach innen unten von der längsovalen Papille eine Sichel von annähernd gleicher Gröfse. Im Bereiche der letzteren fehlte das Pigmentepithel und die innersten Schichten der Chorioidea, während die äussern Schichten sich in die Sichel hineinerstreckten und erst nahe dem Rand der Papille bis auf einzelne Pigmentzellen ganz verschwanden. Der Defect war von der Netzhaut bedeckt, welche daselbst in doppelter Lage vorhanden war. Die innere Lage zeigt die Netzhautschichten in normaler, die äussern in umgekehrter Reihenfolge, wenn auch in den letzteren dieselben nur unvollständig ausgeprägt waren. Die Sehnervenfasern gingen in die innere Lage über. Da alle Anzeichen von Verziehung der Chorioidea und der inneren Sclerallagen über den äusseren, wie das tiefe Einschneiden der Chorioidea an der der Sichel zugewandten Seite fehlten, und im ganzen Bereiche der Sichel eine Verdoppelung der Netzhautanlage bestand, so sucht S. die Erklärung der Faltenbildung in einer Verschiebung des inneren Blattes der secundären Augenblase gegen das äussere. Es fand ein verspäteter Verschluss der fötalen Augenspalte in ihrem obersten Ende statt, und der

Verschluls erfolgte nicht durch Heranziehung der ganzen Augenblase, sondern durch Wachstum des inneren Blattes.   Horstmann.

Scheck, Ueber Laryngitis fibrinosa. Deutsche med. Wochenschr. 1894, No. 9.

Verf. teilt einen dieser sehr seltenen Pälle mit, der als Analogon der Bronchitis fibrinosa zu betrachten ist. Das Gemeinsame beider ist der fieberlose Verlauf, die in gewissen Zeiträumen auftretende, bis zur Asphyxie sich steigernde Dyspnoe und die Expectoration fibrinöser Massen, die in diesem Fall aus Ausgüssen des Kehlkopfsinneren bestehen. Der Fall widerstand sehr hartnäckig der Therapie; Heilung durch Touchiren der von Pseudomembranen befreiten Schleimhaut mit 10 pCt. Arg Lösung und Einreibung von Jodoform.   W. Lublinski.

Lungwitz, Kongenitale Tuberkulose beim Kalbe mit nachgewiesener placentarer Infection. Archiv f. Tierheilk. 1894, XX. S. 204.

Im Dresdener Schlachthaus werden alle trächtigen Uteri von Kühen, die wegen Tuberkulose beanstandet worden, sammt den Föten auf das Vorhandensein von tuberkelverdächtigen Processen untersucht. Unter etwa 200 solchen Pällen wurden bis jetzt 2 tuberkulöse Föten gefunden, deren Sectionsergebniss L. in vorliegender Arbeit mitteilt.

In beiden Pällen litt das Muttertier an allgemeiner Tuberkulose verbunden mit Abmagerung. Im ersten Fall war die Uterinschleimhaut tuberkulös infiltrirt. Aus der Placenta konnte durch leichten Druck eine grofse Menge dicker schmutziggelber Flüssigkeit gepresst werden, die massenhaft Tuberkelbacillen enthielt. Der hasengrofse Fötus stammte aus dem 6. Monat; die Bronchial-Mediastinal- und Mesenterialdrüsen desselben waren geschwollen und verkäst. In den Lungen und der Leber fanden sich vereinzelte Tuberkel. In allen diesen Krankheitsprodukten wurden Tuberkelbacillen gefunden.

Der zweite Fall verhielt sich bezüglich der Uterinschleimhaut und Placenta analog dem ersten; in mütterlicher wie fötaler Placenta waren reichlich Tuberkelbacillen zu finden. Der 4½ Monate alte Fötus enthielt ausser in der Lunge, Leber und den Drüsen noch in Milz und Nieren gröfsere und kleinere Tuberkel.   Schourten.

Dmochowski u. Zanowski, Zwei Fälle von eitriger Entzündung der Gallengänge (Angiocholitis suppurativa), hervorgerufen durch das Bacterium coli commune. Cbl. f. allg. Path. u. pathol. Anat. 1894, No. 4.

Angeregt durch die Beobachtung zweier Falle von eitriger Entzündung der Gallengänge, hervorgerufen durch das Bacterium coli commune haben die Verf. einschlägige Experimente an Hunden vorgenommen. Während bei einer Reihe solcher Experimente (Injectionen von Bacterium coli in die Gallengänge) die Resultate negativ ausfielen, wurden bei einer anderen Reihe sehr bedeutende entzündliche Processe, die aber nicht in Eiterung übergingen, constatirte. In drei weiteren Versuchsfällen beobachteten die Verff. Eiterungen im Subcutangewebe. Endlich führten in zwei Pällen die Injectionen des Bacterium coli unter septikämischen Erscheinungen zum Tode der Versuchstiere. Es bewiesen diese Versuchsresultate, dass auch das Bacterium coli unter Umständen selbständig eine Eiterung in den Gallengängen herbeiführen kann; doch soll durchaus nicht etwa behauptet werden, dass dieser Parasit die ausschliefsliche oder auch nur eine häufige Ursache solcher Eiterungen sei.   C. Rosenthal.

A. Robin, Note sur un cas de myxome du coeur. ‑Archiv de méd. expér. 1893, No. 6.

Im Anschluss an einen von Berthenson beschriebenen Fall von Myxom des linken Vorhofs (ref. i. Cbl. f. d. med. Wiss. 1893, S. 668) giebt R. die Krankengeschichte und den Sectionsbefund eines von ihm beobachteten Falles, in dem es sich ebenfalls um ein Myxom des linken Herzens handelte. Auch hier waren intra vitam Embolien die hervorstehendsten Symptome. Es handelte sich um einen früher stets gesunden Mann, der ganz plötzlich von einer rechtseitigen Hemiplegie befallen wurde. Am Herzen hörte man ein systolisches Hauchen, ohne dass man es genauer localisiren konnte; doch schien es am stärksten an der Basis zu sein. Der Kranke erholte sich verhältnissmäfsig schnell und nach etwa zwei Monaten war er vollständig wiederhergestellt. Nach 2½ Jahren wurde er, und zwar wiederum ganz plötzlich, von einer linkseitigen Hemiplegie befallen, an deren Folgen er noch im Laufe desselben Tags starb. Bei der Section fand sich in dem dilatirten linken Vorhof eine 6 cm lange, 4 cm breite traubenförmige Geschwulst von gelatinöser Consistenz, die sich bei der microscopischen Untersuchung als „Myxoma cellulare" erwies. Rings um den Tumor war das Endocard verdickt, ebenso die Mitralis, die deutlich insufficient war; auch die Semilunarklappen waren verdickt, doch nicht deutlich insufficient. In der rechten Carotis fand sich ein dickes, das Lumen der Arterie vollständig verstopfendes Blutgerinnsel. In der Milz zahlreiche alte und frische Infarcte.   K. Kronthal.

A. Pick, Ueber reflectorisch von der Nase aus ausgelöste psychopathische Erscheinungen. Prager med. Wochenschr. 1893, No. 16.

P. beschreibt bei einer 28jährigen Frau Zwangsvorstellungen und Zwangsimpulse, die als Begleiterscheinungen eines melancholischen Zustandes auftreten und inhaltlich mit der Nase in Beziehung stehen, „der böse Geist komme aus der Nase etc." Nach einer Operation infolge einer Rhinitis hypertrophica schwanden die Zwangsvorstellungen für einige Zeit; jedoch blieb der melancholische Grundzustand bestehen, und es stellten sich andere Zwangsgedanken in kurzer Zeit ein; auch in ähnlichen Fällen von Hack etc. treten die reflectorisch von Nasenleiden ausgelösten psychopathischen Erscheinungen trotz der Entfernung der anfänglich auslösenden Ursache meist später wieder auf.   S. Kalischer.

G. Schmid, Ueber latente Hirnherde. Aus der med. Klinik des Hrn. Prof. Eichhorst in Zürich. Virch. Arch. Bd. 134. p. 71.

Die sehr umfängliche Arbeit enthält 39 Fälle von cerebralen Herderkrankungen, bei welchen intra vitam, meist trotz längerer Hospitalbeobachtung, niemals Zeichen eines Hirnherdes constatirt werden konnten. Diese Fälle bilden ⅓ aller durch die Autopsie nachgewiesenen Hirnherde, welche im Laufe von 8 Jahren in der Zürcher Klinik zur Beobachtung kamen — gewiss ein stattlicher Procentsatz. Ein Teil dieser symptomlos verlaufenden Herde betraf die die innere Kapsel umgebenden Ganglien und diese selbst — jedesmal aber unter Nichtbeteiligung des hinteren Schenkels der Kapsel; ein anderer Teil der Fälle zeigte latente Erkrankungen des Centrum semiovale, oft unter Mitergriffensein der darüber liegenden Rindenpartieen (Pars front. u. parietooccip. dext., Pars occipit. dext. et sin.). Im allgemeinen gehörten die erkrankten Rindenstellen den sogen. latenten Zonen an, zweimal aber betraf die Erkrankung die sog. motorische Zone (Lob. paracentr. u. gyrus post centr.) ohne dass Ausfallserscheinungen bemerkbar waren. Es verliefen ferner latent zwei Ponsherde, 4 Erkrankungen der Kleinhirnhemisphären, 1 im mittleren Kleinhirnstiel, 2 in der Hypophysis, 2 im Plexus choroid., sonderbarerweise auch 2 kleinere Erkrankungsherde im Boden des 4. Ventrikels. Ueber das Nähere muss auf die Originalarbeit verwiesen werden.   M. Brasch.

H. Köbner, Notiz über Chlorzinkstifte. Berl. klin. Wochenschr. 1893, No. 45.

Die von K. vor vielen Jahren zu Aetzungen empfohlenen Chlorzinkstifte werden meist insofern unzweckmäßig hergestellt, als sie viel zu groß und nur in einem einzigen Mischungsverhältnisse — mit der höchsten Chlorzink- und der geringsten Salpetermenge — angefertigt werden, was auch ihre Haltbarkeit wesentlich beeinträchtigt. Die Stifte sollen für gewöhnlich 4—5 cm lang und 4—5 mm dick und in 5 verschiedenen, mit den Nummern 1—5 zu bezeichnenden Stärkegraden vorrathig gehalten werden und zwar im Verhältniss von 1 Teil Zinc. chlorat. auf 3.1 ⅓, 1,0.4 u. 0.2 Kali nitr. Für ihre Auswahl ist die beabsichtigte Tiefe der Aetzung maßgebend. Das Aufpinseln von salzsaurem Cocain vor der Application ist durchaus zulässig, doch genügen meist nachfolgende Kaltwasserspülungen zur Abkürzung des Schmerzes.

R. Müller.

M. A. D. Jones, Microscopical studies in pelvic peritonitis. Med. Rec. 1892, May 28.

Die betreffenden Präparate wurden in ½—1 pCt. Chromsäurelösung gehärtet und später in reinem Glycerin, nicht in Canada-Balsam untersucht. — Verf. beschreibt 1) das peritoneale Peritoneum, 2) die Pathologie der Entzündung, 3) die Veränderungen des Endothels, des Bindegewebes, der Gefäße und der glatten Muskeln bei Peritonitis, 4) die Aetiologie der Peritonitis. — Nach eingehender Schilderung der microscopischen Veränderungen giebt Verf. als häufigste Ursache der Peritonitis septische oder gonorrhoische Infection an.

A. Martin.

M. M. Jalaguier und **P. Mauclaire,** Recherches critiques et experimentales sur des compresses et éponges abandonnées dans la cavité péritonéale. Gaz. hebd. 1893, 8. Avril.

Verfasser berichten über Versuche von Hunden und Kaninchen, denen sie auf dem Wege der Laparatomie Gazestreifen und Schwämme in die Bauchhöhle gebracht hatten. Die Gazestreifen rollten sich in Kugeln zusammen, waren von Verwachsungen umgeben, machten aber keine weiteren Beschwerden, einmal, bei einer trächtigen Hündin fanden sich Gazereste in der Uterushöhle. Die mit Schwämmen versehenen Tiere starben sämmtlich. Die Schwämme hatten sich abnorm ausgedehnt. Hieran knüpft sich ein Bericht über ähnliche, bereits veröffentlichte Experimente und über Fälle, wo bei Menschen aus Versehen Gazestreifen oder Schwammstücke nach der Laparatomie in der Bauchhöhle zurückgeblieben waren.

A. Martin.

A. Langerhans, Ueber die Veränderung der Luftwege und der Lungen infolge der Carbolvergiftung. Deutsche med. Wochenschr. 1893, No. 48.

Verf. fügt seinen entsprechenden früher referirten Beobachtungen einen neuen Fall hinzu, in dem Tod nach 24 Stunden eintrat und die pathologisch anatomische Untersuchung eine leichte Aetzung der oberflächlichen Epithelschichten im oberen Verdauungsapparate ergab, ferner eine katarrhalische Entzündung der Luftwege, ausgedehnte, vorgeschrittene bronchopneumonische Herde in allen Lappen, Trübung mit beginnender Verfettung in Muskeln, Herz, Nieren, Leber, Magen. In diesem Falle war die catarrhalische Bronchitis, von der die Bronchopneumonie jedenfalls ausging, durch keine Aetzung zu erklären. Verf. neigt sich infolgedessen jetzt zu der Ansicht, dass es sich bei dieser Bronchitis, wie bei der Laryngitis um secundäre Wirkungen des resorbirten Carbols handelt.

Fr. Strassmann.

Einsendungen für das Centralblatt werden an die Adresse des Hrn. Prof. Dr. M. Bernhardt (Berlin W. Französische Straße 21) oder an die Verlagshandlung (Berlin NW., 68. Unter den Linden) erbeten.

Verlag von August Hirschwald in Berlin. — Druck von L. Schumacher in Berlin.

JUL 3 1894

Wöchentlich erscheinen
1—2 Bogen; am Schlusse
des Jahrgangs Titel, Na-
men- und Sachregister.

Cen tt
für die
medicinischen Wissenschaften.

Preis des Jahrganges
20 Mark; zu beziehen
durch alle Buchhandlun.
gen und Postanstalten.

Unter Mitwirkung von
Prof. Dr. H. Senator und Prof. Dr. E. Salkowski,
redigirt von
Prof. Dr. M. Bernhardt
in Berlin.

1894.   **16. Juni.**   **No. 24.**

Inhalt: ENGELMANN, PORTER, Ueber die Innervation des Herzens. — SCHWARZ, Ueber die elastische Substanz der Aorta. — LILIENFELD, Zur Kenntniss der Blut-gerinnung. — v. ROOERS-GUSENTHAL, BORCK, Fälle von Hernia obturatoria. — ZAUFAL, Extraduraler Abscess bei Otitis media. — PIENIASEK, Ueber Laryngo-fissur. — FISCHEL, Zur Morphologie und Biologie des Tuberkelbacillus. — WORMS, Ueber Diabetes mit mildem Verlauf. — SCHOTTEN, Peritonitis nach Perforation eines Magengeschwürs. — BABABASCHEW, JACKSON, Fälle von Augenmuskelläh-mungen. — KEITEL, LEWIN, Ueber die Anwendung des Hydr. salicyl. — ARL-FELDT, Ueber das Fieber im Wochenbett.

GALEOTTI, Ueber die Jodreaction der amyloiden Substanz. — BIER, Behand-lung der Tuberkulose der Gliedmassen. — WAGORT Unterbindung der A. iliaca interna — BRAUNSCHWEIG, Ueber die Geschwülste des Sehnerven. — DESCHAMPS, Formalin-Dämpfe gegen Mittelohrcatarrh. — SIMON, Entzündung des Antrum High-mori nach Influenza. — CHIARI, Tuberculose der Nasenschleimhaut. — RINGELING, UFFALI, Zur Diagnose der Cholera. — REMMER, Tötliche Wirkung eines Band-wurmmittels — THEODOR, Behandlung der Hydrocele bei Kindern. — BERNHARDT, Ueber klonische Krämpfe im Gebiet des N. peroneus superfic. — BERNHARDT, GUMPERTZ, Zur Kenntniss der Bleivergiftung. — PETRINI, Fall von Psammom. — STEINTHAL, Zur Casuistik der Ureteren-Cervixfisteln. — HABERDA, Bedeutung der Rachenverletzungen Neugeborener.

1) **Th. W. Engelmann,** Beobachtungen u. Versuche am suspen-dirten Herzen. Zweite Abhandlung: Ueber die Leitung der Be-wegungsreize im Herzen. Pflüger's Arch. Bd. 56, S. 149.

2) **W. T. Porter,** Ueber die Frage eines Coordinationscentrum im Herzventrikel. Ebenda, Bd. 55, S. 366.

1) Die alte Lehre, dass die Ursache der selbständigen Herz-tätigkeit und des Herzrhythmus im eigenen Nervensystem des Herzens zu suchen sei, ist seit einiger Zeit durch verschiedene Beobachtungen erschüttert worden; diese sind:

1. die periodischen Bewegungen des Ureter entstehen durch

automatische Erregbarkeit der Muskelfasern und werden nicht durch Ganglien veranlasst.

2. Die Contraction des Herzens beginnt bei künstlicher Reizung immer in der direct gereizten Abteilung. Beim Zerschneiden der Herzkammer in beliebige Stücke verhält sich jedes Stück künstlichen Reizen gegenüber wesentlich wie die unversehrte Kammer.

3. Die Erregung und ebenso die electrische Reizwelle pflanzt sich im Herzen vom Ort des Reizes aus nach allen Richtungen hin fort. Dies ist nicht durch Nervenmechanismus zu erklären, sondern nur durch Mitteilung der Erregung von Muskelzelle zu Muskelzelle.

Verf. legt sich nun von Neuem die Frage vor, ob die Bahnen, welche die Erregung fortleiten, Muskel- oder Nervenfasern sind und sucht diese durch direkte Messung der Leitungsgeschwindigkeit zu entscheiden. Zu diesem Zwecke wurden die Vorkammern in verschiedener Entfernung von der Kammer gereizt und jedesmal das Latenzstadium für die Ventrikelsystole gemessen. „Die Dauer der Latenz musste mit Entfernung der Reizstelle vom Ventrikel sehr merklich wachsen, falls die Leitung im Vorhof durch Muskelfasern besorgt würde, da die Fortpflanzungsgeschwindigkeit der Erregung in den Muskelfasern des Froschherzens hunderte mal kleiner ist, als die in den motorischen Nerven. — War die Leitung aber durch Nervenfasern vermittelt, so konnten bei den geringen Dimensionen der Vorkammer gröbere Unterschiede überhaupt nicht erwartet werden".

Bei den Versuchen ergab sich nun die Thatsache, dass die Systole der Kammer später eintritt, wenn der Vorhof in gröfserer Entfernung von der Kammer gereizt wird, als bei Reizung in der Nähe der Kammer. Aus dem zeitlichen Unterschied berechnete sich die Fortpflanzungsgeschwindigkeit für den Vorhofsreiz zu 90 mm p. Sec. Das ist eine etwa 300 Mal geringere Fortpflanzungsgeschwindigkeit als unter gleichen Bedingungen im motorischen Froschnerven. Aus diesen Messungen muss daher folgender Schluss grzogen werden: „Der Reizvorgang, welcher durch die Vorkammer nach dem Ventrikel hin fortschreitet und diesen zur Contraction veranlasst, wird innerhalb der Vorkammer durch Muskelfasern nicht durch Nerven fortgeleitet".

Verf. nimmt ferner an, dass auch die Uebertragung des Reizes an der Kammergrenze vom Vorhof auf die Kammer durch die anatomisch nachgewiesenen Muskelbündel vermittelt wird.

Endlich zeigt Verf., dass es möglich ist, durch Quellung in Wasser das Contractionsvermögen des Vorhofs völlig aufzuheben, ohne seine Leitungsfähigkeit für Reize zu beeinträchtigen. In diesem Falle verlieren die Muskelbündel der Vorkammern „ihren Charakter als Muskeln und behalten ihre Function als motorische Nerven der Kammer". Sie leiten der letzteren trotz vollständiger Aufhebung ihrer Contractilität den Bewegungsreiz zu „und zwar mit einer Geschwindigkeit durchaus derselben Ordnung, wie wenn das Verkürzungsvermögen erhalten wäre".

2) Kronecker und Schmey hatten gefunden, dass die Ventrikel in fibrilläre Zuckungen gerathen und zu schlagen aufhören, wenn das Interventricular-Septum zwischen mittlerem und oberem Drittel mit einer Nadel verletzt wird und hatten dieser Stelle ein Coordinationscentrum zugeschrieben. Verf. wendet sich nun gegen diese Annahme mit einer Versuchsreihe, in welcher bei Hunden der Ramus descendens der linken Coronararterie oder der Ramus septi unterbunden wurde. Die Tiere überlebten die Operation 5 Stunden bis 14 Tage. In den meisten Versuchen war das Septum teilweise, in einem überall mit Infarcten erfüllt, so dass eine Ernährung ausgeschlossen war.

„Die Experimente erlauben den Schluss, dass kein Coordinationscentrum im gewöhnlichen Sinne einer begrenzten Zusammenhäufung von Nervenzellen besteht, sei es im Septum, sei es in irgend einem andern Teil der Ventricular-Wand".

Der Widerspruch zwischen diesem Ergebniss und den Versuchen von Kronecker u. Schmey wird nicht aufgeklärt.   Hürthle.

H. Schwarz, Untersuchungen über die chemische Beschaffenheit der elastischen Substanz der Aorta. Zeitschr. f. physiol. Chem. XVIII. S. 487.

Als Material diente die Aorta des Rindes; die Darstellung ist der Hauptsache nach auf der Einwirkung von künstlichem Magensaft auf die Schleimhaut des Schweinemagens und anhaltendes Kochen zur Entfernung eines der Verdauung widerstehenden Eiweifskörpers basirt; ausserdem Extraction mit 5 proc. Salzsäure in der Kälte, Behandlung mit Alkohol und Aether. Das erhaltene bräunlich gelbe Pulver, welches sich in Salzsäure mit violetter Farbe löste, Millon'sche und Xanthoproteïn-Reaction gab, zeigte die Zusammensetzung in Procenten: C 53.95 H 16.67 S 0.38. Durch Kochen mit 1 proc. Kalilauge liefs sich der Schwefel vollständig entfernen, ohne dass die Substanz ihre Eigenschaften änderte, das Elastin lässt sich also in der That entschwefeln. Beim Erhitzen mit Wasser bei 130—140⁰ lieferte das Elastin Körper von den Eigenschaften des aus dem Elastin des Nackenbandes durch Verdauung mit künstlichem Magensaft erhaltenen Hemielastin (Protelastose) und Elastinpepton (Deuteroelastose).

Bei der Zersetzung mit Zinnchlorür und Salzsäure lieferte das Aorten-Elastin: Schwefelwasserstoff, Ammoniak, Leucin, Glycocoll, Tyrosin, Lysatinin; Glutaminsäure und Asparaginsäure fehlten. Betreffs der Isolirung dieser Körper vergl. das Orig.

Weiterhin wurde untersucht, ob in dem Elastin auch der Atomcomplex des nicht hydroxylirten Benzols vorhanden sei. Zu dem

Zweck wurde 200 g des Präparates mit Zinnchlorür und Salzsäure
behandelt, Zinn und Salzsäure entfernt, das Tyrosin grösstenteils
abgeschieden und die rückständige Masse durch anhaltendes Kochen
mit Kaliumchromat + Schwefelsäure oxydirt. Unter den Produkten
liefs sich Cyanwasserstoff, Benzaldehyd und Benzoësäure nachweisen.
Die Quantität der erhaltenen Benzoësäure war 3.9 g = 1.95 pCt.
Da das Elastin nur 0.34 pCt. Tyrosin geliefert hatte, so verhält
sich der im Elastin enthaltene hydroxylirte aromatische Atemcom-
plex zu den nicht hydroxylirten, im 1:8.6. Beim Schmelzen mit
Kalihydrat lieferte das Elastin wie die Eiweifskörper Indol, Skatol,
Phenol, Benzol, dagegen kein Methylmercaptan, wie Eiweifs und
Leim, sondern nur Schwefelwasserstoff. Nach der procentischen
Zusammensetzung, dem Fehlen von Glutaminsäure und Asparaginsäure und der Bildung von Hemielastin und Elastinpepton zu
schliefsen ist das Elastin der Arterien mit dem des Nackenbandes
identisch.   E. Salkowski.

L. Lilienfeld, Weitere Beiträge zur Kenntniss der Blutgerinnung,
du BOIS-REYMOND's Arch. 1893, S. 560.

Fibrinogen, aus Magnesiumsulfatplasma vom Hunde mittels
conc. NaCl-Lösung ausgefällt und in wenig NaCl-Wasser gelöst,
liefert nach 24stündiger Verdauung mit künstlichem Magensaft einen
P-reichen Niederschlag; demnach ist Fibrinogen ein Nucleoproteïd.
Aus einer reinen, weder für sich allein, noch auf Zusatz von Kalksalzen gerinnenden Fibrinogenlösung erhielt Verf. vermittelst Essigsäurefällung immer einen Niederschlag, welcher unter Zusatz einer
Spur Alkali in Wasser gelöst, auf Hinzufügen eines Tropfens einer
5proc. Chlorkalciumlösung im Verlaufe von Secunden zu einem festen
Kuchen gerinnt. Dieser mit Essigsäure ausgefällten Substanz ist
weder Fibrinferment noch Serumglobulin beigemengt; sie wird durch
blofsen Zusatz von Kalk in typisches Fibrin umgewandelt. Dies
Nucleoproteïd stammt sowohl aus Leucocyten als aus deren Derivaten, den Blutplättchen. Entsprechend der Fibrinogenbildung erfolgt ein Schwund der Leucocyten; es ist also Fibrinogen nicht als
ein im Plasma gelöster Stoff im kreisenden Blute anzusehen, entsteht vielmehr aus der Kernsubstanz der Leucocyten. Mit dem
Fortschreiten des Gerinnungsprocesses schwindet die Tinctionsfähig-
keit der Zellkerne in erheblichem Mafse, wahrscheinlich infolge der
Abgabe der leicht färbbaren Nucleoproteïde an das umgebene Plasma.
Das in den zelligen Gebilden vorhandene Monokaliumphosphat besitzt sog. zymoplastische Eigenschaften; bringt man eine Spur davon
in unwirksames Pferdeblutserum, so erlangt letzteres schon nach
10—15 Minuten die Fähigkeit, Fibrinogenlösung zum Gerinnen zu
bringen.   J. Munk.

1) Victor von Rogner-Gusenthal, Aus der chir. Abtb. des Primarius Dr. Schopf im k. k. Elisabeth-Spitale in Wien. Ueber einen Fall von Hernia obturatoria completa mit Verlagerung der Tuba und des Ovariums. Wiener med. Presse 1893, No. 26.

2) Borck, Ein Fall von Hernia obturatoria. Archiv f. klin. Chir. XLvI. S. 369.

1) Die eine 66jährige Frau betr. rechtsseitige Hüftbeinlochhernie wurde vor der Operation für eine Schenkelhernie gehalten, doch lag sie weiter unten und innen als diese. Der im Canal. obturator. angewachsene Darm war gangränös und wurde ein Anus praeter naturam angelegt. Der Tod erfolgte an Erschöpfung 4 Tage nach der Operation. In der Epicrise meint Verf., dass bei besserem Allgemeinbefinden der Pat. vielleicht die Laparotomie behufs eines sicheren Einblickes dem einfachen Bruchschnitt vorzuziehen gewesen wäre. Der vorliegende Fall ist der vierte (nach Englisch) von H. obturatoria mit den weiblichen Genitalien als Inhalt.

2) Bei der 59jährigen, 24 Stunden nach der am dritten Einklemmungstage der rechtsseitigen H. obturator. unternommenen Laparotomie und Darmresection an Erschöpfung und beginnender Peritonitis verstorbenen Frau zeigte die Autopsie, dass der hühnereigrofse Bruchsack sich zwischen der oberen und mittleren Portion des M. obturator. externus befand. Derselbe hatte sich beim Passiren des Canalis obturatorius derart zwischen Arterie und Nerv gedrängt, dass diese an seinem äussern untern Rande in den genannten Canal eintraten. Der Nerv lag am weitesten nach aussen, die Vene am weitesten nach innen, die aus der A. hypogastr. entspringende Arterie in der Mitte und schlug sich der Ramus pubicus letzterer um die untere Fläche des Bruchsackhalses in medianer Richtung zum Ram. horizont. pubis. Die Arterie lag am Ende des der Länge nach eingekerbten Bruchsackes nach innen, ein Nervenast dagegen nach aussen. P. Güterbock.

Zaufal, Ungewöhnlich ausgebreiteter rechtsseitiger extraduraler Abscess in Folge von Otitis media sine perforatione von 1jähr. Dauer. Prager med. Wochenschr. 1893, No. 50.

Die Eiteransammlung in Z.'s Fall erstreckte sich bis nahe zur Coronarnaht und zur Sagittalnaht und füllte zum Teil die hintere Schädelgrube aus. Dura mit dem Gehirn war so weit vom Schädelknochen abgedrängt, dass man bequem zwischen ihr und dem Knochen mit dem Zeigefinger die Wände der Höhle abtasten konnte, ohne die Grenzen des Abscesses zu erreichen. Trotz dieser bedeutenden Hirncompression waren keine Hirndruckerscheinungen vorhanden, das einzige Symptom, das auf intracranielle Erkrankung hindeutete, war beiderseitige Neuroretinitis. Abmeifselung des Knochens in grofser Ausdehnung; wegen Hervorquellens von Eiter, scheinbar aus der Tiefe der Schädelhöhle resp. aus einem Gehirnabscess,

wurden mehrere Probepunctionen durch die Dura' gemacht, ohne
Eiter zu aspiriren. Erst bei Abmeifselung des Proc. mast. und
Erweiterung der Knochenlücke bis auf 6 cm Breite und 3 cm Länge
entleerte sich massenhaft dicker gelber Eiter. 2 Tage nach der
Operation Exitus letalis. Bei der Obduction fand sich Meningitis,
entsprechend einer Punctionsöffnung ein linearer Abscess im Gehirn;
Nephritis chronica; ausserdem geheilte Sinusthrombose. In der Epicrise warnt Verf. vor Punctionen des Gehirns durch die entzündete
Dura, da bei Nichtvorhandensein eines Abscesses aus dem entzündeten Duragewebe Infectionskeime in der Subarachnoidalraum und
in die Gehirnsubstanz übertragen werden können.   Schwabach.

Pieniazek, Ueber die Laryngofissur auf Grundlage eigener Erfahrung. Zeitschr. f. Chir. XXXVI. H. 3, 4. Nachtrag XXXVII. H. 1, 2.

Die Operation kommt meist nur in Frage, wo schon Stenose
der Luftwege vorhanden und gewöhnlich schon vorher die Tracheotomie ausgeführt wurde. Gleich nach der Tracheotomie die Laryngofissur zu machen erscheint nicht zweckmäfsig, einerseits weil
die Blutung stören kann, andererseits weil der frisch durchge-
schnittene Ringknorpel seiner Elasticität halber zusammenfedert.
Verf. zieht die Cricotomie mit Spaltung des lig. conicum der tiefen
Tracheotomie vor. Die Thyreotomie führt Verf. stets bei Lagerung
des Kranken mit hängendem Kopf und Hals ohne Tamponka-
nüle aus; diese Lagerung schützt den Kranken sicher vor Blutaspi-
ration und erlaubt ein bequemes Operiren. Die Trachealfistel wird,
wenn sie nicht genügend klafft, mit dem TROUSSEAU'schen Dilatator
offen gehalten, die Weichteile über dem Schildknorpel schichtweise
getrennt, der Knorpel selbst zur sicheren Schonung der Stimmbänder von innen nach aussen mittelst starken Tenotome durchschnitten. Nach Eröffnung des Kehlkopfes erfolgt die weitere
Operation je nach der Indication, nachdem die Schleimhaut gehörig
cocainisirt. Zur genauen Orientirung empfiehlt Verf. die Anwendung eines Reflexhohlspiegels. Nach Beendigung der Operation
wird der Kehlkopf mit 3 pCt. Borsäurelösung ausgewaschen und
mit Jodoform bestreut und mit Jodoformgaze tamponirt; alsdann
wird die Kanüle eingeführt und genäht. Nach 4—10 Tagen wird
der Tampon entfernt und die Kanüle gewechselt. Manchmal entwickeln sich noch Schwierigkeiten bei dem Decanulement, die eine
Erweiterungsnachkur erfordern. Nach dieser Methode ausgeführt,
ist die Laryngofissur technisch leicht und ungefährlich. Verf. beschreibt 47 Operationen, von denen er 38 selbst ausgeführt. Zwei
Todesfälle erfolgten durch Diphtherie und Tuberkulose. Ausführliche Krankengeschichten erläutern die Arbeit, die Indicationen
waren hauptsächlich gutartige Neubildungen, hyperplastische Processe, Narbenbildung nach Ulcerationen und Veränderungen, Trau-

men, Frakturen, Fremdkörper, Carcinom, Sclerom, Tuberkulose, Perichondritisstenosen.

Im Nachtrag werden noch 13 neue Fälle erwähnt.

W. Lublinski.

Fischel, Zur Morphologie und Biologie des Tuberkelbacillus. Berl. klin. Wochenschr. 1893, No. 41.

Infolge der Mitteilungen Sander's (Cbl. 1893, S. 406) sah sich F. veranlasst, seine früheren Untersuchungen über den Tuberkelbacillus (Cbl. 1893, S. 38) nochmals aufzunehmen. Sander hatte angegeben, dass die von F. beschriebene Astbildung der Tuberkelbacillen ein Irrthum sei, bedingt durch einfaches Aneinanderlagern längerer Fäden. Dem tritt F. entgegen, indem er auf die Photogramme seiner früheren Untersuchung hinweist, die eine ächte Verzweigung genau darstellen. Er hebt hervor, dass sie ihm auch jetzt wiederholt zu veranschaulichen gelungen sei und führt ein Citat Grubbk's an, der dasselbe gesehen hat; ein gleiches gilt von Klein. Weiterhin hatte F. trommelschlägelartige Gebilde in den Tuberkelbacillenkulturen, beschrieben, die die Tuberkelbacillenfärbung annahmen und an Aktinomyceskeulen erinnerten; Sander wollte diese auch gesehen haben, beschreibt sie aber als von sehr ungleichem Größendurchmesser, woraus, sowie aus dem Umstand, dass sich die Gebilde auf den Sander'schen Photogrammen nicht finden, F. den Schluss zieht, dass dieser die von ihm gemeinten Gebilde nicht gesehen habe. F. stellt mit Hüppe den Tuberkelbacillus mit dem Aktinomyces in eine Gruppe, da sie macroscopisch und microscopisch dieselben Wuchsformen zeigen und hält beide für die parasitische Wuchsform zweier pleomorpher Arten.

Des weiteren tritt F. nachdrücklich dafür ein, dass die Infectiosität des Tuberkelbacillus wesentlich von dem Nährboden abhänge und dass eine Teilung in 2 Unterarten in Hühnertuberkulose und Säugetiertuberkulose nicht angängig sei. Zu dem Zweck führt er mehrere Versuchsreihen auf; die erste enthält Versuche mit Säugetiertuberkulose an Hühnern und Kaninchen; sie zeigt, dass diese Tuberkelbacillenform auf Hühner übertragen werden und, wenn auch selten, unzweifelhafte allgemeine Tuberkulose erzeugen kann, und dass, wenn auch die Tiere nach solcher Infection in der Regel atrophisch zu Grunde gehen, sie sich doch in Ausnahmefällen völlig erholen können. In der 2. Versuchsreihe stellt F. Versuche mit Säugetiertuberkulose an, die durch modificirte Nährböden der Hühnertuberkulose im Wachstum ähnlich gemacht worden war; solche Kulturen vermochten nur noch in beschränktem Maße bei Säugetieren Tuberkelbildung veranlassen, trotzdem sie das Tier zu töten vermochten, also ganz entsprechend wie Hühnertuberkulose wirkten.

In der 3. Reihe beschäftigte sich F. mit wirklicher Hühnertuberkulose, wobei er fand, dass sie ab und zu bei Kaninchen, häufiger noch bei Meerschweinchen tuberkulöse Localisationen hervorzubringen vermag.

Für die Identität beider Formen führt F. dann weiter an, dass er aus Affen ächte Hühnertuberkolose und Hüppe aus Hühnern und Fasanen ächte Säugetiertuberkulose züchten konnte.

Scheurlen.

***

J. Worms, Sur le diabète à evolution lente. Bull. de l'acad. de méd. 1893, No. 48.

Auf Grund einer Anzahl von Beobachtungen an sehr langlebigen Diabetikern erörtert Verf. die Frage, unter welchen Bedingungen und unter dem Einfluss welcher Behandlung ein Diabetiker seine Existenz fast unbestimmt verlängern kann. Er hebt zuvörderst hervor, dass nach dem allgemeinen Eindruck der Beobachter die Zuckerharnruhr in neuerer Zeit ausserordentlich häufiger vorkommt als früher. Um sich über die Frequenz der Krankheit bei scheinbar Gesunden eine Vorstellung zu bilden, hat er die Urine von 607 in einem industriellen Unternehmen beschäftigten Arbeitern untersucht und dabei nicht in einem einzigen Falle Zucker constatirt; dagegen fand er unter 100 geistig sehr angestrengten Individuen bei 7 ziemlich beträchtliche Mengen von Zucker, ohne dass die Träger dieser Abnormität eine Ahnung davon hatten. Aus diesen noch weiter auszudehnenden Untersuchungsreihen schliefst Verf., dass bei Personen, die geistig sehr angestrengt sind und schwere Verantwortung zu tragen haben, der Diabetes jenseits des 40. Lebensjahres ziemlich häufig ist; der latente Diabetes unter diesen Individuen ist auf mindestens 6 pCt., vielleicht auf 7 pCt. zu schätzen. — Was nun den langsam verlaufenden Diabetes anlangt, so tritt er in 3 verschiedenen Typen auf: 1) der Zuckergehalt ist durch ein angemessenes Régime leicht zu beseitigen, um mit Nachlass des letzteren alsbald wieder aufzutreten, u. s. w. 2) Der Zuckergehalt ist nicht mehr zu beseitigen, wenigstens von der Zeit ab, wo man die Patienten zuerst zu Gesicht bekommt; dennoch können sich diese Kranken sehr lange vortrefflich befinden, vorausgesetzt, dass die tägliche mittlere Zuckerausscheidung nicht mehr als 15—20 g beträgt und dass nur geringe Polyurie und Azoturie besteht. 3) Nur selten besteht ein periodischer Diabetes, wobei Zeiten mit Zuckerausscheidung durch lange zuckerfreie Intervalle von einander getrennt sind. — Für alle Diabetiker der angeführten Kategorieen betont Verf. die Notwendigkeit, dass die Kranken tagtäglich selbst eine quantitative Zuckeranalyse, vermittelst Fehling'scher Lösung ausführen, und er giebt die hierzu erforderlichen einfachen Verfahrungsweisen an; danach richtet sich ein Nachlassen oder strafferes Anziehen der Diätvorschriften. Medikamentös empfiehlt Verf. das schwefelsaure Chinin in täglichen Dosen von 0.2—0.3 g, das er einzelne Kranke fast ununterbrochen 10—15 Jahre lang nehmen liefs, ohne Uebelstände dabei zu beobachten. Perl.

E. **Schotten**, Ein casuistischer Beitrag zur Lehre von der Peritonitis in Folge der Perforation eines Magengeschwüres. Münchner med. Wochenschr. 1893, No. 41.

Der in der Ueberschrift gekennzeichnete Fall betraf einen Mann im Alter von 46 Jahren, bei welchem wahrscheinlich schon seit einer Reihe von Jahren eine Geschwürsbildung in der Regio pylorica des Magens bestanden hatte. Infolge dieser Abnormität hatte er vor 1 ½ Jahren an einer localisirten Peritonitis gelitten und mit dieser stand wohl eine Stenosirung des Pylorus in Verbindung, welche bei der Obduction gefunden wurde. Durch eine Gemütserregung, sowie durch einen Diätfehler acquirirte der Kranke nunmehr eine acute Magenstörung, die zu einem anhaltenden Brechen und Würgen und dadurch zu einer Verschlimmerung des Magengeschwüres führte. Durch den nunmehr folgenden Brechact trat die Berstung der Magenwand und der Serosa sowie der Uebertritt von Mageninhalt in die Bauchhöhle ein. Es folgte die Peritonitis und gleichzeitig Blutungen in den Magen selbst. Todesursache war die Peritonitis. — Bemerkenswert an dem eben beschriebenen Falle ist noch Folgendes: Es bestand sofort bei Eintritt der Perforation eine mit flachem Leib verbundene tetanische Starre der Bauchmusculatur. Erst postmortal entwickelte sich ein leichtes Auftreiben des Leibes. Auf Grund dieser Starre verschwand auch die vorher sichtbare Darmperistaltik. Ferner ist bemerkenswert der Mangel des Verschwindens resp. der Verkleinerung der Leberdämpfung. Dieselbe beruht bekanntlich auf dem Eindringen von Luft in die Bauchhöhle speciell zwischen Leber und Bauchwand. Und in der That war auch im vorliegenden Falle keine Luft eingedrungen, sei es, weil der Magen durch das längere Zeit vor der Perforation erfolgte Würgen luftleer geworden war, sei es, weil die auffallenderweise linear gestaltete Perforationsöffnung den Luftaustritt durch Ventilbildung mit dem darüberliegenden Schleimhautsack nicht begünstigte. Die Perforationsöffnung war auch der Grund für das sonderbare Verhalten des Kranken in Bezug auf das Erbrechen. Während sowohl bei Perforation des Magens in den freien Bauchfellsack das Erbrechen aufhört, brach im vorliegenden Falle der Kranke noch längere Zeit nach dem Eintritte der Perforation. Es scheint, als ob die Ventilöffnung auch bei stärksten Brechbewegungen nur wenig Mageninhalt austreten liefs, sodass auch ein Teil desselben seinen Weg nach oben durch die Cardia fand.

C. Rosenthal.

1) P. Barabaschew, Zwei Fälle von Nuclearmuskellähmungen. Wiener klin. Wochenschr. 1893, No. 18.

2) J. H. Jackson, Two cases of ophthalmoplegia externa with paresis of the orbicularis Palpebrarum. The Lancet 1893, 15. Juli.

1) B. stellt zunächst 3 Fälle traumatischer nuclearer Augenmuskellähmung aus der Litteratur zusammen, um ihnen zwei neue Fälle anzureihen. In allen handelte es sich um Blutungen in die Kerne; in einem safs die Blutung im Kern des Oculomotorius und Trochlearis, in 2 Fällen im Kern des Abducens. In dem ersten der beiden neuen Fälle handelt es sich um eine isolirte traumatische Nuclearlähmung des Trochlearis der rechten Seite. Dieselbe trat nach einem Fall auf das Hinterhaupt ein, ohne sonstige Zeichen einer Gehirnerschütterung, Knochenverletzung u. s. w.; sie äusserte sich durch die für eine rechtsseitige Trochlearislähmung typischen Doppelbilder. — Der 2. Fall bietet eine isolirte nucleare Lähmung der Binnenmuskeln des Auges (Ophthalmoplegia interior) traumatischen Ursprungs. Es zeigte sich nach einem Fall auf den Hinterkopf ohne sonstige Krankheitserscheinungen die linke Pupille fast maximal erweitert und reactionslos auf Licht; die Reaction auf Accomodation und Convergenz war gering; die Accomodation war fast ganz gelähmt.

2) J. beobachtete 2 Fälle von Ophthalmoplegia externa mit einer Parese des Orbicularis palpebrarum und unterstützt die Hypothese Mendel's von dem Ursprung der Nervenfasern des M. orbicularis oc. aus dem Oculomotoriuskern. Der M. orbicularis oc. resp. die ihn innervirenden Nervenfasern haben vermutlich mehrere Centren, und scheinen die inneren circulären Fasern bei der Ophthalmoplegia externa am meisten betroffen zu sein und vom Oculomotoriuskern innervirt zu werden. — Die beiden Fälle selbst sind nur kurz beschrieben. S. Kalischer.

---

1) Keitel, Weitere Versuche in der Anwendung des Hydr. salicyl. bei Lues. (Aus der Klinik für Syphilis des G.-M.-R. Prof. Dr. Lewin). Charité-Annalen XVIII. S. 614.

2) G. Lewin, Zwei weitere Fälle von Intoxication nach der Injection von unlöslichen Quecksilbersalzen. Ebenda, S. 636.

1) Es wurden im Verlaufe von 14 Monaten mit Injectionen von Hydr. salicyl. 902 Kranke, 369 männliche und 533 weibliche, von denen 690 früher niemals eine antisyphilitische Cur durchgemacht hatten, behandelt. Die Einspritzungen (jedesmal 1.0 Hydr. salicyl, 1.0 Paraffin. liquid. 10.0) wurden jeden 5. Tag intramusculär in die Nates gemacht; weniger als 6—8 Einspritzungen galten nicht als eine volle Cur. Oertliche Reizerscheinungen und Schmerzen stellten sich meist nur in sehr geringem Grade ein, häufiger leichte Alterationen des Allgemeinbefindens. In einem Falle trat nach jeder Einspritzung intensiver Hustenreiz auf, in einem

anderen zeigten sich schwerere Störungen nervöser Natur (Tremor,
krampfartige Contractionen u. dgl.), bei 3 Kranken entwickelte sich
6—8 Stunden nach der Injection ein diffuses, bei 1 ein fleckiges
Erythem, welches aber am nächsten Tage wieder verschwunden
war. Stomatitis wurde in 62 Fällen beobachtet, vorwiegend bei
Frauen, welche die Mundpflege vernachlässigt hatten. Ein Mädchen
kam 2 Monate nach der Cur mit einer ulcerösen Stomatitis zurück,
bei einem anderen entstanden nach einer Injection schwere Stomatitis, Albuminurie, Verdauungsstörungen und grofse Schwäche. —
Was die antisyphilitische Wirkung des Mittels betrifft, so schwanden leichte Erkrankungen der Haut und der Schleimhäute schon
nach 1—2 Injectionen, papulöse Formen erforderten 5—6, pustulöse und ulceröse Syphilide mehrfach 12—14 Einspritzungen. —
Sein Gesammturteil fasst Verf. dahin zusammen, dass das Hydr.
salicyl. und die unlöslichen Quecksilbersalze überhaupt den löslichen
nicht gleichwertig, geschweige denn überlegen sind, dass ihre Wirkung eine weniger intensive und nachhaltige ist und dass der Vorteil der selteneren Einspritzungen durch die Gefahr einer allgemeinen Intoxication aufgewogen wird. Für die poliklinische Behandlung ist das Hydr. salicyl. wegen der oft erst längere Zeit nach
der Injection auftretenden gefährlichen Zufälle nicht zu empfehlen.
   2) Bei einem jungen Mädchen stellten sich nach 6 Injectionen
von Hydr. oxyd. flav. starke Stomatitis mit Ulcerationen, Leibschmerzen, Erbrechen und blutige Diarrhoeen ein, welche Erscheinungen allerdings in wenigen Tagen wieder zurückgingen. Der
zweite Fall (aus der Praxis des Dr. Haller) betraf einen 45 jähr.
Mann mit syphilitischen Geschwüren, bei dem nach einer Einspritzung von 1 ccm Hydr. oxyd. flav. 0.5:15.0 schwere Stomatitis
mit viele Wochen anhaltendem, abundantem Speichelfluss und Ankylose des Kiefergelenkes auftrat.   H. Müller.

F. Ahlfeldt, Beiträge zur Lehre vom Resorptionsfieber in der
   Geburt und im Wochenbette und von der Selbstinfection. Zeitschr.
   f. Geburtsh. u. Gynäk. XXVII. H. 2.
   Sich auf 3000 Geburtsbeobachtungen und Wochenbettscurven
der Marburger Entbindungsanstalt aus den Jahren 1883—1893
stützend, sucht A. die für Wissenschaft und Praxis ungemein wichtige Frage bezüglich der Selbstinfection der Entscheidung näher zu
führen. Hervorzuheben ist die grofse Gewissenhaftigkeit bei den
Beobachtungen, so wurden z. B. die Temperaturmessungen nur
durch Assistenzärzte mit wiederholt controllirten Thermometern ausgeführt. — Berücksichtigt wurden bei den Untersuchungen folgende
Punkte:
   1) Der Einfluss der subjectiven Antisepsis; 2) der Einfluss der
Desinfection der Gebärenden und Wöchnerin; 3) die die Infection
begünstigenden Momente bei der Frau; 4) die Entstehung des

Fiebers in der Geburt; 5) die puerperalen Todesfälle und ihre Ursachen; 6) die bacteriologischen Befunde.

A. kommt zu folgenden Resultaten:

Fieber, selbst tötlich verlaufendes, kommt im Wochenbett auch ohne vorausgegangene innere Untersuchung vor; durchschnittlich pflegen freilich die durch Infection von aussen herbeigeführten Erkrankungen schwerer zu sein. — Jede Frau birgt in ihrer Vagina Mikroorganismen, die unter geeigneten Verhältnissen Fieber und Tod herbeiführen können. — Die präliminare Scheidendouche ist eine unerlässliche Bedingung, um schwere Kindbettfieber zu verhüten. — Die Eingangspforten für das puerperale Gift sind in der Hauptsache nicht an den äusseren Genitalien, sondern am Cervix und im Endometrium zu suchen. — Günstige Chancen für das Wochenbett geben: macerirte Früchte, sehr kleine Früchte, abwartendes Verhalten in der Nachgeburtsperiode (2 Stunden und darüber). — Die Zahl der fieberhaften Wochenbetten nimmt langsam mit zunehmender Dauer der Eröffnungsperiode, sehr erheblich mit zunehmender Dauer der Austreibungsperiode zu (auch ohne häufigere Wiederholung der Untersuchung). — Ferner nehmen mit Zunahme des Blutverlustes auch die Wochenbettfieber zu. — Während der Geburt wurde Fieber bei Beckenenge und abnormen Einstellungen beobachtet, fast ausnahmslos erst nach dem Blasensprung. Das Fieber schloss sich an eine Periode absoluter Wehenunthätigkeit oder wenigstens Wehenschwäche an; nach Beginn des Fiebers begann häufig eine ungemein starke Wehenthätigkeit. A. hält dieses in der Geburt auftretende Fieber nicht für eine functionelle Temperatursteigerung (durch Muskelthätigkeit), sondern für einen septischen Process.   A. Martin.

G. Galeotti, Ueber eine Art, die Jodreaction bei der Amyloiddegeneration hervorzubringen. Cbl. f. allg. Pathol. u. pathol. Anat. 1894, 16. April.

Um die amyloid degenerirten Stellen deutlicher hervortreten zu lassen, als dies bei der Behandlung der Schnitte mit LUGOL'scher Lösung möglich ist, empfiehlt Verf. folgende Methode. Die in Alcohol gehärteten, in Celloidin eingebetteten Schnitte werden zuerst in Wasser, dann in eine 5 proc. Jodkalium-Lösung gebracht, wo sie ½ bis ¼ Stunde bleiben. Dann werden sie in Aqu. dest. ausgewaschen und einige Minuten in um die Hälfte verdünntes Chlorwasser gebracht. Auswaschen in vielem Wasser. Glycerin-Einbettung.

Das normale Gewebe ist ganz oder fast ungefärbt, das Amyloid stark braunrot, indem das durch das Chlor frei gemachte Jod sich an den amyloid degenerirten Stellen befestigt.   M. Rothmann.

A. Bier, Behandlung chirurgischer Tuberculose der Gliedmassen mit Stauungshyperämie. Wiener med. Bl. 1893, No. 16—20.

Aus dem Resumé der zahlreichen Krankengeschichten Verf.'s ist hervorzuheben, dass er der passiven Stauungshyperämie nicht die Nachteile zuschreibt, wie sie durch die active Hyperämie bei der Koch'schen Injection und der heissen Luft-Behandlung erzielt werden. Letztere scheinen beide die Gefahr, locale Tuberkulose aufzustören und schnell weiter zu verbreiten mit sich zu führen. Dagegen hat die Stauungshyperämie keinen Nachteil ausser der Begünstigung der Verbreitung eiteriger Entzündungen, ohne aber (wie HELFRICH meint) nach Herstellung reiner Wundflächen contraindicirt zu sein. P. Güterbock.

G. Wheory, Successful case of intraperitoneal ligation of the internal iliac artery. Lancet 1893, July 5. p. 136.

Betr. einen 21jähr. Pat. mit pulsirendem. Tumor oberhalb des linken Os innominatum. Die Vene wurde mit unterbunden, und war vor der Ligatur der Arterie die Blutung eine sehr starke, und bei durch ein Gewitter verdunkeltem Himmel das Licht in der Tiefe sehr schlecht. Bei Abschluss des Berichtes waren Pulsation u. Schmerzen geschwunden, der Tumor aber nicht völlig beseitigt. P. Güterbock.

Braunschweig, Die primären Geschwülste des Sehnerven. v. Gräfe's Arch. f. Ophth. XXXIX. S. 1.

B. berichtet zunächst über 4 Fälle von echten Opticustumoren, Geschwülsten, die sich innerhalb der innern Sehnervenscheide entwickeln, und stellt alsdann alle Fälle, die bis jetzt veröffentlicht worden sind, zusammen. Die Sehnervengeschwülste sind sehr selten, etwa 75 pCt. gehören dem kindlichen oder jugendlichen Lebensalter an. Erblichkeit war niemals nachzuweisen. Der Verlauf ist ein langsamer, meist schmerzloser ohne Entzündungserscheinungen, es tritt Exophthalmos auf, das Sehvermögen erlischt sehr frühzeitig oder nimmt rasch ab, die Beweglichkeit des Bulbus ist eine relativ gute, innerhalb des Muskeltrichters findet sich ein palpabler Tumor, welcher etwa am Orte des Sehnerven verlaufend, Bulbus und Foramen opticum mit einander verbindet. Die Behandlung kann natürlich nur eine chirurgische sein. Die Prognose ist eine gute, da Recidive selten vorkommen, weshalb die Exstirpation derselben mit Erhaltung des Bulbus versucht werden muss. Nach den Erfahrungen von B. geschieht dies am besten durch die von KRÖNLEIN angegebene temporäre, osteoplastische Resection der äusseren Orbitalwand. — Die Tumoren sind entweder endothelialer Natur und gehen wahrscheinlich von den Endothelien der Lymph- oder Blutgefässe aus, grösstenteils aber gehören sie zu den Myxomen und Myxosarcomen, von denen letztere Form den eigentlichen Typus des Sehnerventumors bildet. Horstmann.

Deschamps, Les vapeurs de formol ou Aldehyde formique, dans les affections de l'oreille moyenne. Annales des mal. de l'or. etc. 1894, No. 4.

Verf. empfiehlt die Application der Formaldehyddämpfe bei subacuten Katarrhen der Tuba Eust. und der Paukenhöhle. Schwabach.

F. Semon, Acute inflammation of the left antrum of Highmori after influenza. Brit. med. Journ. 1894, 3. Febr.

Beschreibung einer acuten Entzündung der linken Kieferhöhle nach Influenza, die deshalb von besonderem Interesse ist, weil sie den Verf. selbst betroffen. Mit heftigem Schnupfen stellte sich ein Gefühl von Völle in der linken Wange ein, dem sich später ein unerträgliches Ziehen in der Regio zygomatica zugesellte. Die Haut darüber war geschwollen und gerötet und bei Berührung empfindlich. Schneuzen und Husten war schmerzhaft. Leichtes Fieber. Keine Frontalneuralgie. Am nächsten Tage sofortige Erleichterung nach Entleerung eines grünlichen pyopurulenten Secrets beim Schnauben der Nase; dieses wiederholte sich noch mehrmals, bis zuletzt alle Beschwerden nach Entleerung des erwähnten Secrets aufhörten. Erwähnenswert ist noch, dass sich hieran eine Pulpaentzündung des linken, anscheinend vorher gesunden Eckzahnes anschloss, der extrahirt eine fast gangränöse Entzündung zeigte. (Acute Empyeme nach Influenzen wurden bei den hiesigen Epidemien der Influenza häufig beobachtet. Ref. beobachtete eine Reihe von Fällen, die mit Ausnahme eines spontan heilten).

W. Lublinski.

Chiari, Ueber Tuberculose der Nasenschleimhaut. Fränkel's Arch. f. Laryngologie etc. I. H. 2.

Verf. hat 6 Fälle dieser Erkrankung beobachtet; in 4 konnten Bacillen nachgewiesen werden; die beiden, an denen dieses nicht gelang, gehören jedoch ebenfalls hierher, da sie beide histologisch charakteristische Kennzeichen für Tuberculose darboten. Im Ganzen sind bisher 21 Fälle genauer beschrieben; 11 Mal wurden Bacillen nachgewiesen; blos histologisch wurde die Diagnose 6 Mal und nach dem klinischen Verhalten 4 Mal gestellt.

W. Lublinski.

1) Ringeling, Jets over de bacteriologische cholera-diagnose. Weekbl. van het Nederl. Tijdschr. voor Geneesk. 1894, I. No. 3.

2) Uffelie, De chemotaxis in dienst der cholera-diagnose. Ebenda.

1) Von den verschiedenen Verfahren, die zur Beschleunigung der Stellung der Choleradiagnose angegeben sind, verdient der Vorschlag von Forster besondere Beachtung. Es wird die Peptonlösung vor der Infection mit dem verdächtigen Stoffe auf Bruttemperatur erhitzt, und es gelingt dann, wie 3 mitgeteilte Fälle beweisen, in 4½ bis 5 Stunden die bacteriologische Diagnose zu stellen. Sind die Cholerabacterien in Reinkultur in den Abgängen vorhanden, so ist bereits aus diesem Befunde die Diagnose ermöglicht. Sie liegen alle nach einer Richtung hinter einander wie ein Schwarm Fische.

2) Das von U. angewendete chemotactische Verfahren zur Isolirung der Kommabacillen von anderen ist folgendes: Einige Capillaren werden zu drei Viertel mit Kartoffelsaft gefüllt, indem sie gegen die Oberfläche einer durchgebrochenen Kartoffel gedrückt werden. Nachdem das eine Ende zugeschmolzen, der am anderen Ende leer bleibende Raum mit steriler Scheere abgeschnitten, werden die Röhrchen mit der Oeffnung in einige Tropfen der Peptonkultur gelegt und dann in eine feuchte Kammer gebracht. Nach einer Stunde sind die Röhrchen mit Bacillen erfüllt. Nun wird das andere Ende zugeschmolzen, die Aussenfläche mit Salzsäure und destillirtem Wasser zur Entfernung etwa vorhandener Bacillen abgespült und sie dann im Pepton der Kultur selbst abgeschnitten. Nach 7stündigem Aufenthalt im Brutofen zeigten sich Reinkulturen von Kommabacillen. Nach Zuführung von Säure trat sofort die Indolreaction auf.

George Meyer.

W. Remmer, Acute diffuse Peritonitis bei einem alten Ulcus ventriculi simplex nach Verabreichung eines Bandwurmmittels. Exitus in ungefähr 10 Stunden. Cbl. f. klin. Med. 1893, No. 42.

Der in der Ueberschrift genugsam gekennzeichnete Fall betraf eine Patientin von 21 Jahren, eine Dienstmagd, welche 2 Jahre vorher alle Zeichen eines Ulcus ventriculi simplex dargeboten hatte. Auch Hämatemesis hatte nicht gefehlt. Das Bandwurmmittel (was für eins? Ref.) nebst einigen Löffeln Ricinusöl wurde der Kranken von ihrer Mutter verabfolgt. Eine halbe Stunde später trat Schmerz im Leibe und Brechreiz auf. Der Zustand verschlimmerte sich von Stunde zu Stunde, es traten Delirien auf und 10 Stunden nach Einnahme des Mittels erfolgte der tödliche Ausgang im Collaps, trotz reichlicher Aetherinjectionen.

C. Rosenthal.

F. Theodor, Einiges über Hydrocelen und deren Behandlung. Arch. f. Kinderheilk. XVI. S. 61.

Verf. hat 36 Fälle von Hydrocele bei Kindern im Alter von 2 Wochen bis hinauf in's 8. Lebensjahr nach einem Verfahren behandelt, das er als schmerzlos und frei von irgend welchen Nebenerscheinungen bezeichnet, und dem er nachrühmt, dass es in allen 36 Fällen Heilung ohne Recidiv bewirkt habe. Das Verfahren ist folgendes: Verf. sticht unter den üblichen antiseptischen Cautelen mittelst PRAVAZ'scher Spitze in die Tunica vaginalis propria ein, lässt die Kanüle der Spritze stecken, entleert die Hydrocelenflüssigkeit meist ganz, was durch Druck auf das Scrotum leicht gelingt, und spritzt durch dieselbe Kanüle 2 PRAVAZ'sche Spritzen einer Sublimatlösung von 1:5000 ein. Am nächsten Tage bemerkt man geringe Schwellung ohne Rötung und Schmerz; nach 18 Tagen ist bei absolut fieberlosem Verlaufe der Hoden dem gesunden ganz gleich geworden.   Stadthagen.

M. Bernhardt, Ueber isolirt im Gebiet des N. peroneus dexter superficialis auftretende klonische Krämpfe der Mm. peron. long. et brevis. Berl. klin. Wochenschr. 1893, No. 17.

Es handelte sich um 130—140 Mal in der Sec. wiederkehrende klonische unwillkürliche Bewegungen im Gebiet beider Peronei, wodurch der Fuss eine Valgusstellung annahm. Gehen und Stehen und die Sensibilität nicht gestört. Auch im Schlafe dauert der Krampf an, es entstent dabei jedesmal durch Subluxation der den äusseren Knöchel umgreifenden Sehnen ein knackendes Geräusch. Einwärtsdrehen des Fusses oder Druck auf die Sehnen hinter dem Malleol. ext. liessen die Bewegungen cessiren. Der 11 jähr. Pat. stammt aus einer neuropathischen Familie, ist selbst nervös, gegen die geringsten Mengen von Bier refractär, hat Scharlach und Chorea überstanden und leidet schon mehrere Monate an den merkwürdigen Peroneuskrämpfen. Fernhaltung vom Schulunterricht, Bromkalium, öfteres Hineinzwängen des Fusses in die Equino-Varusstellung brachten den Krampf erst Nachts dann auch am Tage allmälig zum Schwinden.

Der Vortrag enthält noch eine Umschau in der Litteratur, in der es eine Anzahl ähnlich merkwürdiger Fälle von isolirtem Krampf in seiten befallenen Muskeln, aber keinen ganz identischen giebt.   M. Brasch.

---

1) M. Bernhardt, Ueber die GUMPERTZ'schen Anomalien der indirecten electrischen Erregbarkeit und ihre Beziehung zur chronischen Bleivergiftung. Berl. klin. Wochenschr. 1894, No. 12.
2) K. Gumpertz, Bemerkungen zur Prof. BERNHARDT's Arbeit: Ueber die GUMPERTZ'schen Anomalien der indirecten electrischen Erregbarkeit und ihre Beziehung zur chronischen Bleivergiftung. Ebenda, No. 15.

1) B. prüfte an Bleikranken und an Gesunden das Verhalten der indirecten electrischen Erregung des N. radialis und fand, dass viele Individuen sich in Bezug auf das späte Erscheinen der ASzuckung am Radialis oder das Ausbleiben derselben und in Bezug auf die so geringe Wirkung der Reizung mit dem positiven Pol des Oeffnungsinductionsstromes nur sehr wenig oder gar nicht von an Bleicachexie erkrankten oder derselben verdächtigen Menschen unterschieden. Es lassen sich also nicht, wie G. annimmt, die Zeichen degenerativer Neuritis an den Radialnerven bei an Bleicachexie leidenden und noch nicht gelähmten Menschen nachweisen. Die GUMPERTZ'sche Reaction findet sich auch bei vollkommen Gesunden und durchaus nicht immer bei nicht-gelähmten Bleikranken. — Zu ähnlichen Befunden kommt PUTMANN (Boston Med. and Surgic. Journal 1893, No. 18).

2) G. bemüht sich, die Schlüsse, die er aus seinen 3 Beobachtungen gezogen hatte, gegenüber den BERNHARDT'schen Widerlegungen aufrecht zu erhalten und zu verteidigen, ohne neue Beobachtungen oder Beweismaterial anführen zu können.
S. Kalischer.

Petrini (de Galatz), Note sur un cas de syphilide érythémato-tuberculo-crouteuse de la face, compliquée de sarcome angiolithique cérébral. La Roumanie méd. 1893. No. 6, 7.

Bei einer 50jähr. Frau, welche wegen eines tertiären Syphilids des Gesichts behandelt worden war und die während des Lebens, abgesehen von deprimirter Gemütsstimmung, keine cerebralen Erscheinungen dargeboten hatte, enthüllte die Section an der Gehirnbasis einen nussgrofsen, etwas höckerigen, weichen Tumor, der sich als angiolithisches Sarcom (Psammom) erwies. Er zeigte durchaus den histologischen Bau eines Spindelzellensarcoms mit reichlichen, proliferirenden Blutgefäfsen und den bekannten sandartigen Einlagerungen. Die letzteren fanden sich, wie bei Picrocarminfärbung zu erkennen war, innerhalb zelliger Gebilde und zwar allem Anscheine nach in jungen Bindegewebezellen. Keinesfalls handelte es sich um Endothelzellen, weshalb Verf. den für diese Art Geschwülste auch vorgeschlagenen Namen der Endotheliome für unzutreffend hält.   H. Müller.

Steinthal (Stuttgart), Zur Casuistik der Ureteren-Cervixfisteln. Württemb. Corr.-Bl. 1893, No. 13.

St. berichtet über einen Fall von Harnträufeln aus der Scheide. Die betreffende 30jährige Frau hatte am 31. Okt. 1892 zum letzten Mal geboren. Vom Hausarzte war wegen sehr starker Blutung und Collaps der Kreisenden die Zange bei nicht völlig eröffneten Muttermund angelegt worden. Wenige Tage später peritonitische Erscheinungen, spontanes Harnträufeln aus der Scheide. Portio vaginal. uteri klein, rechts vom Muttermund ein tiefer Riss in's rechte Parametrium, durch den Urin fliefst. Abnorme Communication eines Harnleiters mit der Höhle des Cervix. Betroffen ist der rechte Ureter, da rechts beim Urinlassen starke Schmerzhaftigkeit vorhanden. Entleerung von Urin aus der Blase in 24 Stunden 500 cm, dann 375, Scheiden-ausfluss 250—500 cbm.

Absonderung von Eiterkörperchen, Pflasterepithelien, Detritusmassen.

	Harnstoff	Chlornatrium
Blasenurin:	2.16 g	1.175 g
Scheidenurin:	0.195 g	0.26 g

Also rechtsseitige Ureterencervixfistel. Vorkommen: 13 Fälle mit derselben Aetiologie. In 9 Fällen Zange, in 1 Fall Wendung.

Grund dieser Fisteln nach PREUND forcirte Extractionsversuche bei nicht ganz geöffnetem Muttermunde u. Missverhältnisse zwischen Becken u. eingestelltem Kindsteil.

Heilung nur durch Entfernung der betreffenden Niere.

St. hat dieselbe mit gutem Erfolge ausgeführt. Dabei fand er eine Veränderung sowohl der Nierensubstanz, als auch des Ureters.   A. Martin.

A. Haberda, Die gerichtsärztliche Bedeutung von Rachenverletzungen in Leichen Neugeborener. Wiener klin. Wochenschr. 1893, No. 95—97.

H. bringt 18 Beobachtungen aus HOFMANN's Institut in denen Neugeborene durch Hineinpressen harter Körper (zumeist der Finger, seltener eines Tuches, Papierpfropfes etc.) in den Hals erstickt und getötet worden waren. Stets fanden sich Blutungen oder blutige Zerreissungen an den Halsteilen und zwar kann man bei letzteren 2 Formen unterscheiden: rundliche, kanalförmige Durchbohrungen der hinteren Backenwand durch directes Einbohren entstanden und Längsrisse der Schleimhaut vos den Gaumenbögen ausgehend und sich bis an den Oesophagus heranziehend, die Folge der Ueberdehnung der Teile. Die Verletzungen können als typische bezeichnet werden, es ist indess an die Möglichkeit zu denken, dass postmortale Erscheinungen vorliegen, dass bei ungeschickten Versuchen, den Mund des asphyctischen Kindes zu reinigen oder bei unverständiger Ausführung des VEIT-SMELLIN'schen Handgriffes ähnliche Verletzungen entstehen. Dass durch Selbsthilfe solche Verletzungen in der Tiefe des Mundes entstehen können, hält H. für nicht bewiesen.   Fr. Strassmann.

Einsendungen für das Centralblatt werden an die Adresse des Hrn. Prof. Dr. M. Bernhardt (Berlin W. Französische Strafse 21) oder an die Verlagshandlung (Berlin NW., 68. Unter den Linden) erbeten.

Verlag von August Hirschwald in Berlin. — Druck von L. Schumacher in Berlin.

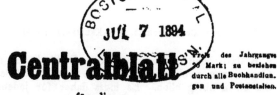

Wöchentlich erscheinen
1—2 Bogen; am Schlusse
des Jahrgangs Titel, Na-
men- und Sachregister.

Centralblatt

Preis des Jahrgangs
20 Mark; zu beziehen
durch alle Buchhandlun-
gen und Postanstalten.

für die

medicinischen Wissenschaften.

Unter Mitwirkung von

Prof. Dr. H. Senator und **Prof. Dr. E. Salkowski,**

redigirt von

Prof. Dr. M. Bernhardt

in Berlin.

1894. **23. Juni.** **No. 25.**

Inhalt: MELTZER, Biologische Bedeutung der Erschütterung. — MÖRNER, Ueber Ovomucoid. — KELLING, Nachweis des Rhodans und der Milchsäure im Mageninhalt. — LEWIN und BOER, Folgen der Exstirpation des Ganglion cöliacum. — ISRAEL, Erfahrungen über Nieren chirurgie. — BUCHNER, Einfluss der Neutralsalze auf Alexine, Enzyme, Toxalbumine. — BENEKE, Bedeutung der Thymushyperplasie für plötzliche Todesfälle. — BIEDL, Verhalten des Blutdrucks bei Chlorotischen. — ELLIOT, HEATON, Ueber intracranielle Blutungen. — HELLER und HIRSCH, KNICKENBERG, Ueber Tuberculose der Haut. — MONDÉS, Geburtsverhältnisse im frühen Lebensalter.

VOIT, Gallenabsonderung und Stoffwechsel. — FRIEDRICHS, Ueber das Eisen in der Milch — POPOFF, Veränderungen des Centralnervensystems bei Cholera. — COLEY, Behandlung von Neubildung mit Erysipelas. — ELSCHNIG, Einfluss von Circulationsstörungen auf das Auge. — RASCH, Häufigkeit der Mittelohrentzündungen bei Kindern. — STOERK, Ueber die Creosottherapie bei Tuberculose. — BLACHSTEIN, Einfluss des Nährbodens auf die Virulenz. — SCHULTZE, Ueber Leukämie. — HERZ, Salicylsäure bei Pleuritis. — GLOGNER, Electrische Reizbarkeit der Nerven bei Beri-Beri. — QUINCKE, Ueber Meningitis serosa. — STAUB, Ueber Pemphigus puerperalis und neonatorum. — BAER, Zur retroperitonealen Stielversorgung — DRAGHIESCO, BROWN, Fälle von Symphyseotomie. — ROSENTHAL, Benzinvergiftung und Benzinmissbrauch.

S. J. Meltzer, Ueber die fundamentale Bedeutung der Erschütterung für die lebende Materie. Zeitschr. f. Biol. N. F. XII. S. 466.

Verf. hat die Frage nach der Bedeutung der Erschütterung für lebende Organismen, über welche in der Litteratur eine Anzahl widersprechender Angaben vorliegt, einer erneuten Prüfung unterzogen, indem er das Wachstum von Bacterienkulturen unter dem Einflusse des Schüttelns (mit Hilfe einer Schüttelmaschine) untersuchte. Das Ergebniss dieser Untersuchungen ist, dass der Einfluss des Schüttelns je nach Intensität und Dauer einerseits und je nach der Bacterienart andererseits ein sehr verschiedener und teils fördernd, teils hemmend oder zerstörend ist. Die Verschiedenheit dieses Einflusses verschiedenen Bacterien gegenüber konnte Verf.

z. B. dazu benützen, um aus einem Gemisch von drei verschiedenen
Organismen zwei auszuschalten, so dass schliefslich eine Reinkultur
des einen übrig blieb. Es muss daher für jeden Organismus festgestellt werden, „welcher Grad von Erschütterung für seine Erhaltung unentbehrlich, welcher Grad absolut vernichtend ist, und bei
welchem Grade der Erschütterung der betreffende Organismus am
besten gedeiht". „Die Erschütterung ist der lebendigen Materie
gegenüber ein einflussreicher Factor, der den anderen physiologischen
Factoren als völlig gleichwertig zur Seite gestellt werden darf".

Hürthle.

Th. **Mörner**, Ueber eine im Hühnereiweifs in reichlicher Menge
vorkommende Mucoidsubstanz. Zeitschrift für physiol. Chemie XVII.
S. 525.

Aus der ausführlichen Arbeit M.'s ist zur Ergänzung seiner in
diesem Blatt 1893, No. 43 erschienenen Mitteilung noch Folgendes
nachzutragen. Der von M. Ovomucoid genannte Körper, für welchen
M. mehrere Darstellungsweisen angibt, kommt in einer löslichen
und einer unlöslichen Modification vor, welche sich beliebig in
einander überführen lassen. Die lösliche Form in die unlösliche
(von Ref. früher als Anhydridform bezeichnete) durch Eindampfen
der wässrigen Lösung, die unlösliche in die lösliche durch Kochen
mit Wasser. Von den Darstellungsweisen von MÖRNER giebt nur
die eine, Fällung mit Alcohol, ein in Wasser lösliches Präparat,
übereinstimmend mit den Angaben des Ref., alle übrigen ein unlösliches. Die Lösungen des Ovomucoids sind nicht fällbar durch
Säure, ausser durch Phosphorwolframsäure und Gerbsäure, nicht
fällbar durch Metallsalze, unter gewissen Bedingungen fällbar durch
Neutralsalze, ausser durch Kochsalz. Der Schwefelgehalt des Ovomucoids ergab sich zu 2.20 pCt., der Stickstoffgehalt zu 12.63 pCt.
Der Schwefel ist zum grofsen Teil bleischwärzender. Beim Er-
bitzen mit verdünnter Salzsäure giebt das Ovomucoid reichlich reducirende Substanz (genauere Angaben hat M. nicht gemacht Ref.),
seine Quantität beträgt ¹/₈ der Trockensubstanz. (Ref. kann es
nicht billigen, dass M. in seiner Arbeit, welche im October an die
Redaction der Zeitschr. f. physiol. Chem. eingesendet, im December
zum Abdruck gelangt ist, die Angabe des Ref., die im August
desselben Jahres [dieses Cbl. 1893, No. 31] erschienen sind, obwohl
sie ihm bekannt waren, gänzlich mit Stillschweigen übergangen hat).

E. Salkowski.

G. **Kelling**, Ueber Rhodan im Mageninhalt, zugleich ein Beitrag
zum UFFELMANN'schen Milchsäure-Reagens und zur Prüfung auf
Fettsäuren. Zeitschr. f. physiol. Chem. XVIII. S. 397.

In gesunden und vielen pathologischen Mägen hat Verf. Rho-

dan dem abgeschluckten Speichel entstammend, erkannt; die Braun-
resp. Rothbraunfärbung kann auch durch Fettsäuren hervorgerufen
werden, allein in letzterem Falle schwindet sie auf Zusatz von Mineralsäure, während die Färbung des Rhodaneisens beständig ist.·
Dagegen verschwindet letztere auf Zusatz einiger Tropfen Sublimatlösung, und nun tritt, wofern Milchsäure vorhanden, die zeisig-
grüne Färbung dieser mit Eisenchlorid hervor. In der Verdünnung von 1:10000—15000 gibt Milchsäure auf Zusatz von 1—2
Tropfen des officinellen Liq. ferr. sesquichl. eine im durchfallenden
Licht noch deutliche grünliche Färbung. Ueber die Fehlerquellen
des UFFELMANN'schen Reagens, zu denen noch das Rhodan hinzu-
kommt, vergl. Orig. — Zur Bestimmung von Milchsäure neben
Rhodan und Fettsäuren verfährt Verf. so: ²/₃ Reagensglas voll
Mageninhalt werden mit gepulvertem Barythydrat geschüttelt, bis
die Flüssigkeit stark alkalisch ist; das ausfallende Baryumphosphat
event.-carbonat reisst etwa vorhandenen Gallen- und Blutfarbstoff
nieder. Filtrat wird mit Salpetersäure eben sauer gemacht, zum
Kochen erwärmt, mit Zinkoxyd neutralisirt. Zum Filtrate setzt
man 1—2 Tropfen 5 proc. Eisenchloridlösung hinzu, worauf bei
Gegenwart von Milchsäure grünliche Färbung entsteht; auf weiteren
Zusatz von Eisensalz tritt bei Anwesenheit von Fettsäuren oder
Rhodan Braunfärbung auf, die, wenn sie auf Zusatz von Salzsäure
verschwindet, auf Fettsäuren hinweist; wenn sie bestehen bleibt,
auf Rhodan deutet. Erhält man im neutralen Filtrat auf Zusatz
der ersten Tropfen von Eisenchlorid gleich eine Rotfärbung, so
thut man gut, das Rhodan durch Zusatz von Sublimatlösung auszuschalten. Noch schärfer fallen die Resultate aus, wenn man das
mit Zinkoxyd neutralisirte Filtrat auf das halbe Volumen ein-
dampfte.   J. Munk.

G. Lewin u. P. Boer, Quetschung und Ausrottung des Ganglion
coeliacum. Deutsche med. Wochenschr. 1894. No. 10.

In neuester Zeit ist vielfach das erkrankte Ganglion coeliacum
an Stelle der Nebennieren oder mit Affectionen der letzteren kom-
binirt als Ursache des Morbus Addisonii aufgefasst worden. Die
Verff. sind nun der Frage nach den Beziehungen des Ganglion
coeliacum zu letzterer Krankheit experimentell näher getreten. Sie
haben Kaninchen die Ganglien gequetscht oder exstirpirt; dieselben
zeigten sich dabei ungemein schmerzempfindlich. Zurückgelassene
Restganglien hypertrophirten. Rascher Tod trat nach Entfernung
der Ganglien nicht ein; die durchschnittliche Lebensdauer der Kaninchen bei totaler Exstirpation betrug ca. 14 Tage, bei Exstirpation des Ganglion superius allein ca. 27 Tage; 1 Tier lebte 200
Tage nach der Operation. Der Haupteffect der Operation war eine
starke Parese der Därme mit Diarrhöen und Meteorismus; Reizung
der Ganglien bewirkte Bewegung der Därme, so dass dieselben als

Antagonisten des N. splanchnicus, des Hemmungsnervs des Darms
anzusehen sind. Eine genaue Untersuchung der Darmplexus nach
den Goldmethoden von RANVIER und KÜHNE ergab völlig normales
·Verhalten derselben.

Die Ganglia coeliaca sind als lebenswichtige Organe anzusehen,
da bei allen Tieren der Tod ohne anderweitig nachweisbare Ursache eintrat. Bei 4 Kaninchen wurde der Urin genauer untersucht; Melliturie und Albuminurie fehlten stets, dagegen wurden in
3 Fällen kleine Mengen Aceton gefunden.

Von den Symptomen des Morbus Addisonii können die Schmerzen in den verschiedenen Teilen des Abdomen sowie die Darm-
störungen auf eine Affection des Ganglion coeliacum zurückgeführt
werden; auch der letale Ausgang kann durch seine Zerstörung bedingt sein. Dagegen hat das Ganglion keinen Einfluss auf die
Chromatose; auch die beträchtliche, anhaltende Anorexie findet keine
Erklärung. Es müsste also, wenn man auch die Erkrankung des
Ganglion coeliacum als einen Factor zur Erzeugung der Addison'-
schen Krankheit zulässt, noch die Affection eines anderen Organs
(Nebennieren?) zur völligen Erklärung aller Symptome hinzutreten.

M. Rothmann.

J. Israel, Erfahrungen über Nierenchirurgie. Arch. f. klin. Chir. XLVII.
S. 303. (Auch als Sond.-Abdr.)

ISRAEL's 162 Seiten starke, von einer tabellarischen Uebersicht
der einzelnen Fälle und mehreren z. Th. farbigen Abbildungen begleitete Arbeit enthält unter Bezugnahme auf seine zahlreichen
früheren einschlägigen Arbeiten die Gesammtergebnisse seiner vom
November 1892 bis November 1893 ausgeführten Nierenoperationen.
Dieselben betrugen im Ganzen 81 und betrafen 67 Individuen.
Näheres zeigt die folgende Tabelle:

Art der Operation.	Zahl	†
Nierenexstirpationen	37	7 (18.9 pCt.)
Nephrotomie	12	2 (16.6 pCt.)
Nephrolithotomien (davon 1 doppelseitig) . .	8	2 (25.0 pCt.)
Freilegung des ganzen Ureters nebst Pyelotomie	1	0
Nephropexie (Nephrorrhaphie)	4	0
Probespaltung der Niere durch Sectionsschnitt	4	1 (25.0 pCt.)
Spaltung der Capsula propria renis	1	0
Punctionsdrainage	2	0
Probefreilegung der Niere mit Aushülsung aus der Fettkapsel	3	0
Operativer Schluss einer Nierenbeckenfistel .	1	0
Incision paranephritischer Abscesse	8	0
Sa.	81	12 (14.8 pCt.)

Diese günstige Sterblichkeit übertrifft, wie I. im Einzelnen ausführt, die Ergebnisse der bisherigen Sammel- und Einzelstatistiken
über Nierenoperationen sehr erheblich. Aus dem weiteren speciellen
Inhalt der Arbeit können inzwischen nur die allerwichtigsten Daten
an dieser Stelle hervorgehoben werden.

I. Maligne Tumoren: Gegenüber den Sammelstatistiken mit
52.45—66 pCt. † und der 18 (54.5 pCt.) betragenden Sterblichkeit
von 33 aus 6 Einzelstatistiken entnommenen Fällen verlor I. von
12 Nephrectomirten (2 Kinder bis 6 Jahre alt, 10 ältere Patt.) mit
9 Carcinomen und 3 Sarcomen nur 2. Durch palpatorische Frühdiagnose gelang es I. einen 24jähr. Mann mit einer halbkirschen-
grofsen Geschwulst und ein 6jähriges Mädchen mit einem haselnuss-
grofsen Tumor zur Operation zu bringen. Allerdings setzt die
Bösartigkeit mancher langsam wachsenden Nierenstrumen operativen Erfolgen Grenzen; ferner sind die infiltrirten Nierenkrebse
nicht der palpatorischen Frühdiagnose zugänglich, ebenso wie letzterer auch die Unterscheidung von gewissen Lebertumoren grofse
Schwierigkeiten bietet, nämlich wenn diese an der Unterfläche des
rechten Lappens im Contact mit der medianen Nierenfläche sich
entwickeln. Da das Colon ascend. nicht von oben nach unten,
sondern schräg über die rechte Niere geht, kann es durch Nierentumoren nach unten verschoben und dann für deren Diagnose
unverwertbar werden. Auch die Hämaturie ist nicht ausnahmslos entscheidend. Albuminurie fand sich einmal bei Nieren-
sarcom des 6jähr. Mädchens, ferner hatte bei 3 soliden Tumoren
die Probepunction ein positives Resultat. — Nach Freilegung der
Niere durch einen grofsen, der längsten Dimension der Geschwulst
entsprechenden Schnitt pflegt I. die Fettkapsel zuerst zu entfernen;
I. hält dieses für ebenso wichtig wie die Ausräumung der Axilla bei
Carcinomen der Mamma. Bei der Stielligatur benutzt I. zur Vermeidung
von Fadeneiterungen, Catgut: ist sie erst nach Entfernung der Niere
möglich, so wird der Stiel vorher durch grofse Klemmen gefasst.
Von den beiden Operationstodesfällen kam einer auf Jodoformintoxi-
cation, der zweite auf Schädigung des Epithels der „anderen" Niere
infolge langer Chloroformnarcose. Recidive hatten 4 Patienten; es
heilten 6 mit je 3 Carcinomen und Sarcomen, und einem Heilungs-
termin von 1—6³/₄ Jahren.

II. Für die Beurteilung der Erfolge bei Hydronephrose,
Pyonephrose, Nierenabscessen etc. sind bei der Verschiedenartigkeit der Indicationstellung der Nephrectomie und Nephrotomie Seitens der einzelnen Autoren die Ergebnisse beider zusam-
menzuwerfen. Die bisherigen Mortalitäten auf diese Weise berechnet
schwanken zwischen 24.5—46 pCt.; Israel hatte 22.5 pCt. oder bei
Zuzählung von 2 Fällen von Nierensyphilis nur 21.2 pCt. †: immerhin mehr als bei malignen Tumoren, weil häufiger die Gesundheit
der „anderen" Niere zweifelhaft war. 26 Patt. überlebten den
Eingriff, davon 3 ungeheilt, nämlich 1 mit einer kleinen Fistel bei
sonst guter Gesundheit, 1 mit doppelseitiger Pyonephrose wegen

Verweigerung der Operation auf der zweiten Seite, und 1, weil
noch in Behandlung. Die übrigen 23 sind völlig geheilt und zwar
6 durch Nephrotomie allein, 2 durch Nephrotomie und secundäre
Nephrectomie und 18 durch primäre Nephrotomie, während von 7
Gestorbenen 2 auf die primäre, 3 auf die secundäre Nephrectomie
und 2 durch Beteiligung der „anderen" Niere von vornherein
hoffnungslose Fälle auf die Nephrotomie kommen. 14 Nephrectomien mit † 1 und 13 völligen Heilungen stehen also gegenüber
12 Neprotomien mit 4 directen Heilungen, 1 Heilung durch secundäre Nephrectomie, Heilung mit Fistel und † 6. Dennoch will I.
Nephrotomie und Nephrectomie nicht nach diesen Zahlen abschätzen,
sondern stellt für jede gesonderte Indicationen auf, zumal da von
den nephrotomirten Gestorbenen höchstens 1 durch die Nephrectomie,
von den letzterer Erlegenen aber überhaupt keiner zu retten war.
Nach I. ist Nephrotomie die Normaloperation bei einfacher Pyonephrose, wofern sie hier dem Eiter völligen Abfluss schaffen kann.
Die Nephrectomie ist hier nur Ausnahme, wenn nämlich das Zurücklassen der Niere die Entleerung etwaiger retroperitonealer oder
subphrenischer Eiterungen hindert. Dagegen tritt in complicirten
Fällen, wenn die Niere aus einem System stinkender Eiterhöhlen
besteht, die Nephrectomie an Stelle der Nephrotomie, die nur bei
Erkrankung der „anderen" Niere indicirt ist. Sie bildet dann oft
nur den Voract der Nephrectomie, welche man so bald als möglich
folgen lässt, wenn nach der Nephrotomie die „andere" Niere und
der Gesammtzustand des Pat. sich einigermassen gebessert haben.
Allerdings ist dann das Resultat der Nephrectomie immer noch
zweifelhaft; man muss in den betr. Fällen stets secretionsfähiges
Parenchym opfern, während man gleichzeitig Mangels einer ausreichenden und unschädlichen Methode der einseitigen Auffangung
des Urins, die Leistungsfähigkeit der ebenfalls kranken „anderen"
Niere nicht genügend abschätzen konnte. Letzterer Umstand,
nicht die Verkennung der Krankheit der „anderen" Niere überhaupt,
hat in 2 von 7 Fällen doppelseitiger Nierenaffection eine bedeutsame
Rolle gespielt. Dafür war 2 Mal die Beteiligung der „anderen"
Niere so leicht, dass sie die volle Genesung nicht hinderte.

(Schluss folgt).

Buchner, Ueber den Einfluss der Neutralsalze auf Serumalexine,
Enzyme, Toxalbumine, Blutkörperchen und Milzbrandsporen.
Arch. f. Hyg. Jubelband zu PETTENKOFER's 50jährigem Dr.-Jubiläum 1893,
XVII. S. 138.

    B. hat schon früher Untersuchungen über den in der Ueber-
schrift genannten Gegenstand veröffentlicht; jetzt hat er dieselben
nach vielen Seiten hin unter Anwendung derselben Untersuchungsmethoden erweitert. Seine Resultate fasst er dahin zusammen:
1) durch Wasserzusatz wird die Activität von Hunde- und Ka-

ninchenserum aufgehoben, während Zusatz der normalen Kochsalz-
menge dieselbe wieder herstellt. Die Rolle des Kochsalzes kann
hiebei nur eine indirecte sein, indem seine Anwesenheit die Function
der Serumalexine erst ermöglicht. 2) Ausser Kochsalz können auch
verschiedene andere Salze so Kalium-, Lithium- und Ammonium-
chlorid, Natrium-, Kalium-, Ammonium- und Magnesiumsulfat die
gleiche Function im Serum ausüben. 3) Das Salzbedürfniss des
Serums steht in Parallele zum Salzbedürfniss des Gesammtorganismus. Auch im Serum müssen es die eiweissartigen Bestandteile
sein, auf welche die Function der Salze sich bezieht. Die Alexine
müssen daher als Eiweisskörper betrachtet werden. 4) Anwesenheit
von Sulfaten der Alcalien im verdünnten Serum steigert die Activität der Serumalexine und erhöht deren Resistenz gegen Erhitzung
um etwa 10 Temperaturgrade. Die günstigste konservirende Wirkung
ergab für Hundeserum Zusatz von gleichen Teilen einer 8 procent.
Ammonsulfat- oder einer 28.4 procent. Natriumsulfatlösung. 5) Natriumchlorid wirkt als Zusatz zum Serum auch konservirend gegen
Erhitzung, aber in äquivalenten Mengen wesentlich schwächer als
die Sulfate. Noch geringere Wirkung in dieser Hinsicht zeigen die
Nitrate. 6) Entscheidend für die Resistenzerhöhung ist nicht nur
die in der Raumeinheit vorhandene Menge von Salzmolekülen, sondern auch das Verhältniss zur Menge der gleichzeitig anwesenden
Serumteilchen. 7) Die konservirende Wirkung des Salzzusatzes
beruht demnach auf der von den verschiedenen Salzen ausgeübten
Wasseranziehung, die nach HOFMEISTER bei den Sulfaten am stärksten,
bei den Nitraten am geringsten, bei den Chloriden eine mittlere ist.
8) Das Invertin der Hefe zeigt bei Anwesenheit von Natriumsulfat
eine um mehr als 10 Temperaturgrade gesteigerte Resistenz gegen
Erhitzung, während Natriumnitrat keine, Natriumchlorid nur eine
geringe Erhöhung der Resistenz bewirkt. 9) Genau ebenso verhält
sich das Toxalbumin des Tetanusbacillus bezüglich Resistenzsteige-
rung durch Salze und in ähnlicher Weise auch das Toxalbumin
des Diphtheriebacillus. 10) Blutkörperchen vom Kaninchen und
Hund zeigen sich ebenfalls in äquivalenten Lösungen der Sulfate
wesentlich resistenter gegen Erhitzung als in solchen der Nitrate,
während Natriumchlorid eine mittlere Stufe einnimmt. 11) Milzbrandsporen sind ebenfalls in stärker salzhaltigen Lösungen widerstandsfähiger gegen Erhitzung als in blossem Wasser. 12) In
trockenem Zustand ertragen nicht nur die Enzyme und Toxalbumine, sondern auch die Serumalexine wesentlich höhere Hitzegrade,
ohne ihre Activität zu verlieren.

Diesen Sätzen fügt B. noch eine Schlussbetrachtung bei. Das
Wasser an sich hat sich also als besonders schädlich erwiesen, eine
Schädlichkeit, die durch die Salze vermindert wird; da die Sulfate
am stärksten Wasser anziehen, wirken diese am kräftigsten. Da
trockene Enzyme hohe Hitzegrade vertragen, wirkt beim Erhitzen
in Wasser nicht die Hitze, sondern die durch diese gesteigerte,
Action der Wassermoleküle. Die beiden nachgewiesenen Thatsachen

die hochgradige Zerstörbarkeit des activen Eiweifs durch Wasser
und die Schutzwirkung der Salze, erklären sich nach B. so am
besten, dass man mit anderen Autoren das gelöste Eiweifs als keine
molekulare Lösung, sondern als eine solche gröfserer Verbände, eine
„micellare Lösung" also mehr als einen gequollenen Zustand ansieht;
das Inactivwerden des Eiweifses ist als eine Aenderung der micel-
laren Anordnung zu betrachten.   Scheurlen.

Beneke, Zur Frage nach der Bedeutung der Thymushyperplasie
für plötzliche Todesfälle im Kindesalter. Berliner klin. Wochenschr.
1894, No. 9.

Die Theorie, dass eine grofse Thymusdrüse durch Compression
der Luftwege den Stimmritzenkrampf bezw. den durch diesen veranlassten Tod der Kinder herbeiführe, ist durch die Arbeiten Fried-
leben's widerlegt. Doch kommen einzelne seltene Fälle vor, wo
eine grofse Thymus für den plötzlichen Tod der Kinder sehr wahrscheinlich verantwortlich zu machen ist. Es sind dies Fälle, in
denen Kinder, ohne dass ein Stimmritzenkrampf vorangegangen ist,
starben, und bei denen die Section neben einer grofsen Drüse eine
deutliche Abplattung der Luftwege aufweist. Zwei solcher Vor-
kommnisse hat Verf. beobachtet. — Im ersten Falle fand er bei
einem 8monatlichen Kinde die Bronchi vor ihrem Eintritt in die
Luftwege stark abgeplattet. Von der Bifurcation ab waren die
Bronchi bis in die feinsten Verzweigungen auffallend klein; die
kleineren Aeste waren meist vollständig, die gröfseren unvollständig
mit eitrigem Schleim verstopft. Verf. ist geneigt, diese Veränderungen als Folgen der erwähnten Verengerung aufzufassen. Das Kind
war bis zum Tode scheinbar munter; den plötzlichen Tod erklärt
Verf. als herbeigeführt durch Erstickung in Folge der verbreiteten
Verstopfung der Luftwege durch reichliches Secret, dessen Expek-
toration durch die Verengerung noch besonders erschwert war. —
Im 2. Falle kam ein anderer Mechanismus in Betracht, und zwar
nach der Erklärung des Verf.'s folgender: Bei Kindern, deren
Thymusdrüse sehr grofs ist, — wie namentlich bei fetten Individuen,
— oder aber deren Wirbelsäule stark nach vorn convex ist, kann
die Trachea, wenn das Kind den Kopf stark nach rückwärts biegt,
nicht nach vorn ausweichen, weil sich die Thymusdrüse zwischen
Trachea und Manubrium Sterni an jener gefährlichen Stelle, auf
welche Grawitz aufmerksam gemacht hat, einzwängt. Wenn das
Kind in solchem Falle den Kopf nicht sofort wieder aufzurichten
vermag, so kann die Trachea, wenn sie vorher, wie im Falle des
Verf.'s — durch die Thymus stellenweis abgeplattet ist, vollkommen
verschlossen werden. Diese Art der Verengung wird bei der gewöhnlichen Art des Secirens an der Leiche kaum entdeckt werden.
Um sie anschaulich zu machen, muss man vor Eröffnung des Thorax

die Trachea vom Halse her freilegen und aufschneiden, und dann
bei stark zurückgeneigtem Kopfe von oben bei passender Beleuchtung in die Trachea hineinsehen. Stadthagen.

E. Bihler, Ueber das Verhalten des Blutdruckes bei Chlorotischen
und über die bei denselben vorkommenden Störungen am Herzen.
Deutsches Arch. f. klin. Med. Bd. 52, H. 3, 4.

Behufs seiner Studien über Chlorose hat Verf. den Hämoglobingehalt des Blutes nach der colorimetrischen Methode von Gowers
mit dem Hämoglobinometer, den Blutdruck mit v. Basch's Sphygmo-
manometer in dessen neuester Modification bestimmt. Er suchte mit
seinen Blutdruckbestimmungen namentlich für die Fälle mit Herz-
geräuschen sich Aufklärung darüber zu verschaffen, ob man es mit
wirklichen Klappenfehlern oder nur mit sog. anämischen (accidentellen) Geräuschen zu thun habe. Die bei einer grofsen Reihe von
Chlorotischen angestellten Untersuchungen ergaben nun das Resultat,
dass der Blutdruck bei der Chlorose deutlich erniedrigt war und
in allen Fällen ein mit zunehmender Besserung eintretendes allmäliges Ansteigen constatiren liefs; der Blutdruck war in den einzelnen Fällen um so niedriger, je stärker die Erscheinungen am Herzen
ausgeprägt waren. Letztere bestanden in einer (in den meisten
Fällen nachweisbaren) mäfsigen Verbreiterung der Herzdämpfung
nach rechts, die mit zunehmender Besserung und mit Ansteigen des
Hämoglobingehaltes allmälig zurückging, ferner in fast regelmäfsiger
Verstärkung des 2. Pulmonaltones. Diese Erscheinungen, zusammen
mit dem bei Chlorose zu constatirenden systolischen Geräusch,
stellen die ausgeprägten Symptome einer Mitralinsufficienz dar, und
Verf. hält es für gerechtfertigt, für eine grofse Zahl der Fälle den
Grund der bestehenden Geräusche in einer durch Dilatation be-
dingten secundären Klappeninsufficienz (vielleicht eher noch an der
Tricuspidalis als an der Mitralis) zu suchen. Perl.

---

1) J. W. Elliot, Intracranial hämorrhage: two cases trephined.
Internat. Med. Magazine 1893, March.

2) G. Heaton, A case of cerebral abscess Following the Operation
of Trephining for compound depressed fracture of the Skull; Drainage of abscess; Recovery. The Americ. Journal of Medical Sciences
1893, Mai.

1) Im ersten Falle war ein 16jähriger junger Mann nach einem
Sturze mit Läsion in der rechten Frontal- und Parietal-Ge-
gend etwas benommen und zeigte eine Herabsetzung der linksseitigen Sehnenreflexe und der rechten Pupillarreaction auf Licht; in
wenigen Tagen traten hinzu: Respirationsbeschwerden, Pulsverlang-

sa:nung, Reactionslosigkeit der Pupillen (erst der rechten, dann der linken), Coma, rechtsseitige Pupillendilatation u. s. w. Die Trepanation in der rechten Parietalgegend erwies einen grofsen Bluterguss zwischen Dura und Schädeldach aus einem Aste der Arteria meningea media, und einen Bruch der Pars petrosa des Os temporale. Die Schädelwunde heilte ziemlich schnell und der Kranke wurde völlig hergestellt. Der 2. Fall betrifft einen 40jähr. Mann, der vom Pferde geworfen war. Er zeigte eine Einsenkung und Fractur des Schädels über dem rechten Ohr, vorübergehende Bewusstlosigkeit und Schwierigkeit beim Sprechen. Die Operation wurde sofort vorgenommen und erwies eine subarachnoideale Blutung über dem untern Teil der Rolando'schen Furche. Auch hier trat völlige Wiederherstellung nach kurzer Zeit ein. — E. bespricht sodann die traumatischen intracraniellen Blutungen und die Indication zu ihrer Operation. Er unterscheidet 1) die Blutungen aus der Meningea media (extradurale), 2) die aus der Pia mater (subdurale) und 3) die aus den Sinus (extradurale und subdurale).

2) Ein 12jähriger Knabe zeigte nach einer Fractur des linken Frontalknochens in der Schläfengegend Bewusstlosigkeit und Convulsionen, die an der rechten Gesichtshälfte begannen, dann auf den rechten Arm und Bein und später auf die linke Seite übergingen; dazu traten nach wiederholter Operation Delirien, Neuritis optica links; nach der letzten Operation (Entfernung von Eiter und granulirenden Massen) war der Kranke bis auf eine Schwäche der rechten Gesichtshälfte geheilt. Es handelte sich um einen Abscess der linken Frontalgegend, der durch eine septische Phlebitis entstanden war.   .   S. Kalischer.

---

1) **J. Heller u. K. Hirsch,** Ein Fall von Tuberculosis cutis verrucosa. Arch. f. Dermat. u. Syph. XXVI. S. 393.

2) **E. Knickenberg,** Ueber Tuberculosis verrucosa cutis. (Aus der Klinik des Prof. Dontrklepont in Bonn). Ebenda, S. 405.

1) Bei einem 37jährigen Schlosser, welcher an Lungen- und Kehlkopftuberculose litt, seit einigen Wochen auch ein tuberculöses Geschwür an der Zunge hatte, bestand auf der Volarseite der linken Hand ein den ganzen Thenar und die Haut zwischen Daumen und Zeigefinger einnehmender, aus kleinen, meist dicht gedrängt stehenden, von einer entzündlichen, blauroten Zone umgebenen Wärzchen gebildeter Ausschlag, der mit unregelmäfsiger, guirlandenförmiger Begrenzung ein fünfmarkstückgrofses, atrophisches, narbenartiges Centrum umschloss. Die Affection hatte sich vor etwa 15 Jahren, als Pat. schon an der Lunge litt, zu bilden begonnen, war später einmal excidirt worden, nach wenigen Wochen aber wieder aufgetreten; bald darauf hatte sich noch eine ähnliche Wucherung am Nagelgliede des rechten Daumens entwickelt. Die histologische Untersuchung zeigte die von Riehl u. Paltauf zuerst geschilderten tuberculösen Veränderungen in der Papillar- und Subpapillarschicht,

Wucherung der Papillen, Verdickung der Hornschicht an den warzigen Partien; dagegen waren Tuberkelbacillen nicht zu finden. Von Interesse war in dem Falle die Aetiologie: der Pat. pflegte bei seiner Arbeit, um die Instrumente besser halten zu können, sich in die linke Hand zu spucken und mit der rechten den (bacillenhaltigen) Speichel zu verreiben. — 2) K. berichtet über 17 Fälle von typischer Tuberculosis verrucosa cutis, welche bei 9 männlichen und 8 weiblichen Pat. im Alter von 14—60 Jahren an den distalsten Teilen der Extremitäten localisirt war. Bei 7 von ihnen erschienen die Lungen einer tuberculösen Erkrankung mindestens verdächtig, bei 9 bestanden noch andere Formen der Hauttuberculose (Lupus vulgaris, Scrofuloderma). Bei 3 Kranken waren die verrucösen Plaques an der Stelle und im Anschluss an Wunden aufgetreten, die durch spontane Perforation oder durch Incision tuberculöser Affectionen entstanden waren. Tuberculininjectionen hatten, wo sie gemacht wurden meist keine allgemeine, immer aber eine örtliche Reaction zur Folge. Die Ergebnisse der mikroscopischen Untersuchung stimmen im Wesentlichen mit denen von RIEHL und PALTAUF überein, doch wurden im Gegensatz zu den Angaben jener Tuberkelbacillen nicht in gröfserer Menge als beim Lupus gefunden. — Verf. ist der Ansicht, dass weder das histologische noch das klinische Bild genügend differentielle Momente aufweist, um die Krankheit als eine neue Form der Hauttuberculose zu characterisiren; er betrachtet sie vielmehr als einen oberflächlichen Lupus verrucosus.   H. Müller.

Fr. Münder, Ueber die Geburtsverhältnisse im frühen Lebensalter. (Aus der geburtshilflich-gynäkologischen Klinik in Bern). Arch. f. Gyn. XXV. H. 1. S. 1.

Zu seinen Untersuchungen über die Geburtsverhältnisse im fruhen Lebensalter hat M. das klinische Material der Berner Frauenklinik benutzt vom Jahre 1872 bis 1891. Es wurden in dieser Zeit 6126 Frauen entbunden, unter diesen waren 493 20 Jahre alt und jünger, das sind 8.05 pCt.

Er kommt zu folgenden Resultaten:

1) Die Menses sind bei jungen Gehärenden meist früher als gewöhnlich aufgetreten.

2) Die Geburtsverhältnisse sind im Allgemeinen günstig zu nennen.

3) Allgemein verengte Becken kommen häufiger vor.

4) Schädel- und Gesichtslage sind häufiger, Beckenendlagen seltener.

5) Die durchschnittliche Geburtsdauer ist um ca. 2.3 Stunden länger, als bei Primiparen.

6) Eklampsie, Wehenschwäche und andere Complicationen sind nicht häufiger als sonst bei Primiparen; auch nicht die Zangenoperation, wohl aber die Perforation.

7) Dammrisse sind seltener. (Episiotomien wurden häufig ausgeführt).

8) Die Zahl der Mädchengeburten ist relativ gröfser als sonst.

9) Je jünger die Mutter, um so geringer ist durchschnittlich die Gröfse der Frucht.

10) Frühzeitige Kinder werden häufiger geboren.

11) Die Lebensverhältnisse der Kinder sind eher günstiger als sonst, ebenso

12) Die Wochenbettverhältnisse.　　　W. Schülein.

C. Voit, Ueber die Beziehungen der Gallenabsonderung zum Gesammtstoffwechsel im tierischen Organismus. Zeitschr. f. Biol. XXX. S. 523.

Die vorliegende Abhandlung ist im Jahre 1882 als Beitrag zu der Festschrift, welche die Universität zu München der Universität zu Würzburg zur Feier des 300-jährigen Bestehens widmete, erschienen. Da dieselbe nur eine geringe Verbreitung gefunden hat und in neuerer Zeit ähnliche Fragen mehrfach behandelt worden sind, hat V. sich zu erneutem Abdruck entschlossen. Ref. hat über dieselbe seiner Zeit berichtet (dieses Cbl. 1883, S. 205); es kann daher auf dieses Referat verwiesen werden.　　　E. Salkowski.

W. Friederichs, Ueber Eisen in der Milch. Dissert. Würzburg 1893.

Bei einer Frau, der beim Säugen reichlich aus der anderen Brustdrüse eine dünne wässerige Milch abtropfte, (Galactorrhoe), hat Verf., unter Kunkel's Leitung, den Eisengehalt der (eingeäscherten) Milch bestimmt (als Schwefeleisen ausgefällt, in Eisenoxyd übergeführt und als solches gewogen). In 4 Portionen Milch ergab sich der Eisengehalt zu 1.1 mg pro Liter. Darreichung von phosphorsaurem Eisenoxyd liefs den Fe-Gehalt der Milch nicht nachweisbar ansteigen. — Bei einer mit Kleie, Heu u. Klee gefütterten Ziege fand sich in der Milch 1.6 mg Fe pro Liter; Einführung von unlöslichem (nicht ätzenden) Eisenphosphat zu 0.2—0.5 g pro Tag bewirkte gleichfalls keine erkennbare Zunahme des Milch-Fe.　　　J. Munk.

N. M. Popoff, Pathologisch-anatomische Veränderungen' des Centralnervensystems bei der asiatischen Cholera. Virch. Arch. Bd. 136 p. 42.

Verf. hat das Centralnervensystem in 2 Fällen asiatischer Cholera einer genauen Untersuchung unterzogen und dabei in beiden Fällen einen entzündlichen Prozess in sämmtlichen Gegenden konstatirt. Im Rückenmark sind hauptsächlich Vorderhörner und weifse Substanz ergriffen; die Kerne der Gehirnnerven und die subkorticalen Ganglien sind in wechselnder Intensität befallen. In den Grofshirnhemisphären leidet die graue Substanz stärker wie die weifse. Die wesentlichsten Zeichen der Entzündung sind Hypertrophie der Axencylinder, Ueberfüllung der Blutgefäfse, Wucherung der Kerne der Gefäfswände, eine im Vergleich zum normalen Rückenmark beträchtliche Vermehrung der Neuroglia-Kerne und Kernteilungen in den Ganglienzellen. Die

bald mehr acut, bald mehr chronisch auftretende Entzündung des Centralnervensystems bei der Cholera asiatica erinnert am meisten an die HAYEM'sche Encephalitis hypertrophica.
M. Rothmann.

W. B. Coley, The treatment of malignant tumours by repeated inoculations of Erysipelas; with a report of the original cases. Amer. Journ. of the med. Sc. 1893. p. 483.

Ausser 10 eigenen hiehergehörigen Fällen hat C. noch 37 anderer Beobachter in einer Tabelle zusammengestellt. Aus der von einem Litteraturverzeichniss begleiteten Arbeit können hier nur die Schlusssätze wiedergegeben werden: 1) die Heilwirkung des Erysipels auf bösartige Geschwülste ist eine vollbegründete Thatsache. 2) Die Wirkung auf Sarcom ist grösser als auf Carcinom etwa im Verhältniss wie 3:1. 3) Die Behandlung von nicht operirbaren bösartigen Geschwülsten durch wiederholte Einimpfungen von Erysipel ist practisch verwertbar und nicht von grossem Risico begleitet. 4) Die Heilwirkung findet auf den Gesammtorganismus statt und beruht wahrscheinlich hauptsächlich auf den giftigen Producten des Streptococcus, welche letztere isolirt und gebraucht werden können, ohne Erysipel hervorzurufen. 5) Diese Methode soll aber nicht unterschiedslos angewendet werden, bevor fernere Versuche ihrer Grenzen bestimmt haben.
P. Güterbock.

A. Elschnig, Ueber den Einfluss des Verschlusses der Arteria ophthalmica und der Carotis auf das Sehorgan. v. Gräfe's Arch. f. Ophthalm. XXXIX. p. 149.

Auf Grund der Beobachtung eines Falles von Obliteration des Ursprungs der Carotis communis sin. infolge von chronischer Endaortitis, Thrombose der Carotis comm. sin. und Carotis interna sin. bis über die Arteria ophthalmica hinaus, unvollständiger Verstopfung des Anfangsstückes der Arteria ophthalm. sin. bei klinisch und anatomisch normalem Befund am linken Auge, sowie eines weiteren Falles von Thrombose der Caroti: sin. und des Anfangsstückes der Art. ophthalmica sin. bei normalem Befund an den Augengefässen, und von Injectionsversuchen an 9 Leichen sucht E. dem Einflusse des Verschlusses der Arteria ophthalmica und Carotis auf das Auge näher zu rücken. Danach würde ein allmäliger Verschluss, wie er bei der Thrombose der Arteria ophthalmica, der Carotis interna und Carotis communis vorkommt, ohne jeglichen Einfluss auf die Circulation der Gefässe der Augenhöhle, auch der Netzhaut bleiben. Der plötzliche Verschluss aber könne durch die im Momente des Verschlusses eintretende Aenderung in der Circulation vorübergehende flüchtige Störungen hervorrufen, jedoch ohne anatomische Läsion, da die Weite der Gefässverbindungen zwischen den Zweigen der Arteria ophthalmica und Carotis externa beider Seiten eine sehr rasche oder sofortige Wiederherstellung normaler Blutfüllung ermöglicht.
Horstmann.

Rasch, Ueber die Häufigkeit und Bedeutung von Mittelohrentzündungen bei kleinen kranken Kindern. Jahrb. f. Kinderheilk. XXXIII. S. 319.

Auf Grund von 70 im Bauernhospital in Kopenhagen vorgenommenen Obductionen an Kinderleichen, bei denen Verf. in 61 Fällen die Mittelohren untersucht und, mit Ausnahme von 5 Fällen, pathologische Veränderungen derselben gefunden hatte, stellt er folgende Sätze auf: Besonders häufig (in pp. 75 pCt) werden bei kleinen, in einem Hospital verstorbenen Kindern entzündliche Leiden der Mittelohren angetroffen: Bei Kindern mit Bronchopneumonien kommen die Ohrenentzündungen beinahe ganz constant vor (99 pCt.). Es lässt sich vermuthen, dass die Ohrenentzündungen auch häufig bei Kindern vorkommen, die die Bronchopneumonie überleben und dass diese „pneumonischen" Ohrenentzündungen eine bisher beinahe unbeachtete Rolle in der Aetiologie der Taubstummheit spielen. Diese Ohrenentzündungen perforiren sehr selten das Trommelfell. weshalb die klinische Kenntniss derselben eine bisher sehr geringe gewesen ist. Es vermag dieselbe eine Meningitis vorzutäuschen.   Schwabach.

Stoerk, Ueber die Kreosottherapie bei Tuberculose des Kehlkopfes und der Lungen. Fränkel's Arch. f. Laryngologie etc. I. H. 2.

Energischer und berechtigter Protest gegen den Unfug der gegenwärtig mit der Kreosottherapie getrieben wird.   W. Lublinski.

Blachstein, Ueber die Virulenz des Kommabacillus in ihrer Beziehung zum Nährboden. Berl. klin. Wochenschr. 1894, No. 17.

Auf den Einfluss der Salze auf die Virulenz des Cholerabacillus hat neuerdings Gamaleia hingewiesen, welcher fand, dass in etwa 6 proc. Kochsalzbouillon dieselben ihre Giftigkeit erhalten bezw. steigern. B. untersuchte nun den Einfluss von Natriumphosphat, Kochsalz, Magnesiumsulfat und Kalisalpeter; als Nährboden benützte er eine 2 procent. Peptonlösung. Das bei Zusatz von Natriumphosphat entstehende unlösliche Dicalciumphosphat machte er durch Zusatz von wenig Ammoniumcitrat löslich. Die angewendete Concentration der Salzlösungen schwankte zwischen $\frac{1}{4}$ u. 3 pCt. Wurden die Cholerabacillen nur in einer Salzlösung gezüchtet, so erzielte B. keine Virulenzsteigerung, dagegen gelang ihm dies, wenn er sie erst in Nitratpeptonlösung züchtete und dann in Phosphatammoniumcitratlösung. Die Wirkung der letzteren wurde ganz besonders dadurch gesteigert, wenn er ihr einige Tropfen eines anorganischen Eisensalzes zusetzte. B. benutzte schwefelsaures Eisenoxydul-Ammoniak. 0.2 ccm einer solchen Kultur töteten Mäuse in 24 Stunden.   Scheurlen.

Fr. Schultze, Ueber Leukämie. Aus der medicinischen Klinik in Bonn. Deutsches Arch. f. klin. Med. Bd. 52, H. 5, 6.

Entgegen der gewöhnlichen Angabe, wonach eine auffallende Blässe der Haut sich schon im Beginne der Leukämie bemerkbar mache, weist Verf. auf Grund seiner Erfahrungen darauf hin, dass sich trotz grossen Milztumors und erheblicher leukämischer Blutbeschaffenheit nicht selten eine frische rote Färbung von Wangen und Schleimhäuten findet, die erst in einem späteren Stadium der Erkrankung ein blasses Colorit annehmen. — Den bekannten Sternalschmerz (bei Druck auf das Brustbein) glaubt Verf. durch Berührung des gedrückten Brustbeines mit der stark angeschwollenen und auf Druck empfindlichen Leber erklären zu können. — In Betreff des Gaswechsels wiesen die von Dr. Bohland an drei Leukämischen vorgenommenen Untersuchungen (entgegen früheren Beobachtern) eine Steigerung der O-Aufnahme und der CO_2-Abgabe nach. — Den bei Leukämie relativ häufig vorkommenden Priapismus bezieht Verf. auf thrombotische Vorgänge in den Corpora cavernosa. — Therapeutisch hat er im Wesentlichen nur Chinin und Arsenik angewendet. Der in einem Falle angestellte Versuch mit Einatmung von Sauerstoff war resultatlos.   Perl.

L. Herz, Ueber die Anwendung des Natrium salicylicum bei Rippenfellentzündung. Wiener med. Wochenschr. 1893, No. 41.

Verf. berichtet über Behandlung sogenannter Erkältungspleuritis mit grösseren Dosen salicylsauren Natrons; in acht Fällen wirkte es geradezu als Specificum (wäh-

rend das Mittel bei Pleuro-Pneumonie versagte). In allen acht Fällen schwanden
zuerst die subjectiven Erscheinungen (Seitenstechen), später die objectiven und zwar
wieder erst das Fieber und zuletzt das pleurale Reibegeräusch. Im Anschluss hieran
weist Verf. auf die Zimssen'schen Arbeiten über die verschiedenen Krankheitserreger
verschiedener Pleuritisformen und über den Zusammenhang zwischen Pleuritis und
acutem Gelenkrheumatismus hin und spricht die Ansicht aus, dass das als Antisepticum bewährte Mittel die Krankheitserreger der Erkältungspleuritis (ebenso wie die
des acuten Gelenkrheumatismus) vernichtet, demnach nicht symptomatisch, sondern
specifisch wirkt. Gegen die Pneumoniecoccen dagegen ist es unwirksam und versagt
daher bei denjenigen Rippenfellentzündungen, die zu Pneumonieen hinzutreten.

K. Kronthal.

M. Glogner, Die Schwankungen der electrischen Reizbarkeit der
peripherischen Nerven bei Beri-Berikranken Virchow's Arch. 1894,
Bd. 135, H. 2.

Die locale Einwirkung des Krankheitsgiftes (Beri-Beri) auf die peripherischen
Nerven schwankt sehr: man findet von Zeit zu Zeit sogar eine Erhöhung der Reizbarkeit der Nerven für den galvanischen Strom, aber auch eine Herabsetzung derselben, welche in bestimmten Intervallen und meist an mehreren Nerven erkennbar ist.
Diese Verschlechterung im Zustande der Nerven (speciell n. peroneus und tibialis)
tritt bisweilen ganz plötzlich auf, so dass man an zwei aufeinander folgenden Tagen
bedeutende Unterschiede in der galvanischen Reizbarkeit erhält. Verf. kommt nach
seinen vielfachen und im Original näher einzusehenden Untersuchungen zu dem Ergebniss, dass man eine genaue und vollständige Uebersicht über den Verlauf der Beri-
Beri-Krankheit nur dann bekommt, wenn man der täglichen Untersuchung des Herzens,
speciell des Pulses, und der Atmung auch eine von Zeit zu Zeit ausgeführte Bestimmung der electrischen Reizbarkeit der übrigen peripherischen Nerven und zwar hauptsächlich der nn. peronei und tibiales hinzufügt. Bernhardt.

H. Quincke, Ueber Meningitis serosa. Sammlung klin. Vorträge. Neue
Folge. No. 67.

Eine größere Anzahl von Beobachtungen am Krankenbett, unter denen mehrere
zur Section kamen, führen den Verf. zu einer Gruppirung der Fälle von Hydrocephalus. Qu. meint, dass es einen „selbstständigen" Hydrocephalus bei Kindern und Erwachsenen gebe, er entstehe aus einer Meningitis serosa, setze acut ein (mit acutem
oder chronischem Verlauf) oder er beginne chronisch und zeige dann einen progressiven
Verlauf oder auch acute Exacerbationen. Nach Vorlegung einer größeren Anzahl
von Krankengeschichten geht der Verf. zur Schilderung des Krankheitsverlaufes über,
wobei die Differenzialdiagnose gegen die anderen Meningitisformen genauer behandelt
wird. Aetiologisch spielen für gewöhnlich Mikroorganismen keine Rolle, der Natur
nach ist die Meningitis serosa meist ein entzündlicher Erguss, und zwar häufiger ein
ventriculärer als corticaler, welcher entweder im Anschluss an acute Krankheiten oder
selbständig einsetzt und den oben näher beschriebenen Verlauf zeigen kann.

Die klinischen Unterschiede gegen die eitrige Meningitis und Tumoren des Gehirns ergaben sich meist aus der leichten Resorptionsfähigkeit des serösen Ergusses,
oft aber sind die Fälle klinisch kaum zu unterscheiden, besonders bei chronischem
Verlauf mit Tendenz zur Progression. Therapeutisch wirksam erwies sich bei den
acuten Fällen die Quecksilberbehandlung, bei chronischen die Ableitung auf die Haut
des Schädels; zur Druckverminderung ist die lumbale Punction des Cerebrospinalsacks
zu empfehlen. Diese Methoden sowie einige besondere Fälle von Hydrocephalus werden anhangsweise geschildert. M. Brasch.

A. Staub, Ueber Pemphigus puerperalis und Pemphigus neonatorum. (Vortr. geh. auf dem II. intern. dermat. Congr. am 10.
Sept. 1892). Berl. klin. Wochenschr. 1893, No. 49.

Eine an schwerem Puerperalfieber daniederliegende Wöchnerin bekam einen Blasenausschlag, während gleichzeitig ihr Kind an einem typischen Pemphigus neonatorum litt. Auch in zwei anderen Fällen beobachtete Verf. das Zusammentreffen leichterer Puerperalaffectionen mit Pemphigus der Kinder, einmal zugleich der Mutter und zieht hieraus den Schluss, dass der Pemphigus neonatorum seinen Ursprung in einer Infection intra partum hat. Man wird deshalb, wenn Neugeborene an einem Pemphigus erkranken, immer nach der Ansteckungsquelle, die meist bei der Hebamme zu finden sein dürfte, fahnden, um weiteren Infectionen vorzubeugen.   H. Müller.

M. Brey, Zur retroperitonealen Stielversorgung bei Myomotomie nach CHROBACK. Prager med. Wochenschr. 1893, No. 20. ff.

Casuistischer Beitrag von 23 Fällen mit 8 Todesfällen; alles sind retroperitoneale Stielversorgungen, nicht aber sind alle 23 Fälle Myomotomien, 2 sind sectiones caesareae. In einem Fall von 4 monatlicher Gravidität und Collummyom wurde der Uterus mit entfernt. Eine Kauterisation des Stumpfes fand in keinem Falle statt, nur eine quere Vernähung desselben zum Zweck der Blutstillung.   A. Martin.

1) Draghiesco, Symphyséotomie. La Roumainie médicale 1893, Sept.
2) J. S. Brown, Report of a case of symphyseotomy. Med. Record 1893, November.

1) Verf. behandelt zunächst die Geschichte der Operation. Als Erfinder stellt er LIGAULT, der sie im Jahre 1764 zuerst machte, auf. Die beiden Schambeine lassen sich nach ihm bis auf 5—6 cm von einander entfernen, wodurch die Conjugata interna um 1½ bis 2 cm wächst. Leichenuntersuchungen FARABOEUF's ergaben keine weiteren Verletzungen der Sacroiliacalgelenke als eine leichte Abhebung der Gelenkbänder. Verf. berichtet dann über den Verlauf der Operation nach der Angabe PINARD's und teilt einen von ihm mit Glück operirten Fall mit. Die conjugata vera betrug 7½ cm.

2) Pat., 25 Jahre alt; 4 Fuß und und 10½ Zoll groß, 110 Pfund schwer, hatte 1 Mal geboren; Craniotomie — Am 8. Sept sah B. die Pat. zuerst, nachdem die Wehen vor 20 Stunden begonnen hatten; die Blase war bereits gesprungen; es handelte sich um ein allgemein verengtes, plattes Becken; die conj. betrug 3½ Zoll; wiederholte Zangenversuche vergeblich Daher wurde zur Symphyseotomie geschritten und dann der Kopf mittelst der liegengebliebenen Zange leicht entwickelt. — Heilung per primam; das Kind gedieh gut.   A. Martin.

E. Rosenthal, Benzinvergiftung und Benzinmissbrauch. Cbl. f. innere Med. 1894, No. 13.

Bei einem 1½ jährigen Kinde, das etwa 1 Esslöffel Benzin geschluckt hatte, zeigte sich schwere Betäubung, zeitweise Wälzbewegungen, kleiner frequenter Puls, rasselnder Atem, intensiver Benzingeruch, Meteorismus, im gespülten Mageninhalt und Stuhl blutige Schleimflocken. Wiederherstellung in einem Tage.

Auf Grund einer zweiten nicht ganz eindeutigen Beobachtung spricht Verf. die Vermutung aus, dass Benzineinatmungen speciell von Bandagisten und Handschuhnäherinnen mitunter missbräuchlich zum Zwecke einer rauschartigen Betäubung angewendet werden.   Fr. Strassmann.

Druckfehler: No. 23, Seite 405, 17. Zeile von oben muss es heißen statt eitrigen „übrigen".

Einsendungen für das Centralblatt werden an die Adresse des Hrn. Prof. Dr. M. Bernhardt (Berlin W. Französische Straße 21) oder an die Verlagshandlung (Berlin NW., 68. Unter den Linden) erbeten.
Verlag von August Hirschwald in Berlin. — Druck von L. Schumacher in Berlin.

Wöchentlich erscheinen
1—2 Bogen; am Schlusse
des Jahrgangs Titel, Na-
men- und Sachregister.

Centralblatt

Preis des Jahrganges
20 Mark; zu beziehen
durch alle Buchhandlun-
gen und Postanstalten.

für die

medicinischen Wissenschaften.

Unter Mitwirkung von

Prof. Dr. H. Senator und Prof. Dr. E. Salkowski,

redigirt von

Prof. Dr. M. Bernhardt

in Berlin.

1894.   30. Juni.   No. 26.

Inhalt: KORÁNYI u. FISCH, Beitrag zur Lehre von der Harnabsonderung. (Original-Mitteilung).

SCHOUMOW-SIMANOWSKY, Ueber den Magensaft und das Pepsin bei Hunden.
— MÜNZER, Die harnstoffbildende Function der Leber. — ISRAEL, Erfahrungen
über Nierenchirurgie. — BEZOLD, Befund der Untersuchung Taubstummer. — LEH-
MANN, Hygiene des Mehls und Brodes. — PETRINA, Ueber acute Sarcomatose innerer Organe. — MINNICH, Fall von Pankreaskolik. — VANLAIR, Ueber die Regeneration der Nerven. — RAMSON, Cystische Bauchgeschwulst beim Neugeborenen.

DAFTAR, Bestimmung der Dichte des Blutes. — JAKSCH, Stickstoffgehalt der
roten Blutzellen. — MÖRNER, Reducirende Substanz aus Globulin. — HUMPHRY,
Tod durch Verstopfung von Halsvenen und A. pulmonalis. — BAAS, Einfluss des
Tuberculins auf die Impftuberculose des Auges. — KRINO und KNAUSS, Drüsenepithelkrebs des Kehlkopfs. — GRAWITZ und STEFFEN, Bedeutung des Auswurfs
für die Biologie einiger Bacterien. — SAHLI, Ueber die japanische Wärmedose. —
DENIO, Kochsalzinfusion bei Cholera. — DANA, Fälle von Akromegalie mit Sectionsbefund. — BOENNECKEN, Zur Aetiologie der Trigeminusneuralgie. — RÖH-
RING, Fall von grossem Naevus. — KEITH, Ueber die Sectio caesarea. — CORIN
und ANSIAUX, Ueber Phosphorvergiftung.

Aus dem Laboratorium der I. medicinischen Klinik in Budapest.

Beitrag zur Lehre der Harnabsonderung. — Eine physiologische Gleichung.

Von A. v. Korányi u. A. Fisch.

Untersuchungen von A. v. KORÁNYI, deren Veröffentlichung in
der deutschen Ausgabe des ungar. med. Archivs bevorsteht, ergaben als sehr wahrscheinliches Resultat, dass die Glomeruli ein
wesentlich als Transsudat zu betrachtendes Secret liefern, dessen

Kochsalzgehalt gleich $a = \dfrac{\Delta \cdot x}{61.3}$ Gramm ist, wo Δ den Gefrierpunkt

des untersuchten Harnes, und x seine Menge bedeuten.

Die Menge dieses Secretes lässt sich auf Grund der Formel $y = \dfrac{61.3\,(2a - Na\text{-}Cl)}{\delta}$ berechnen, wo NaCl den Kochsalzgehalt des Harnes in Grammen berechnet, und δ den Gefrierpunkt des Blutes bedeutet. Da die Transsudate das Kochsalz im selben Verhältnisse enthalten, als das Blut, müsste $\dfrac{100\,a}{y} = m$ dem Kochsalzgehalte des Blutes gleichkommen.

Um dieses Verhältniss näher zu prüfen, sammelten wir bei Kaninchen während 24 Stunden den Harn, und bestimmten dessen Gefrierpunkt und Kochsalzgehalt. Dann wurde das aus der Carotis entnommene centrifugirte Blut auf seinen Gefrierpunkt untersucht, und aus diesen Daten m berechnet. Nachdem der Kochsalzgehalt des centrifugirten Blutes, $= \mu$ ebenfalls bestimmt wurde, ergab sich, dass $m + 0.02 = \mu$ ist. Theoretisch war zu erwarten, dass $m = \mu$ sei. Da jedoch der Harn in der Blase durch Resorption von Kochsalz in der Weise verändert wird, dass dadurch der Wert von m zu niedrig ausfallen muss ist m um die Constante 0.02 zu vergröfsern, damit aus $\triangle$, NaCl, und δ der Kochsalzgehalt richtig berechnet werde. Somit ergiebt sich für μ folgende Formel, in welcher NaCl den Procentgehalt des Harnes an Kochsalz bedeutet: $\mu = \dfrac{\triangle \cdot \delta}{1.226\,\triangle - 0.376\,NaCl} + 0.02.$

Zum Beweise seien hier folgende Angaben angeführt:

Futter	X in ccm	$\triangle$	NaCl %	δ	m + 0.02	μ
Hafer und Kraut . .	35	3.28	1.36	0.60	0.58	0.59
do. . .	40	2.32	1.1	0.56	0 55	0.56
do. . .	50	2.88	0.64	0.62	0.56	0.55
do. . .	70	1.95	1	0.56	0.56	0.55
Hafer, Kraut und viel Kochsalz	160	1.89	1.68	0:57	0.66	0.65
Milch	180	0.60	0.14	0.60	0.54	0.54

Das Resultat der Vergleichung des gefundenen (μ) und des berechneten (m + 0.02) Kochsalzgehaltes des Blutes ist somit ein vorzügliches, woraus folgt, dass die Glomeruli in der That ein Transsudat liefern, dessen Kochsalzgehalt und Menge auf Grund der obigen Formeln richtig zu berechnen ist.

m erfährt ganz characteristische Veränderungen im Verlaufe verschiedener Krankheiten. Bei Erkrankungen der Niere kommen zwischen m + 0.02 und μ beträchtliche Differenzen zum Vorschein, aus welchen sich eine sichere Diagnose stellen lässt.

E. O. Schoumow-Simanowsky, Sur le suc stomacal et la pepsine chez les chiens. Arch. des sc. biol. p. p. l'institut imp. de St. Petersb. II. S. 463.

Verf. gewann den Magensaft von Hunden mit Magenfistel vollkommen rein nach der von Pawlow eingeführten Methode: man macht dem Hund eine Oesophagusfistel und ernährt ihn dauernd von der Magenfistel aus. 15—17 Stunden nach der Nahrungsaufnahme werden dem Hunde kleine Stückchen Fleisch vorgehalten, die er mit Begierde verschlingt und die aus der Oesophagusfistel sofort wieder heraustreten. Nach 6—7 Minuten beginnt die Secretion des Magensaftes, vermehrt sich allmälig bis 25 ccm in 5 Minuten. Der Versuch kann mehrere Stunden fortgesetzt und in dieser Zeit 150—300 ccm vollkommen reiner Magensaft pro Stunde aufgefangen werden. Derselbe ist ganz klar, von 1.003 bis 1.0059 sp. Gewicht, beim Erhitzen zum Sieden sich trübend, er giebt keine Biuretreaction, dagegen die allgemeinen Eiweifsreactionen. Seine Acidität betrug auf Salzsäure berechnet 0.46 bis 0.58 pCt. Der Magensaft besitzt starke Verdauungskraft und behält dieselbe etwa $1\frac{1}{2}$ bis 2 Monate ziemlich unverändert, dann nimmt sie allmälig ab. Bei 0^0 oder unter 0^0 aufbewahrt trübt sich der Magensaft und giebt schliefslich einen flockigen Niederschlag. Gleichzeitig beweisen sich die untern Schichten der Flüssigkeit reicher an Salzsäure, wie die obern. Bewahrt man den Magensaft auf, so vermindert sich die Quantität des durch Kochen sowie des durch Alcohol zu erhaltenden Niederschlages, gleichzeitig nimmt seine Verdauungskraft unter Auftreten von Albumosen ab, wahrscheinlich, indem das Pepsin, welches eiweifsartiger Natur ist, in Albumose übergeht. Betreffs der Zusammensetzung des Magensaftes führt Verf. 5 ausführliche Analysen des genuinen Magensaftes, desselben nach Ausscheidung eines Niederschlages bei 0^0, durch Alcohol, durch Kochen an. Ref. begnügt sich mit der Wiedergabe der Zusammensetzung des einen genuinen Magensaftes. Dichte 1.0041. Bestandteile in Procenten: Acidität 0.584 (HCl), Chlor 0.589, Trockenrückstand 0.420, Asche 0.16, Coagulum durch Alcohol 0.18, Coagulum durch Kochen 0.16, Niederschlag bei 0^0 0.0114.

Zur Abscheidung des Pepsins stehen 3 Methoden zu Gebot: 1) Einengen im Vacuum bei $21—30^0$. 2) Sättigung des Magensaftes mit Ammoniumsulfat (von Kühne schon zur Reindarstellung künstlichen Magensaftes empfohlen. Ref.) 3) Abkühlen unter 0^0. Verfasserin benützte hauptsächlich die 3. Methode, nebenher, namentlich zur Controlle, die 2. Der durch Abkühlen erhaltene Niederschlag erwies sich als aus einem Eiweifskörper bestehend, jedoch stets chlorhaltig; durch Waschen mit Wasser und Alcohol lässt sich das Chlor zum Teil entfernen.

Der feuchte, wenig gewaschene Niederschlag löst sich in Wasser mit saurer Reaction, die Lösung hat verdauende Eigenschaften. Nach der Behandlung mit Alcohol ist der Niederschlag nicht mehr

in Wasser löslich, löst sich aber in Salzsäure von 0.06 pCt. Für
die Zusammensetzung dieses Pepsins ergab sich

	durch Abkühlung erhalten	durch Ammonsulfat erhalten
C	50.71	50.37
H	7.17	6.88
Cl	1.16 u. 1.01	0.89
S	0.98	1 35 bezw. 1.24
		1.455 bezw. 1.50

Das nicht gewaschene Pepsin enthielt 2.31 pCt. Chlor.

Sehr bemerkenswerte Veränderungen erleidet der Harn dieser
Tiere, in 3 Perioden als Tag-, Nacht- und Vormittagsharn aufgefangen, infolge der Abgabe so grofser Quantitäten an Salzsäure.
Die Reaction wird stark alkalisch, der Harn ist trüb und braust
mit Säure auf, die Chloride verschwinden vollständig oder bis auf
Spuren, er enthielt eine kleine Quantität Gallenfarbstoff, jedoch
weder Eiweifs, noch Zucker, noch Pepton. Bemerkenswert ist die
starke Zunahme der Alkalien, namentlich des Natrium in der Periode
der Magensaftentziehung, entsprechend der Spaltung des Chlornatrium in der Magenschleimhaut. Die Quantität der Harnsäure erwies sich in dem alkalischen Harn gesteigert. Zahlreiche Einzelheiten, sowie die tabellarisch geordneten Resultate der Harnuntersuchung siehe im Original.   E. Salkowski.

E. Münzer, Die harnstoffbildende Function der Leber. Zeitschr. f.
exper. Pathol. XXXIII. S. 164.

Bei kritischer Behandlung des über diese Frage bisher vorliegenden experimentellen Materials glaubt Verf. darthun zu können,
dass einmal die Ergebnisse der Versuche nicht so sehr übereinstimmen, um daraus mit Entschiedenheit zu folgern, dass die Leber
den ganzen oder die Hauptmasse des im Harn der Säugetiere erscheinenden Harnstoffs auf dem Wege einer Synthese aus gewissen,
in anderen Organen entstandenen und durch das Blut ihr zugeführten Vorstufen (Ammonsalze, Leucin, Tyrosin u. A.) erzeuge;
vielmehr sei nur festgestellt, dass die Leber die Harnstoffbildung
aus zugeleiteten Ammonsalzen bewirke. Die zur weiteren Prüfung
der Frage vom Verf., z. Th. mit WINTERBERG angestellten Untersuchungen über den N-Stoffwechsel bei Lebererkrankungen, in denen
der Ges.-N nach KJELDAHL, der Harnstoff nach MÖRNER-SJÖQUIST,
NH3 nach SCHLOESING bestimmt wurden, haben ebenfalls keinen
sicheren Beweis für die harnstoffbildende Function der Leber gewinnen lassen. Bei chronischen Erkrankungen (atrophische bezw.
hypertrophische Cirrhose, schwerer Icterus bei Leberkrebs), fand sich
bei genügender Berücksichtigung des Nahrungs-N weder die absolute Menge des Harnstoffs und des Ammoniaks im Harn, noch
ihr relatives Verhältniss zu einander bezw. zur Harnsäure merklich
geändert; auch per os eingegebene Ammonsalze (Amm. citric., carb.)

wurden zu Harnstoff weiter verarbeitet. In einem Falle von acuter
gelber Leberatrophie fand sich über $^9/_{10}$ des Ges.-N in Form von
Harnstoff, $^1/_{10}$ vom Ges.-N als Ammoniak, in 2 anderen, bei denen
die Section eine fast totale Zerstörung der Leberzellen aufwies, fanden sich dagegen über $^1/_6$ resp. $^1/_3$ des Harn-N in Form von Am-
moniak|, sodass hier allerdings eine unzweifelhafte Zunahme des
Harn-NH$_3$ neben entsprechender Abnahme des Harnstoffs bestand.
Allein selbst diese grofsen Ammoniakmengen seien nicht gröfser,
als man sie auch bei anderen mit Säuerung des Körpers (Abnahme
der Blutalkalescenz) einhergehenden Processen findet und hierher
gehöre auch die acute Phosphorvergiftung, welche in diesen beiden
Fällen die Ursache der acuten Leberatrophie war. Auch das Vorkommen von Tyrosin u. A. im Harn bei dieser Erkrankung sei
ebenfalls kein Beweis, dass diese Körper Vorstufen des Harnstoffes
wären, aber nicht in Harnstoff umgebildet werden konnten, denn
das Gewebe der Leber zerfalle bei der acuten Leberatrophie selbst
rasch, z. Th. wenigstens unter Entstehung von Tyrosin, daher dies
Zerfallproduct, in das Blut eingeschwemmt, im Harn erscheint.
Verf. erklärt es für ebenso möglich, dass im Sinne der früheren
Anschauung in jeden einzelnen Organen die Harnstoffbildung in
mehr oder minder hohem Grade vor sich ginge.   J. Munk.

J. **Israel**, Erfahrungen über Nierenchirurgie. Arch. f. klin. Chir. XLVII.
S. 303. (Auch als Sond.-Abdr.) [Schluss].
     Aetiologie der Hydronephrose. Im Gegensatz zur pri-
mären Pyonephrose waren alle Patt. mit Hydronephrose nicht über
40 Jahre alt. Von 3 nicht-intermittirenden Fällen kamen alle, von
6 intermittirenden nur 1 auf das männliche Geschlecht. Die meisten
Hydronephrosen waren eiterig inficirt, sie sind aber deshalb nicht
(wie Küster gethan) mit den Pyonephrosen als „Sacknieren" zu
vereinigen, bei ihnen ist die Harnstauung, bei diesen die Infection
das primäre. Die Infection erfolgt hier entweder vom Blut aus
oder per contiguitatem, so bei einem 23 jähr. Patienten mit Trippercystitis. Die dauernde Hydronephrose kann sich aus intermittirender im Sinne von Landau u. Terrier durch Fixation einer beweglichen Niere an abnormer Stelle und dadurch bedingte Abknickung
des Ureters entwickeln. Die Ursache hierfür sind Verwachsungen
oder wiederholte Anfälle von Harnstauung, nach denen das Nierenbecken an Elasticität verliert, ausgeweitet bleibt und das vergröfserte
Organ herabsinken muss. Nicht immer trifft jedoch diese Aetiologic
zu, manchmal bleiben die Ursachen im Dunkeln. Zweimal konnte
I. an der dislocirten Niere keinerlei Beweglichkeit nachweisen, bei
einer colossalen Hydronephrose war das Leiden wegen des nur
3 $^1/_2$ Jahr betragenden Alters des Pat. für angeboren zu halten. —
Bei Behandlung der Hydronephrose erwies sich die in einem
Falle von anderer Seite gemachte transperitoneale Fistelbil-

dung als die Radicaloperation erschwerend. Die Punction erachtet I. ausnahmsweise, meist nur als palliative Maßnahme zulässig, wenn nämlich der Sack kein secernirendes Parenchym enthält, wenn das Abflusshinderniss nur vorübergehend besteht, bezw. durch Entleerung des Sackes schwindet. I.'s eigene, in allen 9 Fällen erfolgreiche Behandlung bestand 2 Mal in Nephrotomie allein, 2 Mal in Nephrotomie mit späterer Exstirpation und 5 Mal in letzterer allein. Bei 1 Pat. blieb nach Nephrotomie eine nicht störende Fistel. Für die Wahl der Operation ist ausser dem Zustand der anderen Niere das Alter des Processes, resp. der Bestand an secernirendem Nierenparenchym maßgebend.

Die Aetiologie der Pyonephrose war nur in wenigen Fällen, wenn das Vorangehen von Hydronephrose und Nephrolithiasis gefehlt hatte, ganz klar. Von 9 männlichen Patt. hatten 4 Gonorrhoe gehabt, jedoch nur 1 in zeitlichen Zusammenhängen mit Pyonephrose. Bei 3 weiblichen Patt. bestanden gröbere Genitalläsionen; Schwangerschaft und Entbindung allein bieten dagegen keine ausreichende Aetiologie der Pyonephrose. — Von 2 Fällen reinen Nierenabscesses, bei männlichen Patt. knüpfte der eine an alte Trippercystitis an; bei dem andern fand sich geschwulstartige von zahlreichen kleinen Eiterungen durchsetzte interstitielle Nephritis kurz nach einem Nackencarbunkel. Bei der äusseren Aehnlichkeit dieses mit der Nierenaffection mochte man an eine von ihm ausgehende Verschleppung von Entzündungserregern nach der Niere denken.

Nephrectomie wegen Ureteritis hat I. in einem kürzlich veröffentlichten Falle ausgeführt.

III. Nierentuberculose. Im Anschluss an Früheres findet I. durch 4 ½ jähr. Beobachtung eines Falles von Exstirpation einer tuberculösen Niere bestätigt, dass diese lange Zeit das einzige tuberculös erkrankte Organ des Urogenital-Systems sein kann. Von 2 neueren Nephrectomien wegen Nierentuberculose verlief die eine trotz Complication mit Schwangerschaft glücklich, die andere ist noch nicht völlig geheilt. Zur Meidung von Wundinfection mit tuberculösem Eiter und späterer Granulationstuberculose empfehlen sich möglichst intacte Entfernung des ganzen Organs und, — um diese bei seiner Brüchigkeit zu erleichtern, — ebenso wie bei malignen Tumoren eine möglichst grosse äussere Incision.

IV. Nierensyphilis. Wiederveröffentlichung von 2 hiebergehörigen Nephrectomien (1892).

V. Nierensteine. 5 Fälle mit Pyonephrose glichen völlig gewöhnlichen Fällen dieser. Ausserdem hat I. 3 Mal wegen Anurie und 5 Mal als Operation der Wahl die Nephrolithotomie ausgeführt. Von letzteren 5 (3 Frauen und 2 Männer) starb 1 Frau an Folgen der Chloroformnarcose (Beeinträchtigung des Nierenepithels). Bei den 4 Geheilten hat I. 3 Mal die Pyelotomie und 1 Mal die Eröffnung des Nierenbeckens durch Sectionsschnitt gemacht. In allen 4 Fällen wurde durch sofortige Naht erste Vereinigung erzielt und ist hierfür u. A. von Wichtigkeit die temporäre Compression der Nahtlinie. Zu verwerfen ist nachträgliche starke Wundtamponade, weil von ihr aus in einem anderweitigen Falle Lähmung des Colon mit tötlichem Ausgange sich entwickelte. Pyelotomie und Sectionsschnitt haben für die Nephrolithotomie getrennte Anzeigen; den Sectionsschnitt soll man nur anwenden, wenn der Stein nach Freilegung der Niere nicht direct zu fühlen oder ein grofser Korallenstein nicht ohne Zerbrechen durch Nierenbecken-incision entfernbar ist. — Von den 3 Nephrolithotomien bei totaler Anurie mit 1 Heilung und 2 † vermögen ein tötlicher und der genesene Fall die Existenz einer reflectorischen Anurie durch Secretionshemmung der einen Niere bei Verstopfung der andern zu bestätigen. Gleiches thun auch zwei anderweitige Erfahrungen I.'s dar, hinsichtlich des reflector. Einflusses, den Reizzustände einer Niere resp. deren Nerven auf die Function der zweiten auszuüben im Stande sind, und ist für I. die reflectorische Anurie resp. Oligurie eine wohl beglaubigte Thatsache.

VI. Nierenblutungen aus unbekannter Ursache. An die Fälle von Scheob u. Senator reiht sich hier eine eigene Beobachtung bei einer 52 jährigen Frau, bei der man sich durch Freilegung und Eröffnung mittels Sectionschnitt vom Mangel jeden anatomischen Substrates für die Blutung überzeugte: Schluss der Nierenwunde und Schwinden der Hämaturie nach 2 Tagen.

VII. Wanderniere. I. berichtet nur über 4 Nephropexieen, darunter 2 auf Wunsch der Patt. als Zugabe zur Nephrolithotomie. I. hält die Nephropexie nur dort angezeigt, wo von der beweglichen Niere typische Schmerzanfälle, die Vorläufer intermittirender Hydronephrose, in Folge von plötzlicher Abflussbehinderung ausgehen. I. operirt mit geringen Modificationen nach Guyon; er konnte sich bei einem 38 jährigen Mädchen, welches 3 ½ Monate nach der Nephropexie an Volvulus des Dünndarms starb, von der dauerhaften Fixation der dislocirten Niere an normaler Stelle überzeugen.

P. Güterbock.

Bezold, Vorläufige Mitteilungen über die Untersuchung der Schüler des Münchener k. Taubstummeninstituts. Münchner med. Wochenschr. 1893, No. 48. S.-A.

B.'s Untersuchungen wurden an 79 Taubstummen angestellt. Zur Prüfung wurde die in ihrem untern Teil aus belasteten Stimmgabeln, in ihrem oberen Teil aus drei gedeckten Orgelpfeifchen und dem Galtonpfeifchen bestehende Tonreihe verwendet. Ausserdem wurde noch in jedem Falle das Hörvermögen für die Glocke und die Sprache geprüft. Es ergab sich, dass von den 158 Gehörorganen 48 total taub waren. Nur 15 Individuen waren doppelseitig total taub. In einem Fall waren die Angaben unbrauchbar, von den übrig bleibenden 108 Gehörorganen hörten 68 Glocke u.

Pfeifchen, 21 beide nicht, 17 die Glocke allein, 2 das Pfeifchen
allein. Der Ausfall des Gehörvermögens fand sich entweder am
oberen oder am unteren Ende oder an beiden Enden der Tonscala
oder endlich an verschiedenen Stellen und in verschiedener Ausdehnung innerhalb ihrer Continuität, die letztere Form des Ausfalles will Verf. als „Lücken" bezeichnen. Sie fanden sich sowohl
eieseitig (16 Mal) als doppelt (11 Mal). Als „Insel" bezeichnet
Verf. die bei einzelnen Taubstummen noch vorhandenen kleinsten
Hörstrecken, wie sie im Umfang von 2 halben Octaven bis zur
Ausdehnung von $2^1/_2$ Octaven gefunden wurden. Ein derartiger
nur auf eine „Insel" beschränkter Hörbereich war in 28 Gehörorganen vorhanden. Ein Defect des ganzen oberen Bereichs der
Tonscala bis herab zum g^2 fand sich nur 1 Mal. Dabei wurde
der ganze untere Teil der Scala bis in die Subcontraoctave hinein
percipirt. Ein Defect an der oberen und unteren Tongrenze zugleich war 8 Mal vorhanden. Bei 18 Gehörorganen bestanden am
oberen Ende nur unwesentliche Defecte, welche Galton 7 nach abwärts nicht überschreiten, während durchgehende grofse Defecte am
unteren Teil der Scala von $4^1/_2$ bis zu 7 Octaven bestanden. In
33 Fällen fanden sich zwar auch nur unwesentliche Defecte vom
oberen Ende bis zu Galton ca. 7, also auch am unteren Ende
nahmen die Defecte successive am Umfang ab von 4 Octaven bis
zu $^1/_2$ Octave. Bei der Gesammtübersicht der Gruppen tritt' die
Thatsache hervor, dass Defecte am unteren Ende der Scala in
gröfserer Häufigkeit und in gröfserer Ausdehnung vorkommen als
am cheren Ende. Die Schlussfolgerungen, welche aus den Hörbe-
funden und ihrer Zusammenstellung sich ergeben, behält sich Verf.
für einer späteren Arbeit vor.	Schwabach.

K. B. Lehmann, Hygienische Studien über Mehl und Brot mit
besonderer Berücksichtigung der gegenwärtig in Deutschland
üblichen Brotkost. I. Teil: Zermahlungsgrad. II. Teil Unkraut-
gehalt. Archiv f. Hygiene 1893, XIX. S. 71.

Methodische Untersuchungen des deutschen Mehls liegen bis
jetzt nur über die Ausnützbarkeit desselben und seine chemische
Zusammensetzung vor; nach der von L. eingeschlagenen Richtung
sind dieselben neu. Die Veranlassung bot die Ausstellung von
Broten durch Mühlenbesitzer Uhlhorn aus Grevenbroich gelegentlich
des internat. med. Kongresses in Berlin 1890; von dorther stammen
auch viele untersuchten Brode und Mehle. Im Ganzen wurden
etwa 170 Brote und 70 Mehlsorten untersucht.

Der Zermahlungsgrad der Mehle wurde mit dem Siebsaz festgestellt. Der Durchmesser der gesiebten Fragmente und der von
L. gewählte Name war

1) 4—2 mm Grobschrot. 2) 2—1.25 mm Mittelschrot. 3) 1.25 bis 0.7 mm Feinschrot. 4) 0.7—0.5 mm Grobmehl. 5) 0.5—0.2 mm Mittelmehl. 6) unter 0.2 Feinmehl.

Die hiernach erhaltenen Resultate stellt L. in 4 Tabellen dar; die erste enthält 16 grobe Mehle sog. Schrotmehle, die teilweise bis ca. 25 pCt. 4 bis 2 mm Fragmente und bis zu 80 pCt. über 0.5 mm grofse Fragmente hatten. Die „Mehle mittlerer Qualität aus Landmühlen" bestanden zu etwa ein Viertel bis zur Hälfte aus 0.5—0.2 mm Fragmenten, während die Mehle aus Kunstmühlen zu 80—100 pCt. aus Fragmenten unter 0.2 mm zusammengesetzt waren. Mais- und Hafermehl glich den mittleren Qualitäten der Landmühlen, Gerstenmehl mehr den Kunstmehlen. Da nun die Grobkörnigkeit die Ausnützungsfähigkeit beeinträchtigt, stellt L. die Forderung, dass ein Mehl nicht mehr als 5—20 pCt., 0.5—0.2 mm Fragmente enthalten dürfe. Der Rest soll kleiner als 0.2 mm sein.

Der Gehalt an Schmutz und Unkraut wurde an Getreide, Schrotmehl und Schrotbrod festgestellt. Bei Getreide wurden aus 100 g was nicht Roggen bezw. Weizen war, ausgesucht und die Samenart bestimmt. Vom Schrotmehl suchte Verf. aus den beiden gröbsten Siebfractionen, die etwa 50 pCt. des Mehls ausmachten, Unkraut und Schmutz aus. Es fand sich Stroh, Micken, Kornrade Mutterkorn u. a. Schrotbrod wurde getrocknet und mit 1 procent. Schwefelsäure gekocht, dann wird vom Bodensatz abgegossen, nachgewaschen und mit Natronlauge gekocht, dann abgegossen. Es bleiben nur die gröberen Unkrautreste und Cellulosefragmente zurück.

Die Resultate waren, dass im ungereinigten Roggen sich 0.3 pCt. bis 2.1 pCt. giftige Unkräuter, im gereinigten 0.1 pCt. fanden. Aehnlich waren die Verhältnisse beim Weizen. Dies waren hauptsächlich süddeutsche Mehlsorten; in den norddeutschen waren diese Verhältnisse viel schlimmer, einmal fand L. einen Gehalt von 7.3 pCt. allein an Kornrade. Ebenso fand sich stets Mutterkorn, manchmal bis 0.9 pCt. So kommt L. zu dem Schluss, dass einige der untersuchten Mehle direct gesundheitsschädlich waren, „dass die fast durchweg ungenügend gereinigten Schrotbrode der norddeutschen Landbezirke nicht nur ekelhafte und minderwertige, sondern auch intensiv giftige Bestandteile in bedeutender, stellenweise in sehr bedenklicher Menge enthalten".   Scheurlen.

Petrina, Ueber hohe typische Temperatur-Steigerungen bei acuter Sarcomatose innerer Organe. Sep. Abdr. a. d. Prager med. Wochenschr. 1894, No. 3. 5.

Verf. beobachtete 2 sehr sonderbar verlaufende, intra vitam kaum diagnosticirbare Fälle von acuter Sarcomatose innerer Organe, bei denen als das Bemerkenswerteste das Auftreten von hohen Temperaturerscheinungen mit typischem Verlauf zu verzeichnen war. Der

erste Fall, der eine 38jährige, früher stets gesunde Frau betraf,
täuschte vollständig das klassische Bild einer miliaren Tuberculose
der Lungen und des Darms vor; die pathologisch-anatomische Diagnose lautete: Lymphosarcom der Halsdrüse mit Metastasen in
der Milz und Leber. Der zweite Fall betraf einen 22jährigen,
ebenfalls früher stets gesunden Studenten; die klinische Diagnose
lautete: beiderseitige Pleuritis und acute Lungentuberculose, die
pathologisch-anatomische: Sarcoma carcinomatodes mediastini (glandulae thymicae), sarcoma secundarium pulmonum et hepatis, pleuritis bilateralis et pericarditis. In beiden Fällen hatte die Sarcomatose die äusseren Lymphdrüsen vollkommen verschont und dadurch die Diagnose fast unmöglich gemacht. Die Schlussfolgerungen,
die Verf. aus der Beobachtung dieser Fälle zieht, sind kurz folgende: Bei Sarcomen innerer Organe, auch wenn diese maligne
Neubildung in kleinen und wenig zahlreichen Knötchen auftritt,
können hohe typische Fieberbewegungen auftreten: der Gang der
hohen Temperaturen kann ein remittirender sein und vollkommen
dem einer acuten Tuberculose der serösen Häute oder der Lunge
gleichen. Findet eine schubweise Metastasenbildung statt, so wird
auch die Temperatur stossweise erhöht. Die von anderer Seite aufgestellte Behauptung, dass in höherem Grade als die Erkrankung
der blutbereitenden Organe das Ergriffensein abdominaler Eingeweide für die Erregung des typischen Temperaturganges als bedeutungsvoll angesehen werden muss, findet in obigen zwei Fällen
keine Bestätigung.   K. Kronthal.

W. Minnich, Ein Fall von Pankreascolik. Berl. klin. Wochenschr.
1894, No. 8.

M. hat bei einem 68 Jahre alten Manne mit Gallensteindia-
these die Diagnose auf Pankreascolik auf Grund von im Stuhle
vorgefundenen Speichelsteinen gestellt, wiewohl sonst keinerlei für
die genannte Krankheit als bestimmend geltenden Symptome vorhanden waren. Die Steine waren halbfest, amorph und reich an
organischen Substanzen; man konnte sie mit anderen geformten
Ausscheidungsproducten vergleichen. Zudem hatte der Kranke
bei seinen Gallensteincoliken mehrfach typische Pigmentcholestearin-
steine entleert. Darmsteine liefsen sich ohne Weiteres ausschliefsen
im Hinblick auf die mit icterischer Erscheinungen einhergehenden
Kolikanfälle. Die Pankreascolikanfälle wurden von dem mit echten
Gallensteincoliken wohlvertrauten Kranken als der letzteren völlig
identisch geschildert.

Die Prognose stellt M. voraussichtlich günstig, da während
dreier Monate weder eine Gewichtsabnahme noch Verdauungsstörungen, noch endlich Veränderungen in der Stuhlbeschaffenheit beobachtet wurden, und weil die Pancreassteinerkrankungen (Cirrhose)
erfahrungsgemäfs von sehr langer Dauer sind.

Eine Totalocclusion der Pancreasdrüse bestand in dem vorliegenden Falle sicherlich nicht. Dieselbe kann überhaupt nur in folgenden drei Fällen eintreten:

1) Bei Verlegung der Portio intestinalis beider Gänge durch Steine.

2) Bei Verlegung der Port. intest. Duct. Wirsung. mit angeborener Obliteration der Darmmündung des Nebenganges, die schon zu verschiedenen Malen anatomisch festgestellt wurde und

3) bei multipler Verlegung der Drüsengänge durch massenhafte Steinbildung.   C. Rosenthal.

C. Vanlair, Recherches chronométriques sur la régénération des nerfs. Archives de Physiol. etc. 1894, No. 2.

Von den ungemein interessanten und mühevollen Untersuchungen des Verf.'s, über die Zeit, welche die vollständige Regeneration eines entarteten Nerven in Anspruch nimmt, sowie über die Zeitdauer, während welcher die einzelnen Phasen dieses Regenerationsprocesses sich abspielen, im Einzelnen ein Referat zu geben, ist wegen des knapp zugemessenen Raums an dieser Stelle kaum angängig. Wir verweisen den interessirten Leser auf die Originalarbeit und begnügen uns, die vom Verf. selbst aus seinen Arbeiten gezogenen Schlussfolgerungen in freier Uebersetzung hier folgen zu lassen.

Beim Hunde und ohne Zweifel auch beim Menschen vollzieht sich die ideale Regeneration eines Nerven (d. h. wenn kein zufälliges Hinderniss den Vorgang beeinträchtigt) mit einer fast vollkommenen chronologischen Regelmäßigkeit, soweit Nerven mit langer directer Verlaufsbahn in Frage kommen.

Betrachtet man die für eine vollkommene Wiederherstellung nötige Zeit im Ganzen, so kann man die mittlere Geschwindigkeit in der Ausbreitung der neugebildeten Nervenfasern als einen Millimeter für einen Tag betragend annehmen. Zieht man die einzelnen Phasen des Regenerationsprocesses in Betracht, so kommt man zu folgenden Zahlenwerten: die für die Ausbildung des ersten Stadium (die Anfangswucherung am centralen Stumpf und die Ausbreitung der Nerven von dort aus) nötige Zeit beträgt etwa 40 Tage. Die Zeit für die beiden anderen Phasen wechselt natürlich je nach dem Abstand der beiden Nervenstümpfe, wenn es sich um eine Resection handelt, und je nach der Länge des peripherischen Abschnittes. Wenn man durch Rechnung die gefundenen Werte auf eine gemeinsame Basis zurückführt, so findet man bei einer Länge des resecirten Stückes von 1 cm, dass die neuen Fasern täglich ein Zwischenstück etwa 2.5 Decimillimeter zurücklegen. Sind die Stümpfe zwei cm von einander entfernt, so vermehrt sich die Schnelligkeit ziemlich erheblich, verlangsamt sich aber, wenn die eben genannte Grenze (des Abstandes der Nerven) überschritten

wird und zwar fast in directem Verhältniss zur Länge des Zwischen-
raumes.

Durch das peripherische Ende wachsen die neuen Fasern mit
einer Geschwindigkeit von etwa einem Millimeter pro Tag: diese
Geschwindigkeit übersteigt die, welche man für das Auswachsen im
Zwischenraum (zwischen den beiden Stümpfen) findet, beträchtlich.
Dies hängt von rein mechanischen Bedingungen ab, denn im peripherischen Stumpf finden die neugebildeten Nerven einen schon
vorgebildeten Leitungsweg, während sie in dem beide Stümpfe
trennenden Zwischenraum auf mannigfache Hindernisse stofsen, die
sich ihnen auf dem Wege zur Peripherie in den Weg stellen.
Aehnliche, besonders beim Tiere interessante Verhältnisse finden
sich für die Restitution der verschiedenen Abschnitte des n. tibialis
(vom Verf. genauer studirt). Man wusste durch Ranvier's und des
Verf.'s Versuche schon, dass die Richtung der neuen Fasern einzig durch die physikalischen Verhältnisse der umgebenden Medien
bestimmt wird. V.'s neue Versuche zeigen nun, dass auch die
Schnelligkeit des Regenerationsprocesses in directem Verhältniss
steht zu der Beschaffenheit und Structur der Gewebspartien, welche
durchwandert werden müssen, damit die neugebildeten Nervenfasern
zu ihrem Endziel gelangen können.   Bernhardt.

W. L. Ranson, A cystic tumor of the bladder in a stillborn child.
Medical News 1893, Nov. 11.

Die Extraction des betreffenden Kindes machte nach der spontanen Geburt des Kopfes bedeutende Schwierigkeiten, so dass ein
beträchtlicher Dammriss zu Stande kam; der Nabelstrang war um
den Hals geschlungen; halbstündige Wiederbelebungsversuche waren
ohne Erfolg. — Das Abdomen des ausgetragenen Kindes war
durch einen elastischen Tumor sehr stark ausgedehnt; die Section
ergab, dass es sich um einen multiloculären cystischen Tumor handelte, der das Abdomen vollständig ausfüllte; er war mit der vorderen Wand vollständig fest verwachsen. — Der Tumor bestand
aus einer kleinen und 3 grofsen Cysten; die kleine war mit rah-
miger Flüssigkeit, die gröfsere mit teils klarem, teils trübem Urin
angefüllt; der Tumor schien vom Becken auszugeben und war
dort mit drei starken fibrösen Strängen fixirt.

Die linke Niere war 16 Mal gröfser wie die normale auf der
rechten Seite. Der Ureter war in Folge seiner starken Ausdehnung zuerst für das Colon descendens gehalten worden; derselbe
mündet in die unterste der 3 grofsen Cysten.

Die äussern Genitalien des weiblichen Kindes waren normal;
die Urethra war nicht undurchgängig und liefs sich, wenn auch
mit Mühe bis zu dem Tumor verfolgen; von den inneren Genitalorganen war nichts aufzufinden. — Die Leber lag oberhalb des

Tumor innerhalb der Brusthöhle. — Das Herz war stark vergröfsert; vom Lungengewebe wurden nur noch ganz minimale
Streifen unterhalb der Claviculae gefunden.   A. Martin.

A. Dastre, Méthode nouvelle pour la détermination de la densité
du sang. Arch. de physiol. 1893, p. 791.

Ein oder wenige Blutstropfen werden in einer Mischung von Olivenöl und Chlor-
kohlenstoff (CCl₄) aufgefangen, die weder mit dem Blut sich mischt, noch koaguli-
rend wirkt. Es wird nun so lange tropfenweise das leichtere Oel bezw. der schwerere
Chlorkohlenstoff zugesetzt, bis der Blutstropfen in der Mischung schwebt. Das spez.
Gewicht des das Blut tragenden Gemisches entspricht dann dem spez. Gewicht des
Blutes.   J. Munk.

R. v. Jaksch, Ueber den Stickstoffgehalt der roten Blutzellen
des gesunden und kranken Menschen. Zeitschr. f. klin. Med. XXIV.
S. 429.

Im Anschluss an seine früheren Untersuchungen, nach denen der Eiweifsgehalt
des Blutes unter pathologischen Bedingungen grofsen Schwankungen unterworfen ist,
hat Verf. jetzt auch den N-Gehalt der durch Centrifugiren gewonnenen roten Blutscheiben des menschlichen Schröpfkopfblutes nach KJELDAHL bestimmt. In 100 g
nassen roten Blutscheiben fand sich der N-Gehalt im Mittel zu 5.52 g, entsprechend
34.5 g Eiweifs. Bei und nach acuten Erkrankungen (Pneumonie, Typhus) betrug er
im Durchschnitt ca. 5.9 g, entsprechend 36.8 g Eiweifs. Chronische Erkrankungen
zeigen keine wesentliche Aenderung. Alle secundären Anämien führen zu einer Verarmung der roten Blutscheiben an N, ebenso die Leukämie; in noch höherem Grade
die Chlorose. Verf. schlägt dafür die Bezeichnung Hypalbuminaemia rubra vor. Die
perniciöse Anämie führt in ihren Endstadien zu einer Erhöhung bis auf 6.48 g N pro
100 g feuchter Blutscheiben (entsprechend 40.5 g Eiweifs, also zu einer Hyperalbumi-
naemia rubra   J. Munk.

K. A. H. Mörner, Reducirende Substanz aus dem Globulin des
Blutserums. Cbl. f. Physiol. VII. No. 20.

Beim Erhitzen von Serumglobulin mit 3—5 procent. Salzsäure spaltet sich eine
reducirende Substanz ab, zu deren sicherem Nachweis die vorgängige Ausfällung der
Eiweifsstoffe mit Ferriacetat zweckmäfsig ist. Erhitzen des Globulins mit Wasser liefert eine gummiähnliche, nicht reducirende Substanz, welche mit HCl erhitzt einen
reducirenden Körper giebt, dessen Phenylhydrazin-Verbindung krystallisirt und bei
170—172° schmilzt. Myosin, Vitellin, Globulin der Linse, Serumalbumin, Ovalbumin,
Fibrinogen gaben beim Kochen mit Salzsäure keine reducirende Substanz.
    J. Munk.

Sir G. Humphry, Plugged subclavian and innominate veins from
injury: sudden death from plugging of pulmonary artery. Lancet
1893, Sept. 9. p. 629.

Betrifft eine 48jährigen Frau, welche sich 3—4 Tage vor der Aufnahme in das
Hospital beim Heben eines Eimer's Wasser an der unteren Hälfte ihrer linken Halsseite verletzt haben wollte. Man fühlte eine wallnussgrofse Geschwulst unter dem
linken M. sternocleidomast. und die linke V. jugul. ext. deutlich thrombosirt: der
Puls in der linken Radialarterie erschien etwas kleiner als rechts, sonst aber bestanden keine wesentlichen Unterschiede zwischen rechts und links. Dicht oberhalb
des Sternum war etwas Völle wie bei Aortenaneurysma, und hörte man wie bei diesem ein deutliches Geräusch entsprechend der Aorta ascendens. Ohne dass wesentliche Veränderungen eingetreten wären, so erfolgte der Tod plötzlich nach 4tägigem

Krankenhausaufenthalt. Die Autopsie ergab ausser den in der Ueberschrift namhaft
gemachten Veränderungen nichts krankhaftes; namentlich waren Herz und Aorta gesund, letztere nur etwas erweitert.   P. Güterbock.

K. L. Baas, Experimentell-anatomische Untersuchungen über den
Einfluss des Tuberculocidins und Tuberculins auf die Impftuberculose des Kaninchen-Auges. v. Gräfe's Archiv f. Ophthalm. XXXiX.
p. 178.

Um die Wirkung des Tuberculins und Tuberculocidins zu prüfen, hatte B. zahlreiche Versuche an Kaninchenaugen nebst Controlversuchen angestellt. Weder das
Tuberculocidin noch das Tuberculin vermochten die einmal ausgebrochene Impftuberculose des Kaninchenauges aufzuhalten. Ein wesentlicher Unterschied in dem Verlaufe des Processes, je nachdem das eine oder das andere Mittel angewandt wurde,
bestand nicht. Die Menge der Tuberkelbacillen scheint bei den behandelten Tieren
grösser gewesen zu sein, als bei den Controltieren. Eine besondere, auf das Zugrundegehen der Bacillen hindeutende Erscheinung im Aussehen derselben konnte nicht festgestellt werden. In den geimpften Augen verbreitete sich der tuberculöse Process
nicht auf dem Wege der miliaren Zerstreuung des Herdes, sondern durch continuir-
liches Fortschreiten, wie besonders an der Cornea zu beobachten war. In der Iris
bildete sich gewissermassen ein neues Krankheitscentrum, von wo aus Cornea, Chorioidea, Glaskörper und Sclera ergriffen wurden.   Horstmann.

Krieg und **Knauss**, Drüsenepithelkrebs des Kehlkopfes. Fränkel's
Arch. f. Laryngologie I. H. 2.

Die Verf. teilen einen dieser sehr seltenen Fälle ausführlich klinisch und histologisch mit; es sind bisher mit diesem Fall sicher 4, möglicherweise 6 Drüsenepithel-
krebse des Larynx bekannt und von diesen entbehren 2 der Angaben über den klinischen Verlauf. Hervorzuheben ist vor allem die für einen Krebs unverhältnismässige
Gutartigkeit und lange Dauer — 6¼ Jahre — die geringe Vergrösserung, der blühende
Gesundheitszustand, die fehlende Ulceration nicht nur bei der erstgewachsenen Geschwulst, sondern auch bei zwei nach den Operationen sich einstellenden Recidiven, die
langsam wuchsen und sich mit gesunder Schleimhaut überkleideten.   W. Lublinski.

E. Grawitz und **Steffen**, Die Bedeutung des Speichels und Auswurfs für die Biologie einiger Bacterien. Berliner klin. Wochenschr.
1894, No. 18.

Ausgehend von der nicht richtigen Anschauung, dass Pneumococcen mit Kapseln
auf einem künstlichen Nährboden zu züchten bis jetzt noch nicht gelungen sei — in
flüssigem Blutserum bilden sie Kapseln — hatte SCHMIDT das pneumonische Sputum
als Nährboden empfohlen. Er suchte rostfarbene Sputa aus, brachte sie in Reagens-
gläser und sterilisirte fractionirt bei 60°, nachdem durch vorherige Erhitzung auf 65°
die Masse zum Koaguliren gebracht war. Diesen Nährboden verwandten die Verf.
zu weiteren Pneumococcenstudien. Sie fanden, dass abgeschwächte, für weisse Mäuse
nicht mehr virulente Coccen, die auf Agar gar nicht mehr wuchsen, auf pneumoni-
schem Sputum gezüchtet mit einem üppigen Wachsthum eine derartige Virulenz wieder erreichen, dass Mäuse innerhalb 24—36 Stunden an typischer Diplococcensepti-
cämie eingehen.   Scheurlen.

Sahli, Ueber ein nützliches physicalisches Heilmittel.   Corr.-Blatt f. Schweizer Aerzte 1893, No. 21.

Auf dem vorjährigen Wiesbadener Congress demonstrirte BÄLTZ aus Tokio im Anschluss an seinen Vortrag „über das heisse Bad der Japaner" eine Wärmdose, wie sie zu äusserlicher Wärmeapplication in Japan üblich ist; mit dieser Wärmdose, deren Princip im Wesentlichen darauf beruht, dass im Innern derselben langsam eine Patrone verbrennt, stellte S. Versuche an, die zu sehr günstigen Resultaten führten. Während bisher bei warmen Umschlägen durch das mehr oder minder schnelle Erkalten und das häufigen Wechsel die Wärmeeinwirkung eine beständig stark wechselnde war, stellt die Wärmdose eine constant stundenlang wirkende Wärmequelle dar und verhält sich in ihrer Wirkung zu warmen Umschlägen, wie die Eisblase zu kalten Umschlägen. Durch verschieden starke Umwicklung der Dose lässt sich die Intensität der Wärmeeinwirkung bequem reguliren. Bewährt hat sich S. eine derartige constante, intensive Wärmeeinwirkung bei chronisch tuberculösen Perituniتiden, bei Perityphlitis, ferner auch bei Pleuritis und Cholelithiasis. Rauch oder Geruch entsteht durch die Verbrennung der Patrone nicht.   K. Kronthal.

Dehio, Versuche mit intravenösen Infusionen physiologischer Kochsalzlösung bei Cholera asiatica.   St. Petersb. med. Wochenschr. 1893, No. 48.

D. empfiehlt statt der Hypodermoklyse, die bei der geringen Aufsaugungsfähigkeit von Cholerakranken im algiden Stadium nur zu oft im Stiche lässt, die intravenöse Infusion von physiologischer Kochsalzlösung; die Ausführung dieser Operation gestaltet sich nach Vorschrift von D. ziemlich einfach: man stösst durch die Haut hindurch in eine gröfsere subcutane Vene, am besten eine Cubitalvene, eine scharf geschliffene, ziemlich grofse Hohlnadel ein, die man durch ein gläsernes Ansatzrohr mit dem Gummischlauch des vorher gefüllten Irrigators in Verbindung bringt; geschieht dies unter streng antiseptischen Cautelen, so ist eine solche Infusion an sich ein völlig ungefährlicher Eingriff. Der Erfolg war bei 18 so behandelten Patienten, die sämmtlich sich im ausgeprägt asphyctischen Stadium der Cholera befanden, pulslos, tief cyanotisch, eiskalt waren, folgender: bei allen trat zunächst eine merkliche Besserung ein, bei fünf Patienten hielt diese Besserung nur wenige Stunden, bei fünf anderen ein wenig länger an, fünf starben an Nachkrankheiten und drei genasen. Weitere Versuche konnten wegen Erlöschen der Dorpater Epidemie nicht ausgeführt werden.   K. Kronthal.

C. L. Dana, On acromegaly and gigantism, with unilateral facial Hypertrophy; cases with Autopsy.   The Journ. of Nervous and Mental Disease. 1893, Nov.

Der erste Fall betrifft einen Riesen mit den Zeichen der Acromegalie, wie Vergröfserung des Gesichts, des Thorax, Hypertrophie der Haut, Zunahme des Extremitäten-Umfangs, körperliche und geistige Schwäche und Vergröfserung der Glandula pituitaria. Eine Thymusdrüse fand sich nicht bei ihm vor; die Glandula thyreoidea war normal. — Im zweiten Fall handelt es sich gleichfalls um einen Mann mit Riesenwuchs, der eine enorme Entwicklung der einen Gesichtshälfte zeigte, eine progressive Gesichts-Hemihypertrophie, die in der Pubertät begann. Die Knochen des Gesichts waren auch auf der einen Seite erheblich vergröfsert; ausserdem war der eine Fufs vergröfsert; es bestand Kyphosis und allgemeine Muskelschwäche. Haut und subcutanes Bindegewebe waren an der vergröfserten Gesichtshälfte nicht vermehrt.   S. Kalischer.

H. Boennecken, Ein Beitrag zur Aetiologie der Trigeminusneuralgie. Berl. klin. Wochenschr. 1893, No. 44.

Der Verf. hat in merkwürdigen, in ihrer Entstehung noch nicht recht aufgeklärten Veränderungen der Pulpa die Ursache echter Trigeminusneuralgien gefunden: in der Stauungshyperämie der Pulpa und in den Kalkablagerungen in derselben. Eine zahnärztliche Behandlung erwies sich stets als nutzbringend. Verf. verlangt demgemäß bei jedem hartnäckigen Falle von Neuralg. trig. ausser der bisher üblichen sorgfältigen Inspection der Zahnreihen auch die Durchleuchtung, Prüfung auf Temperaturempfindlichkeit und event. die Probetrepanation bei jedem verdächtigen Zahne. Die Arbeit enthält die Beschreibung einiger einschlägiger Fälle mit histologischen Untersuchungen.   M. Brasch.

Röhring, Ein Fall von umfangreichem behaartem Naevus. Deutsche med. Wochenschr. 1893, No. 39.

Der ziemlich stark behaarte Naevus, welcher bei einem jungen Manne fast die Hälfte der Körperoberfläche bedeckte, erstreckte sich vorn von der rechten 7. und der linken 6. Rippe über den Bauch, nur Penis und Scrotum freilassend, herab bis zur Mitte des Oberschenkels rechts, bis zur Patella links. Auf der Hinterseite des Körpers war er nach oben begrenzt durch eine Linie, die vom 4. Brustwirbel dem medialen Rande der beiden Schulterblätter folgte und endete nach unten auf den Oberschenkeln etwa in derselben Höhe wie vorn. Der Naevus hatte im Ganzen eine schmutzig schwarzbraune Farbe und war im Allgemeinen nicht über das Niveau der normalen Haut erhaben; nur stellenweise bestanden warzenartige Protuberanzen. Ausser diesem grossen Male fanden sich, am Körper zerstreut, noch zahlreiche kleine. Heredität oder irgend eine Beziehung der Ausbreitung zu dem Nerven- oder Blutgefäßverlaufe war nicht nachzuweisen. Wie meist in ähnlichen Fällen wurde die Missbildung auf einen Schreck der Mutter über den Anblick einer Ratte während der ersten Schwangerschaftsmonate zurückgeführt.   H. Müller.

H. Keith, A case of caesarean section. Brit. medic. Journal 1893, No. 1696.

Verf. giebt einige Rathschläge, die Beachtung verdienen. Er ist nicht der Ansicht, dass der Nabel beim Bauchschnitt umgangen werden müsse; er räth, quer über den Bauch mit Anilinstift oder Lapis ein paar Querstriche zu ziehen, um bei der Bauchnaht eine genaue Wiedervereinigung der getrennten Teile zu sichern; endlich empfiehlt er, wenn es auf Verhinderung künftiger Gravidität ankomme, lediglich die Tuben zu unterbinden, statt die Porro'sche Operation auszuführen.   A. Martin.

G. Coried u. G. Ansiann, Untersuchungen über Phosphorvergiftung. Vierteljahresschr. f. gerichtl. Med. 1894, S. 212.

Aus den experimentellen Untersuchungen und aus den beim Menschen bisher gemachten Beobachtungen schliessen die Verff., dass das Flüssigbleiben des Blutes bei durch Phosphor vergifteten Individuen nur bei subacutem Verlauf vorkommt. Als hauptsächliches Merkmal dieses Blutes ist hervorzuheben, dass das durch Absetzen der Blutkörperchen erlangte Plasma kleine Trübungen durch eine bei 57° gerinnende Substanz enthält.   Fr. Strassmann.

Einsendungen für das Centralblatt werden an die Adresse des Hrn. Prof. Dr. M. Bernhardt (Berlin W. Französische Strasse 21) oder an die Verlagshandlung (Berlin NW., 68, Unter den Linden) erbeten.

Verlag von August Hirschwald in Berlin. — Druck von L. Schumacher in Berlin.

Wöchentlich erscheinen
1—2 Bogen; am Schlusse
des Jahrgangs Titel, Na-
men- und Sachregister.

Preis des Jahrganges
20 Mark; zu beziehen
durch alle Buchhandlun-
gen und Postanstalten.

Centralblatt

für die

medicinischen Wissenschaften.

Unter Mitwirkung von
Prof. Dr. H. Senator und Prof. Dr. E. Salkowski,
redigirt von
Prof. Dr. M. Bernhardt
in Berlin.

1894.	7. Juli.	No. 27.

Inhalt: KÜHNE, Ueber die Proteïne des Tuberculins. — BOAS, Bestimmung der Milchsäure im Mageninhalt. — SACHS, WILD, TRZEBICKY, FRÖLICH, Behandlung eingeklemmter Hernien. — TSCHERNING, Ueber den Mechanismus d. Accommodation — WERNICKE, Zur Kenntniss des Diphtheriebacillus und der Blutserumtherapie. — FISCHL, Ueber septische Infection des Säuglings. — RULAND, Ueber eine Diphtherieepidemie in Maastricht. — MURST, MITCHELL, DIXON-JONES, BALLET u. SOLLIER, CHABBERT, Ueber Hysterie. — LEYDEN, v. ENGEL, Ueber Polyneuritis mercurialis. — CASPARY, Zur Lehre von den Arzneiausschlägen. — HINSBERG u. TREUPEL, Zur Pharmakologie des Paramidophenols und einige Derivate desselben.

STEWART, Nachweis des Eiweiss im Harn. — EYKMANN, Zur Kenntniss des Stoffwechsels der Tropenbewohner. — PICKLER u. VOGT, Zur Lehre von der Nucleoalbuminurie. — REAL, Zur Kenntniss der Gelenkkörper. — ALTEN, Sprache ohne Kehlkopf. — SITTMANN u. BARLOW, Vorkommen von Bacterien coli im Blut. — EHLISCH, Fall von Stichverletzung des Rückenmarks. — v. BECHTEREW, Eigentümliche Erkrankung der Wirbelsäule. — LOBNSTEIN, Mechanische Behandlungsweise der chronischen Urethritis. — DEW, Behandlung der Asphyxie der Neugeborenen. — PANDER, Ueber gynäkologische Electrotherapie. — GOTTLIEB, Zur Physiologie u. Pharmakologie der Pankreassecretion. — VOGEL, Drei Fälle combinirter Vergiftungen. — ANTAL, Kali hypermang. als Eczemgift.

W. Kühne, Erfahrungen über Albumosen und Peptone. V. Weitere Untersuchungen über die Proteïne des Tuberculins. Zeitschr. f. Biol. XXX. S. 221.

I. K. hat an 4 Liter teile von R. Koch, teils von der chemischen Fabrik in Höchst herrührendem „Tuberculin" seine Untersuchungen über diesen Gegenstand fortgesetzt. — Durch Fällung mit dem $1\frac{1}{2}$-fachen Vol. Alcohol absolutus etc. wurde nach KOCH's Angabe ein mehr oder weniger weifses Pulver „das gereinigte Tuberculin" erhalten; nur dieses Präparat, welches sich in Wasser unter Hinterlassung einer beträchtlichen Quantität von Erdphosphaten und etwas Kieselsäure löst, war Gegenstand der Untersuchung. Durch seine

Reactionen ist dieses Präparat im Wesentlichen als Deuteroalbumose characterisirt, erhebliche Abweichungen zeigten sich in dem Verhalten zu Essigsäure, Kohlensäure, Salzsäure, Phosphorsäure, Salpetersäure und Pikrinsäure. Alle diese Säuren wirken in schwachen Concentrationen fällend. Die Fällungen bestehen ganz überwiegend aus Heteroalbumose, zum kleinen Teil aus einem Albuminat. Die Albumose lässt sich durch 15—20 proc. Chlorammoniumlösung aus der Fällung extrahiren und nach dem Verdünnen durch Essigsäurezusatz bezw. Essigsäure + Alcohol fällen. Es werden dabei Albumosen erhalten, welche in ihrer Reaction von den bisher bekannten wesentlich abweichen und vom Verf. „Acroalbumosen" genannt werden. Das gereinigte Tuberculin ist darnach ein Gemenge, welches abgesehen von c. 20 pCt. Aschenbestandteilen aus 1. einem Albumoid, 2. eigentümlichen Albumosen „Acroalbumose", 3. eine Deuteroalbumose, 4. Spuren von Pepton besteht. In der zur Controlle untersuchten Koch'schen Nährlösung fand sich mehr Albuminat, sowie Acroalbumose, welche also nicht als characteristisch anzusehen sind. Betreffs der Vergleichung des Verhaltens des Tuberculins mit der Nährlösung muss auf das Orig. verwiesen werden.

II. Tuberculin aus verschiedenen neueren Nährlösungen. — In einer Nährlösung, bestehend aus 1 Th. Drüsenpepton, 1 Th. Fleischextract, 4 Th. Glycerin, 0.5 Th. Chlornatrium in 100 Th. schwach mit Soda alkalisirt, entwickelten sich Tuberkelbacillen gut; nach fast 2 Monate dauernder Entwicklung konnte die Culturflüssigkeit fast klar von den Tuberkelbacillen abfiltrirt werden; es fand sich auch dieses Mal Albuminat und die durch Essigsäure fällbare Albumose. Das Fleischextract wurde für die Folge durch eine künstliche zusammengesetzte Nährsalzlösung ersetzt. — Die Aufgabe, die eigentlich wirksame Substanz des Tuberkulins zu |isoliren, würde augenscheinlich dadurch sehr erleichtert werden, wenn man an Stelle des gebräuchlichen Nährboden eine aus einfachen, nicht eiweissartigen Körpern zusammengesetzte Nährlösung anwenden könnte. Die zunächst versuchte Lösung enthielt in 1 L. 4 g Leucin, 1 Tyrosin, 2 Asparagin, 2 schleimsaures Ammoniak, 0.5 Taurin, 40 Glycerin, 5.0 Chlornatrium u. die Asche von 10 g Fleischextract zum Teil in Mineralsäure gelöst. In dieser Lösung, welche sich für Bacillus subtilis, Cholerabacillen und Fäulnissbacterien sehr geeignet erwies, wuchsen die Tuberkelbacillen vortrefflich unter vollständigem Verbrauch der am Boden liegenden Erdphosphate. Die nach fast 2 Monaten klar abfiltrirte Lösung enthielt Spuren von Albuminstoffen, keine Albumosen oder Peptone. Sowohl in der Lösung, als auch in den Bacillen fand sich eine, durch Glycerin ausziehbare, Temperatursteigerung herbeiführende, wirksame Substanz. — Die einzelnen von K. dargestellten Substanzen sind in dem Institut für Infectionskrankheiten durchgeprüft worden und haben sich alle mehr oder weniger nach Art des Tuberculins wirksam erwiesen, einige entschieden stärker als das „gereinigte" Tuberculin von Koch, dennoch ist Verf. der Ansicht, dass allen diesen Präparaten die wirksame Substanz nur anhaftet. Aus der ursprünglichen sehr zusammengesetzten Nährlösung konnten verschiedene Körper fortgelassen werden, ohne dass dadurch die Entwicklung der Tuberkelbacillen merklich beeinträchtigt wurde. Diese einfacheren Lösungen bieten augenscheinlich bessere Chancen zur Darstellung der wirksamen Substanz.   E. Salkowski.

J. Boas, Eine neue Methode der qualitativen und quantitativen Milchsäurebestimmung im Mageninhalt. Deutsche med. Wochenschr. 1893, No. 39.

Die Methode, die Verf. für anwendbar erprobt hat, beruht darauf, dass Milchsäure in wässeriger Lösung sich bei vorsichtiger Oxydation in Acetaldehyd und Ameisensäure zu gleichen Teilen spaltet. Man setzt zu 10—20 ccm der auf Milchsäure zu prüfenden Flüssigkeit in einem Kolben 5 ccm reine Schwefelsäure und eine Messerspitze Braunstein hinzu, füllt auf 50 ccm auf und destillirt mittels angefügten Liebig'schen Kühlers in eine mit 20 ccm gefüllte Vorlage. Dann wird das Destilat in einen Kolben mit 10—20 ccm $^1/_{10}$ Normaljodlösung gespült, verschlossen gut durchgeschüttelt, bis der Aldehyd von Jod zu Jodoform gebunden ist, 20 ccm officinelle Salzsäure und ein Ueberschuss von Natriumbicarbonat zugefügt, von einer der Jodlösung äquivalenten Natriumarsenit- oder Natriumhyposulfitlösung bis zur völligen Entfärbung hinzugefügt und der Ueberschuss von Natriumarsenit durch Zurücktitriren mit der Jodlösung unter Zusatz von etwas Stärkekleister festgestellt. Die Anzahl ccm Jodlösung minus der verbrauchten Arsenitlösung giebt die zur Jodoformbildung erforderliche Menge Jod und hiermit den Aldehyd- resp. Milchsäuregehalt: 1 ccm $^1/_{10}$—Jodlösung = 3.4 mg Milchsäure. Enthält der Mageninhalt Kohlehydrate, so ist die Prüfung an dem Aetherextract, den man nach Verjagen des Aethers in Wasser löst, vorzunehmen. — Da alle Gebäckarten präformirte Milchsäure enthalten, ist als Probefrühstück eine einfache Mehlsuppe zu verwenden. So untersucht, enthält in der Norm der Mageninhalt in keinem Verdauungsstadium und weder beim Fehlen noch beim Vorhandensein freier Salzsäure nachweisbare Milchsäure.

J. Munk.

---

1) **W. Sachs**, Zur Behandlung gangränöser Hernien. Arch. f. klin. Chir. XLVI. S. 239.

2) **Wild**, Zwei Herniotomien aus der Praxis. Münchner med. Wochenschrift 1893, No. 21.

3) **R. Trzebicky**, Zur Technik der Herniotomie. Wiener med. Wochenschr. 1893, No. 45.

4) R. Froelich, Contribution à l'étude du mécanisme de l'étranglement herniaire. Gaz. hebdom. 1893, No. 50.

1) Nach Operation einer eingeklemmten linkseitigen Schenkelhernie bei einer 64jährigen Frau wurde 4 Tage später wegen Verdacht beginnender Perforation einer nachträglich necrotisirten Stelle des eingeklemmten Darmabschnittes die Laparotomie mit Anlegung eines widernatürlichen Afters ausgeführt. Nach weiteren 2 Tagen mussten wegen dringender Inanitionserscheinungen 34 cm Darm resecirt werden, worauf Heilung ohne Zwischenfall binnen 3 Wochen erfolgte. In der Epicrise erörtert Verf. die bei der Behandlung des schwierigen Falles befolgten Principien, welche im Wesentlichen den Lehren Kocher's entsprechen.

2) Fixation des verdächtigen Darmes in der Naht der Bruchpforte.

3) Betr. einen 60jähr. Mann mit seit drei Tagen eingeklemmtem hühnereigrofsen linksseitigen Schenkelbruch, dessen in ihm enthaltene Dünndarmschlinge nach Discision des einschneidenden Ringes nicht in die Bauchhöhle sondern in einen gänseeigrofsen Vorraum zwischen Fasc transversa u. Peritoneum reducirt und hier durch eine Adhäsion abgeknickt festgehalten wurde. Die Einklemmungserscheinungen kehrten nach 24 Stunden wieder; bei der Laparotomie in der Lin. med. fand man bereits septische Peritonitis, welcher der Pat. trotz Behebung der Reduction en masse 36 Stunden nach der zweiten Operation erlag. In der Epicrise empfiehlt Verf. zur Vermeidung solcher Zwischenfälle, wie sie die Massenreduction in einen praeperitonealen Raum darstellt, bei jeder Herniotomie die ausgiebige Spaltung des ganzen Leisten- bezw. Schenkelcanals vorzunehmen und bei eingeklemmten Brüchen nur ausnahmsweise die Radicaloperation der Herniotomie folgen zu lassen.

4) F. geht davon aus, dass bei jeder Brucheinklemmung eine Kreuzung der Enden der betr. Darmschlinge stattfindet und zwar erfolgt diese dadurch, dass die den Bruchinhalt bildende Darmschlinge durch die die Einklemmung bedingende äussere Gewalteinwirkung in Drehbewegungen versetzt wird. Die Erklärung letzterer glaubt F. durch den Nachweis zu liefern, dass Leisten- und Schenkelkanal keine Gänge mit glatten Wandungen bildeten, dieselben vielmehr Vorsprünge und Vertiefungen nach innen zu zeigten, wie man sie in den Spiralgängen eines Schneckenhauses antrifft. Die dem Inhalt eines solchen Ganges mitgeteilte Bewegung geht daher nicht in gerader Richtung sondern in den Spiraltouren entsprechenden Drehungen vor sich. P. Güterbock.

M. Tscherning, Etude sur le mécanisme de l'accommodation. Arch. de Physiol. normale et pathologique. IV. No. 1. S. 40.

Nach T. beobachtet man bei der Accommodation eine Erhöhung des Refractionszustandes sowie eine Verminderung oder eine Correetion der sphärischen Aberration des Auges. Die vordere Fläche der Linse ist stärker gekrümmt, besonders am vorderen Pol, nach der Peripherie wird die Wölbung schwächer. Auch die hintere Fläche der Linse zeigt eine schwache Zunahme ihrer Krümmung. Die centrale Partie derselben ist etwas verdickt; in manchen Fällen tritt sie etwas zurück, zuweilen auch senkt sie sich, sobald die Accommodation ihr Maximum erreicht nach unten. In ihrem Breitendurchmesser scheint sich die Linse etwas zu verkleinern und ihr Rand sich zurückzuziehen. Die Pupille zieht sich zusammen, kurz nach der Veränderung der Linse, die Iris verändert ihre Lage in der Art, dass die peripheren und centralen Partien an ihrem Platze bleiben, während die mittleren etwas zurücksinken. Zuweilen treten auch die centralen Partien etwas nach vorn. Die Processus ciliares treten leicht nach der Augenaxe hin vor, die Chorioidea wird nach vorn gezogen. Die Tension in der vorderen Kammer ist herabgesetzt. Alle diese Erscheinungen lassen sich daraus erklären, dass sich bei der Accommodation der Ciliarmuskel zusammenzieht, was einen doppelten Effect hat. Das vordere Ende des tieferen Blattes derselben zieht sich zurück und übt so einen Zug nach aussen und hinten auf die Zonula, wodurch ein Zurückweichen der Linse und eine stärkere Wölbung der Oberflächen derselben bewirkt wird. Das hintere Ende des ganzen Muskels geht nach vorn und spannt die Chorioidea in der Art, dass sie den Druck des Glaskörpers aushält und ein weiteres Zurückweichen der Linse verhindert. Da die Linse nun fixirt ist, wirkt der Zug der Zonula ausschliefslich auf die Form der Oberfläche derselben. Horstmann.

Wernicke, Ein experimenteller Beitrag zur Kenntniss des LÖFFLER'schen Diphtheriebacillus und zur Blutserumtherapie. Arch. f. Hyg. 1893, XVIII. S. 192.

Bei seinen Versuchen, zur Gewinnung von Heilserum grofse für Diphtherie empfängliche Tiere ausfindig zu machen, hat W. den Hund als sehr geeignet gefunden. Derselbe ist zu Diphtherieversuchen bis jetzt fast gar nicht herangezogen worden. Als Infectionsmaterial verwendete W. ausschliefslich Bouillonkulturen und zwar 2 tägige, bei 33° im Brütofen gewachsene, die von einer Agarkultur abgeimpft waren; solche zeigen erfahrungsgemäfs die höchste Virulenz; 0.005 ccm töteten ein grofses Meerschweinchen in 3 Tagen.

Hunde von ca. 30 kg gingen an 0.4—1.0 g innerhalb 4 Tagen zu Grunde. Die Krankheitserscheinungen gleichen beim Hunde ganz denen beim Meerschweinchen. An der Injectionsstelle bildet sich am ersten Tag ein Oedem, das wächst, dann verhärtet, am 5. bis 6. Tage wird die Haut darüber nekrotisch; das Geschwür heilt bei Ausgang in Heilung sehr langsam. Gleichzeitig ist das Allgemeinbefinden sehr gestört, die Tiere sind matt, fiebern; vor dem

Tod tritt subnormale Temperatur ein, ein prognostisch stets sehr ungünstiges Symptom.

Bei der Section findet sich local das Oedem, in den serösen Häuten zahlreiche Blutergüsse, Diphtheriebacillen nur an der Impfstelle. In der Luftröhre sind keine Membranen.

Als gelegentlich ein diphtherieimmunes Schaf einging und ein zweites an chronischer Diphtherie, fütterte W. einige Hunde mit dem Fleisch dieser Tiere und konnte konstatiren, dass durch das Fleisch des immunen Schafes ein gewisser Grad von Immunität erzeugt wurde; es kann also der antitoxische Stoff vom Verdauungskanal aufgenommen werden. Der Grad der Immunität ist nur gering, doch steigt er mit der Menge, der dem Körper zugeführten immunisirenden Substanz.

Im zweiten Fall trat durch Verfütterung des Fleisches des an Diphtherie verendeten Schafes ein erheblicher Grad von Immunität ein; das Diphtheriegift wirkte also vom Darm aus immunisirend.

Bei der Immunisirung seiner Hunde verfuhr W. so, dass er mit kleinen subcutanen Dosen von 4 Monate alten Diphtheriebouillonkulturen begann etwa 1.0—2.0 ccm, wodurch eine leichte locale Affection erzeugt wurde, dann wurden steigend größere Dosen, dann kleinere und schließlich sehr große vollvirulenter Kulturen applicirt.

Besonders erwähnenswert ist, dass auf die Injection lebender vollvirulenter Kulturen stets eine bedeutende Temperatursteigerung eintrat, was bei abgetöteten Kulturen nicht der Fall war. Die Diphtheriebacillen selbst gingen im Körper immunisirter Hunde innerhalb 3—4 Tagen zu Grunde, sie erwiesen sich schon wenige Stunden nach der Injection als abgeschwächt.

Die Blutentnahme zum Zweck der Serumgewinnung wurde so vorgenommen, dass zur Entnahme kleinerer Mengen eine Hinterextremität mit dem Gummischlauch umschnürt und eine sichtbare Vene nach äusserlicher Desinfection angestochen wurde; so erhielt man bis zu 40 ccm Blut; größere Mengen wurden aus der jugularis entnommen.

Das gewonnene Blutserum wurde zur Haltbarmachung mit 0.5 pCt. Karbol versetzt, wodurch dasselbe jahrelang hält, ohne seine Wirkung zu verlieren. Auch durch völliges Eintrocknen kann das Heilserum konservirt werden. Scheurlen.

R. Fischl, Ueber septische Infection des Säuglings mit gastrointestinalen resp. pulmonalen Symptomen. Zeitschrift für Heilk. 1894, XV. S. 1.

Bei Säuglingen aus den ersten Lebenswochen, die in Gebär- und Findelanstalten untergebracht sind, gelangt die Infection ihres Organismus mit eitererregenden Mikroben nicht selten unter den

klinischen und anatomischen Erscheinungen einer acuten oder subacuten Gastroenteritis oder einer capillaren Bronchitis und Lobular-
pneumonie zum Ausdruck. — Dass die vorstehend genannten Erkrankungen in die Gruppe der „Septicopyämien" der Neugeborenen
einzureihen sind, geht hervor aus der vollkommenen Uebereinstimmung im histologischen und bacteriologischen Befunde mit jenen
Affectionen, die sowohl klinisch als anatomisch als septikopyämische
Infectionskrankheiten gelten. — Der histologische Character der
Organerkrankung gelangt in Nekrose der specifischen Zellen, interstitieller Entzündung und Neigung zu Hämorrhagie zum Ausdruck;
die mikroskopischen Veränderungen an der Schleimhaut des Magendarmkanals sind selbst bei heftigsten klinischen Symptomen von
Seiten desselben meist ganz unbedeutende und können auch vollständig fehlen. — Culturell lassen sich in solchen Fällen analog
den Septicopyämien im engeren Sinne des Wortes aus den verschiedensten Organen, am häufigsten und regelmäſsigsten aus den
Lungen, die pyogenen Strepto- und Staphylococcen und zwar eine
oder mehrere Species derselben rein züchten; sie erweisen sich bei
Thierexperimenten als höchst pathogen. — Die Leichendiagnose
dieser Processe gründet sich auf die relativ unbedeutenden Veränderungen an der Mucosa des Verdauungstractes, die häufig nachweisbaren parenchymatösen Degenerationszustände in den Unterleibs-
drüsen, Ecchymosen an den serösen Häuten, Vereiterung der Entzündungsherde in den Lungen, miliare Abscesse, vornehmlich jedoch
auf das Ergebniss der bacteriologischen Untersuchung, welche eine
notwendige Ergänzung der Section bildet. — Die Quelle der Infection ist mit grösster Wahrscheinlichkeit in der Luft der Kranken-
zimmer zu suchen; die Bahnen, auf welchen das Gift in den Körper
gelangt, sind teils die Nabelwunde, ohne dass an dieser oder an
den Gefäſsen des Nabels eine Veränderung vorhanden sein muss,
teils dringt das organisirte Gift mit der Nahrung in den Körper
ein, oder es wird mit dem Inspirationsstrome den Lungen zugeführt;
letzterer Modus scheint der häufigste zu sein. — Neben diesen geschilderten „septischen Infectionen des Säuglinge mit gastrointestinalen resp. pulmonalen Symptomen" kommen auch acute dyspep-
tische Erkrankungen, sowie genuine Pneumonien mit specifischem
bacteriologischem Befunde bei Anstaltskindern zur Beobachtung,
doch sind sie entschieden seltenere und dabei prognostisch günstigere
Affectionen. — In prophylactischer Beziehung kommt ausser strenger
Asepsis die Hygiene der Anstaltsräume in Betracht.   Stadthagen.

Ruland, Enkele aantekeningen met betrekking tot de diphtheritis-
epidemie te Maastricht. Weekbl. van het Nederl. Tijdschr. voor Geneesk.
1894, I. No. 8.

In Maestricht kamen von 1866 bis 1891 im Ganzen 50 Diph-

therietodesfälle vor. Von Mai bis December 1892 erkrankten 247
Personen, von denen 113 starben. 1893 waren 480 Erkrankungen
mit 93 Todesfällen. Die höchste Zahl der Erkrankungen war im
Januar 1893 mit 88, die der Sterbefälle im November 1892 mit
37 Fällen. Von den 727 Erkrankten waren 335 männlichen, 392
weiblichen Geschlechts, von den Verstorbenen 102 bezw. 206. Die
meisten Erkrankungen betrafen das vierte bis fünfte, die wenigsten
das erste Lebensjahr; die Sterbefälle waren im zweiten am meisten,
zwischen 15 und 20 Jahren am wenigsten vertreten, 28.3 pCt. der
Erkrankten starben. Von den Erkrankten waren 64 männlichen,
100 weiblichen, von den Verstorbenen je 2 männlichen und weiblichen Geschlechtes über 12 Jahre alt. 473 Personen wurden
wegen Diphtherie in's Krankenhaus aufgenommen; 5 derselben
wurden ungeheilt, 331 geheilt entlassen, 137 starben. Als wesentlicher Umstand für die Verbreitung der Epidemie ist die Familien-
disposition anzusehen. Der Rath, jede kleinste echte Pseudomembran auf den Tonsillen (EISENBRODT) möglicherweise als Abortivform der Diphtherie anzusehen, dürfte wohl zu weitgehend sein.
Als Behandlung bewährte sich am besten die wohl allgemein übliche
mit Eisbeutel, Schlucken von Eis, Gurgeln oder Besprühung mit
3 proc. Lösung von Kal. chlor., innerlich Mixtura spirituosa. Bei
Kindern über 9 Jahre war Tracheotomie nicht notwendig, hatte die
schlechtesten Erfolge bei Kindern unter 1, die besten bei Kindern
von 2 Jahren.

Verf. hält die in Frankreich seit 1888 bestehende Vorschrift,
alle Kinder, die an Diphtherie gelitten, 40 Tage lang von ihren
Mitschülern zu trennen (weil der Diphtheriebacillus noch 31 Tage
nach Schwinden der Membranen im Nasen- und Mundschleim gefunden ist) für sehr empfehlenswert, ohne den Nachweis jedoch
erbringen zu können, ob vielleicht seit jener Zeit die Diphtherie
in Frankreich abgenommen. Ferner soll an den Häusern, wo Diphtherie herrscht, ein Warnungszeichen angebracht werden, aber nur
an den Wohnungen von kleinen Händlern, wo durch Verkauf mit
von der Pflege verunreinigten Händen eine Uebertragung leicht geschehen kann, während in Privathäusern mit genügender (?) Absonderung solches Zeichen nicht notwendig sei. Ein derartiges Merk-
zeichen kann allerdings wohl zur Absperrung des menschlichen
Verkehrs, nicht aber zur Verhütung von Verbreitung ansteckender
Krankheiten dienen, wie dies bereits mehrfach auf Sanitätsconfe-
renzen und internationalen Hygiene-Congressen anerkannt ist. Verf.
verlangt Abänderung der aus dem Jahre 1872 stammenden Ver-
fügungen über das Verhalten bei ansteckenden Krankheiten und
meint, dass die Diphtherieepidemie einen bedeutenden Umfang angenommen habe, weil die Schliessung der Schulen zu spät und nicht
lange genug erfolgt sei.   George Meyer.

1) **M. Muret,** Hyperemesis gravidarum und Hysterie im Allgemeinen. Deutsche med. Wochenschr. 1893, No. 6.

2) **W. Mitchell,** Hysterical rapid Respiration, with cases. Peculiar
form of rupial skin Disease in an hysterical woman. American
Journal of Med. Scienc. 1893, March.

3) **M. A. Dixon-Jones,** Oophorectomy in Diseases of the Nervous
System. The Medical and Surgical Reporter 1893, 27. May.

4) **G. Ballet** et **P. Sollier,** Sur un cas de Mutisme hystérique
avec Agraphie et Paralysie faciale systématisée. Revue de Médec.
1893, No. 6.

5) **Chabbert,** Paralysie agitante et Hysterie. Archives de Neurologie
1893, Juin.

1) Es handelt sich um einen sehr schweren reinen Fall von
Hyperemesis gravidarum mit Gewichtsabnahme von 49 Pfund in 7
Wochen. Dass eine schwere Magenneurose mit dem Stempel
der Hysterie vorlag, bewies unter anderem der rasche Erfolg und
die Heilung durch eine Magenausspülung; die Kranke war zwar
stets sehr nervös, zeigte jedoch keinerlei Symptome von Hysterie.
Das unstillbare Erbrechen will M. weniger als eine von den Genitalorganen ausgehende Reflexneurose ansehen; vielmehr betrachtet
er es als Ausdruck und Symptom einer primären allgemeinen Neurose resp. Nervenschwäche.

2) Die hysterische Respirationsbeschleunigung besteht aus
schnellen, tiefen, mühsamen Athemzügen; meist überwiegt der obere
costale Typus; im Schlaf fehlt dieser Typus des Athmens meist.
M. beschreibt drei derartige Fälle. Der erste zeigt neben einer
hysterischen Kniegelenksaffection Aphonie, rapide Respiration und
eine ungewöhnliche Form von Rupia. Die hypnotische Behandlung
war erfolglos.

3) Der Verf. spricht sich entschieden aus, gegen die Entfernung gesunder Ovarien bei Nervenleiden aller Art, Epilepsie, Neurosen, psychischen Störungen; hingegen führt er Fälle aus eigener
und fremder Beobachtung an, in denen die Entfernung kranker
Ovarien und ihrer Adnexe eine Heilung von Neurosen und Psychosen herbeiführte; letztere können sehr wohl durch Unterleibslei-
den hervorgerufen und wach gehalten werden.

4) Der Fall von Mutismus hystericus hat insofern Interesse,
als hier der Mutismus mit Agraphie verbunden ist, während Charcot in der Abwesenheit der Agraphie mit ein Zeichen der hysterischen Natur des Mutismus erblickte. Die Agraphie bei dem hysterischen Mutismus scheint nicht, wie bei der organischen Agraphie
auf einen Verlust der graphischen oder visuellen Wortbilder zu
beruhen, sondern auf einen Mangel der psychischen Synthese der
Schriftbilder. Der Fall ist ferner wegen der hysterischen systema-
tisirten Facialislähmung von Interesse. Die Lähmung war hier
später nur auf diejenigen Bewegungen beschränkt, die zur Articu-
lation der Worte nötig sind, während sie am Anfang einer gewöhn-

lichen typischen Facialislähmung glich; sie erinnert ihrer Natur
nach an die Astasie-Abasie und ähnliche Symptome der Hysterie.

5) Der Fall von Paralysis agitans betrifft einen 56jähr. Mann,
der früher Convulsionen hysterischer Natur hatte und noch jetzt
die Zeichen der Hysterie aufwies (concentrische Einengung des Gesichtsfeldes, Dyschromatopsie, Herabsetzung des Geruches und Gehörs.) Von den Symptomen der Paralysis agitans bestanden die
Muskelrigidität, das Zittern, der Gesichtsausdruck, die Haltung, die
Unruhe; es fehlten die aufsteigende Hitze, die Pro- und Retro-
pulsion etc. — Der Fall beweist das Vorkommen seniler Hysterie
und die Complication resp. Coexistenz derselben mit Paralysis agitans.   S. Kalischer.

---

1) **E. Leyden,** Ueber Polyneuritis mercurialis. Deutsche med. Wochenschrift 1893, No. 31.
2) **R. v. Engel,** Ueber Polyneuritis mercurialis. Prager med. Wochenschrift 1894, No. 6.

1) L. beschreibt einen Fall von Polyneuritis mercurialis unter
dem Bilde der acuten Ataxie, mit Verlust der Sehnenreflexe, Roм-
вᴇʀɢ'schem Phänomen, neuralgischen Schmerzen, Druckempfindlichkeit der Nervenstämme u. s. w. Die Polyneuritis entstand im Anschluss an eine Schmiercur und heilte im Verlaufe von 3—4 Monaten völlig aus (bei Abstinenz von Quecksilber). Die Form der
mercuriellen Neuritis entspricht den übrigen toxischen Polyneuri-
tiden, welche auch Motilität und Sensibilität ergreifen und nicht
selten die acute Ataxie hervorrufen. L. warnt vor übermäfsigen
Schmierkuren und in Anbetracht der experimentellen Untersuchungen
Lᴇᴛᴜʟʟᴇs auch vor der Anwendung des Quecksilbers bei Nervenleiden (wie Tabes u. s. w.)

2) E. beschreibt einen Fall von Polyneuritis mercurialis bei
einer 29jährigen Frau, bei der sich binnen 14 Tagen schwere motorische Störungen der unteren und geringere der oberen Extremitäten (Parese von schlaffem Typus) entwickelten, nachdem ca. 20 g
Quecksilber eingerieben waren. Neben den Lähmungen der Extremitäten bestanden Herabsetzung der Tast- und Temperaturempfindung an den Enden der Extremitäten, Erlöschen der Sehnenreflexe,
Abducensparese, hochgradige Ataxie; eine eigentliche Schmerzhaftigkeit oder Druckempfindlichkeit der Nerven fehlte. Für den toxischen Ursprung des Leidens schien auch eine 4tägige Albuminurie
zu sprechen. In kurzer Zeit trat Atrophie der Extremitäten mit
partieller Entartungsreaction zu den obigen Symptomen hinzu. Nach
Aussetzen des Quecksilbers trat in ca. 6 Wochen eine zunehmende
Besserung der Krankheitserscheinungen ein (bei der Behandlung mit
Bädern und Faradisation). — Da die Albuminurie sich später wiederholte, wurde das Bestehen einer schon früher vorhandenen chronischen Nephritis angenommen.   S. Kalischer.

Caspary. Zur Lehre von den Arzneiausschlägen. (Nach einem
Vortrag im Verein für wissenschaftl. Heilkunde in Königsberg).
Arch. f. Dermat. u. Syph. XXVI. S. 11.

Bei einem jungen Manne trat seit ³/₄ Jahren schubweise und
zwar immer nach einem Trinkgelage in grofser Ausbreitung über
den Körper ein anfangs starkes Jucken, später mehr Brennen und
Spannungsgefühl hervorrufender Ausschlag auf, welcher meist durch
Schüttelfrost eingeleitet wurde und mit ein- oder mehrtägigem Fieber
verbunden war. Er bestand aus roten Flecken und grofsen pem-
phigusartigen Blasen, als deren Reste lange Zeit Pigmentflecke zurückblieben, die im Gesicht sehr entstellend wirkten. Als eigentliche Ursache des Exanthems erwies sich das als Antidot gegen
die Alcoholwirkung gebrauchte Antipyrin; Trinken allein hatte ähnliche Folgen nicht. Dagegen schienen in einem anderen Falle
wirklich nur Excesse in potu die Veranlassung für das Auftreten
acuter, circumscripter Oedeme an den verschiedensten Körperstellen
zu sein. — Bei drei weiteren Personen wurden immer nach dem
Einnehmen von 1—2 g Antipyrin die Lippen, Zunge, Scrotum und
Analgegend von Blasenbildungen befallen. Aehnliche Blasen entwickelten sich wiederholt bei einer Dame an den Lippen, in der
Mundhöhle und an den kleinen Labien einige Stunden nach dem
Gebrauche kleiner Dosen Chinin. Schliefslich beobachtete C. bei
einer jungen Frau ein typisches nässendes Eczem an Gesicht und
Vorderarmen nach Jodkalium. — Verf. giebt den Rath, bei irgendwie zweifelhafter Diagnose eines acuten Ausschlages zunächst an
ein Arzneiexanthem zu denken.   H. Müller.

O. Hinsberg und **P. Treupel,** Ueber die physiologischen Wirkungen des Paramidophenols und einiger Derivate desselben.
(Aus Prof. Baumann's Laboratorium in Freiburg und dem phar-
makolog. Institut München). Arch. f. exp. Path. u. Pharmakol. XXXIII.
p. 216.

Von der Vermuthung ausgehend, dass jene Derivate des Ani-
lins, die bei ihrem Durchgang durch den Körper in Paramidophenol übergehen, besonders kräftig antipyretisch und antalgisch wirken
könnten, wurde das Paramidophenol und eine ganze Reihe von
alkylsubstituirten Verbindungen derselben auf derartige Wirkung
an Menschen und Tieren untersucht. Die Experimente stützen die
aprioristische Ansicht, indem Körper, die nicht in Paramidophenol
übergingen, fast unwirksam blieben.

Das Paramidophenol selbst wirkt zu ¹/₃ g in gleicher Weise
antineuralgisch und antipyretisch wie die gleichen Gaben Antipyrin,
Phenacetin oder Antifebrin. Unangenehme Nebenerscheinungen
werden nicht beobachtet. Wirkliche Vergiftungssymptome treten
beim Tiere erst nach intravenöser Injection gröfserer Mengen ein

.und bestehen in Methämoglobinbildung, Nierenreizung, Erbrechen, Durchfall, Blutdrucksenkung, Lähmung der hinteren Extremitäten. Ebenso prompt antipyretisch erwies sich das Aceto-paramidophenol: $C_4H_4\diagdown^{OH}_{NH COCH_3}$. Durch Einführung von Alkylresten an Stelle der fettgedruckten Wasserstoffatome im Acetamidophenol wurden nun zwei Reihen von Körpern gewonnen, deren Wirkung die Autoren folgendermassen zusammenfassen: Bei Substitution des Hydroxylwasserstoffes liegt die grösste Wirkung bei der Methylgruppe, die kleinste bei der Aethylgruppe. Die antipyretischen Eigenschaften nehmen mit steigender Gröfse der substituirten Aethylgruppen an Stärke ab. Substitution des Imidwasserstoffes bei gleichzeitiger Besetzung des Hydroxylwasserstoffes durch die Aethylgruppe lässt das Maximum der antineuralgischen und narkotischen Wirkung beim Methyl, das Maximum der antipyretischen Wirkung beim Methyl und Aethyl eintreten.

Das Original enthält noch eine Fülle von Einzelthatsachen über die Wirkung der einzelnen Stoffe, die sich einer zusammenfassenden Darstellung entziehen und auf die somit verwiesen sei. Der Arbeit sind 12 Curven über die antipyretische Wirkung der untersuchten Substanzen beigefügt.   Pohl.

D. Stewart, A serious fallacy attending the employment of certain delicate tests for the detection of serum - albumin in the urine. The New-York med. News 1894, No. 10.

St. weist auf die Unzuverlässigkeit einiger neueren Eiweifsreactionen für den Harn hin. Er verschaffte sich Urinproben von 105 gesunden jungen Männern einige Stunden nach dem Frühstück oder nach dem Mittagessen. Von diesen gaben nur 3, mit Trichloressigsäure versetzt, keine Trübung und auch diese thaten es beim Erwärmen. Ebenso traten sehr häufig Trübungen mit Pikrinsäure (gesättigte wässerige Lösung) und Metaphosphorsäure auf. Uebrigens gaben von den 105 Harnen 20 auch eine Trübung mit Salpetersäure. Verf. hält es für wahrscheinlich, dass die obengenannten Reactionen von einem Gehalt des Harns an Nucleoalbumin abhängen.   E. Salkowski.

Eykmann, Beiträge zur Kenntniss des Stoffwechsels der Tropenbewohner. Virchow's Arch. Bd. 133, S. 105.

Verf. hat an 7 Europäern (4 Aerzte, 3 Diener) und 5 Malayen (1 Student, 4 Arbeiter) in mehrtägiger Versuchsreihe die aufgenommene Nahrung sowie den ausgeschiedenen Koth analysirt auf Trockensubstanz, N, Fett und Asche, sowie auch den Harn-N bestimmt. Danach resorbirte der Europäer von 65 kg auf Batavia bei leichter Arbeit 88 g Eiweifs, 79 g Fett und 256 g Kohlehydrat (88 Calorien per Kilo), der malayische Arbeiter 68 g Eiweifs, 22 g Fett, 485 g Kohlehydrat (85 Cal. per Kilo) Die Wärmewerte differiren also nicht erheblich. Der Europäer nützt das Eiweifs, der Malaye die Kohlehydrate besser aus; bei Ersterem fand sich im Harn 13 g N (entsprechend einem Umsatz von 82 g Eiweifs); bei Letzterem 8 g N pro Tag (entsprechend einem Umsatz von 50 g Eiweifs).   J. Munk.

K. Pichler und V. Vogt, Zur Lehre von der Nucleoalbuminurie.
Cbl. f. innere Med. 1894, No. 17.

Nach intravenöser Einspritzung von Caseinlösung bei Hunden tritt eine mehrere Tage hindurch, einmal bis zu 5 Tagen anhaltende Nucleoalbuminurie, einmal neben echter Albuminurie auf. Abklemmung einer Nierenarterie für $1\frac{1}{2}$—$1\frac{1}{2}$ Stunden: bei 4 Hunden trat Nucleoalbuminurie auf, die in abnehmender Stärke 2—7 Tage lang an-hielt; Serumalbumin fehlte entweder daneben oder war nur in Spuren vorhanden. Vorübergehende Abklemmung der Nierenvene führte ebenfalls zu einer 3tägigen Nu-cleoalbuminurie, neben der am 1. Tage echte Albuminurie bestand. Bei Compression des Thorax nach SCHREIBER's Vorgang, sowie der Gliedmassen stellt sich zumeist für einige Stunden Albuminurie neben (seltener) Nucleoalbuminurie ein.   J. Munk.

R. Kretz, Ueber Hypertrophie und Regeneration des Leberge-webes. Wiener klin. Wochenschr. 1894, No. 20.

Verf. demonstrirt an zahlreichen pathologischen Präparaten die mannigfachen Zustände, die zu einer Hypertrophie des Lebergewebes führen. Neben der nur selten vorkommenden totalen gleichmäfsigen Hypertrophie des ganzen Organs steht zunächst die kompensatorische Vergröfserung eines Lappens bei Vernichtung des anderen, be-sonders häufig bei langsam wachsendem Echinococcus, ferner bei Gummi-Bildungen beobachtet. Aber auch eingeschlossen in erkranktes Parenchym finden sich Hyper-trophien von Lebergewebe, so bei Stauungslebern, bei Lebervenenthrombosen, besonders aber bei Lebercirrhosen. Besonders interessant ist ein Präparat, wo eine Regeneration des Lebergewebes in Form von läppchenartigen Bildungen und einzelnen Zell-Schläuchen und -Conglomeraten nach fast totaler Zerstörung des Lebergewebes eingetreten war.

Die für alle diese verschiedenen Formen der Hypertrophie einheitliche Auffassung ist die des kompensirenden und regenerirenden Zellwachstums, dem bei der Heilung schwerer Leberaffectionen eine ungemein wichtige Rolle zukommt. Aehnlich wie der Herzmuskel zur Ueberwindung pathologischer Widerstände hypertrophisch wird, so auch die Leber zur Ueberwindung chronischer Intoxicationen.   M. Rothmann.

Benzler, Einklemmung eines Hufsplitters bei einem Schädelbruch.
Deutsche militärärztl. Zeitschr. 1894, S. 97.

Ein Soldat, welcher nach einem Hufschlag $\frac{1}{2}$ Stunde bewusstlos gewesen, zeigte 2 cm oberhalb der rechten Augenbrauen eine nach unten convexe Lappenwunde von 2—8 cm Länge, in deren Mitte ein Hufsplitter ca. 1 cm weit herausragte. Derselbe musste durch Ausmeifslung herausbefördert werden; er war ca. 32 mm lang, 17 mm breit, an seinem eingeklemmten Rande 3—4 mm dick und entsprach dem runden etwas abgenützten Rande des Hufes. Seine bacteriologische Untersuchung hatte ein negatives Ergebniss, so dass eine Infection nicht zu erwarten stand. Heilung erfolgte nach Vernähung bis auf eine kleine Drainstelle ohne Zwischenfall. Eine Reihe ähn-licher Fälle wird in aller Kürze aufgeführt.   P. Güterbock.

Real, Ein Beitrag zur Kenntniss der Gelenkkörper. (Aus der chir. Abth. und dem Laboratorium des Cantonsspitals zu St. Gallen).
Deutsche Zeitschrif f. Chir. XXXVIII, S. 1.

Die vorliegende längere mit einem Litteraturverzeichniss versehene Arbeit beruht auf den klinischen Geschichten von 9 im Canton-Spital zu St. Gallen operirten Fällen, von denen in 5 ausserdem die entfernten Gelenkkörper zur feineren Untersuchung ge-langten, während ausserdem noch 2 Gelenkmäuse sammt dem dazugehörigen Gelenk dem Verf. von Dr. HANAU überlassen wurden. Nach einem ausführlichen klinischen Teil lässt Verf. ein historisches, ein der Aetiologie und ein zweites der Struc-tur der Gelenkkörper gewidmetes Capitel und diesem eine höchst eingehende anatomi-

sche Beschreibung der auch histologisch geprüften Fälle folgen. Er gelangt zu dem
Schluss, dass, wenn man von ganz frischen, sofort nach dem Trauma untersuchten
Vorkommnissen von Gelenkkörpern absieht, dieselben nur selten traumatischen, viel-
mehr pathologischen Ursprunges sind. Das häufig als primäre Ursache angenommene
Trauma entspricht meist der ersten Einklemmung des bereits seit länger gelösten
Gelenkkörpers. Der Process, auf dem diese Lösung beruht ist kein einheitlicher,
ebenso auch nicht der der Weiterveränderung des gelösten Knorpelstückes. Es findet
Seitens eines solchen gelösten Knorpelstückes eine üppig, gleichsam verwilderte
Knorpelwucherung statt, neben welcher die Neigung besteht, sich mit apponir-
tem Knochen zu umgeben und zwar stammt dieser aus vom Gelenkkörper selber neu-
gebildetem periostalen oder perichondralen Gewebe.   P. Güterbock.

H. Alten, Speech without a larynx. The Medical News 1894, No. 11.

Verf. berichtet über einen Mann, bei dem J. SOLIS COHEN im April 1892 den
Larynx wegen eines Epithelioms entfernt hatte. Es war nur der obere Teil der Epiglottis zurückgeblieben. Der Pat. war nach der Operation fast ein Jahr stumm, alsdann kehrte die Sprache zurück. Die laryngoskopische Untersuchung ergab die Basis
der Zunge und die Epiglottis normal; die letztere stand aufrecht; eine tiefe schorn-
steinartige Einziehung, entsprechend einem schon von aussen durch die Trachealöffnung
sichtbaren Sack, erstreckte sich abwärts; ausser einer schmalen narbenartigen Struktur
des hinteren Randes der Oeffnung war nichts zu sehen; diese war am deutlichsten
während der tiefen Inspiration. Die Stimme erschien rein, entgegen der Flüster-
stimme, sie war dünn, rauh und schwach, wenn auch auf 40 Fuss hörbar, wohl modi-
ficirbar, so dass Pat. selbst singen konnte. Wahrscheinlich ist die Stimme hervorgebracht durch die Gegenwart des neu erstandenen Resonanzraumes in der Gegend
des Larynx und die Aussprache durch die Verstärkung des Flüsterns durch die in
dem Sack befindliche Luft.   W. Lublinski.

Sittmann und **Barlow,** Ueber einen Befund von Bacterium coli
commune im lebenden Blute. Deutsches Archiv für Klin. Med. 1894,
Bd. 52, S. 250.

Bis jetzt sind zwei Fälle von Allgemeininfection durch Colibacillen bekannt, in
denen dieselben intra vitam im Blut nachgewiesen wurden; beidemal ging die Infection vom Urogenitalapparat aus; das gleiche ist auch bei dem vorliegenden 3. Nachweis der Fall. Die Sepsis schloss sich an eine Cystitis an; bei dem 38jährigen Mann
war 11 Stunden vor dem Tode durch Punction der Vena mediana Blut entnommen
worden, von dem gegossene Gelatineplatten Colibacillen in Reinkultur ergaben.
      Scheurlen.

C. Ehlisch, Ein Fall von Stichverletzung des Rückenmarks. (Aus
der med. Klinik d. Hrn. Prof. SCHRÖTTER). Wiener klin. Wochenschr.
1893, No. 50.

Der 38jähr. Pat. bekam mit einem Stilet einen Stich in den Rücken und sank sofort
zu Boden. Wundheilung prompt. Urin nur durch Katheter entleert. Beide Beine
total gelähmt, das rechte allmälig gebessert. Später bei Bewegungsversuchen heftige
Zuckungen in den Beinen und auch im ruhenden Zustande Schmerzen und krampfartige Steifheit. Im Spital wird 4 Monate nach der Verwundung constatirt: Paralyse
des linken, Parese des rechten Beins. Tonische Contraction beider Beine in Streck-
stellung. Links ist der Tastsinn und die Schmerzempfindung z. Th., der Drucksinn
vollständig zerstört. Rechts besteht vollkommener Sensibilitätsverlust. Beiderseits
Lagevorstellung gestört. Stark erhöhte Sehnen- und Hautreflexe an den Beinen. Beiderseits vasomot. Störungen der Haut, links stärker.

Der Stich muss demnach vornehmlich die linke Rückenmarkshälfte getroffen
haben, die Wunde lag rechts neben dem 7. Brustwirbel, der Stich ging also schief

gegen das Mark, welches auf der rechten Seite durch die dachziegelartigen Wirbelbögen und Dorne geschützt blieb. Verletzt worden sind links der Hinterstrang, das
Hinterhorn und der Seitenstrang; rechts Anteile des Hinter- und Seitenstranges.

M. Brasch.

***

W. v. Bechterew, Steifigkeit der Wirbelsäule und ihre Verkrümmung als besondere Erkrankungsform. Neurol. Centralbl. 1893,
No. 13.

Verf. giebt 3 Fälle, bei denen folgender Symptomencomplex beobachtet wurde:
Unbeweglichkeit oder ungenügende Beweglichkeit der ganzen Wirbelsäule oder Teile
derselben, bogenförmige Krümmung nach hinten, hauptsächlich im oberen Brustteil,
paretischer Zustand der Muskeln des Körpers, Halses und der Extremitäten, herabgesetzte Empfindlichkeit im Gebiet der Hautzweige der Rücken- und unteren Halsnerven,
zuweilen auch der Lendennerven, endlich Reizerscheinungen in diesen Nerven wie
Parästhesien, locale Hyperästhesien und Schmerzen

Verf. glaubt, dass es sich um einen selbständig auftretenden, diffusen, chronischen
Process der Wirbelsäule handele, der zur Ankylose führe, sowie um eine diffuse,
chronische Entzündung des epiduralen Bindegewebes.

Aetiologisch wurde in allen 8 Fällen eine hereditäre Belastung und in 2 ausserdem noch Trauma des Rückens bemerkt.

K. Grube.

***

H. Lohnstein, Ueber mechanische Behandlungsweisen der chronischen infiltrirenden Urethritis. (Vortrag geh. in der HUFELAND'-
schen Gesellschaft). Berliner klin. Wochenschr. 1893, No. 46, 47.

Verf. hat zu dem angegebenen Zwecke ein Dilatatorium mit 4 Branchen construirt, welches die Dehnung der infiltrirten Abschnitte der Harnröhre ohne gleichzeitige
Dehnung der nicht infiltrirten ermöglicht; es gestattet ferner die combinirte Behandlung der oberflächlichen, mehr diffusen Schleimhautveränderungen durch Spülung mit
beissen Lösungen und der tiefer gelegenen, circumscripten durch Dilatation. Das Verfahren ist weniger reizend, als die Salbensonden-Behandlung und die Dehnungskraft
des nach vier Richtungen gleichzeitig wirkenden Instrumentes ist gröfser, als die der
bisherigen bilateralen Dilatatoren. Die vom Verf. in 86 Fällen erzielten Erfolge waren
sehr günstige. Complicationen kamen, abgesehen von kleinen Blutungen, welche zu
einem zeitweiligen Aussetzen des Verfahrens nötigten, nicht vor.

H. Müller.

***

J. H. Dew, Establishing a new method of artifical respiration in
asphyxia neonatorum. Medical Record 1893, March 11.

Verf. empfiehlt als eine neue Methode zur Wiederbelebung der Neugebornen Bewegungen, welche eine starke Beugung des Kinderkörpers über die Bauchfläche, dann
eine Hyperextension und Beugung über die Rückenfläche bewirken und damit Ein- und
Ausathmung einleiten. Dass derartige Mafsregeln besonders in einem Bade ausgeführt,
zweckmäfsig sind, ist bekannt und dürfte sich die Methode ab und zu empfehlen,
obschon dieselbe die SCHULTZE'schen Schwingungen kaum ersetzen kann

A. Martin.

***

H. Pander, Ueber gynäkologische Elektrotherapie. Petersburger med.
Wochenschr. 1893, No. 14.

Verf. bespricht die Indicationen und Contraindicationen für die Anwendung der
gynäkologischen Elektrotherapie. Gestützt auf experimentelle Beobachtungen, nach
denen am positiven Pole durch Electrolyse Säuren und Sauerstoff, am negativen Pol
Basen und Wasserstoff sich bilden, wendet er den positiven Pol gegen Blutungen an,
den negativen überall da, wo Auflockerung des Gewebes resp. Blutung oder deren

Verstärkung verlangt wird. So empfiehlt er die Anwendung des positiven Poles bei den verschiedenen Formen der chronischen Endometritis und bei rein interstitiellen Myomen, die durch die electrische Behandlung allerdings nicht zum Schwinden gebracht werden, bei denen aber die Symphome: Blutungen, Schmerzen etc. beseitigt werden könnten. Bei den hartnäckigen chronischen Endometritiden combinirte er mit bestem Erfolg die Elektrotherapie mit vorhergehender Abrasio. Den negativen Pol empfielt er bei Superinvolutio, bei Amenorrhoe, Stenosen des Cervicalkanals.

Als Contraindicationen gelten: Gravidität, acut fieberhafte Erkrankungen der Beckenorgane, eitrige Processe im Becken, cystische oder maligne Degeneration bei Myomen, acute Nephritis, Durchfall, Hysterie, Idiosynkrasie gegen den electrischen Strom. Zum Schluss teilt dann Verf. 6 Fälle mit, in denen er die Electrotherapie mit bestem Erfolg angewendet hat.   A. Martin.

R. Gottlieb (Heidelberg), Beiträge zur Physiologie u. Pharmacologie der Pancreassecretion. Arch. f. exp. Path. u. Pharmakol. XXXIII. p. 261.

An urethanisirten Kaninchen lässt sich nach Einführung feiner Glaskanülen in den Ausführungsgang des Pankreas die Secretion desselben gut beobachten. Die stündliche Secretmenge beträgt 0.5—0.6 ccm. Die Ausflussgeschwindigkeit des Secretes wird durch die Exspiration beschleunigt, die Secretmenge durch Blutfülle des Organs vermehrt und zwar unabhängig vom Gesammtblutdruck.

Entgegengesetzt wirkt Anämie z. B Gefässkrampf nach Reizung des centralen Vagusstumpfes. In Uebereinstimmung mit älteren Beobachtungen beschleunigten Pilocarpin und Physostigmin die Secretmenge unter gleichzeitiger Zunahme des procentischen Trockengehaltes.

Auf reflectorischem Wege secretvermehrend erwiesen sich Senföl, ½ pCt. Schwefelsäure, 20 pCt. Natriumcarbonat, insbesondere nach Einführung in's Duodenum.

0.2 g Pfefferextract, mit Alcohol gemengt, war unerheblich wirksam, Extract aus Quassia ganz unwirksam.   Pohl.

L. Vogel, 3 Fälle von combinirten Vergiftungen. Charité-Annalen 1893, S. 313.

Interessant ist unter den drei Fällen besonders einer, in dem in selbstmörderischer Absicht erst ein Kaffeelöffel voll Digitalin und nach ³/₄ Stunden 0.5 Atropin genommen war. Beide waren im Urin nachzuweisen. Pat. erholte sich allmälig aus seinem bewusstlosen Zustand, neben dem weite Pupillen u. herabgesetzte Pulsfrequenz bestanden. Die beiden anderen Fälle betreffen eine Vergiftung mit Cyanquecksilber, wie eine Sublimatintoxication verlaufend, und eine mit Carbol und Phosphor zugleich.   Fr. Strassmann.

J. Antal, Kali hypermanganicum als chemisches Antidot einiger organischer Gifte. Ungar. Arch. f. Med. 1894, S. 248.

Verf. empfiehlt das Kali hypermanganicum als Antidot bei Vergiftungen mit Muscarin, Strychnin, Colchicin, Ol. Sabinae, Oxalsäure. Kaninchen, die sonst tötliche Dosen dieser Gifte erhalten hatten, blieben am Leben, wenn ihnen gleichzeitig 5 bis 12 g Kali hypermangan. in etwa ½ pCt. Lösung gereicht wurden.   Fr. Strassmann.

Einsendungen für das Centralblatt werden an die Adresse des Hrn. Prof. Dr. M. Bernhardt (Berlin W. Französische Strasse 21) oder an die Verlagshandlung (Berlin NW., 68. Unter den Linden) erbeten.

Verlag von August Hirschwald in Berlin. — Druck von L. Schumacher in Berlin.

Wöchentlich erscheinen
1—2 Bogen; am Schlusse
des Jahrgangs Titel, Na-
men- und Sachregister.

Preis des Jahrganges
20 Mark; zu beziehen
durch alle Buchhandlun-
gen und Postanstalten.

Centralblatt

für die

medicinischen Wissenschaften.

Unter Mitwirkung von
Prof. Dr. H. Senator und Prof. Dr. E. Salkowski,
redigirt von
Prof. Dr. M. Bernhardt
in Berlin.

| 1894. | 14. Juli. | No. 28. |

Inhalt: PONFICK, Ueber das Wesen der Leberrecreation. (Original-Mitteilung).

ZOLLER, Ueber alimentäre Glycosurie und die Lactosurie. — ALBERTONI u. NOVI, Stoffwechsel des italienischen Landarbeiters. — HAASLER, ROSSON, FRANKS, MAULLIN, Beiträge zur Darmchirurgie. — HAUSBERG, Behandlung des otitischen Hirnabscesses. — PETTENKOFER, Hygienische Verhältnisse von Irrenhäusern, Strafanstalten u. s. w. — AUFRECHT, Die septische Scharlachnephritis. — BRUNS, Fall von Hirntumor mit Alexie. — STOLZENBERG, Anwendung von Guajacol bei Fieber.

SAILLET, Ueber Urospectrin im Harn. — MAYER, Elementarzusammensetzung des Hundeharns. — SMITH, Colectomie wegen Adhäsionen des Coecum. — TILANUS, Apparat zur Behandlung von Schenkelrotationen. — CHIARI, Ankylostomiasis bei einem Kraueger. — GOLDSCHMIDT, Zur Casuistik der Tuberculose im Kindesalter. — HIGIER, Ueber hysterisches Stottern. — HOORWEG, Anwendung des Electrodynamometers. — INZEL-RENOY u. BOLOGNESI, Ueber das Gesichtserysipel. — WINFIELD, Diabetes bei Dermatitis herpetiformis. — AUST-LAWRENCE, Ovariotomie im Wochenbett. — GOLDSPIEGEL-SOSNOWSKA, Ueber die THURE-BRANDT'sche Behandlung. — TAPPEINER, Wirkung des Chloralacetophenon.

Ueber das Wesen der Leber-Recreation
von Prof. E. Ponfick in Breslau.[*]

Das Wesen der Vorgänge, welche dem merkwürdigen Phänomen einer zwei- und dreifachen Volume-Zunahme eines Leberrestes zu Grunde liegen, der nach Ausrottung der Hälfte, ja drei Vierteln der Drüse zurückgeblieben ist, hat trotz mancher Beiträge, welche ich zu ihrem Verständnisse beim Tiere, wie beim Menschen geliefert habe, noch keineswegs genügende Aufklärung erfahren.

Fortgesetzte Untersuchungen setzen mich nunmehr aber in den Stand, die wechselvolle Erscheinungsreihe jener schrittweise, aber

---

[*] Auszug eines am 5. Mai d. J. in der medicinischen Section der Schlesischen Gesellschaft gehaltenen Vortrages.

consequent verfolgten inneren Einschiebung in ihren Hauptzügen zu schildern. Auch den Widerspruch glaube ich heute aufklären zu können, welcher mir wenigstens darin zu liegen schien, dass der vorhandene Rahmen, d. h. der zurückgelassene Lappen, wie dessen einzelne Acini Ausgang und Grundlage werden soll für einen dem ursprünglichen gleichartigen und doch die alten Grenzen so gewaltig überschreitenden Erweiterungsbau.

Dieses Ziel wird nämlich erreicht durch innere Verstärkung der Stammelemente des Gewebes, durch eine Neubildung gleichwertiger Drüsenzellen, welche nicht so sehr durch Apposition wirkt, d.. h. durch die Anreihung homologer neuer Einheiten, sondern die sich im Wesentlichen vollzieht mittelst Interposition: auf einem Wege also, der trotz reichlichster Vermehrung im Einzelnen das Festhalten des herrschenden Grundplanes gewährleistet. Und das geschieht eben durch inneren Ausbau der alten Componenten, der Lobuli.

Legen wir unseren Studien ein Kaninchen zu Grunde, welchem vor 24 Tagen drei Viertel der Drüse, d. h. der ganze in Epigastrium und rechtem Hypochondrium gelegene Complex von Lappen entfernt worden ist, so sehen wir heute, wie der Defect längst glatt geheilt ist. An Stelle der Leber lässt sich jetzt, inmitten einer weiten Leere, der kleine Stumpf nur mit Mühe noch entdecken, fast völlig verhüllt durch straffes Narbengewebe.

Dagegen hat der weit entlegene rechte Lappen enorm zugenommen, wohl das Dreifache des schätzungsweisen Ursprungsgewichtes erreicht. Zugleich bietet er ein wesentlich verändertes Aussehen dar, indem seine Form. ungemein plump, die Oberflächen weit stärker gewölbt und die Ränder abgestumpft sind. Vor Allem hat aber auch das Drüsengewebe selber eine sehr auffällige Wandlung erfahren, wovon man sich durch Vergleichung mit einem normalen rechten Lappen doppelt anschaulich zu überzeugen vermag.

Bei minder regelmäfsiger Gestalt zeigen nämlich die Lobuli weit gröfsere Abmessungen als im normalen Zustande und die charakteristische braune Färbung des Parenchyms hat einem weit helleren, matt graubraunen Tone, verbunden mit einer eigentümlich feuchten Beschaffenheit der Schnittfläche Platz gemacht. Während letztere Erscheinungen auf gesteigertem Saftreichtum des Gewebes beruhen, werden erstere bedingt durch eine mächtige Zunahme des Gesammt-Kalibers der einzelnen Acini. Häufig vollzieht sich das so, dass die Läppchen sich nach allen Richtungen hin gleichmäfsig vergröfsern. Dabei bewahren sie durchaus ebensosehr die alte Form, wie das gewohnte Nebeneinander, nur dass der Umfang der einzelnen um das Doppelte, das Drei-, ja Vierfache zugenommen hat. Nichtsdestoweniger ist sich aber die ursprüngliche Richtung der Linien so sehr gleich geblieben, dass man sich nur durch unmittelbare Vergleichung und Messung des gewaltigen Unterschiedes bewusst wird, der inzwischen eingetreten ist.

An manchen Stellen lässt sich allerdings nicht verkennen, wie an einem oder mehreren Punkten der Peripherie eines Acinus gewisse Zellgruppen seitlich emporstreben und sich zu ansehnlichen Auswüchsen des Grundstockes entfalten. Alsdann nimmt das sonst annähernd elliptisch gestaltete Läppchen ein Aussehen an, welches mehr an Herz- oder selbst Kleeblattformen erinnert. — Sicherlich würde man aber viel zu weit gehen, wenn man die Bestandteile dieser Vorsprünge auch nur der Mehrzahl nach als neu entstanden auffassen wollte. Vielmehr handelt es sich um eine bunte und sehr innige Mischung angestammter und frisch erzeugter Elemente.

Ganz verständlich wird uns diese Wandlung in der Gestalt der Läppchen, sobald wir beachten, dass den Mittelpunkt jedes derartigen Vorsprunges ein eigener junger Lebervenenast einnimmt. Indem sich nämlich eine in die Centralvene mündende Wurzel der Vena hepatica nicht nur mehr u. mehr ausweitet, sondern auch zu einem immer selbstständigeren Sammelrohre entwickelt, muss ein wie knospenartig hervorspriefsender Bezirk entstehen, der indess mit dem alten Lobulus nach wie vor ein untrennbares Ganzes bildet.

Auch an den venösen Capillaren im Inneren der Acini kann man Neigung zu bald umschriebener, bald mehr diffuser varix-ähnlicher Ausweitung fast allenthalben wahrnehmen. Daneben greift aber auch eine zu merklicher Verengerung des gesammten Capillarnetzes führende Neubildung Platz und zwar an der Wand eben dieser Gefäfse. Denn der ursprüngliche Typus eines rechteckige Maschen umschliefsenden Rohrsystems beginnt sich schon im Laufe der ersten Woche in dem Sinne umzuwandeln, dass uns schliefslich ein sehr viel engeres u. dichteres Netzwerk mit erstaunlich kleinen, sei es mehr rundlichen, sei es mehr quadratischen Feldern entgegentritt.

So tiefgreifende Aenderungen am Gefäfssystem lassen sich offenbar nicht denken ohne die Begleiterscheinung einer mächtigen Neubildung von Drüsenzellen. Wahrscheinlich werden erstere von letzteren sogar teilweise bedingt oder wenigstens eingeleitet. In der That gelingt es schon in den ersten Tagen nach der Verkümmerung der Leber, in gröfserem Umfange während der folgenden Tage, an den secretorischen Elementen bald da, bald dort characteristische Kernteilungsfiguren nachzuweisen.

Dieser formative Vorgang pflanzt sich, während der nächsten 3—4 Wochen andauernd, weiter und weiter fort, ohne dass hiebei bestimmte Zonen des Acinus, bestimmte Zellgruppen bevorzugt wurden. In mittleren, bald annähernd gleichmäfsig, bald auch ganz regellos scheinenden Abständen treten vielmehr inmitten anderer, allem Anschein nach ruhender Zellen die wohlbekannten Bilder auf, aus denen eine junge Generation secretionstüchtiger Zellen hervorgeht. Indem sich die letzteren zwischen die alten Schritt für Schritt einschieben, will es uns zuerst schier unvermeidlich dünken, dass sie den wohlgefügten Bau der Leberzellenbalken lockerten, indem sie deren Reihen teils unterbrechen, teils verrücken müssen.

Solches Uebergangsstadium wird jedoch dadurch erleichtert oder
mindestens beschleunigt, dass sich die junge Zellgeneration den
alten Gewebspfeilern anpasst, indem sie sich im Grofsen u. Ganzen
in deren Richtung einfügt.

Auf solche Weise kann es gelingen, dass einerseits — vermöge
der erheblichen Vermehrung aller Componenten — eine bedeutende
Erweiterung der Acinus-Grenzen zu Wege gebracht wird, andererseits die Grundlinien des Gewebs-Baues gleichwohl unangetastet
bleiben. Dass in Einzelheiten Abweichungen von dem ursprünglichen Gefüge nicht ausbleiben können, ist wohl selbstverständlich.
Sie finden ihren anschaulichsten Ausdruck in dem Umschwung des
Vascularisations-Typus der Leber, welchen ich eben des Näheren
geschildert habe.

Dieses stille Wachstum der einzelnen Läppchen, gespeist aus
der Quelle zerstreuter, aber rastloser Kernteilungen und Zellver-
mehrungen, beginnt bereits am 3., mitunter sogar schon am 2. Tage
sich einzuleiten. Seinen Höhepunkt erreicht es nur den 7., um nun
anzudauern bis zum 20. bis 25. Jedoch auch nach dem 30. lassen
sich einzelne Kernteilungs-Figuren noch entdecken.

Die oben erwähnten Ungleichheiten in der Gestalt der allmälig
immer mehr anwachsenden Lobuli sind, meiner Ansicht nach, nicht
von dem Gewichte, wie es scheinen könnte. Den Thatsachen gemäfs gedeutet, lassen sie sich vielmehr unschwer auf das nämliche
Grundgesetz zurückführen, als Wirkungen einer blofs quantitativen
Differenz darthun.

Ist nämlich die Wucherung — was der Regel entspricht —
eine gleichmäfsige; so dass sie überall pari passu einsetzt und sich
ebenso ausbreitet, so zeitigt sie eine concentrische Vergröfserung
der Drüseneinheiten, eine durchaus adaequate Zunahme des gesammten Acinus. Ausnahmen oder wenigstens erheblich seltener
sind dagegen, meiner Erfahrung nach, die Fälle, wo sich gruppenweise eine besonders lebhafte Zellteilung geltend macht und dadurch
gewisse Mittelpunkte geschaffen werden, innerhalb deren die Einschiebung dichter, die Durchdringung der alten Zellreihen durch
die Elemente der neuen Generation eine innigere sein mufs.

In letzterem Bereiche liegt es nahe, dass sich die elliptische
oder tonnenförmige Gestalt des Lobulus einigermassen excentrisch
zu sondern anfange und dass so jene überraschenden herz- oder
kleeblatt-ähnlichen Acini entstehen, wie ich sie, an der Hand des
Gefäfssystems, oben in ihrem Werdegang dargelegt habe.

G. Zülzer, Ueber alimentäre Glycosurie in Krankheiten und über
puerperale Lactosurie. Dissert Berlin 1893.

Im Widerspruch mit den Versuchen an Hunden, dagegen in
Uebereinstimmung mit früheren Angaben von v. NOORDEN für den
Menschen fand Verf., dass beim Menschen die Assimilationsgrenze

für Traubenzucker durch den Zustand der Inanition nicht merklich
tiefer gerückt wird. Die Untersuchungen an Kranken wurden so
angestellt, dass die Versuchspersonen 150 g Traubenzucker in Thee-
infus erhielten und der Harn der nächsten 3—4 bezw. 5—6 Stunden stündlich auf Zucker untersucht wurde. In 3 Fällen von Icterus, catarrh, Cholelithiasis und Amyloid der Leber konnte Z. keine
Glycosurie constatieren; bei schweren dyspnoischen Zuständen aus
verschiedenen Ursachen bezw. einem Erfrornen wurde unter 7 Fällen
zweimal Zucker nach der Verabreichung desselben im Harn gefunden, darunter einmal nur Spuren, häufiger fand sich Milchsäure im
Harn in Uebereinstimmung mit den Angaben v. NOURDEN's und
IASAAWA's. Weitere Beobachtungen des Verf.'s, die zu interessanten
Ergebnissen führten, beziehen sich auf die Lactosurie im Wochenbett. Mit Rücksicht auf den häufigen Milchzuckergehalt im Harn
von Wöchnerinnen versuchte Verf. zunächst, wie sich per os einge-
führter Milchzucker bei denselben verhält. 60 g Milchzucker erwies
sich ohne Einfluss, dagegen trat nach 100 g Milchzucker in 11
Fällen unter 13 deutliche Zuckerreaction auf, bezw. die vorhandene
war verstärkt, während bei Gesunden nach 100 g Milchzucker nur
ausnahmsweise Spuren von Zucker im Harn auftraten. Die beiden
negativen Fälle betrafen Aborte. Es wurde nun versucht, wie sich
der Organismus der Wöchnerinnen dem Traubenzucker gegenüber
verhielt. Bei 5 von 16 Wöchnerinnen, welche je 150 g Traubenzucker erhalten hatten, ließ sich Zucker im Harn nachweisen, es
handelte sich dabei jedoch nicht um Traubenzucker, sondern um
Milchzucker: die gebräuchlichen Zuckerproben fielen positiv aus, dagegen die Gährungsprobe mit Sacharomyces apiculatus negativ.
Dieses Verhalten bildet ein Analogon zu der Beobachtung von F.
Voit, dass der Diabetiker nach Aufnahme von Milchzucker und
Lävulose mehr Traubenzucker ausscheidet. Das Verhalten der
Wöchnerinnen lässt sich, wie Verf. ausführt, durch die Hypothese
erklären, dass der Milchzucker in ihrem Organismus unter allen
Umständen schwer angreifbar ist und daher im Harn erscheint, so-
bald den Geweben ein leicht angreifbares Kohlehydrat in grofser
Menge dargeboten wird.   E. Salkowski.

P. Albertoni u. **J. Novi**, Ueber die Nahrungs- u. Stoffwechsel-
bilanz des italienischen Bauers. Pflüger's Arch. Bd. 56. S. 213.
    Verff. haben bei 3 Landarbeitern (39jähr. Mann von 68 kg,
38jähr. Frau von 51 kg u. 14jähr. Sohn von 35 kg) an 3 Winter-
tagen sowie an 3 Sommertagen die Kost auf N, Fette und Kohlehydrate nach den üblichen Methoden untersucht und zugleich den
auf diese 3 Tage treffenden Harn und Koth analysirt; und zwar
wurde [an je 2 Tagen gearbeitet, während der 3. Tag ein Ruhetag
war. Indem bezüglich des reichen Zahlenmaterials auf das Orig.
verwiesen wird, seien hier nur die wesentlichsten Ergebnisse hervor-

gehoben. Im Winter nahm in Maismehl, Bohnen, Kastanienmehl, Fett, Speck, Häringen der Mann auf: bei Arbeit 80 g Eiweiſs, 64 g Fett und 593 g Kohlehydrate, bei Ruhe 89—63—551 und büſste bei Arbeit 3.8 (l), bei Ruhe 1.2 g N ein; die Frau nahm auf: bei Arbeit 68—50—491, bei Ruhe 76—44—487 und blieb bei Arbeit annähernd im Gleichgewicht, setzte aber bei Ruhe 2.2 N vom Körper zu (l). Der Knabe genoss bei Arbeit 43—35—303, bei Ruhe 65—42—401 und verlor bei Arbeit 1.5 N und setzte bei Ruhe 3 g N an. Im Sommer wurde in Brot, Thunfisch, Käse, Bohnen, Mehlteig, Fett und Melonen aufgenommen vom Mann bei Arbeit 163—68—725 (l), bei Ruhe 131—58—581 und dabei 7.9 (l) resp. 0.4 N angesetzt; die Frau verzehrte 128—64—565 resp. 105—51 —394 und setzte 6.6 resp. 3.1 N an (l); der Knabe genoss 91— 45—363 resp. 67—31—260 und setzte dabei 7.6 (l) resp. 2.3 N an. Die assimilirte Nahrung lieferte beim Mann im Winter 39 bis 40, im Sommer bei Ruhe 46, bei Arbeit 56 Cal. per Kilo; beim Weib 45—46 und 43 resp. 58, beim Knaben im Winter bei Arbeit nur 42, bei Ruhe 58, im Sommer 57 resp. 38 Cal. per Kilo. Für die 3 Versuchspersonen zusammen kam die tägliche Kost im Winter auf nur 80, im Sommer auf 115 Pfennige zu stehen. (Die Zahlen insbesondere den N-Ansatz anlangend, sind vielfach so ungeheuerlich hoch, dass man sich des Verdachtes nicht erwehren kann, dass bei den in ihrer Wohnung belassenen und nur aus der Entfernung kontrolirten Versuchsindividuen Unregelmäſsigkeiten, vielleicht auch Harnverluste vorgekommen sein möchten. Ref.) J. Munk.

---

1) **Haasler**, Ueber Darmresectionen. (Aus der chir. Klinik in Halle). Arch. f. klin. Chir. XLVI, S. 285.
2) **A. W. M. Robson**, A method of performing intestinal anastomosis by means of decalcified bone bobbins. Brit. med. Journal 1893, April 1.
3) **K. Franks**, On three cases of enterectomy and enterorrhaphy. Dublin Journ. of med. Sc. 1893, p. 475.
4) **W. M. Maullin**, Two cases of gastro-jejunostomy. Lancet 1893, p. 428.

    1) Bei einer 43jähr. Frau mussten wegen eines zwei Fäuste groſsen Adenocarcinoms das unterste Stück des Ileum mit dem zugehörigen Mesenterium, der Klappenteil, das Colon etc., die Flexura coli hepatica und ein Stück Colon transv. mit seinem Mesocolon entfernt werden. Die Ablösung in der Darmbeingrube bezw. den in diesen verlaufenden groſsen Gefäſsen und dem Ureter ging nicht ohne Schwierigkeit von statten. Die Resection und Darmnaht wurden extraabdominal vorgenommen, die Nahtstelle und der Peritonealdefect tamponirt, im Uebrigen die Bauchwunde vernäht. Der Wundverlauf wurde nur durch Durchschneiden der Darmnaht complicirt, welches eine linsengroſse, schlieſslich durch Naht beseitigte Fistel

zurückliefs. Wohlbefinden ohne Recidiv 1 Jahr nach der Operation. 2) Bei einem 15 jährigen Knaben, mit der Diagnose Invagination des untern Dünndarmendes fand man dieses circulär stricturirt; wegen der starken Aufblähung des centralen Teiles wurde zunächst ein Anus praeter naturam angelegt und nach 14 Tagen das nunmehr völlig undurchgängig gewordene stricturirte Darmende resecirt, bezw. die Darmnaht applicirt. Schnelle Heilung. Als Ursache der Undurchgängigkeit des resecirten Darmes fand sich ein polypöses Gebilde, der Rest des zum grössten Teil necrotisch verloren gegangenen invaginirten Darmstückes.

2) Die aus decalcinirtem Knochen bestehende Nähseidenrolle ist ¹/₈" lang mit 1 ¹/₈" Durchmesser des überragenden Randes und einer Lichtung von ¹/₈" Durchm. Für einzelne Fälle sind stärkere bezw. schwächere Rollen erforderlich; die bei der Cholecystenterostomie gebrauchten entsprechen nur der Dicke eines englischen Catheters No. 16. In anderen Fällen sind statt kreisrunder ovale Rollen vorzuziehen.

3) Von drei Fällen von Darmresection mit nachfolgender Darmnaht, welche wegen eines Cylinderepithelioms des Colon resp. wegen Volvulus mit Darmgangrän und Hern. umbilic. gangraenosa ausgeführt wurde, endete der zweite 2 Tage nach der Operation tötlich und zwar durch Darmgangrän unterhalb der Naht. Verf. fand für die Anlegung des Anus praeter naturam bei gangränösen Brüchen die sehr hohe Sterblichkeit von 80.7 pCt., dagegen von 222 Fällen, in der Resection des Darmes mit unmittelbar darauffolgender Sutur ausgeführt wurde, starben nur 48 pCt. Verf. empfiehlt die von ihm bevorzugte fortlaufende Gély'sche Darmnaht an Stelle der Lembert'-schen wegen der Zeitersparniss. Diese sei viel wichtiger, als ob einige Zoll mehr oder weniger vom Darm fortgenommen werden. Ferner soll man für die Compression der Darmstümpfe die Finger der Anwendung der Klammer vorziehen.

4) In den beiden Fällen, von denen der erste eine wahrscheinlich in der Muscularis liegende Verdickung bei einem 20jährigen Herrn, der andere einen Pylorus-Krebs bei einer 35jährigen Frau betraf erfolgte der Tod an Erschöpfung binnen 6 Wochen resp. 6 Tagen. Die dem obersten Teil des Leerdarms angehörige Schlinge wurde unter dem Quercolon vorgezogen und an der Vorderwand des Magens fixirt; im ersten Falle dienten hierzu Senn'sche Knochenplatten, im zweiten ein knöcherner Garnwickel („Bobbin") nach Mayo Robson, dessen Application einfacher und minder zeitraubend als die jener Knochenplatten ist.   P. Güterbock.

Hausberg, Zur Technik der Trepanation des Schädels beim otitischen Hirnabscess. Zeitschr. f. Ohrenheilk. XXV. S. 19.

Da nach H. bei weitem die meisten otitischen Hirnabscesse ganz nahe dem Felsenbein, zum Teil sogar in unmittelbarer Verbin-

dung mit demselben, gelegen sind, so müssen diejenigen der bisher
geübten Trepanationsmethoden, die weit entfernt vom äufseren Gehörgang, entweder senkrecht, oberhalb oder nach vorn und hinten
von demselben die Trepanationsstelle wählen, solchen Platz machen,
die sich ganz in der Nähe des Felsenbeins beim Eingehen halten,
demnach eine sichere Gewähr bieten, den Abscess zu treffen.   Die
Aufmeifselung des Warzenfortsatzes soll der Trepanation des Schädels vorausgehen.   Handelt es sich um einen Abscess des Schläfenlappens, so soll die Trepanationsöffnung, mindestens 3 Markstück
grofs, so angelegt werden, dass der Mittelpunkt derselben sich senkrecht oberhalb des knöchernen Gehörgangs befindet und der untere
Rand der Oeffnung mit dem Dach des knöchernen Gehörgangs
direct abschneidet.   Alsdann wird der letztere $1^1/_2$ cm tief nach
innen abgemeifselt, ebenso die Decke des Warzenfortsatzes und nun
die Dura mater mit dem darunter liegenden Hirn nach oben gehoben, um das Tegmen tympani et antri, wo der cariöse Durchbruch
meist erfolgt, zur genauen Besichtigung freizulegen.   Findet sich
eine Fistel in der Dura oder eine Verwachsung derselben mit dem
Felsenbein, so ist die Fistel breit zu erweitern und der Abscess so
zu eröffnen.   Der Einstich mit dem Messer in das Gehirn soll nie
tiefer als 3 cm gehen, um das Unterhorn nicht zu verletzen.   Auch
wenn keine Fistel vorhanden ist, soll der Abscess an dieser Stelle
gesucht und eventuell erst nachher an anderen Stellen des Schläfenlappens punctirt werden.   Wo keine besonderen Anhaltspunkte für
den Sitz des Abscesses bestehen, würde Verf. keinen Anstand nehmen, an 10—15 Stellen mit der Nadel einzustechen und darauf den
vorher gebildeten Hautperiostknochenlappen auf die Trepanations-
lücke aufzuklappen und anheilen zu lassen. — Handelt es sich um
einen Kleinhirnabscess, so ist ebenfalls zunächst die Aufmeifselung
des Warzenfortsatzes vorzunehmen; ist das geschehen und die Hirnerscheinungen dauern fort, dann soll, nach Verf., ein 4—5 cm langer
Schnitt von der Mitte der Ohrmuschel horizontal nach hinten und
von dessen Endpunkten zwei senkrechte Schnitte nach oben und
einer vorn am Ansatz der Muschel senkrecht nach unten geführt
werden bis zur Spitze des Proc. mast.   Nach subperiostaler Ablösung der so entstandenen Hautlappen soll zunächst die Vereinigungsstelle des Sutur. lambdoid., parieto-mastoid. u. occipito-mastoid.
freigelegt werden, ebenso die Gegend des Emissorium mastoideum.
Nach Stillung der Blutung soll nunmehr der hintere Teil des Proc.
mast. weggemeifselt werden, so dass die hintere Schädelgrube eröffnet wird u. der Sinus transversus freiliegt.   Statt des Meifsels verwendet Verf., wenn eine genügend grofse Oeffnung hergestellt ist,
die Luer'sche Zange um den Knochen abzukneifen.   Die Knochenöffnung, die so hergestellt wird, soll mindestens 2-Markstückgröfse
haben, der obere Rand soll nicht über die Sutura parieto-mastoi-
dea hinausreichen.   Bei genügend grofser Oeffnung ist die Dura
nach hinten oben mit dem unter ihr liegenden Hirn abzuheben, um
die tieferen Teile des Sulc. sigm. bis zum Foramen jugulare sichtbar

zu machen, ebenso die hintere Fläche der Felsenbeinpyramide bis zum Porus acust. intern., der das Bindeglied zwischen Mittelohreiterung und Hirnabscess abgeben kann. Findet sich eine Fistel in der Dura, so ist dieselbe zu erweitern und der Abscess freizulegen, andernfalls soll man die Aspirationsnadel in der Nähe des Felsenbeins 3 cm tief nach verschiedenen Richtungen einstechen und erst wenn man Eiter findet, mit dem Messer tief einschneiden. Schwabach.

Pettenkofer, Mafsregeln gegen die Cholera, und die sanitären Verhältnisse der Irrenanstalten, Siechenhäuser, Arbeitshäuser, Gefangenen- und Strafanstalten. Münchner med. Wochenschrift 1894, No. 10.

Die Berliner Cholerakommission hat einen Fragebogen mit 22 Fragen circuliren lassen, die sich auf die sanitären Verhältnisse der obengenannten Anstalten beziehen. Dieselben verteilen sich auf 4 Kapitel: 1) Bewohnerzahl, Flächenraum und Untergrund der Anstalt. 2) Beseitigung der Abgänge. 3) Wasserversorgung. 4) Vorkommen von Cholera und Typhus.

Ueber die aus den 8 Regierungsbezirken Bayerns eingehenden Antworten hatte der bayer. Obermedicinalausschuss ein Gutachten und Vorschläge über erforderliche Einrichtungen zur Abwehr der Cholera an die bayer. Regierung abzugeben.

Von 42 Anstalten mit je mehr als 200 Personen gingen Antworten ein.

Das Ergebniss wird als ein sehr erfreuliches bezeichnet.

Der Luftkubus der Wohn- und Schlafräume erwies sich in den Gefängnissen und Irrenanstalten pro Person als oft zu klein; solche müssen weniger belegt werden; auf Cholera und Typhus hatten aber diese Verhältnisse keinen Einfluss.

Bezüglich der Entfernung der Fäkalien ist die Einführung des Schwemmsystems deutlich im Fortschreiten begriffen. Die bestehenden Gruben sind cementirt; die Abfuhr erfolgt pneumatisch, nur das Zuchthaus in Würzburg hält noch am Ausschöpfen fest, was gerügt wird. Die Wasserversorgung ist überall gut und reichlich; ein Unterschied zwischen Trink- und Gebrauchwasser besteht nicht mehr.

Von grofsem Interesse ist das Auftreten der Cholera und des Typhus; die Berichte greifen durchschnittlich 40 Jahre zurück; Cholera herrschte in Bayern 4 Mal 1836/37, 1854/55, 1866 und 1873/74; ausser 5 Anstalten in München befiel sie nur je eine solche in Laufen, Ebrach und Rebdorf; 34 Anstalten blieben also davon frei. Von Typhus sind frei geblieben oder nur sporadisch berührt worden 24 Anstalten. Von beiden Krankheiten heimgesucht erscheinen die beiden Krankenhäuser links und rechts der Isar in München, das Zuchthaus München in der Au, die Irrenanstalt Haidhausen und die Gefangenenanstalt Laufen.

Interessant ist die Typhusfrequenz in der in einem ehemaligen Cistercienser Kloster eingerichteten Gefangenen - Anstalt Kaisheim. Zu Klosterzeiten herrschte dort ein dauernd guter Gesundheitszustand. Mit der Einrichtung der Gefangenenanstalt liefs man die Wasserleitung, die Abzugskanäle u. a. verfallen und bald war der Typhus da, bis 1871 neue Abortanlagen und die alte Wasserleitung wieder eingeführt wurden; schon 1874 war der Typhus gänzlich verschwunden.

Für die Abhängigkeit der Cholera von der Bodenverunreinigung führt P. hauptsächlich das Verhalten der Cholera im Krankenhaus München links der Isar an.

Keiner der eingegangenen Berichte führt eine Cholera oder Typhusepidemie auf ein bestimmtes Trinkwasser zurück.

Das Wasser kann Träger der Infectionskeime sein, aber es enthält sie nach P. nie in der zur Infection nötigen Quantität; zur Erlangung der nötigen Concentration und Virulenz gehört notwendig noch ein geeigneter Boden, auf dem die Keime wachsen können.

Vom rein praktischen Standpunkt geht aus den Berichten deutlich hervor, dass die locale Assanirung das beste Schutzmittel gegen Cholera und Typhus ist. Man hat den Typhus aus München entfernt ohne zu isoliren oder zu desinficiren. Seit 1866 hat England keine Cholera mehr, trotz ausgiebigsten Verkehrs mit dem verseuchten Europa. Es ist sehr zu wünschen, dass man auch in Deutschland mehr der lokalistischen als der kontagionistischen Lehre folge und nicht nutzlos die persönliche Freiheit, Handel und Wandel bedrücke.   Scheurlen.

Aufrecht, Die septische Scharlachnephritis. Deutsches Arch. f. klin. Med. Bd. 52. H. 3, 4.

Während bei Scharlach die initiale katarrhalische Nephritis und die postscarlatinöse Glomerulo-Nephritis bekannte Erscheinungen darstellen, ist die von FRIEDLÄNDER geschilderte, schon in den ersten Wochen der Erkrankung vorkommende interstitielle septische Nephritis verhältnissmäfsig selten. Von dieser manchmal enorm rapide zum Tode führenden Affection beschreibt Verf. 3 Fälle; im ersten trat nach 3 tägiger Dauer unter urämischen Convulsionen der Tod ein, im 2. nach 5 tägiger Dauer im Coma, im 3. nach 10 tägiger Dauer unter Eintritt von Oedemen und Ascites. Dass das bestehende hohe Fieber nicht die Ursache dieses Nierenleidens ist, dagegen spricht schon die Seltenheit des letzteren trotz der zahlreichen hochfebrilen Scharlachfälle. — Anatomisch zeigen sich die Nieren, nach der Beschreibung FRIEDLÄNDER's, vergröfsert und schlaff; die graurote Rinde ist in der Zeichnung vollkommen verwischt; Glomeruli sind nicht zu sehen, dagegen meist zahlreiche punktförmige Hämorrhagien oder gröfsere hämorrhagische Infiltrationen. Verf. kommt auf Grund klinischer und mikroskopischer

Befunde zu folgender Erklärung des in den Nieren ablaufenden
Processes: durch die Krankheitsursache ist ein Nierenleiden herbeigeführt, das in der Nierenrinde einerseits eine Ernährungsstörung
zur Folge hat, die sich durch Coagulationsnecrose und durch eine
Lockerung des Zusammenhanges zwischen Epithel und Membrana
propria dokumentirt; andererseits werden entzündliche Veränderungen erzeugt, welche durch Schwellung der Epithelien und durch
eine von ihnen ausgehende Cylinderbildung characterisirt sind.
Gleichzeitig aber setzt die entzündliche Erkrankung in den Papillen
ein und führt ebenfalls zu reichlicher Cylinderbildung; diese Veränderung in den Papillen beherrscht nun weiterhin das ganze
Krankheitsbild, indem auch hier, ganz wie bei der Choleranephritis,
eine Stauung des Harns und eine Erweiterung der Rindenkanälchen
zu Stande kommt. Daneben finden sich dann noch Rundzellen-
haufen im interstitiellen Gewebe der Niere.　Perl.

Stolzenburg, Ueber die äussere Anwendung von Guajokol bei
fieberhaften Erkrankungen. Berl. klin. Wochenschr. 1894, No. 5.

Verf. wandte das zuerst von Sciolla als Antipyreticum empfohlene Guajakol bei einer Reihe von Kranken an, die an den
verschiedensten fieberhaften Affectionen litten. Die Art der Anwendung war die gleiche, wie die von Sciolla geschilderte: die
genau im Messglas abgemessene Menge Guajakol wurde schnell
mit einem Pinsel auf einen Körperteil — gewöhnlich eine der Extremitäten — aufgestrichen und sofort mit einem luftdicht ab-
schliessenden Verbande bedeckt. Die angegebene Dosis von 2 bis
10 cbcm erwies sich im Durchschnitt als zu hoch, die Anfangsdosis
soll bei Erwachsenen 2 cbcm nicht überschreiten; wird es gut vertragen, und ein geeigneter Temperaturabfall durch 2 cbcm noch
nicht erreicht, so kann man mit der Dosis steigen, wird es jedoch
kaum jemals nötig haben, über 4 cbcm hinauszugehen. Bei Aufpinselung dieser Dosen war die Wirkung folgende: Im Laufe der
nächsten Stunden fällt die Körpertemperatur unter meist sehr reichlichem Schweiss ab. Der Abfall geschieht in den ersten zwei Stunden sehr schnell, dann allmälig, sodass nach 5—6—8 Stunden der
tiefste Stand erreicht ist. Der Temperaturabfall beträgt in der
Regel 2—3 Grad. Ist der tiefste Stand erreicht, so kommt es
unter Frösteln, meist sogar unter einem ausgesprochenen Schüttelfrost zu erneutem Ansteigen des Fiebers, oft bis über die frühere
Höhe. Ein schädlicher Einfluss mittlerer Dosen (bis zu 4 cbcm)
auf innere Organe, Herz, Nieren etc. wurde nicht beobachtet, doch
kann es bei grösseren Gaben besonders bei schwächlichen Individuen zu Collapserscheinungen kommen. Der starke Schweissausbruch und der beim Wiederansteigen der Temperatur auftretende
Schüttelfrost wirken bei öfterer Wiederholung so schwächend auf
die Kranken ein, dass das Guajakol als Fiebermittel zu längerem

und anhaltendem Gebrauch nicht zu empfehlen ist. Ein Einfluss auf den Gesammtverlauf der Erkrankung (angewandt wurde das Guajakol bei fiebernden Phthisikern, bei Abdominaltyphus, bei Pneumonie und bei Polyarthritis rheumatica acuta) war nicht festzustellen. Von der Haut selbst wurde es gut vertragen, nur einmal kam es zu einem juckenden urticaria-ähnlichen Exanthem. Bei Inhalation des Guajakols mittels Curschmann'scher Maske blieb die Wirkung aus.

K. Kronthal.

L. Bruns, Ein neuer Fall von Alexie mit rechtsseitiger homonymer Hemianopsie (subcorticale Alexie, Wernicke) mit Sectionsbefund. Zugleich Bericht über den weiteren Verlauf und die anatomische Untersuchung des unter gleichem Titel in No. 17 und 18 dieses Centralblattes 1888 veröffentlichten Falles. Neurol. Cbl. 1894, No. 1, 2.

Eine 32jähr. Frau erkrankte ca. 1 1/2 Jahre vor ihrer Aufnahme in die Klinik an Lungenentzündung, seit welcher Zeit sie zunächst an Kopfschmerz, später an Erbrechen, subjectiven Sehstörungen u. Sprachstörungen litt. 6 Wochen vor der Aufnahme trat zum ersten Male unter Schwindel ein 1/2 Stunde dauernde vollständige Erblindung auf. Zur Zeit der Untersuchung wurden folgende Erscheinungen beobachtet: leichtes Schwanken beim Gehen mit zeitweiligen heftigen Schwindelanfällen, leichte Benommenheit, heftige Kopfschmerzen.

Die linke Seite des Schädels, besonders die Hinterhauptsschuppe ist auf Beklopfen empfindlich; Stauungspapille beiderseits; typische rechtsseitige Hemianopsie; leichte Störung im rechten Facialis; geringe Parese der rechten oberen und unteren Extremität. Ausgesprochene Störungen im motorischen Teile der Sprache: häufiges Versprechen, literale Paraphasie, Fehlen von Hauptwörtern resp. Bezeichnungen concreter Objecte, ohne dass dieselben ganz ausgelassen werden.

Patientin erkennt alle Objecte, kann aber die meisten nicht benennen. Farben erkennt sie, vermag sie aber nicht zu benennen; für Worte besteht, ausser für ganz kurze, vollkommene verbale Alexie. Das Verhalten Zahlen gegenüber wechselte, indem sie dieselben das eine Mal gut lesen konnte, während bei anderen Untersuchungen sich auch hier Defecte zeigten. Zuweilen konnte die Kranke einzelne Worte spontan und auf Dictat richtig schreiben; Abschreiben gelang ihr nicht.

Von inneren Organen war die linke Lungenspitze catarrhalisch erkrankt.

Die Diagnose wurde auf Tumor des linken Occipitallappens, möglicherweise Tuberkel, gestellt.

Die Kranke wurde operirt, ohne dass ein Tumor gefunden wurde. Vom Tage der Operation an ging die Stauungspapille allmälig zurück; über Kopfschmerzen wurde weniger geklagt. Auch die Sprachstörung zeigte ca. 3 Monate nach der Operation etwas Besserung, dabei war die Kranke psychisch freier und activer. Der Tod erfolgte ungefähr 5 Monate nach der Operation.

Die Section ergab auf dem vorderen Ende des linken Gyrus occipitotemporalis medialis eine burgunderrote, gelappte, flache Geschwulst, die den linken Tractus opticus vorn etwas bedeckte, und ebenso die ganze Gegend des linken Gyrus hippocampi und lingualis. An der Convexität fand sich am hinteren Ende der 1. und 2. Temporalwindung links ein kastaniengrofser Tumor, und im Marke des linken Hinterhauptslappens noch eine apfelgrofse, diffuse, blutreiche Geschwulst, die an der Basis der Rinde des Occipitallappens sehr nahe kam, nach vorn in's Mark der Parietalwindungen reichte und das linke Pulvinar von der Seite zerstörte. Alle 3 Tumoren waren gefäfsreiche Gliosarkome.

Verf. hält durch seinen Fall den Zusammenhang der Stauungspapille mit dem gesteigerten Hirndruck für Tumoren als vollständig entschieden. Im übrigen rechnet er den Fall zu denjenigen, die unter der Bezeichnung der „subcorticalen Alexie" bis jetzt in der Litteratur niedergelegt sind.   K. Grube.

Saillet, Decouverte dans l'urine normale d'un pigment analogue à l'hématoporphyrine. Bull. gén. de Thérap. 1894, S. 400.

Beim Schütteln von normalem Harn mit sauer reagirendem Essigäther gehen nach Verf ²/₃ des Farbstoffgehaltes des Harns in den Essigäther über. Die Essigätherlösung enthält das Chromogen des Urobilins und einen neuen Farbstoff, welchen Verf. nach seinen bemerkenswerten Spectraleigenschaften „Urospectrin" nennt. Zur Trennung desselben von dem Chromogen des Urobilins wird der Essigäther verdunstet, der Rückstand mit Aether aufgenommen und die Lösung dem Licht ausgesetzt, welches, wie Verf. findet, das Chromogen schnell in Urobilin überführt. Beim Schütteln der Aetherlösung mit Wasser geht das Urobilin in das Wasser über. Verf. beschreibt das Spectrum des Urospectrins in ätherischer, saurer und alkalischer Lösung, die beiden letzten Spectren haben eine gewisse Aehnlichkeit mit dem entsprechenden Spectrum des Hämatoporphyrins.   E. Salkowski.

F. Meyer, Ueber die elementare Zusammensetzung des Hundeharns nach Fleischnahrung. Pflüger's Arch. Bd. 55. S. 212.

Der von einem, ausschliefslich mit Fleisch gefütterten, grofsen Hunde gelieferte Harn wurde im Vacuum bis zur Gewichtskonstanz getrocknet, in der Trockensubstanz der N nach KJELDAHL-ARGUTINSKY, C u. H in der üblichen Weise bestimmt. Die Mittelwerte seiner Analysen sind, verglichen mit denen von C. VOIT und von RUBNER, folgende:

	VOIT	RUBNER	MEYER
C	25.7	25.2	22 5
H	6.4	6.6	6.8
N	37.5	37.9	39.4

Die vom Verf. gefundene prozentische Zusammensetzung der Harntrockensubstanz nähert sich etwas mehr derjenigen des Harnstoffs.   J. Munk.

A. J. Smith, Colectomy for adhesion of coecum to old ovarium pedicle and tuberculum appendix. Dublin Journ. of med. 1894, Febr. p. 111.

Betrifft eine 24jährige Frau, welcher erst das cystische entartete rechte Ovarium und dann ca. ½ Jahr später unter Trennung der inzwischen von dessen Stiel eingegangenen Adhäsionen mit dem Coecum das ebenfalls degenerirte linke Ovarium exstirpirt worden war. Es blieben dauernde Schmerzen zurück und ging der Stiel des rechten Ovariums in eine nicht näher zu umgrenzende Verdickung über. Bei der nochmaligen Eröffnung des Abdomen — ca. 6—7 Monate nach der letzten Operation — fand man zwischen dem bis zu Daumendicke vergrößerten Stiel, dem Coecum bezw. Colon ascendens u. dem Proc. vermiform eine von Eiter erfüllte Ulcerations-Höhle, ebenso am Proc. vermif. selbst aussen eine anscheinend tuberculöse Verschwärung. Sowol der Proc. vermiform. wurde abgetragen als auch von der Seitenwand des Coecum bezw. Colon, soweit dieselbe ulcerirt war, ein Stück excidirt und vernäht. Schnelle Genesung, trotzdem das Abdomen wegen Nachblutung in Folge Durchschneidens der nochmals um den Stiel gelegten Ligatur noch einmal geöffnet und der Stielrest an den Uterus genäht werden musste.   P. Güterbock.

Tilanus, De abnorme rotatie der onderste extremiteiten en haar behandeling door middel van de rotatie-banden. Weekbl. van het Nederl. Tijdschr. voor Geneesk. 1894, I. No. 2.

Abnorme Rotation der Beine nach innen bei Kindern ist durch Drehung der Achse des Unterschenkels bedingt, abnorme Rotation nach aussen durch Abweichung der Ossa femoralia. Ein bedeutendes ursächliches Moment für abnorme Rotation ist der Klumpfuss, der meistens Rotation nach innen bedingt, welche auf einer Achsendrehung des Unterschenkels beruht. Bei Rachitis besteht Rotation nach innen und aussen, die Vorhersage ist hier günstiger, wie bei der vorigen Form. Andere Ursachen sind Coxitis, Schiefheilung von Brüchen des Schenkelhalses und -Körpers u. s. w. Zur Behandlung der rachitischen Form wird ein lederner Beckengürtel benutzt, welcher für die Rotation nach innen, hinten und nach aussen mehr nach vorn zwei Schnallen trägt, an denen elastische Bänder befestigt sind, die spiralig ums Bein laufen und mit der Schuhsohle verbunden werden können. Diese Rotationsbänder können auch in Verbindung mit Bügeln unter dem Knie angewendet werden. Der Apparat ist nicht kostspielig.   George Meyer.

H. Chiari, Ueber einen in Prag secirten Fall von Ankylostomiasis bei einem Kruneger. Prager med. Wochenschr. 1893, No. 44.

Der einen 15 Jahre alten Kruneger aus dem Negerstaate Liberia betreffende Fall von Ankylostomiasis hat insofern ein ganz besonderes Interesse, als der Kranke die Infection mit Ankylostoma duodenale nur in seiner Heimath aequirirt haben konnte, wo bisher eine solche noch nicht beobachtet worden war. — Ferner haben Serienschnitte durch die von den Ankylostomen gesetzten Verletzungsstellen der Darmwand bei mikroskopischer Untersuchung ergeben, dass daselbst nicht nur Blutungen, sondern auch entzündliche Infiltrationen sich nachweisen lassen. Durch die mit Gefäßerweiterungen einhergehende Entzündung wird sicherlich dem Parasiten die Entnahme von Blut aus der Verletzungsstelle in der Darmwand erleichtert. Auch ist es wohl möglich, dass nachdem der Parasit abgefallen ist, in jene verletzten und entzündeten Darmstellen Bacterien vom Darme aus eindringen, die dann gegebenen Falles eine schwere suppurative Enteritis zur Folge haben können.   C. Rosenthal.

F. Goldschmidt, Zur Casuistik der Tuberculose im Kindesalter. Münchner med. Wochenschr. 1893, No. 52.

Bei der Section zweier Kinder von 7 Monaten resp. 5/4 Jahren fand Verf. im Lebergewebe an der Eintrittsstelle des Lig. teres alte tuberculöse Herde, neben frischen und älteren Erkrankungen in anderen Organen. Beide Kinder stammten von Müttern, die während der Schwangerschaft an Tuberculose gelitten hatten. Da die Leber bei beiden Kindern im Uebrigen frei von Tuberculose war, so glaubt Verf. aus dem ungewöhnlichen Sitz der Lebertuberkel den Schluss ziehen zu können, dass dieselben schon im intrauterinen Leben entstanden waren. Nach seiner Auffassung hatte die Vena umbilicalis mit dem Blute Tuberkelbacillen von der Mutter auf das Kind übergeführt, und letztere sich an der Stelle, wo das Gefäls von der Mutter auf das Kind übergeht, abgelagert. Stadthagen.

H. Higier, Ueber hysterisches Stottern. Berliner klin. Wochenschr. 1893, No. 34.

H. beschreibt 2 Fälle von hysterischem Stottern. Im ersten Falle wiesen auf die Diagnose Hysterie hin: die Anfälle von Bewusstseinsverlust, das unstillbare Erbrechen, die Paraplegie nach psychischer Emotion, das Auftreten von Stummheit mit folgendem Stottern bei einer niemals an Stottern leidenden Person, endlich die günstige Beeinflussung der Lähmung durch einmalige Hypnose; später traten noch hinzu die typische sensitive-sensorielle Hemianästhesie mit concentrischer Gesichtsfeldeinengung und eine stereotyp sich wiederholende Sprachstörung mit glossolabialem Hemispasmus. — Im zweiten Fall von hysterischem Stottern (nach einem Stadium von Mutismus) bestanden zugleich Spasmen in anderen Muskelgebieten, wie Spasmus vesicae urinariae, Spasmus palpebrae dextrae, Spasmus musc. cucullaris, Spasmus glossolabialis. S. Kalischer.

Hoorweg, Over den electro-dynamometer van Giltay. Weekbl. van het Nederl. Tijdschr. voor Geneesk. 1894, I. No. 2.

Zur Messung der Stärke des faradischen Stromes hat G. einen Apparat angegeben, welcher vor dem gleichem Zweck dienenden von Wren und Bellati den Vorzug hat, dass die vom Zeiger angegebene Zahl direct ablesbar ist. Der Apparat ist hauptsächlich dazu bestimmt, bei der faradischen Behandlung von Kranken, besonders bei Anwendung electrischer Bäder ein Mals für die Stärke der benutzten Ströme abzugeben. Auch für den inducirten Strom ist der Gebrauch eines solchen Messwerkzeuges in gleicher Weise notwendig wie bei der Verwendung des galvanischen Stromes. Die Beschreibung des Apparates ist durch eine Abbildung veranschaulicht (siehe Original). George Meyer.

Inhel-Renoy et Bolognesi, De l'érysipèle de la face, à type pétéchial-couperosique. Arch. génér. de médec. 1894, Janvier.

Als besonders bösartig bezeichnen die Verff. ein meist im Gesicht localisirtes Erysipel, welches sich von dem gewöhnlichen Rothlauf nur dadurch unterscheidet, dass an den erkrankten Partien kleine subcutane Hämorrhagien, oder Gefäfserweiterungen, wie bei der Rosacea, auftreten. Es kommt vorwiegend bei älteren Personen vor und zwar bei solchen, die an Veränderungen des Kreislaufs und der Arterien leiden, bei mit Arteriosclerose, Herz-, Nieren-, Leberkrankheiten Behafteten, bei Säufern u. s. w. Der Verlauf dieses Erysipels ist ein protrahirter, die Reconvalescenz zieht sich auffällig lange hin, etwa 10 pCt. der Fälle enden tötlich. — Therapeutisch verwenden die Verff. ausser localer Application von Ichthyol vorzugsweise kalte Bäder. H. Müller

---

James McF. Winfield, Glycosuria as an additional symptom indicating the neurotic origin of Dermatitis herpetiformis (Duhring). Journ. of cutan. and genito-urin. Diseases 1893, Nov. S.-A.

Bei 4 Kranken mit Dermatitis herpetiformis, die sich bei allen im Anschluss an starke psychische Erregungen entwickelt hatte, enthielt der Urin während der Attacken der Hautaffection regelmäfsig, gröfsere oder geringere Mengen von Zucker. Eine beruhigende, tonisirende und gegen die Glycosurie gerichtete Behandlung führte Heilung, oder wenigstens Besserung herbei. — Verf. sieht in den Beobachtungen einen neuen Beweis für den nervösen Ursprung der Dermatitis herpetiformis. **H. Müller.**

A. E. Aust-Lawrence, Ovariotomie post partum. Annales de gyn. 1893, Novembre.

Nach einer kurzen Einleitung, in der L. die Ansicht vertritt, dass die Ovariotomie auch bei Schwangeren angezeigt ist, sobald die Diagnose sicher gestellt ist, teilt er 10 Fälle mit, wo Schwangere bei bestehenden Ovarialcystomen gebaren. Die Geburt erfolgte stets schwer, und einige Tage später boten die Kranken das Bild von schwer Septischen. — Es war jedoch in allen Fällen keine Sepsis, sondern Zustände infolge einer Stieldrehung des Cystoms resp. wie es in mehreren Fällen geschehen war, infolge Platzens des Cystoms. Die sofort vorgenommene Laparotomie führte nach Entfernung der Kystome stets zu vollständiger Heilung. Verf. glaubt an der Hand dieser 10 Fälle, dass manche Frau an sog. Peritonitis puerperalis zu Grunde geht, die in Wirklichkeit nur ein Ovarialkystom hatte und durch eine Operation zu retten gewesen wäre. Er empfiehlt deshalb für den Fall, dass man bei einer Kreifsenden ein Cystom findet, sofort bei irgend welchen gefahrdrohenden Zeichen einer Torsion die Laparotomie zu machen und das Cystom zu entfernen. **A. Martin.**

Goldspiegel-Sosnowska, Traitement des maladies des femmes par la méthode de Thure Brandt. Archives générales 1893, Dec.

Verfasserin hat 4 Jahre lang die Massage bei Brandt und Halliday gelernt. Zuerst sucht sie in oft nicht ganz anzuerkennender Weise die der Methode gemachten Vorwürfe zurückzuweisen und hebt die Vorzüge der Massage hervor. Besonderen Wert legt sie darauf, dass die Organe erhalten bleiben und die Kranken meist nicht das Bett hüten müssen. Schmerzen empfanden die Kranken nur wenig. Alsdann berichtet Verfasserin ausführlich über 9 von ihr mit Massage behandelte Kranke, bei 7 bestanden Retroversiones oder Retroflexiones fixatae combinirt meist mit Entzündungserscheinungen. Die Behandlung dauerte durchweg sehr lange. Die kürzeste Dauer betrug 2 Monate. **A. Martin.**

H. Tappeiner, Verhalten einiger Condensationsproducte des Chlorals mit Ketonen im Tierkörper. (Aus dem pharmakol. Institut München). Archiv f. exp. Path. u. Pharmak. XXXIII. p. 364.

Das durch Vereinigung zweier Hypnotica, des Chlorals und Hypnons (·Acetophenon·CH_2. CO.C_6H_5) gewonnene Chloralacetophenon besitzt gar keine narkotische Wirkung, erzeugt parenchymatöse Nephritis und tritt in den Harn in Form seiner Krystalle über, die Kövos als Trichloraethyliden·Acetophenon CCl_2·CH:CH CO C_6H_5 erkannte. Die directe Verabfolgung dieser Substanz an Kaninchen ruft ebenfalls parenchymatöse Nierenentzündung hervor.

Das Chloralaceton CCl_3·CHOH·CH_2·CO·CH_3 narcotisirt zu 1 g pro Kilo Kaninchen binnen 10 Minuten unter deutlicher Beteiligung medullärer Centra (Respirationsverlangsamung von 78 auf 38, Blutdrucksenkung von 100 auf 65 mm Hg).

Der Uebergang des Chloralacetons in eine Aethylidenverbindung während des Durchgangs durch den Körper konnte nicht nachgewiesen werden.

Der bei dem Chloralacetophenon gefundene Uebergang der Gruppe — CH.OH.CH_2 — in die Aethylidengruppe — CH:CH — lehrt, dass „auch der tierische Organismus das Vermögen besitzt einfache Kohlenstoffbindungen in doppelte umzuwandeln, ein Vorgang, der für die Bildung der Harnsäure und der Fette grofse Bedeutung hat". **Pohl.**

Einsendungen für das Centralblatt werden an die Adresse des Hrn. Prof. Dr. M. Bernhardt (Berlin W. Französische Strafse 21) oder an die Verlagshandlung (Berlin NW., 68. Unter den Linden) erbeten.

Verlag von August Hirschwald in Berlin. — Druck von L. Schumacher in Berlin.

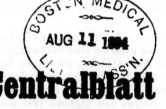

Wöchentlich erscheinen
1—2 Bogen; am Schlusse
des Jahrgangs Titel, Na-
men- und Sachregister.

Preis des Jahrganges
20 Mark; zu beziehen
durch alle Buchhandlun-
gen und Postanstalten.

Centralblatt

für die

medicinischen Wissenschaften.

Unter Mitwirkung von
Prof. Dr. H. Senator und Prof. Dr. E. Salkowski,
redigirt von
Prof. Dr. M. Bernhardt
in Berlin.

1894. **21. Juli.** **No. 29.**

Inhalt: OBERMAYER und SCHNITZLER, Ueber die Durchlässigkeit der lebenden Darm- und Harnblasenwand für Gase. (Orig.-Mitt.). — STORBECK, Einfluss geistiger Arbeit auf Phosphorsäureausscheidung. — NEUMEISTER, Eiweisslösendes Ferment in jungen Pflanzen. — RISCHES, Fall von Milzexstirpation. — CALMETTE, Ueber Immunisirung gegen Schlangenbiss. — KOUWER, STERN, Nierenveränderung durch Chloroform und Sulfonal. — BASTIAN, ROTHMANN, Ueber multiple Hirnnervenlähmung. — BABES, Ueber Cystenbildung in Uterusmyomen.

ADDI u. TARULLI, Einfluss der Muskelarbeit auf die Kreatininausscheidung. — KOLB u. VOGEL, Wirkung diastatischer Fermente auf Amylum und Glycogen. — BORLAND, Conservirung von Harnsedimenten. — TABUS, Fall von Milzexstirpation. — RAEDE, Tracheotomie wegen Lysolvergiftung. — ROSSBERG, Die Intubation bei Larynxstenose. — REVEL, Fibrom an der hinteren Kehlkopfwand. — MONCORVO, Injection von Hammelhirnextract bei verschiedenen Krankheiten. — COLEY, Ueber die physikalischen Zeichen der Chlorose. — VERGELY, Ueber Sensibilitätsstörungen bei Diabetikern. — MERZ, Fall von Blepharospasmus mit Heilung. — WINFIELD, Zweifelhafter Fall von anästhetischer Lepra. — CAMPELL, Ovariotomie bei bestehender Peritonitis. — GRIFFITH, Fall von Kaiserschnitt bei rhachitischem Becken. — RICHTER, Ueber Cyanvergiftung.

Ueber die Durchlässigkeit der lebenden Darm- und Harnblasenwand für Gase.

Von Dr. Fritz Obermayer, Assistent an der I. medizin. Klinik und Dr. Julius Schnitzler, Assistent an der I. chirurg. Klinik in Wien.

Die Thatsache, dass Gase aus der Peritoneal- und Pleurahöhle sowie aus dem Darme in beträchtlicher Menge resorbirt werden, ist eine wohl bekannte. Ebenso ist — durch Versuche von BOUILLAUD[*] erwiesen, dass durch feuchte tierische Membranen eine lebhafte, für verschiedene Gase verschieden schnelle und energische

---

[*] Journal de l'anatomie et de la physiologie IX.

Diffusion stattfindet. Auch GRÉGANT's[*]) Versuche haben dargethan, dass durch die pleurale Oberfläche angeschnittener Thierlungen
unter bestimmten Verhätnissen ein reger Gasaustausch stattfindet.

Uns haben nun die hier mitzuteilenden Versuche darüber be-
lehrt, dass durch die lebende Harnblasen- und Darmwand
von Kaninchen, Katzen und Hunden Gas durchtreten kann.

Im Beginne unserer Untersuchungen beabsichtigten wir uns
über die Resorption von Gasen von der Harnblase aus zu orien-
tiren. Wir stellten unseren ersten Versuch an einem kleinen Kaninchen an.

1. Versuch: Kleines männliches Kaninchen. Tracheotomie;
Einführung einer Glaskanüle. Per urethram werden ca. 10 cm³
Schwefelwasserstoffgas in die Blase injicirt, die Urethra hierauf
ligirt. Nach kaum 2 Minuten Athemstillstand von ca. 30 Secunden
Dauer, dann einige terminale Athembewegungen, durch welche
Schaum in die Canüle gepresst wird. Dieser Schaum schwärzt
Bleipapier. — Exitus. Die sofort ausgeführte Section zeigt die
Blase mit Gas erfüllt. Dieselbe verbreitet in uneröffnetem Zustand
intensiven Geruch nach H₂S. Die Blutgefäße der Blase zeigen
blauschwarz verfärbten Inhalt.

Ein zweiter Versuch wird in analoger Weise ausgeführt.
Nach ca. 4 Minuten wird die Atmung seichter, es treten hierauf
allgemeine Krämpfe auf, dann Athemstillstand und Tod. Es wird
die Bauchhöhle eröffnet. Das über die Blase ca 3 Minuten nach
Eintritt des Todes gehaltene Bleipapier schwärzt sich. Blutgefäße
der Blase, wie im 1. Versuche verfärbt. Das Resultat der beiden
angeführten Versuche legte uns die Annahme nahe, dass bei dem
so raschen Eintritt der letalen Wirkung des in die Blase injicirten
H₂S ein directes Durchtreten des Gases aus der Blase in die Peritonealhöhle erfolgt sei. Es ist nämlich durch die Versuche von
USCHINSKY[**]) erwiesen, dass in die Peritonealhöhle von Versuchstieren injicirtes H₂S ebenso rasch vergiftend wirkt, wie das direkt
intravenös applicirte Gas. Wir wurden ferner in unserer Annahme
durch den Umstand bestärkt, dass sich im 2. Versuch Bleipapier,
welches über die uneröffnete Blase gehalten wurde, schwärzte.

Wir hielten es nun für notwendig, diese Versuche an Tieren
mit dickerer Harnblasenwand auszuführen.

Zunächst injicirten wir einem eben getöteten mittelgroßen Hund
H₂S per urethram in die Blase u. zwar in so geringer Menge, dass
keine Dehnung der Blase eintrat. Schon nach einer Minute war
das über der Blase suspendirte Bleipapier geschwärzt.

In einem weiteren Versuche injicirten wir einem mittelgroßen,
in Chloroformnarcose befindlichen Hunde 25 cm³ H₂S in die Blase.
Nach 4 Minuten eröffneten wir die Bauchhöhle. Sofort nach Eröffnung des Peritoneums sehr deutlicher Geruch nach H₂S. Die

*) Gazette med. de Paris 1877, 1878.
**) Zeitschr. f. physiol. Chemie 1892. XVII. 220.

über die Blase ziehenden Blutgefäße schwarz verfärbt. Ueber der Blase suspendirtes Bleipapier schwärzt sich. In der Exspirationsluft nach ca. 7 Minuten H_2S nachweisbar.

Nach diesen Versuchen war es unzweifelhaft, dass die lebende Harnblase von Hunden und zwar in durchaus nicht stark gespanntem Zustand sowohl bei offener als bei geschlossener Bauchhöhle für H_2S durchlässig ist.

Man musste nun daran denken, dass H_2S als giftiges Gas die Vitalität der Blasenwand derart schädigt, dass es dann wie durch eine tote Membran durchtreten kann. Wir führten daher auch einen Versuch mit Kohlensäure aus.

Versuch. Ziemlich großer Kater. Chloroformnarkose. In die entleerte Blase werden ca. 5 cm³ Kohlensäure injicirt, die Urethra ligirt. Die Blase wird in ein mit reinem Sauerstoff gefülltes Glas gestülpt. Nach 10 Minuten ist in diesem Glas (durch Kalkwasser) Kohlensäure deutlichst nachweisbar. An einer zweiten Katze wurde ein analoger Versuch wenige Minuten nach ihrer Tötung ausgeführt. Er ergab ebenfalls positives Resultat.

Es erschienen uns, da die Versuche mit H_2S und CO_2 übereinstimmende Resultate ergeben hatten, weitere Experimente über die Durchgängigkeit der Harnblasenwand für Gase nicht erforderlich.

Hingegen sahen wir uns durch das positive Resultat der beschriebenen Versuche veranlasst, die Darmwand einer Prüfung auf die gleichen Verhältnisse zu unterziehen.

Zunächst wird einer vor ca. 5 Minuten getöteten Katze bei eröffneter Bauchhöhle eine geringe Menge (der Darm wurde nur auf eine ganz geringe Strecke und mit Vermeidung einer nennenswerten Spannung ausgedehnt) H_2S per anum injicirt. Eine ca. 20 ctm weiter oben gelegene Dickdarmschlinge wird in ein Glas gestülpt, in dem sich feuchtes Bleipapier befindet. Dasselbe schwärzt sich innerhalb von 5 Minuten.

In einem weiteren Versuche injicirten wir einer in Chloroformnarkose befindliche Katze H_2S mittels Katheter per anum in den Darm. Nach 3 Minuten Laparotomie. Kein deutlicher Geruch nach H_2S. Ueber das Coecum gehaltenes Bleipapier schwärzt sich intensiv. Es wird die rechte Pleurahöhle eröffnet. In dieser kein H_2S nachweisbar. — Auch in diesem Versuche war die Spannung des Darmes eine nur ganz geringe.

In einem folgenden Versuch wurde einer mit Aether narkotisirten Katze eine Suspension von Magisterium Bismuthi in die Bauchhöhle durch eine Canüle eingespritzt und zwar unter sorgsamer Vermeidung von Lufteintritt. Hierauf wurden ca. 20 cm³ H_2S per rectum injicirt. Nach 30 Secunden war H_2S in der Exspirationsluft nachweisbar. Nach 1 Minute Krämpfe und schnappende Atmung. Nach 5 Minuten Atemstillstand. Nunmehr Eröffnung der Bauchhöhle, während das Herz noch kräftig schlägt. Der Darm nicht gebläht. Deutlicher Geruch nach H_2S. Die

32 *

Wismuthsuspension gebräunt. Ueber den Darm gehaltenes
Bleipapier schwärzt sich sofort.

Um den bei den erstangeführten Versuchen möglichen Einwand zu entkräften, dass unser positives Resultat die Folge der
durch die Eröffnung der Bauchhöhle geschaffenen abnormen Verhältnisse sei, wurden die Versuche mit Injection des H_2S per anum
bei geschlossener Bauchhöhle unternommen. Doch könnten auch
diese Versuche als nicht einwandsfrei bezeichnet werden, weil ja
die Prüfung auf den Durchtritt des H_2S doch erst nach Eröffnung
des Peritoneums stattfinden konnte. Man könnte also einwenden,
dass hier ein Diffusionsprocess zwischen athmosphärischer Luft und
Darmgas eingetreten sei, also ein Verhalten, das unter normalen
Verhältnissen nicht in Betracht kommt. Allerdings wäre eine Durchgängigkeit der Darmwand für Gase auch bei Aufstellung des genannten Einwandes concedirt.

Einen für die normalen Verhältnisse zulässigen Schluss gestattet
aber wohl unbedingt der zuletzt angeführte Versuch. Bei demselben
wurde eine Wismuthsuspension als Indicator verwendet, weil die in
einem früheren Versuche in gleicher Weise verwendete d. h. in das
Peritonealcavum injicirte Lösung von essigsaurem Blei wohl auch
ein positives Resultat ergeben, gleichzeitig aber eine Schädigung
der Darmoberfläche hervorgerufen hatte.

Die Verwendung der Wismuthsuspension in der angegebenen
Weise erschien uns hingegen in dieser Richtung vollkommen einwandsfrei.

Es wäre ferner das Bedenken möglich, dass das in der Bauch-
höhle nachgewiesene Gas nicht direct durch die Darmwand hin-
durch in die Bauchhöhle gelangt sei, sondern vielmehr von der
Darmschleimhaut aus in die Blutbahn aufgenommen und erst aus
dieser wieder in die Peritonealhöhle ausgeschieden worden sei. Zur
Entkräftung dieses Bedenkens diente der erwähnte Versuch mit
Eröffnung der Pleurahöhle, welche sich frei von H_2S erwies, ein
Befund, der die zuletzt angedeutete Annahme widerlegt.

Es geht folglich aus unseren Versuchen zweifellos
hervor, dass sowie die Harnblasenwand auch die Darmwand der genannten Thierarten bei offener und bei geschlossener Bauchhöhle für Gas durchgängig ist.

Es können aber auch in der Blase befindliche giftige Gase Allgemeinwirkung entfalten, eine Thatsache, welche für die Lehre von
der Ammoniämie vielleicht von Bedeutung sein könnte.

Es fragt sich nun, wie die bezüglich der Durchgängigkeit der
Darmwand für Gase gefundenen Thatsachen sich mit den klinischen
Befunden in Einklang bringen lassen. Dass in der Nähe des Darmes gelegene Abscesse mitunter Darmgase enthalten, könnte hierauf
zurückgeführt werden. (Doch wissen wir, dass zur Erklärung
dieses Befundes auf die Möglichkeit recurrirt werden kann, dass
Darmbacterien in den Abscess eingewandert sind und daselbst Gas-

entwicklung veranlasst haben). — Das Fehlen von freiem Gas in der Bauchhöhle hat trotz unserer Befunde nichts Unerklärliches, da es ja bekannt ist, dass Gase vom Peritoneum rasch resorbirt werden. Immerhin erscheint aber die von älteren Autoren acceptirte Annahme einer Tympania peritonealis ohne Laesio continui des Darms (im Gegensatze zur Tympania intestinalis) infolge unserer Versuchsergebnisse als nicht so haltlos, als man jetzt anzunehmen geneigt ist.

Stcherbak, Contribution à l'étude de l'influence de l'activité cérébrale sur l'échange d'acide phosphorique et d'azote. Arch. de méd. exp. 1893, S. 309.

Verf. untersuchte zunächst in Selbstversuchen den Einfluss angestrengter geistiger Arbeit. Auf 4 Tage mit gewöhnlicher Beschäftigung (Laboratoriumsarbeit von ca. 12 Stunden) folgten 4 Tage mit angestrengter geistiger Arbeit durch 5—5½ Stunden ausser der gewöhnlichen Beschäftigung, sodass au diesen Tagen auch die Nachtruhe stark verkürzt war. In einer zweiten Versuchsreihe ging die Periode der geistigen Arbeit vorauf, um Zufälligkeiten möglichst auszuschliefsen. Der Stickstoffgehalt und Phosphorsäuregehalt der Nahrung war genau bekannt (ist jedoch im Einzelnen nicht angeführt Ref.), ebenso wurde er im Harn und Fäces bestimmt, ausserdem noch Harnsäure noch Haycraft, die als Erdphosphat ausgeschiedene Phosphorsäure und der Harnstoffgehalt mit Ausschluss der anderen stickstoffhaltigen Harnbestandteile. Die während der Versuche befolgte Diät war schon lange vorher eingehalten worden, sodass der Versuch nach dieser Richtung keine neuen Bedingungen einführte. Die Nahrung enthielt in Periode I Ruhe in 4 Tagen 109.3 g N (!Ref.) und 22.7 g P_2O_5 (l), in Periode II 109.7 N und 22.1 P_2O_5. Die Zahlen für die Ausscheidung sind leider vielfach nicht in g angegeben, sondern nur in Procenten der Einfuhr. Die Ausnützung des Stickstoffs war in beiden Perioden ziemlich gleich, die Ausnützung der Phosphorsäure in Periode I betrug 68.8 pCt. (bestimmt durch Subtraction der Phosphorsäure in den Darmentleerungen von der eingeführten Phosphorsäure); in Periode II. 51.8 pCt., sie war also in Periode II sehr viel schlechter.

Im Harn wurde ausgeschieden:

	Stickstoff	Phosphorsäure
Periode I	86.4 g	15.7 g
„ II	100.6 g	16.3 g

Berechnet man die Ausscheidung in Procenten des Resorbirten, so betrug dieselbe

	Stickstoff	Phosphorsäure
Periode I	83.7	100.4
„ II	98.5	142.8

Durch die geistige Arbeit ist also eine bedeutende Mehrausscheidung von Phosphorsäure, als Ausdruck der Zerstörung grauer Hirnsubstanz bewirkt, welche geeignet ist, den Körper zu schädigen, wenn
nicht durch Ruhe wieder ein Ausgleich erfolgt. — Bei der zweiten
Versuchsanordnung war das Resultat ähnlich, jedoch nicht so ausgesprochen (A priori hätte man eher ein stärkeres Resultat erwarten
sollen, da in der nachfolgenden Ruhe schon eine Zurückhaltung
von Phosphorsäure zur Restitution hätte stattfinden können).

In Beziehung auf die an 2 Geisteskranken angestellten Versuche,
kann hier nur kurz angeführt werden, dass die Phosphorsäureausscheidung sehr gering war. Weiterhin verglich Verf. an Hunden
den Phosphorsäuregehalt des arteriellen und venösen Blutes des
Gehirns im Normalzustand und in Morphiumnarcose. In dieser
Beziehung muss auf das Orig. verwiesen werden.   E. Salkowski.

R. Neumeister, Ueber das Vorkommen und die Bedeutung eines
eiweifslösenden Enzyms in jugendlichen Pflanzen. Zeitschr. f. Biol.
XXX. S. 447.

Zum Nachweis von eiweifslösenden Enzymen benutzte Verf. die
bekannte Eigenschaft des frischen Fibrins, solche Fermente ihren
Lösungen resp. dem Wasserextracte der betreffenden Keimlinge
(Sprossen, Wurzel) zu entziehen; die Fibrinflocken wurden sodann
mit 150 ccm 0.8 proc. Oxalsäurelösung im Brütofen digerirt. So
untersucht, fand sich in gewissen Keimlingen (Gerste, Mohn, Rüben,
Mais, Weizen) von einem nicht zu frühen Vegetationsstadium ab
ein eiweifslösendes Enzym, dessen Menge in den jungen Pflanzen
deutlich zugenommen hat, wenn deren Halme etwa eine Höhe von
15—20 ctm erreicht haben. Dies Enzym wirkt wie Pepsin nur in
saurer Lösung, doch ist zu seiner vollen Wirkung die Gegenwart
einer organischen Säure notwendig, weil es durch Salzsäure langsam zerstört wird. In ungekeimten Samen lässt sich dies Enzym
niemals nachweisen, fehlt aber auch gewissen Keimlingen und jungen
Gewächsen (Lupinen, Wicken, Erbsen, Roggen, Hafer). Sämmtliche Keimlinge und jungen Gewächse enthielten, wofern das Enzym nachweisbar war, auch Pepton (Kühne's Pepton), sonst nicht;
also muss das Pepton während der Vegetation höchst wahrscheinlich unter dem Einfluss des Enzyms gebildet sein. Nun enthielten
aber auch die enzymfreien Pflanzen (Lupinen, Wicken etc.) Pepton
u. zwar in den trockenen Samen erheblich reichlicher als zu irgend
einer Zeit in den jungen Pflanzen, die sich aus demselben Quantum
der trockenen Samen entwickeln. Folglich muss das in diesen
Samen vorhandene Pepton als Reservematerial betrachtet werden,
das während des Wachstums der jungen Pflanzen allmälig verbraucht wird.   J. Munk.

O. Riegner, Aus der chir. Abth. des Allerheiligenhospitals zu Breslau. Ueber einen Fall von Exstirpation der traumatisch zerrissenen Milz. Berliner klin. Wochenschr. 1893, No. 8.

Bei dem 14jähr., von einem Bau mit dem Unterleib auf ein Brett gestürzten Pat. wurde am nächsten Tage wegen drohender Zeichen einer erheblichen inneren Blutung die Laparotomie mit Kreuzschnitt gemacht und dabei die Milz der Quere nach völlig zerrissen gefunden. Es gelang die Entfernung des z. Th. noch mit dem Hilus und dem Ligam. phrenico. lienale zusammenhängenden oberen Fragments nach Unterbindung des ersteren ohne wesentlichen Blutverlust, doch wurde die im Uebrigen glatte Heilung durch Gangrän der linken unteren Extremität complicirt, sodass nach nicht ganz 4 Wochen nach der Laparatomie die Amput. fem. nach Gritti verrichtet werden musste. Die Amputationswunde verheilte durch erste Vereinigung zu einem brauchbaren Stumpfe; im abgesetzten Schenkel fand sich innerhalb der Scheide der Gefäße auf der Schnittfläche eine bohnengrofse hyperplastische Lympdrüse, auch schwollen in der nächsten Zeit noch die Axillar- und Cervicaldrüsen an. Ob eine ca. 9 Monate später (bei Abschluss des Berichtes) geringe Vergröfserung der Schilddrüse nicht schon vorher bestanden, liefs sich nicht ermitteln. — Verf. erklärt sich die Gangrän des linken Beines nicht als eine traumatische, sondern als durch Venenthrombose bedingt, welch' letztere durch die Ischaemie, vielleicht durch eine in den Schenkel gemachte subcutane Kochsalzinfussion mit nachfolgender Massage begünstigt wurde. Die V. tib. post. zeigte bei der Untersuchung des abgesetzten Extremitätenabschnittes von der Ferse an thrombotische Füllung, mikroskopisch ergaben sich an den Balken der schwammigen Knochensubstanz lebhaftere Wucherungsvorgänge im Mark als sie bei gleichalterigen Personen vorzukommen pflegen. (Ponfick).

Sehr bemerkenswert waren im vorliegenden Falle die Blutbefunde. Der Hämoglobingehalt, der am ersten Tage nach der Operation auf 20pCt. gesunken, war am 21. Tage auf 40 pCt. und dann allmälig bis 80 pCt. wieder gestiegen. Die roten Blutkörperchen fanden sich am 1. Tage bis auf die Hälfte vermindert, die weifsen bis auf das 3—5fache vermehrt. Die absolute Zahl ersterer nahm ziemlich rasch wieder zu, so dass sie in 8 Wochen wieder die Norm erreicht hatte, die der weifsen Blutkörperchen blieb immer noch vermehrt. Sie betrug bei Abschluss des Berichtes (nach 9 Monaten) immer noch = 1:180 gegenüber dem Normalverhältniss von 1:400. Während aber in der ersten Zeit die Vermehrung der weifsen Blutkörperchen alle Formen dieser ziemlich gleichmäfsig betraf, nahmen später die Leucocyten an Menge ab, es existirten wieder mehr polynucleäre Zellen und zwar neben den gekörnten Formen auch viele mit ganz homogenem Protoplasma. Verf. schliefst hieraus und den noch vorhandenen Drüsenschwellungen, dass der Regenerationsprocess des Blutes noch nicht abgeschlossen ist.

P. Güterbock.

Calmette, Propriétés du sérum des animaux immunisés contre le venin des serpents; thérapeutique de l'envenimation. Comptes rendus 1894, No. 13. S. 720.

Tiere können gegen Schlangengift auf zwei Arten immunisirt werden, einmal durch wiederholte Injection kleiner allmälig steigender Dosen von ungeschwächtem Schlangengift oder durch Injection von Gift, welches mit Goldchlorür oder Chlorkalk versetzt worden ist. Das Serum solch immunisirter Tiere hat selbst immunisirende, antitoxische und heilende Wirkung. Diese Wirkung äussert es aber nicht nur gegen das Gift, mit dem die Tiere vorbehandelt wurden, sondern auch anderen Schlangengiften gegenüber. So hat z. B. das Serum eines Kaninchens das mit Choleragift immunisirt wurde, heilende Wirkung gegen das Gift der französischen Viper und verschiedener australischer Schlangen.

Im Reagensglas ist die antitoxische Kraft verschiedener vorbehandelter Tiere natürlich nicht gleich. C. hatte solches in Händen von dem 0.5 ccm 1mg Cobragift neutralisirten. Diese Giftmenge tötet ein Kaninchen in 12 Stunden. Injicirte C. nun noch 1 $1/_2$ Stunden nach der Giftinjection 4 ccm oder mehr antitoxisches Serum, so wurden die Tiere noch gerettet.

Nun gelingt aber diese Heilung auch ohne Anwendung von Serum durch Behandlung des gebissenen Tieres mit Chlorkalk. Man muss rings um die Bisswunde herum 20—30 ccm einer verdünnten Chlorkalklösung — 5 ccm einer Lösung von 1:12 auf 45 Wasser — die frisch bereitet werden muss, subcutan einspritzen. 20 Minuten nach einer Gifteinspritzung, die sonst in 2 Stunden tötete, hatte diese Behandlung bei Kaninchen stets noch Erfolg.

Scheurlen.

---

1) **Kouwer,** Over den invloed van chloroform-narcose op de nieren. Weekbl. van het Nederl. Tijdschr. voor Geneesk. 1894, l. No. 3.

2) **R. Stern,** Ueber Nierenveränderungen bei Sulfonal-Vergiftung. Deutsche med. Wochenschr. 1894, No. 10.

1) Die Beobachtungen Verf.'s wurden an 102 chloroformirten Personen angestellt. Von Frauen wurde der Urin mit Katheter gewonnen, filtrirt, mit verdünnter Essigsäure gekocht und mit einer gesättigten Kochsalzlösung vermischt. Der so entstehende Niederschlag wurde für Eiweiß erklärt. Wurde dieses festgestellt, so wurde der Urin centrifugirt, und der Niederschlag mikroskopisch untersucht. Letzteres geschah bei eiweißfreiem Urin nicht. 62 Narcosen hatten mittlere Dauer oder dauerten längere Zeit, bei 40 wurde nur wenig Chloroform verbraucht. Bei 9 Personen, die bereits vor der Narcose Eiweiß hatten, war die Eiweißreaction nach der Narcose nicht stärker als vorher; bei 5 Kranken trat erst nach der Narcose leichtes Eiweißharnen ohne Nierenelemente auf d. h. also von 93 Chloroformirten mit eiweißfreiem Harn zeigten

5 oder 5.5 pCt. nach der Narcose leichte Albuminurie. K. hält
es für angebracht, nach der Narcose die Kranken essen und trinken
zu lassen, da das folgende Erbrechen bei leerem Magen quälender
ist als bei gefülltem.   George Meyer.

2) Eine 70jährige Frau, die innerhalb 5 Monaten ca. 150 g
Sulfonal genommen hatte, bekam eine schwere Hämatoporphyrinurie
und starb im Coma. Die Section liefs makroskopisch an den Nieren
nur Altersveränderungen konstatieren; die mikroskopische Untersuchung ergab jedoch eine ausgedehnte Nekrose der Epithelien der
Tubuli contorti und der aufsteigenden Schenkel der HENLE'schen
Schleifen. Es war also durch die Sulfonal-Wirkung das Bild der
toxischen Nephritis erzeugt worden.

Der Fall zeigt die grofse Gefahr andauernder Sulfonal-Gaben
und läfst zum Mindesten regelmäfsig durchgeführte Harnuntersuchungen dringend notwendig erscheinen.   M. Rothmann.

---

1) **Ch. Bastian,** On three cases of Multiple Paralysis of Cranial
Nerves. British Medical Journ. 1893, 3. June.

2) **M. Rothmann,** Ueber multiple Hirnnervenlähmung infolge von
Geschwulstbildung an der Schädelbasis nebst Bemerkungen zur
Frage der Polydipsie und Polyurie. Zeitschr. f. klin. Medicin 1893,
XXIII. H. 3, 4.

1) Ein 42jähriger Mann fühlte März 1891 eine Taubheit der
rechten Gesichtshälfte, zu der sich Schmerzen an der rechten Kopf-
und Gesichtshälfte gesellten. Januar 1892 trat rechts eine Facialislähmung ein, und bald darauf rechtsseitige Ptosis und Sprech- und
Schluckbeschwerden; es folgte zunehmende rechtsseitige Sehschwäche,
rechtsseitige Unterkieferlähmung, rechtsseitige Taubheit, rechtsseitige
Pupillenerweiterung mit Lichtstarre, Herabsetzung des Geschmacks
rechts, Lähmung der rechtsseitigen Augenmuskeln, Verlust der
Sensibilität auf der rechten Gesichtshälfte einschliefslich der Schleimhäute, Herabsetzung des Geruches rechts, Lähmung und Atrophie
des rechten M. sterno-mastoideus und M. trapezius, Lähmung und
Atrophie der rechten Zungenhälfte. — Bei der electrischen Untersuchung reagirten die rechtsseitigen Gesichtsmuskeln sowie die Mm.
temporalis, masseter, sterno-mastoideus und trapezius (oberer Teil)
weder faradisch noch galvanisch; nur die rechtsseitigen Mundmus-
keln und der Frontalis reagirten galvanisch schwach und zwar war
die AnOZ der KSZ gleich, der Augenhintergrund rechts war frei.
An der linken Gesichtshälfte zeigte sich keine Störung. In den
folgenden 6 Monaten traten hinzu eine rechtsseitige Augenentzündung, eine harte Schwellung an der rechten Gesichtshälfte in der
Gegend der Wange, des Gaumens, des Unterkiefers, der Speichel-
drüse, des Ohrs u. s. w. Dazu traten eine Schwäche der rechts-

seitigen Schultermuskeln (Infraspinatus, Supraspinatus) ferner eine
linksseitige Facialislähmung. Im April 1893 trat der Tod ein. Die
Section erwies Neubildungen Tumoren im Herzmuskel, in den
Nieren, am rechten Parietalbein (Innenseite) und eine tumorartige
Masse an der Hirnbasis, welche die Pars petrosa des Parietalkno-
chens, den Processus basilaris des Occipitalknochens einnahm und
sich rechts in die Orbita erstreckte, den Sinus sphenoidalis erfüllte,
in die Höhle des rechten Oberkiefers drang, den rechten Unterkiefer durchsetzte etc. Die Hirnnerven rechts wurden zum grofsen
Teil dort von Tumormassen eingefasst, wo sie die Knochenkanäle
durchzogen. Mikroskopisch stellte man ein Cylinderepitheliom fest.
Der Tumor scheint seinen Ausgangspunkt im Sinus sphenoidalis genommen zu haben.

2) Im ersten Fall handelt es sich um ein 36jähriges Mädchen,
das mit rechtsseitigem Kopfschmerz und rasch zunehmender körperlicher Schwäche erkrankte. Nach 2 Monaten zeigten sich rechtsseitige Abducenslähmung und Ptosis, dann Abnahme des Gehörs
auf der rechten Seite; ein halbes Jahr darauf bestand beiderseitige
totale Ophthalmoplegie, völlige Erblindung, beiderseitige Gehörs-
herabsetzung, Protusion beider Bulbi, Parese des ersten und zweiten
Trigeminusastes rechts, Hervortreibung der rechten Schläfengegend;
dazu traten im weiteren Verlauf: Lähmung beider Trigemini, beider Hypoglossi, Polydipsie, Polyurie, Enteritis membranacea, Durchbruch von Tumormassen in die rechte Nasenhöhle, und nach ein-
jähriger Krankheitsdauer Exitus letalis unter Krämpfen. Die Section
ergab ein Carcinom an der Schädelbasis mit Metastasen in Nase,
Augenhöhlen und Schläfengegend. — Im zweiten Fall erkrankte
ein 14jähriger Junge mit heftigen Kopfschmerzen und Drüsenschwellungen am Halse (beiderseits). Die linke Pupille war enger
als die rechte, während die Augenbewegung und Pupillenreaction
normal waren. Links am Kehlkopf bestand eine Posticus- und In-
ternus-Lähmung. Nachdem die Halsdrüsen erst links, dann rechts
exstirpirt waren, zeigte sich eine Lähmung des linken Abducens,
Strabismus convergens, Schwäche im linken Trochlearis, linksseitiger
Exophthalmus, Herabsetzung der linksseitigen Pupillenreaction,
linksseitige Neuroretinitis und endlich Exitus letalis. Die Section
erwies einen Tumor des Keilbeins und Metastasen im hinteren Teil
der linken Orbita: es handelte sich um ein Sarcom. — Was die
Polydipsie in dem ersten beschriebenen Falle betrifft, so hält R.
dieselbe für eine solche primärer Natur; auch die Polyurie erscheint
primär neben der Polydipsie; beide sind zurückzuführen auf den
Druck, den die nach hinten wachsende Tumor-Masse auf Pons etc.
ausübte.   S. Kalischer.

C. Breus, Ueber wahre epithelführende Cystenbildung in Uterusmyomen. Verlag von F. Deuticke Leipzig u. Wien 1894.

In der dem Andenken Hanns Kundrats geweihten kleinen Schrift trennt Verf. die cystischen Myome in zwei Hauptgruppen. Die erste Gruppe umfasst diejenigen, deren Cysten durch Oedem, myxomatöse Erweichung, Hämorrhagie mit nachfolgender Metamorphose, fettige Degeneration und lymphangiektatische Processe entstanden sind, also eine selbständige Wand nicht haben und lediglich als cystische Defecte in dem Myom aufzufassen sind. Sie kommen häufig und oft multipel vor und können bedeutenden Umfang erreichen. Verfasser bezeichnet sie als Degenerationscysten.

Die zweite Gruppe ist die der echten oder Epithelcysten. Sie werden durch eine vollkommene epitheliale Auskleidung gekennzeichnet und sind bisher nur selten bechachtet worden.

B. selbst untersuchte 2 epithelführende Cystomyome im pathol. Institut zu Wien.

Das erste derselben war durch Laparotomie von einer 46jähr. Frau gewonnen. Es handelte sich um einen voluminösen fluktuirenden Tumor mit lappiger knolliger Oberfläche, in welchem solide Partien mit fluktuirenden wechselten. Aus der im rechten Lig. latum. eingelagerten Geschwulst waren 7 Liter graubraune dicke Flüssigkeit entleert, während der Rest des Tumors alsdann noch 3400 g wog. Auch die neben den Cysten vorhandenen Myomknoten zeigten auf dem Durchschnitt apfelgrofse und kleinere ebenfalls glattwandige mit demselben Material angefüllte Höhlen.

Die mikroskopische Untersuchung ergab, dass die Substanz des Tumors ein typisches Myofibrom war. Die Wandungen der Cystenräume trugen einschichtiges, ziemlich hohes flimmerndes Cylinderepithel.

Neben makroskopisch erkennbaren zeigten sich auch mikroskopische kleinste Anfänge von Cystenbildungen.

Der Tumor ist histologisch als ein cystisches Myofibrom mit Flimmerepithelauskleidung zu bezeichnen.

Der zweite. Fall betrifft einen über kindskopfgrofsen, von der subserösen Schicht des Uterus ausgehenden, an der hinteren Wand des Organes anliegenden Tumor, der von einer 51jähr. Frau durch Laparotomie gewonnen ist. Die Oberfläche des Tumors, besonders nach hinten, ist höckerig. Auf der Schnittfläche erweist er sich als derbes Myom, in dessen Centrum Hohlräume von Erbsen- bis Apfelgröfse eingebettet sind. Dieselben sind mit dickem, chocoladenbraunen Sekret gefüllt, auf ihrer Innenfläche mit flimmerndem Epithel überzogen und durch lockeres Bindegewebe mit dem umgebenden Myom verbunden. Die grösste Cyste communicirt mit der Uterushöhle durch einen in seiner Wand ebenso zusammengesetzten Gang. Fast alle Cysten communiciren unter einander. Es handelt sich also um ein intraligamentäres, mit Flimmerepithel ausgekleidetes Cystomyoma uteri, dessen Cystenräume mit der Uterushöhle in Zusammenhang stehen.

Verf. sieht, gestützt auf die entwickelungsgeschichtlichen Untersuchungen von GARTNER, RIEDER, DOHRN und BEIGEL über den Verlauf des WOLFF'schen Ganges die Cysten als aus dem persistirenden linken Urnierengang hervórgegangen an und glaubt, dass das umgebende Myomgewebe secundär durch den Reiz der Cysten auf die umgebende Uteruswand hervorgegangen sei.

Ebenso sucht er den zuerst geschilderten Fall zu erklären, indem er offen lässt, ob der intraligamentär entwickelte Tumor in analoger Weise an Ort und Stelle aus den persistirenden, cystisch erweiterten Resten des GARTNER'schen Ganges entstanden ist, oder ob er, subseroes vorgebildet, erst nachträglich zwischen die Blätter der Alae vespertilionis ausgetreten ist und den Zusammenhang mit dem Uterus verloren hat.   A. Martin.

R. Oddi u. L. Tarulli, L'eliminazione della creatinina nel lavoro musculare e sua formazione nell'organismo. Bullet. accad. reale di Roma. XIX. 2. p. 57.

Verff. sind durch eine bei konstanter Diät an dem Einen von ihnen (T) angestellten Versuche zu dem Resultat gelangt, dass mäfsige Muskelarbeit keinen Einfluss auf die Bildung und Ausscheidung des Kreatinins übt. Nur wenn die Arbeit zur Ueberanstrengung führt und zugleich das Körpermaterial angreift (gesteigerter Eiweifszerfall) oder wenn Dyspnoe dabei auftritt, dann ist die Kreatininausfuhr durch den Harn gesteigert, so z. B. von 1.65 g bei leichter Arbeit bis auf 2.55 g heim schnellen Steigen auf eine Höhe von 934 Meter. Der gesteigerte Zerfall von Eiweifs oder Körperfleisch beim schnellen Bergsteigen ist auch die Ursache der gesteigerten Kreatininausfuhr.   J. Munk.

E. Külz und **J. Vogel,** Welche Zuckerarten entstehen bei dem durch tierische Fermente bewirkten Abbau der Stärke und des Glycogens. Zeitschr. f. Biol. XXX. S. 108.

Verff. geben nunmehr den ausführlichen Bericht zu ihrer vorläufigen Mitteilung (Cbl. 1893, S. 817) Durch Einwirkung von frischem Parotiden- wie gemischten Speichel des Menschen, von frischem Pankreassaft des Hundes und von Pancreasextract des Rindes auf Amylum und Glycogen (aus Leber resp Muskeln) bei Brutwärme konnten sie Isomaltose $C_{12}H_{22}O_{11}$ + H_2O gewinnen, und zwar wurde mittels Phenylhydrazins das Isomaltosazon dargestellt, das sich vom Maltosazon unterscheidet durch die Krystallform (feinste zu Kugeln gruppirte Nadeln), Schmelzpunkt (150°C) und Löslichkeit (Leichtlöslichkeit in heifsem Wasser und heifsem Alcohol); auch die Elementaranalyse von 7 Präparaten ergab zur Formel des Isomaltosazons stimmende Werte. Wenig Ferment und kurze Einwirkungsdauer scheinen die Bildung der Isomaltose zu begünstigen, während durch viel Ferment und lange Einwirkung neben gröfseren Mengen von Maltose auch Dextrose entsteht. Endlich konnten Verff. auch zeigen, dass bei 40° auch durch pflanzliche Diastase (Malzauszug) aus 10 g Glycogen bis zu 1.8 g reine Isomaltose entsteht, sodass der von CRAMM vermuthete konstitutionelle Unterschied zwischen Amylum und Glycogen durchaus keine Stütze findet.   J. Munk.

K. Bohland, Ueber die Konservirung der organisirten Harnsedimente, insbesondere der Harncylinder. Centr.-Bl. f. innere Med. 1894, No. 20.

Nachdem durch Einführung der Centrifuge in die Untersuchungstechnik die Gewinnung frischer und reichlicher Harnsedimente wesentlich erleichtert war, ging das Bestreben dahin, die Sedimente für die mikroskopische und farbenanalytische Untersuchung besser zu fixiren. Zuerst gelang es Senator, das frische Sediment durch langsames Eintrocknen auf dem Objectträger zu fixiren und dann zu färben; er konnte so den auffälligen Befund erheben, dass die überwiegende Zahl der Leukocyten im Harnsediment mononucleär ist.

Verf. hat nun eine Metode zur Härtung der Sedimente angegeben. Nach dem Centrifugieren wird der Harn vom Sediment abgegossen, letzteres mit Kochsalzlösung ausgewaschen und 14 Tage lang mit wiederholt gewechselter Müller'scher Flüssigkeit behandelt. Dann wird mit Alcoh. absol. nachgehärtet, und letzterer so oft gewechselt, bis er über dem Sediment farblos bleibt. Das derart behandelte Sediment zeigt sämmtliche morphotischen Elemente des Harns bis auf eine leichte Schrumpfung gut erhalten, sie blieben sogar nach Verdunstung des Alcohols in trockenem Zustand längere Zeit unverändert. Zur Anwendung der Färbungen fertigt man Deckglastrockenpräparate an und erhält so bessere Präparate als vom frischen Harn.

Verf. kann den Senator'schen Befund der mononucleären Zellen vollkommen bestätigen; sie überwiegen bei acuter wie chronischer Nephritis. An Schnittpräparaten von entzündeten Nieren fanden sich im interstitiellen Gewebe polynucleäre, in den Harnkanälchen überwiegend mononucleäre Zellen. In den Cylindern ließ sich, auch mit der Weigert'schen Färbung, niemals Fibrin nachweisen.   M. Rothmann.

H. Treub, Un nouveau cas d'exstirpation de rate hypertrophie, tombée dans le petit bassin. Union méd. 1893, No. 6.

Die die Mitte der Unterbauchgegend einnehmende Geschwulst wurde bei der 48-jährigen Patientin noch während der Laparotomie für ein Neoplasma der Niere gehalten. Erst die mikroskopische Untersuchung ergab, dass es sich um die hypertrophische Milz handelte. Ein sehr ähnlicher Fall ist von Richelot operirt worden.   P. Güterbock.

M. Raede, Aus der chir. Abth. des Hrn. Prof. Rose im Diakonissenhause Bethanien zu Berlin. Eine Tracheotomie wegen Lysol-Vergiftung. Deutsche Zeitschr. f. Chir. XXXVI. S. 565.

Ein 10 monatl. Knabe hatte wegen Stimmritzenkrampf statt Leberthran einen Kinderlöffel reinen Lysols erhalten. Bei seiner Aufnahme in die Anstalt musste wegen großer Atemnot infolge der starken Anätzung des Kehlkopfeinganges und Glottisödem die Tracheotomie gemacht werden. Hierauf gab sich die Atemnot, die Intoxicationserscheinungen machten sich aber schon am Nachmittag durch starke Aufregung geltend, welchen der Tod am nächsten Morgen folgte. Aus der sorgfältigen Obduction erhellt, dass abgesehen von der örtlichen Aetzwirkung, welche übrigens in den vorderen Mundabschnitten nur gering war, die sonstigen Veränderungen sehr unerheblich waren. Der intra vitam gelassene Urin konnte, weil er ins Bett ging, nicht untersucht werden, doch hatte er keine auffallend dunkle Farbe. In der Epicrise hebt Verf. hervor, wie die im vorliegenden Falle tötliche Lysoldosis erheblich — um das Doppelte — hinter der aus Tierversuchen zu berechnenden zurückbleibt. Uebrigens sind bereits 2 Fälle von Lysol-Vergiftung, darunter † 1 bei äusserer Anwendung des Mittels von Reich beschrieben worden.   P. Güterbock.

Rosenberg, Die Intubation bei Larynstenosen.   Fränkel's Archiv f. Laryngologie I. H. 2.

Verf. urteilt über den Wert der Intubation für die Behandlung der Kehlkopf-

stenosen dahin, dass dieselbe neben den übrigen Methoden nicht nur einen ebenbür-
tigen Platz einnimmt, sondern diese nicht selten übertrifft. Allerdings ist dieselbe
nicht in allen Fällen ungefährlich, besonders bei acuten Stenosen und ebensowenig ist
sie immer oder ausschliefslich indizirt. Sie erfordert besonders bei narbigen Stenosen
ebenso wie die anderen Methoden ein vorheriges Eingreifen mit schneidenden Instrumenten. Sie soll nicht die anderen Methoden verdrängen, sondern sie ergänzen.

W. Lublinski.

Rethi, Ein ödematöses Fibrom von der vorderen Fläche der hinteren Kehlkopfswand ausgehend. Wiener med. Presse 1894, No. 18.

Bei der grofsen Seltenheit gutartiger Neubildungen auf der vorderen Fläche der
hinteren Kehlkopfswand ist der Fall um so wichtiger als es sich noch um ein
Fibrom handelt, das eine kleinzellige Infiltration entzündlicher Natur wahrscheinlich
in Folge von Zerrung oder Torsion des Stieles zeigte.   W. Lublinski.

Galtier, Nouvelles recherches sur l'influence des associations bac-
tériennes. Exaltation de la virulence de certains microbes. Ac-
croissement de la réceptivité. Comptes rendus 1894, No. 18, S. 1001.

Verf. experimentirte mit dem Milzbrandbacillus, dem Influenzastreptococcus der
Pferde und dem Bacillus der Hühnercholera; sämmtliche waren nicht mehr virulent;
als Versuchstiere dienten ihm Kaninchen und Meerschweinchen.

Er fand, dass bei Injection einer Mischung von je zwei der genannten Bacterien
dieselben ihre Virulenz wieder erhalten. Dabei ist es möglich, dass beide Bacterienarten sich gleichzeitig im Tier entwickeln und es gemeinsam töten, meist aber geht
der eine der Mikroben zu Grunde und nur der andere entwickelt sich unter gleichzeitiger Wiedererlangung seiner Virulenz.   Scheurlen.

Moncorvo, Contribution à l'étude de l'action thérapeutique de
l'extrait liquide de cerveau de mouton tant chez les adultes que
chez des enfants. Bull. gén. de thérap. 1893, No. 42.

Angeregt durch die Versuche Brown-Séquard's und d'Arsonal's behandelte M.
eine Anzahl seiner Patienten mit subcutanen Injectionen sterilisirten Hammelhirnex-
tracts. Als Einstichstelle wurde die Gegend zwischen den Schulterblättern gewählt,
die Einspritzung geschah unter antiseptischen Kautelen; in keinem Falle wurde Induration oder Abscedirung beobachtet Es handelte sich um 2 Gruppen von Patienten:
um Kinder im Alter von 2—10 Jahren und um Erwachsene im Alter von 18—58
Jahren; unter den Kindern waren 4 Knaben und 9 Mädchen, unter den Erwachsenen
2 Männer und 3 Frauen. Bei den Kindern wurden im Ganzen 187 Injectionen à 1.0 g
ausgeführt, bei den Erwachsenen 196, die Zahl der in einer Sitzung ausgeführten Injection schwankte hier von 1—5. Diese 18 Patienten litten an den verschiedenartigsten Erkrankungen; so seien beispielsweise erwäht: tuberkulöse Coxalgie, Paraplegie nach Scharlach, Herdsclerose syphilitischen Ursprungs, Lungentuberkulose,
Hysterie, Chorea, Tabes, Neurasthenie u. s. w. Trotz dieser Verschiedenartigkeit der
Erkrankungen war in allen Fällen das Resultat ein gleich günstiges: Besserung des
Allgemeinbefindens, Zunahme der Muskelkraft, Anwachsen des Körpergewichts, lebhaftere Verdauung, gleichmäfsiger, ruhiger und kräftigender Schlaf, regere geistige
Thätigkeit etc. Auf Suggestion diese Erfolge zurückzuführen, ist nicht angängig, da
es sich zum Teil um Kinder handelte, denen der Zweck dieser Einspritzungen nicht
bekannt war.   K. Kronthal.

F. C. Coley, On the physical signs of chlorosis. The practitioner 1894, April.

Auf das Bruit de diable legt Verf. gar keinen diagnostischen Wert. — Ein systolisches Geräusch über der Gegend der Pulmonalarterie wird in ausgeprägten Fällen von Chlorose nur selten vermisst; dass dasselbe nicht auf herabgesetztem Druck in der Pulmonalis beruht, dagegen spricht u. A. der Umstand, dass daneben zuweilen ein verstärkter 2. Pulmonalton vorkommt. Ob dies systolische Geräusch stets auf Mitralinsufficienz beruht, will Verf. nicht entscheiden, jedoch betont er, dass bei Chlorotischen nicht selten eine durch Dilatation des linken Ventrikels bedingte Mitralinsufficienz beobachtet wird, wie schon durch den bei vorgeschrittener Chlorose lateralwärts verschobenen Spitzenstoß erwiesen wird. — Bei 80 pCt. aller Chlorotischen fand Verf. ein an der Herzspitze und gleichzeitig am Angulus scapulae vernehmbares systolisches Geräusch, d. h. die physikalischen Zeichen einer Mitralinsufficienz; unter angemessener Behandlung der Anämie schwanden diese Geräusche, und zwar zuerst am Angulus scapulae, dann an der Herzspitze, zuletzt über der Pulmonalis.   Perl.

P. Vergely, Des troubles de la sensibilité aux membres inférieurs chez les diabétiques. De la dissociation syringomyélique de la sensibilité chez les diabétiques. Gaz. Hebdomadaire 1893, No. 32.

V. beobachtete 6 Fälle von Neuritis bei Diabetikern, die zum Teil das Symptom der dissociirten Empfindungslähmung zeigten. Im ersten Fall hatte der Kranke Crampi an den unteren Extremitäten zugleich mit Asphyxie, Hypoaesthesie und localer Analgesie. Im 2. Fall bestanden Neuralgie und schießende Schmerzen im Ischiadicusgebiete zugleich mit trophischen Störungen, Malperforant, Hyperästhesie und Thermohypästhesie bei erhaltenem Tast- und Schmerzgefühl. Die Patellarreflexe fehlten hier. Auch im 3. Fall handelt es sich um Thermohypästhesie bei erhaltenem Tastgefühl. Im 4. Fall zeigte sich Thermodysästhesie ohne Analgesie und ohne Anästhesie. Der 5. Fall zeigte Thermodysästhesie neben Anästhesie, Analgesie, Verlust der Sehnenreflexe (ohne Ataxie etc.) Im 6. Fall finden wir Neuralgien, Thermo-Anästhesie, Anfälle von Asphyxie der Extremitäten, trophische Störungen an den großen Zehen, Verlust der Patellarreflexe etc.

Nach den beschriebenen Fällen scheinen bei Diabetes Temperatur- und Schmerzempfindung häufiger gestört zu sein als die Tastempfindung; man findet nicht selten Thermodysästhesie, Thermohypästhesie, Thermoanästhesie, und die dissociirte Empfindungslähmung.   Kalischer.

H. Merz, Ein Fall von hochgradigem Blepharospasmus mit Heilung. Klinisches Monatsbl. f. Augenheilk. XXXI. S. 374.

Der in der Baseler Augenklinik beobachtete Fall betrifft einen 41 jähr. Schneider, welcher nach der Influenza Blepharospasmus bekam und sehr lichtscheu wurde. Diese Symptome wurden im Laufe einiger Jahre immer störender und quälender. Die klinische Untersuchung des auch in übrigen „nervösen" Patienten erwies die hysterische Natur auch des Augenleidens. Durch Druck auf den n. supraorbitalis war der Krampf zu unterdrücken. Die verschiedensten unter suggestiver Beeinflussung gegebenen Mittel fruchteten wenig oder nicht nachhaltig genug.

Endlich brachte eine Injectionskur mit Strychnin (bis 00.8 steigend) einen dauernden Erfolg.

Der Verf. ist geneigt, diese Besserung auf eine Beeinflussung des n. supraorbitalis durch das Strychnin zurückzuführen. Sollte man nicht eher an eine suggestive Wirkung der Manipulation mit der Pravaz'schen Spritze denken?   M. Brasch.

J. McF. Winfield, A possible case of anästhetic leprosy. The Brooklyn med. journ. Marsh, 1893, S.-A.

Bei einem in der körperlichen Entwicklung stark zurückgebliebenen 16jähr. Mulatten fanden sich am ganzen Körper zerstreut, grauweisliche pigmentlose Flecke, von denen die älteren anästhetisch, die jüngsten hyperästhetisch waren. Vollkommene Analgesie und Fehlen der Temperaturempfindung bestand, auch unabhängig von den Flecken, an Füsen und Händen. An den letzteren zeigten sich die Mm. interossei atrophisch, Thenar und Antithenar abgeflacht, die Finger in Klauenstellung. Beide Ulnarnerven waren als harte Stränge mit einzelnen Knoten zu fühlen. Die Haut an Armen und Beinen erschien etwas ichthyotisch, die Schweisssecretion war gesteigert, die Nägel an Fingern und Zehen liesen beginnende Veränderungen erkennen. Einige zufällige kleine Verletzungen an den Füsen heilten nicht, sondern verwandelten sich in tiefgreifende Geschwüre. Die Diagnose der Krankheit, welche vor etwa 3 Jahren mit lancinirenden Schmerzen in den Extremitäten und Fleckenbildung im Gesicht und an den Hinterbacken begonnen hatte, schwankte namentlich zwischen Syringomyelie und Lepra. Verf. zeigt sich der letzteren Alternative zu, zumal der Pat. aus einer Lepragegend stammte.   H. Müller.

J. Campbell, Double Ovariotomy for multilocular cysts performed during au attack of peritonitis. The Lancet 1893, June 17.

Zwei cystisch entartete Ovarien wurden bei acuter Peritonitis entfernt. Die Peritonitis schwand alsbald. Gleichzeitig bestehende Metrorrhagie führt Verf. auf das Vorhandensein kleiner Myome zurück und erwartet auch in dieser Hinsicht Heilung durch die Castration.   A. Martin.

W. Griffith, A case of caesarean section for rachitic deformity: Recovery of mother and child. Brit. Med. Journ. 1893, March. 25.

Verf. knüpft an die Beschreibung des günstig verlaufenen Falles von Kaiserschnitt einige Bemerkungen über die bei Stellung der Indication u. Ausführung der Operation besonders beachtenswerten Gesichtspunkte.   A. Martin.

M. Richter, Ueber Cyanvergiftung. Prager med. Wochenschrift 1894, No. 3—11.

Verf. beobachtete zwei Fälle von Selbstmord durch Cyan mit dunkelrotem Blut und dunkelroten Todtenflecken, ohne auffallenden Geruch in den Körperhöhlen. Der Cyannachweis wurde geführt am Destillat des Mageninhaltes durch die Berliner-Blau, die Rhodan, die Wasserstoffsuperoxydprobe, neben denen Verf. auch erst die neuerdings von VORTMANN empfohlene, besonders empfindliche Nitroprussidreaction in Anwendung zog. Die von KOBERT angegebene Cyanmethämoglobinprobe gelang im Blute nicht, wohl aber in einer mit dem Magendestillat versetzten Blutlösung. Er ist übrigens, wie SZIGETI, zu der Anschauung gelangt, dass das „Cyanmethämoglobin" in Wirklichkeit ein Cyanhämatin ist. Die hellrote Färbung der Magenschleimhaut fand er nicht durch Cyanhämatin bedingt; dieselbe enthielt vielmehr Oxyhämoglobin.
                                                    Fr. Strassmann.

Einsendungen für das Centralblatt werden an die Adresse des Hrn. Prof. Dr. M. Bernhardt (Berlin W. Französische Strafse 31) oder an die Verlagshandlung (Berlin NW., 68. Unter den Linden) erbeten.

Verlag von August Hirschwald in Berlin. — Druck von L. Schumacher in Berlin.

AUG 11 1894

Wöchentlich erscheinen
1—2 Bogen; am Schlusse
des Jahrgangs Titel, Na-
men- und Sachregister.

Cen att

Preis des Jahrgangs
20 Mark; zu beziehen
durch alle Buchhandlun-
gen und Postanstalten.

für die

medicinischen Wissenschaften.

Unter Mitwirkung von

Prof. Dr. H. Senator und Prof. Dr. E. Salkowski,

redigirt von

Prof. Dr. M. Bernhardt

in Berlin.

1894. 28. Juli. No. 30.

Inhalt: E. SALKOWSKI, Ueber die Bestimmung der Harnsäure und der Xanthinkörper im Harn. (Orig.-Mitth.).

DOYON, Einfluss des Nervensystems auf die Austreibung der Galle. — SCHMIDT,
Verdauung bei Bewegung. — SCHULZE, Zur Kenntniss der pflanzlichen Zellmem-
branen. — ZUNTZ, LEHMANN u. HAGEMANN, Ueber den Stoffwechsel des Pferdes,
Haut- und Darmathmung. — RIBBERT, Carcinom und Tuberculose. — RIBBERT,
Zur Anatomie der Lungentzündungen. — KÜMM, Chirurgie der Gallensteinkrankheit.
— LIPPS, Ueber die Unterbindung der Carotis externa — FRANKLIN, POLLARD,
McCABE, KIRCHNER, ADAMS, KUNN, RAMADGE, MORTON, HAMM, Beiträge zur Darmchirurgie. —
SCHEIBE, Ueber Geschwülste im Gehörgang und Mittelohr. — SCHWABACH, Ueber
otitische Pyämie ohne Sinusthrombose. — de SANTI, Ueber die Blutungen nach
Tonsillotomie. — VRILLON, Aetiologie der Angina. — GLAX, Ueber die Wasserre-
tention im Fieber. — ROSENBACH, Gebrauch und Missbrauch des Natr. bicarb. —
HABOT, Verhalten des Appetits bei Magenkrebs. — DUTIL und LAMY, OLIVER,
PRYCE, KIRCHNER, ADAMS, Zur Casuistik der Neuritis. — KIMBALL, BEADLES,
ORD, PATERSON, HELLER, CLOUSTON, Behandlung des Myxödems mit Schild-
drüsensubstanz. — LUKASIEWICZ, Ueber Lichen scrofulosorum. — WELANDER,
Cylindrurie und Albuminurie bei Quecksilberbehandlung. — DUNCAN, Ueber die sog.
Autoinfection im Wochenbett. — EDEBOHLS, Ueber die Exstirpation des fibromatösen
Uterus. — WISS, Fall von Guajacolvergiftung.

SCHULTZ, Bestimmung des Schwefels im Harn. — MOLLER, Behandlung der
Hämatoporphyrinurie. — WHITFIELD, Zur Chemie des Muskels. — SCHULTZE,
Hämatoporbhyrie nach Trional. — MASSIN, Epitheliom vom Schmelzorgan ausgehend.
— RUGE, Zur Kenntniss der CURSCHMANN'schen Spiralen. — BECK, Behandlung
des Empyems. — RIEDINGER, Ueber Verrenkung in den Interphalangealgelenken.
— v. LESSER, Plattfuss und Schweiffuss. — SCHEDE, Verbesserter Scolioseappa-
rat. — FUCHS, Keratomycosis aspergillina. — DREYFUSS, Zur Casuistik der Naseneiterungen. — ZWAARDEMAKER, Ueber den Athembeschlag. — SOBOTKA, Fall von
Arthritis blenorrhoica. — RITORIS, Keratinirte Carbolsäurepillen bei Diarrhoe. —
METER, Bemerkenswerte Fälle von Gelenkrheumatismus. — BOURGES, Diffuse Myelitis durch Infection mit Erysipel. — OPPENHEIM u. HOPPE, Zur pathologischen
Anatomie der Chorea. — BERNHARDT, Fall von einseitiger Lähmung des N. suprascapularis. — HELBING, Behandlung der „erfrorenen Nase". — BOWLES, Einfluss
der Sonnenstrahlen auf die Haut. — REISENSTEIN, Senile Veränderungen der elastischen Fasern. — OSTERMANN, Ueber Salzwasserinfusionen. — SPENCER, Ovario-

tomie bei einer 82jährigen Frau. — FINOTTI, 80 Laparotomien. — PRINKEL, Heilung eines Pyosalpinx durch Punction. · THOMPSON, Einfluss des Atropins und Morphins auf die Harnsecretion. — HARNACK u. HOCHHEIM, Einfluss der krampf- erregenden Gifte auf die Körpertemperatur. — FLATTER, Vergiftung durch Carboli- neum. — WILLIAMS, Vergiftung durch Chloralose.

Ueber die Bestimmung der Harnsäure und der Xanthinkörper im Harn.

Aus dem chem. Laboratorium des pathol. Institut zu Berlin von Prof. E. Salkowski.

In verschiedenen Arbeiten hat CAMERER [1]) einen neuen Begriff in die Harnchemie eingeführt, nämlich den der a- u. b-Harnsäure.

Diese Bezeichnungen haben folgende Bedeutung. CAMERER be- stimmt in einer Quantität Harn die Harnsäure nach dem Silberver- fahren und zwar nach LUDWIG: dies ist die b-Harnsäure. Aus einer gleichen Quantität desselben Harns stellt er den Silberniederschlag dar, bestimmt den Stickstoff in demselben und rechnet ihn auf Harn- säure um: dies ist die a-Harnsäure. Die a-Harnsäure ergab sich nun immer erheblich höher, als die b-Harnsäure. Die Differenz bezieht C. auf die im Harn enthaltenen durch ammoniakalische Silber- lösung fällbaren Xanthinkörper. Die Quantität derselben wäre da- nach viel größer, als man bisher annahm, [2]) sie würde im Mittel 10 9 pCt. der Harnsäure, also etwa 0.08—0.1 g p. d. betragen, wäh- rend man sie bisher nur auf 0.02—0.03 g schätzte; an einzelnen Tagen fand C. auf diesem Wege aber bis gegen 0.2 g p. d. Ich habe gegen diese Angaben Bedenken erhoben, [3]) welche namentlich darauf gegründet sind, dass es nicht gelingt, die Silbernieder- schläge durch Waschen mit Wasser von Ammoniak zu befreien, der Stickstoff des Ammoniaks somit als Xanthinstickstoff erscheint. CA- MERER [4]) will diese Bedenken nicht gelten lassen; ich kann auf eine Discussion dieser Frage an dieser Stelle nicht eingehen, muss aber soviel zugeben, dass nach einer erneuten Prüfung das in dem Nie- derschlag in jedem Falle restirende Ammoniak nicht ausreicht, um die großen Differenzen zu erklären. Wiewohl sich nun noch mancherlei andere Einwendungen gegen die Ableitung der Schluss- folgerungen von CAMERER erheben lassen, so war doch dieser Um- stand für mich die Veranlassung, die Frage, wie groß denn eigent- lich der Gehalt des Harns an durch Silberlösung fällbaren Xan- thinbasen sei, einer genaueren Prüfung zu unterziehen.

Zur Bestimmung der Xanthinbasen bezw. Trennung von der Harnsäure wendete ich ein Verfahren an, welches ich [5]) schon vor

---

[1]) Zeitschr. f. Biol. Bd. 27. S. 153 u. Bd. 28. S. 72.
[2]) In neuester Zeit ist auch M. KRÜSS zu dieser Ansicht gelangt, jedoch berüh- ren seine Angaben die vorliegende Frage insofern nicht direct, als er zur Isolirung der Xanthinbasen nicht die Silberfällung anwendete. Vortrag in der physiol. Gesellschaft am 13. April 1894.
[3]) Dieses Cbl. 1891, S. 901.
[4]) Zeitschr f. Biol Bd 29. S. 233.
[5]) Virchow's Arch. Bd. 50. S. 193.

24 Jahren für diesen Zweck beschrieben habe und welches sich durchaus bewährte. Der aus dem Harn — meistens 500—1000 ccm — nach Fällung mit Magnesiamischung erhaltene Niederschlag wurde nach sorgfältigem Waschen ohne Zusatz von Salzsäure durch Schwefelwasserstoff zersetzt, das Filtrat zur Trockne gedampft und der Rückstand mit 2—3%iger Schwefelsäure extrahirt, welche die Xanthinbasen löst, die Harnsäure ungelöst zurücklässt. Um ganz sicher zu sein, dass höchstens Spuren von Harnsäure in Lösung gehen, filtrirte ich immer erst am nächsten Tage ab. Ebenso wie in der citirten Arbeit wandte ich zur Zerstörung etwa · noch vorhandener Harnsäure anfangs Erwärmen mit Salpetersäure an, nur mit dem Unterschied, dass jetzt die schwefelsaure Lösung direct mit Salpetersäure versetzt und zum Sieden erhitzt wurde; alsdann wurde mit Ammoniak alkalisirt und auf's Neue mit Silberlösung gefällt u. s. w., der Silbergehalt des Niederschlages nach dem Verwaschen durch Titriren mit Rhodanammon bestimmt.

Es ergab sich nun bald, dass dieses Verfahren schwankende Werte giebt, je nach der Quantität der Salpetersäure und der Zeitdauer des Erhitzens. Je gröfser die Quantität der Salpetersäure genommen wurde und je länger das Erhitzen dauerte, umsoweniger Silberniederschlag wurde erhalten, unter Umständen fast Nichts. Das Erhitzen mit Salpetersäure wurde daher ganz verlassen und das konnte unbedenklich geschehen, weil die schwefelsaure Lösung höchstens minimale Spuren von Harnsäure enthielt — u. nun war die Quantität des Silberniederschlages in der That nicht unerheblich. Anscheinend werden die Xanthinbasen des Harns durch Salpetersäure leichter zerstört, wie es bei den bekannten Xanthinbasen der Fall ist.

Die Quantität der durch Silberlösung fällbaren Xanthinbasen des Harns ergab sich durchschnittlich — teils nach dem angegebenen Verfahren, wobei auf Xanthin umgerechnet wurde, teils durch directe Darstellung aus dem 2. Silberniederschlag — zu 8—10 pCt. vom Gewicht der Harnsäure.

Was die Natur dieser Xanthinbasen betrifft, so steht die genauere Untersuchung hierüber noch aus, jedenfalls aber bestehen sie ihrem Hauptteile nach ni cht aus den genauer bekannten, sondern, wie es scheint, aus dem hypoxanthinähnlichen Xanthinkörper, welchen ich gleichfalls schon in der citirten Arbeit in Virchow's Archiv seinen Eigenschaften nach beschrieben habe.

M. Doyon, De l'action exercée par le système nerveux sur l'appareil excréteur de la bile. Arch. de Physiol. 1894, VI. p. 19.

Verf. untersucht den Einfluss des Nervensystems auf die Ausscheidung der Galle, d. h. auf die mechanische Austreibung derselben durch die Muskelfasern der grofsen Gallenwege (ductus) und der Gallenblase, indem er den Druck in der Gallenblase bezw. die

Ausflussmenge einer indifferenten, unter constantem Druck durch
den ductus choledochus geleiteten Flüssigkeit registrirte. Das Ergebniss ist folgendes:

Der Nervus splanchnicus major ist der motorische Nerv der
Gallenwege; bei seiner Reizung contrahirt sich der gesammte Aus-
führungsapparat der Leber. Der an der duodenalen Mündung
liegende Sphincter kann sich so weit zusammenziehen, dass er den
Abfluss der Galle in's Duodenum vollkommen verhindert.

Eine Erschlaffung der Ausführungswege lässt sich im Allgemeinen nur reflectorisch erzeugen. Im Besondern ruft die Erregung
des centralen Endes des splanchnicus major die Erschlaffung der
Gallenblase hervor.

Gewisse reflectorische Erregungen, z. B. die Erregung des
centralen Endes des Nervus vagus veranlasst eine Erschlaffung des
Sphincter zugleich mit einer Contraction der Gallenblase.

Das Nervensystem übt also einen verschiedenen Einfluss auf
die einzelnen Teile der Gallenabflusswege aus und bildet einen Re-
gulator für die Ausscheidung, der seine sichere Functionirung wesentlich einem am Duodenum gelegenen Sphincter des ductus choledochus verdankt.

Die Bewegung des Zwerchfells, des Magens etc. kann allerdings
einen Einfluss auf den Abfluss der Galle ausüben. Doch hat man
sich diesen als sehr unwesentlich der nervösen Regulirung gegenüber vorzustellen.   Hürthle.

A. Schmidt, Einfluss der gesteigerten Körperbewegungen und Darmperistaltik auf die Magenverdauung. Dissert. Erlangen. 1893.

Die Versuche sind unter PENZOLDT's Leitung angestellt. Versuchsperson war der Verf. Die Versuchsanordnung war folgende. Verf.
genoss entweder 250 g gebratenes Rindfleisch „Fleischkost" oder
70 g Weißbrod mit 290 cm Thee „Amylaceenkost" und stellte durch
Entnahme von Proben des Mageninhaltes mit der Schlundsonde
die Zeitdauer der Verdauung fest. Ausserdem wurden die Proben auch microscopisch und, soweit es anging, chemisch auf
Acidität, Salzsäure, Milchsäure, Biuretreaction, Eiweiß untersucht.
In der Ruhe dauerte die Verdauung der Amylaceenkost anfangs
2¼, später 2 Stunden, die Fleischverdauung 3¾ Stunden. An-
strengender Fussmarsch bewirkte eher eine Beschleunigung der Verdauung sowol der Amylaceen, als auch des Fleisches, als eine Verzögerung. Baden hatte in einem Falle, in dem das Wetter kalt und
S. durch das Bad mit angestrengtem Schwimmen sehr ermüdet war,
eine nur geringe Verzögerung, in den anderen Fällen eher eine Beschleunigung zur Folge. Ebenso wirkte beschleunigend Massage
des Magens und passive Bewegungen des ganzen Körpers — Wagen-
fahrt, selbst Eisenbahnfahrt.

Abführmittel, wie Ol. Ricini, Tinct. Rhei aq., Calomel, Crotonöl verzögerten, wenn sie zur Wirkung kamen, merklich (ca. ³/₄ Stunden); blieb aber die abführende Wirkung aus, so war umgekehrt eine Beschleunigung zu constatiren. In Bezug auf die tabellarisch geordneten Resultate der Untersuchung des Magensaftes vergleiche das Original.   E. Salkowski.

E. Schulze, Zur Kenntnifs der pflanzlichen Membranen III. Zeitschrift für physik. Chemie. XIX. S. 88.

Als Hemicellulose bezeichnet Verf. diejenige Abart der Cellulose, welche sich von der eigentlichen Cellulose durch ihre weit geringere Widerstandsfähigkeit gegen verdünnte Säuren unterscheidet. Seinen früheren Untersuchungen über diesen Gegenstand reiht Verf. in der vorliegenden Abhandlung neue über das Vorkommen und die Verbreitung dieser Hemicellulose an.

I. Zur Kenntnifs der Hemicellulose. Aus gereinigten Pressrückständen von Sesamsamen erhielt Verf. durch Kochen mit Säuren eine Pentose, wahrscheinlich Arabinose. Der Gehalt dieses Rückstandes an Pentosen ergab sich zu 11,25 pCt. — Gereinigte Maiskleie lieferte beim Erhitzen mit verdünnter Schwefelsäure Xylose und Galactose, die Hemicellulose der von den Schalen befreiten blauen Lupinen Galactose und daneben wenig Pentose. Die in dem Lupinensamen enthaltenen Hemicellulosen sind ausgezeichnet durch geringe Widerstandsfähigkeit gegen Säuren und Oxydationsmittel. Sie unterschieden sich im Verhalten gegen diese Agentien nur wenig vom Stärkemehl.

II. Ueber die Mannoso-Cellulose. Die Cellulose der Kaffeebohnen, welche bei der Hydrolyse reichlich Mannose und daneben Traubenzucker liefert, widersteht den üblichen zur Isolirung der gewöhnlichen Cellulose angewendeten Reagentien, kann also als celluloseähnliche Substanz bezeichnet werden; mit Cellulose identificirt werden kann sie darum nicht, weil die gewöhnliche Cellulose bei den Hydrolyse ganz überwiegend Dextrose liefert.

III. Ueber die Classification der in den Zellwandungen enthaltenen Kohlehydrate. Betreffs dieses Abschnittes muss auf das Original verwiesen werden.   E. Salkowski.

N. Zuntz, Fr. Lehmann und **O. Hagemann,** 1) Zur Kenntnifs des Stoffwechsels beim Pferde. Landwirthschaftl. Jahrbücher XXIII. S. 125; 2) Ueber Haut- und Darmatmung. Verhandl. d. Berl. Physiol. Ges. 1893/94. S. 53.

Zur Prüfung der früheren Ergebnisse über die Lungenatmung des Pferdes (Centralbl. 1889, S. 787), sowie zur Festellung der Haut- und Darmatmung wurden an demselben Pferde im grofsen Pettenkofer'schen Respirationsapparat zu Göttingen Versuche ausgeführt, die bei einer bestimmten Nahrung (3750 g Hafer und 1050 g

Heu) die Gesammt-CO_2-Ausscheidung für 24 Stunden zu 4743 bis
4767 g ergaben, für die Haut- und Darmatmung allein (die In- und
Exspirationsluft war durch luftdichte Leitungen nach aussen geführt),
145 g CO_2 (Mittel 3 Versuche: 144—156—136), somit beträgt die
Haut- und Darmatmung 3 pCt. der Gesammtatmung und etwa
2½ pCt. der Lungenatmung.   Die gefundenen Werthe für die
O-Aufnahme und CO_2-Ausscheidung durch die Lungen nach Zuntz's
Methode sind, nach Abrechnung der Hautatmung, nur um 5 pCt.
niedriger, was sich durch die gröfsere Ruhe des Versuchstiers bei
dem kürzer währenden Versuche erklärt.   Die erhebliche Beeinflussung des Stoffwechsels auch durch scheinbar unbedeutende Mus-
kelbewegungen illustrirt ein Göttinger Versuch, in welchem das
durch Fliegen beunruhigte Pferd reichlich 10 pCt. CO_2 mehr aus-
schied.   Neben CO_2 fand   sich   in   der   Ausatmung   Sumpfgas
(Methan) und etwas Wasserstoff, und zwar für 24 Stunden 21 g
CH_4 und höchstens 1 g H. Da letztere beiden in der Haut- und
Darmatmung (bei Ausschaltung der Lungenatmung) sich zu etwa
dem gleichen Betrage fanden, so stammt CH_4 sicher aus dem Darm,
bei dessen Gährungsprocessen es sich, vorwiegend im Dickdarm,
bildet; da nun in den Dickdarmgasen des Pferdes der genannten
Fütterung sich im Mittel auf 60 Vol. CH_4 nur 23 Vol. CO_2 fanden,
lässt sich berechnen, dass von den durch Haut- und Darmatmung
fortgehenden 145 g CO_2 nur 26 g CO_2 dem Darm, 119 g der Haut
entstammen. — Bezüglich des Uebertritts der Darmgase durch Diffusion in's Blut leitet Zuntz in überzeugender Weise ab, dass die
Bedingungen für die Absorption von CH_4 und H beim Pferde mindestens 6'mal, beim Menschen zweimal so ungünstig sind, als beim
Kaninchen. Hierüber sowie wegen der Versuchsanordnung, der analytischen Werthe in den einzelnen Versuchen und der Controlen
vergleiche Original.   J. Munk.

Ribbert, Carcinom und Tuberculose. Münchener med. Wochenschrift,
    1894, No. 17.
    Während Lupus und Krebs nicht selten gemeinschaftlich an
einer Körperstelle vorkommen, ist sonst die Combination von Tuberculose und Krebs nur selten beobachtet werden. Verf. hat nun in
11 Fällen von Carcinom an Rachen, Unterlippe, Zunge, Zahnfleisch,
Augenlid, Penis, Riessenzellen im Bindegewebe nachgewiesen. Wenn
auch der Nachweis von Tuberkelbacillen, wegen Mangels an Material, nicht gelang, so ist doch Tuberculose anzunehmen. Denn obwohl die Möglichkeit nicht zu bestreiten ist, dass Krebsepithelien
als riesenzellenerzeugende Fremdkörper wirken, so ist doch nur in
einem der Fälle des Verf.'s eine Beziehung der Riesenzellen zum
Epithel (Einschluss degenerirender Epithelien) nachweisbar. Auch
der Reiz eines Drüsensecrets, wie ihn Verf. in zwei anderen von
ihm beobachteten Krebsen des Augenlides mit Riesenzellen für mög-

lich hielt, kommt bei diesen 11 Fällen nicht in Betracht. Auch der fast in allen nachweisbare knötchenförmige Bau des riesenzellenhaltigen Gewebes spricht für Tuberculose. Was nun das Verhältnifs des carcinomatösen und tuberculösen Processes zu einander betrifft, so ist es ja denkbar, dass in primär carcinomatöse Herde Tuberkelbacillen aus dem übrigen Körper einwandern. Aber auch die Vorstellung, dass der Krebs auf primär tuberculösem Boden sich besonders gut entwickelt, ist sehr annehmbar. Besonders würde dies mit der vom Verf. an anderer Stelle entwickelten Theorie übereinstimmen, nach der die Bildung eines subepithelialen zellreichen Gewebes durch Auseinanderdrängung und Isolirung von Epithelien zur Entstehung eines Krebses führt. Ferner spricht für diese Auffassung, dass Verf. auch die Entstehung gutartiger epithelialer Neubildungen auf tuberculösem Boden beobachtet hat. Schliefslich überwuchert dann der Krebs die Tuberculose, so dass man wenige oder keine Riesenzellen findet. Die Seltenheit der Combination erklärt sich daraus, dass nur sehr chronische tuberculöse Processe, so vor allem Lupus, den geeigneten Boden für die Entstehung des Krebses darbieten.

Verf. stellt diese ganze oben entwickelte Anschauung nur als eine Möglichkeit hin. Jedenfalls kommen in vielen Fällen andere entzündungserregende Ursachen für die Krebsbildung in Betracht.

M. Rothmann.

Ribbert, Zur Anatomie der Lungenentzündungen. (Ueber die Ausscheidung des Fibrins, sein Verhalten zu den Zellen, die Lagerung und Vernichtung der Coccen, die indurativen Processe.) Fortschritte der Medicin 1894, No. 10.

Die die graue Hepatisation bei der Lungenentzündung einleitende Fibringerinnung ist nach der jetzt herrschenden Anschauung von dem aus den Blutgefäfsen austretenden Plasma herzuleiten. Verf. wendet sich gegen die neuerdings von HAUSER vertretene Ansicht, dass die hyalinen Platten der Alveolarauskleidung absterben, sich zu einer Pseudomembran umgestalten, woran sich dann erst die Gerinnung des entzündlichen Exsudats anschlösse. Er bestätigt dagegen die von COHN gemachte Beobachtung, dass feine Fibrinzüge durch die Wandungen hindurch die Fibrinmassen in den einzelnen Alveolen mit einander verbinden; die Entstehung derselben ist so zu erklären, dass nach Abfall der hyalinen Platten die durch Lücken hindurchtretende Flüssigkeit gerinnt. Dieselbe Erscheinung liefs sich nun bei anderen Pneumonieformen nachweisen, wenn auch nicht in so typischer Form, wie bei der crupösen Lungenentzündung.

Die Verteilung des Fibrins und der Zellen in den Alveolen ist eine gesetzmäfsige, indem in den Bronchiolen und den angrenzenden Alveolen die Zellen, in den peripheren Alveolen die Fibrinmassen überwiegen. Es ist so auch bei der crupösen Pneumonie ein lobulärer Aufbau erkennbar, wenn auch nicht so deutlich, wie bei den echten lobulären Pneumonien. Hierdurch wird auch die Vorstellung, dass die Infection durch Inhalation der Diplococcen von den Bronchiolen aus vor sich geht, wesentlich gestützt. Aus dem Verhalten der Coccen lässt sich ferner schliefsen, dass Fibrinausscheidung und Coccen im umgekehrten, Zellenhaufen und Coccen in directem Mengenverhältnisse zu einander stehen. Dasselbe Verhältniss ist auch in tuberculösen Lungen nachweisbar; Fibrin und Bacillen scheinen sich auszuschliefsen.

Auch in Arterien und Capillaren finden sich sowohl bei lobären als auch bei lobulären Pneumonien Thrombosen in verschiedener Ausdehnung. Diese verursachen eine wesentliche Behinderung der Circulation, wie sie besonders bei der grauen Hepatisation stark hervortritt. Diese trägt sowohl zu Zerfall und Resorption des Exsudats als auch durch Sauerstoffmangel zum Untergang der Coccen bei. Die Entziehung des Sauerstoffs wird aber noch gesteigert durch den starken, die Coccen umgebenden Zellmantel. Daneben spielt die Phagocytose wegen des raschen Unterganges der Leukocyten nur eine geringe Rolle.

Verf. verteidigt an der Hand dieser Befunde seine alte Anschauung, dass die Zellansammlung bei der Entzündung ein für den Organismus günstiger Vorgang ist. Die Einwanderung der Coccen in die peripheren Alveolen wird möglichst verhindert, und ihr Untergang wesentlich befördert.

Die an pneumonische Processe sich anschliefsenden Indurationen, die oft zur Ausfüllung der Lufträume mit Bindegewebe führen, leitete man früher von einer Wucherung der Alveolenwand ab. Auch hier schliefst sich Verf. den Ausfürungen Cohn's an, nach denen die wuchernden Zellen auf dem Wege der Fibrinfäden durch die Alveolarwand hindurchtreten, aber nicht von derselben ausgehen. Während Cohn jedoch das neue Gewebe vom intralobulären und subpleuralen Bindegewebe ableitet, lässt es Verf., wenigstens der Hauptsache nach, von der Wand der kleinen Bronchien ausgehen.

M. Rothmann.

Hans Kehr (Halberstadt), Zur Chirurgie der Gallensteinkrankheit. Berl. klin. Wochenschr. No. 18, 1893. (II. Theil.)

K. hat im Ganzen 2 ideale Cholecystotomien, 3 Choledochotomien, 2 Exstirpationen der Gallenblase und 2 Cystotomien ausgeführt. Von den Patienten, bei denen es sich nur um Steine in der Gallenblase handelte, starb kein einziger an den Folgen des Eingriffs, dagegen erlagen 2 dem begleitenden Carcinome, 1 starb durch Chloroform während der Operation, 1 an nachträglicher Abknickung des Duodenum, welche eine zweite Laparotomie benötigte, in Folge von Erschöpfung, 1, bei welchem statt der einfachen Einnähung der Gallenblase die zu eingreifende Totalexstirpation mit Cysticotomie gemacht wurde. Ueber die Indicationen zu den verschiedenen Gallenblasenoperationen äusserte sich K. dahin: dass 1) die ideale Operation nicht mehr ausgeführt werden sollte, weil man nicht weiss, ob alle Steine entfernt sind, und dass 2) ebenso die Exstirpation der Gallenblase niemals wegen einfacher Steine, sondern nur bei Complication mit ulcerativen Processen und Carcinom der Gallenblase gemacht werden sollte, dass dagegen 3) die Cholecystotomie (richtiger Cholecystostomie) das Normalverfahren bildet für die Entfernung von Steinen aus der Gallenblase, und zwar soll man, wenn die Gallenblase klein ist und sich nicht ohne Zwang in der Bauchwunde befestigen lässt, zweizeitig operiren. Kann man nicht die Bauchhöhle völlig vor den Einflüssen von Gallenblaseninhalt schützen, so soll man die Trichterbildung von RIEDEL anwenden. Das einzeitige Verfahren erleichtert die Entfernung von Steinen aus dem Ductus cysticus und soll man 4) die Cysticotomie nur dort anwenden, wo alle anderen Mittel zur Herausbeförderung der Steine fehlschlagen. 5) Steine des Ductus choledochus soll man in die Gallenblase zu schieben versuchen oder, wenn dieses nicht glückt, die Choledochotomie machen. Die Zertrümmerung der Steine im Ductus choledochus nach LANGENBUCH, LAWSON TACT u. A. ist K. nie gelungen. 6) Endlich ist bei completen Gallenfisteln die Ablösung von der Bauchwand angezeigt, während bei der Compression des Ductus choledochus durch Tumoren oder bei dessen Narbenverengerung die Cholecystenterostomie gemacht bezw. etwaige Adhäsionen als Ursache der Verengerung durchtrennt werden müssen. — Ein grofser Teil der Ausführungen K.'s besteht in einer Vertheidigung, wenn nicht frühzeitigeren, so doch häufigeren Operation bei Gallensteinleiden. K. selbst hat in einem Jahre in einer nicht bedeutenden Stadt (Halberstadt) 20 Gallensteinoperationen verrichtet.

P. Güterbock.

H. Lipps, Ueber die Unterbindung der Carotis externa. Archiv f. klin. Chir. XLVI, S. 1.

Die durch 13 Beobachtungen KÜSTER's bereicherte Zusammenstellung Verf.'s umfasst 30 Unterbindungen der A. carot. ext., welche, da 12mal auf beiden Seiten operirt wurde, sich auf 118 Patienten beziehen. In mehreren Fällen wurden Seitenäste, speciell die A. thyreoid. sup. mitunterbunden, ohne dass hieraus ein wesentlicher Vorteil oder Gefahr erwuchs. In einzelnen Fällen erwies sich durch die Existenz der Anastomosen dieser Arterie mit dem Trunc. thyreo-cervical. der A. subclav. sowol die Ligatur der A. carot. ext. wie die der A. carot. comm. als nutzlos. Von den 32 Todesfällen, die auf die 132 Unterbindungen der A. carot. ext. kamen, beruhten 7 auf Sepsis bezw. Phlegmone des Mediastinum, 2 auf Blutungen aus arrodirten Gefäßen in einer Geschwulst, zu deren Beseitigung die Ligatur unternommen war, ferner starben 2 Patienten an Lungenerkrankung, 4 an Gehirnerkrankung, und zwar 3 in Folge der gleichzeitigen oder nachträglichen Ligatur der A. carot. comm. und 1 in Folge der der A. carot. int., 8 an Blutverlust (darunter 3 an Nachblutung) und 9 an Erschöpfung. Bei 2 Operirten trat Thrombenbildung mit Hirnembolie ein, und repräsentirten diese beiden Fälle (= 8.54 pCt.) die directe Sterblichkeit der Ligatur der A. carot. ext. In Bezug auf die einzelnen Indicationen verteilen sich die Ergebnisse der Ligatur der A. carot. ext. folgendermaaßen: I. Unter 22 Patienten mit Gefäßgeschwülsten, von denen bei 3 die Arterie auf beiden Seiten ligirt wurde, bot bei 10 die Ligatur keinen oder nur vorübergehenden Nutzen und wurden bei 9 unter letzteren anderweitige Heilungsversuche (durch Ligatur der A. carot. comm., durch Exstirpation resp. Umstechung der Geschwulst) unternommen. Erfolg hatte die Unterbindung in 9 Fällen, darunter 1 mit vorheriger und 2 mit gleichzeitiger Unterbindung der A. carot. comm. Letztere erwies sich dagegen in 2 weiteren, sonst günstigen Fällen als Todesursache. — II. Von 27 prophylactischen Unterbindungen der A. carot. ext. bei Geschwulstoperationen heilten 20, 7 endeten tödtlich, darunter 3 durch Nachblutung, die noch in 3 nicht letalen Fällen auftrat, 2 durch Lungenerkrankung, 1 durch Hemiplegie in Folge abnormer Thrombenbildung und 1 durch Cachexie, Unter 7 verwertbaren Fällen scheint nur in 3 bei der späteren Geschwulstexstirpation die Ligatur die Blutung beeinflusst zu haben. — III. Die Ligatur der A. carot. ext. während einer Geschwulstexstirpation ergab unter 28 Fällen 21 Heilungen und † 6, und zwar starben 1 an Mediastinaleiterung, 3 an Collaps bezw. Schwäche, 2 an Bronchitis bezw. Pneumonie, Der Sitz der Geschwulst war nicht weniger als 16 Mal die Parotis, ausserdem wurde die A. carot. externa 4mal prophylactisch bei Parotis-Tumoren ligirt. — IV. Von 28 Unterbindungen wegen Blutung hatten 10 tödtlichen Ausgang und 7 darunter durch Blutverlust und Schwäche; je 1 starb ausserdem an Sepsis resp. Collaps und Hirnerweichung (nach nachträglicher Ligatur der A. carot. comm.) — V. und VI. Zur Heilung bösartiger Geschwülste ist die Carot. ext. 15 Mal, und zwar bei 9 Patienten unterbunden worden, und zwar bei 6 auf beiden Seiten. Seit MARSONNEUVE ist diese Operation nur 2 Mal auf beiden Seiten ausgeführt worden, was lediglich das Urteil MADELUNG's, dass sie nicht zu empfehlen sei, bestätigt.   P. Güterbock.

---

1) G. C. Franklin, Acute intestinal obstruction of traumatic origin; operation; recovery; remarks. Lancet 1893, p. 248.

2) B. Pollard, Chronic peritonitis; intestinal obstruction; GREIG-SMITH's operation: recovery; remarks. Ibid. p. 747.

3) B. H. E. McCrea, Rectotomy for the relief of imperforate anus, the rectum being absent. Ibid. p. 804.

4) E. Kurz, Laparatomie wegen Ileus, Heilung. Münchner med. Wochenschr. 1893, No. 35.

5) A. Ramaugé, Ueber Enteroplexie. Wiener med. Presse 1893, No. 42.

6) R. Morison, A successful case of ileo-colostomy. Brit. med. Journ. 1893. p. 841.

7) G. H. Hame, A case of gastro-enterostomy. Ibid. p. 842.

1) Hospitalbericht über einen 32jähr. Mann, der 8 Tage vorher einen heftigen Schlag gegen den Bauch erlitten. Die Unwegsamkeit des Darms, welche seit 2 Tagen bestanden, war die Folge von Compression durch einen frischen peritonitischen Strang.

2) Betr. einen 34jähr. seit 4 Tagen erkrankten, bis dahin völlig gesunden Pat. Aus einer extraperitoneal und extraabdominalgelagerten Darmschlinge wurde während 4 ½ Stunden über 2 pints Koth mittelst eiues Trocarts entleert, dann die Einstichstelle dieses wie die Bauchwunde völlig geschlossen. (Hosp.-Ber.)

3) Das weibl. Neugeborne war bereits 10 Tage alt, als es fast sterbend zu Verf. gebracht wurde. Dissection an der dem Anus entsprechenden Stelle erwies sich als fruchtlos. Bei der Colotomia sinistra zeigte sich das Colon descendeus in ein dünneres wurmfortsatzähnliches Ende auslaufend. Die Befestigung des Colon descend. in der Wunde geschah zur Ermöglichung der einzeitigen Oeffnung durch Collodium. Nachträgliche Verengerung des einen Anus und wiederholte Excisionen von Narbengewebe waren die einzigen Complicationen des vorliegenden, anscheinend hoffnungslosen Falles.

4) Seit 4 Tagen bestehender Ileus in Folge von Occlusion einer Dünndarmschlinge durch einen Mesenterialstrang, nach dessen Durchtrennung Heilung ohne Zwischenfall erfolgte: 29jähr. Patient.

5) Eine Modification der Senn'schen Platten; welche darin besteht, dass die Befestigung nicht durch Nähte erfolgt, sondern durch federnde von dem einen Ring ausgehende Stifte, welche in Oesen des anderen passen.

6) Der wegen eines vielfach adhärenten, die Gegend des Ueberganges von Ileum in Colon einnehmenden Tumors gemachte Operation betraf einen 57jähr. Pat., der seit 14 Monate wiederholte Anfall von ·Ileocoecal-Schmerz mit mehrtägiger völliger Obstructio intestini gehabt. Die Befestigung des untersten Dünndarmendes an das aufsteigende Colon geschah mittelst der Senn'schen decalcinirten Knochenringe in durchaus befriedigender Weise. Bei der Autopsie der ca. 3 ½ Monate später an einer intercurrenten Bronchitis verstorbenen Pat. fand sich eine für den Daumen durchgängige glattwandige Verbindung an der Stelle der Enteroanastomose. Die ursächliche Geschwulst, welche das Ileum von seinem Uebergang in das Colon völlig verlegte und nach dem Coecum zu eine Geschwürsfläche bot, erwies sich als ein Cylindrom. Vor der Operation war die Diagnose auf chronische Intussusception gestellt worden.

2) Auch die Gastroenterostomie bei dem 53jähr. Pat. H.'s wurde mit Hilfe der Senn'schen Knochenplättchen ausgeführt; doch überlebte der Pat. wegen Fortschreitens der krebsigen Erkrankung den Ein-

griff nur über etwas 2 Monate. Bei der Autopsie fanden sich die
Senn'schen Plättchen resorbirt, die Seidenfäden aber noch in situ
und an der Stelle ihres Durchtrittes durch die Darm- resp. Magen-
wandung von einem Ringe necrotischen Gewebes umgeben. In
dem Falle von M. waren die Seidenfäden bis auf 1 verschwunden,
dieser aber sicher in plastischer Lymphe völlig eingebettet. H. betrachtet die dauernde Gegenwart der Seidenfäden in den Magen-
und Darmwandungen als einen Nachteil der Senn'schen Methode,
da diese Fäden in Folge der Berührung mit Magen- und Darminhalt nie aseptisch blieben. Er glaubt daher die Seide durch Catgut in Zukunft ersetzen zu müssen, zumal dieses nach Jessbt in
den einschlägigen Fällen hinreichende Sicherheit bietet.

P. Güterbock.

1) **Scheibe,** Fibrom des Gehörgangseingangs. Zeitschr. f. Ohrenheilk.
XXV. S. 103.

2) **Derselbe,** Gestieltes Osteosarcom des Gehörgangs. Ibid. S. 104.

3) **Derselbe,** Zwei Fälle einer behaarten Granulationsgeschwulst
im Mittelohr. Ibid. S. 108.

1) Der Tumor fand sich am Boden des linken Meatuseinganges
teilweise an der inneren Tragusfläche mit ziemlich schmaler Basis
entspringend nur kleinwallnussgrofs, keulenförmig, von teilweise
behaarter und mit Drüsen besetzter Cutis überzogen. Abtragung
mit galvanocaustischer Schlinge. Die mikroskopische Untersuchung
ergab, dass es sich um ein Fibrom handelte, in dem sämmtliche
Bestandtheile der Haut vertreten waren, welche an der medialen
Fläche des Tragus vorkommen, mit Ausnahme der Schweifsdrüsen.
2) Die mit der Schlinge aus dem äusseren Gehörgang entfernte,
bohnengrofse gestielte Geschwulst erwies sich als eine Combinations-
geschwulst, die zu ihrem gröfsten Teile aus Sarcomgewebe besteht,
während der Stiel durch Knochengewebe gebildet wird. Die Beschreibung der Einzelheiten siehe im Original. 3) In den beiden
Fällen von behaarter Granulationsgeschwulst war der Tumor auf
dem Boden eines Cholesteatoms entstanden. Bei der histologischen
Untersuchung fand er sich in beiden Fällen, im Wesentlichen aus Granulationsgewebe bestehend; die Oberfläche besteht auffallenderweise
zum Teil aus Fettgewebe, zum Teil aus verhornten Epidermisschuppen, ohne eine Spur der anderen Bestandteile der Epidermis. Die
schon makroskopisch sichtbaren Haare lassen sich bis tief in das
Innere des Tumors hinein verfolgen. Ausser den Haaren finden
sich drüsige Gebilde, wie Talgdrüsen angeordnet. Das Vorhandensein von Haarbälgen spricht dafür, dass die Haare nicht von aussen in
die Geschwulst gelangt, sondern darin gewachsen sind. Bemerkenswerth ist, dass in dem einen Fälle schon vor 9 Jahren eine Geschwulst von derselben Beschaffenheit aus der Paukenhöhle entfernt
und damals von Weydner (Zeitschr. f. Ohrheilk. XIV.) beschrieben

worden ist, und dass Sch. 3 Jahre nach der von ihm vorgenommenen Exstirpation des Tumors eine ebensolche, von Erbsengröfse,
aus dem unteren Theil der Paukenhöhle entfernen konnte.

Schwabach.

Schwabach, Ueber otitische Pyämie ohne Sinusphlebitis. Deutsche
med. Wochenschr. 1894. No. 11.

Im Anschluss an eine Mitteilung A. Fraenkel's (in derselben
Nummer der Deutschen med. Wochenschr.) über eigenartig verlau-
fene septico-pyämische Erkrankungen, von denen zwei durch Mittelohreiterung ohne Sinusphlebitis bedingt waren, berichtet Ref. über
die in der Literatur vorliegenden, wenig zahlreichen, einschlägigen
Beobachtungen und fügt denselben zwei eigene hinzu. Der erste
Fall aus dem jüdischen Krankenhause in Berlin betraf ein 8jähriges
Mädchen, das, an linksseitiger chronischer Mittelohreiterung leidend,
mit pyämischen Erscheinungen aufgenommen wurde, welche das
Bestehen von Thrombophlebitis des Sinus transversus wahrscheinlich
machten. Bei der von Prof. Israel vorgenommenen Operation entleerte sich jedoch nur flüssiges Blut aus dem Sinus, Antrum mastoid.
war mit Granulationen erfüllt, die mit dem scharfen Löffel ausgekratzt wurden. Tod an Meningitis. Bei der vom Ref. vorgenommenen Untersuchung des Felsenbeins fand sich ein zerfallenes Cholesteatom des Mittelohrs, das die vordere Fläche des Felsenbeins in
der Gegend des Tegmen antri mastoid. usurirt hatte. — Im zweiten
Falle sah sich Ref. wegen ausgesprochener pyämischer Erscheinungen nach acuter Otitis media veranlasst, die Aufmeisselung des Proc.
mast. vorzunehmen. Trotzdem bestanden die Temperaturschwankungen noch 14 Tage lang fort (Sinusthrombose wurde Mangels jeder
localen Symptome ausgeschlossen) und es traten wiederholt heftige
Schmerzen in verschiedenen Muskeln (Pharynx, linker Oberarm,
linker Oberschenkel) auf, die Ref., wie in den von Fraenkel mitgeteilten Fällen „auf eine infectiöse Polymyositis", die vom Ohr
ihren Ausgang genommen hatte, beziehen zu müssen glaubt. Heilung nach 5 Wochen.

Schwabach.

Philip de Santi, Haemorrhage following tonsillotomy; its causes
and appropriate treatment. The Lancet, 1894, Jan. 13.

Nach einer Analyse der selbst beobachteten und in der Literatur niedergelegten Fälle glaubt sich Verf. zu folgenden Schlüssen
berechtigt. Tötliche Blutung nach Tonsillotomie ist fast unbekannt,
gefährliche Blutungen sind sehr selten, schwere Blutungen sind nicht
gewöhnlich, mäfsige sind dagegen gewöhnlich und stehen meist von
selbst. Blutungen kommen bei Erwachsenen fast beständig, meist
secundär und gewöhnlich nach Anwendung des Bistouris vor. Der
Grund der Hämorrhagie ist gewöhnlich in einer Abnormität in der

Verteilung der Blutgefäfse zu suchen. Als solche werden erwähnt:
abnorme Verteilung der A. pharyngea adscend., abnorm weite Ton-
sillararterie, abnorme Lage der Carotis interna, weite Gefäfse im
vorderen Gaumenbogen, weite venöse Plexus im unteren und äusseren Rande der Tonsille und weite Arterien in der Substanz der
Tonsille   Unter anderen Ursachen mag Hämophilie, Ueberanstrengung der Stimme, zu frühes Essen fester Speisen erwähnt werden.
Dass die Galvanocaustik Blutungen nicht absolut verhindert, beweisen Fälle von heftiger Blutug nach Anwendung derselben.

Bei Blutungen empfiehlt Verf. in erster Reihe Ruhe, Eis, Application einer Lösung von 1 Teil Acid. gall., 3 Teile Acid. tann.,
Galvanopunctur, Torsion einer etwa blutenden Arterie. Bei Blutungen von der gesammten Oberfläche Druck mit den Fingern oder
Instrumenten, Ligatur des Stumpfes en masse. Hilft alles nicht, so
bleibt nur, wenn anhaltender Druck auf die Carotis comm. nicht
zum Ziel führt, die Unterbindung derselben oder nach Verf. lieber
der Carotis ext. übrig. Vielleicht ist die temporäre Unterbindung
genügend, die sich TARVES bei 3 von 4 Fällen von schweren Hals-
wunden bewährt hat. (Schwere Blutungen nach Tonsillotomie sind
nicht so selten, wie Verf. annimmt, sie werden nur nicht veröffentlicht; auch fehlt unter den Gründen der Blutung die von ZUCKER-
KANDL angeführte schräge Durchschneidung der A. tonsillaris.)

W. Lubĺnski.

Veillon, Recherches sur l'étiologie et la pathogénie des Angines
aigues non diphthériques. Archives de médecine expér. 1894. VI. 2. H.
S. 161.

In sehr sorgfältiger Weise untersuchte Verf. 22 Fälle von Anginen und zwar 10 katarrhalische, 7 pseudomembraneuse und 5
phlegmonöse. Das zur Untersuchung notwendige Exsudat entnahm
er durch Abstreifen mittelst eines sterilen Wattebäuschchens, das
er nach der Entnahme in Bouillon brachte. Diese Aufschwemmung
untersuchte er zuerst mikroskopisch, dann goss er davon Plattenserien und schliefslich impfte er damit Mäuse. Zu den Plattenserien
benützte er Gelatine und Agar; da aber die Agarplatten in den
Petri'schen Schalen bei Bruttemperatur zu rasch eintrockneten, modificirte er das Verfahren folgendermassen: Er brachte von der
Bouillonaufschwemmung einen Tropfen in ein schrägerstarrtes Agar-
röhrchen, vermischte den Tropfen mit dem Condensationswasser und
liefs diese Mischung durch Neigen über die Agarfläche laufen, dann
entnahm er von dem geimpften Condensationswasser wieder einen
Tropfen und brachte ihn in ein 2. Röhrchen, verfuhr dort ebenso
und impfte hievon noch ein drittes.

Er fand auf diese Weise in dem anginösen Exsudat neben
einigen nichtpathogenen Bacterien den Streptococcus pyogenes, den
Pneumococcus und den Staphylococcus pyogenes. Der Streptococ-

cus der sich als sehr virulent erwies, fand sich in allen 22 Fällen, 5 Mal war er allein vorhanden, am häufigsten war er mit dem Pneumococcus vergesellschaftet und nur einige wenigemale mit dem Staphylococcus. Dieses Resultat war bei den verschiedenen kiinischen Formen der Angina ganz gleich. Dieser Unterschied in der klinischen Erscheinung muss also dedingt sein einmal durch die Localisation des Streptococcus, ob auf oder in der Mukosa oder im Unterhautbindegewebe, zweitens aber durch seine Virulenz und durch die Empfänglichkeit des Individuums. Scheurlen.

J. Glax, Ueber die Wasserretention im Fieber. Ein Beitrag zur Frage über die Bedeutung der Wasserzufuhr und der Auswaschung des menschlichen Organismus in Infectionskrankheiten. Sep.-Abdr. aus der Festschr. für A. ROLLET.

G. machte bei 53 Patienten, die an Typhus abdominalis litten, während des ganzen Krankheitsverlaufes genaue Aufzeichnungen über die flüssigen Ingesta und Egesta und führt in der vorliegenden Arbeit die genauen Krankengeschichten vor, wobei in jedem Falle eine sorgfältig ausgeführte Curve den Temperaturverlauf, die Flüssigkeitsaufnahme und die Harnmenge angiebt. Die aus diesen Beobachtungen gewonnenen Resultate sind kurz folgende: Die Harnmenge ist bei Typhus abdominalis im Fieberstadium sehr herabgesetzt und steigt nach eingetretener Defervescenz weit über das Normale. Es wird während des Fiebers Wasser im Körper aufgespeichert und durch eine in der Reconvalescenz auftretende Harnfluth wieder ausgeschieden. Auch eine vorübergehende Temperaturerniedrigung steigert häufig die Harnmenge und ebenso kann durch kurzdauernde Steigerung der Körpertemperatur eine Verminderung der Diurese hervorgerufen werden. Nur Schüttelfröste mit darauf folgender Temperaturerhöhung bewirken meist ein plötzliches, rasch wieder schwindendes Ansteigen der Harnmenge. Die Harnfluth tritt mitunter sofort mit dem Temperaturabfall ein, meistens jedoch steigt die Harnmenge allmälig mit der Rückkehr der Normaltemperatur oder noch während des Fiebers bei beginnender Defervescenz; dies ist insofern ein günstiges, prognostisches Zeichen, als man in kürzester Frist die vollkommene Entfieberung erwarten darf. In einer grofsen Zahl der Fälle kommt es jedoch erst nach längerer Fieberlosigkeit zur Ausscheidung des aufgespeicherten Wassers. Das Absinken der Diurese im Fieber hängt in erster Linie von der Verminderung der Triebkraft des Herzens und der Erniedrigung des Blutdrucks ab; ist die Herzarbeit und Accomodationsfähigkeit der Blutgefäfse eine sehr günstige, so wird die Harnmenge durch das Fieber nur vorübergehend oder vielleicht auch gar nicht beeinflusst. Aus den weiteren Bemerkungen des Verf. sei besonders der Satz hervorgehoben, dass vermehrte Flüssigkeitszufuhr die Körper-

temperatur Fiebernder steigert und eine Verminderung der Flüssigkeitsaufnahme die Körpertemperatur herabsetzt.   K. Kronthal.

Rosenbach, Ueber den Gebrauch und Missbrauch von Natrium
bicarbonicum. Münchner med. Wochenschr. 1894, No. 3.

Natrium bicarbonicum wird oft zu viel gebraucht, um die über-
schüssige Salzsäure des Magens zu neutralisiren. Der Grenzwert
der abnormen Acidität ist, abgesehen von extremen Fällen, nicht
anzugeben.

Um festzustellen, ob gerade der Säuregehalt an Verdauungsstörungen schuld ist, bedarf es einer genauen Prüfung der Beschäftigung, des Allgemeinbefindens, der Fäces der Ernährung, der
Beschaffenheit des Stuhlgangs u. s. w.

Bei hastigem Essen tritt ein Missverhältniss ein zwischen der
Stärke der motor. Function und der Säureproduction des Magens.

Ebenso tritt eine Störung ein bei Bildung organischer Säuren
(Fettsäure, Milchsäure) im Magen.

Drittens und zwar am häufigsten tritt die Dyspepsie ein bei
dem Zustand der reinen Hyperästhesie des Magens.

Wegen der sedativen Wirkung wird Na. bicarb. oft missbraucht
in zu grofser Menge; nicht mehr als eine Messerspitze sollte gereicht werden, oft genügt schon ein Stück trockenen Brodes oder
trockener Semmel zum Aufsaugen des Säureüberschusses.

                                                      C. Rosenthal.

V. Hanot, Note sur les modifications de l'appétit dans le cancer
du foie et de l'estomac. Arch. génér. de médecine 1893, Oct.

Wenn auch in der Mehrzahl aller Fälle von Leber- und Magenkrebs die Anorexie ein ständiges Symptom darstellt, welches sogar
bei der Stellung der Diagnose nicht unberücksichtigt bleiben darf,
so kommen doch auch zuweilen gerade entgegengesetzte Verhältnisse zur Beobachtung. So litt ein ca. 70 Jahre alter Patient mit
einem Epitheliom des Magens derart an Heifshunger und nahm so
grofse Mengen von Nahrungsmitteln zu sich, dass der Verdacht auf
Diabetes rege wurde, bis man endlich sein obengenanntes Leiden
entdeckte.

Aehnliche Fälle hat H. zu mehreren Malen beobachtet. Dieses
Erhaltensein des Appetits oder gar dessen Steigerung bei Magen-
Carcinombehafteten läfst sich vielleicht dadurch erklären, dass der
Tumor an einer Stelle der Magenschleimhaut sich befindet, wo wenig
peptische Drüsen vorhanden sind, und dass ferner keine begleiten-
den Magenschleimhautaffectionen, wie die Atrophie etc. vorliegen.
Aehnliche Beobachtungen, wie beim Carcinom des Magens kann

man auch zuweilen beim Leberkrebs machen. Auch hier kann in seltenen Fällen der Appetitmangel durch veritablen Heifshunger ersetzt werden; öfters bleibt auch der Appetit völlig normal.

C. Rosenthal.

---

1) **A. Dutil** et **H. Lamy,** Contribution à l'étude de l'artérite oblitérante progressive et des névrites d'origine vasculaire. Archives de méd. expérim. 1893, No. 1.

2) **Th. Oliver,** Acute toxaemic multiple Neuritis, terminating fatally within eleven Days. The Lancet 1893, 10. June.

3) **T. Davies Pryce,** On Diabetic Neuritis, with a clinical and pathological description of three cases of Diabetic Pseudo-Tabes. Brain. 1893, Autumn.

4) **A Kirchner,** Ein Fall von einseitiger Polyneuritis. Deutsche militärärztl. Zeitschr. 1893, No. 12.

5) **J. A. Adams,** Neuritis supervening during the treatment of chorea by arsenic. Lancet, 1894, p. 332.

1) Die Verff. untersuchten ein Bein, das wegen einer ischämischen Gangrän der 3. Zehe amputirt worden war, und fanden die von Fairdländer beschriebene Arteriitis obliterans und als Folgezustand derselben eine Neuritis vasculären Ursprungs. Die Gefäfse in den Nerven und in ihrer Umgebung zeigten die Erscheinungen der Endo- und Periarteriitis, das intrafasciculäre Gewebe war sclerotisch verändert und ein Teil der Nervenfasern war geschwunden, und zwar eine um so gröfsere Anzahl, je mehr man sich der Peripherie näherte. Klinisch hatte der Kranke an dem amputirten Bein folgende Erscheinungen gezeigt: Intermittirendes Hinken (Claudication) Cyanose und heftige neuralgische Schmerzen, dann Ulcerationen ecchymotische Flecke, Gangrän etc. — Die Arteritis obliterans tritt meist bei Männern im Alter von 30—60 Jahren auf; ihre Aetiologie ist unklar; sie ist unabhängig von Alcoholismus, Syphilis, Diathesen, Diabetes, Albuminurie. Meist werden die unteren Extremitäten zuerst befallen. — Bemerkenswert ist die Erscheinung des intermittirenden Hinkens (Claudication) mit neuralgischen Anfällen als erstes Zeichen der obliterirenden Arteriitis, das oft Jahre lang und anfallsweise der Gangrän vorausgeht.

2) Der Fall betrifft einen 48jährigen Mann der die Symptome einer acuten multiplen Neuritis zeigte und nach 11 Tagen starb. Das Leiden begann nach einmaligem reichlichen Genuss von Wein und verschiedenen Speisen mit Erbrechen, Fieber vagen Schmerzen, Erschöpfung, Delirien, Lähmung der Extremitäten sowie von Blase und Mastdarm, Sensibilitätsstörungen, Verlust der Patellarreflexe. O. will den Fall als toxämische Neuritis angesehen wissen. Die Section wurde nicht gestattet.

3) P. beschreibt 3 Fälle der sensorischen oder atactischen Form
der Neuritis bei Diabetes mit trophischen Störungen an den Zehen
(Ulcerationen, Gangrän etc.). Die 3 Fälle zeigten gemeinschaft-
lich: 1) Die chronische Natur des Leidens, 2) das Vorhandensein
der Ataxie, 3) den Mangel einer ausgesprochenen Lähmung, 4) das
Alter (40—50 Jahre), 5) das Vorwiegen sensorischer, vasomotori-
scher und trophischer Störungen und 6) die Verbindung dieser
Nervenstörungen mit starken Gefäsveränderungen. In einem der
3 Fälle wurde das Rückenmark untersucht und keine tabische Veränderung gefunden, in allen 3 Fällen zeigten die Nervenstämme
(Nn ischiadicus, tibialis etc.) eine parenchymatöse Degeneration mit
geringer Bindegewebswucherung; stets waren die Gefäse stark verändert und besonders war die Arteria tibialis posterior atheromatös.
— Als Ursache der Neuritis sind in erster Reihe die Ernährungsanomalien und dann die Gefäsveränderungen anzusprechen; eine
toxische Ursache lässt P. nicht gelten bei der diabetischen Neuritis.
Kalischer.

4) Ein Musketier (? alt) erkrankte zu einer Zeit wo er zu
häufigem Postenstehen kommandirt war, mit Schmerzen und Lähmung im rechten Arm, die rechte Gesichtshälfte wurde magerer.
Trotz des Beginns im Januar 1892 machte er noch das Manöver
mit und meldete sich im October krank. Beim Wachestehen trug
er das Gewehr meist auf der rechten Schulter. Im Lazareth wird
eine leichte rechte Facialisparese von peripherem Charakter konstatirt, die übrigen Hirnnerven sind frei. Ausserdem bestehen aber
Atrophieen und Sensibilitätsstörungen im rechten Deltoides (starker
Schwund mit entsprechender Functionsstörung), geringer waren
beide Arten der Störung im rechten Oberschenkel. Eine electrische
Behandlung in einem gröseeren Lazareth war erfolglos. Ein Jahr
nach Beginn der Erkrankung war das Leiden fortgeschritten, aber
mehr im Gesicht und Arm als im Bein, doch war auch hier die
Atrophie ausgebreiteter, der rechte Patellarreflex war schwächer
geworden, ebenso die electrische Erregbarkeit; dagegen bestanden
keine Sensibilitätstörungen und die Nervenstämme waren nicht
druckempfindlich. Dagegen schien eine Erkrankung der Rhom-
boidei rechts zu beginnen. Es wurde Jodkalium gegeben. Pat. wurde
kurz darauf als invalide entlassen.

Das Interesse des Falles liegt sobald man ihn als Neuritis auffasst, in der strengen Einseitigkeit der Erkrankung. Der Verf. lässt
zwar unentschieden, ob nicht ein spinales Leiden vorgelegen habe,
indessen dürften durch eine solche Annahme die Schwierigkeiten,
welche sich durch die Localisation für die Auffassung des Falles
ergaben, eher vermehrt als vermindert werden. (Ref.).

5) Die 11jährige Patientin bekam wegen Chorea 3 Mal täglich
kleine Dosen von Liq. Fowl. arsen. Am Ende der ersten Woche
liesen die choreatischen Bewegungen nach und es traten ohne in-
testinalen Störungen, Schwäche und Atrophie der Extremitätenmuskeln auf, sodass die Pat. in einen hilflosen Zustand kam. Die
Sensibilität zeigte ebenfalls Störungen, die Patellarreflexe fehlten.

Unter stimulirender und roborirender Diät und Anwendung des electrischen Stromes nahm die Krankheit im Verlauf der nächsten drei Monate eine günstige Wendung. Der Fall hat bei der sehr verbreiteten Anwendung des Arseniks in steigenden Dosen bei Chorea ein hohes practisches Interesse.   M. Brasch.

---

1) **R. B. Kimball,** A case of Myxödema with unusual features and rapid recovery. Medical Record. 1893, 23. Dez.

2) **C. F. Beadles,** The Treatment of Myxödema and Cretinism, being a Review of the Treatment of these Diseases with the thyroid Gland, with a table of 100 published cases. The Journal of Mental Scienc. 1893, Oct.

3) **W. W. Ord,** Some cases of sporadic cretinism, treated by the administration of thyroid extract. Lancet 1893, 4. Nov.

4) **A. G. Paterson,** A case of sporadic cretinism in an enfant; treatment by thyroid extract. Ebenda.

5) **J. B. Heller,** A case of sporadic cretinism treated by feeding with thyroid extract. Ebenda.

6) **T. S. Clonston,** The mental symptoms of myxödema and the effect on them of thyroid treatment. The Journal of Mental Science 1894, January.

1) Ein Fall von Myxödem, welcher ziemlich acut entstanden war und nach Einleitung der Behandlung mit Schilddrüsenextract (innerlich verabreicht) in wenigen Stunden (?) in Heilung überging. Noch nach Monaten befand sich die Patientin wohl.   M. Brasch.

2) B. bespricht auf Grund eigener Erfahrung sowie auf der Basis von 100 Fällen aus der Litteratur die Behandlungsweise des Myxödems und des Cretinismus mittelst der Schilddrüsen - Präparate. Er kommt zu dem Resultate, dass diese Behandlungsart alle anderen bei dieser Erkrankung übertreffe. Die Transplantation von Schilddrüsensubstanz hat sich bisher am wenigsten bewährt. Bei der subcutanen Injectionsmetode eines Schilddrüsenextractes ist die Dosis genau zu reguliren und nach dem Alter des Erkrankten, nach der Dauer des Leidens u. s. w. zu modificiren; eine kleinere tägliche Dosis ist gröfseren Dosen in Zwischenräumen gegeben vorzuziehen. Bei der innerlichen Einführung der Schilddrüsensubstanz (roh oder gekocht) ist die Schwierigkeit in der Fixirung der bestimmten Dosis hervorzuheben; die Drüse wechselt bei den einzelnen Tieren in ihrem Umfange je nach Art, Gröfse, Alter, Constitution des betreffenden Tieres. Jedenfalls muss der Kranke dabei dauernd unter ärztlicher Aufsicht bleiben. Die rohe Drüsensubstanz macht zuweilen gastro-intestinale Beschwerden. Der Gebrauch des Schilddrüsenextracts in Form eines Pulvers (Tablette, Kapsel, oder Pille) hat viele Vorteile und leistet das gleiche, wie die anderen Metoden. — Obwohl bei allen diesen Metoden nach gröfseren Dosen

des Extracts eine schnellere Wirkung eintritt, war der Effect bei
kleineren Dosen doch anhaltender und wohlthätiger. Neben dem
Extract sind Tonica zu geben; die Kopfschmerzen die bei dem
Gebrauch eintreten, schwinden zuweilen nach Nitroglycerin. — Bei
Cretins, die Zeichen des Myxödems zeigen, ist die Behandlung
möglichst früh zu beginnen und lässt sich bei einer Behandlung in
frühester Kindheit mit Schilddrüsenextract vielleicht eine bessere
Entwicklung bei ihnen erwarten.

3—5) Während Ord über 4 Fälle berichtet, teilen Paterson
und Heller je einen Fall von sporadischem Cretinismus mit, in
denen die Anwendung des Schilddrüsenextractes von dem besten
Erfolge begleitet war.

6) Eine Verlangsamung und Herabsetzung der geistigen Thä-
tigkeiten wurde nur in 8 von 109 Fällen von Myxödem vermisst;
in 15 Fällen (14 pCt.) bestanden Illusionen und Hallucinationen,
in 24 Fällen (22 pCt.) wirkliche Psychosen. In 8 Fällen bestand
allgemeine Gedächtnissschwäche. In vielen Fällen sind die Sinnesorgane geschwächt resp. afficirt und die Gemütsaffecte vermindert. Die Willensthätigkeit war oft bis zur völligen Willenslosig-
keit herabgesetzt. Nur in 2 von den Fällen bestand eine neurotische
hereditäre Anlage. — Bei der Anwendung des Schilddrüsenextracts
wurde $^1/_{16}$ Teil einer Schilddrüse pro die verabreicht, und zwar 2
Frauen, die neben dem Zeichen des Myxödems ausgesprochene psychische Störungen zeigten; beide Kranke wurden nach mehrmonat-
licher Behandlung körperlich und geistig erheblich gebessert, ja fast
geheilt. — In einem Falle von Myxödem mit Psychose, der zur
Section kam, fand sich (bei einem 60jährigen Individuum) Pigment-
anfüllung der Ganglienzellen, Neuroglia - Wucherung der Rinde,
und Vermehrung der Rundzellen in der weifsen Substanz.

S. Kalischer.

Lukasiewicz, Ueber Lichen scrofulosorum. Arch. f. Dermat. u. Syph.
XXVI. S. 33.

Verf. beobachtete 43 Kranke (35 m., 8 w.), welche alle die
characteristischen Erscheinungen des Lichen scrofulosorum darboten:
meist in Haufen und Kreislinien gruppirte, rote oder rotbraune, bis
stecknadelkopfgrofse Knötchen mit einem Schüppchen oder winzigen
Pustelchen an der Spitze, die vorzugsweise am Stamm, seltener auch
an den Extremitäten, ganz ausnahmsweise nur an den letzteren
allein localisirt sind. Daneben fanden sich häufig das schon von
Hebra beschriebene, eigentümliche Eczem der Regio pubica und
inguinalis und schlappe Pusteln mit hämorrhagischem Hofe hier und
an den unteren Extremitäten (Acne cachecticorum). Die gröfsere
Hälfte der Kranken war zwischen 10 und 20, der älteste 56 Jahre
alt. Bei der Mehrzahl waren noch andere scrofulöse Erscheinungen
vorhanden, bei einem bestanden Lymphadenome am Halse, 6 litten

an Lupus vulgaris, nur einer ging an allgemeiner Tuberculose zu
Grunde. 7 Pat. mit typischem Lichen scrofulosorum waren aber im
Uebrigen durchaus gesunde und kräftige Leute, welche allerdings
in der letzten Zeit in ihrem Ernährungszustande etwas verloren
hatten. — Die in 12 Fällen vorgenommene histologische Untersuchung zeigte, dass die Knötchen beruhen auf einem an den Haarbälgen um die Talgdrüsen, aber auch an den Schweifsdrüsen sich
bildenden und diese Drüsen allmälig absorbirenden, vorwiegend aus
spindelförmigen, epitheloiden Zellen zusammengesetzten Infiltrat, das
sich in streifenförmigen Zügen auch in die benachbarten Papillen
fortsetzt, und in späteren Stadien reichlich Riesenzellen enthält.
Von wahren Tuberkeln unterscheiden sich diese Infiltrate dadurch,
dals sie vascularisirt sind, keine scharfbegrenzte Knötchen bilden,
nur verhältnissmäfsig spärlich lymphoide Zellen enthalten und niemals Verkäsung zeigen. Bacillen wurden nicht gefunden, auch
Inoculationsversuche an Meerschweinchen verliefen stets resultatlos.
Dies, sowie der klinische, relativ gutartige Verlauf und das Fehlen
jeglicher Geschwürsbildung scheinen dem Verf. sehr bestimmt gegen
die von Jacobi, Hallopeau, Sack vertretene Ansicht zu sprechen,
dass der Lichen scrofulosorum eine wahre Hauttuberculose darstelle.
Seiner Meinung nach ist er nur der Ausdruck einer Ernährungsstörung überhaupt.　　　　　　　　　　　　　　　　　　H. Müller.

E. Welander, Kann die Behandlung mit Quecksilber Cylindrurie
und Albuminurie hervorrufen? Archiv f. Dermat. u. Syphyl. XXVI.
S. 331.

Verf. fand bei Syphilitischen, welche eine Quecksilberkur durch-
machten, überaus häufig eine Cylindrurie, die ihre Abhängigkeit
von der Quecksilberbehandlung dadurch documentirte, dass sie entsprechend dem Fortschreiten dieser bis zu ihrem Ende zunahm und
die letztere noch eine gewisse Zeit überdauerte. Hätte das Auftreten der Cylinder im Harn mit der Syphilis selbst in ätiologischem
Zusammenhange gestanden, so wäre natürlich zu erwarten gewesen,
dass dasselbe nicht am Schlusse, sondern am Anfange der Cur aus
deutlichsten ausgeprägt gewesen und im Laufe der Behandlung zugleich mit der Besserung der übrigen syphilitischen Erscheinungen
wieder rückgängig geworden wäre. Unter 100 genau untersuchten
Syphilitischen hatten vor dem Beginn der Quecksilbercur 83 keine,
16 einzelne, 1 wenige Cylinder; beim Schluss der Behandlung
wiesen nur 3 keine, 17 einzelne, 30 wenige, 17 viele und 33 sehr
viele Cylinder im Urin auf. Bei denjenigen Pat., welche noch
weiter beobachtet werden konnten, verloren sich mit der allmäligen
Abnahme der Quecksilberausscheidung auch die Cylinder wieder
und zwar verschwanden die letzteren viel eher aus dem Urin als
das Hg. Verf. schliefst aus den mitgeteilten Thatsachen, dass die
Elimination des Quecksilbers durch die Nieren sehr oft, vielleicht

in der Regel, eine Reizung dieses Organs veranlasst, welche sich in einer mehr oder weniger bedeutenden Cylindrurie äussert. Das Zustandekommen und die Intensität der letzteren wird wohl durch gewisse Momente, wie Constitution, Alter des Pat., Schwere der Syphilis (besonders tertiäre Formen), Art der Quecksilberzuführung beeinflusst, scheint aber, ähnlich der mercuriellen Stomatitis, hauptsächlich von einer individuellen Disposition abzuhängen. — Analog der beschriebenen Cylindrurie beobachtete Verf. auch eine im Laufe der Behandlung auftretende und diese einige Zeit überdauernde, zweifellos ebenfalls auf die Elimination des Hg durch die Nieren zurückzuführende Albuminurie. Er sah 18 derartige Fälle, welche alle dadurch besonders characterisirt waren, dass der Urin regelmäßig eine im Vergleiche zu dem stets sehr geringen Eiweißgehalt überaus grofse Menge von Cylindern enthielt, offenbar deshalb, weil die Albuminurie immer erst eintrat, nachdem sich bereits eine erhebliche mercurielle Cylindrurie entwickelt hatte. Nicht selten waren dann auch körnige und Epithelialcylinder nachzuweisen, während es sich sonst meist nur um hyaline handelte. — Einen bleibenden Nachteil scheint die durch das Quecksilber hervorgerufene Nierenreizung für den Pat. nicht zu haben, doch fand Verf. in einem Falle noch 10 Wochen nach Abschluss der Behandlung Albuminurie und bedeutende Cylindrurie. Jedenfalls sollte man bei jeder energischen Cur den Urin ebenso sorgfältig überwachen, wie das Zahnfleisch und den Darmkanal und namentlich wenn sich Epithelialcylinder zeigen, mit der weiteren Dosirung des Mittels vorsichtig sein. Ganz besondere Aufmerksamkeit ist natürlich bei Pat. geboten, die schon an einer chronischen Nephritis leiden.   •   H. Müller.

J. T. Duncan, Shall the term Autoinfection be retained? Medical News 1894, March 24.

Nach WILLIAMS ist die Selbst-Infection in einer grofsen Anzahl von Fällen möglich, aber sehr selten; BARNES glaubt, dass dieselbe häufig vorkomme; ersterer hält an dem bacteriellen Vorsprung der Selbst-Infection fest, während BARNES annimmt, dass dieselbe auch durch anderweitige Ursachen entstehen kann. Hält man an dem bacteriellen Ursprung fest, so ist die puerperale Infection identisch mit dem Wundfieber und an die Gegenwart von eitererregenden Mikroorganismen gebunden. Sonstige fieberhafte Zustände im Wochenbett dürfen dann nicht als wirkliches Puerperalfieber bezeichnet werden. — Vertritt man den bacteriellen Standpunct, so ist die Auto-Infection bedingt durch die Anwesenheit von eitererregenden Mikroorganismen (Streptococcus pyogenes, Staphylococcus, gonococcus, Bacterium coli) im Genitalcanal. — Wenn dieselben auch nachgewiesen sind, so sind sie doch jedenfalls nicht dort entstanden, sondern von aussen hineingebracht und können sie deshalb nicht als Ursache eines endogenetischen Puerperalfiebers bezeichnet werden.

— Eine andere Frage ist, ob die im Genitalcanal gefundene Bacterien wirklich infectiös sind? — Ein positiver Beweis ist mit Sicherheit noch nicht erbracht; der negative ist leicht zu führen. — D.
führt zu dem Zweck 11 Fälle aus seiner Praxis an, in welcher
eingehende operative Eingriffe gemacht worden sind, ohne dass
jemals eine Temperatursteigerung eingetreten ist; obwohl man annehmen kann, dass auch hier wohl Streptococcen im Genitalkanal
anwesend gewesen sind; dieselben sind aber nicht virulent; wodurch
sie dies werden, ist zweifelhaft. — Das von Barnes erwähnte Resorptionsfieber kann nicht als eigentliches Puerperalfieber bezeichnet
werden; deshalb sollte der Ausdruck Auto-Infection nicht mehr
gebraucht werden, da es in Wirklichkeit keine giebt. — Infolge
dessen ist es auch überflüssig, vor der Geburt die Scheide prophylactisch auszuspülen; und schliefslich kann Niemand mehr seine
eigene Nachlässigkeit mit dem Ausdruck Auto-Infection verdecken.

A. Martin.

G. M. Edebohls, The technique of total exstirpation of the fibro-
matous uterus.   The American Journal of Obstetrics. 1893, Vol. XXVIII.

E. befürwortet die Totalexstirpation des fibromatösen Uterus
der supravaginalen Absetzung gegenüber. Dabei bekämpft er die
Ansicht, als ob die Totalexstirpation per laparotomiam eine gefähr-
lichere und schwierigere Operation sei, als die Amputation. Es
wird dann die Technik der ersteren geschildert.

Vorbereitung der Pat., indem in Steifsrückenlage der Uterus
curettirt und mit Sublimatlösung ausgespült wird. Dann wird das
Uterusinnere mit Sublimatgaze ausgestopft und die Scheide fest
austamponirt. Dann Beckenhochlagerung.

Enthalten die Adnexe nichts für die Bauchhöhle gefährliches
und ist der Uterustumor nicht allzugrofs, so werden Tumor und
Adnexe, nach der Unterbindung zusammen entfernt.

Das geschieht, indem über die vordere Uterusfläche oberhalb
des Blasenansatzes von einem Ligament zum andern ein horizon-
taler Schnitt geführt wird. Dann wird die Blase und mit ihr die
Ureteren von ihrem unteren Teile tief ab und zur Seite geschoben.

Ein ähnlicher Lappen wird hinten verschnitten und abgelöst.

Dann Umstechung der Aa. uterinae, welche durch die Ausstopfung
des Scheidengewölbes sehr erleichtert ist. Zwei weitere Ligaturen
jederseits sichern Ligament. rotund. und infundibulo-pelvicum mit
der Spermatica. Die Ligaturen werden kurz geschnitten und nach
der Scheide gestülpt. Abschluss der Bauchhöhle indem die beiden
Lappen durch eine fortlaufende Lumbert'sche Naht vereinigt werden,
welche von einem Stumpf des Lig. infundibulopelvicum zum andern
läuft. Austupfen des Beckenraums mit trockener steriler Gaze.
Schliefslich wird in Steifsrückenlage die Scheidentamponade
entfernt und der subperitoneale Wundraum nach der Scheide

mit Gaze drainirt. — Enthalten Tuben oder Ovarium offenbar oder
wahrscheinlich infectiöses Material, so sollen sie erst ligirt und abgetragen werden.

Ist der Tumor sehr grofs, über den Nabel reichend und mehr
als ca. 4 Kilo wiegend, so wird um den Cervix nach Zurückstreifen
der Peritoneallappen eine Gummiligatur gelegt, die Geschwulst ab-
gesetzt, der Cervix cauterisirt und dann nur oben ausgelöst. Ebenso
werden multiple oder intraligamentär entwickelte Myome, welche
das Becken verlegen, erst enucleirt, um Platz zu schaffen.

Die Operation pflegt mit Umlagerung und Vorbereitung ca.
1 Stunde zu dauern.   A. Martin.

O. Wyss, Ueber Guajacolvergiftung. Deutsche med. Wochenschr. 1894,
    No. 13.

Ein neunjähriges Mädchen erhielt aus Versehen 5 ccm Guajacol. 15 Minuten später plötzlicher Anfall von hochgradiger Benommenheit und Apathie, dabei blaurotes gedunsenes Gesicht, ebensolche Bindehäute, Aufhebung von Hornhaut- und Pupillenreflex,
schneller Puls, häufige Brechbewegungen; Magenausspülung, Cam-
phereinspritzung. Im weiteren Verlauf der Vergiftung, die nach 3
Tagen mit dem Tode endete, zeigte die Pat. fahle Blässe, später
Icterus, Somnolenz mit Delirien, Temperaturerhöhung, Erbrechen,
Anschwellung der Unterkiefergegend und der Zunge, Ecchymosen,
auf der Haut der Glieder, Vergröfserung der Leber, der Milz, des
Herzens; die Leberanschwellung war etwa nach 4½ Stunden sehr
erheblich. Im Urin der späteren Zeit Eiweifs, Blut, reducirende
Substanz. Die Section ergab entsprechende Befunde: Icterus, Ecchy-
mosen auf Haut und serösen Häuten, Schwellung der drüsigen
Organe der Mundhöhle, Schwellung der Darmfollikel, kolossale
Vergröfserung der Leber und Milz, viel Schleim in Magen und
Bronchien, Gallenwege frei, erweitertes, mit bräunlichen Gerinnseln
erfülltes Herz, Hyperämie und trübe Schwellung der Nieren, Verfettung der Epithelzellen derselben und der Leberzellen, Trübung
der Herzmuskelfasern. Die Untersuchung des in der Blase vorhandenen Urins ergab Hämoglobin, Albumin, Gallensäuren, Cylinder, rote Blutkörperchen und ein eigentümliches Sediment, wahrscheinlich eine Guajacolverbindung. Mit letzterer und mit Hämoglobin zeigten sich auch bei der späteren histologischen Untersuchung,
die im Uebrigen nichts Bemerkenswertes ergab, die Nierenkanälchen
zum grofsen Teil verstopft. Die Untersuchung des Blutes während
des Lebens endlich ergab einen hochgradigen Zerfall der roten
Blutkörperchen und ein Ueberwiegen der grofsen Lymphocyten gegenüber den gewöhnlichen Formen der weifsen.   Fr. Strassmann.

H. Schultz, Eine Methode zur Bestimmung des gesammten Schwe-
felgehaltes im Harn. Pflüger's Arch. Bd. 56. S. 57.

Die Methode besteht darin, dass der Harn mit rauchender Salpetersäure in kleinen speciell für diesen Zweck construirten retortenartigen Glasgefässen oxydirt und
alsdann die gesammte gebildete Schwefelsäure überdestillirt und in Wasser aufgefangen
wird. Schliesslich wird der in dem Glasgefäss gebliebene Rückstand bis zum Schmelzen erhitzt, die Schmelze in Wasser und etwas Salzsäure gelöst, mit der erst erhaltenen Lösung vereinigt und die Schwefelsäure in der gewöhnlichen Weise mit Chlor-
baryum bestimmt. Die Controllanalysen mit anderen gebräuchlichen Methoden der
Schwefelbestimmung zeigen sehr gute Uebereinstimmung. Der Vorzug dieser Methode
vor der bisher benutzten Schmelzung mit Kalisalpeter besteht vor Allem darin, dass
man die grosse Quantität von Nitraten vermindert, welche die Bestimmung sehr umständlich, unter Umständen auch ungenau machen.   E. Salkowski.

A. Whitfield, Note on the Chemistry of muscle. Journal of Physiol.
XVI. 487.

W. gelangt zu folgenden Schlussfolgerungen: 1) das Myosin ist kein Nucleoalbumin, da es keine merkliche Quantität Phosphor enthält, bei der Magenverdauung nur
einen unbedeutenden nicht phosphorhaltigen Rückstand hinterlässt, in das Blutgefäss-
system von Kaninchen injicirt, keine intravasculäre Gerinnung verursacht. 2) Der
Muskel enthält kein Nucleoalbumin, da er bei der Magenverdauung nur einen unbedeutenden Rückstand liefert, der keine merkliche Quantität Phosphor enthält. 3) Der
Muskel enthält weder Pepton noch Albumosen. Betreffs der angewandten Methoden
vergl. das Orig.   E. Salkowski.

F. Müller, Ueber Hämatoporphynurie und deren Behandlung.
Wiener klin. Wochenschr. 1894, No. 14.

Eine schwere Hystero-Neurasthenica scheidet nach 5 Monate langem, fast täglichen
Gebrauch von je 1 g Sulfonal (wegen Schlaflosigkeit) einen dunkelbraunen hämatopor-
phyrinhaltigen Harn aus, unter gleichzeitigem Auftreten eines rapiden geistigen und
körperlichen Verfalles und fadenförmigen Pulses; dabei war der Hämoglobingehalt des
Blutes laut Aussage des Hämometers auf unter die Hälfte der Norm gesunken, bestand starke Obstipation und Oligurie. Aussetzen von Sulfonal brachte weder die
Hämatoporphynurie noch den Verfall zum Schwinden, wohl aber tägliche Gaben von
5—8 g Natr. bicarb., die Verf. auf Grund der enormen Hyperacidität des Harns und
der danach anzunehmenden gesunkenen Alcalescenz des Blutes gab. Als nach drei
Wochen Natr. bicarb. fortgelassen wurde, stellte sich schon nach 4 Tagen wieder
Hämatoporphynurie ein, weshalb Natr. bicarb. durch Monate gegeben werden musste;
dabei wurde der Harn normal, der Hämoglobingehalt des Blutes hob sich fast bis auf
die Norm, die Neurasthenie bessert sich zusehends. Auch in einem zweiten Falle
eines Tabikers schwand unter Alcalitherapie die Hämatoporphynurie, die durch 2 Monate langen Gebrauch von ½—1 g Sulfonal pro die hervorgerufen war.   J. Munk.

E. Schultze, Hämatoporphyrin im Harn nach Trional. Deutsche
med. Wochenschr. 1894, No. 7.

Eine schwere Melancholica, die schliesslich die Nahrung verweigerte und an
starker Obstruction litt, erhält wegen Schlaflosigkeit 4 Wochen lang abendliche Dosen
von Trional (einem Sulfonkörper, bei dem an Stelle einer Methylgruppe des Sulfonals
eine Aethylgruppe getreten ist) zu je ½—1½ g, im Ganzen rund 25 g und entleerte
in der letzten Woche einen schmutzig-rotbraunen Harn, in dem die chemische und
spektroskopische Untersuchung Hämatoporphyrin nachwies; wenige Tage danach trat

unter schnell zunehmendem Verfall der Tod ein. Beachtenswert ist die relativ geringe Gabe von Trional, verglichen mit Sulfonal, die hier zur Hämatoporphynurie und weiterhin zum Verfall geführt hat; doch dürfte dafür auch die Nahrungsverweigerung erheblich in Anschlag zu bringen sein.   J. Munk.

W. N. Massin, Ein Fall von angeborenem Epitheliom, entstanden aus dem Schmelzorgan. Virchow's Arch. Bd. 136. p. 328.

Bei einem neugeborenen Kinde saßen 2 Geschwülste am freien Rande des Zahnfleisches des Oberkiefers von Bohnen- und Kirschengröße, die sich ohne Mühe durch Scheerenschnitt entfernen ließen. Die microscopische Untersuchung ergab ein Epitheliom ohne atypische Wucherung des Epithels, das offenbar durch Wucherung der Zellen des Schmelzorgans entstanden war. Der Fall ist ein Unicum; denn die einzigen hierher gehörenden Tumoren, die Kiefercysten, welche gleichfalls vom zahnbildenden Epithel ihren Ursprung nehmen, unterscheiden sich von dem oben beschriebenen Epitheliom scharf durch ihren cystischen Bau; ferner sind sie stets erworben, nicht angeboren und entwickeln sich in der Dicke des Kiefers, nicht polypenförmig an der Oberfläche des Zahnfleisches. Die anderen Geschwülste des Zahnfleisches, die Fibrome, Sarcome, Rhabdoomyome, haben mit dem hier beschriebenen Epitheliomen noch weniger gemein. Die Gutartigkeit der letzteren ließ sich bereits aus der microscopischen Untersuchung schließen; auch ist bisher kein Recidiv bei dem Kinde aufgetreten.
                                                                    M. Rothmann.

H. Ruge, Ueber die Centralfäden in den CURSCHMANN'schen Spiralen. Virchow's Arch. Bd. 136, p. 336.

Diese Arbeit giebt im Wesentlichen eine Bestätigung der von A SCHMIDT beim Asthma bronchiale gewonnenen Resultate. Die Centralfäden der CURSCHMANN'schen Spiralen bestehen aus Schleim; als Schleimfärbung empfiehlt Verf. neben Thionin u. Triacid vor allem die bekannte GRAM-GÜRTNER'sche Bacterienfärbung. In Betreff der Entstehungsart der Centralfäden tritt Verf. nicht der SENATOR'schen Erklärung bei, nach der das Durchpressen der weichen Mucin-Massen durch eine enge Oeffnung in ein weites Rohr die Spiralbildung erzeugt, sondern nimmt mit A. SCHMIDT an, dass die spiralige Drehung bei der Fortbewegung schon in den feinsten Bronchiolen beginnt.
                                                                    M. Rothmann.

C. Beck, Empyem und seine Behandlung. New-York. med. Wochenschr. 1893, No. 10.

Zu Gunsten der Rippenresection, von der Verf. bereits vor 7 Jahren 24 Operationsgeschichten veröffentlicht hatte. Er führt diese Resection immer in der vorderen Axillarlinie an der 6. Rippe aus und spült dann mit $^{1}/_{2}$ p m. Sublimatlösung aus um festere Eitermassen etc. zu entfernen. Von 112 neueren von Verf. ausgeführten Rippenresectionen bei Empyem betraf 87 Kinder unter 8, 32 solche von 3—5, 19 Kinder von 5—10 und 9 Kinder von 16—16 Jahren und nur 15 Erwachsene über 16 Jahre. Die Sterblichkeit betrug 12, davon kamen 7 auf die 15 Erwachsenen. 95 waren einfache acute Fälle, 17 complicirte. Unter 5 doppelseitigen Empyemen genasen 4, alle sog. stinkenden Empyeme (mit pyämischen Complicationen) starben, ebenso von 5 Fällen, in denen die ESTLANDER'sche Thoracoplastik in Frage kam 3 und von den beiden überlebenden behielt 1 eine Fistel zurück. In einem Fall von Empyemfistel. wurden zur Verkleinerung der Höhle die 3. bis 7. Rippe einfach durchschnitten und sammt dem Periost in die Höhle hinabgedrückt. Von 58 frühzeitig Operirten genasen alle, und nach Abzug der tuberculösen und pyämischen Patienten kommen nur 5 Todesfälle auf Rechnung der Operation. In Bezug auf die Ursache des Empyem's fand Verf. Pleuropneumonie mit 79 Fällen vertreten, dann kommt Scharlach mit 8, Puerperium resp. Sepsis mit 4, Keuchhusten mit 2 und Diphtheritis mit 1 Fall. (Beigefügt ist eine Anzahl von kurzen Krankengeschichten, welche allerlei diagnostische Irrthümer und Unglücksfälle bei Empyem illustriren sollen. Nicht weniger als 8 Mal wurde Verf. hinzugerufen, um in die Pleurahöhle gefallene Drainageröhren herauszuholen).

P. Güterbock.

Riedinger, Zur Kenntniss der Verrenkungen in den Interphalangealgelenken der Finger und der Zehen. Deutsche Zeitschr. f. Chir. XXXVI. S, 628.

R bringt nach einigen Bemerkungen über den Mechanismus der hiehergehörigen Verletzungen eine ausführliche Beschreibung einer incompleten Luxation des 2. Phalanx nach innen durch einseitige Ueberlastung des ersten Interphalangeal - Gelenks entstanden bei einem 26jährigen Manne durch Sturz auf den erst flectirten, dann vorgestreckten Finger beim Barrenturnen. Reduction gelang leicht durch Zug in der Längsaxe des Fingers. — Den drei bis jetzt bekannten Luxationen in den Zwischengelenken der Zehen fügt Verf. einen vierten ausserdem hinzu. Die 29jähr. Pat. nur mit Strümpfen bekleidet, war 1 m hoch von einer Treppe herabgesprungen und traf mit dem rechten Fuß „zu kurz" auf, indem die Fußspitze auf die vordere Kante eines Steines stieß, der sich zwischen 1. und 2. Zehe drängte. Die zweite Zehe erschien in der Gegend des ersten Interphalangealgelenkes nach hinten eingeknickt und um 7 mm verkürzt, während das Capitulum der 1. Phalanx noch abwärts gerichtet war und dabei die Basis des 2. Gliedes hinter dem Capitulum lag. Zug in der Richtung nach vorn bewirkte völlige Reduction. (Gegenüber der gegentheiligen Behauptung R.'s weist Ref. darauf hin, dass von ihm im XXX. Bd. des Arch. f. klin. Chir. ein Fall von seitlicher Luxation der Endphalanx des Daumens beschrieben ist).

P. Güterbock.

L. v. Lesser, Schweissfuss und Plattfuss. Deutsche med. Wochenschr. 1893, No. 44.

Unter 189 von 1882—1892 behandelten Plattfussfällen betrafen 98 Männer und 91 Frauen, von ersteren hatten 51.0 pCt., von letzteren 27.4 pCt Schweissfuss. Verf. glaubt, dass ausser nervösen Einflüssen hier Ernährungsstörung eine Rolle spielt.

P. Güterbock.

M. Schede, Ein verbesserter Scoliosenapparat. Archiv f. klin. Chir. XLVI. S. 482.

Die Verbesserungen des in seinen Einzelheiten ohne Abbildung nicht verständlichen Apparates beziehen sich auf das Hauptgerüst, das früher einem Krahne gleich, jetzt aus einem hohen Bogen mit 2 Trägern besteht, ferner in der Application eines besonderen Rahmens zur bessern Fixation des Schultergürtels und in Gliederung des die Hüfte umgebenden Ringes. Derselbe, aus 4kantigem gebogenen Eisenstab gefertigt kann nach Belieben in seinen einzelnen Teilen auseinandergenommen und wieder zusammengefügt werden.

P. Güterbock.

E. Fuchs, Keratomycosis aspergillina. Wiener klin. Wochenschr. 1894, No. 17.

Bei einem 53jährigen Manne war die Bindehaut am rechten Auge geröthet und am oberen Lide durch papilläre Wucherungen verdickt. Die Hornhaut, von einer starken Ciliarinjection umgeben, zeigte in ihrem mittleren Teil eine intensiv graue Trübung, welche mit einem scharfen buchtigen Rande gegen den durchsichtigen Randteil abgegrenzt war. Entsprechend der Ausdehnung der Trübung war die Oberfläche der Hornhaut leicht abgeflacht und von einer gelbweissen, bröckeligen, trockenen Masse belegt. Die erkrankten Hornhautteile wurden entfernt. Es fand sich, dass darin massenhafte Pilze vorhanden waren, die sich als Aspergillus fumigatus erwiesen. Letzterer ist als Ursache der Cornealaffection anzusehen.   Horstmann.

Dreyfuss, Beitrag zur Casuistik der Naseneiterungen. Wiener med. Presse 1894, No. 10.

Mitteilung eines Falles von eitriger Periostitis der linken unteren Muschel infolge von Zahncaries. Die Muschel war stark geschwollen, enthielt Eiter der mittelst einer PRAVAZ'schen Spritze entleert wurde. Entfernung der Wurzel des zweiten Prämolar; Anbohrung der Oberkieferhöhle ergab keinen Eiter. Langsame Heilung.

W. Lublinski.

Zwaardemaker, Athembeschlag als Hülfsmittel zur Diagnose der nasalen Stenose. Fränkel's Arch. f. Laryngologie I. H. 2.

Wenn man einen kalten Spiegel unter die Nase hält, erscheinen bei der Exspiration zwei Flecken — Athemflecken — die bei normaler Nase symmetrisch sind u. es während des Verschwindens auch bleiben. — Bei einer Asymmetrie derselben kann man eine Verengerung Seite nasalen Luftweges auf der Seite annehmen, wo der Flecken am kleinsten ist. Ueber den Sitz der Stenose kann man daraus nicht urteilen; es ist aber wahrscheinlich, dass eine Verengerung im vorderen Teil den Atemflecken stärker verkleinern wird als im hinteren Teil. Die Atemflecken teilen sich beim Verschwinden in einen lateralen und einen medialen Teil, wahrscheinlich ist das durch die untere Muschel bedingt. Auch ist diese Methode im Stande, Paresen des weichen Gaumens zu erkennen, wenn beim Phoniren der verschiedenen Vocale sich auf dem Spiegel Atemflecke zeigen, ein Beweis, dass ein Teil der Luft durch die Nase geht.

W. Lublinski.

J. Sobotka, Ueber einen Fall von Arthritis blenorrhoica. Prager med. Wochenschr. 1893, No. 25.

Metastatische Erkrankungen — insbesondere der Gelenke — sind im Gefolge der Blenorrhoea neonatorum bisher nur äusserst selten beschrieben worden. In einem vom Verf. beobachteten Falle traten bei einem sonst gesunden Kinde, das an intensiver Blenorrhoe der Bindehaut litt, zwischen der 2. und 5. Woche an verschiedenen Gelenken nacheinander schmerzhafte Schwellungen auf, und es kam zur Bildung von periartikulären Abscessen. In dem Eiter der letzteren, ebensowie in dem von der Bindehaut abgesonderten Eiter, konnte Verf. einen Diplococcus nachweisen, der durch seine typische Lagerung, zumeist in den Zellen, und durch sein Verhalten gegen Farbstoffe, als der Gonococcus Neisser sich erkennen liefs. (Reinkulturen hat Verf. nicht dargestellt).

Stadthagen.

J. Ritchie, Brief notes of several cases of acute diarrhoea treated with ceratin-coated carbolic acid pills. The Lancet 1893. No. 25.

In den verschiedenartigsten Fällen von acuter Diarrhoe, auch in solchen, bei denen die gewöhnlich zur Anwendung gelangenden Mittel absolut unwirksam blieben, brachten keratinirte Carbolpillen baldige Besserung und Heilung. In keinem dieser Fälle wurde der Urin nach Anwendung der genannten Pillen verfärbt gefunden. In der Regel genügte die Darreichung von 6 Pillen (2½ g). Niemals waren mehr als 12 erforderlich. Schmerzen im Abdomen kamen gleichfalls in keinem Falle zur Beobachtung.

C. Rosenthal.

G. Meyer, Mitteilung zweier Fälle von acutem Gelenkrheumatismus. Berliner klin. Wochenschr. 1894, No 16.

Ein 49jähriger Mann erkrankte an acutem Gelenkrheumatismus; am 6. Tage wurde der Kehlkopf mit betroffen (wahrscheinlich durch die höchst seltene rheumatische Erkrankung seiner Gelenke), am 9. Tage entwickelte sich eine Thrombose der rechten Schenkelvene. Am 4. Tage der Krankheit wurde der in derselben Wohnung befindliche 5jährige Sohn des Pat. ebenfalls von acutem Gelenkrheumatismus befallen. Ausgang in Heilung in beiden Fällen. Perl.

M. H. Bourges, Myélite diffuse aigue expérimentale produite par l'érysipélocoque. Archives de méd. 1893, No. 2.

Experimentell wurden Lähmungen bereits durch das Gift der Diphtheritis bei Hunden erzeugt, Myelitis durch das Bacterium coli, Amyotrophien durch den Streptococcus bei Kaninchen. Nun gelang es B., bei Kaninchen eine diffuse acute Myelitis durch Inoculation von abgeschwächtem Erysipelas-Coccen zu erzeugen. Die Impfung (3 g einer erheblich abgeschwächten Cultur) geschah am 4. April, war von geringer localer Reaction, doch nach ca. 5 Tagen von completer Paraplegie, Diarrhoeen, Sphincterenlähmung gefolgt. Das Tier magerte schnell ab und zwar besonders an den Hüft-Muskeln; nach 15 Tagen starb das Tier, nachdem vorher ein grosser Decubitus entstanden war. Die Section erwies eine Myelitis acuta mit Körnchenzellenbildung, welche fast den ganzen Rückenmarksquerschnitt in der Lendenanschwellung einnahm und in der ganzen Höhe des Rückenmarks die graue Substanz und die Nervenzellen verändert hatte. — Die Rückenmarkswurzeln waren nur in der Höhe der Lendenanschwellung verändert, die peripherischen Nerven waren intact, die Muskeln waren entartet (dégénérescence granulo-graisseuse) besonders von den am meisten gelähmten und atrophischen hinteren Extremitäten. S. Kalischer.

H. Oppenheim u. H. Hoppe, Zur pathologischen Anatomie der Chorea chronica progressiva hereditaria. Archiv f. Psychiatrie etc. 1893, XXV. 3. H.

Die Verff. untersuchten pathologisch-anatomisch zwei Fälle von chronischer progressiver Chorea, die klinisch den bekannten typischen Verlauf zeigten, nur mit dem Umstande, dass in der einen Familie die Mitglieder erst in höherem Alter (zwischen 60 und 70 Jahre) von der Krankheit befallen wurden. In beiden Fällen fanden sich Atrophie der Hirnwindungen, besonders im Gebiet der Centralwindungen und des oberen Scheitel- und Hinterhauptlappens. In einem Falle bestand ausserdem Hydrocephalus externus, während in dem anderen Pachymeningitis interna membranacea hämorrhagica vorlag; ausserdem waren Veränderungen in den Meningen u. s. w. vorhanden. Wichtiger war der Befund von disseminirten heerdartigen Entzündungsprocessen mit dem Ausgang in Sclerose in der Rinde und in der subcorticalen Marksubstanz und der Schwund der kleinen Ganglienzellen an der Grenze der ersten und zweiten Rindenschicht. Die peripherischen Nerven waren in beiden Fällen degenerirt. Das Rückenmark zeigte unregelmäfsige, diffuse, geringfügige anatomische Veränderungen, die auf Wucherung der Glia und der Gefälse zurückzuführen waren. Die Verff. halten für den wesentlichen Befund bei der Chorea chronica hereditaria progressiva eine miliare, disseminirte Encephalitis corticalis und subcorticalis. S. Kalischer.

M. Bernhardt, Mitteilung eines Falles von isolirter peripherischer Lähmung des n. suprascapularis dexter. Berl. klin. Wochenschr. 1894, No. 2.

Ein 28jähr Mann erkrankte an reifsenden Schmerzen und Schwäche im rechten

Arm. Status: Schulterblatt tieferstehend und von der Wirbelsäule entfernter als das linke. Beide Grätengruben verflacht. Deltoid., Rhomboid., Levator ang., Trapes., Serrat. intakt. Der Arm kann in keiner Ebene über die Horizontale bewegt werden, ohne dass es besonderer Anstrengungen des Deltoid. u. Cucull. bedürfte, dann erfolgt ein hörbarer Ruck und die Bewegung gelingt. Der Verf. erklärt diesen Vorgang folgendermassen: der infolge Lähmung des Supraspinatus seines „Aufhängebandes" (DUCHENNE) beraubte Humerus ist subluxirt, bei Beginn der Erhebung des Arms verstärkt sich diese Luxation, der Deltoides und Cucullaris reponirt sie und führt dann die weitere Erhebung fort. Das Auswärtsrollen war behindert. Der Infraspinatus war unerregbar. Beim Schreiben und Nähen erwuchsen dem Pat. grofse Schwierigkeiten, auf die schon DUCHENNE hinwies.   M. Brasch.

H. Helbing, Zur Behandlung der „erfrorenen Nase". Therap. Monatsh. 1894, No. 1.

Verf. empfiehlt zur Wiederherstellung des Tonus der Gefäfse die Anwendung eines mäfsig starken constanten Stromes durch 6—10 Minuten. Am besten werden beide Pole an die Seitenflächen der Nase applicirt und hier langsam streichend hin- und herbewegt; bei sehr empfindlichen Pat. kann man auch die Anode aus Os zygomaticum anlegen und mit der Kathode die Nasenseiten bestreichen. Die Sitzungen müssen in zwei- bis dreitägigen Zwischenräumen öfters, gewöhnlich wenigstens 10 bis 15 Mal, wiederholt werden. — In den meisten der 21 so behandelten Fälle erfolgte vollständige Heilung.   H. Müller.

R. L. Bowles, Ueber den Einfluss der Sonnenstrahlen auf die Haut. Monatsh. f. pract. Dermat. XVIII. No. 1.

Verf. begründet mit zahlreichen Beobachtungen die auch schon von anderen Autoren vertretene Ansicht, dass der sog. Sonnenbrand, das Eczema solare, wie es in besonders intensiver Weise auf den Gletschern und Schneefeldern des Hochgebirges zu entstehen pflegt, nicht durch die Wärme, sondern durch die ultravioletten Strahlen des Sonnenlichtes, welche der Schnee zurückwirft, hervorgerufen wird. Auf ähnlichen ursächlichen Momenten scheinen ihm auch die Schneeblindheit, der Sonnenstich und die bekannten Wirkungen des electrischen Lichtes zu beruhen.   H. Müller.

A. Reizenstein, Ueber die Altersveränderungen der elastischen Fasern in der Haut. (Aus der Privatklinik f. Hautkrankheit des Dr. J. NEUBERGER in Nürnberg). Monatsheft f. pract. Dermat. XVIII. No. 1.

Verf. konnte die von SCHMIDT beschriebenen Veränderungen (hyaline Aufquellung, Schollenbildung, körnigen Zerfall der elastischen Fasern) im Wesentlichen bestätigen, indess fanden sich dieselben nicht blos bei Individuen von über 40 Jahren, sondern auch bei viel jüngeren. Es scheint also entweder die Grenze, in welcher degenerative Veränderungen auftreten eine viel niedrigere zu sein, als SCHMIDT annahm, oder es können auch andere Processe als senile Atrophie zu derartigen Bildungen führen.   H. Müller.

Ostermann, Zur practischen Bedeutung der Salzwasserinfusion bei acuter Anämie. Therap. Monatsh. 1893, No. 10.

Verf. empfiehlt auf das Wärmste die subcutane Kochsalzinfusion als eine Methode, welche geeignet ist, die acute Anämie aufs schnellste und sicherste zu bekämpfen, und dabei völlig ungefährlich ist.   Er hat dieselbe nicht nur in der Geburtshilfe — in der A. MARTIN'schen geburtshülflichen Poliklinik — bei sehr starken Blutungen, sondern auch in der Gynäkologie bei schwerem Collaps infolge innerer Nachblutung nach Laparotomien mit ausgezeichnetem Erfolge angewandt.   Ferner sei die prophylactische Anwendung — die Kochsalzinfusion vor der Operation — in allen Fällen indiciert, wo an stark anämischen Personen operirt werden muss, und ein weiterer Blutverlust bei der Operation zu erwarten ist.   Verf. empfiehlt deshalb, der prophylactischen Infusion bei Laparotomien und namentlich bei Placenta praevia eine gröfsere Berücksichtigung als bisher angedeihen zu lassen.   A. Martin.

H. R. Spencer, Ovariotomy on a patient in her eighty-third year. British med. Journ. 1893, Dec. 9.

S. entfernte bei einer 82 ½ Jahr alten Pat., von sonst sehr guter Gesundheit, eine multiloculäre Cyste des linken Ovarium; der Stiel war 1 ½ Mal um seine Axe gedreht.   Die Reconvalescenz war gestört durch eine leichte psychische Störung und einer Bronchitis; nach 7 Wochen verliefs Pat. gesund das Hospital. — Bisher sind nur noch 3 Fälle bekannt, wo bei über 80 jährigen Frauen eine Ovariotomie gemacht worden ist; von diesen war nur eine einige Wochen älter wie obige Pat.; — alle sind genesen.   A. Martin.

E. Finotti, Bericht über 80 weitere, wegen Tumor am weiblichen Genitale ausgeführte Laparotomien. Aus der chir. Klinik des Prof. C. NICOLADONI in Innsbruck. Wiener med. Presse 1893, No. 43 u. 46.

Statistische Uebersicht, berücksichtigend Befund vor und während der Operation, Art des Eingriffs, Diagnose, ev. Sectionsbefund. Wegen Erkrankungen der Ovarien wurden 40, des Uterus 36 Laparotomien gemacht.   A. Martin.

E. Fränkel, Ueber einen Fall von dauernder Heilung einer doppelt-mannsfaustgrofsen Pyosalpinx durch wiederholte vaginale Punction und Ausspülung des Sackes. Wiener med. Presse 1893, No. 44.

Inhalt der sehr interessanten Beschreibung in der Ueberschrift.   A. Martin.

W. H. Thompson, Verlangsamen Atropin und Morphin die Absonderung des Harns? Arch. f. Anat. u. Physiol. 1894, p. 117.

Atropin zu 0.5—2.0 mg pro Kilo an Hunde intravenös verabreicht, vermag in dem Sinne eine Aenderung der Harnsecretion hervorzurufen, dass sich in der ersten Stunde nach der Injection die Harnmenge vermindert unter beträchtlicher Verarmung an Harnstoff. Der nicht in Form von Harnstoff durch den Harn ausgeschiedene Stickstoff bleibt vom Atropin unbeeinflusst. Da die gegebenen Atropinmengen den Blutdruck nicht beeinflussen, so ist der Grund der Harnverminderung in der Niere selbst zu suchen, doch ist es bemerkenswert, dass Zufuhr harnfähiger Stoffe z. B. Harnstoff zum Blute hinreicht, die Atropin-Hemmung zu überwinden.

Eine dem Atropin gleichsinnige Veränderung der Harnsecretion ruft auch Mor-

phin hervor. Der Injection folgt hier eine Blutdrucksenkung, die schon an und für
sich zur Harnverminderung führen muss.

Wenn die vergiftete Niere wieder thätig wird, liefert sie geringe harnstoffarme
Harnmengen; es kann somit während der Vergiftung die Harnstoffbildung oder Harn-
stoffzufuhr zur Niere keine normale gewesen sein, da sonst der Harn bei geringem
Volum an Harnstoff relativ reich sein müsste.　　　　　　　　　　　Pohl.

E. Harnack u. W. Hochheim, Ueber die Temperatur erniedri-
gende Wirkung krampferregender Gifte. Zeitschr. f. klin. Med. XXV.
p. 16.

Im Widerspruch zu der allgemein angenommenen Ansicht, dass die Muskelkrämpfe erzeugenden Gifte die Körpertemperatur steigern, finden sich in der Litteratur
vereinzelte Angaben von einer temperaturherabsetzenden Wirkung derselben. Bei der
auf diesen Punkt hin systematisch durchgeführten Untersuchung ergab es sich, dass
insbesondere am Kaninchen und Meerschweinchen nach Santonin und seinen Derivaten,
nach Pikrotoxin, Brucin und Strychnin unabhängig von auftretenden Krämpfen die
Temperatur herabgesetzt wird. Beim Hunde ist die Wirkung wenig deutlich. Durch
Combination der Krampfgifte mit Narcoticis kann die Temperatur in einzelnen Fällen
bis auf 27° herabgedrückt werden.

Was die Genese dieser Erscheinung anbelangt, so neigt H. zur Annahme einer
erregenden Wirkung auf Hemmungsapparate der Wärmeproduction.　　　Pohl.

H. Flatten, Vergiftung durch Carbolineum. Vierteljahresschr. f. gerichtl.
Med. 1894, S. 316.

Nach Trinken eines Schluckes Carbolineum, das 85 pCt. Phenole, 6.5 Kohlen-
wasserstoffe, 1 pCt. Pyridinbasen und 8 pCt. Wasser enthielt, verfiel ein 52jähriger
Mann in Coma, starb nach 10 Stunden. Die Section ergab trübgelben Urin, Ecchy-
mosen im Magen und Dünndarm, Trübung der Nierenrinde, flamingorote Färbung im
Rachen, Kehlkopf, Luftröhre, zellig fibrinöse Pneumonie im rechten Unterlappen.
Auffallend war ferner, dass bei der Section der anfangs hell orangene Dünndarm durch
Luftzutritt dunkelbraungrün wurde (Bildung von Hydrochinon aus im Darm enthaltenen
Phenolen).　　　　　　　　　　　　　　　　　　　　　Fr. Strassmann.

P. W. Williams, On Chloralose poisoning. The Praetitioner 1894,
Febr.

W. wandte bei einer neurasthenischen Dame von 42 Jahren an zwei aufeinanderfolgenden Abenden das neuerdings von Richet und Hanriot als ganz ungefährliches
Schlafmittel empfohlene „Chloralose" in der angegebenen Dosis von 0.6 g an. In der
ersten Nacht traten schwere Träume ein; in der zweiten Nacht folgte ein heftiger
Erregungszustand mit ängstlicher Verkennung der Umgebung, der etwa 5 Stunden
dauerte, durch Morphium nicht beseitigt wurde und keine Erinnerung hinterliess.

In einem zweiten, kurz erwähnten Falle stellte sich nach der gleichen Dosis ein
halbcomatöser Zustand ein.　　　　　　　　　　　　　　　　　Fr. Strassmann.

Einsendungen für das Centralblatt werden an die Adresse des Hrn. Prof. Dr. M. Bernhardt (Berlin W.
Französische Strafse 21) oder an die Verlagshandlung (Berlin NW., 68. Unter den Linden) erbeten.

Verlag von August Hirschwald in Berlin. — Druck von L. Schumacher in Berlin.

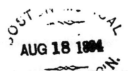

AUG 18 1894

Wöchentlich erscheinen 1—2 Bogen; am Schlusse des Jahrgangs Titel, Namen- und Sachregister.

Ce t

für die

medicinischen Wissenschaften.

Unter Mitwirkung von

Prof. Dr. H. Senator und Prof. Dr. E. Salkowski,

redigirt von

Prof. Dr. M. Bernhardt

in Berlin.

Preis des Jahrgangs 20 Mark; zu beziehen durch alle Buchhandlungen und Postanstalten.

1894.   **4. August.**   **No. 31.**

Inhalt: MUNK, Ueber den Hund ohne Grofshirn. — ZACHARJEWSKY, Stoffwechsel bei Schwangerschaft und Wochenbett. — v. NOORDEN und ZUNTZ, Einfluss des Chinins auf den Stoffwechsel. — BIERNACKI, Beziehung des Plasmas zu den roten Blutkörperchen. — KLEIN, Zur Casuistik der Schädelbrüche. — v. HIPPEL, Ueber Siderosis bulbi. — BLOCH, Ueber die Methode der centralen Pressionen. — ARONSON. Ueber das Diphtherie-Antitoxin. — WASSERMANN, Differentielle Diagnostik von Lungenentzündungen. — BOURNEVILLE u. CORNET, MENDEL, BOSNER, Ueber Epilepsie. — KREFTING, Extragenitale Syphilisinfection.

HELMERS, Einfluss des Ichthyols auf den Stoffwechsel, — HESSIO, Zur Histogenese der Lungeninduration. — HUBBARD, Ursachen des Klumpfusses. — MILLER, Geheilte Infraorbitalneuralgie. — RÖHLMANN, Ueber ein neues Mydriaticum. — POLITZER, Anatomische Befunde bei Schwerhörigen. — MASSEI, Anwendung der Milchsäure in der Laryngologie. — VAS, Antibacterielle Wirkung der Bitterstoffe. — MARFAN und GUINON, Myxödem bei einem Kind ohne Idiotie. — BABES und MANICATIDE, Combination von Lebercyste und Echinococcus. — FRIEDEBERG, Rückenmarkscompression durch Echinococcus. — SABÓ, Lage des Centrum für Blase und Mastdarm. — LEISTIKOW, Behandlung der Alopecia areata. — KLEIN, Fall von Osteomalacia cerea. — BOARTZKOER, Compendium der gerichtsärztlichen Praxis.

Druckfehlerberichtigung.

H. Munk, Ueber den Hund ohne Grofshirn. Verhandl. d. phys. Ges. z. Berlin, Sitzung v. 23. Febr. 1894.

Verf. wendet sich in scharfer Polemik gegen die Schlüsse, welche GOLTZ aus der Beobachtung des von ihm operirten grofshirnlosen Hundes gezogen hat. Vor allem wendet sich MUNK gegen die Behauptung von GOLTZ, dass der grofshirnlose Hund Sinnesempfindungen gehabt habe und erklärt die Erscheinung, dass das Tier bei grellem Lichtreiz die Augen schlofs, entweder als Reflex vom Trigeminus auf den Facialis oder als Reflex vom Opticus, der in den corpora quadrigemina, im corpus geniculatum externum und im Pulvinar durch Ganglienzellen mit centrifugalen Nervenfasern verbunden ist. In ähnlicher Weise erklärt M. die Reaction des Hundes auf andere intensive (Schall-, Tast-, Geschmacks-) Reize als reine Reflexbewegungen. „Wir können daher schließlich kurz sagen: die Sinne, welche durch mäßige Einwirkungen der Sinnesreize die Kenntniss von der Aussenwelt liefern, sind gegen übermäßige, sie gefährdende Einwirkungen der Sinnesreize dadurch geschützt, dass starke Erregungen der peripherischen Sinnesnerven ohne jede Beteiligung von Empfindungen auf dem Wege des gemeinen Reflexes Bewegungen herbeiführen, welche die Reize von den Endigungen der Sinnesnerven fern halten oder entfernen, und zudem Gemeingefühle entstehen lassen, so dass bewusste oder willkürliche Bewegungen für den gleichen Zweck zu Hülfe kommen können. Jene schützenden gemeinen Reflexbewegungen, deren Reflexcentren im Centralnervensystem unterhalb des Grofshirns gelegen sind, waren am grofshirnlosen Hunde erhalten; und in ihnen, die nur ein Fortwirken von Sinnesreizen oder Fortbestehen von Sinneseindrücken kundthaten, hat Herr GOLTZ irrtümlich die Anzeichen des Fortbestehens von Sinnesempfindungen gesehen.

Gerade umgekehrt hat der grofshirnlose Hund, indem infolge von Sinnesreizen keine anderen Bewegungen an ihm auftraten als jene schützenden gemeinen Reflexe, auf schönste bestätigt, was zuerst die partiellen Exstirpationen der Grofshirnrinde am Hunde gelehrt und entsprechende pathologische Erfahrungen am Menschen ergeben hatten, dass auch die elementaren Sinnesempfindungen, die Lichtempfindung, die Schallempfindung u. s. w. an das Grofshirn gebunden sind".   Hürthle.

U. Zacharjewsky, Ueber den Stickstoffwechsel während der letzten Tage der Schwangerschaft und der ersten Tage des Wochenbettes. Zeitschr. f. Biol. XXX. S. 368.

Von der umfangreichen Abhandlung des Verf.'s, welche sich nicht nur auf die Ausscheidung des Stickstoffs beschränkt, sondern auch mannigfache andere Verhältnisse berücksichtigt, können hier nur die wichtigsten Daten kurz wiedergegeben werden.

Die Untersuchungen von Schwangeren betreffen 9 Personen. Die Zufuhr des Stickstoffs ist genau bestimmt, ebenso die N-Ausscheidung durch Harn und Fäces, in den meisten Fällen 6 bis 9 Tage vor der Geburt hindurch, ausserdem das Körpergewicht und die Harnmenge ermittelt. Das Körpergewicht nahm bei Erstschwangeren in den letzten 8—13 Tagen der Schwangerschaft sichtlich ab, im Mittel aller Versuche um 205 g pro Tag, bei Mehrgebärenden hielt sich dasselbe im Allgemeinen auf derselben Höhe. Die der Willkür überlassene Nahrungsaufnahme war eine reichliche. Die 24stündige Harnmenge betrug im Mittel 1471 ccm, die Gesammt-N-Ausscheidung bei Erstschwangeren 14.095 g, die Harnstoffausscheidung 27.44 g (nach Liebig titrirt, mit vorgängiger Ausfällung der Chloride), die Harnsäureausscheidung 0.603 g. Bei Mehrgebärenden: N-Ausscheidung 15.748 g, Harnstoff 32.319 g, Harnsäure 0.531 g. Die Reductionsfähigkeit des Harns hielt sich in den normalen Grenzen. Die Ausnützung des Stickstoffs der Nahrung betrug bei Erstschwangeren 94.8 pCt., bei Mehrgebärenden 96.37 pCt. war also in jedem Falle sehr gut. Von dem resorbirten N erschienen bei Erstgebärenden 8.93 pCt., bei Mehrgebärenden 25.73 pCt. nicht im Harn wieder, kamen also zum „Ansatz". (Verf. spricht sich über die Bedeutung des Ansatzes nicht aus, dass er aber nicht dieselbe Bedeutung haben kann, wie unter normalen Verhältnissen ist selbstverständlich; die Quote des zurückgehaltenen N bei Mehrgebärenden — $^1/_4$ des resorbirten — ist auffallend hoch. Ref.)

Weit gröfsere Schwierigkeit als bei Schwangeren macht die Untersuchung bei der Geburt selbst und bei Wöchnerinnen. Bei letzteren sind als Quelle für die Stickstoffausscheidung ausser Harn und Fäces auch die Lochien und die Abgabe von Milch zu berücksichtigen. Wie Verf. dieser Aufgabe gerecht geworden, muss im Orig. nachgesehen werden. Die Resultate sind kurz folgende: nach der Geburt ist in den ersten Tagen die Quantität des ausgeschiedenen Stickstoffs gröfser, als die des eingeführten, allmälig stellt sich wieder Gleichgewicht her und zwar um so schneller, je weniger die Gebärende durch den Geburtsact afficirt war, und je geringer der Verlust an Körpergewicht dabei war. Die Hauptmenge des Stickstoffs wird auch bei Wöchnerinnen durch den Harn ausgeschieden, die Ausscheidung durch die Milch und die Lochien tritt dagegen sehr zurück. Nur am Tage der Geburt und dem ersten Tage nach der Geburt kann der Verlust an Stickstoff durch die Lochien sehr bedeutend werden und bis zu 60 pCt. des Gesammtstickstoffs oder 94 pCt. des aus der Nahrung resorbirten Stickstoffs steigen. Die Stickstoffausscheidung durch die Milch, deren Secretion gewöhnlich am 3. Tage nach der Geburt beginnt und dann allmälig zunimmt, ist eine verhältnissmäfsig unbedeutende, gewöhnlich übersteigt sie nicht 8—9 pCt. des resorbirten oder des gesammten ausgeschiedenen Stickstoffs, in den meisten Fällen ist sie sogar noch niedriger. Die Reductionsfähigkeit des Harns steigt allmälig bis zum 9. Tage des Wochenbettes an. Betreffs der zahlreichen Tabellen muss auf das Orig. verwiesen werden.   E. Salkowski.

C. v. Noorden u. N. Zuntz, Ueber die Einwirkung des Chinins auf den Stoffwechsel des Menschen. Arch. f. Physiol. 1894, S, 203.

In 2 Versuchsreihen am Menschen bei konstanter gemischter Kost, die das eine Mal 110 g, das andere Mal 56 g Eiweifs enthielt, 44 Cal. per Körperkilo bot und zum N-Gleichgewicht führte, ging unter dem Einfluss von Chinin (an 4 Tagen je 0.5—0.7—1.1 —1.4 g Chin. mur., in Dosen von 0.1—0.2 g über den Tag verteilt) die N-Ausfuhr durch den Harn herunter und diese Wirkung hielt auch über 2—3 Nachtage an, sodass im Ganzen 10.1 resp. 5.5 g N erspart wurden. Dagegen wurde die Ausnützung der Nahrung dadurch nicht beeinflusst. An den späteren Chinintagen und in den ersten beiden Nachtagen ging auch die Ausscheidung an Harnsäure herunter, vielleicht in Verbindung mit der unter Chinin erfolgenden starken Verminderung der Leukocyten. Die von ZUNTZ an demselben Versuchsindividuum ausgeführten Respirationsversuche ergaben weder eine Einwirkung des Chinins auf den O-Verbrauch noch auf die CO_2-Ausscheidung; nur nahm im Einklang mit einer Angabe von SPECK, die Athemgröfse (die in 1 Min. aufgenommene Luftmenge) um 7—23 pCt. zu. Da somit die Oxydationsprocesse nicht geändert werden, muss das Chinin einen directen Einfluss auf das Zellprotoplasma d. h. auf den Eiweifsverbrauch der Zellen ausüben.   J. Munk.

E. Biernacki, Ueber die Beziehung des Plasmas zu den roten Blutkörperchen und über den Wert verschiedener Methoden der Blutkörperchenvolumbestimmung. Zeitschrift für physiol. Chemie XIX. H. 2. p. 179.

Verf. hat sowohl die alte Sedimentirungsmethode als auch die neueren, den Hämatokrit und die BLEIBTREU'sche Methode der Stickstoffbestimmung des Serums verschiedener defibrinirter Blutmischungen einer genauen Prüfung unterzogen. Er liefs zunächst defibrinirtes und nicht defibrinirtes Blut spontan sedimentiren, indem er die Gerinnung des letzteren durch Beimischung von 0.06—0.1 pCt. Natriumoxalatpulver verhinderte. Beide Proben wurden teils unverdünnt, teils mit 0.6 pCt. Kochsalzlösung versetzt beobachtet. Das nicht defibrinirte Blut sedimentierte wesentlich schneller als das defibrinirte, das unverdünnte rascher wie das verdünnte. Schliefslich wird bei allen Proben die Gröfse des roten Bodensatzes konstant; nur bei hydrämischem Blute findet ein Austritt des Farbstoffes aus den roten Blutkörperchen in die Plasmaschicht statt. Das Sediment ist beim defibrinirten Blut etwas gröfser als beim nicht defibrinirten, beim verdünnten stets gröfser als beim nicht verdünnten. Beim hydrämischen Blut sinken die absoluten Gröfsen der Sedimente stark herab. Der Gehalt des Blutes an O oder CO_2 hat keinen Einfluss auf die Schnelligkeit der Sedimentirung, dagegen nimmt die Gröfse des Sediments mit der Kohlensäure etwas zu.

Eigentümliche Verhältnisse ergeben sich bei einem abnormen Blutzustand, der sog. „Oligoplasmie". Das Plasma zeigt starke Abnahme gegen die Norm, die roten Blutkörperchen sind gröfser als normal, es ist Mangel an Fibrinogen vorhanden, so dass das Blut schwer gerinnt und kaum zu defibriniren ist. Während das nicht defibrinirte oligoplasmische Blut wie normales defibrinirtes sedimentirt, ist der Senkungsprocess beim defibrinirten oligoplasmischen wie bei normalem nicht defibrinirten.

Um die verschiedene Größe der Sedimente erklären zu können, untersuchte Verf. dieselben mikroskopisch. Dabei zeigte es sich, dass die roten Blutkörperchen des Bodensatzes viel kleiner wie die normalen sind und statt der Geldrollen Mosaikbildung zeigen. Die letztere tritt dann ein, wenn das Sediment eine konstante Größe erreicht hat. Versetzt man den Bodensatz mit Plasma oder Serum, so nehmen die Blutkörperchen normale Größe an und zeigen wieder Geldrollenbildung. Diese Erscheinung tritt bei defibrinirtem Blut prompt ein, bei nicht defibrinirtem wesentlich langsamer und nur unvollständig.

Aus allen diesen Befunden schließt Verf., dass die roten Blutkörperchen im lebenden Blut Plasma in ihrem Innern enthalten. Der Senkungsprocess ist kein rein mechanischer Vorgang, sondern geht mit Ausscheidung von Plasma einher. Im defibrinirten Blut halten die Blutkörperchen das Serum besonders fest; je größer das Sediment, desto größer die einzelnen Blutkörperchen. Das konstante Sediment stellt nicht das Volumen der Blutkörperchen, sondern nur der eigentlichen Blutkörperchensubstanz dar.

Die mit dem Hämatokrit gewonnenen Werte sind unrichtig, da die Plasmaausscheidung aus den Blutkörperchen wesentlich beeinflusst wird. Bei analytischen, besonders quantitativen Untersuchungen ist seine Anwendung zu widerraten. Auch die Bleibtreu'sche Methode kann keine absolut richtigen Resultate geben, da bei ihr auf das Plasma in den roten Blutkörperchen keine Rücksicht genommen ist, ausserdem aber auch der Einfluss der Kochsalzlösung auf die roten Blutkörperchen, der nach den Untersuchungen des Verf. nicht unbedeutend ist, vernachlässigt ist. Trotzdem kann die Anwendung dieser Methode eventuell zu neuen Resultaten führen. Die maßgebende Methode für die volumetrische Bestimmung des Bluts bleibt aber die einfache Sedimentation, durch die allerdings nicht das Volumen der roten Blutkörperchen, sondern das der eigentlichen Blutkörperchensubstanz gewonnen wird.

M. Rothmann.

P. Klemm, Zur Casuistik der complicirten Schädelbrüche. Deutsche Zeitschr. f. Chir. XXXVI. S. 110.

Enthält 8 operativ behandelte Fälle aus der Universitätsklinik und dem Stadtkrankenhaus zu Dorpat, begleitet von den Sectionsbefunden und epicritischen Bemerkungen. Hier kann nur das Wichtigste aus den Schlusssätzen Verf.'s berichtet werden. Dieselben gehen davon aus, dass in sämmtlichen 8 Fällen wohl ohne Schwierigkeit die Diagnose der complicirten Schädelfractur gestellt werden konnte, dass aber die Erkennung der begleitenden Hirnläsionen nicht immer möglich war, da ein Teil ihrer Erscheinungen auf Commotion und Compression zurückgeführt werden könnte. Abgesehen von der Hirnläsion hält K. für die Prognose der complicirten Schädelbrüche die Störungen der intracerebralen Circulation und den Eintritt von Entzündungserregern in die geöffnete Schädelhöhle für mafsgebend. Während nun die Hirnläsion durch Zerstörung der für das Leben wichtigen Centren sofort zum Tode zu führen vermag, kann letzterer erst einige Zeit d. h. Tage, Wochen, zuweilen auch Monate und Jahre nach der Verletzung infolge der Störung der Hirncirculation und der Infection eintreten. Bei der Hirncirculationsstörung kommen namentlich die Blutergüsse und die in der Nähe der Hirnläsion früher oder später sich entwickelnde ödematöse Schwellung in Frage: unter beider Einfluss kann die Blutversorgung des Gehirns so beeinträchtigt werden, dass der Tod unter dem Bilde des zunehmenden Hirndruckes erfolgt. Ist die Circulationsbehinderung nur auf einen kleineren Abschnitt des Gehirns beschränkt, so können localisirte Erweichungsheerde eine fortschreitende Einschmelzung von Hirnsubstanz bedingen. Auch der Infectionsvorgang des Schädelinnern ist nicht immer der gleiche; der Tod kann eintreten, wenn es nicht gelungen ist, den Infectionsträgern den Weg in das Schädelinnere zu verlegen, durch eiterige Meningitis und durch den direct sich an das Trauma anschliefsenden Hirnabscess, ausserdem aber durch die nachträgliche Entwickelung einer tiefen unter der weifsen Substanz gelegenen Hirneiterung. Die Therapie hat daher das Fernhalten der Infection und die Wiederherstellung genügender Circulationsverhältnisse anzubahnen und leistet für ersteres die Trepanation durch Entfernung der zersplitterten, z. Th. aus dem Zusammenhang gelösten Fragmente, zwischen denen sich leicht Eiterung bilden kann, prophylactische Dienste, ebenso wie sie freien Auslass für Wundsecret gewährt. Ebenso leistet sie Gutes durch Beseitigung des entzündlichen Oedems und Entleerung des Eiters. Dagegen sieht Verf. von der Trepanation zur Aufrichtung deprimirter Knochenstücke, wofern keine Splitterung und Einspiefsung dabei ist, wenig Nutzen. Das Hirn accomodirt sich dem Drucke meistens und die Opferung der Integrität der Hautdecken ist nicht gerechtfertigt. Endlich kann auch die Trepanation zur Stillung einer Blutung (namentlich aus der A. mening. med.) vorteilhaft sein; dagegen wird sie wenig zur Entlastung des Hirns vom Druck des extravasirten Blutes beitragen, da es sich selten hier um umschriebene Hämatome handelt.

P. Güterbock.

E. v. Hippel, Ueber Siderosis bulbi und die Beziehungen zwischen siderotischer und hämatogener Pigmentirung. v. Gräfe's Archiv f. Ophthalm. XL. p. 123.

Auf Grund der Beobachtung einer Reihe von Fällen sowie vieler Tierexperimente kommt Verf. zu folgenden Resultaten: Es gibt eine echte Siderosis bulbi, welche auf zweierlei Weise entstehen

kann, einmal direct vom Fremdkörper, xenogene Siderosis, und 2.
vom Blute, hämatogene Siderosis. Die Siderosis ist eine Ablagerung
von Eisenoxyd, gebunden an organische Substanz in gewissen Zellengruppen. Das Eisen lässt sich mit Ferrocyankalium und Salzsäure
bei genügend langer Einwirkung der Reagentien ausnahmslos an
allen Präparaten nachweisen, selbst solchen, welche Jahre lang in
MÜLLER'scher Flüssigkeit gelegen haben. Die Berlinerblau - Reaction giebt genau dieselben Resultate, wie die QUINCKE'sche mit
Schwefelammonium, doch ist sie für Präparate, in welchen normaler
Weise Pigment vorkommt, unendlich viel leistungsfähiger, da sie
schwache Färbungen sehr deutlich hervortreten lässt. Die hämatogene Siderosis ist völlig unabhängig vom hämatogenen Pigment. Das Hämosiderin dagegen ist hämatogenes Pig-
ment, welchem abgespaltenes Eisen angelagert ist. Die Farbe desselben ist unabhängig vom Eisen. Die Siderosis tritt vorwiegend
an bestimmten Zellengruppen auf, ganz besonders an dem Epithel
der Ciliarfortsätze, der Pars ciliaris retinae, dem Netzhaut und dem
Linsenkapselepithel. Die Siderosis kann in diesen Teilen eine xenogene sowie eine hämatogene sein. Die Möglichkeit einer echten
Siderosis corneae ist nicht unbedingt in Abrede zu stellen, ihr Vorkommen ist aber mit völliger Sicherheit noch nicht erwiesen. Wahrscheinlich entsteht ihre Braunfärbung durch Einlagerung von Hämosiderin. Die xenogene Siderosis entsteht in der Weise, dass die
Kohlensäure der Gewebe das Eisen löst, die Lösung diffundirt von
Zellengruppen, welche eine specifische Affinität für das Eisen besitzen, fixirt wird es dadurch, dass dasselbe mit einer Substanz im
Protoplasma eine unlösliche Verbindung eingeht, und allmälig oxydirt wird. Ihre Anhäufung in diesen Zellen macht den mikroche-
mischen Nachweis möglich. Die hohe Concentration der Lösung
iu unmittelbarer Umgebung des Fremdkörpers bedingt die reichliche
Ablagerung in Oxydform an dieser Stelle. Bei der hämatogenen
Siderosis wird das Eisen in gelöstem Zustande frei und steht dann
unter den gleichen Bedingungen, wie das vom Fremdkörper her-
stammende. Weder die grünliche noch grünlichbraune noch rostfarbene Verfärbung der Iris und Cornea lassen mit Sicherheit auf
einen im Bulbus befindlichen Fremdkörper aus Eisen schliefsen, aus
dem Blutfarbstoffe können dieselben Verfärbungen entstehen. Der
charakteristische Kranz brauner Flecken unter der Linsenkapsel bei
Anwesenheit eines Fremdkörpers entsteht in der Weise, dass in
circumscripten Anhäufungen gewucherter Kapselepithelien Eisen
abgelagert wird. Bei Einführung eines Eisensplitters in den Glaskörper kommt es zu hochgradiger Degeneration der Netzhaut. Die
dabei auftretenden grofsen eigentümlichen körnigen Zellen entstammen grösstenteils dem Pigmentepithel der Retina. Die Zellen besitzen die Fähigkeit, auf gewisse Reize hin zu proliferiren, ihre
Form zu ändern und activ zu wandern. Nach Blutinjection in den
Glaskörper kann es zur Ablösung der Netzhaut kommen; ausserdem
treten in der Retina Degenerationserscheinungen ein, welche grofse

Aehnlichkeit mit dem Anfangsstadium der Degeneration besitzen, welche die Einführung eines Fremdkörpers aus Eisen hervorbringt. Bei Blutinjectionen in den Glaskörper nach vorheriger Punction der vorderen Kammer kann es auf eine noch nicht klar gestellte Weise zur Berstung der vorderen Linsenkapsel kommen.   Horstmann.

Bloch, Die Methode der centripetalen Pressionen und die Diagnose der Stapesfixation. Zeitschr. f. Ohrenheilk. XXV. S. 113.

B. fasst die Ergebnisse seiner Untersuchungen in folgende Sätze zusammen: Die Steigerung des Luftdruckes im äusseren Gehörgange schwächt bei Normalhörenden die Empfindungsstärke, sowohl für den aëro-tympanal, als für den cranio-tympanal, zugeleiteten Ton ab (Allgemeine Annahme). Mit dem Trommelfelle rückt dabei zugleich die Steigbügelplatte nach innen, drängt die Labyrinthflüssigkeit gegen die Membran des runden Fensters und somit diese nach aussen gegen die Paukenhöhle. Die dabei eintretende Steigerung des intralabyrinthären Druckes wird durch Abfliessen von Cotunnischer Flüssigkeit aus den Aquaeducten sofort ausgeglichen. Die während der Dauer der Drucksteigerung (Pressions centripètes Gellé's) stattfindende Abnahme der Schallempfindungsstärke ist direct auf Rechnung der gehemmten Bewegung der Leitungswelle, vom Trommelfell bis zur Steigbügelplatte, zu setzen. (PC. aër $+$. PCDV$+$). Ist das Trommelfell aus irgend einem Grunde unbeweglich, so fällt die normale Wirkung der PC für den aëro-tympanalen wie für den osteo-tympanalen Leitungsweg aus (PCaër—, PCDV—). Ist das Trommelfell beweglich, aber der Steigbügel fixirt, so ist PCaër$+$, aber PCDV.—(Gellé). Das umgekehrte Verhältniss, PCaër—, PCDV$+$ hat Verf. nie beobachtet. Besteht ein Defect des Trommelfelles, so hängt der Ausfall der PC allein vom Zustande des ovalen (und des runden?) Fensters ab. Bei negativem Ausfall des Versuches ist eine Fixirung der Stapesplatte anzunehmen. Ueber die Ursache der Unbeweglichkeit des Steigbügels geben die PC an und für sich keine Auskunft. Die Annahme der „binauriculären Reflexe" (Gellé) ist bis jetzt nicht durch genügende Gründe gestützt.   Schwabach.

---

1) **Aronson,** Weitere Untersuchungen über Diphtherie und das Diphtherie-Antitoxin. II. Berliner klin. Wochenschrift 1894, No. 18, S. 425.

2) **Dasselbe,** III. Ebenda, No. 19, S. 453.

1) Die Mittel zu den in vorliegender Arbeit mitgeteilten Experimenten wurden A. von der Schering'schen Fabrik zur Verfügung gestellt. Als Versuchstiere verwendete er Schafe, Ziegen, Hunde, Rinder und Pferde.

Zur Immunisirung injicirte A. zunächst ansteigende Mengen von alter mehrwöchentlicher Diphtherie - Bouillonkultur, die eine Stunde auf 70⁰ dann von solcher die eine Stunde auf 62⁰ erhitzt war. Die Dosis ändert sich nach der Virulenz der Diphtheriekultur. Die Weiterführung der Immunisirung wurde früher so vorgenommen, dass, nachdem durch obige Behandlung ein gewisser Grad von Immunität erreicht war, von einer zwei Monate alten nicht sterilisirten Bouillonkultur von geringer Virulenz Injectionen vorgenommen wurden; jetzt spritzt A. mäßig giftige durch 0,3 pCt. Kresolzusatz sterilisirte Kulturen ein und beendet schliefslich die Immunisirung durch Injection steigender Quantitäten alter nicht sterilisirter sehr giftiger Kulturen Solche sehr giftige Kulturen stellte sich A. früher so her, dass er dauernd einen schwachen Sauerstoffstrom durch die Bouillon leitete, neuerdings hat er dieses umständliche Verfahren verlassen, nachdem er bemerkt hatte, dass dieselbe Giftigkeit sich dadurch erreichen lässt, dass man die Diphtheriebacillen analog dem von Koch bei den Tuberkelbacillen angewendeten Verfahren züchtet, sodass sie eine Oberflächenhaut bilden müssen.

Das Antitoxin, das er aus dem Blut solcher Tiere erhielt, hob in einer Menge von 0.0005 ccm die Giftwirkung von 0.7 ccm Diphtheriegift auf.

2) Die zweite Arbeit A.'s, eine Fortsetzung früherer, beschäftigt sich im ersten Abschnitt mit einer neuen Methode der Darstellung des Diphtherieantitoxins aus Blutserum. Bisher wurde dasselbe so gewonnen, dass man entweder das gesammte Eiweifs oder einen Teil desselben durch die in der physiologischen Chemie gebräuchlichen Eiweifsfällungsmittel, Alcohol, Ammoniumsulfat etc. niederschlug und den Niederschlag mehr oder weniger gereinigt verwendete. Eine mehr als 10fache Concentration liefs sich aber dadurch nicht erreichen; desshalb schlug A. folgenden Weg ein. Er hatte schon früher beobachtet, dass frisch gefälltes Aluminiumhydrooxyd nicht nur in mäfsiger Schicht ein gutes Bacterienfilter ist, sondern auch verschiedene chemische Substanzen zurückbält, unter welchen sich auch die Antitoxine befinden. Das beste Resultat erhielt A. wenn er in der antitoxinhaltigen Flüssigkeit Aluminiumsulfat auflöste und dann durch Ammoniak das Aluminiumhydroxyd niederschlug; es zeigte sich dabei, dass dieser Niederschlag um so reicher sein muss, je antitoxinreicher das Ausgangsmaterial ist. Neuerdings geht A. so vor, dass er 100 ccm Blutserum mit 100 ccm Wasser verdünnt und mit 70 ccm 10 proc. Aluminiumsulfatlösung versetzt. Dann giebt er langsam soviel 5 proc. Ammoniaklösung hinzu, dass das Sulfat zum grössten Teil zersetzt wird, die Reaction jedoch schwach sauer bleibt, denn ein Ueberschuss von freiem Ammoniak würde das Antitoxin lösen. Der Niederschlag wird abfiltrirt und mit ca. 200 ccm Wasser gewaschen; derselbe erthält 95 pCt. der wirksamen Substanz. Diese erhält man aus dem Niederschlag durch Ausschütteln desselben mittelst schwacher

Soda- oder Ammoniaklösung und Filtration. Letztere muss rasch geschen, da sonst das Aluminiumhydroxyd wieder Antitoxin absorbirt. Fast immer ist eine zweite Ausschüttelung nötig.

Aus dieser Lösung erhält man das Antitoxin in fester Form durch Ausfällen mit Ammonsulfat oder Alcohol oder durch Eindampfen im Vakuum bei 45°. Es ist ein weisser in Wasser, besser in dünnem Alkali löslicher Körper mit 3—5 pCt. Aschengehalt. Auf diese Weise erhielt A. eine Substanz mit einem Immunisirungswert von vielen Tausend Millionen.

Der zweite Teil vorliegender Abhandlung macht Mitteilungen über die practische Verwendung des Antitoxins. A. lässt es in der Hauptsache als Immunisirungsmittel verwenden, daneben auch als Heilmittel, so sind Versuche im Kaiser-Friedrich-Krankenhause im Gang. Resultate können der Kürze der Anwendung wegen noch nicht mitgeteilt werden. Scheurlen.

A. **Wassermann,** Ueber differentielle Diagnostik von entzündlichen Lungenaffectionen. Deutsche med. Wochenschr. 1893, No. 47.

Verf. weist darauf hin, wie wichtig die Kenntniss der Ursachen für die Beurteilung der entzündlichen Lungenprocesse ist, gleichzeitig aber, dass eine Uebersicht dieser Entzündungen auf Grund der bacteriologischen Forschung vorläufig noch verfrüht ist. Bisher kennen wir als ursächliche Parasiten von Lungenentzündungen den FRÄNKEL'schen Diplobacillus, den PFEIFFER'schen Influenzabacillus, den FRIEDLÄNDER'schen Bacillus, ferner Streptococcen und Staphylococcen; es ist aber unwahrscheinlich, dass alle hierher gehörigen Krankheitserreger bereits als solche erkannt sind. — Verf. bespricht die durch Streptococcen sowie die durch Influenzabacillen erzeugten Pneumonieen und beschreibt zunächst die Untersuchung der Sputa mit Bezug auf die Krankheitserreger. Die von ihm beobachteten Streptococcen-Pneumonieen verliefen subacut bis chronisch und täuschten bisweilen vollständig das Bild einer Tuberkulose vor; unter Umständen wird die Diagnose lediglich durch die diagnostischen Tuberkulininjectionen ermöglicht. Relativ oft sieht man ein Wandern des Processes, auch in die Spitzen; die Temperaturmessungen lassen oft ein anscheinend unmotivirtes plötzliches Ansteigen um 1°—2° erkennen. Die Prognose quoad vitam ist günstig zu stellen; die völlige Wiederherstellung nimmt freilich oft lange Zeit in Anspruch. Die Therapie hatte als hauptsächliches Ziel die eventuelle Beseitigung der Streptococcen und bestand (nach KOCH) in Inhalationen von ätherischen Oelen oder concentrirter Aetherkampherlösung. — In Betreff des PFEIFFER'schen Influenzabacillus weist Verf. auf die grofse diagnostische Bedeutung dieses Krankheitserregers hin. Die Influenzapneumonie hat mit der genuinen croupösen Pneumonie nichts gemein, sie ist eine Form für sich. Das Sputum ist nie rubiginös, sondern stets schaumigeitrig, der Fiebertypus ist unregelmäfsig, der Abfall geschieht durch

Lyse; charakterisch ist ferner die ungemein verzögerte Resolution, wodurch leicht das Bild einer Tuberkulose vorgetäuscht werden kann (Notwendigkeit diagnostischer Tuberkulininjectionen!) Diese Form bildet nach den Erfahrungen des Verf., zur Zeit einer Influenzaepidemie bei Weitem die Mehrzahl aller vorkommenden Pneumonieen; nur ein einziges Mal (unter mehr als 40 Influenzapneumonieen) sah Verf. Influenza- und FRÄNKEL'sche Pneumonie zusammen bei einem Individuum vorkommen.   Perl.

---

1) Boumeville et Cornet, Trente cas d'épilepsie traités par les injections souscutanées de liquide·testiculaire. Le progrès médical 1893, 16. Dec.

2) E. Mendel, Die Epilepsia tarda. Deutsche med. Wochenschr. 1893, No. 45.

3) Bosner, Ein geheilter Fall von Epilepsie. Wiener med. Wochenschrift 1893, No. 48, 49, 50.

1) Meist trat nach 6 wöchentlicher Injections - Cur ein Erfolg ein, dort, wo sich die Anwendung der subcutanen Injection des Hodensaftes überhaupt als irgendwie wirksam erwies. Von den 28 Epileptikern, die so behandelt wurden, zeigten 8 eine geringe Abnahme der Zahl der Anfälle. Die anderen 20 wiesen vielmehr eine Vermehrung der Zahl der Attaquen auf; bei keinem einzigen besserte sich der intellectuelle Zustand. Das Gewicht des Körpers nahm während der Cur bei einigen zu bei anderen ab. Local traten durch die Injectionen keinerlei üble Folgen auf.   S. Kalischer.

2) Die Untersuchungen beruhen auf der Sichtung eines Materials von 904 Fällen, unter denen das männliche Geschlecht überwog (555), das erste Auftreten der Krankheit bewegt sich in schnell aufsteigender Kurve (das Lebensalter nach Quinquiennien gerechnet) bis zum 15. Lebensjahre. Die 3 entsprechenden Zahlen sind m.: 55, 90, 132; w.: 57, 51, 74 — alsdann tritt ein ziemlich stetiges aber langsames Fallen bis an die Altersgrenze von 40 Jahren auf (m.: 28, w.: 16), endlich ein schnelles Fallen der Zahlen im höheren Alter. M. schlägt vor, erst die nach dem 40. Lebensjahre entstehenden idiopathischen Formen die tarden zu nennen. Im übrigen kommt der Verf. zu der Ueberzeugung, dass die Ep. tarda absolut und relativ häufiger beim männlichen Geschlecht auftrete, dass die erbliche Belastung ein bedeutsames ätiologisches Moment abgebe, der Verlauf sei milder und weniger progredient als bei den früh auftretenden Formen, auch die Psyche leide weniger (selbst bei längerem Bestehen).

3) Der Pat., ein 19jähr. Offizier, stammt aus gesunder Familie. Der erste Anfall trat im 18. Jahre auf, ohne Veranlassung, seitdem etwa alle 8 Tage ein schwerer Anfall mit Krämpfen und Bewusstlosigkeit und länger dauernden Nachwehen. Brom, vegetarische Kost, Chloralhydrat brachten den Pat. sehr herunter, er zeigte auch

psychische Störungen (Apathie, Abnahme des Gedächtnisses und
der Intelligenz) — nun wurde das Brom ausgesetzt, kräftige Diät
verordnet, electrische und hydrotherapeuthische Kuren eingeleitet
und der Kranke besserte sich zusehends. Vom 3. April bis 16.
August trat kein Anfall wieder auf.

Der Verf. meint, dass der erste Fall auf den Kopf die Epilepsie hervorgerufen habe, es liegt viel näher diesen Fall mit dem
Ausbruch der Krankheit selbst in Zusammenhang zu bringen und
ihn als ersten epileptischen Anfall aufzufassen. Zudem ist es wohl
gewagt, bei einer so kurzen Beobachtungsdauer schon von einer
Heilung zu sprechen.   M. Brasch.

R. Krefting, Extragenitale Syphilisinfection. 539 Fälle. Arch. f.
Dermat. u. Syph. XXVI. S. 167.

Das Material des Verf.'s ist den Journalen der Universitätsklinik für Hautkranke in Christiania aus den letzten 25 Jahren (1867
bis 1890) entnommen. Es wurden in dieser Zeit behandelt 2916
(1354 männliche, 1562 weibliche) auf dem gewöhnlichen Wege mit
Syphilis inficirte Patienten und 539 (= 15.6 pCt. sämmtlicher Syphilitischer) extragenital angesteckte. Von den letzteren waren
292 (61 männl., 231 weibl.) Erwachsene, 247 (117 männl., 130
weibl.) Kinder. Das starke Ueberwiegen des weiblichen Geschlechts
bei den extragenital Inficirten entspricht den allgemeinen Erfahrungen. In den letzten 4 Beobachtungsjahren zeigte sich ein bedeutendes Absinken der absoluten und relativen Häufigkeit extragenitaler Infection, vielleicht infolge der in neuerer Zeit so gesteigerten
Furcht vor Ansteckung (Tuberculose) und dadurch veranlassten
grösseren Vorsicht, während gleichzeitig die Zahl der Syphilitischen
überhaupt seit Aufhebung der Controlle der Prostituirten in Christiania im Jahre 1888 erheblich zunahm. — Der Sitz der Primär-
sclerose konnte genauer nur in 280 Fällen festgestellt werden; am
häufigsten, nämlich 142 Mal, fand er sich an den Lippen, demnächst,
je 58 Mal, an den Tonsillen und an der weiblichen Brustdrüse,
11 Mal an der Zunge, 4 Mal an den Fingern, in dem Rest der
Fälle an den verschiedensten Körperstellen. Bezüglich der Symptomatologie und Aetiologie der extragenitalen Sclerosen boten die
Beobachtungen wenig Neues. Therapeutisch kommt an der Klinik
seit W. Boeck's Zeit Quecksilber bei Syphilis überhaupt nur selten
und ausnahmsweise zur Anwendung; meist besteht die Behandlung
in Darreichung von Jodkalium und roborirenden Medicamenten, ist
also im Wesentlichen als eine exspectative zu bezeichnen. Die Erfolge sollen sehr günstige sein. Es ist zu bedauern, dass über diesen interessanten Punkt nicht eingehender berichtet wird.

                                                    H. Müller.

O. Helmers, Ueber den Einfluss des Ichthyols auf den Stoffwechsel. Virchow's Archiv Bd. 135. S. 135.

Von den 4 Selbstversuchen ist der letzte, unter ZUNTZ's Leitung ausgeführte beweiskräftig, insofern dabei nicht nur die gleiche Diät eingehalten, sondern auch der N-Gehalt der genossenen Speisen (Fleisch, Wurst, Käse, Brod, Reis, Butter, Bier) bestimmt wurde, ebenso der N- u. S-Gehalt sowohl des Harns als des Kothes. Nach Erzielung einer gleichmäßigen N-Ausscheidung nahm Verf. an 4 Tagen je 4.2 g Ichthyolammonium mit 0.37 g Schwefel pro Tag. Dabei nahm die N-Ausfuhr durch den Harn eher ein klein wenig ab, ebenso die N-Ausstoßung durch den Koth, sodass die N Ausnützung und der N-Ansatz eher begünstigt wird, sicherlich aber keine Steigerung des Eiweißzerfalles eintritt. Aus der Zunahme des Harn-S während der Ichthyolperiode im Gegensatz zur Vorperiode ergibt sich, dass reichlich $^1/_2$ (36 pCt.) des Ichthyol-S durch den Harn austritt, also resorbirt sein und in den Säften circulirt haben muss. Während der Ichthyolperiode wurde nur etwa die Hälfte des Ichthyol-S durch den Koth ausgestoßen, das noch fehlende Fünftel erst in der Nachperiode, z. Th. sehr spät (5. bis 7. Tag der Nachperiode); dadurch wird es höchst wahrscheinlich, dass auch dieser Anteil ursprünglich resorbirt worden ist, in den Säften circulirt hat und erst nachträglich durch die Darmdrüsen wieder ausgeschieden worden ist.   J. Munk.

M. Herbig, Beiträge zur Histogenese der Lungeninduration. Virch. Arch. Bd. 136, p. 311.

In dieser unter RIBBERT's Leitung gemachten Arbeit wird im Anschluss an die COHN'schen Untersuchungen nachgewiesen, dass der indurative Process nicht von den Alveolarwänden ausgeht, mit denen die bindegewebigen Pröpfe erst auf der Höhe des Processes verschmelzen können. Dagegen ließen sich in Uebereinstimmung mit COHN feine Gewebsfäden, die durch die Alveolarwände hindurchtreten, nachweisen, so dass das Bindegewebe offenbar auf den ursprünglich durch die Fibrinfäden geschaffenen Bahnen von Alveole zu Alveole fortschreitet. Als Ausgangspunkt des Processes sieht Verf. die Wand der kleinsten Bronchien an, während nur im Ausnahmefalle der von COHN angenommene Ursprung vom subpleuralen und intralobulären Bindegewebe vorkommen kann. Für diese Annahme spricht der Zusammenhang der intrabronchialen Wucherungen mit der Bronchialwand, ferner die verzweigte Anordnung der Bindegewebsstränge, welche ihre stärkste Entwicklung in den Bronchien, die schwächste in den peripheren Alveolen zeigen. Ein Teil der letzteren kann sogar vollkommen frei sein.   M. Rothmann.

LeRoy W. Hubbard, A contribution to the study of non deforming cloob-foot. New-York. med. Record. 1893, May 20.

Als Ursachen des nicht-deformirenden Klumpfußes zählt Verf. auf: 1) Poliomyelitis. 2) Schlechte Haltung oder Gewöhnung z. B. nach längerem Krankenlager. 3) Trauma, besonders Verstauchung, 4) Folge von infectiösen Knieerkrankungen und 5) trophische Störungen. Zur Beseitigung namentlich der etwaigen Schmerzen des nicht-deformirenden Klumpfußes empfiehlt Verf. die temporäre Application von Streckapparaten; dieselbe ist nur dort nicht erfolgreich, wo die Schmerzen besondere Ursachen, z. B. Rheumatismus haben.   P. Güterbock.

A. S. Miller, Case of facial neuralgia treated by operation. Edinb. med. Journ. 1893, p. 398.

Hospitalbericht über einen 60jährigen Pat., dessen Infraorbital-Neuralgie rechts ursprünglich von einem Stumpf eines oberen Backzahns ausgehend in ihren ersten Anfängen ca. 25 Jahre zurückdatirte. Dehnung des N. infraorb. hatte nur ganz vorübergehende Linderung zur Folge, hierauf Resection des Nerven und Cauterisation des Stumpfes mit bis zum Abschluss des Berichtes, ca. 17 Monate nach der Operation, andauernder Heilung.   P. Güterbock.

E. Raehlmann, Ueber die Anwendung eines neuen Mydriaticums, des Scopolamin, in der ophthalmologischen Praxis. Wiener med. Wochenschr. 1894, No. 20.

Das Scopolamin ist ein aus den Wurzeln von Scopolia atropoides dargestelltes Alkaloid. In der Stärke seiner Wirkung auf Pupille und Accommodation hat es Aehnlichkeit mit Hyoscin, ohne die Nebenwirkungen des letzteren auf das Allgemeinbefinden zu besitzen. Am besten für die Augenpraxis eignet sich das Scopolaminum hydrobromicum, welches 5 Mal stärker wirkt, als Atropin, und in einer Lösung von 1%₀₀ noch vollständig allen praktischen Bedürfnissen genügt. Nur zuweilen trat Kratzen im Halse und Trockenheit im Munde auf, wozu Schwindel, Müdigkeit und Schlafbedürfniss hinzukam. Scopolamin wirkt auf die Herzaction entgegengesetzt wie Atropin, es verlangsamt die Pulsfrequenz, es setzt die Erregbarkeit der Hirnrinde herab. Nach den Erfahrungen von R. ist das Scopolamin geeignet, das Atropin nicht allein zu ersetzen, sondern es ist demselben in jeder therapeutischen Richtung überlegen. Der Organismus kann sich an gröfsere Dosen des Mittels derart gewöhnen, dass bei längerem Gebrauche die oben angegebenen Nebenwirkungen aufhören.   Horstmann.

A. Politzer, Neue anatomische Befunde bei Schwerhörigen. Wiener med. Bl. 1894, No. 24.

P. berichtet, unter Demonstration von Präparaten, über eine unter den Symptomen des trockenen Mittelohrkatarrhs mit progressiver Schwerhörigkeit verlaufende Erkrankungsform, welche, bei meist normaler Mittelohrschleimhaut in einer primären Erkrankung der Labyrinthkapsel besteht und zu einer Wucherung u. Massenzunahme derselben führt. Es werden zumeist die in der Nähe der Fenestra ovalis gelegenen Partieen des Knochens ergriffen und es kommt fast ausnahmslos zur Ankylose des Steigbügels. Das von der normalen Umgebung sich scharf abhebende Knochengewebe gleicht auf mikroskopischen Durchschnitten jungem Knochen, dessen Räume stark erweitert erscheinen und an welchem zahlreiche neugebildete Blutgefäfse zu beobachten sind. Aetiologisch liefs sich in P.'s Fällen nichts Bestimmtes feststellen. Therapeutisch empfiehlt Verf. den Gebrauch von Jodkalium innerlich bei Beginn der Affection, die neuerdings öfters bei chronischen Mittelohrkatarrhen vorgenommene Extraction des Steigbügels hält er für werthlos.   Schwabach.

Massei, Ueber einige Anwendungen der Milchsäure in der Laryngologie. Berl. klin. Wochenschr. 1894, No. 21.

Verf. empfiehlt bei der Chorditis tuberosa und den Sängerknötchen die Pulverisirung einer 2 proc. wässrigen Milchsäurelösung 8—10 Mal während des Tages. Daneben rigorose Hygiene; manchmal auch Electricität und tonische Mittel. Ebenso pflegt bei Lupus und Kehlkopftuberkulose der Verf., wenn die ausgedehnte und gleichmäfsige Infiltration weder eine chirurgische Behandlung noch die energische Anwendung localer Linderungsmittel rechtfertigt, diese Pulverisirungen abwechselnd mit Sublimat (1 : 5000) anzuordnen.   W. Lublinski.

Vas, Untersuchungen über die antibacterielle und antifermentative Wirkung einiger Bitterstoffe. Ungar. Arch. f. Med. 1894, II. S. 315.

Verf. untersuchte mit den üblichen bacteriologischen Methoden die entwicklungshemmende und bacterientötende Wirkung von Absinthin, Cetrarin, Calumbin, Condu-

rangin und Quassin und fand, dass noch in Mengen von 0.4:10.0 jede entwicklungshemmende Wirkung bei allen den genannten Substanzen ausbleibt. Er untersuchte
ferner die gährungshemmende Wirkung, indem er zu 50 ccm einer 2 proc. Trauben-
zuckerlösung 0.2 der obigen Substanzen zufügte, dann mit Hefe impfte und nun die
ausgeschiedene CO_2 bestimmte. Bei Quassin, Calumbin und auch noch etwas bei
Cetrarin wurden geringere Mengen CO_2 entwickelt als in den Controlproben, während
Absinthin und Condurangin sich indifferent verhielten.   Scheurlen.

A. B. Marfan u. L. Guinon, Cachexie pachydermique sans idio-
tie chez un enfant. Rev. mens. des mal. de l'enf. 1893, S. 481.

Verf. beschreibt einen Fall von Myxödem bei einem 13jährigen Knaben. Das
Kind war zwischen dem 5. bis 7. Lebensjahre erkrankt; und Verf. hebt als eine
Eigentümlichkeit des Falles hervor, dass, abgesehen von einer etwas trägen Art zu
denken und einer mässigen Gedächtnissschwäche, keine Zeichen psychischer Degeneration vorhanden waren, während sonst Kinder, die an Myxödem erkrankten, idiotisch
werden. Das Kind ging unter Zeichen von Kehlkopfstenose zu Grunde. — Die Zahl
der bisher zur Section gelangten Fälle von Myxödem ist noch sehr gering, und es ist
deshalb von Interesse, dass sich an diesem, wie in den anderen Fällen, eine vollkommene Atrophie der Schilddrüse vorfand. — Verf. tadelt den Namen Myxödem, weil
die Hautverdickungen, wie er sich überzeugte, durch Fett, nicht durch Schleimgewebe
erzeugt wurden. — Als Ursache der Kehlkopfstenose fand sich eine der Hauterkrankung analoge Verdickung der weichen Teile des Kehlkopfs, welche ebenfalls auf anomaler Entwicklung von Fettgewebe in den submukösen Schichten der Kehlkopfschleimhaut beruhte.   Stadthagen.

V. Babes et M. Manicatide, Kyste hydatique du foie combinée
avec cysticercose. La Roumaine médicale 1893, No. 7.

Das bislang wohl noch nicht beschriebene Vorkommen eines Leberechinococcus
complicirt mit allgemeiner Cysticercose beim Menschen constatirten die Verfasser an
einem 40 Jahre alten rumänischen Koch, der wegen Hämoptyse in das Hospital
Brancovano eintrat und dort verstarb. Der Cysticerus stammte von der Taenia solium.
                                                                           C. Rosenthal.

Friedeberg, Ein Fall von Rückenmarkskompression durch Echi-
nococcen im Wirbelkanal. Cbl. f. klin. Med. 1893, No. 51.

31jähr. Pat. Mehrere Jahre lang Schmerzen im Verlauf des rechten Ischiadicus,
dann auch Incontinentia urinae. Im Krankenhaus konnten bald Tänienglieder im
Stuhl nachgewiesen werden. Bandwurmkur. Intercurrent ein periproktitischer Abscess.
Nacheinander traten nun folgende Symptome auf: Parästhesien im rechten Bein, unsicherer Gang, Pufsclonus, starke Gewichtsabnahme, Schmerzen, von der Wirbelsäule
bis zur rechten Bauchgegend, Brust- und Lendenwirbel druckempfindlich, Gehen und
Stehen unmöglich, Urinverhaltung, Kältegefühl im linken Bein, gesteigerte Patellarreflexe, Lähmung beider Beine, Sensibilitätsstörungen von 3 Finger oberhalb des
Nabels abwärts, Gürtelschmerz, Patellarreflex schwindet links, Oedeme und Decubitus,
trophische Störungen der Haut, dazwischen Schüttelfröste (Cystitis), es erscheint ein
Tumor oberhalb der rechten Spina ant. im rechten Mesogastrium, bald darauf Exitus.
Die Section ergab eine Zerstörung des Kreuzbeins durch Echinococcenblasen, welche
im Wirbelkanal bis zum 2. Brustwirbel hinaufreichten, auf der rechten Beckenschaufel
ebenfalls ein Blasentumor von Echinococcen. Das Rückenmark war im letzten Lendenteil zu einem glatten Strang comprimirt, weiter oben geringere Compressionen, die
Dura war hier nicht durchbrochen. Eine Diagnose auf Echinococcus des Wirbelkanals
wurde einige Monate ante exitum gestellt.   M. Brasch.

A. Sarbó, Beitrag zur Localisation des Centrum für Blase, Mastdarm und Erection beim Menschen. Archiv f. Psychiatrie etc. 1893, XXV. (2).

Ein Arbeiter, der vor 15 Jahren durch Sturz von einer Höhe ein Trauma der Wirbelsäule erlitten hatte, zeigte damals Paraplegie der Beine mit Sensibilitätsverlust und Incontinentia urinae et alvi, sowie Verlust der Erection. Diese Symptome verloren sich nur bis zum Teil; noch nach 15 Jahren bestanden die Incontinentia alvi et urinae und der Erectionsverlust. In den letzten Jahren nahmen diese Symptome zu, und es zeigten sich Reifsen in den Beinen, zunehmende Schwäche der Beine, Anästhesie der Anal- und Scrotalgegend, u. s. w. Die Section erwies, dass die Configuration des Rückenmarks in Höhe des 3. und 4. Sacralnerven vollständig verloren gegangen ist und eine Gliomatose dort sich entwickelt hatte, weiter nach oben nahm der Process ab; in Höhe des Austritts des 4. Lumbalnerven zeigte das Rückenmark schon eine normale Configuration. — Der Fall lehrt unter anderem, dass das Centrum für Blase, Mastdarm und Erection in Höhe der Austrittsstelle der 1. bis 4. Sacralnerven im Rückenmark zu localisiren ist.   S. Kalischer.

L. Leistikow, Zur Behandlung der Alopecie areata. Monatsh. f. Dermat. XVIII. No. 1.

S. behandelt die Alopecia areata erfolgreich mit einem Chrysarobin-Salbenstift (Chrysarobin. 30.0 Colophonii 5.0 Cer. flav. 35.0 Ol. Olivar 30.0), mit dem abends die ganze Kopfhaut eingerieben wird; Bettwäsche und Augen werden durch Aufsetzen einer Badekappe geschützt. Das Chrysarobin wird am Morgen durch Olivenöl wieder entfernt und, wenn nach einigen Tagen Hautreizung eintritt, so lange diese anhält, auch während der Nacht durch Einreiben von Zinksalbe ersetzt. — Bei Alopecia areata barbae lässt man, nachdem der Bart rasirt ist, nur die kranken Stellen am Tage mit dem Stifte einreiben und nachts zur Milderung der Reizwirkung einen Salbenmull auflegen.   H. Müller.

M. Klein, Osteomalacia puerperalis cerea. Wiener med. Presse 1893, No. 48.

Verf. teilt einen Fall von Osteomalacia cerea mit. Die Beckenmafse der betr. Kranken waren Sp. Il. 25. Cr. Il. 28.5. Conj. ext. 19. Troch. 26. Spin. Il. post. sup. 6. — Von der Kreuzbeinspitze bis zum Arcus pubis 7.5, Tubera ossis ischii 6. — Der Schädel der reifen Frucht hatte den Beckeneingang gut entfaltet und rückte, die dehnbaren Knochen des Beckens erweiternd, langsam tiefer. Zum Durchtreiben des Kopfes durch die Beckenenge genügte jedoch die Wehenthätigkeit nicht mehr, und es wurde deshalb, da die Frucht gefährdet war, die Zange angelegt. Mittelst derselben gelingt es ohne Schwierigkeit, den Kopf zu entwickeln. Schon bei der 8. Traction wichen die Tubera auseinander und der Schambogen erweiterte sich derart, dass das Hinterhaupt bequem durchtreten konnte. 20 Stunden nach der Geburt hatte der Schambogen wieder eine frühere Verengerung vorn von einem Querfinger, rückwärts kaum für die Fingerspitze durchgängig, erreicht. Das Kind lebte und war 49 ctm lang und 2700 g schwer. Kopfumfang 85 ctm. — Die Patientin, die eine glatte Reconvalescens durchmachte, verweigerte die Castration.   A. Martin.

Druckfehler: No. 30, Seite 515, Zeile 14 von oben ist hinter „alkalisirt" einzuschalten „filtrirt". Zeile 15 lies „Veraschen" statt Verwaschen.

Einsendungen für das Centralblatt werden an die Adresse des Hrn. Prof. Dr. M. Bernhardt (Berlin W. Französische Strafse 21) oder an die Verlagshandlung (Berlin NW., 68. Unter den Linden) erbeten.

Verlag von August Hirschwald in Berlin. — Druck von L. Schumacher in Berlin.

AUG 29 1894

Centralblatt

Wöchentlich erscheinen
1—2 Bogen; am Schlusse
des Jahrgangs Titel, Na-
men- und Sachregister.

Preis des Jahrganges
20 Mark; zu beziehen
durch alle Buchhandlun-
gen und Postanstalten.

für die

medicinischen Wissenschaften.

Unter Mitwirkung von

Prof. Dr. H. Senator und **Prof. Dr. E. Salkowski,**

redigirt von

Prof. Dr. M. Bernhardt

in Berlin.

| 1894. | 11. August. | No. 32. |

Inhalt: HEIDENHAIN, Beziehungen der Centralkörper zum Kern- und Zellenprotoplasma. — d'ARSONVAL, Neue Methode der Calorimetrie. — RÖHMANN, Die
Säurebildung im Muskel bei der Totenstarre. — HOWSE, 130 Fälle von Kniegelenk-
resection. — SCHOLL, Studien über das Hühnereiweiß. — HARNACK und METER
Das Amylenhydrat. — WESTPHAL, Electrische Erregbarkeit des peripherischen Ner-
vensystems. — TESTMANN, Submucöse Myome.
— KATZ, Ueber die Harzburger Crodo-Quelle. — FARLAND, Ueber Riesenzellen.
— MASLET, Verletzungen der Wirbelsäule. — MARTIN, Beziehungen der Polymastie zu Brustdrüsengeschwülsten. — COHN, Abnahme der Sehschärfe im Alter. —
RICATER, Hörprüfungen in verschiedenen Altersklassen. — FINK, Geschwülste der
Highmorshöhle. — De HAAN und HUTSSS, Coagulirung der Milch durch Cholera-
bacillen. — QUINCKE und STÜHLEN, Pathologie des Abdominaltyphus. — GILLES-
PIS, Analyse des Mageninhaltes. — KOPLIK, Acute Alcoholvergiftung im Kindes-
alter. — CHOMATIANOS, Reflectorisch bedingte Pseudo-Ataxie. — SMITH, Behand-
lung von Urethralstricturen. — CHRISTOVITSOS, Fall von Hysterectomie. —
BURST, Ueber die Entstehung der Dermoidcysten an den Ovarien. — BORNTRÄGER,
Compendium der gerichtsärztlichen Praxis.

M. Heidenhain, Neue Untersuchungen über die Centralkörper u.
ihre Beziehungen zum Kern- und Zellenprotoplasma. Archiv f.
mikr. Anat. Bd. 43, H. 3.

Verf. beschreibt im ersten Teile seiner umfangreichen Abhandlung die von ihm angewandte Technik und besonders seinen Eisen-
hämatoxylinlack. Im zweiten, empirischen Teile giebt er die
Schilderung der Ergebnisse seiner Untersuchungen an den Lymph-
zellen und Riesenzellen des Knochenmarkes vom Kaninchen.

Was die ersteren, die Leukocyten, anlangt, so unterscheidet
er streng zwischen kernhaltigen roten Blutkörperchen und typischen
Leukocyten. Unter den letzteren macht er 4 Abteilungen: 1) sehr
kleine Leukocyten mit stets kugeligem Kern und sehr geringer
Protoplasmamenge; 2) Leukocyten mittlerer Größe mit reichlichem

XXXII. Jahrgang.

86

Protoplasma; 3) senile Leukocyten; Leukocyten der grössten überhaupt beim Kaninchen vorkommenden Form („grofse Knochenmark-
zellen"); 4) α-Leukocyten, eosinophile Zellen. (Die Bezeichnungen
der vier Abteilungen sind wörtlich citiert). Die erste Form hat
häufig zwei Centrosomen; bei der zweiten sind zwei oder drei
Centrosomen vorhanden; die Zellen der dritten Abteilung besitzen
zwei bis vier Centrosomen und die der vierten zwei oder drei.

Die Teilung der Centrosomen findet so frühzeitig statt, spätestens während der letzten mitotischen Phasen der Mutterzellen,
dass jede Tochterzelle mindestens zwei Centrosomen hat.

Wo mehrere Centrosomen vorhanden sind — und dies ist fast
überall der Fall —, bilden dieselben durch Vermittelung einer
andersartigen Substanz ein einheitliches Ganzes, das Verf. als
Mikrocentrum bezeichnet.

Die in einer Attraktionssphäre gelegenen Centrosomen sind
schon vom Augenblicke ihrer Entstehung an von ungleicher Gröfse
und Verf. deutet dies so, dass die kleineren Centrosomen die jüngeren,
die gröfseren die älteren seien. Es sollen aus einem Centrosoma
durch „Knospung" die anderen hervorgehen; dadurch meint Verf.
die verschiedenartigen Bilder, wie man sie bei Leukocyten antrifft,
erklären zu können. (Da vorauszusetzen ist, dass die Leukocyten
längere Zeit beim erwachsenen Tiere in Ruhe verharren, ehe sie
sich teilen, so müsste man doch annehmen, dass die durch sogenannte Knospung entstandenen jungen Centrosomen während der
Ruhe allmälig heranwachsen und dadurch die Gröfse des mütterlichen Centrosoma erreichen. Verf. giebt merkwürdigerweise darüber
nichts an und scheint auch sein Augenmerk auf Beantwortung dieser Frage nicht gerichtet zu haben. Und dennoch wäre dies notwendig gewesen, denn die dauernde Gröfsendifferenz der Centrosomen einer Sphäre ist schlechterdings unverständlich und mit der
Thatsache, dass das Teilprodukt durch Wachstum allmälig die
Gröfse des mütterlichen Organismus erlangt, in keiner Weise ver-
einbar. Ref.)

Das Mikrocentrum dient einer grofsen Reihe von Zellenfäden
(müsste heifsen: Zellsubstanzfäden Ref.) als Insertionsmittelpunkt,
den fädigen Bau des Zellleibes vorausgesetzt, und liegt meist in der
Nähe des Kernes, doch so, dass um dasselbe die grösste Masse der
Zellsubstanz sich vorfindet. Damit ist die excentrische Position des
Kernes bedingt.

Die auf die referirten Angaben folgenden Mitteilungen über
die Ausstofsung des Kernes bei den Erythroblasten, über die Pola-
rität der Zelle', die Verf. läugnet, eignen sich nicht gut zum Referate.

Als Telophasen, Telokinesis betrachtet Verf. Bewegungen
des Mikrocentrum und des Kernes, die am Ende der Mitose eintreten. Am Ende der Kernteilung nämlich hat das Mikrocentrum
eine excentrische, der Kern eine centrische Lage. Dieses Verhält-

niss muss sich umkehren, da in der ruhenden Zelle, bei Leukocyten wenigstens, das Mikrocentrum central, der Kern excentrisch gelegen ist. Es kommt dies dadurch zu Stande, dass die Spannungsunterschiede der Fäden des Mitoms (FLEMMING), i. e. der Zellsubstanz, sich ausgleichen und damit die Ruhelage herbeiführen.

Die Riesenzellen des Knochenmarks lassen ein Exoplasma und ein Endoplasma erkennen. Das letztere liegt eingeschlossen von dem oft ringförmig gestalteten Kerne, das erstere umgiebt aussen den Kern. Dieses Exoplasma zeigt eine concentrisch zur Kernperipherie geordnete Substanz, an der man eine Innen-, eine Mittel- und eine Aussenschicht, auch Randraum genannt, unterscheiden kann. Die Innenschicht ist die konstanteste von den dreien, die Mittelschicht erscheint kompakt und ist stark färbbar, doch ist ihr Gebiet veränderlich. In noch höherem Mafse ist letzteres beim Randsaume der Fall, der höchst variable mikroskopische Bilder darbietet. „Die Riesenzellen enthalten nicht blos 2, 3 oder 4 Centralkörper wie die Leukocyten, sondern eine bei weitem gröfsere Anzahl, doch ist eine genaue Bestimmung der totalen Summe bei ausgewachsenen ruhenden Riesenzellen kaum durchführbar, weil sie in Gruppen so dicht neben und über einander liegen, dass eine Zählung in vielen Fällen zur Unmöglichkeit wird". (p. 569/70). Die Centrosomen bilden in jeder ruhenden Riesenzelle mehrere Gruppen und zwar kann man eine „Centralkörper - Hauptgruppe", die im Endoplasma gelegen ist, und mehrere in der Innenschicht des Exoplasma sich findende „Centralkörper-Nebengruppen" unterscheiden. Entsprechend der grofsen Zahl der in ruhenden Zellen vorkommenden Centrosomen finden sich sehr zahlreiche Teilungspole während der Mitose. Verf. hat in einer Zelle 135 Teilungspole gezählt.

Es folgen nun Bemerkungen über den Bau der Protoplasmamassen der Riesenzellen, über die Entwickelungsgeschichte und die Degenerationserscheinungen dieser Gebilde. Dieselben, welche sehr weitschweifig und daher etwas ermüdend sind, eignen sich nicht gut zu einer referierenden Wiedergabe.

Auch die Erörterungen des letzten, theoretischen Teiles der Abhandlung, welche meist polemischen Charakter haben, können angemessen nicht referiert werden; Interessenten seien daher auf das Original verwiesen. Nur dieses sei noch hervorgehoben. Verf. läugnet, dass die Astrosphäre, i. e. Centrosoma und Attraktionssphäre ein Zellorgan darstellen, wie dies van BENEDEN und BOVERI behauptet haben. Ref. kann diesem Ausspruche nicht zustimmen und stützt sich dabei auf eigene, z. Z. allerdings noch nicht publicierte Untersuchungen. Auch scheinen dem Ref. die Objecte, an denen Verf. hauptsächlich zu seinem Verdikte gekommen ist, Leukocyten und Riesenzellen, nicht die klassischen Zellen zu sein, an denen eine so schwerwiegende, für unsere Auffassung des gesammten Zelllebens so bedeutsame Frage entscheidend beantwortet werden kann. Rawitz.

M. A. d'Arsonval, L'anémocalorimètre ou nouvelle méthode de calorimétrie pumaine, normale et pathologique. Archiv de physiol. 1894, VI. p. 360.

Nach einer Einleitung über die Bedeutung der Calorimetrie im Verhältniss zur Temperaturmessung beschreibt Verf. ein neues Calorimeter, welches sich dadurch auszeichnet, dass es eine Messung der Wärmeabgabe innerhalb weniger Minuten ermöglicht und auch beim Menschen anwendbar ist. Das Instrument besteht aus einem Cylinder aus Wollstoff, welcher so grofs ist, dass ein Mensch stehend darunter Platz hat. Am oberen Ende des Cylinders befindet sich ein Schornstein, welcher mit einer Windmühle (Anemometer) verbunden ist. Befindet sich eine Person unter dem Cylinder, so erleidet die eingeschlossene Luft durch die Wärmeabgabe des Körpers eine Zunahme der Temperatur gegen die Aussenluft und dadurch einen Auftrieb, welcher die Windmühle in Bewegung setzt; diese ist nun mit einem Zählwerk verbunden, welches die Zahl der Umdrehungen in einer bestimmten Zeit abzulesen gestattet. Natürlich wächst die Zahl der Umdrehungen mit der Stärke des Luftstroms und diese mit der abgegebenen Wärmemenge und zwar fand Verf. durch Aichungen seines Calorimeters, dass die abgegebene Wärme proportional ist dem Quadrat der Geschwindigkeit des Luftstroms. Durch Einbringen einer bekannten, gleichmäfsigen Wärmequelle in das Calorimeter läset sich auch das absolute Mafs der Wärmeabgabe feststellen und Verf. giebt als Beispiel folgende an seinem eigenen Körper gewonnene Zahlen, die alle innerhalb weniger Minuten ermittelt wurden:

			Calorien pro Stunde
Morgens nüchtern, stehend, nakt gebe ich ab			124.4
do.	angekleidet	do.	79.2
1 Uhr, nach einem Frühstück do.		do.	91.2
do.	sitzend, do.	do.	69.6
Nach einem Bad von 28°			48.0

Hürthle.

F. Röhmann, Kritisches und Experimentelles zur Frage nach der Säurebildung im Muskel bei der Todtenstarre. Pflüger's Arch. Bd. 55, S. 589.

Gegen die Angaben von Heffter und Blorne, dass die saure Reaction des Muskels auf der Gegenwart freier Milchsäure beruht, erhebt R. den Einwand, dass auch das sauer reagirende primäre Kaliumphosphat KH_2PO_4 in dem Alcohol, welchen diese Autoren zur Extraction des Fleisches benutzt haben, soweit löslich ist, dass sich die Acidität dieses Alcoholauszuges erklärt. Weiterhin zeigt R., dass im Gegensatz zu den Angaben der beiden Autoren die Acidität des Muskels für Phenolphtaleïn mit dem Eintritt der Totenstarre zunimmt, die Alcalescenz für Lacmoid abnimmt. — Heffter hat ferner angenommen, dass der Muskel in jedem Fall einen Teil

der Milchsäure in freiem Zustand enthalte, er glaubt aus seinen
Versuchen schliefsen zu dürfen, dass die gewöhnliche, wohl von
Hoppe-Seyler herrührende Annahme, dass der Muskel secundäres
Kaliumphosphat (KH$_2$PO$_4$) binde, unrichtig sei, der Muskel vielmehr nur primäre Phosphate enthalte. R. hat dagegen gefunden,
dass entsprechend verdünnte Lösungen von Fleischextract mit Chlor-
baryum einen dicken Niederschlag geben, was sie nicht thun dürften, wenn sie primäres Phosphat enthalten (Beiläufig bemerkt reagirt
die Muskelasche nach vielfachen Erfahrungen des Ref. in der Regel
alkalisch, die Unrichtigkeit der Hoppte'schen Annahme geht
daraus ohne Weiteres hervor. Ref.)

Allerdings könnte R. sich überzeugen, dass man durch Ausziehen von Fleischextractlösungen mit Alcohol und Aether freie
Milchsäure bekommt, doch ist diese Thatsache nicht ohne Weiteres
beweisend für die Annahme präformirter freier Milchsäure, wie R.
ausführlich nachweist.   E. Salkowski.

H. G. Howse, On the results of one hundred and thirty cases of
excision of the knee. Guy's Hosp. Rep. III. S. XXXIV. p. 169. (The
analysis of the cases by G. Newton Pitt).

Die nach einer vergleichenden Uebersicht einiger neueren Statistiken über Kniegelenkresection berücksichtigten 130 Fälle entstammen dem Guy's Hospital und dem Evelina Hospital for sick
children in London aus den Jahren 1873—1884. Später operirte
Fälle sind nicht verwertet worden, da es darauf ankam die wirklichen Endergebnisse noch nach längerer Frist kennen zu lernen.
Die 130 Resectionen betrafen 129 Pat., da bei einem auf beiden
Seiten operirt wurde. Die directe Sterblichkeit betrug nur 2, und
zwar starben diese beiden Pat. 5—6 Tage nach der Operation nach
andauerndem Erbrechen. Ausserdem starben 6 nachträglich an
Tuberkulose anderer Organe, 1 an Brand des gesunden Beins (nach
zu fester Bandagirung dieses) und 1 (welcher nach Schussverletzung
secundär resecirt wurde) an den Folgen der Trunksucht. Von den
übrigen zeigten 65 (50 pCt.) ein andauernd durchaus befriedigendes
Ergebniss, darunter 2 Operirte mit einer Verkürzung von mehr als
2". Bei 12 kindlichen Operirten ergab sich eine mehr oder weniger erhebliche Winkelstellung im Knie, bei 8 andern eine minder
beträchtliche, die Function nicht behindernde. 21 Fälle konnten
nach Austritt aus dem Hospital nicht weiter verfolgt werden, und
26 mussten innerhalb der nächsten 3 Jahre amputirt werden; von
diesen starben 5, darunter 1 infolge der Amputation an Blutung.
Bei der Aufstellung der Anzeigen für die Amputation und Resection wird neben vielen bekannten Punkten grofser Wert auf die
Dauer der Krankheit gelegt; für ausgemachte fungöse Kniegelenks-
erkrankung von über 6monatlichem Bestehen lohnt nicht mehr die
conservative Behandlung. Im Uebrigen weichen die sonstigen pa-

thogenetischen Bemerkungen über die Kniegelenkstuberkulose sehr
erheblich von den hier in Deutschland namentlich durch die König'-
schen Arbeiten verbreiteten Ansichten ab. Kapselerkrankung wird
als viel häufiger angesprochen als epiphysäre Ostitis; nach wiederholten Anfällen ersterer kommt es bei den unteren Classen, die
das Glied wenig schonen, relativ oft zur Lockerung der Gelenk-
verbindungen. Heilung erfolgt hier meist nur durch Abscedirung
unter völliger Zerstörung des Gelenkes und Sequesterbildung in
den Knochenenden. Als Durchschnittstermin für diese spontane
Heilung wird ein Intervall von 2 Jahren angegeben, selten macht
die Krankheit in einem früheren Stadium Halt, und ist die conservative Behandlung in den andern, progredienten Fällen hinsichtlich
des functionellen Ergebnisses (Subluxation nach hinten) und der
Neigung zu Recidiven sowie der damit verbundenen Gefahr für den
Gesammtorganismus nicht mit den Resultaten der Resection zu vergleichen; letztere gelangt zu Unrecht nur bei Hospitalinsassen und
nicht auch bei der reicheren Bevölkerung in England zur Ausführung. Von den 130 Resectionsfällen hatten übrigens 74 schon den
zur Spontanheilung erforderlichen Durchschnittstermin überschritten,
und zeigte hier der Gelenkbefund in der Regel keine Tendenz zu
einem „natürlichen" Abschluss. In 24 Fällen betrug die Krankheitsdauer vor der Operation 1—2 Jahre, und nur in 13 weniger
als $\frac{1}{2}$, resp. in 29 weniger als 1 Jahr. Die Indication bei kurzem
Bestehen der Krankheit wurde für die Resection, wenn nicht durch
die Acuität des Processes, durch die Unmöglichkeit anderweitig das
Glied zu erhalten gegeben. — Für das Gelingen der Operation
ist von grofsem Wert eine Vorkur, welche durch Gewichtzug oder
Schraubenwirkung die häufig schon existirende Flexionsstellung bessern
soll. Uebertriebene Streckung gelegentlich der Operation ist nicht ohne
Gefahr; da stärkerer Druck von hinten gewöhnlich nicht vertragen
wird, ist es ausserdem schwer, die Resectionsstümpfe dann in richtiger
Lage zu erhalten. Man soll daher namentlich bei Erwachsenen
von jedem gewaltsamen Streckungsversuche absehen und von den
beiden Knochenenden soviel abtragen, bis dass das Glied bequem
in gerade Richtung gebracht werden kann. Auf diese Weise sind
4, ja 1 Mal sogar $4\frac{3}{4}$" Knochen resecirt worden, und zwar empfiehlt es sich das Meiste vom Femur zu entfernen, so dass in dem
letztgenannten Fall 4" auf diesen Knochen und nur $\frac{3}{4}$" auf die
Tibia kamen. In einzelnen Fällen schien die dauernde Einwirkung
einer Atmosphäre von Wasserdampf die Extension nach der Resection zu erleichtern. Die grofse Mehrzahl der Fälle wurde nach
classisch-antiseptischen Principien (mit Carbolspray etc.) behandelt;
zur Eröffnung des Gelenkes diente (unter Esmarch'scher Blutleere)
meist ein querer Schnitt, nur in den allerersten Fällen eine huf-
eisenförmige Incision. Die Kniescheibe ward stets mitentfernt.
Von der Tibia wird mit der Butcher'schen Resectionssäge ein möglichst dünnes Blatt weggenommen, vom Femur gerade soviel, dass
ein wenig von der Vertiefung zwischen den Gelenkfortsätzen mit-

entfernt wird. Die Hinterfläche der Tibia soll man nicht zu sehr
entblöſsen, um Eitersenkungen nicht den Weg zu bahnen. Nach verschiedenen Versuchen ist HUWSK dahin gelangt, die Resectionsflächen
immer in völlig querer Richtung anzulegen und von künstlichen Ver-
einigungsmitteln derselben abzusehen. Sequester u. Käseheerde dürfen
nicht eine zu ausgiebige Resection veranlassen, sondern müssen ausgelöffelt werden. Die Excision der infiltrirten Kapsel sammt Bändern
darf nicht übertrieben werden, weil dieses die knöcherne Vereinigung
stört und Necrose verursacht. Da aber andererseits das zurückgelassene infiltrirte Gewebe Ausgang neuer käsiger Processe werden
kann, muss in jedem einzelnen Falle ein Mittelweg zwischen diesen
beiden Uebelständen gesucht und genau abgewogen werden, wie
viel Kapsel etc. stehen bleiben darf. Die von Anderen sehr ge-
fürchtete Blutung ist gering, wenn man die Constriction erst nach
Resection der Knochenenden und Abtragung der infiltrirten Weichteile entfernt; Parenchymblutungen aus den Sägeflächen stehen auf
directen Druck. [Den Rest der Arbeit bilden ausser mehreren
Tabellen genaue Anweisungen über den Verband, die Application
einer unterbrochenen Hohlschiene, die Lagerung des Patienten im
Bette und die antiseptischen Maſsnahmen. Ein besonderer Abschnitt
ist der Therapie zurückbleibender käsiger Heerde und Fisteln gewidmet. Von letzteren geben diejenigen, welche zwischen der
Sägefläche zum Knochen verlaufen, ein wenig günstiges Object für
conservative Behandlung, meist müssen die betreffenden Glieder,
zumal wenn es nicht zur knöchernen Vereinigung gekommen, amputirt werden].　　　　　　　　　　　　　　　P. Güterbock.

Scholl, Bacteriologische und chemische Studien über das Hühnereiweiſs. Archiv f. Hygiene 1893, XVII. S. 535.

S. geht aus von den Versuchen EMMERICH's, der im Verein mit
anderen festgestellt hatte, dass wirkungsloses Blutserum durch Zusatz geringer Mengen von Kalilauge activ werde. Im bacteriologischen Teil seiner Arbeit weist S. dieses Verhalten auch für das
sonst nicht bacterientötende Hühnereiweiſs nach, im chemischen Teil
beschäftigt er sich besonders mit dem Kohlensäure- und Alkaligehalt
halt desselben, und dessen Verhalten bei der Gerinnung. Er folgert aus seinen Experimenten: 1) Das normale frische Hühnereiweiſs enthält gebundene auf Zusatz von Säure schon in der Kälte
freiwerdende Kohlensäure. 2) Diese Kohlensäure ist zum geringsten
Teil in der Form von Monokarbonaten vorhanden, zu weitaus dem
grössten Teil in Form von Bikarbonaten. 3) Bei der Erwärmung
auf 60° entweicht aus normalem Hühnereiweiſs ein Teil der Kohlensäure, während das Eiweiſs selbst ganz allmälig gerinnt. 4) Der
Ausdruck „Gerinnungstemperatur" kann nicht in Parallele gestellt
werden mit Siedepunkt, Schmelzpunkt, Gefrierpunkt etc., da eine
bestimmte Temperatur, bei der Gerinnung eintritt, genau nicht an-

gegeben werden kann, wenn man nicht zugleich auch eine Zeitdauer feststellt, innerhalb welcher bei dieser Temperatur völlige Gerinnung eingetreten sein muss. 5) Die Gerinnung des Hühnereiweifses steht im engsten Zusammenhang mit der Kohlensäureabgabe und kann so gedacht werden, dass — unter Zugrundelegung der Formel $\begin{array}{c}\text{Alkali} -\text{O} \\ \text{Eiweifs} -\text{O}\end{array}\Big\rangle \text{CO}$ für das normale Eiweifs — zwei Moleküle desselben zusammentreten zur Bildung von geronnenem Eiweifs mit der Formel $\begin{array}{c}\text{Eiweifs} \\ \text{Eiweifs}\end{array}\Big\rangle \text{O}$. Zugleich wird Alkalimonokarbonat gebildet und Kohlensäure entweicht.

6) Aus nicht koagulirbarem AlkaliAlbuminat gelingt es durch einfaches Einleiten von Kohlensäure wieder normales gerinnbares Eiweifs zu erhalten.   Scheurlen.

E. Harnack und **H. Meyer**, Das Amylenhydrat. Eine pharmakologische Studie. Zeitschr. f. klin. Med. XXIV. S. 379.

Die Verff. stellten mit dem zuerst von MERING empfohlenen Amylenhydrat zahlreiche Tierversuche an, wobei sie, neben der Feststellung der Allgemeinwirkung, hauptsächlich auf folgende Punkte ihre Aufmerksamkeit richteten: 1) Wirkung auf die Temperatur, woran sich vergleichende Versuche mit anderen Schlafmitteln schlossen. 2) Wirkung auf die Respiration. 3) Wirkung auf die Circulation, die durch sphygmographische Versuche am Menschen, durch Blutdruckversuche, durch Versuche am Froschherzen in situ, endlich durch Versuche am isolirten Froschherzen festgestellt wurde. 4) Wirkung auf die Körpermuskeln. 5) Antagonistische Wirkung gegenüber krampferregenden Giften. 6) Wirkung auf den Stoffwechsel. Die durch diese Untersuchungen gewonnenen Ergebnisse fassen die Verff. in folgende Sätze zusammen: I. Das Amylenhydrat lähmt succesive gleich dem Alcohol sämmtliche Teile des centralen Nervensystems nach vorhergehender Erregung einzelner Gebiete. II. Bei Pflanzenfressern tritt ruhiger Schlaf ein, bei Hunden und Katzen stehen die Excitations- und überhaupt schwere Intoxicationserscheinungen im Vordergrunde. III. Letale Dosen sind: pro Kilo Katze ca. 1.0, pro Kilo Kaninchen ca. 1.5, pro Kilo Hund ca. 2.0 und darüber je nach der Größe des Tieres. IV. Die Temperatur wird bei kleineren Warmblütern durch mittlere Dosen um 4—5 Grad, durch grofse Dosen um 10—12 Grad herabgesetzt; selbst bei Hunden kommen Abnahmen um 6 Grad vor. Die stärksten Abnahmen werden bei der Combination von Amylenhydrat mit gewissen krampferregenden Giften (Santonin etc.) beobachtet. Die enorme Abkühlung steigert die Todesgefahr, künstliche Erwärmung des Tieres verringert sie. V. Die Respiration erfährt zuerst eine Verstärkung der Athemzüge an Zahl und Tiefe, dann eine allmälige Schwächung bis zur Lähmung des Respirationscentrums. VI. Die Pulscurve beim Menschen kann bereits nach einer Gabe von 4.0 Amylenhydrat gewisse typische Veränderungen zeigen (Abnahme der systolischen Elevation und Verschwinden der Dikrotie). VII. Der Blutdruck sinkt bei Warmblütern langsam und gleichmäfsig bis zum Tode. VIII. Das Amylenhydrat wirkt in eigentümlicher Weise auf den quergestreiften Muskel ein: die Leistung des Froschherzens wird zeitweilig enorm erhöht, es tritt darauf ein plötzlicher Abfall, darnach Unregelmäfsigkeit und schliefslich Herzmuskellähmung ein. IX. Die Leistung des Froschmuskels wird durch Amylenhydrat anfangs erheblich gesteigert, worauf dann Lähmung der Muskelsubstanz erfolgt. X. Das Amylenhydrat vermag die krampferregende Wirkung verschiedener Gifte (Santonin, Pikrotoxin, Strychnin) erheblich abzuschwächen und zu verzögern. XI. Es erscheint also lohnend, die temperaturerniedrigende Wirkung der Combination Amylenhydrat-Santonin am Krankenbette zu erproben. VII. Dies erscheint um so aussichtsreicher, als das Amylenhydrat, wofern es in den Magen eingeführt wird, auch die Harnstoffausscheidung verringert, also die Umsetzung stickstoffhaltigen Materials im Organismus augenscheinlich vermindert. Infolge subcutaner Beibringung des Mittels, die sich in praxi aufs strengste verbietet, tritt dagegen Steigerung der Harnstoffausscheidung ein, wahrscheinlich im Zusammenhang mit der sehr heftigen localen Wirkung des Mittels auf das Gewebe, die zur Abscessbildung und Gewebsnecrose führt.　　K. Kronthal.

A. Westphal, Die electrischen Erregbarkeitsverhältnisse des peripherischen Nervensystems des Menschen in jugendlichem Zustand und ihre Beziehungen zu dem anatomischen Bau derselben. Arch. f. Psychiatrie etc. XXVI. H. 1.

Durch SOLTMANN's (Cbl. 1878, S. 348) u. C. WESTPHAL's (Cbl. 1886, S. 943) Untersuchungen waren schon eigenthümliche Verhältnisse in Bezug auf die electrische Erregbarkeit der Nerven und Muskeln Neugeborener bekannt geworden. Verf. unterzog diese Frage an neugeborenen Kindern, welche Stunden, Tage, Wochen alt waren, sowie vergleichsweise an älteren Individuen neuer sorgfältiger Prüfung, deren Methode etc. im Original nachzulesen ist. Es ergab sich, dass bei faradischer indirecter und directer Reizung die Zeit der verminderten Erregbarkeit innerhalb der drei ersten Wochen fällt, dass aber für den galvanischen Strom (indirecte Reizung) diese Herabsetzung mit Deutlichkeit mitunter nur innerhalb der ersten acht Tage nachzuweisen war. Ausnahmen von dieser Regel kommen jedoch für beide Stromesarten vor. Von der 5. Woche an war diese Verminderung der Erregbarkeit nicht mehr zu constatiren und für directe galvanische Reizung war diese Erregbarkeitsherabsetzung nur bei einer Anzahl Individuen aus der ersten Lebenswoche zu beobachten. Jedenfalls besteht eine grofse

Mannigfaltigkeit der elektrischen Erregbarkeitsverhältnisse bei Neugeborenen und einige Wochen alten Menschen. Auch qualitative Veränderungen fanden sich in dem Sinne, dass die Muskelcontractionen (sowohl bei faradischer wie galvanischer Reizung) etwas Träges und Langsames hatten. Feststeht also auch nach diesen Untersuchungen, dass die Nerven und Muskeln in den ersten Lebenswochen bis zu einem gewissen, nicht für alle Fälle gleichen Zeitpunkt wesentlich schwerer elektrisch zu erregen sind, als die Nerven und Muskeln Erwachsener.

Die microscopische Untersuchung der Nerven und Muskeln von auf der geburtshülflichen Klinik oder der Kinderabteilung verstorbenen Kindern ergab im Wesentlichen folgende Resultate.

Die Markscheiden der peripherischen Nerven Neugeborener enthalten weniger Mark, sind dünner als die Erwachsener, oft unterbrochen; die Markablagerung ist eine unregelmäßige. Osmiumsäure färbt einen grofsen Teil des peripherischen Nervenmarks Neugeborener grünlich oder graugelblich, nicht schwarz, wie beim Erwachsenen. (Die weiteren Färbungsunterschiede siehe im Orig.) — Man findet weiter in gewissen frühen postembryonalen Stadien freie Axencylinder, oft von sehr beträchtlicher Gröfse (3.—6. Lebenswoche): RANVIER'sche und LANTERMANN'sche Einschnürungen und Einkerbungen fehlen. Die Kerne der SCHWANN'schen Scheide sind sehr grofs und zahlreich; die ganze Nervenfaser ist sehr schmal, feinste varicöse Fasern sehr häufig. Das Endo- und Perineurium ist reichlich entwickelt und hat grofsen Kernreichthum. Die fortschreitende Entwicklung der Nervenfaser ist an die Ausbildung der Markscheide geknüpft: mit ihr geht die Entwicklung aller histologischen Elemente der Nervenfaser Hand in Hand.

An den Muskeln ist die fast durchweg rundliche, zum Teil kreisrunde Form der Fasern das Auffallendste; Muskelknospen kommen häufig vor, die Kerne des Sarkolemma's und des interstitiellen Gewebes sind grofs und zahlreich.

Nach Allem, was wir aus der Physiologie und Pathologie bisher wissen, scheint die für Erwachsene normale Function der Nerven (speciell für elektrische Reize) an eine bestimmte Ausbildung der Markscheiden geknüpft. W. glaubt, dass die weit geringere Breite der Nerven- und Muskelfasern, das Fehlen deutlicher Einschnürungen an ersteren, der Reichthum an grofsen Kernen im Parenchym und interstitiellen Gewebe, das eigentümliche Verhalten der Axencylinder in den frühen postembryonalen Stadien, in Verbindung mit der sehr mangelhaften Markscheidenentwicklung in ihrer Gesammtheit genügende Momente für die Erklärung der Erregbarkeitsunterschiede darbieten, auch wenn die Kenntniss über die Bedeutung der einzelnen Faktoren für die Erregbarkeit noch fehlt, wie Verf. vorsichtig hinzufügt. Ungemein wahrscheinlich

ist es jedenfalls, dass die wichtigen und weitgehenden
Verschiedenheiten in der Entwicklung der Markscheide
die Hauptrolle spielen.

In enger Beziehung zu den Befunden des Verf.'s an den Nerven der Neugeborenen stehen, was pathologische Zustände
im peripherischen Nervensystem betrifft, die Vorgänge der Degeneration und Regeneration peripherischer Nerven, sei es, dass dieselben
experimentell hervorgerufen oder spontan bei krankhaften Processen
entstanden sind. Indem wir, was die Einzelheiten betrifft, auf die
Originalarbeit verweisen, heben wir als besonders wichtig die Hinweise W.'s auf die normaler Weise im peripherischen Nervensystem sich findenden Beweise einer andauernden Degeneration und
Regeneration (S. Mayer), sowie die Veränderungen des peripherischen Nerven bei den verschiedensten (meist zu Kachexie führenden) Krankheiten (Siemerling u. Oppenheim) und die Altersveränderungen des peripherischen Nervensystems (Leyden, Oppenheim) hervor.   Bernhardt.

M. Treymann, Ueber submucöse Myome. Petersb. med. Wochenschr.
1894, No. 2.

Verf. bespricht zuerst die gefährlichen Blutungen, welche bei
interstitiellen Myomen mit breitbasig aufsitzenden Schleimhautwulsten
vorkommen. Dann geht er auf submucöse im fundus Uteri sitzende
Myome über, indem er sich äussert, dass subseröse Myome sich
höchst selten in der Cervixwand entwickeln. Bei den Cervixmyo-
men unterscheidet er die subseröse und die submucöse Form, bei
der letzteren 2 Formen wieder I breitbasig aufsitzende II gestielte
sog. fibröse Polypen. Er spricht dann von der Schwierigkeit im
Cervix entwickelte grofse Myome zu erkennen und dass Verwechselungen vorgekommen sind so z. B. die Portio vaginalis mit fibrösen Polyp, mit Prolapsus et Inversio uteri.

Namentlich täuschen mittelgrofse Cervixmyome, die dem Auge
und dem Finger zugänglich sind, auch z. Th. zur Vagina heraus-
ragen, wo das Myom in einer Muttermundslippe stark entwickelt
ist, die andere Muttermundslippe wie ein feiner Saum angezogen ist,
einen Prolapsus oder eine Inversio uteri vor.

Die Entfernung geschieht 1) durch Kolpomyomotomie, 2) durch
Laparo-myomotomie. 3) Durch Zerstückelung der Geschwulst und
Uterus. Er kommt zu dem Entschluss, kindskopfgrofse submucöse
Myome per Laparotomiam zu entfernen wie Martin und Hofmeier.
Per vaginam gestielte Myome nicht gefährlich zu entfernen, aber
solche, die z. B. den Fundus uteri inversi enthalten könnten, oder
die Stiele, die hinter grofsen Vaginalgeschwülsten liegen, sind ino-
perabel. Um unerreichbare Stiele zu durchschneiden: 1) Allonge-
ment operatoire nach Dupuytren; 2) keilförmige Excision nach
Cassaignac; 3) Zerstückelung nach Pazzi; 4) bei kindskopfgrofsen

Tumoren Entfernung durch Forceps nach MARTIN, FERTICH, HOF-
MEYER; 5) Enucleation; 6) Exstirpatio uteri totalis vaginalis nach
AMUSSAT. Die Mortalität früher 33 pCt. jetzt 14—16 pCt.

Verf. giebt seine 8 Fälle: 2 fibröse Uterinpolypen, 5 Cervixmyome, 2 gestielte und 3 breitbasige, 1 submucöses Uterusmyom.
Angewandt dabei 1 Mal Abdrehung und Durchschneidung des Po-
lypenstiels, 2 Mal Forceps angelegt, 3 Exstirpatio, Exstirpatio uteri
totalis und Laparo-myomotomie angewandt. Alle 8 Fälle geheilt.

Schlussfolgerung: ausser der Antiseptik muss auch noch das
Glück dem Arzte bei der Diagnostik und operativen Behandlung
zur Seite stehen.   A. Martin.

J. Katz, Einfluss der Harzburger Crodo-Quelle auf den Stoffwechsel im menschlichen Körper. Dissert. Berlin 1894.

Verf. 28 Jahre alt, 62 Kilo schwer, hat (unter Leitung von ZUNTZ) bei Einhaltung derselben Kost (Fleisch, Weißbrod, Reis, Milch, Butter, Bier, Zucker, Thee; die
einzelnen Nahrungsmittel wurden auf N- und Fettgehalt analysirt), die 108 g Eiweiß
(mit 17.1 g N), 125 g Fett und 311 g Kohlehydrat bot und 47 Cal. per Körperkilo
lieferte, sich auf gleichmäfsige N-Ausscheidung (pro Tag 14.8—15.2 g im Harn, 0.8 g
im Koth) gebracht, wobei noch 1 5 g N am Körper zurückblieben. Dann nahm er
420 ccm, an den folgenden 4 Tagen je 1050 ccm des genannten Brunnens, der 1.5 proc.
NaCl neben geringen Mengen von KCl, MgCO₂, Na₂SO₄. Ca SO₄ u. A. enthält; dabei betrug die N-Ausfuhr durch den Harn im Tagesmittel nur 14.8 g. durch den etwas
diarrhoischen Koth 1 g, sodass die N Bilanz keine Aenderung erfuhr. In der 8 tägigen
Nachperiode war die vermehrte N-Ausstofsung durch den Koth noch vorhanden. Nach
Mafsgabe eines Controlversuches ist die gesteigerte N-Ausstofsung durch den Koth
wohl zumeist auf Residuen der unter dem Einfluss des Brunnens reichlicher abge-
schiedenen Darmsäfte, Darmepithelien etc. zurückzuführen. Eine Erhöhung des Eiweißzerfalles wird durch den Brunnen jedenfalls nicht bewirkt.   J. Munk.

M. Farland, Further observations upon giant cells. Intern. med.
Magazine 1894, p. 81.

Verf. hatte in einer früheren Arbeit (1892) die Entstehung der Riesenzellen in
den Tuberkeln lediglich auf ein übermäfsiges Wachstum epithelioider Zellen zurückgeführt, das durch den Reiz der lebenden oder abgestorbenen Bacillen in den Zellen
bedingt sein sollte.

Auf Grund neuerer Untersuchungen modificirt er nun diese Anschauung, indem
er nur für die schmalen Riesenzellen diese Erklärung beibehält. Dagegen muss für
die breiten Riesenzellen, die gerade besonders charakteristisch für den Tuberkel sind,
auf die alte LANGHANS'sche Erklärung zurückgegriffen werden, dass die Riesenzellen
durch die Vereinigung benachbarter Zellen entstehen. Zuerst am Granulationsgewebe,
dann beim Sarkom gelang es Verf. zu beobachten, dass die im Zustande der Koagulationsnekrose befindlichen Gewebszellen allmälig sich aneinander legten und zu Riesenzellen verschmolzen. Bei sorgfältiger Untersuchung zahlreicher tuberkulöser Gewebe
konnte Verf. endlich an sehr dünnen Schnitten aus einer tuberkulösen Ovarialcyste
so frühe Stadien der Tuberkelbildung beobachten, um die Umwandlung eines ganzen,
aus leicht degenerirten epithelioiden Zellen zusammengesetzten Tuberkels in eine einzige Riesenzelle zu konstatieren. Der freie Raum, der um die Riesenzellen des Tuberkels
und des Sarkoms sich befindet, ist aus dem Zusammenfluss der verschiedenen schmalen
Intercellularspalten zu erklären. Durch ihn findet auch das Wachstum der Riesenzelle
endlich seine Beschränkung, indem die Verbindung mit den Zellen der Nachbarschaft

aufgehoben wird. Diese Bildung von Riesenzellen kommt nur bei den geringeren Graden der Koagulationsnekrose zu Stande; bei stärkeren Veränderungen kommt es dagegen sofort zur Verkäsung. **M. Rothmann.**

Th. H. Manley, Lesions of the spinal cord with and without fracture — an experimental and clinical study. New-York. med. Rec. 1893. p. 554.

Aus vorliegender mit 11 sehr lehrreichen Holzschnitten versehenen Abhandlung können hier nur die Schlusssätze wiedergegeben werden: 1) Schwere Verletzungen der Wirbelsäule infolge Nackenverletzungen ohne Bruch sind selten. 2) Wenn Lähmung einer Nackenverletzung unmittelbar folgt, so weist dieses sicher auf eine ernste Verletzung des Rückenmarkes hin. 3) Die Brüche, welche das respiratorische Centrum betreffen (vom 1. bis 5. Wirbel) sind fast regelmäßig tödlich. 4) Die Brüche unter dieser Stelle sind zuweilen im Bereich operativer Hilfe, wenn die Apophysen allein betroffen sind, und sind sie dann nicht so lebensgefährlich. 5) Brüche des vorderen knöchernen Umfanges der Wirbel, d. h. des Körpers in den Hals- und den anderen Regionen sind bei Lebzeiten nicht erkennbar, aber viel häufiger, als gewöhnlich angenommen wird. 6) Die Fracturen im hinteren Umfang der Wirbelsäule vom Typus der Apophysenbrüche werden am leichtesten erkannt und können gelegentlich chirurgischen Eingriffen anheimfallen. 7) Fracturen hier wie an anderen Segmenten der Wirbelsäule characterisiren sich durch die Neigung keine Verschiebungen einzugehen oder bei deren etwaigem Eintritt spontan sich zu reponiren. 8) Die Nackenwirbelsäule kann dauernden Schaden erleiden, ohne dass hiermit zu Lähmung führende Rückenmarkläsionen irgend welcher Art vergesellschaftet sind. **P. Güterbock.**

E. Martin, Beitrag zur Lehre von der Polymastie in ihrer Beziehung zur Entwicklung von Brustdrüsengeschwülsten. (Aus der Breslauer chir. Klinik). Archiv f. klin. Chir. XLV. S. 580.

Betrifft eine 82jährigen Frau mit Adenofibrom, das von einem Lobulus aberrans einer überzähligen Brustdrüse seinen Ursprung genommen hatte. Auch in den sonst in der Litteratur enthaltenen analogen Fällen findet Verf., dass nicht die wirklichen überzähligen Brustdrüsen und Warzen zur Geschwulstbildung neigen, sondern diese lediglich die Lobuli aberrantes und die durch ihre Abschnürung entstandenen isolirten Nebendrüsen sind. **P. Güterbock.**

H. Cohn, Ueber Abnahme der Sehschärfe im Alter. v. Gräfe's Arch. f. Ophthalm. XL. p. 326.

C. fand, dass die Durchschnittsgröße der Sehschärfe der Bauern in Schreiberhau im 60. Lebensjahre $\frac{27}{20}$, im 70. ebensoviel und im 80. $\frac{26}{20}$ betrug, während BOMMA und WALTHER in Leipsig in den betreffenden Lebensjahren Sehschärfen von $\frac{5.6}{6}$, $\frac{5.2}{6}$ und $\frac{4.5}{6}$, DONDERS $\frac{4.8}{6}$, $\frac{3.9}{6}$ und $\frac{3.3}{6}$ fanden. **Horstmann.**

G. Richter, Vergleichende Hörprüfungen an Individuen verschiedener Altersklassen. Arch. f. Ohrenheilk. XXXVI. S. 150 u. 241.

Auf Grund seiner Untersuchungen an 212 Individuen der verschiedenen Altersklassen (10—80 Jahre) kommt R. zu dem Resultat, dass im Alter ein Sinken der Empfindungsschnelle stattfindet, welches in allen Tonlagen gleichmäßig auftritt und sich bei der Flüstersprache, POLITZER's Hörmesser und Taschenuhr durch eine gleichmäßige Verringerung der Hörweite, bei der Galtonpfeife durch ein Sinken der Perceptionsgrenze mäßigen Grades, bei den Stimmgabeln jeder Tonhöhe durch Verkürzung der Perceptionsdauer für Luft- und Knochenleitung äussert.   Schwabach.

Fink, Ueber maligne Transformation gutartiger Geschwülste der Highmorshöhle. Fränkel's Arch. f. Laryngologie I. H. 2.

Wenn auch die Umwandlung einer gutartigen Neubildung in eine bösartige für die Nase sichergestellt ist, so sind diese Fälle doch sehr selten; ganz besonders schon deshalb, weil Carcinome in der Nase überhaupt nicht häufig vorkommen. Ueber die Umwandlung gutartiger Neubildungen der Highmorshöhle in bösartige ist bisher nichts bekannt und daher der vom Verf. mitgeteilte Fall von Interesse. Bei einem 33 jähr. Kaufmann der an starker Polypenwucherung der rechten Nasenhöhle litt, die nach Entfernung immer wieder recidivirten, stellten sich heftige Schmerzen in der rechten Wange etc. ein, die für ein Empyem der Highmorshöhle sprachen. Die Operation wurde von der Alveole gemacht, es entleerte sich nur wenig Schleim, da die Höhle mit weichen Geschwulstmassen ausgefüllt war. Die mikroskopische Untersuchung der entfernten Massen zeigte, dass es sich um myxomatöses und rundzellig infiltrirtes Gewebe mit zerstreuten spindelförmigen Zellen handelte. Die Schmerzen dauerten fort und es entwickelte sich am Proc. zygomaticus wenige Tage später eine resistente Schweilung, die von stark aufgetriebenen Knochen ausging und schnell an Umfang zunahm. Halsdrüsenschwellung. Operation nach NELATON. Oberkieferknochen erheblich verdünnt und morsch. In der Kieferhöhle ein Carcinoma medullare. Metastasen. Tod 2½ Monate nach der Operation.   W. Lublinski.

De Haan und **Huysse,** Het coaguleeren van melk door cholerabacteriën. Weekbl. van het Nederl. Tijdschr. voor Geneesk. 1894, I. No. 7.

Eine Anzahl mit Milch gefüllter Kolben wurde sterilisirt; nach dem Sterilisiren reagirte die Milch sehr schwach, sauer oder amphoter. In einige Kolben wurde Na₂CO₃ in andere sterilisirte feine Kreide gebracht, frisch gezüchtete Cholerabacterien hinzugefügt, und die Milch im Brutofen auf 37° erwärmt. In allen Kolben war nach 2 Mal 24 Stunden die Milch kräftig geronnen, die lichtgelbe Flüssigkeit über dem Kaseïnniederschlag reagirte sehr stark sauer. Das präcipitirte Caseïn löste sich in Alkalien auf und konnte nach Filtration durch Asbest wieder durch Säuren als eine flockige Masse niedergeschlagen werden. Aus der stark sauren Molke und den sauren Milchsäurebacillen konnten die Cholerabacterien in Reinkultur erhalten werden. Hiernach ist es sehr wahrscheinlich, dass der Milchzucker durch den Cholerabacillus in Milchsäure umgesetzt, und durch diese Säure das Caseïn niedergeschlagen wird.   George Meyer.

H. Quincke u. **A. Stühlen,** Zur Pathologie des Abdominaltyphus. Berl. klin. Wochenschr. 1894, No. 15.

Q. züchtete in 8 tötlich verlaufenen Typhusfällen aus dem Knochenmark der Rippen und des Sternums Typhusbacillen. St. wies in einem Fall von Cerebrospinalmeningitis, die im Anschluss an Typhus entstanden war, Typhusbacillen im Meningealleiter nach.   Scheurlen.

A. L. Gillespie, Some simple methode for the analysis of the gastric contents. Internat. med. magazine 1893, No. 9.

G. giebt eine dankenswerte Zusammenstellung der jetzt gangbarsten und zugleich einfachsten physikalischen und chemischen Methoden zur Untersuchung des Mageninhaltes. Er berücksichtigt hierbei folgende Punkte.

1) Farbe, Geruch und sonstige Charaktere der zu untersuchenden Magenflüssigkeit; Berücksichtigung der nach der Nahrungsaufnahme verflossenen Zeit, der Natur dieser Nahrung und des Umstandes, ob vorher Wasser zum Mageninhalt zugesetzt wurde oder nicht.

2) Filtrirung des Mageninhaltes.

3) Bestimmung der Totalacidität.

4) Prüfung auf das Vorhandensein von freier Säure.

5) Ist solches der Fall, so handelt es sich darum, festzustellen, ob dies freie Salzsäure ist.

6) Prüfung auf organische Säuren.

7) Bestimmung des vorhandenen Pepsins.

8) Untersuchung der Proteide.

9) Prüfung auf Alcohol, Zucker, Blut oder sonstige abnorme Bestandteile.

C. Rosenthal.

H. Koplik, Acute alcoholic intoxication in infants, and the abuse of alcohol in the gastro-intestinal disorders of infancy. Med. News 1893, S. 481.

Im Anschluss an die Arbeiten von DUNN und von EPSTEIN warnt Verf. vor dem Missbrauch des Alcohols im Kindesalter als Roborans. Er verwirft seine Anwendung speciell bei den acuten Erkrankungen des Magendarmkanals der Säuglinge; räth vielmehr sich hier auf strenge Regulirung der Diät zu beschränken. Treten Erscheinungen von Kräfteverfall auf, so räth Verf. kleine Dosen von Strychnin ($^1/_{100}$ Gran) oder von Spartein ($^1/_{64}$ bis $^1/_{32}$ Gran) zu reichen; auch kleine Dosen von Strophantus oder Digitalis sind empfehlenswerth, dagegen verwirft er die Anwendung von Campher. Als gutes Stimulans für das Herz ist dagegen der Alcohol bei Diphtherie, Scharlach, Masern, Rose und Typhus zu gebrauchen.

Stadthagen.

S. Chomatianos, Paraplégie urinaire incomplète des membres inférieurs, accompagnée de Pseudo-Ataxie locomotrice et de paralysie du sphincter de la vessie, consécutives à un phimosis et complétement guéries après l'opération. Le Progrès Médical 1893, 15. u. 22. April.

Ein 58jähriger Mann litt seit ca. 2 Jahren an einer Balanoposthitis und seit $^1/_2$ Jahre an einer erheblichen Phimose. Dazu entwickelten sich seit kurzem eine Parese beider Beine und eine vollständige Blasenlähmung mit Harnträufeln; dabei bestanden eine auffallende Ataxie der Beine, ROMBERG'sches Phänomen, Verlust der Patellarreflexe und reflectorische Pupillenstarre, ohne irgend welche Sensibilitätsstörungen. Nach Beseitigung der Phimose besserten sich in kurzem die Lähmungserscheinungen, und zwar zuerst die der Blase, dann die der Beine; 40 Tage ca. nach der Operation waren die Patellar- und Pupillar-Reflexe ebenfalls wiedergekehrt. Der schnelle günstige Verlauf lässt eine organische Rückenmarksaffection ausscheiden und weist auf eine functionell und reflectorisch (durch die Phimose) bedingte Pseudo-Ataxie resp. Pseudo-Tabes hin.

Kallscher.

Ch. J. Smith, Stricture of urethra treated by water pressure. Lanc.
1894, Jan. 13.

Bei impermeablen Stricturen führt Verf. einen am Ende offenen, elastischen Catheter, der mit einem möglichst hoch angebrachten Irrigator verbunden wird, bis an
die verengte Stelle ein und lässt gegen diese den Wasserdruck längere Zeit einwirken.
Es gelingt dann in der Regel, event. nach einigen Wiederholungen des Verfahrens,
ein dünnes Instrument durch die Strictur hindurchzubringen.   H. Müller.

A. Christovitsch, Hystérectomie abdominale supravaginale pour
trois tumeurs fibreuses de l'utérus.   Bulletin gén. de Thérap. 1893,
No. 32.

Verf. veröffentlicht in extenso die Krankengeschichte einer Patientin, wo er obige
Operation ausführte. 2 Myome waren gestielt, 1 intramural. Der Uterusstumpf
wurde in die Bauchwunde eingenäht. Die Heilung war glatt.   A. Martin.

Buret, De l'inexactitude de la théorie parthénogénétique des Kystes
dermoïdes de l'ovaire. Gaz. hebdom. 1893, No. 44.

Verf. wendet sich unter Hinweis auf seine und seiner Schüler frühere Arbeiten,
gegen eine obige Theorie verfechtende, preisgekrönte Arbeit (Trevoux) u. erklärt, seiner
Meinung nach sei der Ursprung der Dermoide in fötaler, parasitärer Einschliefsung zu
suchen und entstünden unter stetigem Wachstum — nicht erst zur Zeit der Pubertät
eintretendem — aus einer zusammengesetzten Zelle. Verfolge man seine Theorie bis
zu den äussersten Grenzen, bis zur ersten Proliferation der Eier, so erhalte man dann
in diesem Falle Zwillinge oder Monstruositäten. Die Dermoide zeigten deswegen um
so entwickeltere Gewebe, je weiter zurück ihr Ursprung, die Einschliefsung einer zusammengesetzten Zelle reiche. Im Einzelnen wendet sich Verf. noch gegen mehrere
Punkte in der Arbeit TRÉVOUX und erklärt sich als Gegner der COHNHEIM'schen
Theorie, vom „Schlafe" der Zellen.   A. Martin.

J. Bornträger, Compendium der gerichtsärztlichen Praxis. Leipzig
1894, (Hartung u. Sohn.)

Der Autor, welcher bereits durch seine Bearbeitung des Chloroformtodes, wie der
Desinfectionslehre seine gesunde Kritik und gewandte Feder bewiesen hat, bewährt
beide Eigenschaften auch in dem vorliegenden Werke. Entsprechend dem Titel sind
die theoretischen Capitel der gerichtlichen Medicin nur in Kürze, zumeist im Tele-
grammstiel abgehandelt und die Litteraturangaben sehr sporadisch; doch sind, soweit
wir gesehen haben, auch die Ergebnisse der neueren Forschung fast überall verwertet.
Die gesetzlichen Bestimmungen sind erschöpfend wiedergegeben; die practische Seite
des Faches ist bis in die kleinsten Details hinein behandelt; man vergleiche z. B. die
Beschreibung der Vorbereitungen zur Section auf S. 74, 75. So ist ein Buch entstanden, welches, wie wir glauben, neben den eigentlichen Lehrbüchern sich für den Gerichtsarzt zur Einführung in die Praxis als nützlich und bequem bewähren wird; der
Nutzen des Werkes wird noch dadurch gesteigert, dass es auch die Verhältnisse der
Unfallversicherung in den Bereich der Besprechung zieht und schon deshalb Manchem,
der nicht im Besitz eines Specialwerkes über diese Materie ist, willkommen sein wird.
                                                                        Fr. Strassmann.

Einsendungen für das Centralblatt werden an die Adresse des Hrn. Prof. Dr. M. Bernhardt (Berlin W.
Französische Strafse 21) oder an die Verlagshandlung (Berlin NW., 68. Unter den Linden) erbeten.

Verlag von August Hirschwald in Berlin. — Druck von L. Schumacher in Berlin.

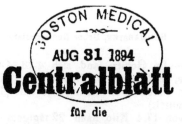

,F. ₤'

Wöchentlich erscheinen
1–2 Bogen; am Schlusse
des Jahrganges Titel, Na-
men- und Sachregister.

Centralblatt

für die

medicinischen Wissenschaften.

Unter Mitwirkung von

Prof. Dr. H. Senator und Prof. Dr. E. Salkowski,

redigirt von

Prof. Dr. M. Bernhardt

in Berlin.

Preis des Jahrganges
20 Mark; zu beziehen
durch alle Buchhandlun-
gen und Postanstalten.

1894. **18. August.** **No. 33.**

Inhalt: Voit, Organgewicht wohlgenährter und hungernder Hunde. — Hammarsten, Ueber Nucleoproteïde. — Manasse, Granulationsgeschwülste mit Fremdkörperriesenzellen. — Niebergall, Verletzung der Vena femoralis communis. — William, Gruber, Ueber Cholerabacillen und Choleravibrio. — Oser, Darmverschluss und Darmstenose. — Miller, Lungenentzündung kleiner Kinder. — McBurney and Staw, Horsley, Zur Hirnchirurgie. — Manclaire, McMurtry, Gow, Deaver, Hysterectomie.

Hédon, Einfluss der Piqûre auf diabetische Hunde. — Kratter, Tod durch Electricität. — v. Mosetig-Moorhof, Chirurgische Mitteilungen. — Feurer, Oberlippenfistel. — Unthoff, Augenstörungen bei Syphilis. — Hammond, Facialisparalyse nach Hammer-Ambossextraction. — Päan, Interessanter Fall von Exstirpation der Schilddrüse. — Hodara, Ueber Acne. — Steff, Das chronische Magengeschwür. — Csopp, Tuberculose der Kinder. — Simpson, Raynaud'sche Krankheit. — Bonneville, Behandlung der Vertigo epileptica. — Dedrie Holsten, Neurotisches Eczem. — Theilhabba, Ovarialsarcom.

C. **Voit**, Gewichte der Organe eines wohlgenährten und eines hungernden Hundes. Zeitschr. f. Biol. XXX. S. 447.

Der Natur der Sache nach besteht die Abhandlung überwiegend aus Tabellen, Ref. muss sich auf Wiedergabe der bemerkenswertesten Resultate beschränken.

A. Normaler wohlgenährter Hund von 15.4 Kilo Gewicht — die Knochen betragen 15.5 pCt. des Körpergewichtes, die Muskeln 39.7 pCt., die übrigen Organe 44.8 pCt. Nach Abzug des Fettgewebes und des Darminhaltes bilden Knochen 18.1 pCt., die Muskeln 46.4 pCt., die übrigen Organe 35.5 pCt. Von dem Gesammtgewicht der Weichteile kommen 56.7 pCt. auf die Muskeln, 43.3 pCt. auf die übrigen Weichteile. Die Knochen der hinteren Extremitäten, die Muskeln und die Knochen der anderen Extremitäten wiegen fast genau gleich viel, nämlich bezw. 21.88–20.98, 20.51 pCt. des gesammten Gewichts der Knochen. Die Muskeln der vorderen Extremitäten haben genau dasselbe Gewicht, wie die der hinteren

Extremitäten. — Im Gehirn fand sich 4.78 pCt. = 27.02 pCt. des trocknen Organs, im Rückenmark 7.25 pCt. = 27.72 pCt. des trocknen Organs Lecithin (durch Bestimmung des Phosphorgehaltes im Alcoholextract ermittelt).

B. Hund von 17.4 Kilo nach 22 tägigem Hunger 11.78 Kilo wiegend. Der Hund hatte 22 pCt. seines Körpergewichts eingebüßt. Das Gewicht der Knochen beträgt 26.8 pCt., der Muskeln 33.3, der übrigen Organe 39.8 pCt. des Körpergewichts. Nach Abzug des wenigen noch vorhandenen Fettgewebes und des Darminhaltes treffen 27.7 pCt. auf die Knochen, 34.4 auf die Muskeln, 37.9 auf die übrigen Organe.

Aus diesen Zusammenstellungen geht der starke Gewichtsverlust der Weichteile gegenüber den Knochen hervor. Setzt man das Gewicht der Eingeweide = 100, so betragen die Muskeln 52.2 pCt., die Eingeweide 47.8 pCt. Das absolute Gewicht der Muskeln hat beim Hungern gewaltig abgenommen. Nimmt man an, dass beide Hunde gleich viel Muskeln hatten, was allerdings nur annähernd zutrifft, da der Hungerhund um 2 Kilo schwerer war als der normale, so hat die Musculatur um 43 pCt. abgenommen. Sehr bemerkenswert ist, dass das Gewicht von Gehirn + Rückenmark im Verhältniss zu der Gesammtmasse der Weichteile gestiegen war: es betrug beim Hungerhund 1.7 pCt. der Eingeweide, beim normalen Hund nur 1.1 pCt. Der Gehalt an Lecithin betrug beim Gehirn 5.06 pCt. des frischen, 26.46 pCt. des trocknen Organs, beim Rückenmark sind die entsprechenden Zahlen 7.72 und 29.26 pCt. Die Knochen des hungernden Hundes sind etwas reicher an Wasser, als die des normalen, nämlich 49.79 gegen 44,64 pCt. In der Arbeit finden sich die Gewichte der einzelnen Organe, sowie ihr Procentverhältniss, ebenso die Gewichte bestimmter Muskelgruppen angegeben.

Der eigentliche Zweck der Untersuchung, nämlich die Ermittlung des Gewichtsverlustes der einzelnen Organe beim Hungern konnte nicht erreicht werden, da der Hungerhund 2 Kilo mehr wog, als der Vergleichshund.   E. Salkowski.

O. Hammarsten, Zur Kenntniss der Nucleoproteïde. Zeitschrift f. physiol. Chemie XIX. S. 19.

Aus dem Heißwasserextrakt von frischem Pancreas läßt sich durch 0.1—0.2 proc. Salzsäure ein Nucleoproteïd ausfällen, das C 43.6, H 5.5, N 17.4, S 0.7 und P 4.5 pCt. enthält; beim Kochen mit verdünnter Mineralsäure neben einem Kupferoxyd reducirenden Körper Nucleinbasen, vorwiegend Guanin liefert. Bei Verdauung mit künstlichem Magensaft wird Nuclein mit 5.21 pCt. P abgeschieden. Die reducirende Substanz, deren Reingewinnung noch nicht geglückt ist, löst sich in Wasser und Alcohol, schmeckt süßlich-bitter, gibt starke Reaction auf Pentosen mit Phloroglucinsalzsäure und bei der Destillation mit Salzsäure Furfurol. Das Osazon ist schwer löslich in kaltem, leicht löslich in heifsem Wasser, schmilzt bei 158—160°, steht also den Pentaglycosen am nächsten. Wegen vieler Einzelheiten vergl. Orig. — Zum Schluss schlägt Verl. vor, als Nucleoalbumine nur solche P-haltige Eiweifsstoffe zu bezeichnen, die, wie das Casein, keine Proteïde sind und bei der Pepsinverdauung ein Pseudonuclein (Kossel's Paranucleine) liefern; als Nucleoproteïde alle diejenigen Proteïde, welche bei der Pepsinverdauung neben Albumosen als Spaltungsproduct echtes Nuclein (Verbindung von Eiweifs mit Nucleinsäure) und bei weitergehender Zersetzung auch Nucleinbasen, sogen. Xanthinkörper geben.

J. Munk.

E. **Manasse**, Ueber Granulationsgeschwülste mit Fremdkörperriesenzellen. Virch. Arch. 1884, Bd. 136. (245—263).

Verf. hat in einer gröfseren Zahl von Fällen kleine polypöse Wucherungen des äufseren Gehörgangs, des Trommelfells und der Paukenhöhle einer genauen microscopischen Untersuchung unterworfen. Diese auf einer entzündlichen Stelle gewachsenen Granulationspolypen zeigten als Grundgewebe gefäfsreiches Granulationsgewebe mit jugendlichem Bindegewebe gemengt. In allen Fällen liefsen sich Riesenzellen konstatiren, die teilweise kolossale Dimensionen erreichten und bis zu 70 Kernen aufwiesen. Dieselben lagen gewöhnlich um abgestorbene Epidermiszellen herum; in selteneren Fällen fanden sich auch Epidermisschollen als Einschlüsse der Riesenzellen, ferner auch Cholesterinkrystalle. Es handelt sich hier also um Fremdkörperriesenzellen. Die Granulome, durch den entzündlichen Process verursacht, erhalten erst durch den Reiz der Fremdkörper die Riesenzellen. Die Epithelien können auf zweierlei Art in das Granulationsgewebe hineingelangen, indem sie entweder lebend von letzterem umwachsen, abgeschnürt und zum Absterben gebracht werden oder als bereits abgestorbene Epidermisschuppen an der granulirenden Wundfläche haften bleiben und umwachsen werden. Die letztere Erklärung ist auch für die Cholesterintafeln heranzuziehen. Die Riesenzellen bilden sich aus den Granulationszellen, sei es durch Eigenwachstum einer Zelle oder durch Confluenz mehrerer. In 2 Fällen waren sie im Verlauf der Lymphgefäfse nachweisbar; man muss hier annehmen, dass Lymphbahnen mit offenen Lumen auf der Oberfläche des Granulationsgewebes endigten.

Verf. hat nun dieselben Verhältnisse experimentell zu erzeugen versucht, indem er bei einem Hunde ein Stückchen Haut unter eine Sehne oder Fascie brachte und die Wunde schloss. Alsdann liefs sich nach 6 Tagen bereits, am schönsten jedoch nach 14 Tagen, eine Riesenzellenneubildung um die abgestorbenen Epidermiszellen herum konstatiren.

M. Rothmann.

Niebergall, II. Die Verletzung der Vena femoralis communis am
POUPART'schen Bande, ihre Folgen und ihre Behandlung. Deutsche
Zeitschr. f. Chir. XXXVII. S. 268.

Aus der über 100 Seiten starken, das Thema erschöpfenden,
von mehreren tabellarischen Uebersichten und zahlreichen Litteratur-
angaben begleiteten Abhandlung zieht Verf. eine Reihe von Schlussfolgerungen, von denen wir die wichtigsten wiedergeben.

Die W. BRAUN'sche Ansicht, dass für gewöhnlich infolge der
Wirkung der Venenklappen kein venöser Kreislauf neben der V.
fem. comm. vorhanden sei, ist zweifellos richtig. Die von demselben aber gezogene Schlussfolgerung, dass jede plötzlich eintretende Verschliessung der V. fem. am Lig. Poupart. infolge von
eintretender Stauung zur Gangrän der Extremität führen müsse,
und dass daher bei Verletzung der Vena an dieser Stelle nur die
sofortige Unterbindung der Arterie Hilfe bringen könne, ist nicht
zutreffend. Nach H. BRAUN werden vielmehr bei mittlerem Arterien-
druck nach Unterbindung der Ven. fem. am Lig. Poupart. die Klappen
in den venösen Anastomosen überwunden, schlussunfähig und dadurch
wirkliche Collateralbahnen hergestellt, sodass die Arterie bei der
betr. Verletzung offen zu lassen ist. Die nach Venenunterbindung
bei offengelassener Arterie eintretenden Stauungserscheinungen sind
Folge des im venösen System auf die Höhe des arteriellen gestie-
genen Druckes und stellen eine Selbsthilfe der Natur zur Ueberwindung der Widerstände dar. Entsprechend der mehr oder minder
schnellen Eröffnung der Collateralbahnen gehen die für die Existenz
des Gliedes bedrohlichen Stauungssymptome zurück. In einzelnen
Fällen hielten sie überhaupt nur wenige Stunden an. In 25 Fällen
von totaler Unterbindung der V. fem. comm. gelegentlich von zufälligen Verletzungen derselben bei Geschwulstoperationen trat nicht
ein einziges Mal Gangrän ein. Von den bei Ligatur nach diesen
zufälligen Verletzungen der Vena eintretenden Circulationsverände-
rungen sind nur graduell diejenigen verschieden, welche nach Unterbindung der V. fem. infolge plötzlicher Traumen sich zeigen. Unter
10 hiehergehörigen Fällen kam es allerdings 1 Mal zu Gangrän,
aber dem betr. Falle, welcher lange vor der antiseptischen Aera (vor
1813) durch ROUX operirt worden, kann heute keine principielle
Bedeutung mehr beigelegt werden, zumal da die übrigen 9 Fälle
nicht nur ohne Gangrän, sondern auch ohne besonders bedrohliche
Erscheinungen verlaufen. Dagegen hat die gleichzeitige Unterbindung von Arterie u. Vene wegen Verletzung sei es der Vene allein
sei es beider Gefässe eine ungünstige Prognose; auf die Fälle von
Venenverletzung bei Geschwulstexstirpationen kamen 62.5 pCt., auf
die bei Traumen 50 pCt. Gangrän. Immerhin wird hierdurch kein
Anlass zur Primäramputation gegeben, man soll vielmehr den Erfolg der Ligaturen abwarten und erst dann bei Gangrän secundär amputiren. Den Grund für diese schlechten Resultate sieht
Verf. in der Arterienunterbindung, welche die Uebertragung des
zur Ueberwindung der Klappen nötigen Druckes auf die venösen

Bahnen hindert. Begünstigt wird die Gangrän ferner durch die locale Anämie nach Arterienligatur (besonders nach grofsen Blutverlusten, Herzschwäche, Arteriesclerose etc.) sowie durch die Blutinfiltration der Gewebe und Gefäfsscheiden. Letztere wirkt durch ihren Druck circulationserschwerend und ausserdem die Gerinnung fördernd, indem namentlich durch die dünne Venenwand Fibrinferment aus dem Extravasate Aufnahme findet. Die Gründe, die man für die Arterienligatur bei Verletzung der V. fem. comm. früher beigebracht, sind nicht stichhaltig; abgesehen davon, dass der Erfolg häufig ausblieb, wurde durch die Herabsetzung des Arteriendruckes der Widerstand der venösen Klappen gegen Herstellung eines Collateralkreislaufes unüberwindlich.

Trotz der vorstehend bewiesenen Unschädlichkeit der Venenligatur bei Verletzung der V. fem. comm. am Lig. Poupart. kann es unter Umständen wünschenswert sein, einer der seitlichen Verschlussmethoden den Vorzug zu geben. Compression, bezw. antiseptische Tamponade ist bei günstigen Verhältnissen (kleiner Weichteil- und Gefäfswunde durch Trauma) zu empfehlen, weniger die seitliche Ligatur wegen der Gefahr primärer Blutung infolge Abgleitens des Fadens. Sicher und leistungsfähig sind dagegen die Venennaht und die seitliche Abklemmung mit 24 stündigem Liegenlassen des Instrumentes. Welches Blutstillungsverfahren man zu wählen hat, hängt von der Beschaffenheit der Gefäfswände und der Art der Verletzung selbst ab. Maligne, die Vene durchwachsende Geschwülste bedingen bei ihrer Ausrottung Resection derselben mit darauffolgender circulärer Ligatur; letztere ist überall auch erforderlich, wo der gröfsere Teil des Umfangs oder die hintere Wand der Vene betroffen ist. Man unterbinde das obere und untere Ende des Gefäfses möglichst nahe der Wunde unbeschadet der Haltbarkeit der Ligatur; eine dritte Ligatur ist nur dann erforderlich, wenn die Einmündung der Ven. profund. zwischen die Ligaturen fällt. Bei kleinen Verletzungen. bei Geschwulstoperationen, bei denen die Verhältnisse klar zu Tage liegen, ist nicht die minder verlässliche Tamponade, sondern namentlich, wenn diese beim ersten Versuch nicht zum Ziel geführt hat, die Venennaht oder die Abklemmung angezeigt. Bei Vorausgehen eines Trauma ist der Blutstillung meist die Erweiterung der Wunde voranzuschicken, zumal, da häufig der Charakter der Blutung nicht sicher ist. Nur bei gleichzeitiger Verletzung von Arterie und Vene (bezw. bei gleichzeitiger Durchschneidung von beiden bei Geschwulstoperationen) ist die Arterienligatur zulässig, man muss aber dann auf Gangrän gefasst sein. Immer hat der Blutstillung peinlichste Entfernung aller Extravasate und verticale Suspension oder wenigstens erhöhte Lage des betr. Schenkels zu folgen, dagegen sind alle Mafsnahmen für Herabsetzung des Arteriendruckes (Compression der Arterie, Ligatur der A. femor. superfic. [PILCHER]) durchaus zweckwidrig.

P. Güterbock.

---

1) **William,** Versuche über die Verbreitung der Cholerabacillen durch Luftströme. (Aus dem hygien. Institut d. Univ. Breslau). Zeitschr. f. Hygiene 1893, XV. S. 166.

2) **Gruber,** Ueber die bacteriologische Diagnostik der Cholera und des Choleravibrio. Ebenda, 1894, XX. S. 123.

1) Der Verbreitung der Bacterien durch die Luft wird wieder erhöhte Aufmerksamkeit zugewendet. Für Typhus- und Cholerabacillen ist dieser Verbreitungsmodus neuerdings von kompetenter Seite behauptet worden. Auf FLÜGGE's Anregung prüfte Verf. diesen Verbreitungsmodus am Choleravibrio. Er verstaubte in einem Holzkasten mit leichtem Staub gemischte Cholerabacillen und saugte an einer vis-a-vis gelegenen Stelle des Kastens die Luft an, deren Staub sich in Spiralen die mit Lävulose bestrichen waren niederschlug; von diesem goß er Platten. Seine Resultate resümirt Verf. dahin: Obgleich wir alle für die Uebertragung der Cholerabacillen durch Luftströme möglicherweise günstigen Bedingungen berücksichtigt haben, ist uns doch niemals eine auf die practischen Verhältnisse übertragbare Luftinfection gelungen. Schon durch einfache Vermischung mit dem trockenen Staube gingen die Cholerakeime (Bouillon-Kulturen) in wenigen Stunden zu Grunde, noch schneller wenn ein Luftstrom durch den Staub geleitet wurde. Wurde der mit Cholerakultur getränkte Staub in einem größeren Luftraum verteilt, so gelang es nicht, lebensfähige Keime aus demselben aufzusaugen. Eine Fortführung lebender Cholerakeime aus einem mit Cholerastaub erfüllten Raume entgegen ihrer Schwere ist uns in keinem Falle geglückt. Nur indem wir mit Cholerabacillen imprägnirten Staub unmittelbar in ein geeignetes Nährsubstrat hineinfallen ließen, konnten wir einen ganz verschwindenden Bruchteil der Bacillen lebend erhalten. Die Cholerabacillen sind also nicht im Stande, an in der Luft schwebenden und von der Luft fortbewegten Staubpartikelchen haftend, sich eine messbare Zeit auf erheblichere Entfernungen hin lebend zu erhalten.

2) Die Schlüsse, die G. aus seinen kritisch experimentellen Studien zieht, lauten folgendermassen:

Die Lehre KOCH's, dass bei Cholera asiatica im Darm regelmäßig und ausschließlich Vibrionen vorkommen, welche sich von allen anderen im menschlichen Darme und seinen Ausscheidungen bisher aufgefundenen unterscheiden lassen, und damit die Lehre von der ätiologischen Bedeutung dieser Mikrobien stehen im wesentlichen noch unerschüttert, wenn auch mancherlei Beobachtungen es notwendig erscheinen lassen, durch fortgesetzte Forschungen diese grundlegenden Aufstellungen auf ihre Richtigkeit auch weiterhin noch zu prüfen. 2) Es ist möglich, dass die bei verschiedenen Choleraepidemien aufgefundenen Vibrionen mehreren, nahe verwandten Arten angehören. Jedenfalls tritt der Choleravibrio in mehreren, morphologisch untereinander beträchtlich verschiedenen Abarten auf. 3) Die Unterscheidung der Vibrionen überhaupt und insbesondere die der Choleravibrionen von den anderen Sorten ist schwierig und unsicher. 4) Ein Teil der bisher aufgestellten Unterscheidungsmerkmale der Choleravibrionen ist unbrauchbar, ein anderer Teil hat nur die Bedeutung von Merkmalen ganzer Gruppen von Vibriosorten und genügt daher in schwierigen Fällen zur endgültigen Erkennung nicht. Hier sind zu nennen: Die Gelatinestichkultur, die Agarkultur, die Kartoffelkultur, die Bouillonkultur, das Verhalten in Milch, die Reaction mit Lakmusbouillon, die Nitrosoindolreaction und die intraperitoneale Infection der Meerschweine; (letztere zwei Reactionen hat bekanntlih Koch in seiner jüngsten Cholerapublication für sehr mafsgebend bezeichnet.). 5) Das relativ verlässlichste Unterscheidungsmerkmal der Koch'schen Vibrionen scheint in den mikroskopischen Eigentümlichkeiten der ganz jungen Kolonien in 10 pCt. Nährgelatine gegeben zu sein. Wenigstens habe ich diese Eigentümlichkeiten bisher bei keiner anderen Vibrionenart, ausser dem Vibrio Denker in solcher Konstanz angetroffen. Die bezüglichen Beobachtungen müssen aber unter Einhaltung ganz bestimmter Bedingungen angestellt werden, um einigermassen brauchbar zu sein. Das Aussehen typischer Choleravibriokolonien habe ich bisher noch bei keiner Vibriosorte anderer Herkunft angetroffen. 6) Die Unzulänglichkeit der bacteriologischen Methodik bringt — soweit wir vorläufig erkennen können, wenig Schaden bei der Untersuchung der Choleraverdachtsfälle, da die bisher ausser den Choleravibrionen in den menschlichen Darmabsonderungen gefundenen Vibrionen sich von diesen in leicht erkennbarer Weise unterscheiden und der Vibrionenbefund bei der Mehrzahl der Cholerafälle durchaus charakteristisch ist. 7) Dagegen erwecken alle angeblichen Funde von Choleravibrionen in anderen Objecten als in Darmabsonderungen, die im Zusammenhange mit Choleraerkrankungsfällen gemacht worden sind, sowie alle Identificirungen von Wasservibrionen, die ohne erkennbaren Zusammenhang mit der indischen Cholera aufgefunden worden sind, mit dem Koch'schen Vibrio berechtigte Zweifel. Scheurlen.

L. Oser, Aphoristisches über Diagnose und Therapie des Darmverschlusses und der Darmstenose. Wiener med. Wochenschr. 1894, No. 8.

Ein Darmverschluss muss so zeitig diagnosticirt werden, dass der Chirurg im Stande ist, mit Aussicht auf Erfolg eingreifen zu können. Die Frage aber, ob ein Darmverschluss besteht, ist meist durchaus nicht leicht zu beantworten. Die pathognostischen Symptome, die bei der Darmstenose auftreten, kann man zweckmäfsig einteilen in solche, welche vor dem Hinderniss d. h. diesseits liegen, und solche, die jenseits des Widerstandes zur Erscheinung kommen. Zu den ersteren gehören in erster Linie Schwappen oder Fluctuation in den oberhalb des Hindernisses gelegenen Darmhöhlen, beruhend

auf einer Transsudation in die Darmhöhle. Es folgt sodann die
gesteigerte und veränderte Darmperistaltik, eventuell Darmtetanus.
Ein ferneres Moment ist das Erbrechen, welches gleichfalls für
einen gesteigerten Widerstand spricht. Der Meteorismus ist ein
sehr vieldeutiges Symptom. Dagegen besitzt öfters ein initialer
Schmerz grofse diagnostische Bedeutung. — Unter den Symptomen,
welche jenseits des Widerstandes entstehen, ist in erster Linie die
Verstopfung zu nennen. Selbstverständlich kann oft auch das Hinderniss selber Symptome machen, bei Vorhandensein eines Tumors,
eines Exsudates von Adhäsionen u. s. w. Allgemeine Symptome
als da sind kleiner, filiformer Puls, Collaps, Indicanurie haben gar
keinen diagnostischen Wert. — Was die Behandlung betrifft, so
dürfen Abführmittel niemals gegeben werden, es sei denn, dass es
sich sicherlich nur um Coprostase handelte. Dagegen sind Irriga-
tionen empfehlenswert, am besten unter Anwendung nicht zu starken
Druckes, Einblasungen von grofsen Mengen Luft oder Kohlensäure-
klystiere haben etwa den Wert von Massenirrigationen, doch müssen
dieselben mit grofser Vorsicht ausgeführt werden. Der Wert der
Punction geblähter Darmschlingen ist ein zweifelhafter. In der
Hauptsache bleibt aber der chirurgische Eingriff in schwierigen
Fällen das sicherste therapeutische Agens.   C. Rosenthal.

N. Miller, Ueber Lungenentzündung bei kleinen Kindern. Jahrb.
f. Kinderheilk. XXXVII. S. 113.

Die ausserordentliche Häufigkeit der Pneumonie bei Kindern
der ersten 6 Lebenswochen zeigt folgende Statistik des Moskauer
Findelhauses. Von 155459 Kindern dieser Altersstufe litten $\frac{1}{4}$
der Gesammtzahl an Krankheiten der Athmungsorgane und starben
14411 an Lungenentzündungen. Die grösste Mortalität fällt auf
den Monat August. — Die Ursachen der so häufigen Erkrankung
sind z. Th. anatomisch physiologische Eigentümlichkeiten der Neugeborenen, insbesondere die Neigung ihrer Lungen zur Atelektase.
Congenitale Pneumonien werden selten beobachtet und die Diagnose
derselben am Lebenden ist fast unmöglich. Die congenitalen Pneumonien sind entweder septischer oder syphilitischer Natur; erstere
sind sehr oft lobär und diffus, letztere können sich in verschiedenen
anatomischen Formen äussern: pneum. gelatinosa, alba, gummosa,
interstitialis fibrosa, doch sind diese Formen selbst bei Kindern mit
congenitaler Syphilis sehr selten. — Von den acquirirten Pneumo-
nien sind $\frac{2}{3}$ secundär, $\frac{1}{3}$ primär. Die häufigste Art sowohl der
primären als secundären Lungenentzündung ist die Bronchopneu-
monie in lobulärer oder lobulär confluirender Form. Primäre Pneumonien pflegen aber weit öfter als secundäre rein lobäre zu sein,
den croupösen ähnliche; alsdann sind sie meistenteils einseitig und
dabei häufiger rechtsseitig. Die sie nicht selten complicirenden
Pleuritiden pflegen gewöhnlich fibrinös, sehr selten eitrig zu sein.

Secundäre Pneumonien sind meistenteils doppelseitig, selten einseitig,
wobei die rechte Lunge ebenfalls häufiger befallen wird als die
linke. — Primäre Pneumonie gesellt sich relativ selten zu angeborener Lungenatalektase; sehr oft, aber nicht immer, entwickelt
sie sich aus einer Bronchitis, Laryngotracheitis und Grippe. Die
secundäre Bronchopneumonie entsteht nicht selten aus Lungenhypo-
stase oder infolge acquirirter entzündlicher Lungenatelektase. (Kro-
mayer). — Die erworbenen septischen Pneumonien sind oft inter-
stitiell, doppelseitig und mit eitriger Pleuritis complicirt. — Die
sogenannten cerebralen, durch Meningitis complicirten Pneumonien,
werden bei kleinen Kindern sehr selten beobachtet; selten ist auch
die hämorrhagische Form der Pneumonie; jene kommt fast ausschliefslich bei primär lobären Formen der Pneumonie vor, diese
wurde relativ oft bei secundären Bronchopneumonien gefunden. —
Als Endausgänge der Pneumonie waren selbst bei sehr kleinen
Kindern, wenn auch selten, Lungenabscesse, Lungengangrän und
chronische Lungenentzündungen; käsige und tuberculöse Formen
mit Entstehung grofser Lungencavernen und stark ausgesprochener
käsiger Entartung der Bronchialdrüsen. Allgemeine Miliartuberculose wurde nur in Ausnahmefällen angetroffen. — Pneumonien
kleiner Kinder waren sehr oft (¹/₅ aller Fälle) mit Pleuritiden complicirt, wobei fibrinöse Pleuritiden öfters bei primär-lobären Pneumonien beobachtet wurden und eitrige bei lobulären Bronchopneumonien. Pleuropneumonien waren öfters doppelseitig. Stadthagen.

---

1) **Ch. McBurney** and **M. A. Staw**, A contribution to cerebral
surgery. Amer. Journ. of the Med. Scienc. 1898, April.

2) **V. Horsley**, Discussion on the treatment of cerebral tumours.
Read in the Section of Surgery at the annual meeting of the
British Medic. Assoc., Newcastle August 1893. Brit. med. Journ.
1893, Dec. 23.

1) Einschliefslich der 3 hier beschriebenen Fälle von operirten
Hirntumoren sind 87 beschrieben; in 23 Fällen wurde der Tumor
nicht gefunden, in 3 nicht entfernt, in 40 mit Erfolg entfernt und
in 20 mit tötlichem Ausgang. In 13 von den 87 Fällen handelte
es sich um einen Kleinhirntumor; bei diesen 13 war die Operation
nur in 2 Fällen erfolgreich. — Im ersten der 3 neuen Fälle handelt es sich um ein Sarcom der linken Frontalgegend, das mit tötlichem Ausgange entfernt wurde. Der Kranke hatte 1890 einen
Anfall von Convulsionen, 1891 Kopfschmerz, Erbrechen, Sehschwäche
und Abnahme der Intelligenz gezeigt; dazu traten rechtsseitige
Hemiparese, Neuritis optica links mehr als rechts etc. — Im 2. Fall
lag ein Fibro-Sarcom des Cerebellum und Pons vor; die Operation
verlief mit letalem Ausgang. Es bestanden Kopfschmerz, Ohrensausen, Schwindel, Taubheitsgefühl der linken Gesichtshälfte, Doppel-

sehen und zunehmende Sehschwäche, ferner Nystagmus, geistige
Stumpfheit, Stauungspapille, linksseitige Taubheit, schwankender
Gang mit Neigung nach rechts zu fallen, Schwäche der rechten
Hand und Steigerung der Sehnenreflexe rechts. — In 16 von 20
Kleinhirntumor-Fällen (⅘) trat das Schwanken nach der entgegen-
gesetzten Seite der Läsion ein, wie in dem hier beschriebenen
Falle. — Im 3. Fall, der auch letal endete, lag ein Gliom des
Kleinhirns vor; es bestanden Kopfschmerz, Erbrechen, Erblindung,
Neuritis optica, Nystagmus, Schwanken beim Gehen, Neigung nach
links zu fallen. — Von 13 operirten Kleinhirngeschwülsten wurde
in 6 Fällen der Tumor nicht gefunden, und die 5 Kranken starben
nach der Operation; in 2 Fällen wurde der Tumor mit tötlichem
Ausgange entfernt; in 2 Fällen konnte er nicht entfernt werden;
auch diese verliefen tötlich; in einem Falle wurde er gefunden und
nicht entfernt; und nur in einem Falle von den 13 wurde er mit
Erfolg entfernt. Während sich so die Mortalitätsziffer bei operirten
Kleinhirntumoren auf 75 pCt. beläuft, beträgt dieselbe bei Grofs-
hirntumoren 51 pCt.   .   S. Kalischer.

2) Der berühmte Chirurg beleuchtet seinen Gegenstand von
drei Gesichtspunkten aus.   Er bespricht zuerst die Behandlung der
Fälle vor dem chirurgischen Eingriff.   Für die Stellung der Diagnose hält er die drei cardinalen Allgemeinsymptome (Neuritis opt.,
Kopfschmerz und Erbrechen) für weniger wichtig als die Reiz- u.
Ausfallsymptome und den progressiven Character des Leidens. Von
grofser Bedeutung sei, wie lange man die verdächtigen Fälle arz-
neilich mit Mercur und Jod behandeln solle, ehe man zur Hinzu-
ziehung des Chirurgen schreite.   H. meint, dass, wenn durch Medicamente innerhalb dreier Monate keine Besserung oder gar eine
Verschlechterung eintrete, die chirurgische Behandlung in Betracht
zu ziehen sei, er befinde sich hier in Uebereinstimmung mit Starr.
Jener Behandlung seien ja allenfalls die luetischen Tumoren zugänglich, aber auch darüber lasse sich streiten, während eine günstige Reaction andersgearteter Geschwülste auf Jod nur sehr vorübergehend in die Erscheinung trete und dann oft den Zeitpunkt für
den chirurgischen Eingriff versäumen lasse.   Was dann zweitens
die Tumoren betrifft, bei welchen operirt werden musste, so glaubt
H., dass man auch Gummata entfernen müsse, weil sie eine progressive Meningitis um sich verbreiten, welche leicht verhängnisvoll
werden kann; sodann glaubt H., dass man auch zur Linderung der
drei obengenannten Allgemeinsymptome operiren müsse.   Drittens
spricht H. über die Technik der Trepanation: Er verwirft den Gebrauch von Hammer und Meifsel und die osteoplastiche Methode
und operirt in zwei Zeiten und tamponirt die durch Entfernung des
Tumors entstandene Höhle.   An der Discussion beteiligten sich
MACEWEN, HARRISSON, PARKER etc.   M. Brasch.

1) **P. Manclaire**, Du Manuel Opératoire de L'Hystérectomie vaginale. Annales de Gyn, etc. 1893, Oct.
2) **McMurtry**, Hysterectomy. The medical and surgical reporter 1894, 3. February.
3) **V. J. Gow**, Vaginal hysterectomy for cancer. The Practitioner March 1894. (No. 309, Vol. 52. No. 3).
4) **J. B. Deaver**, Vaginal hysterectomy. The medical and surgical Reporter. 1894, S. 636.

1) Verf. berichtet zunächst über die Geschichte der Hysterectomie, giebt dann eine Schilderung der dabei verwandten Ligatur und der Klemme. Bei der Hysterectomie sei zuerst die Lage und Beweglichkeit, Gröfse des Uterus zu prüfen und ob Anhänge frei sind. Schildert dann zunächst das Martin'sche Verfahren durch Ligaturen, Herausschälung des Uterus nach hinten, dann das von Richelot, Péan durch Klemmen, Uterus nach vorn herausgewälzt und Abklemmung der Bänder durch Klemmen mit kurzem Maul.

Verf. geht dann auf das Verfahren der Zerstückelung und der Zerschneidung des Uterus ein bei grofsen nicht adhärenten, sowie bei vollkommen adhärentem Uterus. Modification dieser Péan'schen Methode.

1. Durch Müller: Zerschneidung des Uterus in 2 symmetrische Hälften und dann die Seiten unterbinden.

2. Durch Guénu: löst das Collum ab, setzt Zangen an die Portio vorn und hinten, schneidet dann in der Mitte vorn und hinten durch und setzt die Zangen allmälig höher, schneidet immer weiter ein, bis er mit dem Finger hinter den Uterus kommt, schneidet denselben mitten durch, klemmt die Ligamente ab, unterbindet sie, vernäht das Peritoneum. Vorzug vor dem Müller'schen Verfahren: Müller's Verfahren nur bei Carcinom, Er auch bei hinter dem Uterus gelegenen Tumoren.

3. Doyen: Circular-Schnitt, Eröffnung des Douglas, Hauptschnitt in Form einer lateinischen Fünf.

4. Verf. beschreibt dann zuletzt das Verfahren von Chaput.

Bei vollkommenen adhärentem Uterus ist das Verfahren genau dasselbe.

2) Verf. berichtet über 2 Fälle von Uterusexstirpation, von denen der erste ein Cervixcarcinom war mit rechtsseitigem Pyosalpinx. Letzterer platzte, der Eiter lief durch die Vagina ab, die Patientin genas. Verf. hält die Totalexstirpation bei malignen Geschwülsten für die einzig indicirte Operation.

Im Anschluss an den zweiten Fall Myom mit intraperitonealer Stielversorgung gleichfalls Heilung betont er die Unzuverlässigkeit der symptomatischen nicht operativen Behandlung und hält die alleinige Entfernung der Adnexe nur für den Anfang indicirt. Die extraperitoneale Methode der Stielversorgung hält er für die beste, besonders bezüglich der Gefahr einer Nachblutung.

3) Verf. berichtet über 8 eigene Fälle, um die Operation in

England mehr einzubürgern, wo sie in dem Glauben einer
gröfseren Operationsmortalität lange nicht so verbreitet ist wie in
Deutschland.

Sie beträgt nach Zusammenfassung einiger gröfseren englischen
Reihen 4.89. Endgültige Heilungen findet er in 55 pCt. der Fälle.

Er betont die Notwendigkeit strengster Asepsis. — In der Ge-
fäfsversorgungsfrage benutzt er principiell Ligaturen, nur in besonderen Fällen Klemmen. Er umsticht die Lig. partieenweise mit beiden Seiten abwechselnd mit Aneurysmanadel.

Die supravaginale Amputation befürwortet er nur bei Intactsein
des grössten Teils des Cervicalkanals. Wo irgendwie Zweifel bestehen ob die Operation ohne Eröffnung des Douglas im Gesunden
möglich, macht er lieber die Totalexstirpation.

4) Nach kurzer Besprechung der Symptome, Diagnose, Prognose, Complicationen, der anatomischen Verhältnisse, der Operation,
wobei D. die Methode der Unterbindung, derjenigen der Anwendung der Klammern vorzieht, weil erstere chirurgischer ist, beschreibt er 4 von ihm mit Erfolg operirte Fälle.   A. Martin.

E. Hédon, Influence de la piqûre du plancher du quatrième ven-
tricule chez les animaux rendus diabétiques par l'exstirpation du
pancréas. Arch. de physiol. 1894, p. 267.

Verletzt man Hunden, die infolge Ausrottung des Pancreas diabetisch geworden
sind, den Boden des 4. Ventrikels, so wird der Diabetes noch stärker als zuvor, so
z. B. steigt die Zuckerausscheidung durch den Harn in Procenten von 5—6 auf 6—10
resp. von 9—10 auf 18—15. Da die Ausscheidung von Harnstoff nicht immer und
auch nicht sehr beträchtlich zunimmt, so kann der Zucker kaum aus reichlicher zerfallenem Eiweifs kommen; aber wohl auch nicht aus Kohlehydraten, weil im Pancreas-
diabetes das Glycogen sehr schnell schwindet und die Steigerung in der Zuckerzufuhr
durch die Piqûre auch bei hungernden Tieren auftritt. Zugleich ergibt sich, dass die
Piqûre nicht durch eine Einwirkung auf das Pancreas zum Diabetes führt.

J. Munk.

J. Kratter, Ueber den Tod durch Electricität. (Vorläufige Mitteilung). Wiener klin. Wochenschr. 1894, No. 21.

Bei einem 26jährigen Manne trat durch Berührung des Kabelendes einer electrischen Beleuchtungsanlage mit Wechselstrom von 1600—2000 Volt Spannung in
wenigen Minuten der Tod ein. An der Berührungsstelle am Zeigefinger sowie an
einer Stelle des Rückens, mit der der Mann an einer eisernen Traverse angelehnt
stand, bestanden Brandwunden, an letzterer Stelle bis auf den Knochen reichend.
Hochgradige venöse Stauung war im ganzen Körper, besonders in den Lungen nachweisbar; es bestand starkes acutes Lungenödem. Am Hals' und an den Brustwirbeln
zeigten sich dunkle Blutextravasate, dgl. am Zwerchfell. Das Herz war erschlafft,
reichlich mit Blut gefüllt. Es ist anzunehmen, dass primär Erlahmung der Herztätigkeit, secundär Lungenödem aufgetreten war, und es so zu subacuter Erstickung kam.

Verf. hat nun die Wirkung von Starkstromleitungen experimentell an weifsen
Mäusen, Kaninchen, Meerschweinchen, Hunden und Katzen erprobt. Der Tod erfolgte
dabei meist durch plötzliche Hemmung der Atmung. Doch tritt der Tod auch bei
Strömen von hoher Spannung (1500—2000 Volt) nicht sicher ein; Tiere mit höher

organisirtem Nervensystem sterben leichter wie nieder stehende. Mitunter trat der Tod durch plötzliche Hemmung der Herzbewegung ein. Dabei fehlte in allen diesen Fällen eine anatomische Veränderung, die den Tod hätte erklären können. Vereinzelt kam es zu Zerreissungen der Blutgefässe der Hirnhäute, und die Tiere starben an Hirndruck infolge subduraler Hämatome. Verbrennungen an den Kontaktstellen und kapilläre Blutungen, die den Weg des Stromes durch den Körper bezeichneten, fanden sich in allen Fällen.

M. Rothmann.

v. Mosetig-Moorhof, Chirurgische Mitteilungen. Peritoneal-Tuberculose. Wiener med. Presse 1893, No. 27.

Verf. hatte bei einem 21jährigen Pat. mit Peritonealtuberculose durch die Laparotomie den Ascites entleert und das Bauchfell der Luft ausgesetzt. Der Erfolg war nur ein vorübergehender und dasselbe galt von der 2 Mal hierauf wiederholten Paracentese mit darauffolgender Injection von (sterilisirter) Luft. Trotzdem will Verf. letzteres Verfahren an Stelle der Laparotomie wegen seiner viel geringeren Gefahr in Zukunft angewandt wissen, da der Erfolg bei beiden gleich gut resp. gleich schlecht ist und die Paracentese mit Luftinjection beliebig wiederholt werden kann.

P. Güterbock.

G. Feurer, Angeborene Oberlippenfistel. Archiv f. klin. Chir. XLVI. S. 34.

Die auf der rechten Seite bei einem 20jährigen Patienten befindliche Fistel wurde wegen der durch ihre Absonderung bedingten Belästigung exstirpirt. Bei einer Länge der Fistel von ca. 2.2 cm zeigte die genaue microscopische Untersuchung durch Dr. Hanau mittelst ca. 200 Serienschnitten, dass die Fistelwand mit ihrer Umgebung die Zusammensetzung des Lippenrotes nur mit geringen Abweichungen besass.

P. Güterbock.

W. Uhthoff, Untersuchungen über die bei der Syphilis des Centralnervensystems vorkommenden Augenstörungen. II. (klin.) Teil 2. Hälfte. v. Gräfe's Arch. f. Ophthalm. XL. p. 43.

Unter 100 Fällen von Hirnsyphilis kamen 34 Mal Affectionen des Oculomotorius vor, und zwar 15 doppelseitige, 15 einseitige ohne gekreuzte und 4 einseitige mit gekreuzter Körperlähmung. 16 Mal war der Abducens afficirt, 11 Mal doppelseitig, 4 Mal einseitig ohne gekreuzte und 1 Mal einseitig mit gekreuzter Körperlähmung. 5 Trochlearisaffectionen wurden beobachtet, 1 doppelseitige und 4 einseitige, ausserdem noch 14 Affectionen des Trigeminus, sämmtlich einseitig. Der typische Nystagmus fand sich nur bei 2 Fällen, nystagmusartige Zuckungen bei 6. Die verzögerte Abweichung der Augen wurde nur 1 Mal angetroffen. Dieselbe bestand nach rechts gleichzeitig bei rechtsseitiger Körperlähmung mit Contractur und linksseitiger Hemianopsie. Typische reflectorische Pupillenstarre auf Licht mit erhaltener Convergenz-Reaction kam 10 Mal vor, und zwar 4 Mal ohne sonstige functionelle oder anatomische Veränderungen im Bereiche der Nervi oculomotorii und 6 Mal mit solchen. Die Pupillarreaction auf Licht und Convergenz fehlte 4 Mal, hemianopische Pupillarreaction fand sich in einem Fall und Hippusartige Contractionen des Sphincter pupillae einer Seite ebenfalls in einem.

Horstmann.

Hammond, Three cases of attic suppuration in which operation was followed by facial paralysis (Bells palsy). Med. News 1894, May 26.

In drei Fällen von chronischer Eiterung im Recessus epitympanicus machte Verf. die Extraction des Trommelfelles mit Hammer und Amboss, kratzte dann die Paukenhöhle mit dem scharfen Löffel aus und entfernte einen Teil der hinteren oberen Gehörgangswand. In allen 3 Fällen trat nach der Operation Facialisparalyse ein. (Nach des Ref. Meinung ist das nicht zu verwundern, da Ref. alle die genannten operativen Eingriffe vom äusseren Gehörgang aus vornahm, wobei eine klare ·Uebersicht über die auszukratzenden Stellen, namentlich die hintere Partie der Paukenhöhle, in welcher der Canalis facialis verläuft, nicht möglich ist; es wäre also wohl indicirt gewesen, wenn Auskratzung und Abmeifselung der hinteren oberen Gehörgangswand nötig war, die Ablösung der Ohrmuschel vorzunehmen, resp. nach Stake zu operiren).

Die Paralyse ging in 2 Fällen nach mehreren Monaten zurück, in einem ist sie bisher persistent geblieben. Die Eiterung wurde beseitigt, das Gehör nicht gebessert.

Schwabach.

Péan, Thyroidectomie suivie de la résection du cartilage cricoide et des cinq premiers anneaux de la trachée et nouvel appareil pour rétablir la phonation. Bull. de l'academie de méd. 1894, No. 18 et Gaz. des hopitaux 1894, No. 52.

P. stellt in der Academie eine Kranke vor, die sowohl wegen der vorgenommenen Operation als auch der Mafsregeln halber, die nach Entfernung des Kehlkopfes und eines grofsen Teil der Trachea unternommen werden mussten, äusserst interessant ist. Mehrere wichtige Schlüsse können hieraus gezogen werden, einmal die Möglichkeit der Umwandlung einer ursprünglich gutartigen in eine bösartige Geschwulst der Schilddrüse; ferner die Notwendigkeit diese Tumoren breit zu entfernen, selbst den Kehlkopf und einen grofsen Teil der Trachea, wenn sie ergriffen sind. Auch die relative Leichtigkeit der Operation Dank der Anwendung der Klammern zum Schluss der Gefäfse und der stückweisen Entfernung der Geschwulst ist hervorzuheben, ebenso wie die Möglichkeit den Operirten die Stimme wieder zu geben mittelst der Krau's'schen Kanüle Seit Vollzug der Operation waren 10 Monate verstrichen. Die Krau's'sche Kanüle zieht Verf. allen bisher bekannten vor.   W. Lubliński.

Hodara, Ueber die bacteriologische Diagnose der Acne. (Aus Unna's Laborat. in Hamburg). Monatsh. f. pract. Dermat. 1894, XVIII. No. 12. S. 573.

Die ächte Acne, die in der Hauptsache bei jungen Leuten vor der Pubertät vorkommt, beginnt stets mit der Bildung von Mitessern meist an Nase, Stirn, Wangen, Kinn, Schultern, Brust und Rücken; sie nimmt einen chronischen Verlauf, ergreift einen Follikel nach dem andern und wandelt sich häufig in eine pustulöse Dermatose um. Komedonen von 20 Fällen solcher Acne untersuchte Verf., microscopisch an Schnitten, und durch Kultur. Er fand, dass diese Komedonen stets eine bestin·mte Flora von Pilzen beherbergen, die fast immer die nämliche ist. Unter derselben findet sich regelmäfsig ein kleiner dicker Bacillus, der im Komedo immer den Grund und die centralen Hohlräume, niemals den Kopf einnimmt. Derselbe lässt sich auf Agar in schwachen durchsichtigen Kolonieen züchten. H. hält ihn für die Ursache der Acne.

Ausserdem finden sich noch Coccen und die Malassez'schen „Flaschenbacillen".

Scheurlen.

Stepp, Zur Behandlung des chronischen Magengeschwüres. Therap. Monatsh. 1893, No. 11.

St. behandelt das chronische Magengeschwür mit Vorliebe durch innerliche Verabreichung von Chloroformwasser mit oder auch ohne Zusatz von Bism. subnitr. und zwar in folgender Formel: ℞ Chloroform 1.0 Aquae destillat. 150.0 Bism. subnitr. 3.0 stündlich 1—2 Löffel voll, sodass täglich 1—2 Flaschen hiervon verbraucht werden, Er erzielt durch diese Behandlungsweise einmal die Hintanhaltung der Gährungs- und Zersetzungsvorgänge im Magen, sodass die Geschwürsfläche nach Möglichkeit von allen schädlichen Reizwirkungen befreit wird und dann auch eine unschädliche Reizwirkung auf die torpide Wundfläche. Das Chloroform wirkt bei der genannten Anwendungsweise nicht als Anodynum — denn es ist keines bei innerlichem Gebrauch — sondern lediglich in seiner Eigenschaft als ein Reizmittel, ein Analepticum. Durch seinen Gebrauch hob sich der Puls und das Allgemeinbefinden. Eine ganze Reihe vom Verf. auf die oben bezeichnete Weise behandelter Fälle von Ulcus rotundum chronicum ventriculi heilten glatt, sodass es scheint, als ob das Chloroformwasser berufen sei, in der Therapie der genannten Magenaffection eine hervorragende Rolle zu spielen.

C. Rosenthal.

Cnopf, Ueber Tuberculose im Kindesalter. Münchner med. Wochenschr. 1893, No. 39, 40.

C. fand, — wie auch andere Autoren, — dass die Tuberculose im Kindesalter keine seltene Erkrankung ist. Den höchsten Procentsatz zeigt in C.'s Statistik die Altersklasse 1—2 Jahre, ihr folgen die Altersklassen 5—12, dann 2—4 Jahre; die niederste Stufe nimmt die Altersklasse 0—1 ein. Die Krankheit tötet um so rascher, je jünger das Kind ist. — Die fötale Infection hält C. nicht für so selten, als man allgemein annimmt. Die Schwierigkeit, bei kleinen Kindern die Tuberculose zu diagnosticiren ist sehr gross, zumal öfters die Kinder anfänglich nicht kachectisch aussehen. C. führt als Beweis Fälle an, in welchen er bei scheinbar gut genährten Kindern der frühen Altersstufen ganz unerwartet bei der Section Tuberculose fand. Wird bei solchen Kindern die Krankheit in späterer Zeit manifest, so ist man leicht geneigt, sie für acquirirt zu halten. Auch glaubt C., dass manche Formen von Monate lang dauernder Atrophie bei hereditär belasteten Kindern, welche in gut situirten Familien schliesslich zum Verschwinden gebracht werden, so gedeutet werden müssen, dass eine ererbte Tuberculose zum Stillstand gekommen ist. Die weitere Entwicklung des Processes kann dann nach einer Reihe von Jahren erfolgen, und es wird der Zusammenhang der später manifesten Tuberculose mit der vorangegangenen „Atrophie" dann selten erkannt.

Stadthagen.

Chr. Simpson, Remarks on Raynaud's Disease. Edinb. Med. Journ. 1893, Mai.

S. teilt 2 Fälle Raynaud'scher Krankheit mit und unterscheidet sodann 5 grössere Gruppen, welche diese Symptomatologie erklären. I. Arterienspasmus meist symmetrisch und mit Ischämie beginnend um von Lähmung und Cyanose gefolgt zu sein; es kann zu completer Gangrän einzelner Finger kommen. Bei Beteiligung der visceralen Arterien kann es zu paroxysmeller Hämophysis, Hämaturie, Hämoglobinurie kommen; fehlerhafte chemische physiologische Vorgänge im Blut (Harnsäureanhäufung) u. s. w. könne hier die Ursache sein. II. Diese Gruppe beruht auf einer congenitalen Abnormität in dem Bau, Lage, Verteilung der Arterien mit oder ohne Herzaffection; hier ist das Leiden meist einseitig. III. Hier handelt es sich um Spasmen der Venen, venöse Congestion, Varicen, Anschwellung, Blutung etc. Das ischämische Stadium fehlt hier. Dabei kann Epistaxis, Hämoptoe, Hämaturie, Melaena auftreten. Menorrhagien sind selten. IV. Die 4. Gruppe umfasst die Fälle mit neuropathischen Zeichen und zerfällt in a) periphere Neuritis, b) ascendirende Neuritis, c) Lähmung der vasomotorischen Centren bei Paralyse, Epilepsie, Manie etc., d) Hirntumoren und organische cerebrale Leiden, e) eine functionelle Sympathicus-Affection. — Diese letztere scheint die häufigste Ursache des Leidens zu sein. In einer 5. Gruppe sollen die mannigfachen Combinationen und Variationen der genannten Gruppen vereinigt sein. — Die Therapie ist die bekannte.

S. Kalischer.

Bononeville, De l'emptloi du Bromure de Camphre dans le traitement de l'Epilepsie vertigineuse. Le Progrès Médical 1893, No. 18.

B. empfiehlt die Anwendung des Campher. monobromat. bei der Vertigo epileptica (Petit mal) wie bei der Epilepsie, die ausser den Convulsionen auch Schwindelanfälle aufweist. Das Mittel wurde in Capseln zu 0.2 g gegeben und zwar je nach Bedarf 2—7 Capseln pro die oder pro Woche; gröfsere Dosen in Zwischenräumen von einigen Tagen waren am meisten wirksam. Auch wo die anderen Brompräparate erfolglos waren, wirkte Brom-Campher sehr günstig. — 5 gebesserte Fälle werden mitgeteilt.   S. Kaliacher.

G. Dederic Holsten, Neurotisches (reflectorisches) Eczem. Monatsh. f. pract. Dermat. XVIII. No. 1.

Dieses Eczem findet sich bei jungen Kindern vorzugsweise im Gesicht, an den Ohren und auf dem Kopfe, bei Erwachsenen öfters an den oberen Extremitäten und zwar nur an der Streckseite derselben. Es bildet scharf begrenzte, meist mit Bläschen besetzte oder nässende Plaques, die gewöhnlich an einer Nervenkreuzungstelle oder über den Endverzweigungen eines cutanen Nervenastes sitzen. Besonders auffallend ist ihre symmetrische Verteilung, die grofse Neigung zu recidiviren, die Schnelligkeit mit welcher sich Besserungen sowohl wie Verschlimmerungen ausbilden und die Resistenz gegen rein locale Behandlung. Nach des Verf.'s Ansicht ist dieses Eczem auf eine Reflexwirkung von anderen Organen her zurückzuführen. Als häufigste Ursachen fand er Anomalien der Verdauung, Obstipation, unzweckmäfsige Ernährung, Phimosis, Adhäsionen der Vorhaut bei Kindern und, namentlich bei Erwachsenen, neurasthenische Störungen. — Therapeutisch sind die ursächlichen Momente sorgfältig aufzunehmen und zu behandeln, ausserdem Nervina und zur Milderung des Juckens beruhigende locale Mittel anzuwenden. In sehr hartnäckigen Fällen erwies sich Ergotin in grofsen Dosen innerlich und in Salbenform äusserlich, nützlich.   B. Müller.

Theilhaber, Beiderseitiges Ovarialsarcom. Münchner med. Wochenschr. 1893, No. 28.

14 Monate vor Auffindung des Adnextumors wurde Patientin wegen einer Blasen-Scheidenfistel operirt. z. Z. waren beide Adnexa frei und nicht vergröfsert. In die Entwickelungszeit des Tumors fällt eine dreimonatliche Graviditas, mit Abort endend, wobei der Adnextumor gefunden wird. (7. Jan. 1893). Er reicht bis zum Nabel und liegt in der rechten Unterbauchgegend.

6 Tage später ist dieser Tumor so verkleinert, dass er sich nur noch bei kombinirter Untersuchung finden lässt. Auch ist jetzt im linken Scheidengewölbe eine Resistenz fühlbar.

Ausserdem hat Patientin ein linksseitiges Pleuraexsudat, welches am 25. Januar 1893 ad exitum führte.

Bei der Section finden sich beide Ovarien vergröfsert, von Gestalt und Gröfse einer Niere, Schnittfläche glatt, weifs. Mikroskop giebt Rundzellensarcom. Ein ebensolcher Tumor hinter dem Sternum im Mediastinum.

Ob letzterer als Metastase der Ovarialsarcome aufzufassen, lässt Verf. unentschieden. Er betont, dass beide Ovarialsarcome nirgends adhärent und beide Tuben frei waren.

Endlich folgen Bemerkungen aus der Litteratur der Ovarialsarcome, über ihre Seltenheit, die Jugendlichkeit der befallenen Personen und die Prognose der Operation.   A. Martin.

Einsendungen für das Centralblatt werden an die Adresse des Hrn. Prof. Dr. M. Bernhardt (Berlin W. Französische Strafse 21) oder an die Verlagshandlung (Berlin NW., 68. Unter den Linden) erbeten.

Verlag von August Hirschwald in Berlin. — Druck von L. Schumacher in Berlin.

Wöchentlich erscheinen
1—2 Bogen; am Schlusse
des Jahrgangs Titel, Na-
men- und Sachregister.

Preis des Jahrgangs
20 Mark; zu beziehen
durch alle Buchhandlun-
gen und Postanstalten.

Centralblatt
für die
medicinischen Wissenschaften.

Unter Mitwirkung von

Prof. Dr. H. Senator und Prof. Dr. E. Salkowski,

redigirt von

Prof. Dr. M. Bernhardt
in Berlin.

1894. **25. August.** **No. 34.**

Inhalt: QUINCKE, Einfluss des Lichtes auf den Tierkörper. — WEIDNER, Ver-
letzung des menschlichen Vagus. — MATTE, Die Function des Ohrlabyrinthes der
Tauben. — KARPOW, Ueber antiseptische Wirkung der Chlorphenole. — IVANOFF,
Neue choleraähnliche Vibrioart. — BORCHARDT, Ueber den PFEIFFER'schen Influenza-
bacillus. — LITTEN, Untersuchung der Nieren. — QUINCKE, Muskelatrophie. Cere-
brale Hemiplegie. — SCHAFFER, Beitrag zur Rückenmarksanatomie. — KAPOSI,
Ungewöhnliche Formen von Acne. — WEBSTER, LAMMINAH, DOERSSEN, PINARD,
SCHACHT, Ueber Extrauterinschwangerschaft. — HEYSE, Casuistische Mitteilungen.

DASTRE, Digestion ohne digestive Fermente. — SAHLI, Einfluss des Blutegel-
extractes auf Thrombenbildung. — LANDOW, Behandlung der senilen und diabetischen
Gangrän. — KÖSTE, Fall von Gangraena penis. — GREEN, Die Becherzellen der
Conjunctiva. — BARJON, Oedem des Kehlkopfes. — KATZENSTEIN, Innervation des
Larynx. — SAHLI, Typhusbacillen im Pleuraexsudat eines Typhuskranken. — AUS-
SILLOUX, Olivenöl bei Nierenkollik. — STEWART, Typhusrecidive. — SOTTAS,
Beitrag zur Degeneration des Rückenmarkes. — STEMBO, Osteo Arthropathie hyper-
trophische pneumique. — SCHOU, Fall von Spina bifida occulta. — FUNK und
GRONDSACH, Ueber Urticaria infantum. — SINCLAIR, Uterusblutung nach völliger
Entfernung der Anhänge.

H. Quincke, Ueber den Einfluss des Lichtes auf den Tierkörper.
Pflüger's Arch. Bd. 57, S. 123.

Q. hat beobachtet, dass durch Sonnenlicht die Oxydation in
thierischen Zellen gesteigert wird. Der Nachweis geschieht durch
die Farbenveränderung, welche Blut oder Bismuth. subnitric. dabei
erleiden und am einfachsten an Eiterzellen. Frisch entleerter Abscesseiter oder Pleuraexsudat wird mit $^1/_{20}$ bis $^1/_{10}$ seines Volumens
defibrinirten Blutes oder einer wässrigen Suspension von Wismuth-
subnitrat versetzt und durchgeschüttelt. Die Mischungen werden
in Reagensgläsern oder zwischen Uhrgläsern (beide Uhrgläser mit
der Convexität nach unten) oder in Form mikroskopischer Präparate dem Licht ausgesetzt, ein Controllpräparat im Dunkeln aufbewahrt. Man beobachtet alsdann regelmäßig, dass die dem Licht

ausgesetzten Blut enthaltenden Mischungen in wenigen Minuten venöse Farbe annehmen und der Oxy-Hämoglobinstreif verschwindet,
während im Dunkeln diese Veränderung auch eintritt, jedoch sehr
viel langsamer. — Ganz analog verläuft der Versuch mit Bismuth.
subnitric.: hier schwärzt sich nur die dem Licht ausgesetzte Probe,
nicht die im Dunkeln aufbewahrte. Directes Sonnenlicht wirkt bei
Weitem intensiver, wie diffuses Tageslicht.

Es fragte sich, ob auch bei anderen Zellen des Tierkörpers,
ausser den Leucocyten die Oxydation unter dem Einfluss des Lichtes
gesteigert wird. Die Versuche mit den Organen bei eben getöteten
Tieren ergab für die meisten der untersuchten Organe, dass die
Sauerstoffzehrung derselben durch Belichtung gesteigert wird. Gekochte Organe wirken im Dunkeln sehr langsam, im Sonnenlicht
viel langsamer und unvollkommener, als im frischen Zustand. Al-
coholgehärtete Leber ist für Wismuthsalz in der Sonne unwirksam.
Hydrocelenserum, Blutserum, Eiterserum schwärzen Wismuth im
Blut nicht. Betreffs zahlreicher anderer, teils animalischer, teils
vegetabilischer Substanzen vgl. das Orig. Die starke Reduction,
welche Eidotter und gallenreiche Organe zeigen, schien auf das
Nuclein hinzuweisen. Versuche mit Hefenuclein hatten kein ganz
constantes Resultat, jedoch wurde Reduction des Wismuthsalzes beobachtet, welche im Dunkeln ausblieb.   E. Salkowski.

A. Weidner, Aus dem Thurgau'schen Cantonsspital Münsterlingen.
  Ueber einseitige Durchschneidung und Resection des menschlichen
  Vagus. Deutsche Zeitschr. f. Chir. XXXVI. S. 283.

Verf. hat 19 Fälle, darunter 2 noch nicht veröffentlichte von
KAPPELER, in welchen gelegentlich der Operation bösartiger Halsgeschwülste der Vagus der einen Seite entweder durchtrennt oder
(was häufiger) eine mehr oder minder grofse Strecke weit excidirt
worden war. In 2 Fällen handelte es sich um ein primäres Lymphosarcom, in 4 anderen um secundär erkrankte carcinomatöse oder
sarcomatöse Lymphdrüsen, in je 1 Fall um ein Cancroid der Unter-
kieferspeicheldrüse bezw. ein Sarcom der Parotis und in 4 um eine
Struma carcinomatodes, während in 6 der Ausgangspunkt der
Geschwulst nicht ganz klar war. Sichere Zeichen einer schon vor
der Operation bestehenden Miterkrankung des Vagus waren nur
einmal vorhanden, indem hier eine Recurrenz-Lähmung auf Seite
des Tumors existirte. Bei 2 Patt. war der Vagus unzweifelhaft
carcinomatös entartet, ohne dass dieses zu irgend welchen Functionsstörungen geführt hatte. Bei der Wirkung, welche die plötzliche einseitige Ausserfunctionssetzung des N. vagus infolge seiner
Resection ausübt, hat man die auf einzelne Systeme der Atmung,
des Kreislaufs und der Verdauung von der auf den Gesammtorganismus zu sondern, und zwar kommt beim Atmungsapparat in

erster Reihe der Kehlkopf in Frage. Die Innervation desselben
wurde in der Regel nur insoweit beeinflusst, als die Verletzung des
Vagus meist unterhalb des Abganges des N. laryng. super. liegt;
nur in drei Fällen wäre es überhaupt möglich gewesen den Ursprung dieses mitzutreffen, thatsächlich war aber selbiges auch in
ihnen nicht zu erweisen. Nur 2 Fälle sind hinreichend laryngos-
copisch untersucht worden. Hier fanden sich vor der Operation
völlig normale Verhältnisse, nach ihr bei unreiner, etwas heiserer,
klangarmer Stimme Cadaverstellung des Stimmbandes auf der Ope-
rationsseite. Die sonstigen Befunde standen im Einklange mit der
allgemeinen Annahme, dass der N. recurrens hauptsächlich der
motorischen, der N. laryng. hauptsächlich der sensiblen Sphäre des
Kehlkopfs vorsteht; dagegen sprechen dieselben dafür, dass der N.
recurrens allein den M. arytaenoid. transvers. innervirt und ferner,
dass die Lehre von der doppelten Innervation des Kehlkopfes
(EXNER) sich wenigstens nicht auf den Menschen übertragen lässt.
Von Lungenstörungen wurden in 2 der 19 Fälle von operativer
Vagotomie bei der Section Pneumonien dargethan, aber nur in einem
ist die Art der Lungenaffection (zahlreiche umschriebene Heerde
im Stadium der roten Hepatisation) näher beschrieben worden. Im
Uebrigen fanden sich in der der Vagotomie entsprechenden Lunge
niemals erhöhter Blutreichtum oder Oedem, wohl aber in der anderen Lunge vermehrter Blutgehalt und leichtes Oedem, jedenfalls
waren nirgends Zeichen von Lähmung der vasomotorischen Lungen-
nerven. In 9 Fällen wurde der N. vagus vor der Resection erkannt und dann wissentlich durchschnitten. In 7 von diesen wurde
weder in Bezug auf Frequenz noch auf Qualität der Atmung eine
Aenderung festgestellt, in 1 fand sich eine kleine Verminderung der
Zahl der Atemzüge und nur in 1 trat vom Moment der Vagotomie
tiefe unregelmäfsige Atmung und Zunahme der Cyanose ein. In
einem weiteren Fall, in welchem nachträglich der Atem mühsam
und verlangsamt erschien, ist dieses vielleicht mehr auf die hier
concurrirende Mitverletzung des N. phrenicus zu schieben. Hustenreiz, welcher während der Operation einmal entstand, ist nach Verf.
die Folge der Zerrung der Fasern des N. laryng. sup. gewesen.
Dort, wo dieser Reiz nach der Operation auftrat, wurden die betr.
Fasern durch die entzündlichen Reactionserscheinungen in ihrer
Umgebung erregt. Im Ganzen erscheint demnach die einseitige
Vagotomie bezüglich der Lungen als eine harmlose Operation. Hinsichtlich des Pulses konnte in allen Fällen ebenfalls constatirt
werden, dass derselbe in Qualität wie Zahl durch die einseitige
Vagotomie unbeeinflusst blieb, und bezüglich des Verdauungsapparates konnten die einige Male gesehenen erheblichen Schluckbeschwerden mehr auf ein zufälliges Zusammentreffen mit anderen
Umständen als auf die der unilateralen Vagus-Durchschneidung folgende einseitige Lähmung geschoben worden. Endlich liefs sich
auch nichts von einem „allgemeinen" Einfluss der einseitigen Vagotomie erkennen. Wohl trat der Tod ziemlich oft in den hierherge-

hörigen Fällen ein, aber nur in Zusammenhang mit Complicationen, welche vor oder nach der Operation unabhängig von der Vagotomie existirten und mit der Häufigkeit des tötlichen Ausganges nach Exstirpationen bösartiger Halsgeschwülste, bei denen der Vagus unverletzt geblieben. Jedenfalls kann man daher in der einseitigen Vagotomie keine Anzeige zur Tracheotomie (JENS SCHOU) erblicken, welch' letztere in allen den betr. Fällen als ein unnötig die Operation complicirender und die Aseptik der Wunde in Frage stellender Act möglichst zu meiden ist. (Es folgen einige Rathschläge für die Exstirpation bösartiger Halstumoren)

P. Güterbock.

Matte, Experimentelle Untersuchungen über die Function des Ohrlabyrinthes der Tauben. Vorläufige Mitteilung. Fortschr. d. Med. 1894, No. 4.

Nach Verf. ruft Sondierung (mit feinem schwarzen Rosshaar) eines Bogenganges auf einer Seite regelmäfsig pendelnde Kopfbewegungen in der Ebene des betreffenden Canales hervor, deren Intensität bei Sondierung beiderseits sich steigert, und denen bei Bewegungsversuchen auch Störungen der Körperbewegungen sich anschliefsen. Nach beiderseitiger Sondierung je zweier symmetrisch gelegener Canäle sowie auch zweier Canäle, deren Ebene annähernd parallel gelegen sind, lässt sich stets eine Verstärkung der Bewegungen erkennen. Aus der Beobachtung, dass die Störungen in nahezu gleicher Intensität bestehen bleiben, so lange die Sonden in den Canälen liegen, und dass nach Entfernung der Sonden die Erscheinungen nachlassen, bei Wiedereinführung jedoch wieder erwachen, nötigen, nach Verf., zur Annahme, dass man es hier mit Reizerscheinungen zu thun habe. Verf.'s Beobachtungen hinsichtlich des Verhaltens einseitig labyrinthloser Tauben unmittelbar und kurze Zeit nach der Operation stimmen mit den Mitteilungen J. R. EWALD's im wesentlichen überein. Die Tauben zeigen erst nach Ablauf einer Woche in der Ruhe eine schiefe Kopfhaltung nach der operirten Seite hin; nach heftigen Bewegungen tritt eine vollkommene Verdrehung des Kopfes nach der operirten Seite hin auf; die Erscheinungen verschwinden dauernd nach Eingriffen auf den Bogengangapparat der anderen Seite. Verf. hält es, auf Grund dieser Beobachtungen für wahrscheinlich, dass es sich hier um Wirkungen handele, welche naturgemäfs von der gesunden Seite ausgehen müssen, weil die operirte Seite ohne nervöse Elemente, also auch ohne Erregungen bleibt. Auch betreffs der Schilderung des Verhaltens der doppelseitig labyrinthlosen Tauben findet Verf. EWALD's Beschreibungen im Allgemeinen zutreffend. Dem Tiere wackelt, da durch Herausnahme der statischen Sinnesorgane die Wahrnehmung seiner Stellung vernichtet ist, der Kopf wie ein Fremdkörper am Leibe. Dagegen konnte sich Verf. von der Angabe EWALD's, dass die doppelseitig labyrinthlosen Tiere noch Gehörsempfindungen haben sollen, nicht überzeugen. Seine Tiere reagirten weder auf Geräusche noch auf Töne. Mikroskopische Untersuchungen Verf.'s ergaben dementsprechend, dass schon 2—3 Wochen nach doppelseitiger Totalexstirpation der häutigen Labyrinthe eine ausgebreitet secundäre aufsteigende Degeneration der Acusticusfasern bis zu den central-wärtsgelegenen Kernen nachweisbar war. Bei doppelseitiger Exstir-pation der Schnecke (eine sehr schwierige Operation) konnte Verf. keinerlei irgend bemerkbare Bewegungsstörungen, auch im sonstigen Verhalten nicht die geringsten Verschiedenheiten von gesunden Tieren constatiren. Bei solchen Tieren hat Verf. noch deutliche Reactionen auf grobe Geräusche gesehen. Als Resultat dieser experimentellen Untersuchungen muss, nach Verf., folgende Aenderung der Goltz'-schen Hypothese angesehen werden: die Utricularapparate (Bogen-gänge sowohl wie Ampullen) gehören zu den Gehörorganen. „Ausserdem aber bilden dieselben eine Vorrichtung, welche der Erhaltung des Gleichgewichtes dient. Sie sind sozusagen Sinnes-organe für das Gleichgewicht des Kopfes und mittelbar des Körpers".

Schwabach.

Karpow, L'action désinfectante des monochlorophénols et de leurs éthers salicyliques et leurs métamorphoses dans l'organisme. Arch. d. Petersb. biol. Instituts II. No. 3, S. 305.

Die hervorragende antiseptische Wirkung der Chlorphenole ist von Cech und Dianin festgestellt worden. K. wendete gleichfalls diesen Körpern seine Aufmerksamkeit zu; sie waren ihm von der Heyden'schen Fabrik zur Verfügung gestellt worden.

Das Orthochlorphenol ist eine ölige Flüssigkeit, löslich in Al-cohol und Aether, aber wenig löslich in Wasser; das Para- und Metachlorphenol sind krystallinische Körper und gleichfalls wenig löslich in Wasser; alle 3 fällen Eiweifs nur wenig; es löst sich im Ueberschuss.

Bei den Desinfectionsversuchen, die mit Milzbrandsporen ange-stellt worden waren, zeigte sich das Parachlorphenol am stärksten, dann kam die Meta- und schliefslich die Orthoverbindung. 2 proc. Parachlorphenol vernichtete Milzbrandsporen in 2 Stunden, 2 proc. Metachlorphenol in 10 Stunden, und 2 proc. Orthochlorphenol in 4 Tagen.

Als tötliche Dosis fand K. 1.08 g Orthochlorphenol u. 0.95 g Parachlorphenol pro Kilogramm Kaninchen.

Die Ausscheidung der Chlorphenole findet durch den Urin statt und zwar grösstenteils als Aetherschwefelsäuren. (Leider haben die Chlorphenole und ebenso auch die Chlorkresole einen solch penetranten Geruch, dass keine Aussicht auf dauernde Verwendung derselben in der Praxis ist; im übrigen kann Ref. die vorstehend aufgeführte desinficirende Wirkung der Chlorphenole nach eigenen Experimenten bestätigen. Ref.)

Scheurlen.

Ivánoff, Ueber eine neue choleraähnliche Vibrionenart. (Aus dem Institut f. Infection in Berlin). Zeitschr. f. Hyg. 1893, XV. S. 434.

Die Zahl der choleraähnlichen Bacterien mehrt sich in wirklich beängstigender Weise; zu den ähnlichsten gehört der von J. beschriebene, den nach einer Mitteilung Gruber's (Archiv f. Hygiene 20. Bd. S. 150) R. Koch selbst bei einer früheren Gelegenheit für einen ächten Cholerabacillus erklärt haben soll. J. fand diesen Vibrio als zufälligen Befund in den Darmentleerungen eines Typhuskranken im Herbst 1893 in Berlin, also zu einer Zeit als in der ganzen dortigen Gegend kein Cholerafall war.

Der Typhusstuhl war durch eine Darminfusion mit Berliner Leitungswasser erzielt worden und enthielt im Deckglaspräparat neben anderen Fäkalbacterien in Masse kleine, gekrümmte oft S-förmig aneinandergelagerte Mikroorganismen. Die Färbung derselben gelang wie bei den Cholerabacterien am besten mit Ziehl'scher Lösung.

Die kulturellen Merkmale sind makroskopisch denen der Choleravibrionen sehr ähnlich; sie sind nach 18tägigem Wachstum von ihnen nicht zu unterscheiden. Die älteren 24—36stündigen Gelatinekolonien dagegen lassen die charakteristische Körnung der Choleravibrionen vermissen, an ihre Stelle tritt deutliche Fadenbildung. Die Gelatinestichkultur, die Cholerarothreaction, Kartoffelkultur u. a. sind genau wie bei der Cholera.

Am auffallendsten ist die sehr häufig auftretende S-form im Deckglaspräparat aus Agarkulturen und aus Meerschweinchenperitonealexsudat, ausserdem sind die einzelnen Individuen gröfser als die Choleravibrionen. Der Tierversuch beim Meerschweinchen fällt genau wie bei Cholera aus.   Scheurlen.

M. Borchardt, Beobachtungen über das Vorkommen des Pfeiffer-schen Influenzabacillus. Berl. klin. Wochenschr. 1894, No. 2.

Unter 50 Influenzafällen hat Verf. bei 35 (der „respiratorischen" Form angehörigen) die Pfeiffer'schen Stäbchen im Auswurf nachzuweisen vermocht; sie waren entweder freiliegend oder in Zellen eingeschlossen, teils neben noch anderen Mikroorganismen, teils so gut wie in Reinkultur. Die Stäbchen liefsen sich in den Sputis der Kranken wochenlang nachweisen, in einem Fall waren sie am 28. Krankheitstage noch in Reinkultur vorhanden. Da eine specifische Färbemethode für die Influenzabacillen fehlt, ist es von Wichtigkeit, dieselben durch die Cultur zu identificiren. Unter 15 Versuchen von Züchtung (11 Mal aus dem Sputum, 4 Mal aus dem Bronchialeiter zur Section gekommener Fälle) war nur 1 Mal die Aussaat ohne Erfolg, wahrscheinlich deshalb, weil ungünstige Stellen des Lungenparenchyms benutzt worden waren. — Da, wo trotz der Diagnose „Influenza" die Stäbchen nicht gefunden wurden, handelte es sich vielleicht um eine nicht genügend sorgfältige

Durchforschung der Sputa, namentlich, wenn nach überschrittener
Acme der Erkrankung die Zahl der Stäbchen sich erheblich redu-
cirte. — In 7 weiteren Fällen handelte es sich um die „nervöse"
Form der Influenza; in einem dieser Fälle wurde, ebenso wie in
4 Fällen der 1. Kategorie, eine umfangreiche Aussaat aus dem
Blute gemacht, aber — in Uebereinstimmung mit PFEIFFER — mit
negativem Erfolge. — Verf. kommt schliefslich zu dem Ergebniss,
dass der PFEIFFER'sche Bacillus nahezu constant im Auswurf der
Influenzakranken vorkommt und dass sein Nachweis in zweifelhaften
Fällen die Diagnose zu sichern vermag.   Perl.

M. Litten, Ueber die physikalischen Untersuchungsmethoden der
Nieren. Wiener klin. Wochenschr. 1894, No. 15.

Von den 2 physikalischen Untersuchungsmethoden der Nieren,
nämlich der Palpation und der Percussion, ist erstere die weitaus
wichtigere. Die Methode der Nierenpalpation ist eine sehr einfache, wenn man von der anatomisch begründeten Thatsache ausgeht, dass die Nieren zum gröfseren Teil innerhalb des knöchernen
Thorax liegen, während der unterste Abschnitt in der Lumbalge-
gend nur von Weichteilen bedeckt ist. Ferner ist zu berücksichtigen, dass die Niere eine respiratorische Verschieblichkeit besitzt,
wodurch es ermöglicht wird, einen grofsen Teil des Organs, häufig
selbst die ganze Niere abzutasten. Die Palpation ist bimanuell vorzunehmen, am besten in Rückenlage des zu Untersuchenden, während der Untersuchende an der rechten Seite des Lagers steht.
Wenn die Niere bei tiefer Inspiration zu einem grofsen Teil oder
gänzlich unter dem Rippenbogen hervorgetreten ist, so fühlt man
sie als einen mehr oder weniger beweglichen, glatten, ovalen, halb-
elastischen Körper, der bei bimanuellem Druck auf den unteren
Abschnitt in äusserst charakteristischer Weise aus den Fingern
heraus in die frühere Lage zurückgleitet. Kommt man in Rückenlage nicht zum Ziele, so kann man auch in voller Seitenlage untersuchen. Brauchbare Resultate erhält man zuweilen auch mit GUYON's
„Ballotement rénal", d. h. mit der Hervorbringung einer schnellen-
den Bewegung der Nieren von hinten nach vorn. Auch unter den
günstigsten Bedingungen kann man die normale Niere nicht jedesmal
fühlen; bei Männern gelingt es — nach des Verf.'s Erfahrungen —
nur in ca. 6—8 pCt. der Untersuchten, während man bei Frauen
die linke Niere in ca. 30 pCt., die rechte in ca. 75 pCt. aller Fälle
zu fühlen vermag. — Betreffs der Schwierigkeiten der Percussion
des Organs verweisen wir auf das Original.   Perl.

H. Quincke, Muskelatrophie. Ueber cerebrale Hemiplegie. Deutsche Zeitschr. f. Nervenheilk. 1893, IV. (3—4).

5 Fälle von frühzeitiger cerebraler Atrophie werden mitgeteilt. In dem ersten Fall trat die Atrophie 3 Wochen nach Eintritt der Hemiplegie ein, und selbst nach 5 Monaten, als die Extremitäten wieder zum grofsen Teil gebrauchsfähig geworden waren, bestand dieselbe noch fort; auch die Haut u. das Unterhautzellgewebe der betroffenen Teile waren an der Atrophie beteiligt; in der sensiblen Sphäre bestanden erhebliche Reiz- und Lähmungserscheinungen; die electrische Erregbarkeit war nicht wesentlich verändert. In dem 2. Fall (Fettembolie nach Knochenbruch) entwickelte sich eine Atrophie der Armmusculatur, obwohl die Lähmung eine ganz kurz dauernde und unvollkommene gewesen war; es fehlte jede Muskelspannung und Sensibilitätsstörung; die Atrophie war ca. nach 7 Monaten wieder ausgeglichen. Im 3. Fall (Hämorrhagie bei Arteriosclerose) entwickelte sich die Atrophie im Arm und Bein 5 Wochen nach der Hemiplegie und war in dem 4. Monat noch in der Zunahme begriffen, obwohl sich die willkürliche Beweglichkeit schon herstellte. Im 4. Fall (Lues) trat die Atrophie am Arm 3 Wochen nach der Lähmung ein. Im 5. Fall handelte es sich um eine leicht spastische Hemiparese (Lues) mit Atrophie der Unterarmmusculatur. Von den 5 Fällen ist die Atrophie einmal geheilt, in 4 Fällen bestand sie fort mit mehr oder weniger starker Parese. In 2 Fällen war Arm und Bein, in 3 Fällen nur der Arm betroffen. Die electrische Erregbarkeit war unverändert; der zu Grunde liegende Process bestand in Hämorrhagie, embolischen und syphilitischen Erweichungen. Häufig steht die Atrophie ausser Verhältniss zur Intensität der Lähmung: zur Erklärung muss man trophische, vom Gehirn kommende und von den motorischen getrennt verlaufende Bahnen annehmen. — Die einzelnen Muskeln oder Extremitäten sind nicht immer gleichmäfsig befallen; so können die kurzen Handmuskeln, der Deltoideus, die Ober- oder Unterarmmuskeln stärker beteiligt sein. In zwei der beschriebenen Fälle waren neben den Muskeln Haut- und Unterhautzellgewebe an der Atrophie beteiligt.

S. Kalischer.

K. Schaffer, Beitrag zur Histologie der secundären Degeneration. Zugleich ein Beitrag zur Rückenmarksanatomie. Archiv f. mikrosk. Anatomie 43. B., 2. H.

Der Verf. benutzte zu seinen Studien das Rückenmark eines 18jährigen Mädchens, welches nach einem Schuss in die Gegend des 11. Brustwirbels an den Folgen einer totalen Querläsion des Rückenmarks gestorben war. Die Kranke hatte die Verletzung 4 Monate überlebt.

Das Rückenmark wurde nach der Marchi'schen Methode untersucht. Dabei fand sich absteigend ausser der typischen Pyrami-

denseitenstrangdegeneration eine diffuse Schwarzfärbung der Hinterstränge besonders im Gebiet des SCHULTZE'schen kommaförmigen
Degenerationsfeldes aber unter gänzlicher Verschonung der Septal-
zone FLECHSIGS.

Diese absteigende Degeneration im Hinterstrange steht im Einklange mit den neueren Forschungen, man hat sie auf eine Degeneration der absteigenden Schenkel der Hinterwurzelfasern zu beziehen.

Aufsteigend waren degenerirt die Kleinhirnbahn, das GOWERS'-
sche Bündel, in diffuser Weise der Vorderseitenstrang (nach oben-
hin abnehmend) und der Hinterstrang. In letzterem war ausser
der typischen Degeneration des GOLL'schen Stranges aber auch aufsteigend bis zu seinem Kern der BURDACH'sche Strang degenerirt.
Der Verf. folgert daraus, dass der funic. cuneatus schon im Dorsalmark lange Bahnen enthält. Dass früheren Beobachtern an gleichen
Fällen dieser Befund entgangen ist, schreibt Verf. der Methode der
Untersuchung zu. Er konnte an seinem Fall den Beweis erbringen,
dass die Verschiedenheit der Befunde lediglich im Wesen der angewandten Färbungsmethode begründet liegt, von denen die WEIGERT'-
sche den abgelaufenen Markschwund mit nachfolgender Gliahyper-
plasie, die MARCHI'sche den floriden Markzerfall darstellt. Im Rückenmark degeneriren aber — und das ist ein wichtiges Ergebniss der
vorliegenden Arbeit — die einzelnen Systeme mit verschiedener
Schnelligkeit, auch wenn sie gleichzeitig durchtrennt sind und zwar
nach des Verf.'s Erfahrungen zuerst und am schnellsten der GOLL'-
sche Strang, dann die PySB, später folgen die Hinterstränge (absteigend), die BURDACH'schen Stränge (aufsteigend), das GOWERS'sche
Bündel, die KLSB.   M. Brasch.

M. Kaposi, Ueber einige ungewöhnliche Formen von Acne. (Folli-
oulitis). Arch. f. Dermat. u. Syph. XXVI. S. 87.

Ausser der in seinem Lehrbuche schon beschriebenen Acne
urticata, die in dem jahrelang beständig sich wiederholenden Auftreten sehr harter, quaddelartiger, äusserst heftig juckender und
schmerzender Erhebungen im Gesichte, am Kopfe, später wohl auch
an den Extremitäten besteht, hat K. einigemale noch zwei andere
ungewöhnliche Acnearten beobachtet. Bei der einen derselben,
welche er Acne necroticans et exulcerans serpiginosa nasi
nennt, entstehen an der Nasenspitze stecknadelkopf- bis kleinerbsen-
grofse, schlappe, rasch eitrig schmelzende oder necrotisirende Knötchen, die unter Eiterung und warziger Granulation heilend, tiefe
Gruben zurücklassen, während am Rande immer neue Knötchen
aufschiefsen, so dass nach Wochen oder Monaten der ganze häutige
Nasenanteil narbig zerstört ist. Auslöffelung und Paquelinisirung
brachten erst nach wiederholter, energischer Anwendung den Process, meist in der Höhe der knöchernen Nase, zum Stillstande.

Histologisch bestehen die Knötchen aus rasch necrotisirendem, vascularisirtem Granulationsgewebe um die Follikel herum. — Auch eine dritte, von K. als Acnè teleangiectodes bezeichnete Form beruht auf der Entwicklung von aus gefäfsreichem Granulationsgewebe mit vielen Riesenzellen bestehenden Knötchen um die Follikel, unterscheidet sich aber von der vorigen durch die allgemeinere und unregelmäfsigere Verbreitung der Efflorescenzen, welche auch nicht der Necrose verfallen, sondern nur teilweise zur Erweichung gelangen. Die Knötchen liefsen sich in dem einen Falle, wo sie auf das Gesicht beschränkt waren, äusserst leicht auslöffeln, worauf unter Bildung kleiner, flacher Narben Heilung eintrat. In einem zweiten sehr viel intensiveren, aber klinisch und histologisch hierhergehörigen Falle war nicht nur das ganze Gesicht mit schrotkorn- bis erbsengrofsen, teils lebhaft roten, meist aber livid- und braunroten, schlappen Knötchen besetzt, sondern es bestand auch an den Extremitäten eine Eruption eigentümlicher, bis pfenniggrofser, scharf begrenzter, lividbrauner, zum Teil im Centrum hämorrhagischer und eingesunkener Flecke und flacher Knoten.   H. Müller.

---

1) **Webster,** The etiology of ectopic gestation. Edinb. medical journ. 1893, Nov.
2) **Cl. Lammiman,** A case of extrauterine foetation; rupture of left Fallopian tube about the sixth week of pregnancy; laparotomy; recovery. The Lancet 1893, Dec. 30.
3) **Dührssen,** Ueber Tubarschwangerschaft und die Behandlung der Blutungen in die Bauchhöhle infolge von Tubarschwangerschaft. Deutsche med. Wochenschr. 1894, No. 3.
4) **Pinard,** Grossesse extra-utérine. Variété intra-péritoneale. Laparotomie à dix mois. Enfant mort. Guérison de la mère. Bull. de l'académie de médecine 1894, No. 8.
5) **F. F. Schacht,** Four cases of extrauterine gestation successfully treated by abdominal section. The Lancet 1894, S. 854.

1) Verf. kritisirt die bisherigen Versuche, eine Aetiologie der ectopischen Schwangerschaft zu geben und sucht eine eigene Hypothese annehmbar zu machen. Er hat in einem Falle von Tubargravidität Decidua-Bildung in der nicht schwangeren Tube gefunden. Er glaubt nun, es könne die Tubenschleimhaut ausnahmsweise, indem die normale Differenzirung der MÜLLER'schen Gänge ausbleibt, eine gröfsere physiologische Uebereinstimmung mit der Uterusschleimhaut erhalten, die sie zur Deciduabildung und demnach auch zur Ernährung eines Ei's befähige; normalerweise gehen diese Fähigkeiten nach Verf.'s Ansicht der Tubenschleimhaut ab (? Ref.) Die mechanischen und sonstigen ursächlichen Momente sieht er nur als begünstigende an, die ohne jene functionelle Abnormität der Schleimhaut nicht ausreichen, eine ectopische Gravidität herbeizuführen.

2) Eine Frau von 35 Jahren, erkrankt unter dem Zeichen innerer Verblutung, nachdem die Menses 6 Wochen ausgeblieben waren; sie hatte einmal geboren. — Bei der Laparotomie entleerte sich eine grofse Menge Blut aus dem Abdomen; die rechten Adnexe waren normal; die linken vergröfsert; an der linken Tube war, noch am Uterus, an der vorderen Fläche ein Riss, aus welchem Placentargewebe herausragte. Die Tube wurde unterbunden und abgetragen, das Ovarium wegen fester Verwachsungen zurückgelassen. Bei der Toilette der Bauchhöhle entstanden wiederholt erneute heftige Blutungen infolge Durchschneidens der Ligaturen, welche noch mehrere Umstechungen notwendig machten; das Durchschneiden der Ligaturen wurde durch eine abnorme Brüchigkeit der Gewebe erklärt.

3) Verf. teilt 5 Fälle von Tubengravidität mit, von denen er 4 laparotomirt hat, während bei der einen Tubengravidität, bei der der dicht neben dem Uterus liegende Tumor als intraligamentärer Ovarialtumor diagnosticirt worden war, die vaginale Exstirpation des Uterus und der Adnexe ausgeführt wurde. In allen 5 Fällen handelte es sich teils um Tubenabort, teils um Ruptur der schwangeren Tube. Auf Grund dieser und noch 4 weiterer Fälle von Tubenschwangerschaft, die er nur kurz erwähnt, stellt Verf. den Satz auf, in allen Fällen von geplatzter Tubenschwangerschaft mit gefahrdrohender innerer Blutung vor der Laparotomie eine subcutane Kochsalzinfusion vorzunehmen und dann sofort nach Besserung des Pulses die Laparotomie anzuschliefsen. Gerade die Einführung von Kochsalzlösung in den ausgebluteten Organismus unmittelbar vor der Operation hält Verf. für einen bedeutenden Fortschritt in der Therapie der Ruptur einer schwangeren Tube mit lebensgefährlicher Blutung in die freie Bauchhöhle. Von den 9 Exstirpationen eines tubaren Fruchtsackes hat Verf. einen Fall verloren, bei dem er keine Infusion vorher gemacht hatte.

4) P. berichtet von einem solchen Falle, der wahrscheinlich erst 6 Wochen nach dem Tode der Frucht operirt wurde. Der Operateur wurde auch zur Zeit des Todes der Frucht gerufen, hielt die Frau für eine normal Kreifsende und überliefs die Geburt einer Hebamme. Nach 6 Wochen wieder hinzugerufen stellte er die richtige Diagnose und fand bei der Operation in der Bauchhöhle die freie Frucht. Die Placenta wurde nicht mit herausgenommen, sondern die Wunde tamponirt, wobei sich die Placenta allmälig abstiefs. Der Operateur behauptet nun, dies sei eine reine Abdominalschwangerschaft, wogegen P. richtig bemerkt, das könne nur dann gesagt werden, wenn Uterus und Adnexe genau untersucht und als von Schwangerschaftzeichen frei gefunden wurden.

5) Sch. berichtet über 4 mit Erfolg operirte Fälle von Tubenschwangerschaft; in 3 Fällen handelte es sich um Ruptur des Fruchtsackes, dieselbe war zwischen der 6. bis 12. Woche der

Schwangerschaft eingetreten; in einem Fall handelte es sich um einen Tuben-Abort. Alle 4 Fälle wurden geheilt.   **A. Martin.**

Heyse, Casuistische Mitteilungen. Charité-Annalen 1893, S. 132.

Wir entnehmen diesen casuistischen Mitteilungen fünf Fälle von Carbolvergiftung, zwei infolge eines Versehens eingetreten, drei selbstmörderischer Natur. Im ersten war ein Liqueurglas roter Carbolsäure genossen, aber sofort danach viel Milch getrunken und durch Kitzeln des Halses Erbrechen erzeugt worden, worauf H. den günstigen Ausgang der Krankheit nach anfänglicher Bewusstlosigkeit zurückführt, während noch infolge der anästhesirenden Wirkung des Carbols das Erbrechen ausblieb. In diesem, wie in den folgenden Fällen fand sich mehrere Tage Carbolurin, oberflächliche Aetzung des Verdauungsapparates, der Halshaut und zum Teil auch der Luftwege; die Oberflächlichkeit der Corrosion erklärt wohl das Nichteintreten von Glottisoedem. Von den Selbstmordfällen waren zwei schwer, einer tötlich; in dem nicht tötlichen waren 100 g roter Carbolsäure genommen worden; es folgten schlaffe Lähmung, erloschene Reflexe, schwache Herzaction, schnarchende Atmung. Der Magen wurde mit 8 Liter warmen Wassers, dann mit 15 Liter Seifenwasser ausgespült, darauf 300 g Olivenöl eingefüllt und wieder ausgehebert und endlich 400—500 cctm einer 10 procent. Lösung von Na. sulfur. eingegossen; gleichzeitig mit Campher und Aether. Damit wurde der Collaps überwunden. Im Urin fand sich Eiweifs, Epithelzellen mit anscheinend zu Grunde gegangenem Kern und Einlagerungen von Blutpigment, Cylinder, Gypskrystalle, deren Entstehung H. auf das Einnehmen von Glaubersalz bei gleichzeitigem durch die Vergiftung bewirkten Kalkinfarct der Niere zurückführt.   **Fr. Strassmann.**

A. Dastre, Digestion sans ferments digestifs. Arch. de physiol. 1894, p. 464.

Frisches Fibrin, auch Albumin und Casein lösen sich bei Gegenwart (antiseptischer) neutraler Salzlösungen (Fluornatrium 2 proc., Chlornatrium 15 proc.) in mehreren Tagen bis Wochen, schneller bei Brutwärme, und geben nicht nur sog. lösliches Fibrin und bei 75—84° gerinnbares Globulin, sondern sogar Propeptone und Albumosen. So entstand bei 5tägiger Digestion bei 40° aus feuchtem Fibrin mit 9.2 g Trockensubstans 0.6 g lösliches Fibrin, 1.1 g Globulin und 5.1 g Propeptone, während 2.4 g Fibrin unangegriffen blieben.   **J. Munk.**

Sahli, Ueber den Einfluss intravenös injicirten Blutegelextraktes auf die Thrombenbildung. Cbl. f. innere Med. 1894, No. 22.

Verf. hat in Gemeinschaft mit seinem Assistenten EONRT die zuerst von HAYKRAST entdeckte gerinnungswidrige Eigenschaft des Blutegelextractes einer genaueren Prüfung unterzogen. Zunächst wurde festgestellt, dass das von einem Blutegelkopf mit 5 ccm heifsen Wassers angefertigte Infus 20—25 ccm Kaninchenblut für wenigstens 8 Tage gerinnungsunfähig macht. Alsdann wurde durch Einführen einer Borste von der Ven. maxillar. ext. aus in der Vena jugularis ext. eines Kaninchens in 10 Minuten ein frischer Thrombus erzeugt. Dann wurde der Blutegelinfus in diese Vena jugularis injicirt, und nun in die andere Ven. jugularis eine Borste eingeführt. Dabei genügte bereits das Infus eines Blutegelkopfs auf 50—60 ccm Blut, um die Thrombenbildung zu verhindern, also der dritte Teil des für das extravasculäre Blut gerinnungswidrig wirkenden Infuses. Da jedoch die Nieren das letztere schnell ausschieden, so sind für eine längere Wirkung (über 40 Minuten) größere Dosen erforderlich. Toxische Erscheinungen wurden dabei nicht beobachtet.

Inwieweit diese Resultate auf den Menschen übertragbar sind, und so das Blutegelinfus bei der Neigung zur Thrombenbildung therapeutisch verwertbar werden kann, müssen erst weitere Untersuchungen ergeben. Jedenfalls scheint die verhältnismäßig kurze Wirksamkeit des Mittels der practischen Verwertung hinderlich zu sein.

M. Rothmann.

M. Landow, Aus der chir. Klinik zu Göttingen. Zur operativen Behandlung der senilen und diabetischen Gangrän der unteren Extremität. Deutsche Zeitschr. f. Chir. XXXVI. S. 149.

Die betreffende Behandlung schließt sich den von König in seiner Arbeit: „Zur Revision der Lehre über die Vornahme großer Operationen bei diabetischem Brande" aus dem Jahre 1887 gegebenen Vorschriften an. Zunächst war man bedacht die Necrose und Entzündung durch geeignete Localbehandlung, bei Diabetes auch durch innere Mittel zu bekämpfen. Erst wenn auf diese Weise das Gebiet genügender Blutcirculation hergestellt war, schritt man zur Operation, die sich stets 2—8 Finger von der Grenze des Brandigen bezw. der an letzterer sich anschließenden Entzündungszone hält. Bei der großen Infectionsgefahr wurde während der Operation die Stelle der Erkrankung durch einen antiseptischen Occlusivverband gedeckt und teils mit teils ohne Esmarch'sche Constriction amputirt. Unter 18 hiehergehörigen Patienten wurden bei 13 Primäramputationen ausgeführt, nämlich bei 8 mit Diabetes und bei 5 mit reiner Arteriosclerose. Von den 8 Diabetikern starben 4, von den 5 mit Arteriosclerose 1. Da ein Patient doppelseitig operirt werden musste, handelte es sich um 14 Amputationen und zwar um 4 hohe und 10 tiefe Gliedabsetzungen. Die hohen Amputationen endeten sämmtlich tötlich, von den 10 tiefen nur 1, die übrigen 9 heilten, nämlich 7 per prim. int., 1 mit Eiterung. In dem 9. Falle musste eine secundäre Unterschenkelamputation verrichtet werden, durch welche auch hier Genesung erfolgte. (Ein großer Teil der Arbeit besteht in der Kritik der Ansichten von Köster u. Heidenhain über das gleiche Thema.). P. Güterbock.

W. Körte, Ueber einen Fall von Gangraena penis mit nachfolgender Plastik. Arch. f. klin. Chir. XLVI. S. 230.

Bei einem 28jährigen Pat. nach Paraphimose aus unbekannter Ursache entstanden. Der gangränöse Defect betraf schließlich die ganze Haut des Penis bis zum Ansatze des Scrotum bis auf ein kleines Zipfelchen am Frenulum und am Ansatze zum Scrotum, ferner die Corpp. cavern. penis in gleicher Ausdehnung sowie das obere (proximale) Drittel der Eichel. Im Eiter ließ sich außer Streptococcus ein dicker kurzer, sehr schnell wachsender Bacillus, der einen fauligen Geruch verbreitet dartun. Die Harnröhre blieb unversehrt und es erfolgte Deckung durch einen dem Scrotum entnommenen Brückenlappen, so dass die Eichel etwas kleiner als normal, der Penis aber von normaler Dicke mit gerunzelter ausdehnungsfähiger Haut wiederhergestellt wurde. Auch will Pat. wieder deutliche Erectionen des Gliedes bemerkt haben.

P. Güterbock.

Ch. L. Green, Ueber die Bedeutung der Becherzellen der Conjunctiva. v. Gräfes Arch. f. Ophthalm. XL. p. 1.

Verf. untersuchte die gesunde Conjunctiva von 30 menschlichen Augen und einer Reihe von Tieren und fand überall Becherzellen. Dieselben sind von regelmäfsiger ovaler Gestalt, ungefähr 0.025 mm lang und 0.016 mm breit. An Isolationspräparaten beobachtet, besitzt jede Zelle eine scharf abgegrenzte Zellmembran oder Theca. Diese Theca ist eine wirkliche Zellmembran und erscheint immer doppelt conturirt. Einige Becherzellen besitzen einen Fufs oder Stiel. Der Inhalt der Theca ist von schleimiger Beschaffenheit und färbt sich mit Thionin rotviolett. Am breiten Ende der Zelle, innerhalb derselben, der Theca anliegend, befindet sich der Kern. An der Seite der Zelle diesem gegenüber kann man gewöhnlich eine klare und scharf abgegrenzte Oeffnung, das Stoma bemerken, welches anfänglich klein ist, später aber gröfser wird. Durch diese Oeffnung entleert sich der schleimige Inhalt der Zelle. Die Becherzellen, welche in den tieferen Schichten der Conjunctiva liegen, haben kein Stoma, erst wenn sie an die Oberfläche kommen, bildet sich ein solches. Die Zellen entwickeln sich in den tiefsten Schichten des Epithels und steigen allmälig an die Oberfläche empor. — Die Becherzellen sind natürliche Gebilde, die sich ganz unabhängig von irgend welcher Reizung stets in der normalen Conjunctiva des Menschen und der Tiere vorfinden. Sie haben die besondere Aufgabe, Schleim durch einen natürlichen und physiologischen Vorgang zu produciren.   Horstmann.

Barjon, Des oedèmes aigus primitifs et infectieux du larynx. Gaz. des hôpitaux 1894, No. 58.

Nach Verf. sind die acuten primären Oedeme des Larynx infectiöser Natur und können klinisch in zwei grofse Abteilungen gebracht werden, einmal in die serösen Oedeme, zu denen das primäre Erysipel und das gutartige acute infectiöse Oedem des Kehlkopfes gehören, und zweitens das phlegmonöse Oedem, der Kehlkopfabscess. Diese beiden Formen können klinisch differenzirt werden, was für die Prognostik sehr wichtig ist, da bei der eitrigen Form der Tod die Regel, bei der serösen Form dagegen sehr selten und mehr einem Zwischenfall oder einer Complication zuzuschreiben ist.   W. Lublinski.

Katzenstein, Weitere Mitteilungen über die Innervation des M. crico-thyreoideus. Virch. Arch. Bd. 136, H. 1.

Weitere Untersuchungen haben ergeben, dass nur beim Kaninchen ein aus dem Ramus pharyng. nerv vagi stammender Nerv den M. crico thyreoideus motorisch innervirt. Mithin kann EXNER einen N. laryngeus medius nur beim Kaninchen annehmen. Die Abweichungen von der Norm bei Hund, Katze, Affen, lassen sich dahin zusammenfassen, dass in sehr wenigen Fällen Fasern des N. laryng. sup. den Vagus im N. pharyngeus verlassen und mittelst einer Anastomose in den N. laryng. sup. übergehen.   W. Lublinski.

Sahli, Ueber die Perforation seröser pleuritischer Exsudate nebst Bemerkungen über den Befund von Typhusbacillen in dem serösen Pleuraexsudat eines Typhuskranken. Mitth. aus Kliniken u. med. Instituten d. Schweiz. I. Reihe H. 9. C. SALLMANN Basel u. Leipzig 1894.

S. beschreibt einen Fall von seröser Pleuritis nach Pneumonie, in dem ein über der rechten Lungenspitze und an der Innenseite der rechten liegendes, zweites seröses abgekapseltes Exsudat durch Perforation der Thoraxwand in der Fossa supra- und infraclavicularis als fluctuirender Tumor zum Vorschein kam. In einem zweiten Fall von serösem Pleuraexsudat, das sich an einen Typhus anschlofs und welches Typhusbacillen enthielt, perforirte das Exsudat in die Lunge; Heilung.   Scheurlen.

Aussilloux, L'huile d'olive dans le traitement des coliques néphrétiques. Bull. gén. de thér. 1893, No. 46.

In der Voraussetzung, dass das Olivenöl weder steinlösende, noch gallentreibende oder abführende Eigenschaften besitzt, sondern bei Gallensteinkolik lediglich reflectorisch wirkt, indem es den Krampf der Gallenausführungsgänge zum Schwinden bringt, versuchte Verf. das Olivenöl auch bei Nierenkoliken, indem er annahm, dass auch hierbei reflectorisch ein Nachlassen der Krämpfe eintreten würde. In zwei so behandelten Fällen war der Erfolg ein günstiger: Wenige Esslöffel genügten, um die Kolikschmerzen zu beseitigen. Was die Dosis betrifft, so verwirft Verf. auch hier, wie bei Gallensteinkolik die von anderer Seite empfohlenen sehr grofsen Dosen (zwei grofse Gläser voll) und beschränkt sich auf einige Esslöffel. Als Geschmackscorrigens empfiehlt A., der seine Beobachtungen in Narbonne gemacht hat, die den Südfranzosen sehr sympathische Knoblauchsuppe. K. Kronthal.

H. M. Stewart, Relapses in typhoid fever. The practitioner 1894, March.

Aus dem Studium von 50 Typhusrecidiven gelangt Verf. zu folgenden Schlüssen: die sogenannten Recidive stellen wirkliche 2te Anfälle von Ileotyphus dar; die graduellen Unterschiede von dem primären Anfall finden ihre Erklärung durch die vom Pat. erworbene partielle Immunität. Diese 2ten Anfälle beruhen wahrscheinlich auf einer neuen Autoinfection, d. h. einer Infection weiter abwärts gelegener Lymphfollikel des Darmes durch die zu ihnen hinabgelangenden inficirten Schorfe aus höher gelegenen Partieen; damit stimmt die Thatsache überein, dass in tötlich verlaufenden Fällen sog. Typhusrecidive auffallend häufig frische Affectionen des Dickdarmes gefunden werden. Begünstigt wird die Reinfection einerseits durch Milde des ersten Anfalles und eine daraus resultirende, lediglich partielle Immunität; ferner aber durch längeren Contact der inficirten Schorfe mit bisher gesunder Schleimhaut, d. h. durch vorwiegende Obstipation im Verlaufe des ersten Anfalles. Perl.

J. Sottas, Contribution à l'étude des dégénérescences de la moelle consécutifs aux lesions des racines postérieures. Revue de Méd. 1893, No. 4.

S. teilt einen Fall von Wurzelneuritis infolge eines Sacraltumors mit, der klinisch unter dem Bilde einer Neuritis des N. ischiadicus verlief und später zur Section kam. Ferner führt er einen von Déjerine (Archives de Physiologie 1888) beschriebenen Fall ausführlich an, der unter dem Bilde der Tabes cervicalis verlief und mit hochgradiger Atrophie der hinteren Rückenmarkswurzelfasern einherging. Im 8. Fall handelte es sich um eine totale, radiculäre Lähmung des linken Armes (Klumpke), Neuritis des Plexus brachialis. — Die Sectionsbefunde dieser Fälle bestätigen zunächst die Ansicht Kahler's, dass in der oberen Cervicalregion die langen Fasern in verschiedenen Höhen des Rückenmarkes in Formen von Dreiecken ineinander geschachtelt liegen. Das kleinste Dreieck im hintern medianen Teil bildet die Fortsetzung der Sacralnerven; das grösste und äusserste Dreieck wird von den hinteren Cervicalnerven gebildet. — Der Goll'sche Strang besitzt seine eigene systematische Zusammensetzung (Flechsig). Die langen Fasern der oberen Rückenmarkswurzeln verlaufen im Burdach'schen Strang. — Das kleine Bündel hinter der grauen Commissur und zu beiden Seiten des Halses des Hinterhornes scheint aus Anastomosen zwischen den verschiedenen Etagen (Höhen) der grauen Substanz zu bestehen (Fibres cornu - commissales); es bleibt bei der Degeneration der Hinterstränge meist unversehrt. S. Kalischer.

L. Stembo, Ueber „Osteo-Arthropathie hypertrophiante pneumique". Petersb. med. Wochenschr. 1893, No. 3.

Die 56jähr. Patientin litt oft an Lungenkatarrhen und acquirirte kurz nach einer Pneumonie die „Krankheit mit dem langen Namen". Diese begann mit Kriebeln und allmäliger Volumszunahme der Finger und Zehen. 7 Jahre hindurch nahmen diese Erscheinungen progressiv zu, sodass schließlich Oberkiefer, Ohrmuscheln, Zunge, Zäpfchen, Claviculae, Mamillae, Finger- und Fußendphalangen, aber auch Hand- und Fußgelenke an der eigentümlichen Vergrößerung teilnahmen. Die Nägel waren papagaischnabelartig verunstaltet und rissig, es bestand eine Kyphose der unteren Brust- und Lendenwirbel. Die Lungenränder waren emphysematös aufgebläht.

Der Verf. beleuchtet die Differentialdiagnose zwischen der in Rede stehenden Krankheit und der Akromegalie, auf welche von so vielen Seiten großes Gewicht gelegt worden ist. Er kommt dabei zu dem Resultate, dass zum mindesten viele Fälle der Osteoarthropathie mit der Akromegalie große Verwandtschaft zeigen und vielleicht auch als solche aufzufassen sind — Die bedeutenderen Abweichungen könnten dann unter dem Einfluss des Lungenleidens entstanden sein. Die Arbeit enthält genaue Maße und 2 Abbildungen.   M. Brasch.

J. Schon, Ein Fall von Spina bifida occulta mit Hypertrichosis lumbalis. Berl. klin. Wochenschr. 1894, No. 5.

Bei einem 13jährigen Mädchen ist die Haut zwischen letztem Rückenwirbel, Spitze des Os coccygis und den Spinae ilei ant. sup. bräunlich pigmentirt, sonst aber, bis auf eine kleine etwas verdickte und unebene Partie in der Gegend der linken Symphysis sacroiliaca normal. In der Lendenregion besteht eine handflächengroße Hypertrichosis, deren Centrum der Vereinigungsstelle des Lumbal- und Sacralwirbel entspricht; die Haare sind blond, in der Mitte stehend und 3 cm lang, an der Peripherie kürzer und spärlicher. Die Dornfortsätze des 5 Lumbalwirbels und der obersten Sacralwirbel sind nicht vereinigt, die Spalte nimmt die Pulpa dreier Finger auf. Das Becken erscheint asymmetrisch, rechts stark elevirt, das Hüftgelenk ist aber normal. Dagegen hat ein jüngerer Halbbruder der Pat. eine einseitige congenitale Hüftluxation.   H. Müller.

Funk und **Grundzach,** Ueber Urticaria infantum und ihren Zusammenhang mit Rachitis und Magenerweiterung. Monatsheft für pract. Dermat. XVIII. No. 3.

Die Verff. haben bei 45 genau untersuchten Kindern mit Urticaria infantum (Lichen urticatus, Urticaria papulosa, Strophulus pruriginosus) regelmäßig Symptome von Rachitis und Magenerweiterung gefunden. Es ist deshalb bei der Behandlung des Hautleidens diesen, aetiologisch jedenfalls bedeutungsvollen Krankheitsprocessen, auf deren häufiges Vorkommen schon Comby hingewiesen hat, besondere Beachtung zu schenken und namentlich die Diät sorgsam zu regeln.   H. Müller.

W. J. Sinclair, Metrostaxis and Menstruation after operation on the broad ligament. Brit. med. Journ. 1893, Nr. 1691, p. 1106.

Verf. macht darauf aufmerksam, dass das Auftreten einer Uterusblutung und selbst einer charakteristischen, monate- oder auch jahrelang wiederholten Menstruation auch nach vollständiger Entfernung beider Ovarien und Tuben möglich sei. Nicht das Vorhandensein oder Fehlen dieser Organe sei das Bedingende, sondern der bei der Operation vorgenommene Eingriff in die Blutcirculation. Die Menstruation bleibe in jenem Falle erhalten, wenn bei der Unterbindung genügend starke Aeste der A. ovaria verschont bleiben; andererseits höre die Menstruation nach Ligatur der Arterien auf, auch wenn die Tuben und Teile der Ovarien zurückgelassen wurden. — Eine Gefahr, dass man durch zu weitgehende Unterbindung der Arterien Necrose des Uterus herbeiführen könne, sei nicht vorhanden.   A. Martin.

Einsendungen für das Centralblatt werden an die Adresse des Hrn. Prof. Dr. M. Bernhardt (Berlin W. Französische Straße 21) oder an die Verlagshandlung (Berlin NW., 68. Unter den Linden) erbeten.

Verlag von August Hirschwald in Berlin. — Druck von L. Schumacher in Berlin.

Wöchentlich erscheinen
1—2 Bogen; am Schlusse
des Jahrgangs Titel, Na-
men- und Sachregister.

Centralblatt

Preis des Jahrganges
20 Mark; zu beziehen
durch alle Buchhandlun-
gen und Postanstalten.

für die

medicinischen Wissenschaften.

Unter Mitwirkung von
Prof. Dr. H. Senator und **Prof. Dr. E. Salkowski,**
redigirt von
Prof. Dr. M. Bernhardt
in Berlin.

1894.   **1. September.**   **No. 35.**

Inhalt: WENDELSTADT u. BLEIBTREU, Quantitative Zusammensetzung patho-
logischen Menschenblutes. — MENICANTI u. PRAUSNITZ, Verhalten verschiedener
Brotarten im menschlichen Organismus. — HITZIG, Histologie der Struma. —
KRAUSE und HIRSCHBERG, Ueber Transplantation von Hautlappen. — SCHAPER,
Entwicklung der Bogengänge. — EISENMENGER, Lymphosarcom des Pharynx und
weichen Gaumens. — CRAMER, Ueber Penicillium glaucum. — PAWINSKI, Ueber
Diuretin. — JOFFROY u. ACHARD, MÖLLER, MARIE, Beitrag zur BASEDOW'schen
Krankheit. — BRAMWELL, MENZIES, Behandlung von Hautaffectionen mittels
Thyreoidextract. — NAPIER u. SCHACHT, KNORRE, FRITSCH, Ventrofixation und
Vaginofixation.

BONDZYNSKI u. ZOJA, Krystallisation des Eieralbumins. — HATCRAFT, Lävulose bei Diabetes. — ZENKER, Neues Fixirungsmittel. — SCHLANGE, Hochstand
der Scapula. — MESSNER, Behandlung von Schenkelhalsfracturen im Stehbett. —
BAAS, Tuberculose der Thränendrüse — VERNEUIL, Nasenblutung im Jugendalter.
— MARCEL, Exstirpation der Tonsillen. — FISHER, Hemiplegie nach Empyement-
leerung. — FRÖLICH, Terpentin bei Diphtherie. — CAVAZZANI, Sympathicusver-
änderungen bei Diabetes. — ADAMKIEWICZ, Stauungspapille. — SIEMERLING,
Forensische Psychiatrie. — MITVALSKY, Hauthörner an den Augenlidern. — GIO-
VANNINI, Fall von Ichthyosis. — v. METZ, Behandlung der Hämatosalpinx. —
GORDON, Kochsalzinfusion bei Vergiftungen.

---

1) H. Wendelstadt u. L. Bleibtreu, Beitrag zur Kenntniss der
quantitativen Zusammensetzung des Menschenblutes unter pathologischen Verhältnissen. Zeitschr. f. klin. Med. XXV. S. 204.

2) Dieselben, Anhang zu der Arbeit etc. Ebenda, S. 363.

1) Mit Uebergehung des kritischen Teils der Abhandlung
können hier nur die wesentlichsten Resultate angeführt werden.
Der höchste Wert für den Eiweissgehalt des Blutes (Stickstoff $\times$
6.25) betrug 22.41 pCt. (in einem Fall von Cholera); er liegt noch
etwas unter dem Mittelwert, den JARSCH angiebt = 22.62 pCt., die
meisten Werte liegen tief unter 20 pCt. bis zu 9.46 pCt. in einem
Falle von Magencarcinom mit abundanter Magenblutung. — Was

den Eiweißgehalt des Samens betrifft, so wurde der von Jaksch gefundene Mittelwert = 8.86 pCt. in keinem Falle erreicht. Als Maximum fanden die Verff. 8.355 pCt., als Minimum 4.959 pCt. in dem erwähnten Fall von Magencarcinom. Noch größer sind die Schwankungen für das Volumen der Blutkörperchen: Die Blutkörperchen betrugen zwischen 49.1 und 9.52 ccm in 100 ccm Blut. Das Volumen des einzelnen roten Blutkörperchen fanden die Verff. schwankend zwischen 0.0000000794 und 0.0000000517 cbmm.

Als wesentlichstes Ergebniss ihrer Untersuchung bezeichnen die Verff. die Feststellung der enormen Schwankungen des Procentgehaltes der roten Blutkörperchen an Stickstoff bezw. Eiweiß. Bei dem unter physiologischen Verhältnissen gewonnenen Pferde- und Schweineblut wird dieser Wert durch eine constante Zahl repräsentirt, beim Menschenblut fanden die Verff. zwischen 33.05 u. 47.12 g Eiweiß in 100 ccm Blutkörperchensubstanz, jedoch heben dieselben hervor, dass derartige Schwankungen beim Gesunden möglicherweise nicht bestehen. Auffallend klein und reich an Eiweiß fanden die Verf. die Blutkörperchen von Kranken, die lange Zeit an Albuminurie gelitten hatten. Im Uebrigen muss auf das Original verwiesen werden.

2) Der Anhang ist hauptsächlich polemischer resp. kritischer Natur und wendet sich namentlich gegen die Methoden von v. Jaksch und Bibrnacki; Verff. haben in einigen Fällen auch vergleichende Bestimmungen nach den verschiedenen Methoden durchgeführt.

E. Salkowski.

G. Menicanti u. W. Prausnitz, Untersuchungen über das Verhalten verschiedener Brotarten im menschlichen Organismus. Zeitschr. f. Biolog. XXX. S. 328.

Verff. haben an 2 Männern von 82—85 Kilo je 3 Tage dauernde Ausnützungsversuche mit verschiedenen Brotarten, die jedesmal analysirt wurden, gemacht; neben Brod (900—1000 g) wurden nur noch 1.5—2 Liter Bier genossen. Indem bezüglich der einzelnen Versuche und des Zahlenmateriales auf das Orig. verwiesen wird, seien hier nur die wesentlichen Resultate wiedergegeben. Bei Aufnahme von Broten, welche aus denselben Mehlen (Weizen-, Roggen-), das eine Mal mit Sauerteig, das andere Mal mit Hefe gebacken wurden, war die Menge des ausgeschiedenen Kothes beim Sauerbrot größer. Weizenbrod liefert erheblich weniger Koth als Roggenbrod; in der Mitte steht ein Brod, das aus gleichen Teilen Weizen- und Roggenmehl hergestellt ist. Die Dekortikation des Getreides (Entfernung der Fruchthülse durch Schälen) bietet nicht die ihr nachgerühmten Vorteile. Die dekorticirten Körner können nicht vollständig zu Mehl vermahlen werden, doch wird feineres Mehl in etwas größerer Menge erhalten, das allerdings dunkler ist und daher weniger Nachfrage findet. Nach Aufnahme von Brod aus geschältem Getreide erschien zumeist etwas weniger Koth, viel-

leicht infolge der feineren Zermahlung der Körner. Aus ihren
Versuchen erschliefsen Verff., gleichwie schon früher Prausnitz, dass
der ausgeschiedene Koth grofsenteils von den Darmsäften, aber nicht
von unresorbirten Nahrungsbestandteilen herstammt. (Auch diesmal
ist die Begründung für diese Behauptung nicht stringenter als
früher; vergl. Cbl. 1893, S. 659). Lockeres poröses Brod ist
leichter resorbirbar als festes schweres Brod, das den Darm zur
reichlicheren Abscheidung von Verdauungssäften anregt. Die physikalische Beschaffenheit des Brodes (Porosität, Volumen, spec. Gewicht) ist von der Getreideart, dem Vermahlungsgrad und der
Mehlqualität abhängig; feines Weizenmehl liefert das poröseste,
grobes Roggenmehl resp. Roggenschrot das festeste Brod. Die
Teilchen der bei uns gemahlenen Mehle haben einen grössten
Durchmesser von $^1/_{10}$—$^1/_5$ mm, die feineren Mehle sogar nur von
$^1/_{10}$—$^1/_7$ mm, gröber sind nur die Schrotmehle, deren Verbrauch
immer mehr zurücktritt. — In einer Nachschrift nimmt Prausnitz
zu den Untersuchungen über Mehl und Brod von K. B. Lehmann
Stellung und weist nach, dass Letzterer die feineren deutschen
Mehle überhaupt nicht geprüft hat, vielmehr im Wesentlichen nur
die für Schrotbrod verwandten Mahlprodukte. Vergl. hierüber Orig.

J. Munk.

Th. Hitzig, Beiträge zur Histologie und Histogenese der Struma.
Arch. f. klin. Chir. 47. Bd. pag. 464.

Verf. hat sich die Frage vorgelegt, wie der Kropf aus normalem Schilddrüsengewebe entsteht, wie er weiter wächst, und inwieweit die einzelnen Struma-Formen dabei differiren. Zur Beantwortung dieser Frage hat er 36 pathologisch veränderte Schilddrüsen
untersucht, die von jugendlichen Individuen im Alter von 14—30
Jahren stammten. Dabei wurden mit Vorliebe die jüngsten Stadien
der Knotenbildung ausgewählt, um die Entstehung der Struma genau verfolgen zu können.

Dabei wurden in anscheinend normalen Teilen der Schilddrüse
mikroskopisch heerdweise zusammengelagerte Schläuche von unregelmäfsiger Form gefunden, die ein einschichtiges Epithel mit zahlreichen Kernen besitzen. Sie sind von der Umgebung nicht scharf
abgegrenzt und wachsen nicht durch Verdrängung, sondern durch
Umwandlung des benachbarten Gewebes. Diese Gebilde fasst Verf.
als die Anfänge der Struma nodosa auf; er stimmt also der Ansicht
Virchow's bei, dass die Struma erst aus dem normalen Gewebe
entsteht und nicht, wie Wölfler annimmt, als kleiner Knoten bereits embryonal präformirt ist. Dabei kann sowohl das normale
Epithel, als auch das Epithel ausgebildeter Follikel die Matrix
dieser Bildungen sein. Schliefslich werden ganze Läppchen umgewandelt, und es entstehen so die kleinsten Kropfknoten. Diese
wachsen nun durch Verdrängung des umgebenden Gewebes weiter;

stofsen 2 Knötchen zusammen, so platten sie sich zuerst aneinander ab, können aber schliefslich verschmelzen und so zur Bildung gröfserer Knoten Veranlassung geben.

Die Struma diffusa beruht auf gleichmäfsiger Proliferation in allen Läppchen der Drüse, während die Struma nodosa durch Verschiedenheit der Wachstumsenergie zu Stande kommt. Zwischen beiden Formen existiren Uebergänge. Verf. verwirft die Einteilung Wölflkr's für die Struma diffusa in interacinöses und Cysto-Adenom und hält bei der grofsen Aehnlichkeit der einzelnen Formen eine besondere Klassificirung nicht für nötig. Die Struma diffusa zeigt eine Erweiterung der colloidhaltigen Blasen durch Wucherung der Epithelzellen und vermehrte Produktion von Colloid. Bei zu grofser Ausdehnung der Blasen kann es zur Atrophie des Epithels kommen.

M. Rothmann.

---

1) **F. Krause**, Ueber die Transplantation grofser ungestielter Hautlappen. Arch. f. klin. Chir. XLVI. S. 176.

2) **M. Hirschberg**, Ueber die Wiederanheilung vollständig vom Körper getrennter, die ganze Fettschicht enthaltender Hautstücke. Ebendaselbst S. 183.

1) Wegen der unangenehmen, die Ueberpflanzung gestielter Hautlappen am Unterschenkel begleitenden Nebenumstände (gezwungene Lage, Narbenbildung etc.) hat K. nach Wolfe ungestielte Hautlappen jedoch mit Zurücklassung des Unterhautfettes benutzt. Von mehr als 100 Hautlappen, welche in 21 Fällen Verwendung fanden, starben nur 4 völlig ab und kann man, wenn nötig, Lappen entnehmen von der ganzen Länge des Unter- oder Oberarms resp. Oberschenkels und einer Breite, welche dem breitesten Teil des betr. Extremitätenabschnittes entspricht. Wenn ein wenig Fett am Lappen haften bleibt, schadet es nicht; bei fettreichen Individuen muss man dagegen sorgfältig den Panniculus abpräpariren. Die sich sofort auf ⅓ Drittel und noch weniger des Umfanges zusammenziehenden Lappen werden völlig trocken auf das ebenfalls völlig trockene betr. Operationsgebiet applicirt. Nur im Gesicht bedarf es ausnahmsweise der Befestigung durch Nähte, im Uebrigen genügt an den Extremitäten die glatte Einwickelung mit einer Binde aus 5 pCt. starkem sterilisirten Jodoform-Mull, darüber kommt ein leicht comprimirender aseptischer Verband, resp. Lagerung auf einer Schiene. Der erste Verbandwechsel erfolgt nach 3—4 Tagen. Da die Lappen dann zuweilen Blasen bilden, welche aufgeschnitten werden müssen. Im Uebrigen sehen sie dann blass oder bläulichrot, manchmal auch etwas geschwollen aus. Nach 7—8 Tagen sind sie deutlich rosa, was später umsomehr hervortritt, wenn man die sich abstofsende Epidermis entfernt hat. Nach 3 Wochen hat meist schon Unterhautfettzellgewebe sich neugebildet. Die Anheilung geht unabhängig von der Beschaffenheit der Unterlage vor sich, mag sie

Muskel, Fascie, Bindegewebe, Periost, Knochen oder sonst etwas sein. Sehr langsam stellt sich die Empfindung wieder her.

2) In 7 Fällen von Defecten (nach Geschwulstoperationen), deren Blutung sorgfältig gestillt und denen eine viereckige Form gegeben war, verfährt Verf. folgender Weise: Nach Einwickelung des Oberarmes mit elastischer Binde und ESMARCH'scher Constriction wird erstere nach einigen Minuten entfernt und dann das der Aussenseite des Gliedes gehörige Gebiet des Lappens mit einem dünnen Gummischlauch gepeitscht. Hierauf wird der Lappen von der Fascie um ¹/₃ zu grofs abpräparirt und nach der Hand zu eine Brücke gelassen. Nachdem der Lappen von der Epidermisseite mit Seidennähten. versehen und nach Aufhören etwaiger Blutung die Constriction gelöst ist, schwillt der Lappen stark an und rötet sich, und wird, nachdem wieder die Blutung gestillt, vollständig abgetragen und mit Hilfe der Nähte dem Defecte adaptirt. Als Verband diente Protectiv mit einer dicken Mullcompresse und Watte darüber zur leichten Compression. Die Anheilung erfolgte unter nachträglicher Abstofsung der Epidermis, wie bereits vorstehend beschrieben worden.   P. Güterbock.

------

1) **K. L. Schäfer,** Zur Entwickelungsgeschichte der Bogengänge. Naturwissenschaftl. Wochenschr. 1894, No. 21.

2) **Derselbe,** Function und Functionsentwickelung der Bogengänge. Zeitschr. f. Psychol. u. Physiol. der Sinnesorgane VII. 1. H. S.-A.

1) Sch.s Untersuchungen an Kaulquappen stimmen bezüglich der Entwickelung der Bogengänge mit denen KRAUSE's (Arch. f. mikrosk. Anat. Bd. 35) bei Kaninchen und Schweinsembryonen überein: Die Bogengänge entstehen durch Taschen- und Faltenbildung und zwar nehmen die beiden verticalen aus einer gemeinsamen Tasche ihren Ursprung. Die Ampullenbildung findet gleichzeitig mit der Bogengangsentwicklung statt und die Cristae acusticae, die Träger der Nervenendigungen, sind schon sehr früh an der Epithelverdickung kenntlich. Abweichend von den Resultaten KRAUSE's, wonach sich der horizontale Bogengang zuletzt abschnürt, fand Sch., dass bei Kaulquappen der horizontale Canal sich zuerst entwickelt. Ob aus diesem Gegensatz beider Befunde der Schluss zu ziehen ist, dass die Reihenfolge, in der die Bogengänge sich entwickeln, bei höheren Wirbeltieren eine andere ist, als bei den niederen, muss nach Sch. durch weitere Untersuchungen festgestellt werden.

2) Ueber die für die Lehre von den Bewegungsempfindungen resp. die Function des Labyrinthes wichtige Frage, ob die labyrinthlosen Evertebralen auf Drehungen ebenso reagiren wie die Wirbeltiere, hat Sch. zahlreiche Untersuchungen angestellt und gefunden, „dass die Wirbellosen Schwindelerscheinungen unmittelbar nach der Drehung, wie sie für die Wirbeltiere so charakteristisch sind, durchaus nicht darbieten, dass sich hierin vielmehr ein scharfer

Gegensatz zwischen Vertebralen und Evertebralen, also zwischen
Tieren mit und ohne Labyrinth kundthut". Von Interesse war es
weiterhin, wenn möglich, ein Tier zu untersuchen, das nur während
eines Teils seines Lebens Bogengänge hat und festzustellen, ob
dasselbe in diesem Stadium schwindelfrei ist. Auf Grund der an
Kaulquappen angestellten embryologischen Untersuchungen fand nun
Sch., dass dieselben, wenn sie die Gallerthülle verlieren und damit
ihre volle Freibeweglichkeit im Wasser erhalten, noch unfertige
Bogengänge besitzen, physiologisch also den labyrinthlosen Tieren
gleichstehen. Drehversuche ergeben weiterhin, dass erst mit der
Vollendung der Bogengangsbildung Drehschwindel auftritt (bezüglich
der Anordnung der interessanten Versuche s. d. Orig. Ref.) „eine
Thatsache, die den Forderungen der statischen Labyrinththeorie vorzüglich entspricht".   Schwabach.

Eisenmenger, Ueber Lymphosarcomatosis des Pharynx und des
weichen Gaumens. Wiener klin. Wochenschr. 1893, No. 52.

KUNDRAT hat den Nachweis geführt, dass die sog. Lympho-
sarcome den pseudoleukämischen Lymphomen zur Seite zu stellen
seien. Verf. bespricht nun an der Hand der KUNDRAT'schen Arbeit
einige Fälle von Lymphosarcomen des Gaumens und Rachens aus.
ALBERT's Klinik, die primär vom adenoiden Gewebe ausgegangen
waren. Die Erkrankung betraf durchweg Männer im Alter von
14, 23, 35 u. 53 Jahren, wobei bemerkenswert ist, dass der jüngste
Pat. am raschesten, der älteste am langsamsten seinem Leiden erlag.
Lues fehlte immer; bis auf einen Tuberkulosen waren die anderen
bis zu ihrer Erkrankung gesund und kräftig. Die Blässe und Abmagerung lässt sich aus der Schmerzhaftigkeit, der Beeinträchtigung
der Respiration und Nahrungsaufnahme erklären. Die Ursache der
Erkrankung ist unbekannt. In allen Fällen war das adenoide Gewebe der hinteren Pharynxwand und des weichen Gaumens der
einen Körperhälfte primär und gleichzeitig erkrankt; die Tonsillen
blieben frei, die Zungenbalgdrüsen erkrankten erst secundär. Die
Lymphdrüsenschwellung ist nicht konstant; in zwei Fällen war sie
nicht vorhanden; in einem Fall waren die erkrankten Lymphdrüsen
frühzeitig untereinander und mit der Umgebung verwachsen. Ganz
eigenartig ist aber die Beteiligung der Lymphfollikel; in einem Fall
entwickelte sich am Zungengrund ein wallnussgroßer Knoten. —
Sehr rasch geht die Ausbreitung des Lymphosarcoms in der Submucosa vor sich und ebenso im lockeren Zellgewebe und im Muskel,
während die Knochen sehr lang widerstehen. Die Schleimhaut
bleibt sehr lange intakt, blutet aber sehr leicht bei der Digitalunter-
suchung. Von Metastasen wurde nur einmal ein Infiltrat in der
Magenschleimhaut beobachtet. Die Geschwulst wächst rasch, aber
nicht gleichmäßig; in einem Fall verschwand der Tumor innerhalb
weniger Tage, analog der Rückbildung maligner Lymphome (BILL-

ROTH) unter Arsenikbehandlung. Die Recidive beginnen jedoch von den benachbarten bereits erkrankten Follikeln. Ebenso kann durch eitrige Schmelzung eine Rückbildung eintreten. Die Prognose ergiebt sich hieraus; der Verlauf kann durch Besserung, selbst Spontanheilung unterbrochen werden; der Tod erfolgt durch Eindringen der Geschwulst in die Schädelhöhle, durch Inanition oder infolge des Versuchs einer radicalen Operation. Aus der Verwandtschaft mit den malignen Lymphomen leitet sich die Berechtigung einer energischen Arsenbehandlung her. In einem Fall war eine Probeexcision die Ursache eines den Tumor fast zum Verschwinden bringenden Ulcerationsprocesses.   W. Lublinski.

Cramer, Die Zusammenstellung der Sporen von Penicillium glaucum und ihre Beziehung zu der Widerstandsfähigkeit derselben gegen äussere Einflüsse. Archiv f. Hygiene 1894, XX. S. 197.

Das zu untersuchende Sporenmaterial gewann C. durch Weißsbrodreinkulturen von Penicillium, die in feuchter Glocke bei Zimmertemperatur gehalten wurden. Die Sporen wurden zur Untersuchung abgesiebt, und diese nach den gebräuchlichen Methoden vorgenommen. Es fanden sich 28.4 pCt. Eiweißskörper, 7.3 pCt. Aetherextrakt, 30.4 pCt. Alkoholextrakt, 11.1 pCt. Cellulose, 17.0 pCt. Stärke, 1.9 pCt. Asche und 3.8 pCt. unbesti.nmbarer Rest. Es bieten sonach die Penicilliumsporen in ihrer Zusammensetzung entschieden eine gewisse Aehnlichkeit mit den Samen höherer Pflanzen, während sie von den Bakteriensporen ziemlich wesentlich unterschieden zu sein scheinen.

„Ihre Widerstandsfähigkeit gegen trockene Hitze beruht abgesehen von dem hohen Trockengehalt, namentlich auf ihren starken hygroskopischen Eigenschaften, welche in erster Linie den in Alcohol löslichen Extraktivstoffen zukommen dürften. Um einen Kern von concentrirtem Eiweiß enthalten die Sporen einen Mantel von Cellulose und stärkeähnlichen Substanzen, durchtränkt mit fettartigen und in Alcohol löslichen sehr hygroskopischen Körpern. Wird Wasser aufgenommen, so geht dasselbe in erster Linie an die hygroskopischen Substanzen, in letzter Linie erst wenn diese übersättigt sind, an das Eiweiß. Dadurch bleibt das Eiweiß relativ lange vor Coagulation bewahrt, die Keimfähigkeit der Sporen erhalten. Ausserdem findet die Wiederstandsfähigkeit der Sporen gegen feuchte Hitze und wasserlösliche Desinficientien noch in der schweren Benetzbarkeit der Sporen, welche vielleicht durch die nicht unbeträchtliche Menge fettartiger Körper mitbedingt sein mag, eine wesentliche Stütze."   Scheurlen.

J. Pawinski, Ueber die harntreibende Wirkung des Diuretin. (Theobrominum natrio - salicylicum - Diuretinum). Zeitschrift f. klin. Med. XXIV. S. 315.

Die über das Diuretin erschienenen Arbeiten sprechen demselben einstimmig einen starken diuretischen Einfluss bei Herz- und Nierenkrankheiten zu. Auf welchem Wege aber die Steigerung der Diurese zu Stande kommt, darüber sind die Meinungen geteilt: die große Mehrzahl der Autoren sucht denselben in der Reizung des Nierenepithels zu einer lebhafteren Secretion, indem sie jede Einwirkung auf's Herz und die Blutcirculation in Abrede stellen; die Minderzahl dagegen spricht zwar dem Nierenepithel seine Hauptrolle nicht ab, giebt aber zu, dass das Diuretin ausserdem einen gewissen Einfluss auf die Herzfunction ausübt. Um über diese Punkte Gewissheit zu verschaffen, richtete P. bei seinen Versuchen mit Diuretin seine besondere Aufmerksamkeit auf das Verhalten des Herzens, des Pulses und des Blutdrucks. Zu diesem Zwecke bestimmte er genau die Dimensionen der Herzdämpfung, nahm sphygmographische Curven auf und maß den Blutdruck in der Art. radialis mittels des Basch'schen Sphygmomanometers; ausserdem wurde die tägliche Harnmenge, das specifische Gewicht, der Eiweißgehalt etc. bestimmt. Häufig wurde denselben Patienten zum Vergleich Digitalis, Coffein u. a. verabreicht. Die so beobachteten Krankheitsfälle umfassen drei Gruppen: I. Herzklappenfehler. II. Erkrankungen des Herzmuskels und der Coronararterien. III. Krankheiten der Nieren. Aus jeder dieser drei Gruppen führt P. ausführliche, mit Pulscurven u. s. w. versehene Krankengeschichten an. Die Schlüsse, die er aus diesen Beobachtungen über die Wirkung des Diuretins zieht, sind kurz folgende: 1) Das Diuretin besitzt nicht einen specifischen, die Herzinnervation regulirenden Einfluss, wie er der Digitalis zukommt. 2) Während der Diuretindarreichung steigt der Druck in den Gefäßen. Diese Blutdruckerhöhung führt P. direct auf die gesteigerte Herzenergie und auf die Reizung der vasomotorischen, die Arterien verengenden Centra zurück. 3) Die Steigerung der Diurese ist eine sehr beträchtliche, sie beginnt mitunter schon am zweiten Tage, das Maximum fällt auf den 4. bis 5. Tag. An der Steigerung der Diurese nimmt die Einwirkung des Diuretin auf das Gefäßsystem den größten Anteil, erst in zweiter Reihe kommt die Reizung des Nierenepithels in Betracht. 4) Das Diuretin besitzt einen gewissen das Nervensystem erregenden Einfluss, wenn derselbe auch nur gering ist. Was die drei oben angeführten Krankheitsgruppen betrifft, so bewährte sich das Diuretin am besten bei chronischen Erkrankungen des Herzmuskels, in geringerem Grade bei Klappenfehlern, weniger günstig fielen die durch das Diuretin erzielten Resultate bei Nierenkrankheiten aus. In Bezug auf die Dosirung macht Verf. folgende Angaben: die gewöhnliche einmalige Dosis ist 1.0 g, die Tagesdosis 4—5 g; doch kann man auch bis 7 g pro die steigen. Steigt die Harnmenge bis zum 6. Tage nicht, so ist von weiterer Darreichung

des Mittels Abstand zu nehmen. Am besten giebt man es in wässeriger Lösung unter Zusatz eines Corrigens (Aqu. Month. pip. od.
dergl.). Was schliefslich das Verhältnifs des Theobromins zum
Coffein betrifft, so steht es ihm nicht blos in chemischer Beziehung
nahe, sondern auch mit Rücksicht auf dessen Wirkung auf den
Organismus. Die Wirkungen des Theobromins auf das Circulations-
und Nervensystem sind nicht so auffallend, wie beim Coffein, dagegen übertrifft es das letztere in Bezug auf die diuretischen Eigenschaften. In Fällen mit adynamischem Character wendet man
zweckmäfsiger das Coffein, dagegen dort, wo Erethismus prävalirt,
besser das Theobromin an.　　　　　　　　　　　　　K. Kronthal.

---

1) **A. Joffroy et Ch. Achard,** Contribution a l'anatomie pathologique de la Maladie de Basedow. Arch. de méd. expér. eto. 1893,
No. 6.

2) **F. Müller,** Beiträge zur Kenntniss der Basedow'schen Krankheit. Deutsches Arch. f. klin. Med. 1893, 51. Bd., H. 4, 5.

3) **P. Marie,** Sur la nature de la maladie de Basedow. Meroredi
méd. 1894, No. 9.

1) Die Verff. teilen 6 Fälle der Basedow'schen Krankheit mit
Obductionsbefunden mit. Klinisch zeichnete sich der erste Fall
durch eine fast complete Heilung aus; die Kranke starb an einer
Pneumonie. Die Krankheit war in Fall I, IV, VI mit Hysterie
associirt, in Fall III mit Syringomyelie, in Fall IV mit Tabes, in
Fall II mit Melancholie. Im sechsten Fall entwickelte sich die
Krankheit im Beginne eines Myxödems. Die Med. oblongata und
speciell das solitäre Bündel und das Corpus restiforme erschienen
fast in allen Fällen intact, ebenso wie der Sympathicus u. s. w.
In allen Fällen war die Glandula thyreoidea verändert. In Fall
I u. IV war dieselbe hypertrophisch, während sie intra vitam normal erschien. Im dritten Fall war bei normaler Gröfse die Structur verändert; die Veränderungen waren mannigfaltiger Natur
Sclerose, cystische Erweiterungen, drüsenartige Neubildungen, Hämorrhagien u. s. w. — Die Verff. sehen die Ursache der Basedow'-
schen Krankheit in einer primären Schilddrüsenerkrankung.

2) M. teilt 5 Fälle Basedow'scher Krankheit mit, 4 Fälle der
aout beginnenden und verlaufenden Form und einen der chronischen
einfachen Form; bei dem letzten, wie bei 3 Fällen der acuten Form
wurde die Section und die genaue mikroskopische Untersuchung
vorgenommen. Von den Fällen mit dem acuten bösartigen Verlauf
starben 3 Kranke nach 1—3 Monate langer Krankheitsdauer. Alle
4 Fälle zeigten Herzklopfen, Verstärkung des Herzstofses, Pulshe-
schleunigung, Struma mäfsigen Grades, Exophthalmus mäfsigen
Grades, starkes Klopfen der Carotiden am Halse. — Das Graefe's
Symptom war nur im ersten und vierten Fall vorhanden; dagegen
fiel bei allen das abnorm weite Offenstehen der Lidspalte und der

damit verbundene starre, entsetzte Ausdruck des Gesichts auf. In
Fall I und IV trat eine abnorme Braunfärbung des Gesichts hervor; in allen 4 Fällen bestanden abnormes Hitzegefühl, profuse
Schweifse, vorübergehende Temperatursteigerung, schnellschlägiger
Tremor und eine rapide Abmagerung, die mit grofser Schwäche
und Hinfälligkeit einherging. In 3 Fällen leiteten Unterleibssymp-
tome, Magenbeschwerden, Erbrechen, Durchfall die Erkrankung
ein; auch hatte die Sprache in 3 Fällen einen nasalen Beiklang,
die Stimme wurde tonarm, leise, und einige Kranke verschluckten
sich (bulbäre Symptome). Beherrscht wurde das Krankheitsbild
durch das psychische Verhalten (grofse Unruhe, Aufregung, Angstgefühle, unruhige Träume, Sinnestäuschungen, Delirien, Benommenheit). Aetiologisch kamen in Betracht: Schreck, Trauma, Gallensteine und andere unbestimmte Gründe. — Der 5. Fall der einfachen
chronischen Form der Basedow'schen Krankheit war durch eine
Caries des 6. bis 8. Brustwirbels complicirt. In 3 der untersuchten
Fälle wurde der Halssympathicus (Nerv und Ganglion) normal befunden; dagegen wurden in zwei Fällen zum Teil auch im
dritten Fall eine grofse Zahl kleiner Blutungen im Grau des 4.
Ventrikels und besonders in der Vaguskernregion und in der
Brückengegend festgestellt; das Vaguscentrum selbst sowie das Corpus restiforme waren intact. Diese kleinen frischen Blutungen
scheinen ohne pathogene Bedeutung und in der Agone entstanden
zu sein. In allen Fällen wurden in der Umgebung der Struma
Lymphdrüsenknoten (Lymphome) gefunden. — Bei der Entstehung
der Basedow'schen Krankheit müssen 2 Factoren zusammentreten:
1) eine Functionsanomalie der Schilddrüsen, 2) eine hereditär übertragene oder durch Schreck und Kummer erworbene neuropathische
Beanlagung. Keiner dieser beiden Factoren scheint allein zum ausgeprägten Bilde des Morbus Basedowii zu führen.   S. Kalischer.

3) Die Grundursache der Basedow'schen Krankheit liegt nach
M. in einer Krankheit oder Functionsstörung des (sympathischen?)
Nervensystems. Unter diesem störenden Einfluss entwickelt sich
eine abnorme Funktion der Schilddrüse (hyperthyroïdation): diese
bringt die Symptome der in Rede stehenden Krankheit ebenso hervor, wie man Aehnliches bei der Behandlung Myxödemkranker mit
Schilddrüsengewebe oder Gewebssaft sieht. — Für seine Meinung
führt Verf. an, dass man bei Myxödemkranken trotz intensiver Behandlung mit Schilddrüsengewebe niemals Exophthalmus oder das
Gräfe'sche Zeichen beobachtet habe, dass zweitens die Basedow'-
sche Krankheit in nicht wenigen Fällen fast unmittelbar nach grofsen
Erregungen des Nervensystems auftrete, dass sie oft bei der Tabes
beobachtet wurde, bei welcher auch Hypersekretionen anderer Drüsen
(Niere, Darm etc.) vorkämen. Immerhin sei für die Praxis festzuhalten, dass eine grofse Gruppe von Symptomen der Basedow'schen
Krankheit auf eine Ueberschwemmung des Organismus durch die
Secrete der Schilddrüse zurückzuführen und von diesem Standpunkt
aus die chirurgische Inangriffnahme des Leidens durch partielle

Exstirpation der Schilddrüse zu empfehlen sei, welche sich in etwa 80 pCt. der bis jetzt operirten Fälle heilsam erwiesen habe.

Bernhardt.

---

1) **B. Bramwell,** A clinical lecture on a case of psoriasis treated by thyroid extract. Brit. med. journ. 1894, March 24.

2) **Derselbe,** A clinical lecture on two cases of lupus treated by thyroid extract. Ebenda, April 14.

3) **J. D. Menzies,** Thyroid extract in washer woman's eczema, and as a local application. Ebenda, March 24.

1) B. hat schon früher (Cbl. 1894, S. 11) über die Behandlung der Psoriasis mit Thyreoidextract berichtet und teilt jetzt zwei weitere durch dieses Mittel allein vollständig geheilte Fälle mit. Diese günstige Wirkung tritt aber nicht bei jeder Psoriasis ein; von einiger Wichtigkeit scheint es zu sein, dass die Pat. während der Behandlung im Bett, oder wenigstens in möglichst gleichmäfsiger Temperatur gehalten werden. Verf. giebt den Rath, die Cur nicht als erfolglos abzubrechen, bevor der Pat. nicht die höchste Dosis, welche er ohne Allgemeinstörungen verträgt, einige Monate genommen hat; denn wenn auch die Besserung oft fast unmittelbar nach Beginn der Behandlung sich bemerklich macht, so zeigt sie sich doch anderemale erst nach längerer Zeit und nach einer anfänglichen scheinbaren Verschlimmerung.

2) Die bei der Psoriasis erzielten Erfolge veranlassten B. die interne Anwendung des Schilddrüsenextracts auch bei zwei jungen Mädchen mit sehr ausgedehntem Lupus des Gesichts zu versuchen. Das Resultat war (wie auch die beigegebenen Photographien erkennen lassen) ein höchst bemerkenswertes; zu einer vollständigen Heilung hatte indess die Behandlung, nachdem die eine Pat. mit kurzen Unterbrechungen ein Jahr, die andere etwa 3 Monate lang das Mittel gebraucht hatte, noch nicht geführt. Verf. stellt sich vor, dass das Thyreoidextract nicht sowohl direct auf die Bacillen wirkt, als vielmehr die Ernährungsverhältnisse und damit die Widerstandsfähigkeit der Gewebe günstig beeinflusst. Er hält deshalb weitere Versuche auch bei Tuberculose innerer Organe, bei Lepra und selbst bei Carcinom nicht für aussichtslos.

3) M. sah ein impetiginöses Eczem der Extremitäten unter dem innerlichen Gebrauche des Schilddrüsenextracts in 6 Tagen abheilen und will, wie er ganz kurz bemerkt, das Mittel auch äusserlich bei offenen Bubonen, Schankern und anderen Geschwüren mit Nutzen angewendet haben.

H. Müller.

1) A. D. L. Napier and **F. F. Schacht,** Ventrofixation of the uterus, or hysteropexy. British medical journal 1893, Oct. 14.

2) G. v. Knorre, Ueber Vaginofixatio uteri. Petersb. med. Wochenschrift 1893, No. 44.

3) H. Fritsch, Ventrofixation und Vaginofixation. Deutsche med. Wochenschr. 1894, No. 1.

1) Die Verff. unterscheiden eine indirecte und eine directe intraperitoneale Ventrofixation; bei ersterer wird der Uterus mittelst seiner Ligamente oder durch den Stiel einer Ovarialcyste etc. bei Gelegenheit einer anderen Operation fixirt; bei letzterer wird der Uterus selbst angenäht; auch als Ergänzung einer anderen Operation (Oophorectomie oder Ovariotomie) oder als ganz selbständige Operation. — Die directe Fixirung des Uterus kann eine laterale oder eine mediane sein, erstere nach OLSHAUSEN und SÄNGER, während letztere die einfachste und sicherste Methode ist. — Nach Schilderung der Methode besprechen Verff. die Indicationen zur Ventrofixation; als besonders geeignete Fälle werden diejenigen bezeichnet, wo eine Retroflexion oder starker Prolaps zur Arbeitsunfähigkeit führt und ein Pessar nicht vertragen wird. — Es werden 20 Fälle von Ventrofixation tabellarisch aufgeführt; hiervon waren 13 reine Ventrofixationen, 1 Mal bei gleichzeitiger Ovariotomie; 3 Mal bei Entfernung der erkrankten Adnexe, 3 Mal wurde der Uterus mittelst des Stieles nach Oophorectomie fixirt; — von den 20 starben 2, — eine an Peritonitis und eine an Nachblutung an den gelösten perimetritischen Adhäsionen. — In einigen Fällen wurde noch gleich nach der Operation ein Pessar eingelegt.

2) Verf. berichtet über 29 Vaginalfixationen nach MACKENRODT, dessen Verfahren er dem DÜHRSSEN's weit vorzieht. Die Erfolge waren schlecht. Der Grund dafür, ist wohl der, dass die Fixation in 13 Fällen nach MACKENRODI's erster Vorschrift genau über dem inneren Muttermund, in den übrigen nach M.'s zweiter Vorschrift, 1½ cm darüber, nicht aber wie erforderlich am Fundus selbst erfolgte.

3) Verf. tritt für die Ventrofixation ein, die er, wie schon andere Autoren empfahlen, ausser bei Retroflexio uteri bei bestimmten Prolapsen anwenden will mit Resection der Scheide. Gegen die Vaginofixation führt er theoretische und practische Bedenken an, hält aber das Urteil für nicht abgeschlossen.   A. Martin.

St. Bondzynski u. L. Zoja, Ueber die fraktionirte Krystallisation des Eieralbumins. Zeitschr. f. physiol. Chem. XIX. S. 1.

Nach dem Vorgange von FR. HOFMEISTER und GABRIEL haben Verff. das Hühnereiweiss, nach Ausfällung des Globulins, zur fraktionirten Krystallisation gebracht (vgl. Orig.). Zuerst entstanden strahlig schattirte Kugeln (Sphären), dann tyrosinähnliche Sphäroide von Nadeln, die weiterhin zu einzelnen gut ausgebildeten, des Oxyhämoglobinkrystallen ähnlichen Säulen zerfielen: Die möglichst gereinigten Krystalle der verschiedenen Fractionen enthielten C 52.1—52.4, H 7—7.3 N 15 1—15.6 S 1.6—1.7, O 23.5—24 pCt Die polarimetrische Untersuchung der wässerigen Lösung der Krystalle ergab ein allmäliges Steigen der Rotation (von 25.8—42.5°) von den schwer löslichen zu den leicht löslichen Fraktionen und eine nicht unbedeutende Differenz der Coagulationstemperationen (55 5—64.5°) der Eiweilsfractionen. Aus dem Eierglobulin wurden Sphären, aber keine Krystalle erhalten, aus Blutserum nur Globulinkugeln, aus einem pathologischen, eiweilsreichen Harn eines Nephritikers ebenfalls nur Sphären. Der Arbeit, die unter Bunge's Leitung ausgeführt ist, sind die analytischen Methoden und Belege beigefügt.   J. Munk.

J. B. Haycraft, Laevulose bei Diabetikern. Zeitschr. f. physiol. Chem. XIX. S. 137.

Bei gleichmäfsiger Diät, von der die Kohlenhydrate möglichst ausgeschlossen waren, schied ein älterer, an chronischem Diabetes leidender Mann nach Genuss von 50 g Laevulose und mehr pro die nicht mehr Zucker als vorher aus, verwertete also den linksdrehenden Zucker vollständig In 2 Fällen von acutem Diabetes wurde ein Teil der eingegebenen Laevulose (55 g pro die) als solche (5 pCt.), der gröfsere Teil (55 pCt.) als Glucose ausgeschieden, der Rest im Körper verwertet. Im Einklang mit C. Vorr fand Verf. endlich, dass durch 6tägiges Hungern fast glycogenfreie Kaninchen 4 Stunden nach Eingabe von je 15 g Laevulose 0.48—0.56 g Glycogen in der Leber aufwiesen.   J. Munk.

K. Zenker, Chromkali-Sublimat-Eisessig als Fixirungsmittel. Münch. med. Wochenschr. 1894, No. 27.

Es ist dem Verf. gelungen, eine Fixirungsflüssigkeit herzustellen, die dem Flemming'schen Chromosmium-Essigsäure-Gemisch und dem Hermann'schen Platinchlorid-osmium-Essigsäuregemisch in den Resultaten nicht nachsteht, aber ungefähr um das 25 fache billiger ist.
Die Lösung besteht aus:

Aqu. destill.	100 0
Sublimat	5.0
Doppelchromsaures Kali	2.5
Schwefelsaures Natron .	1.0
Eisessig	5.0

Der Eisessig wird am Besten erst vor dem Gebrauch zugesetzt; die übrige Lösung ist lange haltbar. Ein Liter der Flüssigkeit kostet ca. 60 Pf.
Dünne Gewebescheiben sind bereits in einer Stunde durchdrungen, besonders grofse Objekte in 48 Stunden; im Durchschnitt lässt man die Stücke 24 Stunden in der Flüssigkeit. Die Gewebe schrumpfen dabei überhaupt nicht; die Schneidbarkeit in Paraffineinbettung ist eine besonders vorzügliche.
Die Fixirung der Gewebsstrukturen ist eine hervorragend gute; namentlich in Bezug auf die Konservirung der chromatischen Figuren übertrifft die Lösung die Osmium-Gemische.
Aus der Lösung kamen die Objecte nach Auswaschen in fliefsendem Wasser in Alkohol von steigender Procentzahl. Eventuelle Sublimatniederschläge werden mit Jod-Alkohol entfernt. Sämmtliche gebräuchlichen Färbungen sind nach der Fixirung gut ausführbar. Beim Centralnervensystem scheint für die Weigert'sche Färbung eine 14 tägige Härtung in der neuen Lösung nötig zu sein; doch fehlen die genaueren Versuche noch.   M. Rothmann.

H. Schlange, Ueber Hochstand der Scapula. Archiv f. klin. Chir. XLVI. S. 387.

Vorstellung von 2 Fällen dieser die rechte Scapula eines 14jähr. Mädchens und eines 80jährigen Arbeiters betreffenden, zuerst vor 2 Jahren von Sprengel näher beschriebenen Deformität. Bei dem 2. Pat. war auch Asymmetrie des Gesichts vorhanden. In keinem Fall läßt sich darthun, daß bei der Geburt der Arm der deformirten Seite nach hinten umgeschlagen gehalten wurde; bei der 14jährigen Patientin wurde dieses von der Mutter direct geläugnet.   **P. Güterbock.**

Messner, Ueber die Behandlung von Schenkelhalsfracturen im Stehbett. Arch. f. klin. Chir. XLVI. S. 289.

Das mit den gewöhnlichen Extensionsvorrichtungen versehene Bett ist in seiner Mitte um eine quere Axe in seinem Gestelle drehbar, so daß der Patient fast völlig aufzurichten geht. Zur Vermeidung hypostatischer Pneumonien.   **P. Güterbock.**

K. L. Baas, Tuberculose der Thränendrüse. Arch. f. Augenheilkunde XXVIII. S. 141.

B. berichtet über 2 Fälle von Tumor der Thränendrüse, welche exstirpirt wurde. Er betraf eine 59jähr. Frau und einen 32jähr Mann, bei denen sich keine anderweitigen Symptome von Tuberculose nachweisen ließen. Durch die mikroskopische Untersuchung ließ sich Tuberculose der Thränendrüse feststellen. In beiden Fällen fand sich eine interstitielle Gewebsneubildung, die zur Bildung zahlreicher epitheloider Zellen geführt hatte. Letztere wiesen vielfach die typische Anhäufung in Kärtchenform ohne Gefäßentwickelung auf, demzufolge die Mitten der Tuberkel auch schon eine Beeinträchtigung ihrer Lebensfähigkeit erkennen ließen. Ausgezeichnet waren fernerhin die Knötchen zum Teil noch durch wohl ausgebildete Riesenzellen mit typischer Kernanordnung. Wenn auch eine Verkäsung fehlte und Tuberkelbacillen nicht nachgewiesen werden konnten, so spricht der geschilderte Befund doch dafür, daß es sich um eine wirkliche Tuberculose der Thränendrüse gehandelt hat. Diese Drüse verhält sich hier analog den Fällen chronisch verlaufender und lange Zeit auf die Drüsen beschränkt bleibender, tuberkulöser Hyperplasie, bei denen die Verkäsung ebenfalls nur in geringem Umfange und Grade aufzutreten pflegt.   **Horstmann.**

Verneuil, Des épistaxis juvéniles héréditaires et hérédo-hépatiques. Bull. de l'Academ. de méd. 1894, No. 22.

Verf. ist der Meinung, daß man bei Nasenbluten im Kinder- oder Jünglingsalter sich mit dem Zustand der Leber beschäftigen müsse, da die Therapie hierdurch beeinflusst werden müsse. Aber nicht allein bei dem Erkrankten, sondern auch bei der Ascendenz besonders bei der Mutter müsse man auf eine solche Affektion fahnden (Epistaxis hérédo-hépatique)! Ebenso ist auf Rheumatismus und Gicht zu achten.   **W. Lublinski.**

Marcel, De la strangulation des amygdales. La Roumanie médicale 1894, No. 1.

Empfehlung der kalten Schlinge zur Entfernung der Mandeln.   **W. Lublinski.**

T. Fisher, Hemiplegia during perflation of an empyema cavity: with a suggestion as to the cause of the accident. Lancet 1894, No. 3681.

Während Hemiplegien im Verlaufe operativer Empyem-Entleerungen gewöhnlich bei den jetzt im Allgemeinen aufgegebenen Ausspülungen der Pleurahöhlen beobachtet worden sind, trat dieses Ereignis in einem Falle des Verf. ein, bei welchem nach erfolgter Entleerung Luft und Eucalyptusdämpfe in den Pleuraraum eingetrieben wurden. Verf. glaubt hier einen Shock infolge zu niederer Temperatur der eingeblasenen Luft als ursächliches Moment annehmen zu müssen.   Perl.

H. Frölich, Ueber die Verwendung des Terpentins, besonders bei Diphtherie. Münchner med. Wochenschr. 1893, No. 51.

Verf. empfiehlt von Neuem das Terpentinöl als das beste vorbeugende und heilende Mittel bei Diphtherie. Um es den Kindern schmackhaft zu machen, hat er Zuckerkapseln herstellen lassen, deren jede 0.2 g Ol. Terebinth. enthält. Beim Lutschen derselben öffnet sich die Kapsel im Munde und entleert plötzlich ihren Inhalt. Als Heilmittel bei Diphtherie sollen bis zu 25 solcher Kapseln (= 5 g Ol. Tereb.) täglich gegeben werden, als Vorbeugungsmittel 3 stündl. 1 Kapsel. Zu beziehen sind dieselben von C. Böcking in Plauen bei Dresden.   Stadthagen.

A. Cavazzani, Sympathicusveränderungen bei Diabetes mellitus. Aus dem pathol. Institut Padua Prof. A. Bunome. Cbl. f. allg. Path. etc. IV. No. 13. pag. 501.

Der Autor teilt den nekroskopischen Befund eines Falles von schnell verlaufenem und im Coma zu Grunde gegangenem Diabetes mit. Er hat das Rückenmark, den Sympathicus, Vagus, Leber, Pankreas und Nieren einer besonders gründlichen Untersuchung unterworfen und fand das Pankreas ganz normal, den Plexus coeliacus und die zugehörigen Ganglien schwer erkrankt (Atrophie und Sclerose): Er bestreitet deshalb, in Uebereinstimmung mit einer früher von ihm geäusserten Ansicht, die pankreatische Genese des Diabetes, den er vielmehr für die Folge einer fortschreitenden Erkrankung des Sympathicus ansieht. Letztere ruft erst die Hyperglykämie und Glykosurie hervor.   M. Brasch.

Adamkiewicz, Ueber die Stauungspapille. Neurol. Centralbl. 1893, No. 22.

Verf. stellte an Kaninchen Versuche an, die ihn zu folgenden Sätzen führten:
1) Die Einführung raumbeschränkter Körper in die Schädelhöhle, bedingt keine merklichen Veränderungen in der Circulation des Augenhintergrundes.
2) Ebensowenig hat die Hervorrufung einer langsam anwachsenden Raumbeschränkung einen derartigen Einfluss.
3) Einführung einer gefärbten indifferenten Flüssigkeit unter höherem Druck hat Füllung der Venen der Chorioidea bis zur Grenze der Papille zur Folge, die innerhalb der Papille verlaufenden Venen hingegen bleiben frei.
4) Abtragung verschiedener Gehirnteile und Erregung einer künstlichen Encephalitis hat keinen Einfluss.
5) Bei starker Compression einer Hemisphäre verfällt der ganze Bulbus der anderen Seite in einen entzündlichen, neuroparalytischen Zustand.
Die Stauungspapille ist „mechanisch" nicht zu erklären   K. Grube.

E. Siemerling, Beitrag zur forensischen Psychiatrie. Gutachten, betreffend den Geisteszustand des Herrn H. Char.-Annalen 1893, p. 654.

Der mit reichlichem Aktenmaterial veröffentlichte Fall ist der eines Querulanten, welcher lange Zeit die Behörden behelligte. Die Beobachtung in der Charité im Verein mit zahlreichen bei den Akten befindlichen Schriftstücken des Patienten erwiesen klar das Bestehen von Verfolgungsideen und masslosem Grössenwahn, unter deren Bann der Kranke zum Verfolgen und Anklagen aller mit ihm in Berührung kommen-

den Personen geworden war. Die Krankheit bestand nachweislich schon Jahre lang.
Ueber das Nähere ist die umfängliche Originalarbeit zu vergleichen.   M. Brasch.

Mitvalsky, Ein Beitrag zur Kenntniss der Hauthörner der Augenadnexa. Arch. f. Dermat. u. Syph. XXVII. S. 47.
  Verf. fand auf dem unteren Augenlide einer Frau ein bogenförmig gekrümmtes,
4.2 cm langes, und an der Basis 1.2—1.5 cm dickes Cornu cutaneum. Nach seinen
Untersuchungen geht die Bildung solcher Hauthörner nicht, wie meist angenommen
wird, von hypertrophischen Papillen aus, vielmehr wird sie eingeleitet durch eine
circumscripte Wucherung der Stachelzellen gegen die Cutis hin in Form von Zapfen
und Kolben, die das zwischenliegende Bindegewebe umschliesen, mit nachfolgender
Keratinisation der Stachelzellen von der Oberfläche her. Durch das beständige Wachsen
der Kolben gegen das Corium werden die älteren Partieen mit den von ihnen eingeschlossenen, gewöhnlich für verlängerte Papillen gehaltenen Bindegewebsstörungen mehr
und mehr erhoben, wobei die letzteren allmälig atrophiren und längsverlaufende Spalten in dem Horne hinterlassen. Bezüglich der weiteren Einzelheiten des mikroskopischen Befundes und ihrer Deutung muss auf das Orig. verwiesen werden.
                                                                    H. Müller.

S. Giovannini, Ueber einen Fall von Ichthyosis mit Hypertrophie
der Schweifsdrüsen. Arch. f. Dermat. u. Syph. XXVII. S. 3.
  Der vom Verf. mitgeteilte, ein 13jähr. Mädchen betreffende Fall war ausgezeichnet durch das ganz besonders hochgradige Befallensein der Handflächen und Fuls-
sohlen, durch die Beteiligung sämmtlicher Nägel an dem Krankheitsprocesse, durch
das gleichzeitige Bestehen einer universellen und fast totalen Alopecie und besonders
durch die Hypertrophie der Schweifsdrüsen. Die letztere documentirte sich schon makroskopisch durch meist dichtgedrängt stehende knötchenartige Prominenzen, welche
der Haut ein chagrinirtes Aussehen verliehen und die nicht, wie sonst gewöhnlich
den Haarfollikeln, sondern wie die mikroskopische Untersuchung zeigte, eben den
Schweifsdrüsenmündungen entsprechen. Die meisten Veränderungen, insbesondere die
Verdickung und Verunstaltung der Nägel und eine Unebenheit der Haut, hatten
schon bei der Geburt bestanden, auch die Alopecie war eine angeborene.
                                                                    H. Müller.

E. v. Meyer, Casuistischer Beitrag zur operativen Behandlung der
infolge von Gynatresie auftretenden Hämatosalpinx, mit besonderer Berücksichtigung der Salpingotomie.   Aus der Klinik von
Prof. Czerny (Heidelberg). Deutsche med. Wochenschr. 1893, 28. Sept.
  Verf. empfiehlt die Salpingotomie bei Hämatosalpinx: 1) bei hochsitzender Atre-
sien-Missbildung des Uterus, 2) auch bei unbestimmter Deutung der Tumoren, wenn
aus den molimina menstrualia auf eine hochsitzende Atresie mit Retention des Men-
strualblutes geschlossen werden kann, 3) wenn nach einer behandelten Hämatometra
noch Tumoren zurückbleiben, die als Hämatosalpinx zu deuten sind. Die Kastration
functionirender Ovarien hält er bei rudimentärer Entwicklung des Uterus und einseitiger Hämatosalpinx für angezeigt.   A. Martin.

Gordon, Beiträge zur Kochsalzinfusion bei Vergiftungen. Deutsche
med. Wochenschr. 1894, No. 12.
  G. veröffentlicht aus der chirurgischen Abteilung des Elisabethkrankenhauses zu
Berlin 8 Fälle schwerer Kohlenoxydvergiftung, die unter Behandlung mit Aderlass
und Kochsalzinfusion einen gutartigen Verlauf nahmen.   Fr. Strassmann.

Einsendungen für das Centralblatt werden an die Adresse des Hrn. Prof. Dr. M. Bernhardt (Berlin W.
Französische Strafse 21) oder an die Verlagshandlung (Berlin NW., 68. Unter den Linden) erbeten.
    Verlag von August Hirschwald in Berlin. — Druck von L. Schumacher in Berlin.

J.F.B.

Wöchentlich erscheinen
1—2 Bogen; am Schlusse
des Jahrgangs Titel, Na-
men- und Sachregister.

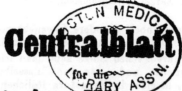

Preis des Jahrganges
20 Mark; zu beziehen
durch alle Buchhandlun-
gen und Postanstalten.

Centralblatt

für die

medicinischen Wissenschaften.

Unter Mitwirkung von

Prof. Dr. H. Senator und Prof. Dr. E. Salkowski,

redigirt von

Prof. Dr. M. Bernhardt

in Berlin.

| 1894. | 8. September. | No. 36. |

Inhalt: Voano, Grundsubstanz der Bindegewebe. — Faentzel, Glycogenbildung
im Tierkörper. — Grigoriew, Veränderungen des Rückenmarks nach Extremitätenamputation. — Kappeler, Gurlt, Ueber Chloroformnarkose. — Kuhn, Fall von
Atresia auris acquisita. — Krogius und Hellens, Aetiologie der Hämoglobinurie
des Rindes. — Rössler, Behandlung der Dilatatio ventriculi. — Seifert, Lloyd,
Hackel, Hirt, Ueber Hysterie. — Dauber, Dutil et Charcot, Ueber Poliomyelitis anterior acuta. — Liebmich, Untersuchung des Lupus.

Fischer, Glycocollbestimmung in den Zersetzungsproducten der Gelatine. —
Bleistreu, Fettmast und respiratorischer Quotient. — Phipps, Nierensteine. —
Neubar, Asepsis und Blutleere. — Borck, Mackis, Verletzungen des Kniegelenks.
— Straus, Schieloperation. — v. Navratil, Ueber Kehlkopfinnervation. — Duse,
Fall von Leukämie. — Ebert, Natrium chloro-borosum. — Gudden, Selbstver-
stümmelung und Selbstbefriedigung. — Julius, Behandlung der Syphilis. —
Richelot, Therapie des Uterusvorfalls. — Mill, Ovariotomie während der
Schwangerschaft. — Doosmann, Die Anheftung des Eies an der Uteruswand.

R. A. Young, The ground substance of connective tissue. Journ.
of Physiol. XVI. S. 325.

Die Untersuchungen von W. beziehen sich auf den Glaskörper
und die Wartson'sche Sulze des Nabelstrangs. W. gelangt dabei
im Wesentlichen zu folgenden Resultaten:

1) Der Glaskörper enthält Mucin, wiewohl in verhältnissmäfsig
kleinen Mengen und wahrscheinlich ein Mucinogen. Dieses Mucin
ist in einem Ueberschuss starker Essigsäure löslich, zeigt aber andererseits alle Reactionen des typischen Mucins. Der Glaskörper
ist sehr arm an fester Substanz (wenig über 1 pCt.). Der intacte
Glaskörper zeigt grofse Resistenz gegen Verdauungsflüssigkeiten
und Fäulniss. Aus den sogenannten Glaskörpermembranen lassen
sich kleine Quantitäten Leim gewinnen. Ausser dem Mucin, welches
beim Erhitzen mit Säuren reducirende Substanz liefert, lassen sich

aus dem Glaskörper noch 2 andere Eiweifskörper nachweisen, wie
bei 75° coagulirendes Globulin und ein Albumin.

Aus der Wartson'schen Sulze kann man leicht grofse Quantitäten Mucin ausziehen und zwar kann dasselbe in zwei Formen
erhalten werden, in einer in Essigsäure löslichen und einer unlöslichen; es ist frei von Phosphor und liefert beim Erhitzen mit
Säuren reducirende Substanz, welche die Fehling'sche Lösung reducirt, aber nicht das Barford'sche Reagens.   Das Mucin des Nabel-
stranges widersteht der Wirkung des Magensaftes, wird dagegen
von künstlichem Pankreassaft gelöst unter Bildung von Mucin-Albu-
mosen und Mucinpepton, Körper, welchen die Eigenschaft des Mucins mit Säuren reducirende Körper zu geben, noch erhalten ist.
Beim Erhitzen mit starker Kalilauge liefert der Nabelstrang kein
Brenzkatechin, welches Obolensky aus dem Submaxillarismucin
erhalten hatte, dagegen anscheinend Indol und Skatol (nur durch
den Geruch constatirt).   Ausser dem Mucin enthält die War-
thon'sche Sulze noch zwei Eiweifskörper, ein Globulin und ein
Albumin.   E. Salkowski.

J. Frentzel, Ueber Glycogenbildung im Tierkörper nach Fütterung
    mit Holzzucker. Pflüger's Arch. Bd. 56, S. 273.

Kaninchen, die zur Befreiung des Darms von Pflanzenfutter
mindestens 3 Tage lang mit Milch gefüttert waren, wurden zunächst
durch protrahirte Strychnin-Einwirkung nach Kulz's Vorgange gly-
kogenfrei gemacht (Verf. hat sich durch besondere Versuche überzeugt, dass Leber und Muskel unter diesen Bedingungen höchstens
noch qualitativ nachweisbare Spuren von Glycogen enthalten), dann
erhielten sie bis zu 10 g Xylose, in Wasser gelöst, durch die
Schlundsonde und, zur Verhütung von Glycogenverlusten durch
Körperbewegung, 1 g Chloral resp. 2 g Urethan, von welchen
Schlafmitteln Nebelthan sowie Vogelius gezeigt haben, dass sie bei
18—24 stündiger Einwirkung eine Glycogenbildung resp. Anhäufung im Körper zur Folge haben.   11—12 Stunden nach Eingabe
der Xylose und des Schlafmittels, zu einer Zeit, wo einerseits die
Glycogenbildung (nach Analogie der Rohr- und Traubenzucker-
versuche bei Eingabe von 10 g) annähernd hätte auf der Höhe
stehen müssen, andererseits durch die Einwirkung des Schlafmittels,
wie Verf. durch Controlversuche festgestellt hat, nicht schon Glycogenansatz bewirkt sein konnte, wurden die Tiere getötet, Leber
und Muskeln getrennt, quantitativ auf Glycogen nach Brücke-Kulz
untersucht, da auch Verf., gleichwie Weidenbaum sich überzeugt hat,
dass die Fränkel'sche Trichloressigsäure-Methode, insbesondere für
die Muskeln zu wenig Glycogen liefert.   Da Verf. unter allen diesen Cautelen in 3 gelungenen Versuchen höchstens Spuren von
Glycogen in Leber und Muskeln finden konnte, scheint bewiesen
zu sein, dass die Xylose nicht im Stande ist, beim Kaninchen das

bekannte Glycogen oder ein, mit den für das bekannte Glycogen charakteristischen Reagentien nachweisbares, bisher unbekanntes Glycogen zu liefern. Auch im Sinne der Ersparnisstheorie also indirect scheint Glycogen nicht den Glycogenansatz zu bewirken; denn da schon nach 18 stündigem Schlaf durch die Einwirkung des Narcuticum allein deutlicher Glycogenansatz nachweisbar ist (vergl. Controlversuche), hätte, wenn Xylose auch in diesem Sinne wirkt, bei Anwendung von Xylose und dem Narcoticum wohl schon nach 12 Stunden Glycogen gefunden werden müssen. Die positive Beeinflussung der Glycogenbildung, die Salkowski (Cbl. 1893, S. 193) bei 7 Kaninchen und Crmer bei einem Huhne gefunden, erklärt sich vielleicht daraus, dass ihre Versuchstiere durch das Hungern glycogenarm, aber nicht glycogenfrei waren. — Die Untersuchung ist unter Zuntz ausgeführt.　　　　　　　　　　　　J. Munk.

A. Griegoriew, Zur Kenntniss der Veränderungen des Rückenmarkes beim Menschen nach Extremitätenamputation. Zeitschr. f. Heilk. 1894, XV. p. 75.

Die nach Extremitätenamputation auftretenden Veränderungen des Rückenmarks sind bereits vielfach sowohl beim Menschen als auch experimentell an Tieren einer genauen Untersuchung unterworfen worden.

Mit Ausnahme von Friedländer und Krause haben die Autoren dabei nicht nur in der sensiblen, sondern auch in der motorischen Sphäre Veränderungen konstatiren können, die den Charakter einer reinen Atrophie besassen. Verf. hat nun im Prager pathol. anat. Institut bei 5 Amputationsfällen das Rückenmark untersucht; 2 Mal war die Amputation am Oberarm, 2 Mal am Oberschenkel und 1 Mal am Unterschenkel gemacht. Da nun die Zeit der Operation in den einzelnen Fällen 20, 10, 5, 2 und 1 Jahr zurücklag, so ergab die Untersuchung auch ein wertvolles Material für die zeitliche Entwicklung der Rückenmarksveränderungen. Dieselben fehlten in dem jüngsten Fall (1 Jahr) vollständig; in dem nächsten Fall (2 Jahre) zeigten sich nur in den sensiblen Bahnen des Rückenmarks Anomalien, in der hinteren Wurzel und im Hinterstrang, während Vorderstrang und graue Substanz normal war.

Dagegen fanden sich bei den drei am längsten bestehenden Amputationen atrophische Erscheinungen in sensiblen und motorischen Bahnen. In dem 5jährigen Fall war die Verkleinerung der weißen und grauen Substanz auf der der Amputation entsprechenden Seite sehr gering, in dem 10jährigen in der weißen Substanz beträchtlich, in der grauen noch gering, in dem 21jährigen (Amputation des Arms) bestand hochgradige Atrophie der weißen und grauen Substanz auf der Seite der Läsion im ganzen Verlauf der Halsanschwellung. Die Rückenmarksveränderung steht also in di-

rektem Verhältniss zur Zahl der nach der Amputation verflossenen
Jahre.

Bereits nach 5 Jahren beginnen die Ganglienzellen des Vorder-
horns atrophisch zu werden und zwar nicht die zur sensiblen Sphäre
gehörenden, sondern die mit den motorischen Wurzeln in Verbindung stehenden Zellen.

Die Veränderungen in den nervösen Elementen des Rückenmarks bestehen lediglich in einfacher Atrophie.   M. Rothmann.

---

1) **O. Kappeler** (Münsterlingen), Weitere Erfahrungen und neue
Versuche mit messbaren Chloroformluftmischungen. Deutsche Zeitschrift f. Chir. XXXVI. S. 247.

2) **E. Gurlt**, Zur Narcotisirungsstatistik. Arch. f. klin. Chir. XLVI.
S. 139.

1) Verf. teilt die Erfahrungen mit, welche er an 800 weiteren
Narcosen mit seinem Apparat gewonnen. Es stellte sich zunächst
heraus, dass bei kräftigen Männern und Potatoren die Anfangsdosis
von 15.7 g Chloroform mit 100 Liter Luft zu klein bemessen ist,
und es wurde für diese Fälle ein größeres Gebläse, 97 ccm fassend,
mit dem Chloroformgefäß verbunden, wodurch die Anfangsmischung
auf 23.8 Chloroform : 100 Liter Luft gebracht wurde. Da der
Apparat indessen in den ersten 2—3 Minuten nicht fest an das
Gesicht gedrückt wird, dürfte thatsächlich diese Anfangsmischung
sich niemals auf mehr als 17 g : 100 Liter Luft erhoben haben.
Für Kinder und Frauen wurde überdies von vornherein das frühere
kleine Gebläse benutzt. Die Narcose ist insofern jedesmal eine
unterbrochene gewesen, als bei Erlöschen des Cornealreflexes
die Maske so lange entfernt wurde, bis wieder dieser Reflex eintrat. Auf solche Weise genügte eine erstmalige Anfüllung des
Apparates auf je 50 resp. 45 oder 40 ccm unter den 800 Narcosen
579 Mal (72.3 pCt.), eine einmalige Nachfüllung war 159
(19.8 pCt.), eine zweimalige bei 53 (6.6 pCt.), eine dreimalige bei
8 (1 pCt.) und eine viermalige bei nur 1 erforderlich. Die Menge
des Nachgefüllten richtete sich dabei danach, wie weit die Narcose
bereits fortgeschritten war, doch stellte sich heraus, dass Chloroform-
luftgemische, welche unter 6 g : 100 Liter Luft betrugen, zur Un-
terhaltung der Narcose nicht ausreichten, so dass also der Apparat,
wenn das Chloroform bis auf einen Stand der Flüssigkeitssäule bei
20 ccm herabgesunken ist, zur Weiterführung der bereits erreichten
Anästhesie der Nachfüllung bedarf. Nähere Untersuchungen zeigten
dabei, dass das schon durchblasene Chloroform nur wenig, und zwar
hauptsächlich mechanisch, nicht chemisch verändert war. Im Ganzen wurden für die 800 Narcosen nur 9881 ccm Chloroform, im
Mittel 12.3 ccm (18.03 g) verwendet, und zwar verteilen sich diese
Mengen auf eine Narcosendauer von 29088 Minuten, d. h. auf die

Minute Narcose kommen 0.33 ccm Chloroform, und ist der Patient im Durchschnitt bereits nach 8 Minuten operationsfähig gewesen, was eine grofse Zeitersparniss gegenüber der Tropfmethode bedeutet. Bezüglich des Characters der Narcosen ist zu betonen, dass 698 (87.2 pCt.) kein Erbrechen boten; 20 (2.5 pCt.) dagegen zeigten Nausea ohne wirkliches Erbrechen und nur 82 (10.2 pCt.) erbrachen sich, darunter 21 nach beendeter Operation. Als „gut" sind 607 (83.3 pCt.), als ganz „schlecht" nur 52 (6.5 pCt.) Narcosen zu bezeichnen gewesen, letztere beziehen sich auf Säufer, hysterische oder aufgeregte und ängstliche Personen, sowie auf solche, bei denen die Oertlichkeit der Operation, im Gesicht, Rachen etc. keine tiefe Narcose erlaubte. Narcosen von 1—1½ stündiger Dauer fanden sich 123 mit 20.1 ccm Chloroformverbrauch im Mittel bei einer Durchschnittsdauer von 69.3 Minuten. Von diesen 123 Narcosen haben nur 3 (bei einem Säufer, bei einem 12 jähr. Mädchen mit Strumectomie und einem stark icterischen Manne von 53 Jahren) das Prädicat schlecht, während 14 Narcosen von 1½—2 Stunden (im Mittel 103.2 Minuten) mit 24.2 ccm Durchschnittschloroformgebrauch ebenso wie 13 Narcosen von einer länger als 2 Stunden (im Mittel 138 Min.) betragenden Dauer mit einem Durchschnittschloroformgebrauch von 34.8 ccm sämmtlich „gut" verliefen. In keinem Falle wurden Nachleiden nach der Narcose beobachtet. Nur 1 Mal wurde bei einem psychopathischen Pat. die Narcose mit ESMARCH'scher Maske erforderlich, welche aber auch keine ganz zufriedenstellende Betäubung erzielte. — Im Gegensatz zu der Ansicht von KRONECKER und den Erfahrungen mit anderen Apparaten glaubt Verf. von dem seinen, dass mit ihm eine Ueberdosirung mit Chloroform durch Veränderungen in Schnelligkeit und Ausgiebigkeit des Athmens unmöglich ist. Bei tieferen Athemzügen athmet der Pat. stärker verdünnte Chloroformdämpfe ein, und in kritischen Perioden z. B.: bei Stillstand der Athmung wird ohne die geringste Aenderung in der Anwendung des Apparates die Concentration des Chloroformluftgemisches herabgesetzt. Demgegenüber erscheint die Tropfmethode bezüglich der Dosirung und Concentration der eingeathmeten Chloroformdämpfe sehr unsicher, und Verf. hat nach Analogie der Versuche von P. BERT und KRONECKER mit titrirten Chloroformmengen und künstlicher Athmung eine Reihe vergleichender Experimente an Kaninchen teils mit seinem Apparat, teils mit der ESMARCH'schen Maske, teils mit der Tropfmethode angestellt und zwar ohne künstliche Athmung. Aus diesen Versuchen ergiebt sich, dass wohl nach allen Methoden Kaninchen in einem anästhesirten Zustand stundenlang unterhalten werden können, dass aber nur die Methode mit Chloroformmischungen von bestimmter, nicht überschreitbarer Concentration mit Regelmäfsigkeit solche längeren Chloroformirungen zu Stande bringt und dass lediglich bei ihr auch die eigentliche nachträgliche Chloroformvergiftung erst spät auftritt. Bei der ESMARCH'schen Methode erscheint letztere sehr früh, ausserdem liefert diese Methode eine Reihe unerwarteter Todesfälle.

Bei der Tropfmethode ist insofern kein directer Vergleich mit der Anwendung von Verf.'s Apparat möglich, als viel seltener wie die tötliche Chloroformirung die Obliteration der Luftwege mit Schleim als Wirkung der inhalirten Chloroformdämpfe erfolgt, und es scheint diese Obliteration nur deshalb tötlich zu verlaufen, weil die Atmung ausserdem durch die Chloroformirung schwer beeinflusst war. Wenigstens ist dieses bei Kaninchen der Fall, da bei anderen Tieren und beim Menschen eine derartige Todesart nach Chloroformirung nicht beobachtet wird. Aus weiteren Versuchen mit Ueberdosirung des Chloroforms erhellt übrigens, dass im Beginn der Narcose, solange der Trigeminus-Vagus-Reflex noch wirksam ist, dieser einen Schutz gegen die Ueberdosirung bietet durch Respirationsstillstand und Verdunsten des Chloroforms. In späteren Stadien der Narcose findet eine Abstumpfung der Reizempfindlichkeit der nervösen Centren statt. Zwischen diesen beiden Perioden ist aber eine dritte, gefährliche Zeit, in der auch die häufigsten Todesfälle vorkommen, die nicht zum kleinsten Teil auf Ueberdosirung zurückzuführen sind.

In einem Schlusskapitel beschäftigt sich Verf. mit dem Chloroformtod beim Menschen, den er wesentlich als Herztod ansieht. Als bestes Prophylacticum betrachtet er gegen denselben die Vermeidung jeder Ueberdosirung, indem man von vornherein nur Luftgemenge mit geringem Chloroformgehalt verwendet, wie dieses in unvollkommener Weise durch die Tropfmethode, in viel genauerem und besser präcisirtem Grade aber durch den Apparat Verf.'s geschieht.

2) Von den in diesem Jahre vorliegenden 61526 Narcosen entfallen 11464 lediglich auf in der zahnärztlichen Praxis angewandtes Stickstoffoxydul. Es verbleiben 50062 chirurgische Narcosen mit † 11 (1 : 4551) oder unter Hinzufügung der früheren Ziffern 161800 mit † 52 (1 : 3111). Von letzteren Zahlen kamen auf das Chloroform 133729 Narcosen mit † 46 (1 : 2907), auf den Aether 14646 mit † 1 (1 : 14646), auf gemischte Aether-Chloroformnarcosen 4118 mit † 1 (= 1 : 4118) auf Narcosen mit der BILLROTH'schen Chloroform-Aether-Alcohol-Mischung 3440 mit † 0; auf das Brom-Aethyl 4555 mit † 1 und auf das Pental 597 mit † 3 (1 : 199). Bezüglich des Chloroforms ist zu erwähnen, dass auch das neue PICTET'sche Präparat nicht ungefährlich ist. Ausser einem von KÖHTE beobachteten Todesfall hatte die BARDELEBEN'sche Klinik 3 † mit demselben unter 666 Narcosen. Von den einzelnen in diesem Jahr neu aufgeführten 9 Chloroformtodesfällen kamen alle excl. eines auf Personen von nur 18—30 Jahren; die in 5 Fällen gemachte Section ergab nichts Besonderes. Der Aether ist bereits früher ausser JULLIARD, STELZNER und BROMS auch von ROUX in LAUSANNE und TRENDELENBURG verwertet worden. „Es kann wohl keinem Zweifel unterliegen, dass wir in dem Aether das ungefährlichste, für alle chirurgischen Zwecke durchaus ausreichende Anästheticum besitzen". Gemischte Nar-

cosen mit Chloroform u. Aether derart, dass das eine Anästheticum nach dem andern in verschiedener Weise angewandt wurde,
wurden im vorliegenden Berichtsjahr in methodischer Weise nur
von MADELUNG benützt, der über 765 Fälle verfügt; ebenso ist die
Billroth-Mischung eigentlich nur von ihrem Erfinder und dessen
Schüler von HACKER, allerdings mit sehr gutem Erfolg gebraucht
worden. Bromäthyl hauptsächlich bei zahnärztlichen Operationen,
bei länger dauernden Eingriffen in Verbindung mit Aether oder
Chloroform in einigen wenigen hundert Fällen applicirt, bewies
ausser einem Todesfall (in der BILLROTH'schen Klinik) und gelegent-
lichen Ohnmachtsanfällen bei geschwächten Patienten doch namentlich in seinen Nachwirkungen gegenüber dem Stickoxydul mancherlei Nachteile, so dass man im zahnärztl. Institut der Berliner Universität zu letzterem Mittel zurückgekehrt ist. Vom Pental hatte
SCHEDE unter ca. 200 Fällen 2 †, so dass er u. SICK dringend vor
seiner ferneren Anwendung als Anästheticum warnen. — (Die Anlagen enthalten das Wesentlichste aus 18 Einzel-Berichten in ge-
wohnter Uebersichtlichkeit).   P. Güterbock.

A. Kuhn, Ein Fall von Atresia auris acquisita. Myxosarkom der
Paukenhöhle. Deutsche med. Wochenschr. 1894, No. 27.

Der erste Fall betrifft ein 15jähriges Mädchen, bei welchem
im 1. Lebensjahr von der Mutter ein Blasenpflaster wegen Ohreiterung auf das rechte Ohr gelegt worden war. Die Eiterung wurde
dann mehrere Jahre durch Cantharidensalbe unterhalten. Es entstand allmälig eine hochgradige Verengerung der äusseren Ohröffnung und eine auffallende Missbildung der Ohrmuschel (s. d.
Abbildung i. Orig. Ref.). Durch wiederholte plastische Operation
wurde der Ohrmuschel eine nahezu normale Form wiedergegeben,
die äussere Ohröffnung bis zur Norm erweitert, die Eiterung durch
Reinhaltung des Ohrs und Jodoformgazetamponade beseitigt. Im
2. Fall handelt es sich um einen 1jährigen Knaben, bei welchem
zu wiederholten Malen Geschwulstmasse aus dem äusseren Gehörgang resp. der Paukenhöhle und aus den Zellräumen des Warzenfortsatzes entfernt worden waren. Die mikroskopische Untersuchung
ergab die charakteristischen Merkmale des Myxosarkoms: zellreiches
Gewebe mit stellenweise nur spärlicher Intercellularsubstanz; die
Zellen teils spindelförmig, teils dreieckig oder sternförmig mit gut
färbbarem Kern. An einzelnen Stellen, wo das Zwischengewebe
stärker entwickelt ist, hat dasselbe exquisit schleimige Beschaffenheit. Der Ausgangspunkt der Neubildung ist, nach Verf., in dem
die embryonale Paukenhöhle ausfüllenden Bindegewebspolster zu
suchen. Das Kind starb 10 Monate nach Beginn der Erkrankung.
                                                  Schwabach.

Krogius und **Hellens,** Sur les hématozoaires de l'hémoglobinurie du boeuf. Arch. de méd. exper. 1894, VI. No. 3, S. 353.

Die erste Veröffentlichung über die Aetiologie der Hämoglobinurie des Rindes geschah von Babes im Jahre 1888, in welcher er, wie auch später als Ursache einen „Hämatokokkus" beschrieb, den er auf den üblichen Nahrboden, wenn auch schwer züchten konnte (?). 1892 beschrieb er dann eine ähnliche Krankheit bei iden Schafen, bei welcher der Hämatokokkus sich fast ausschliefslich n den roten Blutkörperchen befand. Den Hämatokokkus klassificirte Babes zwischen die Bakterien und Protozoen.

Eine ganz ähnliche Krankheit der Rinder wurde von Th. Smith unter dem Namen Texasfieber 1893 beschrieben, die sich durch Hämoglobinurie und Anämie charakterisirt und unter den Rindern Nordamerikas endemisch ist. Auch hier fand sich der Hämatokokkus; Smith konnte ihn aber nicht züchten.

Die Verff. machten ihre Studien in Finnland, in dessen centralem und südlichem Teil die Hämoglobinurie des Rindes einheimisch ist und wo sie ausschliefslich die sumpfigen Distrikte beherrscht; sie dauert von Juni bis August; selten kommen Fälle im Mai oder September, nie in den Wintermonaten vor.

Die Krankheit ergreift sowohl männliche als weibliche Tiere, nur die Kälber haben wenig unter ihr zu leiden, nicht weil diese ganz refraktär gegen sie sind, sondern weil sie leichter bei ihnen verläuft.

Die Krankheit kann die Tiere wiederholt befallen, manchmal zweimal im selben Jahr. Während die alten einheimischen Tierrassen gegen sie immun sind, werden mit Vorliebe die fremden importirten Rinder ergriffen.

Die Inkubation beträgt bis zu 14 Tagen, dann stellt sich verminderte Fresslust, Aussetzen der Milch und plötzlich Hämoglobinurie ein. Der Urin ist schwarzrot, ohne Bodensatz und gibt im Spektroscop die Methämoglobinstreifen; er enthält ziemlich viel Eiweifs, aber keine Formelemente. Zu Anfang besteht hohes Fieber und rascher Puls bei gleichzeitiger Athemnot; meist sind profuse Diarrhöen vorhanden; die Fäces sind durch Hämoglobin schwarz gefärbt; ziemlich rasch entwickelt sich eine intensive Bleichsucht. In den schweren Fällen sinkt die Zahl der roten Blutkörperchen auf 1 Million im Kubikmillimeter, während der Hämoglobingehalt auf 20 pCt. sinkt.

Ca. 50 pCt. der ergriffenen Tiere gehen unter dem Zeichen der Herzschwäche ein, bei den anderen verliert der Urin nach 2 bis 3 Tagen seinen Hämoglobingehalt, und langsam tritt Besserung des Allgemeinbefindens ein.

Bei der Section findet man subkutanes sanguinolentes Oedem; im Herzbeutel und den Pleuren sanguinolente Ergüsse; Leber und Nieren enthalten Herde von Koagulationsnekrose, der Darm zahlreiche Hämorrhagien.

Die mikroskopische Untersuchung des Blutes lässt in den roten Blutkörperchen rundliche Körperchen erkennen, die sich am besten mit Löffler'schem Methylenblau färben und deren Durchmesser etwa $1/5$ desjenigen der roten Blutkörperchen beträgt; sie sitzen meist an der Peripherie, können aber auch das Blutkörperchen ganz verlassen. In schweren Fällen finden sich 4—5 solche Hämatozoen und etwa 30 pCt. derselben sind von Parasiten besetzt, in leichten Fällen ist nur einer in einem Blutkörperchen und ca. 15 pCt. ergriffen.

Eine Züchtung derselben gelang auf keine Weise.

Die ganze Krankheit weist ausserordentlich viel Aehnlichkeiten mit der menschlichen Malaria auf. Der Arbeit sind zwei sehr gute Tafeln mit Abbildungen beigegeben.   Scheurlen.

A. Rössler, Ueber die Ausschaltung der Ernährung durch den Magen bei Dilatatio ventriculi. (Aus der med. Klinik des Hrn. Prof. v. Schrötter, Wien). Wiener klin. Wochenschr. 1893, No. 40.

R. hat versucht, bei stärkeren und geringeren Graden von Magenerweiterung durch längere Zeit consequent durchgeführte Nährklysmen die Tätigkeit des Magens auszuschalten und so das letztgenannte Organ wieder diensttauglich zu machen. Die Resultate dieser Behandlungsweise waren recht zufriedenstellende. Nur in einem der genau aufgeführten Fälle, der einen marantischen Patienten betraf, wurde während der Nährklysmenbehandlung eine geringe Abnahme des Körpergewichtes constatirt, in den übrigen Fällen war das Gegenteil der Fall. Aber die absolute oder relative Ruhigstellung des Magens ist doch so hoch anzuschlagen, dass ein geringer Gewichtsverlust in den Kauf genommen werden kann, wenn nur dabei das subjective Befinden des Patienten kein schlechteres wird. — Was die Zeit der Anwendung der Nährklysmen anlangt, so wird man, sobald der ruhiggestellte Magen sich soweit erholt hat, dass seine motorischen Functionen wieder befriedigende geworden sind, mit den Nährklysmen einhalten, aber nicht etwa plötzlich, sondern nach und nach. Auch dann wird man aufhören müssen per rectum zu ernähren, wenn Diarrhoen oder sonstige abnorme Erscheinungen Seitens des Dickdarmes auftreten sollten. Das sehr unangenehm sich bemerkbar machende Hungergefühl wird am besten durch die Anwendung von Cocain bekämpft. Den Nährklysmen lässt man zweckmäßig ein Reinigungsklysma vorangehen. Die ersteren bestehen aus 250 g Milch, 2 Eiern, 50 g Wein und etwas Salz. Sie werden nicht nur in der Regel sehr gut vertragen, sondern auch ebenso gut resorbirt.   C. Rosenthal.

1) Seifert, Die Behandlung der hysterischen Aphonie. Berl. klin. Wochenschr. 1893, No. 44.

2) J. H. Lloyd, Hysterical tremor and hysterical anorexia of a severe type. Americ. Journ. of the Med. Scienc. 1893, Sept.

3) J. Hackel, Ueber einen schweren Fall von Hysterie. Petersb. med. Wochenschr. 1894, No. 18.

4) L. Hirt, Ueber hysterische Muskelatrophie. Deutsche med. Wochenschrift 1894, No. 21.

1) Die vom Verf. empfohlene Methode besteht in der äusseren Massage des Kehlkopfs und in seiner seitlichen Compression, wobei die Kranken tief einatmen müssen. Es gelingt hierbei durch methodische Sprechübungen bald. die Pat. zum Anlauten zu bringen.

M. Brasch.

2) L. beschreibt bei einer 26jährigen Frau einen hysterischen Tremor, der mit hartnäckiger nervöser Anorexie und mit Vomitus verbunden war. Dem Tremor war eine Paraplegie der Beine vorausgegangen. Die Anorexie schloss sich an eine Aufnahme von Kali nitricum, das sie aus Versehen zu sich nahm; auch das Zittern begann aus Schreck darüber. Beide Symptome hielten fast 2 Jahre an und führten zu völliger Abmagerung. Der Tremor war constant, (auch in der Ruhe) und nahm bei Bewegungsintension zu, er war rhytmisch, betraf alle 4 Extremitäten, in der Secunde traten 5—9 Schwingungen ein. Zeitweilig trat eine hysterische Aphonie und Anurie zu den genannten Symptomen. Durch die Entfernung der Kranken vom Hause, psychische Beeinflussung, gute Ernährung etc. trat völlige Heilung ein.

3) H. beschreibt einen Fall schwerer Hysterie mit mannigfachen Symptomen, wie localem hysterischem Oedem und hysterischen Blutungen. Die Blutung trat meist um 11 Uhr (zur Zeit der Messe) an dem Dorsum der linken Hand auf, nachdem ihr ein brennender Schmerz, Schwellung und Rötung vorausging. Die Blutung stand meist spontan nach einigen Minuten. Die Heilung erfolgte durch Schorfbildung. — Auch ein Herpes zoster hystericus wurde wiederholt bei der Kranken beobachtet.

4) H. beschreibt bei einem 12jährigen Mädchen eine rasch zunehmende Abmagerung und allgemeine Muskelatrophie, die kurz nach einem hysterischen Anfall (bei einer Epidemie von hysterischen Krämpfen) auftrat. Die inneren Organe waren völlig gesund. Es bestanden keine fibrillären Zuckungen und die electrische Untersuchung erwies die Abwesenheit der Entartungsreaction; die kaum wahrnehmbaren Schliessungs- und Oeffnungszuckungen vollzogen sich blitzschnell. Die eingeschlagene Therapie (Hebung der Körperkräfte) erwies sich ohnmächtig. Der Tod trat in einigen Monaten ein. Die Diagnose wurde per exclusionem auf hysterische Muskelatrophie gestellt.

S. Kalischer.

1) **Dauber,** Zur Lehre von der Poliomyelitis anterior acuta. Deutsche Zeitschr. f. Nervenheilk. IV. p. 200.

2) **A. Dutil et J. B. Charcot,** Note sur un cas de polio-myélite antérieure chronique, suivi d'autopsie. Progrès méd. 1894, 17. mars.

1) Der Verf. war in der Lage einen schnell letal verlaufenen Fall von Poliomyelitis ant. ac. zu untersuchen. Der klinische Verlauf zeigte die Besonderheit eines Mitergriffenseins des rechten Facialis neben einer plötzlich entstandenen schlaffen Lähmung beider Beine und des rechten Arms.

Ein Ponsherd wurde ausgeschlossen und vielmehr an ein Hinaufreichen des Processes bis in die Kerne der med. obl. und des Pons gedacht, die Sektion bestätigte die supponirte Erkrankung der Vorderhörner. Ueber Pons und Facialis enthielt die Arbeit nichts Näheres. Der Verf. beschreibt detailirt die Veränderungen an den Ganglienzellen (soweit diese die Carminfärbung zu enthüllen vermochte) und sucht der Frage nach dem primären Angriffspunkt der Noxe (ob Ganglienzellen oder interstitielles Gewebe) näher zu treten. Er kommt dabei auf Grund seiner Beobachtungen zu dem Schlusse, dass nicht, wie CHARCOT zuerst betonte und RISSLER in seiner jüngsten Arbeit von neuem feststellen zu müssen glaubte, der Krankheit ein parenchymatöser Process zu Grunde liege, sondern dass die Entzündung eine interstitielle sei und mit einem massenhaften Auftreten von Leukocythen verbunden sei.

Uebrigens waren in dem vorliegenden Falle nicht nur die graue Substanz der Hinterhörner und die CLARKE'schen Säulen miterkrankt, sondern auch die weiße Substanz, soweit sie der grauen benachbart ist, war mitergriffen und man dürfte der Auffassung dieses Falles als einer Poliomyelitis anterior selbst mit der Reserve, welche sich der Verf. selbst in dieser Beziehung auferlegt, nicht so ohne weiteres zustimmen.

2) Bei einem 56jährigen Manne stellt sich im October 1890 eine Parese beider oberen Extremitäten ein, die gefolgt ist von einer Muskelatrophie. An dieser nehmen später die Muskeln des Rumpfes und dann die der unteren Extremitäten Teil. Es findet sich EaR bezw. partielle EaR in den beiden zuerst genannten Muskelregionen. Nach 2 Jahren erfolgte der Tod unter den Zeichen der Zwerchfelllähmung. Die Sensibilität, die Gehirnnerven waren normal, ebenso die Sphincteren und die Psyche. Die Sehnenreflexe waren herabgesetzt. Anamnestisch waren weder eine Heredität noch ungünstige Einflüsse individueller Art (Alcohol, Blei, Lues) zu eruiren. Die Erkrankung war nie von Fieber begleitet.

Die anatomische Untersuchung ergab eine chronische Poliomyelitis anterior besonders im Cervicalmark, geringere Veränderungen in den motorischen Wurzeln, stärkere in den gemischten peripheren Nerven und in den Muskelnerven. Streckenweise waren die antero-lateralen Stränge im Rückenmark etwas degenerirt. Die Muskeln waren im Zustande der Atrophie ihrer Fibrillen und der Vermehrung der Kerne, seltener fettig degenerirt. Die Gefäße des

Rückenmarks waren stark verdickt, besonders im Gebiet der Vorderhörner. Die Verff. lassen unentschieden, ob die Gefäfserkrankung den primären Process darstellt. Bezüglich der Degenerationsfelder in den antero-lateralen Rückenmarkssträngen beziehen sich die Autoren auf die neuesten Untersuchungen über die Strangzellen, auf deren Untergang bei der Poliomyelitis jene Degenerationen zu beruhen scheinen. Auf die Incongruenz der Erkrankung in den Vorderhörnern und vorderen Wurzeln, wie sie auch dieser Fall bot, haben schon frühere Autoren hingewiesen.   M. Brasch.

O. Liebreich, Hülfsinstrumente bei der phaneroskopischen Untersuchung des Lupus. Berl. klin. Wochenschr. 1894, No. 10.

Der vom Verf. früher (vgl. Cbl. 1891, S. 566) angegebene Beleuchtungsapparat (Phaneroskop), welcher es ermöglicht, bei scheinbar völlig geheiltem Lupus etwa in der Tiefe noch zurückgebliebene Knötchen zu erkennen, beruht bekanntlich auf der Beobachtung, dass, wenn das Licht durch eine Linse in oder unter der Epidermis concentrirt wird, das Bild der Flamme von einem roten Hofe umgeben erscheint, an dessen Stelle vorhandene Lupusknötchen sich durch ein besonderes helles Aufleuchten bemerkbar machen. Es erschien aber wünschenswert, die Intensität des pathologischen Processes einigermassen bestimmen zu können, um ein sicheres Urteil über den Fortschritt oder den Rückgang desselben zu gewinnen. Da nun die Intensität des roten Hofes mit der Stärke der Gewebsveränderung zunimmt, kam es nur darauf an, ein Maafs für die erstere zu suchen und L. fand ein solches darin, dass er die von der beobachteten Stelle in's Auge gelangenden Strahlen successive so lange abschwächte, bis der Hof nicht mehr wahrnehmbar war, während das viel hellere centrale Bild der Flamme scharf hervortrat. Er construirte zu diesem Zwecke einen Apparat aus zwei prismatischen Rauchgläsern, welche so aufeinander verschiebbar sind, dass sie stets an den aneinanderliegenden Partien eine Planplatte bilden, deren Dicke durch eine Schraube regulirt werden kann. Man hat dann nur, während man das durch die Linse auf der Haut entworfene Lichtbild durch den Prismenapparat betrachtet, die Keile des letzteren so lange zu verschieben, bis der rote Hof verschwunden ist und die Stellung zu notiren, um sie mit dem Grade der nötigen Verschiebung an anderen Stellen, oder an derselben Stelle zu einer späteren Zeit vergleichen zu können. — Von den auf diese Weise controllirten Erfolgen der Behandlung des Lupus mit dem von ihm empfohlenen cantharidinsaurem Natron ist Verf. fortgesetzt sehr befriedigt.   H. Müller.

Charles S. Fischer, Ueber die quantitative Bestimmung des Glycocolls in den Zersetzungsprodukten der Gelatine. Zeitschrift f. f. physiol. Chem. XIX. S. 164.

In HOPPE-SEYLER's Laboratorium hat Verf. 50 g Gelatine mit je 100 ccm Wasser und conc. Salzsäure 3 Tage lang am Rückflusskühler gekocht; dann wurde das Gemisch mit Bleioxyd schwach alkalisch gemacht, das Filtrat mit Schwefelwasserstoff entbleit, auf 50 ccm eingedampft, mit 350 ccm 10 proc. Natronlauge und 25 ccm Benzoylchlorid versetzt, mit Salzsäure angesäuert und mit Essigäther ausgeschüttelt. Die aus dem Glycocoll abgespaltene Hippursäure geht in den Essigäther über und wird aus dieser Lösung durch überschüssiges Chloroform gefällt, während gleichzeitig übergegangene Benzoesäure in Lösung bleibt. Controlversuche lehrten, dass 100 ccm Chloroform nur 50 bis 52 mg Hippursäure in Lösung halten. In 4 Einzelversuchen wurden so aus je 50 g Gelatine 4.25—4.78 g Hippursäure erhalten; daraus berechnet sich dies aus Gelatine gebildete Glycocoll zu 3.54—3.93 pCt. Wie Verf. sich durch Controlversuche überzeugt hat, wird das geschilderte analytische Verfahren durch die Gegenwart von Leucin und Glutaminsäure nicht störend beeinflusst. — Wegen vieler Einzelheiten des Verfahrens vergl. Orig.   J. Munk.

M. Bleibtreu, Fettmast und respiratorischer Quotient. Pflüger's Arch. Bd. 56, S. 464.

In vorläufiger Mitteilung zeigt Verf an, dass er bei Mästung von Gänsen mit kohlenhydratreichem Futter (Roggenmehlklöfse), wobei dieselben innerhalb 36 resp. 48 Tagen um 40 resp. 60 pCt. ihres Körpergewichtes zunahmen, respiratorische Quotienten von 1.1—1.34 beobachtet habe; dieser die Einheit übersteigende Quotient spreche direct für Fettbildung aus Kohlenhydraten, wobei ein Teil der CO_2 aus der Amylumverbrennung, ein anderer aus der bei der Fettbildung aus Amylum sich vollziehenden Abspaltung vollzieht.   J. Munk.

A. Peipers, Ueber eine besondere Form von Nierensteinen. Münch. med. Wochenschr. 1894, No. 27.

In einem Falle von hochgradiger Schrumpfniere mit Cystenbildung zeigten sich die Cysten in beiden Nieren mit einem teils körnigen, teils homogenen Material erfüllt, das durch das MILLON'sche Reagens als eine eiweifsartige Substanz erkannt wird. In einzelnen Cysten ist der Inhalt zu steinähnlichen Gebilden geronnen; ein gröfserer, im linken Nierenbecken gelegener Stein von ziemlich weicher Consistenz und hellgraubrauner Farbe zeigt allerdings im Centrum einen festen Harnsäurekern, ist dagegen in der concentrisch geschichteten Peripherie gleichfalls aus eiweifsartigen Substanzen zusammengesetzt. Der sog. Eiweifsstein bildet sich aus reichlichen Eiweifsabscheidungen im Nierenbecken; da Anfangs die Imprägnirung mit Harnsäure eine reichliche ist, bildet sich der feste Harnsäurekern, während die peripheren Schichten wegen ungenügender Harnsäuremengen aus fast homogener Eiweifssubstanz bestehen.   M. Rothmann.

G. Neuber, Asepsis und künstliche Blutleere. Archiv f. klin. Chir. XLVI. S. 321.

Statt des häufig unsaubern Gummimaterials empfiehlt N. eine fest angefeuchtete leinene Binde von 4—5facher Länge, welche für jeden Fall gewaschen und desinficirt werden kann; auch bietet dieses Verfahren anscheinend den Vorteil geringerer parenchymatöser Nachblutung. Wie in einem Nachwort beigefügt wird, ist ein analoger Vorschlag bereits vor längerer Zeit von der BARDELEBEN'schen Klinik aus gemacht worden. Bei hämatomartiger Ansammlung flüssigen Blutes im Wundraum oder dessen Umgebung übt N. dessen aspiratorische Entfernung und sieht in der Möglichkeit solcher Ansammlungen keinen Grund zur Drainage, gegen welche er sich sehr energisch ausspricht. Verf. verwendet bei solchen Ansammlungen seit sehr lange die Lüftung einer oder zweier Nähte; nach Abfluss des flüssigen Blutes legen sich die betr., jetzt nicht mehr gespannten Stellen in der Regel wieder an.   P. Güterbock.

1) **Borck,** Ueber Zerreissung des Kniegelenk-Zwischenknorpels u. die operative Behandlung des Leidens. Archiv f. klin. Chir. XLVI, S. 363.

2) **W. Mackie,** Fractures of patella, with report of case treated by suturing. Philadelphia med. and. surg. Rep. 1893, Aug. 12.

1) Betrifft einen Pat., welcher 3 Jahre vorher vom Pferde gestürzt war und dann Gelenkmauserscheinungen hatte, ohne dass das freie Körperchen im rechten Kniegelenk ärztlicherseits zu constatiren war. Bei der Eröffnung des Gelenks durch einen in der Höhe des Epicondyl. fem. int. verlaufenden Längsschnitt ergab sich das vordere Drittel des Meniscus internus vom Rande des Schienbeins gelöst, so dass nur sein vorderes Ende noch in normaler Weise angeheftet war. Nach Resection des frei beweglichen Knorpelfortsatzes trat reactionslose Heilung mit nahezu normaler Function ein. Da Pat. bei seinem Sturze mit dem im Knie leicht gebeugten rechten Bein zuerst auf die Erde aufstemmte und dann rücklings niederfiel, meint B., dass hier zuerst eine Einklemmung, dann die Zerreissung des Meniscus erfolgt sei, während in den anderen Fällen zuerst durch Ueberdehnung des Zwischenknorpels nach vorn oder hinten die Abreissung von der hinteren resp. vorderen Anheftungsstelle durch indirecte Gewalt und dann die Einklemmung eintritt.

2) Die Fragmente standen 10 Wochen nach der Verletzung des 22 jährigen Pat. noch 1/2" weit infolge Refractor auseinander und konnten auch nach Knüpfung von 3 nicht völlig perforirenden Silkworm-Nähten nur nach Elevation des Gliedes in rechtem Winkel gänzlich genähert werden. Feste Vereinigung der Fragmente nach 4 Wochen und wird die Function 1 Jahr nach der Verletzung als normal bezeichnet.

P. Güterbock.

Straub, De operatie van het scheelzien volgens LAGLEYZE. Weekbl. van het Nederl. Tijdschr. voor Geneesk. 1884, I. No. 9.

de WECKER bezeichnet das von ihm angegebene Verfahren der Schieloperation als avancement capsulaire, während Verf. dasselbe als Muskelfaltung oder Muskelverstärkung mit Muskelfaltung benennt. Nachteile der Operation bestehen in der Schwierigkeit die beiden Fäden gleich anzuziehen, in dem Durchschneiden der Nähte und darin, dass der für den betreffenden Fall durch das Ansiehen der zwei Fäden notwendige Effect nur unvollkommen erreicht wird LAGLEYZE vermeidet diese Nachteile dadurch, dass er die gesammte Faltung und Verlagerung des Muskels mit einem Faden ausführt. Die Art der Ausführung dieses Verfahrens ergiebt sich am besten aus der im Original vorhandenen Abbildung. Verf. hat so abgeändert, die Operation 8 Mal mit trefflichem Erfolge gemacht.   George Meyer.

E. v. Navratil, Tierversuche über die Kehlkopfinnervation und über den N. accessorius WILLISII. Ungar. Arch. f. Medicin II. H. 3, 4.

Aus 6 Versuchen, die in der Durchtrennung der im Wirbelkanal verlaufenden Fasern des Accessorius bestanden, geht hervor, dass der in diesem entspringende und verlaufende Anteil des Nerven keine motorischen Fasern für den Kehlkopf enthielt. Um nun zu untersuchen, ob der Accessorius motorische Fasern für den Larynx enthielt, bevor er durch das Foramen jugulare tritt oder vom N. vagus solche erhält, nachdem er in das Foramen getreten, operirte Verf. an 10 Tieren, von denen aber die Hälfte der Operation erlag. Aber auch in diesen Fällen ergab sich ein negativer Befund, so dass es zweifelhaft ist, dass der eigentliche N. accessorius kein Kehlkopfnerv ist und die Kehlkopfnerven also vom N. vagus abstammen.   W. Lublinski.

T. D. Dunn, A case of leukämia, with rare lymphoid growths of orbits and parotid glands. Americ. journ. of the medic. sciences 1894, March.

Im Anschluss an den Fall eines 8jährigen leukämischen Kindes, bei dem es zur Entwickelung leukämischer Tumoren in der Parotis und in den Orbitae kam (kein Obductionsbefund!), führt Verf. eine Anzahl ähnlicher Fälle aus der Litteratur an.
Peri.

R. Ebert, Ueber das Dr. C. Rücker'sche „Natrium chloro-borosum". Wiener med. Presse 1894, No. 6.

E. untersuchte das zuerst von Rücker eingeführte Natrium chloro-borosum in Bezug auf seine chemischen Eigenschaften, seine bactericide Wirksamkeit und seinen therapeutischen Wert und kommt auf Grund dieser Untersuchung zu einem durchaus absprechenden Urteil. Die angebliche Verbindung B(NaO)₂Cl ist in der Chemie bisher unbekannt, und als solche von den Fachautoritäten im positiven Sinne nicht überprüft. Nach der Analyse von Kornmayer ist das Pulvis natrii chloro-borosi im Wesentlichen ein mit Chlorgas imprägnirter Borax, der Liquor natrii chloro-borosi eine mit unterchlorigsaurem Natrium versetzte Lösung von primärem Natriumorthoborat. In Zweifel zu ziehen ist auch die constante Zusammensetzung der Präparate. Im bacteriologischen Teil seiner Arbeit führt E. aus, dass eine Empfehlung des Pulvers als äusserlich oder innerlich anzuwendendes Desinficiens vom bacteriologischen Standpunkte aus sich in keiner Weise rechtfertigen liefse, und dass der Liquor beim Aufbewahren an desinficirender Kraft verliert. Aus dem klinischen Teil endlich sei hervorzuheben, dass dem Pulver nur der Wert eines aseptischen Streupulvers zuzuerkennen ist, dass es für die Ohren- und Nasenheilkunde als unbrauchbar und gefährlich zu verwerfen ist, und weder in dem Pulver, noch in der Lösung eine direct specifische Wirkung gefunden werden konnte. Die bisher publicirten günstigen Resultate können als überzeugend nicht angesehen werden.   K. Krenthal.

H. Gudden, Ueber einen eigentümlichen Fall von Selbstverstümmelung und Selbstbefriedigung infolge erworbener sexueller Perversität. Char.-Annalen 1893, p. 743.

Ein 86jähriger Imbeciller, der im Waisenhause das Onaniren gelernt hat und später überall Schiffbruch litt, sodass er wiederholt mit Gefängniss- und Arbeitshausstrafen belegt wurde, benutzte schliesslich zur Selbstbefriedigung Strohhalme, welche er bis in die Blase einführte. Er ist wiederholt Gegenstand chirurgischer Behandlung geworden, da öfter die Strohhalme oder Incrustationen derselben zu Eingriffen in die Blase nötigten. Die Neigung zum anderen Geschlecht fehlte. Pat. gestand, dass er die Strohhalme schliefslich aus Furcht vor dem Arbeitshause einführte; zu demselben Zweck brachte er sich auch Verätzungen an den Geschlechtsteilen bei. Der Begriff des Strohhalms wurde endlich für ihn der Kernpunkt von Zwangsvorstellungen, welche ihn in starke geschlechtliche Erregung versetzten und zur gewohnten Befriedigung seines Geschlechtstriebes zwangen. Pat. zeigte neben dem intellectuellen Defect auch körperliche Degenerationszeichen. Das Nähere ergiebt das Orig.   M. Brasch.

L. Jullien, Ueber den Einfluss der frühzeitigen inneren Quecksilberbehandlung auf den Verlauf der Syphilis. (Vortr. geh. auf
dem XI. internat. med. Congr. zu Bonn). Monatsh. f. pract. Derm.
XVIII. No. 9.

J. empfiehlt, die Allgemeinbehandlung der Syphilis so früh als irgend möglich
vor dem Ausbruche secundärer Erscheinungen zu beginnen und zwar mit intramusculären Calomelinjectionen, von denen während der ersten beiden Monate alle 14 Tage,
hierauf bis zum Ablauf des 6. Monats in Zwischenräumen von 20—30 Tagen je eine
(im Mittel zu 0.1 Calomel) gemacht werden soll. Bei späterhin etwa noch sich zeigenden Eruptionen können auch andere Quecksilberpräparate gewählt werden. Bei
dieser Abortivbehandlung, welche Verf. insbesondere in 30 genauer studirten Fällen
„mit wechselndem Glück" zur Anwendung brachte, sah er häufig die secundären Erscheinungen sich auf ganz geringfügige, im 2. bis 4. Monat auftretende Symptome
seitens der Mundschleimhaut und der äusseren Haut beschränken, oder selbst (wie oft
ist nicht gesagt. Ref.) gänzlich ausbleiben. — Bei den ersten Zeichen einer Intoxication
(Gingivitis, Brustbeklemmung, Neigung zu Ohnmachten) müssen die Calomelinjectionen
selbstverständlich unterbrochen werden.   H. Müller

A. Richelot, Traitement chirurgical de prolapsus uterin. L'union
médicale 1894, No. 2.

R. wendet sich auf Grund seiner Erfahrungen gegen ein von Quénu angegebenes
Operationsverfahren, der den Uterus entfernt, die lig. lata zusammennäht und an diese
die vorgefallene Scheidenwand annäht, hoffend, dass die lig. lata als Stütze dienen
könnten. R. behauptet im Gegensatz hierzu, dass die Bänder sich ausziehen und viel
zu elastisch seien, um die Scheide halten zu können und verwirft überhaupt im Allgemeinen die Hysterectomie bei Prolapsen des Uterus. Er will den Prolaps vielmehr,
abgesehen von einigen seltenen Ausnahmen, nur durch die Colporrhaphie behandelt
wissen, eventuell in Verbindung mit der Amputation der Portio. Die Colporrhaphie
selbst führt er stets nach Hegar aus.   A. Martin

H. Mill, Ovariotomy during pregnancy. British Medic. Journ. 1893,
Dec. 2.

Es handelt sich in dem Falle, von welchem Verfasser berichtet, um eine 22jähr.,
im 8. Monat der Schwangerschaft stehende Frau, an welcher wegen einer grossen
Ovarialcyste die Laparotomie gemacht wurde. Die Operation wurde gut überstanden;
12 Stunden nach derselben genas Patientin eines lebenden Knaben. Die Bauchnaht
(ausgeführt durch gesonderte Catgutnähte des Peritoneums, der Musculatur und der
Haut) war intakt geblieben, und es bildete sich im weiteren Verlauf der ungestörten
Heilung eine schmale, feste Narbe.   A. Martin

Doorman, De vasthechting van de Riemblaas aan den uteruswand
bij het konijn. Leidener Dissertation 1893.

Verf. hat die Anheftung des Ei's an die Uteruswand beim Kaninchen genau verfolgt. Er zeigt, dass von den 6 vorspringenden Längsfalten der Uterusschleimhaut
die dem Mesometrium zunächst liegenden (mesometralen) sehr stark wachsen und dass
an ihnen die Anheftung des Ei's zu einer Zeit erfolgt, wo es noch keine Zotten besitzt. Das Schleimhaut-Epithel unterliegt einer schleimigen Degeneration, bei der die
Zellengrenzen schwinden, die Kerne sich colossal vermehren und zahlreiche Vacuolen
entstehen. Diese „intermediäre Lage" (gleich dem Synoytium der deutschen Autoren)
verklebt mit dem Ektoderm des Chorion's.   A. Martin

Einsendungen für das Centralblatt werden an die Adresse des Hrn. Prof. Dr. M. Bernhardt (Berlin W.
Französische Strafse 21) oder an die Verlagshandlung (Berlin NW., 68. Unter den Linden) erbeten.
Verlag von August Hirschwald in Berlin. — Druck v n L. Schumacher in Berlin.

.F.B.

Wöchentlich erscheinen
1—2 Bogen; am Schlusse
des Jahrgangs Titel, Na-
men- und Sachregister.

Centralblatt

Preis des Jahrganges
20 Mark; zu beziehen
durch alle Buchhandlun-
gen und Postanstalten.

für die

medicinischen Wissenschaften.

Unter Mitwirkung von
Prof. Dr. H. Senator und Prof. Dr. E. Salkowski,
redigirt von
Prof. Dr. M. Bernhardt
in Berlin.

1894.   15. September.   No. 37.

Inhalt: Frederikse, Ueber die Bildung des Fibrins. — Kotlar, Pathogenese der Gallengangstuberculose. — Sachs, Casuistik des Zungencarcinoms. — Krapuska, Fall von Gliofibrom des Acusticus. — Gigel, Zur Prognose der Diphtherie. — Buhtl-Feder, Immunisirung und Heilung bei Pneumococceninfection. — Guthrie, Nachwirkungen der Chloroformnarcose bei Kindern. — Lutz, Salol bei Lungentuberculose. — Mitchell, Zur Kenntniss der Hemiplegie. — Petersohn, Muchin, Zusammenhang zwischen Syphilis und Nervenkrankheiten. — Spietschka, Ueber Nerven-Naevi.

Borodynski u. Zoja, Oxydation der Eiweissstoffe und Kaliumpermanganat. — Cramer, Bildung von Isomaltose aus Glycogen — David, Behandlung einge-wachsener Nägel. — v. Dossau008, Fall von Lymphorragie. — Tepljaschin, Ueber die Verletzungen der Netzhaut. — Hopman, Ueber Ozaena. — Chiari, Operation der adenoiden Vegetationen. — Markwaard, Zur Symptomatologie der Perityphlitis. — Jacob, Ueber arteficielle Hyper-Leucocytose. — Idelski, Schädelverletzung mit nachfolgender Muskelatrophie. — Hochhaus, Combinirte System-erkrankung des Rückenmarks. — Olshausen, Argyrie nach äusserlicher Anwendung von Höllensteinlösung. — Leistikow, Zur Therapie der Neurosyphilide. — Colonam, Fall von Forro-Operation. — v. Weiss, Ueber Placenta praevia und membra-nacea. — Pandi, Einfluss von Giften auf das Centralnervensystem.

J. J. Frederikse, Einiges über Fibrin und Fibrinogen. Zeitschr. f. physiol. Chem. XIX. S. 143.

Den Anteil des Serumglobulins (Paraglobulin) an der Fibrin-bildung aus Fibrinogen hatte Alex. Schmidt auch gegenüber den Hammarsten'schen Beweisen noch bis zuletzt behauptet, indem er sich hauptsächlich darauf stützte, dass das Gewicht des Fibrins in geradem Verhältniss mit dem Gehalt der resp. Flüssigkeit an Para-globulin wachsen soll. Verf. hat aus Rinder- und Pferdeblut sehr sorgfältig Fibrinogen und Serumglobulin dargestellt und eine Fer-mentlösung teils nach Hammarsten bereitet, teils nach Pekelharino Nucleoalbumin aus Blutplasma mit Zusatz von Chlorcalcium ver-wendet. In der einen Reihe von Versuchen kam eine bestimmte

Menge Fibrinogenlösung und Ferment, in der anderen Reihe dazu
noch Serumglobulinlösung zur Anwendung; beide korrespondirende
Versuchsreihen erfolgten unter genau denselben Bedingungen (37 °C.
die gleiche Dauer der Einwirkung etc.) dann wurde das gebildete
Fibrin gewaschen, getrocknet und gewogen. Es ergab sich nun,
dass an (trockenen) Fibrin gleichviel erhalten wurde, ob Serumglobulin der Fibrinogenlösung beigemischt war oder nicht. Somit
ist die SCHMIDT'sche Behauptung von der Teilnahme des Serumglobulin's an der Fibrinbildung nicht aufrecht zu erhalten. Die genauere Untersuchung des in den verschiedenen Versuchen gewonnenen Fibrins lehrte, dass der Gehalt desselben (im trockenen
Zustande) an Kalk zwischen 0.064 und 0.1003 pCt. schwankt; die
konstante Anwesenheit von Kalk im Fibrin, auch wenn dasselbe
aus kalkfreier Fibrinogenlösung erhalten wird, legt die Auffassung
nahe, dass im Fibrin das Calcium mit dem Eiweisskörper chemisch
verbunden ist. — Gegenüber LILIENFELD hebt Verf. hervor, dass
bei der Blutgerinnung der Faserstoff durch die Einwirkung des
Fermentes, einer Nucleoalbumin-Kalkverbindung, auf das Fibrinogen
entsteht; wenigstens stehe damit keine einzige Beobachtung im
Widerspruch.   J. Munk.

E. Kotlar, Ueber die Pathogenese der sogenannten Gallengangs-
  tuberkulose in der Leber des Menschen. Zeitschr. f. Heilkunde XV.
  p. 121.
     Die als Cholangitis tuberculosa bekannte, mit der Bildung mit
käsigen Massen gefüllter Cavernen einhergehende Erkrankung der
Leber wurde bisher genetisch auf zweierlei Art erklärt. Die Minderzahl der Pathologen nahm nach dem Vorgang von ROKITANSKY
an, dass es sich um die Einschmelzung eines Tuberkelkonglomerats
im Lebergewebe handele, während die Mehrzahl mit VIRCHOW an
der Spitze die Kaverne als einen erweiterten, käsig degenerirten
Gallengang ansah. Von neueren Forschern nimmt SIMMONDS an,
dass bei der von ihm sogenannten Periangiocholitis tuberculosa die
Infektion vom Darm durch die Gallengänge in die Leber gelangt;
SABOURIN dagegen lässt die Infektion vom Blut aus in die Gallengänge hinein stattfinden.
     Verf. hat nun 3 einschlägige Fälle aus dem Prager patholo-
gisch-anatomischen Institut auf besonders genaue Weise untersucht,
indem er die einzelnen Kavernen in Serienschnitte zerlegt hat. Er
unterscheidet 2 Arten der tuberkulösen Leberkavernen, solche, deren Inhalt nur aus käsigem Detritus ohne Galle besteht, und solche,
die Gallenpigment und Gallengangsepithelien enthalten.
     Die ersteren haben mit den Gallengängen nichts zu thun, sind
vielmehr aus konfluirenden Miliartuberkeln durch Nekrose und Erweichung entstanden. Aber auch die zweite Art ist nicht als der
Ueberrest eines einzigen erweiterten und zerfallenen Gallenganges

aufzufassen; denn mit Hülfe der Schnittserienmethode lassen sich in
jeder Höhle mehrere, in dieselbe einmündende Gallengänge nachweisen. Auch hier handelt es sich um käsigen Zerfall eines Kon-
glomerats miliarer Tuberkel, in den sekundär die Gallengänge
hineingezogen werden. Der Zusammenhang zwischen Kaverne und
Gallengängen ist ein zufälliger; eine eigentliche Gallengangstuber-
kulose giebt es nicht. Der Erkrankungsprocess schreitet von aussen
auf die Gallengänge fort; niemals erkrankt der Gallengang von
innen nach aussen.

　　Man muss daher auch annehmen, dass die Infection vom Bluts
aus stattfindet. Dem entspricht auch, dass Tuberkelbacillen stets
nur in den der Kavernenwand eingelagerten Riesenzellen gefunden
wurden, nie im Inhalt der Kavernen oder in der Galle. Auch bei
reinen Fällen von Miliartuberkulose war die Galle stets frei von
Bacillen.

　　Die Cholangitis tuberculosa ist nur eine sekundär modificirte
chronische Lebertuberkulose. Die Rokitansky'sche Ansicht von der
Genese der Kavernen ist gegenüber der Virchow'schen als die
richtige festzuhalten.　　　　　　　　　　　　　. M. Rothmann.

───────────

W. Sachs, Neunundsechzig Fälle von Zungencarcinom. (Aus der
　chir. Klinik des Hrn. Prof. Kocher in Bern). Archiv f. klin. Chir.
　XLV. S. 774.

　　Von 69 einschlägigen in extenso mitgeteilten Fällen, welche
von 1872 bis Mitte 1889 auf der Berner chir. Klinik und in der
Privatklinik Kocher's behandelt wurden, waren 11, in denen entweder gar keine oder nur palliative Operationen ausgeführt wurden: In 58 wurde die Radicaloperation gemacht und zwar liegen
über 52 unter diesen nähere Krankengeschichten vor, während über
6 nur fragmentarische Bemerkungen existiren. Hinsichtlich des
Geschlechtes kamen von den 69 Fällen nur 3 auf Frauen, ein
Verhältniss, das hinter dem aus anderen früheren Statistiken gewonnenen Ergebniss wesentlich zurückbleibt. Von Einfluss scheint
der Beruf der Erkrankten insofern zu sein, als es sich in ca $1/3$ der
Fälle — nämlich bei 20 — um Landwirte oder Landarbeiter gehandelt
hat, während unter den übrigen Patt. der Handwerkerstand überwiegt. Der Durchschnitt des Alters der Patt. betrug 53 Jahre,
der älteste Pat. war 76, der jüngste 23 Jahre alt und befand sich
die Mehrzahl im 40. bis 60. Lebensjahre. Heredität liefs sich
sicher in 4 Fällen darthun, von denen 3 den besseren Ständen angehörten, und glaubt Verf., dass dieses der gröfseren Aufmerksamkeit zu verdanken ist, die Mitglieder der besseren Stände auf derartige Dinge legen. Die Beziehungen von Syphilis zu Carcinoma
linguae gaben sich bei 2 Patt. dadurch kund, dass die Zunge der
ersteren zuzuzählende — einmal sogar durch Kal. jodat. günstig zu
beeinflussende — Veränderungen bot, während die Lymphdrüsen

　　　　　　　　　　　　　　　　　　　　　　　　41*

unzweideutig krebsig erkrankt waren. In einem weiteren Fall liefs
sich der Uebergang von Psoriasis linguae in Cancroid darthun.
Im Ganzen existiren über 20 Fälle histologische Notizen, nur in
einem von diesen fehlten die typischen Cancroidzellen, während die
krebsige Infiltration aus kleinen in die Länge gestreckten Zellen
bestand. Klinisch liefs sich alleinige Erkrankung der Zunge
22 (37.8 pCt.) Mal, Beteiligung der Nachbarschaft 41 (62.1
pCt.) Mal darthun, während 3 Mal die betr. Notizen fehlten. Von
den 25 Patt. zeigten 2 Erkrankung der ganzen, 3 mehr als der
halben, 7 der halben und 13 weniger als der halben Zunge, dagegen war unter den 41 bei keinem die ganze Zunge ergriffen, so
dass man annehmen mufs, dass die Affection in sehr verschiedenen
Stadien, ehe sie das Organ gänzlich zerstört hat, auf die Nachbarschaft übergeht. In einzelnen Fällen liefs sich nicht entscheiden,
ob die ersten Erscheinungen des Krebses die Zunge oder Nachbarteile (z. B. die Mandel) betrafen. Die Dauer des Leidens
stimmte nicht immer mit der Gröfse seiner Ausdehnung überein;
dieselbe betrug bei 20 nur auf die Zunge beschränkten Krebsen bis
zum Eintritt in die Behandlung im Mittel 6.5 Monate, bei 30 mit
Beteiligung der Nachbarschaft complicirten Fällen 5.3 Monate.
Hervorzuheben ist die Prädilection für die linke Seite; auf
die rechte Zungenseite (incl. Rand) kamen Beginn und Sitz des
Krebses 14 Mal, für links betrug diese Zahl 29 und dazu kamen
noch zwei links auf dem Zungenrücken entwickelte Fälle. Auch an
der Unterfläche und am Frenulum begann der Krebs häufiger links
als rechts, während er verhältnismäfsig selten (3 Mal) auf die
Zungenspitze bezw. auf die ganze Zunge oder beide Hälften gleichmäfsig (5 Mal) localisirt war. Sehr verschieden wird die Form
des Krebses im Beginn bezeichnet, als Knötchen, Bläschen, Verhärtung, Riss etc., übereinstimmend aber wird das frühere Auftreten
eines Geschwürs, sei es in deren Gefolge, sei es primär, berichtet und gleichzeitig damit dessen Begünstigung durch ätzende
oder sonstwie reizende Behandlung. Thatsächlich findet sich nur
2 Mal die Angabe, dass der Tumor nicht ulcerirt war, wogegen 35 Mal
von einem tief in die Zungensubstanz dringenden, 22 Mal aber von
einem Ulcus elevatum die Rede ist. In Bezug auf die Beteiligung der Nachbarschaft wird unter 40 verwertbaren Fällen in
13 die des Mundbodens und in 12 die dieses und des Unter-
kieferzahnfleisches sowie in 10 die des Gaumenbogens angeführt,
während in den übrigen 5 Fällen noch der weiche Gaumen, die
Mandel und die Rachenwand in Betracht kommen. Die einzelnen
Symptome boten in den Fällen Verf.'s nichts Besonderes, ebenso
auch nicht die Drüseninfection, welche ausserordentlich verschieden auftrat, sodass sie unter 12 Fällen mit 12 monatlicher Krankheitsdauer bei 6 entweder sehr geringfügig auftrat oder aber ganz
fehlte. Im Ganzen waren inficirt die submaxilaren Drüsen 36 Mal
(darunter 26 Mal einseitig) ferner ausser diesen die cervicalen,
retromaxilaren und submentalen je 3 Mal und lediglich 4 Mal

waren die submaxillaren Drüsen nicht, und nur die letztgenannten
Lymphknoten beteiligt. In einzelnen Fällen wurden die Drüsen
erst bei der Operation erkrankt befunden und sind die 21 Krankengeschichten, in denen nichts von Drüsenbeteiligung steht, daher
nicht so aufzufassen, als ob letztere wirklich überall fehlte. Sehr
wechselnd war das allgemeine Befinden und erschwert dieses zuweilen die Differential-Diagnose. In besonders unsicheren
Fällen letzterer empfiehlt Verf. die Entnahme eines kleinen
Stückes der erkrankten Stelle behufs histologischer und bacterio-
siogischer Prüfung, erklärt sich jedoch gegen die Esmarch'schen
Excisionen. größerer Partien für diagnostische Zwecke. Die Therapie bestand in den 58 radical behandelten Fällen bei 18 in Operationen vom Munde aus, bei 2 vom Munde aus mit Wangenspal-
tung, bei 21 in temporärer (bezw. definitiver) Resection des Unterkiefers und bei 1 in Exarticulation des Unterkiefers; bei 12 von
der Zungenbasis d. h. vom submandibulären Raum nach Kocher's
Methode aus; bei 3 wurde die Schlinge von einer submandibulären
Incision aus eingeführt und bei 2 fehlen die Angaben. Recidivoperationen sind hier nicht mit inbegriffen ausser in 1 Fall, der
auswärts schon einmal operirt worden war. Von 57 Fällen mit
bekanntem Ausgang endeten 6 (10 5 pCt.) tötlich und zwar von 29
1872—1882 Operirten 5 (17.2 pCt.) von 28 1883—1888 Operirten
nur 1 (3.5 pCt.). Diese Besserung der Mortalität scheint mit der
Einführung des Sublimats und der Asepsis in die Wundtherapie
zusammenzuhängen. Von den tötlichen Ausgängen kamen 2 auf
Pyämie und 3 auf Lungenerkrankungen; 1 Operirter erlag sehr
bald dem sehr ausgedehnten Eingriff an Erschöpfung. Von den
einzelnen Methoden bot die Operation vom Munde aus 5 pCt., die
mit Kieferresection 19 pCt. und die vom Submandibular-Raum
(nach Kocher) 8.3 pCt. Sterblichkeit d. h. von letzterer starben von
12 nur 1 und zwar an Pyämie, die noch im alten Inselspital in
Bern vorkam. Von 7 Fällen mit prophylactischer Tracheotomie
starben 4, darunter aber 3 mit überaus weitgehender Erkrankung.
Sehr günstig ist das submandibulare Verfahren auch für Stillung
der Blutung, indem alle unter das Messer fallenden Gefäße vor
Durchschneidung unterbunden werden können. Vorherige Ligatur
der A. lingual. wurde 2 Mal ausgeführt. In 58 Operationen konnte
Chloroform, in 3 Localanästhesie angewandt werden, und zwar
ersteres 18 Mal mit vorherigen Morphium-Injectionen combinirt.
Bei der Nachbehandlung bewährte sich die Pharynxtamponade
nach Kocher ev. die Fortsetzung der Luftröhrentamponade glänzend. Man muss nur für häufigen Wechsel des Pharynxtampons
sorgen. Eine besondere Lagerung des Pat. fand bei der Operation
nicht statt, dieselbe war wie überall bei Kocher während der Chloroformnarcose die horizontale. Von 52 Operirten, welche den Eingriff
überstanden, kennt man die weiteren Schicksale von 38; von diesen
blieben recidivfrei 13 und zwar schwanken, wenn man von einem
vor 7 Monaten Operirten absieht, die Heilungstermine in 11 Fällen

zwischen 1 und 8 Jahre, derartig, dass 5 über 3 Jahre ohne Recidiv sind. Das Recidiv selbst trat meist innerhalb des ersten Jahres bezw. der ersten 7 Monate nach der Operation auf. Von den Recidivfällen wurden 16 ein zweites und 2 ein drittes Mal operirt und starben im Anschluss an diese z. Th. sehr ausgedehnten Eingriffe nur 2 (11.1 pCt.), dagegen lebten 2 4 resp. 2 Jahre nach der Recidivoperation: völlig infectionsfrei. Im Ganzen lebten von 38 Patt., deren späteres Schicksal bekannt ist 18 (47.3 pCt.) 1 Jahr, 13 (34.2 pCt.) 2 Jahr und mehr, 8 (21 pCt.) aber 4 Jahre und mehr und 5 (13.1 pCt.) 7 Jahre und mehr nach der Operation. Von den ersten 18 Fällen erlitten aber schwere Eingriffe 7, von den nachfolgenden 13 5, von den letzten 8 resp. 5 aber 4 bezw. 3, so dass dieselben am längsten recidivfrei geblieben sind.

P. Güterbock.

Krepuska, Ein Fall von Gliofibrom des Acusticus. Ungar. Archiv f. Med. II, S. 326.

Das Präparat entstammt einer 40jähr. Frau, deren Krankengeschichte dem Verf. selbst nicht bekannt geworden ist. Der Tumor von der Gröfse einer Kinderfaust safs in der rechten Hälfte des Kleinhirns hauptsächlich in der wejfsen Substanz. Der vordere Teil des Tumors hing mit dem hinteren Teil des rechten Felsenbeins der Lage des inneren Gehörgangs entsprechend zusammen. Die Geschwulst reicht im Felsenbein von der Fossa subarcuata bis zur Spitze der Pyramide, dringt hier in die nächsten Nachbarschaft der Carotis interna und tritt mit einem fingerdicken Fortsatz durch das Foramen jugulare die Vene und den Nerven entlang aus der Schädelhöhle heraus. Im Mittelohr und äusseren Gehörgang keine Veränderungen. Mikroskopisch erwies sich der Tumor als Gliofibrom (die Einzelheiten s. i. Orig. Ref.). Verf. glaubt, dass es sich um ein primäres Neoplasma des rechten Acusticus handelte, welches wahrscheinlich aus dessen Distalteile entstanden sei und centripetal vordrang. Als wichtigen Befund bezeichnet Verf. die primäre Veränderung der Endapparate der Bogengänge; auch hier scheine ein bestimmtes System zu herrschen, indem die Geschwulst sich dem Ramus vestibul. entlang in den Ampullae des oberen und äusseren Bogenganges entwickelte und der Ramus ampullae post. und der Ramus cochlear. bezüglich ihrer Endapparate freiblieben. Der Facialis hatte trotz seiner nächsten Nachbarschaft an der Geschwulst keinen Anteil. Schwabach.

Gigel, Zur Prognose der Diphtherie Württemberger med. Corr.-Blatt 1894, 4. Juni.

Der Verlauf des örtlichen Processes ist für die Stellung der Prognose von hoher Bedeutung und zwar in günstigem Sinne, wenn die Auflagerungen langsam entstehen, sich entwickeln und

ausbreiten;. günstig ist es: immer, wenn dieselben aus einer follikulären Agina hervorgehen, wenn die Farbe derselben weifs oder
grauweifs bleibt, . wenn sie sich ohne Verletzung der Schleimhaut
abziehen lassen, wenn die Uvula frei bleibt. Wenn sich die Auflagerungen eine nach der anderen oder gruppenweise rasch oder
langsam abstofsen, wenn bei Nasendiphtherie der Ausfluss dünn
und wässerig ist; wenn Drüsenentzündung einseitig bleibt und
langsam entsteht und wenn auch in schweren Fällen die Drüsenschwellung zurückgeht.

Ungünstig wird die Prognose bei rascher Entwickelung und
Ausbreitung der Auflagerungen, wenn sie eine zuerst mehr gelbliche Farbe zeigen, dann eine missfarbige, fettige schmierige Oberfläche und gangränöses Aussehen, wenn sie sich nicht ohne Verletzung der Schleimhaut abziehen lassen und die Uvula befallen
wird, wenn nach der Abstofsung sofort neue Auflagerungen sich
bilden, welche wiederum gangränöse Beschaffenheit annehmen, bei
dickem eitrigen stinkendem Abfluss aus der Nase, bei doppelseitiger
rascher Drüsenschwellung, foetor ex ore.

Endlich wird die Prognose verschlimmert, wenn Heiserkeit eintritt und kommt es zu Larynxstenose, so wird die Prognose in
vorher leichten Fällen dubiös, in schweren schlimm. Dasselbe ist
der Fall nach der Tracheotomie bei hohem Fieber, Bronchopneumonie, Blutungen, Hautemphysem, Oedem der Submaxillargegend
und besonders wenn Membranen während und nach der Operation
entfernt werden. W. Lublinski.

Bunzl-Federn, Ueber Immunisirung und Heilung bei der Pneu-
mokokkeninfektion. Arch. f. Hygiene 1894, XX. S. 152.

Bei der Darstellung seiner virulenten Ausgangskulturen ver-
fuhr B.-F. so, dass er ca. 1 ccm pneumonischen Sputums einem
Kaninchen subcutan injicirte, nach dessen Verenden aus seinem
Herzblut ein zweites Kaninchen mit einer Oese impfte; aus dem
Herzblut dieses Kaninchens wurden dann Bouillonkulturen angelegt,
die täglich umgeimpft und bei 37° gehalten wurden. Auf diese
Weise erhielt sich die sonst rasch verschwindende Virulenz sehr
gut; gute aber nicht so sichere Resultate erzielte Verf. auch bei
Züchtung in Blut oder Blutserum, namentlich aber in Eiern bei
denen die Virulenz sich mindestens einen Monat erhält. Wegen
der leichteren Dosirung aber wurden bei den Versuchen Bouillonkulturen gewählt.

Nach einem guten geschichtlichen Ueberblick über die bisherigen Immunisirungsversuche teilt Verf. die seinigen mit Bouillonkulturen und Pneumotoxin mit. Die 24 Stunden alte Bouillonkultur
wurde vor dem Gebrauch 2 Stunden auf 60° erwärmt. Im Widerspruch mit KLEMPERER konnte Verf. auf diese Weise mit intravenöser Injection keine Immunität erzielen; dagegen gelang die Im-

munisirung mit filtrirten nicht erwärmten Kulturen und intravenöser Injection.

Bei subcutaner Application der erwärmten Bouillonkultur, 25 bis 45 ccm im Ganzen, gingen von 8 Kaninchen 3 bei der Immunisirung, eines nach der ersten Probeimpfung ein, vier wurden immun, aber alle hatten durch die Behandlung Abscesse bekommen.

Das Pneumotoxin erhielt Verf. durch Fällung der filtrirten virulenten Kulturen mittelst Alcohol, von 4 damit behandelten Tieren wurden 2 immun, 3 starben.

Mit dem Blutserum solcher Kaninchen, die 3 ccm virulenter Bouillonkultur subcutan vertrugen, stellte Verf. Heilversuche an; er verwendete 5—10 ccm Serum; von 10 Kaninchen wurde nur eines geheilt und dieses erhielt durch die Impfung einen Abscess am Bauch, der vernarbte; das Heilserum war 17 Stunden nach der Impfung eingespritzt worden. Für die Praxis kann somit an eine Heilung der Pneumonie durch Heilserum noch nicht gedacht werden.

Bezüglich der Immunisirung erhielt B.-F. sehr gute Resultate auf folgende Weise. Mit Pneumokokken inficirte Tiere wurden kurz vor dem Tod entblutet und das Blut ca. 1 Stunde lang auf 56—58° erwärmt. 5—10 ccm solchen Blutes genügen bei intravenöser oder subcutaner Application ein Tier zu immunisiren; die Immunität ist nach etwa 14 Tagen vorhanden und hält sehr lange an.

Eine Heilung konnte Verf. weder mit solchem Blut, noch mit Sicherheit mit dem Serum auf diese Weise immunisirter Kaninchen erzielen   Scheurlen.

L. G. Guthrie, On some fatal after-effects of chloroform on children. The Lancet 1894, No. 3674.

Bei Kindern, welche zur Ausführung chirurgischer Eingriffe chloroformirt wurden, stellt sich nicht selten, wenn sie aus der Narkose erwachen, Erbrechen ein; andere Kinder schreien unaufhörlich, auch ohne dass sie durch Schmerzen dazu veranlasst sind. Diese Erscheinungen gehen in der Regel nach kürzerer oder etwas längerer Zeit vorüber, ohne weitere Folgen zu hinterlassen. In seltenen Ausnahmefällen, deren Verf. 10 aus eigener Beobachtung mitteilt, sind sie der Anfang eines schweren und dann fast immer tötlich endenden Zustandes. Der Verlauf dieser Fälle ist folgender: Gleich nach der Operation, häufiger aber erst einige Stunden später stellt sich Erbrechen ein. Die Kinder werden unruhig, beginnen zu deliriren, stofsen fortwährend Schreie aus; ihr Benehmen macht ganz den Eindruck eines Maniakalischen. Das Gesicht ist gerötet, seltener blass, die Augen trocken, die Pupillen erweitert. Nach einiger Zeit grösster Unruhe werden die Kinder apathisch, bisweilen kehrt auch während der Remission das Bewusstsein vorübergehend wieder. Dann folgen wieder wilde Delirien und so geht es fort, bis nach einer Zahl von Stunden oder auch Tagen die Kinder erliegen. Von den 10 Patienten des Verf.'s ist nur 1 genesen, heftiges und anhaltendes Erbrechen ist in all' diesen Fällen vorhanden. Das Erbrochene enthält kein Blut, aber immer Galle. Die Temperatur ist meist subnormal, seltener erhöht. Der Tod erfolgt unter Erscheinungen zunehmenden Collapses. Dem Shock, der Carbol-, Jodoform- und anderen Vergiftungen schreibt Verf., — wie er bei der Analyse seiner Fälle ausführt — keinen wesentlichen Anteil an dem Tode dieser Kranken zu. Ebensowenig war die Todesursache in den von ihm beobachteten Fällen in anderen schon vor der Operation vorhandenen Leiden (Herzfehlern etc.) zu suchen. — Bei 3 Fällen, welche Verf. seciren konnte, fand er Fettinfiltration der Leber. Verf. glaubt, dass die länger dauernde Einwirkung des Chloroforms diese Veränderung der Leber verschuldet habe, oder aber, dass die Fettinfiltration in Fällen, in denen sie schon vor der Operation bestand, durch die Narkose verschlimmert worden sei. Verf. stellt nun zur Erklärung der Erscheinungen folgende Hypothese auf. Es gehört zu den physiologischen Aufgaben der Leber, die im Körper gebildeten Toxine für letzteren durch Ausscheidung oder chemische Umwandlung unschädlich zu machen. Dieser Aufgabe kann die hochgradig mit Fett infiltrirte Leber nicht genügen, und so entsteht infolge von Selbstvergiftung der oben beschriebene Symptomencomplex. Verf. räth deshalb, Kinder, welche Fettlebern haben, nicht zu chloroformiren. Dieser Zustand der Leber ist nun allerdings durch die klinische Untersuchung derselben nicht mit Sicherheit zu erkennen; er ist aber nach der Ansicht von POEHL, welcher Verf. sich anschliefst, da zu erwarten, wo eine Zunahme der Alkaloide im Harne nachweisbar ist. Auf diese ist daher zu achten.   Stadthagen.

A. Lutz, Ueber den methodischen Salolgebrauch bei Phthisis florida und bei gelbem Fieber. Fortschritte d. Med. 1893, No. 23.

Verf. empfiehlt bei acuter Lungentuberkulose die methodische Darreichung gröfserer Saloldosen (pro dosi $1\frac{1}{2}$—2 g, pro die meist 6—8 g); falls keine besonderen Contraïndication (z. B. eine schwere Nierenerkrankung) vorliegt, haben diese — zum Theil an Schwerkranke — dargereichten grofsen Mengen nichts Bedenkliches, wenn nur zu Anfang etwas vorsichtig vorgegangen wird. Unter dem viele Monate lang fortgesetzten Gebrauch des Mittels hob sich häufig der Ernährungszustand in auffälliger Weise. Gegenüber anderen, bei der Phthisisbehandlung empfohlenen Mitteln war der Effekt des Salols gerade bei der Phtisis florida am eklatantesten: gradatim nehmen Fieber und Nachtschweifse ab und schwinden gänzlich innerhalb weniger Tage bis zu 2 Wochen; der Bacillengehalt des Sputums zeigt zwar keine auffallende Veränderung, aber die Menge der Sputa nimmt auffallend ab, dementsprechend auch

der Husten. Verf. nimmt an, dass durch das Salol der Zerfall des
tuberoulösen Gewebes entschieden beschränkt wird, und zwar wahrscheinlich nicht infolge einer antituberkulösen Wirkung des Mittels,
sondern vielleicht dadurch, dass aus einer schnell und schwer verlaufenden Mischinfection eine leichter und langsamer verlaufende
reine Tuberkulose gemacht wird.   - Perl.

S. W. Mitchell, Post hemiplegic pain; pre-hemiplegic pain; post-
hemiplegic joint-disease; post-hemiplegic nodes. Med. News 1893,
April 22.

Nach M. lassen sich unter den Fällen von Hemiplegien mit
vorausgehenden und folgenden Schmerzen und Gelenkaffectionen an
der gelähmten Seite 3 Gruppen unterscheiden. I. Beginn mit einseitigen Muskelschmerzen, dann Schmerzhaftigkeit der Gelenke bei
leichter Schwellung, dann derartige wiederholte Attaquen, bis eine
Lähmung auf der schmerzvollen Seite eintritt; es folgen dann chronische einseitige Gelenksentzündungen progressiver Natur. II. In
der zweiten Gruppe gehen leichte Muskelschmerzen 1—2 Jahre der
Lähmung derselben Seite voraus; dann tritt die Lähmung ein und
ihr folgen chronische Gelenkaffectionen. III. In der 3. Gruppe
gehen 24—48 Stunden vor der Lähmung heftige Muskelschmerzen
auf der gelähmten Seite voraus. — Beispiele werden zu diesen
Gruppen angeführt. In einem Falle traten die Gelenkaffectionen
schon 4—5 Tage nach der Lähmung auf. — Meist fehlen in diesen Fällen Rheumatismus, Gicht oder Herzaffectionen. Ob immer
die supponirten secundär beteiligten Rückenmarkscentren für die
hemiplegischen Schmerzen und Gelenksaffectionen verantwortlich zu
machen seien, bleibt zweifelhaft; es hat mehr den Anschein, als ob
die corticalen Hirncentren und Bahnen selbst Ursache dieser Complicationen seien. — Ein anderes Symptom, das häufig allein auf
der gelähmten Seite auftritt, sind die periostalen Nodi (Knötchen)
an den Insertionsstellen der Muskeln, die sich häufig bei den posthemiplegischen Gelenksaffectionen finden.   S. Kalischer.

1) F. **Peterson,** The Relation of Syphilis to general paresis. Med.
Record 1893, 9. Dec.
2) N. **Muchin,** Zur Frage über den Zusammenhang zwischen der
tabischen Artrhopathie und der Syphilis. Deutsche Zeitschr. f. Nervenheilk. V. p. 255.

1) P. stellt die bisherigen Publicationen über den Zusammenhang
zwischen Lues u. Dementia paralytica zusammen und findet, dass in
60 bis 70 pCt. der Fälle anamnestisch Syphilis vorausgegangen ist.
Doch ist nicht zu übersehen, dass in $\frac{1}{3}$—$\frac{1}{4}$ der Fälle keine Lues

vorhanden gewesen ist. Syphilis ist 7—10 Mal häufiger bei der
Paralyse als bei anderen Psychosen vorausgegangen; sie ist ein
häufiger, aber kein constanter Factor in der Aetiologie der Paralyse.
Die Paralyse ist nicht eine specifische luetische Erkrankung,
sondern eine Degenerationsform, die auch durch das syphilitische
Gift verursacht werden kann, indem dieses den Organismus, das
Blut, die Organe für die Einwirkung anderer schädlicher Elemente
(wie Alcohol, Excesse in venere, Ueberanstrengung, psychische Erregung, hereditäre Einflüsse) geeignet macht resp. vorbereitet.

S. Kalischer.

2) Nach einer zusammenfassenden Besprechung der klinischen
Erscheinungen, der pathologischen Anatomie und der Pathogenese
der Arthropathia tabidorum, wobei die verschiedenen Theorien besprochen werden, geht der Verf. zur Mitteilung zweier Beobachtungen aus der KOWALEWSKY'schen Poliklinik über. Der eine betrifft einen typischen Fall von syphilitischer Spinalparalyse (ERB),
die zahlreichen ulcerösen Eruptionen an der Haut des Unterschenkels, die Knochenerkrankungen daselbst und der günstige Einfluss
der specifischen Kuren auf diese Erscheinungen und auf das gleichzeitig erkrankte Sprunggelenk sprechen eigentlich ohne weiteres für
die syphilitische Natur der Gelenkaffection, wenn die letztere auch
einige Aehnlichkeiten mit der Arthropath. tabid. aufweist. Der 2.
Fall war ein Tabiker mit einer Arthropathie im Fufsgelenk, aber
auch diese ging auf eine specifische Kur hin zurück, während die
sonstigen klassischen Zeichen der Tabes bestehen blieben. Der
Verf. schliefst deshalb, dass die Syphilis der Gelenke sich von der
CHARCOT'schen Arthropathia tabid. nicht zu unterscheiden brauche.
Bei der letzteren besteht wohl zweifellos ein Zusammenhang mit der
Innervationsstörung der Gelenke. Es kommen aber Gelenkleiden
vor, die einen gemischten Ursprung haben, wobei die Störungen
der Innervation lediglich prädisponirend wirken und äusseren Schäd-
lichkeiten (Traumen, Erkältungen) und inneren Noxen (Syphilis,
Arthritismus) gegenüber einen günstigen Boden für eine deletäre
Einwirkung abgeben.

M. Brasch.

Th. Spietschka, Ueber sogenannte Nerven-Naevi. (Aus der Klinik
des Prof. F. J. PICK in Prag). Archiv f. Dermatol. u. Syph. XXVII,
S. 27.

Verf. berichtet über 3 Fälle von sogen. Nerven - Naevus. In
dem ersten derselben handelte es sich um pigmentirte warzen- und
papillenartige Bildungen, welche in Gürtelform die linke Hälfte des
Thorax umgebend und sich auf den Arm erstreckend dem Verlaufe
des 2. u. 3. Intercostalnerven und des (mit dem ersteren auch anatomisch in Verbindung stehenden) N. cutaneus brachii int. folgten.
— Der 2. Fall stellte ebenfalls einen Naevus verruco-papillomatosus
pigmentosus dar, der sich an das Verbreitungsgebiet verschiedener

Spinalnerven, vom 4. Cervicalis bis zum 1. Lumbalis, hielt und, obwohl er beide Körperhälften einnahm, doch die Halbseitigkeit der Affection insofern deutlich ausgesprochen zeigte, als die rechte Seite viel stärker befallen war, als die linke und sich auf ihr Bezirke in scharf halbseitiger Begrenzung ergriffen befanden, welche links frei waren. — Bei dem dritten Patienten endlich bestanden zahllose ephelidenartige Pigmentflecke an der linken unteren Hälfte des Stammes und am linken Oberschenkel auf einem ziemlich gut abgegrenzten Gebiete im Bereiche des letzten Intercostal- und der beiden ersten Lumbalnerven. — Die Verteilung der Affection im Verbreitungsgebiete der Hautnerven und die zosterartige Gruppirung der Gebilde in den beiden ersten Fällen deuteten mit grofser Wahrscheinlichkeit auf ihren nervösen Ursprung.   H. Müller.

St. Bondzynski u. L. Zoja, Ueber die Oxydation der Eiweifsstoffe mit Kaliumpermanganat. Zeitschr. f. physiol. Chem. XIX. S. 225.

Verff. haben aus Ammonsulfat ausgeschiedene Krystalle von Eiereiweifs mit Kalipermanganatlösung nach Maly's Vorgang oxydirt und haben aus diesem sauren Körper (Oxyprotsulfonsäure) gewonnen, die ihrer Elementarzusammensetzung nach mit dem von Maly aus rohem Eiereiweifs erhaltenen fast vollständig übereinstimmten. Bei der Oxydation von Pferdebluthämoglobin mit Kaliumpermanganat wurden durch fractionirte Ausfällung saurer reagirende Körper erhalten, deren N-Gehalt gute Uebereinstimmung zeigte (15.91 bis 16 49 pCt. N), während der C-Gehalt etwas differirte (51.72 bis 52 66 pCt. C) und zwar nahm von den ersten bis zu den letzten Fraktionen der C-Gehalt allmälig ab. In diesen Fraktionen verhält sich im Mittel N : C = 1 : 3.25, dagegen im Hämoglobin wie 1 : 3 08; daraus läfst sich nicht auf eine C-Abspaltung bei der Oxydation schliefsen. — Bei der Oxydation von reinem Casein mit Kaliumpermanganat schieden sich bei fraktionirter Fällung Stoffe aus, deren C-Gehalt zwischen 49.1 und 52.1, deren N-Gehalt zwischen 14.6 und 14.99 pCt. schwankte; dabei war aber N : C unverändert, wie im Casein geblieben. Der S-Gehalt in diesen Fraktionen war geringer als im Casein, dagegen der P-Gehalt nur wenig geringer, was für die feste Bindung des Phosphors im Casein spricht.   J. Munk.

M. Cremer, Zur Kenntniss des Säureabbaues des Glykogens. Zeitschr. f. Biol. XXXI. S. 181.

Gleichwie Kölz u. Vogel (Cbl. 1893, S. 817) bei Behandlung von Glycogen mit Fermenten unter den Inversionsprodukten Isomaltose entdeckt haben, hat Verf. beim halbstündigen Digeriren von Glycogen mit der fünffachen Menge 0.2 proc. Oxalsäurelösung, bei 3 Atmosphären nach einem Vorschlage von Lintner, Isomaltose, zu etwa 10 pCt. des verwendeten Glycogens, neben Glucose gewonnen. Da Maltose nicht nachweisbar ist, scheint in allen Fällen, in welchen durch Fermente aus Glycogen (oder Stärkemehl) Maltose entsteht, dies durch Umlagerung primär gebildeter Isomaltose zu geschehen.   J. Munk.

Ch. N. David, A report on 23 cases of ingrowing toe-nail operated upon by the method of Anger. With four illustrations. New-York med. Rec. 1893, p. 289.

Der nach der — unter localer Cocain-Anästhesie unternommenen — Excision des eingewachsenen Nagelstückes sammt Matrix zurückbleibende seitliche Lappen wurde durch

Naht vereinigt, auch nahm D. niemals, wie es ASOMA vielfach thut, ein Stück Knochenlamelle von der letzten Phalanx ab. Selbst wenn keine Heilung per prim. erfolgt, ist die Cur erheblich abgekürzt und brauchen die Pat., welche über dem antiseptischen Verband einen weiten Pantoffel oder Gummischuh tragen von anfang an nicht das Bett zu büten. Die völlige Heilung ohne Recidiv konnte bei den meisten Fällen noch geraume Zeit nach der Operation dargethan werden; nur 1 Patient entzog sich nach einigen Zwischenfällen vor ganz beendeter Heilung der Beobachtung.

P. Güterbock.

Van Doesburgh, Bijdrage tot de casuistiek van lymphorrhagie. Weekbl. van het Nederl. Tijdschr. voor Geneesk 1894, I. No. 9.

Bei einem 34jährigen Manne war nach einem Sturz von einem Gerüst auf die Vorderarme ausser Steifheit, Schwellung und Schmerzen bei Berührung in der Mitte der einen Handfläche eine etwa 2 ctm im Durchmesser haltende Blase entstanden. Unter Verband mit Watte und Schiene stellte sich unerträgliches Jucken u. Schmerz ein; der Verband selbst war von Flüssigkeit durchdrungen, die aus einer die gesammte innere Fläche der Hand einnehmenden Blase sickerte. Nach Eröffnung dieser letzteren neuer Verband, welcher wiederum durchfeuchtet wurde, da beständig Flüssigkeit aus der bis bis über die Grundglieder der Finger vergröfserten Blase hervorrann. Nach Entfernung der Haut Borsalbenverband, unter welchem die Absonderung bald abnahm, und nach kurzer Zeit Genesung eintrat.

George Meyer.

A. Tepljaschin, Zur Kenntniss der histologischen Veränderungen der Netzhaut nach experimentellen Verwundungen. Arch. f. Augenheilkunde XXVIII. S. 354.

Auf Grund zahlreicher Experimente und folgender histologischen Untersuchungen kommt Verf. zu dem Schlusse, dass jede Verwundung der Netzhaut, gleichviel, ob sie von einer Störung der Integrität der Chorioidea und der Sciera begleitet wird oder nicht, für eine sehr ernste Augenverletzung betrachtet werden muls; bei Verwundungen der Netzhaut wird der mechanisch zerstörte Teil derselben nicht nur nicht regenerirt, sondern es tritt in gröfserer oder kleinerer Ausdehnung um die Verletzungsstelle herum eine Atrophie ihrer Seh- und Nervenelemente ein. Aber die in der Netzhaut nach Verwundungen entstehenden Veränderungen beschränken sich nicht allein darauf, es findet ausserdem unter dem Einflusse der Anschwellung der Netzhaut, die sich auf einem mehr oder weniger grofsen Bezirk um die Verwundungstelle herum ausbreitet, in diesem Gebiete eine Verminderung der Anzahl der Nervenelemente in der Ganglienzellen- und in der Körnerschicht statt, auch verliert derjenige Teil der Netzhaut, welcher in der Richtung zur Peripherie von der Verwundungstelle liegt, seine specifische Funktion. Somit ist die Behauptung, dass bei penetrirenden Bulbuswunden eine Heilung ohne alle Folgen, cum restitutione ad integrum, stattfinde, eine irrige.

Horstmann.

Hopmann, Ozaena genuina. Münchner med. Wochenschr. 1894, No. 3.

Die Arbeit besteht hauptsächlich in einer Verteidigung der Ansicht Verf., dass bei reiner Ozaenna das Septum von vorn nach hinten in der Regel erheblich kürzer als normal ist. Auch besteht Verf. mit Recht darauf, die genuine Ozaena als eine besondere Art von stinkender Naseneiterung anzusehen.

W. Lublinski.

Chiari, Ueber die Operation der adenoideo Vegetationen. Wiener klin. Wochenschr. 1894, No. 23.

Verf. tritt auch in dieser Arbeit für seine Therapie ein, die fast immer in der Abtragung mit der durch die Nase eingeführten kalten Stahldrahtschlinge besteht.

W. Lublinski.

J. Mannaberg, Accentuation of the pulmonary second sound in perityphlitis. The practitioner 1894, April.

Verf. macht darauf aufmerksam, dass bei der Perityphlitis eine Verstärkung des 2. Pulmonaltones ein sehr häufig vorkommendes Symptom ist. Eine Erklärung für diese Erscheinung zu geben ist er nicht im Stande.   Perl.

P. Jacob, Ueber artificielle Hyper-Leucocytose. S.-A. a. d. Arch. f. Physiol. 1893.

Verf. berichtet über eine Anzahl Tierversuche, bei denen es sich darum handelte, durch Injectionen verschiedener Drüsenextracte eine Hyperleukocytose herbeizuführen Zur Verwendung kamen Niere, Pancreas, Leber, Schilddrüse, Milz, Thymus und Knochenmark; die Extracte wurden in bekannter Weise hergestellt. Als Versuchstiere dienten ausschliefslich Kaninchen, die den Vorteil bieten, dass die Anzahl der Leuko-cyten bei ihnen periodischen Schwankungen nicht unterworfen ist. Die Resultate waren kurz folgende: Durch Injectionen von Milz-, Thymus- und Knochenmarkextract wurde eine Hyperleukocytose hervorgerufen, während bei Injectionen der übrigen oben genannten Extracte dieselbe ausblieb. Bemerkenswert ist, dass nach Injection von Milzextract zunächst eine Verringerung der Leukocytenzahl, eine „Hypoleukocytose" zu beobachten war. Das Blut wurde hiebei stets der Ohrvene entnommen. Um jedoch den von Schulz erhobenen Einwand, dass es sich bei diesen Zuständen nicht sowohl um eine wirkliche Vermehrung der Leukocyten, als vielmehr um eine andere Ver-teilung im Gefäfssystem handle, zu entkräften, erstreckte Verf. späterhin seine Unter-suchungen auch auf die verschiedensten peripheren und centralen Gefäfse. Hierbei zeigte es sich, dass auch schon unter normalen Verhältnissen in den peripheren Ge-fäfsen die Anzahl der Leukocyten gröfser ist, als in den centralen; bei den injicirten Tieren, die eine beträchtliche Zunahme der Leukocyten im Ohrvenenblut zeigten, fand sich eine, wenn auch geringere Zunahme auch in den centralen Gefäfsen. Verf. neigt zu der Annahme, dass in der Milz, der Thymusdrüse und im Knochenmark chemische Substanzen vorhanden sind, welche die Erscheinung der Hyperleukocytose bewerk-stelligen.   K. Kronthal.

V. Idzinski, Acute Muskelatrophie der Schulter nach Trauma des Schädels. Wiener med. Presse 1893, No. 52.

Ein 21jähriger Soldat erlitt eine Schädelverletzung, welche normal und schnell heilte. Der Kranke fühlte aber bald darauf Stechen und Schwäche in der linken Schulter, und wurde deshalb als dienstuntauglich abermals in's Krankenhaus gesandt. Dort constatirte man die 8 cm lange Narbe auf dem rechten Scheitelbein, sie ist ver-schieblich, nicht schmerzhaft, der Knochen erscheint intakt. Die Untersuchung des Nervensystems ergab nichts abnormes, nur an der linken Schulter sind atrophisch Mm. deltoid., brach. int., supraspin., infraspin., die sonstigen Arm- und Handmuskeln sind gesund. Die Bewegungen der Extremität sind jenen Atrophieen entsprechend be-schränkt, die Sensibilität in allen Qualitäten und die Reflexe sind normal. Die elek-trische Prüfung, wie sie im Original wiedergegeben, kann keinen Anspruch auf Voll-ständigkeit machen.

Der Verf. bringt die Atrophie mit dem Trauma in Zusammenhang und hält sie für eine seltene cerebrale Atrophie. Der Process selbst soll nur in molecularen Ver-änderungen der corticalen motorischen Region bestehen, wenigstens fehlten alle anderen Zeichen einer gröberen Rindenläsion.   M. Brasch.

H. Hochhaus, Ueber combinirte Systemerkrankung des Rückenmarks. (Aus der med. Klinik zu Kiel.) Deutsche Zeitschr. f. Nervenheilk. IV. p. 469.

Bei einer 47jährigen Frau stellten sich im Laufe 2er Jahre zunehmende Schwäche und Mattigkeit in den Beinen ein, dann auch in den Armen. In der Klinik zeigte sich folgendes: Gehirnnerven frei, Motilität in Armen und Beinen herabgesetzt (am stärksten befallen und auch atrophisch ist das rechte Bein, welches auch Contracturen zeigt), verstärkte Patellarreflexe, kein Clonus, Kriebeln in den Fingern, Sensibilität in allen Qualitäten herabgesetzt, keine electrischen Störungen; allmälige Verschlechterung, Incontinenz, ziehende Schmerzen in den Beinen, Decubitus, Tod.

Die mikroskopische Untersuchung ergab eine symmetrische Erkrankung der PyB. der KISB u. der HS in grofser Längsausdehnung, vom untersten Lendenmark bis über die Decussatio pyr. die PyB waren im Lendenmark, die HS im Cervicalmark befallen.

M. Brasch.

H. D. Olshausen, Argyrie nach äusserlicher Behandlung mit Höllensteinlösung. (Aus der chir. Abth. des Prof. Dr. KÖHLER). Deutsche med. Wochenschr. 1893. No. 47.

Bei der 48jährigen Patientin waren ausgedehnte Verbrennungen an den Armen und auf dem Rücken mit einer $^1/_{10}$ proc. Höllensteinlösung behandelt worden. Gleich anfangs hatte sich eine schwere Stomatitis eingestellt, bei welcher Streptococcen nachzuweisen waren. Dieselbe recidivirte nach mehreren Wochen, während deren die Anwendung der Höllensteinlösung fortgesetzt worden war, es zeigten sich argyrotische Verfärbungen an der Mund- und Lippenschleimhaut, sowie in einzelnen Lacunen der Tonsillen und die Pat. ging unter schweren Durchfällen und Convulsionen zu Grunde. Bei der Section fanden sich noch blauschwärzliche Flecke im Douglas'schen Raume und auf der hinteren Pharynxwand, das ganze Colon war (hauptsächlich allerdings durch Schwefeleisen) dunkel verfärbt. Die chemische Untersuchung von Stücken des Colon, sowie die mikroskopische Untersuchung der Lippenschleimhaut stellten ausser Zweifel, dass es sich um Argyrosis handelte. Im Munde war Argent. nitr. niemals angewendet worden. Verfärbungen an Haut und Nägeln fehlten. — Das Zustandekommen der Intoxication dürfte nach des Verf.'s Ansicht wesentlich dadurch begünstigt worden sein, dass die Pat. durch die schwere Stomatitis sehr heruntergekommen war.

H. Möller.

L. Leistikow, Zur Therapie der Neurosyphilide. Monatsheft f. pract. Dermat. XVIII. No 4.

Unter dem Namen der „Neurosyphilide" fasst L. nach UNNA (Cbl. 1890 S. 184) die bisher als Roseola tarda, Roseola circinata, Leucoderma, Pigmentsyphilis bezeichneten Erscheinungen zusammen, welche ihre mit den circulatorischen Fischenelementen der Haut übereinstimmenden Formen, den Mangel eines Infiltrates, grofse Stabilität und Chronicität gemeinsam haben. Sie pflegen auf die gewöhnlichen antiluetischen Curen nicht zu reagiren, dagegen sah L. sie verhältnissmäfsig rasch unter der Anwendung reducirender Mittel schwinden; bei circumscriptem Auftreten erwiesen sich Chrysarobinpflastermull oder Pyrogallol in 20proc. spirituös-ätherischer Lösung, bei allgemeiner Ausbreitung Chrysarobin in 5proc, oder Pyrogallol in 10proc. Salben besonders wirksam.

H. Müller.

A. W. Colohan, A successful case of Porro-Operation. Dublin med. Journ. 1893. Nov.

An einer Zwergin von 39 Zoll Höhe, deren Abbildung beigefügt ist, führte C. die Porrooperation mit günstigem Erfolge für Mutter und Kind aus. Dabei macht er auf die interessante Thatsache aufmerksam, dass in Irland zum ersten Male nach

Ferro erst 1891 operirt wurde und dass sein Fall die dritte derartige Operation darstellt. — C. entschloss sich zu dieser Art des Kaiserschnitts vor allem, weil er sie für leichter und rascher ausführbar hält als den Kaiserschnitt mit Uterusnaht, ferner aber auch aus dem nahegelegenen Grunde, die Möglichkeit weiterer Conception auszuschliefsen.

Die Operation ist in allen Einzelheiten beschrieben.   A. Martin.

O. v. Weiss, Ueber Placenta membranacea und ihre Beziehungen zur Placenta praevia. Wiener klin. Wochenschr. 1893, No. 51.

Verf. berichtet über einen Fall, bei dem nach der Geburt eines 6 monatlichen Knaben eine ausgesprochene Placenta membranacea gefunden hat. Die manuelle Lösung der Placenta bereitete ausserordentliche Schwierigkeit. Die ganze Oberfläche des Eisackes safs fest an der Uterusinnenfläche und musste vollständig aus ihren Verbindungen mit der Decidua gelöst werden. Der ausgelöste complete Eisack war allseitig bedeckt mit Büscheln ganz normal und frisch aussehender vielfach verzweigter Zotten; nur der unterste Eipol war zottenfrei. Die mikroskopische Untersuchung der starken Zottenbüschel ergab Chorionzotten. — Im Anschluss hieran erwähnt Verf. das häufige Zusammentreffen von grofser Flächenausdehnung der Placentaanlage und Placenta praevia und teilt davon 5 Fälle mit. Diese Fälle stellten gleichsam Uebergangsstufen von den normalen Placentarverhältnissen zur ausgesprochenen Plac. membranacea dar. Er schliefst aus diesen 5 Fällen, dass zum Zustandekommen der Plac. praevia durchaus nicht unbedingt eine primäre tiefe Insertion erforderlich ist, sondern dass die normal-inserirte Plac. abnorm bis in's Uterinsegment hineinwachsen kann und dann den Befund einer Placenta praevia lateralis bieten kann.

     A. Martin.

K. Pandi, Ueber die Veränderungen des Centralnervensystems nach chronischer Vergiftung mit Brom, Cocain, Nikotin und Antipyrin. Ungar. Arch. f. Med. 1894, S. 257.

P.'s Versuche sind die Fortsetzung der ganz gleichartigen, kürzlich von uns widergegebenen Schaffer's. P. fand nach Brom eine fleckenweise mehr vorgeschrittene Veränderung des ganzen Nervensystems. Das Chromatin der Zellen löst sich in Körnchen auf, mitunter bildet es vieleckige Stücke mit glänzender Oberfläche und sehr tiefer Tinction, endlich dann auch sklerotische Atrophie mit tiefgefärbtem Protoplasma und ebensolchem Kern. Sehr characteristisch ist das blasse Kernkörperchen bei Carminfärbung; auch Erweichungsheerde kommen vor. Beim Cocain degeneriren sowohl Zellen, als Fasern; das Chromatin zerfällt, die Zellen erblassen und schwellen, Kern und Kernkörperchen sind geschrumpft; auch hämosklerotische Atrophie entstehen. Einzelne Nervenfasern sind schmutzig, dunkel gefärbt, der Achsencylinder atrophisch oder unregelmäfsig geschwollen. Für das Nicotin ist charakteristisch die intensive Färbung des Zellkörpers und dessen sklerotische Veränderung; in den Hintersträngen tritt eine Systemdegeneration ein. Bei Antipyrin endlich sind dieselben hochgradig geschwollen, ihr Körper diffus gefärbt, das Chromatin zerfällt staubartig, die Axencylinder hypertrophiren neben geringfügiger Veränderung der Markscheide.   Fr. Strassmann.

Druckfehler: No. 33, Seite 590, Zeile 8 von oben muss es heifsen: Nach des Ref. Meinung ist das nicht zu verwundern, da „Verfasser" (statt Ref.).

Einsendungen für das Centralblatt werden an die Adresse des Hrn. Prof. Dr. M. Bernhardt (Berlin W Französische Strafse 21) oder an die Verlagshandlung (Berlin NW., 68. Unter den Linden) erbeten.

Verlag von August Hirschwald in Berlin. — Druck von L. Schumacher in Berlin.

Wöchentlich erscheinen
1—2 Bogen; am Schlusse
des Jahrgangs Titel, Na-
men- und Sachregister.

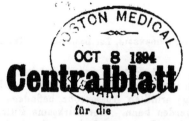

Centralblatt
für die
medicinischen Wissenschaften.

Preis des Jahrgangs
20 Mark; zu beziehen
durch alle Buchhandlun-
gen und Postanstalten.

Unter Mitwirkung von

Prof. Dr. H. Senator und **Prof. Dr. E. Salkowski,**

redigirt von

Prof. Dr. M. Bernhardt

in Berlin.

1894. **22. September.** **No. 38.**

Inhalt: Cohnstein, Heidenhain, Zur Lehre von der Transsudation. — Williams, Zur Histologie des Uterussarkoms. — Sixus, Ueber die Behandlung schwerer Contusionen des Bauches. — Krause, Entfernung des Ganglion Gasseri. — Kniss, Künstliche Erzeugung von Glaucom. — Tizzoni und Cattani, Ueber Immunität gegen Tetanus. — Tschistowitsch, Zur Kenntniss der Osteomalacie. — Friedberg, Albuminurie nach Geburten. — Krontal, Taylor, Joffroy, Putnam, Reinhold, Craig, Ueber Basedow'sche (Graves'sche) Krankheit. — Mendel, Ueber syphilitische Venenentzündung. — Possi, Frank, Kosthes, Behandlung des Uterusprolaps.

Formanek, Einfluss kalter Bäder auf Stickstoff- und Harnsäureausscheidung. — Demoulin, Ueber einen Fall von Blasenhernie. — Praker u. Parkin, Vollständige Unterdrückung der Harnsecretion, Heilung. — Barack, Plastik der Wangenschleimhaut. — Groznow, Zur Kenntniss der Gesichtsfeldverengerung. — Friedling, Saugapparat für die Magenausspülungen. — Cohn u. Neumann, Diplococcen im Keuchhusten Sputum. — Petruschky, Behandlung der Lungentuberculose. — Babes, Ueber die Injection normaler Nervensubstanz. — Pal, Ueber die Hemmungsnerven des Darmes. — Schedtler, Zur Lehre der Sulfonalwirkung. — v. Reisner, Ueber Lepra in Russland. — Carrier, Hautpigmentation im Verlauf der Psoriasis. — Dorante, Fall von Teratom des Ovarium bei einem Kinde.

1) **W. Cohnstein,** Zur Lehre von der Transsudation. du Bois-Raymond's Arch. 1894, S. 179; Virchow's Arch. Bd. 135, S. 514.

2) **R. Heidenhain,** Bemerkungen. zu dem Aufsatz von W. Cohnstein. Pflüger's Arch. Bd. 56, S. 632.

1) Da im Tierkörper die Filtration aus den Capillaren in die mit Flüssigkeit erfüllten Gewebsspalten oder Lymphräume erfolgt, deren Inhalt unter relativ hoher Spannung steht, so hat Cohnstein, entgegen den bisherigen Versuchen, in denen die filtrirende Membran nach aussen von einem Luftraum umgeben war, sodass die Filtration gegen Luft erfolgte, Lösungen krystalloider Substanzen (Kochsalz, Glaubersalz, Salmiak in wechselnder Concentration) oder kolloider Substanzen (Eiereiweifs, Pferdeblutserum) unter kon-

stantem Druck durch Stücke von Harnleitern oder Venen (vom
Pferde) strömen lassen, welche sich in einem mit Flüssigkeit (Wasser
oder Salzlösung) erfüllten Aussenrohr befinden, dessen Druck beliebig variirt werden kann. Der wirksame Filtrationsdruck ist die
Differenz zwischen Innen- und Aussendruck (im Tierkörper entsprechend zwischen intra- und extracapillärem Druck). Zu der
Filtration kommt unter diesen Verhältnissen als zweiter Vorgang
die Diffussion zwischen filtrirender und Aussenflüssigkeit. Werden
nun krystalloide Substanzen gegen Wasser transsudirt, so steigt, je
höher der Aussendruck wird, desto höher die Concentration der
krystalloiden Substanz, wenn die nach aussen transportirte Menge
der letzteren nur auf den Zuwachs der Aussenflüssigkeit an Wasser,
das „Transsudat" berechnet wird, über die der filtrirenden Innen-
flüssigkeit, und zwar um das 2—5fache, in einem Versuch sogar
um das 18fache (die NaCl-Concentration des „Transsudates" wird
hier zu 144 pCt. berechnet). Bei Filtration von Eiweisslösungen
gegen Wasser oder Kochsalzlösung wird das „Transsudat" auch
koncentrirter, doch ist die berechnete Concentrationszunahme, verglichen mit den krystalloiden Substanzen, wesentlich geringer, etwa
um die Hälfte gröfser; in mehreren Versuchen wird sogar die berechnete Concentrationszunahme im Eiweisgehalt des Transsudates
vermisst. Daraus schliefst Verf., dass diese Concentrationszunahme
auch bei der Bildung der Lymphe im Körper zutreffen wird, und
somit der eine Grund fortfällt, der HEIDENHAIN zur Aufstellung der
„vitalen" Theorie der Lymphbildung veranlasst hat: die unmögliche
Gröfse der Lymphbildung, zu der man bei der Ueberschlagsrechnung des Organbedarfes gelangt, wenn man die in die Lymphe
transsudirten Stoffe von der gleichen Concentration, wie im Blutplasma, annimmt.

2) Dem gegenüber hebt HEIDENHAIN hervor, dass COHNSTEIN ein
Moment von entscheidender Bedeutung übersehen habe, nämlich
dass die Concentrationszunahme bei Filtration gegen Aussendruck
auf Kosten der Menge des Transsudates erfolgt, derart, dass, je
höher der Aussendruck, desto gröfser die Zeit wird, die zum Transport einer und derselben Menge krystalloider Substanz erforderlich
ist d. h. die in gleichen Zeiten transportirten Mengen z. B. von
Kochsalz nehmen bei wachsendem Aussendruck ab. Auf den Tierkörper übertragen, würde sich somit nach COHNSTEIN's Versuchen
noch eine geringere Zufuhr an krystalloiden Substanzen zu den
ihrer bedürfenden Organen für die gleichen Zeiten ergeben. Zudem
sei die berechnete Concentrationszunahme des Transsudates nur dadurch so eklatant, dass z. B. 8 proc. NaCl-Lösung gegen Wasser
filtrirt wird, während doch im Tierkörper die Lymphspalten von
einer Flüssigkeit erfüllt sind, deren Salzgehalt demjenigen des Blutplasmas sehr nahe steht. Würde dementsprechend eine 8 procent
NaCl-Lösung gegen eine 7 oder 7 1/2 proc. filtrirt, so wäre zweifellos die berechnete Concentrationszunahme gering ausgefallen. COHN-

STRIN's Versuche gestatten somit keine direkten Schlüsse auf die Vorgänge der Lympbildung im Tierkörper. Wegen vieler bemerkenswerter Einzelheiten vergl. Orig.   J. Munk.

J. W. Williams, Beiträge zur Histologie und Histogenese des Uterus-Sarkoms.
   I. Myoma sarcomatodes uteri,
   II. Sarcoma mucosae uteri et myomata uteri,
   III. Melano-Sarcoma corporis et cervicis uteri,
Zeitschr. f. Heilk. XV. p. 141.

Verf. giebt zunächst unter sorgfältiger Benutzung der vorliegenden Litteratur eine zusammenfassende Darstellung der Uterus-Sarkome, die in Sarkome der Mucosa und des Uterusparenchyms einzuteilen sind. Als besondere Gruppe sind die Sarkome des Cervix auszuscheiden, bei denen neben mehreren anderen Formen vor allem die traubigen Cervix-Sarkome bemerkenswert sind. Als besondere Formen sind auch in der Litteratur beschrieben die Adenosarkome, die Carcinosarkome, deren Vorkommen, wenigstens als Uebergang von Sarkom zu Carcinom, Verf. bezweifelt, ferner Chondro- und Osteo-Sarkome und das Sarkoma deciduo-cellulare. Metastasen der Uterussarkome sind selten.

Während die Sarkome des Endometrium vom interstitiellen Bindegewebe oder von den Wänden der Blutgefäße ausgehen, sollen die cirkumskripten Sarkome des Uterusparenchyms nach der Ansicht vieler Autoren stets sekundär veränderte Uterusmyome sein. Doch ist in neuester Zeit wiederholt der Beweis geführt worden, dass auch vom interstitiellen Bindegewebe und von den Blutgefäßen der Uteruswand cirkumskripte Sarkome ausgehen können. Dagegen liegt in der bisherigen Litteratur kein vollkommen beweisender Fall für den Uebergang von Myom in Sarkom vor. Denn der von v. KAHLDEN als beweisend publicierte Fall zeigt wohl Muskel- und Sarkomzellen neben einander, schließt jedoch die Entstehung der letzteren aus dem interstitiellen Bindegewebe nicht aus.

Verf. berichtet nun in seinem ersten Falle über einen hierher gehörigen Tumor, bei dem an mehreren Stellen der Uebergang von Muskelzellen in Sarkomzellen nachgewiesen werden konnte. Da ein derartiger aus Muskelzellen entstandener Tumor streng genommen nicht zu den Sarkomen gerechnet werden kann, so schlägt Verf. die Bezeichnung „Myoma sarcomatodes" vor, warnt jedoch bereits selbst vor der Verwechslung mit Myo-Sarkom. Jedenfalls kann sowohl durch Wucherung der Bindegewebszellen zwischen den Muskelfasern als auch durch Wucherung der Muskelzellen selbst eine sarkomartige Neubildung im Uterusparenchym entstehen.

Im Gegensatz dazu beschreibt Verf. in seinem zweiten Fall das Hineinwuchern eines Sarkoms der Mucosa in ein Myom, wobei

42*

natürlich Bilder entstehen, die ohne sorgfältige Untersuchung mit denen des ersten Falles verwechselt werden können.

Im dritten Fall endlich handelt es sich um ein Melano-Sarkom am Fundus und Cervix des Uterus mit Freibleiben des übrigen Uterus-Gewebes, vermutlich vom Endometrium ausgegangen. Es ist anscheinend der erste einwandsfreie Fall von Melanosarkom des Uterus.

Endlich schliefst Verf. aus dem Vorkommen von Riesenzellen in allen 3 Fällen, dass dieselben ein häufigerer Befund sein müssen, als es nach den in der Litteratur vorhandenen Angaben scheint.

M. Rothmann.

Sieur, De l'intervention chirurgicale dans les contusions graves de l'abdomen. Arch. gen. 1893, Mai, p. 533 et Juillet p. 43.

Sehr eingehende Arbeit mit statistischen Zusammenstellungen, kurzer Wiedergabe der einschlägigen Casuistik und Litteraturübersicht. Wir können an dieser Stelle nur die Schlussfolgerungen recapituliren: 1) Da die Contusionen des Bauches, welche mit Eingeweideverletzungen complicirt sind, fast immer den Tod zur Folge haben, erfordern sie einen schnellen operativen Eingriff. 2) Die Anamnese und das Ensemble der ersten vom Verletzten gebotenen Erscheinungen vermögen sehr oft die Diagnose zwischen Darmruptur und Milz-Leber-Zerreifsung zu sichern. 3) Der Operationserfolg hängt hauptsächlich von der Beschleunigung der Intervention ab, da die innere Blutung und die Peritonealsepsis die am meisten zu fürchtenden Erscheinungen sind. 4) Wenn die Anfangssymptome in Missverhältniss durch ihre Milde zu der Schwere der Gewalteinwirkung stehen, ist der Verletzte mit absoluter Körperruhe und strenger Diät zu behandeln und hat man beim leisesten Zeichen von Peritonitis einzugreifen. 5) In diesem Falle kann die kleine Explorativ-Incision von Robson angezeigt sein. 6) Besteht eine vollständige Zerreifsung oder eine starke Quetschung des Darms, so ist die Enterorrhaphie mit Drainage die beste Behandlung. 7) Bei Leberzerreifsungen ist die Naht oder die Tamponnade zu Hilfe zu ziehen. 8) Bei der Milzzerreifsung ist die Stärke der Blutung eine derartige, dass man am häufigsten zur Splenectomie gezwungen sein wird.

P. Güterbock.

F. Krause, Aus der chirurg. Abth. des Altonaer Krankenhauses. Entfernung des Ganglion Gasseri und des central davon gelegenen Trigeminus-Stammes. Deutsche med. Wochenschr. 1893, No. 15.

Die in der Ueberschrift näher bezeichnete Operation hat Verf. seit seinem ersten dem Chirurgen-Congress 1892 mitgeteilten Falle noch 2 Mal ausgeführt. Bei der letzten Operation hat Verf. sein Verfahren in einzelnen Punkten abgeändert. Zunächst hat er, da es sich um eine alte gebrechliche Patientin handelte, behufs Ersparung der zweiten Narcose einzeitig operirt. Aus dem gleichen Grunde hat er die zeitraubende osteoplastische Resection des Schädeldaches nicht ausgeführt, sondern dasselbe im Bereich des Weichteillappens, nachdem er es angebohrt, mittelst der Luer'schen Zange völlig entfernt. Auch das Abheben des Gehirns mit dem geschlossenen Dura-Sack hat Verf. nicht langsam, sondern ziemlich schnell bewerkstelligt und dabei die Blutung geringer als beim langsameren Ablösen gefunden. Hierauf wurde der Stamm der A. mening. med. doppelt unterbunden und mit dem Elevatorium der 3. und dann der 2. Ast des Nerven sowohl vom For. oval. und rotund als auch von der Dura weiter frei präparirt bezw. diese vom unterliegenden Knochen abgehoben. Im Gegensatz zu seiner früheren Anschauung fand Verf. auf Grund von Leichenversuchen, dass die Dura sich nicht nur vom vorderen convexen Rand des Ganglion Gasseri, sondern teilweise auch von dessen oberen Abschnitt ablösen lässt, wofern man nur einzelne dünne, besonders feste Bindegewebszüge mit der Scheerenspitze vorsichtig durchtrennt. Den ersten Ast des Trigeminus legt Verf. dagegen absichtlich nur in unmittelbarer Nähe des Ganglion Gasseri frei, da er in der Wand des Sinus cavernosus nach vorn zieht und in seiner unmittelbaren Nähe die Nn. trochlear. und abduc., medianwärts aber den N. oculomotor. hat. Thatsächlich ist es in einem von Frank Hartley operirten ähnlichen Falle zu einer Zerrung der betr. Nerven gekommen, welche sich in vorübergehendem Doppeltsehen, Ptosis und Unbeweglichkeit des betr. Auges äusserte. Verf. hat bei seinen drei Operationen nie ein derartiges Missgeschick erfahren.

Die ganze Dauer der vorstehend modificirten Operation betrug 58 Minuten, bis zur Bloslegung des Ganglion Gasseri wurden nur 12 Minuten gebraucht.　　　　　　　　　　　　　P. Güterbock.

M. Knies, Ueber die vorderen Abflusswege des Auges und die künstliche Erzeugung von Glaucom. Archiv f. Augenheilk. XXVIII. p. 193.

Durch Injectionen von Ferrocyankalium in den Glaskörperraum konnte K. nachweisen, dass das Kammerwasser nicht lediglich von den Ciliarfortsätzen abgesondert wird, sondern zu einem kleinen Teil auch aus dem hinteren Abschnitte des Auges stammt. Der Abfluss aus der vorderen Kammer findet nicht lediglich aus dem fontanischen Raume statt, sondern ein Teil des Kammerwassers dringt auch bei intaktem Endothel der Descemet'schen Membran und nicht erhöhtem Augendruck in die Hornhaut selbst ein und fliesst in der Richtung gegen das subconjunctivale Gewebe hinab; im vorderen Abschnitte des Glaskörpers vorhandene gelöste Stoffe gelangen auch in die Linse, zunächst in die hintere Corticalis derselben.

Ausserdem injicirte K. in den Glaskörper von 13 Hunden
aseptische Entzündungserreger in Form von verdünntem Terpen-
thinöl. Nach etwa 6 Stunden trat ein Glaucomanfall auf und zwar
in der Form des sog. Prodromalanfalles, welcher am nächsten Tage
wieder verschwunden war. K. erklärt sich dieses folgendermassen:
Die ersten sichtbaren Einwirkungen der eingespritzten Entzündungserreger waren Gerinnungsvorgänge. Da Glaskörper und Kammerwasser unter normalen Verhältnissen nicht gerinnen, so muss sich
diesen aus den entsprechenden Gefäßgebieten ein eiweißhaltiges
Transsudat beimischen. Während aus den Gefässen der Netzhaut,
der Ciliarfortsätze letzteres in den Glaskörper, die vordere und
hintere Kammer austritt, wird das Transsudat der Gefässe des Cor-
neoscleralfalzes in die dem Abflusse aus dem Auge dienenden Ge-
webslücken sich ergiessen. Gerinnt es daselbst spontan, so tritt
eine Verlegung der Abflusswege ein und damit der Glaucomanfall.
Wird das Gerinnsel resorbirt, so ist dem Abfluss wieder Luft gemacht und der Glaucomanfall vorüber. Das Glaucom ist als eine
Iridocyclitis aufzufassen, bei welchem die vorderen Abflusswege des
Auges anfänglich vorübergehend, später dauernd verlegt werden,
letzteres durch Verwachsen der Irisperipherie mit der Hornhaut,
was in vorgeschrittenen Stadien nie vermisst wird.   Horstmann.

Tizzoni u. Cattani, Weitere experimentelle Untersuchungen über
die Immunität gegen Tetanus. Berliner klin. Wochenschr. 1893,
No. 49, 50 u. 1894, No. 3.
Der erste Gegenstand der Untersuchung bildete für die in der
Tetanusheilung erfahrenen Forscher die Feststellung des Einflusses,
welchen die zoologischen Unterschiede zwischen dem Tier, welches
das immunisirende Material liefert, und dem, welches es empfängt,
auf die durch das Serum hervorgebrachte Immunität ausüben können. Zunächst verglichen sie das Serum des Pferdes, des Hundes
und des Kaninchens auf die Zeit-Dauer der Immunität. Die immunisirende Kraft der 3 Serumarten war nach der Behring'schen
Methode genau bestimmt worden. Verschiedenen Kaninchen wurden dynamischgleiche Mengen der 3 Arten injicirt und in bestimmten Zeitabschnitten darnach Tetanusgift eingespritzt. 15 Tage nach
der Seruminjection trat bei den mit Pferdeserum immunisirten und
nachher mit Tetanusgift versehenen Kaninchen der Tod ein, bei
den mit Hundeserum behandelten Tieren nur örtliche tetanische
Symptome und bei den mit Kaninchenserum behandelten Kaninchen
war überhaupt kein Krankheitssymptom zu bemerken. Hieraus geht
einmal hervor, dass die durch Serum verliehene Immunität im allgemeinen kurzdauernd ist, dass aber diejenige Immunität, die durch
ein von einem gleichartigen Tier wie das behandelte stammendes
Serum bedingt ist, am längsten dauert. Die Ursache dieses Unterschiedes vermuthen die Verff. nicht in einer Verschiedenheit des

Antitoxins, sondern in den dasselbe begleitenden und bis jetzt nicht
von ihm zu trennenden Substanzen, welche seine Ausscheidung aus
dem Tierkörper verhindern. Damit erklären die Verf. auch die
Beobachtung, dass bei bereits ausgebrochenem Tetanus nach Seruminjection zunächst die Tetanussymptome verschwinden, später aber
wiederkehren, wahrscheinlich weil das mit dem Serum eingespritzte
Antitoxin bereits auszuscheiden begonnen hat; entsprechend den
genannten Verhältnissen trat diese Erscheinung bei Pferdeserum am
häufigsten auf.

Bekanntlich werden die Serumarten mit hohem Immunisirungswert dadurch erzielt, dass den immunisirten Tieren immer gröfsere
Dosen Tetanusgift eingespritzt werden. Die Verff. prüften, ob sich
hierin alle Tiere gleich verhalten; ihre Versuchstiere waren wieder
Pferde, Hunde und Kaninchen. Beim Pferd erreichten sie mit
100 ccm Kultur einen Immunisirungswert von 1 : 25 Millionen, in
einem 2. Fall sogar 100 Millionen; beim Hund mit 300 ccm Tetanusbouillon nur 1 : 1000000, den gleichen Effekt erzielten sie beim
Kaninchen mit 10 ccm Bouillon. Beim Pferd kann man also ein
stärkeres Serum erhalten als wie bei jedem anderen Tier. Es ist
zu betonen, dass ein so hoher Wert wie 100 Millionen bis jetzt
noch nie erreicht wurde; es geht daraus auch weiterhin hervor,
dass das empfänglichste Tier, das Pferd, das beste Serum liefert.

Bezüglich der Heilkraft ihres Serums stellten die Verff. fest,
dass pro Kilo Kaninchen 0.2 ccm desjenigen Serums von der Kraft
1 : 10 Millionen im Stande ist, Kaninchen von einem 24stündigen
Tetanus zu heilen, der die Controlltiere in 4—5 Tagen tötet. Diese
Dosis Heilserum ist 2000 Mal gröfser als die, welche genügt hätte,
24 Stunden vor der Infektion das Tier zu immunisiren. Für einen
Menschen würde die zur Heilung nötige Menge 14 ccm betragen.

Bei Einspritzung gröfserer Mengen von Heilserum erzielten die
Verff. keine wesentlich beschleunigtere Heilung, ebensowenig veränderte sich das Bild bei Anwendung höherwertigen Serums, natürlich in entsprechend geringerer Dosis. Es handelt sich also
hier bestimmt nur um quantitative und nicht um qualitative Verhältnisse.

Auch Fälle von noch weiter vorgeschrittenem Tetanus gelang
den Verff. mit grofsen Dosen 3 ccm des stärksten Serums beim
Kaninchen zu heilen.

Am Schlusse teilen die Verff. einige Versuche über die Reindarstellung der wirksamen Substanz mit; das wichtigste hievon ist,
dass dieselbe aus der Bouillon sich durch die 10fache Menge Alcohol niederschlagen lässt; der getrocknete Niederschlag ist ein
handliches gut dosirbares Präparat.   Scheurlen.

N. Tschistowitsch, Ueber die neue Osteomalacie-Theorie des Hrn.
Dr. Petrone. Morphologische Blutveränderungen bei einer Osteo-
malacie-Kranken. Berl. klin. Wochenschr. 1893, No. 38.

Petrone kam bei seinen Arbeiten über Osteomalacie zu dem
Schlusse, dass es sich um eine Infectionskrankheit handele, die
durch den von Winogradsky entdeckten und beschriebenen Microorganismus der Nitrification bedingt wird; im Harn der osteomalacischen Kranken fand er immer salpetrige Säure. Nach dieser
neuen Theorie ist der Mineralsubstanzverlust der Knochen auf ihre
Ausziehung durch salpetrige Säure, die bei Lebenstätigkeit der Microorganismen der Nitrification sich bildet, zurückzuführen. Dieser
Säuretheorie kann T. auf Grund eingehender Beobachtungen bei
einer osteomalacischen Kranken nicht zustimmen; es handelte sich
um eine 26jährige Frau, die im 4. Monat schwanger war, bei der
dann der Abortus eingeleitet und zwei Monate später die Castration
ausgeführt wurde. Das Blut dieser Patientin wurde in genauester
Weise in bacteriologischer, chemischer und mikroskopischer Hinsicht untersucht. Impfungen in der von Winogradsky für die Microorganismen der Nitrification vorgeschlagenen Flüssigkeit ergaben ein
negatives Resultat, Nitrification wurde in der Flüssigkeit nicht beobachtet; ebenso blieb auch gewöhnliche peptonisirte Bouillon steril.
Microorganismen wurden in den Blutpräparaten nicht gefunden,
auch die Versuche, Microorganismen in den Schnitten der entfernten Ovarien zu finden, blieben erfolglos. Vorhandensein salpetriger
Säure nach der von Petrone angegebenen Reaction wurde allerdings mehrere Male festgestellt, doch bietet diese Reaction, da sie
sich auch im Urin anderer Kranken (z. B. bei Pneumonie, bei Pleura-
exsudaten etc.) findet, nichts specifisches für die Osteomalacie. Dagegen ergab die Zählung der Blutkörperchen, sowie die Bestimmung
des Hämoglobingehaltes interessante Resultate. Während der Gravidität (4 Monat) waren die absoluten Quantitäten der Lymphocyten stark erhöht, die der Mononucleären vermindert, die der
polynucleären neutrophilen annähernd gleich den Zahlen normaler
Schwangerer; die Zahl der eosinophilen Zellen bot erhebliche
Schwankungen dar, indem sie manchmal eine bedeutende Höhe erreichte. Nach dem Abort blieb die Gesammtzahl der Leucocyten
unverändert, die Lymphocyten und mononucleären nahmen zu, die
Polynucleären und Eosinophilen ab. Nach der Castration trat vorübergehend eine geringe Leucocytose auf, dann kehrte das Blut zum
früheren Typus zurück: hohe Zahl der Lymphocyten, geringe der
Mononucleären, annähernd normale der Polynucleären, schwankende
der Eosinophilen. Besondere Formen von Leucocyten waren nicht
zu bemerken. Auch die roten Blutkörperchen boten der Form
nach keine Abnormitäten dar; die Menge sank nach dem Abort
auf 3.1 Millionen, stieg nach der Castratation auf 6.8 Millionen
und sank dann unter Schwankungen bis wenig unter die normale
Zahl. Die Menge des Hämoglobins entsprach im Allgemeinen der
Zahl der roten Blutkörperchen. Verf. kommt auf Grund dieser

Untersuchungen zu dem Schlusse, dass ausser den Formen von
Osteomalacie, die sich durch das Vorkommen von Knochenmarkele-
menten im Blute auszeichnen, noch eine andere Form oder eine
gewisse Periode dieser Krankheit existirt, die mit Vorwiegen der
Lymphocyten und Verminderung der Zahl der mononucleären Leucocyten verläuft. **K. Kronthal.**

W. Friedeberg, Ueber Albuminurie im Anschluss an den Geburtsakt. Berl. klin. Wochenschr. 1894, No. 4.

Im Verfolg von Beobachtungen AUFRECHT's hat Verf. an 130
Wöchnerinnen Untersuchungen über das Auftreten von Albuminurie im Anschluss an den Geburtsakt angestellt. Mit AUFRECHT ist
er der Ansicht, dass dieselbe als eine Folge der Wehenthätigkeit
angesehen werden muss; die Arbeit der Bauchpresse und die damit
verbundene exspiratorische Arbeit der Thoraxmuskulatur bei geschlossener Glottis führt zu einer sich auf die Nierenvenen erstreckenden Stauung im Venensystem und damit zu einem Durchtritt von Eiweifs in die Harnkanälchen. Verf. constatirte in 39.2 pCt.
seiner Fälle bei bis dahin gesunden Frauen eine lediglich post partum eintretende Albuminurie, die gewöhnlich nach 24—48 Stunden,
nur in 2 Fällen erst am 3. resp. 4. Tage verschwand. Erstgebärende werden (offenbar wegen des stärkeren Aufwandes an Wehentätigkeit) mehr befallen als Mehrgebärende: Verf. hatte unter seinen
Fällen 40 pCt. Multiparae und 59 pCt. Primiparae; auch bezüglich
der Quantität des Eiweifses waren letztere ungünstiger gestellt.
Längere Dauer der Wehentätigkeit war für das Auftreten der Albuminurie von Bedeutung. Etwa bereits in der Gravidität bestehende
Albuminurie zeigte sich Anfangs im Puerperium gesteigert. Spärliche Cylinder, die übrigens spätestens zugleich mit dem Eiweifs
schwanden, constatirte Verf. nur in 3 Fällen; er ist geneigt, das
Auftreten der Cylinder hier auf eine leichtere Vulnerabilität der
Nierenepithelien zurückzuführen. **Perl.**

---

1) **P. Kronthal,** Morbus Basedowii bei einem 12jährigen Mädchen
und dessen Mutter. Berl. klin. Wochenschr. 1893, No. 27.

2) **J. M. Taylor,** The treatment of exophthalmic goiter. Medical
News 1893, No. 25, 26.

3) **A. Joffroy,** Nature et traitement du goitre exophthalmique.
Progrès Med. 1893, No. 51.

4) **J. J. Putnam,** The treatment of Graves Disease by Thyroidec-
tomy. Journ. of Nervous and Mental Disease 1893, Dec.

5) **H. Reinhold,** Zur Pathologie der Basedow'schen Krankheit.
Münchner med. Wochenschr. 1894, No. 23.

6) J. Craig, An unusual case of Graves's Disease. Dublin Journal 1894, June.

1) Die Pat. litt erst seit kurzer Zeit an Herzklopfen, Schwindel, Ohrensausen. pavor nocturnus, überlaufender Hitze, Parästhesieen und leichter Ermüdbarkeit. Die Untersuchung ergab Struma, Exophthalmos, Puls 96—120, kein GRÄFE'sches aber STELLWAG'sches Zeichen, Convergenz normal. Struma und Exophthalmus schwankten bezüglich ihrer Intensität. In der Folgezeit litt die kleine Pat noch an allerhand Zwangsvorstellungen, sie war auch sonst psychisch alterirt: erregbar, heftig, rührselig.

· Die Mutter litt an Globus, Tremor manuum, Puls 86—120, Exophthalmus, Symptom von STELLWAG, GRÄFE'sches und MÖBIUS'sches Zeichen fehlten, keine Struma, Ovarie.

2) Die zu Anfang der Arbeit gegebene Symptomatologie des Morh. Based. bringt nichts Neues. Der Verf. sieht das Leiden als eine vasomotorische Neurose an und räumt den vasomotorischen Störungen demgemäfs einen dominirenden Platz ein, es mag dies bei dem von allen Seiten zugegebenen Wechsel der Symptome und der grofsen Anzahl von Typen und formes frustes, in welchen der Symptomencomplex auftreten kann, an der Eigenartigkeit des dem Verf. zu Gebote stehenden Materials liegen.

In Bezug auf die therapeutischen Mafsnahmen empfiehlt der Verf. mit Recht die Bettruhe, eine geordnete Diät, in der Milch die Hauptrolle spielt, Bäder, Massage, besonderen Wert legt er auf die Hautreflexe. Von der Galvanisation hält er wenig. Unter den Droguen gegen die Herzsymptome leistete ihm Digitalis nicht immer, öfter Strophantus gute Dienste, viel Rühmenswertes sagt er dem Hyoscin nach. Diejenigen Heilmethoden anderer Autoren, welche von diesen gemäfs ihrer Auffassung von der Natur des Leidens ersonnen sind, werden abfällig beurteilt. Es folgen mehrere Krankengeschichten.   M. Brasch.

3) J. betrachtet den Morbus Basedowii als Folge einer functionellen oder organischen Erkrankung der Schilddrüse; die Vergröfserung derselben ist mitunter nur durch die Section erweislich. Von den begleitenden Symptomen beschreibt er die Photophobie, Diplopie, das GRÄFE'sche Zeichen, das STELLWAG'sche Symptom, das Zittern der Augenlider, das Fehlen der Reflexbewegungen an der Stirn, die Lähmungen im Gebiete des Facialis, die Paraplegien, Parese der Kaumuskeln; ferner weist er auf die häufige Combination der Hysterie mit der Basedow'schen Krankheit hin; letztere tritt mitunter zur Hysterie hinzu.

4) Ein 29jähriges Mädchen mit Exophthalmus, Schilddrüsenvergröfserung und Herzpalpitationen, Dyspnoe, Tachycardie, Tremor und nervöser Exaltation unterzog sich im Februar 1893 der Thyroidectomie. Danach besserten sich die genannten Symptome, nur entstand eine rechtsseitige Recurrenslähmung. Der entfernte Tumor zeigte sich als cystisches Adenom, das nicht ganz den normalen Bau der Schilddrüse aufwies. — Um den günstigen Einfluss der

Thyroidectomie auf die Symptome der GRAVES'schen Krankheit zu
erklären, braucht man nicht anzunehmen, dass der Kropf die direkte
Ursache der anderen Störungen sei; zur Beseitigung der letzteren
gehört in erster Reihe Ruhe der erregten Nervencentren, und dann
die Entfernung aller peripherischen Reize, welche den Erregungszustand der Nervencentren erhöhen; ein Herd solcher abnormer
Reize und Einflüsse auf das Nervensystem bildet die erkrankte und
vergröfserte Schilddrüse.

5) Die 35jährige Patientin zeigte die bekannten Erscheinungen
der Basedow'schen Krankheit, die sich bei ihr einige Zeit nach Ablauf einer im Anschluss an Influenza entstandenen Strumitis acuta
entwickelte; sie hatte Struma, beschleunigte Herzaction, Exophthalmus, Gräfe'sches Symptom, Reizbarkeit, Neigung zum Schwitzen,
feinschlägigen Tremor u. s. w. Der Fall lehrt, dass im Anschluss
an eine acut-infectiöse Erkrankung der Schilddrüse (nach Influenza)
sich ein typischer Morbus Basedowii entwickeln kann.

6) Es handelt sich in dem mitgeteilten Fall um ein 25jähriges
Mädchen, das Exophthalmus, Struma, Herzpalpitationen, Tremor,
Diarrhoen, Abmagerung, Neigung zu Schweifsen zeigte. Der Exophthalmus erreichte einen ungewöhnlich hohen Grad und war mit Entzündung der Augen (Corneageschwüren), heftigen Augenschmerzen
und beginnender Amaurose verbunden.   S. Kalischer.

H. Mendel, Contribution à l'étude de la phlébite syphilitique.
Arch. génér. de med. 1894, Mars.

Erkrankungen der Venen sind, wenn auch sehr selten, sowohl
im secundären, wie auch im tertiären Stadium der Syphilis beobachtet worden. Die secundäre Phlebitis betrifft in der Regel nur
die oberflächlichen Venen der Extremitäten, deren gewöhnlich mehrere gleichzeitig oder nacheinander erkranken. Es entsteht meist
plötzlich, ohne nachweisbare Gelegenheitsursache, eine diffuse oder
streifenförmige Rötung und die thrombosirte Vene ist in ihrem
ganzen Verlaufe oder einem Teile desselben als harter, schmerz-
hafter Strang unter der Haut zu fühlen. Da das Gefäfs noch durchgängig zu bleiben pflegt, schwillt es bei Compression des Rumpf-
endes der Extremität an; dies sowie die anatomische Lage des
Stranges schützen vor Verwechselung mit Lymphangitis. Für die
syphilitische Natur der Affection spricht das Fehlen jedes anderen
ursächlichen Momentes bei bestehender Syphilis und der günstige
Einfluss der specifischen Behandlung (Einreibungen mit grauer Salbe
local, Jodkalium innerlich). Die Dauer der Krankheit erstreckt
sich auf 14 Tage bis mehrere Monate; die Prognose ist, abgesehen
von der Möglichkeit einer Embolie, günstig, bisweilen hinterlassen
Recidive eine Verdickung der Gefäfswand. In dem Falle eigener
Beobachtung, welchen Verf. den von ihm aus der Litteratur gesammelten 9 anderen hinzugefügt, entstand bei ganz frischer Syphi-

lis eine Phlebitis der rechten Vena saphena int., der rechten Vena cephalica und der linken Vena mediana; einige Wochen nach der Heilung trat ein Recidiv auf, von welchem alle oberflächlichen Venen der Extremitäten ergriffen wurden. — Von tertiär syphilitischen Erkrankungen der Venen hat Verf. nur 2 Fälle von Langenbeck gefunden. Es handelte sich hier um grofse, einmal von der Vena jugularis ext., das andere Mal von der Vena femoralis ausgehende gummöse Tumoren, die zunächst für Sarcome oder Carcinome gehalten wurden.   H. Müller.

----

1) **S. Pozzi**, De l'hystérectomie comme traitement du prolapsus génital complet. Annales de gyn. 1894, Mars.

2) **E. Frank**, Casuistische Beiträge zur Freund'schen Prolapsoperation. Prager med. Wochenschr. 1894, No. 18.

3) **Küstner**, Die Principien der Prolapsbehandlung. Deutsche med. Wochenschr. 1894, No. 19.

1) P. schreibt die Einführung der Operation Asch unter Leitung Fritsch's zu. Als Indication nimmt er nur dann den Prolapsus an, wenn der Uterus grofs und schwer ist und durch sein Gewicht die Erfolge der Scheiden- und Dammplastiken illusorisch machen würde. Contraindication könnte nur das Alter bieten, doch sind Patientinnen mit obiger Affektion fast stets höheren Alters.

Zur Ausführung schneidet P. aus der vorderen und hinteren Scheidenwand 2 Dreiecke mit der Spitze nach unten aus, schiebt die Blase in die Höhe und eröffnet die excavatio vesico uterina oder die excavatio utero rectalis, je nachdem welche leichter zu öffnen ist. Dann führt er die Unterbindung rings herum aus und zum Schluss macht er stets, hierauf ist besonders Gewicht zu legen, eine Perineoplastik. Die Resultate sind gut. Gefährlich kann die Operation durch die lange Dauer der Narkose für organisch Erkrankte werden. Ein Zusammennähen beider Ligamente als Stützbalken nach Quénu ist nach der Meinung P.'s unnötig.

2) Verf. empfiehlt nach der Erfahrung an 2 grofsen Prolapsen, welche er nach der Freund'schen Methode operirte, auf's wärmste dies Verfahren. Die Operation besteht darin, dass man mehrere Silberdrahtringe in die Vaginalwände einheilt und zwar derartig, dass man zunächst am Portionansatze der Scheide eine circuläre Naht herstellt. Man sticht eine mit einem Silberdraht armirte gebogene Nadel in die Vaginalschleimhaut ein, schiebt dieselbe im submukösen Gewebe bis zur Einstichöffnung im Bogen herum und zieht dann den Draht fest zusammen. Dann werden im Abstande von 1—2 Querfingern in ähnlicher Weise die Ringe eingelegt. Es genügen im Ganzen höchstens 3—4 solcher Ringe. Verf. empfiehlt die Methode, weil sie unblutig, wenig schmerzhaft ist, keine Narcose erfordert und keine Substanzverluste setzt. Auch erfordert die Operation keine Nachbehandlung.

3) Verf. hebt hervor, dass bei Prolapsen die Retroversio resp. Retroflexio uteri besonders zu beachten ist, denn sie sei fast stets vorhanden, ja bewirke meistenteils erst den Prolaps. Infolgedessen sei sie bei der Behandlung besonders zu berücksichtigen. Prolapse geringen Grades liefsen sich nach Richtigstellung des Uterus durch ein geeignetes Pessar erfolgreich behandeln, bei gröfseren könne man durch die MAKENRODT'sche Operation combinirt mit der Colporrhaphie gute Erfolge erzielen. Er selbst macht bei gröfseren Prolapsen die Ventrifixatio mit vorderer und hinterer Colporrhaphie.

A. Martin.

E. Formánek. Ueber den Einfluss kalter Bäder auf die Stickstoff- und Harnsäureausscheidung beim Menschen. Zeitschrift f. physiol. Chem. XIX. S. 271.

Ein 24jähriger Mann, der unter Einhaltung einer bestimmten Ernährung (Wurst, Käse, Brod, Reis, Butter, Eier), die laut Analyse 15.82 g N enthielt, auf gleichmäfsige N-Ausscheidung gebracht war (Periode I), nahm am 15. Tage ein 15° kaltes Wasserbad von 30 Min. Dauer (Per. II), dann folgt wieder eine 4tägige Normalperiode (Per. III), an welche sich eine 3tägige Badeperiode (Per. IV) anschloss, in der jeden Tag 2 kalte Bäder von 35—45 Min Dauer genommen worden (Per. V), darauf folgte wieder eine Normalperiode (VI) und abermals eine 8tägige Badeperiode mit je 2 Bädern pro Tag (Per. VII); den Beschluss bildete eine 3tägige Normalperiode (VIII). In Per. I schied er durch den Harn im Mittel 13.48, durch den Koth 1.45 g, im Ganzen 14.88 g N aus, sodass noch ein Ansatz von fast 1 g N erfolgte. An dem einzelnen Badetage der Per. II sank die N Ausfuhr durch den Harn auf rund 12 g, stieg aber in den 3tägigen Badeperioden (IV u. VI) auf 14.51 resp. 14.47 g, also um 8 pCt. an und dabei war die Ausnützung des Nahrungseiweifs in diesen Perioden schlechter, insofern 1.9 resp. 1.93 g N pro Tag mit dem Koth ausgestofsen wurden; somit wurde in Per. IV u. VI pro Tag 0.59 g N vom Körper abgegeben. Wiederholte kalte Bäder resp. die dadurch bewirkte Wärmeentziehung haben eine Steigerung des Eiweifszerfalles zur Folge Die Harnsäureausscheidung (nach SALKOWSKI-LUDWIG bestimmt) zeigte an den Badetagen und am 1. Nachtage eine höchst geringfügige Steigerung (von 0.68 auf 0.73 resp. 0.77 g pro Tag).   J. Munk.

Demoulin, De la conduite à tenir dans les lésions opératives (plaies, résection) de la portion extrapéritonéale de la vessie, herniée seule ou avec l'intestin. En particulier de ce que l'on doit faire, lorsque la lésion méconnue pendant l'opération, est reconnue immédiatement après l'intervention. — Quelques mots au sujet des hernies intra-sacculaires. Union med. 1893, No. 28, 29.

D.'s Arbeit über Blasenhernie gründet sich auf einen von ihm operirten in extenso beschriebenen Fall, eine 36jähr., sehr beleibte Wäscherin betreffend, bei deren Operation wegen eines eingeklemmten linksseitigen Leistenbruches die vorgefallene Blase für einen zweiten Bruchsack gehalten und abgetragen wurde. D versuchte, da Pat. über Harnbeschwerden klagte, durch Sectio hypogastrica die Blase freizulegen und ihren Substanzverlust durch Naht zu schliefsen. Es war dieses sehr schwierig bei der starken Fettleibigkeit der Patientin, welche diesen zweiten Eingriff nur 2 Tage überlebend unter den Symptomen der Lungencongestion starb.   P. Güterbock.

J. W. Fraser and **A. Parkin**, Total suppression of urine in a patient seventy four years of age; nephrotomy; recovery. Lancet, 1893, Sept. 16.

Wahrscheinlich handelte es sich um eine Undurchgängigkeit des Ureter der linken Seite (von welcher die einzigen geringen activen Krankheitszeichen ausgingen) bei alter Functionslosigkeit der rechten Niere, da Heilung mit einer Fistel in der linken Lende erfolgte, durch welche fast aller Urin entleert wurde. **P. Güterbock.**

Roman v. Baracz, Plastik der Wangenschleimhaut nach Osbest. Arch. f. klin. Chir. XLVI, S. 347.

Der bei der 21 Jahr. Pat. nach Exstirpation eines linksseitigen Sarcoma buccae, (verbunden mit Eröffnung der Highmor's Höhle und Ausräumung der Fossa sphenopalatina) zurückgebliebene Defect wurde durch je einen der Ober- resp. Unterlippenschleimhaut entnommenen Lappen bedeckt und zwar mit dem Erfolge, dass 2 Monate nach der Operation die Zahnreihen um 2 cm von einander entfernt werden konnten. **P. Güterbock.**

Groenouw, Beiträge zur Kenntniss der concentrischen Gesichtsfeldverengerung. v. Gräfe's Arch. f. Ophthalm. XL. S. 172.

Die Ausdehnung des infolge functioneller Leiden concentrisch verengten Gesichtsfeldes hängt innerhalb gewisser Grenzen von dem Grade der Accommodationsanspannung ab, unter welchem das Gesichtsfeld aufgenommen wird, und zwar ist das bei der Entspannung der Accomodation erhaltene Gesichtsfeld weiter, als das bei Anspannung derselben gewonnene. Das concentrisch verengte Gesichtsfeld wird durch Entspannung der Accomodation gerade in umgekehrter Weise beeinflusst, wie das normale. Letzteres Verhalten ist nachgewiesen bei Anästhesia retinae, Kopiopia hysterica, Hemeralopie, spastischer Myopie, traumatischer Neurose und Tabaksamblyopie. Ein infolge organischer Erkrankung stark verengtes Gesichtsfeld nimmt in seiner Peripherie eine Kerzenflamme nicht mehr wahr, während ein infolge functioneller Leiden verengtes Gesichtsfeld dies meist noch bis an die Grenzen des normalen Gesichtsfeldes hin vermag. **Horstmann.**

C. Friedlieb, Ein einfacher Saugapparat für Magenausspülungen. Deutsche med. Wochenschr. 1893, No. 51.

Um den beim Gebrauch des Leube'schen Heberapparates zur Ausspülung des Magens auftretenden Schwierigkeiten — Verstopfung der Sondenfenster, Eintritt von Luft etc. — zu begegnen, hat F. einen Saug-Apparat ersonnen, der dem Leube'schen Instrumente eingefügt wird. Derselbe besteht aus einem eiförmigen, gänseeigrofsen Gummiballon, in dessen beiden Polen kurze Glasröhren eingeschaltet sind. Dieser Apparat wird an Stelle des Glasrohres eingefügt, welcher beim Leube'schen Apparat den Trichterschlauch mit dem Magenrohre verbindet. Stockt nunmehr bei der Ausheberung das Abfliefsen des Mageninhaltes aus irgend einem Grunde, so presst man, nachdem der Trichterschlauch zugehalten worden ist, den Ballon zusammen und öffnet ihn sodann wieder. **C. Rosenthal.**

M. Cohn und **H. Neumann,** Zur Bacteriologie des Keuchhustensputums. Arch f. Kinderheilk. XVII. S. 24.

Verff. fanden in dem Auswurf der Keuchhusten-Kranken mit einer gewissen, aber nicht absoluten Regelmäfsigkeit sehr kleine Kokken, meist als Diplokokkenform, seltener in der Anordnung zu kurzen Ketten. Sie sind aber nicht geneigt, diesen Mikroben als den Keuchhustenerreger anzusehen, ebensowenig wie den Bacillus von Afanassiew und den Diplococcus von Ritter. **Stadthagen.**

J. Petruschky, Zur Behandlung fiebernder Phthisiker. Char.-Ann. 1893, XVIII.

Von der Voraussetzung ausgehend, dass das Fieber bei fortgeschrittener Tuberkulose eine Folge der Allgemeininfektion ist, welche von den Streptococcen, die in den, in gröfseren und kleineren Cavernen retinirten, Eitermassen enthalten sind, ausgeht, hat man versucht, durch eine geeignete Inhalationstherapie den Rückgang des Fiebers zu erreichen und so eine geeignete Basis für die Tuberkulinbehandlung zu gewinnen. Zur Inhalation wurden mit möglichster Individualisirung verwandt: Campher, Ol. Therebinth, seltener Ol. Pini, Ol. Menthae, Ol. Fagi u. Eukalyptol. In einigen Fällen wurde noch während bestehenden Fiebers mit Tuberkulininjectionen begonnen und bei Anwendung von Dosen, die eine Remission hervorriefen, bisweilen eine Remission des Fiebers bemerkt. Derartige Tuberkulinkuren sollen nach einigen Monaten wiederholt werden. An der Hand von 6 ausführlichen Krankengeschichten wird die Wirkungsweise einer derartigen Behandlungsmethode illustrirt. Zum Schluss ermahnt Verf. die Tuberculose in ihren ersten Anfängen im Körper aufzuspüren und, wo die instrumentelle und bacteriologische Untersuchung hierzu nicht ausreicht, diagnostische Tuberkulininjectionen zu Hülfe zu nehmen. C. Rosenthal.

V. Babes, Weitere Mitteilungen über die Behandlung der Neurasthenie, Melancholie und genuinen Epilepsie mittels Injectionen normaler Nervensubstanz. Deutsche med. Wochenschr. 1893, No. 12.

5 Fälle von Neurasthenie, 9 Fälle von Epilepsie und eine Gruppe von 9 Fällen, welche Erkrankungen an Melancholie, paralytischer Manie und Pseudoparalyse in sich begreift, bilden das veröffentlichte Material. Der Verf. empfiehlt, nachdem er weitere Erfahrungen gesammelt hat, seine Methode (sie wird in der vorliegenden Arbeit nochmals angegeben) namentlich für Fälle von Neurasthenie, Melancholie und genuiner Epilepsie. Bei „Epilepsie auf hysterischer Basis oder mit Schädeldifformitäten" oder bei Geistesstörung der Epileptiker konnte er nur eine Besserung des Allgemeinbefindens wahrnehmen. M. Brasch.

J. Pal, Ueber die Hemmungsnerven des Darmes. Wiener klin. Wochenschrift 1893, No. 51.

Eine kurze polemische Notiz gegen JACOBJ, welcher einen Einwand gegen frühere Opium-Splanchnicus Versuche des Verf. erhoben hatte. Letzterer durchschnitt einem Hunde das verlängerte Mark, der Darm zeigte dann auf Vagusreizung Bewegungen, welche nach Opiumgaben nicht mehr zu erzielen waren, erst nach Splanchnicusdurchschneidung konnte er sie wieder hervorrufen. P. schloss daraus, dass das Opium auf die im Splanchn. verlaufenden Darm-Hemmungsnerven erregend wirke. J. machte den Einwand, das Opium könne ebensogut nur auf die Gefäfsnerven gewirkt haben.

P. hat nun in der Narkose einem Hunde das Halsmark durchschnitten und durch Injection von Opium oder Morphin eine Herabsetzung des Blutdrucks erzielt, er folgert daraus, dass das Opium auch im früheren Versuch nicht die Gefäßscentren erregt haben kann, es mussten demnach zweierlei Fasern vorhanden sein, deren eine Art das Opium erregt (Hemmungsfasern), deren andere (Gefäßsfasern) es schwächt. M. Brasch.

H. Schedtler, Zur Lehre der Sulfonalwirkung. Allgem. Zeitschr. f. Psychiatrie 1894, 50. Bd. H. 3, 4.

S. berichtet über die Sulfonalwirkung in 41 Fällen von Geisteskrankheit (Frauen). Als zweckmäfsigste Verordnung bewährte sich die Anwendung in refracta dosi 0.5 bis 1.0 g bis zu 3.0 g in 24 Stunden. Bei einer leichten Sulfonalintoxication wurden Schläfrigkeit, Blässe, Uebelkeit, Unbehagen, Erbrechen, taumelnder Gang, Diarrhoe beobachtet. Die Dosis, die erforderlich war, um solche Erscheinungen hervorzurufen, ist individuell sehr verschieden; mitunter schon 2—3 g mehrere Tage hindurch gegeben. — In 2 Fällen trat schwere Sulfonalintoxication ein durch die cumulirende Wirkung des Mittels. ' Um eine solche zu verhüten, empfiehlt es sich, stets von Zeit zu Zeit das Mittel auszusetzen, besonders wenn obige Erscheinungen eintreten.   S. Kalischer.

A. v. Reisner, Ein Beitrag zur Contagiosität der Lepra nach Beobachtungen im St. Nikolaiarmenhause und russischen Armenhause zu Riga im Sommer 1893 und einiges über die Behandlung der Lepra im städtischen Leprosorium. Monatsh. f. pract. Dermatol. XVIII. No. 4.

Verf. fand in den beiden genannten Armenhäusern, deren Insassen in durchaus günstigen hygienischen und diätetischen Verhältnissen leben, 22 Fälle von Lepra. Die Krankheit war zweifellos durch einige ausserhalb der Anstalt Inficirte in diese hineingebracht worden und verbreitete sich hier allmälig in einzelnen Herden durch Ansteckung von einer Person zur anderen. Neunmal erkrankten die Bettnachbarn Lepröser, 6 andere hatten jahrelangen intimen Umgang mit solchen gehabt, in den anderen Fällen musste die Erkrankung auf häufige zufällige Berührungen mit den Leprösen zurückgeführt werden. — Was die Behandlung der Lepra betrifft, so hat Verf. in letzter Zeit mit dem Gurjunbalsam gute Erfolge erzielt; er giebt von demselben innerlich, mit 5 Tropfen beginnend, bis zu 70 und mehr pro die und lässt zugleich nach dem täglichen Bade eine 2stündige Einreibung aller infiltrirten Partien mit einer Gurjun-Lanolinsalbe (3:1) vornehmen. In frischen Fällen der tuberösen Form wurde stets wenigstens teilweise Rückbildung der Infiltrate erreicht. Bei einer Kranken erfolgte vollständiger Schwund des leprösen Gewebes und der Bacillen. Allerdings stellte sich sehr bald ein ausgebreitetes Recidiv ein.   H. Müller.

A. E. Carrier, Pigmentation of the whole surface of the body, occuring suddenly during the treatment of a case of psoriasis; warty growths upon the palms and soles, following the internal use of arsenic. Mod. News 1894. Febr. 3.

Bei einem Manne, der wegen Psoriasis 6 Monate lang täglich 5—10 Tropfen Sol. Fowleri genommen hatte, bildeten sich an Hohlhänden und Fusssohlen dicht gedrängt stehende, stecknadelkopf- bis erbsengrosse, tiefsitzende, harte, warzenartige Gebilde, wie sie auch andere Autoren schon nach dem Gebrauche von Arsenik haben auftreten sehen. Demselben Mittel schreibt Verf. eine bei dem Pat. seit Jahren bestehende dunkelbraune Pigmentirung der ganzen Körperoberfläche zu, obwohl diese sich ganz plötzlich, innerhalb einiger Tage, entwickelt haben sollte und auch nicht sicher festzustellen war, dass der Kranke zu jener Zeit schon Arsenik gebraucht hatte.   H. Müller.

K. Doranth, Ein Fall von Teratoma ovarii bei einem 3 ³/₄ Jahre alten Mädchen. Wiener klin. Wochenschr. 1893, No. 48.

Verf. berichtet von einem Teratom des linken Ovariums, das bei einem 3³/₄jähr. Mädchen mit gutem Erfolge durch Laparotomie entfernt worden ist. Die Geschwulst wurde ante operationem und noch am Anfange der Operation selbst für eine linkseitige Hydronephrose gehalten. Erst bei der Operation ergab sich, dass es sich um ein Teratom des linken Eierstocks, eine bei Kindern zu den grössten Seltenheiten gehörende Geschwulstbildung, handelte. Der Tumor war kindskopfgross und enthielt in massenhaften cystischen Räumen die verschiedensten Bestandteile: Knorpel, Knochen, Haare, Zähne etc.   A. Martin.

Einsendungen für das Centralblatt werden an die Adresse des Hrn. Prof. Dr. M. Bernhardt (Berlin W. Französische Strafse 21) oder an die Verlagshandlung (Berlin NW., 68. Unter den Linden) erbeten.

Verlag von August Hirschwald in Berlin. — Druck von L. Schumacher in Berlin.

F. B.

Wöchentlich erscheinen
1—2 Bogen; am Schlusse
des Jahrgangs Titel, Na-
men- und Sachregister.

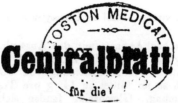

Centralblatt

für die

Preis des Jahrgangs
20 Mark; zu beziehen
durch alle Buchhandlun-
gen und Postanstalten.

medicinischen Wissenschaften.

Unter Mitwirkung von

Prof. Dr. H. Senator und Prof. Dr. E. Salkowski,

redigirt von

Prof. Dr. M. Bernhardt

in Berlin.

1894. **29. September.** **No. 39.**

Inhalt: ZUNTZ, LEHMANN, HAGEMANN, Ueber Haut- und Darmatmung. —
TSCHISTOWITSCH, Anzahl der Leucocyten bei Pneumonie. — BRIEGER, Die Hernien des Proc. vermiformis. — WOLFF, Wirkung der Jodinjectionen in den Glaskörper. — KRUSE und PASQUALE, Untersuchungen über Dysenterie und Leberabscess. — BRESANÇON, Ueber Tachycardie bei Phthise. — COMITXES, Zwei Fälle von
BARLOW'scher Krankheit. — SENATOR, SCHULTZE, BASSI, JAMES, MACKENZIE
und CANTAS, BESOLD, Ueber FRIEDREICH'sche Krankheit. — TOUJAN, DAVIS,
Ueber Symphyseotomie und Kaiserschnitt.

STEWART, Die Reactionen auf Albumin und Nucleoalbumin. — JOLLES, Zur
Kenntniss der Galle und Bestimmung des Bilirubins. — ALDINGER, Zur Histologie
der fibrinösen Pneumonie. — NOLEN, Fall von Milzabscess mit Genesung. — ROB-
SON, Operation von Spina bifida. — BRUGGER, Amyloide Degeneration eines Augen-
muskels. — ROOS, Ueber rheumatische Angina. — ZÖRKENDÖRFER, Fall von primärem Darmmilzbrand. — PAPIEWSKI, Ueber Tetanus der Neugeborenen. — MA-
THES, Anwendung des Wismuths bei Magenkrankheiten. — LAVOUX, Fall von
WEESM'schem Syndrom. — BRISSAUD, Sitz des Facialiscentrum. — PLATAU, Fall
von erworbenem Albinismus. — SLOCUM, Entfernung des Uterus bei Ovariotomie.

N. Zuntz, F. Lehmann u. O. Hagemann, Ueber Haut- u. Darmathmung. Arch. f. Anat. u. Physiol. physiol. Abt. 1894, S. 351.

Z. berichtet über die in Gemeinschaft mit den genannten Autoren
am Pferd angestellten Versuche über die Haut- und Darmathmung.
Die Versuche wurden in Göttingen mit dem von HENNEBERG für
Pferde erbauten PETTENKOFER'schen Respirationsapparat an demselben
Pferd angestellt, welches zu den Versuchen mit Trachealkanüle in
Berlin gedient hatte. In naher Uebereinstimmung mit den in Berlin
erhaltenen Resultaten betrug die in 24 Stunden ausgeschiedene
Kohlensäure in 2 Versuchen 4767 bezw. 4743 g. Die Gröfse der
Haut- und Darmathmung wurde nun in der Weise ermittelt, dass
das Pferd während des Verweilens im PETTENKOFER'schen Apparat
durch eine Trachealcanüle respirirte. Die Vergleichung der Luft

im Pettenkofer'schen Apparat mit der Aussenluft ergab nunmehr die Veränderungen, welche die Haut- und Darmathmung allein herbeigeführt hatte. Die Ausscheidung von CO_2 durch Haut und Darm ergab sich so im Mittel zu 145 g pro Tag, also fast 3 pCt. der Gesammtathmung. Gleichzeitig fanden sich brennbare Gase, hauptsächlich Methan in nicht unbeträchtlicher Quantität: im Mittel entstanden durch Verbrennung dieser Gase 85.4 Liter CO_2 pro Tag. Diese Methanausscheidung kann dazu dienen, die Haut- und Darmausscheidung getrennt zu bestimmen. Die Verff. sammelten größere Mengen des aus den Darm stammenden Gases durch Einführung eines Catheters in den Mastdarm zu verschiedenen Tageszeiten und analysirten dasselbe. Sie fanden in demselben 59.9 pCt. Methan und 21.9 pCt. Kohlensäure. Nach dieser Proportion kann man berechnen, wieviel Kohlensäure durch den Darm entleert wird. Ihre Quantität ergiebt sich zu 26 g, somit sind 119 g durch die Haut ausgeschieden. Diese Art der Berechnung setzt allerdings voraus, dass alles gebildete Methan auch durch den Darm ausgeschieden wird. Dass dem in der That so ist, ergiebt sich daraus, dass die Quantität des Methans bei Untersuchung der gesammten gasförmigen Ausscheidungen nicht größer gefunden wurde, als in der Haut- und Darmausscheidung allein, es wird also durch die Lungen kein Methan ausgeschieden. Als Nebenresultat ergab sich, dass die Ausscheidung von Wasserstoff durch den Darm jedenfalls nicht 1 g pro Tag erreicht, auf diesem Wege somit jedenfalls keine in Betracht kommende Energiemenge dem Körper verloren geht.

E. Salkowski.

M. N. Tchistovitch, Sur la quantité des leucocytes du sang dans les pneumonies fibrineuses à issue mortelle. Arch. des sciences biol. Petersb. 1893, II. p. 768.

In den letzten Jahren hat man dem Verhalten der Leukocyten im Blute der Pneumoniker besondere Beachtung geschenkt. Während jedoch mehrere Autoren eine starke Verminderung der Leukocyten als prognostisch besonders ungünstiges Zeichen hinstellten, haben andere Todesfälle bei stark gesteigerter Leukocytenzahl berichtet. Verf. selbst hat in einer früheren Arbeit nachweisen können, dass bei Kaninchen sehr virulente Diplococcen-Kulturen die Leukocyten im Blute vermindern, abgeschwächte Kulturen dieselbe steigern. Um jedoch die Todesfälle bei Pneumonien mit starker Leukocytose zu erklären, sucht Verf. in der vorliegenden Arbeit zu entscheiden, ob eine Mischinfection mit einem anderen Bacterium oder der Gebrauch bestimmter Medicamente trotz der Virulenz der Diplococcen eine Leukocytose hervorrufen könne. Angewandt wurden nur solche Materien, die allein beim Kaninchen starke Leukocytose verursachten, abgekochte Kulturen von Staphylococcus flavus, Kulturen eines aus tuberkulösem Eiter gezüchteten Bacillus, Koch'-

sches Tuberkulin und Pilocarpin. Aber alle diese Substanzen, zusammen mit einer virulenten Diplococcenkultur einem Kaninchen eingespritzt, vermochten die Abnahme der Leukocyten nicht aufzuhalten.

Verf. hat nun bei den gegen die Diplococcen der Pneumonie wesentlich widerstandsfähigeren Hunden versucht, unter welchen Bedingungen der Tod eintreten kann, wenn die Virulenz der Diplococcen zu einer tötlichen Wirkung nicht ausreicht. Injectionen der für Kaninchen tötlichen Dosis unter die Haut, in die Pleurahöhle, in das Perikard, in die Carotis oder die Vena jugularis führten beim Hunde nicht zum Tode; nach vorübergehender Abnahme der Leukocyten trat Leukocytose ein. Nur 2 Hunde, denen die Kulturen in das Gehirn gebracht wurden, starben unter den Symptomen der Meningo-Encephalitis bei starker Leukocytose.

Diese Versuche, auf den Menschen übertragen, zeigen, dass starke Abnahme der Leukocyten auf hohe Virulenz der Diplococcen hinweist und eine schlechte Prognose giebt. Aber auch bei starker Leukocytose kann es zu tötlichem Ausgang kommen, wenn die Infection in einem lebenswichtigen Organ in grofser Ausdehnung localisirt ist.

Dem entsprechen auch 4 vom Verf. beobachtete Pneumonien mit tötlichem Ausgang beim Menschen. Bei einer derselben mit stark herabgesetzter Leukocytenzahl trat der Tod unter dem Bilde der schweren typhusartigen Pneumonie ein. Die 3 anderen mit ausgesprochener Leukocytose zeigten das starke Befallensein lebenswichtiger Organe, der erste Meningitis purulenta und Endocarditis, der zweite Meningitis purulenta allein, der dritte endlich fast totale Hepatisation beider Lungen.

Wenn also die Zählung der Leukocyten auch wichtige Rückschlüsse auf die Prognose zulässt, so sind dabei doch die etwa vorhandenen Komplicationen nicht zu vernachlässigen, die auch bei starker Leukocytose einen tötlichen Ausgang herbeiführen können.

M. Rothmann.

A. Brieger, Die Hernien des Processus vermiformis. (Aus der königl. chir. Klinik zu Breslau). Arch. f. klin. Chir. XLV. S. 892.

Nachdem Klein im Jahre 1868 15 Fälle zum grofsen Teil nach Sectionsbefunden oder Präparaten gesammelt, in denen der Proc. vermiform. allein Inhalt eines Bruches war, hat Verf. meist auf Grund von Operationsgeschichten im Anschluss an drei Beobachtungen von Mikulicz in der Breslauer Klinik 26 weitere derartige Fälle zusammengestellt. Von diesen kommen auf irreponible Hernien 6 und bot hier der Proc. vermiform. meist Veränderungen infolge voraufgegangener Entzündungen. Von 15 Fällen von Incarceration des Proc. vermiform. trat 9 Mal völlige Heilung, 1 Mal Heilung mit Kothfistel und 1 Mal unbekannter Ausgang ein, während 4 Fälle tötlich (an Peritonitis) verliefen. Die Incarceration ist

43*

hier nach Verf. nicht auf den Verschluss der Darmleitung, sondern
auf die Misshandlung des eingeklemmten Darms und seiner Nerven
zurückzuführen. Die Einklemmung des Proc. vermiform. wird
leicht verkannt und früher die Prognose sehr ungünstig gestellt;
dieses ist aber nur der Fall, wenn vor der Operation schon Peritonitis eingetreten ist. In zwei Fällen, in denen neben dem Proc.
vermif. auch ein Netzzipfel im Bruch lag, trat 1 Mal bei einem eingeklemmten derartigen Bruch der Tod ein, der zweite Fall, eine
irreponible viel Netz haltende Hernie betreffend, endete günstig.
Bei der bisherigen grofsen Seltenheit, mit der der Proc. vermif. allein
als Bruchinhalt vorkommt, hat Verf. in einer tabellarischen Zusammenstellung, welche die wichtigsten für diesen Bruch in Betracht kommenden Momente verwertet, ausser seinen 26 Fällen noch
die Eingangs erwähnten 15 Beobachtung KLEIN's benützt. Er selber
gelangt zu folgenden Schlusssätzen: 1. Hernien des Proc. vermif.
sind häufiger als allgemein angenommen wird. 2) Es ist unmöglich, eine Hernie des Proc. vermif. mit Sicherheit zu diagnosticiren.
An die Möglichkeit eines incarcerirten Wurmfortsatzbruches ist besonders bei wenig ausgesprochenen Incarcerations-Erscheinungen bei
rechtseitigen Leisten- und Schenkelbrüchen zu denken. 3) Es
kommt den Wurmfortsatzbrüchen eine schwere Bedeutung insofern
zu, als der Proc. vermif. häufig pathologischen Veränderungen anheimfällt, die den Bruch mehr oder minder compliciren. 4) Es
verlangen diese Brüche, auch die irreponiblen, ein frühzeitiges operatives Eingreifen wegen der von Seiten des Proc. vermif. drohenden Complicationen. 5) Die Operation wird fast ausnahmslos in
Resection des Gebildes und Verschlusses der offene Lumens durch
den MIKULICZ'schen Manschetten-Schnitt und Naht bestehen; nur bei
ganz normalem Appendix darf reponirt werden.   P. Güterbock.

W. Wolff, Jodinjectionen in den Glaskörper von Hunden. Eine
experimentelle Studie zu SCHOELER's „operativer Behandlung und
Heilung der Netzhautablösung". v. Gräfe's Archiv f. Ophthalm. XL.
S. 63.

W. injicirte in den Glaskörper von 12 Hundeaugen einige
Tropfen Jodtinktur. Danach trat mit Ausnahme von 2 Fällen Netzhautablösung in gröfserer oder geringerer Ausdehnung ein. Unter
den übrigen 10 Fällen war dieselbe 4 Mal total. — An der Einstichstelle bildete sich eine bindegewebige Fixation zwischen Retina
und Chorioidea, welche sich papillarwärts bald mehr oder weniger
weit fortsetzte. Hinter der Stichstelle begann die Ablösung der
degenerirten und mit dem Glaskörper verklebten Netzhaut. Die
Entzündung der Uvea reichte nach vorn von der Stichstelle meist
nicht weiter, als bis zur Ora serrata und war hier zum Teil sehr
geringfügig. Einige Mal war eine Beteiligung der hinteren Partien
des Ciliarkörpers vorhanden. Auch die Pars ciliaris retinae war

entsprechend meist intakt. Der nach vorn von der Stichstelle gelegene Teil der Retina war, abgesehen von der unmittelbaren Nachbarschaft des Stichkanals, welche noch an der Narbenbildung participirte, bis zur Ora serrata in einer Breite, welche dem Verwach-
sungsbereich etwa entsprach, zu unkenntlichen dem Glaskörper anhaftenden membranösen Resten atrophirt. Zusammengehalten mit
der verhältnissmäfsig geringen Chorioiditis dieser Gegend und mit
der Art der retinitischen Veränderungen an anderen Stellen, muss
diese Erscheinung als der Ausdruck höchstgradiger Ernährungsstörung, nicht als eine durch directe Jodeinwirkung oder entzündliche Vorgänge herbeigeführte Necrose angesprochen werden; es
handelt sich um ein Gewebe, welches auf die Ernährung durch die
Endarterie angewiesen ist, und welchem durch eine breite, alle
Schichten umfassende Narbe jegliche arterielle Zufuhr abgeschnitten
wird. Die Ablösung von der Unterlage infolge Glaskörperzuges
schliefst andererseits auch eine Erhaltung der äusseren Schichten
aus, nicht zu reden von einer etwa vicariirend eintretenden chorio-
capillaren Zufuhr für die mittleren.

Nach hinten zu war die Ausdehnung der Chorioiditis und Retinitis verschieden grofs; meist erreichte die Chorioidea früher die
Norm, als die abgehobene Retina. Die starke Veränderung der
abgehobenen Retina stand bisweilen im auffallenden Gegensatz zu
dem relativ wenig pathologischen Verhalten der Chorioidea. Was
die Iritirung durch Jodtinktur durchaus nicht verträgt, das ist der
Glaskörper. Stets tritt danach mehr oder minder ausgedehnte
Schrumpfung oder Verflüssigung ein; und dem, an der entzündlich
erkrankten Netzhaut adhärenten Glaskörper folgt die Netzhaut.

Horstmann.

Kruse u. **Pasquale,** Untersuchungen über Dysenterie und Leberabscess. Zeitschr. f. Hygiene 1894, XVI. S. 1.

Die ausgezeichneten Untersuchungen der Verff. verdanken ihren
Ursprung einer Forschungsreise im Herbst 1892 nach Egypten.
Die leitenden Gesichtspunkte waren in der Hauptsache ätiologischer
Natur. In der Einleitung geben die Verff. eine Uebersicht über
die bisherigen Untersuchungen über die Ursache der Dysenterie,
nach welcher die von LÖSCH, KOCH u. a. beschriebenen Amöben am
meisten Anrecht auf Anerkennung als Krankheitserreger zu haben
scheinen.

Der erste Teil der Untersuchung galt den Amöben des normalen Darminhaltes. Die Verff. fanden in ihrem eigenen Stuhl
Amöben von 12—35 μ Durchmesser, von meist runder Gestalt und
mit einem durch Essigsäure kenntlich zu machenden Kern; diese
Gebilde fanden sich, ob sie in Aegypten oder Deutschland weilten.
Bei zahlreichen nicht an Dysenterie leidenden Personen in Aegypten,
die entweder ganz gesund oder an Typhus, Darmtuberculose etc.

litten, fanden sie in der Regel im Stuhlgang nichts, nur in wenigen
Fällen einige Amöben. Demnach können Amöben in einigen Fällen
als unschuldige Schmarotzer — manchmal sogar massenhaft — auftreten, trotzdem müssen, gemäfs den weiteren Untersuchungen der
Verff., Formen, welche sich von diesen morphologisch nicht, sondern
nur durch die Virulenz unterscheiden, als die Erreger der Dysenterie angesehen werden.

Im dysenterischen Stuhl finden sich nun Amöben regelmäfsig;
ihre Gröfse wechselt, die kleinsten sind so grofs wie weifse Blutkörperchen, und ähneln sehr denen des normalen Stuhls. Die
gröfseren mit dem 5fachen Durchmesser der vorigen, sind die an
Zahl vorwiegenden. Beide Formen gehen in einander über; eine
Aufstellung von 2 Arten ist nicht möglich.

Der Körper lässt sich bei der in Bewegung begriffenen Amöbe
in zwei Substanzen teilen, in das strukturlose hyaline Ektoplasma
und in das stärker lichtbrechende Entoplasma, das einmal schwach
gekörnt ist, einmal stark, oft auch von kleineren oder gröfseren
Vakuolen durchsetzt ist. Nicht selten enthält das Entoplasma
Fremdkörper, namentlich rote Blutkörperchen oder Bakterien; Me-
lanin erzeugen diese Amöben aus ersteren nicht. Der Kern ist
durch Essigsäure nachzuweisen, mit Farbstoffen färbt er sich sehr
schwer. Die Vermehrung geschieht durch Teilung und durch eine
Art Sporenbildung. Daneben müssen noch Dauerformen existiren,
da nach Versuchen der Verff. gefrorener und wieder aufgethauter
Stuhl seine Infektiosität nicht verlor, trotzdem Amöben nicht mehr
in ihm nachzuweisen waren.

Bezüglich des Absterbens der Amöben wurde von den Verff.
konstatirt, dass 3 pCt. Tannin, 1 pCt. Borsäure, 3 proc. Inf. rad.
Ipecac., dem angeblichen Specifikum gegen Dysenterie, eine tötende
Kraft nicht innewohnt.

Der Fundort der Amöben ist der eiweifsartige glashelle Schleim.
Die Verff. betonen gegenüber Kartulis besonders, dass unter 50
Fällen von Dysenterie Amöben im 5. Teil in den Fäces vermisst
wurden; sie führen diese Erscheinung auf das Stadium der Erkrankung zurück, denn die Amöben verschwanden z. B. in verschiedenen Fällen beim Eintritt der Patt. in's Krankenhaus, ohne dass
die Dysenterie vorüber gewesen wäre. Aus der Zahl der im Stuhl
vorhandenen Amöben auf die Intensität der Infektion zu schliefsen,
ist höchstens in unbehandelt gebliebenen Fällen gestattet.

In einem weiteren Abschnitt teilen die Verff. dann die zahlreich untersuchten Fälle von Dysenterie und Leberabscess mit,
welchen eine Beschreibung der in den Exkreten gefundenen Bakterien folgt. Alle Stühle und jeder Abscesseiter wurde mit der
Plattenmetode (Glycerinagar) untersucht. Am häufigsten fanden
sich Streptokokken, die allerdings auch in diarrhoischen Entleerungen
nicht dysenterischen Ursprungs zu finden waren. Die gefundenen
Streptokokken bildeten einmal lange, in einem anderen Fall kurze
Ketten, auch fanden sich beide Formen bei demselben Patienten.

Auch im 3. Teil der Leberabscesse fanden sich Streptokokken. Am zweithäufigsten wurden typhusähnliche Bakterien gefunden, ferner ein diphtheriebacillenähnlicher bacillus clavatus, einigemale der Pyocyaneus und 3 Mal Staphylokokken.

Das pathologisch-anatomische Bild der Dysenterie ist ein katarrhalisch-hämorrhagischer Process des Dickdarms an den sich ein Ulcerationsprocess anschliefst, der seinen Ursprung in der Submukosa nimmt und bedingt wird durch Nekrose der letzteren ohne wesentliche Beteiligung einer zelligen oder fibrinösen Exsudation. Daher haben diese Geschwüre wallartig aufgeworfene Ränder und sind von Erbsen- bis Thalergröfse. Regelmäfsig finden sich in ihnen Amöben, die am besten mit Löffler'schem Methylenblau zu färben sind; sie befinden sich in der Submukosa oder in tieferen Schichten. In jedem Falle sind sie von Bakterien begleitet.

Der Eiter der dysenterischen Leberabscesse besteht aus Detritus ohne Eiterkörperchen und enthält grofse Mengen Charcot-Leyden'scher Krystalle. Von den 15 untersuchten Fällen ergaben 6 Fälle die Beteiligung von Amöben. Dieselben fanden sich im Eiter und nicht in der Abscesswand.

Eine Züchtung der Amöben gelang nicht, auch konnten die Verff. nachweisen, dass die von Kartulis in Strohinfus gezüchteten Dysenterie-Amöben „Strohamöben" waren.

Dagegen gelang der Tierversuch mit Katzen. Diese erhielten durch den After nach Auswaschung des Mastdarms ca. 10 ccm amöbenhaltigen Abscesseiter oder Dysenteriestuhl, dann wurde der After vernäht und nach 48 Stunden wieder geöffnet; von 16 Versuchen gelangen 8. Es entstand ein hämorrhagischer Katarrh des Dickdarms mit typischen Geschwüren und Amöben; etwa die Hälfte der Tiere ging daran zu Grunde.   Scheurlen.

F. Bezançon, Contribution à l'étude de la tachycardie symptomatique de la tuberculose: tachycardie avec asystolie. Essai de pathogénie de cette tachycardie. Revue de méd. 1894, No. 1.

Während Tachycardie eine sehr häufige Erscheinung im Verlaufe der Phthise ist, drängt sich dieses Phänomen in einzelnen Fällen von Lungentuberkulose vollkommen in den Vordergrund, kann mit Dilatation des Herzens und mit Erschöpfung der Herzmuskelkraft einhergehen und so zum Tode führen. Ausser einem Falle eigener Beobachtung führt Verf. noch drei hierher gehörige aus der Litteratur an, in denen Tuberkulöse, nach vorangegangener Tachykardie, unter Zeichen der Asystolie zu Grunde gingen; unter den Symptomen sind namentlich hochgradige Dyspnoe, ferner Cyanose und Oedeme zu nennen. In einer Gruppe von Fällen, in denen Tachykardie bei Tuberkulösen besteht, muss man — wie Autopsieen lehren — eine Compression des Nervus vagus durch geschwollene resp. verkäste Tracheal- oder Bronchialdrüsen annehmen; auch chronische Mediastinitis, Pleuritis, Pericarditis kann denselben Effekt haben. In einer 2. Gruppe, wo ein comprimirendes Moment sich nicht nachweisen lässt, kann man annehmen, dass die Toxine der Koch'schen Bacillen oder der zur secundären Infektion führenden Mikroben eine Neuritis des Vagus erzeugen oder auch — ohne eine solche — durch ihre gefälserweiternden Eigenschaften zur Herabsetzung des Blutdruckes und damit zur Tachycardie führen.   Perl.

L. Conitzer, Zwei Fälle von „BARLOW'scher Krankheit". Wiener med. Blätter 1894, No. 12, 13.

Die zuerst von MOELLER als „acute Rachitis" beschriebene Krankheitsform ist später von verschiedenen Autoren unter verschiedenen Namen, am eingehendsten von BARLOW beschrieben worden. Ihr Vorkommen beschränkt sich fast ausschliesslich auf die Altersstufen der ersten Dentitionsperiode (6—24 Monat). In dem klinischen Krankheitsbild sind zwei Symptome als wesentlich hervorzuheben: die Kachexie und die Knochenerkrankung. Die typische Knochenerkrankung, neben welcher leichtere oder schwerere rachitische Veränderungen bestehen können, betrifft zumeist die unteren Extremitäten allein oder am stärksten; selten sind schwere Erkrankungen der oberen Extremitäten, Scapula, Rippen- oder Schädelknochen. Die erkrankten Knochen, und zwar hauptsächlich die Diaphysen, sind verdickt und erweicht, die tiefen Weichteile oberhalb derselben hochgradig empfindlich und geschwollen. Die anatomische Grundlage dieser Veränderungen bilden subperiostale und intramuskuläre Hämorrhagien. Entzündliche Erscheinungen fehlen gänzlich. — Weiter findet man in etwa der Hälfte der Fälle hämorrhagische Schwellung des Zahnfleisches, die sich meist auf die Nachbarschaft der durchgebrochenen oder den Ort der eben durchbrechenden Zähne beschränkt; seltener sind andere Schleimhäute oder die Haut Sitz hämorrhagischer Ergüsse. — In einem der von ihm beobachteten 2 Fälle constatirte Verf. eine schon mit blofsem Auge erkennbare Hämaturie; in dem 2. Falle fand er bei der mikroskopischen Untersuchung eiweißhaltigen Harns rote Blutkörperchen. — Verf. ist der Meinung, dass diese Erkrankungsform, für welche er den Namen „Osteopathia hämorrhagica infantum" vorschlägt, im Kindesalter nicht selten sei; sie gehört nach Verf.'s Auffassung weder zur Rachitis noch zum Scorbut, sondern ist eine Krankheit sui generis. — Die Heilung vollzieht sich, wenn man die Kinder unter günstige hygienische Bedingungen versetzt, vor Allem ihnen den Aufenthalt in frischer, warmer, trockener Luft ermöglicht.   Stadthagen.

1) **H Senator,** Ueber hereditäre Ataxie. (Friedreich'sche Krankheit). Vortrag mit Krankenvorstellung in der Ges. der Charité-ärzte. Berl. klin. Wochenschr. 1893, No. 21.

2) **Fr. Schultze,** Ueber die Friedreich'sche Krankheit und ähnliche Krankheitsformen, nebst Bemerkungen über nystagmusartige Zuckungen bei Gesunden. Deutsche Zeitschr. f. Nervenheilk. V. 1.

3) **Derselbe,** Ueber die Friedreich'sche Krankheit. III. Die pathologische Anatomie der Friedreich'schen Krankheit. Deutsche Zeitschr. f. Nervenheilk. V. H. 2, 3.

4) **S. Bassi,** Un caso di malattia de Friedreich. Gazetta degli Ospitali 1893. Estratto.

5) **A. James,** Clinical lecture on a case of Friedreich's Ataxy. Edinb. Med. Journ. 1893, Dec.

6) **W. S. Mackenzie, M. D. Cantab,** A case of non-hereditary Friedreich's Disease. Amer. Journ. of the Med. Science. 1894, April.

7) **G. Besold,** Klinische Beiträge zur Kenntniss der Friedreich'-schen Krankheit. (Hereditäre resp. juvenile Ataxie). Deutsche Zeitschr. f. Nervenheilk. V. H. 2, 3.

1) Der 19jähr. Patient und dessen 32jähr. Schwester hatten dieselbe Krankheit in vorgerückteren Stadien. Pat. ging von Kindheit auf schlecht, besuchte die Schule, wurde dann Gärtner, musste endlich aber auch die kleinsten Verrichtungen aufgeben. Das psychische Verhalten entspricht der Norm. Die inneren Organe sind gesund, Pat. schwankt stehend bei offenen Augen, geht breitbeinig, unsicher, etwas stampfend, beim Umdrehen sehr unsicher, Schwindelgefühl bei längerem Stehen und Gehen. Muskulatur gut entwickelt, Sensibilität und Hautreflexe normal, Kniereflexe herabgesetzt, kein Fussclonus, Cremaster- und Bauchreflexe lebhaft, an den oberen Extremitäten keine Ataxie, Schrift nicht pathologisch. Nystagmus horizontalis, besonders beim Blick nach rechts. Pupillenreaction und Augenhintergrund normal. Sprache langsam, zögernd. Elektrische Erregbarkeit der Muskeln an Ober- und Unterschenkeln für beide Stromesarten quantitativ etwas herabgesetzt.

Bei der Besprechung dieses typischen und reinen Falles von Fr.'scher Krankheit protestirt S. dagegen, als anatomisches Substrat für diese Erkrankung eine combinirte Systemerkrankung des Rückenmarks zu postuliren. Man habe klinisch vielfach Fälle zur Fr.'schen Krankheit gezählt, welche nicht dazu gehören und sei dann bei der anatomischen Untersuchung zu falschen Schlüssen gekommen.

Alles spricht dafür, dass die Fr.'sche Ataxie auf einer Erkrankung des Kleinhirns beruht und zwar auf einer durch familiäre Anlage bedingten Entwickelungshemmung des Kleinhirns, verl. Marks und Rückenmarks. M. Brasch.

2) S. wendet sich zunächst gegen den Missbrauch des Namens Friedreich'sche Krankheit für andersgeartete Krankheitsformen (Kleinhirnatrophie u. s. w.) und bespricht sodann einzelne Symptome der Krankheit. Es handelt sich bei der Fr.'schen Ataxie nicht um eine rein statische Ataxie, sondern die Störungen der statischen Coordi-

nation bedeuten einen höheren, vorgeschritteneren Grad der erst
vorhandenen locomotorischen Ataxie; auch das Romberg'sche Phänomen kann hier wie bei der Tabes vorkommen. Die Patellarreflexe sind vollständig und ausnahmslos aufgehoben. Zu dem vollen
Bilde gehören ferner die später hinzutretenden Paresen, Contractur
und Atrophie der Unterextremitäten, sowie Wirbelverkrümmung,
Sensibilitätsstörungen und Blasenschwäche.   Eine Atrophie oder
Entwicklungshemmung des Kleinhirns (Nonne, Menzel, Senator)
wurde in den Fr.'schen Fällen nicht gefunden, sondern in erster
Reihe eine combinirte Strangdegeneration des Rückenmarks. S.
giebt zu, dass die Fr.'sche Krankheit vielleicht mit ähnlichen Krankheitsformen, die noch häufiger sind als sie selbst, eine nosologische
Einheit bildet, für die aber bisher noch keine beweisende Gründe
vorhanden sind. — Im zweiten Abschnitt beschreibt S. drei Ge-
schwister: einen Kranken von 14 Jahren, ein Mädchen von 17 und
einen erwachsenen Bruder von 27 Jahren, welche einen grofsen
Teil der Fr.'schen Krankheits-Erscheinungen zeigten: zunächst das
familiäre Auftreten, dann die Entstehung in der Pubertätszeit, die
progressive Tendenz des Leidens, die Ataxie, den schwankenden
Gang und Stand, die Scoliose, den Mangel der Patellarreflexe, die
später hinzutretende Sprachstörung und die schliefslich eintretende
Unmöglichkeit zu gehen, endlich die nystagmusartigen Zuckungen,
sowie das lange Erhaltensein der Sensibilität und der normalen
Blasen- und Mastdarmfunction.   Abweichend waren das so geringfügige Hervortreten der locomotorischen Ataxie, und das deutliche
Hervortreten des Romberg'schen Symptomes. Die Fälle nähern sich
den von Nonne, Menzel und Senator mitgeteilten. — Was nun die
nystagmusartigen Zuckungen anbetrifft, so hat S. durch Untersuchung
vieler Personen feststellen können, dass derartige Zuckungen geringen Grades bei den Blicken nach aussen und innen gar nicht
selten auch bei nervengesunden Menschen vorkommen. Offergeld
fand, dass bei 200 von ihm untersuchten nicht nerven- und augen-
kranken Personen nur 25 Proc. ein Zucken der Bulbi nicht zeigten,
auch wenn er mit mäfsiger Geschwindigkeit den zu fixirenden
Finger vor den Augen der Exploranden vorbeiführte. Je länger
hintereinander untersucht wurde, desto häufiger wurden die Zuckungen.
Solche Zuckungen haben daher keinen diagnostischen Wert weder
für die Fr.'sche Krankheit, noch für die Kleinhirnatrophie; nur ein
auffällig hoher Grad ist pathologisch.

    3) S. beschreibt noch einmal die Befunde in seinen und Fr.'s
Fällen der hereditären Ataxie und weist darauf hin, dass schon vor
Kahler und Pick von ihnen auf den Befund der combinirten Systemerkrankung dabei hingewiesen worden sei, ebenso wie sie bereits
die Kleinheit des Rückenmarks und der Medulla oblongata hervor-
hoben. S. verwahrt sich ferner gegen Dejerine's Auffassung, dass
es sich bei der Fr.'schen Krankheit um eine Gliose (Sclérose nevro-
glique) handle, indem nicht jede Anhäufung von Gliafasern gleich
als Sclerose oder Gliose zu bezeichnen wäre. Es handelt sich bei

der Fr.'schen Krankheit um eine Degeneration der hinteren Wurzeln und ihrer Fortsetzungen in Hintersträngen und Hinterhörnern, ferner um eine Erkrankung der Clarke'schen Säulen, der Cerebellarfasern und der Pyramidenbahnen, soweit das Rückenmark in Frage kommt.

4) Ein 21jähriges Mädchen zeigte einen schwankenden Gang, Romberg'sches Phänomen, Verlust der Patellarreflexe, Rigidität und Ataxie der unteren Extremitäten, ohne Störungen der Sensibilität und der Sphincteren. Auch Nystagmus war nicht vorhanden, doch Lordose der Dorsalwirbelsäule. Die Intelligenz war eine normale. — B. weist im Anschluss an diesen Fall auf den Zusammenhang hin, den die Idiotie mit Knochenveränderungen (Rachitis, Osteomalacie) mit juveniler Pseudohypertrophie und spastischer Spinalparalyse u. s. w. zeigt.

5) J. beschreibt einen Fall von Friedreich'scher Ataxie bei einem 26jährigen Manne; es bestanden bei demselben Romberg'sches Phänomen, Ataxie beim Gehen, Mangel der Patellarreflexe, Sprechstörung und choreaartige Zuckungen des Kopfes und an den Augen. Sensibilitätsanomalien, Pupillen-Störungen, Blasenlähmung fehlten. Von anderen Symptomen bestanden noch Schwindel und eine Verkrümmung der Wirbelsäule neben Schwäche der Extremitäten und Nystagmus.

6) Es handelt sich um einen isolirt in einer Familie auftretenden Fall von Friedreich'scher Ataxie. Derselbe betrifft ein 13jähr. Mädchen. Dasselbe zeigte einen schwankenden Gang mit Wiegen des Oberkörpers, statische Ataxie, Ataxie der Extremitäten, Verlust der Patellarreflexe, Andeutung von Nystagmus, Verkrümmung der Wirbelsäule. — Intact waren die Pupillen, die Augenbewegungen, die Sensibilität, die Sprache, der Augenhintergrund und die Sphincteren. — Die Krankheit hatte sich im 7. Lebensjahre nach Masern allmälig entwickelt.

7) In den 4 beschriebenen Krankheitsfällen fehlt zunächst jede hereditäre Belastung und der familiäre Charakter der Erkrankung (ähnlich wie die Dystrophie musculorum auch vereinzelt vorkommt); man könnte daher diese Ataxie statt hereditär als juvenil bezeichnen. Der Beginn der Erkrankung fällt in das 6., 8., 20. und 21. Jahr und fällt im Allgemeinen häufiger in das Kindesalter als in die Pubertätsjahre. Zweimal bildete eine fieberhafte Erkrankung (in einem Falle Influenza) die Gelegenheitsursache zu dem Ausbruch der Erkrankung. Die ersten Krankheitssymptome waren Schwächegefühl und Unsicherheitsgefühl in den Beinen und unsicherer schwankender Gang. Der eine Kranke bemerkte die Störungen (Unsicherheit) zuerst in den Armen. Am meisten characteristisch war die statische Ataxie (Schwankungen beim Sitzen und Stehen und Unruhe der Rumpf-, Rücken- und Beinmuskulatur). Der Gang war der eines Betrunkenen (tabetocerebelleuser Gang) und unterscheidet sich von der Tabes durch die Ataxie der Rumpfmusculatur (Schwanken des Oberkörpers). In 2 Fällen bestanden Contracturen im Kniege-

lenk und im ersten Interphalangealgelenk der Finger. Die Hyperextension der Zehen, welche sich besonders beim Stehen und Gehen
zeigt, ist eine der frühesten und constantesten Erscheinungen der
Fr.'schen Krankheit. In einem Falle der beschriebenen bestand ein
deutlicher Fr.'scher Fuß, ein anderer zeigte eine starke Wölbung
des Fußes neben Dorsalflexion der Zehe, ein dritter mäßige Klauenstellung der Zehen, und der vierte das „Redressement" der Zehen;
bei allen vieren war die Gesammtmusculatur dürftig entwickelt.
Die Sensibilität war am Schulter- und Beckengürtel leicht gestört
und dem Ende der Extremitäten zu für alle Reize herabgesetzt,
ohne erloschen zu sein; besonders war die Localisation der Empfindung eine mangelhafte; das ROMBERG'sche Phänomen war deutlich
ausgesprochen; es fehlten Schmerzen, Parästhesien, Schwindelerscheinungen, Nystagmus, Intelligenzstörungen. Die Patellarreflexe fehlten in allen 4 Fällen vollständig; die Sprache war in 2 Fällen gestört, in zwei anderen verlangsamt. Blasen- und Mastdarmstörungen
fehlten. Neben der Kyphose der Brustwirbelsäule in 2 Fällen bestand eine characteristische, nach vorn übergebeugte Haltung des
Kopfes. Die Pupillen reagirten gut. — Demnach boten die 4 Fälle,
obwohl sie alle ganz verschiedenen Familien ohne hereditäre Belastung angehörten, so ziemlich das typische Bild der Fr.'schen Krankheit, welche zur großen von STRÜMPELL zusammengefassten Gruppe
der hereditären Systemerkrankungen gehört und daher zu Ueber-
gängen und Mischformen besonders prädisponirt.   S. Kalischer.

---

1) **Toujan,** Sur un cas de symphyséotomie avec succès pour la
mère et l'enfant. Annales de gynécol. 1894, Mars.
2) **E. Davis,** Caesarean section and symphysiotomy for the relative
indications. Medical News 1894, No. 15.
    1) Verf. führte die Symphyseotomie poliklinisch unter den
elendesten äusseren Verhältnissen mit vorzüglichem Erfolge aus. Das
Becken war allgemein verengt, die Conjugata vera maß 7.5 cm.
Das Kind war normal ausgetragen. T. hebt noch hervor, dass in
seinem Fall die Blutung ausserordentlich gering gewesen sei, weil
er beim Hautschnitt die Wurzel der Clitoris umging und vor dem
Knochenschnitt mit einer Feilensonde das Periost ablöste.
    2) Verf. berichtet über 2 Fälle von Symphyseotomie und einen
Kaiserschnitt mit glücklichem Ausgang für Mutter und Kind. Alle
3 aus relativer Indication. Er betont, dass, wenn die Naturkräfte eine
ziemliche Zeit vergeblich gewesen, äusserer Druck von oben nichts
gefruchtet, und man mit Perforation des lebenden Kindes die Mutter
unverletzt entbinden könnte, eine für Mutter und Kind wahrscheinlich sehr gefährliche Zangenanlegung zu unterbleiben hätte; man
müsse dann operativ entbinden. Den Kaiserschnitt wählte er im 3.
Falle wegen Steißlage, da diese bei der Symphyseotomie schlechte
Resultate giebt.   A. Martin.

D. Stewart, The reactions of nucleo-albumin with the commonly employed urinary albumin tests. The med. News LXV. No. 2.

Die Beobachtung, dass die feineren Eiweifsreagentien so häufig in dem Harn gesunder Personen positive Reactionen geben (Cbl. 1894, No. 21) führte den Verf. auf die Frage, ob diese Reactionen vielleicht von einem Gehalt desselben an Nucleoalbumin herrühren können. Verf. suchte diese Frage durch Anstellung von Eiweifsreactionen an mit Nucleoalbumin versetztem Harn zu lösen. In Beziehung auf die dabei ermittelten Einzelnheiten muss auf das Original verwiesen werden, umsomehr als Verf. als Nucleoalbumin ein käufliches aus Rindergalle dargestelltes Präparat von Merk benützte, dessen Identität mit dem Nucleoalbumin des Harns keineswegs erwiesen ist. Bemerkenswert ist auf alle Fälle das Factum, dass alle Harnproben von gesunden kräftigen Männern sich auf Zusatz von Trichloressigsäure trübten, entweder sofort oder nach einigem Stehen, namentlich nach dem Einsetzen des Reagensglases in heifses Wasser. Als sicherste Probe für Eiweifs betrachtet St. immer noch die Kochprobe mit den nötigen Cautelen. (Ref kann dem nur beistimmen).   E. Salkowski.

A. Jolles, Beiträge zur Kenntniss der Gallen und über eine quantitative Methode zur Bestimmung des Bilirubins in der menschlichen u. tierischen Galle. Pflüger's Arch. Bd. 57. S. 1.

Die sehr umfängliche, an Einzelheiten reiche Arbeit lässt sich nur teilweise im Auszuge wiedergeben. Reines Bilirubin kann durch verdünnte alcoholische Jodlösung ($^1/_{100}$ normal) vollkommen in Biliverdin übergeführt werden, wobei auf 1 Mol. 2 Atome O resp. 4 Atome Jod erforderlich sind. Die Bestimmung der verbrauchten O-Menge geschieht jodometrisch mittels $^1/_{100}$ normal Natriumthiosulfat und Stärkelösung; die Endreaction (Ueberführung in Biliverdin) gibt die characteristisch grüne Färbung der Lösung und das Spektralverhalten (1 Absorptionsstreifen unmittelbar vor der D-Linie, ein zweiter zwischen D u. E). Rindergalle enthält 0.024—0 027, Schweinegalle 0.051—0.206, Menschengalle 0 154—0.262 pCt. Bilirubin. Schweinegallen enthalten manchmal nicht wenig Urobilin Trotz der grünen Färbung enthält die Rindergalle hauptsächlich Bilirubin, nur wenig Biliverdin. Alle untersuchten Gallen reagirten schwach sauer und zwar am stärksten die Menschengalle; mit beginnender Zersetzung der letzteren nahm die Acidität ab Auch frische Hundegalle zeigte schwach saure Reaction. Der Gehalt der Gallen an verseifbaren Substanzen (Fett, Fettsäuren) ist im Allgemeinen gering, am niedrigsten in der Rinder-, höher in der Schweine- und noch höher in der Menschengalle. Wegen vieler Einzelheiten, insbesondere der sog. „Jodzahlen" vergl. Orig.   J. Munk.

J. Aldinger, Zur Histologie der indurirenden fibrinösen Pneumonie. Münchner med. Wochenschr. 1894, No. 24.

Bei der im Anschluss an eine acute fibrinöse Pneumonie sich entwickelnden Induration hatte zuerst Kohn gezeigt, dass die die Alveolen ausfüllenden Bindegewebspröpfe durch die Alveolenwand hindurch mit einander zusammenhängen, indem die Bindegewebszüge dem von den Fibrinfäden gewiesenen Wege folgen. Der Ausgangspunkt der Bindegewebsentwicklung liegt nach ihm im interlobulären und pleuralen Bindegewebe. Dagegen lässt Rissert. der im Uebrigen Kohn's Befunde bestätigt, das Bindegewebe von der Bronchialwand seinen Ursprung nehmen. Verf. konnte nun an einem neuen einschlägigen Fall das Verhalten der Bindegewebspröpfe in den Alveolen genau so beobachten, wie es Kohn geschildert hat. Dagegen war in seinem Falle, übereinstimmend mit Rissert, der Ausgangspunkt der Bindegewebsentwicklung in den Wandungen der Bronchiolen und dem peribronchialen Bindegewebe zu suchen. Verf. lässt es jedoch offen, ob diese Erklärung für alle Fälle zutrifft, oder, ob nicht mitunter auch das pleurale Bindegewebe den Ausgangspunkt des Bindegewebes darstellen kann.   M. Rothmann.

Nolen, Een geval van milt-absces, incisie, genezing. Weekbl. van het Nederl. Tijdschr. voor Geneesk. 1894, I. No. 10.

Eine 25 jähr. Frau litt 5 Wochen nach normaler Entbindung an Durchfall mit Leibschmerzen. Eine Woche später Krankheitsgefühl, continuirlich-remittirendes Fieber, geringe Esslust, häufige dünne Entleerungen. Einige Wochen lang blieb der fieberhafte Zustand der gleiche, erregte den Verdacht eines Typhus, da die Milz vergrößert (bei Perkussion), und einige Flecken auf dem Unterleibe vorhanden waren, die Roseola zu sein schienen. Nach einer Woche war der Zustand etwas besser, jedoch nach einigen Tagen traten plötzlich Nachts stechende Schmerzen in der linken Seite mit Athemnot (Pleuritis) auf. Milz deutlich fühlbar, nach einer Woche noch mehr vergrößert, bei tiefem Druck schmerzhaft, Allgemeinbefinden verschlechtert, kein Frost oder Schweiss. Punction des pleuritischen Ergusses ergab seröse Flüssigkeit. Operation. Hautschnitt an der Aussenseite des linken Musculus rectus abdominis, vom Rippenbogenrand nach unten verlaufend. Nach Spaltung der Gewebe gelangte das Messer in eine Höhle, aus der sich ein Liter schmutzig braunen Eiters mit alten Gerinnseln entleerte, und welche unebene weiche Wände hatte. Tamponade. Verband. Nach einigen Wochen Genesung. Der pleuritische Erguss war beinahe gänzlich resorbirt.

George Meyer.

A. W. M. Robson, Excision of spina bifida. Lancet 1893, p. 741.

Der einen 35 jährigen Mann betreffende Fall zeichnet sich durch die collossale Größe des 4 pints Inhalt fassenden, die Regio lumbo-dorsalis einnehmenden Sackes aus, während, ausser dass der Sack wiederholt geplatzt war, Beschwerden fehlten. Die Operation bestand in Excision und Ligatur des vorher durch Punction entleerten Sackes mit Deckung durch einen mit der Basis nach unten sehenden Hautlappen.

P. Güterbock.

O. Brugger, Ueber Hyalin- und Amyloiddegeneration mit Verkalkung und Knochenbildung in einem Augenmuskel, entstanden nach Trauma. Arch. f. Augenheilk. XXVIII. S. 282.

Bei einer 57 jährigen Frau entwickelte sich nach einem Trauma eine Geschwulst in der rechten Orbita in der Gegend des Musculus rectus superior von knöcherner Consistenz. Dieselbe wurde mit Erhaltung des Bulbus exstirpirt, sie hatte die Form des Muskels und war 15 mm breit und 9 mm hoch. Sie erwies sich als der verdickte Muskel und war hart und knochenähnlich, nur im hinteren Drittel etwas weicher. Bei der mikroskopischen Untersuchung fand sich hyaline- und amyloide Degeneration mit Verkalkung und Knochenbildung.

Horstmann.

Roos, Ueber rheumatische Angina. Berliner klin. Wochenschr. 1894, No. 25, 26.

Entweder ist die der Polyarthritis vorausgehende Angina rheumatischer Natur durch denselben Infectionsstoff hervorgerufen und eine frühzeitige Manifestation derselben, die darauf folgende Erkrankung wäre dann ein wirklicher Gelenkrheumatismus, oder es können nach beliebigen Anginen unter besonderen Umständen pseudorheumatische Erkrankungen, Localisationen des Infectionsstoffes der Angina in den Gelenken und serösen Häuten, ähnlich wie bei der Gonorrhoe eintreten. Manches spricht nach Verf. dafür, dass diese letzte Auffassung in vielen Fällen zutrifft, dass die Polyarthriten nach Angina zu den abgeschwächten Pyämien gehören und besonders nach Tonsillareiterung eintreten.

W. Lublinski.

Zörkendörfer, Ueber einen Fall von primärem Darmmilzbrand beim Menschen. Prager med. Wochenschr. 1894, No. 16.

Z. teilt einen Fall von Milzbrandsepticämie bei einem Wasenmeister mit, der tötlich verlief und den er, da eine Eingangspforte der Milzbrandbacillen nicht aufzufinden war, als primären Darmmilzbrand anspricht.   Scheurlen.

W. Papiewski, Ueber den Starrkrampf der Neugebornen. Jahrb. f. Kinderheilk. XXXVII. S. 39.

Verf., welcher 10 Fälle von Tetanus neonatorum auf der Grazer Kinderklinik beobachtet hat, zieht aus seinen Untersuchungen folgende Schlüsse: Der Wundstarrkrampf der Neugebornen ist in Bezug auf Aetiologie und Symptomatologie mit dem Tetanus der Erwachsenen identisch, verläuft jedoch, was die Intensität betrifft, viel schwerer als dieser. — Die neuen Heilmethoden haben bis jetzt beim Tetanus neonatorum noch keinen zweifellosen Erfolg aufzuweisen. — Die zu Gunsten der verschiedenen Heilmethoden angeführten Fälle lassen sich in die Kategorie der Spontanheilungen einreihen. — Bei kurzer Incubationszeit (1—5 Tage) ist der Tet. neon. unbedingt tötlich, dagegen ist Genesung möglich, wenn die Incubationszeit 6 oder mehr Tage betrug.   Stadthagen.

M. Mathes, Ueber den Vorschlag Fleiners, Reizerscheinungen des Magens mit grofsen Dosen Wismuth zu behandeln. Cbl. f. innere Med. 1894, No. 1.

M. hat die Fleiner'sche Metode bezüglich ihrer Resultate und der Art und Weise, wie die Wirkung des Wismuth zu Stande kommt, einerseits durch klin. Beobachtungen an Patienten, andererseits durch Experimente an Hunden und Kaninchen nachgeprüft und ist dabei zu folgenden Resultaten gelangt:

1) Die Verteilung des Wismuth's ist nur in der Zeit unmittelbar nach der Verabreichung desselben ausschliefslich von der Schwerkraft abhängig.

2) Später vermengt sich das Wismuth mit dem Magenschleim, wird also über den ganzen Magen ausgebreitet.

3) Die Vorschrift, der Pat. solle eine bestimmte Lage nach der Wismuthverabreichung innehalten, ist daher ebenso unnötig, wie lästig.

4) Als Ablagerungsstätte bevorzugt das Wismuth die arrodierten Stellen des Magens, namentlich nach wiederholten Wismuthgaben.

5) Es bildet so eine einem Pulververband ähnliche Decke, unter welcher das Ulcus heilen kann.

6) Wismuth regt die Schleimabsonderung in hohem Grade an.   G. Rosenthal.

Lavour, Sur un cas de Syndrome de Weber. Revue neurologique 1893, No. 13.

Der Fall betrifft eine 60 jährige Frau, bei der Hysterie, Syphilis, Alcoholismus oder sonstige Intoxication nicht nachzuweisen waren. Sieben Kinder; eines davon tot geboren. Seit einem Jahre trat wiederholte Male Bewusstseinsverlust mit Hinfallen auf. Nach einem derartigen Anfalls zeigte sich eine totale Paralyse des linken Oculomotorius (absolute Ptose, Mydriasis, Strabismus und Diplopie), Paralyse des rechten Obliquus inferior, totale rechtsseitige schlaffe Lähmung mit Facialislähmung (Orbicularis ausgenommen). Sensibilität und Intelligenz wären normal. Die Reflexe waren erhalten und beiderseits gleich Nach der in einer Schmierkur und Darreichung von Jodkali bestehenden Behandlung trat eine deutliche Besserung ein. Verf. nimmt an, dass es sich um ein von der Hirnhaut ausgehendes Gumma handelte, dessen Sitz sich unterhalb und dicht bei dem linken Hirnschenkel befindet, dort wo sein unterer-hinterer Teil vom 3. linken Hirnnerven gekreuzt wird. Der nahe liegende rechte Oculomotorius ist leicht beteiligt, daher Lähmung des Obliquus inferior.   K. Grube.

E. Brissaud, Localisation corticale des mouvements de la face. Progrès med. 1893, 30. Dec.

Es handelt sich um eine 80jähr. Patientin, welche 2 Jahre vorher eine rechtsseitige Hemiplegie mit Verlust der Sprache erlitten, sich aber im Laufe der Jahre soweit gebessert hatte, dass sie wieder sprechen und auch ihre Gliedmassen wieder gebrauchen konnte. Myocarditische Beschwerden führten sie dann in's Krankenhaus; dort fanden sich kaum mehr Andeutungen der früheren Hemiplegie, nur eine Asymmetrie im Facialis bestand noch (R < L), es besteht rechts Ptosis, an der Facialisparese nimmt auch der obere Ast Teil, R Pupille > L. Die Section ergab einen Erweichungsheerd hinter der pars opercularis der dritten Stirnwindung links, welcher ohngeachtet der Abweichungen vom gewöhnlichen Windungstypus, welche diese Hemisphäre zeigte, noch dem Bereich der vorderen Centralwindung (unterstes ⅓) zuzurechnen war.

Gröbere Asymmetrien im Pedunculus, Pons, in der med. obl. (secundäre Degenerationen) fehlten.

Der Verf. zieht aus dieser Beobachtung den Schluss, dass das corticale Facialiscentrum beim Menschen in dem Teile des Klappendeckels gelegen ist, welcher hinten an das unterste Ende der ROLAND'schen Furche stöfst.   M. Brasch.

Th. S. Flatau, Albinismus acquisitus mit Canities. (Vortrag geb. in der Berliner med. Gesellsch. am 12. Juli 1893). Berliner klin. Wochenschr. 1894, No. 8.

Bei einem 12jährigen Mädchen sind Kopfhaare und Kopfhaut bis auf einige wenige kleine Stellen, die dafür auffallend dunkel gefärbt erscheinen, vollkommen pigmentlos. Am Körper finden sich ebenfalls zahlreiche Vitiligoflecke von verschiedener Gröfse, auch die spärlichen Schamhaare sind grau. Dagegen zeigten sich Gesicht, Augenbrauen und Wimpern normal pigmentirt. — Die Veränderungen begannen vor etwa 5 Jahren auf der Nackenhaut und breiteten sich dann auf den Kopf aus, wo die Entfärbung nicht fleckenweise, sondern gleichmäfsig, wenn auch an einigen Partien, wie der Schläfe- und Hinterhauptsgegend etwas früher, als an anderen aufgetreten sein soll. — Aetiologisch kommen in dem Falle vielleicht seelische Erregungen und eine strenge körperliche Züchtigung, die gerade den Kopf betroffen hatte, in Betracht.   H. Müller.

H. Slocum, A problem in abdominal surgery: why is the uterus retained after the ovaries are removed? Medical News 1893, Oct. 7.

In einer grofsen Anzahl von Fällen bestehen die Beschwerden der Frauen nach Entfernung der Ovarien fort; die Ursachen hierfür können sehr verschieden sein; eine Hauptquelle derselben kann durch die gleichzeitige Beseitigung des Uterus entfernt werden; umsomehr, da der Uterus einerseits nicht unbedingt erforderlich ist für das weitere Wohlbefinden der Frau, und er andererseits häufig den Sitz für anderweitige Erkrankungen sein kann.

Die Operationsdauer wird nach S. durch die gleichzeitige Entfernung des Uterus nicht wesentlich verlängert; der auf die Operation folgende Shock wird anscheinend sogar verringert. Die Gefahr einer Nachblutung durch Abgleiten einer Ligatur ist ebenfalls geringer, ebenso die Gefahr der Infection von Seiten des zurückbleibenden Cervicalcanals weniger grofs, wie bei den zurückbleibenden Tubenstümpfen. — Deshalb empfiehlt S. dringend bei Tuben- und Ovarien-Erkrankungen den Uterus mitzuentfernen.   A. Martin.

Einsendungen für das Centralblatt werden an die Adresse des Hrn. Prof. Dr. M. Bernhardt (Berlin W. Französische Strafse 21) oder an die Verlagshandlung (Berlin NW., 68. Unter den Linden) erbeten.

Verlag von August Hirschwald in Berlin. — Druck von L. Schumacher in Berlin.

Wöchentlich erscheinen
1—2 Bogen; am Schlusse
des Jahrgangs Titel, Na-
men- und Sachregister.

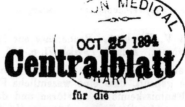

Centralblatt

für die
medicinischen Wissenschaften.

Preis des Jahrganges
20 Mark; zu beziehen
durch alle Buchhandlun-
gen und Postanstalten.

Unter Mitwirkung von
Prof. Dr. H. Senator und Prof. Dr. E. Salkowski,
redigirt von
Prof. Dr. M. Bernhardt
in Berlin.

1894.   **6. Oktober.**   **No. 40.**

Inhalt: CARVALLO u. PACHON, Verdauung beim Hund ohne Magen. — SMITH, Ueber die Bildung der Schwefelsäure im Organismus. — TAMOL, Anteil des Verdauungstractus an der Respiration. — LEHMANN, Milchuntersuchungen. — MUSCATELLO, Ueber die angeborenen Spalten des Schädels und der Wirbelsäule. — KIPER, ROWELL, Ueber die Aether- und Chloroformnarcose. — BIER, Behandlung der Tuberculose der Glieder mit Stauungshyperämie. — HIRSCH, Ueber Orbitalphlegmone. — KARLINSKI, HÖGERSTEDT u. LINGEN, PETTENKOFER, Ueber Aetiologie und Verbreitung der Cholera. — YERSIN, Ueber die Pest in Hongkong. — HIRSCHLAFF, Bedeutung der Hautvenen am Thorax. — RINGEL, Ueber Megalogastrie und Gastrectasie. — BUBIS, Ueber das Spermin. — MITCHEL, LEWIN und BENDA, Ueber Erythromelalgie und locale Asphyxie. — SCHLESINGER, EISENLOHR, SONNENBURG, CHARCOT, MÖLLER, Fälle von Syringomyelie. — STOLAS, Autointoxication bei Geistesstörungen. — NEUBERGER, Ueber die Caruncula der Harnröhre. — QUINCKE; Ueber die Perspiration bei Hautkrankheiten. — KEILMANN, Ursache des Geburtseintritts. — SCHWARZ, Behandlung der Dysmenorrhoe. — REICHEL, Fall von acuter Phosphorvergiftung.

SAINT-MARTIN, Methan im Blut der Herbivoren. — BELOW, Glycerinphosphorsäure im Harn. — LINDEMANN, Einfluss der Ureterenunterbindung auf das Nierenparenchym — PHELPS, Totalexstirpation der Scapula. — ELSENBURG, Ueber idiopathische Bodenentzündung. — TOMKA, Neue Behandlungsmethode der Phimose. — KÖHLER, Multiple Knochentuberculose. — DEMOULIN, Intermittirende Hydronephrose. — DENIG, Ueber Exophthalmus traumaticus. — GIBBS, Temperaturmessungen im Conjunctivalsack. — WASSERMANN, Frühzeitige Lungentuberculose. — KÖSTER, Wirkung des Salophens — GENERSICH, Angeborene Dilatation des Dickdarms. — SHARP, Wirkung des Hyoscius. — ZIEGLER, Grofse traumatische Magenwandcyste. — MINGAZZINI, Ueber den Sammeltrieb Geisteskranker. — KÖNIG, Seltene Form von Kinderlähmung. — RICHET, FÉRÉ, Wirkung der Chloralose. — MACPHALL, MONRO, Peripherische Neuritis nach Influenza bezw. Masern. — FABRY, Ueber Psorospermien bei Hautkrankheiten. — BOECK, 4 Fälle von Hydroa vacciniforme. — SEELIGMANN, Behandlung der Sterilität. — WILSON, Vorausbestimmung des Geschlechts. — ROSENSTEIN, Ueber die mechanische Erweiterung des Muttermundes. — BLOOM, Oxalsäure als Emmenagogum. — STOCKER, Fall von Cervicalschwangerschaft. — WALKER, Uebermangansaures Kali bei Morphiumvergiftung. — PRIEDEBERG, Vergiftung mit Lysol und Carbolsäure.

J. Carvallo et **V. Pachon,** Recherches sur la digestion chez un chien sans estomac. Arch. de Physiol. VI. p. 106.

Verff. haben an einem Hund mit resecirtem Magen die Hypothese von Bunge geprüft, dass eine wesentliche Function des Magens darin bestehe, Fäulnisskeime zu zerstören und den Organismus vor der Aufnahme putrider Stoffe zu schützen. Zu dem Zwecke wurde der operirte Hund teils mit frischem gekochtem, teils mit faulendem Fleisch gefüttert und dieselbe Nahrung zur Controle einem intacten Tiere verabreicht. Dabei zeigte sich, dass beide Tiere ohne jede nachweisbare Störung das faulende Fleisch vertrugen. Verf. warnen nun davor, aus diesem Ergebniss den Schluss zu ziehen, dass der gesunde Magen keine antiseptische Function habe, vielmehr folgt nur daraus, dass auch diese Function des Magens im Notfall vom Darmkanal übernommen werden kann, ebenso gut wie die Verdauung von Eiweifs.

Von nachweisbaren Verdauungsstörungen bei dem operirten Hunde zeigten sich: unvollkommene Nahrungsaufnahme veranlasst durch Diarrhoeen bei Milchfütterung, bedeutende Verlängerung der zur Nahrungsaufnahme erforderlichen Zeit, unvollkommene Ausnützung rohen Fleisches, während gekochtes in normaler Weise ausgenützt wurde. Hürthle.

W. J. Smith, Weiteres über die Schwefelsäure-Bildung im Organismus. Pflüger's Arch. Bd. 57, S. 418.

Von den bisher vom Verf. in Bezug auf ihre Eigenschaft, im Organismus Schwefelsäure zu bilden, untersuchten schwefelhaltigen Körpern haben nur die Thiosäuren ein positives Resultat ergeben, während Sulfide, Sulfone, Mercaptol und Thioaldehyd nicht oxydirt wurden. Auch die Sulfonsäuren werden nach früheren Versuchen des Ref. nicht oxydirt, mit Ausnahme der Oxäthylsulfosäure = Isäthionsäure, von welcher 29.2 pCt. des Schwefels zu Schwefelsäure oxydirt wurden. Da diese Säure eine Ausnahme bildet, wiederholte S. den Versuch mit derselben und fand bei subcutaner Injection des Natriumsalzes gleichfalls Oxydation, wiewohl nur 19.2 pCt. — Nach dem Verhalten des Aethylmercaptans bei der Oxydation mit Salpetersäure erschien es unwahrscheinlich, dass diese Substanz im Körper angegriffen werde. Dennoch ist dieses der Fall. Ein Hund mit annähernd constanter Stickstoff- und Schwefelausscheidung oxydirte von 1.593 g innerlich eingegebenem Natriumäthylmercaptid 53.7 pCt., von 4.99 g 37.5 pCt. des Schwefels zu Schwefelsäure. Dieselbe Hündin, welche zu dem zweiten Versuch mit Natriumäthylmercaptid gedient hatte, erhielt 1.022 g Aethylmercaptan per os. Von demselben wurden 70.2 pCt. oxydirt. Das Aethylmercaptan hatte schnell vorübergehende physiologische Wir-

kungen: das Tier wollte nicht fressen und war sehr träge und
schläfrig, die Zunge hat eine tief dunkelblaue Färbung; nach 3
Stunden waren alle diese Symptome verschwunden. E. Salkowski.

F. Tangl, Ueber den respiratorischen Gaswechsel nach Unterbindung der drei Darmarterien. Arch. f. Anat. u. Physiol. Physiol. Abt.
1894, S. 283.

Um den Anteil des Darms und seiner Drüsen an der Production
der Kohlensäure und den Verbrauch von Sauerstoff festzustellen,
hat Stoss vor einigen Jahren die Darmarterien unterbunden und
die Respiration vor und nach der Operation untersucht. Gegen
diese Methode ist einzuwenden, dass sie sehr eingreifend ist, was
daraus hervorgeht, dass die Tiere bereits nach einigen Stunden
starben. T. hat die Versuche mit der Modification wiederholt, dass
die Darmarterien nur vorübergehend auf kurze Zeit 12—18 Minuten
geschlossen, dann aber wieder freigegeben werden, nur die sehr
kleine A. mesenterica wurde ganz unterbunden, da es sich herausstellte, dass es für den Versuch gleichgültig ist, ob dieses Gefäfs
unterbunden wird oder offen bleibt. Immerhin ist auch dieses Operationsverfahren, welches genau beschrieben wird, sehr eingreifend,
was daraus hervorgeht, dass die Tiere nur 6 bis 7 Stunden, im
besten Falle 12 Stunden am Leben bleiben. Ueber die Ursache
des Todes lässt sich nichts Bestimmtes angeben. Die Circulation
scheint sich nach Lösung der Ligatur nicht vollständig wiederherzustellen, wenigstens zeigen Magen und Darm eine sehr blasse
Farbe.

Es wurde nun in Phase I der O-Verbrauch und die CO_2-Pro-
duction am unversehrten Tier festgestellt, in II nach Ligatur der
Arterien, in III nach Aufhebung der Ligatur. In 5 einwandsfreien
Versuchen sank nach vorübergehender Ligatur der Darmarterien
der O-Verbrauch um 9.15 bis 35.33 pCt., die CO_2-Ausscheidung
nur 9.46 bis 26.52 pCt., die Verringerung des Sauerstoffverbrauchs
ist fast ausnahmslos bedeutender, als die der CO_2-Ausscheidung,
der Quotient $\dfrac{CO_2}{O}$ wächst also an. — Was die Aenderungen des
Gaswechsels nach dem Lösen der Ligatur betrifft, so wurde die
ursprüngliche Gröfse des Gaswechsels nur in einem Falle erreicht,
in allen anderen war dieselbe zwar höher, wie vorher, aber doch
unter der Norm. Der Anteil des Darms an der Respiration ist
jedenfalls höher als dem Gewicht desselben im Verhältniss zum
ganzen Körper entspricht: nach einigen von Verf. angestellten
Wägungen betrug (bei Kaninchen, an denen die Versuche ausschliefslich angestellt sind) das Gewicht von Magen, Darm, Leber,
Pankreas, Milz und Mesenterium durchschnittlich 9.5 pCt. des
Körpergewichts, während ihre Beteiligung am Gaswechsel bis auf
30 pCt. steigen kann. Dieses Ergebniss stimmt überein mit den

44*

Beobachtungen von MAGNUS-LEWY und früheren von MERRING und
ZUNTZ über die Abhängigkeit der nach Aufnahme von Nahrung auftretenden Steigerung des Gaswechsels von der Verdauungsarbeit.

Der — stets in der linken Carotis gemessene — arterielle Blut-
druck·stieg nach Unterbindung der Darmarterien stets an, allerdings nur unbedeutend, nämlich um 5.4 bis 19.2 mm Quecksilber.

E. Salkowski.

J. **Lehmann's,** Milchuntersuchungen. Mitgeteilt von W. HEMPEL.
Pflüger's Arch. Bd. 56, S. 558.

L.'s Metode gründet sich auf die Beobachtung, dass poröse
Thonkörper (Thonteller) die Eigenschaft haben, das Milchserum
aufzusaugen unter Zurücklassung des gesammten Casein- und Fett-
gehaltes der Milch in Form einer dünnen Haut, und zwar ebenso
gut bei Frauenmilch wie bei Kuhmilch. Man erhält so das Casein
an die anorganischen Salze gebunden, mit denen es in der Milch
als colloidaler Körper vereinigt ist. Indem bezüglich der Einzelheiten des Verfahrens auf das Orig. verwiesen wird, seien hier nur
die wesentlichsten Ergebnisse berichtet. Der Durchschnittsaschen-
gehalt des mittels des Thonseparators gewonnenen „genuinen" Kuh-
kaseins beträgt im Mittel 7.2 pCt., wovon $^{19}/_{20}$ aus Kalkphosphat
bestehen. Der Phosphor ist im Caseinmolekül wahrscheinlich seiner
Gesammtmenge nach in einer von der Phosphorsäure sich ableiten-
den esterartigen Verbindung vorhanden und zwar ergiebt sich für
den Gehalt an Phosphor im Molekül berechnet auf P_2O_5, 1.18 bis
1.5 pCt., des aschehaltigen Caseins Das genuine Casein ist als eine
Doppelverbindung von Caseincalcium mit phosphorsaurem Kalk anzusehen und zwar ist 1.45—1.75 pCt. CaO direkt an das Casein
gebunden. Das aschefreie Casein besteht aus C 54 — H 7.04 — N
15.6 — P 0.847 — S 0.771 pCt. Der S-Gehalt des genuinen Kuh-
caseins ist 0.723, der des Frauencaseins 1.09, der Kalkphosphatge-
halt 6.6 resp. 3 2 pCt.; das Kuhcasein ist daher viel reicher an
Phosphaten, aber S ärmer als das Frauencasein. Als mittlere Zusammensetzung der Kuh- resp. Frauenmilch berechnet Verf. Casein
3.0 resp. 1.2, Albumin 0.3 resp. 0.5, Fett 3.5 resp. 3.8, Zucker
4 5 resp. 6, Asche 0.7 resp. 0.2, Wasser 88 resp. 88.5. Die mit
Säuren abgeschiedene Caseinfällung enthält bei Frauenmilch 3 Th.
Fett auf 1 Th. Casein, bei Kuhmilch nur 1.16 Th. Fett auf 1 Th.
Casein. Wird nun zur Kuhmilch so viel Fett gesetzt, dass das
Casein- und Fettverhältniss das gleiche ist wie in der Frauenmilch,
so scheidet sich auch in der Kuhmilch das Casein als feines Gerinnsel ab; die gleiche Eigenschaft kann der Kuhmilch durch Zusatz von Hühnereiweiſs gegeben werden. Um die Kuhmilch der
Frauenmilch möglichst ähnlich zu machen, räth Verf., die Kuhmilch
so weit mit Wasser zu verdünnen, bis der Caseingehalt derselben
dem der Frauenmilch gleichkommt, also mit 1½ Vol. Wasser und
hierauf derselben soviel Rahm (von ermitteltem Fettgehalt), Milch-

zucker und Hühnereiweifs zuzusetzen, bis das Gemisch der Frauenmilch entsprechende Mengen von Fett, Milchzucker und Albumin enthält. Das Eiweifs von einem Hühnerei, mit 4 Esslöffeln Wasser versetzt, gequirlt und durch Leinwand geseiht, genügt für 3 Portionen der zu verabreichenden Milch. Mit der so präparirten Milch ernährte Säuglinge gediehen vortrefflich.   J. Munk.

G. Muscatello, Ueber die angeborenen Spalten des Schädels und der Wirbelsäule. Arch. f. klin. Chir. Bd. 47. S. 162.

Auf Grund ausgedehnter klinischer und pathologisch-anatomischer Untersuchungen sucht Verf. ein zusammenfassendes Bild von den Spaltbildungen am Schädel und an der Wirbelsäule zu geben.

I. Die Spaltbildungen am Schädel werden eingeteilt in Acranie, wenn das ganze Schädeldach oder doch der grösste Teil desselben fehlt (Holoacrania und Mesoacrania), und in die angeborenen Schädelhernien oder Cephalocelen mit partiellen Knochenlücken. Die letzteren wurden bisher in Encephalocele, Hydroencephalocele und Meningocele eingeteilt. Ein Teil der als Encephalocelen zusammengefassten Fälle gehört aber nach Ansicht des Verf. zur Mesoacranie. Diese Gruppe bezeichnet er als Exencephalie; es handelt sich hier stets um den Austritt eines Hirnabschnitts in seiner Totalität aus einer Knochenöffnung. Bei den eigentlichen Cephalocelen unterscheidet Verf. die Encephalocystocele und die Meningocele.

Es werden nun 8 Fälle von einfacher und komplicirter Encephalomyelocele berichtet, die teils in der propädeutisch-chirurgischen Klinik zu Padua teils im Strafsburger pathologischen Institut untersucht wurden. Es würde hier zu weit führen, auf die zahlreichen interessanten Details der einzelnen Fälle einzugehen. Dieselben sind im Original nachzulesen. Die Encephalocystocele entsteht mit dem Austritt eines peripheren Gehirnabschnitts durch eine kleinere Knochenöffnung und enthält im Innern als Fortsetzung eines der Hirnventrikel einen mit Flüssigkeit von wechselnder Menge angefüllten Hohlraum. Gröfsere zusammenhängende Hirnteile sind dabei nie nach aussen verlagert. Die die innere Wand der Cyste auskleidende nervöse Substanz kann bei starker Flüssigkeitsansammlung vollkommen atrophisch werden und zeigt dann Erweiterung und Neubildung der Gefäfse; diese Schicht bezeichnet man dann als Area cerebro-vasculosa. Die beiden Blätter der Pia mater sind oft verwachsen und durch Erweiterung der Lymphgefäfse stark verdickt; ja es kann schliefslich zu elephantiastischen Bildungen kommen. Dagegen bildet die Dura mater niemals eine Hülle des Tumors, sondern endet am Rande der Knochenöffnung durch Verschmelzung mit dem Pericanium. Die Haut über der Geschwulst ist atrophisch.

Was das klinische Bild der Encephalocystocele betrifft, so ist der Tumor nuss- bis kindskopfgrofs, kurz gestielt; die Haut dünn, voll Teleangiekeasieen, selten geschwürig zerfallen. Häufig ist Fluctuation nachweisbar; Druck verkleinert den Tumor nicht, führt jedoch zu Reizerscheinungen des Gehirns. Eine wesentliche Veränderung der ganzen Schädelform ist nicht zu konstatiren. Wichtig sind die vom Verf. 2 Mal beobachteten Sehnervenatrophien bei Occipital-Hernien, die vielleicht in diagnostischer Hinsicht Bedeutung erlangen können.

Die Meningocele cranialis ist seltener, als früher angenommen wurde, da die atrophisch gewordenen Hirnteile ohne genaue mikroskopische Untersuchung leicht übersehen werden können. Verf. berichtet über 2 reine Fälle von Meningocele und hat auch hier das Fehlen der Dura über dem Tumor konstatiren können. Die Differentialdiagnose gegenüber der Encephalocystocele kann sehr schwierig sein; völlige Durchsichtigkeit spricht für Meningocele. Möglicherweise wäre hier auch die chemische Untersuchung der Flüssigkeit von Bedeutung, auf die Verf. nicht eingeht. Denn die Flüssigkeit der Encephalocystocele stammt aus den Ventrikeln, die der Meningocele gehört den Arachnoidalblättern an.

II. Die Spaltbildungen an der Wirbelsäule werden gewöhnlich als Spina bifida zusammengefasst. Nach dem Vorgang von RECKLINGHAUSEN's bezeichnet Verf. mit letzterem Namen nur die mit Hernien einhergehenden Spalten, die Spalten ohne Tumoren dagegen als Rachischisis. Die letztere, sowohl total als partiell, ist mit dem Leben unvereinbar. Bedeutung für den Praktiker hat nur die eigentliche Spina bifida occulta.

Die Myelomeningocele beruht auf dem Offenbleiben der Medullarrinne; sie bildet breit aufsitzende Tumoren, die am häufigsten in der lumbosakralen, am seltensten in der sakralen Region vorkommen. An der Oberfläche sind nach v. RECKLINGHAUSEN drei Zonen zu unterscheiden, die Zona dermatica, epithelo-serosa und medullo-vasculosa. Die von Flüssigkeitsansammlung in den Subarachnoidalräumen gebildete Höhle ist von Nervenwurzeln durchzogen. Nach oben und unten von der Geschwulst schliefst sich das Rückenmark zum Kanal zusammen. Die Geschwulst ist gewöhnlich weich, fluktuirend; an ihrer Seite fühlt man die Reste der Wirbelbögen. Als Begleiterscheinung findet sich Nabelhernie, Klumpfufs, Lähmungen. Verf. berichtet über 3 derartige Fälle.

Die seltenste Form der Spina bifida ist die Meningocele; Verf. vermag nur über einen derartigen Fall zu berichten. Auch hier fehlt die Dura mater in der Wand des Tumors; die Flüssigkeitsansammlung liegt in der Arachnoidea. Der häufigste Sitz der Meningocele ist die Kreuzbeingegend. Der Tumor ist durchscheinend; die Cystenwand ist gewöhnlich von Nervenästen der Cauda equina durchzogen. Bei weiter Knochenöffnung kommt es zur Complication mit Rückenmarksvorfall.

Die Myelocystocele kommt durch Entwicklung eines Hydromyelus in dem schon geschlossenen Medullarrohr zu Stande; diese Form ist verhältnismäfsig häufig zu beobachten. Die Wand des Tumors wird nach aussen von den weichen Rückenmarkshäuten gebildet, an die sich nach innen die oft nur aus einer Epithelschicht bestehende Rückenmarkssubstanz anschliefst. Der häufigste Sitz ist die Lendengegend, der seltenste die Brustgegend. Andere Hemmungsbildungen an Wirbelsäule und Rumpf gehen nebenher. Niemals werden in der Geschwulsthöhle Nervenstränge gefunden. Neben 2 Fällen von typischer Myelocystocele, von denen die eine im Brust-, die andere im Lendenmark sich befand, berichtet Verf. über eine Myelocystomeningocele dorsalis, der Verbindung einer Myelocystocele mit einer vom dorsalen Teil des Rückenmarks ausgegangenen Meningocele, ferner über eine Myelocystomeningocele dorso-ventralis, bei der eine Myelocystocele dorsalis mit einer Meningocele ventralis verbunden war, dann über eine Myelocystomeningocele ventralis, bei welcher die dorsale Wand des Rückenmarks am Tumorgipfel safs, und sowohl die geplatzte Myelocyste als auch die Meningocele ventralwärts nach dem Wirbelkörper zu liegen, endlich über eine Kombination von Encephalocystocele occipitalis, Myelocystocele im Halsmark und Myelomeningocele im Lendenmark. Das gemeinsame Vorkommen der letzten beiden Bildungen ist so zu erklären, dass das Medullarrohr im Halsmark früher geschlossen ist als im Lendenmark.

Die Spina bifida occulta endlich, von der Verf. 2 Fälle berichtet, sitzt am häufigsten in den caudalen Abschnitten der Wirbelsäule. Die Haut über derselben ist gewöhnlich dünn, gerötet, narbenartig; dieses narbenartige Aussehen der Haut geht gewöhnlich mit der Anwesenheit heterologer Gewebe im Wirbelkanal einher (Dermoidcyste, Cholesteatom, Myofibrolipom etc.). Am interessantesten ist die Hypertrichose der Haut, die von Virchow als Folge eines chronischen Entzündungsprocesses, von v. Recklinghausen als Hyperplasie angesehen wird. Die Knochenöffnung ist gewöhnlich palpatorisch nachweisbar. Komplicationen sind Krümmungsanomalien der Wirbelsäule, Klumpfufs, Sensibilitätsstörungen an den Beinen.

Verf. geht zum Schluss näher auf die Frage nach der Entstehung der Schädel- und Wirbelspalten ein. Entgegen den zahlreichen früher aufgestellten Theorien sieht Verf. einen wesentlichen Faktor für die Missbildungen des Nervensystems in den primär entstandenen Knochenläsionen; doch genügen diese allein nicht zur Erklärung; das Fehlen der Dura mater über allen diesen Tumoren ist der zweite wichtige Faktor. Bedingt ist dieser Defect durch eine regelwidrige Entwicklung der mesenchymalen skeletogenen Schicht, die sich nicht in Meningeal- und Knochenschicht differenciert und der Aplasie verfällt. So kommt es zum Fehlen der Dura und zur mangelnden Verknöcherung. Die Bildung der Hernie kommt nun dadurch zu Stande, dass an der Lücke der Dura der

Gefäfsdruck steigt, und so, da der Druck der Cerebrospinalflüssig-
keit gröfser als der des Fruchtwassers ist, die Gehirnsubstanz heraus-
getrieben wird. Durch die sich dabei ausbildende chron. Entzündung nimmt die Flüssigkeitsansammlung zu; der Tumor wächst.
So ist also die Gehirnhernie die Folge einer Entwicklungshemmung.
Dasselbe gilt für die als Myelomeningocele und Meningocele bezeichneten Formen der Spina bifida; bei der Myelocystocele kommt
noch das gestörte Längenwachstum der Wirbelsäule hinzu, welches
das normal wachsende Rückenmark zur Faltung zwingt und durch
Circulationsstörungen Hydromyelus herbeiführt.

Die primitive Störung ist bereits in einer Wachstumshemmung
der frühesten Embryonalanlage zu suchen. Die Natur der Störung
ist jedoch unbekannt: alle versuchten Erklärungen, wie Verwachsung des Amnion mit den Achsenteilen des Embryo, zu enges Amnion u. a. m. sind unzureichend.

Was die Behandlung der Missbildungen betrifft, so steht Verf.
der Kompression, der Elektrolyse, den parenchymatösen Injectionen
skeptisch gegenüber und hält die Excision des Tumors für das
rationellste Verfahren. Bei den Schädelhernien ist nur schwere
Sehstörung und anderweitige hochgradige Missbildung Kontraindi-
kation, da es grausam wäre, derartigen unglücklichen Geschöpfen
das Leben zu verlängern. Bei der Myelomeningocele verwirft Verf.
das operative Vorgehen entschieden, da die Rückenmarksveränderungen zu hochgradige sind, um auch nur geringe Besserung erwarten zu können. Die einfache Meningocele und die einfache
Myelocystocele sind zu operiren, dgl. die Myelocystomeningocele
dorsalis. Bei der Myelocystomeningocele dorso-ventralis und vor
allem ventralis ist dagegen jede Operation zwecklos. Kontraindi-
cation in allen Fällen ist Hydrocephalus.

Bei der Operation hat man wiederholt versucht, sowohl die
Hautnarbe zu verstärken als auch knöchernen Verschluss der Lücke
zu erzielen. Verf. rät, diese Methoden nur bei gröfseren Defekten
zu versuchen, nicht aber zur Regel zu erheben. Die Prognose der
Operation ist, wenn nicht schon vorher eine Eiterung bestand, sehr
günstig.

Der ungemein fleifsigen, klar geschriebenen Arbeit sind 2 Tafeln mit Abbildungen von Tumoren und mehrere schematische Zeichnungen beigegeben.   M. Rothmann.

------

1) **N. Kaefer**, Ueber Aethernarcose. Aus dem evangelischen Hospital in Odessa. St. Petersb. med. Wochenschr. 1893, No. 25.

2) **G. Rowell**, The accidents of anaesthesia. Guy's Hosp. Rep. N. S.
III. XXXIV, p. 433.

1) K. berichtet über 150 unter Leitung des Oberarztes FRICKE
in dem evang. Hospital zu Odessa angestellte Aethernarcosen. Etwa
in dem 5. Teil der Fälle wurde stärkere Absonderung Seitens des

Mundes und der Athemwerkzeuge gesehen, und zwar bei 4 Patt.
die letztere ohne Salivation.   Einmal trat nach der Narcose leichte
Bronchitis auf.   In keinem Fall wurden durch diese bei Kindern
häufiger als bei Erwachsenen beobachteten Erscheinungen Störungen
bedingt.   Lästiger ist das Erbrechen, dass unter 90 mit Angaben
versehenen Narcose, mehr oder minder stark 26 Mal wahrgenommen
wurde.   Die gröfseren Ansprüche, welche die Aetherisation an die
Respiration stellt, kann die Ursache von Gegenanzeigen gegen dieselbe werden, andererseits ist ein Hauptvorzug des Aethers das
Verhalten der Herzthätigkeit, deren Sinken selbst. nach Narcose
von 1½—2 Stunden nicht erfolgt.   Die Pupillen verhalten sich
nach K. beim Aether ebenso wie beim Chloroform, dagegen ist die
Aufhebung des Hornhaut-Reflexes ein minder sicheres Zeichen als
bei dieser.   Fast ausnahmslos zeigte sich im Beginn der Aethernarcose ein fleckiges Erythem der Brustgegend, nach K. eine Folge
der directen Einwirkung der Aetherdämpfe auf die Brusthaut.   Bei
einem Epileptiker wurde 1 Mal ein Anfall während der Narcose
gesehen, im Uebrigen kommt beim Aether ebenso wie beim Chloroform ein Exaltationsstadium ziemlich häufig vor, unter 90 Fällen
ist es 42 Mal und zwar 10 Mal darunter in stärkerem Grade, namentlich bei Potatoren gesehen worden.   Dagegen gestaltet das
Erwachen ebenso wie das subjective Befinden sich viel günstiger
nach der Aether- als nach der Chloroformnarcose.   Erbrechen wurde
zwar unter 90 Fällen 21 Mal verzeichnet, erreichte aber nie einen
höheren Grad und in 4—5 Stunden sind meist alle Folgen der
Aethernarcose überwunden: bei 1 Epileptiker und bei 2 hysterischen Frauen kam es zu vorübergehender psychischer Erregung.
Die Zeit bis zum Eintritt der vollen Narcose betrug bei 77 verwertbaren Fällen im Mittel 10½, in maximo 4, in minimo 3 Minuten, doch ist kein Fall vorhanden, in dem der Aether völlig versagte.   Die Dauer der Narcose betrug unter 82 Fällen bei 22 eine
Stunde und mehr, bei 1 sogar 130 Minuten; in diesen 82 Narcosen
betrug der mittlere Aetherverbrauch = 2.1 ccm pro Minute, in den
22 längeren Narcosen aber nur 1.5 ccm.   Als Maske dient ein (in
mehreren Gröfsen vorrätiges) mehrfach mit Flanell überzogenes
Drahtgestell und wird dieses von vornherein mit 15 ccm Aether
begossen.   Nach einigen Athemzügen wird zum besseren Luftabschluss ein Handtuch übergelegt.   Hierauf wird noch einmal 20 bis
25 ccm aufgegossen und nach einigen Athemzügen das Handtuch
wieder aufgelegt.   Bei schwer zu Narcotisirenden ist diese Aether-
gabe mehrfach zu wiederholen, bei Kindern die Dosis herabzusetzen.
Als Hauptgegenanzeigen gegen den Aether führt K. Respirations-
erkrankungen an.

2) Nach einer Aufzählung aller nur denkbaren Zwischenfälle
bei der chirurgischen Narcose unter Beibringung von klinischen
Beispielen aus dem Gov's Hospital wird die alte Theorie des Herz-
todes bei Chloroform und des Todes durch Asphyxie bei Aether
betont.   In Uebereinstimmung hiermit sind die durch das Chloro-

form bedingten Zwischenfälle lebensgefährlicher als die vom Aether
ausgehenden und zwar betreffen diese mehr das Stadium der unvollständigen Anästhesie, als das der ausgemachten Narcose. Für
letzteres soll man nach Lister nur die Hälfte des Chloroforms gebrauchen wie für ersteres. Mischungen, welche Chloroform enthalten,
wirken dabei wie verdünntes Chloroform. Zum Chloroformieren
soll einfach freies Aufgiefsen aus einer Tropfflasche verwendet
werden; Apparate wie der Junker's sind, weil unzuverlässig, zu
verwerfen. Bei Zweifel über die Fortschritte der Narcose soll man
mit dem Chloroform so lange aussetzen, bis der Reflex der Hornhaut wiedergekehrt ist. Bei vorsichtiger Darreichung von Chloroform dürfen keine Zufälle seitens des Herzens eintreten.

Die Darreichung von Aether soll nach denselben Grund-
sätzen geschehen wie die des Chloroforms. Bei beiden Mitteln ist
auf Puls und Atmung gleichzeitig zu achten.   P. Güterbock.

A. Bier, Aus der kgl. chir. Universitätsklinik zu Kiel. Behandlung
chirurgischer Tuberculose der Gliedermassen mit Stauungshyperämie. Festschrift zur Feier seines 70jähr. Geburtstages Friedrich
v. Esmarch überreicht. Kiel und Leipzig, Lipsius und Tischer 1893,
S. 55.

Durch die Immunität, welche Herzfehler gegenüber der Tuberculose der Lunge und zwar um so mehr bieten, je stärkere Rück-
stauungserscheinungen sie intra vitam gemacht haben, ist B. zu
Versuchen der Tuberculosenbehandlung mit künstlicher Hyperämie
veranlasst worden. B. verwertet vornehmlich die Stauungshyperämie, welche er durch Application einer Constriction oberhalb der
erkrankten Stelle erzeugt, und es kann diese Stauungshyperämie
meist Wochen und Monate hindurch ohne Schaden ertragen werden; selbst bei Auftreten von peripherem Oedem ist sie unbedenklich. Störungen durch Empfindlichkeit der Haut bezw. Decubitus
traten nur in 2 Fällen auf und hat die Behandlung den Vorteil,
dass sie auch den Gebrauch der betr. Extremitäten und namentlich
Umhergehen gestattet. Erfolgreich so behandelte Fälle von 1) Ge-
lenk- und Knochentuberculosen, 2) Sehnenscheidentuberculosen,
3) Tuberculosen der Drüsen, 4) der Haut, 5) des Unterhautzell-
gewebes, 6) Lupus und 7) Nebenhoden und Hodentuberculose
werden kurz berichtet. Bei letzterer ist die Voraussetzung, dass
der Saamenstrang noch frei ist und der Constrictor an die Wurzel
des Scrotum gelegt werden kann. Zum Schluss giebt Verf. eine
theoretische Erklärung des Verfahrens, das durch Bindegewebsneubildung, entzündungsähnliche Vorgänge und Begünstigung gemeiner
Eiterung an Stelle tuberculöser Processe wirkt. Die Herstellung
reiner Wundflächen ist eine Gegenanzeige gegen die Constriction
(Helferich). Die Gefahr der Verschleppung und Verbreitung der

Tuberculose, welche den Verfahren der Erzeugung activer Hyperämie (z. B. durch die heiſse Luftbehandlung, die Koca'schen Injectionen) zukommt, teilt sie dagegen nicht.

P. Güterbock.

———

C. Hirsch, Ueber Orbitalphlegmone. Prager med. Wochenschr. 1894, No. 14—20.

H. giebt die Krankengeschichte von 7 Fällen von Orbitalphlegmone aus der Prager Augenklinik. In 3 von ihnen folgte die Affection einer vorher vorgenommenen Extraction eines cariösen Molarzahnes des Oberkiefers derselben Seite und führte in einem Falle zur Vereiterung des Bulbus, in den beiden anderen zu Sehnervenatrophie bei erhaltenem Bulbus: Der 4. Fall war auf eine von einer cariösen Zahnwurzel ausgehenden Periostitis mit folgendem Empyem der Highmorshöhle zurückzuführen. Hier trat ebenfalls Sehnervenatrophie bei erhaltenem Bulbus ein. Beim 5. Falle bestand eine Ulceration luetischen Ursprungs der Mund- u. Nasenschleimhaut, welche Dakryocystitis und phlegmonöse Entzündung zur Folge hatte. Hier kam es zur Amaurose unter dem Bilde der Embolia arteriae centralis retinae. Im 6. Falle kam es ohne bekannte Ursachen unter den Allgemeinerscheinungen einer Infectionskrankheit zu einer Orbitalphlegmone, welche Ulceration der Cornea veranlasste. Der 7. Fall betraf ein 9 Monate altes herabgekommenes Kind, mit vielen über die ganze Körperoberfläche zerstreuten Eiterherden. Bei ihm entwickelte sich ein retrobulbärer Abscess, in dessen Eiter Streptococcen nachgewiesen wurden. Es trat Vereiterung der Cornea ein und das Kind erlag einer Pneumonie.

In Betreff des Zustandekommens der frühzeitigen Erblindung nach Orbitalphlegmone bei intaktem Bulbus spricht sich H. dahin aus, dass als ursächliches Moment in Betracht kommt: Neuritis retrobulbaris, entstanden durch direkte Fortpflanzung der Entzündung auf den Sehnerven selbst; Leitungsunterbrechung im Sehnerven durch Compression desselben in seinem gefäſslosen Abschnitte; Circulationsstörungen in Opticus und der Retina durch Compression der Opticusgefäſse durch das rasch gewachsene Volumen des orbitalen Zellgewebes und zwar entweder der Arteria centralis retinae allein oder der Arterie und Vene gleichzeitig.   Horstmann.

———

1) **Karlinski**, Kleine Beiträge zur Aetiologie der Cholera. Wiener med. Wochenschr. 1894, No. 7. S. 267.
2) **Högerstedt** u. **Lingen**, Die Cholera im Herbst 1893. (Ber. a. d. Männerbaracke des Peter-Paulhospitals zu St. Petersburg). St. Petersb. med. Wochenschr. 1894, No. 7, 8.
3) **Pettenkofer**, Choleraexplosionen und Trinkwasser. Münchner med. Wochenschr. 1894, No. 12.
  1) Die mehrfach auftauchenden Publicationen über das Nicht-

auffinden von Choleravibrionen bei klinisch ausgesprochener Cholera
veranlasste K. zu vorliegender Veröffentlichung; das reichhaltige
Material des Jahres 1893 von Dscheddach, El Tor und Konstanti-
nopel stand ihm zur Verfügung. Bacteriologisch wohl untersuchte
Fälle bilden die Publication. Der erste Fall handelt von einer
foudroyanten Cholera bei dem in den Dejektionen weder mikroskopisch, noch durch das Schottelius'sche oder Plattenverfahren,
Choleravibrionen nachzuweisen waren. Dagegen fanden sie sich
bei der Section massenhaft im Blinddarminhalt. Beim zweiten Fall
konnten in den 8 ersten typischen Reiswasserstühlen keine Vibrionen
gefunden werden, dagegen fanden sie sich nach wesentlicher Besserung im Allgemeinbefinden in einer breiigen gallig gefärbten De-
jektion. Im 3. Fall waren in den ersten zwei Dejektionen typische
„Fischschwärme" von Vibrionen zu sehen, nach 24 Stunden waren
sie verschwunden und blieben 5 Tage lang weg. Aehnlich verhält
sich der 4. und 5. Fall, in dem die am 1. Tag vorhandenen Vibrionen vom 2. bis 10. Tag verschwanden und erst nach Calomel am
11. Tag wieder erschienen.

Im Falle 7 waren noch am 18. Tag der Rekonvalescenz Choleravibrionen in den normalen Fäces nachzuweisen, und Fall 8,
ein Handlanger im Choleraspital zeigte nie Cholerasymptome, war
vollständig gesund, hatte aber in seinen normalen halbfesten Stühlen
virulente Choleravibrionen.

2) Das genannte Barackenlazareth bestand vom 21. August
bis 1. Nov. 1893; es kamen 208 männliche Kranke zur Behandlung, wovon 97 genasen und 111 starben = 53.4 pCt. Meist handelte es sich u.n Tagelöhner und um Handwerker, die in ungünstigen hygienischen Verhältnissen lebten, von solchen starben 57.2 pCt.,
während von 50 besser situirten nur 17 = 36 pCt. starben. Die
grösste Frequenz fiel in die Zeit vom 27. Aug. bis 19. Sept.

Klinisch unterscheiden die Verff. 3 Formen der Cholera: eine
Cholera levis, in der bei positivem Cholerabacillennachweis nur
leichte Krankheitserscheinungen auftraten; eine Cholera simplex, die
gewöhnliche Form aber ohne stadium algidum und eine Ch. gravis
mit stadium algidum. Von den 57 Fällen der Cholera levis starben
4 = 7.0 pCt., von 39 der simplex starben 10 = 25.6 pCt., von 112
der gravis 97 = 86.6 pCt. 35 Fälle gehörten zur Cholera ful-
minans.

Fäculent war der Stuhl nur 15 Mal, sonst reiswasserähnlich.
24 Mal wurden klonische und tonische Krämpfe des ganzen Rumpfes
beobachtet. Die Temperatur sank 3 Mal auf 33° C. In der Agone
war vollständige Bewusstlosigkeit sehr selten. In 42 Fällen schloss
sich an die überstandene Cholera ein Choleratyphoid an, von dem
die Verff. eine drastische Schilderung geben.

Die Therapie bestand in Calomel und dem von Höppr empfohlenen Tribromphenolwismuth; eine besonders günstige Wirkung haben
die Verff. von keinem der 2 Mittel gesehen. 45 schwere Fälle

wurden mit intravenösen Kochsalzinfusionen behandelt, je 1 ½ Liter, davon genasen 7 = 15.5 pCt.

3) Der Aufsatz P.'s richtet sich gegen die Koch'sche Arbeit „die Cholera in Deutschland während des Winters 1892—93". Dort war die Nachepidemie in Hamburg, die Winterepidemie in Altona und die Choleraepidemie in Nietleben besprochen worden; die letzte Epidemie verlief nach dem explosiven Typus der Cholera, die ersteren beiden nach dem schwachen langsam und nicht hoch ansteigenden und ebenso wieder langsam abfallenden Typus. Der erste Typus entsteht nach Koch durch Infektion des Trinkwassers, und der Choleravibrio wurde auch im Sommer 1893 in Hamburg im Trinkwasser und später auch in Nietleben nachgewiesen. P. imponirt aber das Auffinden des Vibrio im Wasser nicht, denn er hält es für ganz selbstverständlich, dass zu Cholerazeiten der Choleravibrio in's Wasser fällt und dann gelegentlich dort gefunden wird. Weiterhin giebt es aber nach P. unumstöfsliche epidemiologische Thatsachen, welche beweisen, dass Choleraexplosionen vorgekommen sind, ohne dass man sie vom Trinkwasser ableiten konnte. Als solche führt P. die Cholera 1873 in der Gefangenanstalt Laufen und 1854 und 1873 in München an. In der That ähnelt die Laufener Epidemie der in Nietleben ausserordentlich und der Beweis, dass das Trinkwasser nicht an der Epidemie Schuld sein konnte, muss als gelungen bezeichnet werden. Auch wurde damals an der Wasserversorgung nichts geändert und die Cholera verschwand ebenso rasch wie in Nietleben.

Die Hamburger Cholera vom Sommer 1892 vergleicht P. mit der Münchens vom Sommer 1854; beide ähneln sich wieder sehr und da letztere nicht vom Trinkwasser abhing, brauchte nach P. die von Hamburg auch nicht dadurch bedingt sein.

Ganz besonders nachdrücklich spricht P. den letztjährigen Schutzmafsregeln jede Bedeutung für die Verhinderung der Cholera ab.

Scheurlen.

Yersin, Sur la peste de Hongkong. Comptes rendus 1894, 119. Bd., No 5. S. 356.

Die vorliegende kurze Mitteilung ist ein Brief J.'s, den derselbe aus Hongkong an das Institut Pasteur richtete. J. war dorthin zum Studium der Pest geschickt worden.

Er schreibt: die Inkubation der Pest dauert 4—6 Tage; dann tritt die Krankheit plötzlich und heftig auf, beginnend mit allgem. Abgeschlagenheit; vom ersten Tag an erscheint der Bubo, der in den meisten Fällen ein bubo inguinalis ist; kontinuirliches Fieber, häufig mit Delirien; meist Verstopfung, selten Diarrhoe. Tod nach 24 Stunden oder nach 4—5 Tagen; steht es länger an, so erweicht der Bubo und die Prognose wird besser.

Bei der bacteriologischen Untersuchung, die er erst am Lebenden anstellte, fand er zunächst im peripherischen Blut nichts.

Dagegen fand er in den Bubonen in Reinkultur einen kleinen kurzen Bacillus mit abgerundeten Enden, der sich nach GAAM nicht färbt, aber Gentianaviolet annimmt. Bei 8 Kranken fand er den Bacillus; ebenso bei 2 an der Pest Gestorbenen; er ist sehr zahlreich in den Bubonen, seltener in den übrigen Lymphdrüsen und kommt vereinzelt auch im Blut im Moment des Todes vor. Leber und Milz sind geschwollen und enthalten den specifischen Bacillus.

Mäuse mit Buboneneiter inficirt sterben an einer reinen Septicämie innerhalb 24 Stunden; sie enthalten in ihren Organen und im Blut den specifischen Bacillus. Meerschweinchen gehen in 3 bis 6 Tagen gleichfalls an einer Septicämie zu Grunde.

Der Bacillus lässt sich leicht auf Agar kultiviren, auf dem er weifsliche Scheiben bildet.   Scheurlen.

W. Hirschlaff, Ueber das Vorkommen und die Bedeutung eigenartiger Figuren erweiterter Hautvenen am unteren Teil des Thorax. Deutsche med. Wochenschr. 1894, No. 11.

Bei vielen Individuen, und zwar überwiegend Männern, findet sich am unteren Teil des Thorax eine Reihe baumförmig verästelter Ektasieen kleiner venöser Gefäfse. Dieser Gefäfskranz hat seinen Sitz am unteren Rippensaum, gewöhnlich in einer Linie, die der Grenze des Ansatzes der Brust- und der des Ursprunges der langen Bauchmuskeln an den Rippen entspricht; er hört immer in der Gegend der Axillarlinie auf, auch bleibt die Gegend des Sternums gewöhnlich frei. Während SCHWENINGER (Cbl. 1886 S. 735) diese — nach seinen Erfahrungen besonders bei Fettleibigkeit vorkommenden — Gefäfserweiterungen mit einer allgemeinen resp. einer abdominellen Plethora in ursächlichen Zusammenhang bringt, sieht SAHLI in ihnen das Produkt der bei hustenden Kranken stattfindenden peripheren Stauungen vom Gebiete der Vena mammaria interna und der Intercostalvenen her. — Verf. führt nun in anatomischen Deduktionen, deren Details im Original nachzulesen sind, aus, dass für den vermittelst der Venae intercostales resp. der Vena azygos erfolgenden Abfluss des Venenblutes am Thorax ein durch die Respirationsbewegungen vermittelter Saug- und Druckapparat besteht; Störungen dieses Mechanismus müssen sich vorwiegend im Gebiete der unteren Intercostalvenen markiren, da deren Mündungen in die Vena azygos resp. hemiazygos keine Klappen besitzen. Jene Venenectasieen finden sich demgemäfs bei Zuständen, bei denen eine nicht genügende respiratorische Ausdehnung des Thorax neben ungenügender Contraction der Intercostalmuskeln und mangelnder Spannung der Pleura vorliegt; denn entsprechend zeigen sie sich vorwiegend bei Emphysematikern.   Perl.

F. Riegel, Ueber Megalogastrie und Gastrectasie. Deutsche med. Wochenschr. 1894, No. 15.

Unter Hinweis auf die Thatsache, dass in der letzten Zeit die Frage des Salzsäurenachweises alle übrigen Fragen der Magcopathologie in den Hintergrund gedrängt habe, sucht Prof. Riegel an einem Pat. klar zu legen, dass das Zusammenfassen aller Untersuchungsresultate ein unbedingtes Erforderniss bei der Stellung der Diagnose sei.

Der Pat., ein 39jähr. Maurer, der eine leichte Insufficienz und Stenose der Aorta zeigt, aber in keiner Weise über Magenbeschwerden klagt, besitzt einen grofsen Magen, dessen untere Grenze, wenn Pat. die bekannte Brausemischung getrunken hat, den Nabel um drei Querfinger überschreitet, dessen übrige Grenzen aber normale sind. Hieraus erhellt, dass es viel wichtiger ist, die Funktionstüchtigkeit, d. h. die motorische Leistungsfähigkeit des Magens zu bestimmen, als die Gröfse desselben festzustellen. Unter Magenectasie sollte man nur solche Fälle verstehen, bei denen neben einer Vergröfserung des Magens eine Abnahme der mot. Leistungsfähigkeit vorhanden ist. Ist letzteres nicht der Fall, so sollte man nur von Megalogastrie sprechen. Neben diesen beiden Formen giebt es noch eine dritte, bei der der Magen von normaler Gröfse ist, dagegen seine motorische Kraft herabgesetzt ist. Das sind die Fälle von Atonie, von Mageninsufficienz. Wird die Atonie nicht beseitigt, so bildet sich aus dem einfach insufficienten Magen ein ectatischer Magen heraus. Das ist die atonische Magenerweiterung im Gegensatze zu der infolge einer Pylorusstenose entstandenen. Erstere gehört in das Gebiet des inneren Mediciners, letztere in das des Chirurgen. Je früher im Beginne einer Atonie eine zweckentsprechende Behandlung eingeleitet wird, um so sicherer gelingt es einer höhergradigen atonischen Ectasie vorzubeugen.   C. Rosenthal.

Bubis, Sperminum Pohl in chemischer, physiologischer und therapeutischer Beziehung. St. Petersb. med. Wochenschr. 1894, No. 9—12.

Das von Pohl aus den Testikeln gewonnene Spermin stellt eine farb- und geruchlose syrupöse Flüssigkeit von stark alkalischer Reaction dar, die sich beim Trocknen im Exsiccator zu einer festeren Masse verdickt. Mit Säuren bildet es gut krystallisirende Salze; das Chlorhydrat bildet prismatische Krystalle, ist in Wasser leicht löslich, unlöslich in Aether und fast unlöslich in absolutem Alcohol. Mit Phosphorsäure giebt das Spermin ein saures, amphoter und alkalisch reagirendes Salz. Es giebt eine Reihe characteristischer Reactionen, die im Original eingehend beschrieben sind. Hervorgehoben sei noch, dass das Spermin keineswegs, wie man früher annahm, mit dem Aethylenimin oder Diäthylendiamin (Piperazin) identisch ist. Pohl fand das Spermin nicht nur in der Prostata und den Testikeln, sondern auch in der Schilddrüse, im Pankreas, in der Milz und in den Ovarien; auch in der Leber und im Gehirn findet sich ein dem Spermin sehr nahe stehender, übrigens noch nicht rein dargestellter Körper. Schon diese allgemeine Verbreitung deutet mit grofser Wahrscheinlichkeit darauf hin, dass dem Spermin eine wichtige physiologische Bedeutung zukommt. PŒHL fand nun, dass das Spermin im Allgemeinen einen ausgesprochenen Einfluss auf die im Körper stattfindenden Oxydationsprocesse ausübt und die Eigenschaft besitzt, die durch verschiedene Momente herabgesetzte Oxydationsfähigkeit des Blutes wiederherzustellen und die sogenannte „intraorgane Oxydation" zu fördern. Versuche am Tier ergaben kurz folgende Resultate: 1) In Dosen von 0.01—0.04 zeigt es bei subcutaner Einführung an Fröschen eine schwache Totalwirkung; bei unverändertem oder unbedeutend herabgesetzten Säurereflex beobachtet man eine Erhöhung der Tactilreflexe. Bei gröfseren Dosen trat bei Fröschen eine immer schärfer gekennzeichnete deprimirende Wirkung auf, während Säugetiere auch bei weit gröfseren Dosen, bis 0.5 g durchaus keine Depresionserscheinungen zeigten. 2) Spermin wirkt auf Tiere nicht als Stimulans auf den Geschlechtstrieb, ebensowenig auf die Erection des Penis. 3) Das Spermin erhöht dem Anscheine nach die Lebenskraft von Tieren mit durchschnittenem Rückenmark: Frösche, denen Spermin injicirt ist, verlieren nach Durchschneidung des Rückenmarks unterhalb der Medulla oblongata weniger schnell die Säure- und Tactilreflexe, als die Controltiere. 4) Das Spermin erhöht die Widerstandsfähigkeit des Organismus gegenüber äusseren schädlichen Einflüssen z. B. gegen Gifte (Strychnin, Chloroform). 5) In mäfsigen und starken Dosen ruft das Spermin bei Fröschen Verlangsamung und Verstärkung der Herzthätigkeit hervor. Im weiteren Verlauf seiner Arbeit berichtet B. ausführlich über zahlreiche Versuche am Menschen, aus denen sich ergiebt: 1) dass das Spermin vollkommen unschädlich ist; 2) dass es kein Specificum gegen eine bestimmte Krankheit ist, auch kein Stimulans, dessen Wirkung sich in Abwechslung der Excitations- und Depressionsperiode kundgiebt, sondern ein echtes Tonicum physiologicum, d. h. ein im Organismus, als normaler Bestandteil des letzteren, circulirendes und durch allmälig anwachsende tonische Wirkung ausgezeichnetes Mittel. Indicirt ist es bei allen Krankheiten, die sich durch herabgesetzte Intraorganoxydation auszeichnen; in diese Gruppe gehören Neurasthenie, Anämie, Marasmus, Diabetes, Arthritis urica, Arthritis deformans, Tuberculose u. a. Contraindicationen giebt es nicht. Was die Form der Anwendung zu therapeutischen Zwecken betrifft, so giebt man das Spermin in Fällen, wo die Haut vor traumatischen Reizen geschont, oder wo eine langsamere Wirkung erzielt werden soll, innerlich per os in Form einer Sperminessenz, 3 Mal täglich 25—30 Tropfen. In allen anderen Fällen giebt man es subcutan und zwar injicirt man eine PRAVAZ'sche Spritze der im Handel vorkommenden 2proc. Lösung. An den ersten Tagen macht man, wenn energi-

schere Wirkung gewünscht wird, je zwei, an folgenden je eine und
später noch seltenere Einspritzungen. Der tonische Effekt des Sper-
mins ist ein anhaltender, nach einigen Beobachtungen hielt die
Sperminwirkung mehr als drei Jahre an.   K. Kronthal.

---

1) **S. W. Mitchell**, Erythromelalgie: Red neuralgia of the Extre-
mitis. — Vasomotor. Paralysis of the Extremites. — Terminal
Neuritis (?). Medical News 1893, Aug. 19.
2) **G. Lewin u. Th. Benda,** Ueber Erythromelalgie. Berliner klin.
Wochenschr. 1894, No. 3—6.

1) Der erste Fall betrifft eine 40jähr. Frau mit den Erscheinungen der localen Asphyxie an den Händen und folgender Gangrän
der Fingerkuppen. Der zweite betrifft einen Mann mit Erythromelalgie. Letztere befällt vorzugsweise Männer, während die RAY-
NAUD'sche Krankheit (locale Asphyxie) vorzüglich Frauen befällt; die
locale Asphyxie beginnt mit Ischämie, die Teile werden dann blut-
los und weiß und mitunter später dunkelblau, cyanotisch und gangränös. Schmerz ist vorhanden oder kann fehlen und ist unabhängig von der Stellung der Extremitäten. Die Kälte kann die
Erscheinungen wecken und verschlimmern; dabei kann Anästhesie,
Analgesie und Herabsetzung der Temperaturempfindung bestehen;
meist ist der Process symmetrisch. Im Gegensatz hierzu tritt die
Erscheinung der Erythromelalgie (rosarote Färbung) erst dann ein,
wenn der Fuß oder die Extremität herabhängt; die Färbung geht
mitunter in's violette oder dunkelrote. Schmerz ist stets vorhanden
und nimmt bei Druck und Herabhängen der Extremität zu; mitunter besteht er dauernd; die Hitze und der Sommer verschlimmern
den Zustand. Die Sensibilität bleibt erhalten; oft besteht Hyperästhesie und erhöhte Temperatur, nie Gangrän; der Process kann
asymmetrisch verlaufen. — In einem Falle von Erythromelalgie, der
sehr hartnäckig war, wurden an den Beinen einige Stücke aus den
größeren Nervenstämmen (N. musculo-cutaneus, N. saphenus internus) resecirt und anatomisch intact befunden; die Erscheinungen
besserten sich danach. Der Verf. sieht in der Erythromelalgie eine
Neuritis der kleineren Nervenenden (terminale Neuritis); doch das
hat nur bei den reinen und typischen Fällen Geltung, nicht aber
in denen, die nebenbei noch Zeichen eines spinalen Leidens zeigen.
Von der RAYNAUD'schen Krankheit ist die Erythromelalgie streng zu
scheiden.   S. Kalischer.

2) Die Verff. haben sich der Mühe unterzogen 40 in der Litteratur niedergelegte Beobachtungen des in letzter Zeit die Fachgenossen von neuem interessirenden Krankheitsbildes einer kritischen
Sichtung zu unterwerfen, um über das Wesen des Processes Klarheit zu verbreiten. Sie kommen zunächst betreffs der Symptomatologie zu dem Ergebniss, dass nicht immer an den Enden der

Extremitäten alle 3 Zeichen der Erkrankung (Röthung, Schwellung, Schmerzen) zugleich vorhanden zu sein brauchen. Im übrigen sehen sie den Symptomencomplex nicht als ein selbständiges Leiden an, sondern sie erkennen in ihm nur das Syndrom entweder schwerer organischer Hirn- und Rückenmarkskrankheiten oder allgemeiner Neurosen, oder (in selteneren Fällen) einer peripheren Erkrankung. Innerhalb dieser drei Gruppen bestehen natürlich zahlreiche Ueber-gänge und Combinationen.   M. Brasch.

---

1) **H. Schlesinger**, Zur Klinik der Syringomyelie. Neurolog. Cbl. 1893, No. 20.
2) **Eisenlohr**, Ueber einen Fall von Morvan'scher Krankheit. Deutsche med. Wochenschr. 1893, No. 25.
3) **E. Sonnenburg**, Ein Fall von Erkrankung des Schultergelenks bei Gliomatose des Rückenmarks. Berl. klin. Wochenschr. 1893, No. 48.
4) **J. B. Charcot**, Arthropathie syringomyélique et dissociation de la sensibilité. Revue Neurologique 1894, No. 9.
5) **H. F. Müller**, Syringomyelie mit bulbären Symptomen. Deutsches Arch. f. klin. Med. 52. Bd. p. 259.

1) Sch. macht auf einige bisher weniger beobachtete Punkte im Symptomencomplex der Syringomyelie aufmerksam:

1. Augenmuskellähmungen; dieselben sollen ein ähnliches Verhalten zeigen wie bei Tabes. Sie sind entweder ein Frühsymptom oder nur vorübergehend.

2. Kehlkopferkrankungen; dieselben sind zu trennen in sensible und motorische. Erstere bestehen in: Herabsetzung der laryngealen Reflexerregbarkeit, sowie subjektiven Empfindungen wie Kitzel, Parästhesien im Gebiete des Temperatursinnes. Die motorischen Störungen sind: Störung der Phonation, zuweilen auch der Respiration; einseitige Posticus- und einseitige Recurrenslähmung finden sich angegeben. Unter 16 Fällen von Kehlkopflähmung bei Syringomyelie handelte es sich nur 4 Mal um eine doppelseitige.

Die Kehlkopflähmungen können von den bulbären Symptomen der Syringomyelie am ersten auftreten, sie können aber auch einem späteren Stadium des Leidens angehören. Sie treten meist langsam und schleichend auf, können aber auch plötzlich einsetzen, doch war in diesen Fällen wahrscheinlich schon vorher eine symptomlose Affection vorhanden. Der Verlauf ist ein sehr chronischer.

Verf. macht ausserdem noch auf eine von ihm bei Syringomyelie beobachtete Dissociation der oberflächlichen und tiefen Druckempfindung aufmerksam. Das Gefühl für den auf die Haut selbst ausgeübten Druck ist erloschen resp. herabgesetzt; der Tastsinn ist intact und ebenso der auf gewöhnliche Weise geprüfte Drucksinn.

                                                        K. Grube.

2) Der 21jähr. Patient litt 1890 an Blasenbildung am Daumen mit Vereiterung und Panaritien, später noch 7 Mal auch an den folgenden 3 Fingern der linken Hand. Trotz ausgedehnter Zerstörung der Phalangen und gröfserer operativer Eingriffe niemals Schmerzen! Neben diesen Verstümmelungen an der linken Hand bestand bei der Aufnahme eine Parese und leichtes Zittern der betr. Extremität, keine Atrophie, keine electrischen Störungen, dagegen beträchtliche Störungen der Temperatur- und Schmerzempfindlichkeit, geringere Alteration des Berührungsgefühls; an der rechten oberen Extremität begannen sich im Laufe der Beobachtung ähnliche Abnormitäten erst zu entwickeln. Pupillen und Gesichtsfeld normal. Erhöhte Patellarphänomene und Achillessehnenreflexe (L>R). Die Hautreflexe zeigten das umgekehrte Verhalten. Auf Pilocarpin schwitzte die linke Seite des Gesichts stärker als die rechte. Es bestand keine Skoliose. Das Nähere ist im Original einzusehen.

3) Ein 50jähriger dementer Patient, Drehorgelspieler und gewohnt seine Beschäftigung mit der linken Hand auszuüben, bot die Zeichen der Syringomyelie dar. (Thermoanästhesie, Analgesie, Muskelatrophie im linken Arm). Dabei ergab die Untersuchung, dass die Gelenkpfanne der linken Scapula leer war, der Humeruskopf war atrophisch. Das deformirte Gelenkende war passiv in die Pfanne zu führen, glitt aber sofort in die Stellung einer axillaren oder subcoracoidalen Luxation zurück. Beschwerden ausser den Behinderungen der activen Beweglichkeit im Schultergelenk hatte der Kranke nicht.

Die Atrophie wird der bei Tabes beobachteten und vom Verf. in directe Abhängigkeit vom Rückenmark gebrachten Gelenkerkrankung gleich gestellt.   M. Brasch.

4) Eine 57jährige Frau zeigte nach einem leichten Trauma eine Luxation und Arthropathie des Schultergelenks und die dissociirte Empfindungslähmung im Bereiche dieses Gelenkes; schon vorher bestanden die Erscheinungen der Syringomyelie. Bei ihr wurden meist die Gelenke der oberen Extremitäten (besonders die Schultergelenke) von der Arthropathie befallen. Schmerzen in den befallenen Gelenken gehören bei der Tabes wie bei der Syringomyelie zu den Ausnahmen.   S. Kalischer.

5) Der 18 Jahre alte Patient erkrankte 1891 mit Erbrechen, bekam 3 Monate später Schwäche in der rechten Hand, Kriebeln im rechten Bein, im Jahre darauf Kopfschmerzen, Schwindel, Schling- und Athembeschwerden, endlich plötzlich über Nacht eine Gesichtslähmung, Diplopie, taumelnden Gang, lancinirende Schmerzen in der rechten Seite; im Januar 1893 stellte sich Hitzegefühl im linken Oberkörper und Muskelschwund an der linken Hand ein. Die ärztliche Untersuchung deckte die folgenden Symptome auf: Schwindel, Nystagmus, Parese des rechten Abducens und Contractur des M. Rect. int., Parese des gesammten rechten Facialis, Gesichtsfeld frei, dissociirte Empfindungslähmung in beiden Trigemini

(Thermohypästhesie, Hypalgesie), Parese des rechten Gaumens und rechten Recurrens, rechts Hemiatrophie und Hemiparese der Zunge, Schlingbeschwerden, Fehlen der Rachenreflexe, Herabsetzung der Larynxreflexe, rechtsseitige Hemiataxie, Muskelatrophie nach dem Typus Aran-Duchanne rechts, rechtsseitige Neuralgien, Parästhesien längs der Brustwirbelsäule, dissociirte Empfindungsstörung, (s. o.) im Bereich der rechten und linken oberen Extremität und am angrenzenden Rumpf bis zur Medianlinie, Muskelsinnstörung der rechten Seite, erhöhte Patellarphänomene und Fufsclonus beiderseits, Romberg'sches Zeichen, hemiataktischer Gang. Im Verlaufe wurde ein schmerzloses Panaritium beobachtet.

Der Verf. bespricht die den Fall im besonderen kennzeichnenden allgemeinen Cerebralsymptomen (Kopfschmerz, Schwindel, Erbrechen, apoplectiformer Verlauf), welche aber schon in früheren Fällen, wenn auch nicht so vollzählig ihre Analogien haben. Für die Differentialdiagnose mit der classischen Bulbärparalyse kommt die Halbseitigkeit in Betracht, welche immer zu Sensibilitätsuntersuchungen auffordern muss.   M. Brasch.

J. Séglas, Des Auto-Intoxications dans les maladies mentales. Arch. génér. de méd. 1893. Nov.

Die 14 Beobachtungen (nervöse und psychische Störungen bei Dyspepsie, Influenza, Puerperium etc.) sowie die sich anschliefsenden experimentellen Untersuchungen lehren, dass man als Gelegenheitsursache für intellectuelle Störungen eine gewisse Intoxication infolge von gastro-intestinalen Störungen und anderen Ernährungsanomalien und Infectionskrankheiten in vielen Fällen ansprechen kann. Bei derartigen intellectuellen Störungen finden sich stets als Begleiterscheinungen ein Darniederliegen der Verdauungs- und Assimitationsthätigkeit, Abmagerung trotz genügender Nahrungsaufnahme und zuweilen auch Fieber. Meist handelt es sich um psychische Verwirrung und Benommenheit verschiedenen Grades mit oder ohne Sinnestäuschungen; die Delirien ähneln denen aus anderen toxischen Ursachen wie Alcohol, Blei u. s. w. Als Hauptmittel gegen diese Störungen ist ein Heben der allgemeinen Ernährung anzusehen, welches zugleich die Ausscheidung der toxischen Substanzen begünstigt und ihre Neubildung verhindert. Obwohl diese Erscheinungen zu Gunsten einer Autointoxication sprechen, fehlen für jede Psychose durch Autointoxication einstweilen noch alle bindenden Beweise (in chemischer, experimenteller Hinsicht u. s. w.). Alle bisherigen Arbeiten konnten die Frage über psychische Störungen durch Autointoxication nicht lösen und muss man nach anderen Wegen für ihre Lösung suchen.   S. Kalischer.

J. Neuberger, Ueber die sogenannten Carunkeln der weiblichen Harnröhre. (Aus der Klinik des Prof. Neisser in Breslau). Berl. klin. Wochenschr. 1894, No. 20.

Verf. konnte die Carunkeln in 12 Fällen klinisch und histologisch genau studiien. Es handelte sich meist um erbsen- bis bohnengroíse, intensiv rote, seltener gröfsere und graugelbliche, breitbasig oder gestielt gewöhnlich in der unteren Harnröhrenwand wurzelnde Geschwülste. Sie fanden sich vorzugsweise bei mit Gonorrhoe behafteten Personen, einigemale jedoch auch bei solchen, welche sicher niemals an Tripper gelitten hatten. Jedenfalls aber scheint die gonorrhoische Entzündung, wo sie besteht, zu ihrer Proliferation Anlass zu geben; Verf. sah sie mehrfach auf dem Grunde kleiner, auf eine Gonorrhoe zurückzuführender Geschwüre. Auch von den erkrankten Littré'schen Drüsen scheinen sie nicht selten auszugehen. Subjective Beschwerden machen die in jedem Lebensalter vorkommenden Carunkeln nicht. Verwechselt können sie werden namentlich mit einem Prolaps der Urethralschleimhaut, ferner mit hyperplastischen Fällen der unteren Harnröhrenwand, mit spitzen Condylomen und anderen Geschwülsten. Histologisch bestehen die kleinen Tumoren aus lockerem, von entzündlichen Infiltraten durchsetzten Bindegewebe und aus stark (cavernös) erweiterten, von reichlichen Plasmazellen umgebenen Gefäfsen; Drüsen fanden sich nur in einigen Fällen. Practisch ganz besonders wichtig erschien es aber, dass sich mehrfach die Carunkeln und speciell die Drüsen in ihnen als Schlupfwinkel von Gonococcen erwiesen. Es dürften deshalb auch manche Fälle von Gonorrhoe nicht zur Heilung gebracht werden können, so lange nicht die Carunkeln operativ entfernt werden. H. Müller.

H. Quincke, Ueber die Perspiration bei Hautkrankheiten. Dermat. Zeitschr. S.-A.

Die Beobachtung, dass bei Personen mit ausgebreiteten Eczemen oft die Spärlichkeit und Concentration des Urins mit der gleichzeitigen Steigerung des Durstes auffällig contrastirt, veranlasste den Verf. bei derartigen Kranken und daneben des Vergleichs wegen bei anderen, nicht hautleidenden, aber unter denselben äusseren Verhältnissen lebenden Patienten durch längere Zeit den Unterschied zwischen dem aufgenommenen und dann durch den Urin ausgeschiedenen Flüssigkeitsquantum zahlenmäfsig zu bestimmen. Volumetrisch gemessen wurden täglich die 24stündige Harnmenge und der flüssige Teil der Nahrung; die aus beiden Zahlen gezogene Differenz („Perspirationszahl"), welche wegen der verschiedenen Flüssigkeitszufuhr auch in Procenten dieser letzteren ausgedrückt wurde, bezeichnete dann, wenn man von manchen Fehlerquellen der Methode absieht, den Wasserverlust durch Lungen und Haut und da bei dem ruhigen Verhalten sämmtlicher Kranken die Wasser-

abgabe durch die Lungen eine sehr gleichmäfsige und bei den
meisten ähnliche gewesen sein dürfte, konnten die Abweichungen
hauptsächlich der Hautperspiration zugeschrieben werden. — Es
zeigte sich nun bei den Eczematösen wie bei den Hautgesunden
ein sehr bedeutendes Schwanken der „Perspirationszahlen" wie der
„Perspirationsprocente", doch erwiesen sich die Mittelzahlen bei
den Hautkrankheiten durchgängig höher als bei den anderen. Im
Mittel betrugen die Perspirationszahlen für die letzteren 603, für
die Eczematösen 1008, die Perspirationsprocente 26.2 bezw. 50.1.
Und zwar scheint es, dass die Perspiration durchschnittlich mehr
gesteigert ist bei den acuten als bei den chronischen, mehr bei den
aout erythematösen als bei den schuppenden Formen; vermuthlich
ist bei diesen durch die Schuppen und Borken, resp. durch die
angelegten Verbände die Verdunstung bald etwas gehemmt. Es
würde dies mit der Anschauung übereinstimmen, dass die Perspiration nicht ein rein physikalischer Vorgang ist, sondern durch eine
wirkliche Thätigkeit der lebenden Haut geregelt wird. Beim Eczem
würde auch bei erhaltener Epidermis diese Thätigkeit gesteigert
sein. — Auch in zwei Fällen von ausgebreiteter Psoriasis erwiesen
sich die Perspirationszahlen höher als in der Norm, vielleicht weil
durch die Behandlung mit Chrysarobin künstlich ein Erythem erzeugt war.   H. Müller.

Keilmann, Ueber die Ursache des rechtzeitigen Geburtseintritts.
Petersb. med. Wochenschr. 1894, No. 23.

Verf. will den Beweis liefern, dass das Verhalten des Gebärmutterhalses in Verbindung mit seinen nervösen Organen, die als
Bewegungscentrum für den Uterus dienen, den Austritt der Frucht
bewirke. Ebenso wie Scheide und Uterus nehme während der
Schwangerschaft auch der Cervix zu, und wenn nun der vorliegende
Teil die Nervenelemente mechanisch reizt, so werden Wehen ausgelöst. Dem Einwands, dass bei Entrauterinschwangerschaft, also
bei leerem Uterus auch rechtzeitig Wehen sich einstellen, tritt Verf.
mit dem Hinweis auf eine von SCHRENK (Dissertat.) aufgestellte
statistische Zusammenstellung von 610 Fällen entgegen, bei denen
unter 25, deren Schwangerschaft mit lebendem Ei 40 Wochen bestand, 8 Mal Wehen oder wehenartige Schmerzen eingetreten sein
sollen. Diese seien nicht beweiskräftig, da sie nicht unter Controle
von Sachverständigen konstatirt seien, die objectiv konstatirten hält
K. für „peritonitische" oder für schmerzhafte Zusammenziehungen
der Fruchtsackwand. Als positiven Beweis für seine Ansicht führt
er einen Fall aus seiner Praxis an, bei dem, während vorher der
Kopf im kleinen Becken stand und kräftige Wehen vorhanden waren, durch Anfüllung der Harnblase der Kopf wieder beweglich
wurde und die Wehen cessirten, während nach Entleerung der
Blase die alten Verhältnisse wieder eintraten. Für des Verf.'s Ansicht spricht ferner der oft verzögerte Eintritt der Geburt bei Mehr-

gebährenden und bei engem Becken. Ebenso sind die verschiedenen Methoden der Wehenerzeugung deshalb so schwankend in den Erfolgen, weil es nicht immer gelingt, die nervenreichen Partien des Gebärmutterhalses zu treffen. Doch stellt Verf. nicht in Abrede, dass durch Reizung des Gehirns und Rückenmarks Uterusbewegungen ausgelöst und namentlich regulirt werden. Ebenso, wie aber für die Herzganglien der sensible Character nachgewiesen ist, so wird auch der Geburtseintritt durch die sensiblen Cervix-Ganglien reflectorisch ausgelöst.　　　　　　　　　　　　A. Martin.

Schwarze, Ueber die Behandlung der Dysmenorrhoe. Therapeut. Monatsh. 1894, No. 5.

Vom therapeutischen Gesichtspunkte teilt Verf. die Dysmenorrhoe in zwei grofse Gruppen ein: die eine, bei der sich nachweisbare entzündliche Affectionen am Genitalapparat zeigen, die andere bei welcher solche fehlen. Diese nicht entzündlichen Formen der Dysmenorrhoe fasst er unter dem Begriff der constitutionellen Dysmenorrhoe zusammen; er verweist in diese Klasse neben der Dysmenorrhoe ohne nachweisbaren pathologischen Befund auch die Dysmenorrhoe bei der pathologischen Anteflexio, Retroflexio und den verschiedenen Formen mangelhafter Entwicklung des Uterus. Er vertritt die Ansicht (Fritsch u. a.), dass die Dysmenorrhoe mit der Lageveränderung als solcher nichts zu thun hat, dass vielmehr in diesen Fällen ebenso wie bei den Stenosen des äusseren und inneren Muttermundes sowie des ganzen Cervix der Uterus stets mangelhaft entwickelt ist und eben die Hypoplasie die Hauptrolle spielt.

Die Behandlung dieser zweiten Gruppe richtet sich häufig nur gegen die gleichzeitig bestehende Chlorose und gegen die bestehenden Schmerzen (Antipyrin, Phenacetin, Antifebrin, Exalgin, Natr. salicylic. später Codeïn, Opium, Atropin und Belladonna, Morphin) Verf. warnt vor dem Missbrauch der Narcotica und empfiehlt vor Einleitung einer localen Therapie angelegentlich die gymnastisch mechanische Behandlung (Thure Brandt) und als zweites Mittel das Viburnum prunifolium (Fluidextr. von Parkke, Davis & Co.), in Amerika auch sehr geschätzt als Verhinderungsmittel bei drohendem Abort und als Prophylacticum bei habituellem Abort. Es wird verordnet 5—7 Tage vor der Regel und während derselben 3 Mal täglich ein Theelöffel Verf. erzielte in den nicht entzündlichen Formen der Dysmenorrhoe hierdurch ausgezeichnete Erfolge.

Von den localen Eingriffen empfiehlt Sch. die locale Massage und regelmäfsige Sondirung des Uterus vor der Regel, event. Intrauterinstifte. Vor der instrumentellen Dilatation ist ein Versuch der von Frankreich eingeführten electrischen Behandlung angezeigt (galv. Strom 50—150 M. A. negat. Pol: Aluminiumsonde im Uterus;

posit, Pol: breite Electrode auf dem Abdomen oder faradischer
Strom: bipolare Sonde im Uterus.).

In den hartnäckigsten Fällen, die jeder Behandlung widerstehen,
ist ev. die Castration indicirt. Zum Schlusse erwähnt Sch. noch
die in neuester Zeit ausgeführte Behandlung mittels Hypnose
(Brunnberg in Upsala).   **A. Martin.**

O. Reichel, Ein Fall von acuter Phosphorvergiftung. Blutung in
die N. vagi. Compression des ductus thoracicus und fehlender
Icterus. Glycosurie. Wiener klin. Wochenschr. 1894, No. 9, 10.

Der sehr genau beobachtete Fall aus Neusser's Klinik betraf
ein 24jähriges Mädchen, welches 18 Packete Zündhölzchen in Oel
gelöst getrunken hatte. Der Autor berechnet die genossene Menge
zu 7—8 g Phosphor; nach den uns bekannten Zahlen um das Zehn-
fache zu hoch. Die Vergiftung führte in 3 Tagen zum Tode, nachdem kurz vor diesem Abort ohne wesentliche Blutung eingetreten
war. Die Krankheitserscheinungen bestanden in Uebelkeit, Erbrechen, starkem Kopfschmerz, zunehmender Prostation, ferner Fieber
mit sehr kleinem und frequenten Puls, Arhythmus, Gefühl von
Herzstillstand, ausgesprochener Dyspnoe, heftigem Singultus. Als
Ursache dieser Erscheinungen war aber während des Lebens eine
Blutung in der Vagi diagnosticirt worden und wurde auch bei der
Section neben den gewöhnlichen Befunden nachgewiesen; auf die
Affection des Vagus dürfte auch die beobachtete Zuckerausscheidung
(1.3 pCt.) zurückzuführen sein. Auffallend war das Fehlen der
Gelbsucht — auch der Harn enthielt keine Gallenbestandteile, und
der Darminhalt war gallig gefärbt — trotz hochgradiger Leberver-
fettung. Verf. führt dies auf die gleichzeitige Verlegung des ductus
thoracicus durch ein Blutextravasat zurück. Die klinische Untersuchung ergab ferner Leucocytose und Spuren von Pepton im
Harne, freies Fett in diesem, Eiweiß (entsprechend der starken
Nierenverfettung), keine Fleischmilchsäure (trotz starker Verfettung
der Muskulatur). Vom Gesammtstickstoff entfallen etwa 60 pCt. auf
Harnstoff.   **Fr. Strassmann.**

L. Saint-Martin, Sur la présence de l'hydrogène et de l'hydrogène
protocarboné dans l'azote résidual du sang. Compt. med. Tom.
119. No. 1.

In Uebereinstimmung mit den Angaben von Tacke, dass die Exspirationsluft von
Kaninchen nachweisbare Quantitäten von Wasserstoff und Methan enthält und in Bestätigung einer gleichen Angabe für das Blut von Herbivoren fand Verf. in 1 Liter
Rinderblut 0.41 bis 0.64 ccm Wasserstoff und 0 68—0.69 ccm Methan. Der Sauerstoff wurde aus dem durch Auspumpen erhaltenen Blutgasen durch Absorption mit
hydroschwefligsaurem Natron entfernt   **E. Salkowski.**

K. Bülow, Ueber Glycerinphosphorsäure.   Pflüger's Archiv Bd. 57, S. 89.

Fällt man aus Hundeharn (es wurde der von 5 Tagen gesammelte verwendet) die Phosphate mit Magnesiamischung aus, dampft das Filtrat ein und mit koncentr. Salzsäure zur Trockne ein, so bekommt man nunmehr eine kleine Menge Phosphorsäure, 6 mg H_3PO_4 für den Tag, die nur als Aetherphosphorsäuren abgespalten sein kann. Auf innerliche Eingabe von 3 g glycerinphosphorsaurem Kalk stieg die Ausscheidung von Aetherphosphorsäuren auf 11 mg, bei subkutaner Injection von 3 g glycerinphosphorsaurem Natron in wässriger Lösung am 1. Tage auf 12 mg, am 2. Tage zeigte sich keine Erhöhung. Auch stieg die Ausscheidung an Aetherphosphorsäuren nicht an, als 5 Tage hindurch je 3 g Salol gegeben wurden in der Vermuthung, es könnte sich die Phosphorsäure, gleichwie die Schwefelsäure, mit phenolartigen Substanzen zu Aetherphosphorsäuren vereinigen. Also wird die Glycerinphosphorsäure, gleichviel ob sie aus der Nahrung oder dem Körper stammt, im Organismus nahezu vollständig zerlegt.   J. Munk.

W. Lindemann, Ueber das Secretionsvermögen des Nierenparenchyms nach Harnleiterunterbindung. C.-Bl. f. allg. Path. u. path. Anat. 1894, No. 11.

Nach Harnleiterunterbindung tritt zunächst eine venöse Hyperämie des Nierengewebes ein, dem das Stadium des Oedems und der Anämie mit starker Erweiterung der Harnkanälchen folgt. Zugleich werden die secernierenden Stäbchenepithelien der letzteren in flache kubische Zellen verwandelt. Endlich kommt es zum Verschwinden des Epithels, Ersatz des sekretorischen Nierenparenchyms durch grobfaseriges Bindegewebe, in dem nur die Glomeruli mit erweiterten Kapseln erhalten bleiben.

Während bei der normalen oder hypertrophischen Niere nach intravenöser Injection von indigschwefelsaurem Natron das Indigokarmin durch das Stäbchenepithel der gewundenen Kanälchen in Krystallform ausgeschieden wird, die Glomeruli dasselbe nicht ausscheiden, wird es nach Harnleiterunterbindung in den beiden ersten Stadien in geringerer Menge ausgeschieden; im Stadium der Atrophie dagegen sieht man die Kapselräume der Glomeruli mit Eiweiss und amorphen Indigokarminkörnchen ausgefüllt. An weniger veränderten Stellen fehlt die Ausscheidung vollkommen. Diese pathologische Sekretion in den Glomeruli findet sich bei anderen experimentell erzeugten Nierenerkrankungen nicht.   M. Rothmann.

A. M. Phelps, Total extirpation of the sapula with the arm retained. Philadelphia med. and surg. Reporter 1893, S. 9.

Betrifft einen 42jährigen Pat. mit Fibrom der linken Scapula. Nach Langenbeck längs der Spina bis zum Acromium, und senkrecht auf dessen Mitte nach unten gehender Schnitt. Der dadurch gebildete Lappen wurde z. Th. necrotisch und zwar, wie P. glaubt, infolge ungenügender Ernährung nach der vorherigen Durchschneidung der Aa. suprascapul. u. scapul. poster. P. empfiehlt daher einen abgerundeten dreieckigen, die Scapula umschneidenden Lappen mit der Basis nach oben und dass bei bösartigen gefässreichen Geschwülsten die A. subclav. durch temporäre Umstechung comprimirt wird. Unter 118 Fällen von Exstirpation der Scapula mit Erhaltung des Armes betrafen 53 Geschwülste 9 Caries oder Verletzung, 51 nicht näher bezeichnete Zustände. Es starben 25, 3 blieben ohne Resultat und berechnet P. die Gesammtresultate auf 22 pCt.   P. Güterbock.

A. Elsenberg, Gicht es eine idiopathische Nebenhoden- u. Hodenentzündung? Wiener med. Presse 1893, No. 31, 32.

Aus 8 in extenso mitgeteilten Beobachtungen zieht Verf. den Schluss, dass es wohl eine „idiopathische Hoden- resp. Nebenhodenentzündung giebt, das es aber schwierig ist, ihre Symptome näher zu präcisiren. Die Anschwellung kam in den betr. 8 Fällen ohne Vorläufer oder Temperatursteigerung rapide zu Stande, ohne so grofse Empfindlichkeit wie bei Epididymitis und Orchitis gonorrhoica. Die Patienten kamen stets mit der bereits ausgebildeten Anschwellung von fibromatöser Härte zur Behandlung, so dass sich über deren Beginn kein Urteil fällen lässt. Nebenhoden wie Samenstrang waren beteiligt, die ca. 5 Wochen betragende Resorptionsdauer eine relativ lange; dieses und das Zurückbleiben eines kleinen Knötchens am caput epididymis unterstützten die Ansicht, dass es sich um eine reichliche zellige Infiltration gehandelt. Zum Schluss stellt Verf. die Hypothese auf, dass die Ursache dieser anscheinend idiopathischen Entzündungen vielleicht allgemein infectiöser Natur gewesen sein kann.   P. Güterbock.

Tonka, Ueber eine neue operative Behandlung der Phimose. Wiener med. Wochenschr. 1893, No. 51.

T. empfiehlt auf Grund einer sich auf viele hundert Fälle ausdehnenden Erfahrung unter dem Titel „plastische Operation der Phimose mit radiärem doppelten Seitenschnitte" die Excision eines Parallelogrammes zu beiden Seiten des Frenulum, doch sind trotz der beigegebenen Abbildungen die Einzelheiten des Modus procendendi nicht ganz klar.   P. Güterbock.

A. Koehler, Mitteilungen aus der v. BARDELEBEN'schen Klinik. Ueber die Behandlung der multiplen örtlichen Tuberculose. Deutsche Zeitschr. f. Chir. XXXVII. S. 147.

Betrifft ein 13jähr. Mädchen, mit lediglich die Knochen beteiligenden tuberculösen Heerden und zwar am rechten Ellenbogengelenk, am Corp. sterni, an der Stirn (Sin. frontale), am Manubrium Sterni, am rechten Seitenwandbein, an der 6. u. 7. Rippe links, am 4. Metatarsus rechts, an der linken Fufswurzel und hinter dem linken M. sternocleidomast. Von diesen 9 Heerden heilten durch 1½jähr. Krankenhausbehandlung die am Stirn- und Seitenwandbein völlig zu, sehr gebessert wurden die am Sternum, am rechten Ellenbogen und am Metatarsus rechts, dagegen traten trotz nicht schlechten Allgemeinbefindens 8 neue Herde hinzu, nämlich am rechten Radius, am rechten Hacken und am 2. Metacarpus links. Die Behandlung bestand abgesehen von Totalresection des rechten Ellenbogengelenkes und Resection der 6. u. 7. Rippe links sowie einer gröfseren Reihe kleinerer Operationen für die geschlossenen subcutanen Herde in Jodoformglycerininjectionen, für die offenen Herde resp. Fisteln und Geschwüre in Application von Calomel-Gaze und Calomel-Stiften. Bei der Jodoforminjection wurde eine Umwandlung der Eiterheerde in seröse Abscesse beobachtet. Innerlich wurden neben passender Diät Lebertran und Kreosot gegeben. Versucht wurden ausserdem die KOCH'sche Tuberculinbehandlung und die Jodtherapie.
                                                     P. Güterbock.

A. Demoulin, (Hôtel Dieu Prof. DUPLAY). De l'hydronéphrose intermittente. Union méd. 1894, No. 4.

Lumbare Nephropexie im Stadium der Nichtfüllung des Sackes. Leider schliefst die, die rechte Niere eines 34jährigen Friseurs betreffende, Beobachtung schon am 6. Tage nach der Operation ab.   P. Güterbock.

R. Denig, Exophthalmus traumaticus, Abflachung der linken Gesichtshälfte infolge Trigeminusreizung. Archiv f. Augenheilk. XXVIII. S. 276.

Bei einem 36jährigen Manne trat nach einem Trauma auf die linke Kopfhälfte

Doppeltsehen auf. Das linke Auge selbst war vollständig intact, hatte gutes Sehvermögen, nur bestand Exophthalmus und Diplopie im Sinne einer Lähmung beider Abducentes, die Pupille links war etwas weiter wie rechts, reagirte aber genau. Ausserdem war das Hörvermögen links aufgehoben, es bestanden Sensibilitätsstörungen im Gebiete des linken Trigeminus und die linke Wange erschien mehr abgeflacht wie rechts. Ferner klagte der Patient über ein pelziges Gefühl im linken Auge, der linken Wange und Nasenhälfte, sowie über nur halbseitiges Schwitzen. Nach vier Wochen war die Pupillendifferenz verschwunden, das Pelzigsein und das halbseitige Schwitzen, während die Doppelbilder im Sinne einer Lähmung der Recti externi noch bestanden.

Nach D. handelte es sich um eine quere Fractur beider Pyramidenspitzen mit Absprengung beider Abducensstämme; hinzu kam eine Alteration des linken Trigeminus und der sich demselben zugesellenden Sympathicusfasern. Durch Resorption des Blutes wurde allmälig das ätiologische Moment der Reizung beseitigt, es verschwand die Pupillenweite, die] Parästhesien und das einseitige Schwitzen, dagegen blieb der Exophthalmus und die geringe Abflachung der Wange bestehen. D. macht in diesem Falle den Trigeminus selbst und nicht seine sympathischen Fasern für das Zustandekommen der geringen halbseitigen Gesichtsatrophie sowohl, als auch des Exophthalmus verantwortlich.　Horstmann.

R. Giese, Temperaturmessungen im Conjunctivalsack des Menschen. Archiv f. Augenheilk. XXVIII. S. 292.

G. hat beim Menschen im Bindehautsack gesunder und kranker Augen eine grössere Reihe von Messungen vorgenommen und besonders auch die Beeinflussung der Temperatur der Conjunctiva durch kalte und warme Umschläge festzustellen versucht. Er fand im Gegensatze zu SILEX, dass kalte Umschläge die Temperatur des Conjunctivalsackes erniedrigen, warme erhöhen.　Horstmann.

Wassermann, Beitrag zur Lehre von der Tuberculose im frühesten Kindesalter. Zeitschr. f. Hygiene 1894, II. S. 343.

W. beschreibt den Fall eines von völlig gesunden Eltern stammenden Kindes, das im Alter von 10 Wochen an vorgeschrittener Lungentuberculose starb. Das Kind war einmal in seinem Leben 8 Tage lang mit einem Mann zusammen gewesen, der tuberkelbacillenhaltigen Auswurf entleerte.　Scheurlen.

H. Köster, Zur Kenntniss des Salophens. Therap. Monatsheft 1894, Januar.

K. berichtet über die günstigen Wirkungen des Salophens bei acutem Gelenk- und Muskelrheumatismus, sowie bei neuralgischen und ähnlichen Affectionen: Ohne die bekannten unangenehmen Nebenerscheinungen der bisher gebräuchlichen Salicylpräparate zu besitzen, bewährte es sich als ein kräftiges Antirheumaticum und brauchbares Antineuralgicum. Was dagegen die gepriesene Wirkung als Antipyreticum betrifft, so kann sich Verf. damit nicht einverstanden erklären; mitunter trat wohl eine, nicht sehr hochgradige, Senkung des Fiebers ein, in mehreren Fällen konnte jedoch keine Einwirkung constatirt werden und in anderen stieg die Temperatur trotz fortgesetzten Gebrauchs des Mittels wieder an. Demnach ist dem Salophen eine Bedeutung als Antipyreticum nicht zuzusprechen. Erwähnt sei noch, dass bei chronischem Gelenkrheumatismus Versuche mit Salophen ein überwiegend negatives Resultat ergaben.　K. Kronthal.

G. Genersich, Ueber angeborene Dilatation und Hypertrophie des Dickdarms. Jahrb. f. Kinderheilk. XXXVII. S. 91.

Der vom Verf. mitgetheilte Fall, welchen er in der Kinderklinik von Hexocs beobachtet hat, hat grofse Aehnlichkeit mit den von Hirscesprung beschriebenen Fälle (s. Cbl. 1891, S. 267). Die Symptomen intra vitam waren folgende: von Geburt an bestehende, hartnäckige Stuhlverstopfung; starke, zeitweise sich noch vergröfsernde, Auftreibung des Unterleibs; dicke Darmsonden gleiten leicht und tief durch das Rectum; der Dickdarm ist im Stande relativ grofse Wassermassen aufzunehmen; durch die Bauchdecken sieht man den Dickdarm erweitert und fühlt seine Wandung verdickt. Das Kind gedieh Anfangs leidlich, im Alter von ³/₄ Jahren traten Durchfälle auf, und das Kind ging unter den Erscheinungen der Inanition zu Grunde. — Bei der Section fand sich das Colon ascendens, transversum und descendens colossal erweitert, gleich dem Colon eines Erwachsenen. Flexura sigmoidea teilweise contrahirt, der erweiterte Abschnitt geht in den contrahirten ganz allmälig über. Im Colon ascendens und transversum zahlreiche Ulcerationen, die Verf., — wie Hirscesprung — für Folgen der Kothstauung hält.   *Stadthagen.*

G. Sharp, The clinical effects of hyoscine hydrobromate. The Practitioner 1894, Jan.

S. wandte das Hyoscin. hydrobrom. in drei Fällen an und berichtet über die beobachtete Wirkung Folgendes: Im ersten Fall handelte es sich um Delirium tremens bei einem 35jährigen sehr starken Trinker. Es wurden drei Dosen, jede von ¹/₆₆ gran, subcutan injicirt, und zwar in ca. 12stündigen Intervallen. Nach den ersten beiden Injectionen traten unangenehme Erscheinungen auf: Lähmungen der Sprach- und Schlingmuskeln, sowie des rechten Augenlids, Steigerung der Pulsfrequenz bis 108, der Respirationsfrequenz bis 40, Trockenheit des Halses; dabei kein Schlaf. Erst nach der 3. Injection besserten sich die eben erwähnten Erscheinungen, der Kranke wurde ruhiger, doch schlief er erst nach einer Mischung von Chloralhydrat u. Bromkalium ein. Im zweiten Fall handelte es sich ebenfalls um Delirium tremens bei einem 41jährigen Mann, der schon mehrere Anfälle durchgemacht hatte; nach Injection von ¹/₆₆ gran traten dieselben Erscheinungen, wie im ersten Falle, aber stärker auf, der Puls stieg auf 130, die Respiration auf 48, später sogar auf 60. Wenige Stunden später starb der Kranke. Im dritten Falle handelte es sich um eine 45jährige anämische Frau, die an Kopfschmerzen und Schlaflosigkeit litt; eine einmalige Dosis von ¹/₇₅ gran machte die Pat. stark verwirrt, Schlaf trat nicht ein. Die Anwendung des Mittels kann daher, bis es näher erforscht ist, nicht empfohlen werden.   *K. Kronthal.*

Ziegler, Ein seltener Fall einer grossen traumatischen Magenwandcyste. Münchner med. Wochenschr. 1894, No. 6.

Es handelt sich um einen 28jähr. Stationstagelöhner, der beim Dienste zwischen 2 Puffer geraten war. Drei Wochen darauf entwickelte sich bei ihm in der linken Oberbauchgegend zwischen Nabel und Hypochondrium ein fluctuirender, druckempfindlicher Tumor. Nahrungsaufnahme behindert durch nach dem Essen auftretendes Druckgefühl und Erbrechen. Bei Aufblähung des Magens wird der Tumor deutlicher. Probepunction liefert eine schwarzbräunliche bluthaltige Flüssigkeit. Gegen ein intraperitoneales Hämatom sprach der Wechsel in der Gröfse sowie auch der Umstand, dass der Tumor erst in der dritten Woche nach dem Unfall entstanden war. Auch dachte man an eine Magen- oder Darmruptur mit guter Abkapselung, wie solche von Middeldorpff u. Durlen beobachtet hat. Ferner wurde erwogen der Gedanke an eine Pankreascyste, eine Blutcyste des Netzes oder Mesenteriums, eine Cyste des linken Leberlappens, der Milz; desgl. dachte man an maligne cystische Tumoren des Netzes und der Nebennieren, wie solche nach Traumen beobachtet worden sind. Die Operation ergab sodann den in der Ueberschrift erwähnten Befund, den Verf. sich durch ein Decollement traumatique entstanden denkt, d. h. so, dass durch die Gewalt des

Trauma eine Magenschicht von der anderen abgelöst wurde und dass sich secundär
ein Extravasat aus Lymphe mit etwas Blut ansammelte.　　　C. Rosenthal.

G. Mingazzini, Sul collezionismo nelle diverse forme psicopatiche.
Riv. sperim. di freniatria XIX. Fasc. IV.

Verf. teilt den „Sammeltrieb", wie er bei Geisteskranken auftritt, in fünf Arten.

1) Neigung, einen einzelnen Gegenstand oder eine einzelne Kategorie von Gegenständen zu sammeln. Der Trieb gilt noch als physiologisch, wenn der gesammelte Gegenstand einem bestimmten Zwecke dient, und die Bethätigungsart dieser Neigung nicht im Widerspruch steht mit dem Character, dem Alter, den Lebensverhältnissen etc., des Sammlers. Je weniger kritisches Urteil in der Art des gesammelten Gegenstandes zu Tage tritt, um so mehr nähert sich der Trieb der Grenze des Krankhaften. Auf Grund dieses Unterscheidungsmerkmales müssen auch die „Bücherliebhaber" streng gesondert werden von jenen Bibliomanen, welche ohne Sinn und Verstand Bücher aufkaufen, wo sie sie finden. Verf. führt eine Reihe interessanter Beobachtungen an Geisteskranken an, welche Kieselsteine, Lappen, etc. gesammelt hatten.

2) Neigung, alle möglichen Dinge zu sammeln, findet sich nur bei wirklich Geisteskranken. Verf. stützt sein Urteil auf eine ausgedehnte Untersuchungsreihe, gewonnen aus Beobachtungen in Blinden- u. Taubstummen-Instituten und Gefängnissen.

3) Neigung, einen bestimmten Gegenstand durch Stehlen zu sammeln. Unbekannt unter normalen Personen.

4) Neigung, alle möglichen Gegenstände durch Stehlen zu sammeln. Nur bei Geisteskranken, bei verschiedensten Psychosen.

Zu den geisteskranken Stehlsammlern stellt das weibliche Geschlecht das Hauptcontingent (8.5 : 1.7). Als Aufbewahrungsort dienen zumeist die Taschen, zuweilen der Busen. Idioten benutzen hierzu meist das Bett, die Schürze.　　　Placzek.

W. König, Ueber eine seltene Form der cerebralen Kinderlähmung. (Aus der Irrenanstalt der Stadt Berlin in Dalldorf). Deutsche med. Wochenschr. 1893, No. 42.

Die 10jähr. Patientin kam asphyktisch zur Welt, litt vom 10. Monat bis zum 7. Jahre an Krämpfen, vorzugsweise war die linke Seite befallen. Nach einem Status epilepticus im 7. Jahre blieb die rechte Seite gelähmt. Aber nach 8 Tagen schwand die Parese der Extremitäten, während der Facialis gelähmt blieb. Die Krämpfe nahmen zu, waren meist rechts localisirt. In der Idiodenanstalt wird neben geistiger Schwäche nur eine Asymmetrie des Facialis, sonst am ganzen Nervensystem nichts abnormes gefunden und zwar zeigten beide Gesichtsseiten in der Ruhe keine Differenz, wohl aber bei gewissen mimischen Ausdrucksbewegungen (Lachen, Weinen) und zwar mehr beim Einsetzen als auf der Höhe der Bewegung — die rechte Hälfte bleibt zurück. Die epileptischen Anfälle, welche in der Anstalt beobachtet wurden und sich übrigens durch Brom günstig beeinflussen liessen, gingen mit Zuckungen besonders der rechten Seite einher und hinterliessen eine passagere Hemiparese rechts, wobei der Arm schlaff, das Bein spastisch gelähmt war, die Sprache war etwas verlangsamt.

Der Fall wird der cerebralen Kinderlähmung zugerechnet und es wird auf die Seltenheit der isolirten Facialisparese bei dieser Erkrankung hingewiesen. Das Verhalten der mimischen Ausdrucksbewegungen im vorliegenden Falle wird vom localisatorischen Standpunkte aus erörtert.　　　M. Brasch.

---

1) **M. Ch. Richet**, Le chloralose et ses propriétés hypnotiques. Revue Neurologique 1894, No. 4.

2) **Ch. Féré**, Note sur une paralysie nocturne provoquée par le chloralose. Ebenda, No. 6.

1) R versuchte Chloralose (dargestellt aus Chloral und Glucose) als Schlafmittel. Bei 0.4 g tritt nach ½ Stunde cr. ein tiefer Schlaf ein, der mehr wie jeder andere

künstliche Schlaf dem gesunden gleicht und keinerlei Neben- oder Nachwirkungen unangenehmer Art hinterlässt. Es erzeugt jedoch keine Analgesie und hat den Nachteil, dass seine Wirkung sehr veränderlich ist. Bei nervösen Frauen und Alcoholisten treten schon nach 0.4 g Muskelzuckungen im Schlafe ein, die an epileptiforme resp. hysteriforme Anfälle erinnern; es empfiehlt sich daher bei empfindlichen Personen mit 0.1—0.2 g anzufangen. Nie traten Störungen der Digestion oder der Circulationsapparate danach auf. Bei Geisteskranken sind Dosen von 0.5 g nötig. Eine erhebliche Gewöhnung scheint nicht einzutreten, ebenso wenig eine Accumulation bei längerem Gebrauch.

2) F. wandte Chloralose in Dosen von 1—2 g bei Epileptischen ohne besonderen Erfolg an; in manchen Fällen trat nächtliches Bettnässen durch dieses Mittel ein. Bei einer hysterischen Frau traten nach einer Dosis von 0.2 g Angstgefühle auf und allgemeine Lähmung der Extremitäten mit brennenden Schmerzen, und Umnebelung des Bewusstseins; bei dem Erwachen am anderen Morgen bestand noch eine Schwäche und Taubheitsgefühl (der linken Körperhälfte), die jedoch nach einer Stunde schwanden. — Derartige nächtliche vorübergehende lähmungsartige Zustände mit Angstgefühlen und Parästhesien sind wiederholt bei Neurasthenie, Hysterie u. s. w. beschrieben. Hier waren sie durch das Schlafmittel (Chloralose) ausgelöst worden.   S. Kalischer.

---

1) **S. R. Macphall**, Notes on peripherical neuritis as a sequela of Influenza. American Journ. of Insanity 1894, January.

2) **T. K. Monro**, Peripheral neuritis after measles. The Lancet 1894, 14. April.

1) M. teilt 4 Fälle von Neuritis mit, die im Anschluss an eine Influenza-Attaque auftrat. Der erste Fall betrifft die oberen und unteren Extremitäten, der zweite nur die unteren (Extremitätenlähmung). Der 8. Fall endete mit Atrophie der unteren Extremitäten, Blasenstörung, psychischen Störungen und Diaphragmalähmung schliesslich letal. Die Section erwies allgemeine Tuberculose und intacte Nn peroneus und phrenicus. Im 4. Fall bestand eine Parese im Peroneusgebiete mit Sensibilitätsstörungen und Verlust der Patellarreflexe. Dieser Fall wie die ersten beiden gingen in völlige Genesung über.

2) Ein 31jähriges Mädchen hatte nach überstandenen Masern Schmerzen in den oberen Extremitäten, die einige Monate anhielten und nach einem Influenza-Anfall auf's neue hervortraten; es bestanden an beiden Armen neuralgische Schmerzen, Schwäche, Druckempfindlichkeit der Nervenstämme, Parästhesien und Herabsetzung der Tastempfindung an den Händen. Nach 2 Monaten cr. besserte sich der Zustand. Die electrische Erregbarkeit der Extensoren der Finger wird als „verändert" bezeichnet.   S. Kalischer.

J. Fabry, Ueber Psorospermien bei Hautkrankeiten. Bericht über einen typischen Fall von sogen. DARIER'scher Psorospermose. Arch. f. Dermat. u. Syph. XXVI. S. 373.

Verf. beobachtete die von Darier zuerst beschriebene und Psorospermosis follicularis benannte Krankheit, von der bis jetzt 15 Fälle bekannt geworden sind, bei einem 67jährigen Manne. Es bestanden hauptsächlich am Stamme und an den angrenzenden Partien der Extremitäten, im Gesicht und auf der Kopfhaut feste, knötchenförmige Gebilde, aus denen sich leicht spitze Hornzapfen herausschälen liessen und die vielfach, namentlich am Rumpfe, zu grossen, flächenhaften, reibeisenartig rauh anzufühlenden Plateaus confluirt waren. Einzelne Erkrankungen fanden sich auch auf der Schleimhaut des Mundes und der Zunge. Die Affection sollte seit etwa 30 Jahren bestehen. — Nach seinen histologischen Untersuchungen und dem eigenartigen klinischen Bilde betrachtet Verf. die Krankheit zwar auch als eine neue, wohlcharacterisirte Parakeratose der Haut, dagegen hält er die von Darier als Psorospermien gedeuteten runden Körper in der Epidermis nicht für Parasiten, sondern für in verschiedenen Stadien der Degeneration oder Verhornung befindliche Epithelzellen.   H. Müller.

C. Boeck, Vier Fälle von Hydroa vacciniforme Bazin, Summer-eruption Jonathan Hutchinson. Archiv f. Dermatol. u. Syphil. XXVI. S. 23.

Die ersten drei Fälle betrafen Kinder, bei denen seit einer Reihe von Jahren im Frühjahr oder Sommer, offenbar unter der Einwirkung des Tageslichts, an den Ohren, im Gesicht und an den Extremitäten Bläschen und Blasen, oder aber erbsengrofse und gröfsere, ödematöse, weifsliche, papulöse Erhebungen, in deren Mitte erweiterte Gefäfse und kleine Hämorrhagien als violette Punkte aus der Tiefe durchschimmerten, auftreten. Nach einigen Tagen sanken die Efflorescenzen im Centrum ein und es bildete sich auf ihnen ein brauner Schorf, der ziemlich lange haften blieb und beim Abfallen eine mehr oder weniger tiefe Narbe zurückliefs. In dem vierten Falle erstreckte sich die Eruption bei einer 27jährigen Dame auch auf den Rumpf und verschwand selbst in der kalten Jahreszeit nicht ganz; doch kam es hier nicht zu so ausgesprochener Necrose der Haut und die Blasen hinterliefsen meist nur Pigmentflecke, nicht Narben. — Die Behandlung mit Bleiwasser und einer Bleiwasserpaste schien die Abheilung des Ausschlages zu befördern.   H. Müller.

Seeligmann, Zur Behandlung der Sterilität der Ehe. Münchner med. Wochenschr. 1893, No. 45.

Unter Bezugnahme auf ein Referat über einen Vortrage Bumm's · Würzburg, dessen Ausführungen übrigens sich Seeligmann vollständig anschliefst, äussert sich Seeligmann zunächst über einige Ursachen der weiblichen Sterilität, die durch den eigentümlichen Bau der Vagina bedingt war u. in welchen es ihm durch Beckenhochlagerung intra Coitum gelang, das Ziel zu erreichen und besonders empfiehlt er dies bei Frauen, bei denen die Vulva auffallend nach hinten gelegen ist.

In Fällen weiblicher Sterilität, in denen die völlige Reactionslosigkeit des weiblichen Organismus anzuschuldigen ist, empfiehlt er den electrischen Strom (Kugelelectrode in die Vagina). Palpationsmassage glaubt er nicht empfehlen zu dürfen.

Die Anzahl der Fälle, wo die Aetiologie auf Seiten des Mannes zu suchen ist, scheint ihm gegen seine frühere Angabe zu niedrig gegriffen; er möchte gegen 50 pCt. früher, jetzt 75 pCt. ansprechen. — Aufschluss ergiebt am sichersten die mikroskopische Untersuchung des Spermas. Azoospermie ist auf gonorrhoische Epididymitis duplex zurückzuführen. Die Prognose ist ungünstig und ist frühzeitige Behandlung der Epididymitis gonorrhoica im Interesse des Mannes zu empfehlen.   A. Martin.

A. Wilson, The determining cause of sex, with cases. The Lancet 1893, S. 1615.

W. hat bereits vor längerer Zeit die Theorie aufgestellt, dass ein Ei, welches vor der Menstruation befruchtet wird, kräftiger und lebensfähiger sei und daher männliche Embryonen hervorbringe, während sich aus einem kurz nach der Menstruation befruchteten Ei weibliche Embryonen entwickelten. — Diese Theorie sei mittlerweile durch eine Anzahl genauerer Beobachtungen bestätigt worden; insbesondere werden 18 derartige Beobachtungen von Dr. J. Kern als Beweis angeführt.   A. Martin.

Rosenstein, Zur mechanischen Dilatation des Muttermundes in der Geburtshülfe nach Döhrssen. Therap. Monatsh. 1893, No. 10.

R. teilt 2 Fälle mit, bei denen er zum Zwecke einer möglichst baldigen Entbindung den Cervix nach dem Vorschlage Döhrssens durch Einführung des Colpeurynters erweitert hat. Verf. ist mit dem Erfolge dieser Methode in den beiden Fällen so zufrieden, dass er die Worte Duncan's, dass wir in dieser Methode ein Mittel besitzen, um den mangelhaft erweiterten oder geschlossenen Cervix ohne Gefahr soweit auseinanderzutreiben, dass er der Extraction eines reifen Kindes keinen wesentlichen Widerstand mehr entgegensetzt, vollständig unterschreibt.   A. Martin.

H. C. Bloom, Oxalic acid as an emmenagogue and oxytonic. Med. News 1893, Oct. 14.

B. hat die Oxalsäure in einigen 40 verschiedenen Fällen von Amenorrhoe angewendet und in ³/₄ von diesen mit Erfolg; in 4 Fällen wurde durch das Mittel ein Abort hervorgerufen; deshalb empfiehlt B. dasselbe auch, wenn eine frühzeitige Unterbrechung, sei es bei unstillbarem Erbrechen oder anderen Erkrankungen, indicirt ist.   A. Martin

S. Stocker, Ein Fall von Cervicalschwangerschaft. Corresp.-Blatt f. Schweizer Aerzte 1893, No. 23.

St. berichtet über einen Fall von Cervicalschwangerschaft. Nach der Wegnahme des Eies, das in seinem ganzen Umfange mit der Cervicalwand fest verwachsen war, und von dem kein Fortsatz oder Stiel gegen das cavum uteri hin existirte, blutete es noch so stark, dass es nötig war, die Cervicalhöhle mit Jodoformgaze zu tamponieren. Im Gegensatz zu der Cervicalwand, die sehr uneben und mit mächtigen deidualen Wucherungen besetzt war, war die Corpusinnenfläche vollständig glatt. Aus diesen Gründen der ausgeprägten Adhärenz des Eies mit der Cervicalwand, des Fehlens eines Stieles nach der Uterushöhle, der heftigen Blutung aus dem Cervix, der üppigen Decidualbildung im Cervicalkanal, der vollkommenen Glätte des Cavum uteri — zieht Verf. den Schluss, dass es sich in diesem Falle nicht um einen Cervicalabort, sondern um eine primäre Cervicalschwangerschaft gehandelt habe.   A. Martin.

H. D. Walker, Case of attempted suicide by sulphate of morphin treated by permanganate of potassium; recovery. Medical news 1894, No. 14.

Eine 58jähr., früher an Morphin gewöhnte Person, nahm zum Zwecke desSelbstmordes etwa 2.7 g des schwefelsauren Salzes. W. sah sie 5 Stunden später in somnolentem Zustand mit sehr engen Pupillen. Er reichte ihr 0.3 g Kali hypermanganicum und dann viertelstündlich 0.15 g, bis sie 6.3 des Antidots genommen hatte Der Zustand besserte sich dabei wesentlich; am nächsten Tage fast völlige Erholung. Erbrechen war nie eingetreten, sodass die ganze genommene Menge im Magen zurückgeblieben war.   Fr. Strassmann.

Friedeberg, Ueber Intoxicationen durch Lysol und Carbolsäure. Cbl. f. innere Med. 1894, No. 9.

Eine Lysolvergiftung durch Trinken von ca. 10 g Lysol pur. bei einem einjähr. Kinde: Aetzung der Halshaut und der Rachenhöhle, Somnolenz, frequenter Puls, stöhnende Respiration, schnelle Heilung nach Magenausspülung und eine Carbolvergiftung durch ein irrtümlich angewandtes Clysma von 1 Liter 2½ pCt. Carbollösung: Bewusstlosigkeit, Heilung nach Magenausspülung, Glaubersalz, Campher. Der Urin war in beiden Fällen tiefgelb, dunkelte erst an der Luft grün nach, enthielt sonst keine abnorme Bestandteile.   Fr. Strassmann.

Einsendungen für das Centralblatt werden an die Adresse des Hrn. Prof. Dr. M. Bernhardt (Berlin W. Französische Strafse 21) oder an die Verlagshandlung (Berlin NW., 68. Unter den Linden) erbeten.

Verlag von August Hirschwald in Berlin. — Druck von L. Schumacher in Berlin.

Wöchentlich erscheinen
1—2 Bogen; am Schlusse
des Jahrgangs Titel, Na-
men- und Sachregister.

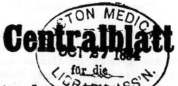

Centralblatt

Preis des Jahrganges
20 Mark; zu beziehen
durch alle Buchhandlun-
gen und Postanstalten.

für die
medicinischen Wissenschaften.

Unter Mitwirkung von
Prof. Dr. H. Senator und Prof. Dr. E. Salkowski,
redigirt von
Prof. Dr. M. Bernhardt
in Berlin.

1894. **13. Oktober.** **No. 41.**

Inhalt: Ruppel, Ueber das Fett der Frauenmilch. — Levy, Chemie der osteomalacischen Knochen. — Poletaew, Morphologie des Blutes beim Hunger. — Lauer,
Facklam, Beiträge zur Nierenchirurgie. — Weigel, Hoppe und Fajans, Zur
Kenntniss der Cholerabacterien. — v. Ziemssen, Ueber Transfusion, — Sutherland, Scorbut bei Kindern. — Weiss, Freiberg, Collville, Ueber Paramyoclonus multiplex und eine Varietät desselben. — Bruns, Totale traumatische Zerstörung des Rückenmarks. — Rothmann, Ueber Entzündung und Atrophie des
subcutanen Fettgewebes.
    Contejean, Einwirkung des Magens auf Fette. — Voit, Die Stickstoffbestim-
mung nach Schneider-Seegen. — Pick, Beziehung der Leber zum Kohlehydrat-
stoffwechsel. — Lanz, Neues Verfahren der Gonococceenfärbung. — Hoffa, Zur
Aetiologie und Behandlung des Plattfusses. — Riedinger, Ueber die Luxation im
Hüftgelenk. — Sattler, Ueber äussere Accommodation durch Muskeldruck. — Hil-
bert, Ueber Farbenempfindung nach Pikrinsäure und Daboisin. — Dane, Ueber
Doppelthören. — Schütz, Schutzimpfungen gegen Maul- und Klauenseuche. —
Seibert, Behandlung der Diphtherie. — Mannaberg, Zur Symptomatologie der
Perityphlitis. — Christiani, Ueber das Zittern bei Geisteskranken. — Schütz,
Behandlung des Lupus. — Holländer, Fall von Uterus accessorius. — Possi,
Operative Erweiterung der Stenose des Uterus-Cervix. — Pflüger, Fall von Käse-
vergiftung mit Ausgang in Erblindung.

W. Ruppel, Ueber die Fette der Frauenmilch. Zeitschrift f. Biol.
XXXI. S. 1.

Das Fett der Frauenmilch, von Verf. in einer Quantität von
mehr als 200 g aus frischer Milch dargestellt, stellte eine der Kuh-
butter ähnliche gelblich-weifse, weiche Masse dar. Das specifische
Gewicht betrug bei 15° 0.9660. Der Schmelzpunkt lag bei 34°,
der Erstarrungspunkt bei 20.2° C. Im Augenblick des Erstarrens
stieg die Temperatur um mehrere Grade und zwar wechselnd zwischen 2 und 8°. Zur Untersuchung der dem Fett zu Grunde liegenden Säuren wurden 200 g des Butterfettes mit alcoholischer
Kalilauge verseift. Abgesehen von der Ameisensäure, deren Anwesenheit nur durch ihre reducirende Wirkung festgestellt werden

konnte, wurden in Substanz erhalten: Buttersäure, Capronsäure, Caprinsäure. Die Quantität dieser mit Wasserdämpfen flüchtigen Säuren war nur gering: im Ganzen ca. 2.5 g. Von nicht flüchtigen Säuren konnten Myristinsäure, Palmitinsäure, Stearinsäure, Oelsäure dargestellt werden. Fast die Hälfte der nicht flüchtigen Fettsäuren bestand aus Oelsäure, in den festen Fettsäuren überwogen die Myristinsäure und Palmitinsäure gegenüber der Stearinsäure. Die Trennung dieser Säuren von einander gelang durch Destilliren im luftverdünnten Raum und fractionirte Krystallisation. Betreffs der Einzelnheiten des angewandten Verfahrens muss auf das Orig. verwiesen werden.   E. Salkowski.

M. Levy, Chemische Untersuchungen über osteomalacische Knochen. Zeitschr. f. physiol. Chem. XIX. 239.

Auf Anregung und mit Unterstützung von Hoppe-Seyler hat Verf. an einem ausgesprochenen Fall von Osteomalacie den frischen Oberschenkelknochen nach Entfernung des Markes in Compacta, reine Spongiosa und Spongiosa vom Schenkelhals geteilt, die einzelnen Teile zerkleinert, gesondert mit Aether vom Fett befreit und die Rückstände, bei 105° getrocknet, analysirt. Es zeigte sich, dass in osteomalacischen Knochen die Mineralstoffe gegenüber denen der normalen Knochen im Ganzen vermindert sind und zwar etwa um $^1/_6 - ^1/_5$. Dagegen ist das Verhältniss der Phosphorsäure zum Kalk, das in den normalen Knochen 6 PO_4 : 10 Ca entspricht, auch bei der Osteomalacie sowohl in der Compacta als Spongiosa erhalten geblieben. Die Abnahme der Phosphate erfolgt also in demselben quantitativen Verhältnisse wie die der Carbonate. Controlversuche lehrten nun, dass frische normale Knochen, mit 1 proc. Milchsäurelösung behandelt, viel mehr CO_2 als Phosphorsäure verlieren, somit ist eine chemische Lösung der Kalksalze durch eine freie Säure schon aus diesem Grunde unmöglich, denn eine freie Säure, wie sie im osteomalacischen Knochen vermuthet worden ist (Milchsäure) könnte bei ihrer Wirkung das Verhältniss 6 PO_4 : 10 Ca nicht intakt lassen. Vielmehr geschieht der Knochenabbau bei der Osteomalacie nach Art einer wirklichen Entkalkung, ein Molekül des Phosphatcarbonats wird nach dem anderen entfernt. Die organische leimgebende Grundsubstanz des Knochens erleidet insofern keine qualitativen Veränderungen, als sie auch in den höheren Stadien der Krankheit noch immer die Eigenschaften des Glutins zeigt; nur mischen sich später vom Markgewebe aus Elemente vom Character der Eiweissstoffe hinzu, die ihre absolute Quantität erhöhen. — Bezüglich der analytischen Methoden und des umfänglichen, in einer Tabelle übersichtlich zusammengestellten Zahlenmaterials vergl. Orig.   J. Munk.

M. P. N. Poletaew, Sur la composition morphologique du sang dans l'inanition par abstinence complète et incomplète. Arch. des sciences biolog. Petersb. 1893, II. p. 794.

Verf. hat das Blut von Hunden im Hungerzustande einer genauen Untersuchung unterworfen. Bei vollständigem Hungern steigt die Zahl der roten Blutkörperchen von Anfang an bis zum Tode; nur bei wenigen Tieren tritt in den letzten Tagen eine Verminderung ein. Bei unvollständigem Hungern (Wasserzufuhr) steigt die Zahl bis zu einem Körperverlust von 30 pCt., sinkt dann aber allmälig und kann sogar unter die Normalzahl heruntergeben. Die Zahl der weifsen Blutkörperchen sinkt in den ersten Perioden des Hungerns, steigt dagegen in den letzten. Dabei nehmen die jüngsten Elemente, grofse und kleine Lymphocyten Anfangs ab bis zum Gewichtsverlust von 30 pCt., vermehren sich dann wieder und zwar besonders die kleinen Lymphocyten. Von den reifen Elementen nehmen die grofsen Uebergangs- und die gelappten Formen von Anfang bis Ende ab, während die kleinen Uebergangsformen sich Anfangs vermehren und erst in den letzten Stadien abnehmen. Von den alten Elementen sinkt die Zahl der polynukleären Zellen bis zu einem Verlust des Körpergewichts von 20 pCt. und steigt dann bis zum Tode, während die mit Lücken versehenen Zellen andauernd abnehmen und schliefslich vollständig verschwinden.

Um dieses auffallende Verhalten der letzteren zu erklären, sucht Verf. nachzuweisen, dass diese Lücken von ausgezogenen Fetttropfen zurückbleiben. Dafür spricht, dass Tiere, die wiederholt hungern und wieder genährt werden und endlich bei nicht völlig geschwundenen Fettpolster sterben, bis zum Tode derartige Zellen im Blute zeigen. Ferner scheinen diese mit Lücken versehenen im getrockneten Blutpräparat gefundenen Zellen mit den im flüssigen Präparat gefundenen granulirten weifsen Blutkörperchen, deren Körner bei abgeblendetem Licht stark glänzen, identisch zu sein, wie Verf. durch wiederholte Zählungen nachzuweisen sucht. Die letzteren färben sich aber mit Osmiumsäure schwarz und sind daher als Fetttropfen anzusprechen.

Der gesammte bei den weifsen Blutkörperchen erhotene Befund spricht dafür, dass in den ersten Stadien des Hungerns die morphologische Metamorphose der weifsen Blutkörperchen herabgesetzt ist, da die Leukocyten verhältnissmäfsig lange in den reifen, mittleren Formen verweilen; in den letzten Stadien, bei einem Verlust des Körpergewichts von 40—50 pCt., steigt die Blutbildung und die morphologische Metamorphose wird beschleunigt (Zunahme der kleinen Lymphocyten und rasches Durchgehen durch die mittleren Formen). Es handelt sich gleichsam um eine letzte Kraftanstrengung des Organismus.   M. Rothmann.

I. F. **Lange**, Beitrag zur Nierenchirurgie. Festschrift zur Feier des 70jährigen Geburtstages von Fr. v. Esmarch. Kiel und Leipzig 1893, S. 294.

II. **Fr. C. Facklam**, Die Resultate der wegen Nierenphthise vorgenommenen Nephrotomien und Nephrectomien. Arch. f. klin. Chir. XLV. S. 715.

I. 1) Der probatorische Nierenbeckenschnitt. Verf. hatte bereits 1885 aus anatomischen Gründen den Nierenbeckenschnitt von der Hinterseite der Niere empfohlen, während der Pat. auf dem Bauch gelagert ist, mit leichter Neigung nach der Seite der Operation und mit einer künstlich erzeugten Lordose der Lendenwirbel mit der Convexität gleichfalls nach der Seite der Operation. Selbst kurze Pyelotomien bezeugen auf's Neue die Vorteile dieses Verfahrens. Verf., welcher die Nierenbeckenwunde mit feinen, die Schleimhaut nicht durchbohrenden Seidenfäden näht, legt grofsen Wert darauf, die oft vielfach verästelten Nierensteine ohne Fragmentation zu entfernen. Er hat deshalb ein eigenes Instrument zur stumpfen Dehnung der Wundränder des Nierenbeckens und einen biegsamen Metallbacken zur Heraushebelung des Steines empfohlen.

2) Zur Nierenexstirpation. Von 12 Operationen endeten 2 infolge des Eingriffes letal, 1 Operirter mit doppelseitiger Nierentuberculose starb nach 3—4 Wochen an Entkräftung und 1 Pat. mit Krebsniere erlag nach 8 Monaten allgemeiner Carcinose. Die übrigen 8 Operirten sind z. Z. noch am Leben und zwar war bei 2 von diesen die Niere der anderen Seite bei der Operation nicht gesund. Es scheint aber bei ihnen der Zustand der zurückgebliebenen Niere gebessert zu sein, was Verf. auf den günstigen Einfluss der Entfernung des erkrankten, seiner physiologischen Bedeutung entkleideten Organs auf den Gesamtorganismus bei möglichst schonendem, blutlosen Operiren zuschreibt. Verf. empfiehlt bei der Operation, um nicht im Dunkeln zu arbeiten, einen möglichst grofsen Schnitt, am besten die Bardenheuer'sche Thürflügelincision. Nur selten gelingt es die sackartig entartete Niere allmälig durch einen kleinen Schnitt herauszuziehen und pari passu damit von den Verwachsungen zu lösen, um schliefslich den Stiel in üblicher Weise zu behandeln. Bei intracapsulärer Exstirpation, wie solche bei Pyonephrose mit Schwartenbildung indicirt ist, soll man nach provisorischer elastischer Ligatur der Gewebsmasse einen Stiel aus zurückgelassenem Narbengewebe zu bilden und allmälig zu verkleinern suchen. Man kann meist nachträglich hinter der elastischen Ligatur den Hilus durchstechen und nach beiden Seiten unterbinden. Selbst mit septischem Material bei der Operation in Berührung gekommene Stiele sah Verf. einheilen, doch ist bei Eiterungsprocessen jeder Schnitt auf die Niere von vornher zu widerrathen und nach der Operation für möglichst freien Abfluss durch lockere Wandtamponade zu sorgen. Man kann dann die Nachbehandlung durch Secundär-Naht abzukürzen suchen.

II. Während die letzten einschlägigen Statistiken von Brodruer und Dr Jong nur 30 hierhergehörige Fälle zusammengebracht haben, vermochte Verf. auf Grund der in der neueren Litteratur enthaltene Casuistik und einer Reihe noch nicht veröffentlichter Beobachtungen (nämlich 1 von Hkusnka in Barmen, 2 von Nkubkr in Kiel, 7 von Riedel in Jena und 3 von Madelung in Rostock) ein Material von 108 Fällen zu sammeln. Verf. hat dieselben mit dankenswerter Ausführlichkeit in historischer Reihenfolge aufgeführt und entnehmen wir das Wichtigste aus seinen sich hieran schliefsenden längeren epikritischen Bemerkungen.

Von den 108 Fällen ist in 103 das Geschlecht angegeben und zwar kommen auf 30 Männer mit operativer Nierentuberculose 73 Frauen, indem sich bei Frauen zweifellos häufiger Fälle von primärer oder nur auf einer Seite localisirter Nierentuberculose finden. Die gröfste Zahl der Operirten stand im 20. bis 40. Lebensjahr; über 50 Jahre waren nur 1.2 pCt. In einer grofsen Reihe von Fällen wurde die Diagnose vor der Operation nicht gestellt. Unter 72 hier verwertbaren Beobachtungen war die Diagnose nur in 38 mit Sicherheit, in 5 nur mit grofser Wahrscheinlichkeit vor der Operation gesichert, in den übrigen wurde die tuberculöse Natur des Leidens erst während der Operation erkannt und lagen meist Verwechselungen mit Nierenstein, einfacher Pyonephrose oder Neubildungen der Niere vor. Auch eine in Freilegung der Niere bestehende Voroperation hat nicht immer den richtigen diagnostischen Anhalt geliefert und sind einzelne Fälle vorgekommen (Hkusnka), in denen die nach dieser angenomm'ene Nierentuberculose durch die definitive Operation nicht bestätigt wurde. Von den verschiedenen Arten letzterer kam die Nephrotomie bei 20 Pat. in Anwendung u. zwar mit † 15 oder nach Abzug von 3 die Operation noch eine Reihe von Monaten Ueberlebenden mit † 12; darunter starben 5 im unmittelbaren Anschluss an die Operation (davon 1 an acuter Septichämie) und 7 etwas später, die letzteren entweder an den weiteren Fortschritten der localen Erkrankung, oder an Tuberculose anderer Organe bezw. der anderen Niere. Von den 8 günstiger verlaufenden Fällen ist eigentlich nur 1 als dauernd geheilt zu betrachten. Noch weniger vorteilhaft gestalten sich die Resultate der Nephrotomie bei Nierentuberculose dadurch, dass 16 weitere mit dieser behandelte Patienten später der Nephrectomie unterworfen werden mussten. Bezüglich der Nephrectomie führt Verf. an, dass Madelong unter 6 eigenen derartigen Operationen einmal eine während 4 Jahre constatirte Heilung zu verzeichnen hatte. Im Ganzen starben von 88 wegen Nierentuberculose verrichteten Nephrectomien 25 (28.4 pCt.), in 1 Fall blieb ausserdem der Erfolg aus. Von den 25 Gestorbenen ist bei 3 keine Todesursache angegeben, bei 5 hing der Tod nicht mit dem Eingriff zusammen, während von den übrigen 17 bei 8 Patt. der Tod an Urämie resp. Anurie infolge hochgradiger Tuberculose der anderen Niere, bei 5 in kürzester Frist nach der Operation an Collaps, bei

1 Collaps mit Carbolintoxication, bei 1 an frischer Miliartuberculose
und bei 1 an Sepsis eintrat. In 1 Fall war die Todesursache nicht
genannt. Bei 4 unter den 5 an Collaps verstorbenen Operirten war
die Nephrectomie transperiton. gemacht worden. Diese Operation
ist im Ganzen unter den 88 Fällen 13 Mal ausgeführt, sodass auf
die extraperitoneale Nephrectomie 75 Fälle kommen. Von den
transperitoneal Operirten sind ausser den 4 Todesfällen an Collaps
keine weiteren letalen Ausgänge zu verzeichnen, dagegen kamen
von den 21 Todesfällen nach den 75 extraperitonealen Operationen
16 nicht auf directe Folgen nach der Operation, so dass man jedenfalls die directe Gefahr nach dem Bauchschnitt für grösser als nach
dem Lumbarschnitt bei Nierentuberculose annehmen muss. Von den
62 günstig verlaufenen Fällen starben 5 nach einiger Zeit an fortschreitender Phthise oder einer intercurrenten fieberhaften Krankheit; bei 6 blieb eine Fistel zurück, bei 5 waren trotz der Nierenexstirpation die Krankheitserscheinungen nicht völlig zurückgegangen
und endlich bei 4 liess die Erkrankung der anderen Niere den
endlichen ungünstigen Ausgang zweifellos. Rechnet man nun weitere 5 Fälle ab als noch zu kurze Zeit in Behandlung befindlich,
so bleiben 36 als wirklich „geheilte" übrig. Aber von diesen sind
22, deren Beobachtungsdauer nicht länger als ein Jahr währt und
nur bei 14 lässt sich ein mehrjähriges Wohlverhalten (bei einzelnen
noch nach 3 ½ Jahren) darthun. Immerhin sind einige von diesen
14 Fällen, soweit es bei einer so geringen Zahl möglich ist, dafür
beweisend, dass bei Nierentuberculose die extraperitoneale Nierenexstirpation auch in vorgeschrittenen Fällen direct schmerzlindernd
und lebensverlängernd wirkt und in manchen Fällen dauernde Heilung herbeiführt.   P. Güterbock.

---

1) **Weibel**, Untersuchungen über die Infektiosität des Choleravibrio und über sein Verhältniss zum Vibrio Metschnikoff. Archiv
f. Hygiene 1894, XXI. S. 22.
2) **Hüppe und Fajans**, Ueber Kulturen im Hühnerei und über
Anaerobiose der Cholerabacterien. Ebenda, XX. S. 372.
   1) Allmälig bricht sich die Ueberzeugung Bahn, dass der
Choleravibrio morphologisch und biologisch zu den variabelsten
Mikroorganismen gehört. Die Versuche, experimentell seine Virulenz zu steigern, bewegten sich bisher auf 2 Wegen; einmal wurde
versucht, durch Züchtung ausserhalb des Tierkörpers auf besonderen
Nährböden virulente Kulturen zu erreichen; dahin gehörten Hüppe's
Eierkulturen, Haffkine's Kulturen auf Peritonealexsudat u. Löwen-
thal's und Zäslein's Pankreaskulturen. Auf der anderen Seite wurde
versucht, durch Infection zuerst wenig widerstandsfähiger Tiere
dann immer resistenterer Tierspecies bezw. alter Tiere virulente Kulturen zu gewinnen; meist wurden auch die zuerst verwendeten
Tiere durch irgend einen Eingriff in ihrer Widerstandsfähigkeit geschwächt.

Den letzteren Weg schlug W. bei seinen Experimenten ein. Die Widerstandsfähigkeit seiner Tiere — er benützte weifse Mäuse und Tauben — wurde geschwächt, teils durch Anwendung grofser Infectionsmengen, teils durch Kombination der Choleraimpfung mit anderen Infectionen oder mit Einverleibung steriler Cholerakulturen oder fremder Kulturen, teils drittens durch Verwendung sehr junger Tiere.

Es wurden stets 30 — 40 stündige Cholerabouillonkulturen benützt; die Injection geschah bei Mäusen subcutan, bei Tauben in den Brustmuskel.

In der ersten Versuchsreihe wurde eine Cholerakultur verwendet, von der anfangs 1.0 ccm Bouillonkultur eine Maus tötete; von jeder eingegangenen Maus wurde wieder eine Bouillonkultur gemacht und davon wieder eine Maus inficirt; bei der 8. Maus wirkten schon 0.3 ccm tötlich. An der Infectionsstelle fand sich gewöhnlich ein Oedem, das reichlich Vibrionen enthielt, solche fanden sich meist auch in mehr oder weniger Menge im Herzblut. Denselben Effect erzielte W. durch gleichzeitige, an einer anderen Hautstelle vorgenommene Infection mit Streptococcen.

Eine vollständig avirulente Cholerakultur β konnte Verf. durch gleichzeitige Infection mit Schweinerotlauf in kurzer Zeit so virulent machen, dass 0.3 ccm eine Maus töteten; ähnliches gelang ihm durch Infection ganz junger Tiere.

Bei den Versuchen des Verf. mit Tauben zeigte es sich, dass die für Mäuse pathogen gewordene Cholera auch mit 1 ccm Tauben tötete; eine Verstärkung gelang aber nur durch vorherige Injection steriler Cholerakulturen und namentlich durch Injection des Saftes aus dem Brustmuskel an Cholera eingegangener Tiere. Bei Anwendung letzterer Methode gestaltete sich die Erkrankung zu einer wahren Septicämie.

Alle Tauben, die nicht an der Infection starben sondern nur erkrankten, erwiesen sich gegen eine Infection mit Vibrio Metschnikoff immun.

2) Bekanntlich hatte HÖPPE die Kultur der Cholerabacterien in Hühnereiern empfohlen, als ein Mittel, sie möglichst virulent zu erhalten, zugleich damit den Beweis führend, dass sie anaerob wachsen können. Namentlich Seitens des Berliner hygienischen Instituts erfuhren nun diese Angaben früher und auch neuerdings verschiedene Angriffe; die Cholerahühnereikultur HÖPPE's sollte sogar neuerdings lediglich auf eine Verwechselung mit gewöhnlichen Verunreinigungen beruhen. Dem treten die Verff. entgegen. Sie beweisen zunächst durch genaue Untersuchungen der im Ei enthaltenen Luft, dass trotz der Anwesenheit von geringen Mengen Sauerstoffs im Ei der Charakter des Wachstums der Cholerabacterien der der Anaerobiose ist. Sie beweisen ferner noch durch Züchtung der Cholerabacterien unter Wasserstoff, dass dieselben bei strengster Anaerobiose zu wachsen vermögen, und dass sich hiebei ihre Virulenz nicht ändert. Sie schliefsen ihre Arbeit mit

der Aeusserung, dass Koch sich früher jedenfalls sehr klar darüber
gewesen sei, dass seine Ansicht von der ätiologischen Bedeutung
des Kommabacillus so lange in der Luft schwebe und als unbe-
wiesen angesehen werden müsse, als die Anaerobiose dieser Mikrobien, ohne welche deren Wachstum im Darm ein unlösbares Rätsel
bleiben muſs, nicht bewiesen sei. „Wir befinden uns in so manchen
Einzelfragen der Choleraätiologie in Widerspruch mit Koch, dass
wir uns freuen, seine anfänglich richtige Vermutung über die ätiologische Bedeutung der Cholerabacillen an einem entscheidenden
Punkte stützen zu können".   Scheurlen.

---

v. Ziemssen, Ueber Transfusion. Münchner med. Wochenschr. 1894,
No. 18.

Verf. wendet seit Jahren die intravenöse Transfusion in folgender Weise an: unter strenger Antiseptik wird aus der Vene des
Blutspenders das Blut mittelst einer Hohlnadel in Glasspritzen von
25 ccm Gehalt aspirirt und sofort in die Vena mediana des Blutem-
pfängers mittelst einer in dieselbe eingestoſsenen Hohlnadel eingespritzt; in der Regel werden 200—300 ccm injicirt. Die entleerte
Spritze wird jedesmal vor einer neuen Füllung, um jede Spur von
Fibrinferment zu entfernen, mit erwärmter sterilisirter physiologischer
Kochsalzlösung durchgespritzt; es empfiehlt sich, drei Glasspritzen
mit entsprechenden Canülen bereit zu halten. Gewöhnlich tritt
keine fieberhafte oder locale Reaction ein; wo Fieber folgt, ist es
gering und von kurzer Dauer. Die unmittelbare Wirkung der
Transfusion ist eine Hebung des Incarnats, eine schwache rosige
Färbung der Haut und der Schleimhäute, sowie das subjective Gefühl der Kräftigung und Erfrischung. Die Aufbesserung des Hämoglobingehalts und der Zahl der Erythrocyten ist meist geringer, als
man nach der Primärwirkung erwarten sollte, doch ist die günstige
Wirkung der Transfusion selbst mäfsiger Blutmengen bei acuten
Anämien zweifellos. Bei schweren progressiven Anämien scheint
die Transfusion nur als Palliativum zu wirken, doch ist die Möglichkeit nicht auszuschliefsen, dass durch oft wiederholte Transfusionen eine wirkliche Heilung erzielt wird. Z. teilt einen Fall
von schwerer progressiver Anämie mit, bei dem er durch sieben
Transfusionen 900 ccm Blut einführte; sechs Mal verlief die Operation reactionslos, nur ein Mal trat leichtes Fieber auf. Das Resultat war eine deutliche Besserung, die aber nicht von Dauer war.
Die subcutane Transfusion steht hinter der intravenösen Methode
weit zurück und ist nur da als Ersatz derselben anzuwenden, wo
äussere Umstände (mangelnde Assistenz u. dgl.) die Anwendung
der ersteren unmöglich machen.   K. Kronthal.

G. A. Sutherland, Scurvy in children. The Practitioner 1894, S. 81.

Scorbut ist im Kindesalter im Ganzen selten, in den letzten Jahren aber etwas häufiger geworden. Der Grund für die Zunahme der Erkrankungen ist nach Verf.'s Meinung in der häufigeren Verwendung conservirter und künstlicher Nährmittel im Kindesalter zu suchen. Die von THOMAS BARLOW beschriebene Krankheit fasst Verf. in Uebereinstimmung mit diesem Autor als eine Combination von Rachitis mit Scorbut auf. Kinder im ersten Lebensjahre, welche an der Brust ernährt werden, erkranken niemals, ausser wenn die Amme von Scorbut befallen wird; ebensowenig verfallen Kinder bei der Ernährung mit guter Kuhmilch dem Scrobut Dagegen gewähren Milchsurrogate keinerlei Schutz, Fleisch und Fleischsäfte nur einen sehr geringen. Im Sommer kommt Scorbut seltener bei Kindern zur Beobachtung als im Winter; neben dem längeren Aufenthalt in frischer Luft kommt für diesen Unterschied in Betracht, dass Kinder im Sommer mehr Obst essen. Am weitaus häufigsten erkranken Kinder im Alter von 7 bis 24 Monaten. Es erklärt sich dies daraus, dass in diesem Lebensalter Milchsurrogate am häufigsten verwendet werden. Wenn Kinder jenseits des 2. Lebensjahres erkranken, so haben sie zu wenig Vegetabilien (Kartoffeln, Früchte) in ihrer Diät erhalten. In Bezug auf Symptomatologie und Anatomie bestätigt Verf. die Angaben von BARLOW, THOMSON u. A. Erwähnenswert sind 2 vom Verf. beobachtete Fälle, in denen er meningeale Hämorrhagie resp. Blutergüsse in die Substanz des Gehirns bei der Obduktion vorfand. — Für die Prophylaxis ist eine zweckmäfsige Ernährung der Kinder, welche den vorher angeführten Erfahrungen Rechnung trägt von Wichtigkeit. Kindern, welche Zeichen von stark entwickelter Rachitis zeigen, räth Verf., um sie vor den Scorbut zu bewahren, täglich einen Theelöffel von Orangen-, Citronen- oder Weinbeersaft neben ihrer Nahrung zu verabreichen; Kinder über 1 Jahr sollen etwas Kartoffeln und Früchte erhalten. Bei entwickelter Krankheit ist neben reichlicher Zufuhr von frischer Luft eine sorgfältige Regelung der Diät unter besonderer Berücksichtigung aller Verdauungsstörungen wichtig. Gute Brust- oder Kuhmilch und Vegetabilien spielen die Hauptrolle, und sind je nach dem Alter des Kindes zu verwenden. Fleischnahrung ist in mäfsiger Menge, bei älteren Kindern, zumal wenn Milch nicht vertragen wird, von Vorteil. Ganz zu verbieten sind alle Milchsurrogate. Unter den Vegetabilien sind die besten Antiscorbutica Kartoffeln, Kohl, Citronen, Weinbeeren und Orangen. Kleineren Kindern gebe man den ausgepressten Saft der letzteren. Unter geeigneter Therapie gehen die scorbutischen Symptome überraschend schnell, oft im Verlauf einer Woche zurück.   Stadthagen.

1) M. Weiss, Ueber Myoclonie (Paramyoclonus multiplex Friedreich). Wiener Klinik 1893, Mai.

2) Feinberg, Zur Casuistik des Paramyoclonus multiplex. Zeitschr. f. klin. Med. 1893, XXIII. H. 5, 6.

3) Colleville, Sur une variété de myoclonie. Gazette hebd. 1893, No. 46.

1) Der Vortrag knüpft an eine Beobachtung des Verf. an, welche ihm gestattete bei einer Familie in 4 Generationen eine motorische Neurose zu studiren, welche bei den einzelnen Mitgliedern ohne nachweisbare Ursache in einem bestimmten Alter auftrat, einzelne Muskeln oder ganze Gruppen von Muskeln in Action setzte, die sensiblen und psychischen Functionen ganz unbeteiligt liefs und bei den Trägern des Leidens bis zum Tode fortdauerte. Intendirte Bewegungen wurden durch diese Muskelkrämpfe nicht gestört. In Bezug auf die Localisation der Bewegungen waren die Fälle von einander sehr verschieden. Im Schlafe cessirten die krampfartigen Zuckungen, sie liefsen sich durch den Willen oft unterdrücken, störten coordinirte Bewegungen nicht und spotteten jedem therapeutischen Versuch. Das Eingehen auf die Besonderheiten der Einzelfälle verbietet sich an dieser Stelle. Der Verf. discutirt zuerst die Frage nach der Berechtigung, ein Krankheitsbild sui generis als Myoclonie aufzustellen, er unterwirft sodann die in der Litteratur unter diesem Namen niedergelegten Beobachtungen einer Kritik, vor welcher von 51 Fällen nur wenige bestehen können. Die seinigen rechnet Verf. zu diesen wenigen. Eine kurze Schilderung des Symptomencomplexes, von dessen Sonderstellung anderer Neurosen gegenüber der Verf. überzeugt ist, schliefst den Vortrag.   M. Brasch.

2) F. teilt 3 Fälle mit, die als Paramyoclonus oder Myoclonie aufgefasst werden können. In allen 3 Fällen sind die Zuckungen deutlich symmetrisch, klonisch, und die Motilität ist in den Intervallen vollständig intact. Die Zuckungen steigerten sich im 2. Fall unter dem Einflusse von willkürlichen Bewegungen und psychischer Erregung; im ersten Fall sind diese ohne Einfluss und im 3. Fall sistiren die Zuckungen bei jedem Willensimpulse und sind meist rhythmisch. Im Schlaf sistirten die Zuckungen im Fall 3 vollständig, im ersten Fall pausirten dieselben in den ersten Nachtstunden. Die Fälle weichen zum Teil von dem Friedreich'schen Bilde ab und sind als atypische anzusehen.

3) In dem beschriebenen Falle (47 jähriger Mann) bestanden localisirte, bilaterale, clonische symmetrische Zuckungen, die im Schlaf völlig cessirten; die unteren Extremitäten und das Gesicht blieben frei, die willkürlichen Bewegungen waren nicht erheblich beeinflusst; die electrische Erregbarkeit war normal; die horizontale Lage verminderte die Zuckungen, welche beim Stehen und Sitzen zunahmen. — C. rechnet den Fall zur Myoclonie u. zwar ist es eine

intermittirende astasische arhythmische Form mit symmetrischer Lo-
calisirung an den oberen Extremitäten, Schultern etc. (brachio-cer-
vicale Form).   S. Kalischer.

L. Bruns, Ueber einen Fall totaler traumatischer Zerstörung des
Rückenmarks an der Grenze zwischen Hals- und Dorsalmark.
Archiv f. Psychiatrie 1893, XXV. 3. H.

Ein 21jähriger Dienstknecht zeigte nach einem Fall 4 Monate
lang dauernd eine schlaffe Lähmung der unteren Extremitäten mit
Verlust der Patellarreflexe, aller Hautreflexe und Blasen-Mastdarm-
lähmung; auch die Rumpfmuskeln und die Finger waren bis auf
die Streckung der Grundphalangen gelähmt. Im 2. Intercostalraum
und an den oberen Extremitäten bestand Hyperästhesie; die kleinen
Handmuskeln und die langen Fingerbeuger waren atrophirt und
zeigten Entartungsreaction; bis zur 2. Rippe bestand complete
Anästhesie; es traten dann hinzu: eitrige Cystitis, Priapismus,
wechselnde Verengerung der Pupillen und Lidspalten, Decubitus,
Oedem der Beine mit trophischen Störungen der Haut und Gelenke,
remittirendes Fieber und Exitus letalis. Die Section erwies 1) totale, traumatische narbige Degeneration des gesammten Rücken-
markquerschnittes im Gebiete der 1. Dorsal- und 8. Cervicalwurzel;
dabei secundäre auf- und absteigende Degenerationen. 2) Partielle
traumatische Degeneration mit secundären Entartungen im Gebiet
der 7. Cervical- und 2. Dorsalwurzel; die Degeneration beschränkt
sich allmälig auf die Randpartien und auf Herde in den Hinter-
säulen und Hintersträngen. 3) Rein secundäre Degenerationen von
der 6. Cervicalwurzel nach aufwärts und von der 3. Dorsalwurzel
nach abwärts. 4) Leichte degenerative Veränderungen der Nerven
und Muskeln der unteren Extremitäten.

Der beschriebene Krankheitsfall bietet eine Stütze und einen
Beweis für die Behauptung Bastian's, dass bei den im Hals- oder
Dorsalmarke sitzenden totalen Querläsionen der Medulla und bei
normalem Lendenmarke 1) trotz absteigender Degeneration der
Pyramidenbahnen, sämmtliche unterhalb der Läsion liegende Haut-
und Sehnenreflexe fehlen, 2) die Lähmung eine dauernde schlaffe
bleibt, 3) auch Blase und Mastdarm andauernd gelähmt sind.

                                                        S. Kalischer.

M. Rothmann, Ueber Entzündung und Atrophie des subcutanen
Fettgewebes. (Aus der inneren Abt. des städt. Krankenhauses
am Urban zu Berlin). Virch. Arch. Bd. 136, S. 159.

Bei einem 52jährigen an Gelenkrheumatismus leidenden Manne
entstanden, wie es scheint in kurzer Zeit, an den Beinen, an Bauch,
Rücken und Brust 10—12 in den tieferen Schichten der Haut gelegene linsen- bis haselnussgrofse, auf Druck etwas empfindliche
Knoten. Einer derselben wurde unter der rechten Achsel exstir-

pirt; er saſs ohne scharfe Abgrenzung im subcutanen Fettgewebe.
Bald darauf, während die anderen Tumoren fast schon wieder vollständig verschwunden waren, bildete sich in der rechten Achselhöhle ein neuer, der in etwa 14 Tagen Faustgröſse erreichte, dabei
hart und unempfindlich, von geröteter Haut bedeckt war; er beein-
trächtigte die Bewegungen des schmerzenden rechten Arms erheblich und veranlasste durch Stauung deutliche Venenectasien auf der
rechten oberen Thoraxhälfte. Da Einreibungen mit grauer Salbe
und Massage sich erfolglos zeigten und Pat. eine Operation verweigerte, blieb der Tumor sich selbst überlassen; trotzdem hatte
er sich nach einem halben Jahre vollständig zurückgebildet ohne,
ebenso wie die anderen Knoten, irgend welche Spuren zu hinterlassen. — Die Untersuchung der exstirpirten kleinen Geschwulst ergab, dass es sich um eine circumscripte Entzündung des subcutanen
Fettgewebes handelte; die Fettzellen zeigten zum Teil alle drei
von FLEMMING beschriebenen Arten der Atrophie, die einfache, die
seröse und die Wucheratrophie, auch war die endogene Zellneubil-
dung mehrfach in besonders typischer Weise zu finden. — Die Ursache dieser multiplen Entzündung des Fettgewebes ließ sich nicht
eruiren; Bacterien waren nicht nachzuweisen — Der Fall ähnelt
einem unlängst von PFEIFER beschriebenen. (Cbl. 1893, S. 250).

H. Müller.

Ch. Contejean, Sur la digestion gastrique de la graisse. Arch. de
physiol. VI. p. 125.

Verf. hat teils im Reagensglase, teils an Magenfistel-Hunden die Einwirkung des
Magens auf Fette untersucht; er kam dabei zu folgendem Ergebnis: Der Magensaft
hat gar keine verdauende Wirkung auf Hammeltalg. Es kommt aber vor, dass Pankreassaft in den Magen zurückfließt und dieser kann trotz der sauren Reaction des
Inhalts auf die Fette einwirken. Diese Wirkung ist namentlich im antrum Pylori
deutlich und wird durch die Magenbewegungen wesentlich unterstützt.   Hürthle.

Fr. Voit, Die Stickstoffbestimmung im Harn nach SCHNEIDER-SEEGEN.
Zeitschr. f. Biol. XXXI S. 168.

Verf. weist die Vorwürfe zurück, welche der genannten Methode von vielen Autoren gemacht sind und führt eine Anzahl von Doppelanalysen nach SCHNEIDER-SEEGEN
und KJELDAHL an, welche für Menschenharn, Kaninchenharn und Hundeharn eine
sehr gute, ja in den meisten Fällen ausgezeichnete Uebereinstimmung der Resultate
zeigen (dass die von den Autoren gegen die SCHNEIDER-SEEGEN'sche Methode gehobenen
Einwürfe, z. B. lange Dauer, häufiges Springen der Kolben, Fehler durch Ueberführung von Natronkalk in die vorgelegte Säure etc. gänzlich unbegründet sind, wie
VOIT ausführt, kann Ref. lediglich bestätigen. Ref. hat die Methode bei viel-
jähriger Anwendung stets äusserst bequem und sicher gefunden und ihre vollständige Verdrängung durch die weit umständlichere KJELDAHL'sche stets zum guten Teil
als Modesache betrachtet).   E. Salkowski.

Fr. Pick, Ueber die Beziehungen der Leber zum Kohlenhydrat-
stoffwechsel. Arch. f. exp. Path. XXXIII. S. 305.

Die nach HOFMEISTER's Methode zum Zwecke der Leberverödung ausgeführte
Säureinjection in die Leber (15—20 ccm ¹/₄₀ Normalschwefelsäure in den Duct. chole-

doch. infundirt) bringt beim Hunde das Leberglykogen in kurzer Zeit zum Schwinden, ohne dass dabei Glykosurie eintritt. Ist solcher Gestalt die Leber glycogenfrei geworden, was nach 12 Stunden sicher der Fall ist, und man leitet den Tieren Kohlenoxyd bis zu sichtbarer Vergiftung zu, so entsteht, entgegen dem Verhalten bei sonst normalen Hunden, keine Glykosurie; also stammt der dabei sonst ausgeschiedene Zucker vom Leberglycogen. Werden solche Hunde, deren Leber sicher glycogenfrei sind, mit Phloridzin vergiftet, so tritt trotzdem hochgradige Glykosurie ein, daher die Bildungsstätte dieses Zuckers ausserhalb der Leber zu suchen ist. Wird solchen Hunden mit infolge Säureinjection sicher glycogenfreien Lebern Chloral beigebracht, so zeigt sich weder die Bildung der Glykuronsäure noch deren Synthese mit Chloral zu Urochloralsäure merklich herabgesetzt, selbst nicht wenn infolge des Ausfalls der Leberfunktion innerhalb 24—48 Stunden der Tod eintritt.   J. Munk.

A. Lanz, Ein neues Verfahren der Gonococcen-Färbung. Deutsche med. Wochenschr. 1894, No. 9.

Verf. empfiehlt für die Färbung des Trippersekrets eine neue Färbung, die zwar hinter der Fuchsin-Färbung Bumm's und der Methylenblau-Färbung Finger's an Schnelligkeit etwas zurücksteht, aber dafür eine schärfere und sicherere Tinktion der Gonococcen bietet Das auf gewöhnliche Weise auf dem Deckgläschen fixirte Secret kommt auf ½—1 Minute in eine 20 pCt. wässrige, Lösung von Acid. trichloraceticum. Abspülungen mit Wasser, abermalige Fixirung über der Flamme. Alsdann wird 2—5 Minuten in folgender Methylenblau-Lösung gefärbt: 30 ccm Wasser, 1—2 Tropfen 5 pCt. Kali causticum-Lösung, soviel conc. alcohol Methylenblaulösung, dass die Flüssigkeit dunkelblau wird. Abspülung mit Wasser, Trocknung, Canada-Balsam. Die so hergestellten Präparate halten sich gut. Die Gonococcen sind dunkelblau, die Zellkerne hellblau, das Protoplasma kaum sichtbar blau gefärbt. Vergleich dieser Präparate mit nach den alten Methoden gefärbten ergiebt, dass die Gonococcen nicht nur schärfer heraustreten, sondern auch in grösserer Zahl gefärbt sind Durch Nachfärbung mit schwacher wässriger Eosin-Lösung oder Bismarkbraun-Lösung lassen sich gute Doppelfärbungen erzielen.   M. Rothmann.

A. Hoffa, Zur Aetiologie u. Behandlung des Plattfusses. Münchner med. Wochenschr. 1893, No. 50.

H. nimmt eine angeborene Disposition an: durch angestrengte Arbeit bei auswärtsgestellten Füssen und gebeugten Knieen wird unter Ueberwindung der den Gewölbebogen des Fusses erhaltenden Widerstände dem Talus eine Valgus-Stellung mitgeteilt und dadurch eine Umlegung des inneren Fussbogens herbeigeführt. Aus den therapeutischen Bemerkungen ist hervorzuheben, dass die am Innenrande des Stiefels zu applicirende Plattfusseinlage nicht eine einfache Platte darstellen soll, sondern eine das normale Festgewölbe genau nachahmende Höhlung tragen muß.   P. Güterbock.

J. Riedinger, Zur Frage der Veränderung der Längendimension des Beines bei den Luxationen im Hüftgelenke. Deutsche Zeitschr. f. Chir. XXXVI. S. 102.

Wenn der Schenkel mit seinem oberen Pol medianwärts der Symphyse zuneigt, so imponirt die Stellung als Verlängerung, entfernt er sich aber von ihr und geht lateralwärts, so spricht man von einer Verkürzung. Bei der Luxatio iliaca kommt zu einer derartigen relativen Verkürzung noch eine, wenngleich geringe, absolute Verkürzung hinzu, die Verlängerung des Schenkels bei der Lux. obturatoria (resp. perinealis) ist dagegen immer nur eine relative und eine absolute Verlängerung findet bei ihr nicht statt. Zur Beurteilung dieses Verhältnisses hat man die Stellung des Trochanter major zur Roser-Nélaton'schen Linie zu beachten.   P. Güterbock.

H. Sattler, Untersuchungen über die Frage nach dem Vorkommen einer äusseren Accommodation durch Muskeldruck. v. Gräfe's Arch. f. Ophthalmol. XL. p. 237.

Durch eine Reihe von Untersuchungen stellte SATTLER fest, dass bei keinem von ihm geprüften Individuum, nach vollkommenem Ausschluss der innern Accommodation, durch Convergenz und Senkung der Blickebene eine nur irgendwie in Betracht kommende Erhöhung der optischen Einstellung des Auges nachweisbar war.   Horstmann.

R. Hilbert, Die durch Einwirkung gewisser toxischer Körper hervorgerufenen subjectiven Farbenempfindungen. Arch. f. Augenheilk. XXIX. p. 28.

Nach Einnahme von 0.3 Pikrinsäure trat nach 2 Minuten leichtes Gelbsehen ein. Nachfolgendes Blau- oder Violettsehen wurde nicht beobachtet. Nach Einträufelung von 5—6 Tropfen einer ½ procent. Duboisinlösung sah H. Rotsehen auftreten, was ½ Stunde dauerte.   Horstmann.

H. Dane, Ueber Doppelt-Hören. Zeitschr. f. Ohrenheilk. XXV. S. 261, S.-A.

Auf Grund eigener und der in der Litteratur vorliegenden Beobachtungen kommt D. bezüglich der Genese des Doppelthörens zum Schlusse, dass dasselbe sowohl durch Affectionen des schallleitenden, als auch des schallpercipirenden Apparates entstehen könne; auch das harmonische und das disharmonische Doppelthören könne teils auf Affection der inneren, teils auf solcher des Mittelohres beruhen. Das letztere glaubt er annehmen zu müssen, wenn zwar durch aërotympanale Leitung Doppelthören constatirt werden kann, nicht aber durch craniotympanale Leitung.   Schwabach.

Schütz, Impfversuche zum Schutze gegen die Maul- und Klauenseuche. Archiv. f. Tierheilkunde 1894, XX. H. 1.

Aus den von S. mitgeteilten Versuchen, deren Anordnung ohne weiteres aus den Resultaten ersichtlich ist, geht hervor, dass Speichel von Tieren, welche an der Maul- und Klauenseuche leiden, häufig unwirksam und deshalb als Impfstoff ungeeignet ist; dagegen ist der Inhalt von Blasen, welche bei der Maul- und Klauenseuche, namentlich in besonders schöner Ausbildung an der Rüsselscheibe der Schweine entstehen mit Sicherheit infectiös. Die Inkubationsperiode der Maul- und Klauenseuche nach der Uebertragung des Blaseninhaltes in die Maulhöhle gesunder Tiere beträgt 48 bis 60 Stunden. Durch Eintrocknung des Blaseninhaltes geht der Infectionsstoff der Maul- und Klauenseuche zu Grunde.   Schwarze.

A. Seibert, Submembranöse Localbehandlung der sichtbaren Rachendiphtherie. Jahrb. f. Kinderheilk. XXXVII. S. 29.

Die von TAUBE für die Scharlachnekrose vorgeschlagene Behandlung vermittelst parenchymatöser Injection keimtötender Flüssigkeit in die erkrankten Rachenteile hat Verf auch bei der genuinen Diphtherie mit sehr günstigem Erfolge angewendet. Er rät aber die Flüssigkeit nicht in die tieferen Gewebe einzuspritzen, sondern so nahe wie möglich an die Grenze des Gesunden und Kranken zu bringen. Verf hat für diesen Zweck eine zerlegbare Injectionsspritze construirt, welche mit verschiedenartig gekrümmten Hohlnadeln zu armiren ist, um alle Teile der Rachenschleimhaut erreichen zu können. (s. Orig.) *) Als Injectionsflüssigkeit benutzte Verf. ausschließlich 0.4 pCt Chlorwasser und spritzt davon in der Regel einmal täglich 2—6 Spritzen voll hintereinander ein. Die Einspritzungen, wenn gut gemacht, äussern ihre Wirkung schon nach einigen Stunden dadurch, dass Temperatur und Puls sich erniedrigen, Kopfschmerz und Muskelschmerz schwinden und der Appetit sich hebt. Bleibt dieser Erfolg aus, so sind die Einspritzungen nicht ausgiebig genug gemacht worden, oder das Chlorwasser war schlecht, oder unerreichbare Entzündungsheerde bedingen die Fortdauer der constitutionellen Störungen. — Breitet sich der Belag von der eingespritzten Stelle in die nächste Nachbarschaft aus, so waren die Einspritzungen fehlerhaft und müssen wiederholt werden. Breitet sich der Belag nicht weiter aus, bestehen aber Fieber und Drüsenschwellung weiter fort, so sind die Einspritzungen 2 Mal täglich zu machen, bis die Symptome schwinden. — Von 104 nach dieser Methode behandelten Diphtheriefällen hat Verf. nur 6 durch den Tod verloren.   Stadthagen.

*) Die Spritze ist von der Firma HECHT, PFEIFFER u. Co. Berlin Ritterstrafse 48, zu beziehen.

J. Mannaberg, Ueber Accentuirung des II. Pulmonaltones bei Perityphlitis. Cbl. f. innere Medicin 1894, No. 10.

M. hat die Beobachtung gemacht, dass bei Perityphlitis häufig eine auffallende Accentuirung des II. Pulmonaltones zu constatiren ist.

Bei der Durchsicht von 88 derartigen Krankengeschichten aus den Jahren 1882 bis 1892 an der Nothnagel'schen Klinik fand er 10 Mal das genannte Symptom, also in 11 pCt. aller Fälle. Seither hat M. selbst 13 Fälle gewöhnlicher acuter Perityphlitis beobachtet, unter denen der II. Pulmonalton 4 Mal sehr laut accentuirt, 7 Mal deutlich lauter als der II. Aortenton, in den beiden letalen Fällen sowohl der Pulmonaiton, wie der Aortenton laut klappend, endlich einmal Spaltung des Pulmonaltones gefunden wurde. Es ist also sicher, dass bei Perityphlitis die Accentuirung des II. Pulmonaltones ein häufiges Vorkommniss bildet. Eine Erklärung hierfür, wenigstens eine ausreichende, ist allerdings nicht möglich.   C. Rosenthal.

A. Christiani, I tremori nei pazzi. Riv. sper. d. freniatr. XX. H. 1.

Die dankenswerten Untersuchungen der bei Geisteskranken sich findenden Zitterformen führten Verf. zu dem Ergebnisse, dass diese nicht einer bestimmten Psychosenform immanent sind, nicht von einer solchen ein jedes Mal wechselndes Gepräge erhalten, sondern einzig mit den Fundamentalsymptomen der Exaltation und Depression in Beziehung stehen, die bei jeder Psychose vorkommen können. Bei der Exaltation ist das Zittern ein schnellschlägiges, bei der Depression ein langsamschlägiges.   Placzek.

J. Schütz, Zur Behandlung des Lupus vulgaris. Arch. f. Dermat. u. Syph. XXVI. S. 97.

Verf. erzielte die günstigsten Resultate mit dem folgenden Verfahren.: Unter Chloroformnarcose wird alles morsche Gewebe ausgelöffelt, die Wundfläche und die gesunde Umgebung in der Ausdehnung von etwa 1 cm sehr sorgfältig scarificirt, die Blutung mit feuchten Mullcompressen genau gestillt und hierauf das ganze Wundgebiet mit einer kalt gesättigten, alcoholischen Chlorzinklösung mehrmals bepinselt. Zur Linderung der folgenden grossen Schmerzen werden Eiscompressen applicirt. Hat sich unter Bromwasserumschlägen die Wunde nach 1—2 Tagen gereinigt, so wird sie dreimal täglich mit einer Pyrogallussäure-Vaselinsalbe (1:4) verbunden, welche, nachdem sie 4 Tage hindurch eingewirkt hat, wieder durch Borwasserumschläge ersetzt wird. Nach abermaliger Reinigung der Wunde d. h. nach 4—5 Tagen wird diese abwechselnde Behandlung mit Pyrogallussalbe und Borwasserumschlägen noch zweimal wiederholt. Die schliessliche Vernarbung des Defectes erfolgt dann rasch und in kosmetisch sehr befriedigender Weise unter Emplastrum Hydrargyri oder Jodoformpulververband. — Recidive hat Verf. bei diesem Verfahren seltener als bei irgend einem anderen gesehen.   H. Müller

E. Holländer, Ueber eine bisher noch nicht beschriebene Uterus-anomalie (Uterus accessorius). Berl. klin. Wochenschr. 1894, No. 19.

Gelegentlich einer Laparotomie bei einer 33jährigen X para, bei welcher die Diagnose auf doppelseitige Tubengewülste gestellt worden war, fand Anh., der die Operation ausführte, folgenden Befund:

Es handelte sich um 2 Uteri, von denen der eine, nämlich der hintere ein normaler Uterus mit normalen Adnexen ist. Er hat 2 normale Tuben und von ihm gehen beiderseits die breiten Mutterbänder ab. In Verbindung mit diesem d. h. auf der Basis einer gemeinsamen Portio, mit 2 hintereinander liegenden orif. uter. extern., besteht noch ein zweiter Uterus, der vor letzterem liegt, jedoch keine Adnexa hat In diesem vorderen Uterus, der bedeutend gröfser, als der hintere ist, befanden sich Placentarreste, welche von der Vagina aus entfernt wurden.

Was die Entstehung dieses vorderen accessorischen Uterus anbelangt, so nimmt der Verf. an, dass die MOLLER'schen Gänge resp. einer derselben excessiv gewachsen ist, nachdem bereits die Differenzirung in ihren Abschnitten stattgehabt hat, und es zu einer Faltenbildung gekommen ist Aus einer solchen Duplicatur in den Teilen der MOLLER'schen Gänge, die später zum Uterus werden, läsat sich wohl die Genese dieses accessorischen Uterus erklären.   W. Schülein.

S. Pozzi, Nouvelle opération applicable à la sténose congénitale du col de l'utérus. Annales de gynécologie, 1893.

Nach der Discision schneidet P. aus jeder der 4 durch dieselben erhaltenen Wundflächen ein dreieckiges prismatisches Stück aus und vernäht dann die Schleimhaut der Scheide mit der des Cervix. Ein Recidiv wird nach dem Verfasser durch seine Methode unmöglich gemacht.   A. Martin.

E. Quénu, De la transformation caverneuse de la muqueuse uté-rine dans certaines formes de métrites. Annales de gynécologie 1893, Décembre.

Verf. berichtet über einen Fall von Blutungen aus der Gebärmutter, welche drei Auskratzungen, die nur eine geringe temporäre Besserung hervorbrachten, sowie 30 elektrischen Sitzungen widerstanden. Schliefslich excidierte QUÉNU nach Discision des collum die ganze Uterusschleimhaut bis auf 2 kleine Trichter in der Tubenecke Die Blutungen hörten danach ganz auf. Die Untersuchung der excidierten Schleimhaut ergab eine cavernöse Degeneration mit ausserordentlich starker Entwicklung gewundener, atheromatöser Gefäfse. Die bacteriologische Untersuchung ergab ein negatives Resultat.   A. Martin.

Pflüger, Ueber Käsevergiftung, speciell über einen Fall mit Aus-gang in Erblindung. Württemb. Corr.-Bl. 1894. No. 19.

Nach dem Genuss des landesüblichen sauren Käses, eines unter Luftabschluss bereiteten Productes, erkrankten eine gewisse Anzahl Personen unter Kolik, Erbrechen, Diarrhoeen, Kräfteverfall, Sehschwäche. Zumeist trat in wenigen Tagen Heilung ein; in einem Falle bildete sich ein typhusähnliches Krankheitsbild aus; es bestand mehrere Wochen lang unregelmäfsiges Fieber, Benommenheit, Delirien, Ulcerationen im Munde, Furunkel, Conjunctivitis. Aus letzterer entstand eine eiterige Hornhautentzündung, die zu doppelseitiger Phthisis bulbi führte. Bacteriologische und chemische Untersuchung ohne Ergebniss.   Fr. Strassmann.

Einsendungen für das Centralblatt werden an die Adresse des Hrn. Prof. Dr. M. Bernhardt (Berlin W. Französische Strafse 91) oder an die Verlagshandlung (Berlin NW., 68. Unter den Linden) erbeten.

Verlag von August Hirschwald in Berlin. — Druck von L. Schumacher in Berlin.

Wöchentlich erscheinen
1—2 Bogen; am Schlusse
des Jahrgangs Titel, Na-
men- und Sachregister.

Centralblatt

für die

medicinischen Wissenschaften.

Preis des Jahrganges
20 Mark; zu beziehen
durch alle Buchhandlun-
gen und Postanstalten.

Unter Mitwirkung von
Prof. Dr. H. Senator und Prof. Dr. E. Salkowski,
redigirt von
Prof. Dr. M. Bernhardt
in Berlin.

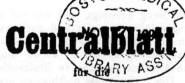

1894. **20. Oktober.** **No. 42.**

Inhalt: HEIDENHAIN, Neue Untersuchungen über Resorption im Dünndarm. — STEINER, Ueber Ecchondrosis physalifora. — TRAVING, Behandlung der tubercu- lösen Hüftgelenkentzündung. — ESMARCH, Ueber Sonnendesinfection. — QUINCKE und STÖHLEN, Zur Pathologie des Abdominaltyphus — COMBY, Ueber tuberculöse Peritonitis. — MASING, TAYLOR, BRISSAUD, JACKSON und RUSSEL, PRANTOIS und ETIENNE, Fälle von Hirntumor. — LEWIN, Ueber Cysticercus der Haut. — HOLLÄNDER, Ueber die vom Mastdarm ausgehenden Geburtsstörungen.

BECKMANN, Diagnostischer Wert der Indicanausscheidung. — LIEBLEIN, Ein- fluss der Leberverödung auf den Stoffwechsel. — WOOLLCOMBE, Fall von Psammom der Gl. pituitaria. — v. d. HARST, Fall von Blasenruptur. — MOORE, Ueber Frac- tur des Ellenbogengelenks. — HESS und DIEDERICHS, Skiaskopische Schulunter- suchungen. — HARTMANN, Die Mittelohrentzündung der Säuglinge. — BROWN- KELLY, Stückweise Entfernung der Tonsille. — BUNGE, Zur Aetiologie der Gas- phlegmonen. — KITASATO, Der Bacillus der Bubonenpest. — WADE, Subcutane Injection von Magnesiumsulfat. — KRUG, Ueber Rückgratsverkrümmungen der Schul- kinder. — ANDRIEZEN, Ueber die Neurogliazellen im Gehirn. — BUCCELLI, Ueber den Cocainismus — CASPER, SANTEE, Alumnol bei Gonorrhoe. — MARTHEN, Zur Kenntniss der Kohlenoxydvergiftung.

R. Heidenhain, Neue Versuche über die Aufsaugung im Dünndarm. Pflüger's Arch. Bd. 56. S. 579.

Zur weiteren Stütze der von HOPPE-SEYLER, Verf. und dessen
Schülern ermittelten Thatsachen, denen zufolge die Diffusion zur
Erklärung der Darmresorption nicht genügt, vielmehr auf die active
Thätigkeit des Schleimhautepithels zurückgegriffen werden müsse,
hat Verf. neue Versuche ausgeführt. Um zu wissen, in wie weit
die Diffusion in's Spiel tritt, bedarf es der Kenntniss des osmotischen
Druckes einerseits, der Blutflüssigkeit, andererseits der im Darm zur
Resorption gelangenden Flüssigkeiten; diesem Druck proportional
ist die Gefrierpunktsveränderung der resp. Lösung. Indem wegen
der speciellen Ausführung dieser Methode auf das Orig. verwiesen
wird, sei nur angeführt, dass tief narkotisirten Hunden eine Dünndarmschlinge von 80—120 ctm Länge beiderseits abgebunden, mit

³/₄ proc. Kochsalzlösung gereinigt, mit der auf ihre Resorption zu prüfenden Lösung gefüllt, reponirt und nach wechselnder Resorptionsdauer die in der Schlinge rückständige Flüssigkeit entleert und auf ihre Zusammensetzung untersucht wurde. Zugleich wurde vom Serum des durch Aderlass gewonnenen Blutes die osmotische Spannung bestimmt. Die Diffusion ist unfähig, zu erklären, dass Serum vom Hundeblut im Hundedarm ausgiebig resorbirt wird, ferner dass Wasser resorbirt wird aus Kochsalzlösungen, deren osmotische Spannung höher ist (über 1 procentige NaCl-Lösungen) als die der Blutflüssigkeit, endlich dass Salz resorbirt wird aus Lösungen, in denen die osmotische Spannung des NaCl geringer ist als in der Blutflüssigkeit (0.6—0.7 Proc. NaCl). Diese Thatsachen fordern gebieterisch die Annahme anderer Triebkräfte, welche in den Elementen der Darmwand selbst zu suchen sind und die Verf. „die physiologische Triebkraft" nennt. Dass Diffusion bei der Resorption mitwirkt, ist insbesondere dadurch bewiesen, dass bei 2¹/₂ proc. NaCl-Lösungen zunächst immer eine Volumsvermehrung des Darminhaltes durch Ueberwandern von Wasser aus dem Blute erfolgt, sowie dass Salzresorption unter Bedingungen stattfinden kann, unter denen die Wasserresorption aufgehoben ist, so z. B. wurden nach Einfüllung von 80 ccm einer 1.98 proc. NaCl-Lösung in eine 1 Meter lange Darmschlinge in dieser nach 20 Minuten zwar 80 ccm Flüssigkeit, aber nur mit 1.1 pCt. NaCl. vorgefunden, sodass kein Wasser, aber 0.62 g NaCl resorbirt sein musste. Nach dem interessanten Funde vom Verf. setzt Fluornatrium die physiologische Triebkraft herab; bei Zusatz von 0.04—0.05 pCt. Fluornatrium zu NaCl-Lösungen von 1—1.5 pCt. sinkt die Wasserresorption in hohem Maße, die Salzresorption in weit geringerem Maße; die unwesentliche Aenderung der osmotischen Spannung durch den Fluorzusatz kann selbstverständlich diese enorme Wirkung nicht erklären. Bei NaCl-Lösungen geringer Concentration (unter 0.5 pCt.) wird durch Fluorzusatz umgekehrt die Salzaufsaugung stärker heruntergesetzt als die Wasseraufsaugung. Ferner schien die physiologische Triebkraft im oberen Abschnitte des Dünndarms geringer zu sein und durch den Fluorzusatz auch mehr geschädigt zu werden. Der Vergleich in Bezug auf die Resorption von NaCl- und MgSO₄-Lösungen ergab, dass aus gleichen Volumina einer 1 proc. NaCl-Lösung trotz ihrer höheren osmotischen Spannung über 8 Mal so viel in gleichen Zeiten aufgesogen wird, als aus einer 5.85 proc. Bittersalzlösung; auch diese verzögernde Wirkung der letzteren Lösung lässt sich nur so deuten, dass die Gegenwart von MgSO₄ die physiologische Resorptionskraft der Darmwand in hohem Maße beeinträchtigt. Die Träger dieser Triebkraft sind die Darmepithelien, deren Zerstörung nach HOPPE-SEYLER die Resorption im Darm aufhören macht.

J. Munk.

H. Steiner, Ueber die Ecchondrosis physalifora sphenooccipitalis. (Mitgeteilt von Prof. Dr. Ribbert). Cbl. f. allgem. Path. u. path. Anat. 1894, No. 11.

Die Resultate der von dem verstorbenen Verf. als Dissertation gemachten Arbeit werden von Ribbert im Auszuge mitgeteilt. Die an der Synchondrosis spheno-occipitalis auf der Oberfläche des Clivus vorkommenden Enchondrome, die in gallertiger Grundsubstanz blasentragende Zellen, Physaliforen, enthalten, wurden von Virchow, der sie zuerst beschrieben hat als in schleimig-gallertiger Metamorphose befindliche Hyperplasien von Resten des Sphenooccipital-Knorpels aufgefasst. Dagegen beschrieb sie H. Müller als excessiv fortwuchernde Teile der embryonalen Chorda dorsalis, eine Erklärung, die Virchow auch in einer späteren Arbeit als höchstens in vereinzelten Fällen zutreffend gelten lassen will.

Verf. selbst hat nun 10 derartige Geschwülste unter 500 Sectionen nachweisen können, eine auffallend grofse Zahl. Auf Grund der Untersuchung schliefst er sich vollkommen den Ausführungen Müller's an. Schon der Sitz der Gallertgeschwülste, die stets genau median gefunden werden, spricht für die Abstammung von der Chorda. Ein Uebergang von Knorpel in die gallertige Masse war niemals nachweisbar, ein Befund, der entschieden gegen die Abstammung vom Knorpel spricht. Aber auch zur Exostose steht die Gallertmasse in keiner engeren Beziehung; sie ist zwischen die Knochenbälkchen eingelagert wie das Knochenmark. Dagegen entspricht das histologische Verhalten vollkommen dem der Chordareste in den Intervertebralscheiben, nicht aber dem der Chondrome. Es ist also die Ecchondrosis physalifora von Chordaresten herzuleiten. M. Rothmann.

H. Thaeving, Ueber die Endresultate einer conservativen Therapie bei tuberculöser Hüftgelenkentzündung. Archiv f. klin. Chir. XLVI, S. 244.

Der vorliegende Bericht, eine Arbeit Verf.'s über die Coxitis-Therapie in der Billroth'schen Festschrift sowie die einschlägigen Arbeiten von Billroth selbst und von Rosmanit ergänzend, umfasst die Hospitalpraxis der letzten 11 Jahre, von 1881—1891. Es handelt sich im Ganzen um 88 Patienten, da nur die allerschwersten Fälle zur stationären Behandlung gekommen und in den letzten Zeiten selbst mit Abscedirung complicirte Hüfttuberculosen poliklinisch behandelt wurden. Nicht mitgezählt sind eine Anzahl ätiologisch zweifelhafter Fälle, welche Verf. am Ende seiner Arbeit kurz zusammengestellt, und die mit bereits abgelaufener Entzündung (zum Zweck der orthopädischen Correctur einer Anchylose) aufgenommenen Patienten. In 22 von den 88 Fällen konnte nachträglich nichts über die ausschliefslich den unteren, ärmeren Classen angehörigen Patienten ermittelt werden. — Im Ganzen überwog das

47*

männliche Geschlecht mit 51 Erkrankungen gegen 37 bei weiblichen Patt.; die rechte Hüfte war 48 Mal, die linke 40 Mal erkrankt, in 1 Fall waren beide afficirt. — Der Beginn der Krankheit wird 71 Mal als ein spontaner, 17 Mal als von einem Trauma u. 2 Mal von einer Infectionskrankheit ausgehend angegeben. Knieschmerz findet sich nur bei 3 Patt. als im Beginn der Krankheit vorhanden bemerkt. Dem Alter nach standen beim Beginn der Krankheit 30 im 1. bis 5 , 40 im 6. bis 10· und 8 im 11. bis 15. Lebensjahre; 6 Fälle verteilten sich auf die Zeit vom 16. bis 40. Jahre; 5 unter 15 Jahren zählende Patt. entbehren genauerer Feststellungen in dieser Hinsicht. Bei 37 Patt. kam es nicht zur Eiterung, sondern ausschliefslich zu sog. kalten Abscessen, bei 51 fand sich das Gelenk schon in Contractur bezw. Anchylose fixirt und zwar in Beugestellung, Adduction und Rotation nach innen 30 Mal, in Abduction mit Rotation nach aufsen und Flexion 19 Mal. Es liefs sich dabei nicht bestätigen, dass letztere Stellung im Beginn der Coxitis die häufigere sei und später in Adduction überginge, vielmehr bestand die Abductionsstellung meist schon sehr lange, u. war es in der Hälfte dieser Fälle zu Abscess- und Fistelbildung gekommen. — Von den 66 Patt., deren Schicksale weiter zu verfolgen waren, sind 4 völlig d. h. ohne Functionsstörung geheilt. Bei sonst Geheilten besteht mehr oder weniger Verkürzung, Contractur und Anchylosen, 21 sind noch ungeheilt, und 14 gestorben, in Summa also 48.5 pCt. ausgeheilt und 20.9 pCt. gestorben. Bei 12 Patt. wurde die Resectio coxae gemacht und zwar bei 2 aus besonderen Gründen die sonst von BILLROTH verworfene Frühresection. Von diesen letzteren ist 1 in schlechter Stellung geheilt, der andere mit einem kalten Abscess zur Zeit noch ungeheilt. In den übrigen 10 Fällen wurde die Operation als ultimum refugium zur Schaffung besserer Wundverhältnisse unternommen, nämlich 4 Mal mit einem vorderen Längsschnitte nach LÜCKE-SCHEDE, 2 Mal nach LANGENBECK, 1 Mal nach KÖNIG und 3 Mal mit hinterem Bogenschnitt. Die 7 Mal mitbeteiligt gefundene Pfanne wurde möglichst ausgekratzt, im Uebrigen vom Femurkopfe nur im Notfalle mehr als durch Decapitation fortgenommen, indem kein beweglicher Gelenk, sondern Heilung in Anchylose mit Streckung und Abduction erstrebt wurde. Diese Heilung wurde bei 2 unvollkommen erreicht, 3 starben (=41.6 pCt., doch ist dieses zu niedrig, da von den übrigen 5, welche ausgeheilt blieben, 2 noch nicht 1 Jahr und 3 nicht sehr viel länger in Heilung sind). — Von den conservativ behandelten Patt. waren 21 (oder, wenn man den doppelseitig erkrankten Pat. 2 Mal zählt 22) ohne Abscess- oder Fistelbildung; von diesen sind 3 vollkommen, 12 mit Functionsstörung und 3 nicht geheilt, während 3 starben. Hierbei zeigte sich das auffallende Verhältniss, dass alle Patt. mit Coxitis, welche bis vor 6 Jahren in die Klinik kamen, entweder geheilt oder gestorben sind. Mit Abscess- oder Fistelbildung verliefen 33 Fälle, darunter 14 mit mehr oder minder schönem Resultat geheilte,

13 noch ungeheilte und 6 gestorbene. Von 8 Fällen (mit 6 Heilungen) in denen Extension, fixirende Verbände und Redressement angewandt wurden, verschwand in 4 der Abscess spontan, und zwar wurden in 3 von diesen letzteren orthopädischen Operatioueu eine Adductorendurchschneidung und Fascioplastik gleichzeitig gebraucht. In 2 hierhergehörigen Fällen wurden ausserdem die Abscesse punctirt und Jodoform-Glycerin eingespritzt. In 11 Fällen kam die Billroth'sche Methode der Incision mit Jodoformemulsion-Behandlung und Jodoformgaze-Tamponade mit 4 Heilungen zur Verwertung, in 8 wurde ausserdem ein Weichteilfungus oder ein Knochenherd excidirt und zwar entsprechend der gröfseren Schwere der Fälle nur 1 Mal mit Erfolg. Von den vielen specifischen Mitteln, die innerlich und local versucht wurden, konnte ein Erfolg nur von den Jodoforminjectionen in und um das Gelenk behauptet werden und sind diese daher auch während der Initialstadien bei Billroth in Gebrauch. Auch unter den Fällen mit Abscess- und Fistelbildung fanden sich Ungeheilte (mit 2 Ausnahmen) innerhalb der letzten 6 Jahre; alle länger Beobachteten sind entweder geheilt oder tot. Ein Einfluss des Alters auf die Ergebnisse der Coxitis tuberculosa liefs sich insofern erkennen, als die Patt., die vor dem 11. Lebensjahre erkrankt waren, gleichmäfsig die besten Chancen haben, indem ½ zur Heilung gelangt und nur ⅕ gestorben ist. Von den Patt. des zweiten Decenniums ist dagegen nur ⅓ ausgeheilt und von den 3 noch späteren Fälle endeten 2 tötlich. Hinsichtlich des Geschlechts zeigte es sich, dass das weibliche nicht nur das seltner erkrankende, sondern auch das günstigere Genesungsziffern bietende ist, denn von 31 Heilungen kamen nur 14 auf männliches Geschlecht und 17 auf weibliche Personen. In Bezug auf die functionellen Ergebnisse lassen sich nur 26 Fälle verwerten. Von diesen war in 3 recht gute Beweglichkeit, in 4 eine mehr oder weniger beschränkte und in 10 völlige Anchylose vorhanden, wogegen in 10 das Resultat unbekannt war. Wiedererlangung der Ausdauer im Gehen wurde von 5 Patienten betont, welche selbstverständlich ohne Maschinenunterstützung gingen. Von 7 Pat. wurde ein erhöhter Schuh oder eine Einlage im Stiefel getragen, doch ist die Häufigkeit einer erheblichen bezw. unvollständig corrigirten Verkürzung eine recht grofse, da bei der Armuth der meisten Hospitalkranken von einer Nachbehandlung durch irgend welche Apparate gewöhnlich keine Rede ist. Bei den Nach-Resecirten nahm in der Regel mit der Länge der Zeit die Verkürzung zu, welche, da sie nur durch Beweglichkeit und ausgiebigen Gebrauch hintangehalten werden kann, als „Inactivitätsatrophie" aufzufassen ist. Lediglich bei einem 19jähr. Pat. fand eine nachträgliche Verlängerung von je 1 cm für Ober- und Unterschenkel statt. — Die Todesursachen bei den conservativ behandelten Fällen waren 3 Mal nicht bekannt, in den übrigen Malen hing sie direct oder indirect mit der Tuberculosen-Infection zusammen, excl. 1 Fall, der an Sepsis nach Evidement starb. Die bereits erwähnte

Sterblichkeit (incl. der Resectionen) von 20.9 pCt. bleibt hinter der
übrigen, ebenfalls die Spätresultate berücksichtigenden Statistiken
der Coxitis erheblich zurück; auch bei der voraussichtlichen Verschlechterung in den kommenden Jahren auf 33 pCt. ist sie niedriger
als diese. Allerdings contrastirt sie immer noch unvorteilhaft mit
den Erfolgen der Frühbehandlung speciell in der Privatpraxis.

P. Güterbock.

Esmarch, Ueber Sonnendesinfection. Zeitschrift f. Hygiene 1894, XVI.
S. 257.

Bekanntermassen haben in den letzten Jahren verschiedene
Autoren den stark desinficirenden Einfluss des Sonnenlichtes auf
Bacterienreinkulturen nachgewiesen. E. untersucht nun, um für die
Praxis verwertbare Resultate zu erhalten, ob die Sonne auf und in
verschiedenen Stoffen enthaltene pathogene Keime töte. Er verwendete Leinwand, verschiedene Wolltuche, Möbelstoffe, Bettkissen
und Pelze; von Bakterien Aureus, Typhus, Cholera und Diphtherie
in Reinkultur. Die Stoffe wurden mit den Bakterien imprägnirt
und entweder trocken oder feucht der Sonne ausgesetzt. Es zeigte
sich, dass die oberflächlichen Teile rasch desinficirt wurden, dass
diese Wirkung aber sehr schnell abnimmt, sobald die Bakterien
durch darüberliegende Stofflagen geschützt werden; dunkle Stoffe
schützten viel mehr als helle.

Bei Leinwand zeigte sich diese Desinfectionswirkung schon
nach ca. 2 Stunden, bei anderen Stoffen später. Da aber eine
Wirkung in die Tiefe nur sehr selten, z. B. bei in Kissen versteckten Diphtheriebacillen zu bemerken war, kommt E. zu dem
Schluss, dass wir in der Sonnenbestrahlung ein brauchbares Desinfectionsmittel nicht besitzen; in einem Kontrolversuch, den E. mit
Carbol anstellte und dieses in der Weise wie man Möbel desinficirt
auf Abscesseiter, der in Stoffen versteckt war, einwirken liefs, erzielte er keine bessere Wirkung. (Ref. ist geneigt, die Sonnendesinfection, so wie sie in der Praxis geübt wird mit wiederholtem
Aufschütteln und Ausklopfen als recht wirksame Desinfection anzusehen). Scheurlen.

H. Quincke u. A. Stühlen, Zur Pathologie des Abdominaltyphus.
Berl. klin. Wochenschr. 1894, No. 15.

Unter 9 Typhusleichen vermochte QUINCKE 8 Mal aus dem
Rippenmark, 2 Mal aus dem Sternalmark Typhuskulturen anzulegen, ebenso wie aus der fast stets gleichzeitig untersuchten Milz-
pulpa. Man darf aus diesen Untersuchungen (und früheren EBER-
MAIER's) wohl schliefsen, dass im roten Knochenmark Typhus-
kranker sich der Typhusbacillus mit derselben Constanz, wenn auch
wahrscheinlich weniger dicht gesät, findet wie in der Milz. Die

Wirkung dieser im Knochenmark vorhandenen Bacillen kann man sich so vorstellen, dass sie gewöhnlich, wie in den lymphatischen Apparaten des Darmes, so auch im Knochen eine proliferirende Entzündung hervorrufen; ausnahmsweise können sie eine eitrige Entzündung erzeugen. Wo sie sich in (eitrigen oder nicht eitrigen) Entzündungsherden allein finden, sind sie entweder in den steril entstandenen Entzündungsherd eingewandert, oder (wahrscheinlicher) selbst Ursache der Entzündung; wo sie neben anderen Bakterien vorkommen, da bleibt ihr Anteil an der Entzündung unentschieden. — Für die Frage, ob und in welchem Grade die Typhusbacillen eine proliferirende Entzündung bewirken, kommt neben anderen Umständen jedenfalls auch ihre Menge in Betracht.

Während (abgesehen von vereinzelten selteneren Befunden) als Erreger der eiterigen Meningitis der Staphylococcus aureus, der Streptococcus pyogenes und der FRÄNKEL'sche Pneumococcus bekannt sind, fand STÜHLEN bei einer einen Ileotyphus complicirenden Meningitis in dem eitrigen Sekret der Meningen lediglich Typhusbacillen; hier wurde man also nicht nur im klinischen, sondern auch im anatomischen Sinne von einem „Cerebraltyphus“ sprechen können.

Perl.

J. Comby, Péritonite tuberculeuse avec ascite considérable. — Guerison spontanée sans intervention chirurgicale. L'union med. 1893, No. 54.

Ein 9 Jahre altes Mädchen, bei der schon in ihrer frühesten Kindheit der Leib stark aufgetrieben war, wie dies bei rachitischen Kindern so oft beobachtet wird, litt seit einiger Zeit an Respirationsbeschwerden. Bei der Untersuchung zeigte sich das Abdomen ausserordentlich stark kugelförmig aufgetrieben und fluctuirend. Trotz des starken Ascites konnte man noch eine nicht unbedeutende Vergröfserung sowohl der Milz als auch der Leber constatiren. Die Palpation wurde durchaus nicht schmerzhaft empfunden. Appetit ausserordentlich gering, auffallende Blässe der Haut, allgemeine Abmagerung. Herz und Lunge gesund, Urin normal. Die Diagnose lautete auf tuberculöse Peritonitis. Es wurde zuvörderst ein Abführmittel verschrieben und dann Schwefelbäder und strenge Milchdiät angeordnet. Nach einiger Zeit wurden täglich 2 ctg Calomel verordnet. Ohne dass eine wesentliche Aenderung in dem Befinden der kleinen Patientin eingetreten wäre, verliefs dieselbe nach einiger Zeit das Krankenhaus. Ein Jahr später kam das Kind wiederum in Behandlung. Der Ascites war gänzlich geschwunden, Leber und Milz hatten wieder ihre natürliche Gröfse. Nur die Blässe der Haut war noch vorhanden. — Dass es sich in der That um einen spontan geheilten Fall von tuberkulösem Ascites gehandelt hat, bekräftigt der Umstand, dass ein Bruder der Kleinen an tuberkulöser Meningitis gestorben war und der Vater an Lungentuberculose litt. C. Rosenthal.

1) **E. Masing**, Ein Fall von isolirtem Sehhügeltumor. Petersb. med. Wochenschr. 1893, No. 42.

2) **Taylor**, A post-graduat lecture on intra-cranial tumours. Lancet 1894, 20. Jan.

3) **E. Brissaud**, Diagnostic d'une tumeur du corps restiforme. — Autopsie. Progr. médic. 1894, 20. Jan.

4) **J. H. Jackson** u. **J. S. R. Russell**, A clinical study of a case of cyst of the cerebellum. British Med. Journ. 1894, 24. Febr.

5) **Prantois** u. **G. Etienne**, Sarcome primitif des ventricules du cerveau. Arch. de Neurologie 1894, Avril.

1) Es handelt sich um eine 15jährige Patientin. In zwei Monaten allmäliger Beginn, mit Zittern und Schwäche in der rechten Hand und im rechten Bein, Kopfschmerzen, Erbrechen, Sprachstörungen und Doppeltsehen. Bei der ärztlichen Exploration wird constatirt rechts Hemiparese mit Einschluss des Facialis und Hypoglossus und der Sensibilität; links Ptosis, rechts reflectorische Lichtstarre der Pupillen, alle vom Oculomotorius versorgten Bulbusmuskeln leicht paretisch, Gesichtsfeld und Augenhintergrund frei, Sehschwäche (?) Doppeltsehen. Die Diagnose wurde auf Tumor im linken Hirnschenkel gestellt. Pat. ging kurz darauf unter Convulsionen im Coma zu Grunde. Die Sektion ergab ein Sarkom, das den ganzen linken Thalamus einnahm, und bis an die Vierhügel heranreichte, auch den Fufs comprimirte. ausserdem einen sehr beträchtlichen Hydrocephalus internus, am Boden des Aquaed. Sylvii kleine Extravasate. Diese sollen die Oculomotoriussymptome erklären. Die Sensibilitätsstörungen bezieht der Verf. auf die Compression des Hirnschenkels und der inneren Kapsel. Die motorischen Reizerscheinungen als Sehhügelsymptom bestätigt auch der vorliegende Fall. Dagegen ist der Mangel eines Gesichtsfeldsdefeotes trotz der gänzlichen Zerstörung des Pulvinars dem Verf. auffällig.   M. Brasch.

2) T. bespricht im Anschluss an 3 kurz mitgeteilte Fälle von Hirntumor die allgemeine Symptomatologie der Hirntumoren. Die Combination von Kopfschmerz, Neuritis optica und Erbrechen findet sich zuweilen auch bei Meningitis (tuberculosa meist). Der Kopfschmerz bei Kleinhirntumoren ist mitunter ein frontaler; überhaupt ist der spontane Kopfschmerz für die Localisation nicht so zu verwerten, wie die Druckempfindlichkeit des Schädeldachs. Die Neuritis optica bei Cerebellar-Tumoren ist zuweilen mit Hämorrhagien verbunden und ist dann leicht mit der Retinitis albuminurica zu verwechseln. Bei langsam wachsenden Tumoren können Kopfschmerz, Erbrechen und Neuritis fehlen. Die Patellarreflexe bei Kleinhirntumoren sind bald gesteigert, bald geschwunden.
                                        S. Kalischer.

3) Eine 45jährige Frau fühlte sich seit 8 Jahren matt, klagte über Kopf- u. Rückenschmerzen und Schwindel. Der Kopfschmerz kam paroxysmal und safs nach dem Nacken hin. Fortschreitende Taubheit links. Progressive Sehschwäche besonders rechts. Tic

des linken Facialis in Anfällen von 5 Minuten etwa 2 Jahre lang. Später Schwäche in den Beinen. Complete Anosmie trat hinzu. Die Kopfschmerzen stiegen bis zur Unerträglichkeit, 1893 kam Oedem der Beine und Dysurie hinzu, der Gang wurde taumelnd, plötzlicher Bewusstseinsverlust ohne localisirte Krampferscheinungen von 1 stündiger Dauer. Den Kopfschmerz charakterisirt der Vortragende als einen explosiven. Als pathognomonisch cerebellar beschreibt er die Haltung mit zurückgeworfenem Kopf, vorgestrecktem Knie, unbeweglichen Zügen und die intercurrent auftretenden „attitudes forcées" von opisthotonischem Charakter; der schwankende Gang zeigte alle Kriterien der cerebellaren Gangstörung. Patellarreflexe erhalten, keine Zeichen einer Hemiplegie. Doppelseitige Neuritis optica, des öfteren profuser Speichelfluss. Innere Organe gesund.

Die Diagnose wurde auf Läsion des linken corp. restiforme gestellt mit Zerstörungen der äusseren 8. Wurzel und Reizung des Facialis.

Ein längeres anatomisch-physiologisches Exposé begründet dieselbe. Es wird noch hervorgerufen, dass ein plötzlicher Bewusstseinsverlust ohne Krämpfe und Schmerzensäusserungen mit schneller Respirations- und Herzlähmung ein „Ictus cérébelleux" zu nennen sei. Die Patientin ging in diesem Anfall zu Grunde.

Die Section ergab einen Tumor, die das corp. restif. und Cerebellum um den Austritt des rechten n. VIII. herum in Mitleidenschaft zog. Seiner Natur nach, welche mikroskopisch noch nicht festgestellt war, schien es ein Gliosarkom zu sein.   M. Brasch.

4) Ein 30jähriger Mann litt seit 3 Jahren an Kopfschmerz, Erbrechen, Schwanken beim Gehen, Schwindelanfällen, bei denen er zweimal umfiel und bewusstlos war. Der Kopfschmerz sass erst an der Stirn, dann am Hinterhaupt; späterhin trat eine Sehschwäche hinzu; es bestand beiderseits Neuritis optica; bei dem Blick nach den Seiten traten nystagmusartige Zuckungen auf. Die Kniereflexe waren gesteigert, und zwar besonders am rechten Bein, das schwächer war als das linke. Auffallend war eine erhebliche Parese der Rumpfmuskeln (Bauch und Rücken) bei leidlich gut erhaltener Kraft der Extremitäten. Der Kranke starb an einer Respirationslähmung. Die Section erwies einen Tumor und eine Cyste am Dache des 4. Ventrikels, welche die Seitenlappen des Kleinhirns einnehmen. — Die Seitenventrikel waren erweitert. — Die auffallende Lähmung der Rumpfmuskulatur führen die Verff. auf eine directe Ausfallserscheinung der Kleinhirnläsion zurück, ohne dieselbe durch Druck- und Fernwirkung auf die Pyramidenbahn deuten zu wollen.

5) Ein 13jähriges Mädchen war vor 10 Monaten mit frontalem Kopfschmerz, Schwindel, Sausen, Erbrechen und Obstipation erkrankt. Diese Symptome hielten 5 Tage an und kehrten seitdem wiederholt wieder. Seit Geburt bestand ein leichter linksseitiger Strabismus. Bei der Untersuchung zeigte die Kranke hochgradige

Abmagerung, beiderseitigen Strabismus internus, erweiterte und träge
reagirende Pupillen, andauernde Kopfschmerzen und Schwindelgefühl, Herabsetzung der Geruchsempfindung, Incontinentia urinae et
alvi bei gut erhaltener Intelligenz. Einige Monate später trat eine
zunehmende Sehschwäche resp. Amaurose ein, die Pupillen wurden
reactionslos, die Papillen der Sehnerven wurden atrophisch, und
eine psychische Exaltation machte sich geltend. Ueber zunehmender Exaltation, Abmagerung und Decubitus trat der Tod ca. 2 Jahre
nach Beginn der ersten Symptome des Leidens ein. Die Section
erwies weiche gefäßreiche Tumormassen, die die erweiterten Seitenventrikel, die Vorder- und Hinterhörner, den dritten Ventrikel und
auch die Höhle und Wände des 4. Ventrikels einnehmen. Es handelte sich um ein Sarcom (à cellules embryonaires).　　S. Kalischer.

G. Lewin, Ueber Cysticercus cellulosae in der Haut des Menschen.
Arch. f. Dermat. u. Syph. XXVI. S. 71 u. 217.

Erst nachdem Verf. 1877 durch eine Arbeit über den Cysticercus cellulosae und durch Veröffentlichung einer Reihe von Fällen
auf die Wichtigkeit dieses Befundes aufmerksam gemacht hatte, sind
zahlreichere casuistische Mitteilungen publicirt worden. Das Vorkommen des Parasiten in der Haut ist anscheinend (genaue Angaben lassen sich hierüber nicht machen) verhältnissmäfsig nicht
selten: L. selbst hat es 14 Mal bei Lebenden constatiren können.
— Der Cysticercus cellulosae ist bekanntlich der Finnenzustand
eines im Dünndarm sich aufhaltenden Bandwurmes, in dessen Eiern
sich die zahlreichen Embryonen zum künftigen Cysticercus befinden.
Die Infection des Menschen mit ihnen kann erfolgen entweder direkt
durch die Eier der im Darm des Pat. selbst befindlichen Taenie,
oder indirekt durch die Eier, welche vom Bandwurm eines anderen
Individuums herrühren. Dass auch die erstgenannte, von manchen
Autoren (Virchow) bezweifelte Infectionsart vorkommt, geht schon
daraus hervor, dass Verf. in der Litteratur mehr als 40 Fälle gefunden hat, in denen die Coincidenz von Taenia solium und Cysticercus bei demselben Kranken ausdrücklich vermerkt wird.

Die Cysticerken der Haut machen häufig nur ganz unbedeutende Störungen, können aber auch Muskel- und andere heftige
Schmerzen, Neuralgien, Abgeschlagenheit und Müdigkeit bei Bewegung der befallenen Teile, Taubheitsgefühl der Hände und
sonstige abnorme Sensationen veranlassen. Auch entzündliche Erscheinungen und Abscedirungen, sowie Hämorrhagien kommen vor
und massenhafte plötzliche Einwanderung der Parasiten in Haut,
Muskeln und Darm scheinen an Cholera erinnernde Muskelkrämpfe
und Durchfälle hervorrufen zu können.

Die Haut-Cysticerken, welche wohl nur sehr selten solitär auftreten, können sich andererseits zu vielen Hunderten und selbst zu
einigen Tausenden finden. Sie stellen im subcutanen Gewebe

sitzende, von einer bindegewebigen Kapsel umgebene, verschiebbare, runde oder ovale, glatte Tumoren dar, die je nach ihrer mehr oder weniger oberflächlichen Lage über das Niveau der Haut prominiren oder nicht. Sehr characteristisch, namentlich Gummen gegenüber, ist ihre nahezu knorpelharte Consistenz; ihre Gröfse, gewöhnlich die einer Linse bis Haselnuss, kann intra vitam durch allmälige Verkalkung ab-, und durch Vermehrung des wässrigen Inhalts, Verdickung der Kapsel oder auch durch selbstständiges Wachstum des Cysticercus zunehmen.

Die Cysticerken können mit Tumoren jeglicher Art, wie Fibromen, Atheromen, Neuromen, Lymphdrüsen u. s. w., wo entzündliche Erscheinungen hinzutreten, auch mit Furunkeln und Abscessen verwechselt werden. Die Annahme, dass es sich um Gummen handelt, erscheint bisweilen um so plausibler, als durch gleichzeitig im Gehirn vorhandene Cysticercen hervorgerufene cerebrale Symptome auch für syphylitische gehalten werden können. Mit Sicherheit ist die Diagnose des Cysticercen nur durch Exstirpation zu stellen, allenfalls durch Aussaugen mittelst einer Pravaz'schen Spritze, wenn man in der Flüssigkeit einzelne Hakenkränze der Parasiten findet.

Auch für die Diagnose und Therapie der Erkrankung innerer Organe, in welchen sich die Finnen aussiedeln und wo sie Erscheinungen der mannigfachsten Art hervorrufen können, ist der Nachweis von Cysticercen in der Haut (oder im Auge) oft von entscheidender Bedeutung. So ermöglicht er z. B., wie Verf. an einer Anzahl von Fällen zeigt, unter Umständen die Wahrscheinlichkeitsdiagnose der relativ häufigen Gehirn-Cysticercen, die an sich einen bestimmten Symptomencomplex nicht veranlassen   H. Müller.

E. HollÄnder, Ueber die vom Mastdarm ausgehenden Geburtsstörungen. Arch. f. Gyn. XXIV. S. 149.

Nach einer kurzen Besprechung der Fälle, in denen durch Anhäufungen von gröfseren Kothmassen entweder infolge von chronischer Verstopfung oder erworbenen Stricturen im Rectum, oder schliefslich congenitaler Anomalien (Atresia ani vaginalis) ein Geburtshinderniss abgegeben wird, erwähnt H. noch die Fälle von Proctocele vaginalis und die Verengerung der Vagina durch Fremdkörper im Rectum, welche entweder absichtlich oder durch Zufall in das Rectum gelangt sein können und geht dann zur Besprechung der Neoplasmen im Rectum über, welche hindernd auf den Geburtsverlauf einwirken können.

Die gutartigen Neubildungen sind sehr selten. Von den bösartigen spielt die grösste Rolle das Rectumcarcinom.

H. führt nun zunächst einen von Freund (Strafsburg) beobachteten und operirten Fall an:

Bei der 32 Jahre alten Frau M. H. II para, hatten sich seit

dem 7 Monat starke Darmbeschwerden und Kothabgang per vaginam eingestellt. Am Ende der Gravidität bei Wehenanfang wurde sie in die Strafsburger Klinik gebracht. Es fand sich ein ziemlich festes kraterförmiges Carcinom in der Mitte der Vagina, welches nach dieser vom Rectum her perforirt war. Blase stand noch, Muttermund im Beginn sich zu öffnen. Da die Geburt für Mutter und Kind per vias naturales nicht ohne Gefahr war, so wird der Kaiserschnitt nach alter Methode ausgeführt. Kind lebt. Mutter wird nach 3 Wochen entlassen. Auf die Radicaloperation des Mastdarmkrebses wollte Patientin nicht eingehen.

Nach diesem Fall teilt H. noch 6 weitere in der Litteratur veröffentlichte Fälle von Rectumcarcinom bei Geburt mit.

Was die Therapie anbetrifft, so ist in den Fällen, in welchem der Carcinomtumor so grofs ist, dass die Geburt auf natürlichem Wege überhaupt nicht erfolgen kann, die absolute Indication zum Kaiserschnitt gegeben. — Ist die Geburt bei verkleinertem Kinde möglich, so räth er dieselbe nur bei abgestorbenem Kinde auszuführen, bei lebendem die sectio caesarea. — Bei unausgetragenem Kinde kann man exspectativ verfahren. In dem LÖHLEIN'schen Falle wurde die künstliche Frühgeburt eingeleitet und später die Totalexstirpation des Rectumcarcinoms ausgeführt.   W. Schülein.

W. Beckmann, Klinische Untersuchungen über den diagnostischen Wert der vermehrten Indicanausscheidung bei Eiterungen. Petersb. med. Wochenschr. 1894, No. 28, 29.

Von 25 gynäkologischen Fällen mit Beckeneiterung zeigten 6 vermehrte Indicanausscheidung, von 15 ohne Eiterungen 2, ein sicherer Zusammenhang zwischen Eiterung und Indicanausscheidung, wie ihn andere Autoren angenommen haben, besteht also nicht. Verf. fasst seine Ansicht dahin zusammen, dass bis jetzt ausser im Darm noch keine Quelle vermehrter Indolbildung nachgewiesen ist. Zwischen Eiterung und Indicanurie besteht kein causaler Zusammenhang, es kann also die vermehrte Indicanausscheidung keinesfalls für die Diagnose eines versteckten Eiterheerdes verwertet werden.   E. Salkowski.

V. Lieblein, Die Stickstoffausscheidung nach Leberverödung beim Säugetier. Arch. f. exp. Path. XXX. S. 318.

Die nach HOFMEISTER's Verfahren (Infusion von verdünnter Schwefelsäure in den Duct. choledoch.) eingeleitete, ausgedehnte Leberverödung beim Hunde hat zwar eine merkliche Zunahme der Harnsäureausfuhr und das Auftreten von Carbaminsäure zur Folge, ändert jedoch das relative Verhältnis des Ammoniaks zum Gesammt - N und Harnstoff (nach MÖRNER-SJÖQUIST bestimmt) entweder gar nicht oder nur in den letzten Lebensstunden (im comatösen Stadium) im Sinne einer geringen Mehrausscheidung von Ammoniak und zieht schliefslich den Tod nach sich, ohne dass nur mit Wahrscheinlichkeit eine Störung der Harnstoffbildung und eine daran sich anschliefsende Anhäufung von Ammoniak oder Carbaminsäure als Todesursache angesehen werden kann.   J. Munk.

W. L. Woollcombe, A case of Virchow's psammoma of the pituitary body, with remarks as to the function of that structure. Brit. med. Journ. 1894, 23. Juni.

Ein 11jähriges normal entwickeltes Mädchen erkrankte plötzlich an Kopfschmerz und Abnahme der Sehkraft. Schon nach 8 Wochen war sie beinahe blind; die linke Pupille größer als die rechte, beide schwach auf Licht reagirend, bei Accommodation starr. Augenhintergrund normal. 1 Woche darauf wird starke geistige Depression und Apathie konstatirt. Beim Gehen ermüdet sie leicht. Das Gewicht nahm schnell ab; der Appetit fehlte völlig. Temperatur subnormal. Patellarreflexe fehlen. Weiterhin entwickelte sich das Bild der Opticus-Atrophie mit totaler Blindheit und leichte Ptosis des rechten oberen Augenlides. Sie magerte sehr schnell ab und starb nach 5 Monaten.

Die Section ergab auf der Sella turcica einen hühnereigroßen Tumor, der fest mit dem Periost zusammenhing. Das Chiasma nerv. optic. war ganz zerstört; die Hirnhemisphären waren bei Seite gedrängt, jedoch nicht von der Geschwulst durchwachsen.

Der Tumor war von teils weicher teils fibröser Consistenz und enthielt Kalkpartikel. Es handelte sich um ein Psammom, wie sie von VIRCHOW als von der Hypophyse ausgehend beschrieben sind

Depression und Apathie, Muskelschwäche, subnormale Temperatur in Verbindung mit den übrigen Symptomen, die auf einen Tumor am Chiasma hinweisen, erlauben es, in solchen Fällen die Diagnose auf eine Geschwulst der Hypophysis cerebri zu stellen.

M. Rothmann.

Van der Harst jr., Een geval van blaas-ruptuur met spontane genezing. Weekbl. van het Nederl. Tijdschr. voor Geneesk. 1894, I. No. 6.

Ein 14jähriger Knabe stürzte, als er, um seinen starken Urindrang zu befriedigen, schnell eine Bodentreppe herabeilte, herunter und riss im Fallen einen mit Kohlsamen gefüllten Eimer mit sich, der ihn oberhalb der Symphysis pubis traf. Als er nun Urin lassen wollte, entleerte er nur einige Tropfen Blut. Mehrere Stunden später starke Schmerzen in der Blasengegend, überall tympanitischer Schall. Mit dem Katheter wurde nur ein halber Theelöffel blutiger Flüssigkeit entleert. Am nächsten Morgen fühlte Patient, dass bei Bewegung seines Körpers sich freie Flüssigkeit in der Bauchhöhle bewegte, der gesammte Leib war furchtbar schmerzhaft, während er Tags zuvor dies nicht gewesen; starker Meteorismus, Temperatur 89°.8. Mit Katheter, der nun liegen blieb, wurden etwa 100 g stark blutiger Flüssigkeit entleert. Therapie: Vollkommene Ruhe, kalte Umschläge, Opium, nur gekochte Milch. Am nächsten Tage bedeutende Besserung. Temperatur 89°1, in der Urinflasche befand sich blutiger Urin. Am fünften Tage Urin frei von Blut, bei tiefem Eindruck war nur noch die Blasengegend empfindlich, Temperatur normal. Am siebenten Tage hatte der Kranke von selbst Harn gelassen; der Katheter war in der Nacht vorher vom Vater des Kranken entfernt worden. 14 Tage nach dem Unfalle vollkommene Genesung.

George Meyer.

James E. Moore, Treatment of fractures concerning the elbow-joint. Neww-York med. Record 1893, Nov. 4.

Zu Gunsten des Gypsverbandes in Extensionsstellung. Bei der Nachbehandlung hält Verf. passive Bewegungen nur ausnahmsweise für zulässig und demonstrirt deren Schädlichkeit an den Olecranon-Brüchen. Nach Abnahme des Verbandes soll man vielmehr active Bewegung, soweit solche möglich, sofort den Patienten gestatten.

P. Güterbock.

C. Hess und **C. Diederichs**, Skiaskopische Schuluntersuchungen. Arch. f. Augenheilk. XXIX. S. 1.

Verff. untersuchten auf skiaskopischem Wege die Refraction von 3750 Augen von Schulkindern zwischen dem 6 u. 14. Lebensjahre, darunter waren 422 myopisch, von denen 214 anisometrop. Von den letzteren hatten eine höhere Myopie am rechten Auge 118, am linken 96. Hypermetropisch waren 924, gleiche Hypermetropie hatten 466, Anisometropie 458. 285 waren schwächer hypermetropisch am rechten Auge, 228 am linken. Horstmann.

A. Hartmann, Die Mittelohrentzündung der Säuglinge. Deutsche med. Wochenschr. 1894, No. 26.

H. konnte die vom Kossel (Cbl. 1894, No. 20) bei der Section von Säuglingen gemachte Erfahrung, dass bei mehr als 75 pCt. Mittelohrentzündung besteht, durch die Untersuchung der lebenden Säuglinge .im Institut für Infectionskrankheiten in Berlin bestätigen. Die Erscheinungen bestanden in Unruhe, Temperatursteigerung, Gewichtsabnahme. Bisweilen waren gar keine Erscheinungen vorhanden. Sehr häufig waren die Mittelohrentzündungen mit broncho-pneumonischen Processen combinirt und Verf. hält es für wahrscheinlich, dass beide Processe durch dieselbe Ursache (Aspiration) bedingt sind. Schwabach.

Brown-Kelly, The treatment of certain conditions of the tonsils by means of a new tonsil punch. The Lancet 1894, July 7.

Für diejenigen Fälle, in denen es nicht möglich ist, die ganze Tonsille zu entfernen, empfiehlt Verf. ein Instrument mit dem es möglich ist, kleine Stücke aus denselben nach vorheriger Cocainisirung fortzunehmen. Vorher hat man etwaige Verbindungen der Tonsille mit den Gaumenbögen zu trennen. Nach der Operation bestreicht Verf. die Wundfläche mit einer 3 proc Pyoktaninlösung, lässt Eis schlucken, antiseptische und adstringirende Gurgelwasser gebrauchen und flüssige Nahrung. W. Lublinski.

Bunge, Zur Aetiologie der Gasphlegmone. Fortschr. d. Medicin 1894, XII. No. 14.

In dem von B. beschriebenen Falle handelte es sich um einen 34jähr. Tabiker, der im Anschluss an einen Dekubitus ein entzündliches Emphysem der Haut bekam, das den ganzen Rücken einnahm und woran er starb. Bei der Section fand sich die Rückenhaut derb infiltrirt; bei Einschnitten entleerte sich Eiter und viel Gas. Mikroskopisch und kulturell fanden sich im Eiter und Gewebe Staphylococcen, Streptococcen und ein hochvirulentes bacterium coli commune; bei Tieren mit diesen Bacterien Gasphlegmone zu erzeugen gelang B. nicht. Scheurlen.

Kitasato, Der Bacillus der Bubonenpest. Wiener med. Blätter 1894, No. 35.

Von der japan. Regierung war eine Kommission nach Hongkong zur Erforschung der dort seit Mai d. J. grassirenden Pest geschickt worden, welcher auch K. angehörte. Derselbe berichtet in einem Brief an die Lancet das bisherige Resultat seiner Untersuchungen. Danach findet sich im Blut und Buboneneiter der Pestkranken und Pestleichen konstant ein Bacillus in reichlicher Menge, der alle Merkmale des Hühnercholerabacillus besitzt; er färbt sich stark an beiden Enden, wächst leicht auf künstlichen Nährböden und ist für Mäuse, Ratten, Meerschweinchen und Kaninchen pathogen. K. erwähnt auch, dass in Hongkong gegenwärtig zahlreiche Mäuse und Ratten zu Grunde gehen. Scheurlen.

J. P. Wade, The hypodermic injection of sulphate of magnesium as a purgative. The med. and surg. Report. 1894, S. 120.

In Fällen, in denen die Anwendung von Abführmitteln per os ausgeschlossen ist, wie z. B. bei Entzündungen des Verdauungskanals, bei Brechneigung, bei Schlingbeschwerden, bei Bewusstlosigkeit u. s. w., empfiehlt Verf. die subcutane Injection von Magnesium sulfuricum. W. wandte das Mittel in dieser Form 100 Mal bei 46 Pat. an, 67 Mal mit, 33 Mal ohne Erfolg. 58 Mal erfolgte eine, zehn Mal zwei und 4 Mal 3 Entleerungen. Vollständig versagte das Mittel, auch in grösseren Dosen, nur bei zwei Patienten, zwei Melancholikern mit habitueller Verstopfung, die fast auf kein Abführmittel reagirten. In zehn Fällen wurden Controllversuche mit Darreichung von Magnesium sulfur. per os vorgenommen, die zu Gunsten der subcutanen Injection ausfielen. Die Entleerung trat nach 8—14 Stunden, durchschnittlich nach 7 Stunden ein; die Consistens der Stühle war nicht flüssig. Unangenehme Nebenwirkungen wurden nicht beobachtet. Zur Verwendung gelangte eine zweiprocent. wässrige Lösung, die Dosis betrug 1.86 bis 4.5 gran. Die Injectionsstelle war der linke Oberarm, in keinem Falle zeigte sich eine locale Reaction. Eine mitunter auftretende Verfärbung der Haut ging schon nach kurzer Zeit zurück. Die subcutane Anwendung des Magnesium sulfur. wurde schon vor mehr als zwanzig Jahren von Luton empfohlen, kam aber seitdem ganz in Vergessenheit. K. Kronthal.

W. Krug, Ueber Rückgratsverkrümmungen der Schulkinder. Jahrbuch f. Kinderheilk. XXXVII. S. 145.

Von 1418 untersuchten Kindern im Alter von 8—16 ³/₄ Jahren fand Verf. 344 mit Wirbelsäulenverkrümmungen behaftet (= 24 pCt.), und zwar procentisch mehr Knaben als Mädchen (26 : 22 pCt.). Nach links gerichtete Abweichungen fand Verf. häufiger als rechtsseitige, und zwar stellte sich bei Knaben das Verhältniss noch weit mehr als bei Mädchen zu Gunsten der linksseitigen Scoliose. Weder Anämie noch Rachitis bildeten bei den untersuchten Fällen ein wesentliches Moment in der Aetiologie. Bei etwa 43 aller Kinder liess sich die schiefe Haltung bei den Schularbeiten für die Entstehung der Scoliose verantwortlich machen. Zum Schluss plädirt Verf. für die Anwendung der Steilschrift in den Schulen. Stadthagen.

W. Lloyd Andriezen, The Neuroglia elements in the human brain. Reprinted from the Brit. Med. Journ. 1893, Juli 29.

Der Verf. teilt unter Beibringung von Abbildungen die Resultate seiner mit der Golgi'schen Methode angestellten Untersuchungen mit. Er fand zwei Arten von Gliazellen (neuroglia fibre cells und protoplasmatic glia cells) die ersteren teilt er in ½ Untergruppen je nachdem sie, in der obersten Rindenschicht gelegen, den einen Teil ihrer Fortsätze in tangentialer den anderen Teil abwärts in radiärer Richtung abgaben oder im Mark selbst anzutreffen sind, wo sie weithin gehende sternförmige Fortsätze abgeben, denen gegenüber der Zellkörper ganz in den Hintergrund tritt. Diese Untergruppen nennt der Autor: Caudate fibre cells und Stellate fibre cells. Der zweite Hauptort von Gliazellen ist in der grauen Rinde anzutreffen. Hier prävalirt das Kaliber des Zellleibs gegenüber den Fortsätzen, welche relativ dick und kurz sind und kleine aufgelagerte Reiserchen besitzen. Diese Zellen und ihre Fortsätze haben einen pericellulären Lymphraum, welcher zum perivasculären Lymphraume in Beziehung tritt — überhaupt wird die Sonderstellung dieser Zellarten durch ihre Verbindung mit dem Lymph- und Blutgefäßapparat besonders charakterisirt. Auch ihre Entstehung aus dem Mesoderm haben sie mit dem Gefäßapparat gemeinsam, während die fibre cells aus dem Ectoderm entstehen. Sie sind es auch, welche bei den Sclerosen der Nervensubstanz compensatorisch in Wucherung und Vermehrung gerathen.

Uebrigens hat der Verf. die Golai'sche Methode in nicht näher bezeichneter Weise modificirt zur Anwendung gebracht. M. Brasch.

V. Buccelli, Cocainisme e delirio cocainico. Riv. sper. di freniatr. 1894, XX. Fasc. I.

Bei einem 25jährigen Pat. stellte sich nach Injection von 0.05 Cocaïn, zur Linderung von Zahnschmerzen angewandt, eine bemerkenswerte Euphorie ein. Wenn sie auch jener nach Morphiumgebrauch ähnelte, so trat sie doch viel schneller ein, andererseits war sie auch von kürzerer Dauer. Ausser einer Steigerung der intellectuellen Functionen, welche sich in der schnelleren Perception, dem leichteren associativen Denken kund gab, zeigte sich eine Erhöhung der Willkürbewegungen, so dass die Aehnlichkeit mit der Manie frappant wurde. In gleichem Maase, wie die Potenz abnahm, steigerten sich die erotischen Begierden. Pat erhöhte schliefslich die Dosis der Injection auf 1.65 Cocaïn, welche ein ausgesprochenes Delirium zur Folge hatte. Hallucinationen und Illusionen wechselten bunt und ihnen gesellten sich schliefslich Verfolgungsideen, hauptsächlich erotischer Natur hinzu. In diesem deliranten Zustande kann es schliefslich zu gewaltthätigen Handlungen kommen.

Verf schliefst seinen Artikel mit einer kritischen Würdigung der verschiedenen Entziehungskuren. Placzek.

---

1) L. Casper, Ueber die Wirkung des Alumnol auf die Gonorrhoe und einige andere Erkrankungen des Tractus uro-genitalis. Berl. klin. Wochenschr. 1893, No. 13.

2) E. Samter, Ist das Alumnol ein Specificum gegen Gonorrhoe? (Aus Dr. Posner's Poliklinik). Ebenda.

1) Im Widerspruch mit der sehr lebhaften Empfehlung Chorzen's (Cbl. 1893, S. 84) fand C., dass das Alumnol bei acutem Tripper nicht besser wirkt, als die sonst gebräuchlichen Mittel, beim chronischen aber dem Argent. intr. entschieden nachsteht. Auch bei Epididymitis gonorrhoica und Lymphadenitis inguinalis entsprechen die Erfahrungen keineswegs den rege gemachten Erwartungen. Dagegen heilten zwei Ulcera mollia schnell unter dem Gebrauche des reinen oder mit Amylum gemischten Alumnol.

2) Gleich wenig erfreuliche Resultate erzielte S. bei 12 bis dahin unbehandelten frischen Fällen von Gonorrhoe. Die Gonococcen verschwanden nicht, wie Chorzen angegeben hatte, aus dem Ausflusse, und nachdem die Einspritzungen 4 Wochen lang vergeblich fortgesetzt worden waren, musste zu einer anderen Behandlung übergegangen werden. H. Müller.

G. Marthen, Beiträge zur Kenntniss der Kohlenoxydvergiftung. Virch. Arch. 1894, Bd. 136, S. 535.

M. beobachtete in 5 Fällen von Kohlenoxydvergiftung regelmäfsig Temperatursteigerung, sowie Erhöhung des Eiweifszerfalls. Bei der Blutuntersuchung auf CO ergab die Probe von Katayama mehrfach ein positives Resultat, wo die anderen versagten. In einem Falle wurde eine bis dahin latente Lungentuberculose durch die Vergiftung zu schnellem Fortschritt gebracht und führte in wenigen Monaten zum Tode. Fr. Strassmann.

Einsendungen für das Centralblatt werden an die Adresse des Hrn. Prof. Dr. M. Bernhardt (Berlin W. Französische Strafse 21) oder an die Verlagshandlung (Berlin NW., 68. Unter den Linden) erbeten.

Verlag von August Hirschwald in Berlin. — Druck von L. Schumacher in Berlin.

Wöchentlich erscheinen
1—2 Bogen; am Schlusse
des Jahrgangs Titel, Na-
men- und Sachregister.

Preis des Jahrganges
20 Mark; zu beziehen
durch alle Buchhandlun-
gen and Postanstalten.

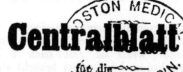

Centralblatt

für die medicinischen Wissenschaften.

Unter Mitwirkung von
Prof. Dr. H. Senator und Prof. Dr. E. Salkowski,
redigirt von
Prof. Dr. M. Bernhardt
in Berlin.

1894. **27. Oktober.** **No. 43.**

Inhalt: Schenk, Zuckergehalt des Blutes nach Blutentziehungen. — Bendix, Einfluss der Massage auf den Stoffwechsel. — Harris, Aufbewahrung von Harnsedimenten. — Rupprecht, Statistik bei Erkrankungen der Brustdrüse. — Hoffmann, Tenotomie des Tensor tympani. — Janssen, Eröffnung der Nebenhöhlen der Nase bei Eiterungen. — Hayem, Ueber Pneumatosie. — Pawinski, Zur Kenntniss der Mitralstenose. — Gussenbauer, Zur Casuistik der Pankreascysten. — Reed, Pel, Fälle von traumatischer Neurose. — Sabbo, Schaffer, Veränderungen des Rückenmarks durch Gifte. — Hochsinger, Syphilis congenita und Tuberculose. — Bidder, Ueber Eclampsie.

Féré, Einfluss der Temperatur auf die Entwicklung des Hühnereies. — Ruppel, Chemische Untersuchung eines Lipoms. — Moschelus, Untersuchung von Harnsteinen. — Ribbert, Ueber Fettembolie. — Langer, Zur Casuistik der Lipome. — Cole, Ueber Schädelfracturen. — Strauss, Tuberkelbacillen in der Nasenhöhle Gesunder. — Mairet und Bosc, Ueber die Giftigkeit des Blutserums. — Bujoâ, Färbung der Geisseln von Bakterien. — Moser, Verhalten des Blutdruckes im Fieber. — Hennig, Das Asthma thymicum. — Stefani, Zur Kenntniss des Harns bei Geisteskranken. — Bourneville, Ueber die Idiotie bei Kindern. — Finger, Natur des weichen Schankers. — Kollmann, Photographie des Harnröhreninneren. — Döderlein, Zur Technik der Laparotomie. — Pinard, Ovariotomie bei chronischer puerperaler Septicämie.

F. Schenk, Ueber den Zuckergehalt des Blutes nach Blutentziehungen (nach Versuchen von Grosse-Leur, Edel, Kahr).

Im Mittel von 6 Versuchen fand Verf. den Zuckergehalt des dem lebenden Kaninchen entzogenen Blutes = 0.108 pCt., den Zuckergehalt einer zweiten, 10 bis 15 Minuten später entzogenen Blutportion 0.175, also 0.067 pCt. höher, in Bestätigung gleichsinniger Angaben von Cl. Bernard und v. Mering. Dieses Verhältniss blieb unverändert, wenn vor der ersten Blutentziehung oder zwischen der ersten und zweiten die Bauchhöhle eröffnet wurde, nur waren die Zahlen für den Zuckergehalt der ersten Blutportion höher. Hieraus geht hervor, dass Schlussfolgerungen über die Zuckerbildung in der Leber, wie sie Seegen aus vivisectorischen Versuchen gezogen, gerechtfertigten Bedenken unterliegen. Die Zunahme des Zuckers in der 2. Portion zeigt sich nicht, wenn die zweite Blutportion sofort oder wenn! sie erst nach 2 Stunden entzogen wird. Die Vermehrung des Zuckers braucht also Zeit zur Ausbildung und geht in einiger Zeit wieder vorüber. Was die Quelle dieses Zuckers betrifft, so lag die Vermuthung nahe, dass er aus der Leber stammen möchte. Um dieselbe zu prüfen, wurde bei Kaninchen nach Eröffnung der Bauchhöhle die Leber gänzlich aus dem Kreislauf ausgeschaltet (durch Unterbindung sämmtlicher Gefäße), dann wie gewöhnlich verfahren: in der That zeigte sich nun der Zuckergehalt in der 2. Blutportion nicht gesteigert, sondern vermindert: im Mittel von 4 Versuchen enthielten 100 ccm Blut 0.031 weniger, wie vorher. In einem Versuch, in welchem ein Leberlappen der Unterbindung entgangen war, fand sich die gewöhnliche Steigerung. Um festzustellen, ob vielleicht das Glycogen das Material für die Zuckerbildung abgäbe, was von vornherein wahrscheinlich war, wurden die Versuche an Hungerkaninchen angestellt: die Zunahme des Zuckers war nunmehr sehr unbedeutend, nämlich im Mittel von 8 Versuchen 0.011 für 100 ccm Blut. In 5 Fällen überzeugte sich Verf., dass die Leber der Hungertiere glycogenfrei war. Zur Untersuchung auf Glycogen diente die gewöhnlich geübte Methode (KÜLZ-BRÜCKE), mit der Abweichung, dass statt Kaliumquecksilberjodid Qecksilberchlorid angewendet wurde.

Nach Versuchen von RANSOM behindert eingegebenes Glycerin beim lebenden Tier die Bildung von Zucker aus Glycogen in der Leber. Daraufhin wurde der Versuch gemacht, ob die Steigerung des Zuckergehaltes des Blutes bei solchen Tieren ausbleibt, welchen vorher Glycerin in den Magen eingegeben ist. Es zeigte sich, dass Glycerin jedenfalls keinen wesentlichen Einfluss hat. Die Steigerung des Zuckergehaltes war nur unbedeutend geringer, wie in der früheren Versuchen. Eine zweite Substanz, welche nach RÖSMANN eine Vermehrung des Glycogens in der Leber bewirkt, die nach NEUMEISTER auf Hemmung der Zuckerbildung beruhen soll, ist das kohlensaure Ammoniak. Verf. fand bei solchen Tieren, welche Ammoniumcarbonat bekommen hatten, den Zuckergehalt des Blutes überhaupt bedeutend erhöht, die Differenz zwischen der ersten und zweiten Portion war ähnlich, wie in den früheren Versuchen.

E. Salkowski.

B. Bendix, Der Einfluss der Massage auf den Stoffwechsel des gesunden Menschen. Zeitschr. f. klin. Med. XXV. S. 303.

Da, wie Verff. nachweist, die bisherigen Untersuchungen zu sichern Resultaten nicht geführt haben, z. Th. weil dieselben die bei Stoffwechselversuchen nötigen Cautelen nicht genügend beachtet haben. hat Verf. zwei Erwachsene und ein Kind auf konstante Diät (Fleisch, Brod, Reis, Butter, Zucker resp. Milch, Brod, Chocolade),

deren N-Gehalt jedesmal durch die Analyse festgestellt wurde, gesetzt und, nachdem Gleichförmigkeit in der N-Ausscheidung eingetreten war, 3 bis 8 Tage hinter einander je $^3/_4$ Stunden lang mas-
siren lassen; eine Nachperiode ohne Massage beschloss die Reihe.
In der Massageperiode stieg die Harnmenge gegen die Vorperiode
um 12—60 pCt., die N-Ausfuhr durch den Harn um 10—15 pCt.
an. In der Nachperiode sank die Harnmenge und der Harn-N nicht
sofort ab, es bedurfte 2--5 Tage, um die Werte der Vorperiode
wieder zu erreichen; es übt also die Massage noch eine erhebliche
Nachwirkung aus, die um so kürzer dauert, je mehr Massageperio-
den eingeschaltet werden, und um so länger, je jünger die Versuchsperson; bei dem $2^1/_2$jährigen Kind dauerte es bis zum Abklingen der Nachwirkung 8 Tage. Mit BUM muss man annehmen,
dass durch die Massagemanipulationen aus den Muskeln Stoffe in
den allgemeinen Kreislauf übergeführt werden, welche diuretisch
wirken und den Eiweißzerfall steigern. — Bei dem Kinde wurde
während der Massageperiode nur $^2/_3$ so viel Fett mit dem Koth
ausgestoßen, als in der Vorperiode, was für eine Verbesserung der
Fettresorption durch die Massage (direkte mechanische Einwirkung auf das Abdomen bei der Bauchmassage, vielleicht auch
dadurch vermehrte Absonderung der Verdauungssäfte) spricht, dagegen war die N-Ausscheidung durch den Koth ein wenig größer
als in der Vorperiode, wahrscheinlich infolge reichlicherer Abscheidung der Verdauungssäfte während der Massage.   J. Munk.

Th. Harris, A method of collecting and preserving urinary casts
and other organic urinary sediments. British med. Journ. 1894,
23. Juni.

Um organische Urinsedimente längere Zeit konserviren zu können, behandelt Verf. dieselben mit folgender Lösung: Kaliumacetat
60 g, Chloroform 10 ccm, Aqu. dest. 1000 ccm. Die Lösung wird
dargestellt, indem das Kaliumacetat mit wenig Wasser gelöst und
filtrirt wird, dann das Chloroform hinzugefügt, und die Mischung
mit $^1/_2$ Liter Wasser ordentlich durchgeschüttelt wird. Dann wird
der Rest Wasser hinzugegossen, die Lösung nochmals geschüttelt
und 12 Stunden stehen gelassen. Alsdann befindet sich über dem
zu Boden gesunkenen überschüssigem Chloroform die zum Gebrauch
fertige Lösung. Dieselbe wird nun in eine längliche Glasröhre,
die nach unten spitz ausläuft und am untersten Ende eine kapillare
Oeffnung besitzt, unter Verschluss der letzteren mit dem Finger bis
fast zum oberen Rand gefüllt, und dann 1—2 ccm eines durch
bloßes Stehen oder Centrifugiren gewonnenen Harnsediments hinzu-
gethan. Darauf wird die Röhre bis zum Rand mit der Konser-
virungsflüssigkeit gefüllt und mit einem langen Gummipropfen verschlossen, 12 Stunden in senkrechter Stellung aufgehängt. Nach
dieser Zeit hat sich das Harnsediment durch die Konservirungs-

flüssigkeit hindurch an dem unteren spitzen Ende angesammelt und kann durch Druck auf den Gummipropfen durch die kapillare Oeffnung tropfenweise entfernt werden. Auf dem Objektträger hält es sich dann eingelackt lange Zeit. Veränderungen erleiden dabei die roten Blutkörperchen, die leicht entfärbt werden, und vereinzelte Granula und Fetttröpfchen. Im Uebrigen sind die organischen Elemente des Sediments vorzüglich konservirt; von den anorganischen werden die Phosphat- und Harnsäure-Krystalle durch das Kaliumacetat aufgelöst, während die Krystalle des oxalsauren Kalks gut erhalten bleiben.   M. Rothmann.

P. Rupprecht, Bericht über die in dem 10jährigen Zeitraume vom 1. Januar 1882 bis 1. Febr. 1892 in der Diaconissen-Anstalt beobachteten Erkrankungen der Brustdrüse. Jahresber. d. Ges. f. Natur- u. Heilk. in Dresden 1892/93, S. 106.

Von 235 Fällen betrafen 1 eine angeborne Missbildung, 30 Verletzungen (darunter 6 frische), 9 Erkrankungen der Warze, 16 Secretionsstörungen, eine Entwickelungsstörung, 2 Neuralgien, 21 Infectionen und 155 Geschwülste. Nur 7 Patt. waren Männer (darunter 1 Fall von Mastitis, 1 Fall von Carcinom und 4 Fälle anderweitiger Geschwülste), nur zwei Kinder (eine eiterige Mastitis und 1 Angiom), 20 standen in der Pubertätsentwickelung (1 Hypertrophie und 19 Adenofibrome). Bis zum 35. Jahre waren 8 pCt. Fälle von Mastitis lactantium zu zählen, von da an überwiegen noch mehr die Geschwülste, nämlich mit 132 Fällen, darunter 108 Carcinome. Im Ganzen beträgt letztere Ziffer von 155 Mamma-Geschwülsten Erwachsener ca. ²/₃ und ist der Brustkrebs in dem Beobachtungsmaterial Verf.'s der häufigste aller Krebse überhaupt. Hierzu kam noch 1 Fall von Krebs in einem aberrirenden Lappen der Brustdrüse. — Von den 155 Geschwülsten waren 7 histioide Geschwülste, nämlich 1 Angiom bei einem Kinde, 3 melanotische Sarcome bei einem Mädchen und bei 2 älteren Männern und 3 Lipome bei älteren Frauen. Von den übrigen 148 organoiden Tumoren waren 19 abgekapselte Adeno-Fibrome und 129 infiltrirte Neubildungen, nämlich 21 Cystadenome und 108 Carcinome. Von den 19 Patt. mit Adenofibrom war keiner über 40, die meisten 18—70 Jahre alt; 3 Mal fand infolge eines während der Lactation erlittenen Traumas eine Umwandlung in Adenosarcom statt und erforderten diese sehr umfangreiche Geschwülste Amputatio mammae, welche indessen in den letzten beiden Fällen ohne Ausräumung der Achselhöhle stattfand. Die betr. Frauen waren nach 9—11 Jahren noch recidivfrei. — Die 21 Fälle von Cystadenom betrafen unverheiratete oder kinderarme Frauen, die nie regelrecht gestillt und das 35. Lebensjahr überschritten hatten, obschon die ersten Anfänge der Geschwulst viel weiter zurückdatirten. Die Form des Cystadenoms war 8 Mal die des Milchgangs-Cystenadenom und zwar handelte es sich 4 Mal um harte Knoten, 4 Mal um fluctuirende Cysten. Bei 6 Patt. konnte 2 bis 8 Jahre post operationem Recidivfreiheit constatirt werden. 2 hatten örtliche Rückfälle, aber keine Metastasen. Während diese Tumoren stets einseitig sind, trat das diffuse indurative Cystadenom („Mastitis interstitialis") stets doppelseitig auf, 4 Mal war ausserdem die eine Brust Sitz eines Krebses. Operirt wurden 11 Patt. (darunter 1 doppelseitig), anfänglich mit, später ohne Ausräumung der Axilla. Nur 1 Mal trat ein kleines örtliches Recidiv auf. — Von den 108 Brustkrebsen waren 3 Fälle von Ulcus rodens der Warzen, 2 Milchgangs-Zottenkrebse, 3 sog. acinöse oder tuberöse Krebse, 3 Gallertkrebse und 97 sog. infiltrirte Krebse, darunter 12 schrumpfende Scirrhen. Nur 1 Mal bestand keine Verwachsung des Knotens mit der Haut, und es begann die Krankheit stets mit einer kleinen harten Stelle, die keinerlei Schmerz oder Beschwerden erzeugte. Die Krankheitsdauer betrug im Mittel 2—2 $\frac{1}{2}$ Jahren bis zum Tod, beim schrumpfenden Krebs, der meist ältere Frauen betraf, mehr, bis zu 23 Jahren, in ca. 8.3 pCt. der Fälle aber viel weniger, 1—6 Monate, und handelte es sich bei diesen meist um jüngere Patt., 4 Mal um schwangere oder säugende Frauen. Die allgemeinen ätiologischen Verhältnisse boten nichts Besonderes, unter den 108 Fällen war nur 1 Mann. Inoperabel waren 8 Fälle; von 4 anderen ebenfalls eigentlich zurückzuweisenden Operirten starben zwei 2—6 Wochen nach der Operation an Collaps infolge brauner Herzinduration, zwei an vorher nicht erkennbaren Metastasen. Die im Ganzen 125 Mal verrichtete Amputatio mammae betraf 25 gutartige Geschwülste, von denen bei 19 nicht die Axilla ausgeräumt wurde, und 100 Krebse, alle mit Ausräumung der Axilla. Es starben im Ganzen 5 und zwar 2 an brauner Herzinduration und 3 an Sepsis (in den ersten beiden Berichtsjahren). Bezüglich der Recidive kommen 90 wegen Krebs Operirte in Betracht mit einer Recidivsterblichkeit von 56 (62 pCt.), während 8 an interkurrenten Leiden starben und 26 noch 6 Monate nach Abschluss des Berichtes gesund waren. Zieht man die innerhalb der letzten 3 Jahren Operirten ab, so bleiben von 70 15 (21.4 pCt.) seit 3 Jahren recidivfreie Frauen.　　　　　　　　P. Güterbock.

R. Hoffmann, Zur Tenotomie des Tensor tympani bei chronischer Mittelohreiterung. Arch. f. Ohrenheilk. XXXVI. S. 271. XXXVII. S. 1.

Auf Grund der in Kessel's Klinik an 30 einschlägigen Fällen gemachten Erfahrungen empfiehlt H. auf's Neue die bereits früher von Kessel selbst angerathene Tenotomie des Tensor tympani (Cbl. 1888, S. 477) bei chronischen Mittelohreiterungen mit Perforation am Lichtkegel (nieren- und herzförmige Perforation). Von 20 Fällen, bei denen der Erfolg später (1—5 Jahre nach der Operation) controllirt werden konnte, hat in 8 Fällen die Eiterung sistirt,

in 12 Fällen sind neue Entzündungen aufgetreten; als vermuthliche
Ursache waren in diesen letzteren, mit einer Ausnahme, Complicationen von Seiten der Nase zu constatiren. Da nur subjective Empfindungen vorhanden waren, (5 Fälle) sind dieselben, einen Fall
ausgenommen, geschwunden. Die Hörfähigkeit, soweit sie auf mechanische Ursachen zurückzuführen war, wurde in 3 Fällen gebessert, 9 Mal blieb sie im Wesentlichen unverändert, bei 8 Patt.
fand sich dieselbe zur Zeit der Untersuchung verschlechtert.
Schliefslich betont Verf., dass diese Behandlungsmethode die wichtige klinische Thatsache gelehrt habe, dass länger bestehende Perforationen am unteren Ende des Hammergriffes im ausgesprochenen
Gegensatze zu denjenigen am oberen Ende desselben stehen. Die
letzten seien fast ausnahmslos Erscheinungen der Caries der Gehörknöchelchen, die ersteren die Folge einer einfachen, nicht complicirten Otorrhoe.   Schwabach.

Jansen, Zur Eröffnung der Nebenhöhlen der Nase bei chronischer
Eiterung. Fränkel's Archiv I. H. 2.
    Die Behandlung der chronischen Empyeme der Nebenhöhlen
der Nase gehört zu den undankbarsten Aufgaben, nicht nur wegen
der schweren Heilbarkeit, sondern auch der Mittel und Wege, mit
denen diese erstrebt wird. Die Mehrzahl trotzt aller Behandlung
und erfordert auch sonst Jahre lange Geduld. Verf. sucht bei Behandlung der chronischen Empyeme der Kieferhöhle durch eine
breite Oeffnung in der vorderen Wand alles Kranke zu entfernen,
die Oeffnung während der ganzen Behandlung weit offen zu halten
und Bedingungen zu schaffen, dass der Kranke die Nachbehandlung
z. Th. selbst vornehmen kann. Zur Ausheilung waren nicht selten
2 Jahre und mehr erforderlich. Günstiger für die Ausheilung liegt
das Empyem der Stirnhöhle, deren Eröffnung notwendig wird beim
Bestehen andauernder Kopfschmerzen, oder ohne Schmerzen beim
Vorhandensein eines sehr reichlichen, besonders fötiden Eiteraus-
flusses. Da die Empyeme des Sin. front. wegen des allseitig starr-
wandigen Charakters der Höhle und der so gewöhnlichen Kompli-
cation mit Empyem des Siebbeins schwer heilbar sind, so muss man
die untere Wand der Stirnhöhle in toto fortnehmen, was den Pat.
wenig oder gar nicht entstellt. Alsdann hat man meist die Ausschabung des Siebbeins mit Fortnahme der nasalen unteren und der
orbitalen Wand anzuschliefsen, wodurch eine breite Drainage nach
der Nase hergestellt wird. Man kann bei diesem Verfahren sich
auch von der Beschaffenheit der Kiefer und Keilbeinhöhle unter-
richten und ev. gegen deren Erkrankung operativ vorgehen; gewöhnlich sind bei den exquisit chronischen Empyemen combinirte
Eiterungen vorhanden. Bei Anwendung dieses Verfahrens hat Verf.
vier Kranke zur Heilung gebracht.   W. Lublinski.

Heyse, Ueber Pneumaturie, hervorgerufen durch bacterium lactis aërogenes und über pathologische Gasbildung im tierischen Organismus, Zeitschr. f. klin. Med. 1894, XXIV. S. 130.

Ein auf der I. med. Klinik in Berlin beobachteter Fall von Pneumaturie gab H. Gelegenheit, sich eingehender mit dem Studium dieser Erscheinung zu beschäftigen. Er beginnt mit einer „Geschichte der Pneumaturie" und den bisherigen Befunden gasbildender Bacterien im Harn; es ist hervorzuheben, dass abgesehen vom Hefepilz ein bestimmter Mikroorganismus als Ursache der Gasbildung im noch nicht gelassenen Harn bis jetzt nicht beschrieben wurde.

Der erwähnte Fall betraf ein Mädchen, dass an einer vollkommenen Paraplegie der Unterextremitäten mit Blasen- und Mastdarmlähmung litt und katheterisirt werden musste; nach 4 Tagen entstand eine Cystitis und wieder 4 Tage darauf, fand sich morgens die Blase stark ausgedehnt und tympanitisch, beim Katheterisiren kamen nach wenigen Tropfen Urin unter polterndem Geräusch zahlreiche Luftblasen. Durch die Therapie, welche in Borsäureausspülungen bestand, konnte die Pneumaturie nicht entfernt werden, nach 2 Monaten starb die Patientin an ihrer Rückenmarkserkrankung.

Aus dem Urin züchtete Verf. zwei Kokkenarten und ein die Gelatine nicht verflüssigendes Stäbchen, das er als den Bacillus lactis aërogenes erkannte. In hohen Agar- oder Gelatineschichten erkennt man, dass letzterer Gase bildet, die der Analyse nach aus Kohlensäure und Wasserstoff bestehen.

Durch Tierversuche konnte H. zeigen, dass es gelingt, teils durch gleichzeitige Application mit Streptokokken teils allein mit dem Bac. lactis aërogenes ein subkutanes Emphysem, wie auch ohne Verletzung der Lunge einen Pyopneumothorax zu erzeugen.

Scheurlen.

J. Pawinski, Ueber relative Insufficienz der Lungenarterienklappen bei Mitralstenose. Deutsches Arch. f. klin. Med. Bd. 52, H 5, 6

Neben den typischen physikalischen Zeichen der Mitralstenose (präsystolisches Geräusch, Verstärkung der 2. Pulmonaltones, Vergröfserung der Herzdämpfung in querer Richtung) hat Verf. mehrmals das Vorhandensein eines langgezogenen, blasenden diastolischen Geräusches am linken Sternalrande in der Höhe des 3. bis 4. Intercostalraumes constatirt; er verbreitete sich hauptsächlich in der oberen linken Hälfte des Thorax und wurde an der für die Auscultation der Aortenklappen üblichen Stelle (im 2. rechten Intercostalraum) stets vermisst. Dies gewöhnlich bei jungen, gut genährten Individuen (vorwiegend bei Frauen mit compensirter Mitralstenose) wahrnehmbare Geräusch verschwand zuweilen für längere Zeit, um namentlich bei Steigerung der Widerstände im kleinen Kreislauf (infolge eines Bronchialkatarrhes, einer exsudativen Pleuritis etc.) wieder aufzutreten oder an Intensität zuzunehmen. Verf. ist der

Ansicht, dass dieses Geräusch auf einer relativen Insufficienz der
Pulmonalklappen infolge des abnorm hohen Druckes im Gebiete
der Pulmonalarterien beruht; da die Klappen intakt sind, so kann
neben dem Geräusche auch der 2. Ton wahrnehmbar sein.   Bei
Digitalisdarreichung wird das Geräusch nur im Anfang stärker,
dann aber verliert es infolge der Regulirung des Lungenkreislaufes
an Kraft oder schwindet vollständig.   Perl.

C Gussenbauer, Zur Casuistik der Pankreascysten. Prager med.
Wochenschr. 1894, No. 2, 3.

G. veröffentlicht zwei hierher gehörige Fälle, welche in diagnostischer Hinsicht insofern Interesse darboten, als die pathognomonischen Erscheinungen zwar vorhanden waren, aber durch andere
zum Teile so verdeckt erschienen, dass ihre sichere Erkennung nur
bei sehr aufmerksamer Untersuchung möglich war. In beiden
Fällen zeigte sich in der Nabelgegend eine Dämpfung. Im ersten
Falle, einen 40jährigen ledigen Comptoiristen betreffend, sah man
im Stehen und in der horizontalen Rückenlage das Abdomen im
Epigastrium und linken Hypochondrium ausgedehnt und zwar, wie
durch Palpation nachgewiesen wurde, durch einen weichen, elastischen, deutlich fluctuirenden Tumor, der bei verschärfter Respiration
die Atembewegungen mitmachte. Die Dämpfung über dem Tumor
lässt sich von der Milzdämpfung in keiner Lage durch eine tym-
panische Zone abgrenzen.   Das Fehlen entzündlicher und febriler
Erscheinungen liefs einen Abscess ausschliefsen. Da ein Teil der
Dämpfung bei künstlicher Aufblähung des Magens verschwand, so
musste es sich um ein retroperitoneales Gebilde handeln. Da die
Hauptmasse des Tumor im Epigastrium lag, so ergab sich mit Wahrscheinlichkeit die Diagnose einer Pankreascyste. Im Gegensatz zu
diesem ersten, seit einigen Monaten bestehenden Falle, liefs sich
im 2. Falle der Beginn des Leidens ca. 14 Jahre zurückdatieren.
Hier fand man in der Nabelgegend einen halb - mannskopfgrofsen
Tumor, von kugelförmiger Gestalt, glatter Oberfläche, leicht ver-
schieblich und die Atembewegungen mitmachend. Er fluctuirte
deutlich, weshalb man ihn bei dem Fehlen entzündlicher Erscheinungen für eine Cyste halten musste. Von Leber, Gallenblase,
Nieren, Milz liefs sich der Tumor deutlich abgrenzen. Sein Verhalten zum aufgeblähten Magen bewies, dass er retroperitoneal safs.
Beide Fälle wurden mit gutem Erfolge operirt, der Cysteninhalt
beidemale von Prof. Hofmeister untersucht.   C. Rosenthal.

1) R. H. Reed, A unique case of traumatic neurosis. Internat. Med. Magazine 1893, May.

2) P. K. Pel, Ein merkwürdiger Fall einer traumatischen hysterischen Neurose. Berliner klin. Wochenschr 1893, No. 24.

1) Ein 63jähriger Mann zeigte nach einem Schreck bei einem Eisenbahnunfall neben anderen Zeichen der traumatischen Neurose ein Absterben aller Nägel der Zehen und Hände sowie der Haare des Bartes und des Kopfes; dieselben starben allmälig ab und wurden durch neuwachsende ersetzt; an den Nägeln sah man die Demarcationslinie des toten und neuen Gewebes noch nach einigen Wochen deutlich.   S. Kalischer.

2) Ein 27jähr. Zimmermann wird nach einem Sturz vom Gerüst bewustlos, trägt keine äussere Verletzung davon, behält aber Schmerzen im linken Hinterkopf zurück und Neigung zum Schwindel bei Bewegungen des Körpers. Constant bleibt lange eine Schmerzhaftigkeit des linken hinteren Schädels bestehen, eine complete Hemiparesis dextra, erhöhte Patellarreflexe und Unfähigkeit zu stehen und zu gehen bei normaler Actionsfreiheit der Beine in Rückenlage. Keine Sensibilitätsstörungen. Ein Jahr später tritt nach Entfernung eines Larynxpolypen vollständige Aphonie auf, nach weiteren 7 Wochen plötzliche vollständige sensible und senscrieche Hemianästhesie, 5 Tage später Mutacismus und im Verlauf der nächsten 3 Wochen 2 hystero-epileptische Anfälle. Der Kranke erlag einer intercurrenten Pneumonie. Die Autopsie ergab im Centralnervensystem ausser einem Hydrocephalus internus, an dem Pat. von Jugend auf litt und welcher auch bei der Aufnahme in die Klinik konstatirt wurde (Kopfumfang 88 cm), nichts abnormes und bestätigte somit die Diagnose, welche auf ein functionelles Leiden nach Trauma gestellt war. Schwankend blieb das Urteil über den Fall vor dem Eintritt der Hemianästhesie und der hysterischen Anfälle, die Astasie-Abasie lenkte aber bald den Verdacht auf Hysterie.   M. Brasch.

---

1) A. Sarbo, Ueber die normale Struktur der Ganglienzellen des Kaninchenrückenmarkes und über deren pathologische Veränderungen bei Vergiftungen mit Phosphor und Morphium. Ungar. Arch. f. Med. 1892, I. H. 3, 4.

2) K. Schaffer, Ueber Veränderungen der Nervenzellen bei experimentellen chronischen Blei-, Arsen- und Antimonvergiftungen. Ebenda, 1893, II. H. 1.

1) Aus Vergiftungsversuchen an Kaninchen mit Phosphor ergiebt sich, dass sowohl bei der acuten als bei der chronischen Phosphorvergiftung in den Ganglienzellen des Rückenmarks eine Degeneration platzgreift, welche namentlich im körnigen Zerfall des Chromatins besteht. Dieselbe kommt in der ganzen Länge des Rückenmarks diffus vor. Je chronischer die Vergiftung, um so vorgeschrittnere Stadien der körnigen Degeneration sind zu sehen.

Auch bei der Morphiumvergiftung tritt zumeist körnige Degeneration, teilweise auch homogene Schwellung der Ganglienzellen hervor. Dieser Process im Rückenmark ist nicht als primäre Affection anzusehen, sondern er ist gleichwertig den an den übrigen Organen bei diesen Vergiftungen zur Beobachtung kommenden Degenerationen.

2) S. studirte die Rückenmarkszellen nach der NISSL'schen Methode bei verschiedenen Tieren, die mit Blei, Arsen, Antimon, vergiftet waren. Während bei der Phosphor-, Morphium-, Blei-, Arsen- und Antimonvergiftung verschiedene Formen der Auflösung im Chromatingerüst der Zelle beobachtet wurden, kam bei der Bleivergiftung noch eine andere Art der Degeneration zur Beobachtung, eine Verschmelzung des Chromatins mit dem krankhaft veränderten Paraplasma zu einer scholligen Masse (Homogenisation, Coagulation). Die Auflösung der Chromatinfäden geschieht bei der Phosphor- und Bleivergiftung zu feinen intensiv gefärbten Körnchen, bei der Arsen- und Antimonvergiftung in gröbere Körner (Zerklüftung). Das Paraplasma kann unverändert bleiben (wie bei Arsen, Phosphor, Blei) oder es färbt sich intensiv und verschmilzt mit dem Chromatingerüst (Homogenisirung).   S. Kalischer.

C. **Hochsinger**, Syphilis congenita und Tuberculose (Vortr. geh. auf dem IV. Congr. der deutschen dermat. Gesellsch. in Breslau am 15. Mai 1894). Wiener med. Blätter 1894, No. 20, 21.

Bei drei Säuglingen, welche während des Lebens, 3 resp. 3 $\frac{1}{2}$ und 11 Wochen alt, neben hereditär syphilitischen Erscheinungen der Haut, der Nägel u. s. w. Symptome von Lungeninfiltration dargeboten hatten, ergab die mikroskropische Untersuchung, insbesondere auch durch den Nachweis der Bacillen, dass die Erkrankung der Lungen nicht, wie die blos makroskopische Besichtigung hätte annehmen lassen können, eine syphilitische, sondern eine tuberculöse war. Bei dem jüngsten Kinde fanden sich in fast allen inneren Organen, besonders reichlich auch in der Leber, größere und kleinere, zum Teil verkäste Knoten mit Lymphoid- und Riesenzellentuberkeln und Bacillen, in den beiden anderen Fällen zeigte die Section neben einer syphilitischen Erkrankung der Leber das eine Mal Tuberkulose der Lungen allein, dass andere Mal ausserdem noch Tuberkulose der Milz und des Lymphdrüsenapparates. Dass nicht nur die Syphilis, sondern auch die Tuberkulose eine angeborene war, liefs sich namentlich in dem ersten Falle schon aus der Hochgradigkeit der Veränderungen, welche unmöglich während der kurzen Lebenszeit entstanden sein konnten, mit vollkommener Sicherheit schliefsen. Die Mutter dieses Kindes starb übrigens selbst 3 Monate nach der Entbindung an Lungentuberkulose, der Vater war syphilitisch. Auch in dem dritten Falle litt die Mutter an Phthisis pulmonum, während im zweiten über den Gesundheitszu-

stand der Eltern nichts zu ermitteln war. — Verf. leitet aus seinen
Beobachtungen folgende Schlusssätze ab: 1) Mischinfection zwischen
vererbter Syphilis und Tuberkulose kommt schon im frühesten Kindesalter zur Beobachtung. 2) Solche Mischinfection kann — infolge
gleichzeitiger erblicher Uebertragung von Syphilis und Tuberkulose
auf ein und dieselbe Frucht — angeboren sein. 3) Käsige Knoten
in inneren Organen congenital-syphilitischer Kinder sind erst dann
als Syphilome anzusprechen, wenn sie sich bei der mikroskopischen
Untersuchung als nicht tuberkelbacillenhaltig erweisen. 4) Als hereditär syphilitische Pneumonien sind lediglich die interstitiellen wirklich granulomatösen und durch Vasculitis ausgezeichneten Entzündungen des Lungengerüstes neugeborener und ganz junger Kinder
anzuerkennen. 5) Die Pneumonia alba hat mit Verkäsung nichts
gemein. Käsige Lungeninfiltrate hereditär syphilitischer Kinder beruhen auf Mischinfection zwischen Syphilis und Tuberkulose.

H. Müller.

E. Bidder, Ueber 455 Fälle von Eclampsie aus der St. Petersburger Gebäranstalt. Arch. f. Gyn. Bd. 44, S. 165.

Unter den in der Zeit vom 1. Januar 1873 bis zum 31. Dec.
1891 im St. Petersburger Gebärhause verpflegten 60583 Frauen
kam 455 Mal Eclampsie vor, d. h. also 1 Fall von Eclampsie auf
133 Geburten.

B. kommt zu folgenden Resultaten:

1) Die Eclampsie scheint in den letzten Jahren in stetem Steigen begriffen zu sein.

2) Die Krankheit ist von den Jahreszeiten unabhängig Auf
Ansteckung weist keine Thatsache hin; epidemisch tritt sie nicht auf.

3) Erst- und Zwillingsschwangerschaften sind erheblich bevorzugt, in geringerem Grade alte Erstgebärende.

4) Sehr häufig wird Eclampsie bei Frühgeburten beobachtet;
vielleicht beruhen somit beide auf derselben Ursache.

5) Die Eclampsie hängt nicht von den Geburtswehen ab, tritt
sehr häufig auch ohne solche ein.

6) Die Ausstossung des Kindskörpers übt in wenigstens der
Hälfte der Fälle einen äusserst günstigen Einfluss aus auf den Verlauf der Eclampsie.

7) Auffallend selten sind bei Eclampsie macerirte Früchte;
solche kommen eigentlich nur vor als Folge von in der Schwangerschaft überstandener Eclampsie.

8) In etwa einem Drittel sämmtlicher Fälle tritt Eclampsie ein
zu einer Zeit, wo Stoffwechselprodukte des Kindskörpers als Ursache kaum mehr in Frage kommen.

Die allgemeine Prognose ist nach seinen Fällen recht günstig.
Es erlagen an der Eclampsie selbst nur 10.5 pCt.

Die Kindermortalität stellt sich bei ihm ebenfalls günstig. Es
starben vor und während der Geburt nur 23.1 pCt.

Was die Therapie anbetrifft, so hält er die schnelle Entleerung des Uterus von dem Kinde für recht vortheilhaft. (Zange, Wendung, Sprengen der Blase, künstliche Frühgeburt etc.). Die Diaphorese ist vielfach mit gutem Erfolg in Anwendung gekommen. Die DÜHRSSEN'schen tiefen Insisionen sind nur in den seltensten Fällen notwendig, ebenso selten die sectio caesarea.   W. Schülein.

Féré. Note sur l'influence de la température sur l'incubation de l'oeuf de poule. Journal de l'anatomie et de la physiologie 1894, XXX. Juillet.

Verf. weist zahlenmäßig nach, dass die Temperatur von 38° die geeignetste ist, um künstlich Hühnereier auszubrüten, da der Einfluss derselben die Störungen, welche Transport, Einlegen in den Brütofen etc. hervorrufen, ausgleicht. Höhere und niedrigere Temperaturen beschleunigen und verlangsamen die Entwicklungen bei gleichzeitiger Begünstigung des Auftretens von Missbildungen (Spina bifida etc.). Beim Vergleich der Bebrütungsresultate ist aber nicht blofs darauf zu achten, dass das Temperaturoptimum in allen Fällen innegehalten wird, es ist auch notwendig, dass die Eier gleichalt sind und gleiche Herkunft haben. Nicht gleichaltrige Eier, d. h. solche, bei denen ein ungleicher Zeitraum nach der Ablage verflossen ist, zeigen verschiedene Entwickelungsstadien, wie sie zu gleicher Zeit in den Brütofen gethan und aus ihm herausgenommen werden, und ebendasselbe ist der Fall bei Eiern verschiedener Herkunft. Auf das Detail der interessanten Arbeit, das sich referende nicht gut wiedergeben lässt, sei besonders hingewiesen.   Ravitz.

W. Ruppel, Chemische Untersuchung eines Lipoms. Zeitschr. f. Biol. XXXI. S. 101.

Das Lipom, bei einer 80jährigen Frau aus der unteren seitlichen Thoraxpartie exstirpirt, 578 g wiegend, bestand aus

$$\text{Fett} \quad . \quad . \quad . \quad . \quad 452\,g = 78.07\ pCt.$$
$$\text{Bindegewebe} \quad 11\,g = 1\ 90$$
$$\text{Wasser} . \quad . \quad . \quad 116\,g = 20.03$$

Das Fett stellte eine gelbliche dickflüssige Masse dar von schwachem eigentümlichen Geruch, welches bei 11° fester wurde, bei 28° ein goldgelbes Oel darstellte. Es enthielt freie Fettsäure, welche nach ihrem Schmelzpunkt — 62.5 — zu urteilen aus 70 Teilen Stearinsäure und 80 Th. Palmitinsäure bestanden. Das Fett bestand aus: Freie Fettsäure 1.0 pCt., Oelsäure 65.0 pCt., feste Fettsäuren 23 5 pCt., Glycerin, flüchtige Säuren und unverseifte Substanz, in welcher Cholesterin nachgewiesen wurde, 10.5 pCt. Die festen Fettsäuren bestanden zum gröfsten Teil aus Stearinsäure, in den flüchtigen konnte Caprinsäure nachgewiesen und Buttersäure vermutet werden. In dem Bindegewebe fand sich Collagen und Chondrogen.   E. Salkowski.

R. Moscheles, Qualitative Untersuchung von Harnsteinen. CbL f. innere Med. 1894, No. 27.

Zur Prüfung und Trennung der Harnsäure von Oxalsäure und Phosphorsäure in Harnsteinen empfiehlt Verf. 10 Minuten langes Kochen mit mäfsig koncentrirter Sodalösung (anstatt des meist üblichen Kochens mit Salzsäure); die alkalische Lösung wird abfiltrirt, eingedampft, mit Salzsäure aufgenommen, ein event. verbleibender Rückstand mit der Murexidprobe auf Harnsäure geprüft. Das salzsaure Filtrat wird eingedampft, mit verdünnter Essigsäure aufgenommen und mit Chlorcalcium versetzt; dabei fällt oxalsaurer Kalk aus, während phosphorsaurer Kalk in Lösung bleibt.   J. Munk.

Ribbert, Ueber Fettembolie. Corr.-Bl. f. Schweizer Aerzte. 1894, No. 15.

Wie Verf. experimentell an Kaninchen nachgewiesen hat, kann die Fettembolie vom Knochenmark her nicht nur durch Fractur, sondern auch durch heftige Erschütterung der Knochen zu Stande kamen. Dieselbe ist offenbar auch die Ursache einer hochgradigen Fettembolie in Lungen und Nieren bei einem Manne gewesen, der auf der Strafse krank umfiel und bald darauf starb, ohne dass eine Fraktur oder sonstige Ursache der Embolie zu konstatieren war. Besonders bei älteren Leuten, deren Mark fast nur aus Fett besteht, ist diese Erklärung für die Fettembolie gewiss oft die richtige.

Zuerst werden von der Fettembolie stets die Lungen betroffen; in den hochgradigsten Fällen kann hier die Hälfte aller Kapillaren verlegt sein. Bei stärkerem Blutdruck passiert das Fett die Lungenkapillaren, und es kommt zu Embolien in den Nieren, deren Glomeruli ganz mit Fett ausgefüllt werden können, im Gehirn, in dessen weifser Substanz zahlreiche stecknadelkopfgrofse Blutungen mit centralem weifsem Punkt angetroffen werden. Dieser weifse Punkt im Centrum entspricht einer Fettembolie. Auch im Myocard findet sich eine durch die Fettembolie bedingte fleckenförmige fettige Degeneration, die Verf. in zwei von sieben Fällen konstatiren konnte.

Ob das embolisirte Fett durch die Nieren ausgeschieden wird, ist zweifelhaft; jedenfalls handelt es sich nicht um eine Secretion entsprechend der von Eiweifs und Wasser. Die Fettembolie der Lunge, des Gehirns, des Herzens kann, eine jede für sich, bei starker Ausdehnung tötlich wirken; vereint führt die Fettembolie dieser drei Organe sehr leicht zum Tode. Zu beachten ist dabei die Komplikation mit bereits vorhandenen Krankheiten.   M. Rothmann.

F. Langer, (Mitteilung aus der Klinik des Hofraths BILLROTH). Zur Casuistik der multiplen, symmetrischen Lipome. Arch. f. klin. Chir. XLVI. S. 899.

Der von GROSCH aufgestellte Satz: „Die Localisation aller Lipome wird bestimmt durch den relativen Drüsengehalt der verschiedenen Hautgebiete, indem die Disposition zur Geschwulstbildung in einem umgekehrten Verhältnisse zum Drüsenreichtum steht" wird durch 6 ausführlich mitgeteilte und durch Holzschnitt erläuterte Beobachtungen multipler symmetrischer Lipome bestätigt. Immerhin bleibt auffallend das Nichtauftreten von Recidiven u. ferner der Umstand, dass die meisten multiplen Lipome sog. diffuse Lipome sind, bei denen das Geschwulstgewebe ohne Grenze in das normale Fettgewebe übergeht und welche von einer nur wenig verschiebbaren Haut bedeckt sind. Hierüber, wie über das Vorkommen von Lipomen in der Tiefe, unter den Fascien, zwischen den Muskeln und überhaupt an Stellen, zu denen die Störung der Hautsecretion keine Beziehungen hat, sind weitere, namentlich histologische Untersuchungen erforderlich.   P. Güterbock.

C. S. Cole, Depressed fractures of the skull, a clinical study with the report of forty operativ cases at Chambers Street Hospital in the service of Dr. LEWIS A. STINISON. New-York med. Rec. 1893, Dec. 15.

Zu Gunsten der Elevation des deprimirten Knochenstückes, welche nur 4 Mal unter Gebrauch der Trephine, sonst nach Abtragung der das deprimirte Knochenstück überragenden knöchernen Ränder in sehr geringer Ausdehnung mit Hilfe des Elevatoriums ausgeführt wurde. Von den 40 Fällen, über die Verf. berichtet, gehören ihm selber 8 an, die übrigen 32 13 verschiedenen anderen Operateuren; es endeten tötlich 6, doch kommt nur 1 Fall auf Rechnung der Operation. In 15 Fällen bestanden keinerlei Compressionserscheinungen, in 1, in welchem solche existirten, liefs sich dagegen bei der Operation thatsächlich keine Compression nachweisen. Zum Schluss werden die betr. 40 Fälle, welche sich auf die Zeit vom 23 Aug. 1888 bis 1. Jan. 1892 verteilen, kurz aufgeführt.   P. Güterbock.

J. Straus, Sur la présence du bacille de la tuberculose dans les cavités nasales de l'homme sain. Arch. de Médec. expér. et d'Anatom. pathol. 1894, No. 4 u. Bull. de l'Académie de Méd. 1894, No. 27.

Es gelang Verf., die Gegenwart virulenter Tuberkelbacillen im Innern der Nasenhöhle gesunder Personen, die sich häufig in von Phthisikern bewohnten Räumen aufhalten, nachzuweisen. Der Staub, die festen Partikel und der Schleim der Nasenhöhle wurde mittelst Wattetampons in Proberöhren, welche mit sterilisirtem Wasser gefüllt waren, sorgsam ausgedrückt und der Inhalt von 7 bis 8 Tampons der Peritonealhöhle von Kaninchen einverleibt. Es stellte sich dabei heraus, dass von 29 Individuen, die sich mehr oder minder lange in den Hospitalsälen aufhielten 9 den virulenten Bacillus der Tuberkulose in ihrer Nasenhöhle beherbergten.   W. Lublinski.

Mairet u. Bosc, Recherches sur les causes de la toxicité du serum du sang. Comptes rendus 1894, Bd. 119, No. 4.

Die Verff. spritzten Blutserum von Menschen und Hunden Kaninchen intravenös ein und fanden, dass es tötlich wirkt und zwar brauchte man zur Tötung von einem Kilo Kaninchen 15 ccm Menschenblutserum oder 21.5 ccm Hundeserum. Das Serum tötete immer durch Koagulation; man fand bei der Section das ganze Venensystem oder einzelne Teile desselben thrombosirt.

Neben dieser gerinnenmachenden Wirkung hatte aber das Serum auch giftige Eigenschaften; erstere kann leicht durch Zusatz von Chlornatrium, schwefelsaurem Natrium oder durch Erwärmen auf 52—58° zerstört werden.

Durch verschiedene Alkoholfällung kann man die toxische und die gerinnenmachende Substanz von einander trennen; beide aber gehören in die Gruppe der Albuminoide.   Scheurlen.

Bunge, Ueber Geißelfärbung von Bakterien. Fortschr. d. Med. 1894, XII. No. 12.

An Stelle der Löffler'schen Geißelbeize verwendet B. eine Beize, die aus 3 Teilen koncentr. wässerigen Taninlösung und einem Teil einer Verdünnung von Liq. ferri sesquichlorati 1:20 besteht; zu 10 ccm der Mischung wurde noch 1 ccm concentr. wässrige Fuchsinlösung gesetzt.

Die Beize ist erst nach wochenlangem Stehen zu verwenden, baizt dann ohne Zusatz von Säure oder Alkali. Der weitere Färbungsvorgang ist wie bei dem Löffler'schen Verfahren.   Scheurlen.

R. Mosen, Ueber das Verhalten des Blutdrucks im Fieber. Deutsch. Arch. f. klin. Med. Bd. 52, H. 5, 6.

Verf. hat mittelst des v. Basch'schen Sphygmomanometers vergleichende Untersuchungen über den Blutdruck im Fieber und ausserhalb desselben bei den gleichen Menschen angestellt. Es ergab sich, dass weder dem Fieber, noch der fieberhaften Temperatursteigerung als solcher ein bestimmter Einfluss auf den Blutdruck zukommt; vielmehr wird der arterielle Blutdruck, als von den verschiedensten Momenten abhängig, während der fieberhaften Infectionskrankheiten (und selbst bei ein und derselben Infection) bald in dem einen, bald in dem anderen Sinne beeinflusst.

    Perl-

C. Hennig, Das Asthma thymicum. Wiener med. Blätter 1894, No. 5.

H. kommt in Bezug auf die Frage des Asthma thymicum zu folgenden Schlüssen: Es giebt eine Hypertrophie, bezw. bindegewebige oder fettige Hyperplasie der Thymusdrüse. — In einzelnen Beispielen, verursacht die periodische oder bleibende Anschwellung Beschwerden, kann sogar töten; je jünger das befallene Individuum ist, desto höher steigt die Gefahr. — Selten läfst sich durch Perkussion, noch seltener zugleich durch Palpation die Thymusgeschwulst errathen; auf Hervorbuchtung des Brustbeines, zumal im oberen Drittel, ist jedenfalls zu achten. — Der Thymus anliegende oder sie einhüllende Geschwülste — meist Bronchialdrüsen — können die Hypertrophie der Brustdrüse vortäuschen; doch überschreitet die Thymus wohl kaum die seitlichen Brustbeinwände. — Im zweifelhaften Falle behandelt man wie gegen Rhachitis; gegen den Anfall: schnelles Aufrichten, Klopfen und Reiben des Rückens, nach Befinden hydro- und elektrotherapeutische Mafsnahmen, Antispastica.   Stadthagen.

Stefani, Sul peso specifico dell' orina nelle malattie mentali. Riv. sper. di freniatr. XX.

In die bisher wenig einheitlichen Ergebnisse der Urinuntersuchungen bei Geisteskranken kommt durch die Arbeit des Verf. eine wünschenswerte Klärung. Er kommt zu dem Resultate, dass in allen mehr weniger acuten Psychosen, unabhängig von deren specieller Form, im Initialstadium das specifische Gewicht des Urins auf 1030 bis 1040 und mehr ansteigt. Verläuft die Krankheit rasch, so constatirt man gleichzeitig mit der Remission und dem Verschwinden einen Rückgang der Gewichtszahl bis zur Norm und tiefer. Eine neue Exacerbation läsat auch sofort die Zahl ansteigen.

Bei chronischen Psychosen liefs sich keine einheitliche Aenderung des spec. Gewichtes constatiren, nur wenn acute Attaquen den chronischen Verlauf unterbrachen, stieg auch das spec. Gewicht. Verf. trug Sorge, dass andersartige Einflüsse, wie Aenderung der Diät, körperliche Leiden, welche zu gleicher Volumsalteration des Urins führen könnten, so weit als angängig, ausgeschaltet wurden.   Placzek.

Bourneville, Du traitement chirurgical et médico-pédagogique des enfants idiots et arriérés. Le Progr. Méd. 1893, No. 25.

B. berichtet über 21 Schädel und Gehirne von Idioten und kommt zu dem Resultate, dass die chirurgische Behandlung der Idiotie auf einer Hypothese beruht, welche durch die pathologische Anatomie nicht begründet resp gerechtfertigt werden kann. Die prämature Synostose der Schädelnähte existirt in den meisten Formen der Idiotie nicht; man findet nur ausnahmsweise partielle Synostosen. Die Läsionen, welche man bei Idioten findet, sind meist tiefgehende, ausgebreitete, mannigfache und solche, die durch die Craniectomie nicht beeinflusst werden können. Die Diagnose der Synostose der Nähte oder der Knochenverdickungen entgeht bei der bisherigen Untersuchungsmethode. Die Erfolge der bisherigen chirurgischen Eingriffe bei Idiotie sind zweifelhafter Natur. Die medico-pädagogische Behandlungsweise nach Séquin verspricht nach genügender Zeitdauer bessere Erfolge.   S. Kalischer.

E. Finger, Ueber die Natur des weichen Schankers. (Referat, erstattet in der Section f. Dermat. u. Syph. des XI. internat. med. Congr. in Rom). Wiener med. Presse 1894, No. 14.

F. betrachtet das Ulcus molle als eine virulente, circumscripte, oberflächliche acute Dermatitis, welche, gleich den anatomisch analogen Processen (Acne, Furunkel, Impetigo) durch mehrere pyogene Microorganismen hervorgerufen werde. Für diese Ansicht spreche die Thatsache, dass bereits mehrfach die Erzeugung typischer, in Generationen verimpfbarer Geschwüre durch Inoculation von Reinkulturen verschiedener

Microorganismen gelungen sei, ferner die Beobachtung, dass weiche Schanker autoch-
ton auf dem Boden einer traumatischen Erosion der Genitalien, einer vernachlässigten
Balanitis oder eines Herpes genitalis entstehen können, endlich das häufige Vorkommen sogenannter gemischter Schanker. Dass es sich in diesen Fällen immer um die
Einwanderung eines und desselben specifischen Krankheitserregers handele, sei nicht
wahrscheinlich.   H. Müller.

A. Kollmann, Die Photographie des Harnröhreninneren heim
lebenden Menschen. Int. med.-photogr. Monatsschr. 1894, S.-A.

     Verf. beschreibt einen neuen von ihm construirten Apparat zur Photographie des
Harnröhreninneren mit Hülfe des Electrometroscops. Zu den Aufnahmen, die in ¹/₂
der natürlichen Grösse erfolgen, werden hochempfindliche auf Spiegelglas präparirte
Emulsionsplatten von SCHLEUSSNER, die mit Eikonogen entwickelt werden, angewandt.
Die Expositionszeit beträgt etwa 20 Secunden. Da von den Aufnahmen auch Papier-
abzüge angefertigt werden sollten, so wurden von den kleinen Negativen zunächst mit
Chlorbromsilberplatten von PERUTZ durch Contact Diapositive hergestellt und von diesen
aus erst Vergrösserungen auf Monckhovenplatten gewonnen. — Das Nähere über die
Anwendung des Verfahrens muss im Orig. nachgelesen werden. — Der Arbeit ist eine
Tafel mit einer Reihe von Aufnahmen in ¹/₂, in voller und in doppelter natürlicher
Grösse beigegeben, welche Verf. eingehender erläutert.   H. Müller.

Döderlein, Die moderne Technik bei Laparotomien. Deutsche med.
Wochenschr. 1893, No. 21.

     D. empfiehlt bei Laparotomieen auf das Wärmste das aseptische Operationsver-
fahren und stellt als Grundsatz auf: Fernhaltung jeder fremdartigen Stoffe und zwar
nicht allein der Wundinfectionskeime, sondern auch jeder chemischen Keime, der Antiseptica. Er will deshalb Instrumente, Catgut, Seide, Schwämme, Tupfer durch trockene
Hitze bei 120—140° C sterilisiren, oder, wenn sie in Sodalösung ausgekocht werden,
an der Luft trocknen lassen; resp. mit sterilisirten Tüchern trocknen. — Die Bauch-
haut der Patt. soll mit Seife und warmem Wasser, dann mit Aether, Alkohol und
Sublimat abgerieben und das Sublimat dann mit sterilisirten Tüchern wieder abge-
wischt werden. Die Desinfection der Hände soll auf dieselbe Weise vorgenommen
werden. — Was das Operationsgebiet anlangt, so empfiehlt er, die Wundfläche von
dünnen Stielen nach deren Unterbindung zu verschorfen und zu versenken. Grössere
Wundflächen sind möglichst gegen die Bauchhöhle abzuschliessen, was am besten dadurch erreicht wurde, dass man die Peritonealränder über der Wundfläche zu einer
Decke vereinigt. Geraten septische Massen in die Bauchhöhle, so warnt D. vor allem
vor der Ausspülung der Bauchhöhle mit antiseptischen Lösungen, da diese doch nicht
sämmtliche Keime abtöten können, sondern nur die normale Verdauungskraft des
Peritoneum schädigen. Er empfielt, den Eiter mit trockenen Tupfern möglichst vollständig aufzusaugen.   A. Martin.

Pinard, Sur une observation d'ovariotomie pratiquée dans le cours
d'une septicémie puerpérale à forme prolongée et suivie de guérison. Bull. de l'academie de médecine No. 8.

     P. berichtet von einem solchen Falle, der nach 3 Monaten 20 Tagen durch La-
parotomie geheilt wurde. Es wurde eine 4 Liter Eiter haltende Cyste exstirpiert,
nachdem vorher schon 6 Liter durch Punction entleert worden waren. Solche Fälle
seien von extremer Seltenheit.   A. Martin.

Einsendungen für das Centralblatt werden an die Adresse des Hrn. Prof. Dr. M. Bernhardt (Berlin W.
Französische Strasse 21) oder an die Verlagshandlung (Berlin NW., 68. Unter den Linden) erbeten.

Verlag von August Hirschwald in Berlin. — Druck von L. Schumacher in Berlin.

Wöchentlich erscheinen
1—2 Bogen; am Schlusse
des Jahrgangs Titel, Na-
men- und Sachregister.

Centralblatt

für die
medicinischen Wissenschaften.

Preis des Jahrganges
20 Mark; zu beziehen
durch alle Buchhandlun-
gen und Postanstalten.

Unter Mitwirkung von
Prof. Dr. H. Senator und Prof. Dr. E. Salkowski,
redigirt von
Prof. Dr. M. Bernhardt
in Berlin.

1894. 8. November. No. 44.

Inhalt: Külz und Vogel, Zur Kenntniss der Kohlehydrate in der Leber. (Orig.-Mitt.)
Elsholz, Bestimmung der Leukocytenzahl im Blut. — Sandmeyer, Folgen der partiellen Pankreasexstirpation. — Berthier, Entstehung der musculären Osteome. — Sulzer, Bericht über 200 Kropfoperationen. — Buchner, Fortschritte in der Immunitätsfrage. — Stoitscheff, Wirkung des Digitalin und der Digitalisinfuse. — Wolkowitsch, Salol bei Cholera. — Jolly, Ueber Hypnotismus und Geistes-störung. — Seifert, Behandlung der Psoriasis mit Jodkalium. — Spenzer, Sel-bach, Zur Kenntniss der Aethernarcose.

Ruppel, Zur Kenntniss des Protagons. — Matthes, Zur Chemie des leukä-mischen Blutes. — Ambrosius, Ueber die Todesursache nach multiplen Fracturen. — Haug, Behandlung der Perichondritis auriculae. — Dardignac, Fall von Tuber-culom der Zunge. — Robinson, Einfluss von Kanalgasen auf Halskrankheiten. — Wilbrand, Sänger, Stälin, Ueber eine Konjunctivitis-Epidemie. — Goldloff, Ueber biliäre Lebercirrhose. — Wilischanin, Zur Symptomatologie der Rötheln. — Parkhill, Dumont, Ueber Craniotomie und Craniectomie. — Lebeler, John-son, Fälle von Hirnabscess. — Rotmann, Lanolin und Adeps lanae. — Werth, Ovariencysten mit Typhusbacillen. — Osser, Gummilösung als Nährflüssigkeit für das Herz.

Zur Kenntniss der Kohlehydrate in der Leber.

Vorläufige Mitteilung von Prof. Dr. Külz und Dr. J. Vogel. (Aus dem physiolo-gischen Institut zu Marburg).

Aus der dem Organismus möglichst schnell entnommenen Leber des Rindes ist es uns mehrfach gelungen, Präparate darzustellen, die keinen Zweifel darüber lassen, dass es sich um die Osazone der Isomaltose und Maltose handelt. Ihre Darstellung ist mit vielen Schwierigkeiten und sehr grofsen Verlusten verbunden, die Aus-beute daher nur eine geringe. Immerhin ist durch diesen Befund die eingebürgerte Lehre, dass es sich in dem Zucker der Leber ausschliefslich um Traubenzucker handle, widerlegt und zugleich bewiesen, dass sich die Saccharification des Glycogens in der Leber qualitativ ganz in derselben Weise abspielt, wie in Lösungen, die mit Speichel oder pankreatischem Saft behandelt werden.

Die ausführliche Mitteilung der Versuche wird unter Berücksichtigung der einschlägigen Literatur in der Zeitschrift für Biologie erfolgen.

Elzholz, Neue Methode zur Bestimmung der absoluten Zahlenwerte der einzelnen Leukocytenarten im Cubikmillimeter Blut. Wiener klinische Wochenschr. 1894, No. 32.

Die vom Verf. angewendete Methode zur Zählung der farblosen Blutzellen ist die folgende:

In den Mischapparat des THOMA - ZEIS'schen Blutzählers wird das zu untersuchende Blut bis zum Teilstrich 1 oder ½ aufgesogen, dann bis zur Hälfte des Apparates eine Glycerineosinmischung zugefügt und beide Flüssigkeiten werden durch 3—4 Minuten langes Schütteln mit einander gemischt. Die Zusammensetzung der Glycerineosinmischung ist folgende: 2 pCt. wässerige Eosinlösung 7.0, Glycerin 45.0, Aq. dest. 55.0. Nach dem Mischen wird durch Aufsaugen eine Gentianaviolettlösung bis zur Marke 11 beigefügt. Die Lösung hat nachstehende Zusammensetzung: zu 15 ccm Wasser werden 5—6 Tropfen einer concentrirten wässerigen Gentianaviolettlösung und 1 Tropfen absoluter Alcohol zugesetzt. Nach erneutem Schütteln wird die Mischung einige Minuten im Mischapparate belassen und dann in der ZEISS'schen Kammer untersucht. Die polynucleären neutrophilen Zellen zeigen in solcher Art hergestellten Präparaten violetten Farbenton, die eosinophilen Zellen sind violettrot mit vorwiegendem Rot, die Lymphocyten und die Uebergangszellen haben blaue Kerne. Eine kleine Zahl von Zellen bleibt farblos, es sind dies diejenigen, die auch nach den EHRLICH'schen Methoden sich schlecht tingieren. Die roten Blutkörperchen sind zerstört; Zweck der Methode ist es eben, die roten Körperchen zu vernichten und die farblosen sämmtlich zu erhalten, das aber wird nach Verf. nur nach seiner Methode vollkommen erreicht. Einen weiteren Vorzug erblickt Verf. darin, dass in den nach seiner Angabe hergestellten Blutmischungen die Verteilung der Leukocyten eine gleichmäßigere ist, als nach der THOMA-ZEISS'schen Methode.

Rawitz.

W. Sandmeyer, Ueber die Folgen der partiellen Pankreasexstirpation beim Hunde. Zeitschr. f. Biol. XXXI. S. 12.

Ref. muss sich damit begnügen, aus der umfangreichen, auf einer ausserordentlichen Fülle von Beobachtungsmaterial aufgebauten Arbeit nur die wichtigsten Thatsachen wiederzugeben.

Teil I. Da die Hunde nach einer totalen Exstirpation des Pankreas in längstens 4 Wochen zu Grunde gehen, Untersuchungen

über den Stoffwechsel, sowie über die Ausnützung dadurch also
sehr erschwert sind, versuchte Verf. Diabetes dadurch herbeizuführen, dass er das Pankreas nur partiell, unter Zurücklassung von
$\frac{1}{9}$—$\frac{1}{8}$, exstirpirte und die Atrophie des Restes und damit den
Eintritt des Diabetes abwartete. Dem Verf. ist dieses nun in 2 Versuchen gelungen: in dem einen trat der Diabetes etwa 4 Monate
nach der Operation ein, in dem anderen 13 Monate nach der Operation, der Tod 2 Monate bew. 8 Monate nach Eintritt des dauernden Diabetes. Die Hunde wurden, nachdem sie diabetisch geworden, nur mit Pferdefleisch und zwar mit abgewogenen Mengen
gefüttert.

Die diabetisch gewordenen Hunde nutzen Eiweifskörper zu 62
bis 70 pCt. aus, Fett in sehr wechselnder Menge: zuweilen wurde
gar kein Fett resorbirt, zuweilen 30 pCt., ja sogar bis 78 pCt.
Emulgirtes Fett (Milch) wurde bis zu 42 pCt. resorbirt. Durch
Zulage von rohem Rinderpankreas zur Nahrung wurde die Aus-
wertung des Eiweifses und des Fettes — sowohl des im Fleisch enthaltenen, als auch des besonders eingeführten — beträchtlich verbessert.

Bezüglich der Zuckerausscheidung constatirte S. die höchst
merkwürdige Thatsache, dass sich dieselbe durch Zugabe von
rohem Pankreas um das 3—14 fache erhöhte. Eingeführte Kohlehydrate zeigten folgendes Verhalten: Amylum erhöhte die Zuckerausscheidung, ebenso und zwar sehr beträchtlich Maltose; Traubenzucker erschien nur zum Teil als solcher im Harn wieder, Lävulose
steigerte die Traubenzuckerausscheidung, ging aber zum Teil in den
Harn über. Inulin rief nur eine geringe Steigerung der Traubenzuckerausscheidung hervor, mehr als die Hälfte des Inulins fand
sich im Koth vor. Rohrzucker erschien im Harn als Traubenzucker
wieder, Raffinose wurde zum grofsen Teil in den Fäces entleert,
ein Teil im Harn, die Steigerung der Traubenzuckerausscheidung
war unwesentlich. Milchzucker steigerte die Traubenzuckerausscheidung, ohne selbst in den Harn überzugehen. Galactose ging zum
geringen Teil als solche, zum grössten Teil als Traubenzucker in
den Harn über. Glycerin ergab keine sichere Steigerung der
Traubenzuckerausscheidung, noch weniger Gummi arabicum. Bei
einem der beobachteten Hunde ergab sich aus der Beobachtung
der N-Bilanz die auffallende Thatsache, dass sich das Tier, trotz
fast ständiger Abnahme des Körpergewichts meistens im N-Gleichgewicht befand, ja sogar N zurückgehalten wurde. Die bei Hunden mit Totalexstirpation constanten Verfettungen der Organe fehlten
bei diesen Tieren vollständig.

II. Da die Fütterung mit Fleisch und Pankreas bei dem allmälig diabetisch gewordenen Hunde eine beträchtliche Zunahme der
Zuckerausscheidung herbeigeführt hatte, versuchte Verf. nunmehr,
ob nicht Hunde, bei denen man $\frac{1}{3}$—$\frac{1}{4}$ des Pankreas in der Bauchhöhle belassen hat, durch Fütterung mit Fleisch und Pankreas dia-

betisch gemacht werden könnte. Das ergab sich in der That. Diese Tiere wurden diabetisch, wenn sie auf einmal Pferdefleisch in genügender Quantität zu sich nahmen, welchem rohes Pankreas zugefügt war. Wurden diese Versuche nach nicht zu langer Zeit wiederholt, so hielt die Glycosurie meistens auch in der Zwischenzeit nach einfacher Fütterung mit Pferdefleisch an. Diese Wirkung des Pankreas ist jedenfalls eine fermentative. Dies geht aus Versuchen mit gekochtem Pankreas hervor: das Resultat war vollkommen negativ. Die Hauptursache für das Zustandekommen dieses Diabetes dürfte in der besseren Ausnützung der Nährstoffe gelegen sein, namentlich auch der im Fleisch enthaltenen Kohlehydrate.

E. Salkowski.

A. Berthier, Etude histologique et expérimentale des ostéomes musculaires. Arch. de méd. exp. et d'anat. pathol. 1894, VI. p. 601.

Verf. kam bei der Untersuchung eines exstirpirten sog. Reiterknochens, der Entwicklung einer Knochengeschwulst in der Adduktorenmuskulatur, durch die Anwesenheit von Knorpelgewebe in demselben auf die Vermutung, dass die Ursache in einer Losreifsung des Periost's zu suchen sei. Die daraufhin bei Kaninchen angestellten Experimente zeigten thatsächlich, dass das losgelöste und durch Muskelzug in die Muskulatur hinein verlagerte Periost zur Bildung derartiger Knochentumoren führt.

Die Bildung des Knochengewebes kann durch die Osteoblasten erfolgen. Nach Ansicht des Verf.'s sondern dieselben Knochensubstanz ab, indem ihr Protoplasma sich in Knochengrundsubstanz umwandelt; später können dann die Zellen selbst, von der Grundsubstanz eingeschlossen, sich in fötale Knochenzellen umwandeln, an denen sich secundär Fortsätze und Kanäle entwickeln. Aber auch aus Knorpelgewebe, embryonalem Bindegewebe und fibrösem Gewebe kann durch direkte Umwandlung sich Knochengewebe bilden. Dabei ist der ossificirte Knorpel, auch wenn die Zellen noch den knorpligen Charakter bewahren, als eine Abart des osteoiden Gewebes aufzufassen, da die Grundsubstanz das charakteristische Zeichen des Knochengewebes ist.

Die neben der Neubildung stets einhergehende Resorption von Knochen und Knorpel kann durch Gefäfsknospung und durch irritative trophische Störungen bedingt sein. Die Myeloplaxen, jene grofsen, vielkernigen Zellen, sind nicht als die Ursache, sondern als das Produkt der Resorption aufzufassen. Denn bei sorgfältiger Härtung kann man den Zusammenhang des Knochengewebes und der Myeloplaxen konstatiren; es existiren ferner Uebergänge zwischen beiden Bildungen; auch die Form der Myeloplaxen spricht dafür, dass sie vom Knochen sich loslösen. Ferner weist die Anhäufung der Kerne an dem vom Knochen entferntesten Ende daraufhin, dass die Hauptthätigkeit der Zellen nicht nach dem Knochengewebe hin, sondern von demselben fort gerichtet ist. Das Muskel-Osteom ist nicht als ein Tumor aufzufassen, sondern verdankt lediglich der Losreiſsung des Periostes seine Entstehung.　M. Rothmann.

M. Sulzer, Aus dem Cantonsspital Münsterlingen. Bericht über 200 Kropfoperationen mit besonderer Berücksichtigung der Endresultate. Deutsche Zeitschr. f. Chir. XXXVI. S. 193.

Von den vorliegenden 200 Operationen waren 14 atypische, von den übrigen 186 nach typischen Methoden Operirten starben in der Anstalt 10, später an intercurrenten Leiden oder Recidiven 12; bei 27 war über die weiteren Schicksale nichts zu ermitteln: von dem Rest ist — nach Abzug von 14, erst 1892 Operirten — bei 95 der gegenwärtige Zustand durch directe Untersuchung, bei 23 durch schriftlichen Bescheid und bei 5 durch ärztlichen Bericht festgestellt worden. Auf 55 operirte Männer kamen 145 Weiber, und gehörten die meisten dem 10. bis 29. Lebensjahre an, doch waren 5 unter 10, 2 über 70 Jahre alt. Ursache zur Operation gab meist die hochgradige Dyspnoe, 17 Mal bestand Dysphagie; aus cosmetischen Gründen wurde nur bei 3 Patt. operirt. Bis 1886 wurden fast ausschlieſslich Exstirpationen ausgeführt, im Ganzen 60 und zwar bei Struma cystica 7, bei Str. hyperplast. 24, bei Str. hyperplast. u. cyst. 5, bei Str. colloides 19, bei Str. fibrosa 5 Mal. 38 Mal wurde die Drüse halbseitig, 6 Mal vollständig entfernt, in den sonstigen Fällen einzelne Lappen oder Hörner bezw. Teile derselben und bei 1 nur der Isthmus fortgenommen. Bei 7 Patt. war die Geschwulst teilweise wenigstens substernal, in 2 pCt. der Fälle wird stärkere arterielle Blutung bei der Operation angegeben. Diese selbst folgte im Wesentlichen Kocher'schen Principien. Man fand die Trachea meist säbelscheidenförmig zusammengerückt, und nur 3 Mal erheblich erweicht. Tracheotomie beeinflusste höchst ungünstig den Verlauf. Von 2 während der Operation Tracheotomirten starb 1 an Sepsis, ebenso 2 am 1. resp. 2. Tage nach der Operation Tracheotomirte. Vorübergehende Dyspnoe nach der Operation, bedingt durch Compression der Trachea durch Ansammlung von Blut resp. Eiter wurde nach deren Entfernung beseitigt. Von der Operation unmittelbar abhängig starben 6, darunter 1 an Collaps, die anderen an verschiedenen Formen der Sepsis. Alle diese Todesfälle kamen bei 41 Strumectomien bis 1882 vor; von diesem Jahre an bis 1892 verliefen 27 Exstirpationen, 98 Enucleationen und 19 gemischte Operationen, zusammen 144 Eingriffe ohne einen einzigen Todesfall. Die Totalexstirpation, welche ausser bei 6 gutartigen Fällen bei einer Struma sarcomatosa ausgeführt wurde, hatte allerdings schlechte Ergebnisse: 3 starben infolge der Operation, 2 einige Zeit später urämisch an Schrumpfniere und nur 1 Pat., dessen Geschichte in extenso beigebracht wird, konnte nachuntersucht werden. Derselbe zeigte deutliche Cachexia strumipriva,

welche später mit Bildung eines Recidivs zurückging. Wahrscheinlich war hier bei der schwierigen Ablösung der Geschwulst von
der Trachea ein Drüsenrest zurückgeblieben. Bei den partiellen
Operationen hat dagegen Verf. nie Auftreten der Cachexie gesehen.
— Die Fälle von Enucleation betrafen Struma cystica 40, Struma
colloid. 31, Struma cyst. u. colloid. 13, Struma follicul. 5 und Str.
fibrosa 6 und fötale Adenome 3 Mal. In ¼ der Fälle war die Blutung
eine beträchtliche, so dass 3 Mal zur Exstirpation des betr. Lappens übergegangen werden musste; bei 1 Pat. wurde die Unterbindung der beiden Hauptarterien der Enucleation vorangeschickt.
Die Blutstillung nach der Enucleation wurde im Uebrigen systematisch durch fortlaufende Naht des zurückbleibenden Geschwulst-
mantels geübt, gelegentlich auch durch Compression, aber nie in
der von J. Wolff empfohlenen Form, welche Verf. verwirft. Bei
10 Patt. wurde die Strumectomie mit elastischer Ligatur nach Buss
verrichtet; bei 1 Operirten wurde die Ligatur abgenommen, weil
sie Compressionserscheinungen Seitens der Trachea erzeugte, bei
einem kam es zur vorübergehenden Stimmbandlähmung und bei
einem dritten unmittelbar nach Lösung zu einer sehr schweren
eigentümlichen inspiratorischen Dyspnoe, die sich erst nach einiger
Zeit gab. Von den Enucleationen betrafen 29 einzelne Cysten und
26 einzelne Knoten, dagegen 49 mehrfache Cysten und Knoten.
Heilung per prim. int. wurde 83 Mal, durch Granulation 15 Mal
erzielt. Drainage wird zur Nachbehandlung neuerdings nur dort
applicirt, wo die Blutstillung nicht absolut sicher schien oder die
Wunde nicht völlig durch Naht vereinigt werden konnte. — Die
Enucleation neben partieller Exstirpation („gemischtes Verfahren")
wurde 19 Mal angewandt und zwar 9 Mal neben typischer Exstirpation des anderen Lappens und 10 Mal neben teilweisen Resectionen dieses. Von 3 Fällen von Morbus Basedowii, die operativ
behandelt wurden, zeigten zwei Besserung bezw. Heilung, der dritte
keine Veränderung nach der Operation. — Operationen wegen
Struma maligna wurden 9 Mal ausgeführt; dieselben betrafen 8 Patt.,
da bei einem nach 8 Monaten ein Recidiv operirt werden musste.
In einem Fall lautete die klinische Diagnose auf Sarcom, 4 waren
Alveolar-Krebse, 1 ein Papillar-Carcinom und je 1 ein Spindel-
zellen- bezw. Rundzellensarcom. Die Operationen waren durchweg
sehr schwierig, zwei Mal wurde die Tracheotomie nötig mit † 1;
ebenso starb 1 Pat. an andauernder Jauchung der Wunde 2 Mon.
nach der Operation. Bei 1 Pat. wurde Trachea und Oesophagus
verletzt, doch konnte er mit Trachealcanule nach verschiedenen
Zwischenfällen ca. 10 Monate nach der Operation bei progressivem
Recidiv entlassen werden. Im Ganzen ist von den Patt. mit Struma
maligna nur 1 noch am Leben. Von den mit geheilter Wunde
Entlassenen starben 3 an Recidiv, 1 blieb recidivfrei, starb aber an
einem Herzfehler.

Bei der Verwertung der Ergebnisse der Nachunter-
suchung ist zu berücksichtigen, dass erst seit zwei Jahren der

Kocher'sche Querschnitt angewandt wird und dieser allein nach allen Richtungen befriedigende lineäre Narben geliefert hat. Für die Form des Halses nach der Operation ist die Enucleation günstiger als die Exstirpation gewesen, aber doch nicht in so überwiegender Weise, wie dieses andere Autoren (Garrè) darstellen. Als Nähmaterial wird, nachdem einmal septische Catgutinfection vorgekommen, ausschließlich Seide gebraucht (und zwar in Form von Knopfnähten), bei welcher am seltensten nachträglicher Abgang von Ligatur-Fäden statt hat. Von Stimmbandläsionen trat 3 Mal keine Besserung schon vor der Operation bestehender einseitiger Paralyse auf; 2 durch die Operation entstandene Lähmungen gingen später ganz zurück, 3 zeigten keinerlei Besserung und bei 3 fehlen spätere Befunde. In 6 Fällen konnte jede Läsion des Recurrens völlig ausgeschlossen werden. Kleinwerden und Monotonie der Stimme wurden in der nächsten Zeit nach der Operation wiederholt gesehen, jedoch nach der Enucleation seltner als nach der Exstirpation. In Bezug auf erstere, die Enucleation, konnte man in 40 Fällen freie Beweglichkeit vor wie nach der Operation constatiren. In zwei unter 5 Fällen bildete sich eine Lähmung nach der Operation zurück und wurden dauernde Lähmungen eines Stimmbandes nach der intraglandulären Ausschälung niemals beobachtet.

Kropfrecidive. Von 23 nachuntersuchten Fällen totaler wie partieller Exstirpation waren 11 recidivfrei und 2 mit kleinen Recidiven behaftet. Größere Recidive zeigten 10 und zwar handelte es sich in keinem Falle um Cystenkröpfe. Von den größeren Recidiven betrafen 9 den anderen Lappen, 1 den absichtlich zurückgelassenen Teil eines partiell exstirpirten Lappens; bei 4 machten die hochgradigen Beschwerden Recidivoperationen (3 Enucleationen und 1 Teilresection) erforderlich. Rückbildung des intactgelassenen Teils der Struma, wie sie J. Wolff u. A. beschreiben, hat Verf. nur 1 Mal in einem Fall von Struma maligna gesehen. Sehr viel günstiger stellte sich im Ganzen die Recidivität bei dem gemischten Verfahren und den Enucleationen. Bei ersten waren von 12 9, bei letzteren von 63 44 recidivfrei. Auch hier konnte eine nachträgliche Atrophie des nicht von der Operation berührten Lappens nicht dargethan werden. Die geringere Zahl der Recidive bei der Enucleation gegenüber der Exstirpation erklärt Verf. dadurch, dass ein Teil bei der Neuheit der Methode jener die Mehrheit der mit ihr operirten Fälle noch relativ zu frisch ist, u. erst bei einer nach einer noch größeren Reihe von Jahren vorzunehmenden Revision ebenfalls z. Th. Wiederwachsen des Kropfes zeigen wird.

P. Güterbock.

Buchner, Neuere Fortschritte in der Immunitätsfrage. Münchner med. Wochenschr. 1894, No. 24.

Als wichtigste Errungenschaft des Jahres 1893 bezeichnet B. die fortschreitende Erkenntniss von dem qualitativen Unterschied

der durch Alexine bedingten natürlichen Immunität von der durch
Antitoxine bedingten künstlichen Immunität. Alexine und Antitoxine
finden sich beide im Blut und sind beide eiweifsartige Körper; ihre
wichtigsten Unterschiede sind kurz folgende: erstere haben baktericide und globulicide Wirkung, letztere nicht; erstere, die Alexine,
sind ausserordlich labile Körper, werden durch Temperaturen über
50° zerstört, ebenso durch Sonnenlicht und durch die Alexine anderer Tierspecies; sie gehen ausserhalb des Tierkörpers rasch zu
Grunde, eine Conservirung ist bis jetzt noch nicht gelungen.

Dagegen sind die Antitoxine haltbare Körper, das des Tetanus
verträgt 70—80° und wird selbst durch Fäulniss nicht zerstört, das
der Diphtherie widersteht der Verdauung.

Die Alexine verhalten sich gegenüber verschiedenen Bakterienarten und Blutzellen ungleich, je nach der Tierspecies von der sie
stammen, die Antitoxine dagegen sind in ihrer Natur von der Tierspecies ganz unabhängig, und allein durch die specifische Bakterien-
art mit der die Immunität erzeugt wurde, bedingt. Das Antitoxin
ist also etwas bei der Immunisirung Neuhinzugekommenes. Es
könnte nun als reaktives Produkt des tierischen Organismus aufgefasst werden, viel wahrscheinlicher aber ist, dass es ein modificirtes
entgiftetes Produkt der Bakterienzelle ist, hiefür spricht vor allen
Dingen seine Abhängigkeit von der Bakterienspecies.

Natürliche Immunität und künstliche sind also grundverschie-
dene Dinge, letztere will B. allein unter dem Namen Immunität
verstanden wissen, während er erstere „natürliche Widerstandsfähigkeit" nennt. Beide können selbstverständlich neben einander bestehen, und wie die Immunität kann auch die natürliche Widerstandsfähigkeit durch künstliche oder natürliche Mittel gesteigert
werden. Zu einem solch künstlichen Mittel gehört z. B. das Tuberkulin das nichts specifisches an sich hat, weiterhin die Bakterien-
proteine, welche z. B. bei Cholera, die namentlich von SUBKRNHKIM
als nicht specifisch erkannte „Proteïnimmunität" ebenfalls eine erhöhte natürliche Widerstandsfähigkeit hervorrufen. Dass man ähnliches auch durch Pflanzenproteine hervorrufen kann, weist B. in
einem Versuch mit Weizenkleber nach.   Scheurlen.

N. Stoitscheff, Die Wirkung des Digitalinum verum, verglichen
mit derjenigen des Digitalisinfuses. Deutsches Archiv f. klin. Med.
Bd. 52, S. 475.

Das bereits vor Jahren von SCHMIEDEBRRG dargestellte Digitalin
konnte bisher nur wenig praktische Verwendung finden, da die Darstellung eine zu complicirte, und somit der Preis ein zu hoher war;
erst in jüngster Zeit ist es KILIANI gelungen, eine Darstellungsweise
anzugeben, die die fabrikmäfsige Herstellung des Digitalin gestattet:
es ist nunmehr unter dem Namen „Digitalinum verum" in den
Handel gebracht worden. Es ist eine weifse, aus kleinen Kügelchen

bestehende amorphe Masse, die in kaltem Wasser schwer, in kochendem leichter, leicht in Alkohol und in einem Gemisch von Chloroform und Alkohol löslich ist; in concentrirter Salzsäure löst es sich in der Kälte fast farblos, beim Erwärmen mit intensiv gelber oder gelbgrüner Farbe, in concentrirter Schwefelsäure mit goldgelber Farbe, die auf Zusatz von wenig Bromkalium in eine prachtvoll rote Färbung übergeht. Mit diesem Präparat stellte Verf. eine Reihe von therapeutischen Versuchen an, über die er unter Beifügung zahlreicher Pulskurven berichtet. Aus der ersten Gruppe dieser Versuche, bei denen das Digitalin allein angewandt wurde, ergiebt sich, dass dies Mittel in den meisten Fällen eine Herabsetzung der Pulsfrequenz mit Besserung des Pulses und des Allgemeinbefindens herbeiführte. Um festzustellen, ob in denjenigen Fällen, in denen eine bemerkenswerte Besserung nicht eintrat, ein Digitalisinfus wirksam sei, wurde bei einer zweiten Gruppe von Fällen Digitalinum verum und Digitalisinfus (1.5:200.0. 5 Mal täglich 20 ccm) abwechselnd gegeben. Diese zweite Serie von Fällen zeigt, dass das Infus dem Digitalin durchaus nicht überlegen ist; bei 10 von 13 Fällen war das Digitalin wirksam, während das Infus keine oder nur geringe Wirkung ausübte. In den übrigen 13 Fällen scheint allerdings das Verhältniss ein umgekehrtes zu sein, doch wurde dies Resultat möglicherweise durch anderweitige beeinflussende Momente herbeigeführt. Wesentlich ist die Art und Weise der Darreichung: wiederholte kleine Dosen wirken besser und schneller, als größere Dosen in längeren Pausen verabreicht. Gewöhnlich wurden 4 Mal täglich 0.004 g gegeben, doch wurden auch größere Dosen bis zu 0.04 pro die gut vertragen. In vielen Fällen wurde das Mittel längere Zeit, Wochen hindurch verabreicht, ohne dass jemals eine cumulirende Wirkung beobachtet wurde.

K. Kronthal.

M. Wolkowitsch. Ueber den therapeutischen Wert des Salols bei der Cholera-Diarrhoe. Therap. Monatsh. 1893, Sept.

Zur Behandlung der die Cholera asiatica einleitenden Diarrhoe, also zu einer Zeit, in der allgemeine Vergiftungserscheinungen des Gesammtorganismus noch nicht beobachtet werden, empfiehlt W. das Salol auf das Wärmste. Dieses Mittel wurde in nahezu 200 einschlägigen Fällen angewandt, in denen die Zahl der täglichen Stuhlentleerungen 3—5—7—12—15 und seltener noch mehr betrug. Die erste bei Erwachsenen verordnete Dosis des Salol betrug 2.0 g. Bei älteren und schwächlichen Personen wurde dagegen im Beginne nur 1 g verabreicht. Die folgenden drei Dosen zu 1 g wurden 3 stündlich, die weiteren 4—5 stündlich gegeben. So erhielten die Kranken am ersten Behandlungstage im Ganzen 8 g seltener auch 10 g Salol. Der Erfolg der genannten Behandlungsweise war der, dass oft schon nach dem Verlaufe von 12 Stunden die Entleerungen seltener wurden und dass dann bald eine Unterbrechung von 12 bis

24 Stunden eintrat, nach welcher die Stühle wiederum normal wurden. Neben dem Salol wurde noch Bettruhe, Wärme, heifse Umschläge auf den Leib und das Trinken von heifsem Thee mit Citrone verordnet. Unangenehme Erscheinungen infolge der Einnahme von Salol wurden niemals beobachtet, abgesehen von leichtem Schwindelgefühl und Ohrensausen. Zeichen von Carbolvergiftung insbesonders wurden in keinem Falle constatirt. — Bei Kindern wurden alle 3—4 Stunden soviel Decigramm Salol gegeben, als dieselben Jahre alt waren. Auch hier waren die Erfolge sehr zufriedenstellend.   C. Rosenthal.

F. Jolly, Ueber Hypnotismus und Geistesstörung. (Nach einem zu Ende des Sommersemesters 1893 in der Berliner psychiatrischen Klinik gehaltenen Vortrage). Arch. f. Psych. XXV. p. 599.

Der Vortrag bespricht die mannigfachen Beziehungen zwischen Hypnotismus und Geistesstörung und beschäftigt sich dabei im besonderen mit den neueren Versuchen von KRAFFT-EBINGS, welche die Reproduction gewisser Bewusstseinszustände aus anderen Lebensperioden im Zustande der Hypnose darthun sollen. Der am Eingang des Vortrages citirte Fall betrifft eine Paranoika, welche sich hypnotischen Beeinflussungen ausgesetzt glaubt, er enthält nur mehr äusserliche Beziehungen zum Hypnotismus. Ein zweiter Fall (klimakterische Geistesstörung) war vor der Erkrankung vielfach hypnotisirt worden, und als sich später ein acuter paranoischer Zustand entwickelte, behauptete die Pat., auch in der Anstalt, noch immer unter den Einflüssen des Hypnotiseurs zu stehen. J. glaubt, dass in diesem Falle eine latente hysterische Disposition durch die Hypnosen manifest geworden sei.

Der Hauptgegenstand des Vortrages ist aber die Demonstration eines 19jährigen Mädchens, welches an Dystrophie leidet und von einem Heilkünstler aus diesem Grunde zum Gegenstand hypnotherapeutischer Versuche gemacht worden ist. Diese Versuche änderten an den Lähmungen nichts, riefen aber grofse hysterische Anfälle hervor, denen Zustände von Verwirrtheit folgten und veranlassten die Aufnahme der Pat. in die Charité. Contracturen, welche sich einstellten und sich sehr hartnäckig erwiesen, liefsen die Anwendung der Hypnose als gerechtfertigt erscheinen und dadurch entwickelte sich bei der Pat. ein Zustand von Suggestibilität, welche es dem Vortragenden gestattete, coram clinico die Hypnose hervorzurufen und während derselben die KRAFFT-EBING'schen Versuche zu wiederholen. Die Zurückversetzung in ein früheres und die Versetzung in ein späteres Alter gelangen prompt. J. ist aber nicht sicher, ob die Kranke nicht Kenntniss von den Wiener Versuchen erhalten habe — jedenfalls aber verhält er sich den Schlussfolgerungen des Wiener Forschers gegenüber sehr skeptisch. Er sieht in diesen sonderbaren Zuständen nicht die Reproduction einer früheren Persönlich-

keit mit ihrem Bewusstseinsinhalt und die Erweckung eines latenten
Ichs aus früheren Lebensperioden, sondern nur das Product von
Erinnerungen und lebhaften Vorstellungen, welche von den mit
grofser Einbildungskraft begabten Hysterischen in mehr minder lebhafter und geschickter Weise zur Darstellung gebracht werden.

Dieselbe Kranke reproducirte noch sehr merkwürdige Ergebnisse in ihren Erzählungen, durch welche sie Glauben machen wollte,
dass sie im hypnotischen Zustande zu einem Verbrechen angestiftet
worden sei. Sie machte ausserdem einen ernsthaften Selbstmord-
versuch. Der Vortragende erklärt dies so, dass sie aus Angst vor
einer möglichen Gravidität jene Geschichte erfunden und dann in
ihren Wahn aufgenommen hat. Zum Schlusse betont J. die Verwandtschaft des Zustandes habituell hypnotisirter Individuen mit den
Erscheinungen der Hysterie und warnt demgemäfs davor, die Hypnose als etwas Harmloses aufzufassen.   M. Brasch.

Seifert, Ueber die Behandlung der Psoriasis mit grofsen Dosen
   von Jodkalium, nebst Bemerkungen über die Jodwirkung. Arch.
   f. Dermat. u. Syph. XXVII. S. 323.

Verf. hat die von Greves und Haslund zuerst empfohlene Behandlung der Psoriasis mit steigenden Dosen von Jodkalium (bis
20—30 g pro die und mehr) bei 13 Kranken angewandt; vollständig geheilt wurden von diesen nur 4 und zwar durchschnittlich in
etwa 7 Wochen und nach einem Gesammtverbrauch von 223,344,422
und 850 g Jodkalium. Aber auch bei denjenigen Pat., bei welchen
diese Medication abgebrochen wurde, führte die hierauf eingeleitete
locale Behandlung mit Chrysarobin und Anthrarobin ungewöhnlich
schnell zum Ziele. Im Allgemeinen wurden die hohen Tagesdosen
des Mittels erstaunlich gut vertragen. Die leichtesten Formen des
Jodismus (Schnupfen, vermehrte Thränenabsonderung, Kopfschmerzen) zeigten sich allerdings vorübergehend bei fast allen Kranken;
in einem Falle nötigten andauernde Verdauungsstörungen zum Aufgeben der Behandlung, in einem anderen entstand ein intensives
Erythem des weichen Gaumens mit Oedem der Uvula. Von Haut-
ausschlägen wurde nur bei einer Pat. ein urticariaähnliches Exanthem beobachtet, welches sechsmal im Verlaufe der Cur, jedesmal
unter fieberhaften Erscheinungen, auftrat. Nahezu regelmäfsig
machte sich bei längerem Gebrauche des Jodkalium ein Einfluss
auf die Circulation (Erhöhung der Pulsfrequenz bis zu 170) bemerkbar und in etwa der Hälfte der Fälle trat anfallsweise Fieber
auf, für das sich eine andere Ursache nicht nachweisen liefs. Bei
dem einen Pat. folgte jeder Erhöhung der Tagesdosis eine Steigerung der Temperatur und der Pulsfrequenz. Die Beschleunigung

des Pulses war bei diesem Jodfieber im Verhältniss zu der Erhöhung der Körpertemperatur meist eine ungewöhnlich bedeutende, auch ging sie der letzteren oft um 12—24 Stunden voraus.

H. Müller.

---

1) **J. G. Spenzer,** Ueber den Grad der Aethernarcose im Verhältniss zur Menge des eingeatmeten Aetherdampfes. Arch. f. exp. Pat. u. Pharmak. XXXIII. p. 407. (Aus dem pharmak. Institut Strassburg).

2) **W. Selbach,** Ist nach länger dauernden Aetherinhalationen eine tötliche Nachwirkung derselben zu befürchten? Ebenda, XXXIV. p. 1—19.

1) Kaninchen wurden durch Gemenge von Aether und Luft mit wechselnden Aethermengen unter genauer Beobachtung der Reflexerregbarkeit, der Herzaction, Atemzahl narcotisirt. Es ergaben die Versuche, in Uebereinstimmung mit bereits vorliegenden Angaben, dass ein Gehalt der Luft mit 3.5 Vol. pCt. Aetherdampf hinreicht, um stundenlang völlig gefahrlose Narcosen zu unterhalten. Bei 6 Volumprocent Aether erfolgt binnen 10 Minuten Athemstillstand.

Der Aethergehalt der eingeathmeten Luft wurde durch Verbrennung eines aliquoten Teiles derselben bestimmt.

2) Bei Beurteilung eines Narcoticums sind nicht nur die sofortigen Erscheinungen seiner Wirkung sondern auch etwaige Folgen zu berücksichtigen. Für protrahirte Narcosen mit Chloroform ist von vielen Autoren eine Verfettung der Leber, des Herzens, der Nieren nachgewiesen worden, die die plötzlichen Todesfälle, die selbst Tage nach der Inhalation eingetreten sind, erklären können.

S. stellte nun an Hunden, Katzen, Kaninchen analoge Versuche mit Aether an, welche übereinstimmend ergaben, dass der Aether entweder nur ganz geringe oder gar keine fettige Degenerationen hervorruft. Selbst als die Aetherinhalationen tagelang durchgeführt wurden, ging kein Versuchstier zu Grunde.   PohL

W. Ruppel, Zur Kenntniss des Protagons. Zeitschrift f. Biol. XXXL S. 86.

Das von Verf. aus Rinderhirn und menschlichem Gehirn nach dem Verfahren von Gamgee und Blankenhorn dargestellte Protagon zeigte alle von Liebreich für dasselbe angegebenen Eigenschaften und auch sehr annähernd die an diesem ermittelte Zusammensetzung, nur der N Gehalt wurde etwas niedriger gefunden, nämlich 2 3? pCt. gegenüber 2.80 pCt. von Liebreich. Ein besonderes Augenmerk wurde auf den von Kossel und Freytag angegebenen Schwefelgehalt des Protagons gerichtet. Verf. fand nur äusserst geringe Quantitäten darin, nämlich im Mittel von zwei Analysen 0.096 pCt. gegenüber 0.51 pCt. nach Kossel und Freytag und hält es danach für wahrscheinlich, dass das Protagon selbst schwefelfrei ist, wie Liebreich, sowie andere Autoren angenommen hatten und der Schwefelgehalt nur auf verunreinigende Beimengung beruht. Eine genaue historische Einleitung ist der Mitteilung der Resultate vorausgeschickt.   E. Salkowski

M. Matthes, Zur Chemie des leukämischen Blutes. Berliner klin. Wochenschr. 1894, No. 23, 24.

Verf. zeigt zunächst, dass man für die analytische Trennung der Albumosen vom echten (KÜHNE's) Pepton der Alcoholkoagulation des durch Sättigen mit Ammonsulfat erhaltenen Niederschlages den Vorzug vor den beiden anderen Methoden (SCHMIDT-MÜLHEIM's Fällung mit essigsaurem Natron und Eisenchlorid; DEVOTO's Coagulation der durch Ammonsulfat ausgesalzenen Eiweisskörper im Dampftopf) geben soll, weil man bei ihr sicher ist, weder Albumosen zu übersehen, noch durch das Darstellungsverfahren zu erzeugen. So konnte er in 2 Fällen von Leukämie (Verhältniss der Leukocyten zu den Erythrocyten 1 : 4 resp. 1 : 38) kein echtes Pepton im Blute finden, wohl aber im Blut wie im Serum des Leichenblutes eine Deuteroalbumose. Im Serum des einen Falles fand sich ferner reichlich gelöstes, wohl aus dem Zerfall von Blutkörperchen hervorgegangenes Nucleoalbumin. Dagegen war das Blutserum in je einem Falle von multipler Sarcomatose und Pseudoleukämie frei von Nucleoalbuminen und ebenso Blut und Serum, gleichwie das Rinderblut, frei von Albumosen. In dem einen Fall von Leukämie erwies sich bei konstanter Diät der N-Umsatz und die N-Ausnützung annähernd normal, die Harnsäureausscheidung in beiden Fällen nur unbedeutend gesteigert.   J. Munk.

W. Ambrosius, Aus dem Landkrankenhause zu Hanau. Zur Kenntniss der Todesursachen nach multiplen Knochenbrüchen. Deutsche Zeitschr. f. Chir. XXXVII. 497.

Bei einem 21jährigen Mechanicus, welcher in eine Transmission gerathen war, fanden sich ausser zahlreichen Excoriationen, Rissen und stärkeren Blutaustritten ein subcutaner Querbruch des linken Oberschenkels etwas oberhalb der Mitte, sowie ein ebensolcher rechts in der Mitte, ferner ein subcutaner Querbruch des rechten Oberarms, ein subcutaner Bruch der beiden Vorderarmknochen links und ein Bruch der linken Oberarmmitte, complicirt mit einer 1½ cm langen, nicht stark blutenden Wunde. Ein Bruch des Sternum oder der Rippen war nicht erweislich, trotzdem liess sich schon nach einigen Stunden extrapericardiales Emphysem darthun. Nach anfänglich leidlichem Verlauf fand vom Abend des 2. Tages eine Temperatursteigerung statt, die bei kleinem schnellen Puls und etwas leidendem Aussehen am nächsten Tage zunahm, so dass sie kurz vor dem, 48 Stunden nach dem Unfall erfolgenden, Tode im Rectum 43,0° betrug; 15 Minuten post mortem maass man 43,6° und ½ Stunde post mortem noch 43,2°. Die Obduction (26½ Stunden nach dem Tode) musste ohne Eröffnung der Schädelhöhle und der Wirbelsäule ausgeführt werden; der Befund entsprach im Uebrigen wesentlich dem bei Lebzeiten erhobenen: in den Lungen war nur ein mässiger Grad von Fettembolie, und kommt Verf. zu dem Schluss, dass im vorliegenden Fall das in seiner Form absolut reine aseptische Wundfieber infolge seiner abnormen Höhe die Todesursache abgegeben hat.   P. Güterbock.

Haug, Perichondritis auriculae, geheilt durch einfache wiederholte Punktionsaspiration. Münchner med. Wochenschr. 1894, No. 37.

Mittelst der in der Ueberschrift angegebenen kleinen Aspiration gelang es dem Verf., eine acute Perichondritis der Ohrmuschel völlig auszuheilen. Er empfiehlt deshalb dieses Verfahren bei frischen Perichondritiden, besonders in der Voraussetzung, dass dadurch die sonst, auch nach breiter Incision und Auskratzung meist eintretende Verkrüppelung der Ohrmuschel vermieden werden könne. Ob es bei älteren Transsudatansammlungen noch zu gebrauchen sei, bezweifelt Verf., da hierbei schon meist Knorpelnecrose bestehe.   Schwabach.

Dardignac, Un cas de tuberculome lingual. Abscès froid tuberculeux de la langue. Gaz. hebd. de méd. et chir. 1894, Août.

Es handelte sich um einen 22jährigen Soldaten, der sich mit einem taubeneigrofsen, gummielastischem Tumor auf der vorderen rechten Zungenseite vorstellte. Kein Schmerz, keine Fluktuation; Oberfläche glatt mit Epithel überzogen. Allgemeinzustand wenig befriedigend, starke Abmagerung trotz der Möglichkeit des Kauens und Schluckens. Keine hereditäre Belastung. In den Lungenspitzen rauhes Athmen. Eine Probepunktion ergiebt einige Gramme einer grünlichen schleimig-eitrigen Flüssigkeit, in der keine Bacillen gefunden wurden. Operation und Curettirung. Das entfernte Gewebe ähnelt ausserordentlich dem fungösen Detritus, welcher sich in tuberculös erkrankten Drüsen oder Gelenken findet. Während die Wunde innerhalb vier Wochen mit einer festen Narbe ausheilte, entwickelte sich in den Lungen ein deutlicher tuberkulöser Process mit Nachweis des Bacillus, der die Entlastung aus dem Heeresverband notwendig machte. In dem erwähnten Detritus fanden sich Riesenzellen und auch, wenn auch erst nach vielem Suchen, Bacillen.   W. Lublinski.

B. Robinson, Sewer gas a cause of throat disease. Medical Record 1894, Sept.

Verf. glaubt, dass der Einfluss der Kanalgase auf den Hals sich derart äussere, dass Jemand mit empfindlichem Hals, der häufig Halsentzündungen bekommt, bei Einwirkung der Kanalgase Mandelentzündung davonträgt Wer den Klebs - Löffler'schen Bacillus im Rachen hat, wird wahrscheinlich Diphtherie bekommen und wer Diphtherie hat, eine bösartige Form derselben.   W. Lublinski.

Wilbrand, Sänger, Stälin, Untersuchungen über eine Konjunctivitisepidemie. Jahrb. d. Hamb. Staatskrankenanstalten III. 1891/92.

Die Verff. beschreiben eine in der Augenpoliklinik des Alten allg. Krankenhauses in Hamburg im Jahre 1893 beobachtete Konjunktivitisepidemie, die sehr viel Aehnlichkeit mit einer gonorrhoischen Affektion aufwies, doch traten alle Symptome milder auf und gingen bei Kältebehandlung rasch zurück. So konnten z. B. die Lider auch in den schwersten Fällen noch geöffnet werden und das Sekret war nicht sehr reichlich, sondern haftete in graugelblichen Flocken in der Umgebung der Lidspalte.

Die bacteriologische Untersuchung ergab, dass die mit glatter Conjunktiva einhergehenden Erkrankungen durch einen kleinen schon von Koch und Kartulis beschriebenen Bacillus bedingt waren, während die mit Follikelschwellung verbundenen Fälle durch einen dem Gonococcus sehr ähnlichen, aber doch deutlich davon unterscheidbaren Diplococcus hervorgerufen waren.

Die Epidemie umfasste über 500 Fälle.   Schourlen.

N. Goluboff, Ueber biliäre Lebercirrhose. Zeitschrift f. klin. Medicin 1894, XXIV. H. 3, 4.

An der Hand eines typischen Krankheitsfalles entwickelt G. in Form einer Vorlesung das Bild der biliären Lebercirrhose. Seiner Meinung nach hängt die Krankheit mit den Erkrankungen der Gallenwege eng zusammen. Gegenüber den in den Lehrbücher der speciellen Pathologie, besonders den französischen, über diese Erkrankung gemachten Schilderungen fühlt er sich zu folgenden Berichtigungen veranlasst.

1) Die Perihepatitis ist durchaus nicht ein Unterscheidungsmerkmal und die Exacerbationen der Krankheit, welche man für Exacerbationen der Perihepatitis hält, können auch von Exacerbationen der Krankheitsvorgänge in der Leber selbst, spec. von Exacerbationen der Angiocholitis (und Periangiocholitis) abhängen. Diese Exacerbationen können aber auch während der ganzen Krankheitsdauer gänzlich fehlen.

2) Gegen Ende der Krankheit, besonders bei protrahiertem Verlaufe können bedeutende Circulationsstörungen im Gebiete der Pfortader sich entwickeln, welche sich durch mehr weniger bedeutenden Ascites und Erweiterung der Bauchhautvenen äussern; dabei kann sich die Leber in ihren Dimensionen bedeutend verkleinern.

3) Reichliche Neubildung von Gallenkanälen ist keine der biliären Cirrhose ausschliesslich zukommende oder bei dieser notwendig vorhandene Erscheinung.

Bezüglich der Therapie meint G., dass die Prognose zweifellos eine bessere werden wird, wenn man Calomel bereits dann giebt, wenn es zu reichlicher Entwicklung von Bindegewebe noch nicht gekommen ist, wenn sich der Process nur noch auf eine diffuse catarrhalische Angiocholitis beschränkt.   C. Rosenthal.

P. Wilischanin, Zur Symptomatologie der Rötheln. St. Petersb. med. Wochenschr. 1893, No. 49.

Hinsichtlich des Temperaturverlaufs bei Rötheln finden sich in der Litteratur widersprechende Angaben. Verf., welcher in einer Mädchenschule eine Epidemie beobachtete, fand in typischen Fällen vor der Eruption eine Temperaturerhöhung, die während 4 oder 5 Tage allmälig anstieg. Die höchste Temperatur entsprach dem stärksten Ausbruch des Ausschlages. In einzelnen Fällen stieg die Temperatur bis 40.5 und sogar bis 40.9. — In der Periode der Reconvalescenz wurden bei mehreren Kranken anhaltende Durchfälle beobachtet.   Stadthagen.

---

1) **Cl. Parkhill,** Linear craniotomy in microcephalus with a report of two cases. Intern. Med. Magazine 1893, Nov.
2) **F. Dumont,** Die circuläre Craniectomie. Corr.-Bl. f. Schw. Aerzte. 1893, No. 23.

1) Im ersten Fall wurde die lineare Craniotomie bei einem 4½jährigen Knaben vorgenommen, der an Krämpfen, Idiotie etc. litt. Der Zustand besserte sich nach der Operation ein wenig; die Krämpfe kehrten wieder, doch wurde der intellectuelle Zustand gehoben. Der zweite Fall betrifft ein 5jähriges Mädchen, das idiotisch und microcephalisch war; auch hier soll der Zustand der Intelligenz sich gebessert haben. — Von 52 bisher operirten Kinder sind 12 gestorben; von den Ueberlebenden sollen die meisten sich gebessert haben infolge der Operation.

2) D. wandte statt der von LANNELONGUE empfohlenen linearen Craniectomie die circuläre Craniectomie an, indem er die Incision circulär anlegte; es handelte sich um ein 14 Monate altes Mädchen mit Microcephalie, epileptischen Anfällen, und frühzeitiger Verknöcherung der Nähte. Zwei Monate lang nach der Operation waren die Krämpfe nicht wieder eingetreten.   Kalischer.

---

1) **Leehler,** Ein Fall von Gehirnabscess. Württemb. Corresp.-Bl. 1893, No. 25.
2) **R. L. Johnson,** Report of case of abscess of the brain. The Medical and Surgical Reporter 1894, 27. Jan.

1) Ein 23jähriger Bauer erhielt Ende Mai 1890 bei einer Schlägerei eine Kopfwunde am linken Stirnhöcker. Er wurde mit einem alten Schwamm gewaschen und mit einem Halstuch verbunden Die Wunde heilte. Nach 8 Wochen Kopfschmerzen, zunehmende Verdriesslichkeit und Erregbarkeit. Herbst 1891 nicht mehr arbeitsfähig, später öftere Bewusstseinstrübungen. Im Dezember wird eine Gehirnentzündung constatirt, kurz darauf stirbt Patient. Die gerichtliche Obduction deckte 2 Hirnabscesse im rechten Frontallappen mit Durchbruch in den Ventrikel auf, die Abscesswandungen zeugten von längerem Bestehen des Processes. Der letztere wird gutachtlich auf die

Kopfverletzung und den Mangel ärztlicher Behandlung zurückgeführt. Der Thäter wurde vom Schwurgericht freigesprochen. 　　　　　　　　　　　　　　M. Brasch.

2) Ein 15jähriger Knabe hatte einige Wochen nach einem Schlag auf den Kopf (Stirngegend) Kopfschmerzen, Benommenheit, Pulsverlangsamung u. s. w. An einer Depressionsstelle des Schädelknochens (in der Gegend der rechten Broca'schen Windung) wurde trepanirt und einige Knochensplitter entfernt, ohne dass die dunkelrote Dura eröffnet wurde. Einige Tage darauf trat eine Schwäche des linken Arms und des Beines links auf. Nun wurde die Dura eröffnet und Eiter mittelst Punction entleert; einige Tage darauf wurde die Incision erweitert und wiederum punctirt. Der Kranke genas nach der Operation völlig und ist heute nach einem Jahre völlig gesund. 　　　　　　　　　　　　　　　　　　　　　　　　　　　　　S. Kalischer.

S. Rothmann, Vergleichende Untersuchung über die therapeutische Anwendung von Lanolin und Adeps lanae. (Aus Dr. E. Saalfeld's Poliki. f. Hautkrankh. in Berlin). Berliner klin. Wochenschrift 1894, No. 11.

Die vom Verf. angestellten vergleichenden Versuche mit Lanolin und dem an Stelle desselben empfohlenen Adeps lanae bei einer Reihe von Eczemen fielen durchweg zu Gunsten des erstgenannten Präparates aus. Die beim Gebrauche des Adeps lanae nicht selten auftretenden Reizerscheinungen dürften auf dessen Chlorgehalt zurückzuführen sein. 　　　　　　　　　　　　　　　　　　　　　　　　　　H. Müller.

Werth, Ueber posttyphöse Eiterung in Ovariencysten. Deutsche med. Wochenschr. 1893, No. 21.

Verf. teilt einen Fall mit, bei dem er durch Ovariotomie eine Dermoidcyste entfernt hatte, in deren eitrigem Inhalte Typhusbacillen in Reinkultur nachgewiesen werden konnten. Die betr. Pat. wurde 8 Monate, nachdem sie einen regulären Typhus überstanden hatte, wegen eines rechtsseitigen Cystoms laparotomiert. Die Laparotomie ergab eine Dermoidcyste, die bei der Entfernung platzte. Der dabei ausfliessende dünne eiterige Inhalt wurde steril aufgefangen und mit allen Vorsichtsmassregeln bacteriologisch untersucht. Die angelegten Culturen ergaben als einzigen Bestandteil mit absoluter Sicherheit den Typhusbacillus. Hieraus zieht Verf. den Schluss, dass überall, wo eitriger Inhalt in einem Ovarialcystom gefunden wird und die Ursache der Eiterung nicht klar liegt, ätiologisch die Möglichkeit eines typhösen Ursprungs berücksichtigt werden muss. 　　　　　　　　　　　　　　　　　　　　　　　　　　A. Martin.

F. Öhrn, Einige Versuche über Gummilösung als Nährflüssigkeit für das Froschherz. Arch. f. exp. Path. u. Pharm. XXXIV. p. 29.

Albanese hat in einer Untersuchung im Schmiedeberg'schen Laboratorium die Tauglichkeit einer isotonischen, sauerstoffhaltigen, schwach alkalischen Gummilösung als Nährflüssigkeit nachgewiesen.

Den Einwand, dass bei A.'s Versuchsanordnung das Herz noch etwas Blut als Nährstoff enthalten habe und dass nur darauf die Brauchbarkeit obiger Lösung beruhe, widerlegt Oe., indem er zeigt, dass Froschherzen die durch andauerndes Ausspülen mit physiol. Kochsalzlösung ganz blutfrei geworden und sogar zu kurz dauerndem diastolischem Stillstand gebracht worden sind, durch genannte Nährlösung wieder zur Thätigkeit gebracht werden können. 　　　　　　　　　　　　　　　　　　Pohl.

Druckfehler: Nr. 42, S. 739, Zeile 17 von unten, statt: Thaeving „Thaeuing“.

Einsendungen für das Centralblatt werden an die Adresse des Hrn. Prof. Dr. M. Bernhardt (Berlin W. Französische Strasse 21) oder an die Verlagshandlung (Berlin NW., 68. Unter den Linden) erbeten.

Verlag von August Hirschwald in Berlin. — Druck von L. Schumacher in Berlin.

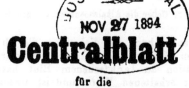

Wöchentlich erscheinen
1—2 Bogen; am Schlusse
des Jahrgangs Titel, Na-
men- und Sachregister.

Preis des Jahrganges
20 Mark; zu beziehen
durch alle Buchhandlun-
gen und Postanstalten.

Centralblatt

für die

medicinischen Wissenschaften.

Unter Mitwirkung von

Prof. Dr. H. Senator und Prof. Dr. E. Salkowski,

redigirt von

Prof. Dr. M. Bernhardt

in Berlin.

1894. 10. November. No. 45.

Inhalt: Loewy, Ueber die Alkalescenzverhältnisse des Blutes in Krankheiten. (Orig.-Mitt.)

Sachse, Resorption der Nahrung bei Verschluss des Gallenblasenganges. — Baisch, Natur der Kohlehydrate des Harns — Hönigschmid, Ueber die Zerreissung der Bänder im Kniegelenk an der Leiche. — Smirnow, Behandlung der Diphtherie mit Antitoxineo. — Langer, Zur Ankylostomiasisfrage. — Mason, Mattison, Wirkung von Trional und Tetronal. — Andry, Behandlung des Trippers. — Dagonet, Ueber die Geistesstörungen in Gravidität und Puerperium

Schotz, Untersuchung des Harns auf Fleischmilchsäure. — Cremer, Umwandlung von Zucker durch Carenzhefe. — Seiler, Fall von Luxatio tali mit Torsion des Talus. — Schrank, Zwei Fälle von Periostitis albumosa. — Snellen, Ueber die Entzündung der Orbita. — Marcel, Ueber die Strangulation der Tonsillen. — Azloing, Ueber die Lungenseuche der Rinder. — Ried, Anwendung von Strontiumsalze. — Aufrecht, Entstehung der Harncylinder. — Damion, Ueber electrofaradische Anästhesie. — Diller, Ueber Neuritis des N. auric. magnus. — Allen, Ueber Syphilis des Nebenhodens. — Davis, Toxämie bei Schwangerschaft. — Zanadski, Medicamentöse Vergiftung mit Kreosot. — Pyle, Kaliumpermanganat bei Opiumvergiftung.

Ueber die Alkalescenzverhältnisse des menschlichen Blutes in Krankheiten

von Dr. A. Loewy in Berlin.

In No. 34, 1892 des Centralblattes für klinische Medicin teilte ich die Resultate einer Reihe von Versuchen mit, aus denen hervorging, dass die Titration deckfarbigen Blutes, wie sie gewöhnlich ausgeführt wird, inconstante und sonach unzuverlässige Werte ergiebt. Die Inconstanz war dadurch bedingt, dass die Dauer der Titration und die Temperatur des Blutes von erheblichem Einfluss auf die Endreaction war: bei je niedrigerer Temperatur titrirt wurde und je schneller, um so niedriger lagen scheinbar die Alkalescenzwerte, während sie, wenn das Blut bei Körperwärme titrirt wurde und die Titration 12—15 Minuten dauerte, ungewöhnlich hoch lagen, weit höher als die allgemein für normal angesehenen

Werte und eben so hoch wie diejenigen, die ich nach der von mir vorgeschlagenen Methode der Titration lackfarbenen Blutes fand.

Die Titration an lackfarbenem Blut hat den Vorzug der Constanz der erhaltenen Werte und ist unabhängig von der Zeit und von der Temperatur.

Die von mir erhaltenen mittleren Alkalescenzwerte waren folgende:

1. am Menschen.   Person I.   a: 100 ccm Blut = 508.96 mg NaHO
                                 b: do.   = 501.28   do.
                   Person II.   a: do.   = 449.76   do.
                                 b: do.   = 447.68   do.
2. am Pferde.
   (defibrinirt).   I.   do.   = 439.7   do.
                               II.   do.   = 543.8   do.
3. am Hunde.   I.   do.   = 372.16   do.
                               II.   do.   = 499.2   do.

Die Zahlen, die ich an ein und demselben Individuum fand, wichen unter gleichen Versuchsbedingungen nie weit von einander ab; ebenso waren die Mittelwerte der Alkalescenz bei verschiedenen Tierspecies (Mensch, Pferd, Hund), nicht weit von einander verschieden. Dagegen fanden sich zwischen verschiedenen — scheinbar gesunden — Tieren, auch wenn sie derselben Species angehörten, beträchtliche Schwankungen.

Besonders ergaben sich bei schlechtgenährten, dekrepiden Hunden und Pferden sehr niedrige Alkalescenzwerte, wozu wesentlich die Thatsache beitragen dürfte, dass bei solchen Tieren das Blut sehr wässrig ist und die besonders alkalireichen körperlichen Elemente an Menge zurücktreten.

Die oben mitgeteilten Mittelwerte übertreffen um fast 100 pCt. die von den Klinikern am deckfarbigen Blute gewonnenen, welche nicht sehr weit über den von mir gefundenen Alkalescenzwerten des Serums liegen. Es erklärt sich dies daraus, dass im deckfarbenen Blut das Alkali der Blutzellen, wie ich fand, nur schwer der Einwirkung der zugesetzten Titrirsäuren zugänglich wird; man titrirt, besonders wenn man sich wie fast alle Kliniker des LANDOIS'schen Verfahrens bedient, eben nur das Serum und einen je nach den Umständen wechselnden, mehr oder weniger erheblichen Anteil des in den zelligen Elementen steckenden Alkali.

Unter pathologischen Verhältnissen sind bisher nach meiner Methode d. h. am lackfarbenen Blute noch keine Untersuchungen ausgeführt worden, und ich musste es daher mit besonderem Danke begrüfsen, dass Hr. Prof. v. NOORDEN mich aufforderte, nach meinem Verfahren die Blutalkalescenz bei einer Anzahl von Kranken der zweiten medicinischen Klinik zu bestimmen, was mir auf das liebenswürdigste von Herrn Geheimrat GERHARDT gestattet wurde.

Die Titrirung geschah stets mit ca. 5 ccm Blut, das durch eine kurze weite PRAVAZ'sche Kanüle aus der vena mediana eines Armes entnommen wurde und direkt in ein Maafskölbchen mit 45 ccm

einer 0.25 procentigen Ammonoxalatlösung einfloss.   Es blieb darin
vollkommen ungeronnen und wurde sogleich lackfarbig.

Ich habe so an 11 Kranken 24 Alkalescenzbestimmungen vorgenommen, darunter 4 Doppelbestimmungen, deren Resultate ich vorläufig in der folgenden Tabelle mitteilen möchte.

Die Titrirung ergiebt ein sehr überraschendes Resultat.

Versuchs-No. Datum.	Krankheit.	Alkalescenz in mg NaHO auf 100 ccm Blut.	Bemerkungen.
1893:			
1. 14. Nov.	Diabetes gravis	886.7	
2. 15. „	do.	964.0	
3. 18. „	do.	615.5	Zucker an diesem Tage durch Po- larisation nicht nachweisbar; nur durch Reduction.
4. 24. „	do.	593.9	
5 14. „	Nephritis paren- chymat.	936.6	mit Lakmoid titrirt.
		1008 0	mit Lakmus titrirt.
6 24 „	do.	595.2	
7. 15. „	Schrumpfniere	980.16	
8. 16. „	do.	987.2	mit Lakmoid titrirt.
		982.6	mit Lakmus titrirt.
9. 18. „	do.	688.2	
10. 15. „	Sepsis puerperalis	990.6	
11. 15. „	Sept. Endocarditis	885.6	
12. 16. „		1008.3	mit Lakmoid titrirt.
		1011.2	mit Lakmus titrirt.
13. 18. „	Anämia	675 2	
14. 21. „	do.	555 2	bei nur 11 pCt. Trockenrückstand im Blute!
15. 23. „	do.	504.48	
16. 12. Dez	do.	360.0	Tag d. Entlassung nach allmählicher Besserung.
17. 23. Nov.	akuter Gichtanfall	590.4	
18. 12. Dez.	Pneumonie	384.0	
19. 12. „	Rheum.artic. acut.	467.2	
1894:			
20. 2. Febr.	Chlorosis	662.3	
21. 6. „	do	541.3	gebessert.
22. 2. „	Pneumonie	827.68	
23. 3. „	do.	486.4	in Agone.

Ein Vergleich der pathologischen Werte mit den obigen Nor-
malwerten zeigt nämlich, dass sie diese in fast allen Fällen an Alkalescenz überragen.

So liegen abnorm hoch alle Werte des Falles von Diabetes,
so alle bei dem Falle von parenchymatöser Nephritis, die bei der
Schrumpfniere, bei puerperaler Sepsis, bei septischer Endocarditis,
ein Wert bei Pneumonie. Auch die Alkalescenz bei Gicht überschreitet die Norm. Innerhalb der Norm liegt die Alkalescenz
beim Rheumat. art. acut., im agonalen Stadium der Pneumonie, bei
einem zweiten Falle von Pneumonie.

In dem Falle von Anämie ist der auf der Höhe der Krankheit
gewonnene Wert abnorm hoch, auch der zweite noch, zumal in
Anbetracht der wässrigen Beschaffenheit des Blutes. Mit zunehmender Besserung geht die Alkalescenz herab. Dasselbe sehen wir in
dem Falle von Chlorose.

Die Zunahme der Alkalescenz des lackfarbigen Blutes wird besonders überraschend, wenn wir die Krankheiten, bei denen sie sich
ergab, in's Auge fassen. Handelt es sich doch meist um Krankheiten, in denen mit gutem Grunde eine abnorme Säurebildung
angenommen wird und auf verschiedenen Wegen wiederholt nachgewiesen ist. Thatsachen, die auf eine Steigerung der Alkalescenz hinweisen, kennen wir bisher überhaupt nicht.

Ich musste mir deshalb die Frage vorlegen, wie diese Erhöhung
der Alkalescenz aufzufassen sei.

Zur Erklärung der Ergebnisse ist es notwendig den Begriff:
Alkalescenz des Blutes näher zu präcisieren.

Die Alkalescenz des Blutes kann ausser durch Titration noch
nach zwei anderen Methoden gemessen werden, durch die Bindungs-
fähigkeit für Kohlensäure und durch die Bestimmung der Alkalien
in der Blutasche. Nach jeder der drei Methoden erhält man verschiedene Alkalescenzwerte und man muss daraus schliessen, dass
der Faktor, der in ihnen bestimmt wird, in jeder ein anderer ist.

Demgemäfs bezeichnet der Ausdruck Alkalescenz des Blutes
keinen einheitlichen, festumgrenzten Begriff. Der Sinn des Wortes
ändert sich je nach der Methode, nach der die Alkalescenz ermittelt
wurde.

Die Werte, die man bei Kohlensäuremessung und Blutasche-
bestimmung erhält, liegen nahe bei einander, dagegen sind die Werte
der Titration deckfarbenen Blutes in der Wärme oder lackfarbenen
Blutes beträchtlich höher. Der Alkalescenzüberschuss, der sich bei
der Titration gegenüber der aus der Blutasche zu berechnenden
Alkalescenzhöhe ergiebt, kann nicht aus mineralischen Stoffen herrühren, sondern muss organischen entstammen, wie besonders aus
den vergleichenden Untersuchungen C. LEHMANN's hervorgeht (cf.
Verhandl. der physiolog. Gesellsch. zu Berlin 1893, No. 14).

Aus diesen ergiebt sich aber weiter, dass anscheinend nicht
einmal alles aus organischen Stoffen stammende Alkali im Blute
präformirt ist, sondern dass es zum Teil aus höher constituirten
neutralen Verbindungen durch die zugesetzte Titrirsäure freigemacht wird.

Was durch Titration bestimmt wird, ist die Gesammtmenge der Moleküle, die gegenüber den beim Titriren benutzten Säuren alkalischen Charakter haben.

Die titrimetrisch gefundene Summe dieser Moleküle ist in den in obiger Tabelle aufgeführten pathologischen Fällen vermehrt. — Trotzdem ist aber, wie übereinstimmend alle diesbezüglichen Versuche ergeben haben, die Kohlensäure des Blutes unter denselben Verhältnissen nie vermehrt, meist sogar erheblich vermindert.

Nehmen wir also die Kohlensäurebindung als Maafs der Alkalescenz, so würde sie unter den vorliegenden Verhältnissen als verringert zu bezeichnen sein.

Danach haben wir es also mit Stoffen zu thun, die nach der einen Methode eine Erhöhung, nach der anderen zumeist eine Verminderung der Alkalescenz anzeigen d. h. mit Stoffen, die mit schwachen Aviditäten, gleich den in jüngster Zeit „subacide" (Jaqürt) genannten, begabt, den Gesetzen der chemischen Massenwirkungen unterliegen.

Die Stoffe, die hier in Betracht kommen, gehören wahrscheinlich zur Gruppe der Eiweifskörper oder zu deren nächsten Derivaten. Am bekanntesten und am längsten bekannt ist ein solches Verhalten beim Hämoglobin, bei dem ihm Zuntz zuerst bei Gelegenheit von Versuchen, in denen Cruor mit Kohleusäure verschiedener Spannung behandelt wurde, begegnete. Dasselbe Verhalten zeigt auch das Pepton.

Auf weitere theoretische Fragen möchte ich an dieser Stelle, die nur das Thatsachenmaterial bringen sollte, nicht näher eingehen und verweise dieserhalb auf meine ausführliche in Pflüger's Archiv Bd. 58 erscheinende Arbeit. Nur auf einige praktische Folgerungen möchte ich hier noch hinweisen.

Ganz abgesehen davon, dass die bisher von klinischer Seite angewendete Methode der Bluttitrirung meiner Ansicht nach fehlerhafte Resultate ergiebt, wie ich dies in der oben citirten Mitteilung schon ausgeführt habe, hat die Basis der Bluttitrirung bei Krankheiten sich wesentlich verschoben, und haben die Gesichtspunkte, von denen aus man an die Titrirung herantritt und aus welchen ihre Resultate betrachtet sein wollen, sich bedeutend geändert.

Zunächst sind sie mit den Resultaten der Kohlensäurebestimmung nicht auf eine Stufe zu stellen, ja nicht einmal vergleichbar. Die Größe der Kohlensäurebindung zeigt uns immer nur einen Teil der Alkalescenz an, freilich einen, dessen physiologische Funktion uns erkennbar ist. Die durch Titration gefundenen Werte geben uns eine Alkalescenzgröfse, deren funktionelle Bedeutung uns sogar am normalen Blute vorläufig noch unklar ist und am pathologischen noch weniger erklärt werden kann. Ja da, wie erwähnt, wahrscheinlich alkalische Affinitäten aus höher constituirten Verbindungen durch die Titration erst freigemacht werden, können wir nicht einmal sagen, ob all das auf diese Weise bestimmte Alkali im Organismus wirklich wirksam ist.

Dadurch verliert natürlich die Bluttitration vorläufig erheblich an praktischer Bedeutung und klinischem Interesse, und es wird die nächste Aufgabe sein müssen, uns ein tieferes Verständnis ihrer theoretischen Grundlagen zu verschaffen.

Dazu werden planmäfsige und weit zahlreichere Versuche notwendig sein als die wenigen, die ich bisher ausführen konnte.

W. Sachse, Ueber Resorption der Nahrung bei Verschluss des Gallenblasenganges. Dissert 1894.

S. benutzte zu seinen Versuchen eine Patientin, bei welcher 3 $\frac{1}{2}$ Monate vorher die Cholecystomie wegen Gallensteine ausgeführt war, eine zweite, bei welcher ein Jahr vorher die gleiche Operation gemacht war, endlich eine dritte, während sie der Kolikanfälle wegen in die Klinik lag. Bei der einige Tage nach dem Ernährungsversuch stattgefundenen Operation zeigte sich, dass die Gallenblase frei von Gallenbestandteilen war und nur eine klare wässerige Flüssigkeit enthielt. Auch in den beiden ersten Fällen war mit Sicherheit constatirt, dass eine Function der Gallenblase nicht mehr bestand. Als Nahrung diente in Fall I und III nur Milch, Butter, Weifsbrod; in Fall II dasselbe, ausserdem Fleisch und Eier. In allen Nahrungsmitteln ist der Stickstoff- und Fettgehalt besonders bestimmt. In Fall I dauerte der Versuch 4 Tage, in II wurden 2 Versuche von je 3 Tagen angestellt, in III ein Versuch von 3 Tagen. Der N-Verlust durch den Koth betrug in Versuch I 4.2 pCt. des eingeführten N, in IIa 4.3, IIb 3.4 pCt., in III ist derselbe nicht bestimmt: die Ausnützung des Eiweifs war also nicht im Geringsten beeinträchtigt. — Der Fettgehalt des Kothes betrug in I 11.1 pCt. und IIa 5.2 pCt., in IIb 7.1 pCt., in III 5.0 des eingeführten Fettes: die Resorption des Fettes war also gleichfalls nicht gestört; hinsichtlich des Fall I könnte man zweifelhaft sein, es kommen aber auch bei gesunden Menschen ähnliche Verlustwerte für Fett und noch höhere vor. — Beim Menschen erleidet also ebensowenig wie beim Hund (Rosenberg) die Resorption der Nahrung irgend eine Beeinträchtigung, wenn die Galle continuirlich in den Darm abfliefst, statt unter Mitwirkung der Gallenblase periodisch abgegeben zu werden. E. Salkowski.

K. Baisch, Ueber die Natur der Kohlehydrate des normalen Harns. 2. Mitteilung. Zeitschr. f. phisiol. Chem. XIX S. 339.

Seine früheren Untersuchungen fortsetzend hat Verf. das aus normalem Menschenharn gewonnene Gemisch von Benzoylestern mit Natriumäthyl in alkoholischer Lösung bei — 5° C 29—40 Min.

lang verseift, nach Entfernung der Benzoësäure (durch Aetherausschüttlung) und des Natriumsulfats (durch Alcohol im Ueberschuss) bei schwach saurer Reaction eingedampft. Bezüglich der Reinigung und Darstellung vergl. Orig. Die untersuchte Flüssigkeit reducirte Kupfersulfat in alkalischer Lösung, stimmte in den quantitativen Ergebnissen der Gährung und Rechtsdrehung mit Traubenzucker überein und bildet mit Phenylhydrazin Phenylglucosazon. Somit ist Traubenzucker ein konstanter Bestandteil jedes normalen Menschenharns. Die tägliche Ausscheidung an Traubenzucker durch den Harn berechnet Verf. zu 8—18 mgm. Neben dem Traubenzucker begegnet man bei der Verseifung des Benzoylniederschlags einer in Alcohol unlöslichen, dextrinartigen Substanz, die sich bisher noch nicht frei von mineralischen Beimengungen (Phosphate) hat gewinnen lassen. Durch Alcohol aus der wässerigen Lösung unvollständig gefällt, bildet sie beim Erwärmen einen flockigen Niederschlag, gibt noch in erheblicher Verdünnung deutliche Furfurol-Reaction, reducirt die Fehling'sche Lösung nicht, lässt sich aber durch Kochen mit verdünnter Schwefelsäure allmälig in eine, alkalische Kupferlösung reducirende Substanz überführen und giebt mit Benzoylchlorid und Natronlauge einen in Wasser unlöslichen Niederschlag. Neben Traubenzucker und Dextrin liefs sich im Estergemenge noch ein drittes, Furfurol lieferndes Kohlehydrat nachweisen, dessen krystallisirendes Osazon bei 175—180° schmolz. In Bezug auf den, den Benzoylestern konstant anhaftenden Stickstoffgehalt glaubt Verf., dass dieser einem Körper angehört, der ausserdem Kohlehydratreactionen zeigt, etwa wie die N-haltigen Kohlehydrate des Knorpels nach Schmiedeberg. Der Stickstoff wird beim Erhitzen mit Alkalien sehr leicht in Form von Ammoniak abgespalten.

J. Munk.

J. Hönigschmied, Leichenexperimente über die Zerreifsungen der Bänder im Kniegelenk. Deutsche Zeitschr. f. Chir. XXXVI. S. 587.

Die vorliegende Abhandlung, welche die im Jahre 1877 begonnenen Leichenexperimente Verf.'s über Zerreifsungen der Bänder der gröfseeren Extremitäten-Gelenke zum Abschluss bringt, betrifft 150 Versuche am Kniegelenk. Davon entfallen auf die Wirkung durch gewaltsame Hyperflexion 14, auf die Hyperextension 30, auf die Hyperabduction 31, auf die Hyperadduction, Pronation und Supination je 25 Versuche. Wegen der Einzelheiten dieser Versuche sowie der vielfachen literarischen Bezugnahmen Verf.'s muss das Orig. eingesehen werden; hier sollen nur die vornehmlichsten Ergebnisse der Experimente aufgeführt werden.

Wirkung der gewaltsamen Hyperflexion. Dieselbe besteht an der präparirten Extremität (wie schon Dittel angegeben) in der unvollständigen Lostrennung der Lig. cruciat. ant. vom Condyl. fem. lateral. Dass die Luxation an dieser Stelle erfolgt, erklärt sich aus der Richtung und Einpflanzung des qu. Bandes.

Wirkung durch gewaltsame Hyperextension. Dieselbe
besteht: 1) in Lostrennung der hinteren Kapselwand und der Lig.
cruciata, Losreifsung eines oder beider Seitenbänder und der Zwischenknorpel, zuweilen complicirt mit Zerreifsung der Musculatur in
der Kniekehle, 2) in Fractur des Oberschenkels über den Condylen
oder des oberen Endes der Tibia; Losreifsen der Epiphysen und 3)
in Luxation des Unterschenkels nach vorn.

Wirkung durch gewaltsamer Lateraflexion nach
innen (Hyperadduction). Die hierhergehörigen Verletzungen
sind folgende: 1) Lofstrennung der Ligamente mit Dislocation des
Unterschenkels nach aussen. Constant reifsen zunächst die Bänder
des innern Schenkelcondylus, nämlich das Lig. lateral. int. und das
Lig. later. ext. u. das Lig. cruciat. posterius; hierauf das Lig. cruciat.
ant. und mehr weniger weit die Kapsel. In den meisten Fällen
kommt es auch zur Lostrennung des innern, seltener des äusseren
Zwischenknorpels. 2) Fractur oder vielmehr Losreifsen des oberen
Endes der Tibia, Fractur des Oberschenkels oder der Condylen,
Zermalmung des Condylus ext. tibiae et femor. 3) Lostrennung der
Epiphyse vom unteren Ende des Femur. 4) Incompl. Luxation des
Unterschenkels nach aussen.

Wirkung durch gewaltsame Rotation nach innen (Hy-
perpronation). An intacten Leichen ist es selten gelungen, durch
Rotation nach innen eine Verletzung hervorzurufen und in 22 Versuchen, wo überhaupt eine Verletzung des Bandapparates eintrat,
waren die Resultate je nach dem Grade der mitgeteilten Bewegung
verschieden, jedoch war das Lig. cruciat. post. stets erhalten.

Wirkung durch gewaltsame Rotation nach aussen
(Hypersupination). Die betr. Verletzungen waren folgende: 1) Deh-
nungen, Zerrungen und partielle Zerreifsungen der Kapsel oder der
Ligamente im Tibiofemoralgelenke. 2) Mehr weniger ausgebreitete
Rupturen der Gelenkkapsel, Lostrennungen der Ligamente und der
Zwischenknorpel mit vorübergehender Dislocation der Gelenkteile.
Diese Läsionen betreffen ausser der Kapsel am häufigsten das Lig.
later. int., hierauf den inneren, dann den äusseren Zwischenknorpel,
das vordere und hintere Kreuzband, zuletzt das Lig. lat. int. Die
vorgenannten Verletzungen, welche nach HÖTER dem Begriff der
Distorsion entsprachen, sind als die häufigste Folge der gewaltsamen
Rotation des Kniegelenkes zu bezeichnen. 3) Bei älteren Individuen
oder bei solchen mit mürbem Knochensystem entstehen Fracturen
der Tibia und Fibula, seltner des Oberschenkels oder der Condylen;
bei Kindern dagegen kommt es zur Abdrehung der unteren Epiphyse des Oberschenkels. 4) Rotationsluxationen des Unterschenkels
nach innen und aussen. Am Lebenden werden Verletzungen durch
gewaltsame Rotation des Kniegelenks zumeist infolge von Maschinen-
gewalt eintreten, ferner durch Unglücksfälle verschiedener Art, wenn
der Unterschenkel fixirt und der Körper um die verticale Axe nach
aussen und innen rotirt wird.   P. Güterbock.

Smirnow, Ueber die Behandlung der Diphtherie mit Antitoxinen, die ohne Vermittelung des tierischen Organismus darstellbar sind. Berl. klin. Wochenschr. 1894, No. 30.

Das Mittel mit dem S. die in der Ueberschrift angekündigte Darstellung von Antitoxinen erreicht, ist die Elektrolyse.

Zunächst elektrolysirte er mit schwachem Strom Hundeserum in einer Vröhre wobei zu bemerken ist, dass in kurzer Zeit am negativen Pol eine Trübung des Serums durch Gerinnselbildung und saure Reaction eintritt, während am positiven Pol die Flüssigkeit durchsichtig bleibt und alkalische Reaction sich bemerkbar macht. Um das Serum getrennt zu erhalten, schaltete er in die Biegung der Vröhre einen Glashahn ein und überwand den durch die enge Verbindung entstehenden gröfseren Widerstand durch Anwendung stärkerer Ströme. Die Erscheinungen die bei solchen stärkeren Strömen im Serum auftreten, bleiben im Wesentlichen dieselben, nur treten an beiden Polen noch reichliche Gasblasen auf.

Spritzt man einem Tier das saure (negative) oder das alkalische (positive) Serum ein, so entsteht keine Reaction, neutralisirt man aber dasselbe, so bewirkt 1 ccm erhebliche Temperatursteigerung. Dieses Resultat zu erreichen, muss bei 100 ccm Hundeserum und 120—140 Milliampère die Elektrolyse 3—4 Stunden dauern.

Verf. untersuchte nun weiter, ob das Albumin oder Globulin des Serum durch die Elektrolyse so verändert werde, dass es Fieber erzeuge. Er befreite durch Dialyse das Serum vom Globulin, setzte als Ersatz für die dabei verloren gegangenen Salze 0 5 pCt. Kochsalz zu, electrolysierte und fand, dass diese Albuminlösung denselben Fiebereffekt erzielte wie das Serum. Ein elektrolysirtes Globulin dagegen hatte keine Fieberwirkung.

Nun ging Verf. an die Untersuchung der Diphtherie. Er legte Kulturen auf flüssigem Serum, Albumin-Kochsalzlösung und Globulinkochsalzlösung an. Die ersteren zwei Kulturen erreichten die grösste Giftigkeit nach zwei Wochen, 0.5 ccm töteten ein Meerschweinchen nach 30 Stunden; bei weiterem Wachsthum nahm die Giftigkeit wieder ab; in der Globulinkultur entwickelte sich überhaupt kein Toxin. Benutzt wurde ausschliefslich die Albuminkultur. Inficirte er ein Kaninchen mit Bouillondiphtheriekultur so, dass das Kontroltier nach 3 Tagen starb, und spritzte er, sofort nach der Infektion beginnend, 2 Mal täglich 2—3 ccm neutralisirter, elektrolysirter Albuminkultur ein, so blieb das Tier am Leben.

Ganz dieselben Resultate erzielte S. mit elektrolysirten Diphtheriebouillonkulturen. Bezüglich der Elektrolyse dieser Kulturen ist zu bemerken, dass sich dabei in denselben ein Farbenwechsel bemerkbar macht, wobei zu Anfang die Flüssigkeit am negativen Pol dunkler und am positiven heller wird; später tritt eine Veränderung im umgekehrten Sinne ein; das Moment der maximalen Helligkeit der reducirten Bouillon scheint das günstigste zu sein.

S. glaubt, dass die angeführten Resultate zu der Hoffnung berechtigen, dass die durch Elektrolyse bereiteten Antitoxine auch beim Menschen mit Erfolg angewendet werden können.

Scheurlen.

J. Langer, Zur Ankylostomiasisfrage. Prager med. Wochenschr. 1893, No. 46, 47.

Bei 58 in der Umgebung von Prag und Leitmeritz in Böhmen beim Ziegelmachen beschäftigten Arbeitern — 52 Erwachsene, 6 Kinder — wurden niemals Ankylostoma duodenale, Rhabdomenen oder Rhabditiden constatirt. Dagegen fand sich Ascaris lumbricoides allein in 12 Fällen, derselbe combinirt mit Trichocephalus dispar in 6 Fällen, derselbe combinirt mit Oxyuris vermicularis in einem Falle. Es beweist dieser Befund die Thatsache, dass die Häufigkeit des Vorkommens von Parasiten beim Menschen in geradem Verhältniss steht zu der Möglichkeit der Aufnahme von Erdpartikelchen in den Verdauungskanal. — Anders war das Ergebniss der Untersuchung bei 19 italienischen Hafenbauarbeitern in Holesovic bei Prag. Von diesen waren 14 = 73.68 pCt. mit Parasiten behaftet. Und zwar 2 mit Ascaris lumbricoides allein, 2 weitere mit Trichocephalus dispar allein, 9 mit Ascaris lumbricoides im Verein mit Trichocephalus dispar und in einem Falle mit Ascaris lumbricoides, Trichocephalus dispar und Ankylostoma duodenale gleichzeitig. Der letzte Fall ist der 2. vom Verf. bei Ausländern in Böhmen constatirte von Ankylostomiasis. Es ergiebt sich aus diesem Befunde die Notwendigkeit, durch geeignete hygienische und allgemeine Vorkehrungen dafür Sorge zu tragen, dass die Ankylostomiasis bei den zahlreichen Bergarbeitern in Böhmen nicht endemisch werde.

C. Rosenthal.

---

1) W. Mabon, Trional and Tetronal. Clinical observations on their action as hypnotics and sedatives for the insane. American Journ. of Insanity 1893, April.

2) J. B. Mattison, Trional, the new Hypnotic. Medical News 1893, May 6.

1) Zur hypnotischen Wirkung wurde Trional in Dosen von 0.66 g gegeben; ein 7stündiger Schlaf trat nach 35 Minuten ein. In Dosen zu 1.0 g bewirkte es nach 58 Minuten einen 7 $\frac{1}{2}$-stündigen Schlaf. In Dosen zu 1.33 g bewirkte es nach einer Stunde einen 8-stündigen Schlaf, und nach 2 g trat etwa dieselbe Wirkung ein. — Als Sedativum wurde es zu 1.0 g 1—3 Mal täglich gegeben, doch mit wechselndem Erfolge. Besser war die sedative Wirkung, wo 0.66 g Trional einmal täglich gegeben wurde; wurde diese Dosis 2—3 Mal täglich gegeben, so war die Wirkung keine so günstige. — Nach Tetronal trat meist im Laufe einer Stunde ein 6stündiger Schlaf ein; am besten wirkte es in Dosen von 0.66—1.0 g, wobei

nach 35 Minuten ein 8 stündiger Schlaf sich einstellte. — Als Sedativum wirkte Tetronal in Dosen von 0.33—0.66 ein- bis zweimal täglich. — Am besten werden die Mittel in heifser Milch gegeben. — Die Untersuchungen erstrecken sich nur auf Geisteskranke.

2) Bei 75 Kranken blieb nur 7 Mal die hypnotische Wirkung des Trionals aus; es wurden 1—6 g im Laufe des Tages gegeben. Bei einigen Kranken trat Tags darauf Schwindel und Ermattung ein. Veränderungen der Circulation und Respiration traten nicht hervor. Bei Leuten, die an Chloral, Morphium, Cocain, Sulfonal gewöhnt waren, wirkt es in Dosen von 40—120 gran günstig. Mitunter trat eine prolongirte sedative Wirkung nach der hypnotischen hervor. Wo das Trional versagte, war meist die Dosis zu klein. Bei einfacher Insomnie genügen 20—40 gran.   S. Kalischer.

Ch. Andry, Ueber die Behandlung des Trippers nach der Janet'-schen Methode. Monatsb. f. pract. Dermat. XVIII. No. 11.

J.'s Methode der Tripperbehandlung besteht in Ausspülungen der ganzen Harnröhre mit einer Lösung von Kali permanganicum (1:6000—1:1000). Man benutzt hierzu einen graduirten gläsernen Irrigator, dessen durch einen Hahn verschliefsbarer Schlauch mit einer Glascanüle verbunden ist. Diese letztere wird, nachdem der Pat. urinirt hat und Eichel wie Vorhaut sorgfältig gereinigt sind, etwa 1 cm tief in die Harnröhre eingeführt und der Hahn geöffnet. Der durch Heben und Senken des Gefäfses zu regulirende Flüssigkeitsdruck überwindet bald den Sphincter urethrae, so dass die Lösung bis in die Blase gelangt. Man lässt nun soviel einfliefsen bis Pat. einen Druck empfindet (gewöhnlich nicht mehr als 300—400 g) und wiederholt die Eingiefsung noch einmal, nachdem er die Blase entleert hat. Das Verfahren, welches nur durch eine bestehende Cystitis oder Folliculitis urethralis contraindicirt wird, ist bei frischen Gonorrhoen anfangs zweimal, später und in älteren Fällen, einmal täglich vorzunehmen; im Mittel erfordert die Behandlung 10 Tage, oft aber auch mehr. — Verf. glaubt nach seinen Erfahrungen an mehr als 200 Fällen, dass nach dieser Methode jeder Tripper in dem Sinne zu heilen ist, dass Gonococcen, auch nach künstlicher Reizung der Urethralschleimhaut, nicht mehr zu finden sind. Ein oft noch zurückbleibender geringer Ausfluss soll nach einigen Wochen von selbst schwinden.   H. Müller.

H. Dagonet, Folie puerpérale. Progrès Méd. 1894, No. 14.

D. unterscheidet Geistesstörungen durch Conceptionen hervorgerufen, die 1) während der Schwangerschaft, 2) der Geburt, 3) der Laktation auftreten. Erstere treten ausschliefslich in den letzten 3 Schwangerschaftsmonaten auf und beruhen nach ihm auf Blutverän-

derungen, die eine „Chloroanämie" hervorrufen. Von dem ersten
Grade dieser Störungen sind Frauen befallen, welche nach Schäd-
lichem verlangen, aber aus Einsicht dies nicht thun. Beim zweiten
Grade kommt es schon zu unvernünftigen Handlungen, besonders zu
Abneigung gegen den Ehemann, aber der Wille ist noch frei genug, die Frau von Verbrechen zurückzuhalten. Der 3. Grad ist
völliger Wahnsinn, besonders oft Melancholie. Verf. meint, dass
Geistesstöruogen Gravider Grund zur Schwangerschaftsunterbrechung
geben könnte, doch steht diesem die Thatsache entgegen, dass Geisteskranke meist normal gebären. Die Prognose wird um so schlechter,
je eher die Störung auftritt. Zur 2. Klasse rechnet Verf. auch
noch die Störungen während der 4—5 ersten Wochen des Puerpe-
riums ihrer Gleichartigkeit wegen. Die Ursachen sind hier, abgesehen von der Gravidität, die Aufregung, Anstrengung, der Blutverlust, endlich Resorption von Toxinen. Nach leichten Prodromal-
erscheinungen, Schlaflosigkeit, Unruhe etc. tritt diese Form der
Geistesstörungen meist am 5. bis 6. Tage des Wochenbettes auf,
wird dann sehr bedrohlich, bisweilen tötlich. Die häufigste Form
ist hier die Manie und zwar eine besonders starke. Heilung erfolgt
in den meisten Fällen schnell. Die Ausscheidungen hören bei dieser
Erkrankung gänzlich auf.

Bei der dritten Klasse treten jene Erkrankungen entweder in
den ersten 6—7 Wochen auf und gehören dann im Wesentlichen
zur 2. Klasse oder im 8. bis 9. Monat und sind dann die Folge
hochgradiger Erschöpfung. Die Prognose ist günstig.

Die Geisteskrankheiten nach Abort gehören der 2. Klasse an.
Besonders hebt D. die Psychosen nach Eclampsie hervor, die in
6 pCt. aller Fälle eintreten und sich meist nach einem Coma einstellen, aber von kurzer Dauer sind.

Die Behandlung besteht in absoluter Ruhe, geeigneter Lebensweise und geeigneten palliativen Medicamenten.

Die Autopsiebefunde sind äusserst verschieden.   A. Martin.

E. Schütz, Ueber das Vorkommen von Fleischmilchsäure in pathologischen Harnen. Zeitschr. f. physiol. Chem. XIX. S. 482.

Es wurden in 80 Fällen der verschiedensten Erkrankungen 8 aufeinanderfolgende
Tagesquantitäten gesammelt und auf Milchsäure untersucht, stets mit negativem Erfolg. Einige Male wurde ein krystallisirtes Zinksalz erhalten, welches nach der
Bestimmung des Wassers und Zinkgehaltes, sowie nach der Reaction der Hauptsache
noch oxyphenylessigsaures Zink waren. Was die Methode betrifft, so wurde nach
dem Vorschlag von HOPPERT von der Thatsache Gebrauch gemacht, dass fleischmilch-
saures Zink in alkoholischer Lösung von Aether sehr vollständig niedergeschlagen
wird, wobei der anfangs gelatinöse Niederschlag sich sehr bald in schöne Krystall-
drusen umwandelt.   E. Salkowski.

M. Cremer, Ueber die Umlagerungen der Zuckerarten unter dem
Einflusse von Ferment und Zelle. Ein Beitrag zur Lehre von
der Glykogenie und Gährung. Zeitschr. f. Biolog. Bd. 31, S. 183.

Das in den Zellen der frischen Bierhefe sich sehr reichlich findende Hefeglycogen
wird bei der Selbstgährung der Hefe verbraucht; bringt man nun solche fast glyco-

genfreie „Carenzhefe" mit 5—10 proc Lösungen von Traubenzucker, Rohrzucker oder Levulose bei 28° in Berührung, so tritt alsbald wieder, am schnellsten beim Traubenzucker, Glycogen in den Hefezellen auf; als solche Glycogenbildner erwiesen sich auch d-Galactose und d-Mannose, nicht aber Pentosen, Milchzucker, Leberglykogen, Glycerin. In der Beeinflussung der Bildung von Hefeglycogen unterscheiden sich somit die gährenden Zuckerarten typisch von allen anderen Stoffen. Verf. meint, dass die Levulose durch die Hefezelle in Dextrose verwandelt wird und dadurch Hefeglycogen bildet. Bezüglich der sonstigen Speculationen und Vermuthungen des Verf. vergl. Orig.

J. Munk.

H. Seiler, Ein Fall von Luxatio tali mit Torsion des Talus um seine Längsaxe. Blutige Reduction, Heilung. Corr.-Bl. f. Schweizer Aerzte 1893, No. 16.

Das Wesentlichste enthält die Ueberschrift: Beim Zusammenbrechen eines Gerüstes berührte der linke Fuss des Pat. zuerst den Boden und wurde nach auswärts geschleudert. Der linke stark nach aussen verschobene Fuss bildete mit der Gliedaxe einen Winkel von ca. 150°; mit seitlicher Verschiebung von 3—4 ccm bestand eine solche nach vorn von 2 cm. Ein an der Innenseite des Fusses unter der überaus gespannten Haut befindlicher Knochenstumpf erwies sich bei der Palpation als Talus, der mit dem Kopf nach vorn mit dem Corpus nach hinten gestellt war. Bei der nach vergeblichen Reductionsversuchen unternommenen blutigen Freilegung ergab sich die untere Gelenkfläche des Talus nach innen gerichtet und der Kopf nach innen und vorn sehend so, dass der Talus eine Längsrotation von 90° gemacht hatte. Als Reductionshinderniss zeigte sich die Sehne des M. tib. post., kenntlich an ihrem unversehrten Ansatz am Os navicular. Der Talus-Körper war zwischen Tibia und Calcaneus hineingepresst und konnte hier erst nach Trennung des Lig. tibio-calcan. befreit werden, worauf mit einem Elevatorium die Sehne der Tib. post. nach unten geschoben und die Reduction möglich wurde. Ein abgerissenes Stück Sustentaculum tali wurde entfernt. Heilung mit fast normaler Beweglichkeit.

P. Güterbock.

W. Schrank, (Aus dem St. Josef's Hospital zu Wiesbaden). Zwei Fälle von „Periostitis albuminosa" (Ollier). Arch. f. klin. Chir. XLVI. S. 724.

Die beiden ausführlich mitgetheilten Fälle betrafen jedes Mal das untere Ende der Tibia eines 16- resp. 14-jährigen Knaben und glaubt Verf. mit Schlange, dass es sich bei ihm lediglich um eine Modification der acuten eiterigen Knochenentzündung gehandelt hat, zumal der zweite Fall mit einem osteomyelitischen Heerd complicirt war. Das Exsudat enthielt in beiden Fällen nur spärliche Eiterkörperchen, in Deckglas-Trockenpräparation liessen sich im 1. Fall keinerlei Bacterien erweisen, im zweiten fanden sich neben zahlreichen Streptococcen vereinzelte Staphylococcen, letztere traf man dagegen vorwiegend im osteomyelitischen Eiter dieses Falles und erhielt man auf Gelatine Reinkulturen derselben. — Verf. glaubt, dass es der Aufstellung einer besonderen Osteomyelitis resp. Periostitis „albuminosa" s. „non purulenta bezw. exsudativa nicht bedarf; will man eine specielle Bezeichnung nach der Beschaffenheit des Exsudates verwenden, so empfiehlt sich das Beiwort „serosa" oder „serosa-viscida' oder „mucinosa".

P. Güterbock.

Snellen jr., Ontsteking van orbita en van angrenzende holten. Weekbl. van het Nederl. Tijdschr. voor Geneesk. 1894. I. No. 7.

Ausser den gewöhnlichen Ursachen der Entzündungen der Orbita (Orbitalabscess), Syphilis, Tuberkulose, Infectionskrankheiten, Metastasen von Entzündungsvorgängen an anderen Körperstellen, Traumen, sind noch Erkrankungen der angrenzenden Höhlen des sinus maxillaris, frontalis, ethmoidalis von Bedeutung. Erkrankungen des sinus frontalis, welche Orbitalabscesse erzeugen, beseitigte Verf. zwei Mal operativ durch Eröffnung. Abmeifselung der erkrankten Orbitalwand, Drainage. Der Verlauf dauerte etwa drei Monate. Bei einem dritten Kranken bestand seit drei Jahren eine Geschwulst an der nasalen Wand der linken Augenhöhle, welche sich als mit dem Sinus ethmoidalis zusammenhängend erwies. Ein anderer Kranke litt an Ausfluss aus dem linken Nasenloch, Sehschwäche links; hier bestand linksseitiger Sehnervenschwund. Bei der letzten Kranken zeigte sich Exophthalmos, der nach eitrigem Nasenausfluss sich zurückbildete, sodass die Annahme eines retrobulbären Abscesses, der durch die Nase sich Abfluss verschafft, gerechtfertigt erschien. Die vorher vorhandene Amau rose besserte sich unter Jodnatriumgebrauch. George Meyer.

Marcel-Bukarest, Ueber die Strangulation der Tonsillen. Wiener med. Presse 1894, No. 31.

Verf. versteht unter Strangulation die Entfernung der Tonsillen mittelst der kalten Schlinge. Er empfiehlt dieses Verfahren als ein leichtes Verfahren, selbst ohne Cocain nicht sehr schmerzhaft, das namentlich bei furchtsamen Kindern, bei sehr grossen Tonsillen, besonders bei den zweilappigen oder solchen mit unterem Fortsatz angezeigt ist. Bei eingeklemmten Tonsillen und solchen die sich zu sehr vor den Säulen erstrecken, ist es nicht anwendbar. Die Blutung ist besonders wenn langsam vorgegangen wird, häufig geringer als bei Anwendung des Tonsillotoms. (Ref. hat bei weichen lappigen Tonsillen dieses Verfahren, das von Bosworth empfohlen wurde, mit Nutzen angewandt: bei harten Tonsillen ist dasselbe zu widerrathen einmal des trotz Cocain heftigen Schmerzes halber, andererseits weil selbst neuer Draht und dieser ist immer anzuwenden, leicht reifst. W. Lublinski.

Arloing, Production expérimentale de la péripneumonie contagieuse du boeuf, à l'aide de cultures. Comptes rendus 1894, Bd. 119, No. 3, S. 143.

Derselbe, Note sur quelques variations biologiques du pneumobacillus liquefaciens bovis, microbe de la péripneumonie contagieuse du boeuf. Ebenda, No. 4, S. 208.

Die Lungenseuche der Rinder ist eine der verheerendsten Tierseuchen, die trotzdem es eine Schutzimpfung gegen sie giebt, noch ungeheuren Schaden anrichtet; denn da der Erreger derselben noch nicht bekannt ist, kann nur mit Lungensaft geimpft werden, der nicht immer frisch zur Verfügung steht und dann unwirksam ist. A. hatte nun bereits Ende 1889 einen Pneumobacillus liquefaciens bovis als Ursache der Lungenseuche beschrieben, es war ihm aber damals nicht gelungen Lungenseuche mit ihm bei Tieren zu erzeugen; jetzt giebt er an, dass ihm dies gelungen sei durch Verwendung von Pneumobacillen, die aus dem subcutanen Gewebe von Rindern stammen, wohin sie zur Schutzimpfung eingespritzt waren und wo sie eine höhere Virulenz erreichen.

In der zweiten Abhandlung beschreibt A. neben der Gelatine verflüssigenden, eine die Gelatine nicht verflüssigende Varietät des Pneumobacillus bovis. Schenrlen.

A. Ried, Zur therapeutischen Verwendung der Strontiumsalze. Wiener klin. Wochenschr. 1894, No. 16, 17.

Schon vor einer Reihe von Jahren machte Laborde auf die Thatsache aufmerksam, dass die Strontiumsalze eine auffällige Wirkung auf die Vermehrung der Harnsecretion besitzen. Dies gab Veranlassung, eines dieser Salze, das milchsaure Strontium bei Morbus Brightii zu versuchen, und Verf. berichtet in der vorliegenden Arbeit über die Resultate dieser Behandlungsmethode. Aus den mitgeteilten ausführlichen, mit zahlreichen Curven versehenen Krankengeschichten ergiebt sich, dass das Strontium lacticum in vielen Fällen von Bright'scher Krankheit den Albumingehalt des Harns um ein Beträchtliches herabsetzt; es gilt dies jedoch nicht für die Fälle von Schrumpfniere. Die Darreichung des Salzes wirkt ferner entschieden diuretisch; dass es in einigen wenigen Fällen versagte, spricht noch nicht gegen das Mittel, da wir dies je auch bei anderen Diureticis sehen. Wegen seiner diuretischen Eigenschaften empfiehlt sich die Anwendung des Strontium lacticum auch bei anderen Erkrankungen, bei denen eine Steigerung der Diurese erwünscht ist, z. B. bei pleuritischen Exsudaten. Einen günstigen Einfluss der Strontiumsalze auf die Verdauung, wie sie von anderen Autoren behauptet wurde, konnte R. in seinen Fällen nicht wahrnehmen; bei Darreichung in Pulverform trat sogar meist Uebelkeit und Erbrechen auf. Gut vertragen wurde das Salz dagegen stets in wässriger Lösung. Die empfehlenswerteste Formel ist: Sol. Strontii lactici 25.0 : 150.0, 3 bis 4 Esslöffel täglich.   K. Kronthal.

Aufrecht, Die Entstehung der fibrinösen Harncylinder. Cbl. f. innere Med. 1894, No. 19.

Dafür, dass die Harncylinder aus den Epithelien der Harnkanälchen und nicht durch ein aus dem Blute hervorgehendes Exsudat sich bilden, bringt Verf. folgende Beweise bei: 1) den positiven Befund hyaliner Kugeln in den Epithelien, aus denen die Kugeln hervortreten und zu Cylindern zusammenschmelzen; 2) das Vorkommen von Eiweifs im Harn ohne Cylinder; 3) das Vorkommen von Cylindern im Harn ohne Eiweifs (namentlich bei Icterus); 4) den Befund von sehr breiten Cylindern in den Sammelröhren, welche unmöglich die Henle'schen Schleifen passirt haben können.
                                                                          Perl.

Danion, Sur une nouvelle forme particulière de sensibilité. Comptes rendus 1894, No. 17 (23 avril).

„Elektrofaradische Anästhesie" hat D. in einigen Fällen von acutem, subacutem oder chronischem Gelenkrheumatismus, besonders aber bei acuten Erkrankungen im Niveau und in der Umgebung der erkrankten Gelenke angetroffen. Während die leichteste Berührung sofort empfunden wurde, machten selbst starke faradische, an anderen Stellen schmerzhafte Ströme keinen Eindruck.   Bernhardt.

Th. Diller, Neuritis of the great auricular nerve, characterized by recurrent herpetic eruptions over the course of the nerve. The Journ. of nervous and mental disease 1893, May.

Ein 40jähriger Mann, der 9 Jahre zuvor einen Schuss in die linke Schulter resp. Axillargegend erhalten hatte, litt seitdem an Anfällen von Neuritis resp. Perineuritis mit heftigen Schmerzen und Herpes-zoster - Ausbruch im Gebiete des Plexus axillaris und besonders des N. auricularis magnus.   Kalischer.

Ch. W. Allen, Syphilis of the epididymis. Amer. journ. of the med. scienc. 1894, April.

Entgegen den Angaben der meisten Autoren erkrankt nach A.'s Erfahrungen der Nebenhoden in früheren wie späteren Stadien der Syphilis nicht ganz selten allein, unabhängig vom Hoden. Da die Affection meist wenig oder gar nicht schmerzhaft ist, wird sie wahrscheinlich häufig übersehen Es handelt sich teils um entzündliche Processe mit einem plastischen Exsudat zwischen die Tubuli, teils um kleine, im Parenchym zerstreute Gummen, oder es bilden sich diffuse gummöse Infiltrate, die zu förmlichen Tumoren anwachsen können oder zu einer Art Sclerosirung des Nebenhodens führen. Auch Zerfall der Gummen mit Fistelbildung kommt vor. — Die Erkrankung ist bisweilen eine doppelseitige; die antisyphilitische Behandlung zeigt eine ausgesprochene Wirkung. — Verf. teilt eine Anzahl von ihm beobachteter Fälle mit.
                                                                          H. Müller.

E. P. Davis, Toxämia of pregnancy: its diagnosis and treatment. Amer. Journ. of the med. scienc. 1894, S. 147.

Unter Toxaemia of pregnancy versteht D. eine ausserordentliche Anhäufung von toxischen Stoffen im Körper während der Schwangerschaft. Die Ausscheidung derselben geschieht durch die Nieren, und deshalb findet man hier gewöhnlich die ersten Symptome; sie sind jedoch nur teilweise in Mitleidenschaft gezogen. Die Entstehung der toxischen Stoffe beruht entweder auf einer Verschleppung von septischem Material durch Embolien oder auf den Stoffwechselproducten der Bakterien.

D. bespricht dann näher die Diagnose und Behandlung der Toxämie (Eclampsie) an der Hand von Fällen. — Zur Sicherstellung der Diagnose ist vor allen Dingen eine genaue Urin-Untersuchung erforderlich, namentlich der Procentgehalt des Harnstoffes vor und nach der Geburt; in 84 Fällen, bei denen 564 Urin-Untersuchungen gemacht wurden war der Procentgehalt vor der Geburt 1.4 und nach derselben 1.9. — Bei einer merklichen Verringerung des Gehaltes sei der Verdacht auf Eclampsie oder Toxämie begründet.

Bei der Behandlung der Toxämie sind speciell die Functionen der Niere, Leber, des Darmes, der Haut und der Lungen zu berücksichtigen. — In erster Linie empfiehlt sich Milch-Diät. — Ferner ist für hinreichende Stuhlentleerung zu sorgen; frische Luft etc.; ebenso sind etwaige nervöse Störungen zu beachten.

Bei drohender Eclampsie ist die Geburt bald möglichst zu Ende zu führen; die Anwendung von Pilocarpin verwirft D. Als Excitans empfiehlt er Alcohol, Digitalis und Strychnin-Injectionen.   A. Martin.

J. Zanadski, Ein Fall von acuter Vergiftung mit Heildosen des Kreosots. Cbl. f. innere Medicin 1894, No. 18.

Nach dreimaliger Einnahme von je 6 Tropfen Kreosot in Milch innerhalb 24 Stunden erkrankte eine 42jährige Frau unter Erscheinungen starker Magen u. Darmreizung, Anästhesie und teilweiser Lähmung des welchen Gaumens und der Stimmbänder, Spuren von Verbrennung auf Mund- und Rachenschleimhaut, Albuminurie, Anzeichen von Herzschwäche, starkem Geruch nach Kreosot. Tod am Ende der ersten Woche; die Section ergab zahlreiche Magen- und Darmblutunterlaufungen, einige Geschwüre in Speiseröhre und Pförtnerteil, Lebertrübung, acute Nierenentzündung. Hyperämie des Gehirns und der Hirnteile. Der Verf. führt die tötliche Wirkung teils auf die Form der Darreichung — Kreosot ist in Milch unlöslich, wirkt daher so gegeben, wie wenn es rein dargereicht würde —, teils auf ein bisher noch nicht hervorgehobene Idiosyncrasie gegen das Mittel zurück. Er empfiehlt mit Rücksicht auf diese stets nur mit 1 bis 2 Tropfen zu beginnen und allmälig zu steigen.   Fr. Strassmann.

W. L. Pyle, Four cases of opium-poisoning in which potassium permanganate was administered. Medical News 1894, No. 19.

4 Fälle von Opiumvergiftung (Selbstmord), die mit übermanganaurem Kali behandelt wurden, und von denen einer (Beginn der Behandlung nach 5 Stunden) mit dem Tode, die anderen mit Heilung endeten. Das Kali hypermanganicum wurde in Lösung von ½—1 gran auf dei Unze und in Mengen bis zu 10 g gegeben, teils innerlich, teils subcutan; auch die Magenausspülung wurde mit einer solchen Lösung vorgenommen. Daneben wurde allerdings auch noch Atropin, starker Café, bei den schwereren Fällen auch Strychnin, Coffein, Hautreize u. s. w. angewendet.   Fr. Strassmann

Einsendungen für das Centralblatt werden an die Adresse des Hrn. Prof. Dr. M. Bernhardt (Berlin W. Französische Strafse 21) oder an die Verlagshandlung (Berlin NW., 68. Unter den Linden) erbeten.

Verlag von August Hirschwald in Berlin. — Druck von L. Schumacher in Berlin.

Wöchentlich erscheinen
1—2 Bogen; am Schlusse
des Jahrgangs Titel, Na-
men- und Sachregister.

Centralblatt

Preis des Jahrganges
20 Mark; zu beziehen
durch alle Buchhandlun-
gen und Postanstalten.

für die

medicinischen Wissenschaften.

Unter Mitwirkung von

Prof. Dr. H. Senator und Prof. Dr. E. Salkowski,

redigirt von

Prof. Dr. M. Bernhardt

in Berlin.

1894. **17. November.** **No. 46.**

Inhalt: Schultz-Schultzenstein, Vorläufige Mitteilung über eine neue kli-
nische Methode zur Bestimmung der Alkalescenz des Blutes. (Orig.-Mitt.)
— Schmitz, Einfluss von Milch und Kefyr auf die Darmfäulniss — Hansen,
Ueber Bildung und Rückbildung elastischer Fasern. — Körte, Darmverschluss durch
Gallensteine. — Bach, Ueber den Keimgehalt des Bindehautsackes. — Emmerich,
Ueber die Heilung des Milzbrands, maligner Neubildungen und Infectionskrankheiten.
— Voswinckel u. Körte, Heilserumtherapie bei Diphtherie. — Sommer, Die
Dyslexie als functionelle Störung. — Köbner, Rosenthal, Ueber Pemphigus und
Bläschenausschläge. — Hepfter, Ueber Foliote.
Vay, Glycogengehalt der Muskeln, nach Nervendurchschneidung. — Pallatin,
Zur Kenntnis der pflanzlichen Eiweisstoffe. — Schmidt, Behandlung von Becken-
abscessen. — Kern, Niles, Bayer, Zur Chirurgie des Oesophagus. — Gruber,
Ueber Rostablagerung in der Hornhaut. — Koschier, Fall von Druckgeschwüren des
Ringknorpels bei Lordose. — Asher, Ueber Otitis media nach Trigeminusresection.
— Roth, Tuberkelbacillen in der Butter. — v. Bauer, Anwendung des Malakins.
— Aron, Atmungstypen des Menschen, graphisch dargestellt. — Hoffmann, Spi-
nalparalyse infolge von Lues. — Erlenmeyer, Mattison, Behandlung des Morphinismus. — Spietschka, Hautveränderung bei Spina bifida. — Adams, Tod
durch Stickoxydul.

Aus der medicinischen Klinik des Herrn Professor Dr. Ebstein
in Göttingen.

Vorläufige Mitteilung über eine neue klinische Methode zur Bestimmung der Alkalescenz des Blutes.

Von Carl Schultz-Schultzenstein.

Auf Veranlassung des Herren Prof. Dr. Ebstein habe ich mich
mit dem Nachweis der Alkalescenz des menschlichen Blutes beschäftigt. — Herren Prof. Dr. Ebstein's Anforderungen an die zu
wählende Methode waren: dass sie unbeschadet ihrer Genauigkeit
mit dem Blutquantum angestellt werden kann, welches durch einen
Nadelstich — wie bei den anderen heut in den Kliniken üblichen
Untersuchungs-Methoden — erreicht wird, und dass sie möglichst

noch einfacher zu handhaben sei, als die übrigen für diesen Zweck empfohlenen Methoden.

Durch Herren Prof. Dr. von Buchka wurde ich auf die Prof. Mylius'sche Methode zur Bestimmung ganz kleiner Mengen Alkali (Berichte der deutschen chemischen Gesellschaft 24. Jahrgang pag. 1484—85) aufmerksam gemacht. Diese Methode erschien mir schon deshalb eines Versuches werth, weil Mylius selbst auf die Möglichkeit der Titrirung tierischer Flüssigkeiten nach seiner Methode hingewiesen hat.

Thatsächlich ergab sich, dass bei der Vermischung von neutralem Wasser mit einem Tropfen Blut — wie bei anderen schwach alkalischen Flüssigkeiten — durch Erythrosin (Jodeosin) in Aether, eine Rosafärbung entsteht. Der Grad der Alkalescenz kann — wie bei anderen alkalischen Flüssigkeiten, so auch bei dieser sehr dünnen Blutlösung — durch Titration mit Schwefelsäure leicht bestimmt werden.

Für die practische Ausführung solcher Alkalescenz-Bestimmungen hat sich mir folgendes Verfahren am besten bewährt:

Als Indicator diente eine ätherische Erythrosin-Lösung[*]) welche nach Mylius's Angabe gemacht wurde; es wurde das von E. Mrrk in Darmstadt hergestellte „Erythrosin für Analyse" benützt. Das zu den Versuchen zu benützende destillirte Wasser muss, da es — wie Mylius ermittelte — immer alkalisch reagirt, vor dem Versuch genau neutralisirt werden. Die zur Titration benützten Flüssigkeiten werden durch Verdünnung von $1/_{10}$ Normallösungen auf $\frac{1}{600}$ Normallösungen hergestellt. — Das erforderliche Blut wurde in der üblichen Weise durch Einstich in die gereinigte Fingerkuppe gewonnen und in ein Capillar-Röhrchen, wie sie dem von Fleischl'schen Hämometer beigegeben sind, welches 7.5 mg Blut fasst, aufgesogen.[**]) Durch Ausspritzen mit der Spritzflasche wurde das Blut sofort in eine cylindrische Glas-Stöpsel-Flasche mit Cubik-Centimeter-Einteilung entleert und auf 12 cbcm verdünnt. Zu dem so verdünnten Blut wurden nun 1.5 cbcm $\frac{n}{600}$ Schwefelsäure zutitrirt, wodurch die Flüssigkeit übersäuert wurde. Nach gehöriger Mischung wurde der Indicator zugesetzt; hierauf wurde mit $\frac{n}{600}$ Kalilauge zurücktitrirt, wobei für genügende Mischung, — indess ohne stark zu schütteln — gesorgt wurde.

Die erste deutlich erkennbare Rosafärbung, die besonders deutlich in der Grenz-Schicht auftritt, wurde durch $\frac{n}{600}$ Schwefelsäure

---

[*]) Berichte der deutschen chem Gesellschaft 24. Jahrg. p. 1485 u. 1489 u. f.
[**]) Natürlich eignet sich ein 10 mg fassendes Capillarröhrchen wegen der Berechnung besser.

eben zum Verschwinden gebracht. Die Differenz zwischen den
verbrauchten alkalischen und sauren Titrirflüssigkeiten giebt nun
direct die zur Neutralisation der Blutmenge verbrauchte Menge
$\dfrac{n}{600}$ Schwefelsäure in cbcm an.

Wir haben beobachtet, dass nach Beendigung der Titration
ein rötlich gefärbtes Flöckchen, welches wir für durch Erythrosin
gefärbtes Fibrin gehalten haben, an der Grenzschicht sichtbar wird.
Es dürfte zweckmäfsig sein, dass die Titration so schnell erfolgt,
dass das Flöckchen nicht auftritt: Ist auch der durch das Erscheinen des Flöckchens bedingte Fehler ein sehr geringer, so
wird man ihn doch — und das hat gar keine Schwierigkeiten —
vermeiden.

Nachstehend ein Beispiel:

Herr Dr. H. 27 Jahre alt, gesund. Zu der entnommenen
Blutmenge (7.5 mg) wurde neutrales Wasser — 12 cbcm — hinzu-
gesetzt. Man liefs nun aus der Bürette 1.5 cbcm $\dfrac{n}{600}$ Schwefelsäure zufließen und setzte 5–6 cbcm ätherischer Erythrosin-Lösung
hinzu. Es zeigte sich keine Rosafärbung; dieselbe trat deutlich
auf, nachdem 1.2 cbcm $\dfrac{n}{600}$ Kalilauge hinzugefügt waren; um
diese Rosafärbung soeben zum Verschwinden zu bringen, wurden
0.4 cbcm $\dfrac{n}{600}$ Schwefelsäure gebraucht. Es sind also verbraucht:

1.5 cbcm Schwefelsäure
0.4   „   „   und 1.2 cbcm Kalilauge
1.9 cbcm Schwefelsäure und 1.2 cbcm Kalilauge

Mithin waren zur Neutralisation der in Frage stehenden Blutmenge 0.7 cbcm $\dfrac{n}{600}$ Schwefelsäure nötig: Dies entspricht 0.62 g

Natronlauge in 100 g Blut: Nämlich 1 Liter $\dfrac{n}{600}$ Schwefelsäure
enthält 0.0817 g Schwefelsäure; also ein zehntel Cubikcentimeter
0.000 00817 g Schwefelsäure; also 0.7 cbcm (die angewandte Menge)
0.0000 5719 g Schwefelsäure und es verhalten sich:

0.0075 g Blut : 0.0000 5719 g $H_2SO_4 = 100 : x$.

$x = 0.76$ g Schwefelsäure. Ferner verhalten sich:
98 g H_2SO_4 : 80 g NaOH = 0.76 g H_2SO_4 : y g NaOH.

$y = 0.62$ g NaOH: das heifst: 0.62 g NaOH entsprechen 100 g
Blut. Diese Zahl ist meistens bei gesunden Männern gefunden
und zwar 3–4 Stunden nach der Mahlzeit, wobei zwischendurch
nicht gröfsere Mengen getrunken sind.

Eine nähere Erörterung dieser Methode zur Alkalescenz - Bestimmung, Begründung der gefundenen Werte, die etwas höher als
die bisher gewöhnlich angegebenen sind, und Mitteilung der in

pathologischen Fällen und während der Chloroform-Narkose gefundenen Werte behalte ich mir für eine der Göttinger medicinischen Facultät zur unterbreitende Inaugural-Dissertation vor.

K. Schmitz, Die Eiweifsfäulniss im Darm unter dem Einfluss der Milch, des Kefyrs und des Käses. Zeitschrift f. physiol. Chem. XIX. S. 378.

Um die Frage zu entscheiden, worauf die von verschiedenen Seiten beobachtete Herabsetzung der Eiweifsfäulniss im Darmkanal bei ausschliefslicher Milchdiät und Genuss von Kefyr beruhe, untersuchte Sch. zunächst, ob bei einem mit Hundekuchen gefütterten Hunde die Zufügung von Milchzucker (50—100 g) die Darmfäulniss (beurteilt nach der Quantität der im Harn ausgeschiedenen Aetherschwefelsäure resp. ihrem Verhältniss zur präformirten Schwefelsäure $\frac{A}{B}$) abnimmt. Dies war nicht der Fall, im Gegenteil, die Aetherschwefelsäure nahm unter dem Einfluss von auftretenden Diarrhoen noch zu. (Das Verhältniss $\frac{A}{B}$ ist auch an den Normaltagen ein ganz ungewöhnliches. Das rührt davon her, dass die Zahlen für die präformirte Schwefelsäure ganz auffallend niedrig sind. An keinem Tage — ausgenommen für den 7., an dem ein Druckfehler vorzuliegen scheint, erreicht die Ausscheidung derselben in 24 Stunden ausgedrückt als $BaSO_4$ 1 g $= 0,343$ SO_3. Die Steigerung der Aetherschwefelsäure nach Zuführung von Milchzucker ist übrigens mit einer fäulnisswidrigen Wirkung desselben schwer zu vereinigen. Ref.).

In einer längeren Versuchsreihe mit frischem Käse (Magerkäse), als ausschliefsliche Nahrung, von welchem ein 12.25 Pfund schwerer Hund bis zu 4 1/2 Pfund pro Tag aufnahm, zeigte sich eine ganz ausserordentliche Abnahme der Aetherschwefelsäure bis zu völligem Verschwinden derselben an einem Tage, ebenso verschwand Phenol und Indican im Harn Sterilisirter Käse hatte dieselbe Wirkung, also kann dieselbe nicht etwa von den in dem frischen Käse reichlich vorhandenen Milchsäurebacterien abhängen. Dagegen zeigte sich bei einem anderen Hunde keinerlei Abnahme der Aetherschwefelsäure, als derselbe mit rein dargestelltem Casein an 2 Tagen je 250 g gefüttert wurde. Sch. schliefst aus diesem Ergebniss, dass die Herabsetzung der Fäulniss im Darmkanal bei der Fütterung mit frischem Käse durch demselben anhängenden Milchzucker bewirkt wird und sucht die dieser Erklärung entgegenstehende Wirkung von der Nahrung hinzugefügten Milchzucker zu erklären, indem er meint, der Milchzucker werde im vorliegenden Falle durch das Casein tief in den Darmkanal hinabgeführt und könne seine antiseptische Wirkung entfalten. Auch beim Menschen konnte in einem Falle von Lungentuberkulose und einem zweiten von Tuberkulos intestinalis die Abnahme der Indicanreaction und der Aetherschwefelsäure unter den Einfluss von verzehrtem Magerkäse constatirt werden. E. Salkowski.

Fr. Hangen, Ueber Bildung und Rückbildung elastischer Fasern. Viroh. Aroh. Bd. 137, p. 25.

Diese unter der Leitung von Grawitz ausgeführte Arbeit schließt sich den früheren Veröffentlichungen von Grawitz und seinen Schülern zur Begründung einer Intercellularpathologie unmittelbar an. Verf. hat zum Studium der Veränderungen der elastischen Fasern frische Wunden von menschlicher und Kaninchen-Haut untersucht; ferner durch Injectionen von Ol. terebinthinae entzündete Haut und Ligam. nuchae von Hunden und Carcinom der Nasenhaut. Neben sich vergrößernden permanenten Zellen und Kernen tauchen in der selbst stark veränderten, ihrer elektiven Färbbarkeit verlustig gegangenen elastischen Substanz, nach Ansicht des Verf., zahlreiche neue Kerne auf. Man soll alle Uebergänge vom kleinsten Partikelchen bis zum vollendeten Kern beobachten, ohne dass ein Protoplasma erkennbar wäre. Falls sich jedoch um diese Kerne zarte Protoplasmaspindeln erkennen lassen, so soll dies auf Kosten der elastischen Faser selbst geschehen, so dass ein unmittelbarer Uebergang von elastischer in protoplasmatische Substanz besteht.

Nach der Anschauung des Verf. kann es weder für diejenigen, welche die elastischen Fasern aus Zell- und Kernsubstanz entstehen lassen, schwierig sein, umgekehrt Zellprotoplasma aus Elastin hervorgehen zu lassen noch denen, welche die elastischen Fasern von der hyalinen Grundsubstanz ableiten, auch andere chemische Umwandlungen wie die des Elastins in Chromatinsubstanz oder Zellprotoplasma zu begreifen. M. Rothmann.

W. Körte, Ueber den Darmverschluss durch Gallensteine. Archiv f. klin. Chir. XLVI. S. 331.

Die seltenen Fälle von Darmverschluss durch Gallenstein werden von K. durch eigene (darunter eine noch nicht veröffentlichte) Beobachtungen vermehrt. In keiner derselben wurde die Diagnose gestellt, es zeigte sich vielmehr, dass ein die innere Darmwand, die nervenreiche Schleimhaut andauernd treffender Reiz, wie ihn der festgeklemmte Stein ausübt, ähnliche Symptome hervorruft wie die Abklemmung des Darmes unter einem Adhäsionsstrang oder die Strangulation durch Achsendrehung, und zwar treten heftige Reizerscheinungen schon auf zu einer Zeit, wo die Ernährung der Darmwand noch nicht gelitten hatte und ohne dass eine locale Peritonitis an der befallenen Darmstelle vorhanden gewesen wäre. Druckusur auf der Schleimhaut hat K. niemals gesehen. That-

sächlich kamen die Patt. K.'s unter den dringendsten Symptomen
des Ileus zur Operation und ist daher selbst bei einer Wahrscheinlichkeitsdiagnose auf Darmverschluss durch Gallenstein längere
Fortsetzung einer erfolglosen Behandlung mit Opium, hohen Eingiefsungen, Magenausspülungen u. dgl. auf mehr als 2 Mal 24
Stunden nicht erlaubt. Die Laparotomie soll die methodische Ab-
suchung der Bauchhöhle ermöglichen und hat K. durch dieselbe
in 2 seiner Fälle sehr bald das Hinderniss gefunden. Man hat
dann unter Vorziehung der betr. Darmschlinge und den sonstigen
hier üblichen Cautelen auf den Stein einzuschneiden und nach dessen
Extraction die Darmwunde durch die LAMBERT'sche Naht zu schliefsen.
Von den 4 auf diese Weise behandelten Fällen K.'s genasen drei.

P. Güterbock.

L. Bach, Ueber den Keimgehalt des Bindehautsackes, dessen natürliche und künstliche Beinflussung sowie über den antiseptischen
Wert der Augensalben. v. Gräfe's Arch. f. Ophthalm. XL. p. 130.

Nach den Untersuchungen von BACH ist man in einem sehr
grofsen Procentsatze im Stande, in der Bindehaut Bakterien nachzuweisen, auch bei äusserlich vollständig normaler Beschaffenheit
derselben und ist infolge dessen von vornherein der Bindehautsack
stets als inficirt anzusehen. Der Keimgehalt des Bindehautsackes
wird durch die mechanische Wegschaffung, durch den Lidschlag,
der eingeführten Bacterien nach der Nase zu günstig beeinflusst.
Ein Infektion des Bindehautsackes von der Nase aus auf den Thrä-
nenwegen ist bei normaler Beschaffenheit der letzteren absolut ausgeschlossen. Die Thränen besitzen eine bakterienfeindliche Eigenschaft, ebenso die physiologische Kochsalzlösung, wie Brunnenwasser
und destillirtes Wasser, und zwar speciell dem Staphylococcus
gegenüber. Das Kammerwasser spielt keine nennenswerte, schützende
Rolle Infectionskeimen gegenüber, im Glaskörper aber gedeihen
dieselben, besonders der Staphylococcus pyogenes, ganz gut. Durch
die mechanische Reinigung bei gleichzeitiger Berieselung mit einer
differenten, wenig reizenden Flüssigkeit wird bei weitem mehr erreicht in Bezug auf Verminderung der Keime im Bindehautsack,
als durch Ausspülungen mit Antisepticis, wobei die mechanische
Reinigung in den Hintergrund tritt.

Der Verband wirkt in Bezug auf den Keimgehalt des Bindehautsackes fördernd, d. h. es vermehren sich gewöhnlich die vorhandenen Keime bedeutend unter einem solchen, doch erscheint die
Möglichkeit vorhanden, dass hier nicht alle Mikroorganismen gleich
gute Bedingungen vorfinden.

Zum Schlusse untersuchte BACH noch die Augensalben auf ihre
desinficirende Wirkung. Als bestes Constituens empfiehlt er das
Vaselinum americanicum album purissimum. Er fand, dass das
Sublimatvaselin, die Argentumsalbe, die Cuprumsalbe auch in Ver-

bindung mit einem wässerigen Menstruum sehr starke desinficirende Eigenschaften besitzen, etwas schwächer desinficirend wirkt die gelbe Präcipitatsalbe. Es gelingt meistens durch 6—8maliges Einstreichen von Sublimatvaselin innerhalb 24—48 Stunden den Bindehautsack und sehr oft auch den Lidrand keimfrei zu machen. Horstmann.

Emmerich, Die Heilung des Milzbrands durch Erysipelserum und Vorschläge über die ätiologische Behandlung von Krebs und anderen malignen Neubildungen, sowie von Lupus, Tuberkulose, Rotz und Syphilis nach Untersuchungen von Dr. R. EMMERICH, Dr. MOST, Dr. H. SCHOLL und Dr. J. TSUBOI. (Aus dem hyg. Institut der Universität München). Münchner med. Wochenschr. 1894, No. 28—31.

Im Jahre 1886 hat EMMERICH die Mitteilung gemacht, dass man bei Kaninchen den Milzbrand heilen kann durch nachträgliche Infection von Erysipelstreptococcen. Diese Untersuchungen nimmt er jetzt wieder auf nur mit dem Unterschied, dass er den Milzbrand mit Erysipelserum zu heilen versucht. Dasselbe wird so bereitet, dass Kaninchen mit Erysipel inficirt werden, die nach 3 Tagen schwer kranken Tiere lässt man verbluten, das Blut wird durch Chamberlaod'sche Kerzen filtrirt und so verwendet; gleichzeitig wird auch das ganze tote Kaninchen zerquetscht, der Fleischsaft ausgepresst, filtrirt und wie Serum verwendet.

Die Behandlung leitet E. so ein, dass bald nach der Milzbrandinfektion die Kaninchen bis zu 20 ccm Serum intraperitoneal oder subcutan erhalten, diese Injektionen werden 2 bis 3 Tagelang 2 Mal täglich fortgesetzt. Die Tiere werden auf diese Weise vor Ausbruch der Krankheit bewahrt. Hervorzuheben ist, dass bei einem 4 Tage nach der Milzbrandinfektion getötetem, geheiltem Kaninchen aus der Milz noch vereinzelte Milzbrandbacillen gezüchtet werden konnten.

Leichter, sicherer und mit weniger Serum gelang die Milzbrandheilung mit Schafserum, dessen Darstellung EMMERICH nicht angiebt.

Dann geht E. auf die Anwendung des Erysipels gegen Tuberkulose über; er teilt einige Tierversuche mit, in denen er Kaninchen in die vordere Augenkammer mit Tuberkelbacillen impfte und nach Bildung von Tuberkeln die Tiere mit Erysipel inficirte; er fand eine Verlangsamung des tuberkulösen Processes; keine Heilung. Er versuchte dann noch, ob andere Infektionen wie Schweine-Rotlauf u. a. den gleichen retardirenden Effekt auf Tuberkulose hervorbrächten, fand diese Vermutung aber nicht bestätigt. Er schliefst daraus etwas unvermittelt, dass man mit seinem Erysipelserum Versuche bei tuberkulösen Menschen anstellen müsse.

Ebenso empfiehlt E. gegen Botz, Syphilis, Tetanus und Diphtherie sein Erysipelserum zu gebrauchen. Dasselbe wird in Thalkirchen von seinem Mitarbeiter Dr. Scholl dargestellt.   Scheurlen.

——— ———

1) **E. Voswinckel,** Resultate der Heilserumtherapie bei Diphtherie. Deutsche med. Wochenschr. 1894, No. 22.

2) **Nachwort von W. Körte.**

Im städtischen Krankenhause am Urban wurden in der Zeit vom 20. Januar bis 22. März 1894 60 Kinder mit dem von Ehrlich, Kossel und Wassermann beschriebenen Diphtherieserum behandelt. Nach der Einteilung des Verf.'s waren davon anzusehen als „schwere" Fälle 30, als „mittelschwere" 16 und als „leichte" 14. Von den 30 schweren Fällen wurden geheilt 15=50 pCt., von den 16 mittelschweren 13=81 pCt., von den 14 leichten 14=100 pCt. Insgesammt wurden von 60 Fällen geheilt 42=70 pCt. — Der Procentsatz der Heilungen der Gesammtzahl der Diphtheriekranken im Krankenhause am Urban betrug 1890: 55.7 pCt., 1891: 55.6 pCt, 1892: 56.6 pCt., 1893: 51.7 pCt. Es ist also eine Steigerung der Heilungen von ca. 14 pCt., gegen 1893 sogar von 18 pCt. zu constatiren. — Tracheotomirt wurden von den mit Serum behandelten Kindern im ganzen 20, und davon geheilt 9=45 pCt. Im Vergleich zu den in früheren Jahren (1890—93) bei tracheotomirten Kindern erzielten Ergebnissen bedeutet dies eine Steigerung der Heilungen um 20—25 pCt. — Zur Beurteilung der Epidemie dieses Winters (1893—94) teilt Verf. mit, dass von 98 nicht mit Heilserum behandelten Kranken, (darunter 12 Erwachsene), 53=54 pCt. geheilt wurden.

Besonders bemerkenswerth ist die Beobachtung, dass je früher die Serumbehandlung eintritt, desto besser die Resultate sind. Von 12 schwer Erkrankten, welche in den ersten 3 Tagen injicirt wurden, sind 11 geheilt, während von 18 Anderen, die erst später in Behandlung kamen, nur 4 geheilt sind.

Die beste Heilungsziffer hat das 2., 3., 9. und 10. Lebensjahr. — Die Heilungsdauer, gerechnet von der ersten Seruminjection bis zur Entlassung aus dem Krankenhause, betrug bei den schweren Fällen ca. 21, bei den mittelschweren und leichten ca. 15 Tage. — Während im Anfang auch bei den schweren Fällen nur eine einzige Injection von 4 ccm Serum gemacht wurde, hat Verf. später stets in schweren Fällen, aber auch in mittelschweren, innerhalb weniger Tage bis zu 4 Mal injicirt. Es stellte sich nun heraus, dass unter den geheilten schweren Fällen gerade solche Kinder waren, welche mehrere Injectionen erhalten hatten.

Einen deutlichen Einfluss auf den Temperaturverlauf hat die Injection nicht ausgeübt, ebensowenig auf die Losstofsung der Membranen. Dagegen war in fast allen, ausser den extrem schweren Fällen zu bemerken, dass die Kinder etwa 24 Stunden nach der

Injection sich auffallend wohl befanden, dass der früher schlechte
Puls sich bedeutend gebessert hatte, und dass Kinder, die somno-
lent in das Krankenhaus gebracht waren, häufig ganz klar waren.
In manchen Fällen hielt diese günstige Wirkung allerdings nicht
lange an. — Eine schädliche Wirkung des Serums, auch bei gröfseren
Gaben, wurde nie bemerkt. In einigen wenigen Fällen bildeten
sich in der Umgebung der Einstichstelle Urticaria ähnliche Quad-
deln, die aber bald ohne Zuthun verschwanden.

K. auf dessen Abteilung die vorstehend geschilderten Ergebnisse gewonnen wurden, hält es für unzweifelhaft, dass bei Anwendung des Heilserums bessere Resultate erzielt wurden, als in den
Vorjahren, trotzdem die Epidemie des letzten Winters als eine
schwere zu bezeichnen ist. Die Erfolge sind nach Ausweis der
aufgeführten Zahlen um so bessre, so eher die Behandlung einsetzt.
Auch die Wiederholung der Einspritzungen bessert ganz entschieden die Erfolge. Als besonders bemerkenswert hebt K. die Erfolge
bei Kindern im 2. Lebensjahre hervor, — auf 5 Kranke, 5 Heilungen.   Stadthagen.

Sommer, Die Dyslexie als funktionelle Störung. (Aus der psychiatr.
Klinik zu Würzburg). Arch. f. Psyoh. XXV. S. 663.

Der erste der beschriebenen Fälle betrifft einen Mann, welcher
nach einem Schlaganfall (geringe rechtsseitige Hemiplegie) ausser
vorübergehender Paraphasie das von Berlin beschriebene Symptom der
Dyslexie zeigte und zwar isolirt, nachdem die Lähmungen fast ganz
zurückgegangen waren. Pat. ermüdete sehr beim Lesen und liefs
öfter constant ein oder das andere Wort aus, nachdem er mehrere
Zeilen richtig und vollständig gelesen hatte. Die einzelnen Buchstaben kannte er, es wurde ihm schwer, Wörter daraus zusammen-
zusetzen. Bei der Section (Pat. starb an Nephritis) fand sich ein
Heerd in der 2. Stirnwindung und einer in der 1. Temporalwindung am oberen hinteren Ende und am gyr. supramarginalis (beide
gyr. centr. waren intakt), welcher bis in den sulc. interpariet. reichte
und das obere Scheitelläppchen mit ergriff.

Der zweite Fall handelt von einer atypisch verlaufenen Dementia paralytica, welche ebenfalls eine seltenere Lesestörung zeigte,
welche der Verf. als zusammengesetzt ansieht aus Dyslexie, abnormer psychischer Nachwirkung und ungehemmter Wortassociation,
die zu den sonderbarsten Paraphrasirungen führte. Die Dyslexie ging allmälig in Alexie über. Der Verf. glaubt nun, dass
der bei der Dyslexie so oft beobachtete Wechsel von Fähigkeit und
Unfähigkeit, zu lesen darauf hinweise, dass hier eine funktionelle
Erkrankung vorliegt. Tritt Dyslexie bei einer Herderkrankung ein,
so wird sie durch Fernwirkung des Herdes auf gesunde Hirnteile
hervorgerufen. Es ist aber falsch die Dyslexie von der Zerstörung
eines Lesecentrums herzuleiten. In der Periodicität des Verständ-
nisses für Buchstaben, Worte und Zahlen, wie sie der zweite Fall

zeigte, ist die Dyslexie als Anfangsglied der periodischen Reihe aufzufassen. Die Einleitung der Arbeit enthält eine scharfe Zurück-
weisung des Versuchs von Weissenberg, ein „Buchstabenfügungs-
centrum" aufzustellen.   M. Brasch

---

1) **H. Köbner**, Ueber Pemphigus vegetans, nebst diagnostischen
   Bemerkungen über die anderen mit Syphilis verwechselten, blasenbildenden Krankheiten der Schleimhäute und der äusseren Haut.
   (Nach einem Vortr. in der Sect. f. Dermat. u. Syph. der Naturforschervers. zu Nürnberg am 14. Sept. 1893). Deutsches Archiv f.
   klin. Med. Bd. 53. S.-A.
2) **O. Rosenthal**, Beitrag zu den blasenbildenden Affectionen der
   Mundschleimhaut. (Vortr. geb. auf dem IV. Congr. d. deutschen
   dermat. Gesellschaft in Breslau). Deutsche med. Wochenschrift 1894,
   No. 26.

1) Zu den blasenbildenden Processen auf den Schleimhäuten
und der Haut, welche, namentlich wenn sie auf der Mund- und
Rachenschleimhaut, oder in der Genital- und Analgegend auftreten
und wenn sie hartnäckig an diesen Stellen recidiviren, zur Verwechselung mit Syphilis Veranlassung geben, rechnet Verf.: die
Aphthen, die von Haustieren auf den Menschen übertragene Maul-
und Klauenseuche, welche nicht nur auf der Mundschleimhaut („infectiöse oder epizootische Stomatitis"), sondern bisweilen auch an
Händen, Füfsen und äusseren Genitalien, Blasen und Bläschen veranlasst, den Herpes genitalis, den chronisch recidivirenden Herpes
der Mund- und Rachenschleimhaut, den Herpes zoster, gewisse,
noch nicht bestimmt zu systematisirende sich wiederholende acute
Blasenausbrüche an den obengenannten Partieen, den Herpes Iris,
die Dermatitis herpetiformis, die Impetigo herpetiformis, die toxischen
(Arznei-) Exantheme und endlich den Pemphigus vulgaris, wenn er
mit längere Zeit hindurch nur auf der Mund- und Rachenschleimhaut localisirten Eruptionen beginnt. Die allen diesen Phlyctänosen
gemeinsamen Merkmale gegenüber syphilitischen Affectionen sind:
ihr oberflächlicher Sitz, demzufolge sie gewöhnlich keine Narben
hinterlassen, die Beschaffenheit des leicht abwaschbaren, weifslichen
Belages nach dem Platzen der Blasen und das entzündliche Aussehen der Ränder, der häufige Wechsel ihres Sitzes, auf der Haut
das Fehlen der Polymorphie, ferner die Art der Entstehung,
der mehr acute Ablauf und das Fehlen multipler sclerosirender
Adenitiden.

Verf. berichtet sodann ausführlich über drei von ihm beobachtete
Fälle des sehr seltenen, fast ausnahmslos mit Syphilis verwechselten
Pemphigus vegetans, von denen der eine unter dem Bilde des P.
foliaceus vegetans verlief, während die beiden anderen die ge-
wöhnlichere Form des P. serpiginosus vegetans darboten. Allen
dreien gemeinsam war, dass sie an der Rachen- und Mundschleimhaut (mit der Bildung von Blasen und daraus entstehenden Erosi-

onen) ihren Ausgang nehmen und dass erst nach Monaten oder Jahren Blasen auf der Haut erschienen, die zum grossen Teil nach ihrem Platzen langsam heilende, sich oft durch blasige Abhebung an der Peripherie weiter ausbreitende Excoriationen hinterliessen. Vorwiegend an gegenseitigen Contactflächen der Haut, wie in der Inguinal-, Genitoanal- und Axillargegend entwickelten sich auf dem blosgelegten Blasengrunde schon nach wenigen Tagen die charakteristischen, rasch wachsenden, breiten Condylomen ähnlichen Wucherungen, die von einem excoriirten Hofe und um diesen meist noch von einer blasigen oder kragenartigen Abhebung der Epidermis begrenzt waren. Das Allgemeinbefinden der Pat. litt schon frühzeitig infolge der durch die Schmerzen beim Kauen und Schlucken erschwerten Nahrungsaufnahme, des quälenden Juckens und der reichlichen Exsudation. Der Ausgang war in zwei von den 3 Fällen ein letaler, dagegen wurde der eine Pat., ein junger, sehr kräftiger Mann, durch energische Auslöffelung und nachherige Thermocauterisation aller Wucherungen, sowie sofortige Bepinselung auch des kleinsten Recidivs mit Jodtinctur dauernd geheilt. Dieser Fall ist auch noch bemerkenswert durch seine (bisher nicht beobachtete) regionäre, auf die Mundhöhle, die Genitalien, die Genitocrural- u. Perinealgegend beschränkte Localisation. — Was die Aetiologie des P. vegetans betrifft, so spricht zwar die Art seiner Entstehung und Ausbreitung sehr bestimmt für eine infectiöse Ursache, doch hatten die angestellten bacteriologischen Untersuchungen ein negatives Ergebniss. — Diagnostisch sind, speciell confluirenden breiten Condylomen gegenüber, hervorzuheben: die Schnelligkeit mit welcher die Vegetationen entstehen, das lebhafte Jucken oder Stechen in den Wucherungen, deren Peripherie von einem Blasenwalle oder einem abgelösten Epidermissaume umgeben ist, ihr durch Epidermisdefecte bedingtes gestipptes Aussehen, der lange Bestand, die sonstigen begleitenden Erscheinungen und die schädliche Wirkung der antisyphilitischen Mittel. Auch der histologische Befund kann in differentialdiagnostischer Beziehung (wenigstens breiten und auch spitzen Condylomen gegenüber) herangezogen werden. — Therapeutisch erwies sich die schon erwähnte Auslöffelung mit folgender Thermocauterisation und die Bepinselung mit Jodtinctur am wirksamsten. Als Ersatz der letzteren bewährte sich Jodtrichlorid in $1^o/_{oo}$ Lösung am besten. — Der Arbeit sind zwei sehr instructive Tafeln (davon die eine colorirt) beigegeben.

2) B. beobachtete bei drei jungen Männern das mehrfach sich wiederholende Auftreten von Blasen und Bläschen auf der Mund-Rachenschleimhaut und gleichzeitig auf der Haut der Genitalien. Am erstgenannten Orte, wo sie Beschwerden beim Essen und Sprechen hervorriefen, unterlagen die Blasen einer raschen Zerstörung und hinterliessen dann mit Epithelfetzen oder mit einem weisslichen oder grauen Belage bedeckten Erosionen. An den Genitalien safsen sie auf einem ödematösen, cyanotischen Grunde, der gegen die gesunde Haut durch einen zinnoberroten Rand abge-

grenzt war. Schon diese Farbennuancen, welche übrigens auch
auf der Schleimhaut wenigstens angedeutet waren, ließen erkennen,
dass es sich um eine Form des Erythma exsudativum multiforme,
um ein Erythma bullosum handelte. Die Heilung erfolgte unter
indifferenter Behandlung. — Verf. ist der Ansicht, dass der solitäre
locale Pemphigus der Mundhöhle als Erythma bullosum aufzufassen
ist und dass auch ein grofser Teil der als Urticaria, Herpes u. dgl.
beschriebenen Affectionen der Mundschleimhaut hierhergehört. Das
Erythema bullosum der letzteren vergesellschaftet sich, wie es
scheint, häufig mit einer gleichen Erkrankung der Genitalien und
ist besonders auch durch seine Eigenthümlichkeit, mehrfach zu reci-
difiren, ausgezeichnet.   H. Müller.

A. **Heffter** (Leipzig), „Ueber Pellote". Ein Beitrag zur pharmakologischen Kenntniss der Cacteen. Arch. f. exper. Path. u. Pharmak.
Bd. 34, p. 65.

Unter dem Namen Pellote wird in Mexico eine Cactusart,
Anhalorium Williamsii, als Berauschungs- und Heilmittel benützt. Es gelang das wirksame Princip, Pellotin genannt, in
Form eines neuen Alcaloids, das gut krystallisirt und die Zusammensetzung $C_{13}H_{21}NO_3$ hat, zu gewinnen.

Die physiologischen Wirkungen desselben an Fröschen stimmen
mit denen des Pikrotoxins überein. Am Kaninchen lösten 0.07 g
Pellotin, subcutan gegeben, eine Reihe von tetanischen Krampfanfällen, Trismus, Opisthotonus, schliefslich tötliche Lähmung aus.
0.05—0.06 g erzeugten am Menschen eine einschläfernde Wirkung,
die etwa zwei Stunden nach Aufnahme des Pellotin per os eintrat
und nach einer Stunde völlig schwand.

Aus einer verwandten Cactusart, Anhalonium fissuratum
gewann H. eine zweite neue Base, Anhalin in krystallinischem
Zustande. Sie hat die Zusammensetzung $C_{10}H_{13}NO$, liefert gut
krystallisirende Salze, ist jedoch nur schwach narcotisch wirksam
(an Fröschen).

Auch Anhalonium Lewinii, eine Varietät von A. Williamsii, über dessen physiologische Wirkung L. Lewin eine Mitteilung gemacht hat, enthält eine Reihe basischer, krystallisirender
Körper, über die eine weitere Arbeit in Aussicht gestellt wird.

Colorirte Habitusbilder der untersuchten Cacteen bilden den
Schluss der Studie. Ueber nähere chemische Details s. d. Original.
                                                        Pohl.

F. **Vay**, Ueber den Glycogengehalt der Muskeln nach Nervendurchschneidung. Arch. f. exper. Path. Bd. 33, S. 45.

Nach Durchschneidung des N. ischiadicus bei Pröschen fand Verf. unter 19
Fällen nur zwei Mal in den Muskeln der gelähmten Seite etwas weniger Glycogen,
in allen anderen Fällen mehr, im Durchschnitt 20 bis 30 pCt., in einigen Fällen nur
3 pCt, aber auch 68.45 pCt. mehr, als auf der anderen, sodass über die Zunahme

als Effekt der Durchschneidung wohl kein Zweifel ist. Die Zeit zwischen Operation und Untersuchung variirte von 4 Stunden bis 85 Tage. Auch bei 9 Kaninchen und 2 Katzen zeigte die operirte Seite (Resection des N ischiadicus) ausnahmslos höheren Glycogengehalt. Bei einem der 9 Kaninchen war der Glycogengehalt auf der gesunden Seite äusserst gering = 0.038 pCt., bei einem anderen 0, ebenso bei einer Katze = 0. Die Zunahme des Glycogens ist auf die Inactivität der Muskeln zu beziehen. Dementsprechend war der Unterschied weit grösser, als die Frösche tetanisirt wurden. Der Procentgehalt an Glycogen betrug auf der gesunden Seite 0.64 pCt., auf der operirten 1.334.   E. Salkowski.

W. Palladin, Beiträge zur Kenntniss der pflanzlichen Eiweifs-stoffe. Zeitschr. f. Biolog. Bd. 31. S. 191.

Verf. hat die Samen der gelben Lupinen, der Puffbohnen (Vicia faba) und des schwarzen Senfs untersucht und als hauptsächlichstes Globulin, in Uebereinstimmung mit WEYL, ein in seiner neutralen Lösung bei 75° koagulirendes Pflanzenvitellin gefunden, das indess seinen Eigenschaften und der positiv ausfallenden Biuretreaktion nach sich dem Albumosen nähert, wenigstens viele Eigenschaften der letzteren besitzt. Die von WEYL als Pflanzenmyosin bezeichnete, andere Globulinsubstanz, die in neutraler NaCl-Solution bei 55—60° koagulirt, kann Verf. nicht als einen besonderen Stoff anerkennen, er ist vielmehr nur die Kalkverbindung des Vitellins. Die von VINES behauptete Existenz einer wasserlöslichen Pflanzenalbumose in jenen Samen bleibt nach den Untersuchungen des Verf. fraglich. Die Pflanzeneiweifsstoffe, von denen eine grössere Zahl dargestellt ist, als wirklich vorhanden, insofern sie durch die Methoden der Darstellung vielfache Veränderung erfahren, werden von einer noch „unbekannten, stickstoffhaltigen Substanz" begleitet.   J. Munk.

M. Schmidt, Zur Behandlung der acetabularastitischen Beckenabscesse. Arch. f. klin. Chir. XLVII. S. 855.

Im Anschluss an einen einschlägigen einen 10jähr Knaben betr. Fall, in welchem zu einem Schnitt von vorn her eine der Ligatur der A. glut inf. entsprechende Gegenöffnung hinzugefügt wurde, empfiehlt Verf. entweder die Schnittführung von BIDDER's Methodus ischiadica oder besser noch KOCHER's Winkelschnitt, welcher von der Basis der Aussenfläche des Trochanter maj. bis zur vorderen Trochanterspitze schräg aufwärts und winklig abbiegend in der Richtung der M. glut max. schräg auf- und medianwärts durch diesen verläuft. Letzterer Schnitt wird von Verf. deshalb dem BIDDER's vorgezogen, weil bei ihm der M glut. max. parallel den Fasern durch trennt wird.   P. Güterbock.

---

1) **W. W. Keen,** Gastrostomy by WITZEL's Method for primary Cancer of the Oesophagus. Philadelphia med. and surg. Reporter 1894, Dec. 16.

2) **H. D. Niles,** Gastrostomy in stricture of the oesophagus. New-York med. Record 1893, p. 714.

3) **C. Bayer,** Ein Beitrag zur Oesophagus-Chirurgie. I. Impermeable Narbenstrictur des Oesophagus im Brustteil. Heilung durch combinirte Oesophagotomie nach GUSSENBAUER. Prager med. Wochenschr. 1894, No. 4.

1) Der betr. 48 jähr. Pat., dessen weitere Schicksale bis 3 Monate nach der Gastrostomie verfolgt wurden, trug ein einfaches Drainagerohr in seinem Magenmunde, welches durch etwas mit Heftpflaster befestigte Gaze festgehalten wurde, ohne dass Mageninhalt daneben floss.

2) Betrifft eine 69jährige Dame mit einer impermeablen (wahrscheinlich krebsigen) Verengerung ca. 11″ unterhalb der Schneidezähne. Gastrostomie wurde in 2 Zeiten (innerhalb 3 Tagen) nach den Vorschriften Fenoan's ausgeführt; Tod trat 6 Tage nach der ersten Operation durch Erschöpfung ziemlich plötzlich ein. Keine Obduction.

3) Das Wesentlichste des einen 8jährigen Knaben betr. Falles bringt die Ueberschrift.   P. Güterbock.

R. **Gruber**, Ueber Rostablagerungen in der Hornhaut. v. Gräfe's Aroh. f. Ophthalm. XL. S. 172.

Nach G. verhalten sich in die Hornhaut eingetrungene Eisenkörper ihrer chemischen Beschaffenheit nach in ihr verschieden. Das metallische Eisen und das Eisenoxydul sind als in chemischer Beziehung different, das Eisenoxyd als indifferent anzusehen. Gemenge aus beiden verhalten sich in desto höherem Grade chemisch reizend, je mehr die Oxydulquote die Oxydquote übersteigt. Die an das Eindringen eines Fremdkörpers sich anschliessende, nach Extraktion derselben zurückbleibende Rostablagerung in Form des sog. Rostringes ist, als nur aus Eisenoxydhydrat bestehend, in chemischer Beziehung indifferent und unschädlich. Der aus dem Fremdkörper in die umgebende Hornhaut übergegangene Rost stellt einen nur am Einstich mit dem Stichkanal zusammenhängenden Mantel dar, der sonst durch oxydfreie Partien von ihm getrennt ist. Auch bei nicht perforirenden Fremdkörpern kommt es sehr oft zur Oxydablagerung an der Descemetis. Die Rostablagerung ausserhalb des eigentlichen Fremdkörpers erfolgt ungemein rasch, sodass schon nach 5 Minuten vielleicht auch schon in kürzerer Zeit der Beginn des Rostringes ausgebildet ist. Das Hornhautepithel verhält sich dem Eindringen des Eisenoxyds gegenüber ausserordentlich widerstandsfähig, die Hornhautsubstanz aber zeigt demselben gegenüber ein verschiedenes Verhalten.   Herstmann.

Koschier, Lordose der Halswirbelsäule mit Druckgeschwüren an der Ringknorpelplatte. Larynxstenose. Wiener klin. Wochenschr. 1894, No. 35, 36.

Es handelte sich um durch starke Lordose der Halswirbelsäule bedingte Larynxstenosen, welche in einigen Fällen einen solchen Grad erreichten, dass sie die Tracheotomie erforderten. Bei der Sektion fanden sich Druckgeschwüre über der hinteren Fläche der Ringknorpelplatte und der hinteren Pharynxwand, die mit der Lordose zusammenhingen. Dass es Druckgeschwüre waren zeigte ihr anatomisches Verhalten und der Umstand, dass sie unbemerkt und schmerzlos verliefen. W. Lublinski.

Asher, Ueber Mittelohrentzündung nach Trigeminusresection. Beiträge z. klin. Chir. S.-A.

Bei einem 87jährigen Dienstmädchen trat 8 Wochen nach Resection des 2. und 3. Trigeminusastes eine Mittelohrentzündung auf der operirten Seite auf, deren Aetiologie sich nach Verf., in der Weise darstellt, dass in Folge der Operation vasomotorische Störungen im Mittelohr (Oedem des Trommelfelles und sämmtlicher Mittelohrräume) eintreten, alsdann die Einwanderung von Entzündungserregern in die so empfänglicher gewordenen Räume von dem schon vorher erkrankten Nasenrachenraum (chronische, schleimig eitrige Pharyngitis) her durch die gut durchgängige Tuba Eust erfolgte.   Schwabach.

Roth, Ueber das Vorkommen von Tuberkelbacillen in der Butter. Corr.-Bl. f. Schweizer Aerzte 1894, No. 17.

Der nicht zu selten vorkommende Gehalt der Milch an Tuberkelbacillen bei Eutertuberkulose und generalisirter Tuberkulose ist bekannt. Dass Tuberkelbacillen die der Milch zugesetzt wurden in die aus dieser bereitete Butter übergeben können, ist durch Versuche nachgewiesen. R. stand eine Milch zur Verfügung, welche von einer tuberkulösen Kuh stammte und welche reichlich Tuberkelbacillen enthielt. Impfte er Butter, welche aus dieser Milch hergestellt war Meerschweinchen in die Bauchhöhle, so gingen sie an Tuberkulose zu Grunde. Nun untersuchte R. käufliche Marktbutter, so dass er 5 – 10 ccm davon Meerschweinchen in die Bauchhöhle brachte: Zwei von 20 Butterproben enthielten virulente Tuberkelbacillen.

Zur Vermeidung der durch die Butter bedingten Gefahr empfiehlt R. dieselbe aus gekochter Milch bezw. gekochtem Rahm herzustellen.   Scheurlen.

O. v. Bauer, Zur therapeutischen. Verwendung des Malakins. Wiener med. Blätter 1894, No. 11, 12.

B. prüfte auf der DRASCHE'schen Abteilung des Wiener allgemeinen Krankenhauses das von JAQUET eingeführte Malakin, über dessen chemische und therapeutische Eigenschaften bereits früher berichtet wurde. Die Resultate sind kurz folgende: Das Malakin bewährte sich als Antirheumaticum; es steht an Sicherheit des Effects dem Salicyl nach, doch hat es nicht dessen unangenehme Nebenwirkungen. Es ist ferner ein mild wirkendes Antipyreticum, das hohe Temperaturen allerdings nur in geringem Grade herabzusetzen vermag; namentlich dürfte sich die Anwendung des Malakins gegen das Fieber der Phthisiker empfehlen, da diese herabgekommenen und marastischen Individuen auf stark wirkende Antipyretica häufig mit schweren Collapserscheinungen reagiren. Am wenigsten empfehlenswert ist das Malakin als Anodynum.

K. Kronthal.

E. Aron, Graphische Darstellung einiger Atmungstypen des Menschen. Virchow's Arch. Bd. 137, H. 1.

Behufs Anfertigung von Atmungskurven gesunder und kranker Individuen bediente sich Verf. einer MAREY'schen Kapsel, die er mit einem Quecksilbermanometer in Verbindung brachte; das Manometer trägt einen Schwimmer und eine Zeichenfeder. Wurde nun die MAREY'sche Kapsel mittelst eines Gurtes an den Thorax des zu untersuchenden Individuums applicirt — wozu gewöhnlich die Herzgegend gewählt wurde —, so übertrugen sich die Thoraxschwankungen durch das Manometer auf die Zeichenfeder und wurden von letzterer auf einem sich bewegenden Papierstreifen registrirt. Vermittelst dieses Verfahrens hat Verf. Kurven eines Menschen im normalen sowie im Morphiumschlaf aufgenommen, ferner Kurven bei CHEYNE STOKES'scher Respiration, bei Asthma bronchiale, Trachealstenose und Lungenemphysem registrirt. Wegen der Details dieser graphischen Aufnahmen müssen wir auf das Original verweisen.

Perl.

J. Hoffmann, Der Symptomencomplex der sog. spastischen Spinalparalyse als Teilerscheinung einer hereditär syphilitischen Affection des Centralnervensystems. Neurol. Cbl. 1894, No. 13.

Parallelfall zu den seltenen Fällen von Tabes bei Kindern. Ein hereditär luetischer Knabe mit geringer geistiger Beanlagung, die allmälig immer mehr auffallend wird, erkrankt, 13 Jahre alt, an Steifigkeit in den Beinen mit reissenden Schmerzen im Fussrücken. Die Steifigkeit geht über in einen exquisit spastischen Zustand mit lebhaften Patellarreflexen und Fussclonus. Fernere Symptome sind: reflectorische Pupillenstarre, Mydriasis, Accomodationsparese, Fehlen der Pupillenreaction bei Convergenz. Zu einer Zeit bestanden auch Sehstörungen.

Verf. nimmt zur Erklärung der Erscheinungen eine auf syphilitischer Basis beruhende Entwicklungshemmung in gewissen Gebieten des Centralnervensystems und einen daneben bestehenden activen Krankheitsprocess im Rückenmark an.

Eine antiluetische Behandlung war erfolglos.   K. Grube.

1) A. Erlenmeyer, Atropin bei Morphinismue. Therapeut. Monatsb. 1894, Jan.

2) J. B. Mattison, The modern and humane treatment of the morphine disease. Med. Reo. 1893, Dec. 23.

1) Unter Anlehnung an die Hypothese, dass die Abstinenzerscheinungen bei der Morphiumentziehung die Folgen einer Vergiftung durch Oxydimorphin sind, nicht einer Vergiftung durch Morphin, hält der Verf. nichts von der Einführung des Atropin, da dieses nicht das Gegenmittel für das Oxydimorphin darstellt. Es wäre höchstens rationell, dem Morphiumkranken mit der vollen Dosis Morphin das Atropin einzuverleiben, aber auch dies führt nicht zur Erleichterung der Abstinenzbeschwerden. Diesen Bemerkungen folgt dann eine Kritik der Koch'schen Arbeit (Nov. 1893 Th. Monatshefte), welche den Verf. durchaus nicht von der Nützlichkeit des Atropingebrauchs im Laufe der Entziehungskur überzeugen konnte.

2) Der Verf. empfiehlt, die Morphinisten während der Entwöhnung mit steigenden Gaben von Brom (1.8—6.0 g 2 Mal täglich) oder mit Codein oder mit Trional zu behandeln. Es rühmt dieser Medication einen günstigen Einfluss auf die Abstinenzsymptome nach, die Entziehungskur wurde dadurch abgekürzt und sei durch Verhütung der ungemein quälenden subjectiven Erscheinungen menschlicher als die gefährlichen und gänzlich zu verwerfende brüske Abgewöhnung. Das Nähere ist im Orig. einzusehen.   M. Brasch.

Th. Spietschka, Ueber eine eigenartige Hautveränderung bei Spina bifida. (Aus der Klinik des Prof. F. J. PICK in Prag). Prager med. Wochenschr. 1894, No. 10, 11.

Bei einem 88jähr. Manne fand sich am Rücken vom unteren Rande des 1. Lendenwirbels bis drei Querfinger über die Mitte des Kreuzbeins eine flache, geschwulstartige Verwölbung, über welcher die Haut ungemein verdickt, runzelig, leicht braun pigmentirt und von spärlichen feinen langen Härchen bedeckt war. Der von unten her unter die Geschwulst nach aufwärts drängende Finger fühlte von der Höhe der Spina posterior superior anstatt des Lendenwirbelkammes eine spaltförmige, nach oben sich erweiternde, seitlich von Knochenwülsten eingefasste elastische Lücke. Der obere Teil dieser Spalte liess sich durch die Geschwulst nicht abtasten, oberhalb der letzteren aber erschienen die Dornfortsätze der Wirbel wieder normal. Die Verdickung der Haut, in deren Nachbarschaft noch einige kleine Pigmentnaevi und Fibromata mollusca sassen, zeigte ganz den Character einer Elephantiasis circumscripta und ging ohne scharfe Grenze in die gesunde Umgebung über. PICK führt sie auf eine durch Stauung und wiederholte äussere Insulte veranlasste chronische Entzündung zurück und setzt sie in Analogie mit den Verdickungen, welche bei lange dauernder Hydrocele an der Haut des Scrotums zuweilen vorkommen.   H. Müller.

J. Adams, Death unter nitrous oxyde gas. Lancet 1894, L. No 12.

A., der, wie er angiebt, über 40000 Personen innerhalb 20 Jahren mit Lachgas betäubt hat, verlor den ersten bei einer ganz in der gewöhnlichen Weise geleiteten Narcose gelegentlich einer Zahnextraction. Unmittelbar nach derselben trat Cyanose und Muskelsteifigkeit auf und die Atmung setzte aus. Es wurde künstliche Atmung eingeleitet; nach 2 Minuten erfolgten einige spontane Exspirationen, dann trat keine Atmung mehr ein. Der Herzschlag hörte allmälig auf; Amylnitrit, Aethereinspritzung, Tracheotomie waren erfolglos. Die Section ergab keine krankhaften Veränderungen: starke Cyanose und Lungenhyperämie, Schaum in den Luftwegen, fast völlige Leere des Herzens waren die einzigen Befunde.   Fr. Strassmann.

Einsendungen für das Centralblatt werden an die Adresse des Hrn. Prof. Dr. M. Bernhardt (Berlin W. Französische Strasse 21) oder an die Verlagshandlung (Berlin NW., 68. Unter den Linden) erbeten.

Verlag von August Hirschwald in Berlin. — Druck von L. Schumacher in Berlin.

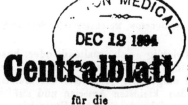

Wöchentlich erscheinen
1—2 Bogen; am Schlusse
des Jahrgangs Titel, Na-
men- und Sachregister.

Preis des Jahrganges
20 Mark; zu beziehen
durch alle Buchhandlun-
gen und Postanstalten.

Centralblatt

für die

medicinischen Wissenschaften.

Unter Mitwirkung von

Prof. Dr. H. Senator und **Prof. Dr. E. Salkowski,**

redigirt von

Prof. Dr. M. Bernhardt

in Berlin.

1894. **24. November.** **No. 47.**

Inhalt: ANDERSSON, Morphologie der Schilddrüse. — HOPPE-SEYLER, LA-
VES, Ueber einen neuen Respirationsapparat und Versuche mit demselben. — JO-
HANSSEN, Ueber Zerreissung der Harnblase. — ZAUFALL, Actinomykose des Mittelohrs. — PFEIFFER, KÖLLE, ISSAEFF, KLUCZENKO und KAMEN, HESSE, Ueber
die Aetiologie des Cholera, Choleraimmunität u. s. w. — DA COSTA, Ueber idiopathische Herzschwäche. — KRATTER, d'ARSONVAL, DONNELLAN, HEDLEY, Ueber
Tod und Scheintod durch den electrischen Strom.

PAUSZ, Zur Chemie des Glaskörpers und des Kammerwassers. — ARNOLD,
Angeborenes Herzdivertikel. — RYDYGIER, Ueber die totale Ausräumung der Achselhöhle. — THOMSON, Behandlung des Leberabscesses. — BAAS, Beziehungen zwischen
Augenleiden und Lebererkrankungen. — GOUGUENHEIM, Chirurgische Behandlung
der Larynxphthise. — HOFMANN, Die Eiweisskörper der Tuberkelbacillen. — PEL-
LISIER, Behandlung der Lungentuberculose mit Petroleum. — BÄUMLER, Gebrauch
von Schwefel bei Diphtherie. — MAYER, Ueber die Entstehung von Gallensteinen. —
REMAK, Luxation des Schultergelenks bei Kinderlähmung. — MITCHELL, Verkrümmungen der Wirbelsäule mit psychischen Erscheinungen. — EICHHORST, Ueber
Reinfectio syphilitica. — MAJOCCHI, Ueber Lupus disseminatus. — MALLY, Electrische Behandlung von Fibromen. — KALT, Thuja occidentalis als Abortivum —
STRASSMANN und KIRSTEIN, Diffusion von Giften in der Leiche.

O. A. Andersson, Zur Kenntniss der Morphologie der Schilddrüse. Arch. f. Anat. u. Physiol, v. HIS und du BOIS-REYMOND. Anat. Abt.
1894, H. 3, 4.

Verf. untersuchte zunächst die Nerven und Nervenendigungen
in der Thyreoidea mittelst der GOLGI'schen Metode und kam dabei
zu nachstehenden Resultaten:

Die mit den Gefäßen innerhalb der Drüse verlaufenden grofsen
Nervenstämme geben Gefäfsnerven und Drüsennerven ab. Die ersteren, die Gefäfsnerven, bilden durch seitlich abgehende gröfsere
und kleinere Aeste und durch Austausch von deren Fasern peri-
vasculäre Plexus um die Arterien. Dieselben sind im Bindegewebe und in der Adventitia gelegen und senden feine variköse
Endäste aus, die bis in die Media zu verfolgen sind, in der sie

entweder rechtwinklig sich spaltend oder büschelförmig zerteilt
enden. Je kleiner das arterielle Gefäſs ist, um so spärlicher ist
der Plexus und umgekehrt, je gröſser das Gefäſs, desto dichter der
Plexus. Auf den kleinsten Arterien und auf den Capillaren sind
nur einzelne längsziehende variköse Fäserchen vorhanden, die nach
kürzerem oder längerem Verlaufe plötzlich aufhören. Die Venen
sind von spärlichen Plexus umhüllt, die in feine variköse Endästchen
sich auflösen.

Die Drüsennerven dringen in das die sogenannten Follikel
(richtiger: die Bläschen) der 'Drüse umhüllende Bindegewebe und
bilden hier durch Teilung der einzelnen Fasern und durch Austausch diffuse Geflechte feiner Fasern, die perifollikulären Plexus.
Wirkliche Anastomosen kommen in keiner der beiden Plexusarten
vor. Auch Ganglienzellen sind nirgends vorhanden; da wo man
solche annehmen könnte, handelt es sich nach Verf. stets um Silberniederschläge in den Lymphbahnen.

Im zweiten Teile seiner Arbeit geht Verf. auf die Histologie
der Thyreoidea näher ein und untersucht namentlich, ob in derselben ein Secretionsvorgang statt hat oder nicht. Zu diesem Zwecke
nahm er stets Tiere ·(Katzen, Kaninchen) von demselben Wurfe,
demselben Geschlechte und demselben Alter. Ein Tier wurde sofort getötet, die anderen erhielten Pilocarpininjectionen (2—6 mg
subcutan) und wurden nach verschieden langer Zeit — ¼ Stunde
bis 4 Stunden — getötet. Verf. ist nämlich der Ansicht, dass es
nicht angeht, einem Tiere (Katze) die eine Schilddrüse zu exstirpiren, dann die Pilocarpininjection vorzunehmen und nach einer
bestimmten Zeit die zweite Drüse, die unter der Wirkung des eingeführten Reagens gestanden, auszuschneiden. Deswegen musste er
den oben skizzierten, allerdings weniger sicheren Weg gehen. Die
Resultate sind folgende:

In der Ruhe der Zellen ist der Zellkörper gegen das Bläschenlumen durch eine gerade Linie abgegrenzt, die Filarsubstanz besitzt
keine Einschlüsse und hat der Längsaxe der Zelle parallel gerichtete
Züge, der Zellkern liegt an der Membrana propria. Mit Beginn
der sekretorischen Thätigkeit wird die Zelle höher und wölbt sich
kuppelartig gegen das Bläschenlumen, der Kern wandert in die
Mitte der Zelle und gleichzeitig tritt zwischen den Strängen der
Filarsubstanz das Secret auf. Dasselbe nimmt Farbstoffe nur wenig
auf und wird vom Verf. daher als chromophobes Sekret bezeichnet. Das Sekret, das in Bläschenform erscheint, gelangt allmälig in das Lumen des Bläschens und ist von einer zarten Hülle
aus Filarsubstanz umgeben, die im Colloid die sogenannten Vakuolen bildet. Jetzt tritt dasjenige Sekret auf, das Farbstoffe intensiv
aufnimmt, das vom Verf. so benannte chromophile Sekret.

Dasselbe bildet zunächst im Zellkörper kleine von einem lichten
Hofe umgebene Kügelchen, die nach und nach gröſser werden und
schlieſslich in das Lumen gelangen. Nach Entleerung des Secretes
wandert der leicht zackig gewordene Kern wieder gegen die Mem-

brana propria, während die Zellsubstanz das vorhin beschriebene
Aussehen des Ruhezustandes gewinnt.

Im Innern des Follikel- (Bläschen) Lumens mischen sich chromophile und chromophobe Sekretbestandteile; überwiegen die ersteren,
so wird der Inhalt des betreffenden Bläschens hyalin und bildet
das Colloid der Autoren, überwiegen die letzteren, so entsteht eine
körnige, schwach färbbare Masse.

In der Wandung des Bläschen bilden sich Lücken, teils durch
die Entartung von Epithelzellen, teils durch „colloide Schmelzung"
Dadurch wird, wenn auch noch das umgebende Bindegewebe an
dem Degenerationsprocesse sich beteiligt, eine Communication von
Bläschen und Lymphgefäfs hergestellt, durch welche der Uebertritt
der Inhaltsmaessen der Bläschen in den Lymph- und damit in den
Blutstrom herbeigeführt werden soll. Bei diesem Uebertritt wird
angeblich der Bläscheninhalt völlig verflüssigt und geht dadurch
seines specifischen Aussehens verlustig. Rawitz.

1) **F. Hoppe-Seyler,** Apparat zur Messung der respiratorischen
Aufnahme und Abgabe von Gasen am Menschen nach dem Prin-
cipe von Regnault. Zeitschr. f. physiol. Chem. XIX. S. 574.
2) **E. Laves,** Respirationsversuche am gesunden Menschen. Ebenda,
S. 590.

1) Hoppe-Seyler's Respirationsapparat für Versuche am Menschen besteht aus einem cylindrischen, allseitig luftdicht abschlies-
baren Raum, in welchem die Versuchsperson verweilt; durch 7 ctm
weite Röhrenleitung jederseits oben am vorderen und hinteren Ende
wird Luft abwechselnd aus dem Raume abgesogen in grofse, zum
Teil mit starker Aetzlauge gefüllte Flaschen, welche durch einen
Wassermotor in der Weise bewegt werden, dass die Lauge beim
Aufsteigen der Flaschen der einen Seite durch die verbindenden
Kautschukschläuche in die beiden Flaschen der anderen Seite abfliefst und an ihrer Stelle Luft aus dem Versuchsraum ansaugt,
während auf der anderen Seite ein ebenso grofses Luftvolum nach
dem Versuchsraum zurückgepresst wird. Für die so durch die
Lauge absorbirte Kohlensäure tritt aus einem Sauerstoffgasometer
ein entsprechendes Volum Sauerstoff in den Versuchsraum ein. Der
CO_2-Gehalt der Lauge zu Beginn und am Schluss des Versuches
wird durch Wägung der mittels Schwefelsäure ausgetriebenen CO_2
bestimmt, derjenige des Versuchsraumes nach Pettenkofer's Titrir-
ungsmethode. 2 Tafeln erläutern im Einzelnen die Anordnung und
Handhabung des Apparates. In diesem Apparate haben Versuchspersonen bis zu 24 Stunden ohne jede Beschwerde verweilt. Die
Ventilation war so ausreichend, dass noch am Schluss des Versuches die Atemluft meist 20 pCt. O enthielt (nur in wenigen Fällen
war dieselbe bis auf 18.8 Proc. O heruntergegangen), dagegen ist
der CO_2-Gehalt im Atemraum von 0.05—0.2 pCt. zu Beginn des
Versuches auf 0.6—1.1 pCt. angestiegen, doch dürfte auch dieser

CO_2-Gehalt kaum einen den Stoffverbrauch qualitativ oder quantitativ schädigenden Einfluss geübt haben.

2) Mittels des HOPPE'schen Apparates hat LAVES an einem gesunden Manne, 30 Jahre alt, 66 kg schwer, im Ganzen sieben, je 8—24 Stunden während Versuche „bei gemischter Kost" (dieselbe ist nicht im Einzelnen beschrieben) ausgeführt. Er fand den O-Verbrauch zu 3.73 bis 4.32 ccm, die CO_2-Ausscheidung zu 3.07 bis 3.81 ccm per Kilo und Minute, den respiratorischen Quotienten zu 0.76—0.89. In 2 Versuchen, in denen die Brotration im Verhältnis zur Fleischration gesteigert, also erheblich mehr Kohlehydrate genossen wurden, stieg der O-Verbrauch bis auf 4.59, die CO_2-Abgabe bis auf 4.17 ccm per Kilo und Minute und damit der respir. Quot. bis auf 0.91. — Wegen vieler Einzelheiten vergl. Orig.

J. Munk.

O. Johannsen, Ueber Zerreifsung der Harnblase. Petersburger med. Wochenschr. 1893, No. 34.

J. berichtet einen eigentümlichen Fall von Blasenzerreifsung. Einem kräftigen Hafenarbeiter von 26 Jahren war eine 20 Pud schwere Last auf die linke Hüfte gefallen, wobei er das Gefühl hatte, als ob ihm an der Schamfuge die Knochen auseinandergingen. Unmittelbar darauf ging etwas Blut durch die Harnröhre ab. Während sich eine Geschwulst in der linken Leiste entwickelte und die Harnblase über der Symphyse anscheinend zu fühlen war, konnte kein Urin gelassen werden. Am nächsten Morgen fand man eine linkseitige Pneumonie, ausserdem aber eine Dämpfung bezw. Resistenz bis 4 Querfinger unter dem Nabel reichend und sich nach beiden Seiten in Form einer Kreislinie bis zur Spin. ant. sup. il. verbreitend. Ein silberner Catheter entleerte etwas trüben, jedoch unblutigen Harn, nur zum Schluss kam beim Herausziehen des Instrumentes etwas Blut. Die Dämpfungslinie war völlig geschwunden, um am nächsten Tage mit Wiederkehr der Harnverhaltung wiederzukommen. Der Catheterismus erfolgte hierauf in gleicher Weise wie am Tage zuvor; von da ab liels Pat. den Urin teilweise spontan, es entwickelte sich aber unter Sopor und schweren Allgemeinerscheinungen, nachdem das Fieber bereits geschwunden war, in der linken Leistengegend eine entzündliche Schwellung, welche sich bei ihrer Eröffnung 10 Tage nach der Verletzung als ein jauchig cariöser Herd erwies, und es gelang, in denselben einen Nelaton-Catheter von der Harnröhre aus zu schieben. Nach vorübergehender Besserung erfolgte 17 Tage nach der Verletzung der Tod, und die Autopsie zeigte ausser Diastase der Symphyse die Blase in einer grofsen, oben vom Bauchfell begrenzten Höhle klein und zusammengezogen, die Harnröhre von ihr sammt einem kleinen Stück Blasenhals abgerissen, so dass das quere Lumen der Blase an der Durchreifsungsstelle einer 2 cm langen Oeffnung entsprach. — In längerer Epicrise berichtet J. über Leichenversuche, in welchen es

ihm durch Injection des Cavum Retzii gelang, eine ähnliche durch
schwache Percussion nachweisbare Dämpfungslinie am Bauche hervorzurufen, wie er sie im vorliegenden Fall in vivo beobachtet hatte.
Es ist daher diese Linie für Ansammlungen im Cavum Retzii characteristisch und soll aus ihrem Schwinden nach Application des
Catheters auf einen extraperitonealen Blasenriss geschlossen werden.

P. Güterbock:

Zaufal, Actinomykosis des Mittelohrs. Actinomycotische Abscesse
   in der Umgebung des Warzenfortsatzes. (Vortrag im Verein der
   deutschen Aerzte in Prag, 4. Juni 1894). Prager med. Wochenschr.
   1894, S.-A.

   Der von Z. mitgeteilte, sehr interessante Fall verlief bei dem
54jährigen Pat. (Feldarbeiter) unter dem Bilde einer verschleppten
acuten Mittelohrentzündung ohne Trommelfelldurchbruch, complicirt
mit tiefliegenden Hals- und Nackenabscessen. Bei der operativen
Eröffnung des Proc. mast. stiefs man sogleich auf mit Granulationen
und Eiter gefüllte pneumatische Räume; in einer der Zellen fand
sich mitten in dem dieselben ausfüllenden Granulationsgewebe ein
kirschkerngrofses grünes Korn; ebensolche Körner fand man in dem
das Antrum erfüllenden Granulationsgewebe. Bei einer später vorgenommenen Operation wurde ein solches Korn auch in Granulationen der Paukenhöhle gefunden. Durch mikroskopische Untersuchung wurde die actinomykotische Natur dieser Körner festgestellt.
Bezüglich der Abscesse am Hals und Nacken glaubt Verf. auf
Grund der Anamnese, des klinischen Verlaufes und der objectiven
Untersuchung annehmen zu müssen, dass dieselben mit der acti-
nomykotischen Erkrankung der Räume des Proc. mast. sup. des
Antrums als Teile des Mittelohrs höchstwahrscheinlich im ursächlichen Zusammenhang zu bringen seien. Als Eingangspforte für
die Samen des Actinomyces in Form von sporenartigen Kokken
oder Bacillen oder als längere oder kürzere Fadenfragmente, wie
sie in den Tonsillenkrypten, in cariösen Zahnhöhlen und im Mund-,
Nasen- und Rachenhöhlensecrete vorkommen sollen, könnte, nach
Verf., die Tuba Eustach. angesehen werden. Möglich wäre es
auch, dass die Krankheit durch Vermittelung eines Fremdkörpers
(Getreidegran, Holzsplitter) entweder durch die Tuba oder durch den
äusseren Gehörgang mit Durchbohrung des Trommelfelles in die
Paukenhöhle gelangt sei. Schliefslich macht Verf. darauf aufmerksam, dass, wenn die Actinomykose primär ihren Sitz in den Räumen des Mittelohres haben kann, damit ein neuer Weg für die
Propagation derselben in die Schädelhöhle und in das Gehirn ge-
gegeben und es deshalb notwendig sei, bei Fällen anscheinend primärer Gehirnactinomykose auch die Räume des Mittelohres auf
Actinomyces zu untersuchen.   Schwabach.

1) **Pfeiffer**, Studien zur Choleraätiologie. Zeitschrift f. Hygiene 1894, XVI. S. 268.
2) **Kolle**, Beiträge zu den experimentellen Cholerastudien an Meerschweinchen. (Aus d. Inst. f. Infectionskrankh. zu Berlin) Ebenda, S. 329.
3) **Issaeff**, Untersuchungen über die künstliche Immunität gegen Cholera. Ebenda, S. 287.
4) **Kluczenko u. Kamen**, Die Cholera in der Bukowina im Jahre 1893. Ebenda, S. 482.
5) **W. Hesse**, Ueber die Beziehungen zwischen Kuhmilch und Cholerabacillen. Ebenda, XVII. S. 238.

1) In einer früheren Arbeit über das Choleragift war P. zu folgenden Resultaten gelangt: In den Leibern der Choleravibrionen sind Giftsubstanzen enthalten, welche in den gewöhnlichen Kulturmedien fast unlöslich, im Körper der als Versuchstiere benutzten Meerschweinchen nach dem Zugrundegehen der injicirten Bacterien frei werden und dann auf die Centren der Circulation und Temperaturregulirung lähmend wirken. Diese Giftstoffe sind sehr labil; nach ihrer Zerstörung durch thermische oder chemische Eingriffe bleiben secundäre Giftkörper zurück, die in ihrer physiologischen Wirkung den primären sehr ähnlich sich verhalten, aber erst in vielfach höherer Dosis denselben toxischen Effekt hervorzurufen vermögen. Diese secundären Toxine sind relativ sehr resistente Substanzen, die sogar stundenlanges Kochen vertragen.

Die Gegner dieser Anschauung teilt P. in solche, die die Specifität des Choleragiftes, und solche die dessen Existenz überhaupt leugnen.

In gewissem Sinne verteidigen Gruber u. Wiener letztere Auffassung, diese sehen den durch peritoneale Injection erzeugten Choleraprocess der Meerschweinchen als eine Infection an und nicht wie P. als reine Intoxication. Sie hatten im Peritoneum und Blut stets zahlreiche lebende Choleravibrionen gefunden, einen Befund, den P. durch Anwendung zu grofser Injectionsmengen erklärt, und der durch Verwendung der Dosis letalis minima umgangen werden kann. P. führt hierfür einige Versuche an.

Dann wendet er sich gegen die Hüppe'sche Auffassung, dass das Choleragift aus lebendem Eiweifs anaerobiotisch abgespalten werde, dadurch, dass er nachzuweisen sucht, die Versuche und Resultate Scholls über erhöhte Giftbildung durch Cholerabakterien in Hühnereiern beruhten auf Verunreinigung. (?)

In neuester Zeit war bekanntlich durch Hüppe, Klein und später von C. Fränkel und Sobbenheim gezeigt worden, dass die Vergiftungserscheinungen bei peritonealer Cholerabacilleninjection auch bei Verwendung anderer, nicht pathogener Bakterien entstünden, und dass man auch mit solchen Bakterien gegen Cholera immunisiren könne.

Letzteres Verhalten erklärt P. folgendermassen: Durch intraperitoneale Injection verschiedenster Stoffe wie Harn, Blutserum,

Tuberkulin entsteht eine Leukocytose entweder local auf das Bauchfell beschränkt oder allgemein; dieselbe dauert etwa 5 Tage, während welcher Zeit die Meerschweinchen höhere Choleradosen vertragen. Diese vorübergehende erhöhte Resistenzfähigkeit ist aber
keine Choleraimmunität, welche dauernd ist.

Die durch die diblastische Theorie Buchner's hinreichend betonte Wichtigkeit des Dünndarmepithels im Zustandekommen des
Choleraprocesses erkennt auch P. an; er folgert, dass das gesunde
Epithel die Aufnahme des Choleragiftes in den Saftstrom hindere,
so dass wie in den leichten Fällen ohne Vergiftungserscheinungen
massenhaft Cholerabacillen im Stuhl sein können, während bei Verdauungsstörungen mit ihren Arrosionen des Epithels schwere Vergiftungen zu Stande kommen.

Sehr interessant sind P.'s Mitteilungen über die Virulenz der
Cholerabacillen; er fand, dass die Cholerabakterien, die er während
der letzten Epidemie zu untersuchen Gelegenheit hatte, in der 4-
bis 6-fachen der intraperitoneal tötlichen Menge subcutan nur kurz-
dauerndes Fieber erzeugen, und Tauben nicht töten.

„Nur drei Kulturen — die sonst alle Merkmale der Cholerabakterien zeigten — fand P., die in der angegebenen Dosis vom
Subkutangewebe aus die Meerschweinchen töteten und gelegentlich
auch bei den Tauben den letalen Ausgang herbeiführten. Eine
derartig hohe Virulenz ist eine seltene Ausnahme und es würde P.
nicht wundern, wenn es sich schliefslich herausstellen sollte, dass
es in diesen Fällen sich gar nicht um echte Cholerakulturen gehandelt hat". (l)

2) Auf Anregung und unter Leitung von R. Pfeiffer untersuchte Verf. die von Hüppe und Sobernheim bejahte Frage, ob intraperitoneal injicirte Cholerabacterien beim Meerschweinchen im Stande
sind, in den Darm überzuwandern. Er kommt bei Anwendung der
gewöhnlichen Untersuchungsmethoden zu dem Resultat, dass eine
hauptsächliche Fehlerquelle bei diesen Versuchen eine Verletzung
des Darmes sei, da nur dann Cholerabakterien in gröfserer Menge
im Darm aufträten. So folgert K., trotzdem er in 30 pCt. der
Fälle Cholerabacterien bei nicht verletztem Darm in dessen Lumen
fand.

Den Grund des Uebertritts der Vibrionen in den Darm findet
K. in einer zu grofsen Dosirung.

3) I. unternahm vorliegende Arbeit auf Veranlassung Pfeiffer's,
in der Hauptsache, um die Angaben Hüppe's, Kleins und Sobern-
heims über Immunisirung gegen Cholera durch gewöhnliche Bak-
terienproteine nachzuprüfen. Seine Resultate fasst er am Schluss
dahin zusammen: 1) die intraperitonealen oder subcutanen Injectionen
von Blutserum normaler Menschen, sowie auch von verschiedenen
sauren, alkalischen oder neutralen Flüssigkeiten', verleihen Meerschweinchen eine gewisse Resistenz gegen die intraperitoneale Cholerainfection. Diese Resistenz äussert sich schwach und vorübergehend
und deswegen darf sie mit der wahren Immunität der mit bakte-

riellen Choleraprodukten vaccinirten Meerschweinchen nicht identificirt werden. 2) Die gegen Cholera vaccinirten Meerschweinchen
erlangen trotz ihrer hohen Unempfänglichkeit gegen die Infection
mit lebenden Vibriokulturen keine Immunität gegen die Toxine
desselben Vibrio. Das Blut gegen Cholera immunisirter Meerschweinchen besitzt keine antitoxische Eigenschaft. Die maximale
Choleratoxindosis welche die immunisirten Meerschweinchen vertragen können, ist nicht höher als die der Kontroltiere und nur
sehr wenig gröfser als die Maximaldosis des von ihnen gerade noch
vertragenen intraperitoneal injicirten. lebenden Choleravirus. 3) Das
Blut von gegen Cholera immunisirten Meerschweinchen besitzt specifische, sehr stark ausgesprochene immunisirende und in gewissem
Sinne auch heilende Eigenschaften. 4) Das Blut von Cholerarecon-
valescenten besitzt ebensolche specifische und heilende Eigenschaften wie dasjenige gegen Cholera vaccinirter Meerschweinchen. Diese
Eigenschaft tritt erst gegen Ende der dritten Woche nach der Erkrankung hervor und verschwindet wieder 2—3 Monate später vollständig. 5) Die Zellenreaction, welche in der Phagocytose ihren
Ausdruck findet, spielt die Hauptrolle im Schutzprocesse des Organismus derjenigen Meerschweinchen, welche durch Injectionen von
Bouillon, Kochsalzlösung und verschiedener anderer Flüssigkeiten
gegen Cholerainfection geschützt sind. 6) Auch in der Immunität
der Meerschweinchen gegen intraperitoneale Cholerainfection wird
der Phagocytose eine nicht unbedeutende Rolle zuzuschreiben sein.
Es unterliegt keinem Zweifel aber, dass hierbei auch die Mitwirkung
anderer Faktoren nicht zu leugnen ist, denn die Resistenz· der
Meerschweinchen, in deren Organismus die Leukocytose und Phagocytose durch Injectionen von verschiedenen sauren, neutralen etc.
Flüssigkeiten hervorgerufen sind, ist geringfügig und vorübergehend
im Vergleiche mit der Immunität, welche die Meerschweinchen nach
Injectionen von bacteriellen Produkten des Choleravibrio erlangen.

4) Eine kleine Choleraepidemie von 17 Fällen gab den Verff.
Gelegenheit, Beobachtungen über die Untersuchung auf Cholerabacillen zu machen, deren Resultate in der Hauptsache folgende sind:
1) Die mikroskopischen aus den Dejektis hergestellten Präparate
sind in vielen Fällen so beschaffen, dass man schon aus ihnen allein
auf das Vorhandensein der asiatischen Cholera mit Sicherheit
schliefsen kann. 2) Die Vorkultur in einprocentiger Peptonkochsalzlösung ist ein ausgezeichnetes Auskunftsmittel, um den Choleravibrionen das für die Plattenkultur so vorteilhafte Ueberwiegen
über die Darmbakterien zu verschaffen. Dieses Ueberwiegen kann
sich bis zum Vorhandensein fast in Reinkultur steigern, ist aber
von der Dauer des Aufenthaltes des Peptonröbrchens im Brutofen
bei 37° insofern abhängig, als bei längerem als sechsstündigen Verweilen daselbst die sonstigen aufgekeimten Darmbakterien mitunter
Oberhand bekommen. 3) Die Indolreaction ist in jedem untersuchten Cholerafalle nachzuweisen gewesen, sofern Reinkulturen in
Peptonwasser verwendet wurden; in den Peptonvorkulturen fehlte sie

aber bisweilen offenbar durch die Wirkung anderer Bakterien.
4) Die Agarplatten bieten keinen wesentlichen Vorteil. 5) Die Gelatineplatten sind wegen des charakteristischen Aussehens der Cho-
lerakolonieen für die Diagnose unentbehrlich. 6) Das Tierexperiment
dagegen kann hiezu sehr wohl entbehrt werden.

5) H. impfte Cholerabacillen in frische oder gekochte Milch
und goß nach verschiedenen Zeiträumen davon Platten. Seine Resultate faßt er folgendermassen zusammen: 1) Frische rohe Kuhmilch ist nicht nur kein Nährboden für den Cholerabacillus, vielmehr
geht letzterer in ihr zu Grunde. 2) Der Abtötungsvorgang beginnt
in dem Augenblicke, in dem die Cholerabacillen der Milch zugefügt
werden; er ist fast ausnahmslos bei Zimmertemperatur binnen 12
Stunden, bei Brüttemperatur binnen 6—8 Stunden beendet. Hiebei
ist es gleichgültig wie alt die der Milch zugefügten Cholerakulturen
sind, in welchem Nährboden sie gezüchtet wurden und ob mit den
Bacillen Teile des Nährbodens in die Milch gelangten. 3) Die Ab-
tötung ist unabhängig von dem Säuregehalt der Milch und von den
Milchkeimen und deren Stoffwechselprodukten, sie ist vielmehr als
eine Lebensäusserung des lebenden Milch anzusehen, die mit dem
Kochen der Milch erlischt. 4) Ueber drei Stunden dem strömen-
den Dampfe ausgesetzt gewesene Milch ist ebenfalls kein Nährboden
für den Cholerabacillus. Als Ursache hievon dürfte die mit der
Dauer der Einwirkung des Dampfstroms zunehmende Säuerung der
Milch anzusprechen sein. 5) Kurze Zeit — bis 1 ½ Stunden —
dem Dampfstrom ausgesetzte Milch ist vorübergehend ein guter
Nährboden für den Cholerabacillus; die nach einigen Tagen erfol-
gende Umkehr in das Gegenteil ist darauf zurückzuführen, dass
die Milch unter dem Einflusse des Wachstums der Cholerabacillen
— bis zum Gerinnen des Kaseins — sauer wird. Immerhin kann
solche geronnene Milch noch wochenlang entwicklungsfähige Cholerabacillen enthalten.   Scheurlen.

J. M. Da Costa, Cardiac asthenia, or heart-exhaustion. American
journ. of the medic. sciences 1894, April.

Abgesehen von dem auf organischer Grundlage beruhenden
oder nach acuten Krankheiten (wie Influenza und Diphtherie) auftretenden oder durch chronische Intoxicationen (mit Alkohol, Tabak
etc.) bedingten „weak heart" hat Verf. auch eine durch Schwäche
des Nervensystems oder des Herzmuskels bedingte idiopathische
Herzschwäche öfter beobachtet. Sie tritt namentlich bei überarbei-
teten Individuen auf und manifestirt sich durch plötzlich eintretende
Herzcollapse bei völliger Intaktheit der Respiration. Verf. ist der
Ansicht, dass es sich hierbei um Befallensein der Herzganglien
selbst handelt. Diagnostisch unterscheidet sich das Leiden durch
die physikalischen Symptome, durch den Zustand der Respiration
und durch die Anamnese von der Herzschwäche auf organischer
Basis (wie bei fettiger Degeneration und Herzdilatation). Aeholich-

keit hat dieser Zustand nervöser Herzschwäche mit der durch Tabak-
missbrauch bedingten. — Schwieriger zu beurteilen sind die selteneren Fälle von Herzschwäche, die auf Muskelschwäche ohne deutlich
ausgeprägte Muskelerkrankung beruhen. Hier tritt zur Schwäche
der Circulation noch Kurzatmigkeit hinzu, häufig auch Oedem der
Knöchel, Undeutlichwerden des 1. Herztones, Verdoppelung eines
der beiden Töne, functionelle Geräusche an der Spitze. — Während
die Prognose bei der nervösen Herzschwäche eine sehr gute ist,
gilt dasselbe nicht von der auf Muskelschwäche beruhenden. Wegen
der Therapie verweisen wir auf das Original; von Wichtigkeit ist
Bettruhe, Regendouche, Massage, schwedische Heilgymnastik, sehr
reichliche Ernährung; von Medicamenten ist in erster Reihe Strychnin indicirt, demnächst Arsenik, während sich Digitalis mehr für
die Fälle mit Schwäche des Herzmuskels eignet.   PerL

---

1) **J. Kratter,** Ueber den Tod durch Elektricität. Wiener klin.
Wochenschr. 1894, No. 21.
2) **A. d'Arsonval,** Mort apparente produite par les courants alter-
natifs: Rappel à la vie par la respiration artificielle. Comptes rendus
1894, No. 21. (21. Mai).
3) **P. S. Donnellan,** A case of electric shock of one thousand
volts; insensibility of patient to pain: recovery. Medical News 1894,
Aug. 4.
4) **W. S. Hedley,** The pathology and treatment of electric accidents. Lancet 1894, Aug. 25.
    1) Der 26jährige Patient verunglückte mit einem hochgespann-
ten Strome von 1600—2000 Volt, man fand ihn einige Schritte
von der Unglücksstätte röchelnd, er starb bald darauf. 21 Stunden
p. m. fand man bei der Section zwei kleine Wunden am linken
Zeigefinger und am Rücken, in deren Umgebung gröfsere Extravasate; alle Organe zeigten hypervenöses Blut, in den Lungen war
acutes Oedem entstanden, Extravasate zeigten sich in der Vagus-
Carotiden-Scheide und längs aller Wirbel, ferner in den Intercostal-
räumen, um den Oesophagus, subperitoneal u. s. w. Die Musculatur war in hochgradiger Totenstarre, das Herz halb erschlafft. Das
gesammte Nervensystem zeigte makroskopisch keine Veränderungen.
Verf. meint, dass der Strom seinen Weg zwischen den beiden verletzten Stellen eingeschlagen hat, dass der Tod infolge der Hyper-
venosität des Blutes subacut durch Lungenödem erfolgte, dass beides
die Folge einer plötzlichen Erlahmung der Herztätigkeit war, dass
Patient also einen nachweisbaren Herztod gestorben ist. Der Strom
erzeugte am linken Zwerchfell, wo das Herz anliegt, eine heftige
Contusion. Versuche an Tieren, welche der Verf. in grofser Menge
vornahm, zeigten ihm, dass primär die Atmung gehemmt wurde u.
dann Erstickungstod eintrat. Durch den Atmungsstillstand tritt
secundär (bei gewisser Dauer) Herzstillstand ein. Tiere erliegen

hochgespannten Strömen umso eher, je höher organisirt ihr Nervensystem ist, jedenfalls also viel schwieriger als der Mensch. Es gibt
aber auch einen Tod durch sofortigen primären Herzstillstand.
(Shock). Erkennbare anatomische Veränderungen in diesen Fällen aufzufinden, gelang dem Verf. nicht. Bisweilen kommt es zu Zerreifsungen von Blutgefäfsen und die Tiere erliegen dem Hirndruck;
Aeufsere Verletzungen, welche auf den vom Strome eingeschlagenen
Weg hinweisen, helfen die Diagnose sichern.   M. Brasch.

.. 2) Ein Mann war von einem elektrischen Strom von 4500 Volt
(das Ampèremètre zeigte 750 Milliampères) getroffen worden
Der Strom drang durch eine Hand des Verunglückten in seinen
Körper und verliefs denselben durch eine der Hinterbacken. Trotzdem fast etwa $1/2$—$3/4$ Stunden bis zur Anstellung der Wiederbelebungsversuche verflossen, gelang es, den Mann durch künstliche
Respiration (Armbewegungen) und Herausziehen der Zunge in's
Leben zurückzurufen. — Dem Kranken, dessen Brandwunden an
Hand und Gesäfs zweckmäfsig behandelt wurden, ging es nach
einigen Tagen gut. d'ARSONVAL betont noch einmal, dass ein derartig Verletzter durchaus wie ein Ertrunkener (durch Einleitung
künstlicher Atmung) mit Erfolg zu behandeln ist.

3) Ein 44jähriger Mann hatte eine Drahtleitung, durch welche
ein Strom von 1000 Volt kreiste, berührt. Er wurde sofort bewusstlos: es bestand Koma, die Pupillen waren erweitert, reactionslos, die Atmung schnarchend, das Gesicht bleich und in Schweifs
gebadet. Später traten Delirien auf und tonische Krämpfe mit
klonischen abwechselnd. Der Puls schlug 80 Mal in der Minute
und war stark gespannt: die stertoröse Athmung ging in den
Cheyne-Stokes-Typus über. Morphiuminjection beruhigte den Kranken,
der später, wegen sehr schwacher Athmung, noch eine Strychnin-
injection erhielt. Er fiel darauf (3 Stunden nach dem Unfall) in
tiefen Schlaf, aus dem er 4 Stunden später vollkommen klar er-
wachte: er klagte dann nur noch über verschiedene Brandwunden
an seiner Haut, welche er sich während der Berührung mit dem
Draht zugezogen hatte. Er genas vollkommen.

Wegen der bei Applikation so hoher Stromstärken eintretenden
Bewusstlosigkeit hält Verf. die Hinrichtung durch Ströme von sehr
hoher Spannung für die humanste Todesstrafe. Das von ihm ange-
zogene Beispiel eines Verbrechers (im Auburngefängniss), welcher
trotz des ihm während 56 Secunden applicirten Stromes von 1260
Volt wieder zu sich kam und erst nach fünfviertel Stunden zum
zweiten Mal 40 Secunden lang diesem Strom und dann mit Erfolg
(!?) ausgesetzt wurde, spricht nach des Ref. Meinung eher gegen
als für die Zweckmäfsigkeit dieser Art der Execution.

4) Die HKDLKY'schen Mitteilungen bringen nichts Neues: sie
wiederholen im Wesentlichen die von d'ARSONVAL hervorgehobenen
Gesichtspunkte.   Bernhardt.

W. Pautz, Beiträge zum Chemismus des Glaskörpers und des humor aqueus. Zeitschr. f. Biolog. Bd. 31. S. 212.

Aus 492 frischen Ochsenaugen mit 7830 ccm Glaskörperflüssigkeit hat Verfasser Harnstoff, durch Krystallform, Schmelzpunkt, N-Gehalt und Biuretreaktion, sowie Traubenzucker, durch Krystallform, Schmelzpunkt (204°) und N-Bestimmung des Dextrosazons nachgewiesen, dargestellt; beim Verweilen des Glaskörpers im Bulbus nimmt der Zuckergehalt mit der Dauer ab und kann schliesslich ganz schwinden. Auch aus 815 ccm humor aqueus, die aus 622 frischen Ochsenaugen durch Anstechen mit einem Troicart gewonnen waren, konnte in gleicher Weise Harnstoff und Traubenzucker mit Sicherheit dargestellt werden. Endlich gelang es, den bestimmten Nachweis für das von GRONBAGEN wahrscheinlich gemachte Vorkommen von Paramilchsäure im Glaskörper zu erbringen; aus dem sauren Aetherextrakt liess sich ein Zinksalz darstellen, das durch Krystallform, Gehalt an Krystallwasser, C, H u. Zn, endlich durch Linksdrehung mit fleischmilchsaurem Zink identisch war. Aus dem humor aqueus konnte nur eine geringe Menge eines Zinksalzes gewonnen werden, das die UFFELMANN'sche Reaction (mit Eisenchlorid) gab, organischer Natur und N-frei war und beim Veraschen Zinkoxyd hinterliess und wahrscheinlich gleichfalls paramilchsaures Zink war. — Bezüglich der Darstellung und analytischen Details vergl. Orig.

J. Munk.

J. Arnold, Ueber angeborene Divertikel des Herzens. Virchow's Archiv Bd. 137, p. 318.

Bei einem 1½ Monate alten Mädchen, das an den Folgen einer Lues congenita zu Grunde ging, fand sich an der Spitze des linken Herzventrikels ein 11 mm langer, 8 mm dicker hohler Fortsatz; derselbe ist hakenförmig umgebogen, so dass sein blindes Ende nach links und oben sieht. Die dünne Wand zeigt einen perikardialen und endokardialen Ueberzug und eine Muskellage. Mit dem linken Ventrikel besteht eine Kommunication durch eine runde, 1.5 mm breite Oeffnung. Da das Herz im Uebrigen einen vollkommen normalen Befund darbot, so ging es nicht an, das Divertikel als Folge myokarditischer Processe aufzufassen. Auch die Bildung und Erweiterung der Intertrabekularräume lässt sich der grossen Seltenheit des Befundes wegen nicht zur Erklärung heranziehen.

Die sonst in der Litteratur bekannten Fälle mit derartigen Fortsätzen des linken Ventrikels gehen mit Bildungsanomalien des Zwerchfells, der Bauchdecken, der Nabelschnur einher und sind mit diesen zusammen als Folge amniotischer Verwachsungen in frühen Fötalperioden erklärt worden. Will man diese Erklärung auch für den hier vorliegenden Fall verwerten, so muss man annehmen, dass die sonst an den amniotischen Verwachsungen bemerkten Anomalien eine völlige Rückbildung erfahren haben, und nur das Divertikel des linken Ventrikels zurückgeblieben ist.

M. Rothmann.

Rydygier, Eine Modification der Schnittführung bei totaler Ausräumung der Achselhöhle. Wiener klin. Wochenschr. 1893, No. 52.

Um die directe Verwachsung der Hautnarbe mit den darunter liegenden Gefäss- und Nervenstämmen besw. deren Folgen zu vermeiden hat R. in seinen neueren Fällen von Achseldrüsenausräumung bei Carcinoma mammae den Hautschnitt mehr nach hinten verlegt, so dass ein kleiner Lappen entsteht. Der Verlauf dieses Schnittes entspricht also nicht dem des Schnittes, mit welchem ursprünglich die Brustdrüse exstirpirt wurde, sondern teilweise dem Vorderrande des M. latissmus dorsi.

P. Güterbock.

J. E. Thomson, Some Remarks on the practical treatment of hepatic abscess. Amer. med. News 1894, Febr. 3.

Von den beiden von Verf. operirten Fällen ist der zweite bemerkenswert betr. einen 68jährigen Mann, dessen einziges Symptom nach einem Dysenterie-Anfall längere Zeit in einem remittirenden, nicht von Frösten begleiteten Fieber bestand. Allmälig beteiligte sich der untere Rippenbogen rechts nicht mehr an der Respiration, er wölbte sich vor und es erschien eine oedematöse Stelle vorn am 7. Zwischenrippenraum, deren Probepunction in der Tiefe von 1½″ dicken Eiter ergab. Um hier den Eiterherd leichter zugänglich zu machen, musste nach Resection der 7. u. 8. Rippen der Pleurasack eröffnet und die Pleura costalis mit der Pleura diaphragmatica höher oben wieder vereinigt werden. Nach Einschnitt des Diaphragma und Trennung seiner Verwachsungen mit der Leberconvexität wurde diese incidirt und 15 Unzen dicker Eiter entleert, welch' letzterer ausser Mikroorganismen massenhaft necrotisches Lebergewebe enthielt. Heilung erfolgte ohne Zwischenfall mittels Doppel - Glasdrainage des Abscesses und regelmäsiger Ausspülungen, anfänglich mit Bor-Lösung, später mit einer Lösung von 1 %₀₀ Chininsulphat.   P. Güterbock.

K. L. Baas, Ueber die Beziehungen zwischen Augenleiden und Lebererkrankungen. Münchner med. Wochenschr. 1894, No. 34.

Bei einem 15jährigen an Lebercirrhose leidenden Jungen fand B. in den peripheren Partien der Chorioidea eigentümliche weifse Flecken, die an Gröfse und Ausdehnung allmälig zunahmen und bis in die Umgebung der Macula und des Opticus vorrückten. Im ganzen Augenhintergrund war das Retinalpigment vermindert und die Retinalarterien erschienen blass. Bei der nach dem Tode des Knaben vorgenommenen anatomischen Untersuchung der Augen fanden sich in der Chorioidea Anhäufungen von Rundzellen, die Membran selbst war verdünnt, an manchen Stellen zeigte die Choriocapillaris Unterbrechungen, die Fortsätze der Corpus ciliare waren beträchtlich geschrumpft, während in der Retina nur Veränderungen geringeren Grades, abgesehen von mäfsiger Atrophie des Pigmentepithels nachzuweisen waren. Es handelt sich somit um einen interstitiellen entzündlichen Process mit Ausgang in Atrophie in der Aderhaut, der zu vergleichen ist mit dem Vorgange, welcher sich in der Leber abspielt. Die vermittelnde Rolle bei der Uebertragung auf das Auge spielt nach BAAS wohl der Icterus.   Horstmann.

Gouguenheim, Traitement chirurgical de la phthisie laryngée. Annales des malad. de l'oreille, du larynx etc. 1894, No. 4.

Verf. bespricht in diesem zu Rom gehaltenen Referat die Indicationen und Methoden der chirurgischen Behandlung der Kehlkopftuberkulose, soweit dieselbe in der Exstirpation mittelst einfacher oder doppelter Kuretten besteht. Wenn auch vollständig Heilung sehr selten ist, so ist die chirurgische Behandlung doch notwendig, wenn es sich um Behinderung der Atmung und Schluckbeschwerden handelt. Die Anschwellungen in der Gegend der Aryknorpel und Falten, welche die letzteren hervorrufen bestehen nach G. und RAI ... zum grofsen Teil aus hyperplastischen Nervenfasern. Meist wendet Verf. unter Cocain (33 pCt.) die Doppelcurette an; für die Entfernung von Schwellungen an den Stimmbändern und der hinteren Larynxwand die einfache; Blutung und Reaction sind gering. Die Schlingbeschwerden sind gewöhnlich am nächsten Tage geschwunden, in 3 bis 4 Wochen ist die Vernarbung vollendet Bis jetzt hat Verf 86 Kranke derart behandelt; bei 58 wurde die Arytaenoidectomie ausgeführt und bei 55 bedeutende Besserung erzielt. 27 Kranke wurden wegen Pachydermie curettirt; bei 7 wurde die Stimme wieder vollständig hergestellt, während sie bei 10 bedeutend gebessert wurde.   W. Lublinski.

Hofmann, Zur Kenntniss der Eiweifskörper in den Tuberkelbacillen.
Wiener klin. Wochenschr. 1894, No. 38.

H. untersuchte die abgeschabten Bakterienrasen von 42 Tuberkelbacillenglycerin-
agarkulturen in der Weise, dass er sie mit Wasser, angesäuertem Wasser oder mit
wenig Lauge versetztem Wasser macerirte und extrahirte und das gelöste Eiweifs durch
Neutralisiren, Ansäuern, Aussalzen oder Alkoholzusatz niederschlug.

Er konnte auf diese Weise 6 Arten von Eiweifskörpern aus den Tuberkelbacillen
erhalten; 1) ein in Wasser lösliches Eiweifs (Albumin); 2) ein in verdünnten Säuren
lösliches Eiweifs (wohl hauptsächlich Globulin); 3) in verdünnten Alkalien lösliches Eiweifs und zwar in 3 Formen: a) durch Neutralisation des alkalischen Auszuges gefällt
(Acidalbumin vielleicht aus Globulin entstanden), b) durch Ansäuern gefällt, c) durch
Alcohol gefällt; 4) in den gewöhnlichen Lösungsmitteln nicht lösliches Eiweifs, welches
durch langes Kochen als Albuminat erhalten wurde.

Die Eiweifsreaktionen waren bei allen 6 Arten ausgesprochen; bei zweien konnte
H. die Gerinnungstemperatur bestimmen.

Die Gesammtausbeute an Eiweifskörpern betrug 23 pCt. der gesammten Tuberkel-
bacillenmasse.   Scheurlen.

Pellisier, Du traitement de la tuberculose pulmonaire par le pé-
trole. Bull. gén. de thérap. Tome CXXVI. S. 416.

Die Beobachtung, dass Arbeiter der Petroleumminen niemals von Lungentuberculose ergriffen werden, brachten P. auf den Gedanken, das Petroleum als Heilmittel
gegen Lungentuberculose anzuwenden; er benutzte rohes, nur mittelst Filtrirpapier
gereinigtes Petroleum, das er in Kapseln gab (die Dosis ist nicht angegeben. Ref.).
Ausserdem liefs er in einem dem Nargileh ähnlichen Apparat Petroleumdämpfe ein-
athmen. Die Resultate waren überraschend: Husten und Schweifs verschwanden,
Appetit und Schlaf kehrten wieder, die erkrankten Lungenpartieen heilten. Versuche,
das Petroleum in Form von Klystieren zu geben, scheiterten an der geringen Resorption. (In einer Anmerkung weist der Redacteur, DUJARDIN-BEAUMETZ, darauf hin, dass
Petroleum gegen Tuberkulose schon früher von RENÉ BLACHE empfohlen und unter
dem Namen „Huile de Gabian" viel angewandt wurde).   K. Kronthal.

Chr G. H. Bäumler, On the use of sublimed sulphur as a local
application in diphtheria. Brit. med. Journ. 1894, S. 459.

Verf. empfiehlt nach dem Vorgange von LIEBERMEISTER die örtliche Anwendung
des Schwefels bei Diphtherie als Sulphur sublimatum oder praecipitatum. Der Schwefel
soll 3—4 Mal täglich auf die erkrankte Schleimhaut des Pharynx oder Larynx reichlich aufgetragen werden. Reicht die Diphtherie tiefer in die Trachea herab, so ist
das Verfahren nicht mehr anwendbar. Die Wirkung des Mittels scheint eine rein
locale zu sein, und kann sich daher nur in den frühen Stadien der Erkrankung, so
lange keine Zeichen schwerer Blutvergiftung vorhanden sind, günstig äussern.
                                                                    Stadthagen.

J. Mayer, Experimenteller Beitrag zur Frage der Gallensteinbildung. (Aus d. pathol. Institut in Berlin). Virchow's Arch. Bd. 136,
S. 561.

M. hat NAUNYN's Versuche, ob durch Einbringen verschiedener Fremdkörper in
die Gallenblase von Hunden die Entstehung von Gallensteinen möglich sei, wiederholt,
mit dem Unterschiede, dass er jene Corpora aliena längere Zeit bis zu einem Jahre
in der Gallenblase beliefs. Es wurden zu diesen Experimenten möglichst grofse und
kräftige Hunde benutzt. Bei drei derartigen Versuchen blieb die Schleimhaut der
Gallenblase durchaus intact. Es wurden in der Galle weder gesunde noch krankhaft

verhärdete Epithelien noch endlich Niederschläge von Steinbildnern angetroffen. Es stimmt dieser Befund mit den Ansichten NAUNYN's völlig überein, nach welcher es nur dann zur Bildung von Gallensteinen kommen kann, wenn eine Erkrankung des Schleimhautepithels der Gallenblase vorhergegangen ist.

In einem vierten Versuchsfalle war durch Einbringen des Bacterium coli eine schwere Wanderkrankung an der Gallenblase hervorgerufen worden, doch kann man auch diesem Bacterium nicht ohne Weiteres eine Einwirkung auf die Entstehung von Concrementen zusprechen. C. Rosenthal.

E. Remak, Hemiplegische Luxation des Schultergelenks bei cerebraler Kinderlähmung. Berliner klin. Wochenschr. 1893, No. 52.

Es handelt sich hier um eine Luxatio retroglenoidalis subacromialis bei einem 12-jährigen Knaben, der an einer Hemiplegia spastica infantilis sinistra mit Atrophie der linken oberen Extremität litt. Neben anderen Contracturen bestand eine solche im linken Musc. pectoralis major und in den Einwärtsrollern des Armes. Dieser Contractur, wie der Inactivitätsatrophie des Triceps, der geringeren Entwicklung des Knochenbaues links, und der Schlaffheit der Gelenkbänder und Gelenkkapsel schreibt R. die in letzter Zeit entstandene Subluxation zu. — Die sogenannten paralytischen Luxationen kommen meistens durch ungleichmäßige Innervation der das Gelenk umgebenden Muskeln zu Stande. S. Kalischer.

S. W. Mitchell, Three cases of remarkable spinal anterior curvature with mental aberration. Med. News 1893, Dez.

Der Verf. berichtet von 3 Fällen, bei welchen sich zugleich mit psychischen Störungen (meist Demenz) sonderbare Verkrümmungen der Wirbelsäule einstellten. Die Patienten standen in jugendlichem Alter zwischen 13 und 25 Jahren, gehörten beiden Geschlechtern an. Ohne dass Zeichen einer organischen Erkrankung von Seiten des Nervensystems oder anderer Organe (auch der Wirbel!) nachweisbar waren (abgesehen von leichten retinitischen Erscheinungen) entwickelten sich die Symptome in relativ kurzer Zeit, im Fall III allerdings scheint von Kindheit an ein Zustand von Imbecillität bestanden zu haben, im Laufe längerer oder kürzerer Zeit aber konnte M. Besserungen in der Haltung der Wirbelsäule oder in psychischer Beziehung constatiren, bisweilen besserte sich nur eines der beiden Symptome oder aber die Besserung des einen ging deutlich Hand in Hand mit der des anderen. Einer der Fälle gehörte zweifellos der Gruppe der hysterischen Erkrankungen an, bei den beiden anderen aber konnten hysterische Stigmata nicht nachgewiesen werden. M. Brasch.

H. Eichhorst, Ueber Reinfectio syphilitica. Münchner med. Wochenschrift 1894, No. 16.

Ein junger Mann wurde wegen Gonorrhoe, einer kirschkerngroßen Induration links vom Frenulum auf der Innenfläche der Vorhaut, nahe der Uebergangsfalte, multipler Drüsenschwellungen, Roseola, Papeln am Anus und an den Tonsillen vom 22. August bis 16 September 1893 im Krankenhause behandelt. Nach 24 Inunctionen mit je 5.0 graner Salbe und dem Gebrauche von 15.0 Jodkalium hatten sich alle syphilitischen Erscheinungen, auch die vergrößerten Lymphdrüsen, völlig zurückgebildet. Am 20. December neuer Coitus, drei Tage später Gonorrhoe und ein rasch wieder heilendes kleines Geschwür auf der Innenfläche der Vorhaut links. Mitte Januar 1894 trat eine harte Schwellung an der rechten Präputialhälfte auf und bei der neuerlichen Aufnahme des Pat. in das Krankenhaus am 30. Januar wurden constatirt: eine zum Teil exulcerirte Sclerose, die sich von der Vorhaut bis auf den Sulcus coronarius und die angrenzende Partie der Eichel erstreckte, die inguinalen, cubitalen, occipitalen und cervicalen Drüsen wieder geschwollen, grossfleckige, reichliche Roseola und Rötung der Rachenschleimhaut. B. Müller.

D. Majocchi, Lupus teleangiectodes disseminatus. Berl. klin. Wochenschrift 1894, No. 20.

Verf. beschreibt einen Fall von Lupus disseminatus der unteren Extremitäten, welcher sich durch die starke Entwicklung der Capillargefäße im Bereiche der meist flachen, leicht infiltrirten Herde auszeichnete. Allmälig wurden die Gefäßchen hochgradig ectatisch, so dass sie auf dem roten Grunde als dunkelbläuliche Verzweigungen hervortraten und den Flecken ein besonderes, varicöses Gepräge verliehen. — Die Behandlung mit der galvanischen Ignipunctur erwies sich sehr erfolgreich.

H. Müller.

Mally, Le Traitement électrique des Fibromes utérins. Annales de Gynécologie etc. 1893, Oct.

Verf. berichtet über 88 Fälle von Uterusfibromen, die mit Electricität behandelt worden sind und bei denen Metrorrhagien bestanden. Bei 7 Patientinnen sind diese Beschwerden vollkommen geschwunden. Weniger gut war der Erfolg, wo Verletzungen der Adnexe nach Laparotomie bestanden. Bei 1 Patientin, die die Behandlung unterbrochen, bestand eine Salpingitis. In 4 Fällen sah man eine wirkliche Verkleinerung der Geschwulst. In 8 Fällen keine Verkleinerung, in einem Falle sogar eine Vergrößerung der Geschwulst. Dann beschreibt Verfasser 2 Verfahren der Electricität. Das eine nennt er: 1) chirurgisches Verfahren, durch tiefe Cauterisation gekennzeichnet, 2) medicinisches Verfahren: durch Anlagen von positiven und negativen Pol mit ihren bekannten Wirkungen. Einen chirurgischen Eingriff will Verf. machen. 1) bei Fibromen, welche immer größer werden, 2) bei Fibromen mit gleichzeitiger Erkrankung der Adnexe, 3) bei Fibromen, die sich ins Uteruscavum vorwölben und sich leicht enucleiren lassen. Sonst sei immer das electrische Verfahren anzuwenden.

A. Martin.

Kalt, Thuja occidentalis als Emenagogum u. Abortivum. Schweizer Corr.-Bl. 1894, No. 8.

Verf. berichtet über einen Fall, in dem ein 18jähr. unverheiratetes Mädchen, welches im 7. Monat schwanger war, eine Abkochung von Thuja occidentalis (Lebensbaum) getrunken hatte. Hierauf trat eine starke Nephritis und Cystitis auf, Eclampsie und Bronchialkatarrh. 14 Tage nach dem Genuss trat Frühgeburt ein, das Kind lebte 26 Stunden. Die Placenta zeigte ausgedehnte Infarktbildungen 11 Tage post partum traten Thrombosierungen im Gebiete beider Venae saphenae auf.

Die Kranke erholte sich nur sehr langsam.

A. Martin.

Fr. Strassman, A. Kirstein, Ueber Diffusion von Giften in der Leiche. Virchow's Arch. 1894, Bd. 136. S. 127.

Aus den an Frosch-, Hunde- und Kinderleichen angestellten Versuchen ergiebt sich, dass auch nach dem Tode in den Magen eingeführte Gifte, speciell Arsen, sich durch diesen in die Nachbarschaft verbreiten. Der Befund von Giften in Leber, Niere, Lungen und Gehirn ist also kein Beweis einer während des Lebens stattgehabten Resorption. Die Verteilung des Giftes ist aber bei der postmortalen Imbibition eine andere; zufolge anatomischer Verhältnisse findet eine frühere und stärkere Durchtränkung der linken Niere gegenüber der rechten statt, die, verbunden mit ähnlichen Vorgängen an der Leber und den Lungen, sowie dem Freibleiben des Gehirns in den ersten Wochen häufig eine Entscheidung der schon mehrfach praktisch gewordenen Frage gestatten werden, ob Vergiftung oder postmortale Giftzufuhr vorliegt. Fr. Strassmann.

Einsendungen für das Centralblatt werden an die Adresse des Hrn. Prof. Dr. M. Bernhardt (Berlin W. Französische Straße 21) oder an die Verlagshandlung (Berlin NW., 68. Unter den Linden) erbeten.

Verlag von August Hirschwald in Berlin. — Druck von L. Schumacher in Berlin.

.B.

Wöchentlich erscheinen
1—2 Bogen; am Schlusse
des Jahrgangs Titel, Na-
men- und Sachregister.

Preis des Jahrganges
20 Mark; zu beziehen
durch alle Buchhandlun-
gen und Postanstalten.

Centralblatt
für die
medicinischen Wissenschaften.

Unter Mitwirkung von
Prof. Dr. H. Senator und Prof. Dr. E. Salkowski,
redigirt von
Prof. Dr. M. Bernhardt
in Berlin.

1894. **1. Dezember.** **No. 48.**

Inhalt: SALKOWSKI, Ueber die Verteilung des Stickstoffs im Fleisch. (Orig.-Mitt.)
SALKOWSKI, Kleinere physiologisch-chemische Mitteilungen. — JAMAGIWA,
Zellenstudie an der gereizten Hornhaut. — GUSSENBAUER, Aetherisation einge-
klemmter Hernien. — COHN, Red. der Phil. med. News, Ueber Kehlkopfexstirpa-
tion. — STERN, BUSCHKE, Wirkung des Blutserums von Typhuskranken u. Lebens-
dauer der Typhusbacillen. — HEUBNER, EHRLICH und KOSSEL, SCHUBERT,
ESCHERICH, CANON, Ueber Diphtherie und Behandlung derselben mit Heilserum.
— KLIPPEL, Einfluss von Verletzung auf die Entwicklung. — NEISSER, Gegenwärtiger Stand der Lichenfrage. — KEILMANN, Ueber Geburten mit Wehenschwäche.
ZENKER, Neues Fixirungsmittel. — ROBERTSON, Verdauung des Rohrzuckers.
— LAVES, Ueber das Fett der Frauenmilch. — CROCQ, Experimentelle Erzeugung
von Arteritis. — OEHLER, Ueber das sog. Knochenaneurysma. — OSTMANN, Vor-
kommen von Exostosen im Gehörgang. — JENNINGS, Behandlung der Schädelde-
pressionen bei Neugeborenen. — THAYER, Guajakol als Antipyreticum. — ASHTON,
WILLS und COOPER, Ueber das angioneurotische Oedem. — BORCK, Färbung der
Mikroparasiten in der Haut. — LÖBLEIN, Ueber die Grenzen der künstlichen Frühgeburt.

Aus dem chemischen Laboratorium des Pathologischen Instituts
zu Berlin.

Ueber die Verteilung des Stickstoffs im Fleisch

von Prof. E. Salkowski nach Versuchen von Dr. E. Gleske aus Baltimore.

Obwohl man weifs, dass das Fleisch eine gewisse Quantität
von stickstoffhaltigen Körpern enthält, welchen ein eigentlicher
Nährwert nicht zugeschrieben werden kann, wird dieser Umstand
bei Stoffwechselversuchen in der Regel nicht in Betracht gezogen,
vielmehr der Stickstoffgehalt des verfütterten Fleisches direct auf
Eiweifs umgerechnet. So pflegt man meistens auch in Versuchen zu verfahren, bei welchen Eiweifskörper oder Eiweifspräparate hinsichtlich
ihres' Nährwertes mit Fleisch verglichen werden sollen. Dieses
Verfahren erscheint unbedenklich, weil nach unseren Kenntnissen
über die Quantität des im Fleisch enthaltenen Kreatin, Hypoxan-

thin etc. der bei dieser Betrachtungsweise gemachte Fehler nur äusserst gering sein kann.

Es fragt sich nun aber, ob sich die so abgeleitete Ansicht auch bei direct darauf gerichteten Versuchen bewährt, welche noch nicht angestellt zu sein scheinen. Diese Frage ist schon von Politzer [1]) gestreift und von J. Munk [2]) in Fütterungsversuchen mit Antweiler's Albumosenpepton berücksichtigt worden. Mir hat sich dieselbe gleichfalls schon vor längerer Zeit bei Fütterungsversuchen mit Albumosen aufgedrängt; auf meine Veranlassung hat sich dann Herr Dr. Girsek aus Baltimore im Sommersemester 1893 mit derselben beschäftigt. Herr Dr. G. war damals genötigt, in seine Heimat zurückzukehren und die Versuche abzubrechen. In der Absicht, die Beobachtungen desselben nach verschiedenen Richtungen zu vervollständigen, wurde die Publication bisher aufgeschoben. Da ein Abschluss der bezüglichen Versuche aber noch nicht so bald zu erwarten ist, möchte ich das Ergebniss der bisherigen Beobachtungen hier vorläufig mitteilen.

Die Anordnung der Versuche war im Wesentlichen folgende:

In dem zum Versuch gewählten möglichst fettfreien, gehackten Rindfleisch wurde der Stickstoff bestimmt = A. Von einer abgewogenen Quantität desselben Fleisches wurde ein wässriger Auszug hergestellt und zwar, um die Bildung von Leim aus Bindegewebe möglichst hintanzuhalten bei ca. 30°, in demselben der N bestimmt = B = Löslicher Stickstoff im Ganzen. Eine abgemessene Quantität des Auszuges wurde durch Erhitzen auscoagulirt, im Filtrat unter Berücksichtigung der Volumverhältnisse wiederum N bestimmt = C = Stickstoff des Nichteiweifses. [3]) Aus diesen Daten ergab sich für die Verteilung des Stickstoffs im Fleisch Folgendes. Im Mittel von 5 Versuchsreihen (fast durchweg Doppelbestimmungen) wurde in Rindfleisch gefunden in Procenten des Gesammt-N:

$$A - B = N \text{ des unlöslichen Eiweifses} \quad 77.40 \left.\vphantom{\begin{matrix}1\\1\end{matrix}}\right\} 87.48$$
$$C - B = N \text{ des löslichen} \qquad \text{,,} \qquad 10.08$$
$$C = N \text{ des Nichteiweifses} \ . \ . \ . \ . \ . \ 12.52$$
$$\overline{A = \text{Gesammt-N} \ 100.0}$$

Vom gesammten Stickstoff des Muskels gehen bei dem Ausziehen mit Wasser 22.6 pCt. in Lösung, 77.40 pCt. bleiben ungelöst. Natürlich kommen in den Einzelversuchen kleine Differenzen vor, die z. Th. wohl von dem Versuchsverfahren abhängen.

Was an diesen Zahlen besonders auffällt, ist wohl, dass die Quantität des nicht dem coagulirbaren Eiweifs angehörenden Stickstoffs über 12 pCt. des Gesammtstickstoffs beträgt. Diese Zahl mag ein wenig zu hoch sein, da die Coagulation des wässrigen Auszuges nicht immer ganz glatt verlief, jedenfalls ist sie höher, als man im Allgemeinen anzunehmen geneigt ist.

In diesem Nicht-Eiweiß oder Extractivstickstoff verbirgt sich nun Mancherlei: nicht nur die Fleischbasen, sondern vor Allem auch, wie KEMMERICH[1] vor Kurzem entgegen den bisherigen Annahmen gezeigt hat, Proteïnsubstanzen und zwar nach KEMMERICH Albumosen und Peptone.

Von der Gegenwart von Albumosen und zwar Eiweißalbumosen in den Auszügen, sowohl in den bei 30° hergestellten, dann auscoagulirten Auszügen, als auch in käuflichem Fleischextract, kann man sich leicht überzeugen, bezüglich des Peptons ist mir dieses bisher nicht gelungen. Ferner gehört hierher die von M. SIEGFRIED[2] entdeckte Phosphorfleischsäure. Falls der Auszug aus dem Fleisch, wie es bei dem käuflichen Fleischextract wohl der Fall ist, heiß bereitet ist, enthält er auch Leim.

Im Anschluss an diese Versuche sind im Laboratorium weitere angestellt über die Verteilung des Stickstoffs in der Leber und Milz, welche namentlich für pathologische Zustände zu bemerkenswerten Resultaten geführt haben. Hierüber soll später im Zusammenhange berichtet werden.

E. Salkowski, Kleinere Mitteilungen physiologisch - chemischen Inhalts. Pflüger's Arch. Bd. 56. S. 339.

I. Ueber die Untersuchung des Harns auf Aceton. Ref. hat früher im Verein mit KEN TANIGUTI beobachtet, dass man aus normalem Harn weit mehr Aceton d. h. jodoformbildende Substanz erhält, als der gewöhnlichen Angabe von Spuren entspricht, wenn man den Harn bei der Destillation stark ansäuert; auffallend war ferner, dass in diesem Falle das Aceton nicht nur in den ersten, sondern auch in den letzten Anteilen des Destillates vorhanden ist, ja in den letzten mehr wie in den ersten. Ref. vermutete, dass die Muttersubstanz dieser jodoformbildenden Substanz die Kohlehydrate des Harns sein möchten und hat z. Th. in Verein mit HIRAYAMA das Verhalten der Kohlehydrate — Traubenzucker, Rohrzucker, Fruchtzucker — beim Erhitzen mit Säure untersucht. Es zeigte sich, dass wenn man 1- bis 3procent. Lösungen der genannten Körper stark mit Schwefelsäure ansäuert — auf 300 ccm Lösung 20 bis 30 ccm concentrirte Schwefelsäure — und dann destillirt, das Destillat Aceton resp. jodoformbildende Substanz enthält. Im Maximum lieferte das Destillat aus 9 g Traubenzucker mit Jodlösung und Natron versetzt 0.2844 g Jodofrm. Bei der Erörterung der Frage nach der Natur der jodoformbildenden Substanz in den Destillaten bespricht Ref. eingehend die für den Nachweis des

---

[1] Zeitschr. f. physiol. Chem. XVIII. S. 409.
[2] Arch. f. Anat. u. Physiol. Physiol. Abt. 1894, S. 401.

Acetons üblichen Reactionen und kommt zu dem Resultat, dass keine derselben voll beweisend für Aceton ist, alle vielmehr auch dem Aldehyd zukommen. Für den vorliegenden Fall ergab sich mit großer Wahrscheinlichkeit, dass die aus angesäuerten Zuckerlösungen erhaltenen Destillate gar nicht Aceton enthalten, sondern Aldehyd, namentlich spricht dafür die Leichtflüchtigkeit der fraglichen Substanz aus den Destillaten und die starke von den Destillaten bewirkte Reduction ammoniakalisch-akalischer Silberlösungen, welche dem Aceton nicht zukommt. Ob in den Harndestillaten gleichfalls Aldehyd enthalten sei, ist eine offene Frage.

II. Ueber die Anwendbarkeit des Piperazins zu physiologisch-chemischen Zwecken.

Ref. macht darauf aufmerksam, dass sich nicht nur die Harnsäure in Piperazinlösung löst, sondern auch Xanthin und Hypoxanthin (aber nicht Dimethylxanthin und Trimethylxanthin), Guanin dagegen nicht. Weiterhin erwiesen sich löslich auch Allantoin, Leucin und Tyrosin, ferner von Säuren: Hippursäure, Benzoësäure, Cholsäure, Glycocholsäure, Palmitinsäure, Stearinsäure, Oelsäure, dagegen nicht die Cyanursäure, welche ein schwerlösliches Salz bildet. Von den Lösungen der Gallensäuren in Piperazin gilt dasselbe wie für die Harnsäure, sie werden durch Ueberschuss von Piperazin nicht gefällt.   E. Salkowski.

K. Jamagiwa, Zellenstudie an der gereizten Hornhaut.   Virchow's Archiv Bd. 137, p. 77.

Nachdem Verf. bereits in einer früheren Arbeit die GRAWITZ'sche Theorie der Schlummerzellen für das Sehnengewebe zurückgewiesen hat, ist er jetzt bemüht gewesen, das Gleiche für das Hornhautgewebe zu thun. In seiner ersten Versuchsreihe hat er sieben Kaninchen das Hornhautcentrum der einen Seite mit dem Lapis-Stift geätzt, auf der anderen mit seichten Einschnitten versehen und die Hornhäute 1—72 Stunden nach der Operation cirkulär herausgeschnitten. In der zweiten Versuchsreihe wurden 10 Kaninchen beide Hornhautcentra mit Lapisstift geätzt, und die Hornhäute 1 bis 10 Tage später entfernt. Fixirt wurde in FLEMMING'scher Lösung.

Die fixen Hornhautzellen zeigen nun sowohl in der Gegend der Verletzung als auch am äusseren Schnittrande starke Veränderungen der Kerne, die intensiver gefärbt und geschrumpft sind. Auch der Zellleib zeigt an Stelle der Sternform und der langen Fortsätze eine abgerundete Blattform. An den Läsionsstellen, die der Epitheldecke beraubt sind, treten nun daneben leukocytische Elemente auf, ausgezeichnet durch fragmentirte, gelappte, intensiv gefärbte Kerne ohne Kernkörperchen und Kernmembran, mit spärlichen Protoplasmamassen. Diese Zellen fanden sich sowohl am Aetzbezirk als auch seitlich an der Demarkationslinie.

Dagegen ist es Verf. nicht gelungen, neben diesen längst bekannten Elementen die von KARSK und GRAWITZ beobachteten „er-
wachenden Schlummerzellen" zu finden. Die von denselben hierfür
gehaltenen Zellen sind vielmehr die oben beschriebenen, durch Läsion
beschädigten, präexistirenden fixen Hornhautzellen. Aber auch die
leukocytären Formen, die GRAWITZ als erwachende Schlummerzellen
auffasst, sind lediglich als eingewanderte Leukocyten zu betrachten.
Hierfür spricht Localisation, Beschaffenheit der Kerne, das den
sicher aus Gefäßen ausgewanderten Leukocyten völlig entsprechende
Aussehen und vor allem der Befund, dass bei einem Kaninchen an
der einen durch Schnitt verletzten Hornhaut mit Epithelverlust Leukocyten vorhanden waren, während sie an der anderen geätzten
mit erhaltener Epitheldecke fehlten.

Die Einwanderung der Leukocyten findet mit grösster Wahrscheinlichkeit vom Conjunctivalsack aus statt Der Virchow'sche
Satz „Omnis cellula e cellula" besteht auch hier unumstöfslich fort.

M. Rothmann.

C. Gussenbauer, Ueber die Aetherisation incarcerirter Hernien
nach FINKELSTEIN. Prager med. Wochenschr. 1893, No. 35.

Die im vorigen Jahre von FINKELSTEIN veröffentlichte nichtope-
rative Behandlung eingeklemmter Hernien ist folgende: In der
Rückenlage des Pat. wird das Becken hochgelagert, Ober- und
Unterschenkel in den Hüft- und Kniegelenken gebeugt, bei Männern
der Hodensack mittels eines Löffels unterstützt und dann alle 10
Minuten bis $\frac{1}{4}$stündlich 1—2 Esslöffel Schwefeläther auf den Her-
nialring und Tumor aufgegossen. Mit dem Aufgiefsen wird so
lange fortgefahren, gewöhnlich alle $\frac{3}{4}$—3 Stunden bis der früher
prall ·gespannte Tumor an Spannung verliert und sich ein wenig
verkleinert. Sobald dies eingetreten, und wenn der eingeklemmte
Darm sich nicht von selbst spontan reponirt, werden ein oder
mehrere sehr leichte Repositionsversuche gemacht und es gelingt
fast immer, was früher trotz Chloroformnarcose und Kraftanstrengung nicht gelingen wollte, der Darm schlüpft, nämlich unter obli-
gatem lauten Gurren mit Erstaunen erregender Leichtigkeit in die
Bauchhöhle. Eine Ausnahme dürften diejenigen Brüche machen,
wo blos Netz vorgefallen und eingeklemmt wurde.

Von 135 in der Prager chir. Klinik behandelten Fällen mussten
108 herniotomirt werden, darunter 5, bei denen sich die vorstehende
Aetherbehandlung unwirksam erwiesen. In 26 Fällen wurde die
Aetherbehandlung und zur Controlle dieser die Eisapplication angewandt. Erstere war erfolgreich bei 16 eingeklemmten Inguinal-
hernien, 1 eingeklemmten Umbilicalhernie und 3 incarcerirten
Cruralhernien, also 20 Mal unter 25 Fällen. Neben diesem Erfolge
der Aetherisation ist der Erfolg der einfachen Hochlagerung bemerkenswert; dieselbe erwies sich in 4 Fällen als ausreichend, so
dass der Bruch durch leichte Taxis reponirt werden konnte, darun-

ter 1 Fall, in dem gleichzeitig Eisapplication stattfand, während in
einem weiteren Falle die Taxis bei Eisapplication ohne Beckenhochlagerung gelang. Jedenfalls verdient die Combination der
Hochlagerung und Aetherapplication mit leichter Taxis den Vorzug
vor der forcirten Taxis, wenn sie auch das Gebiet der die Radicaloperation gleichzeitig bewirkenden Herniotomie in wohleingerich-
teten Anstalten kaum einzuschränken vermag.   P. Güterbock.

---

1) **S. Cohen**, Ein Fall von gut modulationsfähiger Stimme ohne
   jegliche künstliche Vorrichtung bei einem Patienten, dem der
   Kehlkopf und der erste Trachealring entfernt werden musste und
   der ohne Kanüle athmet. Fränkel's Archiv f. Laryngologie etc. I. H. 3.

2) **Redactionelle Notiz.** Exstirpation of the larynx. Philadelphia
   Med. News 1894, 17. March

1) Im April 1892 wurde dem Pat. der Kehlkopf ohne Epiglottis und der erste Trachealring wegen eines nach aussen durchgebrochenen Adenocarcinoma exstirpirt. Seitdem hat derselbe die
Sprache wiedergewonnen, seine Stimme ist heiser aber modulations-
fähig und auf etwa 40 Fuſs hörbar. Dabei trägt er nicht einmal
eine Kanüle. Das Moduliren der Töne wird nach Verf. durch die
Constrictoren des Pharynx bedingt, indem der Kranke die Haut
seines Halses zu einem Sacke aufbläht, Luft in denselben hinein-
presst und diese dann stofsweise entweichen lässt, wobei er 'die
einander genäherten Constriktoren in Schwingungen versetzt. Den
Erfolg führt Verf. auf zwei Vorsichtsmaſsregeln zurück, einmal das
Anheften der Trachea an die Haut nach erfolgter Laryngectomie
und dann den Umstand, dass er keinen Versuch gemacht hatte,
eine künstliche Vorrichtung an Stelle des Larynx einzusetzen.

2) Nachdem man in der letzten Zeit bei Kehlkopfexstirpation
die Gefahr des Eindringens von Nahrung, Schleim u. s. w. in die
Luftwege dadurch zu vermeiden versucht hatte, dass man das Ende
der abgetrennten Luftröhre in die äussere Haut einnähte und dadurch die Kommunikation mit der Wunde vermied, wird dieses
von ungewöhnlich gutem Erfolge begleitete Verfahren dringend empfohlen. Man verwendet dabei auch das Einlegen einer Trachealkanüle und umgeht dadurch den Reiz, welchen das Liegen eines
Fremdkörpers ausübt. Die Heilungsdauer ist eine kürzere, die
Nahrungsaufnahme auf gewöhnlichem Wege eine frühere; in einem
Fall konnte Pat. sogleich flüssige Nahrung zu sich nehmen. Dazu
kommt, dass in einigen Fällen die Patienten ohne künstlichen Kehlkopf nach und nach eine Stimme erlangten, welche die des künstlichen Kehlkopfs weit übertraf.   W. Lublinski.

1) R. Stern, Ueber die Wirkung des menschlichen Blutserums auf die experimentelle Typhusinfection. (Aus der med. Klinik in Breslau). Zeitschr. f. Hygiene 1894, XVI. S. 458.

2) Buschke, Ueber die Lebensdauer der Typhusbacillen in ostitischen Herden. Fortschr. d. Med. 1894, No. 15, S. 573.

1) Die Erfahrung, dass einmaliges Ueberstehen des Abdominaltyphus Immunität erzeugt, brachte S. auf den Gedanken, den Nachweis zu versuchen, ob sich bei solchen Menschen im Blute analoge Veränderungen nachweisen lassen, wie sie bei der experimentell erzeugten Immunität bekannt sind. Die Prüfung der schützenden Wirkung des Serums von Typhusrekonvalescenten geschah an Mäusen und Meerschweinchen. Die Application der Typhuskultur war intraperitoneal. Die tötliche Dosis für Mäuse von 15—20 g schwankte zwischen 0.1—0.3 ccm Typhusbouillonkultur. Bei Meerschweinchen wurden 0.75—1.5 ccm von einer Aufschwemmung üppig gewachsener Typhusagarkultur gebraucht.

Das Blut wurde den Patienten durch Aderlass oder blutige Schröpfköpfe entzogen.

Die Injection des Serums erfolgte bei den Versuchstieren intraperitoneal; bei Mäusen gleichzeitig gemischt mit der Typhuskultur, bei Meerschweinchen 16—24 Stunden vor der Infection.

Unter 15 Fällen, in denen das Blut nach überstandenem Abdominaltyphus untersucht wurde, gaben 9 ein positives Resultat; und zwar von 8 2—26 Tage nach dem letzten Fiebertage Untersuchten gaben 6 ein positives Resultat, von 5 1—10 Jahre nach der Krankheit untersuchten waren 3 positiv, und von 2 über 10 Jahre nach der Krankheit untersuchten gab keiner ein positives Resultat; die angewandte Serummenge betrug 0.1—1.5 ccm.

Hieraus geht hervor, dass die positiven Resultate um so seltener werden, je weiter die Krankheit zurückliegt. Mehr Serum anzuwenden, ist wegen der Giftigkeit desselben nicht möglich; bei Mäusen töten 2—3 ccm, bei Meerschweinchen manchmal schon 7.5 bis 10.0 bei intraperitonealer Application.

Eine Beziehung der Größe der schützenden Kraft des Serums zur Schwere des überstandenen Typhus ließ sich nicht erkennen.

Auch das Blutserum zweier an Typhus gestorbenen Menschen konnte S. untersuchen und fand, dass es schon in kleineren Mengen schützend wirkt als das Blutserum der Typhusrekonvalescenten. Ebenso untersuchte S. das Blutserum von Menschen, die Typhus bestimmt nicht überstanden hatten. Er fand, dass auch an solchem Serum sich öfter eine schützende Wirkung nachweisen lässt. Doch kommt dieselbe nicht ganz so häufig — unter 13 Fällen 6 Mal — und meist erst bei Anwendung erheblich größerer Serummengen zur Beobachtung.

Eine direkte vernichtende Wirkung der verschiedenen untersuchten Serumarten auf die Typhusbacillen oder deren Gifte konnte nicht nachgewiesen werden, hiedurch jedenfalls kann also die schützende Wirkung des Serums nicht erklärt werden; es bleibt

nach S. allein die Möglichkeit übrig, dass das Serum auf den zu
schützenden Organismus selbst einwirkt, ihn befähigt die eingeführten
Bakterien unschädlich zu machen; damit tritt S. den bekannten Anschauungen Behring's gegenüber und auf die Seite Buchner's.

2) B. beschreibt einen Fall von Rippenkaries, in dessen Eiter
Typhusbacillen sich fanden. Es war 6 Jahre vorher Typhus vorhanden gewesen und die Rippe war kurz nach dem Typhus schmerzhaft, der Schmerz verschwand und kehrte nach 6 Jahren zugleich
mit einer Anschwellung wieder.   Scheurlen.

---

1) **O. Heubner**, Ueber die Anwendung des Heilserums bei der
Diphtherie. Jahrbuch f. Kinderheilk. Bd. 38, S. 221.

2) **P. Ehrlich** und **H. Kossel**, Ueber die Anwendung des Diphtherieantitoxins. Sep.-Abdr. a. d. Zeitschr. f. Hyg. u. Infectionskrankh.
1894.

3) **E. Schubert**, Ueber die mit dem Behring-Ehrlich'schen Diphtherieheilserum gemachten Erfahrungen. Deutsche med. Wochenschrift
1894, No. 22.

4) **Th. Escherich**, Zur Pathogenese der Diphtherie. Wiener klin.
Wochenschr. 1894, No. 22.

5) **Canon**, Zur Diphtheriebehandlung mit Heilserum. Deutsche med.
Wochenschr. 1894, No. 23.

1) H. hat in der Zeit vom November 1892 bis Juni 1893 79
Fälle von Diphtherie mittelst Injection von Behring'schem Heilserum
behandelt. Diese 79 Fälle sind die am schwersten Erkrankten,
welche innerhalb des genannten Zeitabschnittes in die pädiatrische
Klinik zu Leipzig aufgenommen wurden; in derselben Zeit wurden
noch 50 andere Kinder in die Klinik eingeliefert, welche aus Mangel
an Material nicht injicirt werden konnten. Stellt man nun die
Mortalitätsprocente der vor, während und nach der Injectionsperiode
in der Klinik behandelten Diphtheriekranken in Vergleich, so ergeben sich — auch bei Einrechnung aller nicht Injicirten — die
günstigsten Ziffern für die Serumperiode (64.6 pCt.: 42.6 pCt.: 45.7 pCt.).
Dass dieses günstige Ergebniss z. Th. jedenfalls der Behandlung
zuzuschreiben ist, lehrt der Vergleich aller während der Serumperiode injicirten und nicht injicirten Fälle. — Auf die Zahl der
nötig gewordenen Tracheotomien hat die Behandlung keinen Einfluss; dies ist auch nicht zu verwundern, da alle Kinder, bei denen
Operationen notwendig waren, bereits im Zustande der Stenose in
das Krankenhaus kamen. Ebensowenig ist die Mortalität der Operirten durch das Heilserum beeinflusst; sie betrug in der vor, während und nach der Injection gelegenen Periode 88 pCt. : 68.1 pCt.
63.3 pCt. Den mildesten Charakter hat also, wie aus diesen Zahlen
hervorgeht, die letzte Periode. Wenn trotzdem die Gesammtmor-
talität in der 2.; der Serumperiode — geringer ist, als in der spä-

teren Epidemie, so spricht dies ebenfalls für den günstigen Einfluss der Behandlung.

2) Verff. stellen folgende Regeln für die Anwendung des Diphtherieantitoxins auf: Bei einfachen und frischen Fällen der ersten 2 Krankheitstage wird man mit 200 Immunisirungseinheiten am 1. und ebenso viel am 2. Krankheitstage auskommen. Dagegen bei allen Tracheotomirten und solchen Fällen, in denen schwere allgemeine Krankheitserscheinungen vorliegen, muss die Anfangsdosis mindestens 400 Immunisirungseinheiten betragen, denen nötigenfalls noch im Laufe desselben Tages die gleiche Menge nachgeschickt werden muss. Dementsprechend sind in derartigen Fällen am 2. Tage mindestens 400 Immunisirungseinheiten und an den folgenden eventuell ebenso viel zu injiciren. — Was den Gesammtverbrauch betrifft, so rechnen Verff. für leichte Fälle 400 Immunisirungseinheiten, für schwere 1000—1500 oder noch mehr. Diese Dosis bezieht sich nur auf Kinder; bei Erwachsenen müssen entsprechend höhere Mengen verwendet werden. Die gegebenen Zahlen sind nur die Minimalmengen und können zweckmäßig erheblich überschritten werden. — Einer therapeutischen Beeinflussung nicht mehr zugänglich sind 1) Fälle, wo der Process sich schon sehr weit in die Bronchien fortgesetzt hat, 2) Fälle, wo zur Zeit des Beginns der Behandlung schon Mischinfectionen vorlagen, z. B. lobuläre Pneumonien andererer Herkunft, 3) Fälle, in denen schwere Organveränderungen, insbesondere myokarditische Processe schon vor Eintritt in die Behandlung bestanden. — Dagegen sind von 78 Fällen, die in den ersten 2 Krankheitstagen zur Behandlung kamen, nur 2 gestorben, also 97 pCt. geheilt.

3) Verf. berichtet über die Ergebnisse, welche mit dem Bebring'schen Diphtherieheilserum auf der chirurgischen Abteilung des Elisabethkrankenhauses erzielt wurden. In dem Zeitraum vom 5. Februar bis 4. Mai d. J. wurden 34 Kinder behandelt; dagegen 20 tracheotomirt. Es genasen 28 Kinder; 6 starben (sämtlich tracheotomirt). Eine Auswahl der mit dem Serum behandelten Fälle hatte nicht stattgefunden. — Am auffälligsten ist nach den Eindrücken, die Verf. hatte, die belebende Wirkung des Mittels auf das Allgemeinbefinden und die Herzschwäche. Die diphtherischen Beläge werden unter Einwirkung des Mittels schnell demarkirt und gelöst. Das Mittel hilft am besten bei ganz frischen Fällen; bei diesen genügt in der Regel eine einzige Dosis, um die Krankheit zu coupiren. Bei den schweren Fällen diphtherischer Allgemeinerkrankung dagegen müssen die Einspritzungen nach Bedarf wiederholt werden. Auch die Größe und das Alter des Kindes bedingt eine Verschiedenheit in der Dosirung, über welche man sich erst in der Erfahrung ein Urteil schaffen kann. Jedenfalls sind zu Heilzwecken beim Menschen erheblich größere Mengen erforderlich, als nach dem Tierversuch zu erwarten war. Nachteilige Wirkungen wurden von der Einspritzung nie beobachtet. (Die Injection räth Verf. in den Oberschenkel zu machen, und die

Flüssigkeit durch Reiben möglichst zu verteilen). — Einige Male traten nach der Einspritzung Exantheme auf, zumeist von scharlachartigem Aussehen. — Von Nachkrankheiten wurden zweimal hämorrhagische Nephritis, einmal Gaumensegellähmung beobachtet.

Sein Gesammturteil über den Erfolg der Behandlung fasst Verf. dahin zusammen, dass niemals und vor allem nicht unmittelbar vor der Periode der Serumbehandlung so gute Ergebnisse erzielt wurden, dass aber die Zahl der beobachteten Fälle zu klein ist, um sichere Schlüsse über den Wert der Metode zu ziehen.

4) E. ist der Ansicht, dass die Entstehung und der Verlauf der Diphtherie zu ausschliefslich aus der Anwesenheit und Giftigkeit der Bakterien erklärt werden, während man in der letzten Zeit den Faktor der individuellen Disposition zu sehr vernachlässigt. Er stellt folgende Thesen auf: 1) Zum Zustandekommen der diphtherischen Erkrankung ist ausser dem Bacillus und der Möglichkeit seiner Invasion noch das Vorhandensein einer specifischen Empfänglichkeit seitens der Gewebe des zu inficirenden Organismus erforderlich. 2) Das Verhalten der örtlichen und der allgemeinen Disposition, erst in zweiter Linie die gröfsere oder geringere Virulenz des Bacillus sind mafsgebend für den Verlauf der Einzelerkrankung. 3) Auch andere und selbst saprophytische Bakterien, sowie deren Stoffwechselprodukte können von Einfluss sein auf die Ausbreitung und den klinischen Verlauf des Processes. 4) Die Heilung des Krankheitsprocesses erfolgt durch Immunisirung des erkrankten Organismus; kann dagegen nicht auf das Verschwinden der Bacillen oder den Verlust ihrer pathogenen Fähigkeiten zurückgeführt werden.

5) C. berichtet über die Erfolge, welche mit einem von BEHRING u. EHRLICH hergestellten Diphtherieheilserum im Krankenhause Moabit erzielt wurden. Mit diesem Serum sind 59 Kinder in der Zeit vom 1. December 1893 bis 22. März 1894 behandelt worden; davon sind 45=76.9 pCt. geheilt; von 21 Tracheotomirten sind 16=76.9 pCt. geheilt. Dieses Ergebniss unterscheidet sich nicht wesentlich von den Erfolgen in der Zeit vom 1. Juli bis 1. Dez. 1893 ohne Serumbehandlung. (70 pCt. Heilungen, 35 Tracheotomien mit 22=62.9 pCt. Heilungen).   Stadthagen.

M. Klippel, Contribution à l'étude des troubles nerveux consécutifs aux traumatismes, de l'arrêt de développement à la suite des lésions des membres dans l'enfance. Révue de médecine 1893, No. 3.

Im ersten Fall war nach einem Trauma des linken Kniees im 3. Lebensjahre eine Entwicklungshemmung des linken Beines eingetreten, so dass der Eindruck der infantilen Kinderlähmung geweckt wurde. Bei der Section des 31jährigen Kranken war nicht das Volumen der Muskelfasern, sondern ihre Zahl in den atrophischen Muskeln vermindert; ebenso war die Zahl der peripherischen Nervenfasern links am Bein vermindert; die Ganglienzellen der Lum-

balanschwellung schienen links weniger gut entwickelt wie rechts.
— Im 2. Fall war nach einem Trauma des Arms im 12. Lebensjahr eine Entwicklungshemmung des Armes mit Atrophie der
Schultermusculatur eingetreten. — Im 3. Fall war die rechte untere
Extremität infolge eines im 17. Lebensjahre erhaltenen Traumas in
der Totalität der Muskeln in der Entwicklung zurückgeblieben. —
Neben diesen Zeichen der Entwicklungshemmung fanden sich auch
trophische Anomalien, so in Fall II eine Ankylose im Schultergelenk, in Fall III ein Pes equinus mit Retraction. K. unterscheidet
3 Gruppen von Muskelatrophien: 1) die einfache, in der die Faser
ihre normale Streifung hat, aber grauer wie sonst ist; 2) die degenerative mit Verlust der Streifung, Kernwucherung etc.); 3) die
numerische, bei der die Fasern ihr Volumen und Structur behalten
haben, doch an Zahl vermindert sind. — Die dritte Form liegt
hier vor (wahrscheinlich auch in den beiden nicht zur Section gekommenen Fällen). Jede traumatische Verletzung in der Kindheit
kam zu Entwicklungshemmungen der betroffenen Extremitäten führen (Fracturen, Gelenkverletzungen etc.). Die Pathogenese ist
vielleicht eine reflectorische Wirkung auf die trophischen Rückenmarkscentren, von denen eine Veränderung der peripherischen Nerven
und der Muskelfasern ausgeht; diese trophische Atrophie combinirt
sich bei Kindern mit einem Zurückbleiben im Wachstum der Extremität.   E. Kalischer.

A. Neisser, Ueber den gegenwärtigen Stand der Lichenfrage.
(Referat, erstattet in der dermat. Sect. des XI. internat. Congr.
zu Bonn). Arch. f. Dermat. u. Syph. 1894, S.-A.
    Nachdem Verf. auseinandergesetzt hat, dass und warum das
klinische Bild der Hautveränderungen allen Classificirungsversuchen
in erster Reihe zu Grunde zu legen ist, entwickelt und begründet
er bezüglich der viel umstrittenen Lichenfrage eine Reihe von Thesen, denen in Kürze das Folgende zu entnehmen ist: Der Name
Lichen soll einzig und allein für die als Lichen ruber bekannte
Hautkrankheit, welche in zwei Hauptformen — dem L. planus und
dem L. acuminatus — auftritt, beibehalten werden. Alle übrigen
unter anderen Namen beschriebenen Eruptionsformen sind Modificationen eines dieser Haupttypen. — Die Pityriasis rubra (De-
vergie-Resnika) ist ein morbus sui generis und eine Form der Kera-
tonosen. Diesen letzteren sind vorläufig auch gewisse zur Zeit (wohl
mit Unrecht) als Psorospermosen gedeutete lichenoide Ausschläge
zuzurechnen. Der Lichen pilaris ist eine angeborene Hyperkeratose und besser als Keratosis pilaris zu bezeichnen. Für den L.
scrophuloso'rum, dessen tuberculöse Natur möglich, bisher aber
nicht mit Sicherheit nachgewiesen ist, schlägt N. den Namen Scro-
phuloderma miliare vor. Der L. urticatus ist Urticaria papulosa,
der L. syphiliticus, den N. trotz des fast regelmäßigen Befundes

von Riesenzellen nicht für eine Mischform von Tuberculose mit Lues
hält, Syphiloderma milio-papulosum zu benennen. — Zum Schluss
bespricht Verf. eine Gruppe von Lichenerkrankungen, die namentlich von französischen Dermatologen vielfach erörtert werden, in
Deutschland aber nur wenig bekannt sind. Von diesen stellt er
VIDAL's L. simplex acutus neben die HEBRA'sche Prurigo und
verweist den L. simplex chronicus als eigene Gruppe in die
Eczemklasse. Die „lichenoiden" Eruptionen des sogen. Eczema
folliculare (Malcolm Morris) sind als eine eigene Species der
Folliculitiden zu betrachten.   H. Müller.

A. **Keilmann**, Geburten mit Wehenschwäche. Petersburger med.
Wochenschrift 1894, No. 24.

Verf. hat das Alkohol-Extract der Ipecacuanhawurzel, das von
PARKER zur Hebung der Wehenschwäche empfohlen und neuerdings
wieder von DRAPES und UTT (Pet. med. Wochenschr. 1892, No. 12,
No. 18, 1893, No. 2) als wirkungsvoll bezeichnet wurde, einer
Prüfung unterworfen.

Nach einer Erörterung, in welchen Fällen die Diagnose:
„Wehenschwäche" gestellt werden darf, referirt er über 4 Fälle
und erwähnt 1 Fall, in denen er die Wirkung des Vinum Ipecac.
bei wirklicher, primärer Wehenschwäche erprobt hat und kommt
zu dem Schlusse, dass dem Vin. Ipecac. die Eigenschaft eines
Wehenmittels durchaus abgesprochen werden muss. Er beobachtete
nach der Verabreichung von Vin. Ipecac. (3 Mal 10 Tr. in 30 Min.)
keine Contractionen des Uterus, sondern nur einige Anspannung
der Bauchdecken als Begleiterscheinung des Brechaktes.

Die von UTT beschriebenen 6 Fälle werden insbesondere in
Bezug auf Präcisirung der Diagnose einer Kritik unterworfen. Die
Beurteilung des Wehenverlaufs muss durchaus die Feststellung der
Relation des vorliegenden Teiles zum untern Cervixsegment zur
Grundlage haben. Wo der vorliegende Kindsteil noch nicht die
zur Wehenauslösung nötige Berührung mit den untern Cervicalpar-
tien hat, ist der Zustand der Wehenlosigkeit als selbstverständlich
anzusehen. Die als Folge langer Geburtsdauer angesehenen Gefahren: Erschöpfung der Kreissenden, Drucknekrosen, Infections-
möglichkeit, Asphyxie des Kindes etc. sind, wenn es sich um wirkliche primäre Wehenschwäche handelt, nicht vorhanden, weshalb
ein expectatives Verfahren durchaus gerechtfertigt ist. — Die
Zange soll nur bei allerstrengster Indication wegen Wehenschwäche
angelegt werden, wegen der Gefahr der atonischen Nachblutung.

Soll aus irgend welchen Gründen dennoch eine Therapie geübt werden, so darf dieselbe nur darauf gerichtet sein, die fehlenden Wehen zu schaffen.

Da die medicamentösen Mittel versagen, empfiehlt Verf., bei
Kopflagen den Kopf in's Becken zu drücken, am besten in Nar-

kose; er erzielte bei Wehenschwäche auch in der Eröffnungsperiode auf diese Weise sehr gute Erfolge. .   A. Martin.

K. Zenker, Chromkali-Sublimat-Eisessig als Fixirungsmittel. Münchn. med. Wochenschr. 1894, No. 27.

Verf. hat sich zur Fixirung des ihm zuströmenden pathologischen Materials folgende Mischung hergestellt: destillirtes Wasser 100 cctm, Sublimat 5 O g, doppeltchromsaures Kali 2.5 g, schwefelsaures Natron 1 O g, Eisessig 5 O g. Es empfiehlt sich, den Eisessig erst kurz vor dem Gebrauche zuzusetzen. In dieser Flüssigkeit, deren Farbe die der bekannten MÜLLER'schen Lösung ist, bleiben die zu fixirenden Objecte je nach ihrer Gröfse eine bis 48 Stunden, Centralnervensystem 14 Tage. Dann werden die Objecte ausgewaschen und in Alcohol von steigender Concentration gehärtet, dem zuerst zur Entfernung des Sublimates Jod beigesetzt war. Nach Verf. ist die fixirende Wirkung seines Gemisches gleich vortrefflich wie die der FLEMMING'schen und der HERMANN'schen Lösung, das Gemisch hat den Vorzug, dass es besser und schneller in die Gewebe eindringt und keinerlei Schrumpfung hervorruft. Sowohl die Zellsubstanzen, wie auch die Bestandteile des Kernes werden in ausgezeichneter Weise erhalten.

Einen Vorteil erblickt Verf. ferner darin, dass nach Anwendung seines Chromkali-Sublimat-Eisessig Gemisches die Färbung mit Carmin, Hämatoxylin den Anilinen und der WEIGERT'schen Methode für das Centralnervensystem vollständig gelingt. Die Billigkeit des Gemisches — ein Liter desselben kostet etwa 60 Pf. — ist ebenfalls als ein Vorzug gegenüber den teuren anderen Flüssigkeiten zu betrachten.   Rawitz.

A. Robertson, The digestion of sugar in health. Edinb. med. Journ. 1894, S. 200.

In Uebereinstimmung mit der allgemeinen Annahme constatirte Verf., dass Speichel ohne Einfluss auf Rohrzucker ist, denselben nicht invertirt. Magensaft des Menschen fand Verf. in Uebereinstimmung mit LAUER etwas stärker invertirend, als Salzsäure von gleicher Acidität, da jedoch neutralisirter Magensaft keine Inversion bewirkt, schliefst Verf., dass der Magensaft kein invertirendes Ferment enthält Um zu sehen, ob im Magen selbst eine Inversion stattfindet, brachte Verf. 250 ccm einer 20 procent. Rohrzuckerlösung in den leeren vorher ausgespülten Magen, entnahm in bestimmten Intervallen Mageninhalt und bestimmte den Gehalt von Invertzucker und Gesammtzucker. Es ergab sich, dass der Rohrzucker im Magen invertirt wird und zwar enthalten die später entnommenen Proben teils absolut teils im Verhältniss zum Gesammtzucker mehr Invertzucker. Lösungen von Invertzucker (NB. etwas freie Schwefelsäure enthaltend) direct in den Magen eingeführt, verschwinden sehr schnell aus demselben. Bei Versuchen, in denen abgewogene Quantitäten verschiedener Abschnitte des Darmes vom Meerschweinchen und Kind und die Organe mit 5 procent. Rohrzuckerlösung digerirt wurden und die Quantität des gebildeten Invertzuckers nach 2 Stunden bestimmt wurde, ergaben, dass das invertirende Ferment hauptsächlich im Dünndarm, in geringerer Menge auch im Dickdarm und verschiedenen Organen vorhanden ist.   E. Salkowski.

E. Laves, Untersuchung des Fettes von Frauenmilch. Zeitschr. f. phisiol. Chem. XIX. S. 369.

Unabhängig von RUPPEL, hat Verf. im HOPPE-SEYLER'schen Institute 116 g Fett aus Frauenmilch untersucht und darin nur 1.4 pCt. an flüchtigen Säuren gefunden; und zwar bestanden diese nur aus wenig Buttersäure, zu annähernd gleichen Teilen aus Capron-, Capryl- und Caprinsäure. Der Procentgehalt an Fettsäuren im Fette beträgt (nach KÖTTSDORFER) 95.1 pCt., und der an unlöslichen Fettsäuren (nach BENNER) 93 2 pCt., sodass für die wasserlöslichen Fettsäuren 1.9 pCt. verbleiben. Unter den nicht flüchtigen, unlöslichen Fettsäuren (93.2 pCt.) findet sich neben Palmitin-, Stearin- und Oelsäure eine oder mehrere Fettsäuren von niedrigerem Molekulargewicht, wahrscheinlich Myristinsäure. An ungesättigter Säure (Oelsäure) enthält das Fett (nach Höst) 49.4 pCt. Der Schmelzpunkt des Fettes liegt bei 30—81°, der der Fettsäure bei 87—39° C. Das Fett der Frauenmilch ist somit, verglichen mit dem der Kuhmilch, sehr arm an flüchtigen und wasserlöslichen Säuren, reich an Oelsäure.

J. Munk.

Crocq, Contribution à l'étude experimentale des artérites infectieuses. Arch. de méd. exp. et d'anat. path. VI. p. 583.

Nachdem durch wiederholte Beobachtungen festgestellt war, dass im Anschluss an acute Infectionskrankheiten nicht nur Endocarditis, sondern auch Arteriitis sich entwickeln kann, hatten GILBERT und LION auf experimentellem Wege nach vorausgegangener Verletzung der Aorta durch Einführung von Typhusbacillen eine Arteriitis erzeugt; später gelang es ihnen auch, mit einem von ihnen selbst gefundenen Bacillus der Endocarditis ohne vorherige Verletzung in einigen Fällen Arteriitis hervorzurufen. Verf. hat nun folgende Fragen zu beantworten gesucht:

1) Kann eine Verletzung allein eine Arteriitis erzeugen?
2) Kann eine Infection allein eine Arteriitis erzeugen?
3) Führt Trauma mit folgender Infection immer zur acuten Arteriitis?

Die Versuche wurden an Kaninchen ausgeführt, die Verletzung der Aorta mit einem von Verf. selbst angegebenen feinen silbernen Troicart mit seitlicher Oeffnung der Kanüle gemacht.

Die Verletzung allein brachte keine Arteriitis zu Stande, ebensowenig die Infection allein mit Typhus-Bacillen, Bacterium coli, Streptococcus pyogenes, Diphtherie-Bacillus. Die Resultate von GILBERT und LION mit ihrem Endocarditis-Bacillus konnte Verf. nicht nachprüfen. Auch Trauma und Infection zusammen führten beim Typhus-Bacillus nur selten zur Arteriitis; bei den übrigen angewandten Bakterien trat die selbe stets ein. Doch sind Rückschlüsse auf den Menschen nur mit Vorsicht zu machen, da die Empfänglichkeit von Mensch und Kaninchen für die einzelnen Bakterienarten sehr differirt. Die infectiöse Arteriitis kann auf zweierlei Weise zu Stande kommen, durch Implantation der Mikroben selbst in der Arterienwand oder durch Einwirkung der Bakteriengifte. Auf letztere Weise kommt es vorwiegend zur chronischen Arteriitis, während die Bakterien selbst die acute Arteriitis bedingen.

M. Rothmann.

R. Oehler, Casuistische Mitteilung aus der Klinik Carolinum in Frankfurt a. M. über das sogenannte Knochenaneurysma. Deutsche Zeitschr. f. Chir. XXXVIII. S. 525.

Neben 12 fremden Beobachtungen in einigen unsicheren Fällen berichtet Verf. über einen von ihm selbst gesehenen Patienten. Derselbe ein 16jähriger junger Mann bekam (vielleicht infolge eines leichten Trauma) eine vom Knochen ausgehende Schwellung am äusseren Condyl. femor. von prall elastischer Beschaffenheit auf ihrer Höhe, während an den Rändern die knöcherne Schaale, welche allmälig in die normalen Femurcontouren überging, das Gefühl auf Druck wie der erweichte Hinterkopf rachitischer Kinder darbot. Bei einer Probeincision entleerte sich ein starker Blutstrom, man gelangte in eine ca. 800 ccm Raum haltende, ³/₄ der Femur umgebende, tief in den Knochen hinein reichende Höhle mit rauher, cariöser Innenwand, und dünnschaliger, z. Th. nur fibröser mit eingesprengten Knochenstückchen versehener Aussenfläche. Grössere Gefässe mündeten nicht in die Höhle. Nach Amput femor ist dann Pat. dauernd gesund geblieben. Die feinere Untersuchung der Höhlenwand zeigte nirgends normale Knochensubstanz, dieselbe glich vielmehr dem in Verknöcherung begriffenen Fracturcallus. Von der Peripherie nach der Höhle zu fortschreitend nahmen die Knochenzellen an Grösse zu und mehrte sich die Rundzellenfüllung: am äusseren Rand war die Knochensubstanz bis auf die äussersten Reste geschwunden, freigewordene Knochenzellen mit Rundzellen des Marks und stellenweisen Riesenzellen bildeten einen leicht abbröckelnden Saum, an welchen direct die Blutmasse des Hohlraums grenzt. Eine ausgeprägte Grenze dieses Saumes, so dass er ein eigenes Gewebe darstellt, bestand nicht, immerhin hält Verf. die Entstehung der sog. Knochenaneurysmen aus hämorrhagischen Sarcomen noch für die annehmbarste Erklärung, indem der Blutstrom nach und nach alles Sarcom-Gewebe auswäscht.   P. Güterbock.

Ostmann, Beiträge zu dem Vorkommen von Exostosen des äusseren knöchernen Gehörganges bei den verschiedenen Völkerrassen. Monatsh. f. Ohrenheilk. 1894, No. 8, 9. 10.

Unter 2688 Schädeln der verschiedenen Völkerrassen wurden im Ganzen 16 Mal Exostosen im äusseren knöchernen Gehörgang gefunden; darunter bei amerikanischen Schädeln allein 13 Mal (6.4 pCt.) bei australischen und oceanischen 2 Mal (1.77 pCt.) bei modernen und antiken Egypter-Schädeln 1 Mal (0.19 pCt.) bei afrikanischen Negern, Asiaten, Europäern kein Mal. Von den 13 Exostosen amerikanischer Schädel kommen 12 auf solche alter Peruaner. Dieses so auffallend häufige Vorkommen der Exostosen des äusseren Gehörgangs bei den alten Peruanern lässt sich, nach Verf., aus der eigenartigen Verdrückung des äusseren Gehörgangs bei den brachy- und hyperbrachycephalen Schädeln und einer gegebenen Neigung zu excessivem Knochenwachstum überhaupt, wie sie durch die Exostosis multiplex zu Tage tritt, erklären.

Schwabach.

D. D. Jennings, Treatment of depressions in the skull of the new born. Med. Record 1894, S. 166.

Wenn nach einer schweren Geburt Depressionen an den Schädelknochen des Kindes vorhanden sind, so rät Verf. zu folgendem Verhalten: Im Falle Zeichen von Gehirndruck eintreten, trepanire man in jedem Falle sofort. Fehlen solche Zeichen gänzlich, so kann man 2 Wochen lang abwarten. Richtet sich in dieser Zeit die Depression nicht auf, oder nimmt sie sogar zu, so trepanire man, auch wenn Hirnerscheinungen nicht eingetreten sind. Wartet man noch länger ab so kann plötzlicher Tod des Kindes den Arzt überraschen. Das durch den Trepan entfernte Knochenstück versuche man wieder einzuheilen; es wird dies oft gelingen.   Stadthagen.

W. S. Thayer, Note on the value of guajacol applied externally as an antipyretic. Med. News 1894, No. 13.

T. wandte das Guajakol äusserlich als Antipyreticum ungefähr in derselben Weise an, wie es hier auf der Senator'schen Klinik benutzt und von Stolnikow (Berliner klin. Wochenschr. 1894, No. 5) eingehend beschrieben wurde. Im Ganzen wurden acht, an verschiedenen fieberhaften Erkrankungen leidende Männer und Frauen damit behandelt; die Resultate waren kurz folgende: Guajakol, auf die Haut aufgepinselt, wird ziemlich schnell resorbirt; bei fieberhaften Erkrankungen folgt ein gradweiser Abfall der Temperatur, die 3 – 4 Stunden nach der Aufpinselung ihren niedrigsten Stand erreicht; mit diesem Temperaturabfall geht ein starker, höchst unangenehmer Schweissausbruch einher; nach kurzer Zeit steigt die Temperatur wieder schnell an, und zwar mit Kältegefühl, häufig mit ausgeprägtem Schüttelfrost. Mehr als zwei c.c. sollten nicht angewandt werden. Da die erwähnten Nebenwirkungen (Schweiss, Schüttelfrost) die Kranken in hohem Grade schwächen, so ist die Anwendung des Guajakols nur auf geeignete Fälle zu beschränken. Uebrigens lassen sich dieselben Wirkungen, wie durch Aufpinselungen des Guajakols, auch durch Einspritzungen in's Rectum oder in's Unterhautgewebe hervorrufen.   K. Kronthal.

1) Th. S. Ashton, Angio - Neurotic oedema: a report of three cases showing some interesting manifestations. Medical News 1893, 8. April.
2) E. Wills and D. Cooper, Angio-Neurotic oedema. Brain 1893, Autumn.

1) A. teilt 3 neue Fälle von typischem angio-neurotischen Oedem mit; als auslösende Momente des jedesmaligen Anfalls wirkten Trauma und Abkühlung. Im 2. Fall nahm die Conjunctiva an dem Oedem Teil. Im 3. coincidirte das angioneurotische Oedem des Gesichts mit einem Herpes der Schädelhaut. Heredität lag in allen 3 Fällen nicht vor. Sonst verliefen die Anfälle typisch (plötzliches Entstehen und Schwinden, Gefühl von Steifheit und Jucken, etc.)

2) 5 Fälle von angioneurotischem Oedem werden mitgeteilt, in denen ätiologisch in Betracht kamen Pubertät, Climacterium, gastrische Störung, Erschöpfung durch Masturbation. Die Verteilung des Oedems auf der Haut war unregelmäßig und wechselnd. Das angio-neurotische Oedem ist eine vasomotorische Störung (eine abortive Urticaria), die sich besonders häufig bei Hysterie, Hystero-Epilepsie und Neurasthenie findet und auf ein labiles vasomotorisches Nervensystem hinweist.

S. Kalischer.

C. Boeck, Neues Verfahren bei der Färbung der Mikroparasiten auf der Oberfläche des Körpers. Monatsheft f. pract. Dermat XVIII. No. 10.

Als ein zweckmäßiges Verfahren zur raschen Orientirung oder zur klinischen Demonstration empfiehlt Verf. den zu untersuchenden Hautfleck mit der Farblösung s. B der Sahli'schen Borax-Methlenblaulösung direct zu bepinseln und die alsdann abgekratzten Schüppchen in Glycerin und Wasser (1:3) zu untersuchen. Setzt man der letzteren Flüssigkeit einige Körnchen Resorcin zu, so halten sich die Präparate auch einige Tage.

H. Müller.

Löhlein, Ueber die Grenzen der künstlichen Frühgeburt. Deutsche med. Wochenschr. 1893, No. 21.

L. bespricht an der Hand von 3 künstlichen Frühgeburten die ausserordentlichen Schwierigkeiten für die Feststellung der unteren Indicationsgrenze. Er hat bei derselben Frau zur gleichen Zeit der Schwangerschaft die Frühgeburt zweimal eingeleitet und hierbei für die Prognose des Kindes erhebliche Differenzen gefunden. Bei der ersten Frühgeburt wurde ein lebendes Mädchen von 2700 g mit tiefem löffelförmigem Eindruck der rechten Fov. temporal. entwickelt, das am 8. Tage an lobulärer Pneumonie stirbt, während bei der zweiten ein um 200 g schwereres Mädchen ohne jede Impression am Kopfe extrahirt werden konnte, da trotz kräftigerer Gesammtentwickelung der Kopf bei kleinerem Querdurchmesser viel configurabler war — Bei einem anderen Fall, bei dem bei einer Conj. diag. von 8.5 zu der üblichen Zeit in der 35. Woche die Frühgeburt eingeleitet wurde, war das Kind trotz streng durchgeführter Entfettungskur der Mutter schon so kräftig entwickelt, dass der Kopf nur mit einer Querfractur der Squama occipitis entwickelt werden konnte. Hieraus zieht S. den Schluss, dass man in solchem Falle die Frühgeburt schon in der 30. bis 31. Woche einleiten oder sich als Umgehung des Kaiserschnittes für die Symphyseotomie entscheiden müsse. Die Symphyseotomie betrachtet L. übrigens nicht als Ersatz für die künstliche Frühgeburt, sondern für den Kaiserschnitt als relativer Indication, für Fälle also, wo sich die künstliche Frühgeburt als unzureichend erweist.

A. Martin.

Einsendungen für das Centralblatt werden an die Adresse des Hrn. Prof. Dr. M. Bernhardt (Berlin W. Französische Strasse 21) oder an die Verlagshandlung (Berlin NW., 68. Unter den Linden) erbeten.

Verlag von August Hirschwald in Berlin. — Druck von L. Schumacher in Berlin.

Wöchentlich erscheinen
1—2 Bogen; am Schlusse
des Jahrgangs Titel, Na-
men- und Sachregister.

Preis des Jahrganges
20 Mark; zu beziehen
durch alle Buchhandlun-
gen und Postanstalten.

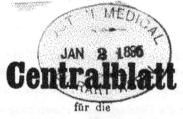

Centralblatt

für die

medicinischen Wissenschaften.

Unter Mitwirkung von

Prof. Dr. H. Senator und Prof. Dr. E. Salkowski,

redigirt von

Prof. Dr. M. Bernhardt

in Berlin.

| 1894. | 8. Dezember. | No. 49. |

Inhalt: Brhmer, Ueber eine Färbemethode, mit der man Diabetes und Glycosurie aus dem Blute diagnosticiren kann. (Orig. Mitt.).

Schaffer, Zur Histologie des Rückenmarks. — Sherrington, Ueber centri-petale Nervenfasern im Muskel. — Schmitz, Meester, Beziehung des Magensaftes zur Darmfäulniss. — Göbel, Ueber Pigmentablagerung in der Darmmusculatur. — Ginzer, Ueber die tuberculöse Kniegelenksentzündung. — Reichel, Entstehung der Missbildungen der Harnblase und Harnröhre. — Gruner, Jahresbericht der Ohrenklinik zu Halle a. S. — Chiari, Ueber die Intubation des Kehlkopfs. — Kraus, Hygienische Beurteilung des Wassers. — Jaquet, Zur Diagnostik der func-tionellen Kreislaufstörungen. — Huber, Zur Lehre vom Oesophagusdivertikel. — Lewy, Wetzoldt, Ueber Polymyositis acuta. — Fuchs, Fall von multipler Neu-ritis mit Beteiligung des N. opticus. — Goldscheider und Blecher, Ueber die Empfindung des Widerstandes. — Werden, Aetiologie der Cystitis. — Caput, Behandlung der Salpingitis. — Poehl, Einfluss von Giften auf die Darmbewegungen.

Spirig, Ausnützung der Nahrung bei Leukämie. — Mittelbach, Specifische Drehung des Fibrinogens. — v. Bitto, Bestimmung des Lecithins im Pflanzensamen. — Biedl, Ueber experimentelle Gefässverengerung. — Goodbum, Lane, Behand-lung von Pseudarthrosen. — Lafourcade, Ueber Fussdeformitäten. — Schwab, Behandlung tuberculöser Gelenkentzündungen. — Finotti, Exstirpation eitrig throm-bosirter Venen. — Gross, Ueber Glaskörperblutungen. — Ustroff, Ueber Con-junctivitis diphtherica. — Gruner, Extraction der Columella bei Tauben. — Fränkel, Prolaps des Ventriculus Morgagni. — Buren, Färbung der Geisselbak-terien. — Maas, Wirkung des Lysols. — Holt, Ueber die künstliche Ernährung im Kindesalter. — Schwab, Creosot bei Scrophulose. — Marandon de Montyel, Amat, Wirkung des Duboisins. — Herschel, Leo, Fälle von Glottiskrampf beim Erwachsenen. — Hoorn, Curara bei Tetanie. — Guttentag, Elastische Fasern in Hautnarben. — Priedheim, Zur Casuistik der Sclerodermie. — Müller, Zur Technik der Einleitung der künstlichen Frühgeburt. — v. Swiecicki, Aetiologie der Parametritis — Kraus, Seltenere gynäkologische Fälle. — Walther, Metritis dissecans. — Turtschaninow, Ueber Vergiftung mit Santonin, Carbolsäure u. s. w. — Dibsalla, Wirkung von Chloroform, Bromäthyl und Aether auf das Froschherz.

Ueber eine Färbemethode, mit der man Diabetes und Glycosurie aus dem Blute diagnosticiren kann.

Von Dr. Ludwig Bremer, St. Louis, Missouri.

Sowohl für die histologische Untersuchung der normalen morphologischen Bestandteile des Blutes, als besonders auch zur Gewinnung einer Einsicht in die Arten ihres Zerfalls und in pathologische Veränderungen [1]) derselben (Untersuchung auf Malariaparasiten und sonstige Mikroorganismen eingeschlossen) hat sich die folgende Färbemethode in einer langen Reihe von Untersuchungen als die empfehlenswerteste erwiesen. Ich möchte sie als Normalfärbemethode des Blutes bezeichnen. — Aus einer $\frac{1}{2}$ procent. wässerigen Eosinlösung und einer gesättigten wässerigen Methylenblaulösung werden durch Umrühren in je einem Schälchen zwei Mischungen hergestellt, die sich bis auf ein Kleines der neutralen Grenze nähern, so zwar, dass die eine von ihnen ein deutliches Ueberwiegen des Eosins zeigen muss, während die zweite z. B. ein hineingetauchtes Stückchen Filtrirpapier rein blau zu färben hat Die in solchen Mischungen auftretenden Niederschläge lassen sich durch kleine Kunstgriffe, die an einem anderen Orte ausführlich beschrieben werden sollen, leicht von den Präparaten fernhalten.

Nach der EHRLICH'schen Methode werden die Blutausstrichpräparate für ungefähr 2 Stunden auf 120—125° C erhitzt und dann nacheinander für etwa je 3 Minuten mit den erwähnten Farbmischungen behandelt, jedoch so, dass die Eosin in Ueberschuss enthaltende zuerst zur Anwendung kommt. Die getrockneten und in Balsam eingelegten Präparate lassen dann die verschiedenen Elemente in den folgenden Nuancen erscheinen:

Alle normalen Erythrocyten nehmen einen braunroten Farbenton an, der sich gegen die centrale Delle hin mehr oder weniger scharf abgrenzt. Die Intensität des Tones wechselt von einem helleren rotbraun bis zu einem sehr tiefen kastanienbraun, je nach der individuellen Beschaffenheit des Blutes. Nach den Individuen und namentlich nach etwa vorhandenen pathologischen Zuständen verschieden ist auch die Färbung der Blutplättchen, die zwischen violettblau und rein blau schwankt, sich aber immer mehr oder weni er als eine basophile zeigt. Die Kerne der Leukocyten sind rein blau gefärbt, dabei oft das Fadennetz in grofser Deutlichkeit hervortreten lassend; alle E-Granulationen präsentiren sich in violettroter Farbe. Die Granula der eosinophilen Zellen erscheinen leuchtend rot. Schwach basophil sind die Kerne der mittleren und grofsen Lymphocyten, deren Protoplasma dagegen gewöhnlich deutlich blau gefärbt ist und ebenfalls basophile Granulationen erkennen lässt. Die kleinsten Lymphocyten endlich haben intensiv blaue Kerne und nur schwach bläuliches Protoplasma.

---

[1]) Einen Versuch zu einer pathologischen Anatomie des Blutes werde ich in kurzer Zeit veröffentlichen.

Ein grofser Vorteil dieser Methode ist, dass auch das Blutplasma, je nach seiner chemischen Beschaffenheit, bestimmte Farbentöne annimmt. Im Allgemeinen reagirt es schwach neutrophil, nimmt aber oft eine tiefbraunrote Farbe an, die wohl hauptsächlich einer Diffusion der flüssigen Bestandteile der Erythrocyten in das umgebende Plasma zuzuschreiben ist. Dieses Austreten der Hämoglobin und andere unbekannte Substanzen haltenden Flüssigkeiten ist eine Folge des Trocknens und der Schrumpfung des Diskoplasmas.

Von den vielen Abweichungen von diesen Farbenreactionen der normalen Blutbestandteile, Abweichungen, die fast immer auf bestimmte pathologische Zustände zurückzuführen sind und also für die letzteren diagnostischen Wert besitzen, soll hier nur auf eine der frappantesten kurz hingewiesen werden. Sie betrifft den mehr oder weniger vollkommenen Verlust der Eosinophilie der roten Blutkörperchen in dem Blute von solchen Individuen, die im Urin über die Norm hinaus gehende Mengen von Zucker ausscheiden. In allen Fällen, die mir bisher zur Untersuchung kamen, und die sowohl typischen Diabetes wie vorübergehende Glycosurie umfassten, hat sich ausnahmslos die genannte Eigentümlichkeit gezeigt, und zwar mit einer solchen Prägnanz und Sicherheit, dass aus der Färbung der Blutpräparate wiederholt ein anormaler Zuckergehalt des Urins vorausgesagt werden konnte.

In solchen Präparaten bleiben die Blutkörperchen entweder völlig ungefärbt oder sie zeigen einen leichten gelben oder grünlich-gelben Farbenton; nur selten ist eine schmale Randzone des Erythrocyten schwach rötlich tingirt. Auch das Blutplasma bleibt farblos oder erscheint höchstens leicht rosa, zum Beweis, dass es sich hier nicht um ein Herausdiffundiren des Hämoglobins, sondern um eine veränderte chemische Beschaffenheit der Blutkörperchen handelt. Hand in Hand mit dieser Anomalie der Reaction der Erythrocyten gehen gewisse Veränderungen des Verhaltens der Granulationen, der Lymphocyten und der physiologischen Zerfallsproducte der roten Blutkörperchen, i. e. der Blutplättchen. Eine Beschreibung dieser Veränderungen würde über den Rahmen dieser Mitteilung hinausgehen.

Sehr auffallend ist es, dass sich die Erythrocyten des Zuckerblutes unter den sauren Anilinfarbstoffen nur gegen das Eosin refractär verhalten; andere saure Farbstoffe (Scharlach, Aurantia, Säurefuchsin) werden von ihnen aufgenommen.

In allen von mir untersuchten Fällen von Diabetes und fast immer bei Glycosurie findet sich ferner eine enorme Ueberladung des Blutplasmas mit weifsen meist kugeligen Körperchen, die, in mäfsiger Anzahl und in geringer Gröfse auch im normalen Blute vorkommen. Sie sind irrthümlicher Weise Eiweifs-Körperchen, auch wohl Elementar-Körperchen benannt worden. Sie sind unfärbbar mit irgend welchen der mir bekannten Farbstoffe. Ihrer Natur und ihrem Herkommen nach sind sie nekrotische Substanzen, von degenerirenden Erythrocyten, Leuko- und Lymphocyten abstammend. Ihre Anzahl in diabetischem Blute ist so grofs, dass dessen Plasma granulirt erscheint. Tritt dies schon in Präparaten, die nach der Normalfärbemethode behandelt sind, mit genügender Deutlichkeit hervor, so sind die Bilder, welche man mit der GRAM'schen Färbung erzielt, geradezu überraschend. In manchen Fällen scheinen die nekrotischen Massen der Menge nach über das Plasma zu überwiegen, eine Thatsache, welche einigermassen die nervösen, resp. toxischen Erscheinungen bei Zuckerkrankheiten, wenn nicht erklärt, so doch dem Verständnisse etwas näher rückt. Eine andere dem Blute der Diabetiker und Glykosuriker eigentümliche, durch die GRAM'sche Färbung darstellbare Abnormität ist ein weifser Hof, der die Kerne umgibt, in mancherlei Formen und Windungen, gewöhnlich in C-Form. Diese weifsen Stellen halte ich für nekrotisch.

Ob das Vorwiegen der nekrotischen Massen in Zusammenhang mit jener Farbenreaction steht, oder ob etwa noch ein zweites Characteristicum des Zuckerblutes vorhanden ist, welches der Reaction zu Grunde liegt, muss durch fernere Versuche entschieden werden. Gegen beide Annahmen spricht allerdings, dass auch in gewissen nervösen Krankheiten das Blut mit ebendenselben weifsen nekrotischen Massen überaus reichlich beladen ist.

Man könnte versucht sein anzunehmen, dass der abnorme Zuckergehalt der Erythrocyten die ihnen sonst eigentümliche Eosinophilie aufhebt. Das einfache Experiment jedoch, wonach man die Ausstrichpräparate von normalem Blut mit Zuckerlösung behandelt, und dann färbt, spricht dagegen. Die Farbenreaction ist hier die gewöhnliche.

Lässt man dagegen ein Deckglas, welches mit nicht diabetischem oder glycosurischem Blute bestrichen und auf gewöhnliche Weise erhitzt ist, auf zuckerhaltigem Urin eine Zeit lang schwimmen, sage 25—30 Minuten, und stellt dann die obige Probe an, so tritt wieder die Zuckerreaction in den Eryrothrocyten auf. Sie sind ausserordentlich schwach, gelb-grünlich gefärbt. Das Gegenexperiment, Behandlung mit nicht zuckerhaltigem Harne, fällt negativ aus.

Es ist mir bis jetzt noch nicht gelungen, den größeren oder geringeren Zuckergehalt aus der größeren oder geringeren Einbufse an Eosinophilie seitens der Erythrocyten zu diagnosticiren. Der Unterschied zwischen Diabetes und Glycosurie ist ebenfalls bis jetzt undiagnosticirbar.

Es scheint indessen, dass mit der Höhe des Zuckergehaltes im Urin der Grad der Unfärbbarkeit der Erythrocyten steigt.

Auch bei künstlich erzeugter Glycosurie nach Phloroglucin in einer Tagesgabe von 0.6 nach drei auf einander folgenden Tagen liefs sich neben dem Nachweifse des Zuckers im Harn die beschriebene Reaction constatiren. Die Zunahme der nekrotischen Massen war ebenfalls nachweisbar.

Das von anderer Seite[1]) behauptete Vorkommen von Glycogen in den Leukocyten babe ich nicht bestätigen können.

Mein Beobachtungsmaterial beschränkt sich auf 12 Fälle. Darunter sind 4 von ausgesprochenem Diabetes, 5, in welchen nervöse Beschwerden, meistens unter dem klinischen Bilde der Neurasthenie, bestehen (darunter einer mit traumatischer Neurasthenie), 2 mit nervösen Symptomen, auf veralteter Lues beruhend; einer hat Struma, bietet aber sonst keine subjectiven oder objectiven Symptome dar.

Die Farbstoffe wurden von GRÜBLER aus Leipzig bezogen.

J. Schaffer, Beiträge zur Kenntniss des Stützgerüstes im menschlichen Rückenmarke. Archiv f mikr. Anat. und Entwickelungsgsch. Bd. 44. H. 1.

Verf. hat zur Untersuchung des Stützgerüstes im Rückenmarke des Menschen sich folgender Methode bedient: Die von dem in MÜLLER'scher Lösung erhärteten und in Celloidin eingebetteten Materiale gemachten Schnitte wurden zunächst nach der vom Verf. modificirten KULTSCHITZKY'schen Essigsäure-Hämatoxylin-Methode gefärbt, wodurch die markhaltigen Nervenfasern schwarz auf hellbraunem Grunde hervortraten. Darauf wurden die Schnitte 24 Stunden lang in destillirtem Wasser gewaschen und dann bis zu 3 Wochen in sehr dünner wässriger Eosinlösung gefärbt. Und zwar genügten 2 Tropfen einer 1 proc. Eosinlösung auf 10 ccm destilllirten Wassers für 1—2 Schnitte. Nach solcher Behandlung differenziren sich sehr deutlich echtes leimgebendes Bindegewebe und Neuroglia. Die Pia und deren Fortsetzungen sowie die Gefäfse sind braun, die Neuroglia leuchtend roth gefärbt.

Indessen erreicht man nur an der Peripherie des Organes gute Resultate, mehr nach der Mitte der weifsen Substanz gegen die graue hin versagt die Methode. Verf. meint, dass die Ursache wohl darin zu suchen sei, dass die mittleren Partien grösserer Gewebsstücke immer mangelhaft gehärtet seien. (Das dürfte nicht „immer" zutreffen. Härtet wirklich ein Reagens die mittleren Partien eines Organes — auch gröfserer Stücke — schlecht und nur die Peripherie gut, dann ist das Reagens nichts werth und die Resultate für Peripherie und Centrum sind von zweifelhaftem Werthe. Es würden z. B. bei dem Materiale, an dem Verf. gearbeitet hat, alle Untersuchungen des Baues der grauen Rückenmarksmasse werthlos sein, da nach Verf.'s Ansicht das Reagens die mittleren Partien schlecht gehärtet hat. Ref.)

Die Resultate, zu denen Verf. an seinem von hingerichteten Individuen stammenden Materiale gelangt ist, sind die folgenden: Unmittelbar unter der Pia findet sich eine stark ausgebildete faserigkörnige Zone, welche mit zahlreichen Septen der weifsen Substanz zusammenhängt. Die Zone ist die graue Rindenzone der älteren Autoren, die Subpia WALDEYER's; dieselbe hat, wie ihr tinctoriales

---

[1]) GABRICZEWSKI, Arch. f. exp. Path, Bd. 28. P. 273.

Verhalten zeigt (leuchtend rother Farbenton) nichts mit der Pia zu thun. Sie besteht aus zahlreichen starren, drehrunden und filzartig verflochtenen Fasern, die in die Septa zu verfolgen sind und die einzelnen markhaltigen Fasern der weißen Stränge umhüllen. Da andere Arten Stützgewebe nicht vorhanden sind, so ist die erwähnte Zone die Neuroglia. Echtes leimgebendes Bindegewebe findet man im Innern der Markmasse nur in Begleitung der Gefäfse, dasselbe kann dabei aber stellenweise so mächtig werden, dass es als Stütz- gewebe sicherlich in Betracht kommt. Da aber, wo keine Gefäfse liegen, ist ausschliesslich Neuroglia vorhanden. An der Peripherie durchbrechen allerdings kleinere Piafortsätze die Gliahülle und drin- gen zugleich mit der Glia eine Strecke weit in das Mark ein, um sich sehr bald nach kurzem Verlaufe zu verlieren. Diese Binde- gewebszüge brauchen nicht zum Stützgewebe gerechnet zu werden. Das dorsale mediale Septum hat nicht an allen Stellen des Rücken- markes die gleiche Beschaffenheit. Vom Halsmarke bis zum Beginne des Lendenmarks ist es reines Gliaseptum, in dem stellenweise Gefäfse eingebettet sind. Im Lenden- und Sacralmarke dagegen ist ein deutlicher Sulcus longitudinalis posterior vorhanden, dessen Lippen von einer hohen Glialage bedeckt sind, mit welcher zugleich von beiden Seiten je eine feine Lamelle der Pia sich einsenkt, die beide mit einander zu einem Bindegewebsseptum verschmelzen.

Die Fasern der Gliahülle haben einen dreifachen Verlauf. Dem Markmantel liegt unmittelbar auf eine Lage dicht gedrängter cir- culärer Fasern. Radiäre Fasern gehen durch diese Lage hindurch; sie begeben sich zum Theil in die radiären Gliasepten, zum Theil in die Glianetze zwischen den Nerven und bilden mit den circulären ein dichtes Flechtwerk. Dazu kommen noch longitudinale Fasern, deren Querschnittsbilder der Hülle das körnige Aussehen verleihen. Die radiären Fasern fehlen nie, während die circulären und longi- tudinalen bei geringer Gliahülle reducirt sind.

Hinsichtlich der Gliazellen schliefst sich Verf. der Anschauung Gierkes an. Bekanntlich stehen sich in dieser Frage zwei Ansichten scharf gegenüber. Nach der einen, die von Golgi und den Anhän- gern seiner Methode vertreten wird, sind die Gliafasern nur Aus- läufer der Zellen, es wird also das Glianetz durch eine Verflechtung von Zellenfortsätzen hergestellt. Nach der anderen Ansicht (Ranvier, Schwalbe, Weigert) wird die Neuroglia von sich durchflechtenden Fibrillen gebildet, die mit den Zellen keinen directen Zusammenhang haben; wo ein solcher zu beobachten ist, handelt es sich stets um künstliche Verklebungen. Nach Gierke bildet sich der Zustand des Nichtzusammenhängens der Gliafasern mit den Zellen erst in Folge von Verhornung der Fasern bei älteren Individuen. Auch Verf. nimmt die letztere Ansicht an, hält also die Discontinuität von Fasern und Zellen für eine secundäre Erscheinung.   Rawitz.

C. S. Sherrington, On the anatomical constitution of nerves of skeletal muscles, with remarks on recurrent fibres in the ventral spinal nerve-root. Journ. of Physiol., XVII., p. 211.

Untersuchungen über den Reflexbogen des „Kniephänomens" führten den Verf. dazu, das Vorkommen centripetaler Fasern in den Muskelnerven genauer zu erforschen. Zu diesem Zwecke untersuchte er geeignete Nerven, besonders der Hinterextremitäten, bei Katzen und Affen, nach folgenden Methoden: 1) verglich er ihre Nervenfasern nach Zahl und Kaliber mit denjenigen der dazu gehörigen vorderen Rückenmarkswurzeln; 2) durchtrennte er vordere und hintere Wurzeln centralwärts von den Wurzelganglien, so dass also die Verbindung der Nerven mit diesen erhalten blieb, aber jeder Zusammenhang mit dem Rückenmark sicher aufgehoben war. Er fand in diesem Falle besonders in den die mm. vasti und Adduktoren versorgenden Nerven über Erwarten viele Fasern nicht degenerirt.

Dieselben betrachtet er als centripetal und mit den Spinalwurzelganglien anatomisch und trophisch verbunden; denn es gelang experimentell auszuschliefsen: 1) das Vorkommen centrifugaler Fasern in den hintern Wurzeln (gegen Joseph); 2) die Möglichkeit, dass es sich um rückläufige Fasern aus andern Nervenstämmen handle, deren Wurzeln nicht durchschnitten waren; 3) die Möglichkeit, dass man es mit regenerirten Fasern zu thun habe; 4) die sympathische Natur dieser Fasern; 5) die Existenz von Ganglienzellen distal von den Spinalwurzelganglien.

Die genauere Untersuchung der in Rede stehenden, vom Verf. nunmehr als „Wurzelganglienfasern" bezeichneten Elemente ergab: bezüglich ihrer Anzahl, dass sie ein Drittel bis zur vollen Hälfte aller in den Muskelnerven vorhandenen Fasern ausmachen; bezüglich ihres Kalibers, dass ihre Dicke zwischen 1.5 und 20 μ schwankt, dass einige unter ihnen stärker sind als die stärksten Fasern der Hautnerven, dass sie aber die Dicke der stärksten motorischen Nervenfasern (27—30 μ) nicht erreichen, endlich dass ihre Mehrzahl feiner ist als die Mehrzahl der motorischen Fasern. Verf. betont, dass dies genau der vergleichenden Beschreibung entspricht, welche Henle von den Fasern der hintern und vordern Wurzeln gegeben hat, wo also die motorischen und die sensitiven Elemente räumlich getrennt sind. In den Muskelnerven selbst sind die Wurzelganglienfasern meistens mit den motorischen Fasern durcheinanderliegend angeordnet, seltener zu Gruppen und Bündeln vereinigt.

Besondere Sorgfalt verwendete Verf. auf das Studium ihrer peripherischen Endorgane. Als solche erscheinen ihm die von Kölliker als „Muskelknospen", von Kühne als „Muskelspindeln" bezeichneten Gebilde, von denen er auf Grund eigener genauer Untersuchung eine detaillirte histologische Beschreibung giebt, bezüglich welcher auf das Original verwiesen werden muss. Den Beweis für die Natur dieser Gebilde als Endorgane der Wurzel-

ganglienfasern lieferte ihm die Thatsache, dass nach Durchtrennung
der vordern und hintern Wurzeln mit konsekutiver Degeneration
der motorischen Fasern in jeder Muskelspindel die Endigungen
von ganz wohlerhaltenen, nicht degenerirten markhaltigen Nervenfasern gefunden wurden, und zwar 3—4 in jeder, bei solchen Muskelspindeln, welche mehrere Muskelfaserbündel in ihrem Innern
enthalten, auch 5—7. Von allen centripetalen Fasern in den Muskelnerven endigen etwa zwei Drittel in diesen Organen; die übrigen
scheinen teils „freie Endigungen" zu besitzen, teils mit den „Sehnenorganen" von GOLGI zusammenzuhängen. In nächster Nähe der
an solchen Sehnenorganen reichen Aponeurosen sind auch die Muskelspindeln am zahlreichsten zu finden.

Der von vielen Autoren angenommenen Vorstellung, dass die
Muskelspindeln Entwicklungsformen von gewöhnlichen Muskelfasern
seien, tritt Verf. damit entgegen, dass er in den Zellkernen der
innersten die Muskelfasern umgebenden Hülle niemals Mitosen gefunden habe. Bezüglich der physiologischen Bedeutung der Muskelfasern in einem sensorischen Endorgan nimmt er an, dass mechanische Einwirkung hier der adäquate Reiz sei, indem die Dehnung
und Kontraktion derselben die in ihnen endigenden bezw. längs
ihnen herlaufenden Nervenfasern erregen solle.

Eine Bestätigung des trophischen Zusammenhangs der in Rede
stehenden Nervenfasern mit den Spinalwurzelganglien fand Verf.
ferner in einem Fall von Amyelie bei einem Fötus mit hochgradiger Spina bifida. Obwohl das Rückenmark gänzlich fehlte, waren
doch alle Muskelnerven als solche vorhanden; erhalten waren die
Spinalwurzelganglien sowie das sympathische Nervensystem. Dabei
waren die Skeletmuskeln wohl ausgebildet, woraus Verf. schliefst,
dass entweder ein trophischer Einfluss der Vorderhorn-Ganglien-
zellen im Foetalleben noch fehle, oder aber, dass ein solcher überhaupt nicht existiere, vielmehr die Atrophie bei Degeneration
der motorischen Centren und Leitungsbahnen auf Inaktivität allein
beruhe.

In seinen Tierversuchen fand Verf. nach Durchtrennung beider
Wurzeln Degeneration aller Muskelfasern in den betreffenden Muskeln, ausser denjenigen im Innern der „Muskelspindeln". Durch
starke Induktionsreizung der Muskelnerven liefs sich eine langsame
und geringfügige Zusammenziehung der in diesem Zustande befindlichen Muskeln erzielen; da er Regeneration von Nervenfasern nicht
beobachten konnte, so bezieht er diese Erscheinungen auf eine Kontraktion der Spindelmuskelfasern, bez. eine „pseudomotorische" (also
centrifugale statt der nach ihm gewöhnlich centripetalen) Leitungs-
funktion der Wurzelganglienfasern. Merkwürdigerweise fand er
regenerirte Fasern 4—7 Wochen nach der Operation in dem centralen Stumpf der durchschnittenen hinteren Wurzeln.

Während diese beiden Punkte noch nicht vollständig aufgeklärt
werden konnten, gelang es dem Verf. in den vordern Wurzeln des
Lumbodorsalmarks rückläufige Fasern nachzuweisen, wie solche

Waller und Schiff von den anderen Regionen angeben. Ein Zusammenhang dieser centripetalen Fasern mit den von Schäfer in den vordern Wurzeln gefundenen Ganglienzellen scheint aber nicht vorzuliegen. Hinsichtlich der Möglichkeit, in seinen Untersuchungen durch sympathische Fasern getäuscht worden zu sein, bemerkt Verf., dass in den Muskelnerven nach Durchtrennung beider Spinalwurzeln mit Exstirpation der Wurzelganglien keine einzige markhaltige Faser mehr zu finden war, alle sympathischen Fasern in denselben daher marklos sind, also zu Verwechselungen nicht Anlass geben können. Dagegen blieben in den Hauptnervenstämmen in diesem Fall einige wenige ganz feine markhaltige Fasern undegenerirt, welche sympathischer Natur zu sein und zu der gemeinsamen Scheide der Hauptstämme zu gehören scheinen.

Boruttau (Göttingen).

K. Schmitz, Die Beziehung der Salzsäure des Magensaftes zur Darmfäulniss. Zeitsch. f. phys. Chem. XIX. S. 401.

Um festzustellen, ob die Zufuhr von Salzsäure die Fäulniss des Eiweiss im Darmkanal beschränkt, bestimmt Verf. zunächst bei einem Hunde, welcher mit $1/2$ Liter Milch und $1/2$ Kilo Pferdefleisch gefüttert wurde, die Aetherschwefelsäuren und gab demselben alsdann in 9 aufeinander folgenden Tagen täglich 14 ccm Normalsalzsäure, entsprechend 0,5 HCl, mit der Schlundsonde. Der Hund schied an den Normaltagen im Mittel 0,2220 g Aetherschwefelsäure aus berechnet als Baryumsulfat nach Zuführung von Salzsäure 0,2237 g, ein Einfluss war also nicht vorhanden. Ebenso negativ verlief eine zweite Versuchsweise, bei welcher der Hund täglich 2 ccm conc. Salzsäure in Kapseln erhielt. Auch bei Fütterung mit Hundekuchen zeigte sich kein merklicher Einfluss von der Nahrung hinzugefügter Salzsäure, obwohl die Quantität derselben bis zu 6 ccm gesteigert und 7 resp. 5 Tage hinter einander gegeben wurde, gleichgültig, ob der Hundekuchen nur in Wasser eingeweicht oder zum Zweck der Sterilisirung mit Wasser gekocht war. Dagegen trat in einem Versuche, den Verf. an sich selbst anstellte, eine unzweifelhafte Abnahme der Aetherschwefelsäure unter dem Einflusse der Salzsäure ein, die im Durchschnitt 34 pCt. beträgt. Der Grund für die Differenz beim Hunde und beim Menschen liegt nach Verf. darin, dass beim Hunde in Folge des gröfseren Gehaltes seines Magensaftes an Salzsäure die durch die Salzsäure überhaupt erreichbare Herabsetzung der Eiweissfäulniss schon physiologisch erreicht ist, die Zuführung von Salzsäure also nichts daran ändern kann.

E. Salkowski.

Messter, Ueber Magensaft und Darmfäulniss. Zeitsch. f. klin. Med.
Bd. 24. S. 441.

An einen Hund wurde 5 Wochen lang pro Tag 1 Kilo Fleisch
verfüttert, das durch Auswaschen mit heissem Wasser möglichst
chlorarm gemacht war; daneben keine Kohlehydrate, weil diese
nach Hɪʀscʜʟeʀ die Eiweissfäulniss verhindern resp. verlangsamen.
Die Ausscheidung von Chlornatrium durch den Harn ging schnell
auf einen niedrigen Werth herunter, bis unter 0.01 pCt. und hielt
sich weiter auf diesem tiefen Stand. Die geparrten oder Aetherschwefelsäuren zeigten zwar eine Zunahme, aber durchaus nicht
entsprechend dem Absinken der Harnchloride und dem daraus zu
erschliefsenden Freisein des Magensaftes von Salzsäure, was auch
einmal an dem ausgeheberten Mageninhalt bestätigt werden konnte.
Dagegen zeigte sich bei Fütterung mit faulem (chlorfreiem) Fleisch
eine erhebliche Zunahme der Aetherschwefelsäuren, also auch der
Darmfäulniss, nicht aber, als mit dem faulen Fleisch zugleich so
viel Kochsalz gegeben wurde, dass wieder saurer Magensaft gebildet
werden konnte. Daraus schliefst Verf., dass die durch die Fäul-
nissbakterien der Nahrung bedingte Darmfäulniss durch die Salzsäure des Magensaftes regulirt werde, der bei normaler Beschaffenheit Ungleichheiten in der Qualität der Nahrungsmittel innerhalb
weiter Grenzen auszugleichen vermag.   J. Munk.

C. Göbel, Ueber Pigmentablagerung in der Darmmuskulatur. Virch.
Arch. Bd. 136, p. 482.

Die Pigmentirung einiger Zellen der glatten Darmmuskulatur
ist eine fast regelmäfsige Erscheinung beim Erwachsenen. Die Zunahme derselben ist, von Schwankungen abgesehen, direkt proportional dem Alter. Doch können schwächende Einflüsse auch schon
in jüngeren Jahren stärkere Pigmentablagerung veranlassen. Verf.
konnte verhältnissmäfsig oft die von Jüʀɢens als „rostbraune Pigmentirung" bezeichnete, bereits makroskopisch sichtbare Färbung
des Darms beobachten, nämlich in 16 Fällen, 3.5 pCt. aller Section-
en. Von der Pigmentirung einzelner Darmmuskelzellen bis zur
hochgradigsten kupferbraunen Verfärbung des Darms finden sich
alle Uebergänge. Am stärksten ist das Jejunum, schwächer das
Ileum, am wenigsten Coecum und Colon pigmentirt; die Längsmuskulatur ist stärker ergriffen als Ringmuskulatur und Muscularis
mucosae.

Das Pigment erscheint bei durchfallendem Licht gelb bis gelb-
grün; vom Hyalin ist es sicher durch Essigsäure zu unterscheiden.
welche nur das Hyalin auflöst. Das Pigment liegt stets innerhalb
der glatten Muskelzellen, bei schwächerer Pigmentirung nur an den
Polen des Kerns, bei stärkerer fast die ganze Zelle ausfüllend, die
dann bauchig aufgetrieben erscheint. Zerfallserscheinungen der
Muskelzellen fehlen; nur die Kerne machen durch ihre Kleinheit

und verringerte Zahl oft einen geschädigten Eindruck. Fettige Degeneration der Darmmuskulatur konnte Verf. nicht beobachten; derartige Angaben von Wagner und Nothnagel hält er für eine Verwechslung mit Pigmentablagerung. Eisenreaction gab das Pigment niemals. In 3 Fällen waren auch die Ganglienzellen des Auerbach'schen Plexus mit Pigmentkörnchen erfüllt.

Verf. geht dann auf die Frage nach der Herkunft der Körperpigmente ein und nimmt für das Pigment der Darmmuskellen die Bildung aus dem Blutfarbstoff an. Er unterscheidet 2 vom Blutfarbstoff stammende Pigmente, I und II, von denen das erstere, grobschollig, in Haufen gelagert, von dunkelbrauner Farbe, oft eisenhaltig, an Ort und Stelle aus den Blutkörperchen entsteht, während das zweite dem oben beschriebenen der Darmmuskulatur entspricht und erst nach Veränderung im Saftstrom abgelagert wird.

Verf. berichtet nun einen Fall von Magenkrebs mit ausgesprochener Hämochromatose, bei dem sich Pigment No. I im Parenchym der Organe und Pigment No. II. im Bindegewebe und den glatten Muskelzellen fand.

Die Darmpigmentirung ist nur eine Teilerscheinung der Pigmentirung der glatten Muskular und des Bindegewebes des ganzen Körpers, mit oder ohne abnorme Pigmentirung der blutbereitenden Organe und sonstiger Drüsenepithelien. Die Fälle von rostbrauner Darmpigmentirung können als solche von angehender Hämochromatose angesehen werden. Wahrscheinlich wird das vom Blutfarbstoff stammende Pigment den Zellen in gelöster Form zugeführt und hier von ihnen körnig niedergeschlagen. Eine Beförderung der Pigmentirung durch Blutextravasate in anderen Organen oder abnorme Diapedese der roten Blutkörperchen ist nicht anzunehmen.

Endlich vertritt Verf. entschieden den Standpunkt, dass diese Darmpigmentirung, als ein Zeichen des gesteigerten Zerfalls der Muskelfasern im Alter, als eine pathologische Erscheinung zu betrachten ist. · M. Rothmann.

V. P. Gibney, Final results in tubercular ostitis of the knee in children — commonly known as „white swelling". Amer. Journ. of the med. sc. 1893, p. 403.

Die vorliegende Arbeit bezieht sich auf 499 Patienten, welche teils dem Hospital for the Ruptured and Crippled in New-York, teils der New-Yorker Poliklinik und der Privatpraxis Verf.'s entstammen und sich auf einen mit dem Jahre 1868 beginnenden und mit dem 4. Januar 1892 endenden Zeitraum verteilen. Es handelt sich dabei ausschließlich um abgelaufene Fälle; selbst die wenigen, welche noch unter ärztlicher Behandlung stehen, unterliegen keiner activen Therapie, sondern mehr einer Oberaufsicht. Nach einer kurzen Definition der Krankheit im Gegensatz zur Synovitis oder Periarthritis genu und ihrer alten Einteilung in drei Stadien giebt Verf. eine ziffermäßige Analyse der wichtigsten bei den einzelnen

Patienten erhobenen Befunde unter Beifügung von 5 tabellarischen Uebersichten. Von den mit den einschlägigen Angaben versehenen Fällen betrafen 223 das weibliche, 276 das männliche Geschlecht, 239 Mal war das rechte, 235 Mal das linke Knie erkrankt. Bei 47 Patienten entwickelte sich die Krankheit bereits vor Ende des 2. Lebensjahres, 64 erkrankten zwischen dem 2. u. 3., 46 zwischen dem 3. u. 4., 46 zwischen dem 4. u. 5., 47 zwischen dem 7. u. 8., 27 zwischen dem 8. u. 9., 15 zwischen dem 9. u. 10., 12 zwischen dem 10. u. 12., 20 zwischen dem 12. u. 15., 7 zwischen dem 15. und 20., 5 zwischen dem 20. u. 25., 3 zwischen dem 25. bis 30. Lebensjahre und 1 im Alter von 41 Jahren, im Ganzen also 51 pCt. vor dem 5. und 87 pCt. vor dem 10. Lebensjahre. Nur bei 16 waren andere Gelenke beteiligt, darunter bei 8 die Wirbelgelenke. Von 300 Fällen hatten 140 (46 pCt.) Abscess und es starben im Ganzen 40, darunter 22 (7.5 pCt.) an den Folgen der Krankheit. nämlich an Erschöpfung infolge der Eiterung, an tuberculöser Meningitis und an Amyloid-Entartung. Hinsichtlich der Behandlung unterscheidet Verf. das exspectative (bezw. unregelmäßige) Verfahren von dem fixirenden, bei welchem absolute Ruhe und Gypsverbände eine Rolle spielen u. von dem protectiven, welches dem Pat. die Deambulation in amoviblen Stützapparaten gestattet. Eine scharfe Grenze ist indessen in concreto zwischen diesen 3 Verfahren nicht immer zu ziehen, und ihre Resultate müssen daher nur unter Vorbehalt beurteilt werden. Was zunächst das bei 71 Patt. beobachtete exspectative Verfahren betrifft, so kommen auf dessen Rechnung 3 Todesfälle (darunter 2 infolge des Knieleidens), während bei 5 die Resection, bei 3 die Amputation nötig wurde und nur bei dem Rest von 60 ein genügendes Ergebniss ohne solche Eingriffe erzielt wurde. Für die 190 Fälle mit fixirender Behandlung zählt Verf. 35 † (darunter 20 auf Rechnung der Knieerkrankung), ferner 9 Resectionen und 1 Amputation, auf die 39 Fälle protectiver Therapie entfallen dagegen lediglich 2 Todesfälle (beide vom ursprünglichen Leiden unabhängig), wogegen die übrigen 37 ein leidlich gutes Endergebniss boten. Hinsichtlich der Abscedirung betrug die Häufigkeit bei der exspectativen Behandlung 23 (38 pCt.), bei der Fixirung 63 (43 pCt.) und bei dem Protectiv-Verfahren 19 (ca. 50 pCt.). Die Beweglichkeit war unter den exspectativ behandelten 23 Fällen mit Abscess bei 14 vorhanden gegenüber 9 Anchylosen; für die hiehergehörigen 37 Fälle ohne Abscess betrugen diese Zahlen 30 und 7, für die 63 durch Fixirung behandelten Abscessfälle 43 und 20, für die 82 analogen Fälle ohne Abscedirung 70 und 12, für die nach der Protectivmethode behandelten Fälle mit Abscedirung 16 und 3, für die gleichen Fälle ohne Abscedirung 18 u. 0. Im Ganzen wurde durch letztere Methode sehr viel häufiger (in 95 pCt.) Beweglichkeit erzielt als durch die beiden anderen Methoden, von denen die exspectative mit nur 60 pCt. Beweglichkeit am schlechtesten dasteht. Ein Unterschied bezüglich des Grades der activen Beweglichkeit gab sich dadurch

kund, dass die Fälle mit Abscess seltener als die ohne eine Extension des Knies über 90° gestatteten. Rückfälle waren im Ganzen
ziemlich selten. unter den Fällen mit Abscess nur 4. Das fortgesetzte Tragen eines Apparates hat nur geringen Einfluss auf
den Eintritt des Recidives, indem ersteres überhaupt nur in
12 pCt. unter 300 Fällen statt hatte. Subluxation der Tibia
ist im Ganzen 150 Mal dargethan gegenüber 48 Fällen, in denen sie nicht vorkam; bei 2 Patt. war eine complete Luxation
vorhanden. Die Patella war unter 183 Fällen in 124 noch beweglich, in 59 fixirt. Winkelstellung wurde unter 227 auf diese
untersuchten Fällen bei 15 bis zu 135° und bei 141 bis zu 165°
dargethan; 71 konnten das Knie biegen, bis zu 175—180 strecken,
und giebt auch hierin die Protectivmethode die besten Ergebnisse,
ebenso wie sie auch bezüglich der Zunahme der Epiphysenlänge,
welche in 116 Fällen im Bereich von ¼—1″ constatirt wurde, am
günstigsten sich verhält. Viel schlechter sind aber allen Methoden
conservativer Therapie gegenüber die Resultate in Bezug auf Function und Deformität in den 14 Fällen, in denen die Resection nötig
wurde.   P. Güterbock.

P. Reichel, (Aus dem Laboratorium der Kön. chir. Klinik zu
  Würzburg.) Die Entstehung der Missbildungen der Harnblase
  und Harnröhre an der Hand der Entwickelungsgeschichte bearbeitet. Arch. f. klin. Chir. XLVI. S. 740.
    Da die Untersuchungen von Reichel über die Entstehung der
Missbildungen der Harnblase und Harnröhre auf Grund
einer ausführlicheren Veröffentlichung voraussichtlich von anderer
Seite einer eingehenden Berichterstattung unterzogen werden, können
von der vorliegenden Arbeit an dieser Stelle nur die Schlussfolgerungen recapitulirt werden.
    1) Die bei weitem gröfste Mehrzahl der Missbildungen der
Harnblase und Harnröhre, insbesondere der Spaltbildungen sind einfache Hemmungsbildungen; ihre Genese lässt sich ungezwungen
an der Hand der Entwickelungsgeschichte ableiten. 2) Am frühesten entstehen die verschiedenen Arten der Bauchblasenspalten und
der Epispadien in Folge vollkommenen oder theilweisen Ausbleibens
der Verschmelzung der Primitivrinne zum Primitivstreifen in dem
hinter der Aftermembran gelegenen Abschnitt. 3) In die 4. bis 6.
Woche des Fötallebens fällt die Entstehung der Cloakenmissbildung
mit oder ohne gleichzeitigen Blasenspalt, bedingt durch ausbleibende
oder ungenügende Entwickelung und Verwachsung der Rathke'schen
Falten. Ihr geringster Grad ist die Persistenz des Cloakenganges.
4) Auf einer ca. in der 7. bis 14. Woche eintretenden Störung in
der Verschmelzung der Ränder der Genitalrinne zur Urethra des
Mannes beruht die Bildung der Hypospadie. — Die Störung ist in
eine um so frühere Zeit zu verlegen, je weiter nach hinten die
Urethra mündet, für die Eichelhypospadie erst in den Anfang des

4. Monates zu datiren. Als ursächliches Moment spielt für letztere
das Ausbleiben der Entfaltung des Urethralseptum im Bereich der
Eichel eine grosse Rolle. 5) Die Verschliefsungen der Urethra
sind theils durch völliges oder theilweises Unterbleiben der Oeffnung
des Urethralseptum, theils durch secundäre Verwachsungen veranlasst; letztere kommen allein in Betracht für die Atresieen des cen-
traien Theiles der Urethra. 6) Die mannigfachen Arten der Verschliefsungen des Mastdarmes, sowie die abnormen äufseren Ausmündungen desselben sind gleichfalls durch Verwachsung fötaler
Gewebsabschnitte zu erklären. Nur für die Atresia recti an der
Grenze von Analportion und eigentlichem Mastdarm besteht die
Möglichkeit einer einfachen Hemmungsbildung.   P. Güterbock.

Grunert, Jahresbericht über die Thätigkeit der kgl. Universitäts-
Ohrenklinik zu Halle a. S. am 1. April 1892 bis 30. März 1893.
Archiv f. Ohrenheilk. XXXVI. S. 278.

Indem wir bez. der Einzelheiten des Berichtes (1636 Patienten)
auf das Orig. verweisen, seien hier nur einige besonders wichtige
Punkte bezüglich der in der Halle'schen Klinik gemachten Erfahrungen hervorgehoben. Zunächst ist bemerkenswert, dass Fälle
isolirter Gehörknöchelchencaries sich als relativ selten erwiesen; meist
bestand Complication mit Caries der Wände des Cavum epitypanicum
und des Antrum mastoid. Die Aussicht, durch Hammer-Ambossextraction eine rasche Heilung der Eiterung herbeizuführen, ist,
nach Verf., nur dann eine günstige, wenn es sich um reine intermediäre Perforationen des Trommelfells handelt. Sobald die Perforation bis an den Knochenrand herangeht, vermindern sich die Chancen, mit der Hammer- resp. Hammer-Ambossextraction auszukommen,
um ein Bedeutendes. — Ausführlich werden die in der Klinik
vorgekommenen 7 Todesfälle mitgeteilt; es handelt sich zumeist
um chronische Mittelohreiterungen mit Ausgang in Meningitis resp.
Hirnabscess. Besonderes Interesse beansprucht Fall V, in welchem
der bei der Obduction gefundene grofse Schläfenlappenabscess
intra vitam sich durch kein Symptom kundgegeben hatte. Verf.,
betont, auf Grund dieser Beobachtung, die grofsen Schwierigkeiten,
die sich der Diagnose des Hirnabscesses zuweilen noch entgegenstellen und die Unsicherheit in der Localisation desselben. Bemerkenswert an diesem Falle ist ferner, dass selbst wenn die Diagnose des Schläfenlappenabscesses richtig gestellt und derselbe durch
Operation entleert worden wäre, dennoch Heilung wohl kaum eingetreten wäre, da bei der Section noch ein 2. isolirter Abscess im
Occipitallappen sich fand, den man bei der Trepanation unmöglich
hätte finden können. Von den 3 Fällen, welche Verf. als unter die
Rubriken der otiatrischen Kunstfehler fallend kurz mitteilt, ist besonders der eine hervorzuheben, bei welchem durch eine nicht lege

artis ausgeführte Aufmeißelung des Warzenfortsatzes eine vollständige narbige Atresie des äusseren Gehörgangs herbeigeführt worden war. (Ref. hat vor Kurzem einen analogen, auswärts operirten Fall zu beobachten Gelegenheit gehabt). Den Schluss der Arbeit bildet die tabellarische Zusammenstellung von 68 Fällen, bei denen die Aufmeißelung des Warzenfortsatzes gemacht wurde.

Schwabach.

Chiari, Ueber Intubation bei nicht diphtherischen Larynxstenosen. Wiener med. Blätter. 1894, No. 26.

Nach Verf. ist Intubation bei Behinderung des Decanulements durch Granulationen, Inactivitäts-Paralyse der Erweiterer oder Krampf der Schliesser, namentlich bei kleinen Kindern fast unentbehrlich. Bei oft recidivirendem Papillom der Kinder, wenn endolaryngeale Operation unmöglich, ist sie sehr nützlich. Bei Fremdkörpern, Frakturen und Trachealcompression selten anwendbar, bei hysterischem Glottiskrampf zu empfehlen, bei Posticusparalyse von fraglichem Nutzen. Bei acuten entzündlichen Stenosen, in Folge von Catarrh, Phlegmone, Perichondritis — namentlich bei Lues — wurde die Tracheotomie schon oft, wenn auch nicht immer, umgangen. Die Tubage weist ähnliche Erfolge auf, wird aber nicht so lange vertragen. Stenose in Folge tuberculöser Processe eignet sich mehr für Tracheotomie. Chronische nicht entzündliche Stenosen eignen sich für Tubage und Intubation; letztere wirkt jedoch schneller. Zur Erhaltung der Erweiterung eignet sich die Tubage besser, weil sie vom Pat. leichter erlernt wird. Die letztere ist überhaupt leichter auszuführen. Zur Entfernung der Canüle nach Erweiterung einer Narbenstenose scheint die Intubation wirksamer zu sein. Neben derselben sind aber häufig andere Operationen nöthig. Es ist also die Intubation auch bei den nicht diphtherischen Larynxstenosen sehr werthvoll, wird aber weder die Tracheotomie noch die älteren Dilatationsmethoden verdrängen. Nur genaue Individualisirung wird lehren, ob man intubiren, tubagiren, tracheotomiren, oder andere Operationen vornehmen soll. Oft wird man mehrere Methoden combiniren.

W. Lublinski.

Kruse, Kritische und experimentelle Beiträge zur hygienischen Beurtheilung des Wassers. (Aus dem hygien. Institut zu Breslau.) Zeitsch. f. Hygiene. 1894 Bd. 17. S. 1.

Bei der Besprechung der bakteriologischen Wasseruntersuchungsmethoden erwähnt Verf. einer im Breslauer hyg. Institut ausgebildeten Methode der Untersuchung auf Cholerabacillen. Benutzt wurde hierzu die Vorliebe der Cholerabacillen für stark alkalische Nährböden, wodurch verschiedene andere Bakterien an ihrem Wachsthum gehindert werden. Ausserdem wurde statt Fleischbrühe Fleisch-

extract und 15 pCt. Gelatine verwendet. Dadurch ist die Gelatine
einmal rasch zubereitet. Das Recept ist: 1.5 pCt. Fleischextract,
1.0 pCt. Pepton, 0.5 pCt. Kochsalz, 15 pCt. Gelatine, 60 ccm einer
10 proc. Sodalösung (genauer einer doppelten Normalsodalösung aus
calcinirter Soda). Ausserdem widersteht die 15 proc. Gelatine besser
der höheren Sommertemperatur, die Verflüssigung durch die Cholera-
colonien schreitet langsamer voran und ihre charakteristischen Formen bleiben länger erhalten.

Bei der Untersuchung auf Typhusbacillen verfährt K. so, dass
er zu der verflüssigten Gelatine (10 ccm) 2 Tropfen 5 proc. Carbolsäure zusetzt, dieselbe dann in eine Schale ausgiesst und dann nach
ihrem Erstarren 1—20 Tropfen des zu untersuchenden Wassers mit
einem Haarpinsel auf ihrer Oberfläche vertheilt. Nach 24—48
Stunden zeigen sich ev. die charakteristischen Typhusoberflächen-
colonien. Von solchen verdächtigen Colonien legt er dann eine
Stichcultur in 2 proc. Traubenzuckeragar an, wächst der Bacillus
gleichmäfsig längs des Stichs ohne Gasbildung — was ausser dem
Typhusbacillus nur noch sehr wenige thun — so spricht das für
Typhus. Dann wird mikroskopisch untersucht und auf Gelatine,
Agar, Peptonbouillon — zur Constatirung der fehlenden Indolreaction
— Milch und Kartoffeln übertragen.

Die Schlusssätze des umfangreichen Arbeit des Verf.'s lauten:
1) Die Ergebnisse der Prüfung des zum Genuss bestimmten Wassers
durch die Sinne (Gesicht, Geruch, Geschmack, Temperatursinn) sind
von nicht zu unterschätzender hygienischer Bedeutung. 2) Die chemische Untersuchung hat entschieden geringeren Werth und ist für
die praktische Hygiene fast entbehrlich. Nur die Härtebestimmung
ist von Nutzen, da der Gehalt des Wassers an Erdsalzen gesund-
heitlich nicht indifferent ist, und indirect durch seine öconomischen
Beziehungen das hygienische Interesse in Anspruch nimmt. In besonders verdächtigen Fällen ist die Prüfung auf chemische (metallische) Gifte nothwendig, die organischen Stoffe des Wassers sind
hingegen als unschädlich zu betrachten. 3) Die gewöhnliche bakteriologische Wasseranalyse berechtigt nicht zu zuverlässigen Schlüssen
bezüglich der gesundheitlichen Zulässigkeit eines Wassers. Die
absolute Keimzahl, die Zahl der verschiedenen Arten, der vermeint-
liche Nachweis specifischer Bakterien als Indicatoren menschlicher
Abfallstoffe, alles das sind höchst trügerische Kriterien. Nicht zu
entbehren ist dagegen die bakteriologische Zählmethode bei der
Kontrole der Leistungen von Einrichtungen zur Reinigung des
Wassers (namentlich Filter im Grossen und Kleinen). 4) Die Untersuchung des Wassers auf Krankheitserreger, insbesondere auf Cholera-
und Typhusbakterien besitzt ein hohes wissenschaftliches Interesse,
indessen hat man trotz der Vervollkommnung der Methodik auf
den Nachweis derselben nicht zu warten, um ein Wasser für in-
fectionsverdächtig zu erklären. Die Möglichkeit oder Wahrscheinlichkeit, dass solche Mikroorganismen in das Wasser hineingelangt
sind, muss dazu genügen, da experimentell feststeht, dass die Lebens-

fähigkeit der genannten Parasiten im Wasser, den früheren Vorstellungen entgegen, eine recht bedeutende ist. 5) Wesentlich entscheidend für die hygienische Beurtheilung eines Wassers ist die sorgfältige Berücksichtigung des Ursprungs der Wasserquelle und der zur Entnahme des Wassers dienenden Anlage. 6) Es ist ganz dringend zu wünschen, dass die alte Tradition, nach der man Wasser durch Chemiker und Apotheker oder durch bakteriologische Laboratorien beurtheilen lässt, einer richtigen Anschauungsweise Platz mache. Nur hygienisch gebildete Sachverständige sind dazu berufen. 7) Die Hauptforderung, die von der Hygiene an eine Wasserversorgung zu stellen ist, ist die, dass entweder ein von Infectionsstoffen freies Wasser gewählt wird und die Entnahmestelle gegen Verunreinigung mit solchen geschützt ist, oder dass die Reinigung des Wassers durch besondere mit der Entnahme verbundene Einrichtungen die Gewähr bietet, dass Infectionsstoffe dadurch ausgeschlossen werden. Der erste Weg ist der sicherere. 8) Für centrale Wasserversorgungen wäre daraus zu folgern, dass man vom filtrirten Flusswasser zum Grund- oder Quellwasser überginge. Man erreicht dadurch den doppelten Vortheil, dass man das Wasser nicht nur zu einem gesunden Nahrungs-, sondern zu einem wirklichen Genussmittel macht. Die aus dem Eisengehalt manchen Grundwassers sich ergebenden Schwierigkeiten lassen sich gerade bei centralen Versorgungen durch neuere Enteisenungsverfahren heben. 9) Für die lokale Wasserversorgung kommt vom hygienischen Standpunkte allein diejenige durch Brunnen in Betracht. Auf die Anlage derselben ist mehr als bisher auch von sanitätspolizeilicher Seite aus Obacht zu geben. Von Rohrbrunnen ganz abgesehen, sind auch für Kesselanlagen verschiedene Systeme angängig. 10) Zwar ist die Beschaffenheit des Gebrauchswassers hygienisch nicht als unwesentlich anzusehen, immerhin spielt das Trinkwasser bei Infectionen eine bei weitem wichtigere Rolle. Aus praktischen Gründen empfiehlt es sich, die principiell berechtigte Gegnerschaft gegen eine gemischte Wasserversorgung nicht allzu weit zu treiben. Scheurlen.

A. Jaquet, Zur Diagnostik der functionellen Kreislaufsstörungen. Correspond. f. schweiz. Aerzte. 1894. No. 8.

Während die durch organische Veränderungen am Klappenapparate des Herzens bedingten Kreislaufsstörungen eingehend beschrieben wurden, fanden bisher die sogenannten functionellen Störungen wenig Beachtung; Verf. definirt diese als „solche, bei denen ein Darniederliegen der zur Erhaltung des normalen Gesundheitszustandes nothwendigen Blutbewegung bei vollkommen gesunden

Herzklappen allein auf eine gestörte Herzaction zurückzuführen ist."
Eine einzige Ausnahme bildet die idiopathische Herzhypertrophie,
über welche wir eine Anzahl werthvoller Beobachtungen besitzen.
Ebenso wichtig, aber weniger bekannt, ist die Herzdilatation; das
Entstehen derselben wurde zuerst von Albutt an sich selbst in Folge
von Ueberanstrengung beobachtet. Um eine Prädisposition zu diesen
Erkrankungen zu erkennen, genügen die bisher üblichen Methoden
der Diagnostik nicht; durch Percussion und Auscultation des Herzens können wir wohl grobe organische Veränderungen wahrnehmen,
aber diese im Ruhezustand der Patienten vorgenommenen Untersuchungen sagen uns nichts über den Grad der Resistenz und Accomodationsfähigkeit des Herzens unter dem Einfluss äufserer Factoren. Man muss durch künstliche Eingriffe Störungen der Herzthätigkeit hervorzurufen suchen (dynamische Diagnostik); solche
Eingriffe sind Muskelarbeit, Lagewechsel, Athembewegungen, Verdauung, Application localer peripherer Reize u. s. w. Verf. beschäftigte sich nun zunächst mit dem Einfluss der Muskelarbeit auf die
Thätigkeit des Herzens. Zu diesem Zwecke eignet sich nicht jede
beliebige Art von Muskelthätigkeit; am besten ist Treppensteigen,
weil hierbei in einer gleichförmigen Bewegung ohne Beeinträchtigung
der Athmung der Körper bis zu einer bestimmten Höhe gehoben
wird, eine Arbeit, die sich leicht in Zahlen ausdrücken lässt. Diese
Bewegungen des Treppensteigens liess Verf. an einen von ihm construirten und näher beschriebenen Apparat (Ergostaten) ausführen,
und stellte die Frequenz und die Gleichmässigkeit des Pulsrythmus
mit Hülfe des Sphygmographen fest. Im Ganzen wurden 29 Individuen, Gesunde und Reconvalescenten, untersucht. Jede Muskelarbeit bewirkte eine gewisse Beschleunigung des Pulses. Bei gesunden
Individuen war für eine geringe Arbeit diese Beschleunigung schwach;
sie nahm aber mit der Arbeitsleistung zu, bis sie einen gewissen
Grad erreichte, über welchen sie selbst bei beträchtlichen Muskel-
anstrengungen nicht hinausging. Dieser Grad der Beschleunigung
bietet an sich noch keine Gefahren, hält aber der Zustand längere
Zeit an, so treten die ersten Erscheinungen der Herzermüdung auf
(Herzklopfen, Dyspnoe). Bei Typhus- und Pneumoniereconvalescenten
oder bei Individuen mit einem Klappenfehler genügte dagegen schon
eine minimale Arbeit, um maximale Beschleunigung des Pulses hervorzurufen; das Herz hat offenbar viel von seiner Widerstandsfähigkeit eingebüfst. Interessant waren namentlich Beobachtungen
bei drei Typhusreconvalescenten: hier konnte nach Muskelarbeit
durch eine sorgfältige Percussion der Herzgegend eine acute Dilatation des Herzens festgestellt werden, die nach einiger Zeit bei
ruhigem Verhalten der Patienten wieder verschwand; in einem Falle
ergab sogar die Auscultation ein vorübergehendes systolisches Geräusch an der Spitze. — Diesen Untersuchungen kommt eine wichtige praktische Bedeutung zu; denn gelingt es, bei sonst gesund
scheinenden Individuen eine solche geringe Resistenzfähigkeit von

Seiten des Herzens festzustellen, so kann man die Betreffenden vor
Ueberanstrengung rechtzeitig warnen und so die Entstehung idiopathischer Herzhypertrophieen und Dilatationen verhindern.

K. Kronthal.

A. Huber, Zur Lehre vom Oesophagus-Divertikel. Deutsches Arch.
f. klin. Med. B. 52. H. 1, 2.

H. beschreibt drei Präparate der so selten zur Beobachtung
kommenden Pulsionsdivertikel der Speiseröhre. Von diesen drei
Präparaten hat er eines von einem selbst behandelten Falle gewonnen, der einen 88 Jahre alten Mann betraf. Die beiden anderen
Präparate stammen aus der pathologisch-anatomischen Sammlung des
Herrn Prof. Ribbert. Alle drei zeigen übereinstimmend die schon
von Zenker betonte Tatsache, dass die Pulsionsdivertikel der Speiseröhre stets ausschliesslich am äussersten Teile des Schlundes, gerade
an der Grenze des Oesophagus entstehen. Was die vielumstrittene
Frage anlangt, ob an den typischen Pulsionsdivertikeln der Speiseröhre, beziehungsweise des Schlundes, sich quergestreifte Muskelfasern, als der Ausdruck einer dort vorhandenen Muskelhaut vorfinden, so haben H.'s Untersuchungen nach dieser Richtung hin ein
positives Resultat ergeben. Was die Entstehungsursache der vorliegenden Bildungen anlangt, so scheint eine traumatische Veranlassung (Zirmssen, Zenker) dafür verantwortlich gemacht werden zu
müssen. Allerdings darf man dabei nicht an eine reine Hernien-
bildung denken, wie dies v. Zenker will. Vielmehr scheinen es
viele, dicht aneinander gelegene, traumatisch entstandene, nachträglich stark gedehnte Muskellücken im Oesophagus zu sein, welche
in der Mehrzahl der Fälle das Pulsionsdivertikel veranlassen. Die
kleinen Traumen können sehr wohl, wie in dem vom Verf. in vivo
beobachteten Falle, durch schnelles und heisses Essen verursacht
werden. Die Diagnose der Affection wird bei längerer Beobachtung
kaum erhebliche Schwierigkeiten verursachen. Therapeutisch hat
man in neuerer Zeit als Radicaloperation die Exstirpation des Sackes
mit Erfolg vorgenommen.

C. Rosenthal.

---

1) **B. Lewy,** Zur Lehre von der primären acuten Polymyositis. Berl.
klin. Wochenschr. 1893. No. 18 ff.

2) **Wetzoldt,** Beitrag zur Lehre von der Polymyositis acuta (post
partum). Zeitschr. f. klin. Med. 1893. XXII. 6. H.

1) L. bereichert die Casuistik der primären Polymyositis um
4 neue Fälle (bisher waren ca. 17 Fälle beschrieben worden). Der
erste Fall entspricht fast vollständig der Strümpell'schen Schilderung
der Krankheit; nach kurzem Prodromalstadium mit unbestimmten
Krankheitszeichen traten bei einem 25jährigen Mädchen Muskel-

55*

schwellungen und Hautausschlag auf; der anfängliche roseola-artige
Ausschlag schwindet, um einem 2 Monate bestehenden Purpura-
Ausschlag Platz zu machen; die Muskelanschwellungen, die diffus verbreitet und sehr schmerzhaft sind, heilen nach mehreren Monaten
fast völlig; nur in einem beschränkten Gebiete (rechter Kleinfinger-
ballen und linker Daumenballen) entwickelte sich eine Atrophie mit
partieller Entartungsreaction und teilweiser Contractor eines atrophischen Muskels; es bestanden im Verlaufe ferner Fieber, Schweifse,
Mundentzündung, Menstrualblutung; die Haut über den erkrankten
Muskeln war oedematös; die Atrophie war musculärer Natur und
nicht an bestimmte, abgrenzbare Nervengebiete gebunden, nur eine
undeutliche Sensibilitätsherabsetzung an einigen Fingerspitzen legte
den Gedanken einer Neuritis nahe. Die zweite Kranke, die 65jäh-
rige Mutter der ersten Patientin, hatte gleichfalls die Schwellungen,
die heftigen Schmerzen und das Purpura-Exanthem, sowie das
ziemlich lange dauernde Fieber; bemerkenswerth in diesem Falle
waren ein Collaps, Schmerzen in der Lebergegend, eine Gastroenteritis, eine hämorrhagische Nephritis; auch in diesem Falle trat
Genesung ein. Bei dem 3. Patienten, dem 70jährigen Vater, trat
als Abortivform der Polymyositis nur ein grofsfleckiges Purpura-Exanthem auf, gewissermafsen eine Polymyositis ohne Muskelerkrankung.
Der 4. Fall, der zeitlich etwas später auftrat, glich den typischen
Fällen. — Wie eine tabellarische Uebersicht der bisher publicirten
Fälle ergiebt, bestanden in 20 von den 21 Fällen Hautoedeme und
Schmerzen. Die jüngsten Patienten sind 14—17 Jahre alt; die
männlichen Kranken überwiegen; meist dauert die Krankheit einige
Monate. Als Complicationen kommen vor: Milztumor, Nephritis,
Bronchitis, Bronchopneumonie, Schweifse, Herzschwäche, Decubitus.
Von den 21 Kranken starben 12; 9 genasen fast vollständig; selbst
die Muskelatrophie bildete sich in einzelnen Fällen zurück. In 7
der 12 letalen Fälle waren Pharynx und Zungenmuskeln miterkrankt. Die Krankheit ist nicht an eine bestimmte Oertlichkeit
gebunden.

2) W. teilt 2 Fälle mit. Der eine, welcher zur Section kam,
verlief unter dem Bilde einer acuten puerperalen Sepsis mit sehr
früh auftretenden Muskelentzündungen; der andere charakterisirte
sich als acut beginnender, in Nachschüben verlaufender und schliefslich in ein chronisches Stadium übergehender Entzündungsprocess
der Skelettmuskulatur, welcher allen für die Polymyositis acuta auf-
zustellenden Postulaten gerecht wurde (Anschwellung der Extremitäten, Auftreten mehr oder minder ausgebreiteter Exantheme, Uebergreifen der entzündlichen Affection auf die Respirations- und Schlingmuskeln). Beide Fälle waren Erkrankungen, die im Wochenbette
auftraten. — Eine Verwechselung der Polymyositis kann mit Trichinose und mit Polyneuritis vorkommen. Das dauernde Fehlen von
Paraesthesien und Anaesthesien, das Ausbleiben der Empfindlichkeit
der Nervenstämme und der qualitativen Aenderung der galvanischen
Reaction sowie die Starrheit und die oedematöse Schwellung der

Glieder (in der Gegend der grossen Muskelmassen, nicht an ihrem distalen Ende) werden zu Gunsten der Polymyositis sprechen Doch leugnet W. nicht, dass es vielleicht doch Uebergangsformen oder gleichzeitiges Ergriffensein von Nerv und Muskel giebt. Die Sehnenreflexe können auch bei der Polymyositis fehlen (infolge der starren Contractur). In den Fällen, in denen Hals-, Nacken-, Kau- und Rückenmuskeln besonders starr und schmerzhaft sind, könnte auch eine Verwechselung mit Tetanus rheumaticus vorkommen.

S. Kalischer.

S. Fuchs, Klinische und anatomische Untersuchungen über einen Fall von multipler Neuritis mit Erkrankung der Nn. optici. Deutsche Zeitschr. f. Nervenheilk. 1893. IV. H. 1, 2.

Bei einer 33jährigen Frau entwickelten sich unter Schmerzen und Paraesthesien im Laufe zweier Monate ausgedehnte Lähmungen an den oberen und unteren Extremitäten mit vorwaltendem Befallensein der Extensoren, sehr starker Druckschmerzhaftigkeit, langsamer vorschreitender Atrophie und deutlicher Entartungsreaction an der befallenen Muskulatur; an den unteren Extremitäten bestand eine Andeutung von Ataxie, an den oberen deutliche, an den unteren schwere Störungen der Hautsensibilität. Es zeigten sich sodann auffallende Gedächtnisschwäche, habituelle Pulsvermehrung und leichte Blasenschwäche. Während der 5 monatlichen Beobachtung bis zu dem unter den Erscheinungen von Pneumorrhagie erfolgten Tode an Ileotyphus wird eine vorschreitende Lungentuberculose manifest; es treten ferner hervor eine langsame Zunahme der Lähmungen und der Muskelatrophie, athetoide Bewegungen in den oberen Extremitäten, fibrilläre und fasciculäre Zuckungen an den Extremitätenmuskeln, Zunahme der Sensibilitätsstörungen, beiderseitige Neuritis optica mit Ausgang in Atrophie und Schrumpfung der Papille. Die anatomische Untersuchung ergab den Befund einer weitverbreiteten Neuritis, Neuritis optica und umschriebene Veränderungen in den Vordersäulen des unteren Lenden- und oberen Sacralmarkes. Am N. opticus handelte es sich um eine typische ausgeprägte interstitielle Neuritis. Die Veränderungen im Rückenmark beschränken sich auf das rechte Vorderhorn und gleichen dem Bilde einer abgelaufenen Poliomyelitis anterior. Die Veränderungen in den peripheren Nerven geben das Bild einer degenerativen Atrophie, das durch das Auftreten interstitieller Veränderungen mäfsigen Grades complicirt wird. In den Muskeln fanden sich Zeichen degenerativer Atrophie. Die Gefäfse innerhalb der Nervenstämme zeigten beträchtliche Wucherung der Intima. — Aetiologisch wird in diesem Falle auf die schleichende Tuberculose verwiesen. — Der Fall wird dem klinischen und anatomischen Befunde nach als subacut verlaufene multiple Neuritis angesehen, und werden die analogen Fälle aus der Literatur (multiple Neuritis mit Opticusaffectionen und localen und allgemeinen Rückenmarksaffectionen) angeführt und besprochen.

S. Kalischer.

A. **Goldscheider** u. A. **Blecher**, Versuche über die Empfindung des Widerstandes. (Aus der I. med. Klinik des Herrn Geh. Rath Leyden.) Arch. f. Anat. u. Physiol. Physiol. Abth. 1893. p. 536—549.

Die Arbeit knüpft an eine frühere Versuchsreihe des einen der Verff. über den Muskelsinn an, gelegentlich welcher er die Widerstandsempfindungen studirte und zu dem Schlusse kam, dass der Stofs, welcher das tastende Glied treffe, die Ursache der Widerstandsempfindung sei, und dass die Nerven der Gelenkenden die percipirenden Apparate seien. Der Hautsensibilität wurde damals jede Rolle bei der Empfindung des Widerstandes aberkannt. Auch die neuen Versuche knüpfen an das Phänomen der „paradoxen Widerstandsempfindung" an, jener merkwürdigen Empfindung, welche wir dann haben, wenn ein an einem Faden aufgehängtes Gewicht, so lange von uns abwärts bewegt wird, bis es auf eine Unterlage auftrifft. Der Stoss, den wir verspüren, wird nach aufsen verlegt, entsteht aber nach G. durch das Aufhören der Muskelspannung, mit welcher bis dahin das Gewicht äquilibrirt wurde.

Bei den Versuchen, deren besondere Anordnung im Original einzusehen ist, wurden die verschiedensten Gelenke zu Bewegungen herangezogen, die Aufhängung des Gewichts unter besonderen Cautelen an den verschiedensten Segmenten der Extremitäten bewirkt und nun die Schwellenwerthe der paradoxen Widerstandsempfindung gesucht. Dabei zeigte sich, dass mit der Annäherung des Aufhängepunktes nach der Peripherie die Schwellenwerthe sich verkleinerten, also mit zunehmender Länge des Hebelarmes. Indessen lehren die Versuche, dass die Variation in der Hebelarmlänge nicht das allein mafsgebende Moment ist, sondern dass die peripherischen Segmente, absolut genommen, von feinerer Widerstandsempfindlichkeit sind.

Endlich sind die Verff. nach neuen Versuchen zu der Ansicht gelangt, dass auch die Hautsensibilität bei der Empfindung des Widerstandes in ihrer quantitativ verfeinernden und zur Lokalisation mitbeitragenden Rolle nicht zu unterschätzen ist. M. Brasch.

R. R. **Wreden**, Contribution à l'étiologie de la cystite. Arch. des sciences biolog. publ. par l'institut impér. de méd. expériment à St. Petersbourg. Volume II. N. 5.

Bezüglich der Frage, wie die eine Cystitis erzeugenden Bakterien in denjenigen Fällen in die Blase gelangen, wo weder eine Infection von der Harnröhre, noch von den Nieren aus anzunehmen ist und im Urin Darmbakterien nachgewiesen sind, erschien es dem

Verf. nicht unwahrscheinlich, dass der Transport dieser letzteren direct vom Rectum her auf dem Wege der Lymphgefäfse vor sich gehe. Die Versuche, welche er bei männlichen Kaninchen anstellte, sprachen durchaus für diese Annahme. Wurden den Tieren an der Mastdarmschleimhaut in der Höhe der Prostata und des Blasengrundes kleine Erosionen beigebracht, so liefsen sich regelmässig am nächsten Tage aus dem trüben Urin Reinculturen von Bacterium coli commune gewinnen. Brachte man nach der Verletzung Culturen des Proteus Hauseri oder des Bacillus mesentericus vulgaris in das Rectum, so fanden sich diese Pilze und nach Einführung mit Vaselin bestrichener Tampons auch kleine Fetttröpfchen im Harn. Verletzungen des Anus hatten dagegen auf die Blase gar keinen Einfluss. Da nun beim Menschen kleine Läsionen der Mastdarmschleimhaut bei inneren Hämorrhoiden, bei Prostatahypertrophie, Abscessen u. s. w. nicht selten sind, ist diese Entstehungsart einer Cystitis sehr plausibel.   H. Müller.

Chaput, Traitement des grosses salpingites haut situées par l'hystérectomie vagino-abdominale fermée. Annales de gynécologie. Tome 42. juillet 1894.

Verf. vergleicht zuerst die abdominale Methode mit der vaginalen; dies fällt zu Ungunsten der letzteren aus, da er selbst viele Zwischenfälle kennt, die bei der vaginalen vorgekommen, aber nie veröffentlicht sind. Dann beschreibt er sein Verfahren, das eine Combination beider Methoden darstellt. Er kratzt zuerst den Uterus aus und spült ihn mit Jodtinctur aus. Umschneidung des Collum, das mit 2 Kugelzangen gefasst ist. Abpräpariren der Scheidenwand, so hoch wie möglich. Fassen der Lig. lata bis zur Höhe von 3 cm mit kurzen Péan'schen Klemmen und Durchschneiden. Tamponiren der Scheide mit Schwämmen. Darauf Laparotomie. Etwaige Eitertaschen werden von der Scheide aus mit einer Pincetroicart, einer Klemme, die auch nach aussen schneidet, angestochen und unter Druck von oben entleert. Darauf werden das vordere und hintere Scheidengewölbe breit eröffnet und nun die Lig. lat. in 2 weiteren Etagen von oben gefasst und bis zur unteren Klemme eingeklemmt. Hierauf Entfernung des Uterus mit Adnexen in toto und Ersetzen der oberen Klemmen durch Seidenfäden. Hierauf wird das Peritoneum durch 4—6 Nähte so geschlossen, dass die Bauchhöhle von der Scheide gänzlich getrennt ist. Hierzu bedient sich Ch. der Reverdin'schen Nadel und eines selbstconstruirten Gabelschiebers, — eines Schiebers, dessen unteres Ende in eine Gabel mit 2 stumpfen Zinken ausläuft. — Die horizontale Lage ist wegen des Ablaufens des Eiters aus der Scheide besser wie die Beckenhochlagerung. Verf. will diese Operation nur auf grosse, hochgelagerte Salpingitiden beschränkt wissen, da für tiefgelagerte sich die vaginale Exstirpation, für kleine hochgelagerte katarrhalische die einfache Laparotomie genüge. Den Uterus will er besonders deswegen wegnehmen, um die Infection von den Stümpfen aus zu vermeiden. 6 Mal operirte er so mit Erfolg, 1 Mal trat exitus ein bei einem Falle, wo es nicht möglich war, den streptokokkenhaltigen Eiter eines Ovarialabscesses von der Bauchhöhle fern zu halten.

A. Martin.

J. Pohl, Ueber Darmbewegungen und ihre Beeinflussung durch Gifte. (Aus dem pharmac. Institut Prag.) Arch. f. exper. P. u. Ph. Bd. 34. p. 87—104

In der folgenden Versuchsreihe wurde der Kaninchendarm nicht in einem Kochsalzbad, sondern in einem auf 38—39° temperirten Luftbad beobachtet. Der Darm zeigt einen für jedes Tier constanten Rhytmus in seinen Pendelbewegungen, der weder durch Vagus- noch durch Splanchnicusreizung beeinflusst werden kann, somit nur durch innerhalb der Darmwand selbst gelegene nervöse Apparate regulirt wird. Bei Prüfung des Erfolges gleichzeitiger elektrischer Reizung der Darmwand und der entsprechenden Hemmungsnervenäste ergab es sich, dass schwache periphere Reizung durch Hemmung unwirksam werden kann, intensive Reizung der Darmwand aber selbst durch maximale Reizung der Hemmungsorgane nicht aufgehoben werden kann, eine Beobachtung, die für die Discussion der Notnagel'schen Theorie der Morphinwirkung von Bedeutung ist.

Nach der Art, wie Gifte auf den bloßgelegten Darm wirken, lassen sich selbe in 3 Gruppen theilen: 1) solche, die Darmbewegungen schwächen bis aufheben, 2) solche, die ausgebreitete Bewegungen hervorrufen und 3) solche, die nur lokal wirken. Die bekannte Reaction mit Kochsalz (Notnagel) muss mit letzterem als nervösen Ursprungs angesehen werden. Aber auch die lokale Kalicontraction lässt sich auf Grund von Versuchen, die sich auszugsweise nicht wiedergeben lassen, als durch Reizung intramuskulärer Nerven hervorgebracht, auffassen. Der Schlussabsatz der Arbeit behandelt die styptische Wirkung des Morphins. Da dasselbe an Kaninchen, nur lokal applicirt, bewegungshemmend wirkte, nicht aber nach intravenöser oder subcutaner Darreichung, so wurde diese Versuchsreihe am Hunde vorgenommen. Für die in der Literatur geäusserte Anschauung, dass das Morphin durch Erregung der Splanchnicusursprünge bewegungshemmend wirke, konnten keine Belege gefunden werden, indem selbst nach beiderseitiger Splanchnicusdurchschneidung die styptische Wirkung manifest war. Hiermit übereinstimmend ergab es sich, dass die motorische Wirkung des Vagus durch Morphin eine Herabsetzung erfährt. Da diese auch nach Durchtrennung der N. splanchnici auftritt, somit nur auf Absinken der Erregbarkeit in der Darmwand selbst gelegener Apparate

beruhen kann, so muss die Stypsis nach Morphin durch ein peripher lähmendes, nicht durch ein central hemmungserregendes
Vermögen derselben gedeutet werden.　　　　　　　　　　Pohl.

W. Spirig, Versuch über die Ausnützung der Nahrung bei Leukämie. Zeitschr. f. klin. Med Bd. 24, S. 187.

An 3 aufeinander folgenden Tage wurde die Nahrung genau analysirt. Am
ersten Versuchstage wurden aufgenommen 551 g Trockensubstanz mit 15.1 N 127.0
Fett 309.5 Kohlehydraten entsprechend 2825 Calorien; an den beiden folgenden Tagen
war die Nahrung fast dieselbe mit sehr kleinen Abweichungen. Von der Trockensubstanz entgingen 6.1 pCt., von N 12 1 von Fett 10 pCt. der Resorption (für die Kohlehydrate scheint keine Bestimmung gemacht zu sein Ref.), die Ausnützung ist also
etwas schlechter, als beim Gesunden. Von den im Verlauf der 3 Tage resorbirten
40.613 g erschienen nur 28.055 im Harn wieder, 12.558 müssen danach zum Ansatz gelangt sein.　　　　　　　　　　　　　　　　　　　　　E. Salkowski.

F. Mittelbach, Ueber die spezifische Drehung des Fibrinogens.
Zeitschr. f. physiol. Chem. XIX. S. 289.

Aus mit Fluorkalium versetztem Pferdeblut gewonnenes Blutplasma wird mit dem
gleichen Vol. gesättigter Steinsalzlösung vermischt und so das Fibrinogen gefällt, zur
Reinigung in 3 proc. Steinsalzsolution gelöst, durch concentrirte Solution wieder gefällt und dies Verfahren 3 Mal wiederholt. In 2 proc. Salzlösung beginnt die Coagulation des Fibrinogen bei 53° und ist bei 56° beendet, dabei entzieht sich aber,
wahrscheinlich infolge der deutlichen Alkalescenz der Lösungen, ein Teil des Fibrinogens der Coagulirung. Solche frisch bereiteten ¹/₃ — ¹/₃ proc. Lösungen von Fibrinogen in dünner Steinsalzsolution gaben im Polarimeter Linksdrehungen, aus denen
sich die spez. Drehung des Fibrinogens im Mittel zu — 52.5° berechnet. — Wegen
vieler Einzelheiten vergl. Orig.　　　　　　　　　　　　　　　J. Munk.

Béla v. Bittó, Ueber die Bestimmung des Lecithingehaltes der
Pflanzenbestandteile. Zeitschr. f. physiol. Chem. XIX. S. 488.

Nach SCHULZE u. STEIGER sollen die Pflanzensamen nach Erschöpfung mit Aether
noch 2 Mal je 1 Stunde lang mit Alcohol ausgekocht und in den vereinigten Alco-
hol-Aetherextrakten die Phosphorsäure bestimmt werden. Verf. hat durch die Untersuchung verschiedener Samen (Capsicum, Vicia, Lupine, Soja, Weizen, Roggen, Mais)
sich überzeugt, dass dabei nur ein Teil des Lecithins (¹/₂—²/₃ der Gesammtmenge) in
Lösung geht. Behufs quantitativer Bestimmung des Lecithins muss die Substanz nach
der Extraction mit Aether wenigstens 30 Mal mit Aethyl oder 20 Mal mit Methylalcohol ausgekocht werden und zwar jedesmal 8—10 Minuten. Vereinfacht kann die
Methode derart werden, dass die Substanz nur 20 Mal mit Methylalcohol ausgekocht
wird.　　　　　　　　　　　　　　　　　　　　　　　　　　　J. Munk.

A. Biedl, Ueber experimentell erzeugte Aenderungen der Gefäfs-
weite. Fragmente a. d. Geb. d. exper. Path. 1894, p. 1—8.

Verf. hat sich bemüht, eine sichere Methode zur experimentellen Verengerung
und Erweiterung der Mesenterialgefäfse beim Frosch zu finden. Durch Begiefsung
des Mesenterium mit einer 0.6 proc. Kochsalzlösung von 45° C. gelang' es ihm, die
Wand der kleinen Arterien, der Venen und Kapillaren zu solcher Verbreiterung zu
bringen, dass das Lumen durch Annäherung der Seitenwände völlig verschlossen wurde.
Nach einiger Zeit verdünnte sich die Wand wieder; diese Dilatation des Gefäfses liefs
sich durch mit Pepton versetzte 0.6 pCt. Kochsalzlösung· von Zimmertemperatur be-

schleunigen. Weder bei der Kontraktion noch bei der Dilatation der Gefäße handelt
es sich um eine Aenderung des Gesammtquerschnitts, sondern lediglich um ein Dicker-
und Dünnerwerden der Wandungen. Beide Vorgänge beruhen auf vitaler Thätigkeit.

M. Rothmann.

1) **E. S. Goodhue,** Operation for the correction of deformity of the
wrist caused by shortening of the radius after fracture. New-York.
med. Record, 1894, Jan. 6.

2) **W. A. Lane,** On the adventage of the steel screw in the treatment of united fractures. Lancet 1893, p. 1500.

1) Betrifft eine 43jähr. sonst gesunde Amerikanerin, welche 4 Monate nach der
Verletzung mit einer Pseudoarthrose der Radius rechts an der Grenze des mittleren
und unteren Drittels zur Behandlung gelangt. Nach Misslingen der sonstigen Behand-
lungsmethoden wurde nach weiteren 4 Monaten die Fractur freigelegt, nach Entfernung eines abgesplitterten Knochenstückes die Anfrischung der etwas atrophischen
Fragmente und ihre Coaptation durch eine Silberdrahtnaht vorgenommen. Knöcherne
Heilung erfolgte, aber die Hand stand pronirt und der Unterarm zeigte eine Verkrümmung mit der Convexität auf der Ulna-Seite, sodass der Radius verkürzt erschien.
Eine Nachoperation bestehend in Continuitätsresection eines ½'' (engl.) langen Stückes
der Ulna von der Grenze ihres unteren und mittleren Drittels ward erforderlich und
obwohl auch hier sehr langsam eine knöcherne Vereinigung erfolgte, resultirten schlies-
lich normale Form und Function der Extremität bei einer Gesammtverkürzung des
Vorderarms um ⅜''.

2) L. findet, dass bei alten Frakturen mit Pseudarthrose wegen der Veränderung der Weichteile öfters schwerer als in frischen Fällen Coaptation der Bruchenden
zu erzielen ist. Die Vernähung letzterer mit Silberdraht ist daher nicht immer ausreichend. Der Application der Schraube muss aber stets eine genaue Anfrischung
der Bruchenden vorangehen und empfiehlt L. zu diesem Zwecke Gowan's Osteotom,
welches ohne Nebenverletzungen mit möglichst geringem Substanzverlust arbeitet.

P. Güterbock.

J. Lafourcade (Bayonne), De la déviation en dehors du gros or-
teil. Gaz. des Hopis. 1894, No. 87.

Aus vorliegender monographischen, mit zahlreichen Litteratur-Angaben versehenen
Arbeit ist zu entnehmen, dass Verf. die Ursache der Abweichung der grofsen Zehe
nach aussen bei alten Leuten in der Arthritis sicca sieht. Bei jüngeren Personen
dagegen erklärt er die Entwickelung dieser Abweichung durch die Existenz einer
Wachstums-Exostose. Die dem entsprechend ausgeführte Resection des I. Metatarsal-
Kopfes hatte in 20 in der Thèse von Quévado gesammelten Fällen ein gleichmäfsig
gutes Ergebniss.

P. Güterbock.

J. Schwarz, Aus dem Spitale für arme scrophulöse Kinder zu
Baden. Versuche von Behandlung tuberculöser Gelenkaffectionen
mittelst Stauungs-Hyperämie nach Dr. Bier. Wiener med. Blätter
1894, No. 18.

Betrifft einen 13jährigen Knaben mit Gonitis sinistra und ein 12jähriges
Mädchen mit Fungus apertus des rechten Sprunggelenkes. In beiden Fällen wurde
durch mehrmonatliche Anwendung der Constriction oberhalb der qu. Gelenke erhebliche Besserung erzielt, doch waren beide bei Abschluss des Berichtes noch nicht völlig
abgelaufen.

P. Güterbock.

E. Finotti, Aus der chir. Klinik von Prof. NICOLADONI in Innsbruck. Ein Fall von Exstirpation eines ausgedehnten Netzes eiterig thrombosirter Venen am Arme bei drohender Pyämie. — Heilung. Wiener med. Presse 1894, No. 25.

Das wichtigste einen 23jähr., 15 Tage vor Aufnahme in die Klinik durch einen Säbelhieb in der rechten Ellenbogenbeuge und Betheiligung des N. medianus verletzten Pat. betreffenden Falles enthält die Ueberschrift. Die vom Handrücken bis zur Schulter sich erstreckende Wunde wurde mit Sol. Alum acet verbunden. Anfangs bot die ausgedehnte Narbe der Extension Schwierigkeit; diese wurde aber durch Massage und Turnen überwunden und konnte Pat. bei Abschluss des Berichtes, 4 Monate nach dem Trauma, den Arm bis zum gestreckten Winkel bringen.   P. Güterbock.

G. Grósz, Ueber Glaskörperblutungen. Ungar. Archiv f. Medicin, II. p. 289.

G. berichtet über 2 Fälle von Glaskörperblutung. Der erste betraf einen 28jähr. Mann, welcher sonst vollständig gesund war. Das linke Auge erblindete plötzlich, sodass nur Finger auf einen Meter Entfernung gezählt werden konnten. Nach vier Monate langem Jodkaligebrauch war die Glaskörperblutung verschwunden und das Sehvermögen betrug wieder $^2/_3$. Der zweite Fall war ein 19jähr. Mann, bei welchem das Sehvermögen links, infolge einer grofsen Glaskörperblutung auf Erkennen von Licht und Schatten reducirt war. Da durch eine Inunctionskur, Pilocarpin Injectionen und innerlich Jodkalium keine Besserung erzielt wurde, schritt man nach 4 Monaten zur Ausführung einer Iridectomie. 2 Monate später betrug $S = {}^5/_{50}$, nach weiteren 6 Monaten $^5/_{18}$.   Horstmann.

W. Uhthoff, Ein weiterer Beitrag zur Conjunctivitis diphtheritica. Berliner klin. Wochenschr. 1894, No. 34, 35.

U. berichtet über 4 Fälle von Conjunctivitis diphtheritica, welche unter dem Bilde einer relativ leichten, gutartigen Conjunctivitis crouposa ohne wesentliche Complicationen von Seiten der Hornhaut und ohne irgend erhebliche Zerstörungen und nachherige narbige Veränderungen des conjunctivalen Gewebes verliefen. Bei allen konnte der Nachweis einer richtigen Diphtheritis geführt werden, indem 3 Mal virulente Diphtheriebacillen cultivirt wurden, im 4. Falle während des Bestehens des Conjunctivalprocesses schwere tötliche Halsdiphtherie eintrat. In allen Fällen liefs sich nachweisen, dass in dem Heimatsorte der Patienten, ja meistens auch in der Familie selbst, Erkrankungen an Rachendiphtherie vorgekommen waren.   Horstmann.

Grunert, Die Extraction der Columella bei Tauben. Vorläufige Mitteilung. Fortschr. d. Med. 1894, XII. S. 733.

G.'s Versuche führten zu folgenden Ergebnissen: das Trommelfell regenerirte sich schon nach kurzer Zeit vollständig; in der Paukenhöhle fanden sich, ausser multiplen Strangbildungen in einem Falle, keine Veränderungen, das For. ovale war von einer glänzenden, leicht beweglichen an der Paukenhöhlenseite mit Epithel, an der Vestibularseite mit dem Endothel des perilymphatischen Raumes ausgekleideten Membran verschlossen. Weder die Gebilde des häutigen Labyrinthes noch der N. acusticus in seinem centralen Verlaufe, noch die centralen Kerne zeigten Abweichungen von der Norm. Gleichgewichtsstörungen wurden nicht beobachtet; die anfangs etwas herabgesetzte Hörfähigkeit besserte sich bis zum 10. Tage nach der Operation bei allen Tieren so, dass kaum ein wesentlicher Unterschied gegenüber dem normalen Verhalten beobachtet werden konnte. Bei zwei Tauben wurde eine hochgradige Herabsetzung der Fähigkeit, die Richtung des Schalles zu beurteilen, constatirt, die sich auch mit der Zunahme des Hörvermögens für Töne und Geräusche nicht besserte.   Schwabach.

B. Fränkel, Der sogenannte Prolapsus des Morgagnischen Ventrikels. Fränkel's Arch. f. Laryngologie etc. I. H. 3.

Nach einer kritischen Besprechung der bisher bekanntgegebenen Fälle spricht Verf. auf Grund seiner anatomischen Beobachtungen seine Ansicht dahin aus, dass das, was gewöhnlich unter dem Namen Prolapsus ventriculi zusammengefasst wird immer einer Hyperplasie des Bindegewebes seine Entstehung verdankt, dass diese Hyperplasie aber an allen drei Wänden des Ventrikels ihren Sitz haben kann, also entweder eine Chorditis vocalis hyperplastica superior oder eine Laryngitis hyperplastica lateralis oder eine Chorditis ventricularis inferior hyperplastica oder eine Kombination dieser Zustände darstellt.   W. Lublinski.

Bunge, Zur Kenntniss der geifseltragenden Bakterien. Fortschr. d. Medicin 1894, No. 12.

In einer früheren Mitteilung hatte B. zur Geifselfärbung der Bakterien eine von der LÖFFLER'schen etwas abweichende Beize angegeben. Jetzt teilt er einige mit dieser gewonnene Resultate mit. Von diesen ist hervorzuheben, dass B. nicht immer ganz junge Kulturen als zur Geifselfärbung am geeignetsten gefunden hat; ihm bewährten sich am besten solche Kulturen, die 24 Stunden bei Bruttemperatur gewachsen und dann einige Tage bei Zimmertemperatur gehalten worden waren. Die Geifseln erschienen dann dicker, wie gequollen.

Durch die Zahl der Geifseln suchte B. ein Unterscheidungsmerkmal zwischen dem Typhus- und Colibacillus ausfindig zu machen; fand aber, dass die Zahl der Geifseln bei beiden inkonstant ist und dass auch entgegen anderen Angaben das Bacterium coli den Typhusbacillus an Geifselzahl weit übertreffen kann.

Ausserdem ist noch zu erwähnen, dass es B. gelang, durch vorheriges Eintauchen der Deckglaspräparate in 5 procent. Essigsäure 1 Minute lang und nachheriger Geifselfärbung bei Typhus-, Coli-, Proteus- und Cholerabacillen breite Kapseln zur Darstellung zu bringen.   Scheurlen.

---

1) **Maas,** Experimentelle Untersuchungen zur Kenntniss der Wirkungen des Lysols in physiologischer und pathologisch-anatomischer Beziehung. Deutsches Arch. f. klin. Med. 1894, Bd. 52, S. 435.

2) **Derselbe,** Studien über die therapeutische Verwendbarkeit des Lysols in der internen Medicin. Ebenda, S. 446.

Die Giftigkeit des Lysols wurde an Kaninchen bestimmt; um Aetzwirkungen auszuschliefsen, wurden nur 5 proc. Lösungen angewandt, die Application geschah subkutan. Als toxische Dosis erwies sich 2.45 g pro Kilo Kaninchen.

Zu weiteren Versuchen verwandte M. Frösche; er legte denselben das Herz blos nach subkutaner Einführung von Lysol und konstatirte, dass sowohl die Stärke der Herzkontraktionen abnimmt, als auch der Rhythmus langsamer wird.

Bei Fütterung eines Hundes 20 Tage lang mit 3—4 g Lysol, zeigten sich keine Vergiftungserscheinungen, auch kein Durchfall. Der Harn enthielt weder Zucker noch Eiweifs.

Von jedem an Lysolvergiftung eingegangenen Tier wurden die inneren Organe gehärtet. Die Nieren erwiesen sich als intakt, abgesehen von der Rinde, die leicht geschwollen und hyperämisch war. Die Leber war unversehrt.

In der 2. Abhandlung teilt M. einige therapeutische Versuche beim Menschen mit und glaubt durch Dosen von 0.05—0.5 Lysol dreimal täglich in Kapseln, Pillen oder mit Milch den Bakteriengehalt des Stuhlganges herabgesetzt zu haben.   Scheurlen.

E. Holt, Gavage (forced feeding) in the treatment of acute diseases of infancy and childhood. Med. Record 1894, S. 524.

Die Ernährung der Kinder mittelst der Magensonde (Gavage) soll in folgenden Fällen geschehen: 1) bei Frühgeburten; über den Wert des Verfahrens in diesen Fällen hat Verf. keine eigene Erfahrung. Dagegen empfiehlt er die Gavage nach eigenen Beobachtungen; 2) bei andauerndem Erbrechen sehr junger Kinder; 3) bei schweren acuten Krankheiten (Diphtherie, Pneumonie, Typhus etc.), wenn die Kinder die Nahrung verweigern. Meist handelt es sich hier um Kinder von 2—5 Jahren, bei denen am 4. bis 5. Krankheitstage die Nahrungsverweigerung beginnt. Die Erfolge sind in diesen Fällen ausserordentlich gute; 4) bei Gehirnkrankheiten der Kinder, die mit Delirien oder Coma einhergehen, ist die Gavage am Platze, sobald die Kinder nicht in gewöhnlicher Weise ernährt werden können. Kein anderes Verfahren, die Kinder zur Nahrungsaufnahme zu zwingen, ist so schonend, als die Sondenfütterung. — Die Nahrung soll in allen Fällen in 6- bis 7 stündlichen Zwischenräumen eingegossen werden; vorher soll wenigstens einmal täglich der Magen ausgewaschen werden. — Nährklystiere sind bei kleinen Kindern von geringem Nutzen.

Stadthagen.

J. Schwarz, Behandlung der Scrophulose mit Creosot. Wiener med. Blätter 1894, No. 19.

Verf. berichtet über gute Erfolge, die er bei der Behandlung der Scrofulose mit Creosot nach der Sommerbrodt'schen Methode bei Kindern erzielt hat. Speciell die Drüsentumoren der Kinder sah Verf. während des Creosotgebrauchs sich merklich, mitunter bis auf ein Minimum verkleinern, während das Körpergewicht erheblich zunahm.

Stadthagen.

---

1) E. Marandon de Montyel, De l'action sédative de la duboisine a doses continues chez les aliénés. Archives de Neurologie 1893, Septembre.

2) Ch. Amat, De la duboisine. — Son emploi dans le traitement de l'épilepsie. Gazette méd. 1894, No. 20.

1) M. wandte Duboisin in Dosen von 2—4 mg mehrere Monate lang bei Geisteskranken an und hebt die sedative Wirkung bei allen Zuständen von Aufregung hervor. Die Wirkung tritt oft erst nach 2—3 Tagen auf, hält aber dann bei Fortreichung des Mittels an, ohne dass Gewöhnung eintritt. Die Wirkung war bei der Paralyse und Manie eine bessere, wie bei den anderen Formen geistiger Störung. Doch muss der Autor selbst den nachtheiligen Einfluss auf den Ernährungszustand hervorheben, den Duboisin bei längerem Gebrauch ausübt. S. Kalischer.

2) Verf. referirt lediglich die günstigen Erfahrungen, welche zwei italienische Forscher — Cividalli und Gianelli — mit dem Duboisin. sulfur. bei Epileptischen und besonders bei epileptischen Psychosen gemacht haben wollen. Es handelte sich dabei nicht nur um die Bekämpfung der Erregungszustände, sondern um eine günstige Beeinflussung der Anfälle selbst. Das Mittel wurde subcutan in Dosen von 0.5 mg und steigend um Decimilligramme gegeben, wegen der Gefahr der Cumulirung wurde alle paar Tage mit der Medication abgebrochen, gesteigert wurde bis 1.0 oder 1 5 mg oder bis zu geringeren Mengen, falls schon früher die dem Mittel eigentümlichen Intoxicationswirkungen hervortraten.

Verf. fordert zur Nachprüfung des Mittels auf, seine Bedenken gegen die hohen Dosen kann man nach alledem, was darüber bisher bekannt ist, nur teilen.

M. Brasch.

1) G. Herschel, A case of nocturnal spasm of the larynx in an adult. Lancet 1893, 13. Mai.

2) K. Leo, Tod durch Glottiskrampf bei Hysteria virilis. Deutsche med. Wochenschr. 1893, No. 34.

1) Ein 36 jähriger, neurasthenischer Schriftsteller zeigte Nachts Anfälle von Larynxspasmus, die einige Secunden dauerten, meist mehrmals hintereinander auftraten und mit Herzpalpitationen einhergingen. Oft traten diese Anfälle von Laryngismus stridulus bei überladenem Magen auf. — Epilepsie, Tabes, Aneurysmen und dergleichen lagen nicht vor.   S. Kalischer.

2) Ein 20 jähriger Schneider litt wiederholt an Chorea, war immer erregbar und hatte oft Kopfschmerzen und Schwindelgefühl. 1892 Aufnahme in die Klinik, wo mehrere Krampfanfälle beobachtet wurden, die Diagnose wurde auf Hysterie gestellt. Es kehrten nun öfter starke Krampfanfälle wieder, in dem einen trat eine heftige inspiratorische Dyspnoe auf und der Pat. ging trotz aller Versuche, die Atmung künstlich wieder zu beleben, zu Grunde. Die Section bestätigte die Annahme einer functionellen Erkrankung. Das Centralnervensystem war ganz intakt, die Stimmbänder standen ad maximum adducirt und hielten die Wasserprobe aus.   M. Brasch.

A. Hoche, Versuche mit Curarin (BÖHM) bei Tetanie. Neurol. Cbl. 1894, No. 8.

Verf. stellte bei einer an Tetanie leidenden 26 jähr. Kranken Versuche mit Curarin an und erzielte damit wiederholt eine Abkürzung der Anfälle. Es wurden von 0.25—0.7 mg Curarin injicirt. Die erste Wirkung zeigte sich nach 10—20 Minuten, schien jedoch nicht lange anzuhalten. Subjectiv wurde mehrere Male eine Erleichterung und objectiv eine verminderte Intensität des Krampfes beobachtet, selbst wenn es noch nicht zu Lähmungserscheinungen im willkürlichen Bewegungsapparat gekommen war. Bemerkenswert war auch, dass die einzelnen Regionen der Muskulatur sich dem Mittel gegenüber verschieden verhielten; so bestand bei einem Versuche bereits Lähmung beider Beine und Schwäche der Bauchmuskulatur, während in den Händen noch Krampf vorhanden war. Vergiftungserscheinungen traten nicht auf.
                                                                          K. Grube.

A. Guttentag, Ueber das Verhalten der elastischen Fasern in Hautnarben und bei Destructionsprocessen der Haut. (Aus der dermatologischen Abth. des Dr. JADASSOHN im Allerheiligen-Hospital zu Breslau). Arch. f. Dermat. u. Syph. XXVII. S. 175.

Verf. untersuchte Leichen entnommene Narben verschiedener Art auf das Verhalten der elastischen Fasern und fand, dass diese nur ausnahmsweise vollständig fehlten, meist waren spärliche, dünne, langgestreckte, gewöhnlich parallel verlaufende Fasern, manchmal auch unregelmäsige, isolirte Gruppen von solchen vorhanden und zwar stand ihre Menge im umgekehrten Verhältniss zur Tiefe der Narben. Bei sehr oberflächlichen, z. B Impfnarben, sind auffallende Veränderungen des elastischen Fasernetzes nicht nachzuweisen. Der Vergleich von Narben nach wirklicher Destruction der Haut, mit solchen, bei denen sich ein Granulationsprocess subepidermoidal unter „narbiger Atrophie" zurückgebildet hat, zeigte keine Differenz bezüglich des Verhaltens der elastischen Fasern. Das „Lupusfibrom" UNNA's unterschied sich in dieser Hinsicht nicht von anderen Narben. Die Untersuchung einiger der Narbenbildung vorausgehender specifischer Granulationsprocesse (Tuberculose, Spätlues) ergab, dass bei diesen das elastische Gewebe dem Infiltrationsprocesse energischeren Widerstand bietet als das collagene Bindegewebe. Verf. hält deshalb auch die spärlichen elastischen Fasern in den Narben nicht für neugebildete, wofür sich keine Anhaltspunkte ergeben, sondern für Reste der ursprünglich vorhanden gewesenen.   H. Müller.

L. Friedheim, Einige casuistische Beiträge zur Kenntniss der Sclerodermie. (Aus der med. Universitätspoliklinik in Leipzig). Deutsche méd. Wochenschr. 1894, No. 9.

Die drei mitgeteilten Fälle betrafen zwei erwachsene weibliche Personen und ein 8½ Jahre altes Mädchen. Bei der ersten Pat. beschränkten sich die sclerosirten Flecke auf die rechte Wange im Gebiete des 2. und 3. Trigeminusastes; durch die Spannung der Haut war der Unterkiefer nach der kranken Seite verzogen, so dass das Gesicht unsymmetrisch erschien und eine Hemiatrophie faciei vorgetäuscht werden konnte. Bei der zweiten war der Process am linken Oberschenkel, an beiden Füßen und am Rücken localisirt, bei dem Kinde erstreckte er sich von der rechten Bauchseite auf den Oberschenkel. Auffallend war, dass es bei den beiden letzten Patt. schon nach solcher kurzer Dauer der Krankheit zu Ulcerationen kam, welche bei dem kleinen Mädchen alsbald einen gangränösen Charakter annahmen.   H. Müller.

Müller, Zur Technik der Einleitung der künstlichen Frühgeburt. Münchner med. Wochenschr. 1894, No. 4.

Verf. injicirte zur Einleitung der künstlichen Frühgeburt zwischen Uterus und Eihäute 100 g erwärmtes, sterilisirtes Glycerin. Die Schwangere, eine 41jährige XV para hatte 7 Mal spontan geboren, war 2 Mal durch Forceps entbunden, 2 Mal war perforirt und 8 Mal die künstliche Frühgeburt eingeleitet. Ein Kind lebte. Grofse Struma, rhachitisches Becken. Unmittelbar nach der Injection des Glycerins trat Erbrechen und Schüttelfrost auf, die Temperatur stieg bis 40.5, die Pulszahl bis 156. Das erste Kind, welches 1½ Stunden lebte, wurde nach 18 Stunden ausgestofsen, das zweite tot nach 48 Stunden. Normales Wochenbett.

Verfasser schreibt die Erhöhung der Temperatur und Pulsfrequenz der reflectorischen Erregung des Wärmecentrums durch den auf den Uterus vermittelst des Glycerins ausgeübten Reiz zu und rät, bei erneuten Versuchen, sich einer geringeren Menge Glycerins zu bedienen.   A. Martin.

---

v. Swięcicki, Zur Genese und Aetiologie der Parametritis. Münchner med. Wochenschr. 1894, No. 7.

Bei Geburten und Aborten bilden die geringsten Läsionen des aufgelockerten und hyperämischen Geburtstraktus Quellen für die Infection und führen secundär zu parametritischen Abscessen. Ferner bildet ein hauptsächliches ätiologisches Moment der Tripper, auch perityphlitische Abscesse, sowie Abscedirungen in der Niere, Caries der Beckenknochen und der Wirbel und Ulcerationen des Rectum. Selten mag ein solches Exsudat durch Aktinomykose bedingt sein. Die parametritischen Exsudata bei Virgines erklärt sich Verf. dadurch, dass bei geschwächten, chlorotischen, unregelmäßig menstruirenden Personen Organismen, welche für einen kräftigen Organismus sonst unschädlich sind, infolge des veränderten Nährbodens pathogen werden können.   A. Martin.

Knauss, Zwei seltenere gynäkologische Fälle. Württemb. Corresp.-Bl. 1894, No. 5.

Der erste Fall betrifft eine 31jähr. IIpara. Es besteht eine völlige Duplicität der Scheide und Uterus (Uterus et vagina sept). Die Conception hat in der rechten Seite bestanden: die linke Seite erscheint als die engere. — In dem anderen Fall handelt es sich um eine Haarnadel, welche Verf. in der Blase eines 17jähr. Mädchen gefunden. Masturbation wird zugegeben. Entfernung mittelst einer Drahthacken. Verlauf ohne Reaction.   A. Martin.

Walther, Ueber einen Fall von Metritis dissecans puerperalis.
. Münchner med. Wochenschr. 1894, No. 2.

81jähr. Ipara, welche nach längeren Bemühungen eines Arztes, die Geburt zu beenden, in die Giessener Klinik geschafft wurde. Tetanus uteri, Tympanie uteri, abnorme Rigidität der Weichteile. Muttermund handtellergrofs, 2. Schädellage, Kind abgestorben. Perforation und Extraktion. In den ersten 5 Tagen des Wochenbettes remittirendes Fieber zwischen 86.6° u. 38.8°, am 5. Tage spontane Ausstofsung einer aashaft stinkenden, 15 cm langen und 10 cm breiten nekrotischen Haut. Darauf normale Temperaturen. Mikroskopische Untersuchung ergiebt kleinzellige Infiltration, Coccenhaufen und glatte Muskelfasern. Nach ³/₄ Jahr Atresie des Muttermundes, Uterus klein, Endometrium in ein hartes, narbiges Gewebe umgewandelt. Amenorrhoe.

A. Martin.

Turtschaninow, Experimentelle' Studien über den Ursprungsort einiger klinisch wichtiger toxischer Krampfformen. Archiv f. exp. Path. u. Pharm, XXXIV. p. 208.

Auf Grund neuer Versuche an Hunden schildert der Autor ausführlichst die Vergiftungserscheinungen, die nach Darreichung von Santonin, Carbolsäure, Physostigmin auftreten, beschreibt sodann die Veränderungen im Vergiftungsbild, die sich nach Abtrennung bestimmter Partieen des centralen Nervensystems entwickeln z. B. nach Unterschneidung des gyrus sigmoideus, Durchtrennung der Grofshirnschenkel, Rückenmarksdurchschneidung und fasst seine Beobachtungen in folgende Schlusssätze zusammen:

1) Die durch Natrium santonicum hervorgerufenen epileptiformen Anfälle nehmen ihren Ursprung in den motorischen Centren der Grofshirnrinde.

2) Der durch Carbolsäure bewirkte Muskeltremor, sowie das physiologische Kältezittern werden durch Erregungen im Grofshirn hervorgerufen.

3) Die isolirten Muskelzuckungen bei Carbolvergiftung gehen vom Rückenmark aus.

4) Das flimmernde Muskelspiel bei Physostigminvergiftung wird durch Erregung der motorischen Nervenenden hervorgerufen.   Pohl.

G. Dieballa, Ueber die quantitative Wirksamkeit verschiedener Stoffe der Alcohol- und Chloroformgruppe auf das Froschherz. Pharm. Institut Strafsburg. Arch. f. exp. Path. u. Pharm. XXXIV. p. 137.

Alle Narcotica bewirken neben den centralen Erscheinungen in gewissen Concentrationen Schwäche der Herzaction, Arrythmie des Pulses und schliefslich diastolischen Herzstillstand. Um nun über die relative Stärke der verschiedenen Substanzen einen vergleichenden Mafsstab zu gewinnen, wurden an isolirten, durch passende Nährflüssigkeit lebend erhaltenen Froschherzen jene Concentrationen gewisser Narcotica bestimmt, die eben die ersten Erscheinungen hervorrufen, sowie jene, die das Herz diastolisch still stehen lassen. Die quantitativen Unterschiede der untersuchten Stoffe waren beträchtlich. „Während das Chloroform in einer Lösung von 0.126 pCt. das Herz zum Stillstand bringt, sind vom Bromäthyl 12 Mal, von Aether 48 Mal, von Alcohol 192 Mal stärkere molecülare Concentrationen erforderlich, um die gleiche Wirkung hervorzubringen".

Der Arbeit sind zahlreiche, die Herzwirkung illustrirende Curven beigefügt.

Pohl.

Druckfehler: No. 47, S. 821, Zeile 18 von unten muss es heifsen statt Proc. mast. sup. des „Proc. mast. und des".

Einsendungen für das Centralblatt werden an die Adresse des Hrn. Prof. Dr. M. Bernhardt (Berlin W Französische Strafse 91) oder an die Verlagshandlung (Berlin NW., 68. Unter den Linden) erbeten.

Verlag von August Hirschwald in Berlin. — Druck von L. Schumacher in Berlin.

Wöchentlich erscheinen
1—2 Bogen; am Schlusse
des Jahrgangs Titel, Na-
men- und Sachregister.

Centralblatt

JAN 8 1895
für die

medicinischen Wissenschaften.

Preis des Jahrganges
20 Mark; zu beziehen
durch alle Buchhandlun-
gen und Postanstalten.

Unter Mitwirkung von

Prof. Dr. H. Senator und Prof. Dr. E. Salkowski,

redigirt von

Prof. Dr. M. Bernhardt

in Berlin.

1894. **15. Dezember.** **No. 50.**

Durch die im Laufe der Jahre wiederholt eingetretenen Erhöhungen der Herstellungskosten sehen wir uns genöthigt, den Abonnementspreis für den Jahrgang des Centralblatts vom Jahre 1895 an auf **28 Mark** festzusetzen, zu welchem Preise dasselbe durch alle **Buchhandlungen und Postanstalten** bezogen werden kann.

Die Herren Abonnenten werden um baldige Erneuerung des Abonnements für das Jahr 1895 ersucht, damit die Zusendung keine Unterbrechung erleide. **Die Verlagsbuchhandlung.**

Inhalt: Dogiel, Die Nervenendigungen in der Conjunctiva. — Spencer, Einfluss von Reizung des Gehirns auf die Athmung. — Stintzing und Gumprecht, Ueber den Wassergehalt des Blutes — Gumprecht, Ueber die Fragmentation der Blutkörperchen. — Beck, Unterbindung der A. maxillaris int. nach Schussverletzung. — Moos, 8 Todesfälle infolge otitischer Complicationen. — Petruschky, Ueber die Infection mit pyogenen Coccen. — Wallisod, Thomson, Behandlung des Cretinismus mit Thyreoidea — Senator, Fall von sog. amyotrophischer Lateralsclerose. — Schote, Die Syphilis als ätiologisches Moment. — Meinert, Gynäkologische Fälle von Tetanus.

Borrisow, Bestimmung des Cystins im Harn. — Mautner u. Suida, Zur Kenntniss des Cholesterins. — Baer, Ueber die Resorption von Seiten der Blasenschleimhaut. — Messner, Behandlung inficirter Wunden. — Laubenstein, Heilung intracapsulärer Schenkelhalsfrakturen. — Fränkel, Ueber den sog. Prolaps des Ventriculus Morgagni. — Hammel, Wachstum von Cholerabacillen in Eiern. — Wunscheim, Zur Aetiologie der eitrigen Nephritis. — Jaquet, Wirkung des Lactophenins. — Pariser, Ueber die nervöse Leberkolik. — Wiglesworth, Allgemeine Paralyse in der Pubertätszeit. — Quincke, Ueber puerperale Hemiplegieen. Carter, Fall von Myositis ossificans — Spiegler, Ueber Sarcomatosis cutis. — Goldberg, Die Antiseptik in der Geburtshülfe. — Harnack, Wirkung des Schwefelwasserstoffs der Polysulfide des Strychnins und Brucins auf Frösche.

A. S. Dogiel, Die Nervenendigungen im Lidrande und in der Conjunctiva palpebr. des Menschen. Arch. f. mikr. Anat. u. Entwicklungsgesch. Bd. 44. H. 1.

Verf. untersuchte die oberen und unteren Augenlider des Menschen mittels der Methylenblaumethode und kam dabei zu folgenden Resultaten:

Im Lidrande finden sich von der Oeffnungsstelle der Meibom'-schen Drüsen an in der ganzen Conjunctiva palpebrae zahlreiche Nervenendkörperchen (Krause'sche Endkolben). Im Lidrande und dem hautartigen Teile der Conjunctiva sind die Körperchen in den Papillen meist einzeln, zuweilen (in größeren Papillen) zu zweien gelegen. Im Tarsalteile der Conjunctiva finden sie sich in den Faltenvorsprüngen, im Orbitalteile in der Mucosa propria. Meistens liegen die Endkörperchen oberflächlich, dicht unter dem Epithel, seltener in größerer Entfernung vom Epithel. Die Körperchen sind rund, oval oder unregelmäßig gestaltet; ihre Zahl ist eine sehr beträchtliche. Zuweilen bilden sie Gruppen von 5—6 Stück, manchmal liegen sie einzeln und dann mehr oder weniger weit von einander entfernt.

Jedes Körperchen besteht aus einer ziemlich dicken Hülle und dem Innenkolben, in welchem sich der Nervenendapparat findet. Die Hülle wird von übereinander liegenden Bindegewebshäutchen gebildet, zwischen denen ovale, leicht abgeplattete zu platten Zellen gehörige Kerne anzutreffen sind.

Die zu den Körperchen tretenden Nerven sind stets markhaltig; meist tritt zu einem Körperchen nur ein Nerv, seltener deren zwei. Die Schwann'sche Scheide vereinigt sich mit dem äusseren Häutchen der Kapsel. Die Axencylinder liegen nackt im Innenkolben und machen hier mehr oder minder zahlreiche spiralige Windungen. Diese liegen bald parallel zur Längsaxe des Körperchens, bald verlaufen sie vorwiegend quer oder endlich sie verflechten sich in verschiedenen Richtungen. Zellige Elemente hat Verf. im Innenkolben nicht wahrnehmen können. Manchmal treten einzelne Fasern des Geflechtes aus einem Endkörperchen aus und tragen damit zur Bildung neuer Endapparate bei.

Ausser den in den Nervenkörperchen endigenden markhaltigen Nerven giebt es auch solche, die im Epithel enden. Sie zerfallen an den Basen der unteren Epithelzellenreihe in mehr oder minder feine variköse Fäden, die durch Anastomosen ein feinmaschiges Geflecht herstellen, dessen Schlingen sich zwischen den Epithelzellbasen finden. Von dem Geflechte dringen feine variköse Fäden zwischen die Epithelzellen und enden hier anscheinend frei.   Rawitz.

W. G. Spencer, The effect produced upon respiration by faradic excitation of the cerebrum in the monkey, dog, cat and rabbit. Proceed. of the Roy. Soc., IV., p. 61.

Verf. prüfte an Affen, Hunden, Katzen und Kaninchen in der Aethernarkose die Wirkung electrischer Hirnreizung auf die Atembewegungen und verfolgte die betreffenden Bahnen durch successive Abtragung und Reizung an den Schnittflächen. Die Ergebnisse waren folgende:

Verlangsamung und Stillstand der Atmung erfolgte auf Rindenreizung lateralwärts von der Basis des tractus olfactorius an der Grenze des lobus temporo-sphenoidalis. Die Bahn ließ sich verfolgen durch den limbus olfactorius der vordern Kommissur, kreuzt sich hier mit derjenigen der andern Seite und verläuft beiderseits vom Infundibulum durch den roten Haubenkern unter und lateralwärts vom Aquaeductus Sylvii nach der Gegend des Oculomotorius-Austritts.

Beschleunigung der Atmung wurde durch Rindenreizung in der Gegend der motorischen Centren erhalten; Bahnverlauf unterhalb des nucleus lentiformis an der Grenze der innern Kapsel nach der Hirnschenkelhaube; in der grauen Substanz zwischen beiden Hirnschenkeln hinter dem Oculomotorius-Austritt Begegnungen mit der anderseitigen Bahn.

Schnüffeln (Inspirationsklonus) zeigte sich bei Reizung an der Grenze von bulbus und tractus olfactorius, ebenso am gyrus uncinatus. Von hier laufen die Bahnen hinter dem tractus opticus zum Hirnschenkel und treffen sich am obern Rande der Varolsbrücke.

Verstärkung des Inspirationstonus läßt sich durch alle möglichen centralen und peripherischen Nervenfasern erhalten. Die Atembewegungen wurden graphisch registrirt. In mikroskopischen Schnitten fanden sich Nervenfaserzüge, welche den im Reizversuch ermittelten Bahnen entsprachen. Boruttau (Göttingen).

Stintzing und **Gumprecht**, Wassergehalt und Trockensubstanz des Blutes beim gesunden und kranken Menschen. Deutsches Arch. f. klin. Med. Bd. 53, S. 263.

Die Verff. bestimmten den Zuckergehalt direct durch Trocknen einer kleinen der Fingerkuppe entnommenen Quantität Blut — etwa 5 Tropfen oder 0.2—0.3 g — bei 65—70°, wobei nach ihren Ermittelungen gegenüber dem Trocknen bei 110° durchschnittlich noch 0.5 pCt. Wasser zurückbleibt (das von Verf. angewendete Wägen „des noch heißen Schälchen" ist recht bedenklich. Ref.). Annähernd stimmt der Trockenrückstand mit dem Eiweißgehalt überein, letzterer ist etwa 1 pCt. (bezogen auf das Blut) geringer. Die Resultate, zu denen die Verff. gelangten, sind kurz folgende: der mittlere Gehalt des normalen Blutes an Trockensubstanz beträgt beim Manne (20 Individuen) 21.6 pCt., beim Weibe (13 Individuen) 19.8 pCt. Während diese Zahlen nach oben nur um ein Weniges überschritten werden können, sinkt bei schweren Anämien die Trockensubstanz bis 8 1/2 pCt. Bei Chlorose ist die Trockensubstanz in höherem Grade herabgesetzt, als die Zahl der roten Blutkörperchen. Die Trockensubstanz der Chlorosen mittleren Grades (50—80 pCt. Hämoglobin) ist erheblich höher als die der Anämieen von gleichem Hämoglobingehalt, entsprechend der gröfseren Zahl der roten Blutzellen. Es giebt eine wahre Oligämie, bestehend in einer Verminderung der gesammten Blutmenge bei normaler Zusammensetzung des Blutes.

Das leukämische Blut ist durch relativ hohen Trockengehalt bei niedrigem Hämoglobingehalt ausgezeichnet, eine Folge des hohen Gehaltes von Leukocyten, es macht also von dem sonst geltenden Gesetz, das jede Anämie eine Hydrämie darstellt, eine Ausnahme. Das Blut bei Diabetes zeigt keine nennenswerte Aenderung des Trockengehaltes. Kompensationsstörungen des Kreislaufs und Venenerkrankungen führen zu hydrämischer Beschaffenheit des Blutes. Nicht compensirte Herzfehler zeigen durchschnittlich höheren Wassergehalt, als compensirte. Bei Wiederherstellung der Compensation sinkt der Wassergehalt des Blutes. An dem allgemeinen Hydrops nimmt auch das Blut Teil, es giebt also einen Hydrops sanguinis oder eine Plethora serosa.

Die bluteindickende Wirkung von Wasser- und Säfteverlusten kann durch den blutverwässernden Einfluss zunehmender allgemeiner Ernährungsstörung verdeckt werden, wie sich nach Punctionen seröser Höhlen besonders beobachten lässt.

In Bezug auf zahlreiche Einzelheiten, sowie bezüglich der Erörterungen über das Verhältniss zwischen Wassergehalt, specifisches Gewicht, Hämoglobin, Blutkörperchenzahl zum Trockenrückstand muss auf das Orig. verwiesen werden.   E. Salkowski.

F. Gumprecht, Die Fragmentation der roten Blutkörperchen und ihre Bedeutung für die Diagnose der Hämaturieen. Deutsches Arch. f. klin. Med Bd. 53, p. 45.

Die Fragmentation der roten Blutkörperchen, d. h. die Bildung amöboider Fortsätze, die schliefslich als hämoglobinhaltige Kugeln sich von der Mutterzelle loslösen, wird durch die verschiedensten Einflüsse bedingt. Hohe Temperaturen, langes Stehen des Blutes, elektrische Entladungsschläge können zur Fragmentation führen. Dieselbe tritt im Extravasatblut ein, ferner bei der Diapedese der Erythrocyten. Auch der Druck des Deckgläschens kann, namentlich beim anämischem Blut solche Veränderungen bewirken, ebenso zu starkes Centrifugieren z. B. mit dem Gärtner'schen Hämatokriten. Es stellt also die Fragmentation eine Degenerationsform des dem Kreislauf entzogenen oder durch besondere Schädlichkeiten absterbenden Blutes dar. Die ganze Erscheinung fasst Verf. wohl mit Recht als einen rein physikalischen Vorgang auf; zum Beweise dafür stellt er die Bilder eines in Sodalösung fragmentirenden Oeltropfens und fragmentirter roter Blutkörperchen neben einander und weist auf die frappirende Aehnlichkeit beider Erscheinungen hin.

Was nun die Bedeutung der Fragmentation der roten Blutkörperchen für die Klinik betrifft, so ist es nicht möglich, durch künstliche Fragmentation Resistenzbestimmungen des Blutes auszuführen. Nur beim Vorhandensein von Poikilo- und Mikrocyten im frischen Blutpräparat besteht sicher eine Resistenzveränderung. Dagegen ist es dem Verf. gelungen, die Fragmentation als wichtiges diagnostisches Merkmal zwischen Nieren- und Blasenblutungen zu verwerten; dieselbe ist bei den Nierenblutungen stets in großer Zahl vorhanden, fehlt dagegen ganz oder wenigstens beinahe bei den Blasenblutungen.

Zur Erklärung dieser Erscheinung zieht Verf. den Harnstoff heran, der bekanntlich selbst Fragmentation der roten Blutkörperchen bedingt. Verdünnte Harnstofflösungen bis zu 8 pCt. thun das Gleiche, stärker verdünnte nicht. Der Harn selbst also, der nur eine 3 proc. Harnstofflösung darstellt, bedingt die Fragmentation nicht; das in der Niere extravasierte Blut wird jedoch durch Berührung mit den harnstoffbeladenen Epithelien fragmentirt.

Die beim Menschen erhobenen klinischen Befunde ließen sich nun auch bei Experimenten am Kaninchen vollauf bestätigen: die bei Nierenblutungen reichlich vorhandene Fragmentation fehlte bei Blasenblutungen fast gänzlich. Nur bei großen Blutungen versagt die Methode, offenbar, weil dann der Harnstoffgehalt der Nierenepithelien zur Fragmentation nicht ausreicht. M. Rothmann.

B. v. Beck jun., Aus der chir. Universitätsklinik zu Heidelberg. Schussverletzung des Gesichtes, Secundärblutung der Arteria maxillaris interna, Unterbindung in loco. Deutsche Zeitschr. f. Chir. XXXVI. S. 553.

Ein 16jähriges Mädchen war auf 2 Schritt Entfernung durch den Mündungsdeckel des mit einer sog. blinden Patrone geladenen neuen Infanteriegewehres verletzt worden. Ausser einer Verbrennung des Gesichtes durch Pulvergase erhielt sie durch Hülse, Spiralbolzen und Verschlussplatte des Mündungsdeckels Verletzungen. Die Hülse zerschmetterte das rechte Auge, schlug dann als am Orte der geringsten Resistenz in die untere Orbitalplatte ein, drang in das Antr. Highmori vor und unter Zerstörung von deren Hinterwand in die Fossa spheno maxill. bezw. pterygopalat. und verletzte hierbei die A. maxill. int. Der Spiralbolzen, der nach seiner Trennung von der Hülse an Percussionskraft verloren. drang am rechten Mundwinkel in die Wange und blieb, ohne den Unterkiefer zu verletzen, in der Kieferwinkelgegend auf der Carotis iiegen. Die Verschlussplatte wirkte nur wie ein Prellschuss und erzeugte in der Unterschlüsselbeingegend unbedeutende Verletzungen. Der Verlauf dieser Verletzungen gestaltete sich so, dass bereits 1 Tag nach der am Morgen nach dem Unfall erfolgten Aufnahme der Pat. in die Klinik wegen Eiterung der Orbita und bedrohlicher Allgemeinsymptome der Bulbus enucleirt, die untere Orbitalplatte entfernt und die steckengebliebene, etwas deformirte Hülse extrahirt werden musste. Nachdem schon unmittelbar nach dem Trauma eine sehr heftige Blutung stattgehabt, folgte dieser Operation ebenfalls eine starke arterielle Blutung, die indessen durch Tamponade mit Jodoform-Gaze stand. Vier Tage später kam es zu einer secundären Blutung, die sich trotz Compressionsverband nach einigen Stunden wiederholte. Es wurde daher durch einen die Splitter der vorderen Oberkieferwand enthaltenden Gesichtslappen das Cavum maxillare freigelegt. Als Quelle der Blutung erwiesen sich die A. intraorb. und nach deren doppelter Ligatur die A. maxill. int. in der Fossa pterygo-palatina, welche umstochen werden musste. Die Blutung kehrte darauf nicht wieder und unter Einheilung des Hautperiostwangenlappens erfolgte langsame Heilung.

Bis jetzt wurde bei profusen Blutungen nach Gesichtsschüssen vorzugsweise die A. carot. com. unterbunden. Von 36 aus der Litteratur entnommenen einschlägigen Fällen, von denen 30 secundäre und 6 primäre derartige Blutungen hatten, wurden 32 durch diese Ligatur behandelt mit † 15°). In 3 Fällen wurde die Tamponade angewendet (mit † 0) und nur einmal die Ligatur der A. maxill. interna in loco. Dieser letztere Fall sowie ein anderer, in welchem ausser der Carotis comm. auch die A. maxill. int. am Orte der Verletzung unterbunden wurde, endete letal, so dass der Fall Verf.'s der erste von glücklicher Unterbindung der innern Kieferschlagader wegen Blutung nach Schussverletzung ist.   P. Güterbock.

Moos, Drei tötlich verlaufene Fälle von otitischen intracraniellen Complicationen. Zeitschr. f. Ohrenheilk. XXV. S. 207.

Im 1. Falle handelt es siah um Lateral-Sinusthrombose infolge von chronischer Mittelohreiterung; Tod durch Septicopyämie nach Trepanation des Proc. mast. Bemerkenswert ist der Fall durch das schnelle Auftreten des Fiebers (8 Stunden) nach der Aufmeisselung des Proc. mast., während dasselbe vorher fehlte; durch das Fehlen von Schüttelfrösten und die geringen Temperaturschwankungen (1½—2°); durch den Mangel einer vermittelnden Caries zwischen der localen und intracraniellen Affection. Letzterer Umstand in Verbindung mit dem schnellen Auftreten des Fiebers nach der Operation giebt, nach Verf., zu bedenken, ob nicht die durch Osteosclerose erschwerte Aufmeisselung des Proc. mast. die nächste Veranlassung zur Genese der verhängnissvollen Lateral-Sinusthrombose gewesen sei. — Der 2. Fall zeichnet sich durch das gleichzeitige Vorhandensein der meisten otitischen Complicationen: Facialisparese, Thrombophebitis, Gehirnabscess und Meningitis sowie insbesondere dadurch aus, dass, wie die Autopsie zeigte, bei einer

---

°) Im Orig. steht irrthümlich 33 resp. 16. Ref.

eventuell vorgenommenen (vom Pat. verweigerten) Operation mit der Trepanation des Proc. mast. gleichzeitig die operative Behandlung einer Sinusthrombose und eines mit dem Sinus communicirenden Kleinhirnabscesses hätte ausgeführt werden können. — Der 3. Fall ist bemerkenswert durch die absolute Latenz zweier Gehirnabscesses bis 8 Tage vor dem Tode, sowie durch die Thatsache, dass der eine Abscess in der Grofshirnhälfte der kranken, der 2. in der Kleinhirnhälfte der gesunden Seite bestand. Bezüglich der Einzelheiten der interessanten Fälle s. Orig. Schwabach.

Petruschky, Untersuchungen über Infection mit pyogenen Kokken. (Aus dem Institut für Infectionskrankheiten zu Berlin). Zeitschr. f. Hygiene 1894, YVIL S. 59.

P. untersuchte an Lebenden und von Gestorbenen bei zahlreichen Krankheiten das Blut auf seinen Gehalt an Bakterien durch Kultur, Mikroskrop und Verimpfung. Die Blutentnahme bei Lebenden erfolgte durch blutige Schröpfköpfe. Unter 14 Fällen von Puerperalinfection mit 4 Todesfällen hatte er 9 positive Befunde und zwar 1 Mal Staph. aureus, 8 Mal Streptokokken, bei letzteren Fällen 3 Todesfälle; 5 negative Befunde mit einem Todesfall. Unter 6 Fällen von septischer Phlegmone mit 2 Todesfällen fand er 4 Mal Streptokokken, dabei die 2 Todesfälle. Unter 2 Fällen von Endokarditis fand er in einem tötlich verlaufenden Fall Streptokokken. Bei Erysipel (3 Fälle) hatte er keinen positiven Erfolg. Unter 8 Fällen vorgeschrittener Tuberkulose fand er einmal Streptokokken; dieser Fall verlief tötlich; von den 7 negativen Befunden — 4 Fälle davon verliefen tötlich — konnten p. m. 2 als allgemeine Streptokokkeninfection, einer als Str. aureusinfection festgestellt werden.

Verf. fasst die Ergebnisse seiner Untersuchungen folgendermassen zusammen: In Fällen acuter Infection mit pyogenen Kokken können die Infectionserreger — es sind dies weit häufiger Streptokokken als Staphylokokken — im Strome des lebenden Blutes in gewisser Zahl vorhanden sein und zwar auch in solchen Fällen die nicht tötlich verlaufen. 2) Die Zahl der Keime ist in der Regel nicht so grofs, dass die kulturelle oder mikroskopische Untersuchung einzelner Blutstropfen schon ein positives Ergebniss erwarten lässt; es empfiehlt sich daher gröfsere Mengen Bluts wenigstens mehrere ccm zur Untersuchung zu verarbeiten. 3) Die für die meisten Fälle zweckmäfsigste Methode der Blutentnahme ist die mittelst steriler Schröpfköpfe unter den nötigen Kautelen (die von dem Ref. Cbl. f. Bact. 1890, 8. Bd. S. 257 angegebene Methode ist dem Verf. unbekannt geblieben). 4) Die pyogenen Kokken gehen bei der Gerinnung des Blutes, in das sich abscheidende Serum mit über. Es genügt daher, wenn man das flüssige Serum einschliefslich der sich demselben beimischenden trüben Bestandteile zur Untersuchung verwendet. 5) Injicirt man dieses Material direkt in die

Bauchhöhle weißer Mäuse in Quantitäten von 0.5–2.0 ccm, so
sterben in denjenigen relativ sehr häufigen Fällen, in welchen hoch-
virulente Streptokokken die Infectionserreger sind, die Tiere in kurzer
Frist an Streptokokkensepticämie. 6) Bereits vor dem erfolgten Tode
der so inficirten Mäuse können die in ihrem Blut sich vermehren-
den Streptokokken durch direkte Kulturaussaat (nach Abschneiden
eines Schwanzstückchens) nachgewiesen werden. 7) Neben diesem
Tierversuche empfiehlt es sich, in jedem Falle auch die kulturelle
Aussaat des gewonnenen Blutes vorzunehmen, da sich in selteneren
Fällen nur Staphylokokken oder auch für Mäuse wenig virulente
Streptokokken bei septischen Infectionen im Blute vorfinden. Diesem Zweck dient einerseits die von jeher geübte Aussaat einzelner
Blutstropfen auf Agarflächen, andererseits die Aussaat größerer
Mengen Blutes in Bouillon. Das letztere Verfahren zeigt am besten
das etwaige Vorhandensein langer Kettenkokken an; das erstere
erfüllt seinen Zweck fast nur bei reichlichem Vorhandensein von
Staphylococcus aureus im Blute. 8) Das Auffinden pyogener Kokken
im Blute septisch Inficirter kann an sich nicht zur Begründung
einer letalen Prognose verwendet werden. Vielmehr hängt der
Ausgang jedes einzelnen Falles von verschiedenen Faktoren ab, als
deren wesentlichste zu nennen sind: a) Sitz und Art der Infection,
b) Virulenz der Kokken, c) Individuelle Widerstandsfähigkeit des
Erkrankten, d) bereits vorher bestehende Erkrankungen. Aus diesen
Gründen ist auch die Virulenz der gefundenen Kokken allein nicht
bestimmend für die Prognose und es besteht thatsächlich kein vollständiger Parallelismus zwischen der Wirkung eines bestimmten
pyogenen Mikroorganismus in einem bestimmten Krankheitsfalle und
der Virulenz desselben für die Versuchstiere. 9) Kulturelle Unterschiede zwischen Streptokokken verschiedener Herkunft finden sich
zuweilen, doch sind dieselben nicht ausreichend zur Begründung der
Annahme verschiedener Arten langer Streptokokken. Dagegen finden sich ganz ausserordentliche Unterschiede in der Virulenz der
Streptokokken für weiße Mäuse. In den vorliegenden Beobachtungen differiren dieselben zwischen einer tötlichen Dosis von
0.000001 einerseits und einer nicht tötlichen Dosis von 2.0 ccm der
durchgeschüttelten 24stündigen Bouillonkultur andererseits. 10) Erysipel am Kaninchenohr lässt sich auch mit Streptokokken die von
Sepsis puerperalis stammen, erzeugen, vorausgesetzt, dass dieselben
einen entsprechend Virulenzgrad besitzen. 11) In denjenigen Fällen,
in denen die Infection mit pyogenen Kokken sich auf locale Herde
beschränkt, ohne dass virulente Keime in den Blutstrom gelangen,
ist die Frage nach der eventuellen Giftigkeit des Blutes von Interesse. Die vorliegenden Untersuchungen haben in dieser Hinsicht
sehr ungleiche Resultate geliefert. Während das Blut mancher
Kranker in Mengen bis zu 3 ccm mittelgroße Mäuse nicht tötete,
wirkte das Blut anderer schon in Mengen von 0.75 ccm tötlich.
Ein Parallelismus zwischen der Giftigkeit des Blutes und Schwere
der Krankheit hat sich nicht ergeben. 12) Eine Immunität

der Mäuse, welche die Injection von Blut Sepsiskranker überlebten; bezw. eine schützende Wirkung des Blutes abgelaufener
Erysipelfälle gegen Infection mit mäfsig virulenten Streptokokken
konnte nicht konstatiet werden. Scheurlen.

---

1) **W. Wallisbod,** Some cases of sporadic cretinism, treated by
the administration of thyroid extract. The Lancet 1893, S. 1113.
2) **J. Thomson,** Further notes of a case of sporadic cretinism
treated by thyroid feeding. Edinburgh med. Journ. 1894, February.

1) Von verschiedenen Seiten ist über günstige Erfolge in der
Behandlung des Myxödems durch Anwendung von Thyreoidea-
Extrakt berichtet worden. Diese Erfahrungen veranlassten den
Verf. bei einer Anzahl mit Cretinismus behafteter Kinder, bei denen
eine glandula thyreoidea nicht fühlbar war, die gleiche Behandlung
einzuleiten. Die Kinder erhielten mit der Nahrung je nach dem
Alter ¼ bis ⅜ einer Schilddrüse täglich in Form eines aus der
rohen Drüse hergestellten Pulvers oder ein entsprechendes Quantum
Extrakt der Schilddrüse. Nach längerer Zeit der Behandlung will
Verf. einen günstigen Einfluss in Bezug auf die Intelligenz und
die Fähigkeit der Kinder, sich zu bewegen, bemerkt haben.
Stadthagen.

2) Der bereits in einer früheren Nummer desselben Blattes
(Mai 1893) begonnene Bericht über die Schilddrüsenbehandlung
bei einem 18jährigen Cretin wird hier zu Ende geführt. Die Anfangs rapid einsetzende Besserung hielt auch in der Folgezeit an;
das Höhenwachstum nahm zu, das Gesicht bekam einen intelligenteren Ausdruck, und eine bisher nicht bemerkte Aehnlichkeit mit
einem Verwandten trat hervor. Die zuerst dünner gewordenen
Beine bekamen stärkere Muskulatur und Fettansatz. Pat. bekam
nach einander mehrere bleibende Zähne. Er verlor seine Schüchternheit, hatte Interesse für seine Umgebung, das Gedächtniss wurde
besser. Er erlernte einige Buchstaben, während er Zahlen nicht
fassen konnte.

Diese Erfolge wurden mit Schilddrüsensubstanz, die Pat. in
roher Form zu sich nahm, erzielt. Es war dabei interessant, dass
die Dosen, um die Besserung zu einer anhaltenden zu machen, andauernd gesteigert werden mussten, und, dass die zum Schlusse
notwendige Dose (eine halbe Drüse 2 Mal die Woche) im Anfang
nicht vertragen wurde. Die beigegebene Tafel zeigt in 4 Bildern
die ungemein auffällige Veränderung, die sich im Laufe eines Jahres
in dem Aeufseren des Pat. vollzogen hat. M. Rothmann.

H. Senator, Ein Fall von sogenannter amyotrophischer Lateralsclerose. Deutsche med. Wochenschr. 1894, No. 20.

Der Fall betrifft eine 57jähr. Frau, die Lähmung der oberen
und unteren Extremitäten zeigte, links mehr als rechts; dabei bestanden Contracturen, Steifigkeit, Erhöhung der Sehnenreflexe, Fuſs-
clonus, ausgesprochene Atrophie an den Händen und Klauenstellung derselben. Daneben zeigten sich anfangs geringe, später deut-
lichere Bulbärerscheinungen, wie Schwerbeweglichkeit und Atrophie
der Zunge, mit fibrillären Zuckungen, Parese und Atrophie der
Lippenmusculatur, lallende Sprache, Schlingbeschwerden; ausgesprochene Entartungsrection war nicht vorhanden, nur eine Andeutung davon am linken Pectoralis u. Detoideus. Das Leiden dauerte
seit dem ersten Beginn (Schwäche im linken Bein und Arm) ca. 5
Jahre. Der Tod erfolgte an Schluckpneumonie, und die Section
erwies eine ausgesprochene Atrophie der Ganglienzellen in den
Vorderhörnern des Cervical- und Dorsalmarks; zahlreiche gröſsere
und kleinere frische Blutungen fast auf jedem Querschnitt der grauen
und weiſsen Substanz, Erweichung und Höhlenbildung in der grauen
Substanz der Hals- und Lendenanschwellung. Die Blutungen und
Erweichungsherde werden als terminale und cachectische Erscheinungen gedeutet. Die Medulla oblongata und das Gehirn konnten
leider nicht untersucht werden. Eine Seitenstrangsclerose war trotz
der vorhandenen spastischen Erscheinungen und der erhöhten Reflexe nicht einmal andeutungsweise vorhanden. — Es würde somit
dieser Fall beweisen, dass das Bild der sogenannten amyotrophischen
Lateralsclerose vorhanden sein kann ohne Lateralsclerose (ohne
Veränderung der Pyramidenbahnen im Rückenmarck). Der Fall
würde für die Lehre Leyden's sprechen, dass die Seitenstrangscle-
rosen, in den Fällen der amyotrophischen Lateralsclerose nicht eine
primäre, sondern eine secundäre sei, die von anderen Veränderungen
im Rückenmark oder Gehirn abhängig sei. S. empfiehlt, in ähnlichen Fällen von atrophisch-spastischen Lähmungen (Paraplegie) zu
sprechen und diese ihrem Charakter nach näher als spinale oder
bulbäre oder bulbär-spinale zu bezeichnen; eine Seitenstrangsclerose
darf dabei nicht sicher erwartet werden.   S. Kalischer.

R. Schütz, Aetiologische Beziehungen der Syphilis. Münchner med.
Wochenschr. 1894, No. 14, 15.

Verf. benutzte zu seinen statistischen Erhebungen über die
Frage, bei welchen Krankheiten etwa die Syphilis eine ätiologische
Rolle spielen könnte, 6000 männliche über 25 Jahr alte Privatpatienten des Prof. Erb, welche an den verschiedensten Affectionen
litten, alle aber gleichmäſsig genau auf Syphilis untersucht waren.
Es fanden sich unter ihnen 1330 mit vorangegangener Infection und
zwar 609=10.15 pCt. mit Schanker allein, 721=12.02 pCt. mit
constitutioneller Syphilis, zusammen 22.17 pCt. Je mehr nun in

der Vorgeschichte einer bestimmten Krankheitsart die Syphilis über
diese Durchschnittszahlen hinausging (Verf. unterscheidet solche,
welche 40—100, 25—40, 22—25 und unter 22 pCt. Syphilis in der
Anamnese aufwiesen) und je gröſser zugleich die absolute Zahl der
beobachteten Fälle dieser Krankheit war, mit desto gröſserer Wahrscheinlichkeit lieſs sich auf ihren Zusammenhang mit Syphilis
schlieſsen. Leiden, die nur vereinzelt oder in minimaler Zahl vertreten waren, konnten natürlich statistisch überhaupt nicht verwertet
werden. — Verf. giebt eine tabellarische Uebersicht über das Vorkommen von Schankern und von allgemeiner Syphilis in der Ur-
geschichte der verschiedenen Krankheiten, erläutert dann die einzelnen Gruppen der letzteren näher (wobei er übrigens meist die
Schanker zur Syphilis mitrechnet) und entnimmt seiner Zusammenstellung die nachstehenden Schlussfolgerungen, bei denen er die in
Klammern gesetzten Affectionen wegen der geringen Zahl der Fälle
mit besonderer Vorsicht zu beurteilen räth; 1) Die Syphilis ist anscheinend ohne jeden oder doch nur von untergeordnetem Einfluss
auf das Entstehen der Paralysis agitans, multiplen Sclerose, (Basedow'schen Krankheit), (progressiven Bulbärparalyse), spastischen
Spinalparalyse, der meisten Psychosen — Hypochondrie, Melancholie. Hysterie —, der (Meningitis), Neurasthenie, Migräne, der Be-
schäftigungs- und traumatischen Neurosen, der Neuralgie und Neuritis, (Dystrophia muscularis progressiva), der organischen Erkrankungen des Herzens, des Diabetes mellitus, der chronischen Nephritis und Schrumpfniere (und wohl auch der Lebercirrhose, des
Icterus). 2) Der Einfluss der Syphilis ist wahrscheinlich von Bedeutung und in einer gewissen Zahl von Fällen jedenfalls entscheidend bei Atrophie n. optici, Augenmuskellähmung, Aneurysma,
Angina pectoris (?), Arteriosclerose, Apoplexie und Hemiplegie, bei
einer Reihe von Gehirnerkrankheiten, unzweifelhaft bei der Paralyse, bei Tabes und Myelitis; vielleicht auch bei der amyotrophi
schen Lateralsclerose, bei Facialislähmung und multipler Neuritis,
bei Lumbago und Arthritis-Krankheiten, die mit zu wenigen Fällen
vertreten sind. 3) Bei sehr vielen Krankheiten lässt sich aus der
vorliegenden Statistik ein bestimmter Anhaltspunkt für die Beurteilung ihres Verhältnisses zur Syphilis überhaupt nicht gewinnen.
Das schlieſst natürlich nicht aus, dass bei Entstehung vieler derselben die Lues gelegentlich mitwirkt, so bei Anämie, Carcinom,
Dyspepsie, Epilepsie (vielleicht auch bei Nephritis und Diabetes).

H. Müller.

Meinert, Drei gynäkologische Fälle von Wundstarrkrampf. Arch.
f. Gyn. Bd. 44, S. 381.

M. teilt in vorliegender Arbeit 3 Fälle von Wundstarrkrampf
mit, welche er in seiner Klinik im Jahre 1885 im Verlauf von 8
Monaten zu beobachten Gelegenheit hatte. Die erste Kranke (Te-

tanus nach Abort) wurde schon inficirt in die Klinik gebracht; sie
hatte schon 8 Tage vor der Aufnahme nach einem Abort wahrscheinlich infolge von Erdinfection durch Fufstritt ihres rohen Mannes
vor die nackte Scham am 4. Tage nach dem Abort Kinnbacken-
krampf und Genickstarre gehabt, die zwar nach Chloralklystiren
wieder verschwanden, jedoch bald von Neuem wieder auftraten.
M. vermutete am Uterus noch zurückgebliebene Reste, erweiterte
den Muttermund durch laminaria, fand jedoch nichts im Uterus und
machte eine Ausspülung mit einem BOZEMAN'schen Katheter. — Pat.
starb am 5. Tage nach der Aufnahme.

Der 2. Fall endete tötlich am 11. Tage nach Ausschabung des
Uterus und späterer vaginaler Unterusexstirpation wegen Carcinom.
Im 3. Fall trat am 13. Tage exitus ein nach Salpingo-Oophorec-
tomie.

In allen 3 Fällen hatte M. den Uterus mittels BOZEMAN'schen
Katheters ausgespült und er glaubt, dass die Tetanusbacillen dem
veralteten später ausrangirten Instrumente von der Operation der
zuerst bereits inficirt in seine Klinik gebrachten Patienten anhaftete
und dann die beiden später Operirten damit inficirt wurden. —
Die Untersuchungen von KITASATO über Wundstarrkrampf haben
nachgewiesen, dass die damals 1885 in seiner Klinik übliche Desinfection der Instrumente — 10 Minuten langes Auskochen und
$\frac{1}{4}$ Stunde langes Einlegen in 5 pCt. Carbolsäurelösung — nicht zur
Unschädlichmachung der Tetanuskeime genügen.

M. weist die von OLSHAUSEN vertretenen Ansicht zurück, welcher
behauptet, dass die Häufung der Tetanusfälle auf einzelne Operateure aus der von ihnen angewandten Methode und aus deren
Ausführung zu erklären sei.   W. Schülein.

P. Borissow, Zur Bestimmung des Cystins im Harn. Zeitschrift f.
physiol. Chem. XIX. S. 511.

BRENZINGER hat gefunden, dass salzsaures Cystein mit Quecksilberchlorid in wässeriger Lösung eine fast ganz unlösliche Verbindung von 8 Mol. Sublimat mit 2 Mol.
Cystin liefert, nur dass die Verbindung beim Auswaschen und Trocknen Salzsäure ab-
spaltet. Verf. hat zunächst ermittelt, dass aus reinen wässerigen Cystinlösungen sich
unter besonderen Cautelen bis zu 94 pCt des darin enthaltenen Cystins ausfällen lässt;
der Niederschlag enthält 7.11 pCt. S (nicht der Formel entsprechend 6 06 pCt. S) infolge Verlustes der Substanz an Salzsäure beim Erhitzen. Weiter hat Verf. unter
mannigfachen Modificationen das Verfahren bei einem natürlichen Cystinharn versucht
(vergl· Orig.); allein das annähernd vollständig abgeschiedene Cystin war immer noch
verunreinigt, sodass Verf. selbst nicht verkennt, dass auch durch das Quecksilberver-
fahren die Frage der Bestimmung des Cystins im Harn nicht in befriedigender Weise
gelöst wird. — Der Pat., der den Cystinharn lieferte, schied reichlich Diamine durch
den Koth aus (als Benzoylverbindungen bestimmt) und zwar fast ausschliefslich Pu-
trescin und nur Spuren von Cadaverin.   J. Munk.

J. Mauthner u. W. Suida, Beiträge zur Kenntniss des Cholesterins. 2. Abhandl. Wiener akad. Sitz.-Ber. Bd. 103. II b, S. 286.

Auf Grund ihrer Analysen des Cholesterins und einiger Derivate (Chlorid, Acetat,
Propionat) halten Verff. jetzt die Formel $C_{27}H_{44}O$ für sehr wahrscheinlich. Cholest-

rylchlorid liefert bei Behandlung mit Zinkstaub und Eisessig das Acetat (Schmelzpunkt 113°), dessen Analyse besser zur wasserstoffärmeren Formel passt. Das Gleiche
gilt für das aus Cholesterin direct gewonnene, sowie das aus Trichlorcholestan mit
Zinkstaub und Eisessig gewonnene Acetat. Aus Cholesterylchlorid erhält man bei
Behandlung mit Propionsäure und Zinkstaub das Propionat $C_{30}H_{49}O_2$, das bei 79°
schmilzt. Wegen vieler Einzelheiten vergl. Orig.   J. Munk.

P. Bazy, De l'absorption par les voies urinaires. Archiv de méd.
expér. et d'anat path. VI. p. 526.

Verf. hat im Gegensatz zu den bisherigen Anschauungen nachgewiesen, dass der
vollkommen intakten Blasenschleimhaut eine sehr beträchtliche Absorptionsfähigkeit
zukommt. Wasser wird ziemlich gut resorbirt, worauf wohl die höhere Concentration
des Morgenharns zurückgeführt werden muß. Für chemische Gifte ist die Absorptionsfähigkeit der Blase eine sehr verschiedene; denn während Cocain und Extractum
Belladonnae, in die unversehrte Blase injicirt, nach kurzer Zeit zu typischen Ver-
giftungssymptomen führen, ja schließlich den Tod bewirken, sind Injectionen von
Curare in die Blase ohne jede Wirkung, während dasselbe Mittel, in den Urether
oder in das Rectum gebracht, rasch zum Tode führt. Jedoch besitzt der Ureter, wenn
das Nierenbecken abgeklemmt ist, weit geringere absorbirende Kraft als Blase und
Urethra.

Aber auch Bakteriengifte wurden von der Blasenschleimhaut gut resorbirt; so
töteten virulente Pneumococcen-Kulturen, in die Blase gebracht, Kaninchen in 3 bis
5 Tagen, ohne dass die Nieren erkrankten. Mit anderen Bakterien wurden ähnliche
Wirkungen erzielt; auch die aus abgetöteten Bacillus pyocyaneus hergestellte Charrin'-
sche Flüssigkeit entfaltete von der Blase aus ihre Wirkung.

Auf diese große Absorptionsfähigkeit der Blasenschleimhaut sind auch die bei
Urinverhaltung auftretenden gefährlichen Allgemeinerscheinungen zurückzuführen. Bei
der Einführung giftiger Substanzen in die Blase wird man große Vorsicht walten
lassen müssen. So wird man z. B. gut thun, die Cocainisirung der Blasenschleimhaut
bei Lithotrypsieen zu unterlassen und zur allgemeinen Narkose zurückzukehren.
       M. Rothmann.

Messner (München), Experimentelle Studien über die Wundbehandlung bei inficirten Wunden. Münchner med. Wochenschr. 1894,
No. 19.

Aus den verschiedentlichen einschlägigen Versuchen Verf's an Kaninchen,
welche in einer größeren Tabelle übersichtlich zusammengestellt sind, erhellt, dass
diejenigen Tiere mit inficirten Wunden, welche lediglich aseptisch behandelt worden waren, alle mit Ausnahme eines einzigen an progredienter phlegmonösen Eiterungen
in 8—14 Tagen starben, während alle antiseptisch behandelten — ebenfalls mit
Ausnahme eines einzigen — am Leben blieben. Es gelang in vielen Fällen, mit
Eiter inficirte Wunden von Kaninchen selbst noch nach 18 Stunden nach der Infection mittelst 3pCt. starker Lysol- und Carbol-Lösung zu desinficiren, und Eiterungs-
processe mit progredientem Charakter mit Erfolg zu bekämpfen. Im Speciellen erwiesen die Versuche in keiner Weise, dass die 3 pCt. starke Carbol-Lösung das
tierische Gewebe zur Eiterung prädisponirt, im Gegenteil ist es wahrscheinlich, dass
die Behandlung mit dieser Lösung innerhalb vernünftiger Grenzen einen gewissen
Schutz gegen das Fortschreiten eiteriger Processe bietet.   P. Güterbock.

C. Lauenstein, Zur Frage der knöchernen Heilung intracapsulärer
Schenkelhalsfracturen. Deutsche med. Wochenschr. 1893, No. 17.

Vorlegung von 2 einschlägigen Präparaten mit einer geringen Verkürzung. In
beiden bestand Dislocation des Schenkelkopfes derart, dass er nach abwärts und hinten

gesunken war. An dem ersten Präparate liefs sich auf der Sägefläche dem Transformationsgesetz entsprechend eine Umgestaltung der Knochenarchitectur dartbun, sodass höchst wahrscheinlich eine ausgiebige Punction Seitens der verletzten Extremität intra vitam stattgehabt hat.

P. Güterbock.

B. Fränkel, Der sogenannte Prolapsus des Morgagnischen Ventrikels. Fränkel's Arch. f. Läryngol I. H. 3.

Es werden zunächst die keineswegs zahlreichen Beobachtungen über diesen Gegenstand wiedergegeben, aus denen zwei verschiedene Auffassungen über das Wesen des sog. Prolaps des Ventrikels entgegentreten. Die einen sehen darin einen Vorfall der sich umstülpenden Membran, welche die Höhle auskleidet, die anderen die Folge von entzündlichen Veränderungen. Auf Grund anatomischer Untersuchungen nimmt Verf. an, dass der Prolaps immer einer Hyperplasie des Bindegewebes seine Entstehung verdankt und dass dieselbe an allen drei Wänden der Cavität des Ventrikels ihren Sitz haben kann.

W. Lablinski.

Hammerl, Ueber die in rohen Eiern durch das Wachstum von Choleravibrionen hervorgerufenen Veränderungen. Zeitschr. f. Hyg. 1894, XVIII. S. 153.

Die Kultur in rohen Eiern ist bekanntlich von Hüppe auch für die Choleravibrionen empfohlen worden. Scholl der eingehende Untersuchungen hierüber gemacht, beschreibt die durch Cholerabacillen in Eiern hervorgerufenen Veränderungen als eine Verwandlung des Eidotters in eine graugrünliche Masse mit Schwefelwasserstoffentwicklung. Pfeiffer wollte nun nachgewiesen haben, dass die Scholl'schen Resultate lediglich auf Verunreinigung beruhten und dass die Cholerabacillen in Eiern gar nicht wachsen.

H. züchtete nun 6 verschiedene Cholerakulturen in Eiern und beweist, dass Cholerabacillen sehr wohl in Eiern wachsen können, dass sie genau die von Scholl beschriebenen Veränderungen hervorzubringen im Stande sind, dass es aber allerdings wiederum Kulturen gibt, die in Eiern nur ein sehr schwaches Wachstum zeigen.

Scheurlen.

Wunschheim, Zur Aetiologie der Nephritis suppurativa. Prager med. Wochenschr. 1894, No. 43.

Verf. teilt 12 Fälle mit, in denen sich im Eiter der Niere und Blase das Bacterium coli commune in Reinkultur fand

Scheurlen.

A. Jaquet, Ueber die Wirkung des Lactophenins. Corresp.-Blatt f. Schweizer Aerzte 1894, No. 9.

J. bestätigt die von Schmiedeberg und anderen Autoren angegebenen antipyretischen Eigenschaften des Lactophenins; schon kleine Dosen von 0.5—0.7 bewirkten fast regelmäfsig eine deutliche und anhaltende Herabsetzung der Temperatur. Den Hauptvorzug des Lactophenins sieht J. aber nicht in seinen antipyretischen Eigenschaften, sondern in der gleichzeitig mit der Antipyrese sich geltend machenden beruhigenden hypnotischen Wirkung. Allerdings muss man, um diese Seite der Wirkung mit Bestimmtheit wahrnehmen zu können, etwas gröfsere Dosen von 0.8—1.0 g anwenden Aufgeregte Kranke beruhigen sich, die Schmerzen lassen nach, bei vielen Patienten tritt ein mehrstündiger, ruhiger Schlaf ein. J. schätzt den hypnotischen Wert des Lactophenins als in der Mitte zwischen Sulfonal und Urethan stehend.

K. Kronthal.

C. Pariser, Beiträge zur Klinik der nervösen Lebercolik. (Neuralgia hepatis). Deutsche med. Wochenschr. 1894, No. 31.

P. teilt einen Fall von nervöser Lebercolik mit, einer Affection, deren Existenz bekanntlich noch von mancher Seite angezweifelt wird. Derselbe betraf eine Frau im 45 Lebensjahre. Interessant war die Abhängigkeit der Schmerzanfälle von dem Eintritte der Menstruation. Wurde während der letzteren nicht volle körperliche, sowie geistige Ruhe beobachtet, so blieben die Leberkoliken fast niemals aus.

C. Rosenthal.

J. Wiglesworth, General paralysis occuring about the period of puberty. The Journ. of Mental Science 1893, Juli.

W. beschreibt 2 Fälle progressiver Paralyse bei 2 Mädchen im Alter von 15 Jahren; beide kamen zur Section; ausser diesen beiden sind 6 Fälle beschrieben (CLOUSTON 8 Fälle, TURNBULL 1 Fall, CHARCOT u DUTIL 1 Fall, WIGLESWORTH 1 Fall). Von diesen 8 beschriebenen Kranken sind 2 noch am Leben. Das Alter der Erkrankten schwankt zwischen 12 und 16, die Dauer beträgt 4—5 Jahre; 5 der Erkrankten waren weiblichen Geschlechts; überwiegend bestand die demente Form der Paralyse, nur einmal waren Grössenideen angedeutet. Die Pubertätserscheinungen fehlen meist oder werden in der Entwicklung gehemmt. Auffallend war bei dem Sectionsbefund der extreme Grad der Hirnatrophie Hereditäre Anlage bestand in 4—5 Fällen; in 2 Fällen bestand Alcoholismus des Vaters; in 2—3 Fällen lag congenitale Lues vor; in 2 war ein Trauma die wahrscheinliche Ursache. — W. teilt zum Schluss noch kurz 2 Fälle juveniler Paralyse mit, die bereits vor dem 20. Lebensjahre einsetzte.

S. Kalischer.

H. Quincke, Ueber puerperale Hemiplegien. Deutsche Zeitschrift f. Nervenheilk. 1893, IV. Oct.

In dem ersten Falle handelt es sich um eine acut inter partum aufgetretene, linksseitige motorische und sensible Lähmung; letztere nahm in den folgenden 10 Tagen noch zu; die dabei empfundenen Schmerzen sind als central entstandenes excentrisch projicirte anzusehen; während eine Volumsabnahme der gelähmten Extremität frühzeitig eintrat und bestehen blieb, besserte sich der Kräftezustand derselben sichtlich. Der 2. Fall bietet ein dem ersten sehr ähnliches Verhalten. Im 3. Fall trat die halbseitige Lähmung erst am 16 Tage post partum und mit länger dauernder anfänglicher Bewusstlosigkeit auf. Die Erscheinungen gingen jedoch auffallend schnell zurück. — Die während der Schwangerschaft, inter partum, und im Wochenbett entstehenden halbseitigen Lähmungen dürften auf verschiedene ursächliche Momente zurückzuführen sein. Während der Geburt spielt die andauernde Blutdrucksteigerung (und daraus resultirende venöse Blutungen) eine wesentliche Rolle Während des Wochenbettes ist die Circulationsschwäche das causale Moment; sie kann zu partieller Thrombose führen. Andere Fälle puerperaler Lähmung sind embolischer Natur infolge von Endocarditis.

Kalischer.

W. Carter, A case of myositis ossificans. Lancet 1894, Febr. 10.

Der 9jährige Knabe litt schon seit einigen Jahren an „Verhärtungen" in der Rückenmusculatur. Bei der Untersuchung fiel seine leicht vorwärts gebückte Haltung und die Unfähigkeit (wenigstens im Brust- und Lendenteil) sie zu redressiren auf. Bei näherem Palpiren zeigte sich, dass der Erector trunci, der latissimus dorsi, teres major, trapezius Ossificationen von verschiedener Gestalt enthielten. Gleichzeitig bestand Hallux valgus und Microdactylie, nach Verlauf eines Jahres war eine Verschlimmerung des Leidens zu constatiren Auffällig war auch damals noch die Abwesenheit grösserer subjectiven Beschwerden, insbesondere das Fehlen jeglicher Schmerzen.

M. Brasch.

E. Spiegler, Ueber die sogenannte Sarcomatosis cutis. (Aus der dermatol. Klinik des Prof. KAPOSI in Wien). Archiv f. Dermat. u. Syph. XXVII. S. 163.

Verf. zeigt an 6 Fällen von sogen. Sarcomatosis cutis, dass die mit diesem Namen bezeichneten Affectionen keineswegs ein einheitliches Krankheitsbild darstellen und dass sie mit den echten Sarcomen nicht zu identificiren sind. Von diesen unterscheiden sie sich namentlich in klinischer, zum Teil aber auch in histologischer Beziehung. Klinisch durch das beschränkte Wachstum der Tumoren und ihre Fähigkeit der spontanen Rückbildung, histologisch, wenigstens in einem Teile der Fälle, dadurch, dass es sich nicht um eine Verdrängung der benachbarten Gebilde durch die Geschwulst handelt, sondern um ein kleinzelliges Infiltrat in das Maschenwerk der Cutis mit nahezu vollständiger Erhaltung der Structur dieser letzteren. In anderen Fällen differiren die Tumoren von gewöhnlichen Sarcomen zwar nicht histologisch, wohl aber klinisch in der schon angegebenen Weise — Verf. hält es deshalb für geboten, diese Affectionen ganz von den Sarcomen abzuscheiden und ihnen, vielleicht unter dem von KAPOSI gewählten Namen der „sarcoiden" Geschwülste, eine eigene Stellung einzuräumen.   H. Müller.

Goldberg, Die Antiseptik in der Geburtshülfe. Therapeut. Monatsheft 1894, No. 3. März.

Die äussere Untersuchung ist mehr zu verwerten, die innere soll nur 1—2 Mal vorgenommen werden. Die post partum vorgenommenen Ausspülungen haben sich bei Normalgebärenden als schädlich erwiesen. Die Untersuchungen seitens der Hebammen sind zu beschränken und für die letzteren Widerholungskurse empfehlenswert. Bei geburtshülflichen Operationen ist vorher eine Ausspülung mit einer Sublimatlösung 1 : 4000, post partum Desinfection des Geburtskanals mit einer 3proc. Carbollösung vorzunehmen. Lysol ist besonders empfehlenswert, weil es dem Geburtskanal die natürliche Glätte erhält. Die Hände des Geburtshelfers und die Instrumente sind auf das peinlichste zu desinficiren.   A. Martin.

E. Harnack (Halle), Ueber die Wirkungen des Schwefelwasserstoffs, sowie der Strychnin- und Brucinpolysulfide bei Fröschen. Arch. f. exp. Pat. u. Pharm. XXXIV. p. 156.

Bei vielen Fröschen gelingt es durch einmaliges Atmen von H_2S einen Tetanus zu erzeugen, der sich nach Ablauf der ersten Lähmungsphänomen einstellt und unausgesetzt bis 14 Tage anzudauern vermag. Abgekühlte Sommerfrösche verfallen durch dieselbe Vergiftung in einen monatelang anhaltenden Krankheitszustand, bei welchem Lähmung des Gehirns und Steigerung der Reflexerregbarkeit des Rückenmarks eigentümlich combinirt erschienen. Als Ursache nimmt H. die Bildung von Sulfhämoglobin an, das ein andauerndes Giftdepot für das Nervensystem darstellt. Bemerkenswert ist, dass während der ganzen Zeit der chronischen Vergiftung das Herz kräftig schlägt.

Es gelang ferner mit Strychninpolysulfid, $(C_{21}H_{71}N_2O)_2H_2S_4$ (durch Prof. Dönna dargestellt) wochenlang andauernden Tetanus zu erregen. Am Warmblüter ist das, in Wasser unlösliche, Strychninpolysulfid unwirksam.

Brucinpolysulfid ist leichter zersetzlich und so treten dann am Frosch Erscheinungen ein, die gleichartig sind mit denjenigen nach Injection löslichen Brucinsalze. Am Kaninchen tritt die Brucinwirkung erst nach 2—4 Tagen ein.   Pohl.

Einsendungen für das Centralblatt werden an die Adresse des Hrn. Prof. Dr. M. Bernhardt (Berlin W Französische Strasse 21) oder an die Verlagshandlung (Berlin NW., 68. Unter den Linden) erbeten.

Verlag von August Hirschwald in Berlin. — Druck von L. Schumacher in Berlin.

Wöchentlich erscheinen 1—2 Bogen; am Schlusse des Jahrgangs Titel, Namen- und Sachregister.

Preis des Jahrganges 20 Mark; zu beziehen durch alle Buchhandlungen und Postanstalten.

Centralblatt

für die

medicinischen Wissenschaften.

Unter Mitwirkung von

Prof. Dr. H. Senator und **Prof. Dr. E. Salkowski,**

redigirt von

Prof. Dr. M. Bernhardt

in Berlin.

1894. 22. Dezember. No. 51.

Durch die im Laufe der Jahre wiederholt eingetretenen Erhöhungen der Herstellungskosten sehen wir uns genöthigt, den Abonnementspreis für den Jahrgang des Centralblatts vom Jahre 1895 an auf **28 Mark** festzusetzen, zu welchem Preise dasselbe durch alle **Buchhandlungen und Postanstalten** bezogen werden kann.

Die Herren Abonnenten werden um baldige Erneuerung des Abonnements für das Jahr 1895 ersucht, damit die Zusendung keine Unterbrechung erleide. Die Verlagsbuchhandlung.

Inhalt: NICOLAIER, Ueber die therapeutische Verwendung des Hexamethylentetramin. (Orig.-Mitt.).

WINTERSTEIN, Zur Kenntniss der Pilzcellulose. — HILDEBRAND, Pathologische Anatomie der Nierengeschwülste. — HILDEBRAND, Zur Lehre von der Spina bifida und den Hirnbrüchen. — SCHWABACH, Diagnostischer Wert der Stimmgabelprüfungen. — ROUX, Behandlung der Diphtherie mit Heilserum. — FLOOGS, Ueber Auftreten und Verbreitung der Diphtherie — ALBU, Zur Kenntniss der Influenzapneumonien. — GOLDSCHEIDER, REDLICH, Zur Kenntniss der Poliomyelitis.

SCHAFFER, Thymusanlage bei Petromyzon. — KAUFMANN, Bildungsstätte des Harnstoffs. — BODDAERT, Ueber die Entwicklung des Oedems. — JELLES, Operative Behandlung des Magencarcinoms. — KRONACHER, Wunddrainage und Dauerverband. — CHIARI, Vorkommen von Typhusbacillen in der Gallenblase — MANCHOT, Mellituerie nach Chloralamid. — BLUMENTHAL, Harnbeschaffenheit bei Keuchhusten — GAUSS, Aetiologie der Basedow'schen Krankheit. — SIMON, Die Hysterie im Kindesalter. — REISNER, Vorkommen von Nervenfasern in Condylomen.

Aus der medicinischen Universitätsklinik zu Göttingen.

Ueber die therapeutische Verwendung des Hexamethylentetramin.

Vorläufige Mitteilung von Dr. med. Arthur Nicolaier,
Privatdocenten zu Göttingen.

Bei Gelegenheit von Versuchen, Urin durch Zusatz von Formalin-Schering (40 proc. Formaldehydlösung) zu conserviren, habe ich bereits im Juni 1893 die Beobachtung gemacht, dass in Urinen, die beim Stehen reichlich Urate oder Harnsäurekrystalle ausschieden,

die Urate bezw. die Harnsäurekrystalle nicht ausfielen, wenn zu
ihnen genügend reichliche Mengen von Formalin zugesetzt wurden.
Selbst bei Zusatz von Salzsäure trat in solchen mit Formalin versetzten Urinen eine Ausscheidung von Harnsäurekrystallen nicht auf.
Eine ähnliche Wirkung zeigte das in Wasser sehr leicht lösliche
Hexamethylentetramin[1], welches aus Formaldehyd und Ammoniak entsteht. In hinreichend grossen Mengen Urinen zugesetzt,
hinderte es, wie der Vergleich mit Controlproben ergab, nicht nur
das Ausfallen der Urate, sondern verminderte auch erheblich die
Ausscheidung der Harnsäurekrystalle, und vermochte zuweilen sie
auch ganz aufzuheben. Bei Zusatz von Salzsäure zu solchen Hexamethylentetramin enthaltenden Harnen fielen anscheinend geringere
Mengen von Harnsäurekrystallen aus, als in den Controlproben, und
es zeigte sich auch, dafs bei ihnen die durch die Wirkung der Salzsäure erzeugte dunklere Färbung der Controlproben nicht in Erscheinung trat. Mit Rücksicht auf diese Beobachtungen habe ich
dann die Löslichkeit der Harnsäure in Formalin und wässeriger
Hexamethylentetraminlösung geprüft und gefunden, dafs sowohl
das Formalin als das Hexamethylentetramin in wässeriger Lösung
besonders in der Wärme Harnsäure zu lösen vermag.

Bei der Erwägung, diese Thatsachen für therapeutische Versuche beim Menschen zu verwerthen, konnte das Formalin wegen
seiner stark toxischen Wirkung nicht in Betracht kommen, dagegen
glaubte ich auf Grund meiner Versuche mit dem Hexamethylentetramin, welche ergaben, dafs erst relativ sehr grosse Dosen gewisse, nach Aussetzen des Mittels aber wieder vorübergehende
pathologische Erscheinungen hervorrufen, mit diesem Präparat beim
Menschen Versuche wagen zu können.

Ich habe bisher das Hexamethylentetramin bei Erwachsenen
bis zu 6 g pro die in wässriger Lösung gegeben und habe auch
bei dem eine gewisse Zeit fortgesetzten Gebrauch des Mittels bis
jetzt keine unangenehmen Nebenwirkungen beobachtet. Gröfsere
Tagesdosen habe ich nicht versucht, weil schon bei der Darreichung
bis zu 6 g pro die das Hexamethylentetramin bei unseren Patienten
wirksam wurde. Für diese Versuche wurden vorzugsweise solche
Patienten benutzt, bei denen eine Verminderung der Harnmenge bestand, und bei denen sich aus dem sauer reagirenden Harn konstant
Urate oder Harnsäurekrystalle oder beide Formen von Sedimenten
abschieden. Ich habe nun beobachtet, dass meist schon nach einmaliger
Darreichung von 6 g Hexamethylentetramin pro die die Urinmenge
sich vermehrte, die Urate bezw. die Harnsäurekrystalle aus dem Harn
nicht mehr ausfielen, und die Reaction des Harns stets sauer blieb. Nach
dem Aussetzen des Mittels trat das Urat- bezw. Harnsäuresediment
meist schon am nächsten Tage wieder auf, während die Harnmenge
in den darauffolgenden Tagen allmälig sank. Dass das Verschwinden
des Urat- bezw. Harnsäuresedimentes beim Gebrauch des Hexame-

[1] Das Präparat war von der chemischen Fabrik auf Action (E. Schering) dargestellt.

thylentetramin nicht etwa nur eine Folge der unter seinem Einfluſs
vermehrten Diurese ist, sondern daſs dieses Mittel auch noch eine
Einwirkung auf die Harnsäure hat, beweist folgende Beobachtung:
Bei einem an Leukämie leidenden Patienten, bei dem Erscheinungen
von hämorrhagischer Diathese bereits aufgetreten waren, fand
sich während der ersten Tage des Aufenthaltes in der Klinik in
dem sauer reagirenden Harn, dessen Menge im Mittel 1000 ccm
(Maximum 1200, Minimum 800 ccm) betrug, ein sehr reichliches
Sediment von Harnsäure neben geringeren Mengen von Uraten.
Als der Patient 6 g Hexamethylentetramin pro die erhielt, waren
am Tage darauf, dem 2. Versuchstage, in der Harnmenge von 1500 ccm
zwar noch ein mäſsig reichliches Harnsäuresediment, aber keine Urate
vorhanden, am 3. Versuchstage, an dem die Harnmenge 1700 ccm
betrug, war auch das Sediment von Harnsäurekrystallen verschwunden, und es trat, solange der Patient das Mittel brauchte, keine
Ausscheidung von Harnsäurekrystallen und Uraten im Urin auf
selbst dann nicht, als er bei kühler Temperatur ($+ 5^0$ C.) aufbewahrt wurde. Beim Zusatz von Salzsäure zu den Urinen schieden
sich stets Harnsäurekrystalle ab.

Während der Darreichung des Hexamethylentetramins betrug
die Urinmenge im Mittel 1900 ccm (Maximum 2200, Minimum
1600 ccm), und die Reaction des Harns blieb sauer.   Auf den leukämischen Proceſs hatte das Mittel keinen nachweisbaren Einfluſs.

Am 12. Versuchstage, an dem die Urinmenge 2000 ccm betrug,
wurde das Hexamethylentetramin ausgesetzt. Schon am folgenden
Tage fand sich in der 1900 ccm betragenden Harnmenge wieder ein
reichliches Harnsäuresediment, das am 14. Versuchstage, trotzdem die
Harnmenge an ihm noch 2000 ccm betrug, noch erheblich zunahm.
An diesem Tage hatten sich auch noch Urate ausgeschieden. Das
Harnsäure- und Uratsediment blieb weiter constant. Die Diurese
sank dann und betrug 3 Tage nach Aussetzen des Mittels 1400 ccm.

Ich beschränke mich für heute auf die Veröffentlichung dieser
Thatsachen und behalte mir weitere Mittheilungen und die Fort-
setzung dieser Versuche mit dem Hexamethylentetramin und seinen
Salzen vor. Soweit ich die Sache bis jetzt übersehe, fordert dieses
Mittel, welches sich bisher in den angegebenen Dosen bei meinen
Patienten als unschädlich erwiesen hat, zu weiterer therapeutischer
Verwerthung nicht nur als Diuretikum, sondern auch bei der
harnsauren Diathese und bei den von ihr abhängigen Krank-
heitszuständen auf.

Mich hat zu dieser vorläufigen Publikation der Umstand ver-
anlaſst, daſs Herr Prof. Tollens in der Sitzung der Göttinger
chemischen Gesellschaft vom 11. December 1894 über eine in
Wasser sehr leicht lösliche Verbindung von Harnsäure mit Formaldehyd berichtet hat. Herr Professor Tollens hatte die Güte die
Veröffentlichung der darauf bezüglichen Mittheilung aus dem Pro-
tocoll dieser Sitzung an dieser Stelle zu gestatten. Dieselbe lautet
folgendermaaſsen:

Herr Prof. Tollens berichtet vorläufig über eine in Wasser leicht lösliche Verbindung von Harnsäure mit Formaldehyd, welche von Dr. R. Pott im agricultur-chemischen Laboratium der hiesigen Universität hergestellt worden ist.

Harnsäure löst sich beim Erwärmen (auf 100—120 Grad C.) reichlich in 40 proc. Formaldehyd (circa 12 g in 40 g dieses Formaldehydes). Man dampft das Filtrat zum Syrup ein und fällt den neuen Körper mit Alkohol aus. Er wird aus Wasser um-krystallisirt und bildet ein krystallinisches Pulver.

Die Analysen verschiedener Präparate stimmen annähernd (C und H stimmen gut, N 23,5 pCt. statt 24,56 pCt.) auf $C_8H_8N_4O_5$, d. h. eine Verbindung von 1 Mol. Harnsäure und 2 Mol. For-maldehyd.

Göttingen, 12. December 1894.

E. Winterstein, Zur Kenntniss der in den Membranen der Pilze enthaltenen Bestandteile. Zeitschr. f. physiol. Chem. XIX. S. 521.

Als Material dienten hauptsächlich Boletus edulis, Polyporus officinalis, Agaricus campestris, Penicillium glaucum und Botrytis. Die Cellulose wurde nach den verschiedenen Methoden dargestellt, entweder durch Behandlung der mit verschiedenen Extractionsmitteln erschöpften zerkleinerten Materialien mit einem Oxydationsgemisch (Kaliumchlorat + Salpetersäure) oder mit schmelzendem Kali nach HOPPE-SEYLER.

Wenn man nach diesen Methoden aus Phanerogamen Cellulose darstellt, so erhält man Präparate, welche entweder meist oder doch nur sehr wenig gefärbt sind, sich in Kupferoxydammoniak leicht auflösen und durch Jod + Schwefelsäure oder Chlorzinkjod blau gefärbt werden, in ihrer Zusammensetzung der Formel $C_6H_{10}O_5$ un-gefähr entsprechen und eine äusserst geringe Menge Stickstoff ein-schliefsen. Die Pilzcelluloscpräparate zeigten wesentlich andere Eigenschaften: sie lösten sich in Kupferoxydammoniak nur spur-weise, wurden mit Jod und Schwefelsäure nur braun oder rötlich gefärbt (nur ein Präparat aus Polyporus und eines aus Agaricus campestris zeigten partielle Blaufärbung), lösten sich zum grofsen Teil in kalter verdünnter 5—10 proc. Lauge, in Schwefelsäure von 60—70 pCt. schneller, als gewöhliche Cellulose und gaben beim Destilliren mit 10 proc. Salzsäure kleine Mengen von Furfurol; sie enthielten ferner constant Stickstoff in nicht unerheblicher Quantität, im Maximum 3.9 pCt., im Minimum 0.7 pCt., der auch durch keiner-lei weitere Reinigung zu beseitigen war und nach Verf. wahrschein-lich mit der Cellulose chemisch gebunden ist. Dieser Stickstoff kann nach W. weder auf Beimischung von Eiweifs, noch von Nu-clein zurückgeführt werden. Beim Erhitzen mit $1\frac{1}{4}$ proc. Schwefel-säure verloren die Cellulosepräparate 10.83—22.38 pCt. an Gewicht, während die Phanerogamencellulose dabei nur 1.56—2.96 pCt. verliert; die Cellulose aus den Pilzen besteht also zum Teil aus Hemicellulose. Beim Kochen mit verdünnter Säure gaben alle Pilzcellulose-Präparate Dextrose in wechselnder Quantität, welche jedoch stets wesentlich hinter der theoretischen zurückblieb, nämlich zwischen 59.13 und 94.72 pCt. derselben. Regelmäfsig entstand bei der Hydrolyse ausser dem Zucker eine erhebliche Quantität Essigsäure, nur bei Polyporus war dieselbe gering. Weiterhin macht W. Mitteilungen über ein durch verdünnte Schwefelsäure aus den gereinigten Pilzmaterialien ausziehbares Kohlehydrat von der Zusammensetzung $C_6H_{10}O_5$, welches bei der Hydrolyse Dextrose giebt. Verf. schlägt für dasselbe den Namen Paradextrose vor. Betreffs der Darstellung und Eigenschaften desselben muss auf das Orig. verwiesen werden,   E. Salkowski.

Hildebrand, Weiterer Beitrag zur pathologischen Anatomie der Nierengeschwülste. Arch. f. klin. Chir. Bd. 48, p. 343.

1) **Kleinzelliges Carcinom der Niere bei einem Kinde.**

Es besteht Hufeisenniere mit einem kindskopfgrofsen kugeligen Tumor im oberen Ende der ersten Niere, der exstirpirt wird. Die Diagnose Carcinom wird auf den alveolären Bau, die atypische Wucherung der Zellhaufen, das Fehlen der Membrana propria, die ohne Bindegewebe neben einander liegenden Zellen hin gestellt. Der Ausgangspunkt des Tumors muss in die Epithelien der Glomeruli verlegt werden. Die auffallende Kleinheit der Zellen scheint in Verbindung mit der Hufeisenniere auf eine Störung der histologischen Entwicklung hinzuweisen, bei der die Zellen ihren embryonalen Charakter behalten haben.

2) **Carcinom des Nierenbeckens.**

Bei einer 48jährigen Frau wird ein grofser Tumor der rechten Niere exstirpirt, bei dem die epithelialen Geschwulstzellen wie beim Scirrhus angeordnet sind. Der Ausgangspunkt des Tumors ist hier im Nierenbecken und zwar in dessen Papillenteil zu suchen; von hier aus ist der Tumor auf die Nierensubstanz übergegangen. Auch die Nierenkapsel zeigt ausgedehnte carcinomatöse Erkrankung mit enormer Verdickung.

3) **Congenitale Cystenniere mit Sarkombildung.**

Bei einem 2jährigen Knaben wird ein grofser cystisch gallertiger Tumor der rechten Niere entfernt. Die Untersuchung ergiebt eine multilokuläre Cystengeschwulst zusammen mit einem Rundzellensarkom, das offenbar erst später zu der kongenitalen Cystenniere hinzugetreten ist. Als Ursache der Cystenbildung sieht Verf. mit Virchow den Mangel eines durchgängigen Kanals von den Kelchen zu den Tubuli contorti an, macht jedoch dafür nicht eine Papillitis, sondern einen entwicklungsgeschichtlichen Fehler verantwortlich.

Zum Schluss berichtet Verf. noch über 7 Fälle von Nierensarkomen mit Rund- und Spindelzellen und einen Fall von Fibromyo-osteo-Sarkom der Nierenkapsel, der unter den überhaupt seltenen Nierenkapselgeschwülsten wohl als ein Unicum dasteht.

M. Rothmann.

Hildebrand, Pathologisch-anatomische und klinische Untersuchungen zur Lehre von der Spina bifida und den Hirnbrüchen. Deutsche Zeitschr. f. Chir. XXXVI, S. 433.

Aus dieser umfangreichen, von einem Literaturverzeichniss und einer Reihe instructiver Abbildungen begleiteten Arbeit, welche in eingehender Weise sowol eigene wie fremde Untersuchungen berücksichtigt, werden die beiden ersten Abschnitte, die pathologische Anatomie der Spina bifida und die Combination von Hirn- und Rückenmarksbrüchen mit Geschwülsten an einer anderen Stelle dieser Zeitschrift referirt werden. An vorliegender Stelle kann nur über den Schlussabschnitt berichtet werden, in welchen man es mit der operativen Behandlung der Spina bifida zu thun hat. Verf. sieht dabei von den verschiedenen Injectionsmethoden völlig ab und bezieht sich lediglich auf die Radicalverfahren der Entfernung des Sackes auf stumpfem Wege und der Excision desselben. Wahl und Ausführung dieser Verfahren hängen selbstverständlich davon ab, dass man die im einzelnen Falle vorliegende Form der Spina bifida rechtzeitig erkennt. Während aber die Unterscheidung der Myelocele von der Meningocele gewöhnlich leicht von statten geht, ist dem nicht so bei der der Meningocele von der Myelocystocele. Bis zu RECKLINGHAUSEN hielt man letztere für sehr selten; dieser konnte nur 11 hiehergehörige Fälle aufführen, wogegen Verf. unter 25 eigenen Beobachtungen 12 Myelocystocelen fand, darunter unter 8 Operirten nicht weniger als 3. Als Hauptpunkt, welcher hier zu einer differentialen Wahrscheinlichkeitsdiagnose zu führen vermag, betont Verf. das Vorhandensein oder Fehlen nervöser Erscheinungen, immerhin kommen auch einzelne Meningocelen mit schweren nervösen Symptomen vor, während sie in gewissen Fällen von Myelocystocele mangelten. In einigen Beobachtungen letzterer gelingt es, durch Druck auf den Sack eine höhere Spannung im Schädel zu erzeugen, die an den Fontanellen fühlbar wird. Dieses kann man als Entscheidung gegen Meningocele gebrauchen, bei der dieses Symptom nicht beobachtet wurde. Man muss bei einer derartigen Unsicherheit der klinischen Diagnose daher von allen Verfahren absehen, welche eine genaue Erkennung der Sachlage während der Operation erschweren. Letztere hat daher immer zunächst in einer Incision des Sackes zu bestehen, doch hat man von jedem Eingriff Abstand zu nehmen, dort, wo schwere Lähmungen nicht nur der Extremitäten, sondern auch der Blase und des Mastdarms existiren. Durch die Incision erfährt man, wie weit man den Sack excidiren kann, ohne nervöse Elemente zu verletzen und gleichzeitig genügendes Material von der Sackwandung zur Bedeckung des Conus medullo-vasculosus stehen lassen darf. Bei der Myelocystocele hat Verf. drei Mal die verdünnten Stellen des Sackes ohne Nachteil nach diesem Princip fortgenommen und nur in einem einzigen Fall, in welchem ein nervöser Strang durchtrennt wurde, eine beschränkte Lähmung zurückbleiben gesehen. Eine weitere Aufgabe des operativen Einschreitens ist die Deckung des Defectes. Man hat hierzu sogar Knochenlamellen aus der Wirbelsäule verwendet, bis jetzt aber sind die hiehergehörigen Verfahren lediglich in vereinzelten Fällen benutzt worden und schienen dieselben keinerlei Einfluss auf etwaige Recidive zu haben. — Im Ganzen sind die Ergebnisse der neueren Operationen bei Spina bifida keine ganz schlechten. Von den 13 Fällen der Göttinger Klinik wurden 10 geheilt, darunter die letzten 8 sämtlich. Von 7 Operirten der Berliner Klinik genasen 3, von 13 von Bayer Operirten 10 und von 55 aus der Literatur von Verf. zusammengestellten Fällen, von denen bei 54 der Ausgang bekannt ist, wurden 41 geheilt, also boten 87 Fällen nur 23 † = 26 ¹/₂ pCt. Dem gegenüber steht die Morton'sche Jodinjections-Methode mit 34 pCt. † Von den 10 Fällen Heilung aus der Göttinger Klinik trug mit einer Ausnahme keiner eine Lähmung davon. Nur ein Kind, das ausserdem einen Hydrocephalus hatte, zeigte ein Recidiv, und ein zweites starb bald nach der Entlassung, von den 8 anderen dagegen wurde dauernde Heilung für einen zwischen 3 Mon. und 12 Jahren betragenden Termin constatirt.   P. Güterbock.

Schwabach, Ueber den diagnostischen Wert der Stimmgabelprüfungen auf Grund einer Beobachtung von Tumor der Schädelbasis. Berliner klin. Wochenschr. 1894, No 43.

Bei einer 36jährigen Näherin trat unter andauernden Klagen über heftige Kopfschmerzen eine schnell zunehmende linksseitige Augenmuskellähmung, namentlich im Gebiete des 3. und 4. Hirnnerven und rasche Abnahme der Sehschärfe auf dem linken Auge ein; später constatirte man Herabsetzung der Sensibilität im Bereiche des 2. Trigeminusastes, Ophthalmoplegia totalis beiderseits; weiterhin völlige Erblindung, äusserste Protrusion beider Bulbi, Hervortreibung der rechten Schläfengegend. Im rechten mittleren Nasengang fand man tumorartige Massen, deren mikroskopische Untersuchung das Vorhandensein einer bösartigen Neubildung (zweifelhaft ob Carcinom oder Riesenzellensarkom) ergab. Während des Aufenthaltes im Krankenhaus (am Urban in Berlin) waren auch subjective Geräusche und Schwerhörigkeit auf dem bei der Aufnahme normalhörenden linken Ohr angetreten und man glaubte dort, mit Rücksicht auf die zweifellos durch den Druck eines Tumors an der Schädelbasis bedingten Störungen im Gebiete des I. bis VI. Hirnnerven, annehmen zu müssen, dass die Erscheinungen

Seitens des Gehörorganes auf eine Läsion des Hörnerven zurückzuführen seien. Demgegenüber sprechen die von Sch. eruirten Ergebnisse der Stimmgabelprüfung: „beträchtliche Herabsetzung der
Hörfähigkeit für tiefe Töne durch Luftleitung, Verlängerung der
Perceptionsdauer für dieselben Töne durch Knochenleitung, negativer Ausfall des Rinne'schen und positiver Ausfall des Weber'schen
Versuches" dafür, dass der N. acusticus, wenn überhaupt, jedenfalls
nicht in erheblichem Grade lädirt sein könne, dass vielmehr die
Störungen im Gehörorgan im Wesentlichen durch eine Affection
des Schallleitungsapparates bedingt sein müssten. Die anatomische
Untersuchung hat die Richtigkeit dieser Schlussfolgerung ergeben:
der schallempfindende Apparat, sp. der R. cochlear. des N. acusticus, war frei von jeder pathologischen Veränderung, während die
Paukenhöhle von der Neubildung (Epithelialcarcinom) fast vollständig ausgefüllt war. Dass die dadurch bedingte Einbettung der Gehörknöchelchen in die Tumormasse, ganz abgesehen von den Zerstörungen von Knochen, die Schwingungsfähigkeit derselben auf
das äusserste beschränken musste, ist ohne Weiteres klar. So darf
dann dieser Fall als eine wichtige Stütze für die Bedeutung der
Stimmgabelprüfungen in diagnostischer Hinsicht gelten und zwar um
so mehr, als er zu den wenigen bisher veröffentlichten gehört, bei
denen die Hörprüfung an einem zunächst normal hörenden, erst im
Verlaufe der klinischen Beobachtung schwerhörig gewordenem Ohre
vorgenommen werden konnte und demnach auch der Vergleich
des Ergebnisses der Stimmgabelprüfung am normalen und kranken
Ohr ermöglicht wurde.   Schwabach.

1) **Roux,** Die Behandlung der Diphtherie mit Heilserum. Wiener
   med. Presse 1894, No 38.
2) **Flügge,** Die Verbreitungsweise der Diphtherie mit specieller
   Berücksichtigung des Verhaltens der Diphtherie in Breslau 1886
   bis 1890. Eine epidemiologische Studie. Zeitschrift f. Hygiene 1894,
   XVII. S. 403.

   1) R. hat seit 1890 die Behring'schen Versuche über Diphtherie-
heilung nachgeprüft und durch eigene Versuche erweitert. Zur
Gewinnung des Diphtherieserums ist zunächst ein starkes Diphtherietoxin notwendig, mit dem die Tiere immunisirt werden können. Das
rascheste Verfahren um dies zu erhalten besteht in der Züchtung
der Bacillen in einem feuchten Luftstrom. R. gebraucht hiezu
Erlenmeyer'sche Kölbchen, die mit wenig Nährbouillon gefüllt sind,
impft diese und leitet, während sie im Brütofen stehen, einen Luftstrom durch. Nach 4 Wochen ist die Kultur reich an Toxinen;
sie wird filtrirt; 0.1 ccm davon tötet ein Meerschweinchen in 2 bis
3 Tagen.
   Bei der Immunisirung muss nun das Toxin Anfangs abgeschwächt werden, was R. durch Zusatz von $^1/_4$ des Volums an Lu-

ful.'scher Lösung unmittelbar vor dem Gebrauch bewirkt. Ein mittelgrofses Kaninchen verträgt 0.5 ccm dieser Jodtoxinlösung. Nach einigen Tagen wird die Einspritzung wiederholt und so mehrere Wochen lang fort, wobei die Dosis des Jodtoxins erhöht und der Zusatz von Jod herabgesetzt werden kann, bis man zu reinem Toxin gelangt ist.

Während dieser Zeit müssen die Tiere gewogen werden, da bei Abnahme des Gewichts die Injectionen ausgesetzt werden müssen, weil sonst eine tötliche Kachexie erzeugt werden kann.

Das Pferd ist am leichtesten zu immunisiren und am schnellsten, während Schafe und Ziegen sehr empfindlich sind. Das Pferd liefert auch ein sehr wirksames Serum, wesshalb R. es zur Gewinnung des Diphtherieserums für das geeignetste Tier hält. R. hatte Pferdeserum mit einem Wirkungswert von 100000.

Neben seinen Tierversuchen wendete R. das Diphtherieserum auch beim Menschen an; von 300 diphtheriekranken Kindern, die damit behandelt wurden starben 26 pCt., während sonst 50 pCt. unter den gleichen Verhältnissen starben.

Alle neu in das Krankenhaus eintretenden Diphtheriekranken bekamen von dem genannten Pferdediphtherieserum 20 ccm in einer einzigen Injection subkutan, nach 24 Stunden folgte eine zweite ebenfalls von 20 ccm und nur wenn die Temperatur nicht herunterging nach weiteren 24 Stunden eine dritte.

2) Im ersten Abschnitt vorliegender eingehender Abhandlung bespricht F. die mögliche Verbreitungsweise der Diphtherie, wie sie sich aus den biologischen Eigenschaften des Diphtheriebacillus ergibt. Dieselbe geschieht ausschliefslich durch Contagion, sei es direkt durch Auswurf Erkrankter oder Gesunder, die bekanntlich auch den Diphtheriebacillus im Mund beherbergen können, oder durch Küsse, Essgeschirre u. a. m. Eine indirekte Infection durch ausserhalb des menschlichen Körpers gewachsene Diphtheriebacillen ist unwahrscheinlich, da etwa auf Nahrungsmitteln gewachsene Diphtheriebacillen durch die konkurrirenden Saprophyten rasch vernichtet werden. Dagegen werden die von Kranken expektorirten Bacillen durch niedrige Temperatur, feuchte Luft und Dunkelheit konservirt.

Zur Erleichterung des Transportes der Diphtheriebakterien dient einmal dichtes Zusammenwohnen der Bevölkerung, dann gewisse Sitten und Gebräuche, wie Küssen, Benützen gemeinsamer Ess- und Trinkgefäfse etc. Eine individuelle Disposition ist nach den Tierversuchen auch beim Menschen unbedingt anzunehmen. Die angeborene individuelle Disposition ist teils von gewissen Schutzvorrichtungen im Innern des Körpers, teils von dem Zustand der exponirten Schleimhaut abhängig; eine erworbene Immunität kann durch eine frühere Durchseuchung, eine besondere individuelle Disposition auch durch besondere Lebensgewohnheiten der Kinder wie z. B. Nagen an den Fingern bedingt sein.

In dem 2. Abschnitt kritisirt F. die Ergebnisse der bisherigen epidemiologischen Untersuchungen über die Verbreitungsart der Diphtherie. Besonders bespricht er die bekannte Kühl - Jahn'sche Arbeit, die aus der Diphtherie-Mortalitätsstatistik Preußens ihre Schlüsse zieht und zeigt, dass Vergleichungen großer Gebiete zu widersprechenden Resultaten führen müssen. Aber auch die Statistiken einzelner Städte kommen zu verschiedenen Resultaten: Bezüglich der localen Disposition des Unterschieds zwischen Stadt und Land, namentlich aber des Einflusses der Wohlhabenheit und Wohndichtigkeit herrscht keineswegs Uebereinstimmung. Ein einheitliches Resultat haben nur die zeitlichen Erhebungen zu verzeichnen, wonach das Maximum in den Winter fällt und die Untersuchung der individuellen Disposition, wonach die Diphtherie fast ausschließlich eine Krankheit des Kindesalters ist und die grösste Mortalität im 2. u. 3. Lebensjahr aufweist.

Nach diesen Erörterungen geht F. an das Studium der Diphtherie in Breslau; hier besteht seit 1886 obligatorische Meldepflicht für Diphtherieerkrankungen. Es wurde das Quinquennium 1886 bis 1890 in Untersuchung gezogen mit im Ganzen 6394 Erkrankungen an Diphtherie. F. beginnt mit der Eintragung der einzelnen Fälle in den Stadtplan von Breslau — eine Photographie dieses mit den Eintragungen versehenen Planes ist beigegeben — das in 8 Stadtteile, diese in 24 Stadtviertel, diese in 157 Bezirke, geteilt ist. Durch verschiedene schraffirte Karten wird gezeigt, dass die Zusammenfassung der kleinen Bezirke in größere Viertel bezw. Stadtteile das Bild der Diphtherieverbreitung verwischt, da oft ganz freie Bezirke dicht neben stark verseuchten vorkommen. Dann berechnet F. die Diphtheriefrequenz, d. h. die Zahl der vorgekommenen Erkrankungen ausgedrückt in Procenten der in dem betreffenden Bezirk wohnhaften erkrankungsfähigen Personen; unter letzteren versteht F. solche unter 15 Jahren. Geringe Frequenz haben in Breslau das Centrum und die Peripherie, hohe der mittlere Ring.

Ein Einfluss des Bodens, der Luft, der Wasserversorgung, des Alters der Häuser oder der Beseitigung der Abfallstoffe auf die Diphtheriefrequenz ließ sich nirgends nachweisen. Dagegen trat der Einfluss der Wohlhabenheit sehr deutlich hervor; unter den 5434 von Diphtherie ergriffenen Familien waren 4103 steuerfrei und nur 1331 steuerzahlend, d. h. ein Verhältniss von 3.07 : 1.0 während das Verhältniss von steuerfreien zu steuerzahlenden Familien überhaupt in Breslau 1.87 : 1.0 beträgt.

Bezüglich der zeitlichen Verschiedenheit der Frequenz konnte auch für Breslau konstatirt werden, dass die Wintermonate die Verbreitung der Diphtherie begünstigen, doch nicht in sehr hohem Maße; in Bezirken mit starkem Verkehr oder solchen die lange nicht durchseucht waren, breitete sich die Krankheit ganz unbekümmert um die Jahreszeit aus.

Die Untersuchungen F.'s bezüglich der Herdbildung in einzelnen Häusern führten ihn zu dem Resultat, „dass Anzeichen für dieselbe und für einen ausschlaggebenden Einfluss der Lokalität, des Bodens, der Luft oder des Hauses auf die Diptherieausbreitung nicht bestehen, sondern in erster Linie sind die Menschen, ihre Lebensverhältnisse, ihr Verkehr und ihre Sitten, sowie ihre individuelle Empfänglichkeit bestimmend für die stärkere oder geringere Ausbreitung der Diphtherie; und wenn sie Boden und Wohnung verlassen, um dem tückischen Feinde zu entfliehen, so „sitzt der Kobold hinten im Fass" d. h. die Lebensgewohnheiten und Eigenart der Menschen bringen ihnen meistens am neuen Wohnort die gleichen Gefahren".   Scheurlen.

A. **Albu**, Zur Kenntniss der Influenzapneumonieen. Deutsche med. Wochenschr. 1894, No. 7.

Verf. ist der Ansicht, dass der Influenza eine besondere Form der Pneumonie zukommt, und zwar handelt es sich hierbei um eine katarrhalische oder Bronchopneumonie; dieselbe entsteht durch Uebergreifen der als „Influenzakatarrh" bezeichneten Bronchitis capillaris auf die Alveolen. Klinisch lässt sich die Influenzapneumonie von der croupösen genuinen durch folgende Merkmale scharf trennen: 1) Die Dämpfung über der infiltrirten Lungenpartie fehlt oft ganz (centrale Pneumonie), oder sie ist nur rasch vorübergehend vorhanden oder sie tritt nach kurzer Zeit an einer anderen Stelle auf; in letzterem, nicht seltenen Falle bietet die Influenzapneumonie das Bild der Pneumonia migrans dar. Die Dämpfung ist in den typischen Fällen der Influenzapneumonie nur klein und circumscript. 2) Das Athmungsgeräusch ist bronchial an den Stellen der Infiltration und oft das einzige Zeichen derselben; Rasselgeräusche sind regelmäfsig vorhanden. 3) Das Sputum ist niemals exquisit rostfarben, nur im ersten Beginn öfters gelblich, meist schleimig-schaumig. 4) Das Fieber setzt meist, nicht immer, ohne Schüttelfrost ein, steigert sich nur allmälig, erreicht nur eine geringere Höhe und endet lytisch. 5) Der Verlauf ist ein weit weniger acuter, als der der genuinen croupösen Pneumonie; die Infiltrationen gehen nur langsam zurück, die Reconvalescenz ist eine längere und schwerere. Endlich wäre noch das häufige Auftreten der Pleuritis zu erwähnen, deren Resorption sich auffallend lange, hinzieht, die aber selten in ein eitriges Exsudat übergeht. Anatomisch zeichnet sich die Influenzapneumonie durch folgende Eigentümlichkeiten aus: Die Infiltration dehnt sich nur über einzelne Lobuli aus, die Schnittfläche ist weniger gekörnt, mehr glatt, ihre Farbe ist nicht graurot, sondern heller, rosafarbig, das Infiltrat weicher, ärmer an Fibrin, aber zellenreicher, so dass es zuweilen die Eigenschaft einer eitrigen Flüssigkeit hat; infolge dieser Eigentümlichkeit der Infiltration treten nicht selten Abscesse und Gangrän in den infiltrirten Partieen auf, die mitunter zu Pneumothorax führen. Bei der echten croupösen Pneumonie wurde ein solcher Pneumothorax im Ganzen erst 3 Mal beobachtet. — Eine weitere Frage, in welchem Verhältniss die genuine croupöse Pneumonie zur Influenza steht, beantwortet Verf. dahin, dass er jede directe Beziehung der beiden Erkrankungen zu einander in Abrede stellt; es handelt sich entweder um eine zufällige Complication oder um eine secundäre Infection. Das häufige Auftreten von Lungenentzündungen während einer Influenzaepidemie vergleicht Verf. mit dem häufigeren Auftreten von Brechdurchfall während einer Choleraepidemie.   K. Kronthal.

1) **A. Goldscheider,** Ueber Poliomyelitis. Zeitschr. f. klin. Med. 1893, XXIII. H. 5, 6.

2) **E. Redlich,** Beitrag zur pathologischen Anatomie der Poliomyelitis anterior acuta infantum. Wiener klin. Wochenschrift 1894, No. 16.

1) G. teilt 2 Fälle mit; der erstere betrifft ein 2½ jähriges Mädchen, das vor 12 Tagen mit Fieber und Lähmung der Beine erkrankt war; dazu trat Dyspnoe, Atemnot und der Exitus letalis nach 2 Tagen. Die Section erwies neben einer frischen Milzschwellung diffuses Bronchitis- und Bronchopneumonie eine diffuse tiefrote Färbung der Vorderhörner in der Lendenanschwellung; in dieser waren alle Gefäße stark gefüllt und mit Rundzellen bedeckt, am meisten aber die Venen und Capillaren im Sulcus longitudin. anterior und die Centralgefäße, die vom Sulcus anterior in das Vorderhorn eintreten. Die Vorderhörner selbst waren mit Rundzellen besät, und die Ganglienzellen an Zahl vermindert, geschrumpft, gequollen; die Nervenfasern waren gelichtet. Diese Veränderungen erstreckten sich gleichmäßig bis zum Conus medullaris; auch im Dorsalmark und in der Halsanschwellung waren sie vorhanden, wenn auch in geringerem Grade. Im Vordergrunde standen entzündliche Gefäßveränderungen; die Veränderung der Ganglienzellen schien secundärer Natur zu sein (Ernährungs-Circulationsstörung, Necrobiose). — Im 2. Fall zeigte ein 21jähriger Phthisiker seit seinem 2. Lebensjahr eine ausgebreitete Muskelatrophie am rechten Bein; bei der Section fanden sich im ganzen Rückenmark Alterationen, doch am meisten im rechten Vorderhorn der Lendenanschwellung; dasselbe war verkleinert und fast vollkommen von Ganglienzellen entblößt; es enthielt fibrilläres, kernreiches Gewebe, erweiterte und verdickte Gefäße, atrophische Ganglienzellen, herdartige sclerotische Stellen; auch das linke Vorderhorn zeigte eine partielle Atrophie; der dem rechten Vorderhorn anliegende Abschnitt des Vorderseitenstrangs zeigte Abnahme der Nervenfasern, Vermehrung der interstitiellen Substanz und der Kerne; auch die Halsanschwellung bot ausgeprägte Veränderungen dar. Ueberall war die Gruppirung der degenerativen Veränderungen um veränderte Gefäße nachzuweisen und die Auswahl der degenerirten Zellen erfolgte nicht nach Zellgruppen, sondern nach

Gefäßbezirken. Nicht nur die Gruppe der Kinderlähmung, auch die Fälle von acuter und subacuter Poliomyelitis der Erwachsenen, von centraler Myelitis, und von disseminirter Myelitis tragen einen vasculären Charakter, wenn man auch zugeben muss, dass ausser der vasculären, acuten Vorderhornerkrankung noch eine von den Ganglienzellen ausgehende mehr oder weniger chronische Form vorkommt. Die von den Gefäßen ausgehende und sich an Gefäße anschließende Entzündungsform kann sich in sehr verschiedenartiger Ausbreitung und Localisation sowohl diffus wie herdförmig, im Rückenmark wie im Gehirn, in der grauen wie in der weißen Substanz vorfinden. Die Poliomyelitis stellt einen der möglichen Localisationstypen dar (Tractus arteriosus anterior und Centralarterien).

S. Kalischer.

2) Das 5 monatl. Kind war unter Fieber, allmälig sich generalisirender schlaffer Extremitätenlähmung unter Beteiligung einiger Hirnnerven (Facialis (?) Aphonie, Schluckbeschwerden) mit den Zeichen der Respirationsparalyse in wenigen Tagen zu Grunde gegangen. Schon aus der Untersuchung des frischen Präparats war die Diagnose auf Poliomyelitis gestellt worden. Die genauere Exploration am gehärteten Object ergab einen acuten Entzündungsprocess in der ganzen Axe der grauen Vorderhörner, welcher aber auch auf andere Teile der grauen Substanz übergriff und selbst die weiße Substanz nicht ganz verschonte. Die Gefäße waren prall gefüllt, vielfach bestanden kleine Blutungen, in den perivasculären Räumen lagen viel Leucocythen, ebenso vielfach auch sonst in der erweichten grauen Substanz, im frischen Präparat fanden sich massenhafte Körnchenzellen. Die großen Ganglienzellen zeigten die verschiedenartigsten Formen und Stadien der Nekrobiose, ohne dass sich der Process in gleichmäßiger Beschränkung an die einzelnen Zellgruppen hielt. Von der weißen Substanz waren die Hinterstränge am meisten verschont. Die Art. fissur. ant u. Art. centralis waren ebenso erkrankt wie die intramedullären Gefäße. Endlich zeigte sich, dass der Process hinauf in das Hirn gestiegen war und dort die med. obl., das Mittelhirn, die großen Ganglien, das centr. seminov. zerstreute Entzündungsherde aufwiesen. Von peripheren Nerven waren der Phrenicus, Läryng. inf. etc. degenerirt, die Muskeln zeigten fettige Entartung. Die Gefäßläsion stand so im Vordergrunde des anatomischen Bildes, die Erkrankung der Ganglienzellen trat im Gegensatz dazu so sehr zurück, dass Verf. nicht ansteht, sich gegen die CHARCOT'sche Theorie auszusprechen, welche seiner Ansicht nach (falls es nicht zweierlei Typen der Erkrankung giebt), nur dadurch entstanden sein kann, dass Ch. nicht genügend frische Fälle zur Untersuchung vorgelegen haben.

M. Brasch.

Schaffer, Ueber die Thymusanlage bei Petromyzon Planeri. Sitzungsb. d. Akad. d. Wissensch. z. Wien Abt. III. Bd. 103, H. 5, 7.

Verf. findet bei jungen Ammocoeteslarven knospenartige Wucherungen, welche von der Schleimhaut sämmtlicher sieben Kiemensackvorkammern ausgehen. Dieselben gleichen nach Form und feinerem Bau den Thymusanlagen älterer Rochenembryonen. Die Entwickelung dieser Anlagen findet „an den dorsalen Kommissuren der Kiemenspalten in Bezug auf die mediane Sagittalebene bilateral symmetrisch" (dieser Passus ist nicht ganz klar ·stilisiert Ref.) und in einer horizontal durch die Kiemensäcke gelegt gedachten Ebene statt. Hierin besteht ein Gegensatz zu den Selachiern und den übrigen Fischen, bei denen nur die erste Art der Entstehung sich findet. Die Ammocoeteslarven haben also 28, die Selachierembryonen höchstens 14 Thymusanlagen.

Verf. hat sein Material mit Hämalaun-Eosin gefärbt; an einfach gefärbten Präparaten (Carmin, Cochenille) treten die Anlagen nicht deutlich hervor.   Rawitz.

M. Kaufmann, Recherches sur le l'eu de la formation de l'urée dans l'organisme des animaux. Arch. de physiol. 1894, S. 531.

Weder beim Pferd noch beim Hund hat V.rf. wesentliche Unterschiede im Harnstoffgehalt des arteriellen und venösen Blutes gefunden; den Harnstoff bestimmte er nach GRÉHANT in dem Rückstande vom Alcoholextrakt durch Zersetzung mit MILLON's Reagens, wobei je 2.7 mg Harnstoff (aber auch andere N-haltige Extraktionsstoffe, Ref.) je 1 ccm CO_2 und N. gaben. Auch nach Ausschaltung der Leber durch Niere mittels Unterbindung der Aorta und unteren Hohlvene in der Brusthöhle zeigte sich kein durchgreifender Unterschied im Harnstoffgehalt des Blutes, doch war letzterer in der Mehrzahl der Versuche etwas höher. Die vergleichende Bestimmung des Harnstoffgehaltes in den verschiedenen Organen nach GRÉHANT's und nach v. SCHRÖDER's Methode ergab im gleichen Gewicht Leber 1½—8 Mal soviel Harnstoff als im Blute, auch im Gehirn und in der Milz erheblich mehr. Daraus schliesst Verf., dass, wenn auch die Leber die hauptsächlichste Bildungsstätte des Harnstoffs ist, doch auch in den übrigen Geweben Harnstoff entsteht.   J. Munk.

R. Boddaert, Contribution à la pathogénie de l oedème. La Flandre médicale 1894, VIII.

Im Anschluss an seine früheren einschlägigen Experimente betont Verf. die Bedeutung des Lymphgefässystems für die Entwicklung des Oedems. Dasselbe kann sowohl bei Stauungen in den Blutgefässen, die aus den Gefässwandungen ausgetretene Flüssigkeit aufnehmen und so die Bildung des Oedems verhindern, als auch bei zu grossem Flüssigkeitsandrang oder bei eigener Verstopfung das Entstehen des Oedems befördern. Aber auch ohne Störungen im Blutgefässystem kann Verschliessung der Lymphbahnen zur Oedembildung führen, wie Verf. beim Kaninchen durch Abklemmung der 4 Hauptlymphstämme am Halse zeigen konnte. Ja sogar Verschliessung eines dieser Lymphgefässe kann bereits ein leichtes Oedem hervorrufen.   M. Rothmann.

A. Jeller, Aus dem Marienhospital in Stuttgart. Ueber die operative Behandlung des Magencarcinoma Corr.-Bl. d. Württemb. ärztl. Landesvereins 1893, LXIII. No. 26, 27.

Verf. hat wegen Krebs 2 Resectionen des Pylorus ausgeführt, von denen eine nach einer unvollständigen Recidivoperation ½ Jahr später durch Erschöpfung tötlich endete, während in dem 2. Fall 6 Wochen nach der Resection hinter der Narbe ein Recidiv sich zeigte und der Tod ohne weitere Operation ebenfalls nach einem halben Jahr eintrat. Von 4 von Verf. wegen Krebs verrichteten Gastroenterostomien ist eine noch zu neu, um ein abschliessendes Urteil zu erlauben; ein Pat. hat die Operation

8 Monate überlebt, ein dritter Fall endete nach 8 Tagen unter Diarrhöen tötlich, ein vierter nach 7 Wochen unter Marasmus. — Im Ganzen konnte Verf. 117 Pylorus-resectionen mit † 62 (53 pCt.) und 152 Gastroenterostomien mit † 66 (43.4 pCt. zu-sammenstellen. Wenn man dagegen diese beiden Operationen vergleicht je nach dem sie von 1881—1885 oder von 1886—1892 ausgeführt worden sind, so findet man für ersteren Zeitraum 47 Pylorusresectionen mit † 29 (61.4 pCt.) während in dem 2. Zeit-raum auf 35 Resectionen † 12 (34.3 pCt.) kamen. Für die Gastroenterostomien waren die analogen Zahlen 20 mit † 14 (70 pCt.) resp. 31 mit † 12 (38.7 pCt.). Haupttodesursache war Schwäche der Operirten, doch spielten auch technische Fehler (Insuficienz der Naht) eine große Rolle. Hervorzuheben ist, dass von 79 Pylorus-resectionen nur 19 Männer betrafen, während sich 85 Gastroenterostomien auf 45 Frauen und 40 Männer verteilten. Leider ist bis jetzt durch die Pylorusresection noch kein Magenkrebs geheilt worden. Die längste Ueberlebungsdauer bis zum Recidiv betrug 5 Jahre: bei der Gastroenterostomie hat man demgegenüber Ueberleben bis zu 1½ Jahren beobachtet.   P. Güterbock.

Kronacher, Wunddrainage und Dauerverband. Wiener med. Presse 1894, No. 2.

Zu Gunsten des Szischen Vorschlages, die Drainageröhren aus Gummi, um die Heilung unter einem einzigen Verband zu ermöglichen, mit einem langen, den Ver-band überragenden Faden zu versehen und mit Hülfe dieses frühzeitig d. h. am 2. bis 4. Tage zu entfernen.   P. Güterbock.

Chiari, Ueber das Vorkommen von Typhusbacillen in der Gailen-blase bei Typhus abdominalis. Zeitschr. f. Heilk. 1894, XV. S. 199.

Veranlasst durch einen Fall von nekrosirender Cholecystitis, die durch Typhusba-cillen bedingt war, untersuchte C. bei sämtlichen in seinem Institut secirten Typhus-leichen die Gallenblase und deren Inhalt auf Typhusbacillen.

Es waren im Ganzen 22 Fälle in den verschiedensten Stadien des Typhus So fort nach Eröffnung der Bauchhöhle wurde auch die Gallenblase angeschnitten, auf Glycerin-Zucker-Agar geimpft und Deckglaspräparate gemacht. Um die Diagnose des Typhusbacillus zu sichern, wurden Züchtungen auf Kartoffel, Milch etc. und die sonst gebräuchlichen Reaktionen angestellt.

Das Resultat war, dass nur in 8 Fällen keine Typhusbacillen gefunden wurden. In 4 von den 19 positiven Fällen fanden sich neben den Typhusbacillen noch andere Bakterien; 9 Mal waren die Typhusbacillen in sehr großer Menge zugegen; 10 Mal erwies sich die Gallenblase entzündet.   Scheurlen.

C. Manchot, Ueber Melliturie nach Chloralamid. Sep.-Abdr. a. Vir-chow's Arch. Bd. 136.

Ein möglicherweise durch Chloralamidvergiftung veranlasster Todesfall regte M. zu eingehenden Untersuchungen von Chloralamidharn an, um festzustellen, ob durch dies Mittel Störungen des Stoffwechsels hervorgerufen werden. Schon früher war von Lewinstein nach großen Dosen Chloralhydrat Zucker im Urin gefunden worden, doch war von anderen Autoren diese Angabe auf das entschiedenste bestritten worden; man wies darauf hin, dass die reducirenden Eigenschaften der nach Chloralhydrat im Urin erscheinenden Urochloralsäure Zucker vorgetäuscht hätten. Bei dem dem Chloralhydrat nahe verwandten Chloralamid durfte man ähnliche Verhältnisse erwar-ten; indessen führten die Untersuchungen zu einem abweichenden Ergebniss. Es zeigte sich, dass nach mittleren Dosen (3 g pro die) selten, nach größeren (6—12 g pro die) ziemlich häufig Zucker im Urin auftrat. Diese Melliturie war im Allgemeinen von kurzer Dauer und geringer Intensität; doch wird auch ein Fall angeführt, in dem nach mehrtägigem Gebrauch von Chloralamid in Tagesdosen von 6—9 g Zucker in Mengen von mehr als 6 pCt auftrat und auch noch nach 6 Wochen Spuren nachzuweißen waren. Auch durch Tierversuche ließ sich das Vorkommen einer transitorischen Mellituria nach Chloralamid sicher nachweisen. Bei der polarimetrischen Untersuchung ist daran zu denken, dass die in Chloralamidharnen vorkommende Urochloralsäure links dreht und so die rechtsdrehende Wirkung des Zuckers aufheben kann. Die von M. gegebenen Dosen (Einzelgaben von 9.0 g, Tagesgaben von 12.0 g) scheinen allerdings ein wenig hochgegriffen, doch handelt es sich in allen Fällen um Deliranten.

K. Kreuthal.

Ph. Blumenthal, Ueber einige Eigenschaften des Harns bei Keuchhusten. Petersb. med. Wochenschr. 1894, No. 17.

Der Harn beim Keuchhusten zeigt, — wie Verf. angiebt, — regelmäßig folgende Eigentümlichkeiten: er ist blassgelb, stark sauer, von hohem specifischen Gewicht, 1022—1032, und enthält abnorm viel Harnsäure. Diese Eigenschaften zeigt der Harn schon im katarrhalischen Stadium des Keuchhustens und unabhängig von allen Complicationen.

Stadthagen.

K. Grube, Zur Aetiologie der Basedow'schen Krankheit. Neurolog. Centralbl. 1894, No. 5.

Verf. führt auf Grund eines plötzlich entstandenen und nach 6 Wochen letal verlaufenen Falles von Basedow'scher Krankheit mit Lymphdrüsenschwellung aus, dass dem Leiden eine Infection zu Grunde liegen könne. Das infectiöse Virus solle hauptsächlich auf die Medulla oblongata wirken. Die Cardinalsymptome werden einheitlich aus der Erkrankung der Oblongata erklärt, während die mehr allgemeinen Erscheinungen auf der Wirkung des Virus auf den Gesamtorganismus beruhen.

Autorreferat.

J. Simon, Fausse paraplégie et troubles musculaires d'origine hystérique chez les jeunes garcons. Hôpital des Enfants - Malades. Conférence récueillie par le Dr. A.-F. Plieque. Progr. méd. 1894, 6. Jan.

Die klinische Vorlesung knüpft an 7 Fälle kindlicher Hysterie an, von denen die ersten 3 dem bekannten Symptomencomplex der Astasie-Abasie entsprechen, während in den übrigen die oberen Extremitäten der Sitz sonderbarer ticartiger Bewegungen waren. Die Kinder waren meist belastet entweder durch Neuropathien oder Alcoholismus der Ascendenz, sie zeigten auch die psychischen Stigmate der Hysterie. Atiologie, Diagnose, Verlauf, Prognose und Therapie werden besprochen. Die diesbezüglichen Bemerkungen enthalten nichts Neues, sind aber anziehend und abgerundet in der Form und behandeln den Gegenstand erschöpfend trotz der didaktisch gebotenen Knappheit der Darstellung.

M. Brasch.

A. Reisner, Ueber das Vorkommen von Nerven in spitzen Condylomen. (Aus der Klinik des Prof. A. Wolff in Strafsburg). Arch. f. Dermat. u. Syph. XVII. S. 385.

Während bisher in spitzen Condylomen Nervenfasern stets vergeblich gesucht worden sind, gelang es dem Verf solche mittelst des Golgi'schen Verfahrens regelmäßig in beträchtlicher Menge nachzuweisen. Besonders zahlreich finden sie sich im Rete Malpighi, wo sie durch wiederholte Teilung ein mehr oder weniger dichtes Netzwerk bilden, dessen letzte Ausläufer sich bis nahe an die Hornhaut hinan verfolgen lassen.

H. Müller.

Einsendungen für das Centralblatt werden an die Adresse des Hrn. Prof. Dr. M. Bernhardt (Berlin W Französische Strafse 21) oder an die Verlagshandlung (Berlin NW., 68. Unter den Linden) erbeten.

Verlag von August Hirschwald in Berlin. — Druck von L. Schumacher in Berlin.

.F. B.

Wöchentlich erscheinen
1—2 Bogen; am Schlusse
des Jahrgangs Titel, Na-
men- und Sachregister.

Preis des Jahrganges
20 Mark: zu beziehen
durch alle Buchhandlun-
gen und Postanstalten.

Centralblatt

für die
medicinischen Wissenschaften.

Unter Mitwirkung von
Prof. Dr. H. Senator und Prof. Dr. E. Salkowski,
redigirt von
Prof. Dr. M. Bernhardt
in Berlin.

1894. **29. Dezember.** **No. 52.**

Durch die im Laufe der Jahre wiederholt eingetretenen Erhöhungen der Herstellungskosten sehen wir uns genöthigt, den Abonnementspreis für den Jahrgang des Centralblatts vom Jahre 1895 an auf **28 Mark** festzusetzen, zu welchem Preise dasselbe durch alle **Buchhandlungen** und **Postanstalten** bezogen werden kann.

Die Herren Abonnenten werden um baldige Erneuerung des Abonnements für das Jahr 1895 ersucht, damit die Zusendung keine Unterbrechung erleide. Die Verlagsbuchhandlung.

Inhalt: SALKOWSKI und JAMAGIWA, Ueber das Oxydationsferment der Gewebe. (Orig.-Mitt.).

v. GAWRONSKY, Nervenendigung in den Genitalien. — HODON, Veränderung der Ganglienzellen im Alter. — STOHMANN, Calorischer Wert der Nährstoffe. — BIER, Behandlung der Prostatahypertrophie. — HELFERICH, Operation der Kniegelenksankylose. — HAUO, Zur otiatrischen Casuistik. — ENGELMANN, Behandlung des Stirnhöhlenkatarrhs — BUCHNER, Ueber die Hülfskräfte des Organismus gegen Krankheitserreger. — LAACHE, Behandlung der eitrigen Pleuritis. — DJOWITSCH, FABR, Bedeutung der Indicanurie bei Kindern. — v. KORANYI, Zur Lehre der centralen Lähmungen. — NEISSER, Behandlung der Psoriasis — WEBER, Fall von Hämatocele retrouterina mit Ruptur.

LASSAR-COHN, Die Säuren der menschlichen Galle. — MANEA, Einfluss des Hungers auf die Muskelkraft. — MÜLLER, Fall von Darmwandbruch. — LINK, Beitrag zur Neurectomie. — KOTSCHAU, Diphtheriebacillen in den Lungen. — ORDEN, Salolüberzug für Darmpillen. — LEDOUX-LEBARD, Einfluss des Lichtes auf die Diphtheriebacillen. — BERNHARD, Fall von infantilem Gesichtsmuskelschwund. — HEUSS, Keratosis und Melanosis nach Arsengebrauch. — PARUCKI, Behandlung der Amenorrhoe.

Aus dem chemischen Laboratorium des Pathologischen Instituts zu Berlin
Ueber das Oxydationsferment der Gewebe
von Prof. E. Salkowski nach Versuchen von Dr. Jamagiwa aus Tokio.

Vor einigen Jahren hat JAQUET[1]) den Nachweis geführt, dass die Gewebe des Körpers ein durch Wasser ausziehbares, das Leben

---

[1]) Arch. f. exp. Path. Bd. 29. S. 386.

XXXII. Jahrgang. **53**

des Protoplasma's überdauerndes Ferment enthalten, welches im
Stande ist, die Oxydation von Salicylaldehyd zu Salicylsäure durch
den Sauerstoff der Luft zu vermitteln. Kürzlich hat dann W. Spitzer[1])
gezeigt, dass dieses Ferment auch Glucose (Traubenzucker) zu oxy-
diren vermag. Die Publication von Spitzer veranlasst mich ·zu
der folgenden kurzen Mittheilung.

Im Sommersemester 1893 und Wintersemester 1893/94 hat
Herr Dr. Jamagiwa aus Tokio auf meine Veranlassung und unter
meiner Leitung eine grössere Anzahl von Versuchen über das oxydirende Ferment angestellt, welche, neben einer Nachprüfung der
Angaben von Jaquet, namentlich den Zweck hatten, die Verbreitung
dieses Fermentes in quantitativer Beziehung festzustellen.

.Zu den Versuchen diente Salicylaldehyd, die Quantität der entstandenen Salicylsäure wurde colorimetrisch mit Eisenchlorid festgestellt. Es wurde teils mit Organbrei und physiologischer Kochsalzlösung, teils mit filtrirten Auszügen der Organe gearbeitet. Die
Resultate waren dieselben.

Bei diesen Versuchen ergab sich nun, dass der Gehalt der einzelnen Gewebe an oxydirendem Ferment ganz ausserordentlich
differirt. Am grössten erwies .sich derselbe in der Milz, fast eben
so gross in der Leber, dann folgen Niere, Pankreas, Muskelfleisch.
Die Niere enthält nur etwa $1/20$ bis $1/10$ soviel wie·die Milz, das
Pankreas $1/100$ bis $1/20$, der Muskel $1/100$ und noch weniger, bis auf
Spuren. Es war geplant, die Versuche auch auf Glucose (Traubenzucker) auszudehnen — mit Rücksicht. auf die Angaben Lépine's
über das glycolytische Ferment — und auf Natriumhyposulfit (Natriumthiosulfat) mit Rücksicht auf die leichte quantitative Bestimm-
barkeit der etwa gebildeten Schwefelsäure. Die Rückkehr des
Herrn Dr. Jamagiwa nach Japan hat diese Versuche vorläufig unterbrochen.

Es fragt sich übrigens noch, ob die quantitativen Verhältnisse sich
nicht anders herausstellen, wenn man andere oxydable Substanzen
zu den Versuchen wählt.

Auch mancherlei andere Fragen· drängen sich auf, auf welche
hier nicht eingegangen werden kann, so die Frage nach etwaigen
individuellen Unterschieden in der Quantität des oxydirenden Ferments, welche vielleicht bei der sog. individuellen Disposition betheiligt sein könnten, nach Abweichungen unter pathologischen Verhältnissen, ferner die Frage, ob nicht an eine therapeutische Verwerthung des oxydirenden animalischen Fermentes zu denken sei u. s. w.

---

[1]) Berl. klin. Wochenschr. 1894, No. 42.

v. Gawronsky, Ueber Verbreitung und Endigung der Nerven in
den weiblichen Genitalien. Archiv f. Gynäkologie. Bd. 26. H. 12.

Verf. hat mit der schnellen GOLGI'schen Methode gearbeitet
und kommt zu folgenden Resultaten:

In der Vagina von Meerschweinchen, Hunden und Menschen
finden sich in der Muscularis teilweise in Begleitung der Gefässe
stärkere Nervenstämme, die unter fast rechtwinkeligen Knickungen
gegen das Oberflächenepithel verlaufen. Von den Knicken gehen
Seitenäste in die Muskeln. In der Submucosa bilden die Nerven
unter Aenderung ihrer Richtung eine Art Plexus und gehen zur
Basis des Epithels. Die einzelnen Nerven treten in das Epithel, in
dessen unteren Schichten sie spitz- oder knopfförmig (also frei) enden.

Im Uterus von der weissen Maus, dem Meerschweinchen,
Schaf, Hund und Mensch bilden die Nerven in der Muscularis
dichte Züge, ohne mit einander in Verbindung zu treten. In der
Submucosa sind multipolare Ganglienzellen eingeschaltet. Von denselben gehen Fortsätze aus, die sich nach allen Richtungen verzweigen, in die Mucosa eindringen und im Epithel frei, mit Knöpf-
chen, enden. Eine andere Gruppe von Nervenfasern tritt direkt,
ohne Intercurrenz von Ganglienzellen, an das Oberflächen- und
Drüsenepithel und endet frei.

In der Tube von Meerschweinchen und Hunden muss man
radiär und circulär angeordnete Nervenplexus unterscheiden, von
denen die ersteren besonders gross sind. An den circulären unterscheidet man drei Zonen: die erste ist eine circuläre äussere Schicht,
die zweite eine circuläre innere Schicht. Von letzterer gehen
Nerven an das Epithel der Tube und enden entweder direct an und
in demselben oder gehen zunächst an Nervenzellen heran. Diese
bilden die · dritte Schicht und stellen nach des Verf. Ansicht ein
Analogon des Meissner'schen Plexus submucosus im Darme dar.
Von den Zellen gehen Nerven in das Epithel, um hier frei zu enden.

Am Hilus des Ovariums (Meerschweinchen, Hunde etc.)
treten die Nerven teils allein, teils in Begleitung der grösseren Gefässe ein. Sie geben innerhalb der Zona vasculosa Seitenäste an
Muskelfasern ab. Im Verlauf der Nerven finden sich vielfach poly-
gonale (soll heissen: polyedrische, Ref.) Gebilde, die möglicherweise
Nervenzellen sind. Die Nerven gehen- unter Abgabe von Seiten-
ästen zur Follikelzone. Bei den grösseren Follikeln verlaufen sie
meist eine Strecke der Basis des Granulosaepithels parallel und
geben dabei Aestchen an das Granulosaepithel ab. Ein Eindringen
in das Epithel und gar in den Follikel findet nicht statt, Bilder,
die dieses vortäuschen, sind durch die Dicke der Schnitte veranlasst.

Die zu den kleinen Follikeln ziehenden Nerven umspinnen die
Follikel mit einem ausserordentlich dichten Netze, dringen aber nicht
in das Epithel ein.

(Mit welchem Rechte Verf. die schwarzen Striche als Nerven,
die schwarzen Flecken als Nervenzellen betrachtet, ist nicht recht
ersichtlich. Die Reaktion der GOLGI'schen Methode kann doch un-

möglich allein maassgebend sein, da sich bekanntlich auch Binde-
gewebsfibrillen mit dem Chromsilber imprägnieren, z. B. die Gitter-
fasern der Leber und der Milz. Ref.)   Rawitz.

C. F. **Hodge**, Changes in ganglion cells from birth to senile death.
   Observations on man and honey-bee. Journ. of Physiology., XVII,
   p. 129.

Nachdem Untersuchungen des Verf.'s eine mikroskopisch erkennbare Veränderung von Ganglienzellen durch die Thätigkeit
(„Ermüdung“) ergeben hatten, unternahm er die Prüfung der durch
SCHÄFER bestrittenen Angaben von SCHULTZ, dass die Ganglienzellen
mit zunehmendem Alter pigmentreicher werden. Zu diesem Zwecke
verglich er 1. das Centralnervensystem eines sonst stets gesund gewesenen, im Alter von 92 Jahren an Altersschwäche verstorbenen
Greises mit dem Centralnervensystem eines durch Unfall plötzlich
ums Leben gekommenen 47jährigen Mannes, sowie mit den Cer-
vicalganglien eines in der Geburt gestorbenen Kindes; 2. die Super-
ösophagealganglien von 21 alterschwachen Honigbienen mit den
entsprechenden Organen von gleichviel soeben aus den Brutzellen
gekrochenen jungen Bienen.

Das untersuchte Gehirn des Greises liess durch keine der üblichen Methoden eine mit Sicherheit auf das Alter zu beziehende Veränderung der Ganglienzellen erkennen; dagegen zeigten sich an
den Zellen der Spinalganglien des Cervicalmarks die Kerne geschrumpft, dabei aber durchsichtig, nicht wie bei der Ermüdung
dunkel; die Färbbarkeit der nucleoli nach Ramon y Cajal mit Kaliumbichromat und Ueberosmiumsäure war aufgehoben. Dagegen
zeigte sich das Protoplasma reich an Fett und Pigment.

Auch die Ganglienzellen der alten Bienen liessen Schrumpfung
des Kerns erkennen und zahlreiche Vakuolen im Protoplasma.
Gleichzeitig war die Zahl der Ganglienzellen stark vermindert relativ zu denjenigen der jungen Bienen, derart, dass die Ganglien
ihre Kapsel nicht mehr volständig ausfüllten. Boruttau (Göttingen).

J. **Stohmann**, Ueber den Wärmewerth der Bestandteile der
   Nahrungsmittel. Zeitschr. f. Biol. Bd. 31. S. 365.

Verf. hat die früher von ihm und seinen Mitarbeitern mittelst
der Methode der Verbrennung mit chlorsaurem Kali erhaltenen
calorischen Werthe für die Bestandteile der Nahrungsmittel nach der
neuen von BERTHELOT eingeführten Methode der Verbrennung in auf
25 Atmosphären comprimirtem Sauserstoff controllirt. Er bediente sich
dazu teils der ursprünglichen BERTHELOT'schen Bombe, teils des
leichter zu handhabenden auf dem BERTHELOT'schen Princip beruhenden MAHLER'schen Apparates. Als allgemeines Resultat ergab sich,

dafs die nach der älteren Methode ermittelten calorischen Werthe um
etwa 2 pCt. zu niedrig sind, so dafs man auch sehr annähernd die
richtigen Werthe erhält, wenn man die älteren Werthe um 2 pCt.
erhöht. Im Einzelnen sei aus der umfangreichen Arbeit Folgendes
angeführt. Der calorische Werth der Eiweisskörper zeigte sich bei
einer grossen Zahl untersuchter Präparate schwankend von 5298.8
(Pepton), um 5479 (Conglutin), bis 5941.6 (Pflanzenfibrin) also in
ziemlich weiten Grenzen. Das Mittel beträgt 5730.8 und liegt dem
Berthelot'schen Werth 5691 nahe, Verf. bildet aus dieser Zahl und
der seinigen einen Mittelwerth = 5711 für 1 g Eiweiss. Selbstverständlich kommt dieser Wärmewerth im Organismus niemals ganz zur
Erscheinung, es ist vielmehr der Wärmewerth der den Körper ver-
lassenden Endproducte des Eiweissstoffwechsels in Abzug zu bringen,
also beim Fleischfresser hauptsächlich der des Harnstoffs, beim
Pflanzenfresser kommt auch die Hippursäure in Betracht, in welcher
oft ein erheblicher Teil des Stickstoffs der Nahrung ausgeschieden
wird. (Bezüglich des letzteren sagt Vf.: „Von der Hippursäure kann,
wie thermisch leicht nachzuweisen ist, nur das Glycocoll aus dem
Eiweiss hervorgehen und es würde 1 g Eiweiss mit 16 pCt. Stickstoff, 0.857 g Glycocoll liefern. Der Wärmewerth von 1 g Glycocoll ist 3128 cal., demnach der Wärmewerth obiger Menge
2618 cal." u. s. w. Ref. bemerkt dazu, dafs Theorie und Erfahrung
sich in diesem Fall nicht decken, denn es steht zweifellos fest, dafs
die der Hippursäure zu Grunde liegende Benzoësäure mindestens
ihrem grössten Theile nach aus dem Eiweiss stammt. Selbstverständlich gehen Benzoësäure und Glycocoll aus verschiedenen Eiweiss-
moleculen hervor.) Der calorische Werth der Albuminoide wurde
in noch weiteren Grenzen schwankend gefunden, als der der eigentlichen Eiweisskörper — so lieferte 1 g Elastin 5962.3 cal., 1 g.
Chitin dagegen nur 4650, so dafs Verf. von der Aufstellung einer
Mittelzahl absieht. Bezüglich des calorischen Werthes von Eiweiss-
derivaten (Glycocoll, Alanin, Sarkosin, Leucin, Hippursäure, Asparaginsäure, Harnstoff, Asparagin u. s. w.) sei auf das Original verwiesen.

Als Mittelwerth für 23 verschiedene Fettsorten von Schwein,
Hammel, Rind, Pferd, Mensch, Hund, Gans, Ente ergab sich für
1 g Fett 9,5 grosse Calor. Die Einzelwerthe liegen dabei einander
so nahe, dafs eine nennenswerthe Verschiedenheit bei keiner Fett-
art zu constatiren ist. Dieser Befund steht in Einklang damit, dafs
Schulze und Reinecke für die verschiedensten Fette die gleiche procentische Zusammensetzung gefunden haben, nämlich $C_{76.5}H_{12}O_{11.5}$ pCt.
Der calorische Werth des Butterfettes ergab sich zu 9231,3 cal.,
die Pflanzenfette zeigten etwas grössere Schwankungen.

Auch von einer grossen Zahl aus Kohlehydraten ist der calorische Werth neu bestimmt. Derselbe ergab sich für die Pentosen
(Arabinon, Xylose, Rhamnose, Fucose) schwankend zwischen 3722
und 4381,1 Calorien, für die Hexosen (d-Glucose, d-Fructose, Galactose, Sorbinose) zwischen 3714.5 und 3755, für die Disaccharide

(Rohrzucker, Milchzucker, Maltose, Trehalose) zwischen 3974 und
3955 (es sind dabei die Bestimmungen ausser Betracht gelassen, die
sich auf krystallisirte Zuckerarten mit Krystallwasser beziehen, die
natürlich niedriger sind, Ref.), für die Trisacharide (Melitose, Mele-
citose) zwischen 3913.7 und 4020.8, für die Polysacharide (Glycogen,
Cellulose, Stärkemehl, Dextrose, Inulin) zwischen 4112,3 und 4190.6.
Es ist bemerkenswerth, dass isomere Verbindungen wie die Hexosen nicht dieselben Verbrennungswärmen zeigen. Der Grund dafür
liegt in den Verschiedenheiten der Constitution und in der grösseren
Zersetzlichkeit der Körper. In Bezug auf die theoretischen Betrachtungen in der Einleitung und am Schluss der Abhandlung muss
auf das Orig. verwiesen werden.   E. Salkowski.

A. **Bier**, Aus der chirurgischen Klinik zu Kiel. Unterbindung
  der Arteriae iliacae internae gegen Prostatahypertrophie. Wiener
  klin. Wochenschrift No. 32, 1894.

Die mehrfach betonte Unzulänglichkeit der bisherigen Radicaloperationen bei Prostatahypertrophie, sowie die schon von älteren
Schriftstellern gezogenen Parallele zwischen diesen Leiden und den
Uterusorganen haben Birk zu einem Kurplan geführt, welcher die
Einschränkung der Blutzufuhr zur Vorsteherdrüse erstrebt. Derselbe konnte auf Grund der für letztere maafsgebenden Kreislaufs-
verhältnisse in nichts anderem als in einer Unterbindung der Arteriae iliacae internae bestehen. Verf. hält diese Operation für bei
Weitem ungefährlicher als jede Eröffnung der Blase oder Harnröhre, sei es vom Bauche, sei es vom Damm her sich darstellt;
auch sind Circulationsstörungen bei den zahlreichen Anostomosen
der betr. Arterien selbst nach ihrer doppelseitigen Ligatur völlig
ausgeschlossen. Ueberdies bietet diese Ligatur in technischer Beziehung keine besonderen Schwierigkeiten, Allerdings ist der an
und für sich leichteren transperitonealen Ligatur wegen der Unzu-
kömmlichkeit, die sie bei schlechter Narkose, Unruhe des Pat. etc.
besitzt, die für gewöhnlich empfohlene extraperitoneale Unterbindung
vorzuziehen. Ein nach ersterer Methode operirter Pat. Verf.'s
starb nach einer Operationsdauer von 2 1/2 Stunde, welche zumeist
auf künstliche Athmung, Zungenvorziehen und dergl. verwandt
wurden, am 4. Tage an septischer Peritonitis. Aber selbst dieser
tödtliche Fall zeigte in gleicher Weise wie zwei Fälle glücklicher
extraperitonealer Operation den unmittelbar günstigen Einfluss auf
die Harnentleerung. Der erste der beiden mit letzterer Operation
behandelten Patienten ein 65jähr. Arbeiter bat ca. 4 Monate nach
dem Eingriff neben bedeutender Verkleinerung der Prostata bis
etwa auf die normale Grösse ein Verhalten des Harnstrahles in der
Häufigkeit des Urinirens, wie es Pat. vor Eintritt seiner prosta-
tischen Harnbeschwerden gehabt; in der Nacht brauchte er wegen
Harndrang meist garnicht mehr aufzustehen. Bei dem anderen Pat.

ließ sich ca. Monate post operationem, nachdem vorher Harnverhaltung bestanden, spontanes Uriniren darthun und kam der Strahl,
dann sogleich beim Versuche zu uriniren. Der obere Rand der
Prostata der vorher in Narkose per rectum mit dem Finger kaum
zu erreichen war, ließ sich ohne Narkose abtasten, und betrug die
Länge der Harnröhre nur noch 22 cm. Allerdings bestand noch
immer eine gewisse Hypertrophie des Organes (etwa um $1/_3$ weniger
als früher), und Pat. musste während der Residualurin von 150 auf
31—40 ccm abgenommen, sowohl bei Nacht wie bei Tage je 4 bis
5 Mal uriniren.   P. Güterbock.

Helferich, Weitere Mitteilungen über die Operation der winkeligen
 Kniegelenksankylose und die bogenförmige Resection des Kniegelenks überhaupt. Arch. f. klin. Chir. XII. VI., S. 445.

Der Hauptteil des vorliegenden von zahlreichen teils die entfernten Knochenstücke, teils die Endergebnisse veranschaulichenden
Abbildungen begleiteten Artikels bilden die Berichte über die vom
Verf. nach der in der Ueberschrift namhaft gemachten Methode in
neuerer Zeit operirten Fälle. Von diesen betrafen 7 Flexionscon-
tracturen bezw. Anchylosen, 2 Arthrodesen, 8 Resectionen bei einer
synovialen Gelenktuberculose und 11 solche von Kniegelenkstuber-
culose mit Knochenherden, z. Th. mit Beugecontractur. Im Allgemeinen ist die bogenförmige Resection des Knies nicht mit der
Knieresection auf gleiche Stufe zu setzen. Erstere opfert nicht unnöthig Knochensubstanz und ist bei Kindern unter Schonung der
Intermediarknorpel ausführbar. Gegenüber der Modification der
einfachen Keilresection, welche darin besteht, dass aus dem ausge-
sägten Keil ein Knochenstück gebildet und wieder eingeschaltet wird,
bietet ausserdem die bogenförmige Resection eine grössere Sicherheit
glatten Verlaufes. H. hat deren Technik neuerdings durch Anwendung einer Bogensäge mit dünnem und schmalem, leicht zu be-
festigenden Blatte an Stelle der Stichsäge so erleichtert, dass er sie
zur typischen Ausführung der Resectio genu zu empfehlen vermag.
Um die bogenförmige Aussägung in der richtigen Ebene — nicht
schief vorzunehmen, hat ein Gehilfe, der am Fussende des Opera-
tionstisches steht, durch genaues Visiren eine Controle auszuüben
und den Operateur zu erinnern, sobald die Säge nicht mehr auf
beiden Seiten horizontal steht. Man muss darauf achten, dass der
zu durchsägende Knochen völlig vertical steht, beim Femur steht
der diesen fixirende Gehilfe auf der rechten Seite des Patienten,
der Chirurg dagegen an der linken Seite und er beginnt hier die
Durchsägung an der Dorsalgrenze des Knorpelüberzuges, nicht von
der Kniekehle aus, weil sonst der Bogen der Säge am Unterschenkel anstossen würde. Umgekehrt befindet sich, um die Tibia con-
cav abzusägen, der den Unterschenkel fixirende und den Fuss fest
auf den Operationstisch aufstellende Gehilfe links, der Chirurg rechts

vom Patienten und beginnt hier die Durchsägung ebenfalls vom vorderen Rand der Gelenkfläche. Verschiebungen werden dadurch gehindert, dass dem Lig. lateral. entsprechend 2 dicke Catgutnäthe durch die fibrösen Gewebe geführt werden. Bei Resection wegen Winkelstellung wird die Vorsicht gebraucht, die völlige Geraderichtung nicht auf ein Mal zu vollenden.   P. Güterbock.

Haug, 1. Lähmung der Chorda tympani durch Einträufeln von Carbolglycerin. 2. Emphysem des Trommelfells und Luftgeschwulst der Regio mastoidea. 3. Syphilitischer Primäraffect des pharyngealen Tubenostiums durch Katheterismus. Münchener medicin. Wochenschr. 1894. No. 30.

1. Nach Einträufelung von 10 proc. Carbolglycerin in den äusseren Gehörgang wegen einfacher, katarrhalischer Otitis media trat bei der 27jährigen Patientin eine totale einseitige Geschmackslähmung ein, die auch nach mehreren Monaten noch bestand. Verf. glaubt, dass die Lösung durch eine „aufgeworfene Stelle im hinteren oberen Quadranten des Trommelfelles, obschon sie sich nicht als Perforation erkennen liess, durchgesickert" sei, wodurch eine directe Umspülung der Nerven ermöglicht wurde. 2. Bei einem 25jährigen, sonst gesunden Mann traten unmittelbar nach der wegen beiderseitigen Tubenkatarrhs mittelst des Lucas'schen Doppelballons vorgenommene Luftdouche, obwohl der angewandte Druck kein besonders starker war, neben multiplen Ecchymosen mehrere Luftblasen am linken Trommelfell und alsbald auch eine deutliche Emphysemgeschwulst an der linken Regio mastoidea auf. Alle Erscheinungen gingen im Verlaufe von 6 Tagen zurück. Das bisher nur sehr selten beobachtete Auftreten des Emphysems am Trommelfell glaubt Verf. darauf zurückführen zu sollen, dass die eingeblasene Luft, welcher der Rückweg durch die Nase verschlossen war, auf das „spinnwebendünne, abnorm durchsichtige und deshalb wohl auch widerstandsunfähigere Trommelfell traf, es an sein Mucosa und Fibrosa zerreissend und die Dermislage derselben in Form von Luftsäcken vor sich hertreibend". Zur Erklärung des Emphysems in der Regio mastoidea nimmt Verf. an, dass die eingeblasene Luft durch eine präformirte Dehiscenz in der Corticalis unter die Haut gelangt sei. 3. Bei einem 30jährigen an doppelseitigem Tubenkatarrh leidenden Manne fand H. neben andere Zeichen ausgesprochen Lues an der rechten Tubenmündung ein erbsengrosses Geschwür mit scharfen Rändern und mit trübem gelben Detritus belegt. Da auch Angina, Drüsenschwellung rechterseits am stärksten ausgeprägt waren, zweifelte Verf. nicht daran, dass das Ulcus an der Tubenmündung als der Primäraffect der allgemeinen Lues anzusehen sei. Da der Pat. mehrere Wochen vorher wiederholt von anderer Seite (in Budapest) wegen seines Tubenkatarrhs katheterisirt worden war, im übrigen jede Infection leugnete und auch an den Genitalien sich

nicht die Spur eines Schankers nachweisen liess, so unterliegt es, nach Verf., keinem Zweifel, das der Primäraffect durch den Gebrauch eines syphilitisch inficirten Katheters entstanden sei.

Schwabach.

Engelmann, Der Stirnhöhlenkatarrh. Fraenkel's Archiv f. Laryngologie Bd. I. S. 291.

Dieser sehr interessante Aufsatz enthält eine ausführliche Beschreibung dieser Erkrankung; zunächst wird die Aetiologie geschildert, alsdann die Symptome, worauf die Diagnose einer eingehenden Erörterung unterzogen wird. Die Therapie ist recht kritisch besprochen. Die Schaeffer'sche Methode zwischen Septum und mittlerer Muschel entlang dem Nasenrücken direkt nach der Stirne zu in die Höhe zu gehen wird auf Grund anatomischer Untersuchungen als unzweckmässig erachtet, wie das auch nicht anders zu erwarten war. Wenn die intranasale Behandlung versagt, wird man die Stirnhöhle von aussen eröffnen. Nach Besprechung der verschiedenen Methoden wird die Killian'sche angegeben: 2 bis 3 cm über der Nasenwurzel beginnender Hautschnitt in der Mittellinie bis herunter zur Mitte des Nasenrückens. Zurückschieben der Weichtheile in Bereich der Stirnhöhle mit dem Periost. Aufmeisselung der Höhle. Einführen der Sonde nach der Nase. Erweiterung der Knochenöffnung und sorgfältiges Currettement des Stirnhöhle. Tamponade. Ablösung des Nasenbeins vom Stirnbein durch Meisel und Umklappen desselben mit Haut und Periost; dann wird der Knochen bis auf die Sonde fortgemeißelt und eine breite Verbindung zwischen Stirnhöhle und Nase angelegt mit Eröffnung der oberen Infundibularzellen. Reponirung des Nasenbeine und Schliefsung der Wunde durch Nath im unteren Theil. Tamponade der Stirnhöhle mit Jodoformgaze. Die beiden derart operirten Fälle sind als geheilt anzusehen. Sonst sind die Resultate nicht sehr glänzend. 3 acute Fälle heilten fast ohne Behandlung; der Verlauf von 2 blieb unbekannt. Von 10 chronischen heilten 2 durch Operation, 1 wurde gebessert; die anderen haben sich, z. Th. gebessert, der Behandlung entzogen.

W. Lublinski.

Buchner, Ueber die natürlichen Hülfskräfte des Organismus gegenüber den Krankheitserregern. (Vortrag gehalten auf dem IV. oberbayerischen Aerztetag zu München am 7. Juli 1894.) Münch. med. Wochenschr. 1894. No. 30.

In einem kurzen sehr lesenswerthen Aufsatz verbreitet sich B. über die rasche Entwicklung der Immunitätslehre, deren äusserste Konsequenz das gegenwärtige Auftauchen von Antitoxinpräparaten im Handel ist. B. hat das Diphtherieantitoxin der Höchster Farbwerke (Behring u. Ehrlich) mit demjenigen der Schering'schen

Fabrik (ARONSON) verglichen und gefunden, daſs letzteres mehr als doppelt so stark als ersteres ist.

Gegenüber der Entdeckung dieser künstlichen Hülfskräfte ist die Erforschung der natürlichen Abwehrmittel des Organismus langsamer vorgeschritten. Den Anstoss zum Fortschritt gab die METSCHNIKOFF'sche Phagocytenlehre. Dieser widersprechend entdeckte man zuerst die antiseptische Eigenschaft des Blutes und des Blutserums. Dann kam der Nachweis, daſs todte Proteine chemotaktisch auf Leukocyten wirken, und gegenwärtig bricht sich die Ueberzeugung Bahn, daſs die Leukocyten nicht durch Auffressen der Bakterien, sondern durch von ihnen ausgeschiedene Stoffe an der Vernichtung der Bakterien betheiligt sind, welche eben den serösen Flüssigkeiten ihre antiseptische Kraft verleihen. So ist das entzündliche Exsudat eine zweckmässige Einrichtung, und solchen leukocytenhaltigen Exsudaten kommt auch eine höhere bakterienfeindliche Wirkung zu.

Diese Erkenntniss der antiseptischen Wirkung des Blutes erklärt auch die günstigen Resultate der BIER'schen Stauungshyperämie bei lokaler Tuberkulose der Gelenke. Dasselbe könnte auch das Tuberkulin leisten, wenn es kein so differentes Mittel wäre. In dem gleichen Sinne wirken auch die kalten und die heissen Bäder.

. Was die Qualitäten des Blutes betrifft, so ist das Menschenblut auſserordentlich stark antiseptisch, und es dürfte zweifellos gelingen, die bakterienfeindliche Eigenschaft zu steigern, dadurch, dass man ihm mehr Leukocyten beimengt.   Scheurlen.

Laache, Die Behandlung der eitrigen Pleuritis, ihr Princip und ihre Complicationen. Deutsche med. Wochenschr. 1894. No. 32.

Verf. empfiehlt bei Empyem die Incision mit Rippenresection. — Ueber den Mechanismus der nach dieser Operation erfolgenden Wiederentfaltung der Lunge ist man nicht im Klaren. — Unter den Complicationen des operativen Eingriffes ist namentlich hervorzuheben, die in vielen Fällen eintretende Herzschwäche, die mit einem sehr kleinen und schwachen Pulse von 150—165 Schlägen eine bis zwei Wochen anhalten kann und nach und nach zu der Zeit verschwindet, wo der durch die Fistel secernirte Eiter seinen sanguinolenten Charakter verloren hat und die Temperatur stark heruntergeht; unter Umständen dauert diese vom Verf. als „Stadium debilitatis" bezeichnete Periode noch länger. — Einer der tückischsten Ausgänge ist der plötzliche oder wenigstens rasch eintretende Tod, oft in Begleitung von Hirnerscheinungen (sog. „pleuritischer Epilepsie"), wahrscheinlich in Folge von Reflexwirkung (Shock). Zu derselben Kategorie gehören die schwer zu erklärenden Zustände, die in seltenen Fällen bei Einführung eines Drains in die Höhle beobachtet worden sind; Collaps mit nachfolgendem Tod oder rapid eintretendes Fieber oder in einem Falle — eine lobäre Pneumonie. — Als Complicationen sind endlich noch Pericarditis und Peritonitis zu erwähnen. Perl.

---

1) Lioubitza Djowitch, Contribution à l'étude de l'indicanurie chez les enfants. Rev. mens des mal. de l'enf 1894. V 49.

2) J. Fahm, Ueber den diagnostischen Werth der Indicanreaction bei Tuberculose im Kindesalter. Jahrb. f. Kinderheilk. Bd. 37. S. 176.

1) Verf. beschäftigte sich mit der von Kassowitz, Kahane, Steffen, Voûte u. A. discutirten Frage der Indicanurie bei Kindern. Sie fand die Menge des Indicans im Harn vermehrt bei Kindern, welche an acuten und chronischen Krankheiten des Magendarmkanals leiden, ferner bei Typhus, Pneumonie, Bronchitis, schwerer Chorea, Diphtherie während der fieberhaften Periode. Eine constante und permanente Zunahme des Indicans im Harne fand sie bei tuberculösen Kindern, so dass sie auf die Seite derjenigen Autoren tritt, welche der Indicanurie in zweifelhaften Fällen von Tuberculose im Kindesalter diagnostischen Werth beilegen. Die Zunahme des Indicans bei Tuberculose ist nach Verf. unabhängig von Erkrankung des Magendarmtractus.

2) Die Angabe von Kassowitz und Kahane, dass bei tuberculösen Kindern der Indicangehalt des Harns vermehrt sei, haben Steffen und Voûte für unrichtig erklärt (s. Cbl. 1893, S. 367). Verf. stimmt mit den erstgenannten Autoren darin überein, dass bei tuberculösen Erkrankungen des Kindesalters eine bedeutende Erhöhung des Indicangehaltes sich findet. doch ist dies bei weitem nicht bei allen, selbst schwer tuberculösen, der Fall. Massgebend ist aber nicht eine einmal oder auch selbst öfter gefundene Vermehrung, sondern nur eine längere Untersuchungsreihe in jedem einzelnen Falle. Dagegen weichen die Ergebnisse des Verf.'s von denen Kahane's darin ab, dass er auch bei nicht tuberculösen Erkrankungen bedeutende Vermehrung des Indicangehaltes fand, freilich nicht so häufig wie bei tuberculösen Kindern. Stadthagen.

A. v. Koranyi, Beiträge zur Lehre der cerebralen Lähmungen. Ungarisches Archiv für Medicin. 1893. II. 1. Heft.

K. durchschnitt Mai 1891 das Rückenmark eines Hundes rechts oberhalb der Lumbalanschwellung, so dass nur das linke Vorderhorn, der linke Vorder- und Seitenstrang im Zusammenhang blieben; dementsprechend entstand eine aufsteigende Degeneration beider Hinterstränge und eine absteigende der rechten Pyramidenbahn; nach der Operation entstand totale sensible und motorische Paraplexie, die sich nach einigen Wochen besserte; nur rechts blieb an der hinteren Extremität ein spastischer Zustand zurück. März 1892

wurden die motorischen Teile der linken Hemisphäre (Gyrus sigmoideus) exstirpirt, wonach eine absteigende Degeneration der entsprechenden Pyramidenbahn eintrat, wie die Section erwies; es erfolgte eine totale Paraplegie, zu welcher sich Lähmung der rechten
vorderen Extremität gesellte; nach 3 Tagen verlor sich die Lähmung
der linken hinteren Extremität. Nach einigen Wochen besserten
sich die Lähmungserscheinungen trotz des Hirndefectes mit folgender Pyramidendegeneration und trotz totaler Durchtrennung der
rechtsseitigen Rückenmarkshälfte. Demnach können die Hirnläh-
mungen beim Hunde keine Ausfallserscheinungen sein. Für die
Folgen der Läsionen gelte grade so, wie für die Folgen der Reizungen des Grosshirns das Gesetz, dass ausser dem Ort des Eingriffes auch die Reizbarkeitsverhältnisse der tiefer gelegenen Teile
des Nervensystems von Einfluss seien. Die Ursache der Hirnläh-
mungen ist in einer durch den Reiz vermittelten Fernwirkung zu
suchen. Zufolge der vorhergegangenen Rückenmarksläsion waren
die Centren beider hinteren Extremitäten im Zustande einer pathologisch gesteigerten Reizbarkeit; infolgedessen hat die Wirkung
(Entfernung des linken Gyr. sigmoideus), die bei Thieren mit normalem Rückenmarke in der linken hinteren Extremität keine Veränderung hervorruft, in dem beschriebenen Falle sich manifestirt.

S. Kalischer.

A. Neisser, Ueber Psoriasis-Therapie nebst Bemerkungen über die
Verwendbarkeit des Chrysarobins. Zeitschr. f. ärztl. Landpraxis. 1894.
No. 12. S.-A.

Die Therapie der Psoriasis soll, was die Wahl der Medicamente
und die Dauer der Behandlung betrifft, von der Auffassung geleitet
werden, dass die Schuppenflechte, wofür ihre ganze klinische Erscheinung spricht, durch einen, allerdings noch nicht nachgewiesenen,
pflanzlichen Parasiten veranlasst wird. Von den vier brauchbarsten
Mitteln: Theer, Salicylsäure, Pyrogallussäure und Chrysarobin, ist
der Theer das am wenigsten zuverlässige. Die Salicylsäure benutzt
Verf. wegen ihrer parasiticiden und die Degeneration befördernden
Eigenschaften in 5—20proc. Salben oder als Salicylseifenpflaster
oder in Seifenform (für den Kopf in einer Mischung von Ol. Oli-
varum und Ol. Ricini gelöst) fast in allen Fällen zur Vorbereitung
für die nachfolgende Behandlung mit Pyrogallussäure oder Chrysarobin. Bei diesen beiden wirksamsten Mitteln kommt es wesentlich
darauf an, dass sie in einer dem einzelnen Falle angepassten Form,
und wegen ihrer unangenehmen Nebenwirkungen mit der nöthigen
Vorsicht angewandt werden. Verf. giebt nach beiden Richtungen
hin sehr präcise Anleitung für ihren Gebrauch. — Zur Erzielung
einer möglichst lange andauernden Heilung ist es unerlässlich, dass
man die Behandlung nach Beseitigung der Erscheinungen nicht vor-
zeitig abbricht, sondern durch monatelang fortgesetzte häufige Bäder

mit energischer Abseifung und tägliche Einreibung einer geeigneten
Salbe oder Seife (mit Salicylsäure), sowie sorgfältigste Pflege der
Kopfhaut (Pyrogallus- oder weisse Präcipitatsalbe), auch die letzten
Reste von Pilzkeimen zu beseitigen sucht. Von innerlichen Mitteln
(Arsen, Jodkalium), die allerdings nicht ganz zu entbehren sind,
sah Verf. niemals einen erheblichen Einfluss auf die Psoriasis. —
Wegen seiner antimycotischen und seiner Entzündung erregenden,
damit die Dequamation und Resorption befördernden Wirkung ist
das Chrysarobin auch bei zahlreichen anderen Dermatozoen zu verwerthen, namentlich bei vielen Trichophytosisfällen, bei Lichen scrophulosorum, Lichen ruber planus, bei psoriatiformen und chronisch
infiltrirten Eczemen, bei hartnäckigen Syphilitiden und leprösen Infiltrationen. Zur Heilung der Pityriasis rosea genügen meist einige
Einreibungen einer 3proc. Salbe mit nachfolgender Puderung.

H. Müller.

E. **Weber**, Hämatocele retrouterina — Ruptur derselben in die
Bauchhöhle —. Wahrscheinliche Graviditas extrauterina. Correspond. f. schweiz. Aerzte. 1894. XXIV. No. 9.

36jähr. kräftige Nullipara erkrankt an heftigen Schmerzen und
Metrorrhagie. Der Uterus ist anscheinend vergrössert, seine Umgebung intensiv schmerzhaft, es besteht reichlicher, blutiger, choko-
ladenfarbener Ausfluss. Diagnose: Dysmenorrhoe, leichte Perime-
tritis, wahrscheinliche Stenose des Orific. intern.

In den nächsten Tagen trat Verschlimmerung ein, es fand sich
im kleinen Becken ein Tumor, der im Douglas nach unten hervor-
ragte. In den folgenden Tagen ist das Befinden abwechselnd besser
und schlechter. Bei einer Consultation mit Dr. MATTHEY wird ein
Tumor von der Grösse des im 5. Monat schwangeren Uterus festgestellt, von dem der Uterus nicht deutlich abzugrenzen ist. Die
Geschwulst ragt im Douglas etwas vor, ist elastisch und erweckt
den Eindruck, als sei sie mit Blutcoagulis gefüllt. Patientin wird
ins Hospital gebracht, dort der Cervix dilatirt. Der Uterus ist
9 cm lang. Auch die Narkosenuntersuchung ergiebt nichts weiter.
Diagnose: Hämatocele retrouterina. Nach 8 Tagen stirbt Patientin,
als sie unerlaubt aufgestanden war, plötzlich im Collaps (am 19. Tage
nach Beginn der Beobachtung).

Die Diagnose ergiebt Hämatocele retrouterina, deren Abgren-
zungsmembran nach der Bauchhöhle gesprengt war, mit Verblutung
in die Bauchhöhle. Die rechte Tube war wurstförmig erweitert und
trug am Ende eine sackförmige Ausbuchtung, die von der Hämatocele nicht abzugrenzen war, aber das Ovarium zu sein schien.
Ein Embryo wurde nicht gefunden. Verf. glaubt, dass Extrauts-
rinschwangerschaft vorlag, und ist der Ansicht, dass ein erfolgreicher
chirurgischer Eingriff kaum denkbar gewesen wäre.

(Warum wurde nicht die Koeliotomie gemacht? Ref.)

A. Martin.

Lassar-Cohn, Die Säuren der menschlichen Galle. Zeitschr. f. phys. Chem. XIX. S. 563.

Die Methoden, welche bei der Darstellung der in der Rindergalle nach dem Kochen mit Natronauge enthaltenen Säuren zum Ziel geführt hatten (Cbl 1892, S. 894), hat Verf. nunmehr auf die menschliche Galle übertragen, von der ihm 2580 ccm zu Gebot standen. Neben wenigem nicht krystallisirbaren sauren Harz fand er in der mit Alkalien gekochten menschlichen Galle; Cholalsäure und Fellinsäure, und zwar der Schätzung nach von letzterer mehr als von ersterer; der Fellinsäure kommt nach seinen Analysen die Formel $C_{13}H_{20}O_4$ (nach SCHOTTEN $C_{13}H_{40}O_4$) zu. Daneben fand sich etwas Choleïnsäure $C_{24}H_{40}O_4$ (Schmelzp. 149°). Ferner enthält die Galle die Alkalisalze der Oel-, Palmitin- und Stearinsäure, zusammen etwa 0.2 pCt. der frischen Galle. Endlich liess sich aus der Menschengalle reichlich Cholesterin krystallinisch gewinnen, während mittels des gleichen Verfahrens selbst aus vielen Litern Rindergalle Cholesterinkrystalle nicht zu erhalten waren   J. Munk.

G. Manea, Influence du jeûne sur la force musculaire. Archives italiennes de Biologie XXI. p. 221.

Verf. untersuchte den Einfluss des 24- und 86-stündigen Hungerns auf die Muskelkraft, indem er die letztere mit dem Ergographen sowohl bei willkürlichen Bewegungen als auch bei Anwendung des elektrischen Stroms am Vorderarm prüfte. Das Resultat war, dass die Muskelkraft auch während des Hungerns über die normalen Grenzen hinaus weder zu- noch abnahm. Die von anderen Untersuchern gefundenen stärkeren Abweichungen müssen auf die von Seiten des Nervensystems, der Circulation und Respiration namentlich bei längerer Dauer des Hungerns ausgeübten Einflüsse zurückgeführt werden. Verf. unterscheidet beim Hungern 2 Stadien, das der Kompensation, in dem es dem Nervensystem gelingt, die schädlichen Einflüsse der mangelnden Nahrungszufuhr zu überwinden, und das der gestörten Kompensation, in dem die Störungen der einzelnen Organe stark hervortreten, starker Gewichtsverlust und reichliche N.-Abscheidung im Urin vorhanden sind, und endlich der Tod eintritt. Die lange Widerstandsfähigkeit der Muskelkraft erklärt sich durch die bedeutende Resistenz des Muskelglykogens und des Zuckers im Blut, welche Substanzen selbst in vorgeschrittenen Stadien des Hungerns kaum eine Alteration erleiden.   M. Rothmann.

E. Müller, Ein Fall von Darmwandbruch. Med. Corr.-Bl. d. Württemb. ärztl. Landesvereins 1894, No. 4.

Bei einer 68jähr. Frau, welche vor einiger Zeit an vorübergehender Darmstenose gelitten, fand sich eine Geschwulst im linken Hypogastrium und ausserdem eine schnell wachsende fluctuirende Prominenz von Hühnereigrösse an der Vorder- und Innenfläche des rechten Hypochondrium. Bei Incision der letzteren kam man in eine grosse zum For. ovale führende, etwas übelriechenden Eiter, keine Gase haltende Höhle, welche unter angemessener Behandlung heilte. Es kam aber wieder zur Darmstenose mit Kothbrechen und musste bei starkem Kräfteverfall ein Anus praeter naturam angelegt werden. Pat. überlebte diese Eingriff noch einige Wochen und starb dann an Peritonitis mit Blasenperforation. Die Autopsie ergab ein grosses Carcinom des S. romanus, daneben eine Verwachsung des Darms dem rechten For. ovale entsprechend mit Verengerung der Lichtung an dieser Stelle. M. denkt sich, dass hier sich eine chronische Darmwandhernie befunden habe, welche abgeschnürt und brandig wurde, während der Darm an der Bruchpforte angeheilt und seine Communication nach aussen unter gleichzeitiger Schrumpfung seiner Lichtung nach aussen geschlossen wurde. Die Vereiterung des Bruchsackes erfolgte dann nachträglich, da der Abscess wohl stinkenden Eiter, aber keine Gase enthält.   P. Güterbock.

I. Link, Ein Beitrag zur Neurektomie nach LÖCKE-LOSSEN-BRAUN. Wiener klin. Wochenschr. 1894, No. 2.

Betrifft einen 52jährigen kräftigen Mann. Die Operation bot nichts Besonderes. 4 Wochen nach der Operation war die Neuralgie bis auf einige Stiche in der Oberlippe geschwunden, doch bestand Kieferklemme, welche Verf. nicht auf die von ihm vermiedene teilweise Durchtrennung des Schläfenmuskels, sondern auf dessen Zerrung zu schreiben geneigt war. Bei einer späteren Untersuchung war die Kieferklemme geschwunden und zwar ohne jede Behandlung, auch die Neuralgie nicht wiederkehrt.

P. Güterbock.

Kutscher, Der Nachweis der Diphtheriebacillen in den Lungen mehrerer an Diphtherie verstorbener Kinder durch gefärbte Schnitt-präparate. Zeitschr. f. Hyg. 1894, XVIII. S. 167.

In seiner ersten Arbeit über Diphtherie hatte LÖFFLER in 3 Fällen Diphtherie-bacillen in bronchopneumonischen Herden der Lunge nachgewiesen. Diesen fügt Verf. 10 neue hinzu; die Organe der Diphtherieleichen wurden gehärtet geschnitten und nach einem modificirten GRAM'schen Verfahren gefärbt

Die Bacillen fanden sich meist in dem zelligen Exsudat der Lungenalveolen oft innerhalb der Zellen. Das Lungengewebe selbst war frei von Bacillen; einige nur fanden sich in den perivasculären Lymphräumen, noch weniger in den Bronchien. Gleichzeitig wurden nicht selten auch Streptokokken in den Lungen gefunden. In einem Fall fand K. auch Diphtheriebacillen in der Niere.   Scheurlen.

G. Oeder, Salolüberzug für Dünndarmpillen. Berliner klin. Wochen-schrift 1894, No. 15.

Für solche Pillen, welche den Magen unverändert passiren und erst im Dünndarm ihre Wirkung entfalten sollen, schlägt O. als passendsten Ueberzug einen solchen von Salol vor. Das vielfach zu gleichem Zwecke verwendete Keratin eignet sich bekannt-lich nicht dazu. Der Salolüberzug wird einfach dadurch hergestellt, dass die Pillen in einer Schale, in welcher Salol durch Schmelzen verflüssigt wurde, so lange herum-gerollt wurde, bis sie gleichmäfsig überzogen und der Ueberzug dann erstarrt ist. Von dem letzteren muss, soll er anders brauchbar erscheinen, Folgendes verlangt werden:

1) absolute Dichtigkeit für die Stoffe, die er umhüllt.
2) eine gewisse Festigkeit gegen mechanische Insulte.
3) einen Schmelzpunkt bei mindestens über 39° eventuell bis 43° C.
4) Unlöslichkeit und Unzersetzlichkeit im Magen.
5) Unbedingte Löslichkeit im Darm.
6) Unschädlichkeit.

Durch zahlreiche und ausgedehnte Versuche hat O. nachgewiesen, dass sein Sa-lolüberzug in der That allen den genannten Anforderungen im vollsten Maase entspricht.

C. Rosenthal.

Ledoux-Ledard, Action de la lumière sur le bacille diphthérique. Rev. mens des mal. de l'enf. 1894, S. 66.

Verf. studirte den Einfluss des Lichtes auf die Diphtheriebacillen. Im Allgemei-nen ergab sich, dass das direkte Sonnenlicht eine stark baktericide Kraft besitzt, eine weit geringere das diffuse Tageslicht. So verhindert ersteres die Entwicklung der Diphtheriebacillen in Bouillon, — auch wenn sonst alle Bedingungen für das Wachs-tum günstig sind, — und macht die Bouillon innerhalb weniger Tage vollkommen steril; das diffuse Tageslicht kann dagegen das Wachstum der Bacillen in Bouillon wenig oder gar nicht aufhalten. In destillirtem Wasser, das an und für sich schon schädlich auf die Bacillen wirkt, gehen die Diphtheriekulturen bei diffusem Tageslicht in 9 bis 17 Stunden zu Grunde, d. h. weit schneller als in der Dunkelheit. Auch in trockenem Zustande werden die Diphtheriebacillen, wenn man sie in dünner Lage ausbreitet, schon durch diffuses Tageslicht innerhalb etwa 2 Tagen getötet, durch di-rectes Sonnenlicht schon innerhalb 15 Stunden oder weniger. — Wirksam sind allein die blauen bis ultravioletten Strahlen des Spectrums. — Nach dem Ergebnis der an-geführten Versuche ist anzunehmen, dass Diphtheriebacillen, welche z. B. auf der

Oberfläche von Kleidungsstücken oder an kleinen, verstäubten Partikelchen von Möbeln zufällig haften, durch das diffuse Tages- und noch schneller durch das direkte Sonnenlicht vernichtet werden. Anders bei den Pseudomembranen. Diese vermag das Licht nur an der Oberfläche zu desinficiren, während es auf die in dem Innern der Membranen gelegenen Bacillen keine Einwirkung ausübt.   Stadthagen.

M. Bernhardt, Ein Fall von einseitigem (wahrscheinlich angeborenen) infantilen Gesichtsmuskelschwund. Neurolog. Centralbl. 1894, No. 1.

B. beschreibt bei einem 24jährigen Mann einen rechtsseitigen Schwund der Gesichtsmusculatur, der seit der Geburt bestand. Dieser Schwund betraf hauptsächlich das obere und mittlere Facialisgebiet, während die eigentlichen Lippenmuskeln und die die Ueberlippe bewegenden Muskeln vorhanden und gewissermassen intact waren, wie es auch in ähnlichen Fällen infantiler resp. angeborener Facialislähmung der Fall war. Deshalb neigt sich B. zu der Ansicht, dass es sich um eine Kernerkrankung resp. um eine mangelhafte Ausbildung desselben handelt. Gegen eine abgelaufene peripherische Facialislähmung sprach das Fehlen jeglicher Contractur, fibrillärer Zuckung und jeglicher Mitbewegung in den noch beweglichen Muskeln der afficirten Gesichtshälfte; ferner das electrische Verhalten; es fehlte jede electrische Erregbarkeit in den atrophischen Teilen (orbiculofrontaler Teil und Nasen-Oberlippenmusculatur), während die Erregbarkeit in den Kinn- und Unterlippenmuskeln nur quantitativ herabgesetzt war. — Ein abortiver Fall von juveniler Muskelatrophie lag nicht vor.   S. Kalischer.

E. Heuss, Zwei Fälle von Keratosis und Melanosis nach innerlichem Arsengebrauch. Corr.-Bl. f. Schw. Aerzte 1894, S.-Abdr.

Verf. beobachtete die namentlich von englischen Autoren mehrfach beschriebene, symmetrische schwielenartige Verdickung der Hornhaut an Handtellern und Fusssohlen infolge des Arsengebrauchs bei einem 8jährigen Mädchen und bei einer jungen Frau, von denen das erstere wegen Prurigo, die letztere wegen eines Lupus vulgaris mehrere Wochen lang Sol. Fowleri genommen hatte. Sie trat neben anderen Intoxicationserscheinungen auf und war in dem zweiten Falle noch mit einer diffusen gelb- bis tiefschwarzbraunen Verfärbung so ziemlich der ganzen Körperoberfläche mit Ausnahme der Schleimhäute verbunden. Ein besonderes Befallensein der Schweissdrüsenmündungen, welches von Hutchinson als characteristisch für diese Arsen-Hyperkeratose bezeichnet wird, konnte Verf. nicht konstatiren; allerdings aber waren bei beiden Patt. nur die mit Rillen besetzten Partien der Handflächen, die an Schweissdrüsen besonders reich sind, ergriffen, während die tieferen Hautfurchen und die Gelenkbeugen, welche dafür bei der Frau um so tiefer pigmentirt erschienen, frei blieben. — Nach Aussetzen des Arsens schwand die Schwielenbildung in einigen Wochen spontan, ebenso die Melanosis.   H. Müller.

Panecki, Zur Behandlung der Amenorrhoe. Therap. Monatsheft 1894, No. 3. März.

Verf. empfiehlt die Anwendung des faradischen Stromes und zwar sollen beide Pole vermittels einer bipolaren Uterussonde in das Uteruscavum hinein versetzt werden. Die Ströme sind so stark anzuwenden, wie sie von der Patientin noch vertragen werden. Gestattet die Enge des cervix nicht die Einführung der Sonde, so ist dieselbe durch die mehrmalige intracervicale Anwendung der Kathode des constanten Stromes zu erweitern. Die für die Behandlung günstigste Zeit ist in leichten Fällen etwa 10 Tage vor der nächsten Periode, in hartnäckigen Fällen ist die Elektricität anzuwenden, gleich nachdem die die Amenorrhoe begleitenden Beschwerden vorüber sind.   A. Martin.

Einsendungen für das Centralblatt werden an die Adresse des Hrn. Prof. Dr. M. Bernhardt (Berlin W Französische Strasse 21) oder an die Verlagshandlung (Berlin NW., 68. Unter den Linden) erbeten.
Verlag von August Hirschwald in Berlin. — Druck von L. Schumacher in Berlin.

Sach-Register.

(Die stark gedruckten Zahlen bezeichnen Original-Mitteilungen.)

A.

Abort s. Geburtshilfe.
Abscess, Becken-A. 813.
Accessorius, Resect. d. nerv. A. 271.
Accessorius, Nervus A. Willisii 638.
Aceton 835.
Achorion, A.-Arteu 59.
Achselhöhle, Ausräum. d. A. 828.
Acne s. Haut.
Acromegalie 10. 198, 463.
Actinomykose, A. d. Ohres 821.
Acusticus, Gliofibrom. d. A. 646; s. a. Ohr.
Addison'sche Krankheit 280, 435.
Adenoide Vegetationen, Operat. d. A. 206, 653. (s. meist Nase).
Adeps lanae 784.
Aderlass, Wirk. d. A. 324.
Aether, A.-Narkose 696, 780.
Aetherisation. A. d. Hernien 837.
Aetzmittel. Wirk. d. A. 252,
Albinismus acquisitus 688.
Albumin, React. auf A. 685.
Albuminurie s. Harn.
Albumosen, Ernähr. mit A. 22; Kenntniss d. A. 108.
Alexie 492.
Alcapeptonurie s. Harn.
Alcohol, A.-Vergift. 832, 575.
Allocheirie 239.
Alopecie 560.
Alumnol s. a. Gonorrhoe.
Amenorrhoe 928.
Ammoniak, A.-Umsatz 269.
Amöben-Enteritis 335.
Amputation, A. d. Extremitäten 627.
Amylenhydrat 568.
Amyloid, Färbung d. A. 362.
Amyloid, A.-Reaction 428.
Amyloid, A.-Degeneration 686.
Anämie, perniciöse A. 154, 318; Bandwurm-A. 282; schwere A. 404; Behandl. d. acut. A. 542.

Anaerobiose 44.
Anchylose s. Gelenk.
Aneurysma, A. d. Aorta 84.
Aneurysma, A. d. Extremitäten 344.
Angina, Phlegmonöse A. 254; Aetiol. d. A. 526; rheumat. A. 686.
Angiom s. Geschwülste.
Ankylostomiasis 494, 794.
Antimon, A.-Vergift. 761.
Antipyrin, A.-Vergift. 656.
Antiseptik, Darm-A. 14; A. i. d. Geburtshilfe 896.
Antitoxin, A. b. Trismus 254.
Anus praeternaturalis 181.
Aorta, einst. Substanz d. A. 419.
Aorta, Aneurysma d. A. 84.
Aorta, Pulsation d. A. 365.
Aphasie s. Nervensystem.
Aphonie, A. b. Rhinitis 126.
Apocodein 44.
Argentum nitric., Anw. d. A. 165.
Argyrie 655.
Arsen, A.-Vergiftung, 79, 761.
Arsen, Vertheil. d. A. i. Körp. 368.
Arteriitis s. Blutgefässe.
Arzneiausschläge 475.
Asepsis, A.uud -Blutleere 637.
Asparagin, Bed. d. A. 148.
Asphyxie, A. d. Neugeb. 479.
Asthma, A. u. Psoriasis 288; A. thymicum 767.
Asthmaspiralen 538.
Asynergia vocalis 14.
Athmung, Einfluss d. Psyche auf A. 182; A. b. Fettmast 637; Haut u. Darm-A. 673; Darm-A. 691; graphische Darstell. d. A. 815; Messapparat für die A. 819; Gehirn u. A. 882.
Athmungswege, Fremdkörper i. d. A. 389.
Atresie s. die atresischen Organe.
Atropin 9, 543, 816.
Attica s. Ohr.
Auge, Keratitis parenchymatosa 14; Schielen 29; Oberlidcolobom 43; Ueber die optische Iridectomie 43; Wirkung

von Herzgiften auf d. A. 62; Pupillen-
starre 88; Ernährung der Netzhaut
117; Behandlung chronischer Con-
junctivalerkrankungen 157; Staaroperation 187; Opticus b. Tabes 190;
Proteinsubstanzen in den lichtbre-
chenden Medien d. A. 169; Siderosis
bulbi 173; Nervenendigungen i. d.
Thränendrüse 209; Scleritis 222;
Erythromelalgie u. A.-Leiden 231;
Retinitis luetica 237; Tuberculöse
Infection d. A. 248; Lichtsinn u.
Strychnin 256; Glaucom 286; Function der vorderen Kammer 295;
Kupfer im A. 346; Urämie und
Rindenblindheit 365; Egyptische A.-
Entzünd. 382; Refractions-Anomalie
u. Epilepsie 383; Trachom 398; Angeborene Sichel nach innen u. unten
713; A.-Muskellähm. 426; Primäre
Geschwülste d. Sehnerven 429; Verschluss d. Art. ophthalmica u. d. Carotis
445; Impftuberculose d. Kaninchen-A.
462; Accommodation 468; Blepharospasmus mit Heilung 511; Amblyopie
nach Dinitrobenzol 363; Thränendrüse b. Facialislähm. 270; Keratomycosis aspergillina 539; Siderosis
bulbi 550; Scopolamin 558; Abnahme
d. Sehschärfe i. Alter 573; Augenstörungen b. Syphilis d. Centralnervensystems 589; Becherzellen d. Conjunctiva 606; Hauthörner d. Augenadnexa 624; Tuberculose d. Thränendrüse 622; Stauungspapille 623; Schieloperation 638; Leukämische Tumoren
d. Orbita 639; Histol. Veränderungen
der Netzhaut nach experimentellen
Verwundungen 653; Künstl. Erzeug.
von Glaucom 661; Concentrische Gesichtsfeldverengerung 670; Augenmus-
keldegenerat. nach Trauma 686;
Studium über Netzhautablösung 676;
Orbitalphlegmone 699; Erblind. nach
Käsegift 736; Exophthalm. traumaticus
716; äussere Accommodation durch
Muskeldruck 734; Farbenempfindung
nach Intoxication 734; Sciascopische
Schuluntersuchung 750; Conjunctivis-
epidemie 782; Entzündung d. Orbita
797; Mikroben im Conjunctivalsack
806; Rostablagerung i. d. Hornhaut
814; Chemie d. Glaskörpers 828;
Bez. zwischen Augenleiden u. Leber-
erkrankung 829; Zellenstudie an der
gereizten Hornhaut 836; Eiterung d. N.
optic, 869; Glaskörperblutungen 875;
Conjunctivitis diphtherica 875; Nervenendig. d. Conjunctiva 881.
Auricularis, Neuritis d. N. auric. 799.

Ausräumung, A. d. Leiste 42.
Autointoxication, A. b. Psychosen 708.

B.

Bäder, Salz-B. 3; kalte B. 669.
Badewasser, Bacterien i. B. 126.
Bandwurm, B.-Anämie 282; Chloroform
b. B. 364.
Bandwurmmittel, Peritonitis nach B.
430.
Barlow'sche Krankheit 680.
Basedow'sche Krankheit 79, 127, 617,
665.
Basen, B. i. Blut 228.
Bauch, Lipoma retroperitoneale 13; Laparotomie b. Bauchfelltuberculose 41,
48, 80; Radicaloperation der Leisten-
bernien 98; Bernia properitonealis 125;
Aetiologie d. peritonealen Adhäsionen
237; Bernia obturatoria 421; Perito-
nitis nach Magengeschwürperforation
425, 430; Bhdl. gangränöser Hernien
467; Tuberkulose d. Peritoneum 589;
Bhdl. d. schweren Contusionen des
Bauches 660; Blasenhernie 669; Her-
nia d. proc. vermiformis 675; Perito-
nitis tuberculosa 743; Aetherisation
eingeklemmter Hernien 837.
Bauchfell s. Bauch.
Bauchwand, Lipom d. B. 270.
Becken, Krebs d. Beckenbodens 367;
B.-Tumor 317; acetabularastitische
B.-Abscesso 813; s. auch Knochen.
Beckenperitonitis s. Gynäkol.
Bekleidung, Werth d. B. 176.
Benzin, B.-Vergift. 288, 448.
Benzoesäure, B. i. d. Nebennieren 13.
Beri-Beri 104, 447.
Bericht, chirurgischer B. 253.
Bier'sche Methode 285, 428, 698, 874.
Bindegewebe, Grundsubstanz d. B. 625.
Bittermittel, Wirk. d. B. 253, 285, 301,
558.
Blei, Olivenöl b. B.-Kolik 110; B.-Ver-
gift. 431. 761.
Blepharospasmus 511.
Blut, Filaria sanguinis 45; Infectiosität
des Bl. tuberculöser Rinder 70; Leuk-
ämie, Anämie, Chlorose etc. s. diese;
Blutveränderungen nach thermischen
Eingriffen 92; Nekrose der rothen Bl.-
körperchen 109; Zucker i. Bl. 166;
Leukocytenfrage 213; Alkalescenz d.
Bl. 228; Hämophilie 257; hämatolo-
Notizen 241, 257, 273; Leukocytose
253; Häminkrystalle 269; Quantität
d. Lungenblutes 284; Bl.-Krankheiten

319; arterielles und venöses Blut 329; Meereshöhe u. Bl.-Beschaffenheit 329; Blutplättchen 338; Wirk. d. Blutserums 350; Defibrinirung des arteriellen Bl, 362; Leukocytose b. Pneumonie 378: Saccharificationsvermögen d. Serums 381; Chemie d. Leukocyten 337; Hämatin u. Hämin 396; Blutgerinnung 420. Blutdichtebestimmung 461; Stickstoffgehalt der rothen Blutzellen 461; reducirende Substanz aus dem Globulin 461; Bacterium coli i. Bl. 478; Bez. i. Plasma zu den roten Bl.-Körperchen 548; Thrombenbildung 604; Zusammensetz. d. Menschenblutes 609; Asepsis u. Blutleere 637; artificielle Hyperleukocytose 654; Blut b. Pneumonie 674; Morphologie des Bl. b. Hunger 723; Zucker i. Bl. 753; Leukocyten i. Bl. 770; Alkalescenz d. Bl. b. Krankheiten 785; Best. d. Alkalescens des Blutes 801; Wirk. d. Bl.-Serums 839; Wasser i. B. 883; Fragmentation d. roten Blutkörper 884.
Blutdruck, B. i. Fieber 766.
Blutegelextract 604.
Blutgefässe, Hirnsinus s. Gehirn: Aneurysma aortae 84; Venenthrombose b. Influenza 110; Verhalten einiger Rückenmarksnerven zum Blutkreislauf 145, 162; Milchkuren b. Kreislaufstörungen 188; Embolie u. Thrombose 171; Innervation des Bulb. aortae 225; Thrombose d. Sinus lateralis 308; Aneurysmen am Halse 344; Pulsationen der Aorta 365; Bez. d. Nebennieren z. d. Venen 373; die elast. Substanz d. Aorta 419; Verschluss d. Arteria ophthalmica u. d. Carotis 445: Verstopfung der Vena subclavia, inominata u. d. Arteria pulmonal. 461; Unterbindung d. Art. iliaca 429; Unterbind. d Carotis ext. 521; Arteriitis obliterans 529; Raynaud'sche Krankheit 591; Verletz. d. Vena femoralis 580; Thrombenbildung 604; Phlebitis syphilitica 667; Hautvenenfiguron am Thorax 702: Fettembolie 765: Insufficienz d. Lungenarterienklappe 759: infectiöse Arteriitis 846; Angioneurotisches Oedem 848: Experimentelle Beeinflussung d. Gefässweite 873.
Blutleere, künstl. B. 637.
Blutspuren, Unters. v. Bl. 160.
Blutstillung, B. b. Hämophilie 237.
Blutung, B. aus d. Urachus 16; B. nach Entfernung adenoider Vegetationen 206; B. nach Tonsillotomie 525; Bl. a. d. Maxillaris interna 885.

Botriocephalus latus 120.
Bradykardie 9; s. a. Herz.
Brom, B. b. Epilepsie 159, 592; B.-Vergift. 656.
Bromphenol, B. b. Erysipel 238.
Brot, Hygiene d. B. 456; verschiedene B.-arten 610.
Brucinpolysulfid 895.
Brustdrüse, Erkr. d. B. 756.
Bubo, Operat. d. B. 42.
Bubonengift 750.
Bulbus aortae d. Froschherzens 225.
Butter, Tuberkelbacillen i. d. B. 814.

C.

Calorimetrie 564.
Campher, C. b. Epilepsie 592.
Cangoura 15.
Canities 683.
Cannabin, C.-Vergift. 16.
Carbol, C.-Vergift. 16, 256, 416, 544, 604, 720: C.-Pillen b. Diarrhoe 540: C. b. Diphtherie 158.
Carotis externa, Unterbnd. d. C. 521.
Carunkeln, C. d. Urethra 709.
Casein, Verd. d. C. 1; über C. 168.
Cellulose, C. i Bacillen 149.
Centralkörper, C. u. Protoplasma 561.
Cheiropompholix 288.
Chinin, C. b. Malaria 18; Wirk. d. Ch. 547.
Chinolin, 64.
Chloral, C. i. Körper 496.
Chloralamid 911.
Chloralose, C.-Vergiftung 544, 717.
Chloride, Ausscheid. d. C. 196; Einfl. d. C. 401.
Chloroform, C. b. Bandwurm 364; C.-narkose 504, 628, 648; Wirk. d. C. auf d. Herz 880.
Chlorose, Ursache d. C. 87; Blutdruck b. Chl. 441; Bruit de diable b. C. 511.
Chlorophenol, C. b. Erysipel 238.
Chlorphenole, C. als Antiseptica 597.
Chlorzinkstifte 416.
Cholera, Ch.-Diarrhoe 203, 777; C.-niere 84: C. u. Schwangerschaft 48; C.-Theorie 54, 188; Aetiol. d. C. 699, 822; C.-vibrio 726; C.-Bacill. s. Mikroorganismen; C.-Diagnose 430: Nervensystem b. C. 444; Kochsalzinfusion b. C. 489.
Cholesterin 892.
Chopart'sches Gelenk s. Gelenk.
Chorea 541.
Chorioidea s. Auge.

Chromkali-Sublimat-Eisessig 621, 845.
Chylurie 45.
Chylusgefässe, Thätigkeit d. C. 185.
Cocain, C.-Vergift. 656; C.-ismus 752.
Codeïn 44.
Coecum s. Darm.
Coffein 180.
Coffeinsulfosäure 287.
Colobom s. Auge.
Colon s. Darm.
Columella, Extr. d. C. 875.
Compendium, C. d. gerichtsärztl. Praxis 576.
Congestionstherapie 285, 428, 698, 874, Coniin 192.
Conjunctiva s. Auge.
Cornutin 239.
Cretinimus 889.
Cricothyreoideus, Innervat. d. C. 606.
Crodo-Quelle 572.
Curarin, C. b. Tetanie 878.
Cyan, C.-Vergift. 289, 512.
Cylindrurie 533.
Cyste, C. d. Pancreas 760.
Cysticercus, C. i. d. Haut 746.
Cystin 892.
Cystitis s. Harnblase.

D.

Darm. Salol als Darmantisepticum 14; angeb. Dilatat. d. Colon 32; Cholera s. Cholern; secundäre Infection b. d. Krankh. d. Kinder 71; Bleikolik 110; Botriocephalus latus 120: Anus praeternaturalis 131; Typhlitis 149; Behandl. d. Sommerdiarrhoe 158; Ileus 171; Atresia ani. 200; Behdl. der Diarrhoe b. Ruhr, Typhus, Cholera 203; Laparotomie b. Ileus 238; Darmfäulniss 253, 857, 858; D.-leiden und Frauenleiden 268; Amöbenenteritis 335; Fissura ani 397; Perityphlitis 397; D.-chirurgie 404, 486, 522; Colectomie 494; Ankylostomiasis 494; Durchlässigkeit d. D.-wand f. Gase 497; Peristaltik u. Magenverdauung 516; Centrum für den Mastdarm 560; D.-verschluss 583; Verstärk. d. 2. Pulmonaltones nach Perityphlitis 654, 735; Hemmungsnerven d. Darms 671; Darmatmung 673, 691; Dysenterie u. Leberabscess 677: Milzbrand vom D. aus 687; Dilatation u. Hypertrophie d. Dick-D. 716; Aufsaugung i. Dünndarm 737; Ueber die vom Mastdarm ausgehenden Geburtsstörungen 747; Salol b. Cholera-Diarrhoe 777; Ankylo-

stomiasisfrage 794; Eiweissfäulniss im D. 804; D.-verschluss d. Gallensteine 805; Pigmentablagerung i. d. D.-musulatur 858; Wirk. gew. Gifte auf die Darmbewegung 872; Darmausbruch 829; Dünndarmpillen 927.
Dauerverband 911.
Dermatin s. Haut.
Desinfection, Sonnen-D. 742.
Dextrose 317.
Diabetes, Heidelbeerblätterextract b. D. 112; Kniereflex b. D. 224; D. mit mildem Verlauf 424; Sensibilitätsstör. b. D. 511; Ueber D. 588, 850; Gangrän b. D. 605; Laevulose b. D. 621; Sympathicus b. D. 623.
Diarrhoe, D. b. Ruhr 203; Carbolpillen b. D. 540.
Diaskopie 138.
Diazoreaction 383.
Digitalinum verum 776.
Dilatator, Neuer D. f. d. Speiseröhre 86.
Dinitrobenzol 363.
Diphtherie, Bhdl. d. D. 158, 734; Schwefel b. D. 830; D.-Antitoxin 552, 793, 390, 118, 808, 840, 904 (Serumtherapie); D.-Uebertragung durch Milch 78, 271; D.-bacill. 469, 927, 927; D.-Epid. 471; Intubation b. D. 135; Terpentin b. D. 623; D.-Niere 298, 388; D.-Herz 399; Hemiplegie b. D. 142; Paralyse b. D. 239; Prognose d. D. 646.
Diureticum, Coffeinsulfosäure als D. 287.
Diuretin 189, 616.
Drucklähmung 853, 181.
Drucksonde, D. b. Hörstörung 382.
Duboisinum 342, 877.
Dünndarmpillen 927.
Dysenterie, D. u. Leberabscess 677.
Dyslexie 809.

E.

Echinococcus, E. d. Halses 187; E. i. Wirbelkanal 559; E. d. Leber 559.
Ecchondrosis physalifora 739.
Eclampsia 858, 763, s. a. „Geburtshülfe u. Kinder."
Eieralbumin 620.
Eisen, E. i. d. Milch 444.
Eiterung, Quellen d. E. 50; E. i. d. Nase 142; Indicanausscheid. b. E. 748.
Eiweiss, E.-verdauende Fermente 108; E. i. d. Niere 130, Secretion d. E.-Drüsen 195; Mucoid i. Hühner-E. 434; E. i. Harn s. Harn. Hühner-E. 567; Oxydation d. E. 652; Fäulniss d. E. 804; pflanzliche E.-Stoffe 813; E. i. d. Tuberkelbacillen 830.

Elastische Fasern, Rückbild. d. E. 805.
Electricität, Stoffwechel d. Zitterrochens
23; Franklinisation b. Hautkrankheiten
95; Leitungswiderstand b. traumat.
Neurosen 46; Wirkung d. constanten
Stromes a. Mikroorganismen 63; electrische Erregbarkeit bei veralteten
Lähmungen 143; Electricität in der
Gynäkologie 144, 159; Magenelectrisation 152; electr. Schröpfkopf 159,
Electricität bei Drucklähm. d. Nerv.
radialis 181; über Inductionsströme
393; Electrisation 409; Gumpertz'sche
Anomalieen b. Bleivergift. 431; electr.
Reizbarkeit b. Beri-Beri 447; gynäkol.
Electrotherapie 479; Electrodynamo-
meter 495; electr. Erregbarkeit des
peripheren Nervensystems 569; Tod
d. E. 588; electrofaradische Anästhesie
799; Scheintod durch E. 826; E. i.
d. Gynäkologie 832.
Ellbogengelenk, Frakt. d. E. 749.
Embolie, Parenchymzellen-E. 67; Kennt-
d. E. 171; Fett-E. 765.
Embryo, Infect. d. E., s. Mikroorganis-
men u. Geburtshilfe; zusammenge-
wachsener E. 339.
Emmenagag. s. Gynäkologie.
Empyem. E. d. Pleura 62; Heilung d.
E. 178; E.-Bhdl. 538; Zwischenfall b.
E.-Operation 622.
Endocarditis, E. gonorrhoica 15; s. a.
Herz.
Endofheliom s. Geschwülste.
Entartungsreaction 217.
Entwicklung. Störung d. E. nach Ver-
letzung 842.
Enuresis nocturna 336.
Epilepsie 127, 159, 383, 555, 592, 671.
Epiphysenknorpel, Reizung d. E. 302.
Epistaxis 622.
Erblichkeit 45.
Erhängen, Ueber E. 96, 160, 208.
Ernährung, Bed. d. Asparagin f. d. E.
148.
Erschütterung, Bed. d. E. 433.
Erysipel 128, 238, 445, 495, 541, 807.
Erythem s. Haut.
Erythrin 80.
Erythromelalgie 231, 705.
Eucalyptus, E. b. Masern 189.
Exalgin 45.
Exophthalmus, E. traumat. 714.
Exostosen, cartilaginäre E. 186; s. meist
Knochen.
Exothyropexie 374.
Extractum fol. myrtill. 112.
Extremitäten, Amputation d. E. 627.

F.

Facialis, F.-Lähm. 270, 830.
Färbemethode, F. zur Diagnose d. Dia-
betes 850.
Farbenempfindung, F. nach Intoxicat.
734.
Fäulniss, F. i. Darm 253, 857, 858;
Autointoxication durch Darm-F. 800.
Favus, F.-Pilz 255.
Feldmäuse, Vertilg. d. F. durch Löffler 94.
Femoralis, Verletz. d. ven. F. 580.
Fermente, Eiweissverdauende F. 108;
Nahrungsmittel-F. 412; Eiweisslösende
F. 502.
Fermentationen, Ueber F. 262.
Ferratin 136, 220, 303.
Fett, Eiweissersparung durch F. 872;
F. d. Frauenmilch 721 845, F. i.
Magen 732.
Fettembolie 765.
Fettgewebe, Atrophie d. F. 731; Ent-
zündung d. F. 731.
Fettmast 637.
Fibrin 141, 168, 641.
Fibrinogen 641, 873.
Fieber, Stoffwechsel i. F. 244; Theorie
i. F. 392; Guajacol b. F. 491; Wasser-
retention i. F. 527; Blutdruck i. F.
766; Kindbett-F. s. Geburtshilfe.
Filaria sanguinis 45.
Finger, Verwacheung d. F. 141; F.-Ver-
renk. 539.
Fistel s. a. a. Orten.
Fixirungsmittel, Neues F. 845.
Fleisch, Vertheil. d. Stickstoffs i. Fl.
833.
Fleischextract 341.
Fleischconserven 223.
Fleischmast 222.
Fleischmilchsäure, F. i. Harn 796.
Fleischnahrung, Hundeharn nach F. 493.
Fleischpepton 341.
Formaldehyd 429.
Frauenmilch, Fett. d. F. 721, 845.
Fremdkörper, F. i. Nerv. occipitalis 835;
F. i. Larynx 864; F. i. d. Athmungs-
wegen 389.
Fremdkörperriesenzellen 579.
Friedreich'sche Krankheit 681.
Frosch, Kreislauf i. d. Membrana nicti-
tans d. F. 145, 162.
Froschherz, Gummilösung als Nähr-
flüssigkeit f. d. F. 784.
Fuss, Plattfuss s. Plattfuss.

G.

Galle, Secretion d. G. 66; N. i. d. G.
50; Leber-G. d. Menschen 228;
Schweine-G. 333; Absond. d. G. 444;
Austreib. d. G. 515; Chirurgie d. G.
520; Kenntniss d. G. 685; Säure der
menschlichen G. 926.
Gallenblase, Krebs d. G. 206; Chirurgie
d. G. 246; Typhusbacillus i. d. G. 911.
Gallenblasengang, Verschluss d. G. 790.
Gallenfarbstoff, G. i. Harn 841.
Gallengang, Verschluss d. G. 293; Ent-
zünd. d. G. 414; Tubercul. d. G. 642.
Gallensäure, G. i. d. Nebennieren 18.
Gallensteine, G.-Kolik 33; Darmver-
schluss d. G. 805; G.-Bildung 830.
Ganglienzellen 916.
Ganglion coeliacum, Bedeut. d. G. 435.
Ganglion-Gasseri, Entfern. d. G. 660.
Gangrän, Spontan-G. 111; diabetische
G. 605; G. d. Penis 605.
Gase, Wirkung giftiger G. 336.
Gasphlegmone 750.
Gastrotomie s. Magen.
Gaumenspalte 307, 834.
Geburtshilfe, Untersuchung intra partum
12; Ovarialtumor bei Gravidität 16;
Anwendung der Blase von Champetir
de Ribes 48; Cholera u. Schwanger-
schaft 48, Verleg. d. Beckenhöhle 91;
Eclampsie 96; Operation der Blasen-
scheidenfistel 128; Bhdl. d. Uterus-
fibrome 144; Einleitung d. Abortus
durch den electr. Schröpfkopf 159;
Inversio uteri 160; Mechanische Dilatation des Muttermundes 191; Dermoidcyste d. Eierstockes 192; Extrauterinschwangerschaft 208; Puerperale
Infection 219; Symphyseotomie 156,
184, 816, 354; Uterusrotation 240;
monströser Foetus 240; Scharlach i.
d. Schwangerschaft 256; Abortus 288;
Zange als Hebel 144; Blutung in die
Placenta 320; Schussverletzung des
schwangeren Uterus 336; Eclampsie
358; Blutung 868; Verhalten des
Embryo gegen Infection 296; Geburtsverhältnisse im frühen Lebensalter
443; Pemphigus puerperalis 447,
Symphyseotomie 448; Kaiserschnitt
464, 512; puerperale Lactosurie 484;
Ovariotomie post partum 496; Selbst-
infectionsfrage 427, 534; Stickstoffwechsel in dem Puerperium 546;
Osteomalacia cerea 560; Extrauterinschwangerschaft 602; Anheftung des
Eies an die Uteruswand 640; Porro-
Operation 655; Placenta membrana-

cea und Placenta praevia 656; Albuminurie im Anschluss a. d. Geburtsact 665; Symphyseotomie 684; Ursachen des rechtzeitigen Geburtsantrittes
710; Bestimmung des Geschlechtes
719; Cervicalschwangerschaft 720;
Ueber die vom Mastdarm ausgehenden
Geburtsstörungen 747; Eclampsie 763;
Ovariotomie b. puerperaler Sepsis 768;
Geistesstörung b. Gravidität u. Puerperium 795, Toxämie b. Schwangerschaft 800; Wehenschwäche 844;
Ueber die Grenzen der künstl. Frühgeburt 848; Technik der Einleitung
der künstl. Frühgeburt 879; Detritus
dissecans puerperalis 880; Hemiplegia
puerperalis 895; Antiseptik d. G. 896.
Gehirn, Meningitisartige Symptome hysterischen Ursprunges 44; Sinusthrombose 46, 808, 875; extraduraler Abscess 118; Embolie d. Hirnarterien 171;
Hirnabscess 187, 441, 487, 783; Progressive Paralyse bei einem 15jährig.
Mädchen 191; Rindenaffection b. Psychosen 207; Pachymeningitis externa
264; G.-Punction 285; G.-Cysten 299;
Aphasie, Hemianopsie, Farbenblindh.
803; G.-ruptur 804; Hirntumor 331,
404, 492, 744, 749, 903; Allg. Paralyse
854; Urämie u. Rindenblindheit 365;
Aphasie 366; G.-Chirurgie 413; latente
G.-Herde 415; G.-Blutung 441; Meningitis serosa 447; G.-Nervenlähmung
505; G.-chirurgie 585; G.-Syphilis 589;
Cerebrale Hemiplegie 600; Posthemiplegische Schmerzen 650; Syphilis u.
allg. Paralyse 650, 895; Cerebrale
Kinderlähmung 717; G. d. Atmung
882; G.-Brüche 902; cerebrale Läh-
mungen 923.
Gehörgang 920.
Geisselfärbung 766.
Gelatine, Ersatz d. G. 637.
Gelbfieber, Salol b. G. 649.
Gelenke. Kieferankylose 13, retrogle-
noidale Luxation 28; Arthrogene Kiefer-
klemme 93; Synovia 98; Verrenk. d.
Chopart'schen Gelenkes 109; Knie-G.-
Resection 125; Arthritis blenorrhoica
191; Behdl. d. G.-Tuberculose 283;
Reizung des Epiphysenknorpels 302;
Spondylolisthesis 880; Kenntnis der
G.-Körper 477; Verrenkung von Fin-
gern und Zehen 539; Arthritis ble-
norrhoica 540; G.-Rheumatism. 541;
Kniegelenkresection 565; Osteoarthro-
pathie hypertroph. pneumonique 607;
Zerreissung der Kniegelenkszwischen-
scheibe 638; Lux. im Hüftgelenk
733; Tuberculose des Hüftgelenks

739; Ellbogengelenkbrüche 749; Zer-
reissung d. Bänder i. Kniegelenk 791;
Luxatio tali 796; acetabulärastitische
Beckenabscesse 813; Schulter-G.-Luxa-
tion 831; Tuberculose Gonitis 859;
Congestionstherapie b. G.-Tuberculose
874; Kniegelenkanchylose 919.
Genitalien, Nerven d. weibl. G. 915.
Gerichtsarzt. Compendium für d. G. 576.
Geschlecht. Bestimm. d. G. 719.
Geschmacksknospen 221.
Geschmackstörung. G. b. Trigeminus-
lähmung 95.
Geschwülste. G. d. Leber s. Leber; Lipoma retroperitoneale 13; G.!d. Knochen
s. Knochen; G. d. Haut s. Haut; G.
d. weib. Sexualorgane s. Gynäkologie;
G. d. Gehirn s. Gehirn; G. d. Rückenmark s. Rückenmark; G. d. Kehlkopfes
s. Kehlkopf; G. d. Magens s. Magen;
Allgemeine Carcinomatose 61; Lungenkrebs 156; Krebs der hinteren Nasen-
gegend 159; Endothcliom d. Pachymeninx spinalis 186; Echinococcus d.
Halses 187; Operat. d. adenoid. Vegetationen 206; Carcinom d. Gallenblase 207; Lipom d. vord. Bauchwand
270; Tumor sacralis congenitus 317;
cavernöse Angiome d. Zunge 318,
333; Entstehung v. Hirngeschwülsten
342; Aneurysma s. Aneurysma; Krebs
d. Beckenbodens 367; der Krebserreger
369; Kropf s. diesen; Malignes Lymphom 412; primäre Geschwülste des
Sehnerven 429; Erysipelimpf. gegen
maligne Tumoren 445; acute Sarcomatose 457; Tumor b. e. Kinde 460;
Carcinom u. Tuberculose. 518; Fibrom d.
Gehöreinganges 524; Angeb. Epithe-
liome 538; Echinococcus s. Echinococcus; Polymastie 573; Transformat d.
G. d. Highmorshöhle 574; Granulationsgeschwülste 579; Lymphosarcomatosis d. Pharynx 640; Myxosarcom
d. Rachenhöhle 631; Zungenkrebs
648; Gliofibrom d. Acusticus 646;
Psammom 749; Cysticerus d. Haut 746;
Paukreascyste 764; Lipom 764. 765;
muskuläres Osteom 772.
Gesicht. G.-Muskelschwund 154, 928;
Schuss i. d. G. 885.
Gewebe. Tod d. G. 387; Oxydations-
ferment d. G. 913.
Gicht 306.
Gifte, krampferregende G. 544, 880; Dif-
fusion d. G. i. Leichen 832; Wirk. d.
G. a. d. Darmbewegung 872.
Giftmord 144.
Gigantismus 463.
Glandula pituitaria, Psammom d. Gi. 749.

Gliofibrom, G. d. Acusticus 647.
Gliosis spinalis 105.
Globulin 461.
Glottiskrampf 878.
Glycerinphosphorsäure 713.
Glycocoll, Best. d. G. 637.
Glycogen 49; Darstell. d. G. 81; G. d.
Muskeln 333; G. nach Holzzuckerfüt-
terung 626; Säureabbau d. G. 652;
G. i, d. Muskeln 812.
Glycogenie 796; s. a. Zucker.
Glycosurie 484, 495, 850.
Gonococcus 733.
Gonorrhoe, Ueber G. 283; Endocarditis b.
G. 15; Behandl. d. G. 47, 411; Eiter
b. G. 155; Arthritis b. G. 191, 540;
Steinbildung b. G. 205; Alumnol b. G.
752; Bhdl, d. G. 795.
Granulationsgeschwülste 579.
Guajacol, G. b. Tonsillitis 382; G. b.
Fieber 491; G.-Vergiftung 536; G.,
äusserlich angewendet 847.
Gummilösung, G. als Nährflüssigkeit 784.
Gumpertz'sche Anomalien 431.
Gynäkologie. Ovarialtumor b. Graviditä-
tät 16; Axendrehung der Ovarialgeschwülste 39; Bauchfelltuberculose 48;
Primäre Genitaltuberculose 59; Adnexoperationen 64; Uterusinversion im
78. Lebensjahr 76; Adnextuberculose
80; Uterusexstirpation 90, 107; Cervix-
myom 91; Reflexio uteri 112; Gleichzeitige Extra- und Intrauteringravidität 139; Dermoidcyste des Eierstockes als Geburtshindernis 192; Verwendung d. Moorbäder 124; Lapa-
hysterotomie 236; Uterusrotation 240;
Gewächse der Uterusschleimhaut 240;
Tuben- u. Ovarienerkrank. 256; Magen-
u. Frauenleiden 268; Zellgewebsentzündung 272; Metrosalpingitis 284;
Durststillung nach Laparotomie 288;
Vagin. Uterusexstirpation 357; Krebs
d. Beckenbodens 367; Blutungen 868;
Hysterectomie 368; Gefahr d. Scheidenpessare 395; Genitalprolaps 400; Bed.
d. Urobilinurie für d. Gynäkologie 396;
Beckenperitonitis 416; Schwämme u.
Gazestreifen i. d. Bauchhöhle nach
Laparotomie 416; Ureteren-Cervix-
fistel 432; Stielversorgung bei Myotomie 448; Gynäkologie u. Electrotherapie 479; Ovariotomie post partum
496; Thure Brandt'sche Massage 496;
Cystenbildung in Uterusmyomen 507;
Ovariotomie 512; Uterusfibrom 535;
80 Laparotomien 543; Pyosalpinx 543;
Submucöse Myome 571; Fibrome und
Uterus 576; Dermoidcysten 576; Vaginale Hysterectomie 587; Ovarial-

sarcom 592; Metritis u. Menstruation
608; Ventrofixation 620; Salpingotomie
624; Uterusprolaps 640; Ovariotomie
640; Uterussarkom 659; Teratoma ovarii 672; Hysterectomie b. Uterusprolaps
668; Ueber Zurücklass. d. Ovarien 688;
Dysmenorrhoe 711; Sterilität 719; Dilatation d. Muttermundes 719; Oxalsäure als Emmenagogum 720; Cervicalschwangerschaft 720; Uterus accessorius 736, Stenose d. Uterushalses
736; Metritis 736; Laparotomietechnik
768; Ovariotomie b. Sepsis 768; posttyphöse Eiterung von Ovarialcysten
784; Elektricität i. d. Gynäkologie
832; Thuja occidentatis als Emmenagogum 832; Behandl. d. Salpingitis
871; Parametritis 879; Zwei seltenere
gynäkologische Fälle 879; Wundstarrkrampf 891; Hämatocele 925.

H.

Hackenfuss 222.
Hals. Echinococcus d. H. 187; Aneu-
rysma a. H. 344; H.-Krankh. durch
Kanalgas 782.
Halsfistel 42.
Halswirbel, Verl. d. H. 68.
Hämatemesis, Ipecacuanha b. H. 224.
Hämatin. 124, 397.
Hämatocele 925
Hämatoporphyrin 124.
Hämatoporphyrinurie 493, 537.
Hämaturie 884.
Hämin 269.
Hammelhirnextractinjection 510.
Hämoglobinurie 632.
Hämophilie 237.
Barn. Tag- u. Nacht-H. 13; Kohlehy-
drate i. H. 23; Wasser- u. Stickstoff
i. H. 50; Thier-H. 61; Chylurie 45;
H.-secretion 65; Albuminurie 96, 250,
533, 665; Alkapeptonurie 98; Pepton
i. H. 113; Toxine i. H. 141; Gallen-
farbstoffe i. H. 341; Urämie s. Urä-
mie; Pepton i. H. 386; Urobilinurie
396; Albuminurie 408; Beitrag zur
Lehre d. H.-Absonderung 448; Eiweiss
i. H. 476; Nucleoalbuminurie 477;
Glycosurie, Lactosurie 484; Hämatoporphyrinurie 493, 537; Hundeharn
nach Fleischnahrung 493; Glycosurie
495; Harncylinder 509; Best. d. Harnsäure u. Xanthinbasen i. H. 514; Cylindrurie 533; Schwefel i. H. 537;
Hämoglobinurie des Kindes 632; Albuminurie nach dem Geburtsact 665;
Methan i. H. 712; Stickstoff i. H. 732;

Auf bewahrung d. H.-Sedimente 755;
Pneumaturie 759; H. b. Psychosen
767; Kohlehydrate i. H. 790; Fleisch-
säure i. H. 796; Harncylinder 799;
Aceton i. H. 835; Ptomaine i. H. 186;
Cystin i. H. 892; Hämaturie 884; Melliturie 911; H. bei Keuchhusten 912;
Indicanurie 923.
Harnblase, Verletz. d. H. 52; Dehnbarkeit d. H. 221; Ruptur d. H. 116, 749.
820; congenit. Erweit. d. H. 192; Operationen d. H. 157; -Steine u. Tripper
205; Tumor d. H. 460; Durchlässigkeit d. H. für Gase 497; Centrum für
d. H. 560; Hernie d. H. 669; Missbildung d. H. 861; Cystitis 870; Steinschnitt s. diesen; Resorption durch d.
H. 893.
Harncylinder 799; s. a. Harn.
Harnleiter, Resect. d. H. 61; H.-Schei-
denfistel 432; Undurchgängigk. d. H. 670.
Harnorgane, Pichi b. Erkr. d. H. 47.
Harnröhre, Urethritis posterior 38; Cystitis colli 283; Mikroben d. H. 382;
Entzünd. d. H. 479; Strictur d. H.
576; Missbild. d. H. 861; Carunkeln
d. H. 709; Photographie des Inneren
d. H. 768.
Harnsäure, Fällbarkeit d. H. 40; Trennung d. H. 41; Best. d. H. 514.
Harnstein 60, 764.
Harnstoffgehalt 910.
Haut, Bebandl. d. Psoriasis 11, 924; Wirk.
d. Wärme b. Trichophytie 47; Achorionarten 59; Erythema multiforme u.
Purpura 63; Hautschienen 75; Dermatitis herpetiformis 79; statische Electricität b. Hautkrankheiten 95; Therapie d. Lupus 96; Spontangangrän b.
Hysterie 111; Epidermolysis bullosa
hereditaria 111; Tinea imbricata 128;
Erysipel 128; Lepra 131, 331; Schweinerothlauf 134; Diaskopie b. Hautkrankheiten 138; Hautkrankheiten u. Verdauungsstörungen 143; Lepra tuberosa
143; Hydrotherapie b. Hautneurosen
159; Resorptionsvermögen d. Haut 184;
Masern s. Masern; multiple Myome d.
H. 191; Sclerodermie 190, 223; Nuclein b. Lupus 208; System d. Hautkrankheiten 224; Hautreflexe 238; Favus 255; Tuberculose d. H. 281; Cheiropompholix 288; Asthma u. Psoriasis
288; Porokeratosis 336; Bebandl. v.
Hautkrankh. m. Thyreoideaextract 356;
Acne vulgaris 367; Autointoxications-
erytheme 300; Leukoderma 357; Erysipel s. Erysipel; Behdl. d. Schweiss-
füsse 380; Jodoformdermatitis 400;
Hautplastik 413; Pemphigus puerpe-

ralis 447; Tuberculosis cutis 442; behaarter Naevus 464; Arzneiausschläge 475; Dermatitis herpetiformis 495; Gesichtserysipel 495; Lepra anaesthetica 512; Lichen scrophulosorum 532; Wirk. d. Sonnenstrahlen auf d. H. 542; elastische Fasern d. H. 542; Alopecia areata 560; Pachydermie 559; neurotisches Eczem 592; Bacterien d. Acne 590; über Acne 601; Spina bifida occulta mit Hypertrichosis 608; Urticaria infantum 608; Hautplastik 612; Hauthörner d. Augenadnexa 624; Ichthyosis 624; Thyreoidextract gegen Hautaffectionen 619; Phaneroskopie b. Lupus 636; Nerven-Naevus 651; Hautpigmentation nach Psoriasis 672; Lepra 672; Albinismus u. Canities 688; Perspiration b. Hautkrankheiten 709; Psorospermien b. Hautkrankheiten 718; Hydroa vacciniforme 719; Entzündung u. Atrophie des subcutanen Fettgewebes 731; Lupus vulgaris 735; Cysticercus cellulosus d. H. 746; Jod b. Psoriasis 778; Lanolin, Adeps lanae 784; Pemphigus vegetans 810; Hautveränderungen b. Spina bifida 816; Lupus teleangiectodes 832; Lichen 843; Färbung von Mikroparasiten a. d. Oberfläche d. Körpers 848; Hautnarben 878; Sklerodermie 879; Sarcomatosis cutis 896; Nerven in spitzen Condylomen 912; Keratosis u. Melanosis 928.
Hautplastik 413.
Heilserum — Behring s. Diphtherie.
Hemihypertrophie 304.
Hemiplegie, H. b. Diphtherie 142.
Hernie s. Bauch.
Herz, Einfl. d. Atropin auf Bradykardie 9; Endocarditis gonorrhoica 15; seltene H.-fehler 45; Wirk. v. H.-giften auf d. Auge 62; functionelle Insufficienz d. H.-klappen 72; idiopathische H.-vergrösserung 103; Beobachtungen am Embryo-H. 140; Coffein b. H.-krankheiten 180; Fragmentatio myocardii 222; Innervation d. Bulbus aortae d. Frosch-H. 225; Fragmentation d. link. Ventrikels 237; H.-thromben 266; Ernährung d. Säugethier-H. 305; H.-muskelchemie 317; Rhythmophon 321; H.-verlagerung 350; Physiol. d. H. 385; Tabes mit H.-affection 394; Diphtherie-H. 399; Myxom d. H. 415; Versuche am suspendirten H. 417; H.-störungen b. Chlorose 441; Verstärk. des zweiten Pulmonaltons bei Perityphlitis 654; Tachycardie b. Phthise 679; Mitralstenose 759; Gummilösung als Nährflüssigkeit für das Frosch-H.

784; idiopathische H.-schwäche 825; Divertikel d. H. 828; functionelle Kreislaufstörungen 865; Wirk. d. Alkohol auf das Froschherz 880.
Herzgifte, Wirk. d. H. a. d. Auge 62.
Hexamethylentetramin, Wirk. d. H. 897.
Highmorshöhle, Entzünd. d. H. 429; Tumoren d. H. 574.
Hippursäure, H. i. d. Nebennieren 13.
Hoden, H.-entzündung 713.
Holzzucker, H.-fütterung 626.
Hufsplitter, H. i. Schädelbruch 477.
Hüftgelenk s. Gelenk.
Hühnerei, Brüttemperatur f. d. H. 764.
Hühnereiweiss, Mucin i. H. 434.
Hühnercholera 223.
Hund, H. ohne Grosshirn 545; Hungern der H. 577.
Hundswuth 271, 309.
Hunger, Bild. d. Kohlehydrate b. H. 211; Blut b. H. 723; H. u. Muskelkraft 926.
Hyalindegeneration 686.
Hydroa vacciniforme 719.
Hydrocele, Behandl. d. H. 431.
Hydronephrose s. Nieren.
Hydrotherapie s. Wasser.
Hyoscinum hydrobromatum 716.
Hyper-Leucocytose 654.
Hypertrichosis 608.
Hypnotismus, H. u. Psychose 778.
Hypothermie, H. b. Typhus 189.
Hysterie, H. u. Tetanie 45; H. u. Meningitis 44; Simulation b. H. 111; Hemiplegie b. H. 234; Vagusneurosen b. H. 271; über H. 473, 634; Stottern b. H. 495; H. b. Manne 878; H. b. Kinder 912.

I.

Ichthyol 268, 397, 557.
Icterus, infectiöser I. 206.
Idiotie, Chirurg. Behandl. d. I. 767, 783.
Iliaca, Unterbind. d. Art. i. 429.
Immunisirung, I. geg. Schlangengift 504.
Immunität, Ueber I. 775; Tetanus-I. 377; natürliche I. 921; s. a. Tetanus, Diphtherie etc.
Impotenz 320.
Incubation, I.-frist 364.
Indican, I.-Ausscheid. b. Eiterung 748.
Indicanurie 923.
Inductionsstrom s. Electricität.
Infection, I. mit pyogenen Kokken 887.
Infectionskrankheiten, I. u. Leukämie 94; Harn b. I. 141.
Influenza, Venenthromben b. I. 110; Psychosen b. I. 136; I.-Bacillus 598;

Neuritis nach I. 718; I.-Pneumonie 907.
Intubation 135, 509, 863.
Ipecacuanha 224.
Iris s. Auge.
Ischiadicus, Schuss i. d. I. 46.
Ischias, I. scoliotica 183.
Isochinolin 64.

J.

Jod, J. b. Psoriasis 779.
Jodinjection, J. i. d. Glaskörper 676.
Jodoform 363, 400.
Jodreaction 428.

K.

Kalb, Tuberculose beim K. 414.
Kali chloricum 867.
Kali hypermanganicum, Ueber K. 480;
Oxydat. d. Eiweiss m. K. 652; K. gegen Morphinvergift. 720; K. als Antidot 800.
Kalk, Resorption d. K. 167.
Kanalgase, Schädlichkeit d. K. 782.
Kaninchenzunge 221.
Käse, K.-Gift 318, 736.
Kehlkopf, Asynergia vocalis 14; K.-Exstirpation 109; K.-Diphtherie s. Diphtherie; Kehlkopflähmung 175; Demonstration d. laryngoskopischen Bilder 237; Fremdkörper i. K. 364; Laryngitis fibrinosa 414; Laryngofissur 422; Kreosot b. K.-Tuberculose 446; Drüsenepithelkrebs d. K. 462; Sprechen ohne K. 478; Intubation 509, 863; Fibrom d. hinteren K.-wand 510; Milchsäure b. K.-Leiden 558; Thyreodectomie 590; Oedom d. K. 606; Innervat. d. K. 606, 638; K.-Geschwür b. Lordose 814; K.-Phthise 829; Modulationsfähige Stimme nach K.-Exstirpation 838; Glottiskrampf 878; Prolaps d. Morgagni'schen Ventrikels 876.
Keratitis s. Auge.
Keratosis u. Melanosis 928.
Kern, Degeneration d. K. 361.
Ketone, K. i. Körper 496.
Keuchhusten 303, 670, 912.
Kiefergelenk, Ankylose d. K. 13, s. a. Gelenk.
Kieferhöhle, Entzünd. d. K. 429.
Kieferklemme 93.

Kinder, Ernähr. d. K. 56; Empyem b. e. Kinde 62; infectiöser Darmkrankh. d. K. 71; Meläna b, Neugeb. 77; decalcinirte Milch 78; Asphyxie d. K. 94; K.-Lähmung 137; Pepton im Säuglingsmagen 179; Spiegelschrift b. K. 204; Sclerodermie d. K. 228; Ileus b. K. 238; Säuglingsernährung 254; K.-Krämpfe 287; Mittelohreiter. b. K. 347; angeb. Lungendefect 350; Hyperplasie d. K. 440; Tumor b. e. K. 460; Infect. des Säuglings 470; Asphyxie d. Neugeb. 479; Tuberculose d. K. 494; Lungenentzünd. d. K. 584; Tuberculose b. K. 591; Starrkrampf von Neugeborenen 687; Nachwirk. d. Narkose b. K. 648; K.-Tuberculose 715; cerebrale K.-Lähm. 717; Scorbut b. K. 729; Mittelohrentzünd. d. Säuglinge 750; Rückgratverkrümm. b. K. 751; Gelenktuberculose d. K. 874; Magensonde zur K.-Ernährung 877; Skrophulose 877; Hysterie b. K. 912.
Klauenseuche 734.
Klumpfuss 294, 557.
Kniegelenk, Resection d. K. 565, s. Gelenk; Zwischenknorpel-Zerreiss. d. K. 638; Zerreiss. d. Bänder i. K. 791; Ankylose d. K. 918; Tuberculose d. K. 859; K.-Anchylose 919; s. a. Gelenk.
Kniescheibe, Fractur d. K. 172, 638.
Knochen, K.-Implantation 4; K.-Transformation 5; Sarkom d. Schädelbasis 31; Verletz. d. Halswirbel 68; Köhrenknochenfractur 77; Behdl. v. verkürzten Unterschenkelbrüchen 117; Spina bifida 132; bimalleoläre Fraktur 157; Ischias scoliotica 183; Verschluss v. Schädeldefekten 186; cartilaginäre Exostosen 186; Mineralstoffe d. K. 197; Basisfraktur 202; Knochenplombierung 253; Gaumenspalte 307; Scoliosemessapparat 318; K.-mark nach Aderlass 324; Schenkelhalsbr. 334, 893; Amputationsstümpfe 363; Schuss i. d. Unterkiefer 381; Pelottenmassage geg. Scoliose 381; Osteomalacie b. Männern 394; Schädelbruch 549; Wirbelsäulen-Verkrümmung 479, 477; Osteoarthropathie hypertrophiante pneumonique 608; Spina bifida occulta 606; Hochstand d. Scapula 621; Schenkelhalsfracturen 622; Spalten des Schädels 622; Wirbelsäule 696; Chemie der osteomalacischen Knochen 722; Schädelbrüche 765; muskuläres Osteom 772; Craniotomie b. Mikrocephalie 783; Todesursachen b. K.-brüchen 781; Periostitis albuminosa 797; Lordose 814; Verkrümm. d. Wirbelsäule bei De-

mentia 831; Typhusbacillen in ostiti-
schen Herden 839; Knochenaneurysma
846; Exostosen des Gehörganges 847;
Schädeldepression b. Neugeb. 847; Ra-
diusfraktur 874.
Kochsalzinfusion, K. b. Vergift. 624.
Kohlehydrate, K. i. Harn 23, 790; Bildung
d. K. 211; K. u. Leber 732, 748, 769.
Kohlenoxyd, K.-Vergift. 400, 752.
Kohlensäure, Wirk. d. K. 129; Abspal-
tung v, K. 253.
Kohlrübenplatten, K. zur Gastroentero-
stomio 404.
Kopfschmerz, K. b. Nasenleiden 364.
Kost, K. in Krankenhäusern 249.
Kraftsinn 210, 319.
Krankenhaus, K.-Kost 248.
Krämpfe, Kinder-K. 287; K. u. Lähmung
410; Peroneus-K. 431; toxische Kr.-
formen 880.
Kreatinin, K.-Ausscheid. 508.
Krebs s. Geschwülste.
Kreislauf s. Herz.
Kreosot, Gegen d. Missbrauch d. K. 446;
K.-Vergiftung 800; K. b. Scrophulose
877.
Kropf, Exothyropexie 874; Histol. d. K.
611; K.-Operationen 773.
Kühne, K.'s Pepton 2.
Kupfer, K. im Auge 846.

L.

Lachgas, Tod durch L. 816.
Lactophenin 895.
Lactosurie 484.
Laevulose 621.
Lähmung, L. d. Zwerchfells 384; L. u.
Krampf 410; s. d. gelähmten Teile
oder Nerven; Centrale Lehre z. L. 923.
Lanolin 784.
Leber, L.-Cyste 77; Ausschaltung d. L.
115; Resection d. L. 141; L.-Abscess
213; L. u. Galle d. Menschen 228;
L. bei Vergiftungen 245; Chirurgie d.
L. 246; L.-Cirrhose 377; L.-Abscesse
352, 383; Function d. L. 452; L.-
Regeneration 477, 481; L.-Echino-
coccus 559; L.-Leiden und Epistaxis
622; Dysenteric u. L.-Abscess 677;
L. und Kohlehydrate 732; L.-Ver-
ödung 748; Kohlehydrate i. d. L. 769;
L.-Cirrhose 782; L.-Abscess 829;
Augenleiden u. L.-Erkrankung 829.;
nervöse L.-Colik 895. '
Leiste, Ausräumung d. L. 42.
Leistenhernie s. Bauch.
Leitungswiderstand s. Electricität.

Lepra s. Haut.
Leucämie 94, 205, 446, 639, 781, 873.
Leucocyten s. Blut.
Leucocytose 378, 654.
Leucoderma 357.
Lichen s. Haut.
Licht, Wirkung d. L. auf Bacterien 328;
Einfl. d. L. auf d. Körper 593.
Lichtsinn, L. und Strychnin 256.
Lipoma s. Geschwulst.
Lippen, Krampf d. L. 835.
Lobus azygos d. rechten Lunge 95.
Löffler'sches Mittel 94.
Lordose, L. d. Halswirbelsäule 814.
Lunge, Lobus azygos d. r. L. 95; Krebs
d. L. 156; interlobuläre Pleuritis 216;
Lungenblut und Körperblut 284;
Asthma und Psoriasis 288; Angeb.
L.-Infarct 350; Pneumonie u. Leuco-
cytose 378; L. bei Carbolvergiftung
416; Kreosot b. L.-Tuberculose 446;
Ueber L.-Entzündungen 519, 554,
584; L.-Induration 557; Salol bei
Phthise 649; Pneumonickokkeninfec-
tion 647; Behandl. fiebernder Phthisi-
ker 671; Tachycardie bei Phthise
679; über Pneumonie 674, 685; Pe-
trol b. L.-Phthise 830; Influenzapneu-
monie 901.
Lungenproben 128.
Lupus s. Haut.
Luxation s. Gelenk.
Lymphagoga, Wirk. d. L. 361.
Lymphangitis 125.
Lymphe, Wirk. d. L. 361; Bildung d.
L. 278; Ausscheidung d. L. 240.
Lymphome 412; s. Geschwülste.
Lymphorrhagie 653.
Lysol, L.-Vergift. 509, 720; Wirkung d.
L. 876.

M.

Magen, Ulc. rotund. 57; Soor i. M. 78;
Wasser i. Hunde-M. 126; Gastrotomie 131; Electr. d. M. 152; Pepton
im Säuglings-M. 179; M.-Blutungen
207; Krebs u. M.-Geschwür 238; M.
u. Frauenleiden 268; M.-Geschwür
364; Gastrostomie 388, 404; Peritonitis nach M.-Geschwür 425, 430;
Rhodan i. M. 434; Bedeutung d. M.-
Saft 451, 857, 858; Milchsäure i. M.
467; Verdauung u. Peristaltik 516;
M.-Krebs 528; Analyse d. M.-Inhalts
575; chronisches M.-Geschwür 590;
M.-Erweiterung 633; M.-Ausspülung
670; Wismuthbehandlung 687; Ver-

dauung ohne M. 690; M.-Erweiterung
703; M.-Wandcyste 716; Fett i. M.
732; Gastrostomie 813; Anwend. b.
M.-Sonde 877; M.-Krebs 910.
Magnesiumsulfat, M. subcutan injicirt 751.
Maladie des Tics 111.
Malakin 57, 815.
Malaria, Chinin b. M. 18.
Maltose 317.
Mamilla, Angiom d. M. 317.
Mandeln s. Tonsillen.
Mannlicher Gewehr 42, 230.
Margarin, Untersuch. d. M. 124.
Masern, Eucalyptusöl b. M. 189; Neur-
itis nach M. 718.
Massage, M. u. Stoffwechsel 754.
Maulseuche 734.
Maxillaris, Blutung aus der M. 885.
Meereshöhe, M. u, Blut 329.
Mehl, Hygiene d. M. 456.
Meläna, M. d. Neugeb. 77.
Melancholie 671.
Melanosis 928.
Melliturie 911.
Membrana nictitans, Kreislauf i. d. M.
145, 162.
Membranen, Pflanzl. M. 517.
Meningitis s. Gehirn.
Mercaptan 291, 253.
Mesoneuritis 399.
Methan, M. i. Blut 712.
Metaphosphorsäure 141.
Methylirung 360.
Methylmercaptan 278.
Mikrocephalie, Operation b. M. 783.
Mikroorganismen, Mikrotomschnitte aus
Bacterienculturen 8; Uebergang von
M. auf den Fötus 43; Gasbildende
M. 44; Pleomorphismus d. Achorion-
arten 59; Wirk. d. constanten Stroms
auf d. M. 63; Infectiosität d, Blutes
tuberculöser Rinder 70; Bacterienbe-
fund b. Meläna 77; Löffler's Mittel
gegen Feldmäuse 94; Kenntniss des
Cholerabacillus 102, 188, 232, 822,
726; Bacillus pyocyaneus 110; Bac-
terien d. Lymphangitis 125; Bacterien
i. Badewasser 126; Schutzimpfung b.
Rothlauf 134; Immunisirung gegen
Diphtherie s. Diphtherie; Cellulose m.
M. 149; Infection mit Hühnercholerabacillen 223; Fester Nährboden aus
Hühnerniere 254; Favuspilz 255;
Uebergang von Scharlach auf den
Fötus 256; Schutzserum geg. Hundswuth 274, 309; Verhalten d. Embryo
geg. Infection 296; Einfl. d. Lichtes
auf die Bacterien 328; Mikroben bei
Lues 340; Bacterienfreundl. Wirkung
d. Blutserums 350; Abtödtung von

Tuberkelbacillen 206; Wirkung des
Wasserstoffsuperoxyd auf M. 286;
Canceromyces 369; Tetanusimmuuität
377; Pharyngomycosis 382; Mikroben
d. weiblich. Harnröhre 382; Typhus
exanthematicus 898; Gasförmige Stoffwechselproducte d. Bacterien 405;
Morphologie u. Tuberkelbacillus 423;
Bacteriologische Choleradiagnose 430;
Virulenz d. Cholerabacillus 446; Einfl.
d. Neutralsalze auf Milzbrandsporen
438; Speichel und Bacterien 462;
Löffler'scher Diphtheriebacillus 469;
Bacterium coli i. Blut 478; Wirkung
von Bacteriengemischen 510; Aspergillus fumigatus 538; Erzeugung von
Myelitis durch d. Erysipelcoccus 541;
Antibacterielle Wirkung der Bitterstoffe 558; Cholerabacillen i. d. Milch
574; Verbreitung d. Cholerabacillen
durch Luftströme 582; Bacterien bei
Acne 590; Neue Choleravibrioart 598;
Influenzabacillus 598; Penicillium
glaucum 615; Pneumoniekokkeninfec-
tion 647; Bacteriologie d. Keuchhustens
670; Psorospermien bei Hautkrankh.
718; Infectiosität d. Choleravibrio
726; Gonokokkenfärbung 733; Sonnendesinfection 742; Bacillus der Pest
750; Bacterium lactis aerogenes 759;
Tuberkelbacillus in der Nase 766;
Geisselfärbung d. Bacterien 766; Perichondritis auriculae 781; Bacillen d.
Lungenseuche d. Rinder 798; Keimgehalt d. Bindehautsackes 806; Tuberkelbacillus i. d. Butter 814; Actinomykosis d. Mittelohrs 821; Eiweisskörper i. d. Tuberkelbacillen 830;
Färbung d. M. auf d Haut 848; Typhusbacillen i. ostitischen Herden 839;
Geisseltragende Bacterien 876; Infection mit pyogenen Kokken 888; Choleravibrio 894; Membranen d. Pilze
900; Typhusbacillen i. d. Gallenblase
911; Diphtheriebacillus 927, 927.
Mikrotomschnitte 8.
Milch, M. als Träger d. Diphtherie 78;
decalcinirte M. 78; Untersuch. d. M.
130; M.-Curen b. Kreislaufstörungen
188; Diphtheriegift i. d. M. 271;
Eisen i. d. M. 444; Cholerabacillen i.
d. M. 574; M.-Untersuch. 692; Frauen-
M. 721; Fett d. Frauen-M. 845.
Milchsäure, M. i. Magen 467; Anwend.
d. M. 558.
Milz, Stoffwechsel nach Entfern. d. M.
260; M.-Abscess 281, 686; M.-Chemis-
mus b. Scharlach 335; Exstirp. d. M.
503, 509.

Milzbrand, M. v. Darm aus 687; Serumbbdl. d. M. 807.
Milzbrandsporen 488.
Mineralstoffe, M. d. Knochen 197.
Mittheilungen, M. aus d. Billroth'schen Klinik 93, 116; M. aus d. Centralspital Münsterlingen 141; physiologisch-chemische M. 835; M. d. Ohrenklinik i. Halle 133, 862.
Missgeburt 240.
Moorbäder, Werth d. M. 124.
Morgagni'scher Ventrikel, Prolaps d. M. 876, 894.
Morphin 543.
Morphium, M.-Vergilt. 720, 761.
Morphinismus, Atropin b. M. 816.
Mucoid, M. i. Hühnereiweiss 434.
Mundpflege, 367.
Muskel, M.-Atrophie 89; M.-Schwund i. Gesicht 154; Amyotrophische Lateralsklerose 190, 890; necrot. M.-Atrophie 255; M.-Arbeit u. Lymphbild. 278; Chemie d. M. 817; Glycogen i. M. 333; M.-Atrophie 355; Polymyositis 366; Nucleare Lähm. 426; M.-Chemie 537; Todtenstarre 564; M.-Atrophie 600; M.-Atrophie d. Schultern 654; Myoclonic 730; muskuläre Osteome 773; M.-Sinn 870; Glycogen i. d. M. 812; Polymyositis 867; M.-Atrophie 58; Centripetale Nervenfasern d. M. 855; Myositis ossificans 895; M.-kraft u. Hunger 926; Gesichtsmuskelschwund 928.
Myelitis experimentalis 541.
Myoclonic 730.
Myom s. Geschwülste.
Myxödem 10, 41, 309, 356, 415, 531, 559.

N.

Nadelholztheer, russischer N. 177.
Naevus, Nerven-N. 651.
Nagel, Operat. d. eingewachs. N. 652.
Nährboden, neuer N. 254.
Nahrungsaufnahme, N. u. Stoffverbrauch 193.
Nahrungsmittel, Wärmewerth d. N. 916; N.-fermente 412.
Narkose, Lachgastod 816; Chloroform-N. 628, Aether-N. 696, 780.
Nase, Eiterungen i. d. N. 142; Aphonie b. Rhinitis 126; Krebs d. Nasenrachenraumes 159; Tuberc. d. Schleimhaut 188; Perichondritis d. N. 270; Anat. d. N.-Höhle 302; Ozaena 318; Kopfschmerz b. N.-Leiden 864; Entz. d.

Kieferhöhle 429; Tuberculose d. N.-Schleimhaut 430; Reflexneurosen v. d. N. aus 415; Eiterung d. N. 540; Athembeschlag als Hilfsmittel d. Diagnose 540; erfrorene N. 542; Epistaxis u. Leberleiden 622; Ozaena genuina 653; Eröffnung d. Nebenhöhlen 758; Tuberkelbacillen i. d. N. 766; Stirnhöhlenkatarrh 921.
Natrium bicarbonic., Gebrauch d. N. 528.
Natrium chloro-borocum 639.
Natrium tetraboricum 206.
Nebenhoden, N.-Entzündung 713; Lues d. N 799.
Nebennieren, Unters. d. N. 13; Erk. d. N. 342; N. u. Kreislauf 873.
Nervensystem, Anatomie. Histol. d. Nervenfasern 21; Endigung d. motor. Nerven in den Muskeln 60; N.-Endigungen 205, 209, 881; Innervation d. Bulb. aortae b. Frosch 225; Anat. d. Rückenmarks 600; Innervat. d. Kehlkopfes 606, 638; über die Neuroglia 751; Histologie d. Rückenmarkes 853; Nervenendig. in d. weibl. Genital. 915. Physiologie. Verh. einiger Rückenmarksnerven zum Blutkreislauf i. d. Membr. nictitans 145, 162; Abänderung d. electr. Reaction d. Nerven 182; die Hautreflexe 238; Nervendurchschneidung 333; Regeneration d. Nerven 459; Einfl. d. Nervensystems auf die Austreib. d. Galle 515; Hund ohne Grosshirn 545; Centrum für Blase, Darm etc. 560; electr. Erregbarkeit des peripheren Nervensystems 569; Piqure 588; Hemmungsnerven des Darms 671; Localisation d. Hirnrinde 688; Reaction d. Ganglienzellen auf gewisse Gifte 761; Centripetale Nervenfasern i. Muskel 855; Pathologie. Erkrank. einzelner Nerven s. diese, z. B. Facialis, Trigemin. etc.: Gehirn u. Rückenmark s. diese: Anatomie d. allg. Paralyse 15; Posthemiplegische Bewegungserscheinungen 15; Rankenneurom 27; multiple Neuritis 35, 79, 718; Leitungswiderstand bei traumat. Neurose 46; Schusswunde d. Nerv. ischiadicus 46; Schussverletz. d. Vagus 74; Bed. d. Pupillenstarre 88; Trigeminuslähm. 95; Beri-beri s. diese: Maladie d. Tics 111; Neuritis leprosa 181; diphtherische Hemiplegie 142; veraltete periphere Lähmungen 143; Hydrotherapie b. Hautneurosen 159; Kehlkopflähmungen, Aphonie etc. s. Kehlkopf; Drucklähm. d. Nerv. radialis 181; Ischias scolio-

tica 183; Akromegalie 198; Spiegelschrift b. Kindern 204; Kraftsinn 210; 319; Entartungsreaction 217; Kniereflex bei Diabetes 224; Erythromelalgie 231; Monoplegia brachialis 234; diphtherische Lähmung 239; neurotische Muskelatrophie 255; s. a. Muskeln; Facialislähmung 270, 330; Torticollis 271; Vagusneurose 271; Hemiplegie ohne Herderkrankung 282; Aphasie, Seelenblindheit 303; Hemihypertrophia dextra 304; Inoculation d. Tuberculose i. d. Nervencentra 319; Hautanästhesie nach Thiosinamin 335; Fremdkörper im Occipitalis major 335; Enuresis nocturna 336; Drucklähm. d. Plex. brachial. 353; Kopfschmerz b. Nasenleiden 364; Aphasie 366; Neuromyoritis 366; Peroneus krämpfe 366; Läbm. d. Zwerchfells 384; Mesoneuritis nodulosa 399; Krampf u. Lähmung 410; Reflexneurose v. d. Nase aus 415; Ophthalmoplegie s. Auge; Peroneuskrämpfe 431; Bedeut. d. Gangl. coeliacum 435; electr. Reizbarkeit b. Beri-Beri 447; Nervensystem b. Cholera 444; Trigeminusneuralgie 464, 557; Acromegalie 463; Hysterie u. Nervenleiden 473; Polyneuritis mercurialis 474, Gehirnnervenlähm. 505; Sensibilitätsstör. b. Diabetes 511; Lepra s. Haut; Neuritis u. Arteriitis 529; Lähm. d. Nerv. suprascapularis 541; Raynaud'sche Krankheit 591; neurotisches Eczem 592; Verletz. d. Vagus 594; Sympathicus-Veränderungen 623; Nerven-Naevi 651; Neurosyphilide 655; Entfernung d. Gangl. Gasseri 660; Neurastheniebhdl. mittelst Injection von Nervensubstanz 671; Syndrome de Weber 687; Erythromelalgie 705; Trigeminusreizung 714; traumatische Neurose 761; Structur d. Ganglienzellen b. Vergift. 761; Neuritis d. Nerv. auricularis magnus 799; electrofaradische Anästhesie 799; Dyslexie 809; Trigeminusresection 814; Angioneurotisches Leiden 848; nervöse Einflüsse, die nach Verletzung die Entwicklung hemmen 842; multiple Neuritis 869; Progressive Paralyse 895; Hemiplegia puerperalis 895; nervöse Leberkolik 895; Poliomyelitis 908; Neurectomie 926; Gesichtsmuskelschwund 928.
Neurasthenie 671.
Neuritis s. Nervensystem.
Neuroglia, Elementen-N. 751.
Neurose s, Nervensystem.
Neutralsalze, Einfl. d. N. 438.

Netzhaut s. Auge.
Nicotin, N.-Vergift. 332, 656.
Nieren, nach Nephrotomie 24; Cholera N. 34; Pyelonephritis 62; Harn-Secretion 65, 713; Chronische N.-Entzünd. 153; Coffein b. N.-Krankh. 180; Scharlach- N. 233; N.-Erkr. b. Diphtherie 298; N.-Chirurgie 325, 436, 453, 724; Erkr. d. N. 342; Diphtherie-N. 383; Scharlach-Nephritis 490; N.-Veränder. nach Chloroform 504; Untersuch. d. N. 599; N.-Kolik 607; N.-Steine 637; Hydronephrose 714; Nephritis suppurativa 894; N.-Geschwülste 901.
Nuclein 108, 208, 285, 301.
Nucleoalbumin, React. auf N. 685.
Nucleoalbuminurie 477.
Nucleoproteïde 578.

O.

Oberlippe, Fistel d. O. 589.
Oberschenkel, Bruch d. O. 334, 893.
Occipitalis, Fremdkörper i. Nerv. o. major 335.
Ochsenfleisch, Zusammensete. d. O. 212.
Oedem, Ueber O. 269, 910; Angioneurotisches O. 848.
Oesophagus, Strictur d. O. 26; Soor d. O. 78; Verengerung d. O. 86; Stenose d. O. 388; Krebs d. O. 813; Divertikel d. O. 867.
Ohr, Acustische Uebungen b. Taubstummen 7; Schädelbasissarcom 31; Entfernung des Steigbügels 43; einige operative O.-Affectionen 53; Stake'sche Operation 69; Zur Anthropologie d. O. b. Verbrechern 77; Mastoidoperationen 85; Das presbyacusische Gesetz 93; Ohrblutungen 109; Einfluss d. Schallintensität auf die obere Tongrenze 126; Bericht d. Hallenser Klinik 133; Verhalten d. Ductus cochlearis 157; Stapesankylose 173; Basisfractur 202; Extr. d. Proc. most. 214; Mittelohreiterung 223, 347. 375; Pachymeningitis suppurat. externa 264; Eiterungen im Proc. mast. 302; Thrombose d. sinus lateralis 308; Percussion d. Proc. mast. 863; Federnde Drucksonde b. Gehörstörungen 382; Hirntumor 404 (s. meist Gehirn); Extraduraler Abscess b. Otitis media 421; Formaldehyd i. d. Ohrenheilkunde 429; Die Häufigkeit der Mittelohrerkrankungen b. kleinen kranken Kindern 445; Taubstummeninstitut

i. München 455; Otitischer Birnah-
scess 487; Fibrom d. Gehöreinganges
524; Otitische Pyämie 525; Stapesfixation 552; Schwerhörigkeit 558;
Hörprüfungen 573; Eiterungen d.
Attica 589; Ohrlabyrinth b. Tauben
596; Entwickelung d. Bogengänge
613; Myxosarcom d. Paukenhöhle
631; Gliofibrom d. Acusticus 646;
Ueber Doppelthören 734; Mittelohr-
entzünd. d. Säuglinge 750; Tenotomio
d. Tensor tympani 757; Neuritis d.
Nerv. auricularis magnus 799; Otitis
media nach Trigeniumresection 814;
Actinomycosis d. Mittelohres 821;
Exostose d. äusseren Gehörganges
847; Otiatrische Klinik in Halle 862:
Extraction d. Columella 875; 3 tötliche
intracranielle Complicationen 886;
Stimmgabelprüfung 903; otiatrische
Mittheil. 920.
Olivenöl, O. b. Bleikolik 110; O. bei
Thierenkolik 607.
Opium, O.-Vergift. 256, 800.
Opticus s. Auge.
Orbita s. Auge.
Osteom, Musculäres O. 772.
Osteomalacie 560, 664, 722.
Osteo s. meist Knochen.
Ovarien etc. s. Gynäcologie.
Oxalsäure, O. als Emmenagogum 720.
Oxydationsferment, O. d. Gewebe 913.'
Ozaena s. Nase.

P.

Pachymeninx s. Gehirn oder Rücken-
mark.
Pancreas, Pharmacologie d. P. 361;
Fermente d. P. 362; P.-Kolik 458;
Secretion d. P. 480; P.-Cyste 760;
P.-Exstirpation 770.
Papayotin, P. bei Diphtherie 158.
Paralyse s. Nerven-Syst., Gehirn- oder
Rückenmark.
Paramidophenol 475.
Parenchymzellenembolie 67.
Patellarreflex, P. b. Diabetes 224.
Pelotte 812.
Pelottenbandage 381.
Pemphigus 810; s. a. Haut.
Penicillium glaucum 615.
Penis, Gangrän d. P. 605.
Pepsin 801; P. im Magen 451.
Pepton, Kühne 2; P. i. Harn 113; P. i.
Säuglingsmagen 179.
Peripleuritis 63.
Peripneumonie 798.

Perspiration, P. d. Haut 709.
Petromyzon Planeri 910.
Periton s. Bauch.
Peroneus, P.-Krämpfe 366.
Perversität. Sexuelle P. 629.
Pessar, Scheiden-P. 396.
Pest, P. i.Hongkong 701; Bubonen-P. 750.
Petrol, P. b, Phthise 830.
Pferdestaupe 202, 262.
Phaneroscopie 636.
Pharyngomycosis 382.
Pharynx, Lymphosarcom d. P. 614.
Phenol, Ausscheid. d. P. 340.
Phimose, Bhdl. d. P. 714.
Phlebitis, P. nach Lues 667.
Phlegmone, Gas-Phl. 750; P. d. Orbita
699.
Phosphor, P.-Vergiftung 464; 712, 761.
Phosphorsäure, Ausscheid. d. P. 501.
Phthisis s. Lungen.
Pichi 47.
Pigment, P. d. Darmmusculatur 858.
Pikrotoxin 64.
Pilz s. Microorganismen.
Pilzcellulose 40.
Pilzmembranen 900.
Piperazin 836.
Pithecolobin 160.
Piqûre, Einfl. d. P. 588.
Plasma, Blut-P. 548.
Plattfuss 539, 733.
Pleomorphismus, P. d. Achorionarten 59.
Pleura, Empyem d. P. 62; Peripleuri-
tis 63; Pleuritis 922.
Pleuritis 216. 891, 606.
Pneumaturie 759.
Pneumonie, Leukocytose b. P. 378; P.
kokkeninfection 647; Blut b. P. 674;
Histol. d. P. 685; Influenza-P. 907.
Polymastie 573.
Poliomyelitis s. Rückenmark.
Polymyositis 366; s. a. Muskeln.
Posokeratosis 336.
Processus vermiformis, Hernien d. P. 675.
Prostata, Hypertrophie d. P. 918.
Protagon 779.
Protein, P. i. Auge 169.
Proteine, P. d. Tuberculin 465.
Protoplasma, Bez. d. Centralkörper z.
P. 561.
Psammom 749.
Pseudotabes 575.
Psoriasis s. Haut.
Psorospermien, P. b. Hautkrankb. 718.
Psychosen, P. b. Influenza 186; Einfl.
d. P. auf Athmung 182; Gehirn b.
P. 207; P. b. Urämie 865; reflecto-
rische P. von der Nase aus 415; Gut-
achten über Geisteszustand 623; Auto-
intoxication b. P. 708; Sammeltrieb

717; Zittern b. P. 735; Urin b. P.
767; Chirurgische Behdl. von P. 767;
P. a. Hypnotismus 778; P. i. Puerpe-
riom 795; P. u. Wirbelsäulenabwei-
chung 831; Duboisin b. P. 877; Progr.
Paralyse s. Gehirn.
Ptomaine, P. i. H. 186.
Pulmonalton, Verstärk. d. 2. P. 654.
Purgativ, Subcutane Injection v. Magnes.
sulf. als P. 751.
Purpura s. Haut.
Pyämie 875.
Pyelonephritis 62.
Pylephlebitis 213.

Q.

Quadricepssehne, Ruptur d. Q. 363.
Quecksilber, Pharmakol. d. Q. 108; Q.-
oxycyanid. 205; Q. b. Tabes 218; Q.-
Intoxication 426; Polyneuritis durch
Q. 474; Darmerkrank. nach Q. 533;
Q.-Behandlung 640.

R.

Rachenverletzung bei Leichen Neugebo-
rener 432.
Rachitis, Frequenz d. R. 110; R. u. Ur-
ticaria 608.
Radialis, Lähm. d. N. rad. 181.
Radius, Fractur d. R. 874.
Rankenneurom 27.
Raynaud'sche Krankheit 591.
Reconvalescenten, Bradykardie b. R. 9.
Resorbin 235.
Retina s. Auge.
Retropharyngealabscess 365.
Rhodan, R. i. Magen 434.
Rhythmophon 321.
Riesenzellen 572.
Rippenfellentzündung 446.
Rohrzucker 845; s. a. Zucker.
Rost, R.-Ablagerung i. d. Hornhaut 814.
Rotation, R. d. unteren Extremitäten 494.
Rötheln, Symptomatologie d. R. 783.
Rothlauf, Schutzimpf. geg. R. 134.
Rotz, heilbarer R. 265.
Ruhr, Diarrhoe b. R. 203.
Rückenmark, nur Pathologie: Anat. u.
Physiologie s. Nervensystem: Syringo-
myelitis 11, 36, 105, 706; Spinal-
neuritische Form d. Muskelatrophie 89;
Gliosis 105; Lues d. R. 121, 148, 190;
Bedeutung d. Suspension 127; Polio-

myelitis 137; Spinalerkrank. b. perniciöser Anämie 154; Endotheliom d.
Pachymeninx spinalis 186; Myelitis
dorsalis 190; Lateralsklerose 190, 890;
Tabes mit bulbären Symptomen 239,
251; Bulbärparalyse 267; spastische
Spinalparalyse 314; Myelitis acuta
centralis 320; Allg. Paralyse 354;
Stich i. d. R. 478; R.-Compression
durch Echinococcus 559; R.-Verletzung
573; sec. Degeneration 600; Degera-
tion d. hinteren Wurzeln 607; R. nach
Amputation d. Extremitäten 627; Poliomyelitis anterior 637; Systemerkr.
d. Rückenmarkes 655; Friedreich's
Ataxie 681; traumatische Zerstörung
des Rückenmarkes 751; spastische Spinalparalyse 815; Histologie d. R. 853;
Spina bifida s. Spina bifida; Poliomyelitis anterior acuta 908.

S.

Salacetol 158.
Salicylsaures Natr. 446.
Salol, S. b. Schwindsucht 649; S. b.
Cholera 777.
Salophen 715.
Salzbäder 3.
Salzsäure i. H. 857.
Salzwasserinfusion b. Anämie 542.
Sammeltrieb 717.
Saprämie 219.
Saprol 115.
Sarkom s. Geschwülste.
Sarcomatose, acute 8. 457.
Säugling s. Kinder.
Säuren, S. i. Blut 228.
Scapula, Hochstand d. S. 621.
Schädel, S.-Brüche 477, 549, 765; S.
Spalte 698; S.-Depression 847; s. a.
Knochen.
Schanker, weicher S. 400, 304, 767.
Scharlach 233, 256, 335, 490.
Scheintod, S. durch Electricität 827.
Schielen 29; s. a. Auge.
Schilddrüse, S.-saft 41; Morphologie d. S.
817.
Schimmelpilz s. Mikroorganismen.
Schläfenbein s. Knochen oder Ohr.
Schlangengift, Immunität gegen S. 504.
Schreibstörungen 204.
Schröpfkopf, electr. S. 159.
Schulter, Muskelatrophie d. S. 654; S.-
Gelenkluxation 831.
Schulterblatt, Exstirpation d. S. 713.

Schuss, S.-verletzung 42; S. i. d. Ischiadicus 46; S. i. d. Vagus 74; S. mit d. Mannlicher Gewehr 230; S. i. d. Uterus 336; S. i. d. Unterkiefer 381; S. i. d. Gesicht 885.
Schutzimpfung, S. geg. Rothlauf 184.
Schwämme, S. i. d. Bauchhöhle 416.
Schwefel, S. i. d. Ausscheidungen 221; S. i. Gewebe 880; S. i. Harn 587; S. b. Diphtherie 880.
Schwefelsäure, Bild d. S. 322; S.-Bildung 690.
Schwefelwasserstoff, Abspalt. v. S. 253; Wirk. d. S. 896.
Schweissfuss 880, 539.
Sclerodermie s. Haut.
Scoliose 318, 381, 539.
Scopolamin 558.
Scorbut, S. b. Kindern 729.
Seelenlähmung s. Nervensystem.
Schnengewebe, Regenerat. d. S. 301.
Selbstbefriedigung 639.
Selbstinfection 427, 534.
Selbstverstümmelung 639.
Selen 92.
Sensibilität, Electrofaradische Anästhesie 799.
Serum, Wirk. d. Blutserum auf Typhus 839; Giftigkeit d. Blut-S. 766; S.-alexine 438; S.-therapie 807, s. a. die betr. Krankheiten.
Siderosis, S. bulbi 173, 550.
Sichel nach unten s. Auge.
Silber, Pharmakologie d. S. 185.
Sinus s. Ohr oder Gehirn.
Skiaskopie 750.
Somatosen, Ernähr. mit S. 22.
Sonnendesinfection 742.
Sonnenstrahlen, Wirk. d. S. auf d. Haut 542.
Soor, S. d. Oesophagus 78.
Sophorin 48.
Speichel, Bed. d. S. für Bacterien 462.
Spermatorrhoe, Cornutin b. S. 239.
Sperminum Poehl 703.
Speiseröhre s. Oesophagus.
Spiegelschrift 204.
Spina bifida 42, 132, 608, 686, 816, 902.
Spondylolisthesis 379.
Spontangangrän 111.
Starrkrampf, S. d. Neugeb. 687.
Stauungshyperämie s. Congestionstherapie.
Staupe 202, 262.
Stehbett, S. zur Behandl. d. Schenkelhalsfracturen 622.
Steigbügel s. Ohr.
Steinschnitt, Sectio alta 263, 270.
Sterilität, S. in d. Ehe 719.

Stickstoff, Ausscheid. d. S. 3, 50; S.-wechsel 546; S. i. Harn 732; Vorteil. d. S. im Fleisch 833.
Stimme s. Kehlkopf.
Stirnhöhlencatarrh 921.
Stoffverbrauch, S. u. Nahrungsaufnahme 193.
Stoffwechsel, S. i. d. Tropen 476; S. d. ital. Bauern 485; S. beim Pferd 517; Wirk. d. Ichthyols i. S. 557; S. u. Massage 754.
Stottern 14, 495.
Strontiumbromid, S. b. Epilepsie 159.
Strontiumsalze, Verwend. d. S. 798.
Struma s. Kropf.
Strychnin, S. u. Lichtsinn 256; Nachweis d. S. 784; Wirk. d. St. 896.
Stumpfversorgung 363.
Subclavia, Verstopfung d. Vena S. 461.
Sulfonal, Wirk. d. S. 671.
Suprascapularis, Lähm. d. S. 541.
Suspension, S. b. Rückenmarkskrankh. 127.
Sympathicus, S. b. Diabetes 623.
Symphyscotomie s. Geburtshülfe.
Syndrome de Weber 687.
Synovia, Kenntniss d. S. 97.
Syphilis, extragenitale S.-infection 16; Serumtherapie b. S. 80; congenitale S. 95; intermittirende S.-Behdl. 106; S. d. Rückenmarks s. Rückenmark-Incubation d. S. 218; Initialaffection auf der vorderen Bauchwand 239; seltene S.-Formen 255; Ichthyol b. S. 268; S.-Tuberculose 272; über S. 349; Einführ. d. S. in Europa 884; Hydrarg. salicylic. b. S. 426; Psammom u. S. 432; extragenitale S. 556; S. d. Centralnervensystems 589; Quecksilberbbdl. b. S. 640; S. u. Nervenkrankheiten 650; Neurosyphilide 655; Phlebitis syphilitica 667; S. u. Tuberculose 762; S. d. Nebenhoden 799; S. d. Centralnervensystems 815; Reinfectio syphilitica 831; Antiol. d. S. 890.
Syringomyelie 10, s. a. Rückenmark.

T.

Tabes, Pseudo-T. 143; Opticus b. T. 190; Quecksilber b. T. 218; T. mit Bulbärsymptomen 239, 251; Zwerchfelllähm. b. T. 384.
Tachycardie 679.
Talus, T.-Luxation 797.
Tauben, Ohrstudium b. T. 596.

Taubstumm s. Ohr.
Tellur 92.
Temperatur, Körper-T. 85.
Tensor tympani s. Ohr.
Terpentin, T. b. Diphtherie 623.
Tetanie 45, 878.
Tetanus, T.-Gift 151; Antitoxin b. T. 254; T.-Immunität 377; Immunität geg. T. 662.
Tetronal 794.
Thierharn 61.
Thioninfärbung 362; T. i. d. Gynäkologie 891.
Thiosinamin 835.
Thoracometer 818.
Thränendrüse, Nervenendig. i. d. Th. 209.
Thrombenbildung 604.
Thrombose, Th. d. Hirnsinus 46; Kenntniss d. T. 171.
Thuja occidentalis 832.
Thymacetin 399.
Thymol, T. b. Typhus 398.
Thymus, Hyperplasie d. T. 440; Asthma thymicum 767; Anlage d. T. 910.
Thyreodectomie s.
Thyreoidextract, T. geg. Hautkrankheiten 619; T. gegen Cretinismus 889.
Tinea imbricata 126.
Tizzoni's Antitoxin 254.
Tokelan 128.
Tonsillen, Sarcom d. T. 286; Tuberculose d. T. 348; Guajacol b. T.-Entzündung 382; Blutung nach Tonsillotomie 525; Strangulat. d. T. 622 (s. M.); Behdl. d. T. 750; Strangulation d. T. 798.
Torticollis 271.
Totenstarre 564.
Tornwaldt'sche Krankheit 93.
Toxämie, T. b. Tuberculose 189; T. b. Schwangerschaft 800.
Toxin, T. i. Harn 141.
Tracheotomie 509.
Trachom s. Auge.
Transfusion 728.
Transudation, Lehre v. d. T. 657.
Trehalose 412.
Trepanation s. Knochen.
Trichophytie, Wärme b. T. 47.
Trigeminus, Lähm. d. T. 95; Neuralgie d. T. 464; T.-Neuralgie 557; T.-reiz. 714; T.-Resection 814.
Trional 537, 794.
Trismus, Antitoxin a. T. 254.
Tropen, Stoffwechsel i. d. T. 476.
Trypsin 801.
Tuberculose, T. d. Knochen s. Knochen, T. d. Haut s. Haut, T. Kehlkopf s. Kehlkopf. T. d. Lungen s. Lungen, T. d. Bauchfells s. Bauch, primäre Genitaltuberculose 59; Peripleuritis tuberculosa 63; Tuberculose der Nasenschleimhaut 188; Toxämie b. T. 189; Wirk. d. Wärme auf T. 206; tuberculöse Infection d. Auges 248; T. u. Lues 272; Behandlung d. Gelenk-T. 285; Tuberculin 281; inoculirte T. 319; T. d. Mandeln 348; T. b. Kalbe durch placentare Infection 414; Congestionstherapie 285, 428, 698, 874; Biologie d. Tuberkelbacillus 423; T. der Nasenschleimhaut 430; T. des Kindes 494, 594; Carcinom und T. 518; T. d. Thränendrüse 622; Gallengangs-T. 642; Behandlung der multiplen, örtlichen T. 714; T. i. frühen Kindesalter 715; T. d. Hüftgelenkes 789, Syphilis u. T. 762; T. d. Zunge 782; T. d. Kniegelenks 859; Gelenk-T. d. Kinder 874.
Tuberculin 281, 462, 465.
Tuberculocidin 462.
Typhlitis s. Darm.
Typhus, T. in München 119; T. mit Hypothermie 189; Diarrhoe bei T. 203; Diazoreaction b. T. 383; T. exanthematicus 898, T. abdominalis 398; T. abdomin. 574, 742; T.-Rückfall 607; T.-Bacillen im pleurit. Exsudat 606; posttyphöse Dermoidcyste 784; T.-Bacillen i. Knochen, Wirkung d. Blutserum a. Typhus 839; T.-Bacillen i. d. Gallenblase 911.

U.

Uffelmann'sches Milchsäure-Reagens 434.
Unterbindung, U. d. Art Iliaca 429; U. d. Carotis ext. 521.
Unterkiefer, Schuss i. d. U. 381.
Unterkiefergelenk s. Gelenk.
Unterschenkel, U.-Amputation 863.
Urachus, Blut d. U. 16.
Urämie 865.
Ureter s. Harnleiter.
Urethra s. Harnröhre.
Urobilinurie 397.
Urticaria 608.

V.

Vaccine 334, 406.
Vagus, Schussverletzung d. V. 74; V.-Neurosen 271; Verletzung d. V. 594.

Venenkranz, V. a. Thorax 702.
Verbrecher, Ohrmuschel d. V. 77.
Verdauung, V. des Caseins l; V.-Störuugen, V. bei Hautkrankheiten 143;
V. ohne Fermente 604.
Vergiftung, Cannabin-V. 16; Arsen-V.
79; Wirkung der Leber b. V. 245;
Opium-V. 256; Carbol-V. 256; Benzin-
V. 288; Wirkung giftiger Gase 336;
Arsen-V. 368; Strychnin-V. 384;
Kohlenoxyd-V. 400: Carbol-V. 416,
544; Lachgas-V. 816; Quecksilber-V.
426; Blei-V. 431; Benziu-V. 448;
Phosphor-V. 474; 3 Fälle combinirter
V. 480; Kali hypermanganicum als
Antidot 480, 720, 800; Lysol-V. 509,
720; Cyan-V. 512; Gunjacol-V 586;
Chloralose-V. 544; Carbol-V. 604, 720;
Kochsalzinfusion b. V. 624; Brom-,
Cocain-, Nicotin- u. Antipyrin-V. 656;
Phosphor-V. 714; Morphin-V. 720;
Käse-V. 736; Kohlenoxyd-V. 752;
Phosphor-V., Morphin-V., Blei-V.,
Arsen-V., Antimon-V. 761; Kreosot-
V. 800; Opium-V. 800.
Verletzung, Eutwicklungshemmung nach
V. 842.
Verrenkung s. Gelenk.
Viper, Gift d. V. 303.
Volvulus s. Darm.

W.

Wangenschleimhaut, Plastik d. W. 670.
Wanzen, Blutspuren von zerdrückten W.
160.
Wärmedose 463.
Wärme, Eindruck der W. auf Tuberkel-
bacillen 206; Quelle der thierischen
W. 244.
Wasser, Beurtheilung des W. 32, 863;
W.-Resorption 126; Bade-W. 126; W.

b. Hautneurosen 159; Retention d. W.
i. Fieber 527; W. i. Blut 883.
Wasserstoffsuperoxyd, Wirkung des W.
286.
Weber'scher Symptomencomplex 687.
Welander's Methode 304.
Widerstandssinn 870.
Wirbelsäule, Verkrümmung der W. bei
P. 831; Stufigkeit d. W. 479; angeb.
W.-Spalte 693; Verkrümmung d. W.
751; Lordose d. Hals-W. 814.
Wismuth, W. b. Magenleiden 687.
Wundenbehandlung 893, 911.

X.

Xanthin, X.-Basen 41.

Z.

Zange, die Z. als Hebel 144.
Zähne, Mineralstoffe d. Z. 197.
Zehen, Z.-Verrenkung 539; Abweichung
d. grossen Z. 874.
Zellen, Degeneration d. Z. 361.
Zelltheilung 371.
Zellstudie, Z. an d. Hornhaut 836.
Zittern, Z. b. Psychose 735.
Zitterrachen 23.
Zucker, Z. im Organismus 82; Z. im
Blut 166; Fermentat d. Z. 371; Z.-
Bildung durch d. Blut 381; Abbau
d. Trauben-Z. 402; Z.-Bildung 508;
Z. i. Blut 753; Glycogenie 796; Ver-
dauung des Rohr-Z. 845.
Zunge, Bewegung d. Z. 73; Geschmacks-
knospen d. Z. 221; Angiom der Z.
318, 833; Krampf d. Z. 335; Krebs
d. Z. 643; Tuberculose d. Z. 782.
Zwerchfell, Lähmung des Z. bei Tabes
384.

Namen-Register.

(Die stark gedruckten Zahlen bezeichnen Original-Mittheilungen.)

A.

Abdel-Fatta Fahmy, Lipom 270.
Achard, Ch., Basedow'sche Krankh. 617.
Adamkiewicz, Stauungspapille 623.
Adams, J., Lachgastod 816.
Adams, J. A., Neuritis 529.
Adamück, E., Ernähr. d. Netzhaut 117.
Affleck, J. O., Typhlitis 149.
Ahlfeldt, F., Kindbettfieber 427.
Albertoni, Hirntumor 331.
Albertoni, P., Gallensecretion 66;
  Stoffwechsel 485.
Albu, A., Toxine i. Harn 141; Influen-
  zapneumonie 907.
Aldinger, J., Pneumonie 685.
Allen, Ch. W., Lues 799.
Alten, H., Sprechen ohne Kehlkopf 478.
Althaus, J., Influenza 136.
Amat, Ch., Duboisin 877.
Ambrosius, W., Knochenbrüche 781.
Anders, E., Atresia ani 200.
Andersson, O. A., Schilddrüse 817.
Andriezen, W. L., Neuroglia 751.
Andry, Ch., Tripper 795.
Ansiann, D., Phosphorvergift 464.
Antal, J., Kal. hypermang. 480.
Antokonenks, D. L., Aderlass 324.
Appleget, F. B., Diphtherie 271.
Argutinsky, P., Ochsenfleisch 212.
Arloing, Peripneumonie 798.
Arnheim, Verletzung der Blase 52.
Arning, E., Lopra 131.
Arnold, Muskelatrophie 355.
Arnold, J., Akromegalie 198; Diverti-
  kel des Herzens 828.
Aron, E., Athmungstypus 815.
Aronson, Diphtherieserum 552.
d'Arsonval, M. A., Calorimetrie 564;
  Elektrisation 409.
d'Arsonval, Tod durch Electricität
  826.
Arthus, M., Caseïn und Fibrin 168.
Aschoff, L., Pyelonephritis 62.

Asher, Otit. media 814.
Ashton, Th. S., Angioneurotisches
  Oedem 848.
Aufrecht, Soor 78; Empyem 178,
  Diarrhoe 203; Fragmeulation des l.
  Ventrikels 237; Scharlachnephritis
  490; Harncylinder 799.
Aussilloux, Olivenöl 607.
Aust-Lawrence, A. E., Ovariotomie
  496.
Aviragnet, E. E., Retropharyngeal-
  abscess 365.

B.

Baas, K. L., Tuberculin 462; Tuberc. d.
  Thränendrüse 622; Augen- u. Leber-
  leiden 829.
Babes, V., Leberechinococcus 559;
  Nervensubstanzinject. 671.
Bach, L., Retinitis luetica 237; Tuberc.
  d. Auges 248; Keime i. d. Conjunctiva
  808.
Bachmann, G., Ovarientumor 39.
Badstübner, W., Lungen Neugeb. 128.
Baginsky, A., Scharlachnephritis 233;
  diphtherische Nierenerkr. 298.
Bailey, Arsennachweis 368.
Baisch, R., Kohlehydrate im Harn 23,
  790.
Ball, Ch. B., Hirnchirurgie 413.
Ballantyne, Scharlach u. Schwanger-
  schaft 256.
Ballet, G., Hysterie 473.
Bauholzer, M., Ferratin 303.
Barabaschew, P., Ophthalmoplegie
  426.
v. Baracz, R., Mundschleimhautplastik
  670.
Barbéra, N-ausscheid. 50.
Bardol, Hysterie 44.
Barjon, Oedem d. Larynx 606.
Barker, A. E., Kieferankylose 18;
  Entz. d. Coecum 149.

Barlow, Bact. coli im Blut 478.
Barling, G., Typhlitis 149.
Barth, A., Knochenimplant. 4: Nephrotomie 24.
Bassi, G., Anämie 403.
Bassi, S., Friedeich'sche Krankh. 681.
Bastian, Ch., Hirnnervenlähm. 505.
Batz, R., Gastroenterostomie 404.
Bauer, J., Herzvergrösserung 103.
v. Bauer, O., Malakin 815.
Baumler, Chr. G. A., Diphtherie 830.
Bayer, C., Lebercyste 77; Pes calcaneus 222; Ileus 238; Gastrostomie 813.
Bazy, Harnblase 893.
Beadles, C. F., Myxoedem 531.
v. Bechterew, W., Suspensionstherapie 127: Steifigkeit der Wirbelsäule 479.
Bech, C., Empyem 538.
Beck; J., Cholera 188.
v. Beck, jun.. Schussverletzung 885.
Beckmann, W., Indican 748.
Beneke, Thymushyperplasie 440.
Benda, Th., Erythromelalgie 705.
Bendix, B., Massage 754.
Beni-Barde, Hautneurosen 159.
Hennef, E. H., Schenkelhalsbruch 334.
Henzler, Schenkelbruch 477.
Berg, G., Ulc. molle 400.
Berggrün, E., Leukämie 205; Leukocytose 878.
Bergh, R., Lues 95, 218.
v. Bergmann, E., Kieferklemme 93; Leberchirurgie 247.
Berkley, H. J., Strontiumbromid 159.
Berliner, C., Cheiropompholix 288.
Berndt, Fr., Halswirbelverletz. 68.
Bernhard, L., Diphtherieniere 383.
Bernhardt, M., Syringomyelie 105.
Bernhardt, M., Muskelatrophie 89: Peroneuskrämpfe 366: Suprascapularislähmung 541: Gesichtsmuskelschwund 928.
Berthier, A., Osteome 772.
Bertrand, Vipergift 303.
Bosold, G., Friedeich's Krankheit 681.
Bezançon, F., Tachycardie 679.
Bezold, Steigbügelentfernung 43; Stapesankylose 173: Taubstummheit 455.
Bial, M., Lymphagoga 361.
Bidder, A., Skoliose 381.
Bidder, E., Eklampsie 763.
Biedl, A., Gefässweite 873.
Bier, A., Stumpfbildung 363: Congestionstherapie 428, 698; Prostatahypertrophie 918.
Biernacki, E., Blutuntersuchungen 548.
Biller, E., Chlorose 441.

Billroth, Th., Aneurysma 344.
Binz, C., Chinin b. Malaria 18; Syphilis 384.
Biondi, D., Leukämie 76.
Biro, M., Favus 255.
v. Bittó, Bela, Lecithin 873.
Blachstein, Kommabacillus 446.
Blagowastchensky, N., Knochenbrüche 77.
Blecher, A., Muskelsinn 870.
Bleibtreu, M., Fettmast 637.
Bloch, Stapesfixation 552.
Blocq, Muskelatrophie 58.
Bloom, H. C., Oxalsäure 720.
Bleuler, Hemianopsie 803.
Blumenthal, Th. Harnblase b. Keuchhusten 912.
Boas, J., Mageninhalt 467.
Bobosiewicz, Th., Schussverletzung 42.
Boddaert, R., Oedem 269.
Boeck, C., Hautparasiten 848: Hydroa 719.
Boennecken, H., Quintusneuralgie 464.
Boer, P., Exstirp. d. Ggl. coeliac. 435.
Bohland, R., Harnsedimente 509.
Bokenham, T. J., Scharlach 835.
Boldt, H., Glycogen 833.
Bollinger, Rindertuberculose 70.
Bolognesi, Erysipel 495.
Bonaduce, S., Lues 80.
Bondzynski, St., Kristallisat. 620; Eiweissoxydat. 652.
Bonnafy, Tinea imbricata 128.
Bononeville, Epilepsie 592.
Borchardt, M., Influenzabacillus 598.
Borck, Hernia 421; Kniegelenkchirurgie 638.
Borisson, P., Cystin 892.
Bornträger, J., Gerichtsärztl. Praxis 576.
Boruttau, H., Muskelchemie 317.
Bose, Serum 766.
Bosner, Epilepsie 555.
du Bouchet, W., Operation b. Vorfall 357.
Bourges, M. H., Myelitis 541.
Bourget, Salacetol 158.
Bourneville, Epilepsie 555; Idiotie 767.
Bowell, G., Narkose 696.
Bowles, R. L., Wirk. d. Sonne 542.
Boy-Teissier, Pulsat. d. Aorta 365.
v. Bramann, Hautplastik 413.
Bramwell, B., Myxoedem 10; Psoriasis 11; Hautaffection 619.
Braun, H., Drucklähmung 353.
Braun v. Fernwald, R., Symphyseotomie 184.

Braunschweig, Tumor d. Opticus 429.
Bremer, L., Blutplättchen 338; Neue Färbemethode 850.
Breus, C., Cystenbildung 507.
Brey, M., Myotomie 448.
Bridge, N., Kinderkrämpfe 287.
Brieger, Tetanusgift 151.
Brieger, A., Hernie 675.
Brigatti, Hirntumor 331.
Brissaud, E., Facialiscentr. 688; Hirntumor 744.
Brown-Belly, Behdl. d. Mandeln 750.
Brown, J. S., Symphyseotomie 448.
Brown, S. S., Schuss i. d. Ischiadicus 46.
Brugger, O., Hyalindegenerat. 686.
Brühl, Typhus 398.
Bruns, L., Hirntumor 492; Zerstör. d. Medull. 771.
Bubis, Spermin 703.
Buccelli, V., Cocainismus 752.
Buchanan, J. J., Hirncysten 299.
Buchner, Cholera 54; Selbstreinig. d. Flüsse 328; Blutserum 350; Behring's Heilserum 390; Alexine 438; Immunität 775, 921.
Bücklers, Hirnsinusthrombose 46.
Bülow, R., Glycerinphosphorsäure 713.
Bunge, Bacterienfärb. 766; Gasphlegmone 750; Geisseltragende Bakterien 876.
Bunge-Federn, Pneumonie 647.
Buret, Dermoidcysten 576.
Burger, Hornwaldt'sche Krankheit 93.
Burland, C., Ipecacuanha 224.
Buschke, Wirk. d. Blutserums 839.
Buttersack, Vaccine 334.

C.

Cahen-Brach, Spiegelschrift 204.
Calmette, Immunisirung 504.
Campbell, J., Ovariotomie 512.
Canon, Diphtherieserum 840.
Cantab, M. D., Friedrich's Krankheit 681.
Carrier, A. E., Pigmentation 672.
Carstens, A., Sklerodermie 223.
Carter, Myositis 895.
Carvallo, J., Verdauung 690.
Caspary, Arzneiausschläge 475.
Casper, L., Cystitis colli 283; Alumnol 752.
Cathcart, Ch. W., Nachbehdl. b. Laparotomie 288.
Caitani, Tetanus 377, 662.
Cavazzani, A., Diabete 623.
Cavazzani, E., Blutserum 381.
Centani, Rabies 271.

Chabbert, L., Tic 111; Hysterie 473.
Chaput, Salpingitis 871.
Charcot, J. M., Bulbärparalyse 251.
Charcot, J. B., Poliomyelitis 635; Syringomyelie 706.
Charpentier, M. A., Eclampsie 358.
Charrin, Heredität 43.
Chauvel, Mannlicher Gewehr 230.
Chiari, H., Anchylostomiasis 494.
Chiari, Tuberc. d. Nasenschleimhaut 430; Adenoide Vegetat. 653; Intubation 863; Typhusbacill. i. d. Gallenblase 911.
Chomatianos, S., Paraplegie 575.
Christiani, A., Allg. Paralyse 354; Zitterformen 735.
Christowitsch, A., Hysterectomie 576.
Chvostek, F., Tabes 239.
Clarke, M., Leberabscess 352.
Cleesmann, W. S., Chir. d. Gallenbl. 246.
Clonston, T. S., Myxoedem 531.
Cuopf, Tuberculose in Kindesalter 591.
Cohen, J. S., Sarcom 286.
Cohen, S., Larynxexstirpation 838.
Cohn, Tetanuskgift 151.
Cohn, H. Sehschärfe 573.
Cohn, M., Keuchhusten 670.
Cohnstein, W., Transsudate 657.
Cole C. S., Schädelbrüche 765.
Colella, M. R. Hirnrinde b. Psychosen 207.
Colemann, J. O., Syringomyelie 36.
Coley, W. B., Erysipel 445.
Coley, F. C., Chlorosis 511.
Colleville, Myoclonie 730.
Collott, J. W., Filaria sanguin. 45.
Colohan, A. W., Porrooperation 655.
Colombini, P., Ichthyol 268.
Combemale, F., Bleikolik 110; Typhus 189.
Comby, J., Peritonitis 743.
Conitzer, L., Barlow'sche Krankh. 680.
Contejean, Ch., Fett im Magen 732.
Cooper, D., Angioneuritisches Oedem 848.
Cordier, A. H., Hysterectomie 107.
Coried, H., Phosphorvergift 464.
Cornet, Epilepsie 555.
da Costa, J. M., Herzschwäche 825.
Cotterell, E., Klumpfuss 294.
Craig, J., Graves'sche Krankh. 666.
Cramer, Penicillium glauc. 615.
Cremer, M., Kohlehydrate 82; Glycogen 652; Glycogenie 796.
Cripps, H., Typhlotomie 171.
Crocq, Arteriitis 846.
Curtius, Spina bifida 42.
Czapek F., Selen 92.

D.

Daae, Ohr bei Verbrechern 77.
Dagonet, H., Puerperalpsychosen 795.
Dana, C. L., Acromegalie 463.
Dane, G., Doppelthören 734.
Danion, Elektrofaradische Anästhesie 799.
Dardignac, Tuberc. d. Zunge 782.
Darier, A., Staaroperation 187.
Dastre, A., Fibrinbest. 141; Blutmenge 156; Defibrinirung 362; Pancreasferment 362; Blutdichtigkeit 461; Verdauung 604.
Dauber, Poliomyelitis 635.
David, Ch. N., Eingewachs. Nagel 652.
Davis, E., Symphyseotomie 684.
Davis, E. P., Toxämie 800.
Deaver, J. B., Hysterectomie 587.
Dederic Holsten, G., Eczem 592.
Dehio, R., Bradykardie 9; Atropin 9.
Dehio, Cholera 463.
Demoulin, Blasenhernie 669.
Demoulin, A., Hydronephrose 714.
Denig, R., Exophthalm. traum. 814.
le Dentu, Aortenaneurysma 84.
Deschamps, Formal 429.
Dew, H. J., Asphyxie d. Neugeb. 479.
Dieballa, G., Wirksamk. verschiedener Stoffe der Alkohol- und Chloroformgruppe a. d. Herz 880.
Diederichs, C., Skiaskopie 750.
Diller, Th., Hirncysten 299; Neuritis 799
Dinkier, M., Quecksilber bei Tabes 218.
Dittel, Blasencervixfistel 128.
Diyon-Jones, M. A., Hysterie 473.
Djowitch, Indicanurie 923.
Dmochowski, Angiocholitis 414.
Dodd, H. W., Epilepsie 383.
Döderlein, Asepsis 768.
Doerfler H., Steinniere 325.
Van Doesbargh, Lymphorrhagie 653.
Dogiel, A. G., Nervenendigungen 209. 881.
Dogiel, J., Innervat. d. Bulbus aortae 225; Anat. d. Herzens 385.
Dombrowski, W., Klappenfehler 72.
Donath, J., Diphtherie 142.
Donnellan, P. S., Tod durch Elektricität 826.
Doormann, Anheft. d. Eies 640.
Doran, A., Tuberculose der Genitalien 80.
Doranth, K. Teratom 672.
Doyou, M., Nervensystem der Galle 515.
Draghiesco, Symphyseotomie 448.

Dreser, H., Quecksilber 108; Strychnin 256.
Dreyfuss, Naseneiterungen 540.
Dreyfuss, J., Chemie d. Mikroben 149.
Drüner, Zellendegeneration 361.
Drussmann, H., Johannisspital in Bonn 253.
Dubief, Typhus 398.
Dührssen. Dilat. d. Muttermundes 111. Tubarschwangerschaft 602.
Dumont, F., Craniectomie 783.
Düms, Tripper 204.
Duncan, J., Typhlitis 149.
Duncan, J. T., Autoinfection 534.
Dunn, T. D., Leukämie 630.
Dutit, A., Neuritis 529; Poliomyelitis 635.
Duplay, S., Osteotomie 157.

E.

Ebert, R., Natr.-chloro-boros 639.
Ebstein, W., Wirksamkeit der Kohlensäure 129.
Eckert, A., Bandwurmanämie 282.
Edebohls, G. M., Uterusfibrom 535.
Edel, Bakterien im Badewasser 126.
Edgeworth, F. H., Facialislähm. 330.
Ehlisch, C., Stichv. d. Rückenmark 478.
Ehrlich, P., Diphtherieserum 840.
Eichhorst, H., Reinfebtio syphilitica 831.
Einhern, M., Magenelectrisation 152.
v. Eiselsberg, Chirurg. Mitteil. 93.
v. Eiselsberg, A., Unterschenkelbrüche, 116.
Eisenlohr, Syringomyelie 706.
Eisenmenger, Lymphosarcom 614.
Elliot, J, W., Hirnblutung 441.
Eisenberg, A., Orchitis 713.
Elschnig, A., Verschl. d. Art. ophthalm 445.
Elzholz, Leukocyten im Blut 770.
Embden, H., Alkaptonurie 98.
Emmerich, Milzbrand 807.
v. Engel, Polyneuritis 474.
Engelmann, Stirnhöhlenkaterrh 921.
Engelmann, J., Inductionsströme 893.
Engelmann, Th. W., Innervat. des Herzens 417.
Eugmann, M. T., Hautschienen 75.
Erlenmayer, A., Morphinismus 816.
Escherich, Tizzoni's Antitoxin 254.
Escherich, Th., Diphtherieserum 840.
Esmarch, Sonnendesinfection 742.
Etienne, G., Muskelatrophie 355; Hirntumor 744.
Etter. P., Zange als Hebel 144.

Eulenburg, Erythromelalgie 231.
Eulenstein. Percuss. d. proc. mast.
363.
Ewald, C. A.. Lues d. Rückenmarkes
143; Ptomaine 186.
Exner, S., Dehnbarkeit der Blase 221.
Eykmann, Stoffwechsel in den Tropen
476.

F.

Fabry, J., Lues u. Tuberculose 272;
Psorospermien 718.
Facklam, Fr. C., Nierenphthise 724.
Fajant, Cholera 726.
Farlans, M., Riesenzellen 572.
Feilchenfeld, H., Ovariotomie 16.
Feinberg. Myoclonnie 780.
Felseureich. Prolaps 400.
Felsenthal, S., Diphtherieniere 383.
Fenwick, W. S., Scharlach 335.
Féré, Ch.. Brom b. Epilepsie 159; Chlo-
ralose 717; Brütestudien 764.
Ferguson, J. H., Uterine Rotation 240.
Feurer, G., Oberlippenfistel 589.
Fieber, F., Verrenk. d. Chopart'schen
Gelenkes 109.
Finger, E., Erythem 63; Ulc. molle 767.
Firk, Maligne Geschwulsttransformation
574.
Firotti, E., Laparotomien 543; Pyämie
875.
Fisch, A., Harnabsonderung 449.
Fisohel, Tuberkelbacillus 423.
Fischer, Eierstockcyste 192.
Fischer, Ch. S., Glycocoll 637.
Fischer, F.. Lymphangitis 125.
Fischer, H., Ischias 183.
Fischer, T., Empyem 622.
Fischl, Säuglingsinfection 470.
Flatau, Th. S., Albinismus 688.
Flatten, H., Carbolineum 544.
Flügge, Diphtherie 904.
Fokker, Löffler's Mittel gegen Feld-
mäuse 94.
Formánek, E., Kalte Bäder 669.
Fournier, A., Tabes 894.
Fraenkel, B., Kehlkopfbesichtigung 237;
Prolaps d. Morgagni'schen Ventrikels
876, 894.
Fraenkel, E., Choleraniere 34; Pyo-
salpinx 543.
Fraenkel, S., Glycogen 81.
Francis, A. G., Torticollis 271.
Frank, R., Gastrostomie 388.
Frank, E., Tumor sacralis 317; Prolaps
668.
Franklin, G. H.. Diphtherie 78.

Franklin, G. C., Darmchirurgie 522.
Franks, R., Darmchirurgie 486.
Fraser, J. W.. Ureterfistel 670.
Frederikse, J. J., Fibrin 641.
Frentzel, J., Holzzuckerfütterung 626.
Freud, S., Enuresis 336.
Freund, E., Darmfäulniss 300.
Friedeberg, Echinococcus im Wirbel-
kanal 559.
Friedeberg, Lysolvergift. 720.
Friedeberg, W., Albuminurie 665.
Friederichs, W., Eisen i. d. Milch 444.
Friedheim, L., Sclerodermie 879.
Friedländer. M., Pichi 47.
Friedlich, C., Magenausspül. 670.
Fritsch, H., Ventrofixation 620.
Froelich, R., Hernie 467.
Froelich, H., Terpentin 623.
Fuchs, E., Aegypt. Augenentzünd. ;382
Keratomycosis 539.
Fuchs, S., Neuritis 869.
Funk, Tripper 47; Urticaria 608; Der-
matitis 79.

G.

Gabriel, S., Chemie d. Knochen 197.
Galeotti, G., Amyloid 428.
Gallerani, G., Zungenkrampf 335.
Galtier, Virulenz d. Bakterien 510.
Gantner, Margarin 124.
Gara, G., Darmfäulniss 253.
Gärtner, Meläna 77.
Gay, W., Diphtherie 239.
v. Gawronskz, Nervenendigungen 915.
Gawronsky, Mikrob. d. Harnröhre 382.
Geigel, R., Nervencompression 182.
Genersich, G., Darmhypertrophie 716.
Gerhardt, C., Gallensteinkolik 33;
krankhafte Pulsation 127; Tabes 384.
Gerhardt, D., Pleuritis 216.
Gerster, A. P., Hirncysten 299.
Ghillini, C., Epiphysenknorpel 302.
Gibney, V. P., Tuberculöse Gonitis 859.
Giese, R., Kalte u. warme Umschläge
715.
Gieske, E., Verteil. d. N i. Fleisch 833.
Gigel, Diphtherie 646.
Gillespie, J. C., Qual. d. Mageninhalt.
575.
Gioffredi, C., Coniin 192.
Giovannini, S., Ichthyosis 624.
Glax, J., Fieber 527.
Gleich, A., Plattfuss 294.
Gley, Heredität 43.
Glogner, M., Beri-Beri 447.
Goebel, C., Pigment i. d. Darmmusku-
latur 858.

Golasz, Lues 349.
Gold, L., Syphilis 16.
Goldberg, Antisegtik 896.
Goldflam, S., Bulbärparalyse 267.
Goldscheider, A., Poliomyelitis 137, 908; Leukocyten 213; Muskelsinn 870.
Goldschmidt, Syringomyelie 36.
Goldschmidt, J., Lepra 331.
Goldschmidt, F., Tuberculose 494.
Goldspiegel - Sosnowska, Thure Brandt'sche Massage 496.
Goldzieber, Facialislähm. 270.
Goluboff, N., Lebercirrhose 397, 782.
Goodhue, E. S., Radiusfractur 874.
Gordon, E., Opiumvergift. etc. 256.
Gordon, J., Myxoedem 356.
Gordon, Kochsalzinfusion 624.
Gordon-Dill, J. F., Myxoedem 356.
Gosch, F., Epilepsie 127.
Gottheil, W. S., Ulc. durum. 239.
Gottlieb, R., Pancreassecretion 480.
Gouguenheim, Larynxphthise 829.
Gow, V. J., Hysterectomie 587.
Graefe, M., Tubenruptur 208.
Graham, D. W., Wanderniere 825.
Grawitz, E., Tricuspidalstenose 45; pleurit. Exsudate 391; Speichel 462.
Greeff, R., Corpus ciliare 295.
Green, A. C., Becherzellen 606.
Griegoriew, A., Rückenmarksveränd. 627.
Griffith, S., Verlegung d. Beckens 91.
Griffith, W., Kaiserschnitt 512.
Griffiths, J., Angeb. Dilat. d. Colon 32.
Groenouw, Gesichtsfeldvereng. 670.
Grosz, G., Glaskörperblutung 875.
Grube, K., Diabetes 224; Basedow'-sche Krankheit 912.
Gruber, Wasserhygiene 32; Cholera-bacillus 582.
Grueber, B., Hornhautrost 814.
Grundzach, Urticaria 608.
Grunert, Stacke's Operation 69; Mastoidoperationen 85; Otologischer Bericht 133, 862; Extract. d. Columella 875.
Grünwald, L., Ozaena 318.
Gudden, H., sexuell. Perversität 639.
Guinard, Apocodein 44.
Guinon, L., Cachexie 559.
Gumlich, Nuclein 285.
Gumpertz, R., Bemerkungen etc. 431.
Gumprecht, Wasser i. Blut 883.
Gumprecht, F., Hämaturie 885.
Gurlt, E., Narkosen 628.
Gussenbauer, C., Pancreascyste 760; eingekl. Bruch 837.
Güterbock, P., Echinococcus des Halses 187.
Guthrie, L. G., Narkose 648.

Guttentag, A. Hautnarben 878.
Gutzwiller, H., Extrauterine Schwangerschaft 139.

H.

de Haan, Cholera 574.
Haasler, Darmchirurgie 486.
Haberda, A., Rachenverletzung bei Leichen Neugeborener 432.
Hackel, J., Hysterie 634.
v. Hacker, V. R., Oesophagusstrictur 26.
Hagemann, O., Stoffwechsel b. Pferd 517; Hautathmung 673.
Hall, R. B., Uterusexstirpation 90.
Hamburger, H. J., Lymphbild. 278; Blutunters. 323.
Hame, G. H., Enterostomie 523.
Hammarsten, O., Lebergalle 228; Nucleoprotein 578.
Hammerl, Choleravibrio 892.
Hammond, Eiter i. d. Attica 589.
Hangen, Fr., elast. Fasern 805.
Hanot, V., Leberkrebs 528.
Hansemann, D., Zelltheilung 371.
Harley, V., Verschluss des Gallenganges 293; Traubenzucker 402.
Harnack, E., krampferreg. Gifte 544; Amylenhydrat 568; Strychnin 896.
Harris, Th., Harnsedimente 755.
Van der Harst jun., Blasenruptur 749.
Hartge, A., Botrioceph. latus 120.
Hartmann, Exostosen 186.
Hartmann, A., Otitis 750.
Hartmann, B., Operation b. Vorfall 357.
Hasterik, Fleischconserven 223.
Haug, Ohrknorpelentzünd. 781; Otiatrische Mitteil. 920.
Haultain, Uteruspolyp 240.
Hausborg, Trepanation des Schädels 487.
Hauser, Säuglingsernährung 56, 254.
Haycraft, J. B., Diabetes 621.
Heaton, G., Hirnabscess 441.
Hedley, W. S., Tod durch Electricität 826.
Hédon, E., Diabetes experiment. 588.
Heclas, W. W., künstl. Geburt 48.
Heffter, A., Cacteen 812.
Hegel, O., Basedow'sche Krankheit 79.
Heidenhain, M., Centralkörper 561.
Heidenhain, R., Transsudate 657; Darmresorpt. 737.
Heinleth, C., Thoracometer 818.
Heinz, Coffeinsulfosäure 287.
Helbing, H., Bhdl. d. erfrorenen Nase 542.

Helferich, Gastrostomie 131; Kniegelenkankylose 919.
Hellers, Hämoglobinurie 632.
Heller, J., Hauttuberculose 442.
Heller, J. B., Cretinismus 531.
Helmers, O., Ichthyol 557.
Hempel, W., Milch 692.
Hennig, C., Asthma 767.
Herbig, M., Lungeninduration 557.
Herrick, E. B., Blasenruptur 116.
Herschel, G., Glottiskrampf 878.
Hertz, L., Rippenfellentzünd. 446.
Herz, M., Blutkrankheiten 319.
Herzfeld, E., Epidermolysis 111.
Herzog, M., Tuberc. d. Nasenschleimh. 188.
Hess, C.. Skiaskopie 750.
Hesse, Bacterienwachsthum 405.
Hesse, B., Diphtherieherz 399.
Hesse, W., Cholera 822.
Heubner, O., Diphtherieserum 840.
Heuer, E., Recatosis 928.
Heyse, Herzverlagerung 350; Carbolvergift. 604; Pneumaturie 759.
Higier, H., Stottern 495.
Hilbert, R., Farbenempfind. 734.
Hildebrand, Spina bifida 132, 902; Nierentumor 901.
Hildebrand, H., Albumosen 22.
Hiller, A., Fieber 392.
Hinsberg, O., Paramidophenol 475.
Hinterberger, A., Bauchfelltuberculose 48.
v. Hippel, E.. Keratitis 17; Siderosis bulbi 173, 550.
Hirsch, A., Wasserresorption i. Magen 126.
Hirsch, C., Orbitalphlegmone 699.
Hirsch, R., Hauttuberculose 442.
Hirschberg, J., Kupfer i. Auge 346.
Hirschberg, M., Hautplastik 612.
Hirschlaff, W., Venennetze am Thorax 702.
Hirsh, B. C., Symphyseotomie 156.
Hirst, B. C., Blut. i. d. Placenta 320.
Hirs, L., Hysterie 634.
Hitzig, Th., Struma 611.
Hoche, A., Curarin 878.
Hochhaus, H., Rückenmarkserkr. 655.
Hochheim, W., krampferreg. Gifte 544.
Hochsinger, C.. Lues u. Tubercul. 762.
Höck, H., Arthritis 191.
Hodarsa, Acne 390.
Hodge, C. F., Ganglienzellen 916.
Hoffa, A., Plattfuss 733.
Hoffmann, F. A., Myxoedem 310.
Hoffmann, J., Spinalparalyse 815.
Hoffmann, R., Tenotomie d. tens. tympani 757.
Hofmann, Tuberkelbacillus 830.

Hofman, J., Cholera u. Schwangerschaft 48.
Hofmeister, F., Methylierung 360.
Hofmeister, D., Farmente 412.
Högerstedt, Cholera 699.
Höhn, J., Diuretin 189.
Holländer, E., Uterus access. 736; Geburtsstör. 747.
v. Holowinski, A., Rhythmophon 321.
Hölscher, R., Asthma u. Psoriasis 288.
Holt, E., Gavage 877.
Holtzmann, Leucocytose 253.
Hongberg, E., Progress. Paralyse 354.
Hönigschmied, J., Zerreiss. d. Bänder im Kniegelenk 791.
Hoorweg. Dynamometer 495.
Hopman. Ozaena genuina 653.
Hoppe, H., Chorea 541.
Hoppe, H. H., Lues d. Rückenmarks 121.
Hoppe, J., Colobom 43.
Hoppe-Seyler, F., Respiration 819.
Horbaczewski, F., Xanthin 41.
Horbaczewski, J., Harnsteine 60.
Horsley, V.. Hirntumor 585.
Howe, W. C.. Milzabscess 281.
Howse, H. G., Kniegelenkresect. 565.
Habbard, W., Klumpfuss 557.
Huber, A., Oesophagusdivertikel 867.
Humphrey, G., Verstopfte Pulmonalarterie 461.
Hünermann, Genitaltuberculose 59.
Hüppe, Cholera 726.
Huysse, Cholera 574.

I.

Imagiwa, R., Studium über Zellen 836.
Inoko, Y., Nucleinbasen 301.
Inhel-Renoy, Erysipel 495.
Ipsen, C., Strychninnachweis 384.
Israel, J., Nierenchirurgie 436, 453.
Israel, O., Gewebstod 887.
Issaeff, Cholera 822.
Ivánoff, Neuer Vibrio 598.
Ivanus, A., Toleranz d. Uterus 219.

J.

Jaboulay. Struma 374.
Jacob, P., Leukocyten 231, 654.
Jacobj, C., Kraftsinn 210, 319.
Jackson, J. H., Ophthalmoplegie 426.
Jacobson, D. E., Hemiplegie 282.
Jacobson, J., Ptomaine 186.

Jaenicke. Natr. boric. 206.
v. Jaksch, R., Blutzellen 461.
Jackson, J. B., Hirntumor 744.
Jalaghier, M. M. Laparotomie 416.
Jam, J., Indicanurie 923.
Jamagiwa, Oxydatiensferment 913.
James, A., Friedeich's Krankh. 681;
Extradurale Abscesso 118; Sinusthrom-
bose 375; Eiter i. d. Nasenhöhlen 758.
Jaquet, A., Malakin 57; Kreislaufstö-
rung 865; Lactophenin 894.
Jdziuski, V. Schädeltrauma 654.
Jeller, A., Magenkrebs 910.
Jennings, D. D., Depression d. Schä-
dels 847.
Jensen, Pferdestaupe 202.
Jesset, F. B., Uterusexstirpation 90.
Jessner, S., System d. Dermatologie
224.
Jgnatowsky, A., Erhängen 96.
Jlberg. Nervenverletzung 74.
Joffroy, A., Allg. Paralyse 15; Base-
dow'sche Krankheit 617; Basedow'sche
Krankheit 665.
Johannsen, O., Zerreiss. d. Harnblase
820.
Johnson, R. L., Hirnabscess 783.
Jolles, A., Galle i. Harn 341, 685.
Jolly, F., Arsen-Neuritis 79; Hypnose
778.
Jones, E. L., Chlorosis 87.
Joues, M. A. D., Krebs des Becken-
bodens 367; Peritonitis 416.
De Josselin de Joug, Lobus azygos
95.
Julien, L., Lues 640.

K.

Käfer, B., Aethernarkose 696.
Kalt, Thuja occidentalis 832.
Kamen, Cholera 822.
Kanter, J., Malignes Symptom 412.
Kantorowicz, L., Krebs 61; Thionin
362.
Kaposi, M., Acne 601.
Kappeler, O., Chloroformnarkose 628.
Kartulis, Tuberculin 281.
Karlinski, Cholera 699.
Karpow, Chlorphenol 597.
Katz, J., Crodoquelle 572.
Katzenstein, Kehlkopfinnervation 606.
Kaufmann, M., Harnstoff 910.
Kayser, B., Eiweissersparung 372.
Keen, W. W., Gastrostomie 813.
Kehr, Schuss in den Uterus 336.
Kehr, H., Gallenchirurgie 520.
Keilmann, Geburtseintritt 710.
Keilmann, A., Wehenschwäche 844.

Keitel, Thiosinamin 335; Hydrarg.
salicylic. 426.
Keith, H., Kaiserschnitt 464.
Kolling, Rhodan 434.
Kelynack, Benzinvergift 288.
Kemmerick, F., Fleischextract 341.
Kimball, R. B., Myxoedem 531.
Kirchner, Polyneuritis 529.
Kirk, R., Eclampsie 96.
Kirstein, A., Gift i. Leichen 832.
Kischeusky, D. P., Tuberc. d. Bauch-
fells 41.
Kitasato, Pest 750.
Klein, M., Osteomalacie 560.
Klemm, Perityphlitis 398; Schädel-
brüche 549.
Klingel, Angina 254.
Klippel, M., Entwicklungshemm. nach
Verletzung 842.
Knauss, Kehlkopfkrebs 462.
Knauss, seltene gynäkologische Fälle
879.
Knickenberg, E., Hauttuberculose 442.
Knies, M., künstl. Glaucom 661.
Knopf, H. E., Diphtherie 158.
v. Knorro, G., Ventrofixation 620.
Kobert, R., Cangoura 15.
Köbner, H., Aetz. d. Schleimhäute 252;
Chlorzinkstifte 416; Pemphigus 810.
Koch, Ohraffection 53.
Koch, R., Magenkrebs 238.
Koehler, A., Tuberculose 714.
Kühl, E., Quadricepsruptur 363.
Kolisch, posthemiplectische Beweg. 15.
Koile, Cholera 822.
Kollmann, A., Gonorrhoe 411; Ure-
throphotographie 768.
König, W., Kinderlähmung 717.
Koplik, H., Alkoholvergift. 575.
Köppen, M., Psychose 865.
v. Korànyi, A., Harnabsonderung 449;
B. cerebrale Lähmung 923.
Körner, H., Schuss in d. Unterkiefer
381.
Kürte, W., Fractur d. Patella 172;
Gangrän des Penis 605; Darmver-
schluss 805; Heilserum 808.
Koschier, Halslordose 814.
Kossa, J., Pikrotoxin 64.
v. Kossa, J., Cyanvergiftungen 289.
Kossel, H., Diphtherieserum 840; Mittel-
ohreiterung 347.
Kostenitsch, J., Skleritis 222.
Köster, H., Erysipel 128; Salophen
715.
Kotlar, E., Tub. d. Gallengänge 642.
Kotliar, E. J., Leber b. Vergift. 245.
Koudrevetzykyk, Diphtherie 118.
Kower, Lipom 13; Heroia properitoneal.
125; Chloroform 504.

Kovácz, Fr., Leukämie 94.
Kowalewsky, P., Lues der Medulla 190.
Kraft, Beri-Beri 104.
Kratter, J., Tod d. Electricität 588, 826.
Kraus, F., Albuminurie 250.
Krause. F., Hautplastik 612; Gangl. Gasseri 660.
Krefting, A., Lues 556.
Krepuska, Gliofibrom 646.
Krestlin, R., Salzbäder 3.
Kretschmann, Hirnabscess 187.
Kretz, R., Leberdegeneration 477.
Krieg, Kehlkopfkrebs 462.
Krogius, Hämoglobinurie 632.
Kronacher, Wundbehandlung 911.
Kronthal, P., Basedow'sche Krankh. 665.
Krug, Fleischmast 222.
Krug, W., Verkrümm. d. Rückgrats 751,
Krüger, H., Harnsäure 40.
Krüger, S., Wirk. d. electr. Stromes 63.
Kruse, Leberabscess 677, Wasser 863.
Kuczenko, Cholera 822.
Kuh, S., Lues d. Rückenmarks 121.
Kuhn, A.. Atresia auris 631.
Kühne, W., Albumos. u. Pepton 2.
Kühne, Tuberculin 465.
Kümmell, H., Nierenresect. 325.
Külz, E., Zuckerarten 508, Kohlehydrate i. d. Leber 769.
Kurz, E., Ileus 522.
Küstner. Prolaps 668.
Küster, Gaumenspalte 307.
Küster, Resect. d. Ureter 61.
Küster, W., Hämatin 396.
Kutscherr, Diphtheriebacillus 927.

L.

Laache, S., Myxoedem 310: Pleuritis 921.
Labadie-Lagrave, Uterusfibrom 144.
Laehr, M., Leucocytose 378.
Lafourcade, A., Abweichung d. gross. Zehe 874.
Lammimann, CL, extrauterine Schwangerschaft 602.
Lamy, H., Neuritis 529.
Landerer, Angiom d. Zunge 333.
Landow, M., Gangrän 605.
Lane, W. A., Jodoform 363; Spondylolisthesis 379, Radiusfraktur 874.
Lang, E., Lues 106.
Lange, F., Zungenbeweg. 73; Nierenchirurgie 724.
Langer, F., Lipom 765.
Langer, J., Anchylostomiasis 794.

Langerhans. A., Carbolvergift. 416.
Lanphear, E., Uterusexstirp. 107.
Lang, A., Gonococcus 733.
Lassar-Cohn, Gallensäure 926.
Lauenstein, C., Ausräum. d. Leiste 42: Schenkelhalsbruch 893.
Laves, E., Respiration 819; Frauenmilch 845.
Lavour, Syndrome de Weber 687.
Ledermann, Resorbin 235.
Ledoux-Lobard, Eintl. d. Lichtes 328. Diphtheriebacillus 927.
Leehler, Hirnabscess 783.
Lehmann, Fr., Stoffwechsel beim Pferd 517.
Lehmann, F., Hautatmung 673.
Lehmann, J., Milch 642.
Lehmann, R. B., Mehl u. Brod 456.
Leichtenstern, O., Myxoedem 309.
Leistikow, L., Alopecie 560; Neurosyphilide 655.
v. Lenhossék, M., Geschmacksknospen 221.
Leo, R., Glottiskrampf 878.
Lepierre, Schafkäse 318.
v. Lesser, L., Schweissfuss 539.
Leuw, C., Radicaloperationen 98.
Leva, J., Aphasie 366.
Levy, E., Lymphangitis 125; Diphtherie 158.
Levy, M., Osteomalacin 722.
Leyden, E., Endocarditis 15; Influenza 110; Polyneuritis 474.
v. Lovers, A. H., Symphyseotomie 184.
Lewin, A., Eosinophile Zellen 155.
Lewin, G., Leucoderma 857; Quecksilberintoxicat 426; Ganglion coeliacum 435; Erythromelalgie 705; Cysticercus 746.
Levy B., Polymyotitis 867.
Lieblein, V., Leberverödung 748.
Liebrecht, Coffeinsulfosäure 287.
Liebreich, O., Lupus 636.
Lilienfeld, L., Leukocyten 387; Blutgerinnung 420.
v. Limbeck, R,, Nekrose d. Blutkörperchen 109.
Lindemann, W., Nierensecretion 713.
Lingen, Cholera 699.
Link, J.. Neurektomie 927.
Lipps, H., Unterbind. d. Carotis 521.
Litten, M., Nierenuntersuch. 599.
Lloyd J. H., Hysterie 634.
Loch, J.. Zusammengewachs. Embryonen 339.
Löhlein, Künstl. Frühgeburt 848.
Lohnstein, H., Syringomyelie 38; Metritis 479.
Loimann, Moorbäder 124.
Loranchet, Gastrorrhagie 207.

Lorand, Ulc. molle 304.
Lorenz, Rotlauf 134.
Lowy, Dilat. d. Harnblase 192.
Löwy, A., Alcalescenz d. Blut. 785.
Lubarsch, O.. Émbolie 67; Nebennieren 342.
Lublinski, W., Perichondrit. d. Nase 270·
Lucae, Hörstörung 382.
Lukasiewicz, Lichen 532.
Lungwitz, Tuberculose b. Kalb 414.
Lutz, A. Krebs d. Foss. nasal 159.
Lyonnet; Salol 649.

M.

Maas, Lysol 876.
Mabon, W., Trional 794.
Macdonald, G.. Larynxexcision 109.
Mackenzie. W. S., Friedrich's Krankh. 681.
Mackie, N., Patellabruch 638.
Macphall, S. R., Neuritis 718.
Maffucci, Infect. d. Embryo 296.
Majocchi, D., Lupus 832.
Mairet, Serum 766.
Makie, W., Nierenchirurgie 325.
Mally, Uterusfibrom 832.
De Man, Tuberkelbacillus 206.
Manasse, P., Nebennieren 373.
Manasse, E., Granulationsgeschwulst 579.
Manley, Th. H.. Wirbelsäulenbrüche 573.
Manchot, C., Mellituric 911.
Manclaire, P. Hysterectomie 587.
Mandry. Urobilinurie 396.
Mancea, H., Muskelkraft 927.
Manicatide, M., Leberechinococcus 559.
Mafin, L.. Traum. Neurose 46.
Mann, F.J. M., Puerperale Infection 219.
Mannaberg. J.. Verstärk. d. 2. Pulmonalteurs 654: H. Pulmonalton 735.
Marandon, E., Thymacétine 399: Duboisin 877.
Marcel, Mandelentfernung 622.
Marcel-Bukarest, Tonsillenbehandlung 798.
Marcellin, Pulsat. der Aorta 365.
Marchand, F.. Embolie 171.
M'Ardle, J. S., Volvulus 171.
Marfan, A. B., Darmkrankheiten 71; Cachexie 559.
Marfori, Ferratin 220.
Marfori, P., Chemie d. Harnstoffe 269.
Marie, Lateralsklerose 190.

Marie P., Basedow'sche Krankh. 617.
Marinesco, Muskelatrophie 58.
Marot. F., Darmkrankheiten 71.
Marthen, G., CO-Vergift. 752
Martin, E., Polymastie 573.
Martin, J. W., Eklampsie 858.
Masing, E., Hirntumor 744.
Massei, Milchsäure 558.
Massin, W. N., Epitheliom 538.
Matiguon, J.J., Gastroenterostomie 404.
Matschke, Jodoformdermatitis 400.
Matte, Funct. d. Labyrinthes b. Tauben 596.
Matthes, M., Ulc. rotundum 57; Wismuthbehandlg. 687; Leukämie 781.
Mattison, J. B., Tetronal 794: Morphinismus 816.
Mauclaire, P., Gazestreifen i. d. Bauchhöhle 416.
Maullin, W. M., Darmchirurgie 486.
Mauthner, J., Cholesterin 892.
May, A., Stoffwechsel i. Fieber 244.
Mayer, J., Gallensteinbild. 830.
Mayer, O. J., Knochenplombe 253.
McBurney, Ch.. Hirnchirurgie 585.
McCrea, B. H. E., Darmchirurgie 522.
Mehrer, J.. Myelitis acuta 320.
Meinert, Tetanus 891.
Meisels, W. A., Cornutin 239.
Melzer, Erschütterung 433.
Mendel, E., Epilepsie 555.
Mendel, H.. Lues 667.
Menicanti. G., Lungenblut 284; Brot 610.
Menzies, J. C., Eczem 619.
Merz, H., Blepharospasmus 511.
du Mesnil, Th., Hautresorption 184.
Messner, Fract. colli fem. 622.
Messter, Magensaft 858.
v. Meyer, H., Hämatosalpinx 624.
Meyer, F.. Hundeharn 493.
Meyer, G., Gelenkrheumatismus 541.
Meyer, H., Harnsecretion 65.
Meyer, H., Amylenhydrat 568.
Meyer, P.. Asphyxie d. Leukämie 94.
Mibelli, V., Porokeratosis 336.
Miescher, F., Meereshöhe u. Blutbeschaffenheit 329.
Mill, H., Ovariotomie 640.
Miller, A. G., Kniegelenkexcision 125; passive Congestion 285; Operat. b. Neuralgie 557.
Miller, N., Lungenentzünd. 584.
Milligan, Scharlach i. d. Schwangerschaft 256.
Milroy, Ovarialabscess 256.
Milton, H. M. N., Steinschnitt 270.
Mingazzini, G., Psychosen 717.
Minnich, W., Pancreaskolik 458.
Mitchell, W., Hysterie 473.

Mitchell, S. W., Hemiplegie ; Ery-
  thromelalgie ; Demenz
Mittelbach, F., Fibrinogen
Mitvalsky, Hauthörner
Miura, R., Hysterie
Mőbius, P. J., Tabes
Mollath, Abortus
Moncorvo, Hammelhirnextract
Monell, S. , Franklinisation b. Haut-
  krankheiten
Monro, T. R., Neuritis
Montgomery, D. W., Hypertrophie
Montgomery, E. E., Unterleibsblutun-
  gen
Monti, Leukocytose
Moore, J. E., Ellenbogenbruch
Moos, Erkr. d. Proc. mast. ; Hirn-
  tumor ; Intracranielle Complica-
  tionou
Morison, R., Colostomie
Mörner, C. Th., Proteïn . Auge
Mörner, K., Ovomucoid
Mörner, R. . A., Globulin
Moscheles, R., Harnsteine
Mosen, R., Blutdruck b. Fieber
v. Mosetig-Moorhof, Peritonealtuber-
  culose
Motel, CO-Vergiftung
Mott, Fr. W., Facialisläbm.
Mourak, Lupus
Mouvek, Lues d. Rückenmarks
Mouchin, N., Lues
Mühsam, Symbiose d. Mikrobe
Müller, Künstl. Frühgeburt
Müller, F., Hämatoporphyrinurie ;
  Basedow'sche Krankh.
Müller, F., Syringomyelie
Müller, J., Eiter . Warzenfortsatz
Müller, R., Symphyseotomie
Müller, E., Darmausbruch
Münder, Fr., Geburtsverhältnisse
Munk, J., Milchanalyse Stoffver-
  brauch
Munk, Hund ohne Grosshirn
Münzer, E., Funct. d. Leber
Muret, M., Hysterie
Muring, Mc., Hysterectomie
Murray, S. R., Myxoedem
Muscatello, G., Schädelspalten
Mussey, G. B., Retrosalpingitis

N.

Nairne, J. S., Ovarialabscess
Napier, A. D. L., Ventrofixat.
Naunyn, Syringomyelie
v. Navratil, E., Larynxinnervation
Neebe, C. Pleomorphismus ;
  Schweissfuss 380.

Neisser, A., Lichen : Psoriasis
Nencki, M., Hämatin
Nencki, Nadelholztheer
Neuber, G., Blutleere
Neuberger, J., Caruokel d. Harnröhre

Neugebauer, Fr., Scheidenpessare
Neumann, Anaerobiose
Neumanu, Addison'sche Krankheit
  ; Keuchhusten
Neumann, J., Albuminurie
Neumeister, II., Somatosen
Neumeister, R., Eiweisslösendes Fer-
  ment
Newcomb, J., Blutung nach Operation
Newman, W. Fremdkörper Kehl-
  kopf
Newmark, L., Syringomyelie spast.
  Paraplegie
Niebergall, Verletz. d. Vena femoral.
Nicoladoui, C., Bossini'sche Operat.
Nicolaier, A., Hexamethylentetramin
Nieden, A., Erythromelalgie
Nielsen, L., Myxoedem
Niemann, F., S-Ausscheid. ; Kochen
van Niessen, M., Krebserreger
Nikolajevic, Tetanie
Niles, D., Gastrostomie
Noir, J., Trichophytie
Nolen, Milzabscess
Nonne, M., Lepra , Spinalerkrank.
v. Noorden, Vagusneurosen
v. Noorden, C., Chinin
v. Noorden, W., Symphyseotomie
  Gastrostomie 388.
Novi, J., Stoffwechsel

O.

Oaks, Eiterung d. Nebenhöhlen d.
  Nase
Obermayer, F., Durchlässigkeit des
  Darms für Gase
O'Cawoll, J., Syringomyelie
Oddi, R., Creatinin
Oeder, G., Dünndarmpillen
Oehler, R., Knochenaneurysma
Oertel, Milchkuren
Oestreich, R., Myocarditis
Oetru, F., Froschherz
Oliver, Abortus
Oliver, Th., Neuritis
Olshausen, . D., Argyrie

O'Neele, Klumpfuss
Onodi, Kehlkopflähmung
Oppenheim, H., Neuritis   Gliosis
  Chorea
Ord, W. W., Cretinismus
Oser, L., Darmverschluss
Osler, W., Toxämie
Ostermann, Salzinfusion
Ostermayer, N., Lues
Ostmann, Exostosen d. Gehörganges

Otto, Peripleuritis 63.

P.

Pachon, V., Verdauung 690.
Pacinotti, E., Zungenkrampf
Pal, J., Hemmungsbew. d. Darms
Palladin, W., Pflanzeneiweiss
Palmer, Giftmord
Pander, Electrotherapie
Pandi, R., Vergiftungen
Panecki, Amenorrhod
Panse, Otologischer Bericht
Papiewski, W., Starrkrampf
Pariser, Leberkolik
Parker, R., Epilepsie
Parkhill, Cl., Craniotomie
Parlowskaja, R., Herzthromben
Pasquale, Leberabscess
Paterson, A. G., Cretinismus
Paul, F. T., Gastroenterostomie
Pautz, W., Glaskörper
Pawinski, J., Coffein   Diuretin
  616; Mitralstenose
Péan, Thyreodectomie
Peipers, A., Nierensteine
Pekelharing, C. A., Pepton
Pel, P. R., Traum. Neurose
Pellisier, Petrol
Penzoldt, Nierenentzündung
Péraire, M., Inversio uteri
Perles, M., perniciöse Anämie
Peters, A., Conjunctivitis
Peterson, Fz., Syringomyelie   Lues

Petrina, Sarcomatose
Petrini, Lues
Petruschky, J., Phthisis   Infection
Pettenkofer, Cholera   699.
Pfeifer, Cholera
Pflug, Glaucom
Pflüger, Käsevergiftung
Phelps, A. M., Spondylolisthesis ;
  Exstirp. d. Scapula
Philippson, A., Acne

Philippson, L., Lepra
Phisalix, Vipergift
Pichter, R., Nucleolalbuminurie
Pick, A., Hautkrankheiten   reflect.
  Psychose
Pick, E., Ausschalt. d. Leber
Pick, Fr., Leber und Stoffwechsel
Pickering, J. W., Embryoherz
Pieniazek, Laryngofissur
Pinard, Ovariotomie ; Extrauterin
  schwangerschaft
Pinard, A., Symphyseotomie
Pirard, M., Ischiopubiotomie
Placzek, S., alte Lähmungen
Plugge, Sophorin ; Erythrin
  Pithecolobin
Pohl, J., Darmbewegungen 872.
Poletaew, M. P. N., Hungerblut
Politzer, A., Schwerhörigkeit
Pollard, B., Darmchirurgie
Poncet, A., Struma
Ponfick, E., Leberrecreation
Papoff, P. M., Nuclein
Popoff, N. M., Cholera
Popow, N., Tabes
Porter, W. T., Herzinnervation
Posner, C., eosinophile Zellen
Pozzi, S., Uterusprolaps ; Uterus-
  stenose
Prantois, Hirntumor
Prausnitz, Kost   Krankenhause
Prausnitz, W., Brot
Prautois, V., Muskelatrophie
Preobraschensky, Fremdkörper
Pryce, T. D., Neuritis
Putnam, J. P., Myxödem
Puttnam, J. J., Graves'sche Krankheit
  665.
Pyle, W. L., Opiumvergift.

Q.

Quénu, Prolapsusoperation.   Metri-
  tis
Quincke, Amöbenenteritis
Quincke,   Harnuntersuchung ;
  Meningitis   Typhus   Einfl.
  d. Lichtes   Muskelatrophie
  Respiration ; Typhus   puer-
  perale Hemiplegie

R.

Rabl,   Anwendung des Arg. nitr.
  165.
Rabow, Duboisin

Raede, M., Lysol-Vergift.
Raehlmann, E., Scopolamin
Ramaugé, A., Enteropexie
Ranson, W. L., Blasentumor 460.
Ranvier, Eiweissdrüsen
Rasch, Otitis med.
Raymond, spasmod. Syringomyelie ; Tonsillitis
Real, Gelenkkörper
Reche, Iridectomie
Reed, R. , traum. Neurose
Redlich, E., Poliomyelitis 908.
Regand, Krebs d. Foss. nasal.
Regnier, L. R., Uterusfibrom
Reichel, O., Phosphorvergift.
Reichel, P., Missbild. d. Harnblase
Reinhold, , Lungeninfarcte
Reisner, A., Condylome
v. Reisner, A., Lepra
Reizenstein, A., elast. Fasern d. Haut

Rekowski, Methylmercagtau
Remak, E., Drucklähmung ; Entartungsreaction ; Hautreflexe , Schulterluxation
Remmer, W., Tod nach Bandwurmmittel
Rendu, Hysterie
Repler, L., Untersuch. d. Kreissenden

Rethi, Fibrom
Reuss, Fr., Wirk. d. Bitterstoffe
Ribbert, Krebs u. Tuberculose ; Lungenentzündung , Fettembolie

Richelot, A., Uterusprolaps
Richelot, Leberfixation
Richet, M. Ch., Chloralose
Richter, G., Hörprüfung
Richter, M., Cyanvergiftung
Ried, Strontiumsalze
Riedinger, Fingererkrank.
Riedinger. J., Lux. d. Hüfte
Riegel, F., Gastrectasie
Riegner, O., Milzexstirpation
Rietema, J. A., Impotenz
Ringeling, Cholera
Ritschie, J., Carbolpillen b. Diarrhoe

Roberton, A., Gährung d. Zuckers
Roberton, A., Zuckerverdauung
Robin, Albuminurie
Robin, A., Myxom
Robinson, B., Wirk. d. Canalgase
Robitschek, W., Peptonurie
Robson, A. W. M., Darmchirurgie ; Spina bifid.
v. Rogner-Gusenthal, V., Heroia 421.
Röhmann, F., Zitterrochen Lymphagogum ; Todtenstarre

Röhring, Naevus
Romberg, E., Diphtherieherz
Rommel, C., Herzgift
Roos, Amöbenenteritis ; Angina
Röse, C., Gaumenspalten
Rosenbach, Missbrauch des Natron
Rosenberg, Intubation
Rosenblatt, , Syringomyelie
Rosenstein, Dilat. d. orificium
Rosenthal, E., Benzinvergift.
Rosenthal, O., Pemphig. oris.
Rossi, C., Athmung
Rössler, A., Magenerweit.
Roth, Tuberkelbac. . d. Butter
Rothmann, M., Hirnnervenläbm. Entz. d. Paniculus
Rothmann, S., Lanolin
Rouget, Ch., Nervenendplatten
Bouxeau, A., Monströser Foetus
Rubner, Bekleidung
Roux, Heilserum
Rubner, M., Thierische Wärme Mercaptan
Rüdel, G., Kalkresorption
Ruge. . , Asthmaspiralen
Ruland, Diphtherie
Rumpf, Choleraniere
Ruppel, W., Frauenmilch , Lipom Protagon
Rupprecht, P., Erkr. der Mamma
Russell, J. S. R., Hirntumor
Rydygier, Ausräum.d.Achselhöhle
Rywosch, D., Thierharn ; Leukämie ; Schweinegalle

Sanke, W., Glycogen
Sacaze. Tuberc. der Mandeln
Sacaze, J., Muskelatrophie
Sachs, B., Lues d. Rückenmarks
Sachs, W., Hernie , Zungenkrebs
Sachse, W., Verschluss d. Gallenblase
Sacki, S., Muskelatrophie
Sahli, Wärmdose ; Blutegelextract ' Fleurit. Exsudat
Saillet, Neues Pigment
Saint-Martin, L., Methan . Blut
Salkowski, E., Synovia Pepton . Harn Bestimmung d. Harnsäure und Xanthinbasen Vertheil. d. N. . Fleisch ; Kleinere Mittheil. Oxydationsferment
Salus, Choleravibrio

Salzmann, M., Augob. Sichel
Samojloff, A., Silber
Samter, E., Alumnol
Sandmeyer, W., Pancreasexstirp.
Sänger, Conjunctivitis
de Santi, P., Tonsillotomie
Sarbo, A., Centra Rückenmark ;
Ganglienzellen
Sattler, Accommodation
Schacht, F. T., Extrauterineschwanger-
schaft Ventrofixation
Schäfer, J., Blutspuren von zerdrück-
ten Wanzen
Schäfer, K. L., Bogengänge
Schaffer Thymus
Schaffer, J., Bistoi. d. Rückenmarks

Schaffer, K., Sec. Degenerat. ;
Ganglienzellen
Schaumann, K., Chloride
Schauta, Adnexoperationen ; Inversio
uteri
Scheck, Laryngitis
Schede, M., Scoliose
Schedtler, Sulfonal
Scheibe, Ohrgeschwülste
Scheinmann, Kopfschmerz b. Nasen-
leiden
Schenk, F., Zucker. Blut
Scheurlen, Saprol
Schiess-Bey, Tuberculin
Schilow, H_2O_2
Schimmelbusch, Symbiose d. Mikro-
ben
Schlange, Halsfistel Hochstand
d. Scapula
Schlenker, Tuberculose d. Mandeln

Schlesinger, Syringomyelie
Schloeper, Quecksilberoxycyanid
Schlömann, W., Metaphosphorsaure

Schmid, G., Hirnherde
Schmidt, A., Beweg. u. Verdauung
Schmidt, B., Pyelonephritis
Schmidt, G. B., Leberresection
Schmidt, M., Gehirnpunction ;
Beckenabscess
Schmiedeberg, Ferratin
Schmiedeberg, O., Ferratin
Schmiedicke, Basisfrakturen
Schmiegelow, Otitis med.
Schmitz, R., Kefir ; Salzsäure im
Magen
Schnabel, J., Ulc. durum
Schnitzler, T., Durchlässigkeit des
Darmes für Gase
Scholl, Hühnereiweiss
Schon, J., Spina bifida

Schönwald, W., Ischias
Schönwerth, Hühnercholera
Schöpf, Cl.-Ausscheid.
Schotten, E., Myxoedem ; Perito-
nitis
Schoumow-Simanowsky, Magensaft

Schrank, W., Periostitis
Schreiber, L., Dilatator d. Oesoph.
Schroeder, Perichondritis
Schrötter, Albumosen
Schubert, E., Diphtheriescrum
Schultz, Schwefel. Harn
Schultz-Schultzenstein, C., Alkal-
escenz d. Blutes
Schultze, E., Hämatopophyrinurie
Schultze, Fr., Sklerodermie Leu-
kämie
Schultz, Schwefel Gewebe
Schulze, C., Wirk. d. Kohlensäure ;
pflanzl. Membranen
Schüssler, H., Nierenchirurgie
Schüle, A., Spinalparalyse
Schütz, Klauenseuche
Schütz, E., Fleischmilchs. Harn
Schütz, J., Lupus
Schütz, A., Lues
Schwabach, Pyämie ; Stimm-
gabelprüfung
Schwarz, Aorta
Schwarz, J., Congestionstherapie
Creosot b. Scrophulose
Schwarze, Dysmenorrhoe
Schweiger, S., Intubation
Schwidop, Sarkom d. Schädelbasis
Schwiening, Fermentationen
Sée, M. G., Magengeschwür
Seegen, J., Zucker. Blut
Seligmann, Sterilität
Ségall, Nervenfasern
Séglas, J., Psychosen
Segré, R., Ichthyol
Seibert, A., Rachendiphtherie
Seifert, Aphonie Psoriasis
Seiler, Lux. tali
Selbach, W., Aethernarkose
Semmer, Rotz
Semon, F., Influenza
Senator, Polymyositis hered.
Ataxie amyotrophische Lateral-
sklerose
Scudler, P., Milzabscess ; Bericht

Senn, N., Laparohysterotomie ;
Sectio alta
Sergejew, M., Rückenmarksnerven und
Blutkreislauf in der Membrana nicti-
tans. d. Frosches
Sharp, D., Hyoscin

Namen-Register.

Shelly, C. E., Masern
Sherrington, C. S., Nevenfasern im Muskel
Shoemaker, G. E., Leberabcess
Sieber, Nadelholztheer
Siegert, F., Lungenkrebs : Krebs d. Gallenblase :
Siemerling, E., Querulantenwahnsinn

Sieur, Bauchcontusion 660.
Simon, J., Hysterie
Simpson, Chr., Raynaud'sche Krankh.

Sinclair, W. J., Metrostaxis
Singer, G., Hysterie ; Darmfäulniss
Sittmann, Bact. coli . Blut
Slocum, II., Ovariotomie
Smirnow, Diphtherie
Smith, A. J., Colectomie
Smith, Ch. J., Harnröhrenstriktur
Smith, W. R., Urachusblutung
Smith, W., Schwefelsäurebild
Smith, W. J., Schwefelsäure
Snell, Amblyopie
Snellen jr., Entzünd. d. Orbita
Sobotka, J., Vaccinierung : Arthritis
Sollier, P., Hysterie
Sommer, Dyslexie
Sonnenburg, E., Syringomyelie
Sottas, J., Wurzelneuritis
Souchay, Th., Tabes
Soupault, M., infectiöser Icterus
Southam, Sectio alta
van Spanje, Syringomyelie
Spencer, . R., Ovariotomie
Spencer, W. G., Gehirn u. Athmung 882.
Spenzer, J. G., Aethernarkose
Spiegler, P., Sarcomatosis cutis
Spietschka, Th., Naevus
Spietschka, Th., Spina bifida
Spirig, W., Leukämie
Spronck, Cholerabacillus
Stadelmann, E., Nebenniereu
Stälin, Conjunctivitis 782.
Stamm, Scharlachnephritis
Stapfer, Myo-Cellulitis
Staub, A., Pemphig. puerp.
Staw, A., Myxoedem
Staw, M. A., Hirnchirurgie
Stscherbak, Phosphorsäure
Stefani, Psychose
v. Stein, Ohrenblutung
Steinbrügge, Craniotomie
Steiner, Echondrosis
Steiner, Fr., Oberkieferluxat.
Steinthal, Uretheren-Cervixfistel
Stembo, L., Gelenkleiden nach Pneumonie

Stephan, Heidelbeeren b. Diabetes 113.
Stephan, Chloroform gegen Bandwurm

Stepp, Magengeschwüre
Stern, R., Sulfonal : Wirk. d. Blutserum
Sternberg, M., Lähm. u. Krampf
Stewart, D., Serumalbumin
Stewart, D., Nucleoalbumin
Stewart, . M., Typhusrecidiv
Stieglitz, L., Hirncysten
Stintzing, Wasser im Blut
Stocker, S., Cervicalschwangerschaft

Stockmann, R., Chinolin
Stoork, Creosot b. Larynxphthise
Stohmann, J., Nahrungsmittel
Stoitscheff, N., Digitalis
Stolzenhurg, Guajacol
Stove, W. R., Typhus
Straight, . Rhinitis
Strasser, A., Phenol
Strassman, R., Gift . Leichen
Straub, Schieloperation 638.
Straus, J., Tuberkel ſ d. Nase
Stricker, S., Eiterung
Strümpell, A., Spinalparalyse
Stühlen, A., Typhus
Suida, Cholesterin
Sulzer, M., Kropf
Suter, F., Harnsecretion
Sutherland, J., A., Skorbut
v. Swieçicki, Parametritis
Sympson, E. M., Darmantiseptik
Szigeti, . Hämin

T.

Tangl, F., Gaswechsel und Verdauung

Tappeiner, . Chloral
Taussig, Hundwuth
Taylor, J. Cl., Chir. d. Leber
Taylor, J. C., Leberabscess
Taylor, J. M., Basedow'sche Krankheit
Taylor, Hirntumor
Tebb, C., Maltose
Tedeschi, A., Tuberculose
Tempelmann, Strangulation
Tepljaschin, A., Netzhaut
Thaeving, Th., Tuberc. d. Hüfte
Thaye, W. S., Guajacol
Theilhaber, Magenleideu bei Frauen . Ovarialsarcom
Theodor, F., Hydrocele
Thomas, Erhängen   Pharyngomykosis

Thompson, W. Atropin u. Morphin .
Thomson, J. E., Leberabscess .
Thomson Cretinismus .
Tietze, A., Rankenneurom . ; Osteoplastik
Tigerstedt, R., Saugetierherz
Tilanus, C. B., Hemihypertrophie .
Tilanus, Rotation der Beine .
Tipjakoff, Retroflexio uteri .
Tizzoni, Rabies ; Tetanus .
Toch, S., Pepton Magen .
Tonka, Phimose .
Toujean, Symphyseotomie .
Traumann, Nervenverletzung .
Treitel, L., Linkshändigkeit
Treub, Milzexstirpation .
Treupel, P., Paramidophenol .
Treves, Fr., Typhlitis
Treymann, M., Submucöse Myome .
Troitzky, S., Endotheliom d. Pachymeninx .
Truhart; Trachom
Trzebizky, R., Hernie .
Tschaurilow, Erysipel
Tscherning, M., Accommodation .
Tschirwinsky, S., Lymphausschd.
Tschistowitsch, N., Hämatologische Notizen . ; Berichtigung Osteomalacie Leukocyten

Tschudy, E., Verwachs. d. Finger
Turner, W. A., Pupillenstarre .
Turtschaninow, Toxische Krampfformen

U.

Uffelie, Cholera
Uffelmann, Cholerabacillus
Uhthoff, W., Lues : Conjunctivitis
Unna, G., Mundpflege
Unna, P. G., Pleomorphismus Hautschienen . Diaskopie
Unruh, Keuchhusten .
Urbantschitsch, Taubstummheit

V.

Vanlair, C., Mesoneuritis Nervendegeneration
Vas, Bitterstoffe .
Vas, B., Amara 285; Nicotinvergift.
Vassiliew, N., Pancreas .
Vay, E., Muskelglycogen .
Veiel, Lupus

Veillon, Angina .
Vergely, P., Diabetes .
Vermehren, F., Myxoedem
Verneuil, Epistaxis
Vickevy, Sinusthrombose .
Vogel, J., Kohlehydrate d. Leber .
Vogel, L., Gift ; Combinirte Vergift.
Vogl, Typhus .
Vogt, V., Nucleoalbuminurie .
Voigt, Th., Verlegung d. Beckens .
Voit, C., Gallenabsonderung Organgewicht
Voit Fr., N. Harn
Voswinckel, E., Heilserum

W.

Waddel, W., Hirntumor .
Wade, J. P., Subcutane Inject. v. Magnesiumsulfat
Wahlfors, K. R., Schielen .
Walker, J., Angeb. Dilat. d. Colon
Walker, D., Morphinvergift. .
Wallach, Rachitis
Wallisbod, W., Cretinismus
Walsham, W. J., Klumpfuss .
Walthard, M., Adhäsionen nach Laparotomie .
Walther, Metritis dissecans
Walther, Atrophie
Wassermann, Tuberculose .
Wassermann, A., Lungendiagnostik

Weber, E., Hämatocele .
Webster, Extrauterinschwangerschaft

Weibel, Cholera .
Weidenbaum, J., Glycogen .
Weid er, A., Vagusverletz. .
Weil, F., Selen .
Weiss, M., Myoclonie .
v. Weiss, O., Placenta .
Weiske, Asparagin .
v. Weissmayr, Tabes .
Welander, E., Cylindrurie .
Wendelstadt, Menschenblut .
Wernicke, Diphtherie .
Werth, Ovariencysten .
Wertheimer, E., Chylusgefässe .
Wesener, Fester Nährboden .
Westphal, A., Progress. Paralyse electr. Erregbarkeit 569.
Wetzolds, Polymyositis
Wheory, G., Ligatur d. Iliaca .
White, W. Epilepsie .
Whitfield, A., Muskelchemie .
Wible, Typhus .

61*

Wichmann, R., Myxoedem
Wickhoff, M., Symphyseotomie
Wiglesworth, J., Allg. Paralyse
Wilbrandt, Conjunctivitis
Wild, Hernie
Wildenow, Clara. Casein
Wilischanin, P., Rötheln
William, Cholerabacillus
Williams, D., Incubation
Williams, P. W., Chloralose-Vergift.

Williams, J. W., Sarcome
Willis, Pleuraempyem
Van der Willigen, Fissura ani
Wills, E., Angioneurotisches Oedem
Wilson, J., Wirk. giftiger Gase
Wilson, A., Best. d. Geschlechter
Wincker, Asynergia vocalis
Windscheid, F., Cannabinvergift.
Winfield, J. Mc., Glycosurie . Le-
pra
Winkler, Mikrotomschnitte
Winternitz, W., Wirk. thermischer
Eingriffe
Winterstein, E., Pilzcellulose . Tre-
halose ; Pilzmembranen
Wolkowitsch, M., Salol
Wolff, J., Transformat. d. Knochen
Wolff, W., Jodinject. d. Glaskörper

Wolters, M., Myome
Woollcombe, W. L., Psammom
Worms, J., Diabetes
Wreden, R. R., Cystitis
Wright, A. E., Entkalkte Milch
Wunschheim, Nephritis
Wyss, O., Guajacolvergift.

Y.

Yersin, Pest
Ymagiwa, R., Zellenstudien
Young, R. A., Bindegewebe
Younger, E. G., Exalgin

Z.

Zaayer, J., Hirnruptur
Zacharjewsky, U., Stoffwechsel im
Wochenbett
Zanadski, J., Kreosot
Zanowski, Angiocholitis
Zaufal, Pachymeningitis ; extra-
duraler Abscess , Actinomycosis

Zenker, R., Fixirmittel
Ziegler, Magenwandcyste
Ziehl, Fr., Quintuslähmung
v. Ziemssen, Transfusion
Zoege von Manteuffel, Hämophilie

Zoja, L., Krystallisat. ; Eiweissoxy-
dation
Zörkendörfer, Darmmilzbrand
Zuckerkandl, Nasenhöhle
Zülzer, Glycosurie
Zuntz, N., Kohlehydrate ; Alkalesc.
d. Blutes ; Stoffwechsel b. Pferde
; Chinin Hautathmung
Zwaardemaker, Das presbyacusische
Gesetz ; Beri-Beri obere Ton-
grenze ; Nasenstenose

Verzeichnis der Original-Mitteilungen.

Seite

Binz, C., Unsere jetzige Kenntnis von der Malariafieberheilung durch Chinin

Salkowski, E., Ueber den Nachweis des Peptons im Harn . . . .

Sergejew, M., Das Verhalten einiger Rückenmarksnerven zum Blutkreislaufe
in der Membrana nictitans des Frosches (R. esculenta) . . . .

Munk, J., Ueber den Einfluss einmaliger oder fractionirter Nahrungsaufnahme
auf den Stoffverbrauch . . . .

Dogiel, J., Die Innervation des Bulbus aortae des Froschherzens . . . . .

Tschlstowitsch, N., Hämatologische Notizen . . . .

v. Kossa, J. Zur Therapie der Cyanvergiftungen . . . .

Bremer, L., Ueber die Herkunft und Bedeutung der Blutplättchen . . . .

v. Niessen, M., Der Krebserreger . . . .

v. Korányi, A. u. Fisch, A., Beitrag zur Lehre der Harnabsonderung. —
Eine physiologische Gleichung . . . .

Ponfick, E., Ueber das Wesen der Leber-Recreation . . . .

Obermayer, F. u. Schnitzler, J., Ueber die Durchlässigkeit der lebenden
Darm- und Harnblasenwand für Gase . . . .

Salkowski, E., Ueber die Bestimmung der Harnsäure und der Xanthinkörper
im Harn . . . .

Külz u. Vogel, J., Zur Kenntnis der Kohlehydrate in der Leber . . . .

Loewy, A., Ueber die Alkalescenzverhältnisse des menschlichen Blutes in
Krankheiten . . . .

Schulz-Schultzenstein, C., Vorläufige Mitteilung über eine neue klinische
Methode zur Bestimmung der Alkalescenz des Blutes . . . .

Salkowski, E. u. Gieske, E., Ueber die Verteilung des Stickstoffs im Fleisch

Bremer, L., Ueber eine Färbemethode, mit der man Diabetes und Glycosurie
aus dem Blute diagnosticiren kann 850

Nicolaier, A., Ueber die therapeutische Verwendung des Hexamethylentetramin

Salkowski, E., Ueber das Oxydationsferment der Gewebe . . . .

Druckfehler.

Seite

Gedruckt bei L. Schumacher in Berlin.